Deutsche Gesellschaft für Chirurgie

Kongressband 2000
Redigiert von W. Hartel

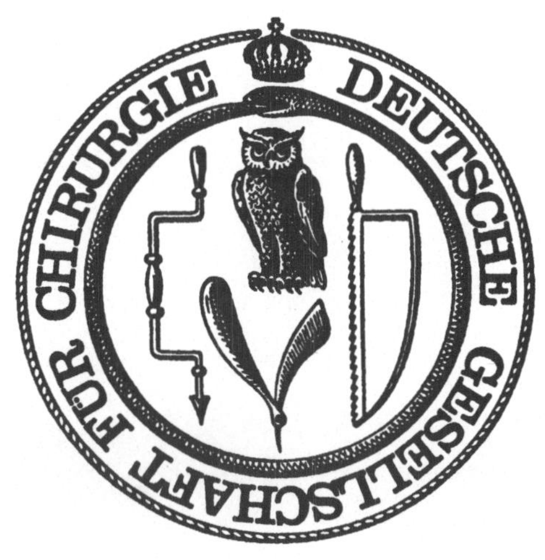

Springer

Berlin
Heidelberg
New York
Barcelona
Hongkong
London
Mailand
Paris
Singapur
Tokio

Perspektiven der Chirurgie im 21. Jahrhundert

117. Kongress der Deutschen Gesellschaft
für Chirurgie
2.–6. Mai 2000, Berlin

Präsident: A. Encke
Redigiert von W. Hartel

Mit 236 Abbildungen und 156 Tabellen

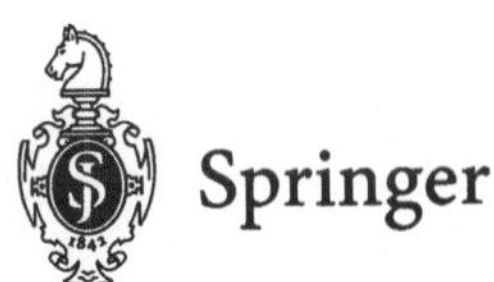

Springer

Ab Band 120 Kongreßorgan der Deutschen Gesellschaft für Chirurgie. „Archiv für klinische Chirurgie" begründet 1860 von B. v. Langenbeck. Herausgegeben von Th. Billroth, E. Gurit, E. v. Bergmann, W. Körte, A. v. Eiselsberg, A. Bier, F. Sauerbruch, E. Payr, A. Borchard, O. Nordmann u. a. Bis Band 117 (1921) Berlin, A. Hirschwald, ab Band 118 Berlin, Springer.

Seit 1948 (Band 207/260) unter dem Titel „Langenbecks Archiv für klinische Chirurgie" vereinigt mit: Deutsche Zeitschrift für Chirurgie. Begründet 1872 von A. v. Bardeleben, W. Baum u. a. Herausgegeben von H. v. Haberer und F. Sauerbruch. Bis Band 254 Leipzig-Berlin, F. C. W. Vogel, ab Band 255 (1941) Berlin, Springer.

Ab Band 324 (1969) unter dem Titel „Langenbecks Archiv für Chirurgie".

Ab Band 338 (1975) vereinigt mit Bruns' Beiträge für Klinische Chirurgie. München, Urban & Schwarzenberg.

Professor Dr. A. Encke
Präsident der Deutschen Gesellschaft für Chirurgie 1999/00
Klinikum der Johann-Wolfgang-Goethe-Universität
Theodor-Stern-Kai, 60596 Frankfurt/M.

Professor Dr. W. Hartel
Generalsekretär der Deutschen Gesellschaft für Chirurgie
Steinhölzle 16, 89198 Westerstetten-Vorderdenkental

Unter redaktioneller Mitarbeit von Frau Renate Bauer,
Geschäftsstelle der Deutschen Gesellschaft für Chirurgie, München

ISSN 1432-9328
ISBN-13:978-3-540-41127-7

Die Deutsche Bibliothek – CIP-Einheitsaufnahme
Perspektiven der Chirurgie im 21. Jahrhundert : Berlin, 2.–6. Mai 2000 / Hrsg.: A. Encke. – Berlin ; Heidelberg ; New York ; Barcelona ; Hongkong ; London ; Mailand ; Paris ; Singapur ; Tokio : Springer, 2000
(… Kongress der Deutschen Gesellschaft für Chirurgie ; 117)
(Kongressband …; Deutsche Gesellschaft für Chirurgie ; 2000)
ISBN-13:978-3-540-41127-7   e-ISBN-13:978-3-642-59573-8
DOI: 10.1007/978-3-642-59573-8

Herstellung: PRO EDIT GmbH, 69126 Heidelberg

Gedruckt auf säurefreiem Papier   SPIN-Nr. 10784800   24/3130 hs   543210

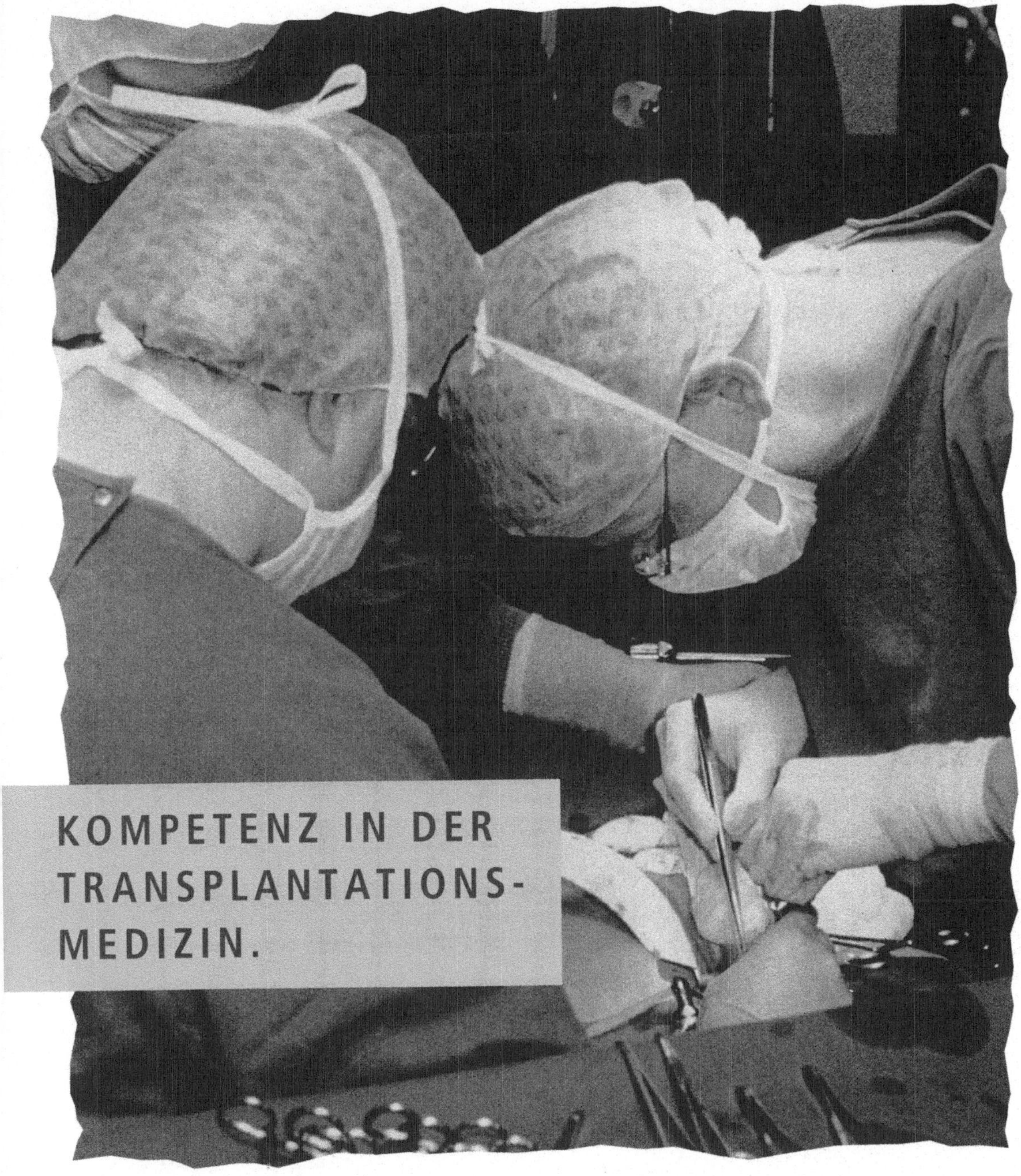

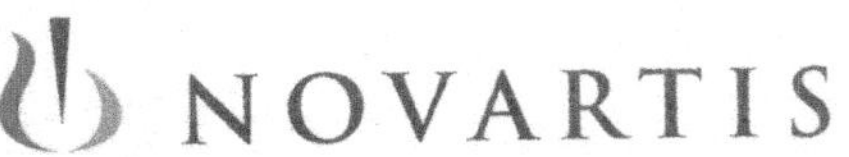

Inhaltsübersicht

Inhaltsverzeichnis/Contents

Hauptvorträge, die im Kongreßband fehlen, sind bis zur Drucklegung nicht vorgelegt worden.

Abdominal- und Thoraxverletzungen

Splenektomie 2000 – Gibt es noch eine Indikation?

Transplantationschirurgie (Leber, Niere, Pankreas)

Koloproktologie (Inkontinenz, Stomachirurgie, Analfisteln bei M. Crohn, Hämorrhoiden)

Intraabdominelle Abszesse (interventionelle vs. chirurgische Verfahren)

Schilddrüsenchirurgie (Postgraduiertenkurs) (Euthyreote Knotenstruma, Hyperthyreosen, differenzierte Schilddrüsencarcinome, medulläres und anaplastisches Carcinom)

Unfallchirurgie

Gefäßchirurgie

Infektiöse Komplikationen
(Prophylaxe, operatives Vorgehen in den verschiedenen Gefäßabschnitten)

Thoraxchirurgie

Pleuraempyem (Pathophysiologie, Diagnostik, differenzierte Behandlungsverfahren)

Tumoren im vorderen und hinteren Mediastinum (Differentialdiagnostik, Zugangswege und chirurgische Strategie)

Plastische Chirurgie

Plastische Chirurgie bei Obesitas, Liposuktion

Die infizierte Brandwunde

Ausgedehnte Weichteildefekte an der Hand

Weichteil- und Knochentumoren der Extremitäten

Herzchirurgie

Klinische Studien: Konzeption, Durchführung, Ergebnisrelevanz und Umsetzung (European Session)

Tele- und computerassistierte Chirurgie

Perspektiven der Forschungsförderung und -politik

Poster

Viszeralchirurgie

Kolon/Rektum Onkologie

Kolon/Rektum

Schnittstellen der Viszeralchirurgie

Hepatobilitäre Chirurgie

Hernien

Minimal-invasive Chirurgie)

Plastische Chirurgie

Thoraxchirurgie

Unfallchirurgie

Kinderchirurgie

Allgemeine Themen

Zertifizierung und Qualitätsmanagement

Video

Viszeralchirurgie

Hernien

Magen

Darm/Nebenniere

Berufs- und Gesundheitspolitik (gemeinsam mit dem BDC)

Zukünftige Struktur und Management des Krankenhauses und der chirurgischen Praxis

Seminare für Pflegekräfte und medizinisches Fachpersonal

Föderation

Begrüßungsansprachen, Totenehrung
Eröffnungsansprachen, Ehrungen und Preise
Mitgliederversammlung

Musikalische Einleitung:
Prof. Wolfgang Boettcher [Cello] und seine Meisterschüler

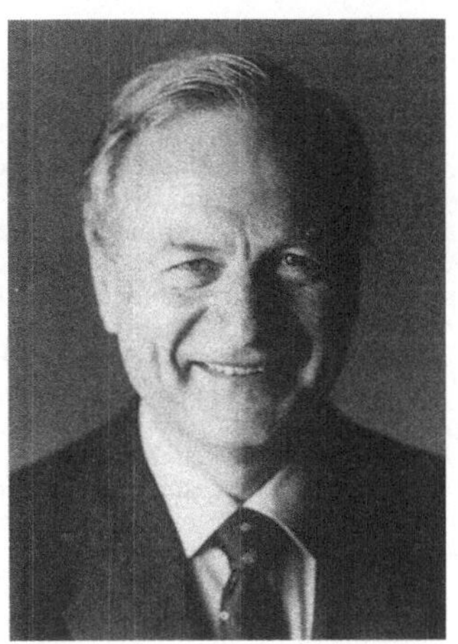

Begrüßung durch den Präsidenten

Präsident Prof. Dr. Encke: Herr Regierender Bürgermeister! Verehrte Gäste! Liebe Mitglieder unserer Gesellschaft!
Meine Damen und Herren! Nach dieser wunderschönen und temperamentvollen Einleitung von Wolfgang Boett-
cher und seinen Meisterschülern möchte ich Sie alle sehr herzlich zur Eröffnung des 117. Kongresses der Deutschen
Gesellschaft für Chirurgie, der ältesten medizinischen Fachgesellschaft im deutschen Sprachgebiet, begrüßen.

Seit der Wiedervereinigung treffen wir uns nun zum fünften Mal wieder an unserem Gründungsort Berlin und
zum dritten Mal in diesem festlichen und geschichtsträchtigen Haus. Vor fünf Jahren, im Mai 1995, würdigten in
diesem Saal die politischen Führer der Welt die 50. Wiederkehr des Endes des Zweiten Weltkrieges, das Geschenk
der deutschen Wiedervereinigung und die daraus erwachsenden Chancen und Aufgaben für uns alle – sicherlich
drei Aspekte, die auch für die Entwicklung der Chirurgie in Deutschland von großer Bedeutung waren und noch
sind.

Inzwischen erleben wir den aufregenden und faszinierenden Umbruch und Aufbruch dieser Stadt, der sich nach
dem Umzug der Regierung und vieler anderer Institutionen, so auch der Deutschen Gesellschaft für Chirurgie und
des Berufsverbandes in das Von-Langenbeck-Virchow-Haus in diesem Jahr, noch ständig zu beschleunigen scheint.
Es ist mir deshalb eine besondere Freude und Ehre, den Regierenden Bürgermeister von Berlin, Herrn Eberhard
Diepgen, als unseren ersten Ehrengast zu begrüßen.

Wir wissen die Ehre dieses Besuches wohl zu schätzen und wünschen Ihnen und Ihrer Stadt Glück und Erfolg
auf dem weiteren Weg. Dieser ist – bei allem äußeren Glanz – steinig. Treffen doch die Vorstellungen und Erwartungen von Politik, Kultur und Wissenschaft und ebenso von Medizin und Chirurgie in Berlin mit den äußeren sozioökonomischen Rahmenbedingungen besonders hart aufeinander.

Von besonderer Bedeutung erscheint mir aber auch bei diesem Berliner Kongress das weitere Zusammenwachsen der Chirurgen in Ost und West. Die Mauer in den Köpfen wird, wie ich bei meinen vielen Besuchen zu
spüren geglaubt habe, täglich niedriger. Und ich freue mich über die breite Mitwirkung der Chirurgen aus allen
Bundesländern in unserer Gesellschaft und am diesjährigen Kongressprogramm.

Mit großer Freude begrüße ich unsere Ehrenmitglieder, Senatoren und Korrespondierenden Mitglieder. Auch
in diesem Jahr sind viele Gäste unserer Einladung gefolgt. Dafür möchte ich mich herzlich bedanken. Wenn ich einige von ihnen im Folgenden besonders und persönlich begrüße, möchte ich Sie, verehrtes Auditorium, bitten,
Ihren individuellen Beifall zurückzuhalten und erst am Ende allen gemeinsam mit einem Willkommensapplaus
für ihr Kommen zu danken.

Ich begrüße nach dem Bürgermeister dieser Stadt, den Präsidenten der Bundesärztekammer, Herrn Prof. Hoppe,
den Präsidenten des Berufsverbandes Deutscher Chirurgen, Herrn Prof. Witte, den Präsidenten der Deutschen Gesellschaft für Thorax-, Herz- und Gefäßchirurgie, Herrn Prof. Polonius, als Vertreter der Deutschen Gesellschaft für
Kinderchirurgie Herrn Prof. Waag und der Vereinigung deutscher Plastischer Chirurgen. Die Schwerpunktgesellschaften sitzen, wie Sie bereits festgestellt haben, durch ihre Präsidenten im Vorstand und damit auch als Gastge-
ber hier auf der Bühne.

Wir freuen uns über den Besuch des Präsidenten der Deutschen Gesellschaft für Anästhesie, Prof. Geiger, ganz
besonders über den Besuch des Präsidenten der Deutschen Gesellschaft für Orthopädie und Traumatologie und
der Präsidenten der Deutschen Gesellschaft für Hals-Nasen-Ohren-Heilkunde, für Kopf- und Halschirurgie, die
Herren Prof. Niethard und Prof. Jahnke.

Wir haben die große Freude, eine Reihe von Ehrengästen aus dem Ausland bei uns zu begrüßen. Ich darf beginnen mit dem Präsidenten der Japanischen Gesellschaft für Chirurgie, Herrn Prof. Kitajima. Wir haben erst vor
wenigen Tagen in Tokio in großem Glanz das hundertjährige Bestehen der Japanischen Gesellschaft für Chirurgie
zusammen gefeiert. Ich begrüße Herrn Prof. Ogawa, den Präsidenten der Japanischen Gesellschaft für Gastroenterologische Chirurgie, und in ihrem Gefolge einige altbekannte und befreundete Kollegen zum Teil Ehrenmitglieder unserer Gesellschaft aus Japan.

Ich begrüße sehr herzlich den Präsidenten der International Federation of Surgical Colleges, Herrn Prof.
Terblanche aus Kapstadt, und ganz besonders herzlich Herrn Prof. Jonathan Rhoads, den Ehrenpräsidenten dieser
Federation. Jonathan Rhoads ist, wenn ich mich recht erinnere, der Nestor der amerikanischen Chirurgie. Er wurde

Ehrenmitglied unserer Gesellschaft im Jahre 1972 anlässlich des einhundertjährigen Bestehens unserer eigenen Gesellschaft. In Ihrem Gefolge begrüße ich den Vizepräsidenten Prof. Idesuki aus Tokio und David Nahrwold aus Chicago. Wir freuen uns, dass sie Ihr diesjähriges Council Meeting und eine Plenary Session über „Fragen der Chirurgie im Nord-Süd-Gefälle" in Berlin abhalten werden.

Ich begrüße besonders herzlich die Präsidentin der Österreichischen Gesellschaft für Chirurgie, Frau Prof. Piza aus Innsbruck. Wir freuen uns über den Besuch und begrüßen sehr herzlich den Präsidenten der Académie Nationale de Chirurgie, gegründet 1731 als Pariser Académie de Chirurgie, Prof. Dubois. Er wird begleitet von unserem Ehrenmitglied Louis Hollender aus Straßburg.

Es sind noch einige mehr auf meiner Gästeliste, die ich persönlich bisher nicht entdeckt habe, deswegen auch vorsichtshalber nicht begrüßt habe. Sehen Sie mir nach, wenn ich darunter einen vergessen habe. Ich möchte aber die Begrüßung nicht abschließen, ohne den Vertretern der Industrie, die unter uns sind, zu danken und sie zu begrüßen, weil sie erheblich zu unserem Kongress beitragen. Ich begrüße die Vertreter der Presse und der Medien. Und wen ich sonst noch begrüßen muss, das wird sich während der nächsten anderthalb Stunden von selbst ergeben. So darf ich Sie zunächst bitten, alle die bisher Genannten sehr herzlich durch Ihren Applaus zu begrüßen.

Wie Sie wissen, ist dieser Kongress der Deutschen Gesellschaft für Chirurgie ein gemeinsamer Kongress aller Chirurgischen Schwerpunkte. Ich darf deswegen Herrn Prof. Haas, Berlin, bitten, für die Schwerpunkte die Begrüßung vorzunehmen.

Prof. Dr. Haas: Sehr geehrter Herr Regierender Bürgermeister! Sehr geehrte Damen und Herren! Liebe Kolleginnen und Kollegen! Es ist mir eine große Ehre und Freude, Sie auch im Namen der noch bestehenden chirurgischen Schwerpunktgesellschaften hier in Berlin begrüßen zu dürfen. Als Berliner Chirurg fällt mir das in unserer schönen und aufregenden Stadt natürlich besonders leicht.

Ich begrüße Sie auch sehr gern in meiner Eigenschaft als Präsident der Berlin-Brandenburger Unfallchirurgen, einer Gesellschaft, die bereits am 12. Januar 1893 gegründet wurde und schon damals in Berlin die Vielfalt in der Chirurgie und natürlich auch den Stellenwert der Unfallchirurgie dokumentierte. Die Betonung liegt hier eindeutig in der Aussage „Vielfalt *in* der Chirurgie" und nicht außerhalb oder losgelöst.

Ich glaube, ich darf hier für alle chirurgischen Schwerpunkte und Gebiete sprechen. Wir stehen voll und ganz hinter dem Antrag der gemeinsamen Weiterbildungskommission der Deutschen Gesellschaft für Chirurgie und des Berufsverbandes der deutschen Chirurgen zur Novellierung der Weiterbildungsordnung mit der gemeinsamen Basischirurgie Common trunk und der fachspezifischen Weiterbildung mit abschließend gleichgestellten Fachärzten. Auch wenn sich die Stimmung in der Bundesärztekammer unter dem Einfluss der Internisten in den letzten Tagen völlig gewandelt hat bezüglich der Durchführung der Änderung der Weiterbildungsordnung auf dem Ärztetag nächste Woche in Köln, sollten wir uns nicht von dem gemeinsam eingeschlagenen Weg abbringen lassen. Dies gilt auch für unsere Gespräche mit den Orthopäden. Hierzu ist unmissverständlich zu sagen, dass diese Veränderungen nur stattfinden können in der Chirurgie, und zwar in der neu strukturierten Chirurgie, wie sie gemeinsam von allen chirurgischen Fächern im Februar dieses Jahres bei der Bundesärztekammer beantragt wurde.

Meine Damen und Herren, dieser Kongress wird uns noch viele Gelegenheiten bieten, neben wissenschaftlichen Fragen auch über strukturelle und standespolitische Probleme zu referieren und zu diskutieren. Wir müssen dies leider tun; sonst tun es andere für uns und, wie die Vergangenheit zeigte, tun sie es wahrhaftig nicht immer in unserem Sinne. Bedenken wir also: Es ist unsere Zeit und die Zeit der nachrückenden Generationen. Wer sich für seine Zukunft nicht engagiert, der muss sie später ertragen.

In diesem Sinne wünschen wir dem Kongress ein gutes Gelingen und der deutschen Chirurgie eine glanzvolle Zukunft in der Vielfalt der Fächer, aber auch in der Einheit der gemeinsamen Wurzel und Herkunft. Auch unter dem äußeren Zeichen der Einheit als Symbol unter dem gemeinsamen Dach des Langenbeck-Virchow-Hauses hier in Berlin herzlich willkommen!

Präsident Prof. Dr. Encke: Die Ehre seines Wortes gibt uns nun der Regierende Bürgermeister der Stadt, Herr Eberhard Diepgen.

Regierender Bürgermeister Diepgen: Herr Präsident! Meine sehr verehrten Damen und Herren! Zunächst noch einmal: Herzlich willkommen in Berlin! Herzlich willkommen in dieser Stadt, in der Sie nun zum fünften Mal seit der Wiedervereinigung tagen, wo Sie auch zum wiederholten Mal dieses schöne Gebäude für Ihre Tagung nutzen.

Ihr Präsident hat – und ich möchte mich vielmals dafür bedanken – einige freundliche Bemerkungen über die Entwicklung dieser Stadt gemacht. Berlin ist in der Tat ein Ort des Umbruchs; alles wird von unten nach oben gekehrt. Es ist eine Werkstatt, eine Baustelle. Gerade auch an diesem Gebäude werden Sie feststellen können, dass wir Rekonstruktion und Modernisierung zur Grundphilosophie für die Entwicklung der Stadt gemacht haben.

Dankbar bin ich auch für eine weitere Anmerkung, nämlich den Hinweis, dass die vermeintliche Mauer in den Köpfen – Sie merken, ich sage schon, „vermeintliche" Mauer in den Köpfen – immer niedriger wird. Hier besteht in der Tat eine besondere Verantwortung in Berlin selbst, wo die unterschiedlichen Erfahrungen, auch die unterschiedlichen Erfahrungen im wissenschaftlichen Leben der Menschen doch sehr deutlich sind, die immer wieder ausbalanciert werden müssen.

Meine Damen und Herren, wenn ich sage „herzlich willkommen" der Gesellschaft für Chirurgie, dann weise ich natürlich darauf hin, dass Sie sozusagen in Ihrer Heimat sind nach der Gründung im Jahre 1872 hier in Berlin und dass Sie jetzt zurückgekommen sind unter das gemeinsame Dach des Von-Langenbeck-Virchow-Hauses. Also herzlich willkommen hier in Berlin!

Meine Damen und Herren, ich vermute, bei den vorangegangenen Grußworten hat ein Regierender Bürgermeister von Berlin immer wieder darauf hingewiesen, dass diese Stadt eine Stadt mit großer medizinischer Tradition ist. Wahrscheinlich sind alle Namen Ihnen noch viel geläufiger als mir selbst. Und sicherlich ist auch der Hinweis auf das Medizinaledikt aus dem Jahre 1725 nie vergessen worden, das brandenburgisch-preußische Medizinaledikt, das schon damals darauf hingewiesen hat, dass alle Chirurgen sich der Weiterbildung befleißigen müssen. Und was ist ein treffenderer Grund als die Bezugnahme gerade auf diese Traditionen, die mit Berlin-Brandenburg, mit Preußen in Verbindung stehen, zu Ihrem jetzt 117. Kongress!

Dabei ist Berlin sicherlich ein geeigneter Ort für Weiterbildung, für das, was Weiterentwicklung der Chirurgie in ihren verschiedenen Teilbereichen mit beinhaltet. Ihr Präsident hat darauf hingewiesen, dass bei allen freundlichen Entwicklungen sich oftmals die Dinge hart im Raume stoßen: zwischen Chirurgie und Medizin, so haben Sie es formuliert. Ich würde sagen: Hart im Raume stoßen sich in der Tat bestimmte Konkurrenzen der verschiedenen Standorte. Und wenn ich Sie jetzt ausdrücklich noch einmal darauf hinweise, wie viele medizinische Ausbildung, universitäre Ausbildung, universitäre Forschung es hier gibt und wie groß die Bedeutung der Medizin mit beinahe 60 000 Mitarbeitern in der Stadt ist, dann gehört dazu auch, dass die faszinierende Entwicklung der Medizin massive Veränderungen zwangsläufig notwendig macht – zwangsläufig, in Berlin übrigens dabei in dem Spannungsfeld zwischen ehemals Ost und ehemals West auch die Chance hat zusammenzuführen, so beispielsweise Charité und Virchow, also diese beiden ehemaligen Standorte, die inzwischen *eine* Charité sind, *einer* Universität zugehörig sind. Und die zweite Universität im medizinischen Bereich, das Benjamin-Franklin-Klinikum, werde ich natürlich nie vergessen und immer darauf hinweisen, dass Medizintechnik und medizinische Forschung in all den Verbindungen zu Naturwissenschaften und zur Biotechnologie einen ganz wichtigen Standortvorteil, eine ganz wichtige auch wirtschaftliche Entwicklungsbasis für die Stadt darstellen.

Dabei will ich diese Gelegenheit nutzen, auf etwas hinzuweisen – dabei nehme ich auch einen Begriff auf, der bereits benutzt worden ist –: Vielfalt ist wichtig. Das Nebeneinander, die Vielfalt der verschiedenen medizinischen Institutionen, Forschungsinstitutionen, Lehrinstitutionen in Berlin gehört genau zu dem, was notwendig ist für die Zukunft; denn Kommunikation, das Nebeneinander und auch die Konkurrenz von wissenschaftlichen Ideen, die Kommunikation der Wissenschaftler, das ist das, was wichtig ist und was die Stärke eines Standortes ausmacht, wenn es jeweils um Weiterentwicklung in der Wissenschaft und konkret im Bereich der Medizin um die Patientenversorgung geht.

Gerade den Berlinerinnen und Berlinern unter Ihnen, aber auch den Gästen sage ich: Bei allen Schwierigkeiten, die wir im Augenblick auch haben – hart stoßen sich die Dinge im Raum –, werden die Vielfalt und der Schwerpunkt Ausbildung, medizinische Ausbildung, medizinische Forschung in Verbindung auch zu den gesamtwirtschaftlichen Entwicklungen in Berlin weiter hochgehalten werden. Darauf kann sich jeder verlassen.

Dabei habe ich jetzt keine Zusagen über Bettenzahlen gemacht. Übrigens, meine Damen und Herren, ich finde die gesamte Diskussion über Bettenzahlen ziemlich reaktionär; denn sie führt im Kern nicht weiter, auch nicht in den Fragen der Finanzierung unseres Gesundheitssystems.

Dabei komme ich zu zwei Bemerkungen, die ich mir heute doch nicht verkneifen darf und kann. Die *erste* Bemerkung: All den Unsinn von Budgetierung in der Finanzierung unseres Gesundheitssystems werden wir nur dann überwinden können, wenn wir endlich die Finanzierung des Gesundheitswesens jeweils von den Kosten im Arbeitsbereich abkoppeln. Dies ist eine Koppelung, die nichts mit wirklichen Kosten und nichts mit wirklicher Leistung von Gesundheitsversorgung zu tun hat. Hier sind also Veränderungen herbeizuführen, übrigens im Sinne von Eigenverantwortung, Eigenverantwortung aller Beteiligten, derjenigen, die unmittelbar Verantwortung in der Gesundheitsversorgung tragen, wie auch Eigenverantwortung der Patienten. Beides gehört unmittelbar zusammen.

Die *zweite* Anmerkung: Natürlich haben wir dabei eine Reihe von Schwierigkeiten. Wir haben mit Vorbehalten, mit Ängsten zu tun. Aber wenn es so weit geht, dass einzelne offensichtlich ernsthaft in die Diskussion einbringen, die Honorierung ärztlicher Leistungen sollte erfolgsabhängig sein, kann ich nur sagen: Irgendwo muss doch einmal der Unsinn einer öffentlichen Diskussion über die Finanzierung des Gesundheitssystems aufhören; so geht es mit Sicherheit nicht.

Wie soll denn bei einer solchen Situation der Arzt noch seine medizinische Verantwortung wahrnehmen? Und die steht immer noch im Vordergrund.

Diese beiden politischen Anmerkungen musste ich einfach hier heute noch machen. Ansonsten wünsche ich Ihnen einen erfolgreichen Kongress.

So wie ich vorhin von der Vielfalt im Bereich der Wissenschaft gesprochen habe, so preise ich die Vielfalt des kulturellen Angebots in Berlin. Meine Damen und Herren, auch das ist ein Stück Selbstverständnis der Stadt. Wer nicht begreift, dass die Attraktivität der Stadt Berlin, des Landes Berlin davon abhängt, dass junge Leute, dass Menschen hierher kommen, die sich von der Kreativität, von den Spannungen, von der Innovationskraft angezogen fühlen, wer nicht begreift, dass gerade wissenschaftliche und kulturelle Vielfalt zu dieser Attraktivität gehört, der versteht nichts von den Herausforderungen des nächsten Jahrzehnts. Und insofern mein Aufruf an Sie: Nutzen Sie auch diese kulturelle Vielfalt der Stadt!

Noch eine allerletzte Anmerkung, die ich nicht übel zu nehmen bitte. Sie geht möglicherweise an Ihr Portemonnaie; jedenfalls darauf ist es ausgerichtet. Ich möchte Sie ausdrücklich bitten: Bleiben Sie möglichst lange in Berlin, nutzen Sie alle Möglichkeiten! Wir haben extra für Sie noch einen verkaufsoffenen Sonntag organisiert.

Also: Herzlich willkommen! Genießen Sie die Stadt! Kommen Sie zu guten Ergebnissen! – Vielen Dank.

Präsident Prof. Dr. Encke: Herr Regierender Bürgermeister, herzlichen Dank für diese sehr persönlichen und praktischen Worte. Ich darf daran erinnern: Unter den besonderen Medizinern dieser Stadt gab es auch einen mit dem Namen Diepgen. Es bleibt Ihnen nicht erspart, daran zu erinnern; denn er war Professor für Geschichte der Medizin – Ihr Vater. Sie werden verstehen, dass wir diesen Vorwand nutzen, Sie sehr herzlich zu bitten, sich für unsere historischen Belange, nämlich das Langenbeck-Virchow-Haus, einzusetzen, auch wenn es diesmal an das Portemonnaie der Stadt Berlin geht, die es wieder herausrücken muss.

Außerdem habe ich festgestellt, dass die Musiker Ihre Ausführungen zur Kultur besonders aufmerksam verfolgt haben.

Ich darf nun Herrn Prof. Hoppe, den Präsidenten der Bundesärztekammer, um sein Grußwort bitten.

4

Prof. Dr. Hoppe: Sehr geehrter Herr Präsident Encke! Sehr geehrter Herr Präsident Haas! Herr Regierender Bürgermeister! Meine sehr verehrten Damen und meine Herren! Liebe Kolleginnen und Kollegen! Ich überbringe die Grüße der Bundesärztekammer und des Deutschen Ärztetages, dessen Kongress, der 103. Deutsche Ärztetag, heute in einer Woche in Köln eröffnet wird. Ärztetage gibt es fast genauso lange wie Chirurgenkongresse. Nur, aus politischen Gründen sind einige ausgefallen, deswegen sind wir etwas im Rückstand.

Wir werden, wenn alles so verlaufen wird wie vorgesehen, auf dem Ärztetag beschließen, nach Berlin umzuziehen und in Berlin das Domizil der Bundesärztekammer und der Kassenärztlichen Bundesvereinigung zu errichten. Dann wird es so sein, wie es jetzt auch in Köln ist, dass jeder zweite Ärztetag in der Stadt des Sitzes der Bundesärztekammer stattfindet. Das würde also ab etwa 2004 Berlin werden. Herr Regierender Bürgermeister, wir sind sehr froh, wenn wir Sie dann wieder einladen dürfen. Dann haben Sie alle zwei Jahre den Chirurgenkongress und den Deutschen Ärztetag und noch vereinzelte zusätzlich. Ich glaube, dann sind Ärztetage in Berlin eine ständige Einrichtung. Das unterstreicht das, was Sie gerade gesagt haben.

Ich hatte mir an sich nicht vorgenommen, zur Weiterbildungsordnung zu sprechen. Aber ich möchte Ihnen versichern, Herr Prof. Haas, ein Stimmungsumschwung hat nicht stattgefunden. Dieser Ärztetag beschäftigt sich mit der Weiterbildungsordnung in einem ersten Durchgang, um Pflöcke einzurammen, Richtungsentscheidungen zu treffen. Da ist es natürlich so, dass die Internisten und die Chirurgen, wie das aber schon längst ist, unterschiedliche Grundphilosophien vertreten. Das zusammenzuführen, da es auf die Dauer nicht sein kann, dass so gewichtige, kardinale und Kernfächer der Medizin extrem unterschiedlich strukturiert sind, brauchen wir mehr Zeit auch der diplomatischen Umgänge mit diesem Thema, um zu einem guten gemeinsamen Ziel zu kommen.

Wir werden auf diesem Ärztetag, wie gesagt, Richtungsentscheidungen treffen, um dann vielleicht auf dem nächsten oder übernächsten daraus die Satzungsvorstellungen zu entwickeln, auf denen die nächste Weiterbildungsordnung basieren wird. Auf großes Tempo wird auch deswegen nicht Wert gelegt, weil die letzte Ärztekammer 1997 die 1992 verabschiedete Weiterbildungsordnung in ihr Satzungsrecht übernommen hat und noch nicht bei einem einzigen Arzt oder einer einzigen Ärztin nach dieser Weiterbildungsordnung in diesem Bundesland – es handelt sich um Niedersachsen – verfahren wurde. Hier schon wieder etwas Neues einzuführen ist bei einer Satzungsordnung ein Tempo, das doch allzu sehr verunsichert. Insofern, glaube ich, ist es sogar gut, dass wir ein bisschen Ruhe haben. Das Ergebnis wird sicher eines Tages alle befriedigen.

Meine Damen und Herren, die Stimmung in unserem Gesundheitswesen ist geprägt durch das Gesundheitsstrukturgesetz 2000. Ich glaube nicht zu übertreiben, wenn ich sage: Es ist Verunsicherung überall. Wir werden es am kommenden Montag bei der KWV-Vertreterversammlung erkennen, dass die Probleme im niedergelassenen Sektor gravierend sind, insbesondere bei den niedergelassenen Fachärztinnen und Fachärzten, die nicht genau wissen, wie ihre Zukunft auf dem Boden der gesetzlich vorgeschriebenen Neuordnungen und der sich daraus ergebenden Folgen aussieht, zum Beispiel auch das Hineinkommen der psychologischen Psychotherapeuten in die Gruppierung der Fachärzte. Im Krankenhaussektor sind zurzeit total irrationale Verhaltensweisen an der Tagesordnung, weil nicht klar ist, wie die künftige Benutzerfinanzierung aussieht und die Verantwortlichen im Krankenhaussektor sich nicht richtig trauen Entscheidungen zu fällen, die über längere Frist gültig sind, weil sie nicht wissen, wie es demnächst mit ihren Budgets aussieht. Also: Personalpolitik wird im Moment nicht mehr nach den Regeln der normalen Arbeitsmarktgestaltung durchgeführt, sondern nach nicht nachvollziehbaren Regeln. Das ist aber verständlich und nicht die Schuld derjenigen, die das zu operationalisieren haben, sondern die Schuld derjenigen, die die von Herrn Bürgermeister eben angesprochene Budgetierung eingeführt haben. Die Zwänge, die sich daraus ergeben, müssen nun andere ausbaden.

Dabei darf ich besonders eingehen auf die Situation unseres Nachwuchses. Wir werden auf dem Ärztetag des nächsten Jahres wahrscheinlich das Thema „Situation des ärztlichen Nachwuchses" in zweierlei Hinsicht behandeln, einmal im Hinblick auf den Arbeitsmarkt. Die Arbeitslosigkeit ist viel größer, als wir das offiziell registrieren. Die so genannte verdeckte Arbeitslosigkeit in Form nicht bezahlter Arbeit nicht nur in Krankenhäusern ist enorm, kann aber nicht gemessen werden, da diejenigen, die davon betroffen sind, sich nicht offenbaren können und wollen. Und wir werden ein Problem haben mit der Durchführung der Weiterbildung und der Chance, so viele neue weitergebildete Ärztinnen und Ärzte zu haben, wie unser Gesundheitswesen in der Zukunft braucht, weil die Ressourcen für die Weiterbildung, die sich im Wesentlichen aus dem Arbeitsmarkt ergeben und speisen, nicht so groß sein werden, wie sie sein müssten, um so viele neue Fachärztinnen und Fachärzte weiterzubilden, wie demnächst Ärzte ausscheiden werden. Das liegt in der Struktur der gesamten Problematik, die wir dabei mit diskutieren müssen. Es kann also gut sein, dass wir in einigen Jahren bei einem Ärzteüberschuss de facto, was die Patientenbetreuung angeht, einen Ärztemangel haben werden, weil diejenigen, die die Approbation bekommen, nicht schon zur eigenverantwortlichen und selbständigen Ausübung der Heilkunde am Menschen zugelassen sind, sondern dafür die Facharztanerkennung notwendig ist, soweit es unser soziales Sicherungssystem betrifft. Trotzdem besteht offenbar der Wille, auch dieses Problem zu lösen, indem wir nicht nur den Teil Weiterbildung, sondern auch den Teil ärztliche Ausbildung, die Änderung der Approbationsordnung und die Operationalisierung des Weiterbildungswesens in einem Kontext sehen müssen.

Wir dachten erst, dass es mit dem Gesundheitsstrukturgesetz 2000 genug sei in dieser Legislaturperiode des Deutschen Bundestages, weil vom Bundesgesundheitsministerium die so genannten weichen Themen mehr in den Vordergrund gerückt worden sind. Als „weiche Themen" gelten die Themen Fortpflanzungsmedizin und Patientenrechte. Die heißen deswegen „weiche Themen", weil sie angeblich kein Geld kosten. Ich glaube, wir alle sind etwas skeptisch, ob das wirklich so ist. Wir hörten aber gerade über das Wochenende, dass doch die Absicht besteht, sich um eine Weiterentwicklung der gesetzlichen Krankenversicherung und ihrer Grundlagen zu kümmern. Dabei wird unter anderem angeführt, dass der Anteil des Bruttosozialprodukts, der für Gesundheit ausgegeben wird, bei uns mittlerweile bei 10,4 Prozent liege, was ein unerträglich hoher Wert sei. Dabei wird aber immer verschwiegen, dass das nicht davon kommt, dass das Gesundheitswesen teurer geworden ist, sondern dass das davon kommt, dass das Bruttosozialprodukt nicht so gewachsen ist, wie es sein müsste, um die alte Relation zu erhalten. Wenn wir diese Entwicklung im Bruttosozialprodukt beibehalten hätten, lägen wir heute etwas über acht Prozent.

Dann wäre wahrscheinlich die gesamte Diskussion nicht so heiß. Aber so werden wir sie doch noch einmal bekommen. Sie wird einmal die Finanzierungsgrundlagen umfassen. Aus der Lohnquote lässt sich das alles in der Zukunft nicht mehr gestalten. Dann wird es eine Richtungsentscheidung geben: Entweder kommt der Wettbewerb in allen Bereichen oder es geht doch weiter im Sinne dieses Globalbudgetgedankens, der Philosophie der Zuteilungsmedizin, wie wir sie aus steuerfinanzierten Ländern kennen. Das würde vielleicht die Hauptentscheidung sein, die noch in dieser Legislaturperiode fallen könnte. Wir wissen es nicht. Wir werden es beim Ärztetag diskutieren, vielleicht auch von Frau Ministerin Fischer hören.

Meine Damen und Herren, ansonsten ist die Gesamtsituation der Ärzteschaft in der Stimmung der Bevölkerung günstiger als vor einem Jahr. Das muss man ganz klar sehen. Die Bevölkerung hat verstanden, dass Budgetierung Rationierung bedeutet. Sie erlebt es in Praxis und Krankenhaus. Es ist nicht mehr so, dass sich Patienten über Ärzte beschweren, die ihnen Leistungen nicht mehr angedeihen lassen können, die sie von früher gewöhnt sind. Das ist ein Stimmungsumschwung und bedeutet, dass die Ärztinnen und Ärzte und die Patienten in einem Boot sitzen. Diese positive Entwicklung müssen wir verteidigen und ausbauen, auch über die Diskussion der Themen „Patientenrechte", „Patientenschutz" usw. hinweg.

Was Sie, Herr Regierender Bürgermeister, gerade genannt haben, das Thema Erfolgshonorar oder ein anderes Thema – 30 DM Eintritt in das Gesundheitssystem –, könnten Ausdruck dessen sein, dass der Rückgang der Entwicklung, dass der Arztberuf nicht automatisch mit Geld assoziiert wird, von manchen nicht gern gesehen wird und sie diese Themen wieder nach vorne puschen wollen, um mit Ärztinnen und Ärzten und allen anderen, die unter die Leistungserbringer gezählt werden, entsprechend umgehen zu können und die Stimmung wieder zu ändern. Ich habe manchmal diesen Eindruck. Wir dürfen das nicht geschehen lassen.

Ich darf daran erinnern: 1960 hat es eine Umfrage in Deutschland gegeben, welcher Beruf mit dem Arztberuf aus der Sicht der Bürgerinnen und Bürger in unserem Land am meisten Ähnlichkeit habe. Damals waren es geistliche und künstlerische Berufe. 1990 hat es eine ähnliche Umfrage gegeben. Da waren es die High-Tech-Ingenieurberufe und der Beruf des Bankers. Diese Entwicklung ist aus meiner Sicht nicht günstig. Ich habe nichts gegen Hightech, ich habe auch nichts gegen Banker. Ich habe nur Probleme damit, wenn Ärzte in diesem Zusammenhang mit Banken verglichen werden. Deswegen sollten wir gemeinsam ernsthaft darum kämpfen und am Ball bleiben, dass die Assoziation „Ärzte = raffgierige Leute" nicht aufkommt und wir uns auch selbst so benehmen, dass diese Entwicklung keine neue Grundlage bekommt. Wissenschaftlichkeit, unsere Fähigkeit zur Zuwendung, die Grundsätze, die wir gelernt haben, Menschen nicht zu schaden, verschwiegen zu sein und keine materiellen Aspekte bei der Patientenbehandlung in den Vordergrund zu rücken, das ist das, was uns Vertrauen bringt. Dafür müssen wir arbeiten und werben. Ich nehme an, das will auch dieser Kongress tun, dem ich von Herzen viel Erfolg wünsche in der großen Tradition der chirurgischen Kongresse der Vergangenheit. – Vielen Dank fürs Zuhören.

Präsident Prof. Dr. Encke: Herr Hoppe, vielen Dank für Ihre überlegten und – ich möchte sagen – eher zurückhaltenden Worte. Wir haben Sie bisher als einen Genossen in der Weiterbildungsordnung erlebt. Dies ist Ihr erster Auftritt als Präsident der Bundesärztekammer. Wir wünschen Ihnen in diesem neuen Amt eine glückliche Hand. – Vielen Dank.

Ich darf nun Herrn Prof. Witte, den Vorsitzenden unseres Berufsverbandes, um ein kurzes Grußwort bitten.

Prof. Dr. Witte: Herr Präsident! Hohes Präsidium! Meine sehr verehrten Damen und Herren! Liebe Kolleginnen und Kollegen! Der Berufsverband der Deutschen Chirurgen dankt Ihnen auch in diesem Jahr für die gebotene Chance der aktiven Teilnahme am Deutschen Chirurgenkongress in Berlin, wo wir jetzt mit allen Disziplinen unserer Chirurgie ein neues Zuhause gefunden bzw. wiedergefunden haben. Das Langenbeck-Virchow-Haus ist bekanntlich bezogen. In neuem Glanz wird es in Kürze als Haus aller deutschen Chirurgen in volle Funktion treten. Wahrlich ein Grund zu Dankbarkeit, Freude und Zufriedenheit.

Wir können jetzt ungleich effektiver agieren, wie z. B. bei der einmütig verabschiedeten Weiterbildungskonzeption für alle heutigen Schwerpunkte und Gebiete, auch wenn wir, Herr Hoppe, vielleicht dem Diskussionsstand der Bundesärztekammer inzwischen etwas vorausgeeilt zu sein scheinen. Diesen Konsens brauchen wir allerdings weiterhin auch sehr dringlich, um anstehende wirklich gravierende Probleme, meine Damen und Herren, lösen zu können. Zum Beispiel der Fehlbelegungskatalog, lange vorliegend, wird erst jetzt heiß diskutiert. Er wurde bereits vor einem Jahr publiziert; trotzdem wurde er nur wenig gelesen, geschweige denn studiert. Aber natürlich fehlt es nicht an Stimmen, wie man es anders und sicher auch besser hätte machen können.

Vergleichbaren Zündstoff bietet heute der so genannte Katalog der stationsersetzenden Leistungen – ein schrecklicher Begriff –; in ihm werden bis Jahresmitte Informationen angefordert, die im Regelfall ambulante Operationen fordern, und zwar in chirurgischen Praxen und in Krankenhäusern. Nur mit allen chirurgischen Gruppen ist hier ein tragfähiges Konzept denkbar. Sonst sind Streit und die Gefahr, auseinander dividiert zu werden, wirklich programmiert.

Keulenschläge – wir haben es jetzt schon zweimal gehört, natürlich muss auch ich als Vertreter des Berufsverbandes ein Wort dazu sagen – wie in jüngster Zeit mit den Forderungen nach erfolgsabhängiger Honorierung sind uralt und bedürfen keiner polemischen Antwort. Sogar der „Spiegel" bezeichnet sie in dieser Woche als „Banausenidee medizinischer Laien". Gelassenheit und Sachkompetenz sollten bei entsprechenden Diskussionen auch weiterhin dominieren. Wir müssen sie ständig anbieten, vielleicht auch anmahnen. Allein die Ärzteschaft stellt für das Qualitätsniveau des Gesundheitswesens nach wie vor das zentrale Element dar.

Abschließend, meine Damen und Herren, möchte ich für Vorstand und Präsidium des Berufsverbandes der Deutschen Chirurgen unserem Präsidenten, Herrn Prof. Encke, persönlich danken für ein Jahr vorzüglicher Zusammenarbeit mit Fairness, Vertrauen und gegenseitigem Respekt. Wir alle haben sicher viel erreicht. Die vor uns liegenden Aufgaben sollten in diesem Sinne auch weiterhin bewältigt werden. – Ich danke Ihnen.

Präsident Prof. Dr. Encke: Vielen Dank, Herr Witte. – Das Klima zwischen Berufsverband und Wissenschaftlicher Gesellschaft ist in der Tat im Augenblick optimal. Es ist immer gut, einen so reichen Bruder zu haben, aber vor allen Dingen auch einen, der dann in die Bresche springt, wenn es um harte Diskussionen geht. Ich möchte Ihnen für Ihre Arbeit danken und Ihnen, der Sie dieses Amt neu übernommen haben, in Zukunft eine glückliche Hand wünschen.

Ich darf nun Herrn Prof. Hollender, unser Ehrenmitglied aus Straßburg, bitten, einige Worte im Namen der ausländischen Gäste an uns zu richten.

Prof. Dr. Hollender: Herr Regierender Bürgermeister! Herr Präsident der Bundesärztekammer! Herr Präsident des Berufsverbands Deutscher Chirurgen! Verehrter Herr Präsident Encke! meine Damen! Werte Kolleginnen und Kollegen! Der Freundschaft einiger von Ihnen und dem Wohlwollen der meisten ist es zu verdanken, dass mir zum Ausklang dieses Nachmittags als deutsch sprechender Franzose die Ehre und die Freude zuteil wird, im Namen aller ausländischen Teilnehmer an diesem 117. Kongress der Deutschen Gesellschaft für Chirurgie einige Worte des Dankes und der Anerkennung an Sie zu richten. Glauben Sie bitte, meine Damen und Herren, dass diese kurzen Ausführungen nicht als bloße Höflichkeitsformel verstanden werden sollten; sie haben durchaus einen tieferen Sinn.

Die Chirurgie hat im Laufe der letzten Jahre bemerkenswerte Fortschritte erzielt. Dies ist nicht zuletzt der deutschen Chirurgie, ihren Leistungen und auch ihren weltweit anerkannten großen Schulen, auf die Sie mit Recht stolz sein können, zu verdanken. Alle Voraussetzungen sind geschaffen, um in einem freien und vertrauensvollen Dialog miteinander zu diskutieren und Erfahrungen auszutauschen. Ein Kongress wie dieser, den Sie, lieber Präsident Encke, in so hervorragender Weise ausgerichtet haben, ist der ideale Rahmen für uns alle, an gemeinsamen Zielsetzungen weiterzuarbeiten, im Kontakt mit Kollegen neue Kraft zu schöpfen, um somit zur Stärkung dessen beizutragen, was Aristoteles den „Willen zum Miteinander" nannte.

Bei der Besinnung auf ihr geschichtliches Selbstverständnis dürfen sich die hier vertretenen Nationen, die Nationen mit Geisteskultur sind, nicht damit begnügen, ihre Vergangenheit zu preisen. Sie haben auch die Pflicht, gemeinsam die Zukunft zu gestalten, eine Zukunft, die eben diese Vergangenheit von ihnen fordert. Die Größe einer Nation lässt sich nicht allein an der Anhäufung materieller Schätze messen. Sie erwächst gleichermaßen aus dem Geschichtsbewusstsein des jeweiligen Volkes, aus seinem Glauben, seiner Seele und vor allem aus seiner kulturellen Ausstrahlung.

Erinnern wir uns in diesem Zusammenhang an den Satz von André Malraux, der sagte: „Der Geist kennt keine minderen Nationen, er kennt nur brüderliche Nationen." In diesem Sinne wollten die hier anwesenden Chirurgen aus allen Teilen der Welt, indem sie der Einladung zu diesem Kongress Folge leisteten, nicht nur die deutsche Chirurgie, sondern auch die deutsche Kultur würdigen.

Erlauben Sie mir, meine Damen, verehrte Kollegen, in einem kurzen Rückblick auf den Beitrag Deutschlands zum Entstehen, zur Entfaltung und zum Reichtum unserer Kultur einzugehen und die Rolle Ihres Landes in der Menschheitsentwicklung nachzuvollziehen. Ich freue mich, dies unter Ihrer Präsidentschaft, verehrter Freund Encke, zu tun; denn ich kenne Ihre Aufgeschlossenheit und Ihre Achtung vor allem, was die Menschheit an Großem geleistet hat. Sie verkörpern mit Eleganz und Würde, was die Welt dem Deutschtum verdankt, wobei ich diesen Begriff ohne politisch gefärbten Unterton verwende. Ich spreche von einem Deutschtum, das geprägt ist von seinen schöpferischen Kräften, seinen Träumen und leider auch seinen Enttäuschungen. Seit Armin der Cherusker die römischen Legionen im Teutoburger Wald vernichtete, lebt eine mystische Erinnerung an diese Wälder und ihr kraftspendendes Geheimnis fort. Etwa ein Jahrhundert später hinterließ das Heilige Römische Reich Deutscher Nation, Erbe des Römischen Reiches und Spiegel aller Kulturen, die Sehnsucht nach einem Weltreich und das Andenken an eine zivilisatorische Sendung.

Nur wenige Länder der Welt haben eine so große Anzahl von Philosophen hervorgebracht wie Deutschland. Von Leibniz und Kant bis Schopenhauer und Nietzsche – welcher Reichtum an Gedankengut, ganz zu schweigen von der deutschen Literatur, beginnend mit den Minnesängern des Mittelalters, die in Richard Wagners „Tannhäuser" eindrucksvoll verewigt worden sind. Erwähnt werden muss auch die Sturm- und Drangperiode mit seiner Ausmündung in die reine Romantik, welche die beiden Genies Goethe und Schiller hervorbrachte, und die Musik, diese reichhaltigste der deutschen Spezialitäten. Von allen Opern, die je geschrieben wurden, stammt allein die Hälfte aus der Heimat von Beethoven und Brahms. Von Johann Sebastian Bach, dessen 250. Geburtstag dieses Jahr in aller Welt gefeiert wird, sagte Goethe, dass sein Werk „im Schoße Gottes gezeugt" worden sei.

Sehnsucht nach dem Entschwundenen und dem Unerreichbaren sind für das Mysterium des Lebens Hingabe an die Fruchtbarkeit der Träume, Weltoffenheit. Sind dies nicht die Attribute und Triebkräfte der deutschen Seele, die sich ständig selbst sucht, in sich kehrt, um in den Wäldern des Innern Kraft und Erquickung zu finden?

Dank der Deutschen Gesellschaft für Chirurgie, dank Ihrem Präsidium! Indem Sie uns zu Ihrem nationalen Kongress einluden haben Sie es verstanden, unseren Geist und unsere Herzen für die jahrtausendealten Ideale der Menschen und der Menschheit aufzuschließen. Von allen geistigen Werten sind die fruchtbarsten jene, die von einer gemeinsamen Gesinnung getragen werden. Wenn wir uns dem Dialog und der Toleranz öffnen und die eitlen Streitigkeiten der Vergangenheit ruhen lassen, dann – davon bin ich überzeugt – wird und muss es uns gelingen, die Herausforderungen der Zukunft zum größeren Wohle der Menschheit gemeinsam zu meistern.

Präsident Prof. Dr. Encke: Lieber Herr Hollender, sehr herzlichen Dank für diese Worte. Ich habe dem Applaus wirklich nichts hinzuzufügen, außer mich sehr herzlich zu bedanken.

Meine Damen und Herren! „Das Leben soll nicht Mittel zum eigenen Glück, sondern eine Aufgabe zum Wohle anderer sein", dieser Satz von Ernst von Bergmann gilt im Besonderen für den Arzt und galt auch für alle, die uns im vergangenen Jahr endgültig verlassen haben. 54 Mitglieder unserer Gesellschaft sind seit dem letzten Jahreskongress verstorben. Wir wollen uns ihre Namen ins Gedächtnis rufen; denn Titel, Alter und Stellung verblassen vor der absoluten Gleichheit und Endgültigkeit des Todes. Jeder hat an seinem Platz die ihm geschenkte Zeit als engagierter und verantwortungsbewusster Chirurg ausgefüllt.

Totenehrung

Liste der Verstorbenen

Horst KÜHNE	21.03.1999	Albert KADOLSKY	05.10.1999
Heinrich DONNERSTAG	28.03.1999	Werner BOXBERG	07.10.1999
Gerhard TSCHMARKE	12.04.1999	Richard MÜLLER	07.10.1999
Karl-August BUHSE	13.04.1999	Ludwig SCHOBER	11.10.1999
Karl Th. ULLEMEYER	15.04.1999	Heribert RÜTHER	17.10.1999
Alfred N. WITT	20.04.1999	Gerhard KNEISE	Nov. 1999
Horst V. WALTHER	02.05.1999	Hans PFEIFFER	10.11.1999
Frithjof SCHUMANN	11.05.1999	Alexander STUDEMEISTER	13.11.1999
Ernst TAUBERT	13.05.1999	Hildegard STEINMETZ	21.11.1999
Herbert FREISEN	06.06.1999	Ludwig METZ	28.11.1999
Torsten FERDINAND	21.06.1999	Ahmed WALI NAWAZ	04.12.1999
Waldemar BIER	25.06.1999	Elmar KAMPSHOFF	06.12.1999
Franz X. EISENREICH	28.06.1999	Rudolf MICHAEL	06.12.1999
Mahmud HANI	03.07.1999	Werner CRAMER	07.01.2000
Olgerdus LESZCZYNSKI	08.07.1999	Joseph DREWES	13.01.2000
Lothar MEYER	12.07.1999	Hans G. V. BRÜCKE	29.01.2000
Norbert STEINHARDT	13.07.1999	Gerd J. WINKELTAU	30.01.2000
Wolfgang TRAPPE	18.07.1999	Eberhard STUTZBACH	07.02.2000
Georg EYMESS	22.07.1999	Hans HELLER	14.02.2000
Rolf OP DEN WINKEL	30.07.1999	Leo FUNKEN	19.02.2000
Werner KIRSCHKE	10.08.1999	A. Josef HILD	28.02.2000
Hans-Jürgen BERTH	05.09.1999	Siegfried FISCHER	07.03.2000
Rulemann EYLERT	10.09.1999	Herbert HARTMANN	07.03.2000
Heinz CONTZEN	28.09.1999		

Dank des Präsidenten an die Vorbilder

Es ist eine gute Tradition unserer Gesellschaft, sich zu Beginn des Kongresses der chirurgischen Lehrer und Vorbilder zu erinnern.

Wir gedenken in diesem Jahr des 100. Geburtstages von Werner Wachsmuth (29. 03. 1900–07. 06. 1990) und Hans Hellner (24. 10. 1900–05. 02. 1976).

Werner Wachsmuth, Sohn des Gründungsrektors der Goethe-Universität Frankfurt am Main gehörte zu den herausragenden chirurgischen Persönlichkeiten der Nachkriegszeit. Als Ordinarius in Würzburg (1946) begründete er nach persönlichem Erleben des leidvollen Krieges aus den Trümmern der zerstörten Stadt eine angesehene eigene chirurgische Schule. Er war ein humanistisch gebildeter, wissenschaftlicher und klinischer Chirurg und ein geschliffener Referent unserer Kongresse. Seine Themen gingen über die Chirurgie hinaus. Die ärztliche Ethik, die Vermittlung der Menschlichkeit des Arztes und das Arztrecht seien beispielhaft genannt. 1967 war er Präsident der Deutschen Gesellschaft für Chirurgie, seit 1970 ihr Ehrenmitglied. 1977 erhielt er die höchste Auszeichnung unserer Gesellschaft, die Ernst-von-Bergmann-Gedenkmünze in Gold.

Hans Hellner, von 1946 bis 1969 Chirurgischer Ordinarius in Göttingen, war ein vielseitiger klinischer Forscher, insbesondere auf dem Gebiet der Knochengeschwülste. Nach dem Urteil seiner Schüler und chirurgischen Zeitgenossen, zeichneten den äußerlich Zurückhaltenden hohe Intelligenz, fachlicher Weitblick, allgemeine Fairneß und menschliche Toleranz aus. Meine Generation lernte die Chirurgie aus dem „Hellner, Nissen Vossschulte". 1975 wurde er Ehrenmitglied unserer Gesellschaft.

Ich selbst gedenke in dieser Stunde des ärztlichen Vorbildes meines Vaters und ich erinnere mich dankbar meines chirurgischen Lehrers Fritz Linder. Er hat die deutsche Nachkriegschirurgie mitgestaltet, zu ihrer Wiederaufnahme in die internationale Chirurgengemeinschaft wesentlich beigetragen und hier in Berlin und in Heidelberg ein zukunftsweisendes chirurgisches Department konzipiert und umgesetzt. Auf dem internationalen Chirurgenkongreß 1969 in Buenos Aires bekannte er sich zu diesem Konzept mit dem Vortrag „From a Primadonna to the Leader of a Team". Er verkörperte für seine Schüler und Mitarbeiter liberale Autorität. Ich verdanke ihm neben einer fünfzehnjährigen Lehr- und Gesellenzeit seine lebenslange Freundschaft, und ich bin sicher, dass er bei vielen hier im Saale durch seine ausstrahlende Persönlichkeit gegenwärtig ist. Unvergessen ist die Jubiläumstagung zum 100jährigen Bestehen unserer Gesellschaft unter seiner Leitung im Jahre 1972 mit der Einführung des „Chirurgischen Forums", seitdem wissenschaftliches Kernstück unserer Kongresse. Seine Pionierleistungen in der Gefäß- und Herzchirurgie, in der endokrinen und onkologischen Chirurgie sind Bestandteil unserer jüngeren chirurgischen Geschichte.

Ansprache des Präsidenten

Perspektiven der Chirurgie im 21. Jahrhundert

An der Schwelle eines neuen Jahrhunderts wendet sich der Blick zurück und nach vorn, wie das vor 100 Jahren aus gleichem Anlaß Ernst von Bergmann hier in Berlin im alten Langenbeck-Haus in der Ziegelstraße (erworben 1892) getan hat. Er stellte für das 19. Jahrhundert die Verbindung der Chirurgie mit dem Aufschwung der Naturwissenschaften und der Entdeckung der Anästhesie, der Infektionsverhütung und der Röntgenstrahlen heraus. Und er schloss mit dem Satz: „Wir dürfen uns an dem Errungenen des verfließenden Jahrhunderts freuen und rühmen, denn was es an Schöpfung hinterließ, war groß. Besitz und Tradition wollen wir dankbar ins neue Jahrhundert mit uns nehmen, ist es doch eine Erfahrungstatsache, dass, wenn eine Zeit Großes in der Wissenschaft gebracht, ihr stets eine Periode folgt, welche die Tatkraft und den erfinderischen Geist zu noch Größerem anspornt." Er hat sich aber wohlweislich zurückgehalten, konkrete Prognosen für die Zukunft zu stellen.

Das 20. Jahrhundert hat der Medizin und Chirurgie nicht vorhersehbare, großartige Fortschritte und Erfolge beschert, an deren Entwicklung in der ersten Hälfte deutsche Chirurgen maßgeblich beteiligt waren. Es folgte in Deutschland ein tiefer Einschnitt in den Jahren 1933–1945, den wir selbst mit allen Aspekten als Teil unserer eigenen Geschichte akzeptieren müssen. Um so mehr blicken wir mit großem Respekt auf die Leistungen der Chirurgengeneration, die nach dem 2. Weltkrieg der deutschen Chirurgie den Wiederanschluss an den internationalen klinischen und wissenschaftlichen Standard erarbeitet hat.

Dem folgte in den letzten Dezennien eine weltweite Entwicklung neuer diagnostischer, vor allem bildgebender Verfahren und operativer Techniken, die uns im Jahr 2000 bereits als selbstverständliche Methoden zur Verfügung stehen. Ich nenne beispielhaft die Osteosyntheseverfahren und die Gelenkchirurgie, die Endoskopie und die minimal-invasive Chirurgie, die erst am Anfang ihrer vollen Entfaltung steht, die eindrucksvollen Fortschritte in der Herz- und Gefäßchirurgie, in der Organtransplantation und in der plastischen Chirurgie, vor allem aber auch die Fortschritte des operativen Umfeldes – in der Anästhesie, der perioperativen und Intensivmedizin, der Immunologie, der Molekularbiologie und anderen Disziplinen. Damit konnten nicht nur die perioperative Mortalität und Morbidität entscheidend gesenkt, sondern auch die Grenzen der operativen Indikationen, z. B. bezüglich des Lebensalters der Kranken – Neugeborene und alte Patienten –, in der Tumorchirurgie, in der Organtransplantation und in der präventiven Chirurgie ausgedehnt werden.

Welche Perspektiven und Aufgaben stellen sich nun der Chirurgie im 21. Jahrhundert?

Die technische Entwicklung

Die technische Entwicklung wird weiter voranschreiten und uns eine noch optimalere bildgebende Diagnostik, bei elektiven Eingriffen eine virtuelle Operationsplanung und in vielen Bereichen eine minimal-invasive Operationstechnik, zum Teil mit höchster Präzision durch Roboter- und Navigationshilfen ermöglichen. Die peri- und postoperative Überwachung und Therapie werden weiter verfeinert und dadurch sicherer werden, Komplikationen wie SIRS, Sepsis und der septische Schock hoffentlich frühzeitiger erkennbar, therapierbar oder gar vermeidbar werden.

Wir erhoffen eine frühzeitigere Diagnostik bei Tumorerkrankungen durch genetische, molekularbiologische, endoskopische und bildgebende Untersuchungsverfahren von Risikogruppen und damit vermehrt eingeschränkte, endoskopische und minimal-invasive Eingriffe in der Tumorchirurgie wie in der übrigen Chirurgie. Die Vernetzung verschiedener, zum Teil computerassistierter, intuitiv steuerbarer Techniken wird den Operationssaal im Sinne einer komplizierten High-Tech-Einrichtung verändern. Dem müssen die Ausbildung des Personals und die Arbeitszeiten angepaßt werden. Die Forschung wird sich vermehrt mit der optimalen Mensch-Maschinen-Schnittstelle beschäftigen müssen. Wir selbst tragen gegenüber dem Patienten die Verantwortung, daß der Mensch auch in Zukunft die „Maschine" (Technik) bestimmt. Chirurgisches Training, d. h. die Erlernung und Erhaltung operativer Fähigkeiten sowie deren Evaluation wird vermehrt virtuell an digitalen Simulationsmodellen erfolgen. Operationsroboter- und Navigationssysteme, die in der orthopädischen und Unfallchirurgie, in der Herzchirurgie und vereinzelt in der laparoskopischen Chirurgie bereits erfolgreich eingesetzt werden, werden an Bedeutung gewinnen und auch andere Indikationen finden. Mein Oberarzt Hanisch hat gerade in Deutschland die ersten viszeralchirurgischen Eingriffe mit dem Operationsroboter da Vinci vorgenommen. Telekommunikation und Telekonsultation werden ein wichtiges, auch ökonomisch attraktives Konzept für die Vernetzung chirurgischer Kompetenz, Entscheidungsfindung und Therapie werden. Die Deutsche Gesellschaft für Chirurgie trägt dieser Entwicklung durch die Gründung der beiden Arbeitsgemeinschaften „Minimal-Invasive Chirurgie" und „Tele- und computerassistierte Chirurgie" anläßlich dieses Kongresses Rechnung. Die Entwicklung neuer bildgebender und chirurgischer Verfahren erachtet im übrigen auch die Deutsche Forschungsgemeinschaft in ihrer Denkschrift zur Klinischen Forschung (1999) neben der Genomforschung als einen wichtigen Paradigmenwechsel in der Medizin, den es besonders zu fördern gilt.

Die Entwicklung der klinischen Chirurgie

Optimale Therapieerfolge werden heute bei vielen Erkrankungen nur durch eine enge interdisziplinäre Kooperation erreicht. Einleuchtende Beispiele sind die interdisziplinäre Betreuung Tumorkranker von der Diagnostik über die Indikation und multimodale Therapie bis zur Tumornachsorge, die Bildung von „Gefäßzentren" (Angiologie, Neurologie, Chirurgie und Interventionelle Radiologie) oder die enge Kooperation vieler Spezialisten in der Organtransplantation. Die erfolgreiche Behandlung polytraumatisierter und anderer intensivmedizinischer Patienten verlangt von mehreren Partnern Kompetenz, Konsens und Kontinuität, zu deutsch eine vernünftige Zusammenarbeit. In allen genannten Beispielen kommt dem Chirurgen eine besondere Rolle zu, die sich nicht auf den Operationstisch beschränken darf.

Der Chirurg als „prognostischer Faktor" – leider häufig negativ als „Risikofaktor" apostrophiert – wurde bereits von Martin Kirschner 1934 treffend charakterisiert: „Nicht die Operation, sondern der Operateur rettet den Patienten". Die prognostische Rolle des Chirurgen im therapeutischen Gesamtkonzept ist belegt und anerkannt. Welche Konsequenzen ergeben sich daraus?

Patient Volume, Quality and Outcome Research (R. Horton, Lancet 1996) – d. h. die Beziehungen zwischen operativer Erfahrung und Ergebnisqualität – sind Inhalt wichtiger aktueller klinischer Forschung.

In chirurgischen Zentren („Centers of Excellence") werden z. B. in der Ösophagus-, Lungen- und Pancreascarcinomchirurgie, aber auch in anderen chirurgischen Spezialdisziplinen bessere Ergebnisse bezüglich der postoperativen Letalität und Morbidität, bei Tumorkranken der Rezidivhäufigkeit und Überlebenschancen, erreicht. Allerdings gibt es auch vergleichbar gute Ergebnisberichte einzelner Operateure und Kliniken mit geringerer Fallzahl. Für den evidenzbasierten Vergleich sind die Aufschlüsselung der Operateure, das präoperative risikoadaptierte Staging der Patienten und das stadienadaptierte Staging der Erkrankung von Bedeutung. Entscheidend für den Erfolg von Zentren scheint die gesamte operative und perioperative Erfahrung, auch im Umgang mit Komplikationen zu sein. Dies bedeutet, daß die alleinige operative Erfahrung ohne ein entsprechendes Umfeld die Durchführung derartiger Eingriffe nicht rechtfertigt. Wir müssen bei seltenen großen und bei elektiven Risikooperationen die Konzentrierung bestimmter Eingriffe auf entsprechende Zentren unterstützen. Dabei ist es eine wichtige Aufgabe der wissenschaftlichen Fachgesellschaften, eine gewisse „Lizenzierung" oder Zertifizierung von Eingriffen und Institutionen vorzunehmen statt dieses den Überlegungen von Kostenträgern, Krankenhausträgern oder den Ärztekammern zu überlassen. Wir sollten hier wie in anderen Fragen, z. B. der chirurgischen Fort- und Weiterbildung die traditionsreiche, glücklichere Stellung und Kompetenz angloamerikanischer chirurgischer Colleges (American College of Surgeons, Royal College of Surgeons of England etc.) einfordern und ausfüllen, um die Normen der chirurgischen Therapie selbst vorgeben zu können. Der Deutschen Gesellschaft für Chirurgie könnte hier bei gleichberechtigter Mitwirkung aller chirurgischen Schwerpunkte und Nachbargebiete eine koordinierende Rolle erwachsen.

Primär aus Gründen einer medizinischen Effizienzsteigerung wird die Schaffung „problemorientierter Zentren" diskutiert, was zu einer Beunruhigung von Chirurgen an nichtuniversitären Kliniken und außerhalb von Krankenhäusern der Maximalversorgung geführt hat. Unter Zentren sind aber in dieser Hinsicht nicht räumlich zuzuordnende, spezielle chirurgische Kliniken, sondern „interdisziplinäre Kompetenzzentren" zu verstehen. Diese zeichnen sich durch eine Quervernetzung wie z. B. zwischen Gastroenterologie, Onkologie und Viszeralchirurgie oder in einem Gefäßzentrum mit Bündelung des gesamten Expertenwissens für den individuellen Patienten aus. Ein gutes Beispiel ist die schon angesprochene multimodale Therapie von Tumorerkrankungen. Darüber hinaus führen derartige Zentren durch gemeinsame Nutzung und Ausnützung teurer Geräte, Vermeidung von unkoordinierten und Doppeluntersuchungen auch zu einer wirtschaftlichen Effizienzsteigerung und einer größeren Akzeptanz durch Patienten und Kostenträger. Die Zukunft wird m. E. in Großkliniken eine quervernetzte Schwerpunktbildung im Fächerkanon erzwingen. Für kleinere, benachbarte Kliniken bieten sich gemeinsame „virtuelle" Zentren durch regionale Kooperation und Koordination an.

Unabhängig von der skizzierten strukturellen Gliederung mit der möglichen Schaffung „problemorientierter Zentren" wird allgemein anerkannt, daß der Chirurg eine kontinuierliche Erfahrung und ein ständiges Training ähnlich hochqualifizierten Sportlern oder Künstlern benötigt. Dabei werden 10–15 Eingriffe pro Operationsart, Chirurg und Jahr als untere Grenze diskutiert. Auf die Problematik der Beurteilung einer solchen Ergebnisqualität habe ich bereits hingewiesen. Wir unterscheiden uns bisher von anderen Ländern durch die breitere operative Palette des einzelnen Chirurgen. Wir müssen international aber den Nachweis führen, daß diese breitere Erfahrung auch zu gleichen oder gar besseren operativen Ergebnissen führt.

Die Notwendigkeit von problemorientierten Zentren muss in jedem Fall unter dem Gesichtspunkt der medizinischen Effizienzsteigerung eindeutig bejaht werden, wobei ich darunter nicht allein die chirurgische Kompetenz, sondern das gesamte operative und nichtoperative Expertenwissen verstehe.

Wissenschaftlich begründete „Leitlinien" und die Evidence Based Medicine haben in unserem Lande und weltweit Konjunktur. 800 Leitlinien der AWMF – davon 60 chirurgischen – im Internet stehen 1500 in den USA gegenüber. Leitlinien der wissenschaftlichen, medizinischen Fachgesellschaften sind Empfehlungen für ärztliches Handeln in charakteristischen Situationen. Sie schildern primär ärztlich-wissenschaftliche Aspekte. Leitlinien sind für Ärzte nicht unbedingt bindend, also keine Richtlinien, sie berücksichtigen aber die aktuellen wissenschaftlichen Erkenntnisse und sollten deshalb, ohne die Methodenfreiheit des Arztes einschränken zu wollen, für die Behandlung des einzelnen Patienten in die therapeutischen Überlegungen einbezogen werden. Es wird oft vergessen, daß der ursprüngliche Auftrag zur Erstellung von Leitlinien in den USA nicht von den wissenschaftlichen Fachgesellschaften, sondern von den Kostenträgern ausging. Wir dürfen bei der Erstellung von Leitlinien keine qualitätsgefährdenden Kompromisse eingehen, müssen aber vernünftige Kostenaspekte gegenüber der Solidargemeinschaft aller Krankenversicherten sehr wohl berücksichtigen. Der erste Satz unserer Berufsordnung lautet nämlich: „Der Arzt dient der Gesundheit des einzelnen Menschen und des gesamten Volkes."

Gesundheitspolitik und -ökonomie

Alle wissenschaftlichen und klinischen Aspekte unseres Faches werden zu Beginn des neuen Jahrhunderts von den drängenden gesundheitspolitischen und -ökonomischen Fragen bestimmt. Über die bisherige Entwicklung sind Sie durch leidvolle eigene Erfahrung, eine Fülle von berufspolitischen Publikationen und widersprüchliche Stellungnahmen der Politik, der Kostenträger und der Krankenhausträger ausreichend orientiert. Die Finanzierung des Gesundheitswesens ist in allen Ländern an ihre Grenzen gestoßen. Die Ursachen sind im Prinzip bekannt und zwingen zu Einschnitten. Hartwig Bauer hat aus chirurgischer Sicht wiederholt auf die widersprüchliche Reformflut und -hektik und die daraus für die Chirurgie resultierenden brisanten Rahmenbedingungen hingewiesen. Leider hat sich daran nichts geändert. Private und gesetzliche Krankenkassen widmen sich gegenwärtig verbissen einem wirtschaftlichen Verteilungskampf, bei dem der Patient auf der Strecke zu bleiben droht und die Ärzteschaft, um es gelinde auszudrücken, unfair behandelt wird. Zu dem aktuellen Vorschlag der Krankenkassen, Ärzte ergebnisbezogen zu honorieren, möchte ich nur anmerken, daß hier versucht wird, uns und dem Patienten statt eines Behandlungsvertrages einen „Werkvertrag" überzustülpen, der sich für die ärztliche Behandlung von Kranken grundsätzlich verbietet. Es sei denn, man wünscht bewußt eine verschärfte Selektion kostengünstiger Patienten zugunsten der Krankenkassen.

Die Gesundheitsgesetzgebung ist dem Zufall politischer Mehrheiten in Bund und Ländern ausgesetzt und verrät teilweise katastrophale Defizite des zuständigen Fachministeriums. In der Gesundheitsreform 2000 blieben wichtige Regelungspunkte auf der Strecke: die globale Budgetierung der Ausgaben der Krankenkassen als Ersatz für die sektorale Budgetierung der Leistungsanbieter, die monistische Krankenhausfinanzierung, d. h. die Einbeziehung der Bau- und Geräteinvestitionen in die Entgelte für die Krankenhausleistungen, die Brechung des Monopols der Bundesländer für die Krankenhausplanung, die engere Zusammenführung ambulanter und stationärer Versorgung und eine Steigerung der Qualität und fachlichen Unabhängigkeit des Medizinischen Dienstes der Krankenkassen. Die Deckelung der Krankenhausausgaben als Gesamtbetrag der Summe von Basis-, Abteilungs-Pflegesätzen und Sonderentgelts- und Fallpauschalen bleibt bestehen. Die ambulanten Operationen werden als stationsersetzende Maßnahmen zum Abbau vermuteter Überkapazitäten gefördert. Ein entsprechender Katalog von Operationen und Eingriffen muß bis Ende 2000 vorgelegt werden.

Die eingriffsbezogene Berechnung der Prozeß- und Ergebnisqualität erscheint in den operativen Fächern leichter, weshalb die Chirurgie zum besonderen Experimentierfeld der neuen Gesundheitsreform wurde. Die Chirurgie hat durch die Mitwirkung einzelner Experten wie unseres früheren Präsidenten Bauer und des Berufsverbandes, dabei durchaus ihre Bereitschaft zur konstruktiven Mitarbeit bei den anstehenden Problemen aufgezeigt, z. B. durch die Erarbeitung eines eigenen auf deutsche Verhältnisse adaptierten Kriterienkatalogs zur Krankenhausfehlbelegung. Unser altes Problem besteht aber darin: wir müssen ständig reagieren, statt selbst agieren zu können. In naher Zukunft sind wir gezwungen, auf die aktuellen gesetzgeberischen Vorgaben zur Einführung eines umfassenden pauschalierten Entgeltsystems nach dem Vorbild des in den USA seit Jahren sehr kritisch diskutierten DRG-Modells (Diagnose-Relevante Gruppen), auf die Über-, Unter- und Fehlversorgungsproblematik und die Forderung nach integrierten Versorgungsformen zu reagieren. Letzteres wurde übrigens in einigen chirurgischen Kliniken durch eine Vernetzung von Krankenhaus und niedergelassenen Praxen und die Hereinnahme von ärztlichen Notdiensten in die Kliniken bereits erfolgreich umgesetzt. Eine große Sorge bereitet die fachfremde Belastung der ohnehin kontinuierlich reduzierten ärztlichen und pflegerischen Mitarbeiter durch eine Flut von Dokumentationsaufgaben, die andererseits als Abwehrdokumentation gegen eine weitere wirtschaftliche Verschlechterung unserer Kliniken durch die angestrebten DRG-Pauschalen notwendig sind. Es fehlen in den Kliniken und Praxen professionelle, in der Industrie und Wirtschaft gängige EDV- und Controlling-Möglichkeiten durch entsprechendes Personal und Vernetzung, was durchaus mit der insuffizienten Dokumentation der Krankenkassen und daraus resultierenden diffusen Qualitätskritiken und -anforderungen korreliert. Es gilt für uns Chirurgen, nicht nur mit dem Skalpell und am Krankenbett zu agieren. Wir müssen uns dem verstärkten Wettbewerb durch Definition von Leistungszielen, Ökonomisierung der Abläufe in unseren Krankenhäusern, durch den Einsatz der eigenen Ergebnisqualität als Marketinginstrument und eine offensive Öffentlichkeitsarbeit stellen. Wir müssen akzeptieren, dass wir nicht nur patienten-, sondern auch kundenorientiert gegenüber zuweisenden Ärzten und Kostenträgern bestehen müssen. Die anhaltende strikte Budgetierung stranguliert die Kliniken und Krankenhäuser als Motor medizinischer Innovationen, z. B. im Rahmen von Therapiestudien. Der zunehmende Wettbewerb mit Konzentrierung und Privatisierung von Krankenhäusern bei weiter abnehmendem Bedarf an vollstationären Krankenhausleistungen wird die Krankenhauslandschaft erheblich verändern. Ein Teil der absehbaren strukturellen Veränderungen kann durch den Ausbau der Telekommunikation mit Vernetzung innerhalb der Kliniken, einen raschen Informationsaustausch zwischen Klinik und Praxis und die dezentrale Verfügbarkeit medizinischer Kompetenz durch Telekommunikation und Telekonsultation aufgefangen werden. Der Patient selbst informiert sich schon jetzt vor einer operativen Entscheidung eher mal im Internet.

Ethik und Chirurgie

Die gegenwärtige Diskussion um die äußeren ökonomischen Rahmenbedingungen droht unseren Blick für die Bedeutung der Arztpersönlichkeit und die menschliche Verantwortung des Chirurgen in der Arzt/Patientenbeziehung zu verstellen.

Ethik gründet sich auf die Definition des Menschen als einem eigenständigen, einmaligen und unersetzlichen Individuum mit einem persönlichen Sinn, mit eigenen Vorstellungen vom Leben sowie einer eigenen unantastbaren Würde. Diese ist unabhängig von Alter, Gesundheit, Krankheit, Pflegebedürftigkeit, Orientierung, Leistung und sozialem Umfeld (H. W. Schreiber).

Das in der Geschichte menschlicher Beziehungen einmalige Vertrauen, das ein Kranker seinem Operateur entgegenbringt, muß durch ein besonders ausgeprägtes Verantwortungsbewußtsein erwidert werden. Der Kranke ist in seiner Entscheidung zu einem Eingriff dem Wissen, der Erfahrung, dem Können, der Persönlichkeit und der kulturellen und gesellschaftlichen Einbindung des Arztes abhängig. Er muß ihm vertrauen und eben dies kann er nur auf der Basis der gemeinsamen Anerkennung verbindlicher Regeln.

Die modernen Risikoeingriffe und die Einleitung und Fortführung einer intensivmedizinischen Behandlung machen es dabei für die unmittelbar Beteiligten schwer, verlässliche Grenzen zu erkennen, da die Maßstäbe ständig fortgeschrieben werden. Was gestern noch als Grenzüberschreitung galt, ist heute nicht selten bereits unerlässlicher Bestandteil eines erfolgversprechenden Therapiekonzeptes.

Dennoch gilt unverändert: Es gibt keine Ausnahme von der ärztlichen Ethik; und juristisch wiegt die Voluntas Aegroti absolut verbindlich höher als das vom Arzt eingeschätzte Salus Aegroti.

Angesichts der technischen Möglichkeiten der modernen Chirurgie hat die Ausbildung, vielleicht besser ausgedrückt die Heranbildung des jungen Arztes zu einer Arztpersönlichkeit, die sich ihrer ethischen Verantwortung für den ihr anvertrauten individuellen Patienten bewußt ist, auch in Zukunft unveränderte, vielleicht sogar vermehrte Bedeutung. Ausbildung kann heute zum Teil bereits virtuell vermittelt werden, Bildung lebt vom Vorbild des Lehrers und dem Zusammenspiel von Lehrer und Schüler, wie es uns die Cellisten einleitend demonstriert haben.

Chirurgische Forschung

Die chirurgischen Universitätskliniken und die chirurgische Forschung haben eine doppelte Umbruchssituation zu bewältigen. Einerseits unterliegen sie wie alle Krankenhäuser den gesetzgeberischen Vorgaben der Gesundheitsreform – ohne Anspruch auf den erhofften Bonus für ihre besonderen Aufgaben und ihren hohen Anteil an der Maximalversorgung der Bevölkerung (deutlich mehr als 50% bei 10% Bettenanteil). Auf der anderen Seite wird die Finanzierung aller Universitätskliniken durch die Länder (Grundausstattung im Rahmen der Zuführungsbeträge für Forschung und Lehre [1996 insgesamt ca. 5 Milliarden DM ohne Mittel für Baumaßnahmen]) immer kritischer und zeigt ein deutliches Nord/Süd- und Ost/West-Gefälle. Um die Fördermaßnahmen des Bundes, z. B. zur Einrichtung interdisziplinärer Zentren für klinische Forschung und die Drittmittelforschung durch die DFG (1998 ca. 370 Mio. DM) sowie anderer Stiftungen und der Industrie, stehen die einzelnen medizinischen Fakultäten in einem grundsätzlich zu bejahenden, verschärften wissenschaftlichen Wettbewerb. Der Landeszuschuss der Länder für Forschung und Lehre wird zur Zeit an den med. Fakultäten zwischen 3 und 10% leistungsabhängig entsprechend der relevanten wissenschaftlichen Publikationen und Drittmitteleinwerbung vergeben. Dieser Anteil soll z. B. in Baden-Württemberg bis zu 30% gesteigert werden. Vor Ort stehen wir allerdings gegenüber den nichtoperativen Partnern wegen der zeitlichen und physischen Belastung der Chirurgen traditionell in schwieriger Konkurrenz. Es muß dennoch gelingen, talentierten und motivierten jungen chirurgischen Forschern eine Fortsetzung ihrer häufig in den USA erfolgreich begonnenen Tätigkeit als Stipendiaten in renommierten Forschungslabors zu ermöglichen. DFG und Wissenschaftsrat haben dazu im vergangenen Jahr (1999) Empfehlungen publiziert, die sich im einzelnen nachzulesen empfiehlt.

Wir müssen m. E. der Tatsache ins Auge sehen, dass sich wahrscheinlich die Zahl der Universitätsklinika, ganz sicher der von allen angebotene Fächerkanon reduziert wird. Dies wird einmal durch die seit Jahren überfällige Reduzierung der Zahl der Medizin Studierenden möglich und durch die kostenträchtige, globale Kompetition in der Forschung, die die Schaffung und Stärkung von weniger, aber effektiveren Forschungseinrichtungen erfordert, notwendig. Fusionen und Übernahmen sind nicht nur in der Wirtschaft die Zauberformel zur Jahrhundertwende, sondern werden auch in Wissenschaft und Krankenversorgung Bedeutung erlangen. Wir Chirurgen müssen uns dabei einerseits auf unsere besondere Aufgabe der technischen Weiterentwicklung unseres Faches konzentrieren. Und hier möchte ich sehr deutlich betonen, daß diese auch sehr erfolgreich gemeinsam mit der Industrie erfolgen kann, sobald die öffentliche, z. T. verleumderische Herabsetzung dieser Kooperation mit Verallgemeinerung einzelner berechtigter Fälle ein Ende findet. Joint Ventures zwischen Universitäten und der Industrie stehen an. Die vorliegenden freiwilligen und gesetzmäßigen Codices für eine solche Kooperation liegen vor. Was noch fehlt, ist eine unabhängige, externe Begutachtung und Zertifizierung dieser Forschung.

Die Integration der Molekularbiologie in die Chirurgie hat, wie unser Chirurgisches Forum beweist, zu einem Paradigmenwechsel der chirurgischen Forschung geführt. Sie wird die grundlagen- und krankheitsorientierte Forschung sicherlich in den nächsten Jahren erheblich befruchten, ist aber als Methode natürlich keine spezifisch chirurgische. Ein wichtiges bisher von der Chirurgie nicht genügend genütztes Forschungsgebiet ist die patientenorientierte klinische Forschung in Form von Therapiestudien, in die sich auch nichtuniversitäre Krankenhäuser sehr gut integrieren lassen. Hier besteht ein deutlicher Nachholbedarf, der sich mir eigentlich nur dadurch erklärt, dass diese nicht auf schnelle Ergebnisse angelegte, sehr mühevolle Forschung, die die verantwortungsbewußte Kooperation vieler Partner erfordert, als echte wissenschaftliche Leistung weniger anerkannt und gegenüber der grundlagen- und krankheitsorientierten Forschung weniger prestigeträchtig zu sein scheint. Zweifellos werden aber klinisch und biometrisch gut konzipierte Studien in Zukunft besondere Bedeutung erlangen. Ich empfehle Ihnen den Besuch der „Europäischen Sitzung" auf diesem Kongress. Weitere Fragestellungen, die dem Chirurgen auch in den nächsten Jahren offenstehen und m. E. sogar eine Verpflichtung für ihn darstellen, sind die Onkologie, Transplantations- und Intensivmedizin, die in der Grundlagen- und klinischen Forschung untereinander in der Zukunft durch die Immunologie und Molekularbiologie eine noch engere Verbindung besitzen werden.

Auf dem Prüfstand steht zur Zeit die Strukturierung der Universitätsklinika in personeller und fachlicher Hinsicht. Es wird allgemein akzeptiert, daß die Vereinigung von hervorragenden Leistungen in der Forschung, Lehre und Krankenversorgung in einer Person illusorisch ist. Diskutiert werden deshalb zur Zeit das Department-System und Chairman-Prinzip auf der einen, die klinisch-wissenschaftliche Doppelspitze als Tandemlösung auf der anderen Seite. Die erfolgreiche wissenschaftliche Medizin der USA hat das Department- und Chairman-Prinzip aus meiner Sicht sehr erfolgreich unter Beweis gestellt. Es ist in Deutschland immer nur als Begriff übernommen, fälschlich interpretiert und kaum je praktiziert worden. Für die chirurgische Universitätsklinik bietet sich dieses Prinzip m. E. auch in der Zukunft an. Dabei muß der Chairman im Department mit ausreichenden Kompetenzen und einem Weisungsrecht ausgestattet sein, kompensatorisch aber auch diese Tätigkeit mit einem befristeten Vertrag und abwählbar ausüben ähnlich entsprechenden Positionen in den USA und in der Wirtschaft und Industrie. Eine eigenständige Forschung wird zweifellos seine Akzeptanz erhöhen, eine Konzentration auf die Führung einer Klinik bei nachgewiesenem eigenen Engagement in der Spitzenforschung möglicherweise für die Gesamteinrichtung effizienter sein. Eine Tandemlösung zwischen gleichberechtigtem Kliniker und Forscher in einer chirurgischen Klinik betrachte ich skeptisch. Kooperationsbereitschaft und -freude zwischen Theoretiker und Kliniker sowie gegenseitige Anerkennung und Rücksichtnahme sind zumindest bisher, wenn wir ehrlich sind, Wunschdenken geblieben. In jedem Falle muß aber ein Weg gefunden werden, dem chirurgischen Nachwuchs, dessen Leistungen als Stipendiaten der DFG im In- und Ausland auch von einer unabhängigen Kommission zur Systemevaluation der DFG sehr positiv gesehen wurde, nach ihrer Rückkehr eine genügende Freistellung von klinischer Routine mit der Möglichkeit einer zeitlich begrenzten rein wissenschaftlichen Arbeit innerhalb einer Klinik zu ermöglichen. Auf Dauer müssen der klinische Chirurg, der wissenschaftliche Chirurg und der Naturwissenschaftler in der Chirurgie neu definiert werden, denn nur sie gemeinsam garantieren in Zukunft eine wissenschaftlich und ökonomisch erfolgreiche Bilanz einer Universitätsklinik. Zum Habilitationsverfahren, für und gegen das es gute Argumente gibt, möchte ich hier nicht näher Stellung nehmen, aber denjenigen, die seine Abschaffung fordern, auch einen differenzierteren Umgang mit dem Professorentitel empfehlen.

Weiterbildungsordnung

Aktuellen Zündstoff bietet wieder einmal die Novellierung der Weiterbildungsordnung. Auf dem Bremer Ärztetag 1924, also vor 76 Jahren, wurden erstmals „Leitsätze zur Anerkennung und praktischen Tätigkeit von Fachärzten" verabschiedet. Schon damals wurde auch bereits vor einer immer weitergehenden Zersplitterung in Miniaturfächer gewarnt. Die Spirale von Novellierungen der Weiterbildungsordnung dreht sich seitdem immer schneller, zuletzt 1969, 1976 und 1992 mit der Schaffung von vier Chirurgischen Schwerpunkten und drei zusätzlichen Chirurgischen Fachgebieten.

Im vergangenen Jahr schaffte es die neue Weiterbildungskommission der Bundesärztekammer sogar, innerhalb von wenigen Wochen ein neues, „individuell, flexibel und fakultativ handhabbares" Konzept zu erarbeiten. Etwa 50 Vertreter der operativen Fachgebiete wurden im September 1999 in einer zweistündigen Anhörung um ihre Meinung zu der anstehenden Problematik gebeten und dann von der Kommission ein eigener Entwurf zur Novellierung der Weiterbildungsordnung auf dem in wenigen Tagen in Köln beginnenden Ärztetag erarbeitet.

Wie wichtig unsere Mitwirkung ist, zeigt sich am Beispiel der Intensivmedizin. In Vorbereitung der letzten Novellierung der Weiterbildungsordnung im Jahr 1992 wurde unter Federführung der Deutschen Interdisziplinären Vereinigung für Intensiv- und Notfallmedizin (DIVI) eine einheitliche, aber doch den besonderen Gegebenheiten der einzelnen Fächer Rechnung tragende „spezielle fakultative Weiterbildung in Intensivmedizin" konzipiert, von der damaligen Weiterbildungskommission der Bundesärztekammer als Empfehlung übernommen und inzwischen durch die Union Européenne de Mono-Specialitées (UEMS) auch als Modell für Europa übernommen. Dieses Modell wurde allerdings bei der jetzt anstehenden Novellierung trotz einheitlicher Stellungnahmen aller hiervon betroffenen wissenschaftlichen-medizinischen Fachgesellschaften und Berufsverbände, insbesondere der Internisten, Anästhesisten und Chirurgen fallengelassen. Dabei findet sich im Erstentwurf, der die Chirurgie von dieser besonderen Weiterbildung in der Intensivmedizin in Zukunft ausschließt, die Begründung (ich zitiere) „da keine wesentlichen eigenständigen chirurgischen Inhalte definiert werden könnten" (Ende des Zitats).

Von Albert Einstein stammt der Satz: „In the midst of difficulties lies opportunity." Die gemeinsame Weiterbildungskommission der Deutschen Gesellschaft für Chirurgie und des Berufsverbandes mit allen Schwerpunktgesellschaften und den drei Gebieten Herz-, Kinder- und Plastische Chirurgie haben in dieser Situation einen m. E. zukunftsträchtigen Entwurf erarbeitet. Er sieht eine gemeinsame Basisweiterbildung für alle Chirurgen (den sog. „Common Trunk") und eine Gliederung in acht gleichberechtigte fachspezifische Weiterbildungsgänge innerhalb des Gesamtgebietes Chirurgie vor.

14

Wir werden auch in Zukunft nicht verhindern können, daß die Weiterbildungsordnung durch einzelne Interessenvertreter als strukturpolitischer Hebel und als Abrechnungsordnung missbraucht wird. Zuvorderst muß aber sichergestellt werden, dass die Notwendigkeit einer substantiellen Basisweiterbildung für alle Chirurgen anerkannt und die Chance für den chirurgischen Nachwuchs, seine eigene Weiterbildung und damit die endgültige Berufsentscheidung entsprechend seinen Neigungen und den vorgegebenen Rahmenbedingungen flexibel zu gestalten, gewährleistet wird.

Gedanken zur Zukunft der Deutschen Gesellschaft für Chirurgie

Nicht nur im Leben eines Menschen, sondern auch in dem einer Gesellschaft gibt es Situationen, in denen Illusionen über sich selbst und die Umwelt das Handeln und die Fortexistenz bestimmen und zugleich gefährden. In dieser Situation verführt Wunschdenken häufig dazu, das, was wir „unsere Verhältnisse" nennen, falsch zu interpretieren, die Realität zu verkennen und uns über die Motive der anderen zu täuschen. Eine wissenschaftliche Gesellschaft lebt nicht in einem Vakuum, sondern in einer von Spannung und ständigen Veränderungen beherrschten Welt. Sie ist von diesen Faktoren weitgehend abhängig. Deshalb benötigt sie die Solidarität ihrer Mitglieder. Die Säulen unserer Deutschen Gesellschaft für Chirurgie können das vielbeschworene gemeinsame Dach nur sicher tragen, wenn sie selbst stark sind. In dieser Situation gilt es, bezüglich der Vorstellungen der einzelnen Säulen, die ja lebende Säulen sind, anpassungsfähig zu bleiben und zum richtigen Zeitpunkt die richtigen Entscheidungen zu treffen, um die weitere Entwicklung unserer wissenschaftlichen Gesamtgesellschaft zu fördern. Dies ist vor zwei Jahren durch eine Satzungsänderung geschehen, die die chirurgischen Schwerpunktgesellschaften verantwortlich in den Vorstand, die chirurgischen Nachbargebiete in das Präsidium der Gesellschaft einbindet. Wir müssen uns aber ehrlicherweise darüber im klaren sein, dass diese Satzungsänderung noch mit Leben erfüllt werden muss durch eine ständige Loyalität der Funktionsträger und die Solidarität aller Mitglieder.

Die vielfältigen Aufgaben und die Vertretung der Interessen der Chirurgie und ihrer einzelnen Spezialdisziplinen gegenüber staatlichen und standesrechtlichen Organisationen, Krankenhausträgern und Kostenträgern, anderen medizinischen Fachgebieten und nicht zuletzt die Darstellung der Chirurgie in der Öffentlichkeit über die Medien und andere moderne Kommunikationsmittel lassen sich zweifellos von einer starken Deutschen Gesellschaft für Chirurgie wesentlich wirkungsvoller umsetzen als durch noch so verständliche Vorstöße einzelner Gruppen innerhalb unseres Faches. Der Begriff der „Holding" trifft nicht zu, da er im Zeitalter von „Merging and Acquisition" bedeutet, einzelne Teile je nach Interessen- und Marktlage beliebig zu erwerben oder abzustoßen. Das gemeinsame Von-Langenbeck-Virchow-Haus erscheint als zukunftsträchtiges Symbol eher geeignet. Wir sollten allerdings auch bedenken, dass mehrere Eigentumswohnungen unter einem Dach noch keine fruchtbare Hausgemeinschaft bedeuten müssen.

Lassen Sie mich deshalb mit einem Zitat unseres früheren Präsidenten Michael Trede (1994) schließen:

„Es gibt noch viel zu tun im Hause der Chirurgie und jeder ist aufgerufen, der Gesellschaft und dem Jahreskongress seine Begabung mit Rat und Tat zur Verfügung zu stellen."

Ehrenmitgliedschaften und Preisverleihungen

Wir kommen nun zum erfreulichsten Teil der Kongresseröffnung für den Präsidenten, weil seine Rede vorbei ist, aber auch für einige andere, und zwar zur Verleihung besonderer Auszeichnungen an Mitglieder befreundeter oder der eigenen Gesellschaft. Ich möchte zunächst die Herren Professoren Clark aus San Francisco, Perissat aus Bordeaux und Schweiberer aus München zu mir aufs Podium bitten.

Prof. Clark ist einer der renommiertesten internationalen Viszeral- und vor allem endokrinen Chirurgen. Er arbeitet in San Francisco. Er hat viele Ämter bekleidet im American College of Surgery und seinem Bord of Regents. Er hat aber vor allem auch intensiv seine Forschung, auf die ich gleich noch zu sprechen komme, weitergegeben und durch einen Mitarbeiteraustausch in Forschungsprojekten in Düsseldorf mit der Gruppe von Herrn Röher, in Marburg mit der Gruppe von Herrn Rothmund und in Heidelberg mit der Gruppe von Herrn Herfarth uneigennützig deutsche Kollegen in speziellen Fragen der Endokrinologie herangebildet und deren wissenschaftliche Karriere unterstützt. Das Präsidium der Deutschen Gesellschaft für Chirurgie hat deshalb beschlossen, Herrn Prof. Orlo H. Clark aus San Francisco zu ihrem Ehrenmitglied zu ernennen. Ich darf die Urkunde vorlesen:

Die Deutsche Gesellschaft für Chirurgie ernennt Herrn Orlo H. Clark, M. D., FACS, Professor of Surgery, University of California, San Francisco, zu ihrem *Ehrenmitglied*. Sie ehrt damit einen Chirurgen, der herausragende Leistungen in der endokrinen Chirurgie erbracht hat. Seine originellen Untersuchungen zellspezifischer Transduktionswege hatten mit weltweiter Anerkennung grundlegenden Einfluss auf die klinische Einschätzung und Therapie von Schilddrüsentumoren. Sie waren richtungsweisend für die wissenschaftliche Charakterisierung dieser Tumoren. Eine Vielzahl junger deutscher Chirurgen wurde in seinem Forschungslabor wissenschaftlich gefördert und inspiriert, eine langjährige Kooperation verbindet ihn freundschaftlich mit mehreren deutschen Hochschulkliniken.

Frankfurt, den 9. Oktober 1999

Der Präsident   Der Generalsekretär

Herzlichen Glückwunsch!

Prof. Dr. Clark: Herr Präsident Encke! Meine Damen und Herren! Es ist eine große Ehre, ein Ehrenmitglied der Deutschen Gesellschaft für Chirurgie zu werden. Ihre renommierte Gesellschaft wurde 1872 gegründet und hat heute über 5000 Mitglieder. Viele herausragende wissenschaftliche und klinische Entdeckungen wurden auf den Kongressen der Gesellschaft präsentiert. Und eine Präsentation bei einem chirurgischen Kongress bedeutet einen Fortschritt in der deutschen Chirurgie und in der Chirurgie weltweit.

Amerikanische und deutsche Chirurgen verbindet über 125 Jahre Freundschaft. Es ist für mich ein großes Privileg, als Chirurg zu arbeiten, viele Kollegen, Assistenten und Studenten zu lehren und von ihnen zu lernen und für das Wohl unserer Patienten zu forschen.

Ich möchte an dieser Stelle Prof. Hans Röher, Prof. Matthias Rothmund, Prof. Christian Herfarth und vielen anderen Freunden für die gemeinsame Arbeit und Unterstützung danken. Ich möchte Ihnen auch dafür danken, dass Sie Vertrauen in mich besaßen und mir Dr. Andreas Zielke, Dr. Thomas Hölting nach San Francisco schickten, um in unserer Arbeitsgruppe für chirurgische, onkologische Endokrinologie mitzuarbeiten; denn die Zukunft der Chirurgie liegt in den Händen dieser talentierten jungen Kollegen.

Nochmals vielen herzlichen Dank für diese große Ehre. I would like to say I appreciated your patience with my first attempt to talk here in German. – Thank you.

Präsident Prof. Dr. Encke: Ich darf Ihnen nun Herrn Prof. Perissat vorstellen, soweit das überhaupt noch notwendig ist. Prof. Perissat ist ein ausgewiesener, bekannter, erfahrener Chirurg aus Bordeaux, den Sie alle kennen durch seine Verdienste um die Einführung der laparoskopischen Chirurgie. Er hat in Frankreich zu Beginn in der Leber- und Gallenwegschirurgie sogar die Lebertransplantation als einer der ersten aufgegriffen, später dann aber zu Gunsten oder Ungunsten – wie Sie wollen – der laparoskopischen Chirurgie wieder aufgegeben. Er gehört zu den ersten Operateuren der laparoskopischen Cholezystektomie in Frankreich und weltweit. Er hat sich vor allen Dingen große Verdienste erworben um die Gründung der European Association for Endoscopic Surgery und er ist ein enger Freund vieler deutscher Chirurgen geworden und geblieben. Er hatte die Leitung der ersten Sitzung dieser Gesellschaft, die sich überhaupt mit laparoskopischer Chirurgie beschäftigt hat, und war auch im letzten Jahr einer unserer Gäste. Ich darf Ihnen sehr herzlich gratulieren und sagen, dass wir uns sehr freuen, dass die Deutsche Gesellschaft für Chirurgie beschlossen hat, Herrn Prof. Perissat zu ihrem Ehrenmitglied zu ernennen. Ich verlese die Urkunde:

Die Deutsche Gesellschaft für Chirurgie ernennt Herrn Professor Dr. med. Jacques Perissat, Ordentlicher Professor für Chirurgie und Leiter des Forschungslabors der chirurgischen Universitätsklinik Bordeaux, zu ihrem *Ehrenmitglied*. Sie ehrt damit einen chirurgischen und wissenschaftlichen Pionier der endoskopischen und laparoskopischen Chirurgie. Er hat deren Entwicklung mit großer persönlicher Verantwortlichkeit begleitet. Als Gründungspräsident der European Association for Endoscopic Surgery (EAES) hat er wesentliche Impulse für die Verbreitung einer qualifizierten endoskopischen Chirurgie gegeben und durch persönliche Vortrags- und Lehrtätigkeit zur Verbindung deutscher und französischer Chirurgen beigetragen.

Frankfurt, den 9. Oktober 1999

Der Präsident   Der Generalsekretär

Herzlichen Glückwunsch!

Prof. Dr. Perissat: Monsieur le président, monsieur le secrétaire générale, messieurs les membres du bureau, mesdames, messieurs, mes chers collègues, laissez moi vous dire tout d'abord, quelle grande honneur je ressens d'être nommé par vous membre de la société allemande de chirurgie.

Let me say first how honoured I am to be nominated by you a new member of the German Surgical Society. Why have I said this first sentence in French? – Because it was to fulfil a promise. I promised to my dear friend Hans Troidl to say this sentence in French because he is a lover of the music of the French language.

But I am obliged also to translate in English this first sentence because if he is loving the music, he does not understand the meaning. So the reason I move to this particular English – we call it "French English" – and which is so useful for the construction of the oncoming Europe.

From the French sites and from the majority of the French surgeons who unfortunately are not big travellers – they are so comfortable at home – the German society has the image of an old lady, a little bit austere in her classicism, but I can testify that it is not true at all. It is a complete wrong opinion. Because I have many friends in Germany and I have got many invitations to participate in our congresses. And I now that this lady is a very young lively one, full of new innovative ideas and very, very attractive. This is a reason I never told this to my French colleagues, because you now that the French men are always looking for a nice attractive lady. So I could have to many competitors here, it is a reason.

And I appreciate very much our congresses and also a hidden side of your society, because I was participating in numerous panels her in Germany in your society and I could see so a cute discussion, so a short discussion, I think closer to a dispute than to a chance of scientific ideas that it reminds me our discussion in the lating surgical society. So we are not so different between us, you see. And also I appreciate very much and I never saw this in France, a president of the congress playing saxophone at the end of a formal dinner like I could hear last year in Munich.

I think we have to take lesson of you because you are very good surgeons on international level of scientific surgery, but you are also preserving your German tradition. And I think it is very, very important for us. In France, e.g. we are disregarding progressively this aspect, we are upset by the side of the science of surgery and maybe we are copying our American colleagues. And we are not so promoting our French tradition. I think it is a mistake, I think we have to follow you in this field. And I think it is not difficult in Europe, because we have already the fine word to do this: it is Europe. I know that everybody say all those committees in Brussels are so boring; we are wasting our time. And they are always to much bureaucratic and to take bla-bla-bla more than efficient things. But it is a complete mistake. Instead of criticising we have to involve our action in those committees because it is the future. And I will congratulate here publicly Professor Witte, because I saw him in action in such a committee. And I promise you I can testify that he is injecting his energy in this committee, he is injecting his patience, more patience to cite among this committee. It was for me a great matter of happiness to see a German surgeon so involved in the building of Europe and of course for me it was also very comfortable because I could understand his English better than the English of the English delegates.

And so I think we must in each of our national societies build new good surgeons in scientific base but also make good surgeons having a great culture of each of their nation and in this kind of new mixture that we can do in Europe. And I am very happy to be here also in Berlin because I think Berlin is a symbol of the reunification of all the brothers living in Europe and so I like very much to be here and I hope that you will invite me several times to this city.

Ich kann nicht so gut wie mein Meisterprofessor Hollender Deutsch sprechen. Aber, sehr geehrter Herr Präsident, sehr geehrter Herr Generalsekretär, sehr geehrte Mitglieder des Auswahlkomitees, vielen Dank, dass Sie mich als Ehrenmitglied in Ihre hochgeschätzte Gesellschaft aufgenommen haben. Wenn Sie wünschen, werde ich nicht nur als passives Mitglied in Ihren Reihen sitzen. Vielmehr müssen wir den Austausch zwischen den deutschen und französischen Chirurgen fördern und anwachsen lassen. Wenn Sie für diese Aufgabe einen Mitstreiter benötigen, bin ich gern Ihr Verbündeter. Seien Sie versichert, dass Sie in mir einen treuen Freund finden, der zutiefst davon überzeugt ist, dass nur mit dieser Aufgabe ein gemeinsames Europa geschaffen werden kann. – Vielen Dank.

Präsident Prof. Dr. Encke: Ich glaube, Leonhard Schweiberer brauche ich in diesem Kreise nicht vorzustellen, aber formell muss ich das natürlich trotzdem tun. Prof. Schweiberer, Professor der Chirurgie, zunächst in Homburg (Saar), dann in München, hat enorm viel wissenschaftlich und klinisch für die Entwicklung der Unfallchirurgie getan. Er hat die wissenschaftliche Unfallchirurgie in Homburg aufgebaut und hat vor allem später in München die Verbindung zwischen der Allgemeinchirurgie und der Unfallchirurgie persönlich gelebt und die von beiden Seiten bestehenden Widerstände ausgeräumt und verarbeitet. Darüber hinaus ist er ein begeisterungsfähiger Forscher, Lehrer und Operateur. Sie alle kennen ihn von seinen Vorlesungen und nicht zuletzt – dies verdient vielleicht besonders hervorgehoben zu werden – hat er ein soziales chirurgisches Engagement für die Dritte Welt entwickelt, das er im Augenblick voll lebt. Auch dafür unsere Anerkennung. Ich darf die Urkunde verlesen:

Die Deutsche Gesellschaft für Chirurgie ernennt Herrn Prof. Dr. med. Leonhard Schweiberer, emeritierter ordentlicher Professor für Chirurgie der Chirurgischen Universitätsklinik München-Innenstadt, zu ihrem *Ehrenmitglied*. Sie ehrt damit einen begeisternden akademischen Lehrer, der es verstanden hat, den chirurgischen Schwerpunktentwicklungen und deren gemeinsamer wissenschaftlicher Zukunft gerecht zu werden. Darüber hinaus dankt sie ihm für seine jahrzehntelange Mitarbeit in allen Belangen der Gesellschaft und anerkennt sein nachahmenswertes Engagement für die medizinische Versorgung in der Not leidenden Dritten Welt.

Frankfurt, den 9. Oktober 1999

Der Präsident   Der Generalsekretär

Prof. Dr. Schweiberer: Herr Präsident! Hohes Präsidium! Meine sehr verehrten Kolleginnen und Kollegen! Meine Damen und Herren! Die Zuerkennung dieser Ehre hat mich tief bewegt. Ich meine, es ist aber jetzt nicht die Zeit, Programmatisches zu sagen, sondern einfach „danke schön" zu sagen. Ich empfinde Dankbarkeit, dass ich nun schon seit nahezu 40 Jahren dieser Gesellschaft zugehöre und dass ich ihr auch über weite Strecken dienen konnte.

Ich empfinde Dankbarkeit gegenüber meinen akademischen Lehrern. Insbesondere denke ich an Heinrich Lüdecke, der bei aller akademischer Zielsetzung seinen Mitarbeitern vorlebte, dass das Wichtigste in unserem Leben der Patient sein sollte. Ich danke meinen Mitarbeitern aus zwei Universitätskliniken, Homburg und München, ohne deren kreative Mitwirkung ich heute nicht hier stünde.

Ich danke dem hohen Präsidium für die Wahl zum Ehrenmitglied und dafür, dass Sie mir diese Würde haben angedeihen lassen. Aber ich bedanke mich ganz besonders bei unserem Präsidenten Prof. Encke, dessen integre Persönlichkeit ich immer bewunderte. Und ich danke einem Freund, Albrecht Encke, mit dem mich eine Freundschaft seit 1972 verbindet, als uns diese Gesellschaft und mit ihr der damals amtierende Präsident Fritz Linder nach Schweden schickte, um die 7-Kronen-Reform und deren eventuelle Auswirkungen auf unsere Gesellschaft und auf das Gesundheitswesen in Deutschland zu studieren. Nun, die 7-Kronen-Reform hat nicht all das gehalten, was sie versprochen hatte. Aber unsere Freundschaft hat gehalten. Und ich hoffe, dass sie auch künftig halten wird.

Ich danke Ihnen für den Applaus, den Sie uns dreien vorher schon gespendet haben, und ich wünsche diesem Kongress einen sehr guten Verlauf.

Ehrenmitgliedschaft der Deutschen Gesellschaft für Viszeralchirurgie

Präsident Prof. Dr. Encke: Ich möchte nun Herrn Prof. Gastinger, den Präsidenten der Deutschen Gesellschaft für Viszeralchirurgie, bitten – Sie wissen, dass dies auch der Jahreskongress der 1998 gegründeten Deutschen Gesellschaft für Viszeralchirurgie ist –, die nächste Ehrung vorzunehmen.

Prof. Dr. Gastinger: Herr Präsident! Meine sehr verehrten Damen und Herren! Die Deutsche Gesellschaft für Viszeralchirurgie verleiht in diesem Jahr die Ehrenmitgliedschaft an Herrn Prof. Kitajima von der Kyo-Universität Tokio.

Gewürdigt werden damit die wissenschaftlichen Leistungen eines international renommierten japanischen Chirurgen. Prof. Kitajima ist seit 1991 Chairman des Departments of Surgery an der Kyo University School of Medicine und Direktor des Kyo University Hospitals in Tokio. Seine wegweisenden wissenschaftlichen Arbeiten beschäftigen sich mit der Karzinogenese, der onkologischen Klassifikation und der chirurgischen Therapie der Tumoren des Gastrointestinaltraktes. Hervorzuheben sind dabei seine Untersuchungen zur molekularen Angiogenese des Magenkarzinoms. Forschungsschwerpunkte der neunziger Jahre waren die laparoskopische Chirurgie des Magenfrühkarzinoms und die Evaluierung der Detektion von Sentinellymphknoten bei Tumoren des Gastrointestinaltraktes. Gegenstand weiterer Forschungsarbeiten waren die Pathophysiologie, der Stressulzerationen, die Einführung der Robotronik in die Chirurgie des Gastrointestinaltraktes und die Identifizierung von weiteren molekularen Tumormarkern. Ausdruck der umfangreichen wissenschaftlichen Tätigkeit von Prof. Kitajima sind mehr als 1000 Publikationen, 1500 Vorträge und Poster und die Beteiligung an mehr als 260 Fachbüchern. Entsprechend seiner internationalen Reputation ist Prof. Kitajima Mitglied wichtiger Fachgesellschaften, u. a. des American College of Surgeons und des International College of Surgeons. Ein weiterer Ausdruck hoher wissenschaftlicher Anerkennung ist die Vertretung in den Schriftleitungen zahlreicher ausgewiesener Fachzeitschriften, wie beispielsweise im Journal of Clinical Surgery und im British Journal of Surgery. Nationale Hochschätzung erfährt Prof. Kitajima derzeit als Präsident der Japanischen Gesellschaft für Chirurgie. Mitentscheidend für die Verleihung der Ehrenmitgliedschaft an Prof. Kitajima war seine aktive Mitwirkung und die ständige Förderung der Joint Meetings zwischen der Japanischen und der Deutschen Gesellschaft für Chirurgie.

Ich möchte Ihnen auch die Urkunde vorlesen – obwohl unsere Gesellschaft zurzeit einen ostdeutschen Präsidenten hat, ist sie in Englisch abgefasst –:

Masaki Kitajima, medical Doctor, professor of surgery, chairman of the department of surgery, Kyo University School of Medicine and director of the Kyo University Hospital Tokyo, is awarded the honorary fellowship of the German Society of Visceral Surgery. In appreciation of his pioneering scientific work in the field of carzinogenesis, oncological classification and surgerical therapy of gastrointestinal cancer and in few of his outstanding services in the relations of Japanese and German surgeons.

Prof. Kitajima: Meine Damen und Herren, Ihre Einladung zum Kongress der Deutschen Gesellschaft für Chirurgie und gastroenterologischen Chirurgie bedeutet für mich eine besondere Freude. Im Namen der Japanischen Gesellschaft für Chirurgie wünsche ich Ihnen einen glänzenden Kongress.

Rückblickend auf die Beziehungen zwischen der japanischen und der deutschen Medizin stellt man fest, dass die Zusammenarbeit auf dem Gebiet der Forschung bis ins 17. Jahrhundert zurückreicht. Ohne diese lange, über 300-jährige Geschichte wären die heute so engen, freundschaftlichen Bindungen zwischen den beiden Ländern nicht denkbar.

Ich bin der festen Überzeugung, dass dieser freundschaftliche Medizinaustausch, der in unmittelbarer Tradition dieser 300-jährigen Geschichte steht, entscheidend dazu beitragen wird, das gegenseitige Verständnis zwischen den beiden Ländern noch mehr zu vertiefen.

Schließlich möchte ich Ihnen nochmals herzlich für Ihre Einladung zu diesem Kongress danken und wünsche Ihnen alles, alles Gute, vor allem Gesundheit und kräftiges Arbeiten. – Nochmals danke schön.

Senator auf Lebenszeit

Präsident Prof. Dr. Encke: Ich darf nun Herrn Prof. Trede zu mir aufs Podium bitten. Herr Prof. Trede wird heute, ich will nicht sagen, aufs Altenteil geschickt; aber – Sie werden es gleich hören – dass ich das mit meinem alten Oberarzt machen darf, ist natürlich eine besondere Freude:

Das Präsidium der Deutschen Gesellschaft für Chirurgie ernennt Herrn Prof. Dr. med. Dr. med. h.c. Michael Trede, Präsident 1993–1994, in Anerkennung seiner langjährigen Verdienste um die Gesellschaft zum *Senator auf Lebenszeit.*

Berlin, im Mai 2000

Der Präsident

Der Generalsekretär

Werner-Körte-Medaille in Gold

Ich möchte jetzt Frau Dr. Beate Konze-Thomas und Herrn Dr. Flöhl zu mir bitten. Ich darf zur Erklärung sagen: Die Deutsche Gesellschaft für Chirurgie verleiht an Chirurgen und Nichtchirurgen und an Ärzte und Nichtärzte, die sich besonders um die Chirurgie und die Deutsche Gesellschaft für Chirurgie verdient gemacht haben, die Werner-Körte-Medaille in Gold. Diese Medaille ist benannt nach Werner Körte, einem Berliner Chirurgen, der Präsident unserer Gesellschaft beim 50. Jubiläum war, der sich vor allen Dingen auch dadurch auszeichnet, dass er 30 Jahre lang – Herr Hartel, hören Sie gut zu – allerdings nur Schriftführer dieser Vereinigung war. Ich darf die Urkunden verlesen und die Medaillen überreichen, zunächst für Frau Dr. Konze-Thomas:

· Die Deutsche Gesellschaft für Chirurgie verleiht Frau Dr. Beate Konze-Thomas, Leiterin der Arbeitsgruppe „Chirurgie" der Deutschen Forschungsgemeinschaft, die

Werner-Körte-Medaille in Gold.

Sie würdigt damit ihre langjährige engagierte Betreuung und kritische Begleitung der chirurgischen Forschung, insbesondere der Stipendiaten und ihrer Forschungsanträge

– ich möchte noch hinzufügen: auch der Gutachter.

München, den 19. Februar 2000

Der Präsident

Der Generalsekretär

Frau Dr. Konze-Thomas: Lieber Herr Encke, sehr geehrter Herr Präsident! Lieber Herr Hartel, sehr geehrter Herr Generalsekretär! Hohes Präsidium! Ich möchte Ihnen sehr, sehr herzlich danken für diese Medaille, die ich wirklich als Auszeichnung verstehe. Ich habe ein bisschen Probleme gehabt, sie anzunehmen, weil ich noch ziemlich aktiv bei der Deutschen Forschungsgemeinschaft bin und auch vorhabe, dies noch einige Jahre zu sein.

Es ergibt sich aber nun, dass eine Situation eingetreten ist, die mich selber ein bisschen überrascht hat. Sie wissen sicherlich, dass ich seit 20 Jahren im Bereich der Medizinförderung tätig bin. Ab Mitte des Jahres werde ich innerhalb der Deutschen Forschungsgemeinschaft eine andere Aufgabe übernehmen und dann zwar nicht gerade schmählich, aber nichtsdestotrotz die Medizin verlassen.

Dazu muss ich ausführen, dass der erste Chirurgenkongress, den ich mitgemacht habe, der von 1981 war. Zu diesem hatte mich damals Herr Encke eingeladen, weil er mir als damals ganz junger Referentin bei der DFG die Gelegenheit geben wollte, die Chirurgen kennen zu lernen. Dies habe ich, glaube ich, in den letzten zwanzig Jahren gut geschafft. Ich habe sie schätzen und zum Teil auch lieben gelernt. Ich erinnere mich an das Vorkommnis, dass Herr Encke und ich in Berlin anlässlich von Begutachtungen auf dem Pritschenwagen gefahren sind, den Daumen herausstreckend, weil wir kein Taxi bekamen. Das war eine sehr schöne Zeit. Es freut mich besonders, dass der vielleicht letzte Chirurgenkongress, den ich mitmache, unter der Präsidentschaft von Herrn Encke steht. – Nochmals herzlichen Dank.

Präsident Prof. Dr. Encke: Die Chirurgen haben auch Sie kennen gelernt im Laufe der Jahre. Sie haben nicht nur Freunde. – Sie hätten die Medaille aber auch bekommen, wenn wir gewusst hätten, dass Sie das Ressort wechseln.

Der zweite Träger der Werner-Körte-Medaille in Gold ist Herr Dr. Rainer Flöhl. Ich glaube, ich brauche ihn nicht vorzustellen. Wer von Ihnen ordentliche Zeitungen liest – ich nehme an, dass Sie das alle tun –, ist sicher schon einmal auf seinen Namen gestoßen. Ich darf deshalb gleich die Urkunde verlesen:

> Die Deutsche Gesellschaft für Chirurgie verleiht Herrn Dr. Rainer Flöhl, leitender Redakteur „Natur und Wissenschaft" der *Frankfurter Allgemeinen Zeitung*, die
>
> *Werner-Körte-Medaille in Gold.*
>
> Sie würdigt damit seine langjährige wertvolle Arbeit als Wissenschaftsjournalist. Er hat einen kritischen Dialog zwischen Chirurgie und Öffentlichkeit ermöglicht und mit der Redaktion „Natur und Wissenschaft" für den medizinischen Laien eine anspruchsvolle Informationsmöglichkeit geschaffen.

München, den 19. Februar 2000

Der Präsident   Der Generalsekretär

Dr. Flöhl: Meine Damen und Herren! Sehr geehrter Prof. Encke! Auch ich möchte mich ganz herzlich für diese Auszeichnung bedanken. Als Journalist kommt man nur selten zu solchen Ehren. Das ist ja auch nicht der Zweck der Sache, für die wir angetreten sind. Ich möchte Ihnen nur zeigen, welcher Wandel eingetreten ist im Verhältnis zu den Journalisten und zu den Medien. 1964, als ich anfing zu schreiben, wäre eine solche Auszeichnung, denke ich, unmöglich gewesen. Das demonstriert Ihnen den Fortschritt, den wir gemacht haben.

Ich möchte meinen chirurgischen Lehrern danken. Ich habe eine ganze Menge; denn als ich meine journalistische Arbeit begann, kam ich aus einem ganz anderen Fachgebiet, von der Chemie, und musste mich allmählich in die Medizin einarbeiten. Ich möchte zwei der Chirurgen ganz besonders danken, und zwar Herrn Wachsmuth und Rudolf Pichlmayr, die mir nicht nur chirurgisches Wissen und Wissen überhaupt vermittelt haben, sondern auch chirurgische Haltung dargebracht haben.

Schließen möchte ich mit einem Appell: Die Öffentlichkeitsarbeit der Chirurgen ist immer wieder erwähnt worden, auch heute, Herr Encke. Es ist wirklich Zeit, damit richtig anzufangen. – Ich danke Ihnen.

Von-Langenbeck-Preis

Präsident Prof. Dr. Encke: Ich darf nun Herrn Prof. Schlitt aus Hannover zu mir bitten. Die höchste wissenschaftliche Auszeichnung, die unsere Gesellschaft jährlich zu vergeben hat, ist der nach dem Gründer der Gesellschaft benannte von-Langenbeck-Preis. Ich darf die Urkunde verlesen und dazu sagen, dass diese Arbeit aus einer Zahl qualitativ sehr hoch stehender Arbeiten durch die Kommission ausgewählt und einstimmig zur Prämiierung vorgeschlagen wurde:

> Die Deutsche Gesellschaft für Chirurgie verleiht ihrem Mitglied Herrn Prof. Dr. med. Hans J. Schlitt, Medizinische Hochschule Hannover, Klinik für Viszeral- und Transplantationschirurgie, für seinen wissenschaftlichen Beitrag „Funktionelle Bedeutung von Passenger-Leukozyten und Mikrochimärismus für die Akzeptanz von Organtransplantaten" den
>
> *von-Langenbeck-Preis 2000.*

Berlin, den 2. Mai 2000

Der Präsident   Der Generalsekretär

Prof. Dr. Schlitt: Zunächst Ihnen und dem Preiskommitee ganz herzlichen Dank für die Zuerkennung des Preises. Es ist eine große Ehre und Auszeichnung nicht nur für mich, sondern auch vor allem für meine Arbeitsgruppe und auch für unsere Klinik in Hannover.

Ich möchte mich an dieser Stelle einerseits bei den Mitarbeitern meiner Arbeitsgruppe ganz herzlich bedanken, ohne die diese gesamten Arbeiten, für die ich nun ausgezeichnet wurde, nicht zustande gekommen wären. Zum anderen gilt mein Dank der DFG, die über viele Jahre einen Großteil dieser Arbeiten großzügig unterstützt hat und das hoffentlich weiter tun wird. – Danke schön.

Jubiläumspreis 2000 der Firma B. Braun Melsungen

Präsident Prof. Dr. Encke: Als nächsten bitte ich Herrn Prof. Bauer zu mir. Herrn Prof. Bauer habe ich bereits während meiner Ansprache angesprochen, weil wir ihm in der Tat ganz besonderes Engagement und Sachverstand in den schwierigen Fragen der Gesundheitspolitik und Gesundheitsökonomie verdanken. Das Präsidium der Gesellschaft war deshalb der Meinung, dass es keinen geeigneteren geben würde, den wir mit dem Jubiläumspreis der Firma Braun, der anlässlich des einhundertjährigen Jubiläums unserer Gesellschaft gestiftet wurde, auszuzeichnen. Ich verlese die Urkunde:

Die Deutsche Gesellschaft für Chirurgie verleiht den

Jubiläumspreis 2000 der Firma B. Braun, Melsungen

an Herrn Professor Dr. med. habil. Hartwig Bauer, Chefarzt der Chirurgischen Klinik am Kreiskrankenhaus Alt-Neuötting. Sie würdigt damit seinen unermüdlichen, von hohem Sachverstand getragenen Einsatz für die Chirurgie in allen Fragen der Gesundheitspolitik und -ökonomie.

München, den 19. Februar 2000

Der Präsident   Der Generalsekretär

Prof. Dr. Hartwig Bauer: Herr Präsident! Meine sehr verehrten Damen und Herren! Dieser Jubiläumspreis, den mir das hohe Präsidium unserer Gesellschaft zuerkannt hat und über den ich mich riesig freue, wurde, wie erwähnt, 1972 zum hundertjährigen Bestehen – daher auch der Name „Jubiläumspreis" – gestiftet und ein Jahr später zum ersten Mal vergeben, damals an meinen verehrten Chef, Prof. Fritz Holle, für ihn und seine Arbeitsgruppe. Er hat mich damals, weil er gesagt hat: „Der Preis ist für die Arbeitsgruppe", mit auf das Podium genommen, als ihm vom damaligen Präsidenten, Herrn Prof. Gelbke, dieser Preis übergeben wurde.

Heute, 27 Jahre später, habe ich die Ehre, diesen Preis zu erhalten, nicht für chirurgisch-wissenschaftliche Arbeiten, sondern für den Einsatz auf einem Gebiet, das außerhalb unserer eigenen chirurgischen Kompetenz liegt. Dennoch bin ich der Überzeugung, dass – deswegen stelle ich mich auch diesen Fragen seit Jahren – große Herausforderungen bestehen außerhalb unseres eigentlichen Kompetenzbereichs, denen wir uns stellen müssen. Es sind zum Teil auch existenzwichtige Fragen, die unsere Chirurgie betreffen. Die Befassung mit diesen Fragen allerdings, Herr Präsident, erfordert durchaus auch eine hohe – wie ich meine – Frustrationstoleranz. Diese Frustrationstoleranz anzuheben ist dieser Preis auch in idealer Weise geeignet. – Herzlichen Dank.

Förderpreis Endoskopische Chirurgie

Präsident Prof. Dr. Encke: Ich darf als Nächste die Herren Prof. Truong-Ngoc aus Aachen und Dr. Gahlen aus Heidelberg zu mir bitten. Ich habe die große Ehre, den von-Mikulicz-Kelling-Preis für Forschung im Bereich der chirurgischen Endoskopie zu vergeben. Er wurde nach dem Entschluss der Kommission, die die Entscheidung zu fällen hatte, geteilt. Ich verlese beide Urkunden:

Die Deutsche Gesellschaft für Chirurgie verleiht Herrn Prof. Dr. med. Son Truong-Ngoc und seinen Koautoren Klosterhalfen und Schumpelick, Chirurgische Universitätsklinik und Poliklinik sowie Institut für Pathologie der RWTH Aachen, den

von-Mikulicz-Kelling-Preis

für ihre Arbeit „Endoskopische Therapie benigner Anastomosenstenosen im Kolon- und Rektumbereich durch Elektroinzision und Ballondilatation – Ergebnisse einer klinischen und experimentellen Studie".

München, den 19. Februar 2000

Der Präsident   Der Generalsekretär

Die Deutsche Gesellschaft für Chirurgie verleiht Herrn Dr. med. Johannes Gahlen, Chirurgische Universitätsklinik Heidelberg, den

von-Mikulicz-Kelling-Preis

für seine Arbeit „Verbesserung der Staging-Laparoskopie bei gastrointestinalen Tumoren durch Photodynamische Diagnostik (PDD) nach intraperitonealer Lavage mit Delta-Aminolävulinsäure (ALA)".

München, den 19. Februar 2000

Der Präsident   Der Generalsekretär

Auch Ihnen meinen sehr herzlichen Glückwunsch!

Förderpreis Chirurgische Intensivmedizin

Nun darf ich Herrn Privatdozent Dr. Gross-Weege aus Düsseldorf und Herrn Dr. Johannes Hoffmann aus München nach vorn bitten. Durch eine Stiftung der Firma Fresenius sind wir in der Lage, den sehr wichtigen Förderpreis für Intensivmedizin zu verleihen. Ich brauche nicht zu betonen, wie wichtig gerade die Auszeichnung von wissenschaftlichen Arbeiten auf dem Gebiet der Intensivmedizin aus der Sicht der Chirurgie ist. Auch in diesem Falle hat die Kommission entschieden, den Preis zwischen zwei Kollegen zu teilen. Ich möchte die beiden Urkunden verlesen:

Die Deutsche Gesellschaft für Chirurgie verleiht den Förderpreis

Chirurgische Intensivmedizin 2000,

gestiftet von Fresenius AG, Bad Homburg, Herrn Privatdozent Dr. med. Wilhelm Gross-Weege, Klinik für Allgemeine und Unfallchirurgie der Heinrich-Heine-Universität Düsseldorf, in Anerkennung seiner wissenschaftlichen Arbeiten. Insbesondere wird damit seine Studie mit dem Titel „Zur Infektionsproblematik des chirurgischen Intensivpatienten – Aspekte für eine Therapie mit rekombinantem humanem GCSF" ausgezeichnet.

München, den 19. Februar 2000

Der Präsident   Der Generalsekretär

Die Deutsche Gesellschaft für Chirurgie verleiht den Förderpreis

Chirurgische Intensivmedizin 2000,

gestiftet von Fresenius AG, Bad Homburg, Herrn Dr. med. Johannes Nikolaus Hoffmann aus der Arbeitsgruppe von Professor Inthorn, Chirurgische Klinik, Klinikum Großhadern der Ludwig-Maximilians-Universität München, in Anerkennung seiner grundlegenden klinischen und klinisch-experimentellen Arbeiten zu innovativen Therapieansätzen bei Patienten mit schwerer Sepsis.

München, den 19. Februar 2000

Der Präsident   Der Generalsekretär

Als Nächsten bitte ich Herrn Dr. Beckurts aus Köln auf das Podium. Ich möchte mir erlauben, dazu einige einführende Bemerkungen zu machen. Ich habe nämlich die große Freude, die Stifterin dieses nächsten Preises, des Geißendörfer-Stipendiums, Frau Niemeyer, sehr herzlich hier zu begrüßen. Sie ist die Tochter von Prof. Geißendörfer, der nicht nur mein Vorvorgänger an der Frankfurter Klinik war, sondern der sich auch um diese Gesellschaft große Verdienste erworben hat, indem er nach dem Krieg, im Jahr 1949, in Frankfurt den ersten Chirurgenkongress veranstaltet und organisiert hat. Er fand, wie Sie alle wissen, zum ersten und auch letzten Male im Zelt eines Zirkus statt, auf den Trümmern einer völlig zerstörten Stadt; aber er war auch der Wiederanfang der deutschen Chirurgie nach dem Kriege. Wir haben das zum Anlass genommen, auf dem Logo des Kongresses dieses Ereignis zu würdigen und mit der Luftbrücke die Verbindung zwischen Frankfurt und Berlin darzustellen. Denn dieser Kongress fand während der Berliner Luftbrücke statt. Ich darf Sie also, liebe Frau Niemeyer, sehr herzlich begrüßen und anschließend dem Preisträger, Herrn Dr. Beckurts, das Schriftstück über das Geißendörfer-Stipendium überreichen.

Zur letzten Preisverleihung bitte ich Herrn Helmut Schwaninger zu mir. Für die Unterstützung unserer Arbeit verleiht die Deutsche Gesellschaft für Chirurgie an besonders engagierte Laien – wenn ich das so ausdrücken darf – das *Siegel der Deutschen Gesellschaft für Chirurgie.* Es wird hiermit verliehen an

Herrn Helmut Schwaninger, Geschäftsführer des Pro Edit Verlages, Heidelberg. Herr Schwaninger wird mit dieser Auszeichnung für seine herausragenden langjährigen Leistungen bei der verlegerischen Bearbeitung des Kongress- und Forumbandes unserer Gesellschaft geehrt. Durch großes persönliches Engagement hat er zur qualitativen und zeitgerechten Publikation dieser wichtigen Organe beigetragen. Diese im Hintergrund erbrachte Arbeit verdient die öffentliche Anerkennung durch die Gesellschaft.

München, den 18. Februar 2000

Der Präsident   Der Generalsekretär

Meine sehr verehrten Damen und Herren, nachdem Sie so lange ausgehalten haben, werden Sie belohnt mit einem abschließenden Musikstück von Wolfgang Boettcher und seinen Meisterschülern.

(Musikalischer Ausklang)

Mitgliederversammlung, Teil I

Mittwoch, 3. Mai 2000

Präsident Prof. Dr. Encke: Meine Damen und Herren! Ich eröffne den ersten Teil unserer Mitgliederversammlung. Sie ist sehr kurz und dient vor allem dem Generalsekretär zur Bekanntgabe wichtiger Dinge, unter anderem für die Wahlen in der zweiten Mitgliederversammlung.

Ich hoffe, Sie haben Ihren Weg gefunden. Wir haben den Zugang ändern müssen, um der Industrieausstellung mehr Raum zu geben und andererseits im Bereich des ICC mehr Ruhe und mehr Fläche für die Vorträge und die Diskussionen zu haben. – Ich übergebe an Herrn Hartel.

Generalsekretär Prof. Hartel: Herr Präsident! Liebe Kolleginnen und Kollegen.

Die kurz bemessene Zeit sollte reichen, um die Stipendiaten, die dieses Mal sehr zahlreich sind und die Wahlvorschläge bekannt zu geben.

Die günstige Geschäftsentwicklung unserer Gesellschaft erlaubt es nach Beratung mit unserem Wirtschaftsprüfer, Herrn *Dr. Mihm*, Rosenheim, einmalig 13 Bewerbern mit vollständigen Unterlagen je eine Fortbildungshilfe à 10 000 DM zu gewähren.

Das Auswahlgremium bestehend aus den Herren *Rühland, Junghanns, Teichmann, Schumacher* und *Hartel* hat folgende Fortbildungshilfen gewährt und gut geheißen:

1.	*Dr. Rene Mantke,* Magdeburg	an Transplantationskliniken in USA
2.	*PD Dr. M. K. Schilling,* Berlin	an Zentren der Lebertransplantation und Oesophaguschirurgie nach JAPAN
3.	*PD Dr. H. Grimm,* Giessen	an Lungentransplantationszentren in USA
4.	*PD Dr. A. Imdahl,* Freiburg	an Zentren in den USA, die sich schwerpunktmäßig mit dem Oesophaguscarcinom befassen
5.	*Dr. M. Geishauser,* München	an Zentren für Brustchirurgie in USA
6.	*PD Dr. M. M. Heiss,* München	an Zentren für Klinische Forschung auf dem Gebiet der onkologischen Chirurgie
7.	*PD Dr. U. Wolters,* Köln	an Zentren in USA und ENGLAND, um seine Kenntnisse der Strukturen der Qualitätssicherung zu vertiefen
8.	*PD Dr. H. Hoffmann,* Heidelberg	an thoraxchirurgische Zentren in USA
9.	*Dr. P. Schneider,* Berlin	zum Besuch von thoraxchirurgischen Zentren in USA
10.	*PD Dr. W. Timmermann,* Würzburg	an Zentren für kolorektale Chirurgie in USA und JAPAN
11.	*PD Dr. Hauke Land,* Essen	nach USA und JAPAN das chirurgische Vorgehen bei Leberperfusion zu studieren
12.	*Prof. Dr. Th. Boettger,* Mainz	zum Besuch von Forschungsschwerpunkten der Pankreaschirurgie in USA und den NIEDERLANDEN
13.	*PD Dr. H. Witzigmann,* Leipzig	an Pankreas-Transplantationszentren in USA und ENGLAND

Zu den Reisestipendien darf ich Sie herzlich beglückwünschen und nach Rückkehr um einen Reisebericht bitten.

Aus 6 Bewerbungen hat der Vorstand 2 Kandidaten für ein internationales Gaststipendium ausgewählt. Dafür zahlt die Gesellschaft je 10 000 DM.

Es handelt sich um die Herren Doktoren:

1. *Harris Mesic,* Sarajewo, Bosnien
2. *Arvids Irmejs,* Liga, Lettland

In Zusammenarbeit mit der Müller-Osten-Stiftung wurden 3 weitere internationale Stipendien vergeben an:

1. *Dr. Thakore,* Indien, für Vasc. Chirurgie
2. *Dr. Lasko,* Ukraine, für Visceralchirurgie
3. Frau *Dr. Grosse,* München, für Äthiopien

Auf Kosten der Japanischen Gesellschaft für Chirurgie haben an ihrem 100. Kongress in Tokio vom 12.–14. 04. 2000 teilgenommen die Herren Doktoren:

1. *Stefan Langer*, München
2. *Matthias Steinert*, Leipzig
3. *Thomas Meyer*, Erlangen

Im Gegenzug kommen auf unsere Kosten zum diesjährigen Kongress die japanischen Kollegen, die Herren Doktoren:

1. *Kadota*, Universität Osaka
2. *Yonezawa*, Universität Kyoto
3. *Mizoi*, Universität Sendai

Nun noch in aller Kürze zu den Wahlen: die Wahlvorschläge wurden rechtzeitig in Heft 1 und 2/2000 der Mitteilungen bekanntgegeben:

Im Vollzug der gültigen Satzung der DEUTSCHEN GESELLSCHAFT FÜR CHIRURGIE sind als Mitglieder des Präsidiums **ab 1. Juli 2000** neu zu wählen:

1. Der zweite Stellvertretende Präsident
2. Leitender Krankenhauschirurg
3. OA in nichtselbständiger Stellung einer chirurgischen Universitätsklinik
4. Vertreter der Sektion CHIRURGISCHE FORSCHUNG

Die Satzung bestimmt (Ziffer 11.2.3), dass das Präsidium seine Wahlvorschläge vorher bekanntgibt. Das Präsidium hat in seiner Sitzung am 8./9. Oktober 1999 sowie am 18./19. Februar 2000 beschlossen, folgende Persönlichkeiten zur Wahl vorzuschlagen:

1. zweiter Stellvertretender Präsident (2000/01)
   dann Präsident 2001/02 (lt Satzung 11.1.3): *J. R. Siewert*, München
2. Leitender Krankenhauschirurg: *B. Ulrich*, Düsseldorf
3. OA in nichtselbständiger Stellung einer chirurgischen Universitätsklinik: *F. Gebhard*, Ulm
4. Vertreter der Sektion Chirurgische Forschung: *E. Neugebauer*, Köln

Die Mitgliederversammlung beginnt am 5. Mai 2000 um 14.00 Uhr.

Für die Teilnahme ist eine Legitimierung durch den Mitgliedsausweis erforderlich.

Präsident Prof. Dr. Encke: Vielen Dank, Herr Hartel. Damit ist die erste Mitgliederversammlung geschlossen.

Mitgliederversammlung, Teil II

Freitag, 5. Mai 2000

Präsident Prof. Dr. Encke: Sehr geehrte Mitglieder unserer Gesellschaft! Ich begrüße Sie zur zweiten Mitgliederversammlung anlässlich dieses Kongresses, die ich hiermit eröffne.

Sie sehen an der Vorstandstafel, dass es für mich etwas schwierig war zu entscheiden, wer dort alles sitzen sollte. Wir haben einen Vorstand, der aus den Präsidenten und Generalsekretären der vier Schwerpunkte besteht. Aus praktischen Gründen hätte ich, wenn ich ganz ehrlich bin, dort nur den Schatzmeister als den wichtigsten Mann, den Generalsekretär und mich selber Platz nehmen lassen. Wir müssen also neue Überlegungen anstellen, dass wir hier nicht zu viele leere Plätze haben. Es zeigt sich aber andererseits bereits das Hauptproblem der Gesellschaft: Die Integration ist in der Satzung beschlossen; sie ist atmosphärisch auch vollzogen. Aber sie bedarf noch der Umsetzung, wie ich das auch schon zu Beginn des Kongresses gesagt habe.

Ich habe die Gedanken, die ich mir zu diesem Kongress und zur Zukunft unserer Gesellschaft gemacht habe, in meiner Eröffnungsrede formuliert. Ich habe bei der Sitzung „Zukünftige Fragen der Struktur und des Managements in den Krankenhäusern" feststellen müssen, dass die Realität noch sehr viel ernster ist, als wir alle und auch ich mir klarmache, und dass wir uns, wenn wir als Gesellschaft bestehen wollen, in nächster Zeit sehr viele konkrete Gedanken machen müssen, wie wir in unserem Gesamtfach und mit den einzelnen Spezialdisziplinen zusammenleben können und wollen. Wenn wir das nicht tun, geraten wir in vielerlei Hinsicht unter die Räder. Ich komme gleich noch einmal darauf zurück.

Der erste Punkt, ein Kongressrückblick, soweit man ihn jetzt schon geben kann: Sie haben festgestellt, dass wir das Programm gegenüber dem letzten Kongress um ein Drittel reduziert haben, sowohl was die Sitzungen, als auch was die Räumlichkeiten und was die Zeiten angeht. Aus meiner Sicht hat sich dieses Konzept bewährt. Es ist ja aus der Mitgliedschaft die Anregung gekommen, nicht zu viel auf einmal parallel zu bieten. Das hat dazu geführt, dass wir in diesem Jahr auch durch eine Änderung der Saalstruktur sehr viel vollere Hörsäle gehabt haben. Ich gebe zu, zum Teil waren sie sogar zu voll. Aber es ist mir lieber und für die Diskussion besser, wenn Leute stehen, als wenn kleinere Gruppen verloren in großen Sälen sitzen. Aber dazu erwarte ich Ihre Kritik. Sie muss nicht jetzt formuliert werden; ich wäre Ihnen aber dankbar, wenn Sie nach dem Kongress dem Vorstand schriftlich Ihre Kritik und Änderungsvorschläge mitteilten.

Sie haben bemerkt, dass wir die Ausstellung verändert haben. Das hat aus meiner Sicht Vorteile gebracht. Ein sehr vordergründiger Vorteil ist der, dass wir wegen der begrenzten Ausstellungsfläche jetzt mehr vermieten konnten. Es sind diesmal 3400 Quadratmeter an die Industrie als Ausstellungsfläche vermietet worden, was für den Kongress wichtig ist. Das war früher wegen der räumlichen Grenzen des ICC nicht möglich. Die Industrie hat das, glaube ich, positiv aufgenommen. Das sieht man einmal daran, dass sie sich große Mühe gegeben hat bei der Ausgestaltung ihrer Stände. Die beiden Hallen bieten einen sehr positiven äußeren Eindruck. Soweit ich gehört habe, sind auch alle Aussteller mit dem Besuch und den Gesprächen, die sie geführt haben, zufrieden. Wir sind nicht nur verpflichtet, sondern wenn wir die Industrie als Unterstützung für den Kongress gewinnen wollen, meines Erachtens auch aus fairer Partnerschaft angehalten, nicht nur vorbeizumarschieren, sondern mit den Vertretern der Industrie auch zu diskutieren. Das scheint gelungen zu sein. Insofern ist es aus meiner Sicht auch sinnvoll, dieses Konzept beizubehalten. Aber auch hier bitte ich um Ihre Kritik.

Die Teilnehmerzahl dieses Kongresses liegt bisher bei knapp 4000. Das ist deutlich weniger als im letzten Jahr, wobei es vor allen Dingen, für mich sichtbar, einen sehr deutlichen Einbruch beim Pflegepersonal gab. Ich war sehr enttäuscht bei der Eröffnung der Pflegepersonalsitzung, die Veranstalter selber auch. Die Begründung war doppelt: Ein Grund war der ÖTV-Streik, der nicht allen die Anreise genehmigte. Der andere, ein schwerer wiegender Grund war, dass die Krankenhäuser die Schwestern für den Besuch dieser Veranstaltung nicht frei gaben, weil sie nicht mehr entsprechend besetzt sind. Wenn man das ab- und umrechnet, kann man sagen, die Teilnehmerzahl ist etwa stabil geblieben.

Die inhaltliche Thematik haben Sie selber großenteils miterlebt; dazu möchte ich jetzt nicht Stellung nehmen.

Die Beteiligung der Schwerpunkte und Nachbargebiete in der Vorbereitung dieses Kongresses war ausgezeichnet. Dafür möchte ich mich ganz herzlich bedanken. Sowohl in der Themengestaltung als auch in der Auswahl der Redner und in der Beurteilung der eingegangenen Manuskripte, die sich mit insgesamt 2500 in gleicher Höhe bewegten wie in den letzten Jahren, hat sich diese Zusammenarbeit meines Erachtens sehr bewährt.

Unglücklich – das hat sich erst jetzt herausgestellt – war die Überschneidung mit einer ganzen Reihe anderer Kongresse zu Anfang Mai, unter anderem mit dem Internistenkongress, mit dem Anästhesistenkongress, aber auch mit einer ganzen Reihe internationaler Kongresse in den USA. Wir waren früher konkurrenzlos in der Nachosterwoche. Das ist nicht mehr der Fall. Trotzdem haben wir, glaube ich, genügend attraktive Referenten gewinnen können, die nicht nach den USA oder sonst wohin fahren wollten oder mussten. Die Mitglieder haben es, glaube ich, begrüßt, dass die Nachosterwoche und die entsprechenden Osterferien noch frei blieben.

Zur Kongressgestaltung noch einen Punkt: Sie haben bemerkt, dass ich die Satelliten-Symposien in die Mittagspause verlegt habe. Das ist aus meiner Sicht ein großer Erfolg gewesen. Ich habe mich persönlich überzeugt, dass alle Sitzungen der Satelliten-Symposien sehr gut besucht waren im Gegensatz zu früher, als sie am Ende des Programms lagen, man müde war und nicht mehr hingegangen ist. Die inhaltliche Gestaltung hatte ich bewusst so gewählt, dass sich keine Themenüberschneidungen ergaben. Das wurde mir heute von einem Vorsitzenden zum Vorwurf gemacht. Er behauptete, ich hätte dieses wichtige Thema nicht genügend ins Zentrum des Kongresses gerückt. Erstens ist die Mittagspause natürlich das Zentrum, zeitlich gesehen. Zweitens war der Saal wirklich voll. Es war auch noch so spannend, dass der Vorsitzende so weit überzogen hat, dass man dort, glaube ich, immer noch zu Gange ist. Letztlich muss ich sagen: Ich habe ganz bewusst solche Themen den Satelliten-Symposien zugeteilt. Und ich meine, wir sollten in Zukunft, wenn wir dieses Konzept beibehalten, was ich, um ehrlich zu sein, von den Internisten in Wiesbaden übernommen habe, auch mit den Industrievertretern aushandeln, dass wir die Referenten mit aussuchen, was wir zum Teil schon gemacht haben. Dann können wir nämlich aus diesen Veranstaltungen hochqualifizierte Beiträge machen, können auch entsprechende internationale Referenten dazu einladen und würden damit meines Erachtens den Kongress insgesamt bereichern und hier nicht nur – das will ich auch ganz offen sagen – eine Pflichtveranstaltung abhaken, um den Kongress mithilfe der Satelliten-Symposiumsgebühren zu finanzieren.

Unser Umgang mit der Industrie muss behutsam bleiben und wahrscheinlich noch behutsamer werden; denn es ist gar kein Zweifel, dass wir gegenüber dem letzten Kongress eine große Zahl von Reduktionen und Absagen gehabt haben. Das Marketing bei der Industrie steht ganz im Vordergrund. Es bestand früher zum einen eine sehr viel mehr persönliche Verbindung zwischen führenden Chirurgen und führenden Leuten aus der Industrie. Diese Generation ist abgetreten. Die jüngere Generation ist sehr viel anonymer. Die Firmen selbst sind durch Fusionen sehr viel anonymer geworden und die reinen Marketing-Überlegungen stehen im Vordergrund. Wenn wir die Kongresse in Zukunft finanzieren wollen, müssen wir hier, ich will nicht sagen, vorsichtig, aber doch sehr überlegt vorgehen, um das gleiche Volumen zu erreichen. Das, was Herr Rühland geschafft hat – und dazu kann man nur gratulieren –, war in diesem Jahr nicht mehr möglich. Ich habe den Eindruck, dass es in Zukunft noch schwieriger werden könnte. Das als Anmerkungen zum Kongressgeschehen.

Den Rest meines Berichts kann ich deshalb kurz fassen, weil der Hauptbericht durch den Generalsekretär erfolgt. Ich habe als Präsident sehr viele regionale Kongresse, spezielle Symposien, Tagungen der Arbeitsgemeinschaften besucht – im Osten wie im Westen. Ich hatte schon gesagt, dass ich den Eindruck habe, dass das Zusammenwachsen zwischen Ost und West täglich besser wird, dass das von beiden Seiten so gesehen wird und dass es auch wichtig ist, dass der Präsident oder der Generalsekretär sich bei diesen Gelegenheiten nicht nur zeigen, sondern auch aktiv daran teilnehmen. Das ist natürlich eine zeitlich belastende Aufgabe, die das aber wert erscheint.

Zwei besondere Probleme möchte ich ansprechen. Das eine ist die Diskussion der Weiterbildungsordnung. Sie haben darüber gelesen und gehört. In der nächsten Woche findet der Ärztetag statt. In seiner Vorbereitung wurde ein Entwurf von einer neuen Weiterbildungskommission der Ärztekammer erarbeitet, der zum Teil für uns akzeptabel erscheint, zum anderen Teil aber ärgerlich und nicht akzeptabel. Ich bin von Herrn Inthorn, dem Vorsitzenden unserer Arbeitsgemeinschaft für Intensivmedizin, ausdrücklich gebeten worden, das Thema Intensivmedizin hier anzuschneiden. Ich darf kurz referieren: In dem neuen Entwurf der Weiterbildungsordnung steht, dass eine spezielle Ausbildung in der Intensivmedizin für Chirurgen nicht mehr notwendig und auch nicht beabsichtigt sei – es bleibt das halbe Jahr Grundausbildung, das wir in unserem Katalog haben – mit der Begründung, es gebe keine relevanten chirurgischen Inhalte in der Intensivmedizin. Dies ist aus meiner Sicht eine ungeheuerliche Feststellung des Vorsitzenden einer Weiterbildungskommission, der selber das Fach Endokrinologie vertritt. Wir haben heftig auf diese Feststellung geantwortet. Wenn ich sage „wir", meine ich den Berufsverband und die Deutsche Gesellschaft für Chirurgie und auch alle anderen Fachgesellschaften. Es ist auch hier anzumerken, dass eine Anhörung aller Beteiligten stattfand und dass auf dieser Anhörung alle Vertreter – ich nenne insbesondere die Anästhesisten, die Internisten und die Chirurgen – einmütig erklärt haben, dass sie das Modell, das bei der letzten Weiterbildungsordnung eingeführt wurde, beibehalten wollen. Dieses Modell hat sich in der Praxis bewährt. Es ist inzwischen sogar in den europäischen Katalog eingegangen und damals von der DIVI erarbeitet und von der Ärztekammer akzeptiert worden. Ich habe gehört – aber das muss man mit aller Vorsicht beurteilen –, dass man jetzt bei der Bundesärztekammer aufgrund des geharnischten Protestes aller Beteiligten dies wieder fallen lassen möchte. Ob dem dann wirklich so sein wird, weiß ich nicht. Herr Inthorn hat mich ausdrücklich gebeten, Sie, die Mitgliedschaft, um ein Votum zu bitten, ob Sie unterstützen, dass wir die Intensivmedizin weiter, in welcher Form auch immer, als eine spezielle fakultative Weiterbildung der Chirurgie beibehalten wollen und für notwendig ansehen.

Um das Ganze abzukürzen, würde ich darum bitten, dass diejenigen, die dieses Votum unterstützen, die Hand heben. Wer ist also dafür, dass die Intensivmedizin in der bisherigen Form als besondere fakultative Aus- oder Weiterbildung für die Chirurgie beibehalten wird? – Danke. Darf ich die Gegenprobe machen: Wer hält dies nicht für nötig? – Einer. Herzlichen Dank. Wir brauchen ein solches Votum, um unsere Meinungsäußerung, die allerdings die Gesellschaft zusammen mit dem Berufsverband schon offiziell abgegeben hat, zu unterstützen.

Das leitet über zum letzten Thema meiner Ausführungen, zur Zusammenarbeit mit dem Berufsverband. Hier möchte ich einmal Herrn Witte, aber auch dem gesamten Berufsverband einen Dank abstatten. Es ist in diesem Jahr gelungen, beide noch näher zusammenzuführen in der gegenseitigen Absprache und Zielsetzung. Das halte ich für etwas ganz Wichtiges. Wenn es uns nicht gelingt, uns auch in diesen Fragen gemeinsam zu artikulieren, und die Gesellschaft nicht einsieht, dass der Berufsverband ein ganz wesentlicher Teil ihrer Arbeit ist und umgekehrt der Berufsverband nicht auch seine Aufgabe darin sieht, in allererster Linie die Gesellschaft zu unterstützen, wird uns das zum Nachteil gereichen.

Ich möchte Herrn Meakins, unseren Gast aus Montreal, zitieren, der mich vorgestern gefragt hat: Wie geht es weiter in der Deutschen Gesellschaft für Chirurgie? Wie bringt ihr die einzelnen Spezialisten an einen Tisch oder unter ein Dach (wie es bei uns so schön heißt)? In Amerika ist das inzwischen ein Problem geworden. Man hat eingesehen, dass man, wenn man in der Chirurgie nicht mit einer Stimme spricht, bei der Politik, bei den Kostenträgern und bei den Medien in Zukunft keine Chance mehr hat, sondern verloren geht. Man hat sich dort bereit gefunden, Abstriche zu machen – jeder für sich – und Kompromisse einzugehen, damit das College in Washington bei allen anderen Institutionen wirklich für alle Chirurgen sprechen kann. Es wäre auch ein Anliegen meiner Präsidentschaft, dies bei uns umzusetzen. Ich werde mich für die Zeit, die noch bleibt, oder auch im nächsten Jahr sehr darum bemühen; denn ich bin persönlich der Meinung, wenn das uns nicht gelingt und wenn weiterhin einzelne Stoßtrupps meinen, dass ihr Anliegen ganz besonders in den Vordergrund gerückt werden muss, werden wir alle gemeinsam verlieren.

Damit möchte ich meinen Bericht schließen. Das sollte aber durchaus keine Resignation bedeuten, sondern eher die Aufforderung zu agieren statt zu reagieren, wie Herr Bauer uns immer wieder auffordert bei allen Fragen, die nicht nur das rein Wissenschaftliche, Fachliche und Handwerkliche angehen.

Posterpreis

Am Ende meines Berichts habe ich die Freude, noch zwei Preise zu verleihen. Ich komme zunächst zum Posterpreis. Die Posterkommission unter Führung von Herrn Prof. Schönleben hat alle Poster sehr ausführlich angesehen. Die Poster, die ich selbst gesehen habe, haben ein hohes Niveau und auch eine sehr schöne grafische Darstellung gefunden. Was wir selbst dazu beigesteuert haben, war, glaube ich, ein größerer Ausstellungsraum durch die Anordnung der Ausstellung. Es werden zwei Posterpreise vergeben. Ich bitte zu mir Herrn Dr. Scharrer-Pamler aus Ulm und Herrn Dr. med. Gulielmos aus Dresden oder einen Vertreter der entsprechenden Arbeitsgruppen. Dann darf ich das Votum vorlesen:

Die Deutsche Gesellschaft für Chirurgie verleiht den

Posterpreis 2000

Herrn Dr. Reinhard Scharrer-Pamler, Ulm, und den Koautoren Kapfer, Orend und Sunder-Plassmann für ihre Posterausstellung „Indikation zur Stentgraft-Therapie an der Aorta descendens".

Berlin, 5. Mai 2000

Meinen Glückwunsch dazu!

Der zweite Preisträger des Posterpreises ist die Arbeitsgruppe von Herrn Dr. med. Vassilios Gulielmos mit den Koautoren Eller, Thiele, Dill, Menschikowski und Schüler für ihren Beitrag „Inflammatorische Reaktionen auf die mediane Sternotomie und die Herz-Lungen-Maschine in der chirurgischen Behandlung der koronaren Eingefäßerkrankung – Eine prospektiv randomisierte Studie zwischen der konventionellen und minimal-invasiven Technik". Auch zu diesem Preis möchte ich in Abwesenheit recht herzlich gratulieren. Mit Rücksicht auf die Zeit möchte ich nicht die Begründungen der beiden Vergaben verlesen. Sie sind aber abzufordern für diejenigen, die das interessiert.

Video-Filmpreis

Damit komme ich zum Filmpreis. Beim Filmpreis, den wir im Vorfeld nach Ansehen aller Filme vergeben haben, habe ich bereits eine fertige Urkunde zu verleihen. Auch über den Filmpreis haben wir nach ausführlichem Anschauen und Diskutieren der eingegangenen Filme, die aus meiner Sicht ebenfalls ein sehr hohes Niveau zeigen, entschieden. Das ist auch wichtig, denn die Video- und Filmdarstellung unseres Faches, die Vermittlung weiteren Wissens mit diesem Medium ist auf dem Vormarsch. Dieser Preis wurde geteilt.

Ich darf Herrn Dr. Jens Rückert oder seinen Koautor Joachim Müller aus dem Universitätsklinikum der Charité und als zweiten Herrn Dr. Huber aus Singen bitten, zu mir zu kommen. Die Vergabe des Filmpreises an Dr. med Jens Rückert und Prof. Joachim Müller aus der Charité für ihren Videofilm „Die Technik der thorakoskopischen Thymektomie" ist nach einstimmigem Urteil des zuständigen Ausschusses ergangen. Ich darf Ihnen dazu herzlich gratulieren.

Der Film, der ein seltenes Krankheitsbild behandelt, ist aber in seiner Ausführung ganz exzellent, didaktisch und technisch. Herzlichen Glückwunsch.

Der zweite Preisträger ist Herr Dr. Huber zusammen mit seinem Chef Prof. Rühland, unserem früheren Präsidenten. Dies ist ein Film, der auch sehr wichtig ist, mit dem Titel „Laparoskopische Fundoplikatio bei gastroösophagealer Refluxkrankheit". Dieser Film ist auch deshalb wichtig in der Auszeichnung, weil er einerseits hervorragend dargestellt ist und weil er andererseits eine Vorbildfunktion hat für weitere Filme der Videokommission. Bei dieser Gelegenheit darf ich Herrn Prof. Hottenrott und seiner Mannschaft sehr herzlich danken für das über das Jahr erfolgte Engagement in dieser Videokommission, um, wie gesagt, weitere Lehrfilme und Operationsfilme herzustellen. Auch hierzu meinen sehr herzlichen Glückwunsch!

Wahlen

Meine Damen und Herren, damit kommen wir zu einem wichtigen Punkt dieser zweiten Mitgliederversammlung, nämlich zu den Wahlen. Sie haben beim Hereinkommen Stimmzettel erhalten. Nachdem alle Mitglieder anwesend und die Türen geschlossen sind, darf ich zum Wahlvorgang kommen. Sie können auf den Stimmzetteln über vier verschiedene Positionen, die Ihnen in der ersten Mitgliederversammlung angekündigt wurden, entscheiden. Es sind keine weiteren Vorschläge für die Wahl der einzelnen Positionen eingegangen, sodass wir Ihnen nur diesen Stimmzettel vorlegen. Ich würde bitten, dass diejenigen, die das traditionell machen, zur Tat schreiten. Ich vermisse noch den Notar.

(Generalsekretär Prof. Dr. Hartel: Der Notar ist bestellt. Er hat fest zugesagt. Er ist aus der Sozietät Feddersen. Der Notar kommt.)

Seien Sie herzlich begrüßt. Vielen Dank.

Wir kommen zum Wahlvorgang. Ich bitte die Helfer, die Wahlzettel einzusammeln. Ich möchte Ihnen vorschlagen, dass wir, um Zeit zu gewinnen, während der Wahl und vor allem während der Auszählung den Herrn Generalsekretär um seinen Bericht bitten.

Ich möchte Sie zunächst fragen, ob Sie zu meinem Bericht Fragen oder Diskussionsbemerkungen haben. – Das ist offenbar nicht der Fall. Dann übergebe ich das Wort dem Generalsekretär.

Bericht des Generalsekretärs

Generalsekretär Professor Dr. W. Hartel: Herr Präsident, liebe Kolleginnen und Kollegen! Dieser Bericht wird folgende Punkte ausführen:

1. Mitgliederbewegung
2. Vorbereitungen für den Umzug ins Langenbeck-Haus
3. Stand des Billroth-Haus-Umbaues in Bergen auf Rügen
4. Planungen für die Geschäftsstelle München
5. Neues aus den Arbeitsgemeinschaften
6. Auslandsaktivitäten der Gesellschaft
7. Zusammenarbeit mit der AWMF
8. Zusammenarbeit mit dem Wissenschaftlichen Beirat der BÄK

Mitgliederbewegung

1. Ich beginne mit der Mitgliederbewegung. Sie verläuft weiterhin positiv. Wir stehen knapp unter der Grenze von 6000 Mitgliedern.
   Die diesjährige Aufnahmequote von nahezu 300 Mitgliedern ist immer noch doppelt so hoch wie vor 4–5 Jahren. Innerhalb der letzten 8 Jahre stieg die Kongressteilnehmerzahl um ca. 2000 von 3300 auf heute 4000 (4500). Unter den Neuaufnahmen waren leider nur 49 ostdeutsche Kollegen, und das, obwohl die Beiträge deutlich reduziert sind. Sie betragen 160 DM gegenüber 250 DM für ordentliche Mitglieder, respektive 80 DM gegenüber 160 DM für Assistenten. Möglicherweise wird das für sich alleine genommen aber nicht als ausreichend attraktive Konditionen gewürdigt.
   Die Mitgliedschaft schützt am besten vor Informations- und Förderungsdefiziten sowie vor Ausgrenzung.

Umzug

Als 2. Punkt folgen die Umzugsvorbereitungen für das Langenbeck-Virchow-Haus.
   Wir mußten leider unsere langjährigen Sekretärinnen, die zwischen 13 und 20 Jahren bei uns sind, kündigen. Diese Münchner Sekretärinnen waren zu einem angebotenen Wechsel nach Berlin nicht bereit.
   Inzwischen wurden aus über 100 Bewerbungen neue Berliner Sekretärinnen ausgewählt: 2 Sekretärinnen werden der BDC und die DGC **gemeinsam** beschäftigen.
   Der Umbau unserer knapp 200 qm großen Etage mit einem Bibliotheks- bzw. Konferenzraum für ca. 40 Personen soll, nach Auskunft des Architekten von letzter Woche, Ende Juli abgeschlossen sein.

Gründerbild

Ich bin zuversichtlich, daß dort auch das Gründerbild wieder hängen wird.
   Nach unseren Unterlagen ist es zweifelsfrei Eigentum der Gesellschaft.

Feier

Für Anfang 2001 plant die Gesellschaft die Ausrichtung einer **Wiedereinzugsfeier**.
   Die Geschäftsstelle in München bleibt Eigentum der DGC und wird vermietet.
   Sollte es während der Umzugsphase zur Behinderung unserer Geschäftsstellenarbeit kommen, bäte ich um Einsicht.

Prozeß

Die Eigentumsverhältnisse werden durch die Berliner *Anwaltssozietät Feddersen* weiter verfolgt. Wenn nicht **grob-profiskalisch** entschieden wird, bestehen Aussichten auf Rückgabe; denn die mit der Einleitung für Wiederaufbaumaßnahmen verbundenen Bedingungen, **Entschädigung** und **Umbauten**, sind nicht erfüllt worden.

Fassade

Inzwischen hat die DGC zusammen mit dem BDC die **Fassade** des Hauses herrichten lassen.

Dank sagen möchte ich dem Präsidenten des BDC, Herrn *Professor Witte,* und dem Geschäftsführer, Herrn *Doktor Felsing,* für die bereitwillige Unterstützung bei unseren Umzugsvorbereitungen.

Billroth-Haus

Zum 3. Punkt, **Billroth-Haus** in Bergen auf Rügen, ist folgender **Sachstand** zu berichten:

Die **Bauaufsichtsbehörde** des Landkreises Rügen hat die Baugenehmigung Anfang März erteilt. Das *Planungsbüro Draeger*, Greifswald, hat die Ausschreibungsanträge verschickt. Der Baubeginn ist absehbar, als Bauzeit ist ein Jahr eingeplant. Die Einweihung dürfte in die schönste Jahreszeit auf Rügen fallen.

Geschäftsstelle

Die Planungen für die Geschäftsstelle München, der 4. Punkt, wurden schon angeschnitten. In die Vermietung ist unser Wirtschaftsprüfer, Herr *Dr. Mihm*, Rosenheim, mit eingeschaltet.

Die Immobilienverwaltung hat uns die **Vermietung** als Büro erlaubt, möglicherweise an eine Rechtsanwaltssozietät.

Arbeitsgemeinschaften

Als nächstes wäre Neues aus den **Arbeitsgemeinschaften** zu vermelden. Es wird 3 neue **Arbeitsgemeinschaften** geben, wohl gemerkt nicht **Gesellschaften**.

a) **CAMIC**
   Seit Mittwoch die CAMIC, Chirurgische Arbeitsgemeinschaft minimal-invasive Chirurgie.
   Dem **Gründungsvorstand** gehören die Herren *Bittner, Köckerling, Bärlehner, Bruch* und *Feussner* an.
   Sie ist eine gemeinsame Arbeitsgemeinschaft der DGC und der DGVC, dies deshalb, weil sie zunächst als CA „lap. operieren" geplant war. **Personell** ist noch nichts abgeschlossen.

b) **CAC**
   Eine weitere ist die CAC, Chirurgische Arbeitsgemeinschaft computergesteuerte Chirurgie. Eine Initiativgruppe hatte sich schon vor einigen Jahren um Herrn *Schlag* gebildet, der jetzt vom Präsident mit der Konkretisierung der Gründung beauftragt wurde.
   Während der Präsidiumssitzung am Dienstag hat Herr *Schlag* erstmals über diese Arbeitsgemeinschaft berichtet.
   Der Inhalt wird in den Mitteilungen veröffentlicht.

c) **CAEL**
   Herr *Post*, Mannheim, wurde am 19. 02. 2000 vom Präsidium autorisiert, eine Chirurgische Arbeitsgemeinschaft „Entwicklungsländer" zu gründen. Die Gründung ist für den Herbst während der Tagung der Deutschen Gesellschaft für Tropenchirurgie geplant. Deren Arbeit wird zur Zeit von der DGC mit 30 000 DM unterstützt.

d) **CAW**
   Schließlich wurde die CAVS (Viscerosynthese) in CAW (Wundheilung) umbenannt, weil diese Bezeichnung umfassender ist.
   Herr *Becker*, Tübingen, wird am 01. 07. 2000 die Arbeitsgemeinschaft von Herrn *Lippert* übernehmen.

Chile

Die **Auslandsaktivitäten** der DGC hatten im letzten Jahr 2 Schwerpunkte:

a) Mitwirkung und Gestaltung des nationalen Kongresses in **Chile** im vergangenen November, der mit der 200-Jahr-Feier zu Ehren von Alexander von Humboldt zusammenfiel.
   Die deutsche Gruppe beteiligte sich an Sitzungen über Onkologie, MIC und Transplantation sowie über die Persönlichkeitsstruktur des Operateurs und über das deutsche Gesundheitswesen.

b) Der 2. Schwerpunkt war der **100. Japanische Chirurgenkongreß** in Tokio Anfang des vergangenen Monats. Die deutsche Gruppe unter Führung des Präsidenten beteiligte sich wiederum intensiv in der Onkologie, der Transplantation, in der MIC und in einer zentralen Sitzung über Zukunftsentwicklungen in der Chirurgie.
Im Juni 1999 fand ein deutsch-japanisches Joint-meeting in Kyoto statt.

AWMF

Es kommt nun der vorletzte Punkt:
In der Zusammenarbeit mit der **AWMF** spielen die **Leitlinien** weiterhin eine zentrale Rolle. Wertvolle Arbeit leistet Herr *Lorenz*, Marburg, der auch einen Ausgleich mit der BÄK gefunden hat. Rechtliche Implikationen fordern ein Zusammengehen von AWMF und BÄK.
Eine für uns alle wichtige Sitzung der AWMF am 6. November 1999 befaßte sich mit dem **Antikorruptionsgesetz**.
Hauptredner war *Oberstaatsanwalt Mühlhausen*, Wuppertal. Er hatte in seinem Bereich 1500 Ermittlungsverfahren geleitet, die 170-mal zur Anklage, Strafbefehl bzw. Geldbuße führten.
Er fasste seine Empfehlungen in 5 Punkten zusammen:

1. Spenden, Rabatte und Boni müssen in Rechnungen ausgewiesen sein.
2. Die Verwaltung von Geldern muss transparent sein.
3. Zuwendungen von Dritten dürfen nicht in der begünstigten Abteilung verwaltet werden.
4. Industriesponsoren dürfen keinen Einfluss darauf haben, wie das Geld verteilt wird.
5. Erfolgs- und verlustabhängige Chefarztbezüge müssen transparent sein.

BÄK

Ich komme nun zu meinem letzten Punkt:
Zusammenarbeit mit der BÄK, zu der auch die Herren *Neuhaus* und *Siewert* gehören.
Aus der letzten Sitzung vom 04.12.1999 möchte ich einen für die Chirurgie relevanten Übersichtsvortrag von Herrn *Clasbrummel* aus der Klinik von Herrn *Muhr* herausgreifen, der sich mit der Mikrotechnik in der Medizin befasst und den Übergang von der **MIC** zur **Roboterchirurgie** schon erkennen lässt.
Dieser Vortrag wurde auch im **DÄB** vom 09.07.1999 veröffentlicht.
Die Mikroprodukte haben sich schon in drei Bereichen etabliert:

1. bei der minimal-invasiven Diagnostik,
2. bei der biochemischen Diagnostik (z. B. Glucosemonitoring)
3. in der Transplantationschirurgie.

Letztlich gibt es eine neue Einrichtung „Lehren Lernen". In Zusammenarbeit mit dem BDC und der Unterstützung der Müller-Osten-Stiftung wird sie von Herrn *Eigler* geleitet.
Die weitere Finanzierung konnte heute beschlossen werden.
Zum Schluss habe ich noch eine Bitte, sofern Sie sie nicht schon erfüllt haben:
Bitte besuchen Sie auch den Stand der DGC, der über die Aktivitäten der Gesellschaft, ihrer Arbeitsgemeinschaften und der **regionalen Chirurgenvereinigungen** informiert.
Der Inhalt entspricht in etwa dem des Internetprogramms unserer Gesellschaft.

Präsident Prof. Dr. Encke: Vielen Dank, Herr Hartel. – Bevor ich Herrn Eigler das Wort erteile und auch anderen, die Kommentare zum Bericht des Generalsekretärs haben, erlaube ich mir, Ihnen, Herr Hartel, im Namen der Gesellschaft und auch persönlich für Ihre Arbeit im letzten Jahr sehr herzlich zu danken. Sie haben wieder einmal als getreuer Ekkehard der Gesellschaft sich persönlich unermüdlich für die Belange der Gesellschaft eingesetzt; Sie waren überall präsent, haben überall die Gesichtspunkte der Gesellschaft zum Ausdruck gebracht. Dafür gebührt Ihnen unser aller sehr herzlicher Dank. Ich darf damit persönlich verbinden, unserem Generalsekretär zum 70. Geburtstag zu gratulieren.

Damit eröffne ich die Diskussion und bitte als ersten Herrn Eigler.

Prof. Dr. Eigler: Vielen Dank, Herr Präsident. Herr Generalsekretär, auch von mir herzliche Glückwünsche.
Wenn Sie gestatten, möchte ich noch ein Wort zur Weiterbildungskommission sagen, und zwar deshalb, weil ich von verschiedenen Kollegen auf dem Kongress angesprochen wurde, was es denn damit auf sich habe. Es ist offenbar nicht genügend verstanden worden, dass die Weiterbildungskommission der Deutschen Gesellschaft für Chirurgie mit der des Berufsverbandes fusioniert hat und nun Herr Witte die Kommission leitet. Ich glaube, dass es ein sehr wichtiger und guter Schritt war, dass nun Gebiete und Schwerpunkte zusammengeführt sind. Damit ist meine Tätigkeit dort beendet worden. Ich darf diese Gelegenheit benutzen, allen Mitgliedern dieser bisherigen Kommission der Deutschen Gesellschaft für Chirurgie meinen Dank zu sagen für die sehr fruchtbaren Diskussionen. Ich denke, dass in Vorbereitung dessen, was jetzt stattgefunden hat, die Anregungen durchaus wichtig waren, die von Mitgliedern an uns kamen.
Ein bisschen verdanke ich dieser Tätigkeit und vor allem dem Hinweis von Herrn Witte auf einen Kurs des Royal College of Surgeons of England in London, den ich vor anderthalb Jahren besucht habe und der mich so be-

eindruckt hat, dass ich gesagt habe: Das müssen wir unbedingt in Deutschland auch machen. Ich war sehr überrascht, dass die Engländer überhaupt einen solchen Kurs entwickelt haben; denn für mich waren die Angelsachsen eigentlich immer geborene Pädagogen. Es ist eine interessante Geschichte, warum vor acht Jahren das Royal College of Surgeons of England mit der Hilfe von Pädagogen diesen Kurs aus der Chirurgie heraus entwickelt hat. Es handelt sich nicht darum, Inhalte der Chirurgie dabei zu vermitteln, sondern die Methodik, wie man Vorträge, Kurzvorträge, Diskussionen und vor allen Dingen Fertigkeiten beibringt. Das ist das Besondere in allen operativ tätigen Bereichen. Wir haben diesen Kurs zunächst zweimal in Englisch in Essen abhalten können unter der Leitung des dort maßgeblichen Mister Peyton, dem ich sehr zu Dank verpflichtet bin wegen der Großzügigkeit, mit der er uns geholfen hat. Ich hielt es aber für wichtig, da es im Wesentlichen zunächst um die Weiterbilder geht, dass man den Kurs auf Deutsch transponiert. Das ist uns gelungen dank der engagierten Mitarbeit von Herrn Post, Mannheim, und Herrn Bauer, Altötting. Sie sind sozusagen der Kern dieses Kurses. Wir haben ein Kursbuch jetzt auch auf Deutsch erstellt. Die ersten vier Kurse haben ein so positives Echo gehabt, nachdem wir sie ganz in Deutsch übernommen haben, dass wir uns motiviert fühlen, dies fortzusetzen. Ich möchte mich bei der Müller-Osten-Stiftung herzlich bedanken, dass das unterstützt wird. Von dieser Stiftung wurde heute morgen zugestimmt, dass wir den Kurs weiter durchführen. In den *Mitteilungen* ist kurz darüber berichtet worden. Ich möchte nur darauf hinweisen, dass die nächsten Kurse so, wie die Daten festgelegt sind, stattfinden werden. Aber es war eine Ortsänderung notwendig: die nächsten Kurse

am 28./29. Juli in München
am 20./21. Oktober in Mannheim
am 8./9. Dezember voraussichtlich in Berlin.

Dieser Kurs ist bisher von Chefärzten, Lehrstuhlinhabern, aber vor allen Dingen von Oberärzten besucht worden. Das ist sicher auch richtig. Wenn es nach mir ginge, müssten in fünf Jahren alle Fakultäten, wenn sich jemand in Chirurgie habilitieren will, fragen, ob ein solcher Kurs absolviert wurde, ebenso die Ärztekammer, wenn jemand nachsucht um Weiterbildungsbefugnis. Um das in Gang zu bringen, brauchen wir weitere Mithilfe. Ich möchte in diesem Kreis sagen: Es wäre ganz gut, wenn die Lehrstuhlinhaber und die Chefs bald dazukommen, damit sie das Herrschaftswissen, das von diesem Kurs ausgeht, mit als erste wahrnehmen. Ich selber meine, dass es wirklich wert ist diesen Kurs einmal mitgemacht zu haben. Es wäre schön, wenn der eine oder andere danach als Tutor mithilft. Ich hoffe sehr, dass das ein Nukleus ist im Sinne dessen, was der Präsident vom Stamm der Deutschen Gesellschaft für Chirurgie für alle Spezialgebiete gesagt hat. Das möchte ich zum Schluss betonen. Wir haben auch schon aus allen Gebieten und Schwerpunkten Teilnehmer gehabt. Es ist etwas, was alle, die mit Operationen oder Handfertigkeiten zu tun haben, brauchen können. Ich würde mich freuen, wenn dies eine sozusagen Dauereinrichtung unter dem Dach der Gesellschaft würde. – Danke schön.

Präsident Prof. Dr. Encke: Vielen Dank, Herr Eigler, vor allem für Ihr wirklich erhebliches, enormes Engagement in dieser Frage. Ich habe mich vorhin, als ich mit der Weiterbildungsproblematik begann, gleich auf die Intensivmedizin gestürzt, hätte aber noch einige Worte zur übrigen Weiterbildung der Chirurgie sagen sollen, obwohl Ihnen das weitgehend doch durch die Publikationen und auch die Diskussionen bekannt ist. Aber ich möchte schon die Gelegenheit wahrnehmen, auch Herrn Eigler noch einmal für seine Tätigkeit als Vorsitzender der früheren Weiterbildungskommission sehr herzlich zu danken. Er hat auch bei der Inthronisation der neuen – wenn ich so sagen darf – doch interdisziplinäreren Kommission sehr wertvolle Geburtshilfe geleistet, indem er uns sehr praktikabel auch zu einer Geschäftsordnung geholfen hat, die das Zusammenarbeiten der vielen Spezialisten möglich gemacht hat. Das Ergebnis kennen Sie. Es ist aus meiner Sicht positiv, auch wenn es, wie ich weiß, unter Ihnen diskutiert wird. Ob und wann wir es umsetzen können, liegt zum Teil an uns, zum Teil an den Entscheidungen des nächsten Ärztetages in einer Woche. Der Kern dieser Vereinbarung ist der, dass wir eine gemeinsame Weiterbildung für den Chirurgen vereinbart haben, dass dem dann folgt eine fachspezifische Weiterbildung in insgesamt acht Säulen, dass aber alle innerhalb des Fachgebiets Chirurgie verbleiben. Ich gebe zu: Da ist im Augenblick noch manches auch von der Definition her zu diskutieren. Das Ziel – um es einmal so zu formulieren – der benachbarten Fachgebiete zum Teil auch der Schwerpunkte ist, zu einem eigenen Facharzt zu kommen. Das Ziel der Vertreter der Deutschen Gesellschaft für Chirurgie und auch großer Teile, wenn ich es richtig interpretiere, der Viszeralchirurgie ist, dazu zu kommen, zwar jedem sein Eigenleben zu gestatten, aber doch das Ganze aufzufassen als eine Entwicklung unter einem Begriff der Chirurgie. Das müssen wir noch miteinander aushalten; aber im Prinzip sind wir uns einig. Hier gebührt Herrn Witte als Vorsitzendem dieser Kommission erheblicher Dank für seine Integrationsmöglichkeiten und -fähigkeiten. Soviel wollte ich hierzu noch ergänzen.

Gibt es noch Fragen speziell an Herrn Eigler? – Ich möchte ergänzen, dass das Royal College of England durch Herrn Heald, der Ihnen allen bekannt ist als sehr prominenter Rektumchirurg, der dort für die internationalen Angelegenheiten zuständig ist, der Wunsch an uns herangetragen wurde, mit einer offiziellen Kommission den Kontakt aufzunehmen, durch einen persönlichen Besuch, um auszuloten, was man gemeinsam zwischen dem College und der Deutschen Gesellschaft für Chirurgie unternehmen und bewegen kann. Ich habe diese Anregung aufgenommen. Wir werden das nach dem Kongress umsetzen. Nur ein Beispiel: Die Engländer in Form ihres College haben eine eigene Abteilung für Fort- und Weiterbildung, die nunmehr 42 hauptamtliche Mitarbeiter umfasst. Dort wird das, was wir bei Ethicon oder in welchen anderen Workshops und Labors und besonderen Einrichtungen machen, zentral durch die Gesellschaft, natürlich finanziert von der Industrie, umgesetzt und hat sicher Vorbildcharakter auch für uns.

Eine zweite Anmerkung, was die Zusammenarbeit mit anderen angeht: Wir wollen auch nach dem Kongress das von Herrn Rühland schon eingeleitete Gespräch mit den Anästhesisten in Form von zwei Kommissionen aufnehmen. Auch das ist wichtig; denn es gibt eine Reihe von Überschneidungen mit der Anästhesie; die sind zum Teil diffiziler Natur wegen der damit zusammenhängenden wirtschaftlichen Fragen innerhalb der Krankenhäuser und natürlich auch, was das Eigenverständnis angeht. Als Stichworte nenne ich die präoperative Risikoabschätzung, eigene anästhesiologische Sprechstunde – das war ja ein Thema des Kongresses –, perioperatives Management, die perioperative Intensivmedizin und neuerdings von großer praktischer Bedeutung auch die Schmerztherapie, die ein ureigenstes chirurgisches Anliegen ist, ich möchte dazusagen: wenn wir sie denn ausüben – mit Verstand. So viel als Kommentar dazu.

Gibt es Fragen zum Bericht des Generalsekretärs? – Wenn das nicht der Fall ist, bitte ich darum, dass uns Herr Junghanns seinen Bericht als Schatzmeister gibt.

Bericht des Schatzmeisters

Prof. Dr. Junghanns: Herr Präsident! Herr Generalsekretär! Liebe Kolleginnen und Kollegen!

Sie wissen, dass es die Schatzmeister von Einrichtungen und Vereinen zur Zeit nicht leicht haben. Aber wir Chirurgen sind es ja gewöhnt, mit einem Fuß im Gefängnis zu stehen. Wir wollen uns auch dadurch nicht irritieren lassen, dass der Vorstand nach den Gesetzen jetzt auch persönlich mit seinem Vermögen finanziell haftbar gemacht werden kann.

Mein Bericht über die finanzielle Entwicklung des Jahres 1999 basiert auf dem Jahresabschluss, den unser Steuerberater, Herr Dr. Mihm, mithilfe unserer bewährten Buchhalterin Frau Blaschke zeitgerecht im Februar dieses Jahres fertig gestellt hat. Beiden möchte ich hierfür ganz besonders danken. Der Bericht liegt zur Einsicht für alle Mitglieder im Kongresssekretariat aus. Ich werde hier nur zusammenfassend berichten.

Wichtig ist zunächst, dass wir es erreicht haben, bis einschließlich 1998 rückwirkend von der Gewerbe-, Körperschaft- und Vermögensteuer vom Finanzamt Berlin freigestellt zu werden. Das Jahr 1999 war durch den Münchener Kongress von Prof. Rühland nicht nur wissenschaftlich, sondern auch finanziell ein großer Erfolg. Wir hatten 1999 eine deutliche Erhöhung der Reise-, Sitzungs- und Erstattungskosten durch die Vergrößerung des Vorstands und des Präsidiums und die vermehrte Sitzungstätigkeit. Außerdem ist seit 01. 04. 1999 bei Reisekosten die Vorsteuer nicht mehr abzugsfähig, was die Kosten um weitere zehn Prozent erhöht. Dafür stiegen aber – wie durch den Generalsekretär bereits erwähnt – durch den Mitgliederzuwachs die Einnahmen um 47 000 DM. Das positive Ergebnis dieses letzten Jahres wird dazu führen, dass wir in diesem Jahr die doch wesentlich höheren Kosten für die Renovierung des Billroth-Hauses tragen können, das wir mit einer seit 1990 vorgetragenen Rückstellung von 800 000 DM zu finanzieren glaubten, das aber jetzt mit ca. 1,2 bis 1,4 Millionen DM zu veranschlagen sein wird, wobei wir die Renovierungskosten des alten Gebäudes voll abschreiben können, während wir den Anbau, den Dr. Mihm mit etwa 200 000 DM ausweisen kann, mit fünf Prozent degressiv über 20 Jahre abschreiben müssen.

Erstmals in den letzten Jahren können wir jetzt unsere Betriebsmittelrücklage an unsere jährlichen Betriebskosten anpassen, wozu jeder Verein eigentlich in der Lage sein sollte. Dies wird aber wieder leider nur zum Anfang dieses Jahres stimmen; danach werden wir wieder wegen der zu erwartenden hohen Ausgaben eine unzureichende Betriebsmittelrücklage haben.

Wir rechnen mit Umzugskosten nach Berlin (Möbelanschaffung, gleichzeitige Bezahlung alter und neuer Mitarbeiterinnen und Abwicklung) mit 200 000 bis 250 000 DM. Beim Berufsverband wurde vorgestern berichtet, dass der Umzug etwa 250 000 DM gekostet hat. Wir hoffen aber langfristig, dass durch eine gemeinsame Nutzung von Ressourcen und Personal unsere jährlichen Betriebskosten deutlich zu senken sein werden. Unsere langjährigen Mitarbeiterinnen der Geschäftsstelle, Frau Bauer, Frau Blaschke und Frau Riedelsheimer, die, wie berichtet, nicht nach Berlin mitkommen, erhalten berechtigterweise eine Abfindung. Außerdem hat das Präsidium beschlossen, nach diesem letzten erfolgreichen Jahr ausnahmsweise zusätzlich acht Reisestipendien und zwei Auslandsstipendien zu gewähren.

Trotzdem können wir insgesamt 1999 ein ausgeglichenes finanzielles Ergebnis vorlegen. Ich hoffe, dass unsere Rechnungsprüfer, Herr Prof. Zumtobel und Herr Prof. Schumpelick, dies bestätigen. Ich wünsche uns allen, dass dieser Kongress hier auch finanziell erfolgreich verlaufen wird.

Zum Abschluß möchte ich noch betonen, dass wir auch bei der Durchsicht aller alten Unterlagen vor deren teilweiser Vernichtung in unseren Kellern in München keine illegalen Spenden von anonymen Spendern oder Hinweise auf schwarze Konten in der Schweiz oder in Liechtenstein gefunden werden konnten. – Vielen Dank.

Präsident Prof. Dr. Encke: Herr Junghanns, vielen Dank für diesen Bericht. Gibt es dazu Anfragen? – Ich sehe keine. Dann würde ich die beiden Rechnungsprüfer fragen, ob sie ihr Votum zu diesem Bericht abgeben können.

Bericht der Kassenprüfer

Prof. Dr. Schumpelick: Kein Einwand. Sparsame Buchführung, sehr sparsame Kongressführung letztes Jahr. Dem kann ich ohne Bedenken zustimmen.

Prof. Dr. Zumtobel: Auch ich habe die Unterlagen von Herrn Dr. Mihm rechtzeitig bekommen und einschließlich der vermehrten Präsidiumsausgaben sorgfältig geprüft. Ich habe keine Ungereimtheiten finden können. Wenn es solche geben sollte, sind sie hervorragend versteckt, dass der Schatzmeister deshalb Entlastung verdient.

Entlastung

Ich stelle daher den Antrag an die Mitgliederversammlung, den Schatzmeister zu entlasten.

Präsident Prof. Dr. Encke: Vielen Dank. Gibt es Stimmen gegen diesen Antrag? – Das ist nicht der Fall. Dann ist der Schatzmeister hiermit entlastet. – Herzlichen Dank.

Wahlergebnis

Ich nehme damit den Punkt Wahlen wieder auf und möchte zunächst Herrn Loeprecht den Wahlleiter und dem Notar sehr herzlich danken für die Durchführung dieser Wahl und komme damit zur Bekanntgabe der Ergebnisse.
Zum zweiten stellvertretenden Präsidenten 2000/2001 und dann Präsident der Gesellschaft 2001/2002 wurde Herr Prof. Siewert aus München mit ganz überwiegender Mehrheit gewählt.

Ich darf Sie fragen, ob Sie die Wahl annehmen.

Prof. Dr. Siewert: Sehr geehrter Herr Präsident! Hohes Präsidium! Meine Damen und Herren! Liebe Kollegen! Natürlich nehme ich die Wahl gern an. Ich muss gestehen, es ist ein bisschen ein emotionaler Augenblick. Man weiß ja doch nie, wie so etwas ausgeht.
Darüber hinaus ist es auch ein besonderes Ereignis im Leben eines Chirurgen. Präsident der eigenen Gesellschaft zu werden. Dafür danke ich Ihnen vielmals. Ich weiß, dass damit eine große Herausforderung auf mich zukommen wird. Ich werde mich sehr bemühen, dieser Herausforderung gerecht zu werden und all Ihre Wünsche zu erfüllen.
Es hat Tradition, dass man kurz zurückblickt. Ich will das auch in aller Kürze tun. Sie wissen, ich habe meine Wurzeln hier in Berlin und auch meine Ausbildung hier begonnen bei Wilhelm Heym, der vor kurzem gestorben ist und leider nicht mehr hier sein kann. Aber mein eigentlicher chirurgischer Lehrer, Herr Prof. Pfeifer, sitzt dort unten. Ich muss sagen, das war die prägende Periode über zwölf Jahre, die ich mit dir gemeinsam in Göttingen habe verleben dürfen. Dafür danke ich sehr. Ich hätte mir gewünscht, noch mehr von Deiner besonderen Persönlichkeit übernehmen zu können.
Ich möchte auch noch einen anderen mir sehr nahe stehende Chirurgen erwähnen, Martin Alt, der meine Wege sozusagen aus dem internationalen Parkett so wohlwollend und väterlich begleitet hat. Auch dir, lieber Martin, danke ich sehr für die Gunst über all diese Jahre.
Natürlich gehen die Gedanken auch nach vorn. Ich werde den Ball von Prof. Encke aufnehmen. Ich glaube auch, dass die Beziehung zu den Schwerpunktgesellschaften – und ich entstamme ja so einer Schwerpunktgesellschaft, das ist vielleicht ein positiver Aspekt – jetzt gelebt werden muss. Natürlich werden wir versuchen, Ihnen einen möglichst interessanten Kongress zu gestalten.
Nochmals vielen Dank für das Vertrauen.

Präsident Prof. Dr. Encke: Zum Vertreter der leitenden Krankenhauschirurgen im Präsidium wurde Herr Prof. Ulrich aus Düsseldorf, ebenfalls mit ganz überwiegender Mehrheit gewählt.
Ich möchte auch Sie fragen, ob Sie die Wahl annehmen.

Prof. Dr. Ulrich: Ich danke für das Vertrauen und nehme die Wahl an.

Vielen Dank und herzlichen Glückwunsch!

Zum Vertreter im Präsidium als Oberarzt in nicht selbständiger Stellung einer chirurgischen Universitätsklinik wurde Herr Kollege Gebhard aus Ulm, ebenfalls mit ganz überwiegender Mehrheit gewählt. Herr Gebhard, darf ich Sie bitten zu erklären, ob Sie die Wahl annehmen?

PD Dr. Gebhard: Auch ich danke für das Vertrauen und nehme die Wahl an.

Vielen Dank und herzlichen Glückwunsch!

Schließlich haben Sie sogar einen Nichtchirurgen gewählt, nämlich als Vertreter der Sektion Chirurgische Forschung wurde, ebenfalls mit ganz überwiegender Mehrheit gewählt Herr Neugebauer aus Köln.

Darf ich Sie fragen, ob Sie die Wahl annehmen? –

Herr Neugebauer: Ich danke für das Vertrauen und nehme die Wahl an.

Vielen Dank und herzlichen Glückwunsch.

Damit bin ich am Ende der offiziellen Tagesordnung und rufe den Punkt „Verschiedenes" auf. Hat jemand Anmerkungen zum Punkt „Verschiedenes"? – Das scheint nicht der Fall zu sein. Dann danke ich Ihnen für die Anwesenheit und schließe die Mitgliederversammlung.

Schlussveranstaltung

Präsident Prof. Dr. Encke: Meine Damen und Herren! Ich begrüße Sie zur Schlussveranstaltung unseres Kongresses, der sich inzwischen als Tradition eingebürgert hat, zu einem ganz besonderen Höhepunkt, nämlich einen Festvortrag, auf den ich gleich noch zurückkomme.

Fritz-Linder-Forumpreis

Wir haben uns außerdem für diese Schlussveranstaltung die Vergabe des Fritz-Linder-Preises für das Chirurgische Forum vorbehalten. Ich möchte diesmal die Verleihung nicht selber vornehmen, sondern Herrn Prof. Beger aus Ulm bitten, dies zu tun. Das hat einen besonderen Grund: Prof. Beger hat über viele Jahre das Forum durch einen enormen Einsatz mentaler und physischer Art persönlich und mit seiner Mannschaft für das Niveau und für das Forum gesorgt. Ich möchte mich hier ganz offiziell – im Präsidium haben wir das bereits getan – für diese jahrelange Arbeit bedanken. Er gibt dieses Amt ab an Herrn Prof. Menger aus Homburg (Saar). Ich möchte Dich bitten, dass Du als Abschluss die diesjährigen Fritz-Linder-Preise selbst überreichst.

Prof. Dr. Beger: Herr Präsident! Meine sehr verehrten Damen und Herren! Da das Chirurgische Forum das Kernstück des Deutschen Chirurgenkongresses gewesen ist und auch wieder sein soll, ist der Fritz-Linder-Preis eine wichtige Auszeichnung. Das Präsidium hat beschlossen, dies auf die Abschlussveranstaltung zu verlegen.

Jedes Jahr nehmen die Forumseinreichungen um 50 zu. Von etwa 560 – die Spitze bisher eingegangener Abstracts – sind 156 angenommen; davon sind sechs in die engste Auswahl nach einem mathematischen System, wer den höchsten Score hatte, gegangen. Von diesen sechs darf ich jetzt zwei mit dem Fritz-Linder-Preis auszeichnen. Prof. Linder war der Begründer des Chirurgischen Forums 1972. Ich hatte die Preisträger vorher informiert, dass sie anwesend sein sollen. Ich gehe davon aus, dass die Logik der Zusage auch real wird. Beide Preise gehen an ein molekularbiologisches Projekt:

Der erste Teil geht an eine Arbeitsgruppe aus Leipzig: „Prognostische Bedeutung des MDN2MRNA-Labels für Weichteilsarkome". Es sind dies die Forscher Wörl aus dem Universitätsklinikum Leipzig, Tauber, Köhler, Meier, Paddel und Schönfelder.

Der zweite Teil des Preises geht an eine Arbeitsgruppe aus Regensburg. Herr Dr. Farkas, zum Thema „Matcam 1 blockadereduzierte Leukozyten-Extravasation in vivo bei experimenteller chronischer Kolitis" mit den Koautoren Rössle, H. Herfarth, Steinbauer sowie Jauch und Anthuber aus der Universität Regensburg, beides chirurgische Kliniken.

Präsident Prof. Dr. Encke: Ich begrüße Sie nochmals sehr herzlich zu unserem abschließenden Vortrag, den Herr Prof. Klaus-Dieter Lehmann, Präsident der Stiftung Preußischer Kulturbesitz halten wird. Wir haben gemeinsam, ich natürlich auf seinen Vorschlag, das Thema „Die Berliner Museen als kulturelles Gedächtnis für das neue Millenium" gewählt.

Ich möchte Ihnen zunächst Herrn Prof. Lehmann kurz vorstellen und einführen. Er wurde 1940 geboren, und zwar in Breslau, wie übrigens auch viele erfolgreiche Chirurgen. Er hat das übliche Schicksal der Kriegs- und Nachkriegsgeneration durchlaufen. Er hat nach dem Abitur in Köln und Mainz studiert. Er ist, was Sie bei seiner heutigen Tätigkeit nicht unbedingt gleich erraten werden, Physiker und Mathematiker. Er hat dort ein Studium abgeschlossen und anschließend in der Max-Planck-Gesellschaft gearbeitet, hatte aber, wie ich persönlich weiß, schon als Student und junger Mann auch eine große Liebe zur Literatur, zum Bibliothekswesen. Er hat 1970 zusätzlich in der Bibliothekswissenschaft sein Staatsexamen abgelegt. Er war in der Hochschulbibliothek in Darmstadt tätig und hat dann begonnen, das Bibliothekarswesen und seinen erlernten Beruf als Physiker und Mathematiker zu verbinden. Als ich ihn kennen lernte, habe ich mich anfangs gefragt: Was tut ein Physiker in einer Bibliothek? Inzwischen haben wir alle gelernt, dass man wahrscheinlich eine Bibliothek mit Physiker- und Mathematikerkenntnissen besser organisieren, leiten und ordnen kann als mit anderen Fähigkeiten. Er hat in Frankfurt gearbeitet, zunächst vertretungsweise und dann als Leiter der Stadt- und Universitätsbibliothek. Wer die Frankfurter Stadt- und Universitätsbibliothek kennt, weiß, welche Größe sie hat und was erforderlich war, sie auf modernen Stand auszubauen. Diese Tätigkeit war sehr erfolgreich. Es ist auch ein Merkmal von Herrn Prof. Lehmann, dass immer dann, wenn er eine Arbeit beendet zu haben glaubte, gleich eine neue Aufgabe auf ihn wartete. So wurde er 1988 zum Generaldirektor der Deutschen Bibliothek in Frankfurt berufen. Die Deutsche Bibliothek in Frankfurt wurde 1945, wenn ich recht orientiert bin, gegründet, einfach um die laufenden Bestände der deutschen Literatur seit Kriegsende zu sammeln. Ich weiß nicht mehr, was es war, aber das Buch Nr. 1 war ein interessantes Buch. Die Tätigkeit in dieser Position hat ihn nicht nur zu einem sehr erfolgreichen Generaldirektor einer Bibliothek werden lassen, sondern er hat auch in den nächsten Jahren die heutige Deutsche Bibliothek, die damals schon in der Planung war, ausgebaut. Wer sich an Architektur und an modernem Bibliothekswesen erfreuen will, ist in Frankfurt an der allerersten Adresse. Es ist dort ein phantastisches Gebäude entstanden.

Parallel damit kam es zur Wende und zur erfreulichen Öffnung. Prof. Lehmann wurde gebeten, nun zusätzlich die ursprüngliche Deutsche Bibliothek in Leipzig mit zu übernehmen und diese beiden Bibliotheken miteinander zu verbinden. Das ist ihm, glaube ich, in hervorragender Weise gelungen. Er hat es als einer der wenigen verstanden, auf beiden Seiten anerkannt zu sein als der ideenreiche Leiter dieser beiden Institutionen. Es ist ihm gelungen, innerhalb kurzer Zeit zwischen der alten Bibliothek in Leipzig und der neuen Bibliothek in Frankfurt eine Verbindung herzustellen, die beide Schätze und Archive nutzen konnte. Das war seine letzte Tätigkeit. Er ist dann zwischen beiden Städten hin und her gewechselt und hat in dieser Zeit Enormes geleistet.

Er hat nebenher aber auch einige Hobbys weiter verfolgt oder andere Aufgaben, von denen ich nur ganz wenige nennen will. Er war in der Akademie der Wissenschaften – der Literatur – in Mainz Mitglied, in der New York Academy of Sciences; er hat mitgearbeitet in der Europäischen Kommission für die Präservation Zugang von Bibliotheken; er ist im Beirat des Deutschen Museums; er ist Vorsitzender der Fachgruppe der Bibliotheken. Er ist in einer gemeinsamen Rückführungskommission. Das ist eine ganz wichtige Aufgabe. Ich glaube, er ist einer derjenigen gewesen, die sich am aktivsten darum bemüht haben, deutsche Kulturschätze, in erster Linie Bücher und Archive, in Russland erst einmal aufzufinden und dann in Verhandlungen zurückzuführen. Ich weiß, dass diese Untersuchungen noch laufen. Ich hatte ihn persönlich sogar einmal gebeten, sich auch um das Verbleiben unserer Langenbeck-Bibliothek zu bemühen, was bisher nicht gelungen ist. Er ist im Kuratorium der Humboldt-Universität; er ist im US Council of Library and Information Ressources in Washington tätig. Er gehört zu vielen Kulturstiftungen der Länder (Brandenburg, Mecklenburg-Vorpommern), der Stadt Berlin. Schließlich gehört er zum Stiftungsrat für den Friedenspreis des Deutschen Buchhandels, der in jedem Jahr vergeben wird.

Auch die Erledigung dieser Aufgabe, nachdem das Institut in Frankfurt fertiggestellt war und mit Erfolg arbeitete, hat ihn nicht ruhen lassen. Es kam eine neue Aufgabe. Es gelang nicht reibungslos diese Position zu erwerben. Auch dort ist es so wie in der Chirurgie: Die Diskussion um einen neuen Chef dauert manchmal ziemlich lange. Aber er wurde Präsident der Stiftung Preußischer Kulturbesitz und ist dies seit etwa anderthalb Jahren. Was er in dieser Zeit in Berlin auf die Beine gestellt und aufgewirbelt hat, ist nicht nur für die Stadt, sondern für die deutsche Kultur insgesamt von enormer Bedeutung. Bei unserer Eröffnungsveranstaltung hat der Regierende Bürgermeister gesagt, dass in dieser Stadt die Medizin und die Kultur einen hohen Rang haben und entsprechende Förderung erfahren werden. Ob das so ist, wird er uns jetzt berichten. Herr Lehmann, bitte!

Festvortrag

Die Berliner Museen als kulturelles Gedächtnis für das neue Millenium

K.-D. Lehmann

Stiftung Preußischer Kulturbesitz, von-der Heydt-Str. 16–18, 10785 Berlin

Sehr geehrter Herr Präsident! Meine sehr verehrten Damen! Meine Herren!

Im März des Jahres 1872 machten Bernhard von Langenbeck, Gustav Simon und Richard Volkmann in einem Zirkularschreiben einer größeren Zahl von deutschen Chirurgen die Mitteilung, dass sie beschlossen hätten, eine Gesellschaft für Chirurgie in Verbindung mit einem jährlich wiederkehrenden Kongress zu gründen: „Bis auf Weiteres ist der Versammlungsort Berlin." So beginnt der Beitrag von Friedrich Trendelenburg in der Publikation „Die ersten 25 Jahre der Deutschen Gesellschaft für Chirurgie", die sich in den Beständen der Staatsbibliothek zu Berlin befindet. Ich erwähne es deshalb, weil das *eine* Einrichtung der Stiftung Preußischer Kulturbesitz ist.

Im Jahr 2000 begehen Sie nun den 117. Kongress. Während der erste Kongress am 10. 04. 1872 im Hotel de Rome Unter den Linden mit 81 Teilnehmern stattfand, gehen inzwischen die Teilnehmerzahlen in die Tausende. Interessant ist, dass der Vortrag, mit dem damals Richard Volkmann den Kongress eröffnete und der das Thema der Wundheilung behandelte, seine Erkenntnisse nicht als ein aktuelles Tagesereignis vortrug, sondern es einbettete in eine Entwicklung, mit den Lehren des Hippokrates vor über 2000 Jahren beginnend.

Die Chirurgie hat seitdem ungeahnten Aufschwung genommen und der Austausch der Fachkollegen ist intensiver, die Spezialisierung tiefer geworden. Man könnte mit dem Goethe-Wort „Nur was sich ändert, bleibt" diese Entwicklung beschreiben.

Trotzdem hat die Chirurgie als eine der ältesten Medizindisziplinen den Bezug zu ihrer historischen Dimension offensichtlich nicht völlig vernachlässigt. Ich schließe das unter anderem auch aus dem Umstand, dass Sie mich heute für den Abschlussvortrag eingeladen haben. Namen wie Hippokrates oder Aslepios oder Gahn sind geläufig bei Ihnen, ebenso die Wiederentdeckung der griechischen Medizin in der Renaissance und das allmähliche Ablösen der mittelalterlichen Vorstellungen, die Weitergabe von Wissen über Indien und Arabien, die Arztpersönlichkeiten, die gegen Magie, Scharlatanerie und Priestertum angingen. Das ist kein dekoratives Element, kein Kult des Vergangenen, sondern – ich denke – es ist ein Bindeglied, das in Vorbereitung auf die Perspektiven der Chirurgie des 21. Jahrhunderts eine Position der eigenen Vergewisserung durchaus vermitteln kann.

An der Schwelle dieses neuen Millenniums erleben wir einen seltsamen Widerspruch: einerseits eine weltweite Bewegung des Erinnerns, andererseits einen schwindenden gemeinsamen Erfahrungshintergrund durch die Flüchtigkeit der Ereignisse und die Auflösung eines generationsübergreifenden Gedächtnisses. Aber dieser Widerspruch ist nur scheinbar. Bei genauerem Hinsehen entdeckt man, es sind zwei Seiten einer Medaille. Keine Frage: Das Erinnern hat Saison. Das zeigt sich beispielsweise in der gestiegenen Beachtung von Museen oder Denkmälern. Wir zählen jährlich etwa hundert Millionen Museumsbesucher in Deutschland mit wachsender Tendenz und die Zahl der Museen selbst nimmt ebenfalls zu. Es zeigt sich auch in der Auseinandersetzung um symbolische Orte oder Monumente – ob es das Stadtschloss in Berlin oder das Holocaust-Denkmal oder andere Dinge sind. Es zeigt sich im Beleben von Erinnerung, die durch verordnetes Vergessen tabuisiert wurde, im erneuten Anknüpfen an das, was die Engländer „Cultural Heritage" oder die Franzosen „Patrimoine" nennen, die kulturelle Überlieferung.

Diese Begeisterung für das Erinnern hat etwas mit dem Vergewissern von Identität zu tun. Damit sind wir schon beim Auflösen dieses Widerspruchs: Erinnern und Vergessen. Unsere Zeit wird bestimmt durch eine organisierte Gleichzeitigkeit, eine mediale Flüchtigkeit und eine ständige Zunahme des Veränderungstempos. Für diese Beschleunigung der Geschichte ist nicht mehr charakteristisch die Dauerhaftigkeit und die Kontinuität, sondern der rasche Wechsel.

Die Einheit der geschichtlichen Zeit ist zerbrochen. Henri Bergson sagt dazu: „Zeit kann nur vergehen vor dem Hintergrund dessen, was bestehen bleibt" oder, noch etwas krasser ausgedrückt mit dem Philosophen Edouard Herliot: „Kultur ist das, was übrig bleibt, wenn man alles vergessen hat."

Wir erleben derzeit das Augenblicksgeschehen der Geschichte. Diese Kurzzeiterfahrung trennt nicht nur die Generationen, sie trennt auch die Menschen innerhalb einer Generation. So ist die Gefahr sehr groß, dass die daraus resultierende Oberflächlichkeit nicht nur zu einer unspezifischen Anpassung und einer übermäßigen Vermischung von Lebenswelten führt, sondern auch die Beschäftigung mit der kulturellen Überlieferung selbst auf spektakuläre Einzelereignisse mit Unterhaltungswert reduziert wird. So kann die Beschäftigung mit der in die Ferne gerückten Vergangenheit entweder zu einem inhaltslosen Konservieren der Hüllen oder zu einer Trivialisierung, der „Event-Kultur", werden. Beides verunsichert trotz des Willens zum Gedenken, einfach deshalb, weil man keine Zusammenhänge erkennen kann und weil diese Prägung auch nicht als Identität empfunden wird.

Die zweite Ursache des gesteigerten Willens, sich zu erinnern, liegt in der Demokratisierung der Geschichte. Dazu beigetragen haben verschiedene Faktoren, zum Beispiel die Entkolonisierung der Gesellschaft, das Zerbrechen der totalitären Ideologien des 20. Jahrhunderts, aber auch die krasse Individualisierung. Damit werden ganz neue Ansprüche an das Erinnerungspotenzial selbst gestellt. Bis dahin unterdrückte Minderheiten wollen ihr Recht auf kollektives Erinnern. Diese Aufwertung des Gedenkens ist zwar einerseits eine Befreiung, sie kann aber auch zur Ab- und zur Ausgrenzung führen, und zwar deshalb, weil sie in der Anspruchshaltung wahrhaftiger sein will, als die historische Wahrheit es wirklich war.

Diesem Vergessen zu widerstehen und menschliche Kommunikation und Erfahrung zu einem gemeinsamen Ausdruck zusammenfassen zu können, intellektuelle und künstlerische Erzeugnisse für eine beständige Deutung verfügbar zu halten, dazu bedarf es sehr kraftvoller Verbündeter. Unser Selbstverständnis einer Kulturnation sollte es sein, den kreativen Prozess der Künste, der Literatur, der Musik, der Architektur, dem schöpferischen Prozess der Wissenschaften eine Plattform im Geist von Freiheit und Toleranz zu geben, Kultur wirklich als ein komplexes, kritisches und auch phantasievolles Selbstgespräch unserer Gesellschaft zu verstehen. Dazu bedarf es einerseits der staatlichen Förderung, der gelehrten Kennerschaft der Fachleute, aber auch und insbesondere des vitalen Interesses der Öffentlichkeit. Das sind die Verbündeten. Sie schlagen die Brücke zwischen Privatheit und Öffentlichkeit. Kräftige Akzente kann in diesem Zusammenhang die Stiftung Preußischer Kulturbesitz setzen.

Mit 17 Museen, der Staatsbibliothek, dem Geheimen Preußischen Staatsarchiv und einer Reihe von Forschungseinrichtungen bildet sie tatsächlich einen einzigartigen Kosmos der Kultur. Die Schätze der Weltkulturen, die mehr als 6000 Jahre Menschheitsgeschichte umfassen, sind hier zu einem dichten und komplexen Gedächtnis vereinigt. Und dieses Gedächtnis vermittelt genau diese geschichtlichen Entwicklungen in ihrer Beständigkeit, aber auch in ihrer Vergänglichkeit. Sie ermöglichen eine Verständigung über die Welt nicht als Rezept – das kann Kunst in diesem Fall nicht leisten –, aber in der Erfahrung gerade der Paradoxien, die unser Leben auch ausmacht.

Dabei hat der Preußische Kulturbesitz eine ganz besondere Ausprägung, die ich auch als besonders zukunftsträchtig ansehe, nämlich Museen, Bibliotheken und Archive in einer Organisation zusammengefügt. Das ist wirklich einmalig und das trennt nicht nach Sparten oder nach Materialien, sondern es ist die Gesamtschau der kulturellen Überlieferungen. Damit entspricht sie in einer ganz spezifischen Weise dem universalen Konzept des Denkens der Brüder Humboldt, nämlich Wilhelm und Alexander von Humboldt, sie haben im 19. Jahrhundert die wichtigen europäischen Leitideen formuliert.

Der Reichtum der Stiftung verpflichtet aber eben nicht nur zum gewissenhaften Bewahren, sondern Reichtum bedeutet auch immer teilhaben lassen. Die öffentliche Wirkung der Museumsschätze muss auf die Publikumserwartung eingehen und sich an der kulturellen Mentalität orientieren. Neugier und Erwartung sind für die Vermittlung von Kunst und Wissen die besten Vorbedingungen. Auch wenn Forschung und Museen ein enges Arbeitsverhältnis eingehen müssen – denn nur so bleiben auch Ausstellungen auf Dauer hochrangig –, müssen doch die Sinnlichkeit der Präsentation, Momente des Innehaltens, des Staunens, der Verführung Teil der Vermittlung sein. Denn Ausstellungen werden nicht für die Kunsthistoriker gemacht, sondern sie werden für das interessierte Publikum und auch für das zu gewinnende Publikum gemacht.

Pures Management zum Vermarkten und Expandieren wäre der falsche Weg; denn dann würde die Kultur sehr schnell zu dem austauschbaren Zubehör, das nach Nutz- und Prestigewert eingestuft wird und wäre letztlich selbst ein Teil des Ökonomismus. Kultur ist aber – so denke ich – eine eigenständige Kraft, die sich nicht als Ornament der Politik und nicht als Ornament der Wirtschaft verstehen darf.

Diese eben geschilderte umfassende kulturelle Substanz in der Stiftung Preußischer Kulturbesitz verfügbar zu haben ist nicht selbstverständlich. Man kann das als Glücksfall, man kann es auch als weitreichende politische Vision empfinden. Wie ist sie zustande gekommen?

Nach den Verwüstungen des Zweiten Weltkrieges und dem Zusammenbruch des Deutschen Reiches wurde Preußen, das Hitler bereits weitgehend eliminiert hatte, 1947 durch das Alliierte Kontrollratsgesetz aufgelöst. Die preußischen Sammlungen waren zum Teil ausgelagert als Schutz vor den alliierten Bombenangriffen, zerstört oder verschleppt. Im Sowjetisch besetzten Teil Deutschlands und später in der DDR wurden die traditionellen Häuser, im Osten Berlins, provisorisch wieder hergestellt und größtenteils auch genutzt. In Westdeutschland übernahmen zunächst einige Länder treuhänderisch die Verantwortung für die während des Krieges ausgelagerten Bestände. Erst 1959 kam es zur Bildung der Stiftung Preußischer Kulturbesitz, an der der Bund und die westdeutschen Länder beteiligt waren. Aber erst die Einheit Deutschlands eröffnete den geteilten Kulturschätzen wieder eine sinnvolle Zusammenführung und schuf die Voraussetzungen, dass Bund und – das ist wirklich bemerkenswert – alle 16 Länder die gesamtstaatliche Verantwortung für die Stiftung Preußischer Kulturbesitz übernommen haben. Damit ist erreicht, dass in der Bundeshauptstadt Berlin die Stiftung eine kulturpolitische Klammer zwischen dem Bund und den Ländern darstellt, den Kulturföderalismus in der Vielfalt, aber auch in dem Reichtum sichtbar macht und den Auf- und Ausbau der Sammlungen sowie das Entstehen neuer Einrichtungen der Stiftung ermöglicht. Das heißt, wir bewahren nicht nur das preußische Erbe, sondern wir haben damit auch die Chance, die internationale Bedeutung der Sammlung auch konsequent in die Zukunft fortzuführen.

Natürlich kann man sich in diesem Zusammenhang die Frage stellen: Ist es richtig, den Namen „Preußischer Kulturbesitz" beizubehalten? Wäre es nicht einfacher oder besser, eine Bezeichnung wie „Deutsche Kulturstiftung" oder „Nationalstiftung" zu wählen? Ich meine, die Schätze dieser Weltkulturen tragen zu Recht den Namen „Preußischer Kulturbesitz". Zwei Gründe will ich nennen.

Sie zeigen zum einen das große wissenschafts- und kulturpolitische Engagement des preußischen Staates, insbesondere im ausgehenden 18. und im 19. Jahrhundert; sie zeigen, dass das Bild Preußens als Militär- und Beamtenstaat, auf den alle negativen Eigenschaften und auslösenden Impulse der Katastrophen des 20. Jahrhunderts projiziert wurden, aus dem verordneten Vergessen oder verdrängten Erinnern der Nachkriegszeit entstanden sind, dessen Geschichtssicht nicht in der Lage war, hinter die Schreckensmauer der Nazizeit zu blicken. Preußen hat – und deshalb sollte man sich dieser Tatsachen noch einmal bewusst werden – nach den Niederlagen in den Napoleonischen Kriegen 1806 im Zuge eines weitgreifenden Reformprozesses jene kulturstaatlichen Leitideen entwickelt, die in Deutschland und über Deutschland hinaus fortwirkten. Und ich komme erneut zu dem Namen Humboldt. Denn dazu gehören nicht zuletzt das Konzept Wilhelm von Humboldts für die Berliner Universität, und die unter seiner Federführung entstandene Denkschrift für das Alte Museum von Schinkel als erster Baustein für die Museumsinsel. Und gilt Wilhelm von Humboldt als Chiffre für ein klassisch-humanistisches Bildungsideal und die Einheit von Lehre und Forschung, so sieht man in Alexander von Humboldt den genauer Wirklichkeitsbetrachtung verpflichteten Pioniergeist, der die Kulturen außerhalb Europas erschloss. Beide waren Kosmopoliten, die in Rom und Paris so zu Hause waren wie in Berlin. Ausdruck für die Hochachtung vor den wissenschaftlichen Leistungen, aber auch vor dem Organisationstalent des Weltreisenden Alexander war die ihm übertragene Präsidentschaft der 1928 in Berlin abgehaltenen Versammlung der Gesellschaft deutscher Naturforscher und Ärzte. Wilhelm war dagegen so etwas wie der heimliche Kulturminister Preußens.

Mit der Gründung des Deutschen Reiches 1871 hörte Berlin zwar nicht auf die Hauptstadt Preußens zu sein, aber es war zugleich auch die Hauptstadt Deutschlands. Damit fand sich die Stadt in einem völlig neuen Koordinatensystem, dessen Orientierungspunkte die großen Hauptstädte des Kontinents waren, vor allem London und Paris. Das stachelte auch den Ehrgeiz an. Berlin musste einen Platz finden in diesem europäischen Kontext. Das ist eine Aufgabe, der sich die Stadt heute unter veränderten, globalisierten Bedingungen zum zweiten Mal gegenübersieht. Berlin ist in unserer Zeit von der Frontstadt des Kalten Krieges an den Schnittstellen der Ost-West-Machtblöcke als Kulturmetropole in die Mitte eines erweiterten Europas gerückt. Die wirtschaftliche Entwicklung setzt eher zögerlich ein und die politische Macht muss Berlin wie viele EU-Staaten mit Brüssel teilen. Wer also Berlins Zukunft will, muss mit der Kultur beginnen.

Ich bin der Auffassung, dass die Hauptstädte heutzutage, an der Schwelle des Millenniums, gerade für den kulturellen Dialog, für den Austausch von Wissen und Information in einer lebendigen wechselseitigen Wirkung eine besondere Verantwortung haben. Das hat nichts mit einem verengten zentralistischen Selbstbewusstsein zu tun, sondern ist angelegt auf Offenheit und Neugier und auch auf gegenseitige Wahrnehmbarkeit.

Mit der Stiftung Preußischer Kulturbesitz verfügen wir über die Substanz, den kulturellen Dialog wirkungsvoll zu gestalten und so eine Kulturpolitik des 21. Jahrhunderts mitzugestalten. Die Hauptstandorte der Staatlichen Museen der Stiftung Preußischer Kulturbesitz sind

- die Museumsinsel mit den bedeutenden archäologischen Sammlungen,
- das Kulturforum mit den Museen der europäischen Kunst und
- der Museumskomplex Dahlem mit den Museen der Ethnologie und der außereuropäischen Kunst sowie
- die Sammlung Berggrün in Charlottenburg und
- das Museum für Gegenwart im ehemaligen Hamburger Bahnhof für die zeitgenössische Kunst.

Eines ist klar: Die herausgehobene Bedeutung bei der Neugestaltung der Museumsquartiere kommt der Museumsinsel zu als der Mitte Berlins. Fraglos ist die Museumsinsel das eindrucksvollste Ensemble, aber auch das gefährdetste. Geplant wurde es unter Friedrich Wilhelm IV., dem Romantiker auf dem Preußenthron. Es war zugleich der Ideenansatz des Königs, eine Freistatt für Kunst *und* Wissenschaft zu schaffen. Hundert Jahre hat die Realisierung dieses Konzepts benötigt, von 1830 bis 1925, übrigens sowohl beim Beginn als auch bei der Beendigung in wirtschaftlich sehr schlechten Zeiten.

Die größten Baumeister dieser Zeit schufen eine wegweisende Museumsarchitektur kontinuierlich über hundert Jahre: Schinkel, Stüler, von Ihne, Messel. Und die Bedeutung wurde jetzt durch die Aufnahme in die UNESCO-Liste des Weltkulturerbes unterstrichen. Nicht ein einziges riesiges Gebäude nimmt die Sammlungen auf, sondern Bauwerk und Sammlung bilden jeweils einen unverwechselbaren Kontext, wir würden heute sagen, einen Erlebnisraum. Hundert Jahre Museumsarchitektur und 6000 Jahre Menschheitsgeschichte sind auf dieser Insel in der Spree vereint. Es ist wirklich eine Akropolis der Kunst und ein eindrucksvoller Dialog der Epochen und der Regionen. Das Alte Museum, unmittelbar am Lustgarten gelegen, als Bildungstempel weitgehend der Antike vorbehalten, das Neue Museum, die wirkliche Ruine, künftig Ort der ägyptischen Sammlung, auch der Nofretete, die von Charlottenburg umziehen wird, und das Museum für Vor- und Frühgeschichte, dann das Bode-Museum an der Nordspitze, eine Palastarchitektur, das wir den Skulpturen, den Sammlungen des frühen Christentums, Byzanz und den alten Meistern vorbehalten, dann das robuste querstehende Pergamon-Museum mit den kräftigen Flügeln, mit der Großarchitektur des Altertums, im Grunde ein Architekturmuseum, beginnend bei den Sumerern, endend bei den Römern, zwischen Babylon und Milet liegen die Eckpunkte, und schließlich die Alte Nationalgalerie, hoch aufragend wie ein griechischer Tempel, in der die Kunst des 19. Jahrhunderts präsentiert wird.

Dieses einzigartige kulturelle Ensemble, derzeit Sanierungsfall in weiten Bereichen, soll in den Kreis der Weltmuseen zurückgeführt werden. Es gibt auch keinen besseren Ort, das Verständnis für geschichtliche Entwicklung so unmittelbar erlebbar zu machen. Seit Mitte 1999 liegt ein Masterplan für die Museumsinsel vor, der die Wiederherstellung in einem Zeitraum von zehn Jahren sicherstellen soll, beginnend mit diesem Jahr. Sie haben vielleicht in der Presse die Streitereien um die Finanzierung gelesen. Aber wir sind erfolgreich geblieben und haben wirklich diesen Einstieg geschafft.

Es ist eines der ambitioniertesten Kulturprojekte zu Beginn des neuen Millenniums. Der Plan begreift alle diese Gebäude als Solitär – das sind sie auch –, aber er verknüpft sie über eine archäologische Promenade im Sockelgeschoss. Dies wird ergänzt durch ein modernes Besucherzentrum, das alle Service- und Medieneinrichtungen aufnimmt. Gleichzeitig findet sich dort auch der Eingang zu dieser archäologischen Promenade. Die Depots, die jetzt in den Sockelgeschossen sind, werden verlagert auf ein gegenüberliegendes Gelände, ein ehemaliges Kasernengelände (Friedrich-Engels-Kaserne). Dort werden wir der Fachöffentlichkeit die großen Depots, die sich lesen lassen wie Bibliotheken, aber eben steinerne Bibliotheken, zugänglich machen, sodass wir hier auch der Wissenschaft einen wunderbaren Platz geben, womit diese Forschungen insgesamt angeregt werden. Wir werden sie ergänzen mit Werkstätten, Museumsshops, sodass attraktive Museumshöfe entstehen. Die Anleihe für die Höfe haben wir bei den Hackeschen Höfen gemacht; aber ich halte das durchaus für legitim.

Mehr als vier Millionen Besucher werden wir auf der Museumsinsel erwarten. Das Publikum kann auch seine Vorstellungen ganz individuell gestalten. Es kann die historischen Eingänge benutzen, es kann sich aber auch über die archäologische Promenade führen lassen. Damit die Museumsinsel in den nächsten zehn Jahren nicht völlig in Vergessenheit gerät, werden immer zwei Museen offen gehalten, während die anderen saniert und restauriert werden.

Der erste Höhepunkt wird 2001 die Wiedereröffnung der Alten Nationalgalerie sein. Der zweite Höhepunkt wird 2004 die Eröffnung des Bode-Museums sein. Das letzte eröffnete Museum wird 2010 das Pergamon-Museum sein, das robusteste von allen.

Die archäologischen Sammlungen, also Vorderasien, Ägypten, Vor- und Frühgeschichte, und die Sammlungen der abendländischen Kultur bilden den Schwerpunkt auf der Museumsinsel. Sie sollen auch in den nächsten zehn Jahren zu den Glanzpunkten der Berliner Museumslandschaft werden. Darüber hinaus gibt es Überlegungen zur Neuordnung des Museumsensembles nach der Wiederherstellung der Museumsinsel. Sie haben vielleicht in den Feuilletons im letzten Jahr gelesen, dass wir kräftige Auseinandersetzungen geführt haben. Es ist daran gedacht, ein neues Galeriegebäude als Erweiterung des Bode-Museums an der Nordspitze so zu gestalten, dass wir auf dem gegenüber liegenden Kasernengelände einen Galerieneubau für die alten Meister haben. Dieser Brückenschlag böte die Chance für eine Vernetzung von der Museumsinsel über die Museumshöfe, die Humboldt-Universität, endend bei der Staatsbibliothek Unter den Linden. Damit haben wir etwas gemacht, was ganz im Sinne des Begriffs Wilhelm von Humboldt ist: eine Bildungslandschaft zu schaffen, die Kunst und Wissenschaft verbindet.

Sie werden bei einem Rundgang durch diese Bildungslandschaft auf zahlreiche Zeugnisse Ihrer eigenen Profession stoßen: der Medizingeschichte oder der Anatomie. Sie werden auch sehen, dass diese genau im Kontext mit den sozialen, religiösen, wirtschaftlichen und menschlichen Zusammenhängen stehen und es keine isolierte Medizingeschichte ist.

So haben wir im Ägyptischen Museum z. B. die Statue von Immotep um 2650 vor Christi als Wesir und Oberpriester des Pharaos Diora und Heilgottheiten des alten Ägypten. Sie finden zahlreiche Papyrusrollen mit chirurgischen Texten aus dieser Zeit. Die Antike ist vertreten mit Zeugnissen von Herophylos und Eristotos, denen wir im 3. Jahrhundert entscheidende Erweiterungen des anatomischen Wissens zu verdanken haben.

Die Entwicklung der medizinischen Illustration, die bis zum Ende des 18. Jahrhunderts nicht nur von medizinischen, sondern auch sehr stark von künstlerischen Auffassungen geprägt war, ist reichhaltig vertreten. Ich nenne nur Leonardo da Vinci mit seinen Anatomie-Darstellungen, aber auch Bereiche wie die Publikation von Andreas Weser, den „Humanae Corporus" von Brieker von 1543 mit beispiellosen Abbildungen – ein Höhepunkt des frühen Holzschnitts, aber auch Werke von Amros Paré, dem Pionier der Wundversorgung, oder William Harvey, dem Entdecker des Blutkreislaufs, oder Semmelweis, dem Begründer des antiseptischen Verhaltens, oder Sömmering, der über ein hervorragendes Zeichentalent verfügte und richtungweisende Impulse gab, aber auch Rudolf Virchow, der mit der Zellularpathologie auch ganz neuartige Illustrationswege beschritt.

Dieser kurze Blick nur auf medizinische Exponate macht deutlich, dass wir genauso für andere Segmente der geistigen und der künstlerischen Erzeugnisse und Erkenntnisse diese Dinge in einem Kontext verfügbar haben. Dieser Umstand hat Leopold von Ranke, Begründer der modernen Geschichtswissenschaft, zu der Feststellung veranlasst, dass die Vermehrung der Erkenntnis nicht nur darin besteht, noch unbekannte Informationen über die Tatsachen mitzuteilen, sondern auch und vielleicht sogar häufiger eine neue Auffassung des schon Bekannten aufzustellen. Ich glaube, das geht Ihnen in der Chirurgie bestimmt im einen oder anderen Fall genauso.

Wir müssen uns also neue Blickachsen schaffen, um uns die Zeugnisse der Vergangenheit wirklich anzueignen und nicht als Walt-Disney-Land neben uns stehen zu haben. Jede Gesellschaft muss sich neu auseinander setzen, um die langen Distanzen zur Vergangenheit zu überwinden. Dadurch gewinnt das kulturelle Gedächtnis an Lebendigkeit und Bedeutung und wird Teil unseres eigenen geistigen Koordinatensystems.

Neben Berlin-Mitte hat die Stiftung Preußischer Kulturbesitz als weiterer Standort das Kulturforum am Potsdamer Platz. Es vereinigt vorwiegend die Bauten der sechziger und der siebziger Jahre des 20. Jahrhunderts. Architekten wie Mies van der Rohe, also Neue Nationalgalerie, Scharoun, Gutbrot, Hilmer und Sattler haben das Kulturforum geprägt. Es war letztlich die Westberliner Antwort im geteilten Berlin auf die Museumsinsel. Kunstgewerbemuseum, Kupferstichkabinett, zurzeit mit einer hinreißenden Botticelli-Ausstellung, dann Kunstbibliothek, Neue Nationalgalerie, Staatliches Institut für Musikforschung mit einem wunderbaren Musikinstrumentenmuseum, wo wir zurzeit eine Klavierausstellung „300 Jahre Klavierbau in Deutschland" haben, die Staatsbibliothek mit dem zweiten Haus, das Iberoamerikanische Institut und neuerdings auch die Gemäldegalerie setzen die Schwerpunkte. Zur Komplettierung gehört auch der etwas weiter entfernte Hamburger Bahnhof mit der zeitgenössischen Kunst, der inzwischen bei der Jugend so etwas wie ein Kultmuseum geworden ist. Mehr und mehr wird sich das Kulturforum, insbesondere auch, weil es am Potsdamer Platz liegt, zu einem Ort der Moderne in unmittelbarer Nähe dieses geschäftigen und hektischen Platzes entwickeln.

War für den Standort Museumsinsel die Bildungslandschaft ein zentraler Ansatz, den wir im letzten Jahr sehr präzise formuliert haben, sozusagen dem kulturellen Gedächtnis an der Schwelle des neuen Millenniums ein ausgeprägtes Profil zu geben, so ist für das Kulturforum das Aufbrechen der institutionellen Enge und die Einbeziehung der öffentlichen Diskussion um zeitgenössische Kunst und die Verbindung zu Künstlern, zu Foren und zu Galerien zu schaffen, das Prinzip. Das Kulturforum soll also in den öffentlichen Raum hineinwirken und ein Klima für Beschäftigung mit Kultur schaffen. Dazu gehören Veranstaltungsreihen, Kunstfeste, die berühmte „Lange Nacht der Museen", das Ausloben beispielsweise eines Preises für junge Künstler durch die Freunde der Nationalgalerie, der immerhin mit 100 000 DM dotiert ist, die direkte Zusammenarbeit der Museen mit Galerien wie jetzt dem Hamburger Bahnhof oder auch das Eingehen von Beziehungen mit anderen Künsten, zur Musik, zur Literatur. Es sind auch neue Ausstellungskonzepte. Wenn Sie aufmerksam durch die Neue Nationalgalerie gegangen sind, werden Sie gesehen haben, dass die neue Dauerausstellung nicht mehr eine reine Gemäldeausstellung ist, sondern sie ist kombiniert mit Skulpturen, mit Fotografien, mit Design, um damit auch diese neuen Blickachsen zu schaffen und nicht nach Materialien zu trennen.

Wir haben in diesem Bereich beispielsweise auch Exponate der so genannten primitiven Kunst, also Kunst aus Afrika und anderen Kontinenten gestellt. Denn man sollte nicht vergessen, dass die angeblich primitive Kunst Schwarzafrikas ihren Wurzeln in derselben altägyptischen Kunst hat, aus der sich als anderer Zweig die europäische Kunst entwickelt hat.

Der dritte Standort ist der Standort mit den außereuropäischen Kulturen, nämlich Dahlem: das Ethnologische Museum, das Museum für Ostasien, das Indische Museum und das Museum der europäischen Kulturen, wobei wir hier den Begriff „Kultur" mit Alltagskultur gleichsetzen. In den mehr kulturhistorisch-völkerkundlichen Abteilungen wird eine durchgängige Neupräsentation angestrebt. Das Ethnologische Museum ist eines der reichsten seiner Art mit mehr als einer halben Million Exponaten, 140 000 musikethnologischen Tondokumenten, 300 000 ethnografischen Fotodokumenten, Filmen, kulturhistorischen Schriften usw. Ergänzt werden diese Standorte, wie bereits gesagt, durch die Sammlung Berggruen, wirklich eine unserer Pretiosen, Berggruen als emigrierter Berliner Jude, ist mit 80 Jahren nach Berlin zurückgekommen – er hat seine Sammlung im Stüler-Bau in Berlin verfügbar gemacht, „Picasso und seine Zeit", eine wunderbare Sammlung, Picasso, Klee, Matisse mit seinen besten Werken – und durch das Museum für Vor- und Frühgeschichte und das Ägyptische Museum. Die beiden letzten werden aber Charlottenburg verlassen und auf die Insel gehen.

Ist die Museumsinsel mit ihrem Entwicklungsbogen als Bildungslandschaft im Sinne von Wilhelm von Humboldt von mir schon dargestellt worden als eine faszinierende Vision, die wir im nächsten Jahrzehnt verwirklichen, so könnte man sich eine zweite Vision vorstellen, die sich mit dem Namen Alexander von Humboldt verbindet. Sie steht – Sie haben es in den Zeitungen vorgestern, gestern oder heute gelesen – im Zusammenhang mit der zurzeit sehr heftig und schon über zehn Jahre geführten Diskussion um den Wiederaufbau des Berliner Schlosses in Berlin-Mitte. Geplant ist derzeit die Wiederherstellung einer Fassade des Schlüter'schen Baus mit einer dahinter liegenden modernen Nutzung, quasi als ein Investorenmodell. Ein solches Konzept verkennt die Geschichte des Ortes und die Notwendigkeit, hier eine öffentliche Nutzung vorzusehen. Ich persönlich sehe zwar derzeit keinen Anlass, den Wiederaufbau zu forcieren und alles gleichzeitig zu machen; denn die Museumsinsel unmittelbar im Norden des Schlossplatzes benötigt die ungeteilte Aufmerksamkeit und Förderung, weil sie gefährdet ist und weil dort auch der Bestand ist. Wenn man aber ein schlüssiges und einleuchtendes Nutzungskonzept benötigt – stelle ich mir vor, dass die außereuropäische Kultur aus dem Museumsquartier in Dahlem dorthin zieht, in die Mitte Berlins, auf den Schlossplatz, als einen Ort der Kulturen der Welt.

Damit ergibt sich ein aktuelles gleichrangiges Zusammenspiel der Schätze der Weltkultur, quasi im Norden der Bogen der archäologischen und abendländischen Kultur im humanistischen Bildungsideal Wilhelm von Humboldts und im Süden der Bogen der außereuropäischen Kulturen des Weltbürgers Alexander von Humboldts. Prominenter kann man Kultur nicht positionieren. Es wäre wie ein geistiger Fokus, der hier die Originale in ihrer Einzigartigkeit einander zuordnet und den Kulturen der Welt in einer Koexistenz verbindet. Der Schlossplatz würde nicht nur an Urbanität und Ausstrahlung gewinnen, es würde auch ein unübersehbares Zeichen für die Dialogfähigkeit und die Offenheit gegenüber den Kulturen der Welt gesetzt. Deutschland hat nun einmal eine Mittlerfunktion. Die Kultur ist dafür ein wichtiges Ferment und die Museen ein tragfähiger Nukleus. Sie sind in der Hauptstadt wahrnehmbar zu bündeln und mit Wissenschaft und Bildung zu vernetzen. Das ist ein richtiger Weg. Ich glaube auch, dass Politik und Wirtschaft von diesem kulturpolitischen Ansatz nur gewinnen können.

Ich muss natürlich gestehen, dass die zuletzt vorgetragenen Überlegungen sind. Auf der anderen Seite haben wir in Berlin wieder Gründerzeiten. Da sollte man faszinierende Ideen durchaus in die Welt setzen. Ich hoffe, es ist deutlich geworden, dass die Leitideen der beiden Humboldts noch nichts von ihrer Faszination verloren haben, gerade in einer globalisierten und virtuellen Welt. – Vielen Dank.

Präsident Prof. Dr. Encke: Lieber Professor Lehmann, lieber Freund Lehmann – darf ich sagen –, ich glaube, der Beifall hat gezeigt, wie sehr Sie uns mit diesem Vortrag begeistert und auch überzeugt haben. Das Publikum wird verstehen: Wenn man öfter das Vergnügen hat, Ihnen zuzuhören, kommt einem der Gedanke, warum man solche Spekulationen, Faszinationen und Ideen nicht auch in der Chirurgie umsetzen können sollte. Das war mit ein Grund, warum ich diesem Kongress in meiner Eröffnungsrede und auch mit dem Motto jetzt zum Schluss doch auch einige Akzente mitgeben möchte – ich greife den Ball auf –: Es sollte uns erstens animieren, nicht zu reagieren, sondern zu agieren, um die Zukunft unseres Faches, der Chirurgie, und natürlich auch der gesamten Medizin selbst zu gestalten. Es sollte auch möglich sein, das gemeinsame Erbe der Chirurgie – es ist auch Kulturerbe, wie wir eben gehört haben – zusammenzuhalten und dennoch dadurch, dass man die einzelnen Säulen erhält, fördert und stärkt, um dann im neuen Millennium ebenfalls eine solche Brücke zu schlagen, in diesem Fall unter den operativen Fächern. Das ist eigentlich mein Wunsch für das nächste Jahrhundert zunächst einmal – wir sind bescheidener – und in zehn Jahren schaffen wir das nicht, da bin ich auch sicher, während ich Ihnen das zutraue. Aber ich gebe auch an meine Nachfolger weiter, sich darum zu bemühen.

Die Kinderchirurgen hatten heute morgen als Thema „Vision und Realität" und haben sich darüber unterhalten, wie das in verschiedenen Ländern Europas gelaufen ist und laufen wird. Ich glaube, das brauchen wir in der gesamten Gesellschaft, in allen unseren Schwerpunkten und Nachbargebieten. Dann hoffe ich, dass wir zu etwas Gemeinsamem kommen, was natürlich aus Einzelteilen bestehen muss und sollte.

Schlussworte und Danksagung des scheidenden Präsidenten

Damit bin ich am Ende dieses Kongresses. Es bleibt mir zum Schluss, mich sehr herzlich zu bedanken. Ich habe mich zu bedanken zunächst bei Ihnen, die Sie mit der Übertragung der Präsidentschaft Vertrauen ausgesprochen haben, diesen Kongress zu organisieren. Ich möchte mich bedanken bei allen, die hier Vorträge gehalten haben, Vorsitze gehabt haben. Aber ich bin mir darüber im Klaren, die meisten von Ihnen haben das als Ehre angesehen, haben sich auch gefreut, wenn sie dazu aufgefordert wurden, sodass auch zum Teil der Dank von Ihnen an mich zu gehen hat, dass ich gerade Sie eingeladen habe.

Es gibt aber bei einem solchen Kongress – das weiß jeder von Ihnen, der so etwas einmal veranstaltet hat – sehr viele, die man nicht sieht, die im Hintergrund arbeiten und die dafür sorgen, dass letztlich das zustande kommt, was wir in den letzten vier Tagen erlebt haben. Hier möchte ich ohne wertende Reihenfolge zunächst einmal die Messe und das ICC in Berlin, vertreten durch Frau Straub, nennen.

Ihr verdanken wir, dass sie unser Konzept aufgegriffen hat, die neue Ausstellung mit uns gemeinsam so in der Anordnung geplant hat und uns das ICC zur Verfügung gestellt hat, obwohl wir ihr wesentlich weniger zu verdienen gegeben haben; denn die Messe zu mieten ist billiger als das ICC. Frau Straub, ganz herzlichen Dank.

Der nächste Dank gilt dem Ehepaar Hechler, das die Ausstellung organisiert und auch dieses neue Konzept mitgetragen hat. Die Familie Hechler hat uns seit Jahren in Berlin – das war nicht immer ganz einfach mit unserer Geschäftsstelle in München wegen der Entfernung – sehr geholfen. Wir haben durch die Neukonzeption der Ausstellung, die auch äußerlich bei vielen mehr Gefallen gefunden hat, immerhin weit mehr als 1000 qm mehr vermieten können und einfach aufgrund der Bereitstellung der Räume. Auch Ihnen beiden meinen herzlichen Dank!

Ein besonderer Dank gilt der Industrie selber, die es möglich gemacht hat, mit großer Mühe dieses Ausstellungskonzept zu verwirklichen, und die uns auch in der Durchführung dieses Kongresses unterstützt hat. Ohne die Industrie ist so etwas nicht möglich.

Zu den Helfern im Hintergrund gehört auf der einen Seite unsere Münchner Geschäftsstelle unter Führung von Frau Bauer gemeinsam mit Frau Riedelsheimer und Frau Blaschke, die in München ein Jahr lang mit uns zusammen die Erfahrungen eingebracht haben und hier vor Ort die Mitglieder betreut haben. Auch dafür ganz herzlichen Dank.

Entschuldigung, ich habe Frau Dr. Massinger vergessen. Dazu gehört natürlich auch der Generalsekretär, der sich heute morgen entschuldigt hat, weil er uns bereits wieder bei anderen vertreten muss.

Auf der anderen Seite haben Sie, zumindest die Nichtmitglieder, die Firma MCN unter Führung von Frau Schwarz kennen gelernt, mit Frau Akabogo. Auch bei diesen Damen möchte ich mich ganz herzlich bedanken. Sie haben in München die gesamte Kongressgestaltung übernommen, hier in Berlin die Registrierung. Dafür herzlichen Dank.

Damit bin ich mit den externen Helfern am Ende und komme zur eigenen Klinik. Dieser Kongress ist eigentlich eine Leistung aller gewesen. Insofern gilt mein erster Dank der Klinik. Darunter sind einige besonders hervorzuheben, zunächst Frau Schäfer. Ich darf sie kurz vorstellen. Wir haben sie sozusagen „geerbt". Herr Herfarth hat sie ausgesucht und eingeführt, Herr Rühland hat sie „erzogen" und wir haben sie genutzt. Frau Schäfer, auch Ihnen ganz herzlichen Dank. Frau Schäfer war die Sekretärin des Kongresses.

Damit bleiben noch drei übrig. Das ist zunächst Herr Dr. Sänger, der zuständig war für die gesamte EDV. Ihm ist zu verdanken, dass es uns gelungen ist, diesen Kongress zu über 90 Prozent im Internet darzustellen und abzuwickeln, und der verantwortlich ist für alle Pannen, die Ihnen bei der Anmeldung passiert sind.

Was er gemacht hat, habe ich nie verstanden; aber ich werde es irgendwann noch verstehen. Auch Ihnen herzlichen Dank.

Die letzten beiden, die ich erwähnen muß, sind Oberarzt Markus – er ist sozusagen das Haupt der Organisation gewesen, hat diesen Kongress eigentlich, wenn ich ehrlich bin, allein gestaltet; ohne ihn hätte er gar nicht stattgefunden – und mit ihm das ganze Klinikteam.

Damit bin ich am Ende; ich gebe zu, ich bin ganz froh, dass die Tage so zu Ende gegangen sind, aber auch dass sie zu Ende gegangen sind, und darf Herrn Schönleben bitten, uns für das nächste Jahr einzuladen.

Einladung zum 118. Kongress 2001 in München

Prof. Dr. Schönleben: Meine sehr verehrten Damen und Herren! Verehrter Herr Präsident! Ein großartiger Kongress ist mit dieser Apotheose seiner Schlussveranstaltung zu Ende gegangen. Ich möchte mich jetzt gern zum Sprecher von uns allen machen, um Ihnen, Ihren Mitarbeitern und allen aktiven Mitgestaltern dieses Kongresses unsere großen Komplimente und unseren großen Dank auszusprechen. Vergessen wollen wir dabei nicht Sie, verehrte Frau Encke; denn Sie haben das periwissenschaftliche Programm so ideenreich und so schön an diese Stadt angepasst gestaltet. Vor allem unsere Damen sind Ihnen dafür sehr dankbar. Auch die bacchantischen und lukullischen Genüsse waren nicht zu verachten.

Wie alles Vergehende und Vergängliche weist auch diese Veranstaltung in die Zukunft, und zwar in die nächste Zukunft des Kongresses unserer Gesellschaft. Dieser Kongress wird in München stattfinden. Ich habe die große Ehre, Herrn Encke als Präsidenten unserer Gesellschaft abzulösen, und möchte Sie jetzt schon sehr, sehr herzlich nach München einladen. Ich stelle Ihnen jetzt schon unser Kongresslogo vor. Der Kongress wird stattfinden vom 1. bis 5. Mai im ICC München. Ich habe dem Leitthema das zeitlose „ΠΑΝΤΑ ΡΕΙ" Heraklits zugrunde gelegt: „Alles ist im Fluss, alles fließt, alles ist in Bewegung." Durch die aktuellen Ereignisse wird dieses Fließen immer seine Bedeutung behalten, sodass wir auch immer wieder umdenken müssen, um uns anzupassen.

Umdenken müssen wir, um die neuen wissenschaftlichen Erkenntnisse in unser tägliches Handeln einzubringen. Umdenken müssen wir, um uns auf die politischen Situationen einzustellen. Umdenken müssen wir aber auch selber – und damit haben Sie auf meine Ideen schon vorgegriffen, Herr Encke –, wir müssen uns selber neue Strukturen überlegen, wir dürfen nicht nur reagieren, wir müssen agieren. Das wollte ich damit auch ausdrücken. Umdenken müssen aber auch die anderen, die anderen, die uns durch immer mehr ausufernde, vielleicht auch unangebrachte politische und bürokratische Zwänge immer wieder niedrig halten wollen.

Meine Damen und Herren, es ist jetzt nicht die Zeit, weiter auf das Programm einzugehen. Dazu haben wir noch Zeit genug. Meine Absicht ist es nur, Sie noch einmal herzlich nach München einzuladen. In München herrscht nicht die Berliner Luft, die geprägt ist von der explodierenden, neu entstehenden Metropole. Da können wir in München nicht Paroli bieten; aber eines kann ich Ihnen versprechen: Atmosphäre haben wir in München genug. Deshalb herzlich willkommen das nächste Mal in München!

Viszeralchirurgie

Onkologische Chirurgie

Der histologisch positive Schnittrand – therapeutische Konsequenz?

K. T. Moesta, C. Lehr und P. M. Schlag

Klinik für Chirurgie und Chirurgische Onkologie, Robert-Rössle-Klinik am MDC, Universitätsklinikum Charité, Campus Buch, Lindenberger Weg 80, 13125 Berlin

Histologically Positive Margin – Therapeutic Consequence?

Summary. The indication of a specific therapy in view of a histologically positive margin R1(L) after resection for adenocarcinoma of the esophagogastric junction (AEG) depends essentially upon an independent prognostic relevance of the R1(L) situation. The analysis of 97 resections of AEG, performed at our institution between September 1992 and December 1998 did not reveal such independent prognostic relevance of R1(L). However, a positive margin greatly influenced the quality of survival in 7 out of 13 evaluable, luminal R1(L) patients, who developed stenosing local progression of the tumor residual early during their survival period. Thus, oncologically adequate surgical therapy is suitable to avoid those R1(L)-situations of independent prognostic relevance. Under such circumstances, the occurrence of R1(L) is an indicator of an aggressive tumor biology.

Key words: Adenocarcinoma of the esophagogastric junction – Residual tumor – Prognosis

Zusammenfassung. Die Entscheidung über eine spezifische Therapie bei histologisch positivem Schnittrandergebnis (R1(L)) nach Resektionen bei Adenokarzinom des oesophagogastralen Überganges (AEG) hängt entscheidend von der unabhängigen prognostischen Relevanz des R1(L) ab. In einer Analyse von 97 an unserer Einrichtung von 9/92 bis 12/98 durchgeführten Resektionen wurde eine solche unabhängige prognostische Relevanz nicht nachgewiesen. Der histologisch positive Schnittrand beeinflußte jedoch in 7/13 auswertbaren luminalen R1(L)-Fällen durch einen im weiteren Krankheitsverlauf frühzeitig auftretenden stenosierenden Residualtumorprogress die Qualität des Überlebens erheblich. Es wird gefolgert, daß bei adäquater chirurgisch-onkologischer Vorgehensweise unabhängig prognostisch relevante R1(L)-Situationen vermieden werden können. Tritt unter solchen Therapiebedingungen ein R1(L) auf, so ist dies als Hinweis für eine aggressive Tumorbiologie zu werten.

Schlüsselwörter: Adenokarzinom des oesophagogastralen Überganges – Residualtumor – Prognose

Die Residualtumorklassifikation wird einheitlich vom American Joint Committee on Cancer und der UICC im TNM verwendet und hat unbestritten therapeutische Relevanz. Ein Beispiel hierfür sind die Daten der Studiengruppe Colorektales Carzinom, die einem hochsignifikanten Einfluß von R auf das Gesamtüberleben bei dieser Tumorentität aufzeigen [1]. Im Gegensatz zu den anderen Parametern des TNM-Systems ist R ein therapeutisch beeinflußbares Merkmal.

Der histologisch positive Schnittrand (R1(L)) ist Bestandteil der R-Kategorie. Ein postoperatives positives Schnittrandergebnis wird also in der Regel als vom Chirurgen verursachter Überlebensnachteil für den Patienten verstanden. Stellt man sich nun die Frage, wie diesem vermeindlichen Überlebensnachteil zu begegnen ist, ist zunächst die Kausalität zwischen dem isoliert betrachteten Schnittrandbefund und einer schlechten Prognose zu untersuchen, denn je nach operativem Konzept und individueller Situation mag durchaus auch die Option bestehen, keine weitere Therapie zu indizieren.

Die unabhängige prognostische Relevanz des lokoregionären R1-Befundes (R1(L)) ist daher entscheidend für den Sinn einer lokalen Zusatztherapie. Darüber hinaus sollte aber nicht vergessen werden, die Bedeutung des Schnittrandergebnisses für das Gesamtergebnis unter Einschluß der subjektiven Lebensqualität in der verbleibenden Überlebenszeit zu betrachten.

Unter Maßgabe eines mindestens einjährigen Follow-up konnten wir 50 lokoregionäre R1-Situationen bei einer Gesamtzahl von 915 seit 1993 durchgeführten resezierenden Eingriffen am Gastrointestinaltrakt registrieren. Vor allem im oberen GI-Trakt sind diese häufiger bei palliativen Resektionen, entsprechen also nach TNM einer R2-Situation. Für die kurativen Fälle resultieren organbezogen R1-Resektionsraten zwischen 1,9% bei distalem Magenkarzinom (incl. Ca. im operierten Magen) und 8,3% beim Adenokarzinom des Oesophago-gastralen Überganges (AEG). Die unabhängige prognostische Relevanz des R1(L)-Befundes soll daher am eigenen Patientengut des AEG näher untersucht werden.

Von 9/92 bis 12/98 wurden 97 Patienten mit einem AEG einem resezierenden chirurgischen Eingriff unterzogen. In 20 Fällen wurde im endgültigen pathohistologischen Befund eine R1(L)-Situation dokumentiert. In 12/20 Fällen lag eine M1-Situation, somit global eine R2-Situation vor. Die R1-Resektionsrate liegt somit bei 8,3% und damit niedrig im Vergleich mit den Ergebnissen anderer Arbeitsgruppen [2–6]. Selbst im Vergleich mit multizentrischen Studien zum Magenkarzinom, wie der deutschen Magenkarzinomstudie [5] und dem „dutch gastric cancer trial" [6], die beide nur einen kleinen Prozentsatz proximaler Magenkarzinome enthalten, wirkt unsere R1-Rate vergleichbar. Dies ist zurückzuführen auf ein grundsätzlich endosonografisches Staging, auf eine vorwiegende Indikationsstellung zum abdominothorakalen Vorgehen und auf eine regelhafte intraoperative SS-Untersuchung des proximalen Resektionsrandes.

Im gesamten Patientengut ist das Vorliegen einer mikroskopischen Schnittrandinfiltration klar mit einer schlechten Gesamtprognose vergesellschaftet (Abb. 1). Diese Ergebnisse decken sich mit denen anderer Gruppen [7].

Nun enthält die R1(L)-Gruppe jedoch unter dieser Betrachtungsweise auch fernmetastasierte Patienten, und zwar zu immerhin 60% gegenüber nur 20% in der lokoregionär R0-resezierten Gruppe. Darüber hinaus sind auch andere bekannte Prognoseparameter ungleich verteilt. In der R1(L)-Gruppe ist kein Patient nodal negativ. Auch der Lymphknotenquotient, für den wir in diesem Patientengut auf das Überleben bezogen den höchsten diskriminativen Wert bei 15% gefunden hatten, ist in der R1-Gruppe deutlich häufiger ungünstig ausgeprägt (Abb. 2).

Unter Betrachtung der potentiell kurativ resezierten Fälle (pM0) muß zunächst, um die Unabhängigkeit von R1 zu belegen, hinsichtlich des Überlebens mit den nodal positiven, R0-resezierten Patienten verglichen werden. Hier stellt sich kein signifikanter Überlebensunterschied zwischen R1- und R0-resezierten Patienten mehr dar (Abb. 3).

In multivariater Analyse (Cox-Regressionsmodell) kommt dem lokoregionären R1-Befund in unserem Patientengut keine unabhängige prognostische Relevanz zu. Signifikante Parameter sind der Fernmetastasierungs- und der Lymphknotenstatus, marginal von Bedeutung sind Infiltrationstiefe und der Differenzierungsgrad des Tumors (Tabelle 1).

Dieses Ergebnis steht in Diskrepanz zu den Ergebnissen anderer Arbeitsgruppen, soweit diese multivariate Analysen angeben [6, 8, 9]. Hier wird zwar in allen Fällen nur die globale R-Klassifikation nach TNM untersucht, R ist jedoch in jedem Falle ein hochsignifikant unabhängiger Prognosefaktor. Der Unterschied erklärt sich nur durch eine Betrachtung der individuellen Situa-

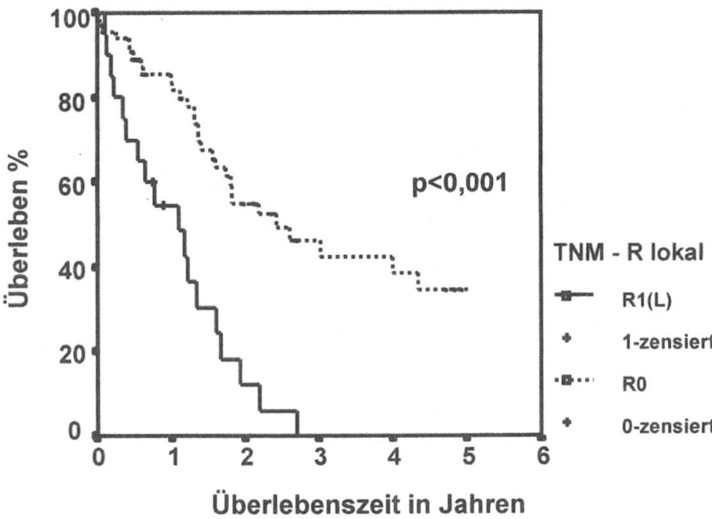

Abb. 1. Überleben von Patienten mit Adenokarzinom des gastrooesophagealen Überganges (AEG). Patienten mit einem positiven Schnittrandbefund (R1(L)) weisen eine signifikant schlechtere Prognose auf als Patienten nach einer R0-Resektion

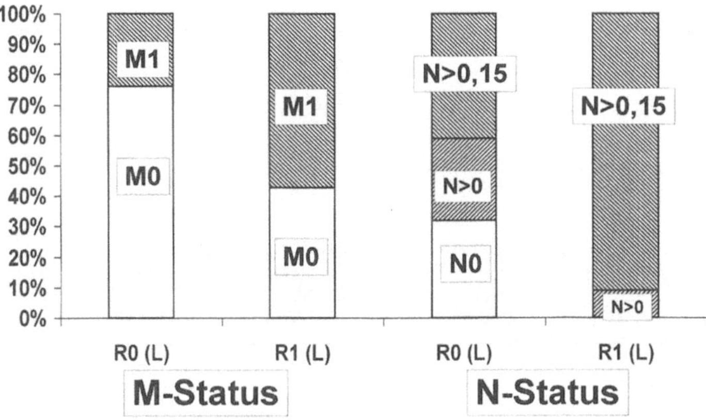

Abb. 2. Verteilung prognoserelevanter Faktoren des TNM in Abhängigkeit vom R1(L)-Status

tion jedes einzelnen Patienten mit einer R1-Situation. Hierbei wird deutlich, daß in der Hälfte der Fälle, nämlich bei vier Patienten, der R1-Status dem Operateur bereits intraoperativ bekannt war. Hier führten weitere Prognosemerkmale, zum Beispiel eine ausgedehnte lymphatische Metastasierung, ein fortgeschrittenes T oder eine langstreckig lymphangische Tumorpropagation bei bereits 5 cm messendem Resektionsrand, bei gleichzeitig erhöhtem Operationsrisiko zur bewußten Akzeptanz der R1-Situation durch den Operateur. Es ist klar, daß R hier keine eigenständige prognostische Bedeutung haben kann, wenn die ungünstige Ausprägung anderer Prognosefaktoren bereits nachweislich kausal für die Entstehung der R1-Situation war. Aber auch bei den intraoperativ okkulten R1-Situationen wäre nur in einem Fall eine nachträgliche Sanierung möglich gewesen, denn ein lateral positiver Schnittrand war einer Erweiterung ebensowenig zugänglich wie zwei distale R1-Befunde nach abdominothorakalem Vorgehen. Dieser eine Fall allerdings beruht auf einem Regelverstoß, nämlich dem Verzicht auf einen intraoperativen Schnellschnitt.

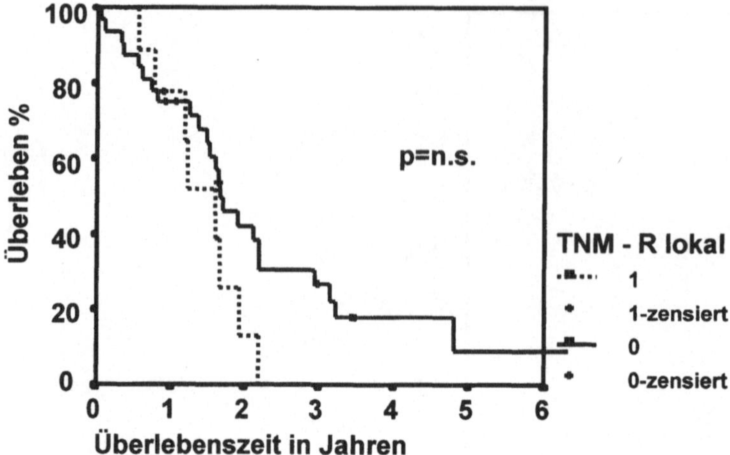

Abb. 3. Überleben von fernmetastasenfreien, nodal positiven Patienten mit Adenokarzinom des gastrooesophagealen Überganges (AEG). Patienten mit einem positiven Schnittrandbefund (R1(L)) weisen **keine** signifikant schlechtere Prognose auf als Patienten nach einer R0-Resektion

Tabelle 1. Multivariate Analyse der Prognosefaktoren beim Karzinom des gastroösophagealen Überganges

Variable	p-Wert
Anzahl befallener LK	0,002
Fernmetastasen	0,0045
Differenzierungsgrad	0,137
Infiltrationstiefe	0,16
Resektionsrand (R0/1)(L)	0,66

Tabelle 2. Verlauf nach Resektionen mit luminal tumorzellpositiven Schnitträndern

Organ	n	Lokal-rezidive	Rezidiv-freie Zeit	Überleben mit Rezidiv
Oesophagus	2/3	0		
AEG	13*/20	7	4,2	10,2
Distaler/op. Magen	7*/12	2	7,0	2,5
Rektum	4/13	1	11,1	30,4

(n: luminale R1(L)/R1(L) Gesamt. Lokalrezidive: Stenose aufgrund residueller Tumorprogression. * für jeweils 1 Patienten war keine detaillierte Information zum Verlauf zu erhalten

Auch bei den palliativen Resektionen (M1-Situation) resultiert kein prognostischer Einfluß des histologischen Schnittrandbefundes. Allerdings hat eine R1(L)-Situation durchaus Einfluß auf die Qualität des Überlebens (Tabelle 2).

Gerade im Bereich des AEG haben immerhin 7 von 13 auswertbaren Patienten mit luminalseitig positiven Schnitträndern noch eine Stenoseproblematik durch die Progression des Residualtumors erlebt. Und das über einen durchaus relevanten Zeitraum von im Mittel 2/3 der Gesamtüberlebenszeit. Hieraus ist zu folgern, daß die Vermeidung eines mikroskopisch tumorinfiltrierten Schnittrandes auch bei palliativen Eingriffen ein wesentliches Ziel bleiben muß.

Unsere Analyse zeigt die Problematik eines therapieassoziierten Prognoseparameters auf. Dieser kann allein aufgrund der Tatsache, daß ein gutes präoperatives Staging zum Therapiezeitpunkt bereits relativ umfangreiche krankheitsassoziierte Prognoseparameter bereitstellt, nicht unabhängig sein von eben diesen krankheitsassoziierten Parametern. Weiterhin läßt sich folgern, daß die Kenntnis der prognostischen Relevanz der Residualtumorklassifikation zur Entwicklung chirurgischer Strategien führt, die wiederum, wie hier, die Entstehung unabhängig prognostisch relevanter R1-Situationen verhindern können.

Aufgrund unserer Daten läßt sich somit postulieren, daß bei adäquater onkologisch chirurgischer Therapie R1-Befunde von unmittelbarer therapeutischer Relevanz zur Seltenheit werden sollten.

Tritt unter solchen Bedingungen ein positiver Schnittrandbefund auf, ist dieser Indikator für ein aggressives Tumorwachstum, und damit eher in die Indikationsstellung zu systemischen und lokoregionären Therapieverfahren einzubeziehen.

Lediglich wenn R1-Befunde als Resultat eines primär inadäquaten Resektionsausmaßes resultieren, kann eine Nachresektion indiziert sein. Hier muß aber individuell unter Einbeziehung von tumorbiologischen Daten und operativem Risiko entschieden werden.

Literatur

1. Hermanek P, Wittekind C (1994) Residual tumor (R) classification and prognosis. Semin Surg Oncol 10:12–20
2. Fein M, Fuchs KH, Ritter MP et al. (1998) Application of the new classification for cancer of the cardia. Surgery 124:707–714
3. Hölscher AH, Bollschweiler E, Beckurts KTE, Siewert JR (1996) Radikalitätsausmaß beim Cardiacarcinom-Oesophagektomie oder Gastrektomie. Langenbecks Archiv für Chirurgie 169–172
4. Jakl RJ, Miholic J, Koller R et al. (1995) Prognostic factors in adenocarcinoma of the cardia. Am J Surg 169:316–319
5. Böttcher K, Roder JD, Busch R et al. (1993) Epidemiologie des Magenkarzinoms aus chirurgischer Sicht – Ergebnisse der Deutschen Magenkarzinomstudie 1992. Deutsche Medizinische Wochenschrift 118:729–736
6. Songun I, Bonenkamp JJ, Hermans J, van Krieken JH, van de Velde CJ (1996) Prognostic value of resection-line involvement in patients undergoing curative resections for gastric cancer. Eur J Cancer 32A:433–437
7. Peracchia A, Bonavina L et al. (1999) Results of surgical therapy in patients with adenocarcinoma of the esophagus and cardia. Gastric Cancer 2:89–94
8. Miholic J, Moeschl P, Schwarz C et al. (1987) Prognostische Faktoren beim Kardiacarcinom. Chirurg 58:656–662
9. Siewert JR, Hölscher AH, Bollschweiler E et al. (1994) Chirurgie des Barrett-Carcinoms. Chirurg 65:102–109

Endoscopic and Surgical Treatment of Preneoplastic and Early Squamous Cell Cancer of the Esophagus

M. Kitajima, Y. Kitagawa, T. Ohmori, H. Kawakubo, S. Ozawa und N. Ando

Department of Surgery, Keio University, School of Medicine, 35 Shinanomachi, Shinijuku-ku, Tokyo 160, Japan

For the management of preneoplastic and early squamous cell cancer of the esophagus, an identification of the high risk group of esophageal carcinogenesis as a target of intensive screening is critical. Although the mass-screening system for gastrointestinal cancers has been developed in Japan, detection rate of asymptomatic early esophageal cancer is still low in X-ray screening (0.007%) or routine endoscopy (0.03%). Intensive endoscopic screening by iodine staining for the high risk group such as alcoholics (3.6%) or the patients with head and neck cancer (9.3%), has significantly improved detection rate of early esophageal cancer.

To investigate the genetic markers of malignant potential in preneoplastic lesions and early esophageal cancer, we have tested the expression of p53 and Ki67 by immunohistochemistry in the 139 iodine unstained lesions (esophagitis: 56, mild dysplasia: 29, moderate dysplasia: 12, severe dysplasia: 10, squamous cell carcinoma: 32). p53 expression rate was increased according to the histological malignant findings from esophagitis (4%), dysplasia (33%) to carcinoma (50%). Ki67 labeling index was measured as a marker of cell proliferation in these lesions. Ki67 labeling index was significantly higher in carcinoma (29.6%) in comparison with esophagitis (14.6) and dysplasia (19.0%). Expression rate of p53 in dysplasia accompanied by cancer (50%) was significantly higher than that in dyplasia without cancer (21%). Also Ki67 labeling index was significantly higher in dysplasia accompanied by cancer than that in displasia without cancer. These findings suggest that p53 expression and Ki67 labeling index are useful indicators to predict preneoplastic lesions with high risk.

Endoscopic mucosal resection (EMR) as a minimally invasive and curative treatment for superficial esophageal cancer has been developed in Japan. In the data for incidence of lymphatic invasion and lymph node involvement of superficial esophageal cancer, 55% of lymphatic invasion and 9% of lymph node metastasis were observed in m3 lesion (depth of invasion reached to the musclaris mucosae). These data suggest that an absolute indication of EMR for esophageal lesion should be m1 to m2 lesion (depth of invasion is limited within lamina propria, which has no risk of lymph note involvement. However, endoscopic resection of deeper lesion up to sm2 and wider lesion is technically feasible. Relative indication of EMR is more flexible to the poor risk cases for radical esophagectomy. In our experiences of EMR for 254 lesions of superficial esophageal cancer in 171 cases, the patients with m1 or m2 lesion are all disease free after EMR. Local recurrence was observed after piece meal resection of wide spread lesions (8.2%) and treated by local irradiation. All three cases with cancer death were caused by lymph node metastasis after EMR with the lesion with submucosal invasion, which were relative applications of EMR because of poor risk for radical esophagectomy. Complications including perforation (0.5%), bleeding (15.2%) and stenosis (10.5%) were all controlled by conservative treatment.

Finally, I would like to introduce our on-going project "Sentinel node mapping", which is a tool for extension of minimally invasive approaches for GI cancers including esophageal cancer. The accumulated data on the distribution of lymph node metastasis in esophageal cancer confirmed by three-field radical lymphadenectomy showed that 18% of the upper thoracic esophageal cancer had abdominal lymph node metastasis and 24% of the lower thoracic esophageal cancer had cervical lymph node metastasis. Prediction of the first metastatic site from the primary lesion of esophageal cancer has been thought to be difficult. To approach this issue, we have utilized "Sentinel node concept". Sentinel node is defined as the first draining node from the primary lesion and would be the first site of micrometastasis. If this hypothesis were correct, lymph node metastasis would be diagnosed by status of sentinel node. For the detection of the sentinel node in GI cancers, endoscopic injection of technecium tin colloid into the submucosal layer was performed. Location of sentinel node is detectable by lymphoscintigraphy and can be identified by intra-operative gamma probing. We are now testing the validity of the sentinel node concept in GI cancers including esophageal cancer by intra-operative sentinel node detection and standard lymphadenectomy. The results of initial experience were promising (151 cases: detection rate: 90%, accuracy: 96%). Because of the possibility for lymph node metastasis, extensive three-field lymphadenectomy is standard procedure in Japan even for m3 cases. In case of submucosal invasion or lymphatic invasion is detected by historical analysis after EMR, spot irradiation on the sentinel node area would be the next reasonable option to avoid lymph node recurrence instead of radical esophagectomy with three field lymph node dissection. In case of surgical resection, modified surgery such as selective indication of cervical lymphadenectomy and sentinel node sampling would be applicable.

In conclusion, for the management of preneoplastic and early squamous cell cancer of esophagus, intensive endoscopic screening of high risk group with iodine staining and genetic analysis are important to detect cases with absolute indication for EMR. In near future, extension of minimally invasive approach including EMR ad modified surgery for the superficial esophageal cancer would be feasible by sentinel node mapping for the preservation of QOL.

Rekonstruktion nach Gastrektomie – Wertigkeit von Pouch und Duodenumpassage

A. Schwarz und H. G. Beger

Chirurgische Klinik I, Universitätsklinik, Universität Ulm, Steinhövelstraße 9, 89075 Ulm

Zwei Dinge sind es, unter denen der Gastrektomierte am meisten zu leiden hat: Das ist zum einen die Dumpingsymptomatik und zum anderen der alkalische Reflux.

Die richtige Wahl des Rekonstruktionsverfahrens soll nun helfen, diese Symptome zu vermindern.

Die große Vielfalt der nahezu 60 verschiedenen Rekonstruktionsverfahren nach Gastrektomie läßt sich im Prinzip reduzieren auf zwei Grundprinzipien: die Rekonstruktion mit bzw. ohne Erhalt der Duodenumpassage (DP) und die Rekonstruktion mit bzw. ohne Anlage eines Pouch.

Am häufigsten wird in Europa immer noch die Y-Roux-Rekonstruktion ohne Pouch durchgeführt. Sie ist am einfachsten und am schnellsten, und daher wohl so verbreitet. Ich werde Ihnen zeigen, daß aber jedes Rekonstruktionsverfahren – Y-Roux ohne Pouch, Rodinoersatzmagen und Interposition mit Pouch – seine spezielle Indikation hat.

Vom theoretischen Hintergrund her sollte der Erhalt der Nahrungspassage durch das Duodenum – als wesentlicher Resorptionsort für Aminosäuren, als Ort der Durchmischung des Speisebreis mit Galle und Pankreassekret sowie als wichtiger Sekretionsort gastrointestinaler Hormone – von relevanter klinischer Bedeutung sein.

Von der Pouchanlage erwarten wir außerdem:

1. Möglichkeit der Aufnahme größerer Nahrungsportionen
2. Barriere gegen intestinoösophagealen Reflux, damit weniger Refluxösophagitis
3. Verzögerung der Passagezeit, damit weniger Dumpingsymptome
4. Bessere Ausnutzung der zugeführten Nahrung, damit weniger Mangelernährung.

Adaptationsphänomene nach Ersatzmagenbildung

Tierexperimentell sind die morphologischen und funktionellen Adaptionsvorgänge eines Dünndarmpouch mittlerweile recht gut untersucht.

Das Pouchvolumen nimmt postoperativ deutlich zu und erreicht nach 6 Monaten 200 bis 300% seines ursprünglichen Ausgangsvolumens [1].

Desweiteren kommt es zu einem morphologischen Strukturwandel mit muskulärer Wandhypertrophie, Verplumpung und Verbreiterung der Zotten und einer Verminderung der Schleimhautoberfläche [12].

In Abhängigkeit vom Rekonstruktionsprinzip mit oder ohne Erhalt der Duodenalpassage kommt es zu einer Veränderung des Verteilungsmusters peptidhormonproduzierender Zellen im Dünndarmpouch, was relevanten Einfluß auf die Regulation gastrointestinaler Hormone hat [3].

Weitere Adaptionsvorgänge betreffen die Motilität im Dünndarmpouch [4]. Es kommt im Verlauf zu einer Veränderung des Motilitätsmusters mit Abnahme der Propagierungsgeschwindigkeit und des Motilitätsindex, was eine bessere Nahrungsretention und langsamere Entleerung zur Folge hat.

Wichtig ist, daß diese Adaptionsvorgänge ihre Zeit brauchen – nämlich mindestens 3 – 6 Monate, so daß Patienten mit kurzer Lebenserwartung davon nicht profitieren.

Prospektive randomisierte Studien

Was ist in klinischen Studien belegt?

Derzeit sind 8 prospektive randomisierte Studien abgeschlossen und publiziert [2,5 – 10,12]. Diese Studien widersprechen sich zum Teil, insbesondere dort, wo es um die Lebensqualität (LQ) geht.

Troidl [13] untersuchte die Wertigkeit der Pouchanlage. Nur diejenigen Patienten profitierten vom Pouch, welche länger als ein Jahr überlebten.

Schmitz [9] untersuchte ebenfalls die Wertigkeit der Pouchanlage, aber bei erhaltener DP. Pouchpatienten hatten hinsichtlich LQ nur einen tendenziellen Vorteil. Das Problem dieser Studie war allerdings, daß LQ gemessen wurde mit Meßinstrumenten, die nicht geeignet sind, die feinen Unterschiede der Befindlichkeit herauszuarbeiten (Spitzerindex, Cushieri).

Fuchs [5] untersuchte die Wertigkeit der DP. Er hat die größte Patientenzahl rekrutiert. Aber auch er fand keine signifikanten Unterschiede in der LQ. Die Lebensqualität wurde allerdings ebenfalls mit sehr ungenauen Testmethoden (Visickscore und Spitzerindex) erfaßt.

Nakane [8] verglich Y-Roux, Rodino und Interposition mit Pouch. Y-Roux hat eindeutig am schlechtesten abgeschnitten.

In der Ulmer Studie [10] wurde ebenfalls Y-Roux verglichen mit Rodino (HLR) und Jejunuminterposition mit Pouchanlage (JIPP). Zusätzlich wurde die Pouchgröße untersucht und den kleinen 10-cm-Pouch mit einem großen 20-cm-Pouch verglichen.

Reservoirfunktion: Nahrungsaufnahme

Was ist nun belegt? Belegt ist, daß ein Pouch zu einer Vergrößerung der Nahrungsaufnahmekapazität führt. In der finnischen Studie von Iivonen [6] ist beim Vergleich Y-Roux mit HLR im gesamten Follow-up über 2 Jahre die Nahrungsaufnahmekapazität in der Pouchgruppe signifikant größer.

Motilität, Nahrungsretention und Pouchentleerung

Vorteile für den Pouch auch bei der Retention und Entleerung:

Exemplarisch hier zu die Daten der japanischen Studie von Nakane:

Entleerungsszintigraphische Untersuchungen zeigen, daß die aufgenommene Nahrung im Pouch zunächst pendelt. Die Y-Roux-Gruppe zeigt eine sehr schnelle Sturzentleerung. Die Pouchanlage bietet hingegen eine bessere Reservoirfunktion mit längerer Nahrungsretention und langsamerer Entleerung des Speisebreis.

Refluxproblematik

Das schwerwiegendste Problem für Patienten nach Gastrektomie war vor allem früher der alkalische Reflux mit starkem Sodbrennen. Eine lange Y-Roux-Schlinge von 40 cm sollte vor alkalischem Reflux schützen. Die aktuellen Daten zeigen aber, daß die Refluxproblematik durch Jejunuminterposition unter der Voraussetzung eines ausreichend langen Interponats mindestens genauso gut vermieden werden kann. Endoskopisch zeigt sich ein Jahr nach Gastrektomie bei Jejunuminterposition lediglich in 8% eine Refluxösophagitis im Gegensatz zu 23% bei Y-Roux-Rekonstruktion.

Dumpingsymptomatik

Ein weiteres Problem, die Dumpingsymptomatik, wird durch die verzögerte Entleerung bei Pouchanlage günstig beeinflußt. Exemplarisch wieder Daten aus der finnischen Studie [6]: Die Dumpinghäufigkeit ist in der Pouchgruppe signifikant niedriger und nimmt in der zweijährigen Beobachtungsphase weiter ab. Hingegen bleibt die Dumpingrate nach Y-Roux-Rekonstruktion ohne Pouch während des gesamten Follow-up auf ihrem hohen Level.

Körpergewicht

Zum Körpergewicht nun Daten aus der Ulmer Pouchstudie [10]. Insgesamt 5 Gruppen: zwei Gruppen mit Ulmer Magen, d. h. Jejunuminterposition mit Pouchanlage: U10 und U20 mit kleinem 10-cm-Pouch bzw. großem 20-cm-Pouch, dann zwei Gruppen mit Rodino-Ersatzmagen: R10 und R20 ebenfalls mit kleinem 10-cm- bzw. großem 20-cm-Pouch, sowie die Y-Roux-Rekonstruktion ohne Pouch. Alle Patienten verlieren nach Gastrektomie in den ersten 3 Monaten durchschnittlich 15% ihres Ausgangsgewichts. Während das Körpergewicht bei den Rekonstruktionen ohne Erhalt der Duodenalpassage weiter abfällt, steigen Patienten mit Ulmer Magen, bei denen die Duodenalpassage erhalten wurde, mit ihrem Gewicht nach 6 Monaten wieder an. Ihr Körpergewicht ist zu diesem Zeitpunkt um 7,8% höher als in den anderen Gruppen (p < 0,05).

Lebensqualität

Die Lebensqualität wurde in der Ulmer Studie [10] mit einem sehr detaillierten gastrointestinalen Lebensqualitätsindex ermittelt. Der LQ-Index fällt in allen Gruppen nach 3 Wochen und 3 Monaten kontinuierlich ab. Nach 6 Monaten kommt es bei den Patienten mit Erhalt der Duodenalpassage zu einem erneuten Anstieg des LQ-Index. Den niedrigsten LQ-Index hatte die Y-Roux-Rekonstruktion. Bei Anlage eines Rodinoersatzmagens lag der LQ-Score um 7 Punkte höher. Bei Erhalt der Duodenalpassage lag der gastrointestinale LQ-Index nach 6 Monaten statistisch signifikant um 12,3%-Punkte höher (p < 0,01). Keinen Einfluß auf den LQ-Score hatte aber das Pouchvolumen.

Glukosehomöostase

Die Blutzuckerregulierung nach Gastrektomie ist gestört. Wird die Duodenalpassage aufgehoben, so entsteht nach Gastrektomie eine pathologische Glukosetoleranz mit durchschnittlich um 30% höheren Blutzuckermaximalwerten [10]. Durch den Erhalt der Duodenalpassage beim Ulmer Magen wird diese Störung der Glucosehomöostase weitgehend vermieden. Es entsteht keine pathologische Glucosetoleranz. Die Blutzuckerkurve beim Ulmer Ersatzmagen ist nahezu identisch mit der Kurve der Kontrollgruppe. Das Pouchvolumen selbst hat jedoch keinen Einfluß auf die Glucosehomöostase.

Die Insulinsekretion ist bei Erhalt der Duodenalpassage im Gegensatz zu allen anderen Rekonstruktionen massiv gesteigert. Woran liegt das? Die Stimulation der Insulinfreisetzung aus den beta-Zellen basiert nur etwa zur Hälfte auf dem glykämischen Reiz des Blutzuckerspiegels. Für die andere Hälfte sind intestinale insulinotrope Hormone maßgeblich, die nur bei direktem Kontakt der Nährstoffe mit der Duodenalmukosa freigesetzt werden. Die Insulinfreisetzung wird unter anderem stimuliert durch die insulinotrop-wirkenden gastrointestinalen Hormone GIP [11], Motilin, GLP-1 sowie in geringerem Ausmaß auch CCK. Bei Aufhebung der DP ist daher die Insulinsekretion vermindert. Bei Erhalt der Duodenalpassage resultiert hingegen eine verstärkte Insulinsekretion.

Eisenmangelanämie

Die Eisenresorption erfolgt großteils im Duodenum. Nach Gastrektomie kommt es bei Aufhebung der Duodenalpassage zu Eisenmangelanämie mit einem signifikanten Abfall von Serumeisen und Hämoglobin. Beim Ulmer Magen [10] hingegen liegt 6 Monate postoperativ der Hb-Wert um 14% höher ($p < 0{,}05$) und der Serumeisenspiegel sogar um 60% höher ($p < 0{,}01$).

Zusammenfassung

Abschließend möchte ich die belegten Vorteile nochmals zusammenfassen, und zwar differenziert nach Effekten, die auf die DP und solche, die auf den Pouch zurückzuführen sind:

Durch den Erhalt der DP wird eine Störung der Blutzuckerregulierung vermieden. Unter Stimulation sind die maximalen BZ-Spiegel um 23% niedriger ($p < 0{,}05$).

6 Monate nach Gastrektomie und Rekonstruktion unter Erhalt der DP haben die Patienten ein signifikant höheres KG (8%; $p < 0{,}05$), signifikant höhere Eisen- (60%; $p < 0{,}01$) und Hb-Werte (14%; $p < 0{,}05$), signifikant höhere Sekretionswerte für GIP und Insulin ($p < 0{,}05$) und einen signifikant höheren gastrointestinalen LQ-Index (12,3%-Punkte höher; $p < 0{,}01$).

Die belegten Vorteile, die auf die Pouchanlage zurückzuführen sind, bestehen aus: einer signifikant größeren Nahrungsaufnahmekapazität, weniger Dumping (3% vs 37%), selteneres Sodbrennen (4% vs 20%) und weniger Refluxösophagitis (endoskopisch 7% vs 23%). Inwieweit die Pouchanlage auch auf die Gewichtsentwicklung und die Lebensqualität Einfluß nimmt, kann noch nicht mit letzter Sicherheit gesagt werden, da die Daten aus den vorliegenden Studien hierzu teils widersprüchlich sind.

Ganz wesentlich ist aber, daß diese klinisch relevanten Verbesserungen der Symptomatik wegen der langdauernden Adaptionsvorgänge dem Patienten frühestens 6 Monate nach Gastrektomie zugute kommen.

Schlußfolgerung

Basierend auf diesen Daten entstand unser Ulmer Therapiekonzept zur Rekonstruktion nach Gastrektomie:

Alle kurativ operierten Patienten mit Magenkarzinom, die also eine relativ gute Lebenserwartung haben, erhalten in Ulm eine Rekonstruktion unter Erhalt der Duodenumpassage mit Anlage eines (kleinen) Ersatzmagens.

Palliativ operierte Patienten erhalten eine Rekonstruktion mit HLR-Ersatzmagen, da solche Patienten wegen ihrer schlechten Prognose nicht mehr von den Vorzügen einer JIPP profitieren. Die Y-Roux-Rekonstruktion erfolgt nur bei Hochrisikopatienten (ASA IV) wegen der kürzeren OP-Dauer und beim Kardiakarzinom mit intrathorakaler Anastomose aus technischen Gründen.

Bevor dieses Therapiekonzept aber zu einer generellen Therapieempfehlung werden kann, sind weitere klinische Studien mit größeren Patientenzahlen und vor allem mit geeigneten Meßinstrumenten zur Erfassung der Lebensqualität erforderlich.

Literatur

1. Beese G, Fuchs KH, Thiede A (1994) Experimentelle Untersuchungen zur Wertigkeit des Pouches nach Gastrektomie. Zentralblatt für Chirurgie 119: 904 – 910
2. Bozetti F, Bonfanti G, Castellani R, Maffioli L, Rubino A, Diazzi G, Cozzaglio L, Gennari L (1996) Comparing reconstruction with Roux-en-Y to a pouch following total gastrectomy. J Am Coll Surg 183: 243 – 248
3. Faß J, Füzesi L, Steffes B, Itoh Z, Dreuw B, Schumpelick V (1995) Nach Gastrektomie beeinflußt die Duodenalpassage das Verteilungsmuster verschiedener peptidhormonproduzierender Zellen in der Dünndarmmukosa. Langenbecks Arch Chir Suppl I: 329 – 334
4. Faß J, Dreuw B, Schäfer S, Schumpelick V (1991) Motilitätsmuster im jejunalen Ersatzmagen nach totaler Gastrektomie. Langenbecks Arch Chir, Chir Forum 423 – 428
5. Fuchs KH, Thiede A, Engemann R, Deltz E, Stremme O, Hamelmann H (1995) Reconstruction of the food passage after total gastrectomy: randomized trial. World J Surgery 19: 698 – 706
6. Iivonen M, Matikainen M, Nordback I (1997) Jejunal pouch reconstruction diminishes postoperative symptoms after total gastrectomy. Dig Surg 14: 260 – 266
7. Liedman B, Andersson H, Berlund B, Bosaeus J, Hugosson I, Olbe L, Lundell L (1996) Food intake after gastrectomy for gastric carcinoma: the role of a gastric reservoir. Br J Surg 83: 1138 – 1143
8. Nakane Y, Okumura S, Akehira K, Okamura S, Boku T, Okusa T, Tanaka K, Hioki K (1995) Jejunal pouch reconstruction after total gastrectomy for cancer. Ann Surg 222: 27 – 35
9. Schmitz R, Moser KH, Treckmann J (1994) Lebensqualität nach prograder Jejunuminterposition mit und ohne Pouch. Eine prospektive Studie bei Magencarcinompatienten zur Frage des Reservoirs als Rekonstruktionsprinzip nach totaler Gastrektomie. Chirurg 65: 326 – 332
10. Schwarz A, Büchler M, Usinger K, Rieger H, Glasbrenner B, Friess H, Kunz R, Beger HG (1996) Importance of the duodenal passage and pouch volume after total gastrectomy and reconstruction with the Ulm pouch: Prospective randomized clinical study. World J Surgery 20: 60 – 67
11. Schwarz A, Friess H, Usinger K, Büchler MW, Beger HG (1996) Einfluß der Rekonstruktionsmethode nach Gastrektomie auf die Sekretion von GIP und dessen Bedeutung für die Insulinsekretion. Langenbecks Arch Chir Supp I: 81 – 84
12. Starker M, Grund KE, Krieg H (1982) Morphometrische Untersuchungen an Darminterponaten nach totaler Gastrektomie. Langenbecks Arch Chir 356: 119 – 128
13. Troidl H, Kusche J, Vestweber KH, Eypasch E, Maul U (1987) Pouch versus esophagojejunostomy after gastrectomy: a randomized clinical trial. World J Surg 11: 699 – 712

Tumorzellpositive Peritoneallavage: Radikalchirurgischer Eingriff noch gerechtfertigt?

A. Schwarz

Chirurgische Klinik I, Universitätsklinikum, Universität Ulm, Steinhövelstraße 9, 89075 Ulm

Insbesondere beim Magenkarzinom sind trotz radikalem chirurgischen Vorgehen mit kurativer Ro-Resektion Tumorrezidive nicht selten! Unter den Tumorrezidiven des Magenkarzinoms stellt die disseminierte Peritonealkarzinose mit 30–50% eine der häufigsten Formen eines Tumorrezidivs dar und hat eine sehr schlechte Prognose. Diese Arbeit beschäftigt sich daher mit folgenden Fragen:

- Sind freie Tumorzellen, die beim Primäreingriff bei einer Peritoneallavage nachgewiesen werden können, verantwortlich für die Ausbildung einer Peritonealkarzinose im weiteren Verlauf? Und welche Mechanismen liegen dem zugrunde?
- Und zweitens: Hat der Nachweis einer tumorzellpositiven Peritoneallavage (PL) prognostische Relevanz und sollte er daher auch Einfluß auf das Ausmaß der Radikalität des chirurgischen Eingriffs haben?

Tiermodelle zur Erzeugung einer Peritonealkarzinose aus menschlichen Magenkarzinomzellinien

Es ist experimentell mittlerweile gut belegt, daß freie Tumorzellen (FTZ) in der Bauchhöhle die Voraussetzung für die Entstehung einer Peritonealkarzinose sind. Vor allem japanische Arbeitsgruppen haben sich mit den experimentellen Grundlagen zur Entstehung einer Peritonealkarzinose auseinandergesetzt.

Am detailliertesten hat Yutaka Yonemura [5] aus Kanazawa am Beispiel des Magenkarzinoms die verschiedenen Mechanismen der Entstehung einer Peritonealkarzinose in Omentum, Zwerchfell, Douglas, Mesenterium und parietalen Peritoneum aufgezeigt.

Er beschreibt die Lösung von Tumorzellen von der Serosa des Primärtumors – die Wanderung freier Tumorzellen durch die Bauchhöhle – die Anheftung von Tumorzellen an die Oberfläche des Peritoneums – die Invasion der Tumorzellen in das subperitoneale Gewebe – und die Proliferation von Tumorzellen mit Ausbildung einer Peritonealkarzinose.

Yonemura beschreibt im wesentlichen drei Mechanismen: erstens die Migration von FTZ durch „milky spots" am Omentum, zweitens die Migration von FTZ durch „stomatas" an Zwerchfell und Bauchdecke und drittens die Adhäsion von Tumorzellen an submesotheliale Basalmembranen zwischen geschrumpften Mesothelzellen.

Mechanismus der Entstehung einer Peritonealkarzinose im Omentum

Am Omentum basiert die Entstehung einer Peritonealkarzinose auf dem Vorhandensein von sog. „milky spots" mit einem Durchmesser von 100–300 µm. Elektronenmikroskopisch finden sich auf diesen „milky spots" kleine Poren mit einem Durchmesser von 5–10 µm, die in Verbindung stehen mit ableitenden submesothelialen Lymphbahnen. Diese feinen Poren sind von einem kribriformen Netzwerk ausgekleidet. Dadurch wird zwar einerseits die rasche Migration von Tumorzellen in die regionalen Lymphknoten behindert. Andererseits sorgt dieses Netzwerk jedoch auch dafür, daß eindringende Tumorzellen an dieser Stelle relativ lange Zeit verbleiben und dort auch proliferieren.

Mechanismus der Entstehung einer Peritonealkarzinose am Zwerchfell

Das Zwerchfell hat keine „milky spots", aber viele kleine Poren. Diese „stomatas" haben eine Verbindung zu darunterliegenden lymphatischen Hohlräumen. Einwegklappen mit Ventilmechanismus sorgen in Kombination mit dem negativen Druck während der Inspiration dafür, daß Flüssigkeiten zentripetal aus der Peritonealhöhle gerichtet in die lymphatischen Hohlräume fließen. Freie Tumorzellen migrieren durch diese „Stomata" und wandern in submesotheliale Lymphbahnen ein, wo sie proliferieren und durch Induktion von Neovaskularisation Tumorknoten ausbilden.

Mechanismen der Adhärenz von Tumorzellen an Mesothelzellen

Der dritte Schritt besteht in der Adhäsion von freien Tumorzellen an die glatten Oberflächen von submesothelialen Basalmembranen, wo sie lange Pseudopodien ausbilden und dort proliferieren.

Methodik

Am frühesten wurde von den Gynäkologen beim Ovarialkarzinom die Methode der intraoperativen Peritoneallavage zum zytologischen Nachweis freier Tumorzellen eingesetzt. Nach Eröffnung der Bauchhöhle erfolgt vor Manipulation des Tumors eine Spülung der Bauchhöhle mit 1 Liter 0,9% NaCl-Lösung. Die Lavageflüssigkeit wird sofort wieder entfernt und für 10 Minuten bei 1200 g zentrifugiert, in Ficoll-Paque gebracht und erneut zentrifugiert. Die Sensitivität des zytologischen Nachweises ist dabei stark abhängig von der Nachweismethode. Beim Magenkarzinom fand beispielsweise Nakajima [3] im Stadium I mit konventioneller Zytologie eine tumorzellpositive PL bei 3% der Patienten.

Mittels Immunzytologie lassen sich im Stadium I hingegen in Abhängigkeit von der Art und der Anzahl der gewählten monoklonalen Antikörper bei bis zu 30% der Patienten frei zirkulierende Tumorzellen in der Peritonealhöhle nachweisen [6].

Freie Tumorzellen beim Magenkarzinom

In einer Studie der Kieler Arbeitsgruppe zur Evaluierung der prognostischen Bedeutung freier Tumorzellen [6] wurden bei 62 Patienten mit Magenkarzinom die Peritoneallavageflüssigkeit immunzytochemisch untersucht und mit 43 Kontrollpatienten ohne Karzinom verglichen. Zur Detektion von FTZ wurden sechs verschiedene monoklonale Antikörper eingesetzt. Bei 53% der Patienten fanden sich freie Tumorzellen in der Peritonealhöhle.

Wir gehen im allgemeinen davon aus, daß zur Entstehung von FTZ in der Bauchhöhle eine Serosainfiltration des Tumors erforderlich ist. Diese Daten stehen dazu aber in klarem Widerspruch: Bereits im Stadium I – also ohne Serosainfiltration – lassen sich immunzytologisch bereits bei 32% der Patienten FTZ nachweisen!

Die kumulativ geschätzte Überlebensrate nach Kaplan-Meier liegt bei Patienten mit tumorzellnegativer PL nach 4 Jahren bei 70% im Gegensatz zu 30% bei Patienten mit tumorzellpositiver PL (p = 0,0038).

Auch in den frühen Stadien I und II haben Patienten mit tumorzellnegativer PL eine signifikant bessere Überlebensrate (80% vs 54%; p = 0,02).

Zu vergleichbaren Ergebnissen kommt auch die Münchner Arbeitsgruppe um Siewert und Nekarda [4]. In dieser im letzten Jahr im *British Journal of Cancer* publizierten Studie über 118 Pat mit kurativ operiertem Magen-Ca waren bei 19% der Patienten FTZ in der PL immunzytologisch (MAK Ber-Ep4) nachweisbar. Zytologisch negative Patienten hatten ein medianes Überleben von 72 Monaten im Vergleich zu 11 Monaten beim zytologischen Nachweis von FTZ in der PL. Auch die geschätzte 5-Jahres-Überlebensrate nach Kaplan-Meier lag bei den zytologisch negativen Patienten signifikant höher: 60% vs 8% (p = 0,0001).

In der multivariaten Analyse zeigt sich der immunzytologische Nachweis von FTZ in der PL als der zweitstärkste unabhängige Prognosefaktor (p < 0,0001) mit einem relativen Risiko von 4,4. Im Beobachtungszeitraum von durchschnittlich 69 Monaten verstarben an einem Tumorrezidiv unter den Patienten mit FTZ 91%, aber nur 38% der Patienten ohne FTZ (p < 0,0001). Der Anteil Patienten, die im ersten Jahr an einer manifesten Peritonealkarzinose verstorben sind, lag in der Gruppe der Zytologie-positiven Patienten bei 57% und damit signifikant höher (p = 0,02) als bei den Zytologie-negativen Patienten (8%).

Freie Tumorzellen beim Pankreaskarzinom

In der Chirurgischen Klinik der Universität Ulm wurde bei 36 Patienten mit duktalem Adenokarzinom des Pankreas die Peritoneallavageflüssigkeit zytologisch (konventionell, keine Immunzytologie) untersucht [1]. Als Kontrollgruppe dienten 21 Patienten mit chronischer Pankreatitis. Unter den Pankreaskarzinomen wurden FTZ bei 12 Pat (33%) gefunden. Keine FTZ fanden sich bei 21 Pat (58%). Bei 3 Pat (95) war aufgrund hochgradiger Zelldegeneration eine zytologische Diagnose nicht möglich. Es fanden sich FTZ ausschließlich in den fortgeschrittenen Stadien III und IV. Unter den zytologisch positiven Patienten hatten ein Drittel einen regionalen LK-Befall ohne Fernmetastasen (Stadium III), zwei Drittel befanden sich bereits im Stadium IV und hatten Fernmetastasen.

Hinsichtlich der Überlebensdauer zeigt die Kaplan-Meier-Kurve einen signifikanten Unterschied zwischen Patienten mit positiver und negativer Zytologie (p < 0,05). 6 Monate postoperativ lebten noch 81% der Patienten mit negativer Zytologie, aber nur 42% der Patienten mit positiver Zytologie (p < 0,05). Im weiteren postoperativen Verlauf entwickelten 75% der Patienten mit positiver Zytologie eine klinisch manifeste Peritonealkarzinose, aber nur 14% der Pat mit negativer Zytologie.

Freie Tumorzellen bei kolorektalen Karzinomen (KRK)

In einer Studie der Kieler Arbeitsgruppe [6] wurden 109 Pat mit KRK immunzytochemisch untersucht. Bei 31% der Patienten fanden sich freie Tumorzellen in der Peritonealhöhle. Auch hier ist überraschend, daß sich im Stadium I bereits bei 19% der Patienten FTZ in der PL nachweisen lassen. In der Kaplan-Meier-Kurve liegt die kumulativ geschätzte Überlebensrate nach 4 Jahren bei Patienten mit tumorzellnegativer Peritoneallavage bei 60% im Gegensatz zu 28% bei Patienten mit tumorzellpositiver PL. Dieser Unterschied ist hochsignifikant (p = 0,0079).

Therapie mittels intraperitonealer Chemotherapie bei tumorzellpositiver Peritoneallavage

Hat der Nachweis von FTZ in der Peritonealhöhle nicht nur prognostische, sondern auch therapeutische Relevanz? Bisher gibt es keine einzige kontrollierte Studie, die es rechtfertigen würde, aus dem Nachweis von FTZ in der PL eine Einschränkung der Radikalität des chirurgischen Vorgehens abzuleiten.

Andererseits gibt es auch kaum Datenmaterial aus kontrollierten Studien zur Frage, ob eine adjuvante intraoperative Chemotherapie beim Nachweis von FTZ in der PL Einfluß auf das Überleben hat. Alle größeren Studien zur adjuvanten intraoperativen Chemotherapie betreffen Patienten mit bereits manifester Peritonealkarzinose.

Es gibt bisher allerdings eine kleine Studie von Masahiro Hiratsuka aus Osaka [2]. Er hat bei 442 Patienten mit fortgeschrittenem Magenkarzinom die Peritoneallavageflüssigkeit zytologisch untersucht. In einer kleinen Subgruppe von 15 Patienten mit FTZ in der PL hat er nach kurativer Resektion 8 Patienten mit adjuvanter intraoperativer Chemotherapie (40 mg Mitomycin C) behandelt und 7 Patienten nicht behandelt. Die Zwei-Jahres-Überlebensrate liegt bei den Patienten ohne intraoperative Chemo bei 29% i. Vgl. zu 63% bei Patienten mit intraoperativer Chemotherapie. Der Unterschied ist allerdings nicht signifikant (p = 0,35).

Zusammenfassung

Es ist mittlerweile experimentell gut belegt, daß FTZ im weiteren Verlauf zur manifesten Peritonealkarzinose führen können.

Sowohl bei kolorektalen Karzinomen als auch beim Magenkarzinom und beim Pankreaskarzinom korreliert die Überlebensrate signifikant mit zytologischen Befunden einer tumorzellpositiven PL. Beim Magen-Ca haben selbst die günstigen Tumorstadien UICC I und II bei tumorzellpositiver PL eine signifikant schlechtere Überlebensrate.

Schlußfolgerung

Der Nachweis von freien Tumorzellen in der Peritonealhöhle kann für das KRK, das Magenkarzinom und das Pankreaskarzinom als neuer Prognoseparameter angesehen werden. Da der Nachweis von FTZ prognostische Relevanz hat, ist zu überdenken, ob der Nachweis von FTZ in der PL künftig in das Staging mit einbezogen werden sollte. Die vorhandenen Daten zur Wertigkeit einer tumorzellpositiven PL sind aber noch relativ begrenzt, so daß derzeit der Nachweis einer tumorzellpositiven PL keinen Einfluß haben darf auf das Ausmaß der Radikalität des chirurgischen Eingriffs. Außerdem kann aus dem Nachweis von FTZ in der PL nach derzeitiger Datenlage nicht abgeleitet werden, daß eine standardmäßige adjuvante Chemotherapie erfolgen sollte. Hierzu sind kontrollierte Studien erforderlich.

Literatur

1. Heeckt P, Safi F, Binder T, Büchler M (1992) Freie intraperitoneale Tumorzellen beim Pankreascarcinom – Bedeutung für den klinischen Verlauf und die Therapie. Chirurg 63:563
2. Hiratsuka M, Furukawa H, Ivanaga T et al (1997) Peritoneal lavage cytology and intraperitoneal chemotherapy, in: Yonemura Y (Ed) Peritoneal dissemination – Molecular mechanisms and the latest therapy. Maeda Shoten Co., Ltd, Kanazawa, Japan, Kap 13, 201 – 213
3. Nakajima T, Harashima S, Hirata M (1987) Prognostic and therapeutic values of peritoneal cytology in gastric cancer. Acta Cytol 22:225
4. Nekarda H, Geß C, Stark M, Müller JD, Fink U, Schenk U, Siewert JR (1999) Immunocytochemically detected free peritoneal tumour cells (FPTC) are a strong prognostic factor in gastric carcinoma. Br J Cancer 79:611
5. Yonemura Y (1997) Peritoneal dissemination – Molecular mechanisms and the latest therapy. Maeda Shoten Co., Ltd, Kanazawa, Japan
6. Schott A, Vogel I, Krueger U, Kalthoff H, Schreiber H-W, Schmiegel W, Henne-Bruns D, Kremer B, Juhl H (1998) Isolated tumor cells are frequently detectable in the peritoneal cavity of gastric and colorectal cancer patients and serve as a new prognostic marker. Ann Surg 227:372

Dysplasie – Frühkarzinom

H. Höfler, E. Mueller und J. Mueller

Institut für Pathologie, Technische Universität München, Klinikum rechts der Isar, Ismaninger Straße 22, 81675 München

Dysplasia – Early Carcinoma

Summary. The concept of dysplasia is based on a set of lesions that preceed carcinoma (the dysplasia – carcinoma sequence) in a stepwise progression of morphologic and molecular biologic processes (genomic instability and accumulation of genetic changes, leading to the development of an invasive carcinoma. Dysplasia is defined histologically as an unequivocal neoplastic change without evidence of invasion. Dysplasia can be seen as a precancerous change, in the vicinity of invasive carcinoma or in association with a carcinoma at noncontiguous sites (so-called „field effect"). Dysplasia is graded as high or low, and may be a localized (adenoma), or diffuse change. The diagnosis of early carcinoma (pT1), in the Western world, requires that invasion is present and that there is a potential for metastasis. The chance of a cure through complete tumor removal is high.

Key words: Dysplasia – Precancerous lesions – Early carcinoma

Zusammenfassung. Der Begriff der Dysplasie beschreibt Läsionen, die im Rahmen der Dysplasie-Karzinom-Sequenz über eine stufenweise Progression morphologischer und molekularbiologischer Veränderungen in invasive Karzinome übergehen können. Die Diagnose der Dysplasie umfaßt neben den präkanzerösen Läsionen, auch Dysplasien, die im Rand invasiver Karzinome und im Zusammenhang mit invasiven Karzinomen an anderer Stelle („field effect") auftreten. Histologisch ist die Dysplasie eine eindeutige neoplastische Veränderung ohne Nachweis einer Invasion. Es wird unterschieden zwischen hoch- oder niedriggradigen Dysplasien und lokalisierten (Adenomen) oder diffusen Formen. Frühkarzinome (pT1-Kategorie) erfüllen (in den Ländern der westlichen Welt) zusätzlich das Kriterium der Invasion und haben ein potentielles Metastasierungsrisiko. Die Heilungschancen sind hoch.

Schlüsselwörter: Dysplasie – Präkanzeröse Läsionen – Frühkarzinom

Tumorstenosen: Laser und Stents

K. E. Grund und U. Schrimpf

Chirurgische Endoskopie, Universitätskliniken, Hoppe-Seyler-Straße 3, 72076 Tübingen

Tumor Stenosis: Laser and Stents

Summary. Recanalisation of tumor stenoses is one of the most effective but most difficult interventions in flexible endoscopy. Analysing our own 5000 such interventions in the GIT between 1989 and 1999, indications, conctraindications, differential therapy and technical procedures are discussed, concerning special surgical aspects and multimodal therapies. Ablation (Nd: YAG-Laser, APC) and prostheses [plastic tubes, stents (SEMS)] have to be used not as alternatives but as components of an individual combination therapy, together with dilative methods. The „state of the art" and future aspects are discussed regarding innovative new technologies.

Key words: Tumortherapy – Laser – Stent – Argon-Plasma-Coagulation

Zusammenfassung. Die Rekanalisation von Tumorstenosen gehört zu den effektivsten, aber auch schwierigsten Interventionen der flexiblen Endoskopie. Anhand des eigenen Krankengutes (> 5000 Rekanalisationen im GIT zwischen 1989 und 1999) werden die Indikationen, Kontraindikationen, die Differentialtherapie und die technische Durchführung, vor allem in Kontext mit chirurgischen Eingriffen und den neuen Modalitäten der neoadjuvanten und adjuvanten Therapie dargelegt. Ablative Verfahren (Nd: YAG-Laser, APC, Injektionsdestruktion etc.) und prothetische Verfahren (Plastiktuben, SEMS) sind meist nicht alternativ, sondern als Bausteine einer Kombinationstherapie zu sehen und zusammen mit dilatativen Methoden einzusetzen. Der derzeitige „Stand der Technik" sowie Zukunftsaspekte unter Berücksichtigung neuester Technologien werden dargestellt und diskutiert.

Schlüsselwörter: Tumortherapie – Laser – Stent – Argon-Plasma-Coagulation

Zu den Hauptvorträgen wurden die folgenden FREIEN VORTRÄGE gehalten, die in Kurzfassung angefügt werden.

MIB-1-Proliferationsindex/VEGF-Expression-Marker für den Response der neoadjuvanten Therapie des Ösophaguskarzinoms?

A. Imdahl, C. Ihling, K. D. Rückauer und E. H. Farthmann

Chirurgische Universitätsklinik Freiburg, Abteilung für Allgemeine Chirurgie mit Poliklinik, Hugstetter Straße 55, 79106 Freiburg

MIB-1 Proliferation Index/Expression of VEGF-Predictors for Response of Neoadjuvant Therapy in Esophageal Cancer?

Summary. In only 25% of patients with esophageal cancer can a complete response (CR) due to preoperative RCTX be expected. Perioperative mortality after RCTX is increased. Therefore, factors predicting response to preoperative RCTX are urgently needed. Since 1994, 66 patients with esophageal cancer received preoperative RCTX. CR was 26% and 5-year survival in those patients was 48%. The proliferation rate (PR; MIB-1, $n = 53$) and the VEGF expression ($n = 21$) of tumors (before RCTX) were retrospectively determined by immunohistology and results compared with response after resection. None of the tumors with a PR < 40% revealed a CR ($P = 0.002$). On the contrary, tumors with a high expression of VEGF did not respond to radiochemotherapy. From the obtained data it appears that tumors with a ratio of MIB-1 : VEGF (6:1) respond to preoperative RCTX.

Key words: Esophageal cancer – Neoadjuvant therapy – Proliferation index – VEGF-expression

Zusammenfassung. Nur etwa 25% der Patienten mit einem Ösophaguskarzinom zeigen einen kompletten Response (CR) nach präoperativer Radio-Chemotherapie (RCTX), die perioperative Komplikationsrate nach RCTX ist erhöht. Daher werden Faktoren benötigt, die an der primären Tumorprobe bereits einen möglichen Response erkennen lassen. 66 Patienten erhielten seit 1994 eine RCTX, die CR betrug 26% (48% 5-J-Überlebensrate). Die Proliferationsrate (MIB-1, $n = 53$) und die VEGF-Expression ($n = 21$) der Karzinome (vor RCTX) wurde retrospektiv untersucht. Keiner der Tumoren mit einer CR hatte eine PR < 40%, VEGF-Expression > 20% ergab keine CR. Auf Grund dieser Daten kann eine CR vor RCTX bei einem PR : VEGF-Verhältnis von > 6:1 erwartet werden.

Schlüsselwörter: Ösophaguskarzinom – Neoadjuvante Therapie – Proliferationsindex, VEGF-Expression

Endoskopischer Stenosegrad und histologische Regression nach neoadjuvanter Radio-/Chemotherapie beim Plattenepithelcarcinom des Ösophagus

H. Schäfer, P. M. Schneider, R. Metzger, S. P. Mönig, U. Flucke und A. H. Hölscher

Klinik und Poliklinik für Visceral- und Gefäßchirurgie, Universität zu Köln, Joseph-Stelzmann-Straße 9, 50931 Köln

Endoscopic Tumor Stenosis and Tumor Regression Following Neoadjuvant Therapy in Squamous Cell Carcinoma of the Esophagus

Summary. In a prospective study we evaluated the value of flexible esophagoscopy in restaging of patients with squamous cell carcinoma (SCC) of the esophagus. Before and after neoadjuvant treatment, tumor stenosis was determined using a special grading system. An improvement of the endoluminal tumor growth was compared with the tumor regression using a 3-step regression system (modified according to Junker/Müller). In 11 of 20 patients, the grade of stenosis was improved following neoadjuvant treatment. These findings did not correlate with the histologic tumor regression. In 2 of 4 patients, total endoluminal disappearance was related to a complete tumor regression in the specimen.

Key words: Restaging – Neoadjuvant therapy – Esophageal cancer

Zusammenfassung. In einer prospektiven Studie wurde bei 20 vorbehandelten Patienten mit Plattenepithelcarcinom des Ösophagus die Wertigkeit der flexiblen Ösophagoskopie beim Restaging untersucht. Vor und nach neoadjuvanter Radio-/Chemotherapie wurde der Stenosegrad bzw. der intraluminale Tumorbefall evaluiert. Eine eventuelle Abnahme des endoluminalen Tumorbefalls wurde mit der endgültigen histologischen Tumorregression (modifiziert nach Junker/Müller) verglichen. Der Stenosegrad konnte bei 11 von 20 Patienten nach Vorbehandlung verbessert werden, eine Korrelation zur histologischen Regression ergab sich nicht. War endoluminal kein Tumor mehr nachweisbar, wurde in 2 von 4 Fällen auch histologisch eine komplette Remission erzielt.

Schlüsselwörter: Restaging – Neoadjuvante Therapie – Ösophaguscarcinom

Die Kryotherapie – eine Erweiterung des Behandlungsspektrums von Lebermetastasen

J. K. Seifert, T. Achenbach, A. Heintz und Th. Junginger

Klinik für Allgemein- und Abdominalchirurgie, Universität Mainz, Langenbeckstraße 1, 55101 Mainz

Cryotherapy – Extension of the Therapeutic Modalities for Liver Metastases

Summary. We aimed to assess the results of cryotherapy for liver metastases. Between January 1996 and September 1999 49 patients with liver metastases were treated with cryotherapy on 54 occasions. Thirty-seven patients had colorectal primaries. In 28 patients, cryotherapy was combined with liver resection. One patient died in the perioperative period and 13 of the remaining 48 developed complications (27%). Of 37 patients with colorectal primaries, 25 had a preoperatively elevated CEA serum level, which returned to the normal range in 19 of them (76%). At a median follow up of 13 months, 28 patients developed recurrent tumor: 14 hepatic (four with involvement of the cryosite), 13 hepatic and extrahepatic (four with involvement of the cryosite) and one extrahepatic only. Median survival and 2 year survival were 23 months and 50% for all patients, and 29 months and 55% for patients with colorectal primaries. Cryotherapy for liver metastases is feasible with acceptable morbidity, and early results regarding survival are encouraging.

Key words: Liver metastases – Resection – Survival

Zusammenfassung. Von 1/96 bis 9/99 wurden bei 49 Patienten mit Lebermetastasen 54 kryotherapeutische Eingriffe durchgeführt. Bei 37 Patienten lagen colorectale Primärtumoren vor. Bei 28 Patienten kam die Kryotherapie in Kombination mit Leberresektion zur Anwendung.

Ein Patient starb im perioperativen Verlauf und 13 Patienten (27%) entwickelten Komplikationen. Bei 19 der 25 Patienten (76%) mit präoperativ erhöhten CEA-Spiegeln bei colorectalen Metastasen lagen diese postoperativ im Normbereich. Nach einer medianen Nachbeobachtung von 13 Monaten haben 28 Patienten ein Tumorrezidiv entwickelt: 14 hepatisch, 13 hepatisch und extrahepatisch (davon je 4 unter Beteiligung der Kryoablationsstelle) und 1 extrahepatisch. Die mediane Überlebenszeit und die 2-Jahres-Überlebensrate betrugen 23 Monate und 50% (alle Patienten) und 29 Monate und 55% (colorectal). Kryotherapie von Lebermetastasen ist mit vertretbarer Morbidität durchführbar bei ermutigenden Überlebensraten.

Schlüsselwörter: Lebermetastasen – Kryotherapie – Leberresektion – Überlebensraten

K-*ras*-Mutationen haben keine prognostische Bedeutung für kolorektale Lebermetastasen nach kurativer Leberresektion

H. Petrowsky, O. Graubitz, E. Staib-Sebler, I. Sturm, P. Daniel und M. Lorenz

Sloan-Kettering-Institute for Cancer Research, Rockefeller Research Laboratories, Y30 East 67th Street, New York, NY. 10021, USA

K-*ras* Mutations Confer no Prognostic Significance for Colorectal Liver Metastases Following Curative Hepatic Resection

Summary. Since K-*ras* mutations are thought to impart a strong growth signal to tumor cells, we investigated the relationship between K-*ras* mutations and prognosis in 41 patients with colorectal liver metastases following curative liver resection. Archived tissue from colorectal liver metastases was screened for K-*ras* point mutations in codon 12, and proliferation rates were determined through Ki-67 immunochemistry. K-*ras* mutations were detected in 6 out of 41 patients (15%). K-*ras* mutated lesions did not have significantly higher proliferation rates than wild-type lesions (Ki-67 score: 41.1 ± 2.8% versus 37.9 ± 2.8) respectively). K-*ras* mutational status did not correlate with survival (Kaplan-Meier). The presence of K-*ras* mutations does not correlate with tumor proliferation status and has no impact on patient survival following curative liver resection.

Key words: Colorectal liver metastases – Liver resection – K-*ras* – Ki-67

Zusammenfassung. Die Studie untersucht an einem Kollektiv von 41 Patienten mit kolorektalen Lebermetastasen, ob der K-*ras*-Status der Metastasen mit dem Überleben nach kurativer Leberresektion korreliert. Paraffin-eingebettetes Gewebe von Metastasen wurde auf K-*ras*-Punktmutationen im Kodon 12 untersucht. Proliferationsraten wurden durch Ki-67-Immunfärbung ermittelt. Bei 6 Patienten (15%) wurde eine K-*ras*-Mutation im Kodon 12 gefunden. Der Ki-67-Index von K-*ras*-mutierten Metastasen unterschied sich nicht signifikant von der Wildtyp-Gruppe (41,4 ± 2,8% versus 37,9 ± 2,8%). Ebenso war für beide Gruppen kein Unterschied im Überleben nachweisbar. K-*ras*-Mutationen führen nicht zu gesteigerter Proliferation. Der K-*ras*-Mutationsstatus von kolorektalen Lebermetastasen hat keinen Einfluß auf die Prognose nach kurativer Leberresektion.

Schlüsselwörter: Kolorektale Lebermetastasen – Leberresektion – K-*ras* – Ki-67

Präoperative Risikofaktoren und postoperative Morbidität nach Leberresektionen bei über 70-Jährigen: eine Multivarianzanalyse

M. K. Schilling, C. Redaelli, C. Seiler und M. W. Büchler

Klinik für Viszerale und Transplantationschirurgie, Universität Bern, Inselspital, 3010 Bern, Schweiz

Preoperative Risk Factors and Postoperative Morbidity After Liver Resections in Patients over 70 Years: a Multivariant Analysis

Summary. The effect of age, preoperative liver function and comorbidities such as diabetes, cardiovascular diseases and the extent of the surgical procedure on postoperative morbidity were studied in 210 patients undergoing 234 liver resections for primary and secondary liver malignoma. In patients over 70 years old, cardiovascular diseases ($P = 0.022$), a GEC less than 6 mg/min per kg ($P = 0.001$), a preoperatively bilirubin greater than 50 mg/l ($P = 0.026$), and ASA Score greater than 2 ($P = 0.0001$) and an intraoperative blood loss greater than 2500 ml ($P = 0.032$) were associated with postoperative complications. In patients, less than 70 years, cardiovascular diseases ($P = 0.001$), a GEC less than 6 mg/min per kg ($P = 0.008$), and a preoperative bilirubin greater than 50 mg/l ($P < 0.036$) were associated with postoperative complications. It is concluded that age per se is not a risk factor for extended liver resections, but comorbidities are. Therefore, preoperative risk assessment and elimination, as well as a subtile surgical technique, are crucial for successful liver surgery in elderly patients.

Key words: Liver resections – Morbidity – Elderly – Multivariant analysis

Zusammenfassung. An 210 Patienten (234 Resektionen für primäre und sekundäre Lebertumore) wurde der Einfluß von Alter, präoperativer Leberfunktion und Comorbiditätsfaktoren sowie die Ausgedehntheit des Eingriffes auf postoperative Morbidität und Mortalität untersucht (Multivarianzanalyse). In der Gruppe > 70 Jahre waren kardiovaskuläre Erkrankungen ($p = 0{,}022$), eine GEC < 6 mg/min/kg ($p = 0{,}001$), ein präop. Bilirubin > 50 mg/l ($p = 0{,}026$), ein ASA-Score > 2 ($p = 0{,}0001$) sowie ein intraop. Blutverlust > 2500 ml ($p = 0{,}032$) mit postoperativen Komplikationen assoziiert, in der Gruppe < 70 Jahre kardiovaskuläre Erkrankungen mit $p = 0{,}001$, eine GEC < 6 mg/min/kg mit $p = 0{,}008$, ein präop. Bilirubin > 50 mg/l mit $p < 0{,}036$. Konklusion: Alter per se ist kein Risikofaktor für erweiterte Leberresektionen, jedoch erhöhen Co-Morbiditäten das OP-Risiko, so daß eine ausgiebige präoperative Risikoabklärung und subtile chirurgische Technik zu Erfolgskriterien für Leberresektionen bei älteren Patienten werden.

Schlüsselwörter: Leberresektionen – Morbidität – Alter – Multivarianzanalyse

Prospektive Analyse der Lebensqualitätsbeurteilung im perioperativen Verlauf beim Pankreaskarzinom

R. Kasperk, K. P. Riesener, A. Engeland und V. Schumpelick

Chirurgische Universitätsklinik, Universitätsklinikum der RWTH, Pauwelsstraße 30, 52074 Aachen

Prospective Analysis of Perioperative Changes in Subjective Quality of Life in Pancreatic Cancer

Summary. Self-assessed quality of life (QL) is especially important in palliative situations. We prospectively analysed perioperative changes of QL in pancreatic cancer (preoperative, early postoperative, and after 3 and 6 months) with the gastrointestinal QL-index (GQLI), the Spitzer index, a visual scale and two questions concerning the general health status and general QL. Independent of a curative or a palliative situation or conventional surgical criteria of success, all 26 patients showed a preoperatively reduced QL, a further and significant drop in QL after the operation, then an increase reaching the preoperative level and constant QL at 6 months postoperatively. Even patients who died towards the end of the study period experienced an identical post-OP improvement in QL.

Key words: Pancreatic cancer – Quality of life – Prognosis

Zusammenfassung. Die subjektiv empfundene Lebensqualität spielt gerade in der palliativen Behandlung eine große Rolle. Wir analysierten prospektiv den perioperativen Verlauf bei Pankreaskarzinom (vor OP, bei Entlassung, nach 3 und nach 6 Monaten) der subjektiven Lebensqualität mittels des gastrointestinalen Lebensqualitätsindex, dem Spitzer-Index, einer visuellen Skala und zwei summarischen Fragen zu Gesundheitszustand und Lebensqualität. Weitgehend unabhängig von einer kurativen oder palliativen Situation und auch von gängigen „harten Erfolgskriterien" zeigten die untersuchten 26 Patienten eine präoperativ reduzierte Lebensqualität, einen weiteren signifikanten Abfall durch die Operation, dann Anstieg auf das präoperative Niveau nach 3 Monaten und anschließend weitgehende Stabilität der Lebensqualität bis 6 Monate postoperativ. Auch Patienten, die bereits gegen Ende des Beobachtungszeitraumes verstarben, wiesen die typische postoperative Besserung der Lebensqualität auf.

Schlüsselwörter: Pankreaskarzinom – Lebensqualität – Prognose

Der diabetogene Effekt des Pankreaskarzinoms: Verbesserung der Glucosetoleranz nach Pankreaskopfresektion

H. Riediger, F. Pfeffer, U. Adam und U. T. Hopt

Abteilung für Allgemein-, Thorax-, Gefäß- und Transplantationschirurgie, Chirurgische Universitätsklinik Rostock, Schillingallee 35, 18057 Rostock

The Diabetic Effect of Pancreatic Cancer – Improved Glucose Metabolism After Partial Duodenopancreatectomy

Summary. *Methods:* 20 Patients with ductal adenocarcinoma of the pancreatic head were examined pre- and postoperatively by oral glucose tolerance test (oGTT) according to WHO criteria. In three cases, a non-insulin dependent diabetes mellitus was known from clinical history. *Results:* In preoperative oGTT, only five patients had normal glucose tolerance (6 = impaired, 9 = diabetes mellitus) despite insulin secretion at a high level. Postoperatively, insulin secretion decreased significantly whereas glucose tolerance improved significantly (11 × normal glucose tolerance). *Discussion:* Preoperatively, there is probably peripheral insulin resistance caused by the tumor. Therefore, a diabetic metabolism can improve after duodenopancreatectomy. An impaired glucose tolerance can be an early sign of pancreatic cancer.

Key words: Pancreatic cancer – Surgery – Diabetes mellitus – Insulin resistance

Zusammenfassung. *Methodik:* Bei 20 Patienten mit Adenokarzinom des Pankreaskopfes wurden prä- und postoperativ orale Glukosetoleranz-Tests (oGTT) nach WHO-Kriterien durchgeführt. In 3 Fällen bestand anamnestisch ein nicht-insulinpflichtiger Diabetes mellitus. *Ergebnisse:* Im präoperativen oGTT hatten nur 5 Patienten eine normale Glukosetoleranz 6 × eingeschränkt, 9 × Diabetes mellitus) trotz hoher Insulinsekretion. Postoperativ fiel die Insulinsekretion signifikant ab, die Glukosetoleranz besserte sich jedoch signifikant (11 × normale Glukosetoleranz). *Diskussion:* Präoperativ liegt vermutlich eine tumorbedingte periphere Insulinresistenz vor. Insofern kann sich eine diabetische Stoffwechsellage nach Pankreaskopfresektion verbessern. Eine eingeschränkte Glukosetoleranz kann ein frühes Zeichen des Pankreaskarzinoms sein.

Schlüsselwörter: Pankreaskarzinom – Chirurgie – Diabetes mellitus – Insulinresistenz

Splenektomie beim Magenkarzinom – Einfluß auf die perioperative Immunfunktion, die Morbidität und die Prognose

C. A. Jacobi, R. Stößlein, J. Ordemann, W.-D. Döcke und J. M. Müller

Klinik für Allgemein-, Visceral-, Gefäß- und Thoraxchirurgie des Universitätsklinikums, Charité, Campus Mitte, Schumannstraße 20/21, 10098 Berlin

The Influence of Splenectomy on Perioperative Immune Function, Morbidity and Prognosis in Gastric Cancer

Summary. The perioperative changes of systemic immune functions (leukocytes, CD4$^+$-, CD8$^+$-lymphocytes, HLA-DR-monocytes, cytokines IL-6, IL-10 and TNF-alpha) were investigated after gastrectomy (n = 88) with (n = 22) and without splenectomy (n = 66) in a prospective clinical trial. Additionally, morbidity and prognosis were analysed in both groups. There was no difference in age, gender and tumor stage between both groups. Splenectomy was associated with a significantly increased morbidity [anastomotic leakage (P = 0.03), local (P = 0.04) and systemic infections (P = 0.003), cardiac complications (P = 0.02)]. HLA-DR monocytes were significantly decreased while cytokine levels (IL-10, IL-6) and CrP levels showed a prolonged increase after splenectomy when compared with the other group. Furthermore, the incidence of local tumor recurrences was significantly higher after splenectomy (P = 0.03).

Key words: Gastrectomy – Gastric carcinoma – Splenectomy – Immune suppression

Zusammenfassung. In einer prospektiven klinischen Studie wurden die perioperativen Veränderungen der systemischen Immunfunktion (Leukozyten, CD4$^+$-, CD8$^+$-Lymphozyten, HLA-DR-Monozyten, die Zytokine IL-6, IL-10 und TNF alpha) nach Gastrektomie (n = 88) mit (n = 26) und ohne Splenektomie (n = 62) analysiert. Zusätzlich wurden die Morbidität und die Prognose ermittelt. Beide Gruppen unterschieden sich nicht im Alter, Geschlecht und den Tumorstadien. Die zusätzliche Splenektomie führte zu einer signifikant erhöhten Morbidität [Anastomoseninsuffizienzen (p = 0,03), lokale (p = 0,04) und systemische Infektionen (p = 0,003), kardiale Komplikationen (p = 0,02)]. Nach Splenektomie wurde eine signifikante Erniedrigung der HLA-DR-Monozyten sowie eine prolongierte Erhöhung der IL-10-, IL-6- und CrP-Spiegel beobachtet. Die Inzidenz an Lokalrezidiven war nach Splenektomie erhöht (p = 0,03).

Schlüsselwörter: Gastrektomie – Magenkarzinom – Splenektomie – Immunsuppression

Behandlungsstrategien bei gastralen Stromatumoren

M. Pross, Th. Manger, H.-U. Schulz, Th. Günther und H. Lippert

Klinik für Chirurgie der Otto-von-Guericke-Universität, Leipziger Straße 44, 39120 Magdeburg

Concepts of Therapy of Stromal Tumors in the Stomach

Summary. Gastrointestinal stromal tumors (GIST), which form a rare group of neoplasias of the gastrointestinal tract, have not yet been fully investigated. Although good progress has been made in the diagnosis, it is still a problem to assign these lesions concerning histogenesis and biological behavior. Between January 1994 and December 1999, 15 patients with a stromal tumor in the stomach were operated in the Department of Surgery. The primary tumor was removed in all patients with Ro-resection. Six patients developed hematogeneous liver metastasis, with the size of their primary tumor exceeding 10 cm. Extrahepatic distant metastases were not found in all cases investigated. Lymphadenectomy showed that lymph node metastases die not occur. Histological evaluation was made according to the guidelines of Lewin, Weinstein and Riddell. Currently, sure therapy is limited to complete surgical resection of the primary tumor and its metastases. To date, approches in adjuvant or neoadjuvant chemotherapy have failed to achieve a success.

Key words: Stromal tumors – GIST – Surgical therapy – Gastrointestinal tract

Zusammenfassung. Die Gastrointestinalen Stromatumoren (GIST) sind eine seltene, auch heute noch nicht vollständig aufgeklärte Gruppe von Neoplasien des Magen-Darm-Traktes. Trotz vieler Fortschritte der diagnostischen Möglichkeiten ist eine Zuordnung der GIST hinsichtlich ihrer Histogenese und Dignität nicht eindeutig. Im Zeitraum von 1/1994 bis 12/1999 wurden in der Klinik für Chirurgie 15 Patienten mit einem gastralen Stromatumor behandelt. Der Primärtumor konnte bei allen Patienten durch eine Ro-Resektion entfernt werden. Bei 6 Patienten kam es zu einer hämatogenen Lebermetastasierung, die Größe des Primärtumors betrug bei diesen Patienten mehr als 10 cm. Eine extrahepatische Fernmetastasierung ließ sich in allen untersuchten Fällen nicht nachweisen. Eine Lymphknotenmetastasierung konnte in den regionären Lymphknoten nicht festgestellt werden. Eine systematische Lymphadenektomie ist nicht indiziert. Die histologische Beurteilung der Dignität erfolgte auf der Grundlage der von Lewin, Weinstein und Riddell vorgeschlagenen Richtlinien. Das derzeitig gesicherte therapeutische Vorgehen besteht in der kurativen Resektion des Primärtumors sowie der Metastasen mit histologisch tumorfreien Resektionsrändern. Das Tumorrezidiv ist ebenso zu behandeln. Adjuvante oder neoadjuvante chemotherapeutische Ansätze zeigen bisher keine Erfolge.

Schlüsselwörter: Stromatumoren – GIST – Chirurgische Therapie – Gastrointestinaltrakt

MAGE-Expression beim Hepatocellulären Carcinom (HCC) als Ansatzpunkt potentieller adjuvanter Therapieverfahren

A. Kutup, S. B. Hosch, P. Scheunemann, N. Roch, K. Pantel und J. R. Izbicki

Abteilung für Allgemeinchirurgie, Chirurgische Klinik, Universitäts-Krankenhaus Eppendorf, Martinistraße 52, 20246 Hamburg

Expression of the Melanoma Antigen-Encoding Gene in Hepatocellular Carcinoma

Summary. The expression of genes of the MAGE family which encode tumor-rejection antigens recognized by autologous cytotoxic T-lymphocytes in association with a major histocompatibility complex class I molecule, has potential for the development of the specific immunotherapy of HCC. *Methods:* We studied 13 HCC specimens using the reserve transcription-polymerase chain reaction (RT-PCR). *Results:* One or more genes were expressed in 12 of 13 cases (92.3%). Six samples expressed between two and five MAGE-genes. The expression of melanoma antigen encoding-genes 1, 2, 4, 6, 9, 10 and 12 was observed in 23%, 15.4%, 53.8%, 15.4%, 7.7%, 7.7% and 53.8%, respectively. Of the 13 patients, five (38.5%) had a hepatitis-associated HCC. *Conclusions:* MAGE-gene-products are expressed in a high frequency and suggest the possibility as a target for tumor-specific immunotherapy for HCC-patients.

Key words: MAGE-gene – Tumor-rejection antigen – HCC – Immunotherapy

Zusammenfassung. *Fragestellung:* Die Gene der MAGE-Familie verschlüsseln tumorspezifische Antigene. Die Peptide werden zytotoxischen T-Lymphozyten über bestimmte MHC-Klasse-I-Moleküle präsentiert und stellen eine potentielle Grundlage für eine spezifische Immuntherapie dar. *Material und Methodik:* Aus kryoasservierten Gewebeproben des HCC wurde Total-RNA isoliert. Anschließend erfolgte die Synthetisierung der cDNA und die Amplifizierung mit der RT-PCR. *Ergebnisse:* Eine Expression von einem oder mehreren MAGE-Genen wurde bei 12 von 13 Tumoren (92,3%) beobachtet. 6 Tumore exprimierten zwischen 2 und 5 MAGE-Genen. Die Expression der Peptide 1, 2, 4, 6, 9, 10 und 12 erfolgte zu 23%, 15,4%, 53,8%, 15,4%, 7,7%, 7,7% und 53,8%. Bei 5 von 13 Patienten wurde eine Hepatitis-Infektion nachgewiesen. *Schlußfolgerung:* Aufgrund der hohen Expressionsrate der MAGE-Gene beim HCC könnte sich bei dieser Tumorentität die Möglichkeit für eine adjuvante, spezifische, antitumorale Immuntherapie eröffnen.

Schlüsselwörter: MAGE-Gene – Tumorspezifisches Antigen – HCC – Immuntherapie

Lebensqualität nach pylorus- vs. duodenumerhaltender Pankreaskopfresektion bei chronischer Pankreatitis

C. Schultz, S. Benz, U. Adam und U.-T. Hopt

Medizinische Fakultät, Klinik und Poliklinik für Chirurgie, Universität Rostock, Schillingallee 35, PF 10 08 88, 18055 Rostock

Quality of Life after Pylorus- vs Duodenum-Preserving Pancreatic Head Resection in Chronic Pancreatitis

Summary. Surgical therapy of chronic pancreatitis leads to good results. In addition to morbidity and mortality, quality of life becomes more significant. In a prospective randomised trial we compared pylorus-preserving (PPPD) vs duodenum-preserving (DPPHR) pancreatic head resection in 73 patients. Thirty-nine (17 DPPHR/22 PPPD) patients received the EORTC questionnaire and a specially designed pain score to assess the quality of life pre- and postoperatively (follow up 9 months). Global quality of life and emotional function increased significantly postoperatively ($P < 0.001$) in both groups. Loss of body weight and jaundice, as well as nausea and vomiting (DPPHR), and loss of appetite and meteorism (PPPD), decreased significantly ($P < 0.05$). Frequency of pain, intensity of pain and need of analgesic medication also decreased significantly ($P < 0.01$). In the PPPD group, a significantly ($P < 0.01$) lower frequency of pain was assessed.

Key words: Chronic pancreatitis – Pancreatic head resection – Quality of life – Pain

Zusammenfassung. Die chirurgische Therapie der chronischen Pankreatitis liefert insgesamt gute Ergebnisse. Neben der Morbidität oder Mortalität wird der Lebensqualität zunehmend Bedeutung beigemessen. In einer prospektiv-randomisierten Studie zum Vergleich von pylorus- bzw. duodenumerhaltender Pankreaskopfresektion (PPPD/DPPHR) wurden bislang 73 Patienten eingeschlossen, von denen bei 39 Pat. (17 DPPHR/22 PPPD) mittels EORTC-Fragebogen sowie mit einem speziellen Schmerzscore prä- und postoperativ (follow up 9 Mon.) die Lebensqualität evaluiert wurde. Postoperativ besserten sich die globale Lebensqualität und die emotionale Situation in beiden Gruppen signifikant ($p < 0,01$), Gewichtsverlust und Ikterus sowie Übelkeit/Erbrechen (DPPHR) bzw. Appetitlosigkeit und Meteorismus (PPPD) nahmen ab ($p < 0,05$). Schmerzhäufigkeit, Schmerzintensität und Schmerzmittelbedarf sanken ebenfalls signifikant ($p < 0,01$). Im Vergleich beider Gruppen traten in der PPPD-Gruppe signifikant weniger häufig Schmerzen auf ($p < 0,01$).

Schlüsselwörter: Chronische Pankreatitis – Pankreaskopfresektion – Lebensqualität – Schmerz

Palliative Chirurgie – konventionell oder MIC

E. Kraas und D. Manski

Chirurgisçhe Abteilung, Krankenhaus Moabit, Turmstraße 21, 10559 Berlin

Palliative Surgery – Open or Laparoscopic Technique?

Summary. Only half of the operations performed for cancer have a curative conclusion. Patients with incurable diseases need palliative surgery with minimal intervention. Therefore, the use of minimal invasive surgical techniques should be discussed. In gastrointestinal neoplasms, especially of the stomach and colon, major palliative resections are often more successful in regard of postoperative quality of life. The surgical technique is only a part, but an important one, in palliative care. The most important aspect of palliative care is the improvement of quality of life. Highest priority is directed towards pain control. This goal can be achieved with individual decisions based on close communication with patient, relatives and specialists.

Key words: Palliative care – Minimal invasive techniques – Laparoscopy – Quality of life

Zusammenfassung. Nur etwa die Hälfte aller wegen bösartiger Tumoren durchgeführten Operationen können mit kurativem Ziel beendet werden. Gerade bei unheilbar Krebskranken, bei denen der Eingriff mit palliativer Zielsetzung so klein wie möglich gehalten werden soll, ist der Einsatz der minimal-invasiven Chirurgie zu diskutieren. Bei Tumoren des Gastrointestinaltraktes insbesondere am Magen und im Bereich des Kolons sind jedoch auch palliative große Resektionen oft erfolgreicher hinsichtlich der postoperativen Lebensqualität. Die Operationstechnik ist ein wichtiger Teilbereich der Palliativmedizin. Wichtigstes Ziel ist für die letzten Lebensmonate eine Verbesserung der Lebensqualität. Höchste Priorität hat die Schmerzminderung. Dieses Ziel ist nur in enger Kommunikation und individueller Abstimmung mit Patient, Angehörigen und Fachkollegen möglich.

Schlüsselwörter: Palliative Medizin – Minimal-invasive Chirurgie – Laparoskopie – Lebensqualität

Nur etwa die Hälfte aller wegen bösartiger Tumoren durchgeführten Operationen können mit kurativem Ziel beendet werden, so daß den „Palliativ-Operationen" eine große Bedeutung zukommt. Um so erstaunlicher ist es, daß schon der Begriff Palliativoperation in den meisten Operationslehren keine Erwähnung findet.

Palliativ läßt sich vom lateinischen PALLIARE ableiten und heißt – ummänteln, verhüllen. Palliativmedizin ist die Lehre und Behandlung von Patienten mit einer nicht heilbaren, weit fortgeschrittenen und fortschreitenden Erkrankung und begrenzter Lebenserwartung. Hauptziel ist die Verbesserung der Lebensqualität des Patienten in seinen letzten Lebensmonaten, selten Jahren.

Symptomkontrolle, insbesondere der Schmerzen, die Integration der psychischen, sozialen und spirituellen Probleme gehören zu den wesentlichen Inhalten der Palliativmedizin, die stets eine Absprache der verschiedenen Disziplinen miteinander verlangt. Nur wenn Chirurg, Anästhesist und internistischer Onkologe eng miteinander kommunizieren und so auch dem Patienten und seinen Angehörigen gegenübertreten, sind diese Ziele der Palliativmedizin erreichbar.

Auf den folgenden Seiten wird der Stellenwert der minimal-invasiven Chirurgie im Vergleich zur konventionellen Chirurgie im Rahmen der palliativen Abdominalchirurgie erläutert.

Die MIC erscheint geradezu ideal, um dem Ziel gerecht zu werden, bei unheilbaren Krebskranken den Eingriff mit palliativer Zielsetzung so klein wie möglich zu halten. Eindeutig beantworten kann die diagnostische Laparoskopie die Frage: Handelt es sich um ein metastasiertes Karzinom? Hier hat die MIC besonders als Diagnostikum ihren Stellenwert beim Magen- und Pankreaskarzinom mit Peritonealkarzinose, die vorher in der Computer-Tomografie noch nicht zur Darstellung kam. [Jiminez 2000] [Moloy 1995]

Die MIC ist andererseits überfordert; wenn es darum geht zu entscheiden, ob eine palliative Resektion eines Karzinoms des Magens, Pankreas oder des Gallengangs noch möglich und sinnvoll ist oder nicht. Bei invasivem Wachstum in Gefäße und Nachbarorgane ist die Palpation des Chirurgen optisch nicht ersetzbar.

Bei einem Plattenepithelkarzinom des Ösophagus mit einer Inzidenz von 4–5 auf 100 000 und einer Lebenserwartung bei Inoperabilität von nur 6 Monaten muß das oberste Ziel sein, diese 6 Monate nicht noch durch längere Krankenhausaufenthalte zu verkürzen.

Die sinnvollste Therapieform ist hier die Bestrahlung, kombiniert mit einer endoskopischen Implantation eines Tubus. Sehr selten ist diese Implantation mit konventionellen chirurgischen Methoden notwendig. Erst im Endstadium, wenn die Stenose mit dem Gastroskop nicht mehr passierbar ist, kommt eine MIC-assistierte Implantation einer Ernährungsfistel in Frage (Tabelle 1). [Forastiere 19979] [Lehnert 1999]

Ganz anders ist das chirurgische Vorgehen beim fortgeschrittenen Magenkarzinom. Bei einer Inzidenz von 12 auf 100 000 und einer ebenfalls immer noch erschreckend niedrigen Lebenserwartung von unter 10% nach 5 Jahren, ist die Therapie der ersten Wahl die palliative konventionelle Magenresektion bzw. auch Gastrektomie. Nur wenn dies wegen des Allgemeinzustandes oder aus lokalen Gründen nicht möglich ist, sollte minimal-invasiv antekolisch eine Gastrojejunostomie angelegt werden. Eine diagnostische Laparoskopie ist bei der Staging-Untersuchung und bei der Therapiefindung hilfreich (Tabelle 2). [Molloy 1995] [Fuchs 1995] [Bogen 1996]

Beim Pankreaskarzinom liegt die Inzidenz bei 10 auf 100 000 und die mediane Lebenserwartung bei Inoperabilität bei 6 Monaten.

Eine palliative Wipple'sche Operation kommt nur in Zentren in Frage, die eine Operationsletalität von unter 5% haben, für die Großzahl der Kliniken ist sicherlich die endoskopische Entlastung der Gallenwege mit einem Pigtail-Katheter die Methode der Wahl. Wenn dies wegen einer Duodenalstenosierung nicht möglich ist, empfehlen wir die minimal-invasiv angelegte

Tabelle 1. Palliative Therapieoptionen bei fortgeschrittenem Ösophaguskarzinom

Ösophagus-Karzinom	
Inzidenz:	4–5/100 000
Lebenserwartung bei Inoperabilität:	6 Monate

Palliative Therapie
1. Strahlentherapie
2. endoskopische Tubusimplantation
3. konventionelle Tubusimplantation
4. MIC assist. Ernährungsfistel (PEG)

Tabelle 2. Palliative Therapieoptionen bei dem fortgeschrittenen Magenkarzinom

Magen-Karzinom	
Inzidenz:	12/100 000
Lebenserwartung:	von allen operativ behandelten (alle Stadien) leben nach 5 Jahren < 10%

Palliative Therapie
1. konventionelle Resektion – Gastrektomie
2. MIC: Gastrojejunostomie

Tabelle 3. Palliative Therapieoptionen bei dem fortgeschrittenen Pankreaskarzinom

Pankreas-Karzinom	
Inzidenz:	10/100 000
Lebenserwartung:	bei Inoperabilität 6 Monate

Palliative Therapie
1. konventionelle Whipple'sche Resektion
2. endoskopische Pigtail-Gallengangsdrainage
3. MIC-Gastrojejunostomie u. Cholecystojejunostomie
4. konventionelle Gastrojejunostomie u. Hepaticojejunostomie

Tabelle 4. Palliative Therapieoptionen bei dem fortgeschrittenen Gallengangskarzinom

Symptomatisches Gallenwegs- und Gallenblasenkarzinom	
Inzidenz:	5/100 000
Lebenserwartung:	im Median 6 Monate nach 5 Jahren leben noch < 5%

Palliative Therapie
1. endoskopische Pigtail-Gallenwegsdrainage
2. MIC-Cholecystojejunostomie
3. Konventionelle Hepaticojejunostomie
4. T-Drainage (MIC oder konventionell)

Gastrojejunostomie und Cholecystojejunostomie. Bei Voroperationen oder zu ausgedehntem Tumorbefall bleibt noch das konventionelle Vorgehen oder die perkutane transhepatische Gallenwegsdrainierung (Tabelle 3). [Gouma 1999] [Huguier 1999] [Jimenez 2000] [Lillemoe 1995]

Dieses Konzept gilt in noch strikterer Form für das fortgeschrittene Gallenwegs- und Gallenblasenkarzinom. Bei einer Inzidenz von 5/100 000 und einer Lebenserwartung im Median von 6 Monaten leben weniger als 5% aller Behandelten noch nach 5 Jahren. Verfahren der ersten Wahl ist die endoskopische Pigtaileinlage. Die laparoskopische Cholecystojejunostomie, die konventionelle Hepatikojejunostomie oder die Einlage einer PTC- oder T-Drainage mit Ableitung nach außen sind Alternativen. Auch hier gilt sorgfältig abzuwägen, was für den Patienten erträglicher ist, ein Ikterus möglicherweise mit starkem Juckreiz oder eine Galleableitung nach außen (Tabelle 4). [Benjamin 1999] [Gouma 1999] [Rossi 1996] [Sung 1995]

Beim kolorektalen Karzinom liegt die Inzidenz mit 30 – 40/100 000 höher als bei den bisher genannten Tumoren zusammen. Stadienabhängig ist auch die Lebenserwartung viel günstiger. Ziel der Chirurgie wird auch beim fortgeschrittenen Tumor eine palliative Resektion mit dem Ziel des Downstaging sein in Kombination mit adjuvanter Strahlen- und/oder Chemotherapie. Im Sigmabereich ist auch beim weit fortgeschrittenen Tumor eigentlich immer die Resektion in

Tabelle 5. Palliative Therapieoptionen bei dem fortgeschrittenen kolorektalen Karzinom

Kolon-/Rektum-Karzinom	
Inzidenz:	30–40/100 000
Lebenserwartung:	Stadienabhängig leben nach 5 Jahren noch zwischen 5–90%
re.seitiges Kolon:	1. konventionelle palliative Hemicolektomie rechts 2. MIC: Ileo-Transversostomie
linke Flexur:	1. konventionelle palliative Hemicolektomie links 2. MIC: Transverso-Sigmoidostomie
metastasiertes Sigma-Ca.:	MIC-Resektion
metastasiertes stenosiertes Rektum-Ca.:	1. konventionelle palliative Resektion und Bestrahlung 2. endoskopische transanale Laser-Resektion 3. MIC: doppelläufiger AP

MIC-Technik möglich. Erst wenn diese Resektionsverfahren beim weit fortgeschrittenen Kolon-Tumorleiden nicht mehr möglich sind, kommen Umgehungsanastomosen in Frage, die auch minimal-invasiv Seit-zu-Seit angelegt werden können. Besondere Therapieoptionen beim Rektumkarzinom sind das transanale Vorgehen mit dem Laser und die eines Anus praeter (Tabelle 5). [Baigrie 1994] [McGinnis 1994]

Bei Patienten, die wegen tumorbedingter Passagestörung im Endstadium mit Bauchschmerzen kommen, ist abzuklären, inwieweit es sich tatsächlich bei einem Subileus (evtl. mit chronischer Obstipation) um eine reine Tumorprogression handelt oder ob eine medikamentöse Therapie mit Schmerz-Opioiden für den Zustand verantwortlich ist. Hier kann es zu einem Circulus vitiosus kommen, der in jedem Fall primär durch Medikamentenwechsel unterbrochen werden sollte. Ob dann zusätzlich eine Operation notwendig wird, bleibt abzuwarten. Gerade bei chronischen Schmerzzuständen darf auf keinen Fall das Röntgenbild mit Ileuszeichen schon die Operationsindikation bedeuten. [Junginger 1999]

Die chirurgische Methodenwahl ist ein wichtiger Teilbereich bei der Betreuung von unheilbar Kranken. In Deutschland sterben jährlich ungefähr 220 000 Menschen an den Folgen ihres Tumorleidens, etwa 150 000 von ihnen leiden während ihres letzten Lebensjahres zum Teil an unerträglichen Schmerzen [Statistisches Jahrbuch 1998]. Durch eine Operation ist es im Einzelfall möglich, dieses Leiden erträglicher zu gestalten. Wenn immer dies möglich ist, sind wir dazu aufgefordert, dies in einer möglichst wenig zusätzlich traumatisierenden Form durchzuführen. Es erscheint nahezu unmöglich, durch prospektiv randomisierte Studien hier die Methodenwahl sichern zu können. Wollen wir das Ziel, die Verbesserung der Lebensqualität für den Patienten erreichen, so geht dies nur in immer wieder neuer Hinterfragung und Abstimmung mit Patient, Angehörigen und Kollegen.

Zusammenfassend läßt sich sagen:
1. Die Operationstechnik ist ein wichtiger Teilbereich der Palliativmedizin.
2. Wichtigstes Ziel ist für die letzten Lebensmonate eine Verbesserung der Lebensqualität.
3. Höchste Priorität hat die Schmerzminderung.
4. Dieses Ziel ist nur in enger Kommunikation und individueller Abstimmung mit Patient, Angehörigen und Fachkollegen möglich.

Literatur

Baigrie RJ, Berry AR (1994) Management of advanced rectal cancer. Br J Surg 81: 343–352
Benjamin IS (1999) Surgical possibilities for bile duct cancer: standard surgical treatment. Ann Oncol 10: 239–242
Bogen GL, Mancino AT, Scott-Conner CE (1996) Laparoscopy for staging and palliation of gastrointestinal malignancy. Surg Clin North Am 76: 557–569

Forastiere AA, Heitmiller RF, Kleinberg L (1997) Multimodality therapy for esophageal cancer. Chest 112: 195S – 200S

Fuchs CS, Mayer RJ (1995) Gastric carcinoma. N Engl J Med 333: 32 – 41

Gouma DJ, van Geenen R, van Gulik T (1999) Surgical palliative treatment in bilio-pancreatic malignancy. Ann Oncol 10: 269 – 272

Huguier M, Mason NP (1999) Treatment of cancer of the exocrine pancreas. Am J Surg 177: 257 – 265

Jimenez RE, Warshaw AL, Rattner DW et al (2000) Impact of laparoscopic staging in the treatment of pancreatic cancer. Arch Surg 135: 409 – 414

Junginger T, Ketterer K (1999) Palliativtherapie bei gastrointestinaler Obstruktion. Chirurg 70: 1397 – 1401

Khandelwal M (1995) Palliative therapy for carcinoma of the esophagus. Compr Ther 21: 177 – 183

Lehnert T (1999) Multimodal therapy for squamous carcinoma of the oesophagus. Br J Surg 86: 727 – 739

Lillemoe KD, Barnes SA (1995) Surgical palliation of unresectable pancreatic carcinoma. Surg Clin North Am 75: 953 – 968

McGinnis LS (1994) Surgical treatment options for colorectal cancer. Cancer 74: 2147 – 2150

Molloy RG, McCourtney JS, Anderson JR (1995) Laparoscopy in the management of patients with cancer of the gastric cardia and oesophagus. Br J Surg 82: 352 – 354

Ravichandran D, Johnson CD (1997) Pancreatic adenocarcinoma: why and when should it be resected? Postgrad Med J 73: 469 – 475

Rossi RL, Traverso LW, Pimentel F (1996) Malignant obstructive jaundice. Evaluation and management. Surg Clin North Am 76: 63 – 70

Saeger HD, Dobrowolski F, Naumann B, Wehrmann U (1999) Palliative Maßnahmen im hepatobiliopankreatischen System. Chirurg 70: 1402 – 1407

Shumate CR, Baron TH (1996) Palliative procedures for pancreatic cancer: when and which one? South Med J 89: 27 – 32

Sung JJ, Chung SC (1995) Endoscopic stenting for palliation of malignant biliary obstruction. A review of progress in the last 15 years. Dig Dis Sci 40: 1167 – 1173

Palliative Intentionen in der Onkologie – Endoskopische Verfahren

B. C. Manegold, M. R. Knoll und H. Schmidt

Abteilung für Chirurgische Endoskopie, Universitätsklinikum Mannheim, Theodor-Kutzer-Ufer 1–3, 68167 Mannheim

Palliative Intentions in Oncology – Endoscopic Procedures

Summary. Progress in oncology enables a longer life for oncologic patients. However, they live to see other tumor stages and their specific complications, untreatable by surgery or invasive procedures. Therefore, there is a high demand for endoscopic palliation, which has an important place in oncology. The limited observation time and the high level of comorbidity admits only few prospective trials and only small tested collectives.

Key words: Endoscopic tumor therapy – Endoscopic palliation

Zusammenfassung. Durch Fortschritte in der Onkologie haben die onkologischen Patienten einerseits ein längeres Überleben, andererseits erleben sie andere Tumorstadien und deren spezifische Komplikationen, die einer operativen oder eingreifenden Therapie nicht mehr zuführbar sind. Dadurch werden immer höhere Anforderungen an die endoskopische Palliation gestellt und die Endoskopie gewinnt interdisziplinär einen immer höheren Stellenwert. Begrenzte Beobachtungszeit bei hoher Co-Morbidität der Patienten läßt nur wenige prospektive Studien und nur kleine geprüfte Kollektive zu.

Schlüsselwörter: Endoskopische Tumortherapie – Palliation

Ziel palliativer intraluminaler endoskopischer Tumortherapie am Gastrointestinal- und Tracheobronchialtrakt in der Chirurgie ist vor allem die Rekanalisation tumorbedingter Stenosen und Passagebehinderungen. Daneben kommt sie zum Fistelverschluß, zur Blutstillung, zur künstlichen enteralen Ernährung, zur Dekompression und in besonderen Fällen auch zur Schmerzbehandlung in Betracht. Die Möglichkeiten, Indikationen und Ergebnisse endoskopischer Tumorpalliation sind in den verschiedenen Etagen der Organsysteme unterschiedlich. Die endoskopischen Palliationsverfahren werden noch immer unzureichend berücksichtigt und oft erst sehr spät eingesetzt. Sie sind in vielen Fällen jedoch gegenüber onkologischen, radiotherapeutischen und chirurgischen Maßnahmen für den Patienten eine gleichwertige oder bessere Alternative.

Ösophagus

Das primär inoperable Plattenepithelkarzinom der Speiseröhre wird in der Regel einem endosonographisch kontrollierten radio-chemotherapeutischen Downstaging-Protokoll unterzogen.

Leider stehen bisher keine gültige prädiktive Faktoren zur Verfügung, die mit hinreichender Sicherheit eine tatsächliche Tumorremission voraussagen könnten. So verbleibt dem dysphagischen Studien-Patienten die tägliche Hoffnung auf eine allmähliche Besserung seines Schluckvermögens und der Nahrungsaufnahme.

Die Möglichkeiten der adjuvanten und neoadjuvanten Endotherapie werden nicht ausreichend ausgeschöpft, da sie im Studienprotokoll nicht enthalten sind. Schon durch endoskopische Injektion ulcerogener Substanzen (Polidocanol, absoluter Alkohol) in den stenosierenden Tumor sind bei geringen Kosten, geringem Materialbedarf und einem erträglichen Maß an unerwünschten Nebenwirkungen deutliche und vergleichsweise rasche Rekanalisationserfolge zu erzielen, wenn auch nach anfänglichem Ödemverschluß der so behandelten Tumorstenose erst nach Abstoßung der Nekrosen am 2. – 3. Tag das Schluckvermögen merklich gebessert wird [2].

Die Implantation von selbstexpandierenden Metall- oder Plastikstents (SEMS/SEPS) ist zur Zeit die effektivste Tumor-Palliation an Speiseröhre und Cardia. Die korrekte Plazierung des Stents gelingt zu 98% und erreicht in der Regel eine sofortige Rekanalisation der Tumorstenose. Die Patienten berichten nach wenigen Tagen weder über Schmerzen, Schluckbeschwerden noch Fremdkörpergefühl. Die Stentimplantation ist auch bei symptomatischen radiogenen Stenosen und postoperativem stenosierendem Tumorrezidiv neben der künstlichen enteralen Ernährung über perkutane endoskopische Gastrostomie/Duodenostomie (PEG/PED) die einzige brauchbare Palliation, um zumindest das Schluckvermögen für Speichel wiederherzustellen. Grundsätzlich ist die Stentimplantation ambulant in tiefer Sedierung mit Midazolam oder Propofol organisierbar. Die hohen Kosten derzeit angebotener selbstexpandierender Metallstents (SEMS) werden durch Weiterentwicklung selbstexpandierender Plastikstents (SEPS) bereits unterlaufen. Der herkömmliche formstabile Plastiktubus, der bisher vielen Patienten geholfen hat, wird seinen Stellenwert behaupten. Er ist deutlich billiger, seine Implantation etwas aufwendiger und sein Indikationsgebiet auf die thorakalen Abschnitte der Speiseröhre begrenzt. Tumorablationsverfahren durch Laser, Afterloading und Argon-Plasma-Koagulation (APC) sind unberechtigt als primäre Palliationsmaßnahme bei nicht stenosierenden exophytischen Tumoren in den Hintergrund gedrängt worden.

Mageneingang

Eine inoperable Tumorstenose am Mageneingang kann wie ein stenosierendes Ösophaguskarzinom durch Stents überbrückt werden. Methodik und Instrumentarium sind dieselben. Unterschiedlich ist die Funktion. Tubus oder Stent liegen in der Cardia von cranial bogenförmig nach links gerichtet, nicht in einer geradlienigen Achse. Dies führt zu einer mechanischen Mehrbelastung, zur distalen Migration und leicht zu einem großkurvaturseitigen Wandkontakt des distalen Stentendes mit dem Effekt einer möglichen Schleimhautarrosion mit Schleimhautblutung, deckelartigem Tubusverschluß durch anliegende Magenwand bis zur gedeckten Wandpenetration. Die Extraktion eines funktionslosen Metallstents kann auf Schwierigkeiten stoßen, so daß vielfach ein Stent-in-Stent-Manöver vorgezogen wird. Es ist dabei zu berücksichtigen, daß die Elastizität des durch Stent überbrückten Stents vermindert wird.

Magenausgang

Eine intraluminal oder extraluminal tumorbedingte Magenausgangsstenose ist ebenfalls durch Stentimplantation überbrückbar. Erfolgreiche Einzelberichte liegen vor [8]. Die zur Verfügung stehenden Endoprothesen und Trägersysteme sind noch unzureichend entwickelt. Problematisch zur Zeit ist die Überwindung des Stenosewiderstandes in der Pylorusregion mit den bislang zu kurzen und zu weichen Pushern, die ihre Vorschubkraft über den langen Weg, d. h. durch Ausweitung der großen Kurvatur des Magens verbrauchen. Mitteilungen über erfolgreiche Stentimplantationen am gastro-duodenalen Übergang stehen noch ungelöste Fragen der anschließenden Funktion über längere Zeit gegenüber.

Eine Hilfe zur Ableitung gestauter Magensekrete bietet die perkutane endoskopische Gastrostomie (PEG) mit dicklumigen (ab 21 F) Drainagen. Diese Hilfe vermeidet für die letzte Zeit des Überlebens das rezidivierende schalenweise Erbrechen oder die nasogastrale Sonde zur Ableitung atonischer Sekrete bei hoher Duodenalstenose oder Peritonealkarzinose.

Papilla Vateri

Tumoren der Papilla Vateri führen frühzeitig zum Verschlußikterus und sind daher frühzeitig einer kurativen operativen Therapie zugänglich. Die endoskopische Palliation bietet die Spaltung des Papillendaches im tumortragenden Papillensegment an [1]. Der prospektive Erfolg dieses Eingriffes ist endoskopisch ablesbar an einer choledochozelenartigen Vorwölbung des intramuralen Choledochusverlaufes oberhalb des sichtbaren Tumors. Gelingt die Inzision bis in diesen Abschnitt hinein, ist langfristig für einen ungehinderten Galleablauf gesorgt. Bei Wiederauftreten eines Ikterus ist eine endoskopische Nachinzision möglich und effektiv. Beim Ballondurchzug vom gestauten D. hepatocholedochus über die gespaltene Tumorstenose der Papilla Vateri in das Duodenum läßt sich bei glatter Passage der gespaltenen Papille erkennen, daß mit einem raschen Re-Verschluß mit Re-Ikterus nicht zu rechnen ist. Führt die Tumorpapillotomie allein nicht zum erwünschten Erfolg, ist durch Stentimplantation (SEMS) Abhilfe zu erreichen.

Pankreas

Der Tumorschmerz bei inoperablem Pankreaskarzinom beruht auch auf Tumorinvasion in Nervenscheiden des viszeralen afferenten Systems. Die Plexusblockade durch CT-gesteuerte Feinnadelpunktion unterhalb des Truncus coeliacus mit Alkohol erreicht eine Schmerzreduktion in 80% und eine länger anhaltende Schmerzfreiheit in 50%. Das Ganglion coeliacum unterhalb des Truncus ist auch endosonographisch zu orten und neuerdings durch endosonographisch gesteuerte Punktion blockierbar [9].

Extrahepatische Gallenwege

Die endoskopische Palliation eines Tumorverschlusses der extrahepatischen Gallenwege durch transpapilläre Choledochusdrainage (TPCD) unter Verwendung von Plastikdrainagen seit 1979 oder durch selbstexpandierende Metallstents mit einem Durchmesser bis 10 mm im expandierten Zustand seit 1989 hat vielen Patienten ein sinnvolles und aktives Überleben bis zu 2 Jahren ermöglicht. Das Problem der Plastikdrainage ist deren Okklusionsneigung durch Sludge, das der Metallstents ihre kaum mögliche endoskopische Extraktion. Überzeugend ist immer wieder die Effektivität einer gelungenen endoskopischen Galleableitung mit Reduktion von Bilirubin und Cholestaseenzymen zum Normalbereich, Normalisierung der Gerinnungsparameter und Beseitigung bedrohlicher cholangitisch-septischer Schübe. Die transpapilläre Endoprothetik ist einer aufwendigen bilio-enterischen Anastomose gleichwertig oder überlegen [3, 4, 6]. Auch die endoskopische transpapilläre Choledochusdrainage ist „minimal-invasive Chirurgie".

Hepaticusgabel

Bei der endobiliären endoskopischen Palliation von Tumoren der Hepaticusgabel oder Metastasen in der Leberpforte ist auf ausreichende Drainage beider Hepaticusäste zu achten. Ein Plastikdrain, der z. B. den okkludierten D. hepaticus dexter entlastet, verschließt gleichzeitig die Gegenseite. Es müssen okkludierte und nicht-okkludierte Seite durch Plastikdrains entlastet sein. Bei Verwendung eines selbstexpandierenden uncovered Maschendrahtstents genügt die Drainage der tumorverschlossenen Seite, da die Galle der nicht okkludierten Seite über die Maschen des Stents ausreichend Ablauf hat. Oftmals ist die Palliation bei Tumorverschlüssen im Bereich der Hepaticusgabel durch perkutane transhepatische Maßnahmen technisch einfacher und wirksamer.

Intrahepatische Gallenwege

Das hepatozelluläre Karzinom wächst nicht selten thrombusartig intrakanalikulär. Nach Resektion befallener Lebersegmente erscheint das Tumorrezidiv gelegentlich intraluminal. In geeigneten Fällen ist bei perkutanem Zugang über ein Cholangiostoma cholangioskopisch ein verschlossener Gang durch wiederholte Alkoholinjektion in den Tumorthrombus zu eröffnen [11]. Das intrahepatische cholangio-zelluläre Karzinom kann bei lokalisiertem Sitz durch Afterloading-Verfahren oder photodynamische Therapie (PDT) ebenfalls perkutan cholangioskopisch angegangen werden [5]. Afterloading und PDT kommen über entsprechende Sonden auch duodenoskopisch-transpapillär bei Tumoren der Hepaticusgabel und der extrahepatischen Gallenwege zum Einsatz.

Colon und Rektum

Das lokal inoperable Rektumkarzinom und Karzinomrezidiv ist bei fehlender Indikation zur adjuvanten Radio-Chemotherapie nur durch verschiedene endoluminale Verfahren zu therapieren. Je tiefer die Anastomose angelegt wurde, desto eher kommen tumorablative Maßnahmen wie Laser, Argon-Plasma-Koagulation (APC) oder HF-Maßnahmen in Betracht. Diese sind bei Tumorinfiltration des Anoderms wegen Schmerzhaftigkeit und anschließender drohender Inkontinenz nicht zu empfehlen. Für höherliegende Stenosen eignet sich die Implantation weitlumiger selbstexpandierender Stents. Über Langzeiterfolge zur Palliation einer Tumorstenose durch Stent im Rektum gibt es bislang nur Einzelfall-Mitteilungen [7].

Die peranale Stentimplantation im Ileus ist notfallmäßig auch im Colon transversum bereits möglich, um bei operablen Patienten die Resektion nach entsprechendem Zeitgewinn und entsprechender Vorbereitung einzeitig vorzunehmen. Es wird über Hunderter-Serien bereits berichtet. Die Behandlung eines Dickdarmileus durch endoskopisch geführte Einlage einer Dekompressionssonde über die Tumorstenose hinaus ist ebenfalls nur eine operationsvorbereitende Palliativmaßnahme.

Trachea und Bronchien

Der inspiratorische Stridor eines exophytischen Tracheobronchialkarzinoms ist durch Stentimplantation in Trachea bzw. Hauptbronchien zu bessern. Hierbei wird bei primärem Tracheobronchialtumor ein gecoverter, bei Tumoreinbruch von außen eher ein nicht gecoverter Stent gewählt. Bei primärem obstruktivem Trachealtumor bieten sich auch das endoluminale mechanische Debulking und die anschließende Laserbehandlung zur Tumorablation und Blutstillung an. Bei hochsitzendem glottisnahem Stent und tumorbedingter beidseitiger Rekurrensparese ist der Weg für eine perkutane tracheoskopisch kontrollierte Punktionstracheostomie verwehrt, so daß den Patienten durch eine Laser-Chordotomie zur Erweiterung der verengten Stimmritze, allerdings unter Verstärkung von Heiserkeit und Aphonie geholfen werden kann.

Tumorablationsverfahren wie Laser, APC und Brachytherapie sind hervorragend geeignete Maßnahmen zur palliativen Tumorreduktion inoperabler nur leicht stenosierender Tumoren oder Tumorrezidive im Tracheo-Bronchialbereich. Ösophago-tracheobronchiale Tumorfisteln erfordern oft simultanes ösophageales und tracheo-bronchiales Doppelstenting [10].

Zusammenfassung

Palliative endoskopische Tumortherapie hat an Ösophagus und den extrahepatischen Gallenwegen seit Jahrzehnten ein klares Indikationsspektrum und ist den palliativen Operationsverfahren in den meisten Situationen sofort und auch für längere Zeit deutlich überlegen. Die derzeit bereits vorhandenen Möglichkeiten der endoskopischen Palliationsmethoden werden aber nur unzureichend genutzt. Die Weiterentwicklung brauchbarer Stents für Magenausgang, Duodenum, Colorektum und Tracheobronchialsystem werden zur palliativen endoskopischen Tumortherapie im Vergleich zu Gastroenterostomie, Umgehungsanastomosen, zum Colostoma und zur Tracheostomie neues Terrain eröffnen. Die neuen bildgebenden Verfahren werden frühzeitiger und sicherer zwischen kurabler Operabilität und konventioneller Inoperabilität differenzieren, den inoperablen Patienten besser definieren und somit die explorative Laparotomie reduzieren. Palliative endoskopische Tumortherapie bleibt jedoch mit allen differentialindikatorischen, methodischen und postinterventionellen Risiken endoluminale minimal-invasive Chirurgie.

Literatur

1. Abakken A, Osnes M (1986) Endoscopic choledochoduodenoscopy (EDDT) as palliative treatment of malignant periampullary obstructions of the common bile duct: a follow-up study. Gastrointest Endosc 32: 41–42
2. Chung G, S.C.S., Leong HT, Shoi CYC, Leong JWC, Lee AKC (1992) Palliation of malignant esophageal obstruction by endoscopic alcohol injection. Endoscopy 26: 275–277
3. Magistrelli P, Masetti R, Coppola R, Coco C, Antinori A, Nuzzo G, Picciocchi A (1993) Changing attitudes in the palliation of proximal malignant biliary obstruction. J Surg Oncol Suppl 3: 151–153
4. Mitty R, Cave DR (1995) Randomized trial of endoscopic stenting versus surgical bypass in malignant low bile duct obstruction. Gastrointest Endosc 42: 281–282
5. Ortner MA, Liebetruth J, Schreiber S, Hanft M, Wruck U, Fusco V, Müller JM, Hörtnagl H, Lochs H (1998) Photodynamic therapy of nonresectable cholangiocarcinoma. Gastroenterology 114: 536–542
6. Smith AC, Dowsett JF, Russell RC, Hatfield AR, Cotton PB (1994) Randomised trial of endoscopic stenting versus surgical bypass in malignant low bileduct obstruction. Lancet 344: 1655–1660
7. Tak J, Gevers AM, Rutgeerts P (1998) Self expandable metallic stents in the palliation of rectosigmoidal carcinoma: a follow-up study. Gastrointest Endosc 48: 267–271
8. Venu RP, Pastika BJ, Kini M, Chua D, Christian R, Schlais J, Brown RD (1998) Self-expandable metal stents for malignant gastric outlet obstruction: A modified technique. Endoscopy 30: 553–558
9. Wiersema M, Wiersema LM (1996) Endosonography-guided celiac plexus neurolysis. Gastrointest Endosc 44: 656–662
10. Witt C, Ortner M, Ewert R, Schmidt B, Steininger L, Baumann G, Lochs H, Schreiber B (1996) Multiple fistulas and tracheobronchial stenoses require extensive stenting of the central airways and esophagus in squamous-cell carcinoma. Endoscopy 28: 381–385
11. Yamamoto H, Hayakawa N, Nagino M, Kamija J, Nimura Y (1999) Percutaneous transhepatic cholangioscopic ethanol injection for intrabiliary tumor thrombi due to hepatocellular carcinoma. Endoscopy 31: 204–206

Schmerztherapie

M. Lempa

Chirurgische Klinik am Kreiskrankenhaus Grevenbroich, von-Werth-Straße 5, 41515 Grevenbroich

Pain Therapy

Summary. Cancer pain in surgical patients needs, whenever possible, a causal therapy. In addition, chemotherapy and/or radiation may be indicated. Simultaneous symptomatic pain management according to the guidelines for pain therapy in cancer should be started. In general, therapy of chronic malignant pain should follow the WHO-schema. Accompanying symptoms such as nausea and vomiting have to be treated early, for instance during first application of opioids prophylactically. Special pain syndromes such as visceral, neuropathic or bone pain often require additional pain medication.

Key words: Cancer pain – Pain therapy

Zusammenfassung. Schmerzen maligner Genese sollten nach Möglichkeit kausal therapiert werden. Daneben kann zusätzlich oder alternativ je nach Befund die Chemotherapie oder Radiatio indiziert sein. Zeitgleich muß ggf. mit einer symptomatischen medikamentösen Schmerztherapie begonnen werden. Diese sollte sich entsprechend der Leitlinie zur Tumorschmerztherapie am WHO-Stufenschema orientieren. Die Behandlung von tumor- und/oder therapiebedingten Begleitsymptomen, wie Übelkeit und Erbrechen, sollte frühzeitig und z. B. bei der Neueinstellung auf Opioide bereits prophylaktisch erfolgen. Spezielle Schmerzsyndrome, wie viszerale oder neuropathische Schmerzen oder Knochen- und Weichteilschmerzen, machen die zusätzliche Gabe von geeigneten Medikamenten erforderlich.

Schlüsselwörter: Tumorschmerz – Schmerztherapie

Einleitung

Von allen Patienten, die an fortgeschrittenen konsumierenden Erkrankungen leiden, bedürfen im Verlauf der Erkrankung ca. 10% der chirurgischen Therapie [4]. Im Gegensatz dazu leiden nahezu alle Patienten mit fortgeschrittener maligner Erkrankung unter Schmerzen. Vainio et al. [7] fanden in einer Multicenterstudie, daß 57% aller Patienten unter mittelstarken bis starken Schmerzen litten. Bei Patienten mit colorektalen Karzinomen waren es sogar 64%. Neben Schmerzen traten häufig Symptome wie allgemeine Schwäche (51%), Gewichtsverlust (39%), Obstipation (21%) und Übelkeit (21%) auf.

Schmerzen bei malignen Erkrankungen können aus verschiedenen Ursachen, durch den malignen Prozeß selbst, die Therapie oder auch völlig unabhängig von diesen Faktoren entstehen.

Im einzelnen lassen sich vier Arten von Schmerz unterscheiden [2, 5].

- Tumorbedingte Schmerzen (60–90%):
  z. B. Kapselspannungsschmerz, pathologische Frakturen etc.
- Therapiebedingte Schmerzen (10–25%):
  z. B. postoperativer Wundschmerz, Strahlenfibrose etc.
- Tumorassoziierte Schmerzen (5–20%):
  z. B. Lymphödem, Dekubitus, Venenthrombose etc.
- Tumorunabhängige Schmerzen (3–10%):
  z. B. Migräne, Arthrose

Je nach Ursache sind z. T. kausale Therapieformen möglich. Darüber hinaus ist vielfach die medikamentöse Behandlung des Schmerzes erforderlich.

Möglichkeiten der Schmerztherapie

Die Möglichkeiten der Schmerztherapie bei malignen Erkrankungen beinhalten zunächst auch in palliativen Situationen die kausale Therapieformen wie u. a. das chirurgische Vorgehen. Dies kann mit dem Ziel der Beseitigung von Symptomen geschehen (beispielsweise durch Resektion eines stenosierenden Tumors oder der Stabilisierung einer pathologischen Fraktur). Weitere Indikationen für die chirurgische Therapie sind supportive Maßnahmen wie die Anlage von Ports und Kathetern. Darüber hinaus kommt den präventiven Maßnahmen mit dem Ziel der Schmerzvermeidung (z. B. die Operation bei drohendem Ileus) eine besondere Bedeutung zu.

Neben den primär chirurgischen Verfahren zur Schmerzreduktion können je nach Krankheitsbild auch strahlentherapeutische/nuklearmedizinische und chemotherapeutische Ansätze mit dem Ziel der Schmerzreduktion indiziert sein.

Zusätzlich zu allen konservativen nichtmedikamentösen Verfahren wie Lagerung, Kühlung etc. nimmt in der Schmerztherapie bei malignen Erkrankungen die medikamentöse Therapie eine zentrale Stellung ein.

Diese sollte sich entsprechend der Leitlinie zur Tumorschmerztherapie [2] am WHO-Stufenschema orientieren (vgl. Abb. 1).

Die Stufe 1 beinhaltet die Nichtopioidanalgetica, d. h. die Nichtsteroidalen Antirheumatika (NSAR) und Metamizol. Diese Basismedikation sollte frühzeitig eingeleitet werden und im wei-

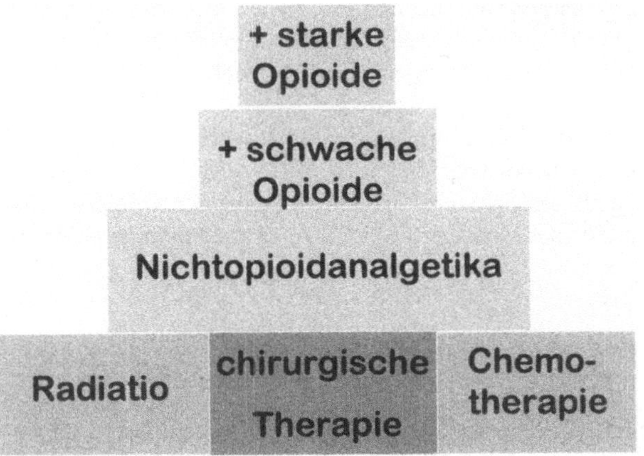

Abb. 1. WHO-Stufenschema zur Tumorschmerztherapie unter Berücksichtigung der Rolle der chirurgischen Therapie

Tabelle 1. Beispiele für Analgetika und ihre Stellung im Stufenschema der WHO

Stufe 3: starke Opioide			
Morphin	oral	ab 10 mg	ret. 8 h – 12 h
	rektal	ab 5 mg	4 h
	s.c.	ab 5 mg	4 h
	i.v.	ab 5 mg	4 h
Fentanyl transdermal		ab 25 µg/h	(48) – 72 h
Oxycodon		ab 10 mg	(8) – 12 h
L-Methadon		ab 2 mg	6 – 12 h
Hydromorphon p.o.		ab 4 mg	(8) – 12 h
Buphrenorphin s.l.		ab 0,2 mg	(6) – 8 mg

Stufe 2: schwache Opioide		
Dihydrocodein	60 – 120 mg	alle 8 – 12 h
Tilidin/Naloxon ret.	100 – 200 mg	alle 8 – 12 h
Tramadol ret.	100 – 200 mg	alle 8 – 12 h

Basismedikation	
Schmerzen mit entzündlicher Komponente/ Knochenschmerzen	Ibuprofen 800 mg alle 8 h Diclofenac ret. 50 – 100 mg alle 8 – 12 h
kolikartige, viszerale Schmerzen	Metamizol 0,5 – 1,0 g alle 4 h

teren Verlauf ggf. unter zusätzlicher Gabe von Antiemetika oder stuhlregulierenden Maßnahmen auch beim Einsatz starker Opioide beibehalten werden.

Die Stufe 2 des WHO-Stufenschemas ist dann indiziert, wenn mit der Stufe 1 keine ausreichende Analgesie erreicht werden kann. Stufe 2 beinhaltet die schwachen Opioide, die zusätzlich zur bestehenden Basismedikation der Stufe 1 verabreicht werden sollen. Wenn auch mit diesen Medikamenten keine suffiziente Schmerzreduktion zu erzielen ist, sind statt der schwachen Opioide zu den Medikamenten der Basismedikation zusätzlich starke Opioide indiziert (Stufe 3) (vgl. Tabelle 1).

Als Stufe 4 werden die invasiven schmerztherapeutischen Verfahren bezeichnet, die dann in Erwägung zu ziehen sind, wenn mit den Medikamenten des Stufenschemas keine adäquate Analgesie erreicht werden kann. Hier sind beispielsweise die rückenmarksnahen Applikationsformen von Opioiden, Clonidin oder Lokalanästhetika zu nennen. Ein weiterer Bereich sind chemische Neurolysen an zentralen und peripheren Nerven wie beispielsweise die Coeliacus-Blockade bei Pankreaskarzinom [3].

Bei Anwendung all dieser Maßnahmen sind Therapieformen wie die neuroablativen Verfahren (Chordotomie etc.) ausgesprochen selten geworden.

Bei einigen im chirurgischen Alltag häufigen Schmerzsyndromen kann eine Modifizierung der Schmerztherapie sinnvoll sein. Dies gilt insbesondere bei viszeralen und neuropathischen Schmerzen sowie Knochenschmerzen.

Viszerale Schmerzen

Viszerale Schmerzen sind häufig schwer zu lokalisieren. Sie werden oft von vegetativen Symptomen wie Übelkeit, Erbrechen und Obstipation begleitet. Diese Begleitsymptome können sowohl durch die Grunderkrankung selbst ausgelöst werden (tumorbedingter Schmerz) als auch durch die Therapie, wie z.B. die Opioidgabe hervorgerufen oder verschlimmert werden (therapiebe-

Tabelle 2. Beispiele für Ko-Medikation bei viszeralen, Knochen- und Weichteilschmerzen sowie Schmerzen mit neuropathischer Komponente

Viszerale Schmerzen	• Spasmolytika, z. B. N-Butylscopolamin 30 – 100 mg i.v. • Metamizol ab 3 – 4 g p.o./i.v. • Kortikosteroide, z. B. Dexamethason 16–32 mg p.o./i.v., absteigende Dosierung (insbesondere bei begleitender Übelkeit)
Neuropathische Schmerzen	• trizyklische Antidepressiva bei Dauer- und Brennschmerz, z. B. Amitriptylin 10 – 25 mg zur Nacht • Antikonvulsiva bei einschießenden Schmerzen, z. B. Carbamazepin 100 – 200 mg (bis 1200 mg/die) • Kortikoide bei Nervenkompression bei Hirndruck, z. B. Dexamethason 4 – 20 mg morgens
Knochen- und Weichteilschmerzen	• Muskelrelaxantien, z. B. Tetrazepam 50 – 100 mg • Biphosphonate, z. B. Pamidronat 30 – 90 mg i.v. alle 3 Wochen • evtl. Calcitonin 50 – 200 IE i.v./s.c./nasal

dingter Schmerz). Je nach Intensität können diese Begleitsymptome unerträglicher als der eigentliche Schmerz sein.

Ein besonderer Aspekt der Schmerztherapie bei viszeralen Schmerzen ist die häufig eingeschränkte enterale Resorptionsfähigkeit bei gastrointestinalen Erkrankungen. Dies kann eine rechtzeitige Umstellung auf einen anderen Applikationsweg erforderlich machen.

Tabelle 2 zeigt einige Möglichkeiten der medikamentösen Therapie insbesondere mit spasmolytischen Substanzen.

Neuropathische Schmerzen

Während der nozizeptive Schmerz durch einen Reiz am Schmerzrezeptor ausgelöst wird, ist der neuropathische Schmerz durch eine Schädigung des peripheren oder zentralen Nervensystems gekennzeichnet. Auch dieser Schmerz kann tumorbedingt (z. B. durch lokale Nervenkompression durch den Tumor selbst) oder therapiebedingt (z. B. als Operationsfolge) entstehen. Häufig sind diese Schmerzen jedoch auch tumorunabhängig (beispielsweise bei gleichzeitig vorliegender diabetischer Polyneuropathie). Die zur Verfügung stehende Ko-Medikation (vgl. Tabelle 2) muß häufig zunächst über ein bis zwei Wochen einen Spiegel erreichen, bevor eine adäquate Schmerzlinderung beobachtet werden kann. Dosiserhöhungen oder Wechsel des Medikamentes sollten daher entsprechend langsam vorgenommen werden.

Knochenschmerzen

35% aller Patienten mit malignen Erkrankungen leiden unter Knochen- und 45% unter Weichteilschmerzen [2]. Die Intensität von Knochen- und auch Weichteilschmerzen ist häufig bewegungs- und belastungsabhängig. Während der Ruheschmerz gering ausgeprägt oder gut therapierbar ist, steigt der Schmerz bei Bewegung oft trotz intensiver Therapie auf ein unerträgliches Maß an. Dies kann die Mobilität und Lebensqualität erheblich einschränken. Zusätzlich läßt die eingeschränkte Mobilität das Risiko für andere Folgekrankheiten wie Thrombose und Pneumonie ansteigen.

Neben dem Einsatz von Nichtsteroidalen Antirheumatika (Basistherapie) und Opioiden kommt der Gabe von Muskelrelaxantien bei Weichteilschmerzen eine besondere Bedeutung zu. In der Therapie von Knochenschmerzen kann die zusätzliche Gabe von Biphosphonaten und evtl. auch Calcitonin hilfreich sein (Tabelle 2).

Symptomkontrolle

Bei der Therapie von Begleitsymptomen liegt ein besonderer Schwerpunkt auf der Therapie von Übelkeit und Erbrechen. Zum einen treten Übelkeit und Erbrechen mit 21% bei allen Tumorpatienten relativ häufig auf. Bei malignen Erkrankungen des Gastrointestinaltraktes liegt die Häufigkeit mit z. B. 36% bei Magenkrebs noch wesentlich höher [7]. Zum anderen können diese Symptome durch eine Schmerztherapie mit Opioiden induziert oder noch zusätzlich verstärkt werden. So kann es beispielsweise zu Übelkeit aufgrund einer verzögerten Magenentleerung kommen, deren Ursache ein stenosierender Prozeß aber auch die opioidinduzierte Hemmung der Peristaltik sein kann. Daneben können Opioide durch Reizung der area postrema auf dem Boden des IV. Ventrikels bzw. die Stimulation des Brechzentrums eine zentrale Übelkeit hervorrufen [2]. Bei mechanisch bedingtem Erbrechen durch ein anders nicht therapierbares intraabdominelles Passagehindernis kann die Anlage einer PEG zur Drainage Linderung bringen [1].

Es ist daher sinnvoll, in den ersten 14 Tagen einer neu begonnenen Therapie mit Opioiden regelhaft ein zusätzliches Antiemetikum zu verabreichen. Häufig kann nach dieser Zeit auf die Begleitmedikation dann verzichtet werden.

Die Indikation zur regelhaften Therapie mit Laxantien ist bei der Gabe von Opioiden fast immer gegeben [2].

Tabelle 3 zeigt Beispiele für die Begleitmedikation mit Antiematika.

Tabelle 3. Beispiele für die Begleitmedikation mit Antiemetika bei Übelkeit und Erbrechen

Haloperidol	1 – 2 mg/die
Metoclopramid	30 – 60 mg/die
Dimenhydrinat	150 mg/die
Domperidon	30 – 60 mg/die
Ondansetron	8 – 32 mg/die

Fazit

Schmerzen maligner Genese im Bereich der Chirurgie sollten nach Möglichkeit kausal therapiert werden (beispielsweise ist die effektivste Schmerztherapie bei einer pathologischen Fraktur die osteosynthetische Versorgung). Daneben kann zusätzlich oder alternativ je nach Befund die Chemotherapie oder Radiatio indiziert sein. Zeitgleich muß gegebenenfalls mit einer symptomatischen medikamentösen Schmerztherapie begonnen werden. Diese sollte sich entsprechend der Leitlinie zur Tumorschmerztherapie [2] am WHO-Stufenschema [8] orientieren. Bei chronischen Tumorschmerzen sollte nach Möglichkeit eine nicht-invasive Applikationsform gewählt werden (oral, transdermal, rektal). Auch die Einhaltung eines festen Zeitschemas zur Aufrechterhaltung des Wirkspiegels der verabreichten Medikamente ist von Bedeutung. Während akute perioperative und posttraumatische Schmerzen die Gabe von schnellwirksamen Medikamenten erforderlich machen, ist bei chronischen Tumorschmerzen zumeist die Wahl von Retardpräparaten indiziert. Die Behandlung von tumor- und/oder therapiebedingten Begleitsymptomen wie Übelkeit und Erbrechen sollte frühzeitig und z. B. bei der Neueinstellung auf Opioide bereits prophylaktisch erfolgen.

Wenn Patienten mit fortgeschrittener Tumorerkrankung und starken Schmerzen der chirurgischen Therapie bedürfen, verlangt dies perioperativ ein entsprechend angepaßtes Schmerzkonzept. Hierbei muß sowohl der bestehende chronische Tumorschmerz als auch der zusätzlich auftretende perioperative Schmerz therapiert werden.

Bei konsequenter Anwendung der zur Verfügung stehenden medikamentösen und nichtmedikamentösen Mittel zur Schmerztherapie kann davon ausgegangen werden, daß lediglich 2,6 bis 4% der Tumorschmerzen als nicht therapierbar anzusehen sind [6, 9].

Literatur

1. Campagnutta E, Cannizzaro R, Gallo A, Zarrelli A, Valentini M, De Cicco M, Scarabelli C (1996) Palliative treatment of upper intestinal obstruction by gynecological malignancy: the usefulness of percutaneous endoscopic gastrostomy. Gynecol Oncol, Jul, 62(1): 103 – 105
2. Leitlinie zur Tumorschmerztherapie, erstellt im Auftrag der Deutschen interdisziplinären Vereinigung für Schmerztherapie (DIVS), Tumordiagn. u. Ther. 20, 105 – 129, 1999
3. Lillemoe KD, Cameron JL, Kaufman HS, Yeo CJ, Pitt HA, Sauter PK (1993) Chemical splanchnicectomy in patients with unresectable pancreatic cancer. A prospective randomized trial. Ann Surg, May, 217(5): 447–455; discussion 456–457
4. Pichlmaier H (1999) Editorial. Palliative Chirurgie. Chirurg 70: 1395 – 1396
5. Portenoy RK, Lesage P (1999) Management of cancer pain. Lancet, May 15, 353: 695 – 700
6. Takeda F (1986) Results of field-testing in Japan of the WHO draft interim guidelines on relief on cancer pain. Pain Clin I: 83 – 89
7. Vainio A, Auvinen A (1996) Prevalence of symptoms among patients with advanced cancer: an international collaborative study. Journal of Pain and Symptom Management 12: 3 – 10
8. WHO (1996) Cancer pain relief. Genf, World Health Organization
9. Zech DJF (1998) Tumorschmerz – Gibt es eine Grenze der medikamentösen Therapie? In: Hankemeier U, Hildebrandt J (Hrsg) Neurodestruktive Verfahren in der Schmerztherapie. Springer, Berlin, Heidelberg, New York

Therapie des Lokalrezidivs – multimodal?

K.-J. Winzer

Klinik für Allgemein-, Viszeral-, Gefäß- und Thoraxchirurgie des Universitätsklinikum Charité, Campus Mitte, Humboldt-Universität zu Berlin, Schumannstraße 20/21, 10117 Berlin

Therapy of Locoregional Tumor Recurrence – Multimodal?

Summary. In the literature the median time of tumor recurrence of breast cancer after curative therapy is 5 years (9%). Problems of data collection are discussed concerning the German cancer registry, study results and single registration systems of single medical institutions. Observation studies indicate a benefit for patients of radiation therapy. Whether systemic therapy of locoregional recurrence decreases the rate of another recurrence or leads to prolonged survival remains unclear. Thus, we recommend the treatment of patients with invasive locoregional tumor recurrence without evidence of metastasis only in controlled trials (gbsg-6).

Key words: Breast cancer – Locoregional recurrence – In-breast recurrence – Systemic therapy

Zusammenfassung. Aus der Literatur ergibt sich im Median eine Lokalrezidivrate beim Mammakarzinom von 9% nach 5 Jahren. Die Problematik der Datenerfassung wird anhand der deutschen Krebsregister, von Studienergebnissen sowie fremden und eigenen Klinikregistern erläutert. Es finden sich in Beobachtungsstudien Hinweise für den Wert einer zusätzlichen Strahlentherapie. Ob eine systemische Therapie die lokale Wiedererkrankungshäufigkeit nach einem Lokalrezidiv verringert oder Einfluß auf das weitere Überleben zeigt, ist nicht ausreichend untersucht. Daher wird empfohlen, die Patientinnen mit einem invasiven Lokalrezidiv und ohne den Nachweis einer Metastasierung innerhalb von Studien (gbsg-6) zu behandeln.

Schlüsselwörter: Mammakarzinom – Lokalrezidiv – In-Brust-Rezidiv – Systemische Therapie

Einleitung

Der Begriff Lokalrezidiv wird beim Mammakarzinom in der Literatur unterschiedlich definiert. Teilweise wird er synonym mit dem Terminus lokoregionäres Rezidiv verwendet, wobei unter regionär ein späterer Befall der ipsilateralen supra-/infraklavikulären und/oder parasternalen Lymphknoten gemeint ist. Beim eigentlichen Lokalrezidiv handelt es sich um ein Wiederauftreten eines Mammakarzinoms im Operationsbereich oder im Bestrahlungsfeld nach abgeschlossener Primärbehandlung. Es betrifft Haut und Weichteile der Brustwand sowie verbliebenes Brustdrüsengewebe nach nicht standardmäßigen Varianten einer Mastektomie. Da nach brusterhaltenden Operationen auch nicht erkennbare oder neu entstandene multizentrische zusätzliche Karzinomherde diagnostiziert werden, spricht man in der Summe dieser Möglichkeiten von In-Brust-Rezidiven. Grundsätzlich ist vom histologischen Aspekt eine Differenzierung von Lokalrezidiv und kutaner Metastase nicht möglich.

Folgende Fragestellungen sollen in diesem Zusammenhang beleuchtet werden: Mit welchem Prozentsatz der ursprünglich operierten Patienten muß man rechnen und auf welcher Datenlage beruhen diese Schätzungen? Gibt es gesicherte Therapieergebnisse für eine zusätzliche systemische Therapie und welche Therapieoptionen können vorgegeben werden.

Häufigkeit von Lokalrezidiven beim Mammakarzinom

Hintergrund der Überlegungen zur Häufigkeit bildet die Forderung nach der Bildung eines jeweiligen regionalen „Center of Excellence" zur Therapie des Mammakarzinoms, wobei eine Rate von In-Brust-Rezidiven nach 5 Jahren von maximal 5% angestrebt werden sollte.

Grundsätzlich könnte man die Rezidivrate aus den drei Quellen Krebsregister, Klinikstatistik oder Studienergebnisse entnehmen. Da die Inzidenz der verschiedenen Malignome durchaus länderspezifisch ist, müssen wir auf deutsche Krebsregister zurückgreifen. Die zur Zeit zu Verfügung stehenden Krebsregister vom Saarland, Hamburg und der Region Münster sowie in den neuen Bundesländern Sachsen und Brandenburg [2] sind erstens nicht flächendeckend und zweitens fanden wir keine Daten zur Häufigkeit des Lokalrezidivs beim Mammakarzinom. Nur bei den 4944 (davon 4496 operiert [90,9%]) von 1994 bis 1998 erfaßten Fällen des brandenburgischen Krebsregisters sind 294 Lokalrezidive der 4625 nachuntersuchten Mammakarzinompatientinnen erfaßt [3], was 6,4% bei einer medianen Nachbeobachtung von unter drei Jahren entsprechen würde. Die Mortalitätsrate für Deutschland beruht schließlich nur auf Schätzungen.

Auch die anderen Quellen lösen die aufgeworfene Fragestellung im Grunde nur unzureichend. Nur etwa 2,5 bis 4% der Mammakarzinompatientinnen werden in Studien erfaßt. Bei den Studienpatientinnen handelt es sich einerseits um eine idealisierte homogene Patientengruppe und andererseits sind es Patientinnen, die mit einer Randomisierung zwischen den vorgeschlagenen Therapieformen und der Weitergabe ihrer Daten einverstanden sind, womit besonders kritische und therapieunwillige Patientinnen nicht erfaßt werden. In der amerikanischen Literatur findet man zudem eine Unterrepräsentation älterer Patientinnen [9]. Die Klinikregister, soweit sie überhaupt streng vollständig prospektiv geführt werden, kämpfen immer mit einer gewissen Unvollständigkeit, weil die Nachsorge vielfach durch niedergelassene Ärzte erfolgt. Da insbesondere die universitären Einrichtungen unter Erfolgsdruck stehen und bei der relativ günstigen Prognose des Mammakarzinoms gegenüber anderen Malignomen eine lange Nachbeobachtungszeit benötigt wird, hält sich die Begeisterung für eine derartige exakte Datensammlung durch die Kollegen verständlicherweise in Grenzen.

Eine Medline-Analyse ergab aus unserer Sicht 18 verwertbare Prozentangaben zum In-Brust-Rezidiv (Tabelle 1) mit einem Median von 9% nach 5 Jahren. Die Ergebnisse der Arbeitsgruppen um Fisher [7] und Veronesi [11] enthalten Daten aus Studien. Die aufgeführten deutschsprachigen Autoren zeigen offenbar Ergebnisse von klinischen Registern. Dabei ergibt sich aber bei genauer Analyse der Hamburger Daten [5] einerseits eine nur etwa 25%ige Erfassung nach 5 Jahren und andererseits eine Abhängigkeit vom Alter, des klinischen Stadiums, der Gabe einer systemischen Therapie usw. Der wesentliche Einfluß ergibt sich aber aus einer zusätzlichen Strahlentherapie [7].

Bei uns wurden vom 01.01.1984 bis zum 31.12.1998 wegen eines primären Mammakarzinoms 2067 Patientinnen erstmals operiert, wobei simultane oder später aufgetretene kontralaterale Karzinome keinen neuen Fall darstellten. Tabelle 2 zeigt unsere Ergebnisse auf. Die Nachbeobachtungszeit ist hierbei die Spanne zwischen Operation und letztmaliger Vorstellung in der Klinik bzw. anderweitiger Information über die Patientin. Die Abbildung 1 demonstriert die In-Brust-Rezidiv-Rate (berechnet nach Kaplan-Meier) aller nachbestrahlten, brusterhaltend operierten, invasiven Karzinome ohne Berücksichtigung einer eventuellen systemischen Therapie.

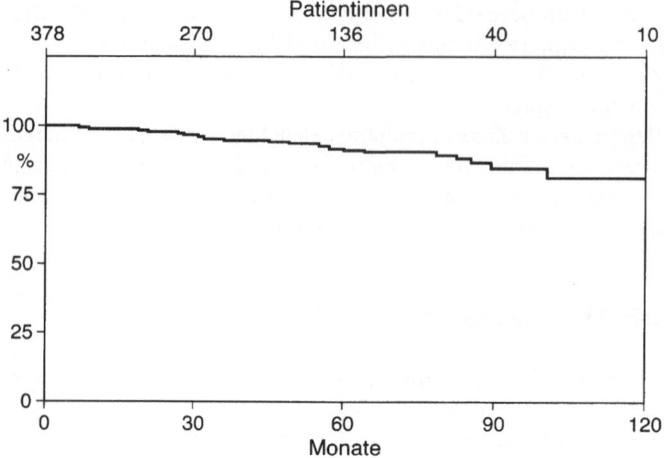

Abb. 1. In-Brust-Rezidive bei nachbestrahlten brusterhaltend operierten Mammakarzinompatientinnen pT1-2, pN0-2, M0-1 G1-3 (unabhängig vom Alter, Menopausenstatus, Rezeptoranalytik oder einer systemischen Therapie)

Tabelle 1. In-Brust-Redizive

Autor	5 J.	10 J.	15 J.	20 J.
18 Angaben in Medline	9 (3,3 – 42)	14 (8 – 22)	18	20
Hamburg (Lit.-Zit. 5) Heidelberg (Lit.-Zit. 1)	4,9/6,8	8,1/?		
Laffer (CH)	6	14		
Stadler (A)	10,2			
NSABP-06 (Fisher) alle/– R/+ R	9,9/24/6			
Veronesi QUART/TART	4,7/11,6	7,4/18,6		

Tabelle 2. Anteil der Lokalrezidive (Ergebnisse aus der Klinik für Allgemein-, Viszeral-, Gefäß- und Thoraxchirurgie des Universitätsklinikum Charité – Campus Mitte der Humboldt-Universität zu Berlin)

Gruppe	%	durchschnittliche Nachbeobachtungszeit in Monaten	n
alle	9,66	53,73 (1 – 186)	193/1997
alle ohne DCIS	9,32	53,50 (1 – 186)	171/1834
alle mit Mastektomie	8,12	55,18 (1 – 186)	108/1330
alle mit BET	12,46	50,67 (1 – 154)	72/578
BET ohne DCIS	10,50	50,53 (1 – 154)	55/524
BET nur DCIS	25,53	54,66 (1 – 146)	12/47
BET (ohne DCIS) mit Radiatio	7,63	51,14 (1 – 154)	29/380

Gesicherte Daten für eine zusätzliche systemische Therapie

Analog dem Vorgehen in der adjuvanten Situation könnte man bei einem Wiedererkrankungs-risiko von < 10% auf eine systemische Therapie verzichten und im anderen Fall eventuell unter-teilt in Subgruppen risikoadaptiert therapieren. Der Beweis für ein derartig analoges Vorgehen wurde bisher nicht erbracht. Auch die vielfach geäußerte Meinung, daß das Lokalrezidiv nach brusterhaltender Therapie eine bessere Prognose aufweist als nach einer Mastektomie, konnte nach einer Analyse der Studien EORTC 10801 und DBCG-82TM nicht bestätigt werden [15]. Dabei ist auch zu beachten, daß eine Strahlentherapie die lokale Kontrolle deutlich verbessert [4]. Dieser Effekt ist aber weniger ausgeprägt, wenn die Primärbehandlung bereits eine Strahlentherapie eingeschlossen hatte [14]. Uns ist nur eine einzige multizentrische randomisierte Phase-III-Studie zum Effekt einer systemischen Therapie bekannt. Bei 167 auswertbaren Patientinnen mit einer Rekrutierungszeit von 10 Jahren ergab sich nach der Gabe von Tamoxifen eine bessere lokale Kontrolle bei jedoch nicht unterschiedlichem Gesamtüberleben [6].

Die Wiedererkrankungswahrscheinlichkeit nach einem Lokalrezidiv ist erhöht, wenn das erste Lokalrezidiv mit geringem zeitlichen Abstand zur Erstoperation auftrat, wobei die Autoren ein hohes Risiko bei einer Differenz von unter 2 Jahren annehmen [4, 8, 12].

Derzeitige Therapieoptionen und Schlußfolgerungen

Das Lokalrezidiv tritt lokalisiert oder mit gleichzeitiger bzw. vorausgegangener Metastasierung auf. Bei der Diagnose des Lokalrezidivs haben 25–30% der Patientinnen bereits Metastasen entwickelt. Im letzteren Fall erfolgt die Behandlung palliativ und symptomatisch entsprechend dem Vorgehen bei einer metastasierten Situation. Beim nicht invasiven (intraduktalen Karzinom) Rezidiv wäre ein rein chirurgisches Vorgehen ausreichend. Da keine ausreichend sicheren Daten zur Wirkung einer zusätzlichen systemischen Therapie vorhanden bzw. demnächst zu erwarten sind, sollten derartige Patientinnen in Studien erfaßt werden.

Die derzeit rekrutierende gbsg (german breast cancer study group)-6-Studie untersucht diesen Einfluß als randomisierte, multizentrische, offene Therapiestudie der Phase III mit einem 2 × 2-faktoriellen Design: Lokaltherapie (Operation und soweit möglich Radiatio) versus Lokaltherapie plus Chemotherapie (vier Zyklen mit je 50 mg/m² Doxorubicin und 75 mg/m² Docetaxel) versus Lokaltherapie plus Hormontherapie (prämenopausal: ZOLADEX bzw. bei Rezidiv unter dieser Behandlung zusätzlich TAMOXIFEN oder Aromatasehemmer/postmenopausal: TAMOXIFEN bzw. bei Rezidiv unter dieser Behandlung Aromatasehemmer) versus Lokaltherapie plus Chemotherapie plus Hormontherapie. Dabei werden Patientinnen mit einem hohen Wiedererkrankungsrisiko (Rezidiv innerhalb von 2 Jahren und primär nodalpositiv) nur in die beiden letzteren Arme aufgenommen.

Literatur

1. Anton HW, Junkermann H, Schlegel W, Muller A, Wannenmacher M, von Fournier D (1992) Rezidive, operative und radiologische Nebenwirkungen und neue Entwicklungen bei der brusterhaltenenden Therapie des Mammakarzinoms. Strahlenther Onkol 168: 141–153
2. Arbeitsgemeinschaft Bevölkerungsbezogener Krebsregister in Deutschland: Krebs in Deutschland Häufigkeiten und Trends. 2. aktualisierte Ausgabe, Saarbrücken, Dezember 1999
3. Arbeitsgruppe der Koordinatoren: Gemeinsamer Sachbericht der Brandenburgischen Tumorzentren – Sachbericht 1998, Potsdam 1999
4. Aberizk WJ, Silver B, Henderson IC, Cady B, Harris JR (1986) The use of radiotherapy for treatment of isolated locoregional recurrence of breast carcinoma after mastectomy. Cancer 58: 1214–1218
5. Bahnsen J (1994) Indikation für die adjuvante Strahlentherapie bei primär brusterhaltend und ablativ behandeltem Mammakarzinom. Gynäkologe 27: 64–69
6. Borner M, Bacci M, Goldhirsch A, Greiner R, Harder F, Castiglione M, Jungi WF, Thürlimann B, Cavalli F, Obrecht JP, Leyvraz S, Alberto P, Adam H, Varini M, Loehnert T, Senn HJ, Metzger U, Brunner K (1994) First isolated locoregional recurrence following mastectomy for breast cancer: Results of a phase III multicenter study comparing systemic treatment with observation after excision and radiation. J Clin Oncol 12: 2071–2077
7. Fisher ER, Sass R, Fisher B, Gregorio R, Brown R, Wickerham L (1986) Pathologic findings from the national surgical adjuvant breast project (Protocol 6). II. Relation of local breast recurrence to multicentricity. Cancer 57: 1717–1724
8. Halverson KJ, Perez CA, Kuske RR, Garcia DM, Simpson JR, Fineberg B (1992) Survival following locoregional recurrence of breast cancer: univariate and multivariate analysis. Int J Radiat Oncol Biol Phys 23: 285–291
9. Hutchins LF, Unger JM, Crowley JJ, Coltman CA Jr, Albain KS (1999) Unterrepresentation of patients 65 years of age or older in cancer-treatment trials. N Engl J Med 341: 2062–2067

10. Laffer U, Harder F, Almendral AC, Dieterich H, Hohl MK, Dupont Lampert V, Landmann C, Thorhost J, Herrmann R (1997) Brusterhaltende Therapie beim Mamma-Karzinom: Analyse bei über 1300 in der Region Basel behandelten Patientinnen. Zentrbl Chir 122: 79–85
11. Mariani L, Salvadori B, Marubini E, Conti AR, Rovini D, Cusumano F, Rosolin T, Andreola S, Zucali R, Rilke F, Veronesi U (1998) Ten year results of a randomised trial comparing two conservative treatment strategies for small size breast cancer. Eur J Cancer 34: 1156–1162
12. Schweibold F, Fowble BL, Solin LJ, Schultz DJ, Goodman RL (1991) The results of radiation therapy for isolated local regional recurrence after mastectomy. Int J Radiat Oncol Biol Phys 21: 299–310
13. Stadler B, Staffen A, Strasser K, Wrba, Stanek C (1990) Prognostic factors for local recurrence in patients with limited surgery and irradiation of breast cancer. Strahlenther Onkol 166: 453–456
14. Toonkel LM, Fix I, Jacobson LH, Wallach CB (1983) The significance of local recurrence of carcinoma of the breast. Int J Radiat Oncol Biol Phys 9: 33–39
15. van Tienhoven G, Voogd AC, Peterse JL, Nielsen M, Andersen KW, Mignolet F, Sylvester R, Fentiman IS, van der Schueren E, van Zijl K, Blichert-Toft M, Bartelink H, van Dongen JA (1999) Prognosis after treatment for loco-regional recurrence after mastectomy or breast conserving therapy in two randomised trials (EORTC 10801 and DBCG-82TM). Eur J Cancer 35: 32–38

Chirurgische Therapie des Lokalrezidivs an der Thoraxwand beim Mammakarzinom

K. Exner, A. Peek und N. Kania

Klinik für Plastische Chirurgie, Wiederherstellungs- und Handchirurgie, Markus-Krankenhaus, Akademisches Lehrkrankenhaus der Universität Frankfurt am Main, Wilhelm-Epstein-Straße 2, 60431 Frankfurt am Main

Surgical Treatment of Local Recurrence on the Thoracic Wall After Breast Cancer

Summary. 232 extensive tumors of the thoracic wall were resected in a 19-year-period (from 1978–1997). Surgical treatment of the local recurrence demands wide resection including subtotal sternectomy and segmental rib resection. The reconstruction of the thoracic wall is performed by musculocuteaneous flaps with an axial vascular pattern or with free microsurgical tissue transfer. The total survival rate following a local recurrent tumor depends mainly on lymph node involvement of the primary tumor and the relapse-free survival time. Since 15% of all patients with an isolated local recurrent tumor have a survival expectation of 10 years, the surgical treatment should be as radical as possible.

Key words: Thoracic wall – Breast cancer – Rib resection – Musculocutaneous flaps

Zusammenfassung. Die chirurgische Therapie des Lokalrezidivs hat die vollständige Tumorresektion (R0-Resektion) zum Ziel. Diese reicht von der sekundären Lumpektomie nach brusterhaltender Therapie über das lokale Rezidiv im Bereich der Ablationarbe bis zur Thoraxwand Segmentresektion. Insbesondere die isolierten Lokalrezidive der Thoraxwand können mehrere Rippensegmente und Anteile des Sternum involvieren. Die Überlebenszeit nach einem Thoraxwandrezidiv hängt vom primären Lymphknotenstatus des Mammakarzinoms und insbesondere vom freiem Intervall bis zum Auftreten des Rezidivs ab. 15% der Patienten mit einem isolierten Thoraxwandrezidiv erreichen nach adäquater chirurgischer Therapie eine Überlebenszeit von 10 Jahren. Die vollständige Resektion des Lokalrezidivs ist deshalb aus kurativen, gegebenenfalls auch aus palliativen Gründen indiziert.

Schlüsselwörter: Mammakarzinom – Lokalrezidiv – Thoraxwand – Muskellappenplastik

Die chirurgische Therapie des Lokalrezidivs reicht von der sekundären Lumpektomie im vorbestrahlten Restdrüsenkörper nach brusterhaltender Therapie (BET) über das lokale Rezidiv im Bereich einer Ablationarbe bis hin zur Thoraxwandsegmentresektion. Insbesondere die ausgedehnten Thoraxwandrezidive sind eine therapeutische Herausforderung an die plastische Chirurgie. Logoreginäre Tumorrezidive findet man häufig bei Patienten, die bereits mehrfach bestrahlt sind und somit neben dem Rezidiv auch Ulzera und Infektionen aufweisen können. Die chirurgische Therapie strebt eine R0-Resektion des Tumorrezidivs mit histologisch gesicherter tumorfreier Randzone an. Die plastische Rekonstruktion muß die physiologischen Anforderungen der Thoraxwand, insbesondere eine suffiziente Atmung, eine ausreichende Stabilisierung und nicht zuletzt auch ein ästhetisch akzeptables Resultat herbeiführen. Die Entwicklung der Haut-Muskellappen mit definierter axialer Blutgefäßversorgung erlaubt die vollständige Tumorresektion und plastische Rekonstruktion auch bei ausgedehnten Rezidiven. In unserer Kasuistik sind Resektionen von bis zu 8 Rippensegmenten und subtotale Sternumresektionen enthalten.

In unserer Klinik wurden zwischen 1978 und 1997 lokoregionäre Thoraxwandrezidive bei 232 Patienten chirurgisch behandelt. Folgende plastische Rekonstruktionsmethoden wurden angewandt:

Latissimus-dorsi-Lappen	126	54%
Pectoralis-major-Lappen	15	6%
Rectus-abdominis-Lappen	43	19%
Thoracoepigastrischer Lappen	20	9%
Mikrochirurgischer Gewebetransfer	28	12%

Partielle Nekrosen bei Durchblutungsstörungen der Lappenplastik traten in 25 Fällen (11%) auf. Durch eine respiratorische Dekompensation verstarb eine Patientin am 10. postoperativen Tag. Bei ihr wurde die Defektdeckung einer großen Thoraxwandresektion durch einen Rectus-abdominis-Lappen vorgenommen. Bei der 79-jährigen Patientin kam es am 7. postoperativen Tag zur abdominellen Wunddehiszenz.

Nach Tumorgröße und Defektgröße sind unterschiedliche Rekonstruktionsverfahren anzuwenden.

Freie Hauttransplantate

Bei großen exulzerierten Tumorrezidiven können einfache Tumorresektionen bei erhaltener knöcherner Thoraxwand durch Spalthauttransplantate gedeckt werden. Auch bei infauster Prognose können solche Palliativmaßnahmen die soziale Situation des Patienten erheblich erleichtern (Abb. 1 und 2).

Thorakoepigastrische Schwenklappen

Defekte der Thoraxwand ohne wesentliche knöcherne Instabilität können durch den thorakoepigastrischen Schwenklappen in komplikationsarmer Technik gedeckt werden. Der Lappen wird konstant durch einen Seitenast der Arteria epigastrica superior über den Muskulus rectus abdominis versorgt. Als fasziokutaner Lappen ist er leicht zu präparieren und hinterläßt einen unauffälligen, primär zu verschließenden Entnahmedefekt. Sein Rotationsradius ist durch die epigastrische medial gelegene Lappenbasis eingeschränkt (Abb. 3 und 4).

Pectoralis-major-Lappen

Dieser kombinierte Haut-Muskellappen basiert auf den thorakoakromialen Gefäßen. Defekte nach Tumorresektionen im Bereich des Sternums lassen sich durch Transposition dieses Lappens suffizient verschließen. Der Hebedefekt befindet sich in der Regel oberhalb der Inframammarfalte. Hier ist die Haut über perforante Blutgefäße versorgt. Die Muskulatur erlaubt eine sichere Abdichtung bei Pleuradefekte. Der Entnahmedefekt ist durch eine Naht in der Inframammarfalte primär zu verschließen, was aus ästhetischen Gesichtspunkten für diese Lappenplastik spricht.

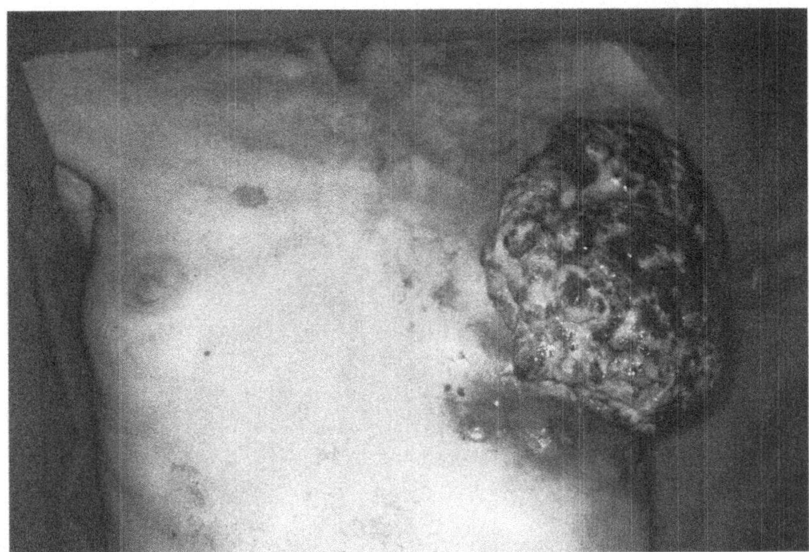

Abb. 1. Fortgeschrittenes Mammakarzinom mit Thoraxwandmetastasen und Exulzeration

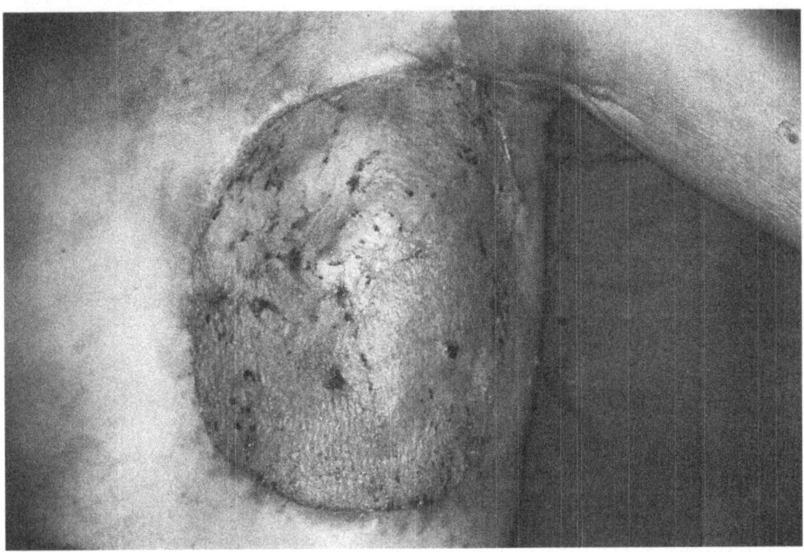

Abb. 2. Palliative Resektion und Spalthauttransplantation zur Verbesserung der sozialen Integration bei infauster Prognose

Latissimus-dorsi-Lappen

Dieser Haut-Muskel-Lappen mit seiner optimalen Blutgefäßversorgung über die thorakodorsalen Gefäßnervenbündel mit einem langen mobilen Stiel und dem günstig zu verschließenden Hebedefekt am Rücken ohne funktionelle Ausfälle wird als vielseitig einsetzbarer Gewebeersatz in der plastischen Rekonstruktion der Thoraxwand bevorzugt eingesetzt. Der gefäßgestielte Lappen erreicht mühelos die kontralaterale Seite der vorderen Thoraxwand. Die großflächige Muskulatur erlaubt den Verschluß von Pleuradefekten bis zu 8 Rippensegmenten. Die unter physiologischer Vorspannung in den Defekt eingenähte innervierte Muskulatur ermöglicht den Verzicht

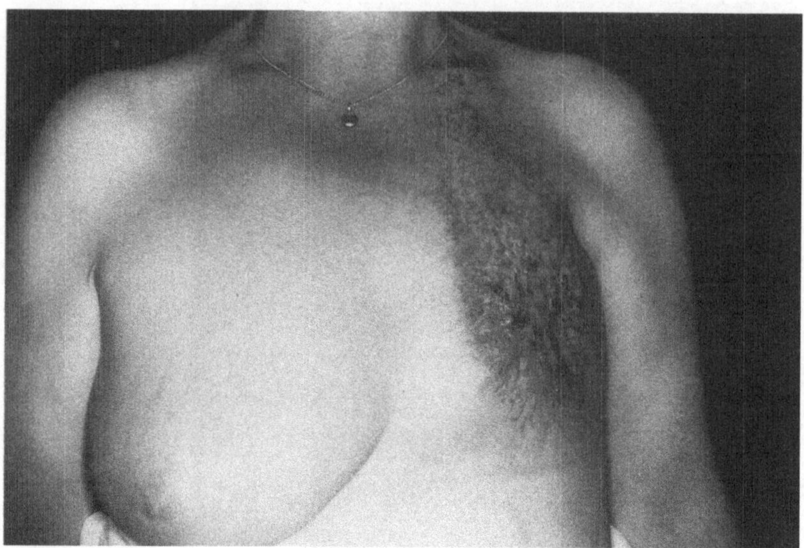

Abb. 3. Thoraxwandrezidiv im Radioderm

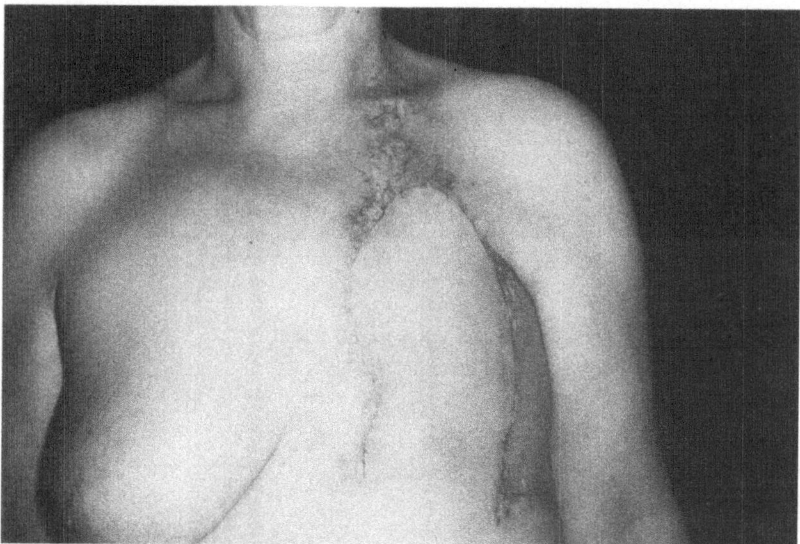

Abb. 4. Ro-Resektion und Defektdeckung durch thorakoepigastrische Schwenklappenplastik

auf alloplastische Maßnahmen, da eine suffiziente Stabilisierung der Atemfunktion nach wenigen Tagen gewährleistet ist. Bei Defekten bis zu 4 Rippensegmenten kann meistens auf eine postoperative Nachbeatmung und Intubation verzichtet werden. Die Hautinsel kann ca. 10 cm breit und über 30 cm lang bei primärem Verschluß des Hebedefektes geplant werden. Größere Hautdefekte müssen durch Transplantate am Rücken ersetzt werden. Eine Erweiterung des Rotationsradius wird dadurch erzielt, daß der Muskelansatz im sehnigen Anteil am Humerus durchtrennt wird. Bei sorgfältiger Planung und exakter Operationstechnik weist dieser Hautmuskellappen die geringste Komplikationsrate auf, so daß er sich für große Pleuradefekte, bedrohliche Infekte und Instabilitäten der Thoraxwand gleichermaßen eignet (Abb. 5–7).

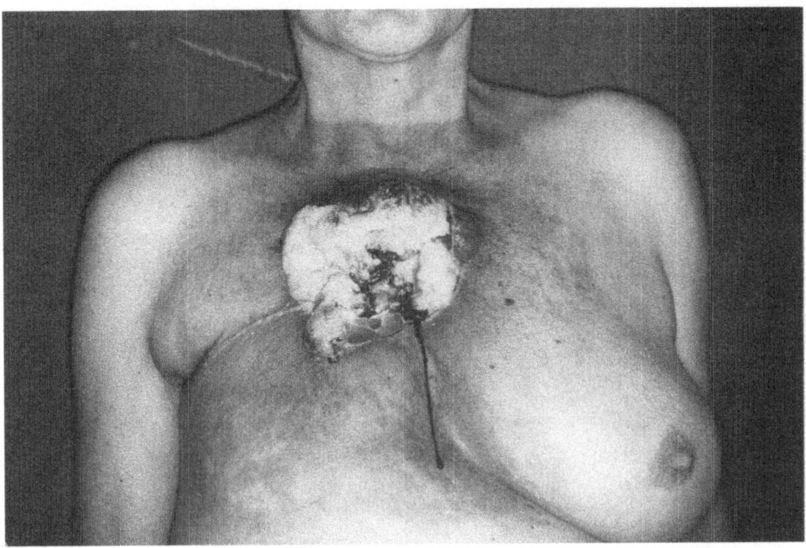

Abb. 5. Exulzerierte Thoraxwand- und Sternummetastase eines Mammakarzinoms

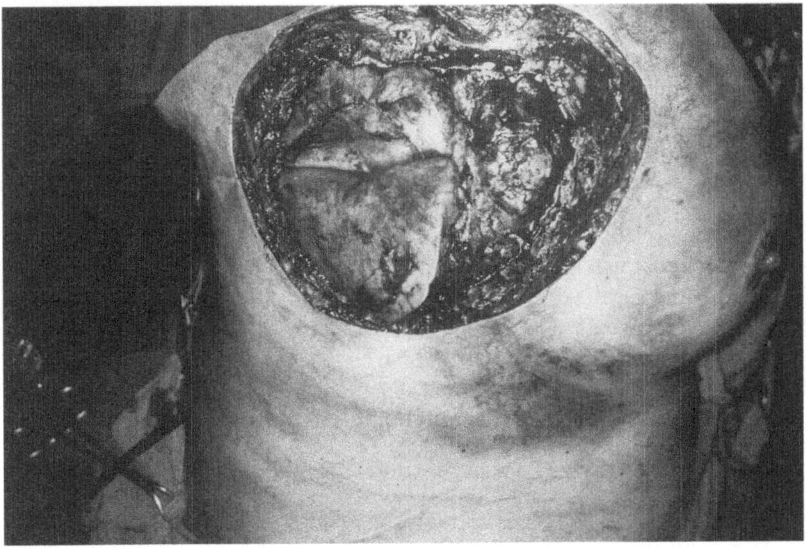

Abb. 6. Vollständige Resektion unter kurativen Aspekten

Freier mikrovaskulärer Gewebetransfer

Die mikrochirurgische Operationstechnik kann grundsätzlich in ausgewählten Fällen zur Defektdeckung an der Thoraxwand eingesetzt werden. Die Indikation stellt sich meistens dann, wenn der Latissimuslappen und der Pektoralislappen aufgrund von Voroperationen oder Tumorinfiltrationen nicht mehr zur Verfügung steht. Auch für den freien Gewebetransfer bietet sich gegebenenfalls der kontralaterale Musculus latissimus dorsi als Spendeareal an. Es kommen jedoch alle anderen Hautmuskellappen mit geeigneter Blutversorgung für den mikrochirurgischen Ge-

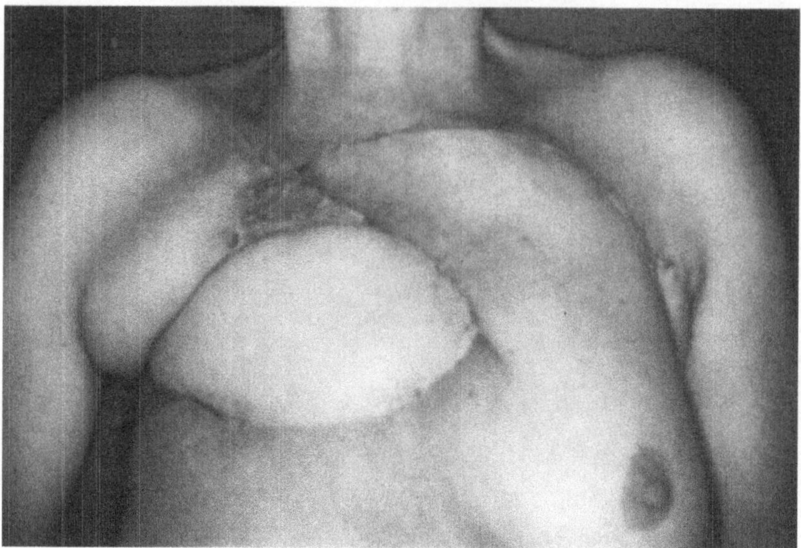

Abb. 7. Defektdeckung mit dem Latissismus-Hautmuskellappen und zusätzlicher Rotationslappenplastik. Die Patientin überlebte das Tumorrezidiv 4,5 Jahre

webetransfer ebenso in Betracht. Die Anastomosen werden bevorzugt an den Halsgefäßen, z. B. am Truncus thyreocervicalis in End-zu-End-Technik hergestellt.

Rectus-abdominis-Lappen

Der an den oberen epigastrischen Gefäßen über dem Musculus rectus abdominis gestielte TRAM-flap läßt sich aufgrund seines günstigen Rotationsradius in jeden Defekt der Thoraxvorderwand einpassen. Da die Blutversorgung aus den thoracica-interna-Gefäßen entspringt, sind vorausgegangene Bestrahlungen und operative Resektionen zu beachten. Dem Vorteil eines voluminösen Hautmuskellappens, der einen Großteil der Unterbauchhaut transferieren läßt, steht auch der Nachteil einer erheblichen Schwächung der Bauchwand durch die Muskelentnahme gegenüber. Er sollte deshalb bei Thoraxwanddefekten, die die Atmung relevant beeinträchtigen, nicht zur Anwendung kommen.

Omentumtransposition

Das Omentum bietet mit seiner hervorragenden Vaskularisation sehr günstige Voraussetzungen zur Rekonstruktion einer vorbestrahlten Thoraxwand, besonders auch bei Infektionen. Die Hautdefekte müssen jedoch durch Transplantate gedeckt werden. Bei Tumorresektionen ist die Eröffnung des Abdomens und insbesondere die Schaffung eines Lymphabflusses in den intraabdominellen Bereichen als Nachteil anzusehen.

Präfabrizierte Lappenplastik

Wenn durch vorbereitende Maßnahmen neue Vaskularisationen oder Gewebekombinationen entstehen, sprechen wir von „prefabricated flaps". Durch die Mammarekonstruktion mit Silikonimplantaten entstehen solche Gewebekombinationen an der Implantatkapsel. Die vaskularisierte Kapsel bietet alleine oder auch mit der anhaftenden Pektoralismuskel ein optimales Gewebe zum Verschluß von Pleuradefekten. So konnten in unserer Kasuistik bei 7 Patientinnen die Pleuradefekte nach Thoraxwandteilresektionen mit Anteilen der Implantatkapsel geschlossen werden.

Indikationsstellung

Die Indikation zur chirurgischen Resektion eines Rezidivs beim Mammakarzinom wird durch eingehende Diagnostik und Staging abgeklärt. Mammographie, Sonographie, NMR oder PET erlauben eine weitgehende Lokalisierung des Tumorrezidivs. Die Operationsindikation kann kurativ oder palliativ sein. Entscheidend für die Prognose ist das freie Intervall zwischen der Behandlung des Primärtumors und dem Auftreten eines Thoraxwandrezidivs. Nach einer Studie von Willich und Groh (1989) steigen die Chancen, das Thoraxwandrezidiv 5 Jahre zu überleben, auf bis zu 70%, wenn das freie Intervall mehr als 5 Jahre betrug. Bei einem freien Intervall unter 2 Jahren lag die Überlebensrate bei 13–33%. War das freie Intervall unter 1 Jahr, konnte die operative Behandlung lediglich als palliative Maßnahme eingestuft werden.

Auch der nodale Status des Primärtumors war von erheblicher Bedeutung. 28% der Patientinnen mit einem N_0-Status des Primärtumors überlebten das Thoraxwandrezidiv um 9 Jahre.

Da insgesamt ca. 15% der Patientinnen mit Thoraxwandrezidiven nach 10 Jahren noch überleben, hat die adäquate chirurgische Resektion und plastisch-chirurgische Deckung der Thoraxwandrezidive einen hohen Stellenwert in der Therapie des lokoregionären Rezidivs beim Mammakarzinom. Bei ausgedehnten exulzerierten Tumoren der Thoraxwand sind jedoch auch palliative Eingriffe zur Verbesserung der Lebensqualität gerechtfertigt.

Literatur

1. Arnold PG, Pairolero PC (1979) Use of pectoralis major muscle flaps to repair defects of anterior chest wall Plast Reconstr Surg 63: 205–213
2. Arnold PG, Pairolero PC (1984) Chest wall reconstruction: Experience with 100 consecutive patients. Ann Surg 199: 725–729
3. Bedwinek IM, Lee I, Fineberg B, Ocwieza M (1981) Prognostic indicators in patients with isolated local-regional recurrence of breast cancer. Cancer 47: 2233–2235
4. Bohmert H (1975) Plastische Chirurgie des Kopf- und Halsbereiches und der weiblichen Brust. Thieme, Stuttgart, 205–211
5. Bohmert H (1982) Brustkrebs und Brustrekonstruktion. Thieme, Stuttgart
6. Dupont C, Menard Y (1972) Transposition of the greater omentum for reconstruction of the chest wall. Plast Reconstr Surg 49: 263–267
7. Hartrampf GR, Scheflan M, Black PW (1982) Breast reconstruction with transverse abdominal island flap. Plast Reconstr Surg 69: 216–225
8. Lemperle G, Koslowski L (1984) Die Chirurgie der Strahlenfolgen. Urban & Schwarzenberg, München
9. Lütolf UM, Jungi WF (1985) Lokalreginäres Rezidiv beim Mammakarzinom – was tun? Schweiz med Wschr 115: 1721–1726
10. Mathes SJ, Nahai F (1982) Clinical applications for muscle and musculocutaneous flaps. Mosby, St. Louis
11. Olivari N (1976) The latissimus flap. Br J Plast Surg 29: 126
12. Willich N, Groh H (1989) in: Bohmert H (Ed) Breast Cancer. Thieme, Stuttgart, 431–433
13. Willner J, Kiricuta IC, Kolbl O (1995) Beeinflußt der Primärtumor die Prognose bei lokoreginärem Rezidiv nach Mastektomie wegen Mammakarzinom. Strahlenther Onkol 171: 18–28

Zu den Hauptvorträgen wurden die folgenden FREIEN VORTRÄGE gehalten, die in Kurzfassung angefügt werden.

Die ossäre Metastasierung des Mammakarzinoms: Therapie und Prognose

H. R. Dürr, A. Veihelmann, P. E. Müller, T. Lenz und H. J. Refior

Orthopädische Universitätsklinik, Universitätsklinikum Großhadern, Marchioninistraße 15, 81377 München

Bone Metastases in Breast Carcinoma: Therapy and Prognosis

Summary. Between 1980 and 1998, 88 patients with bone metastases due to breast carcinoma were surgically treated. Fifty-six cases were seen at the extremity, 32 at the spine. Beneath several decompressing and stabilising procedures at the spine in the extremity group, a resection was performed in 11%, standard prosthetic replacement in 15%, tumor prosthetic replacement in 25% and compound osteosynthesis in 25%. Survival rates of 1, 2 and 5 years were 75%, 45% and 22% respectively. Mean survival was 29 months in the extremity and 17 months in the spine group (ns). Location at the spine vs extremities, and age (≤ 60 vs > 60 years), showed no prognostic significance. Solitary vs multiple bone lesions, as further visceral spread and duration of symptoms (≤ 3 vs > 3 months) proved to be significant. The extent of surgery should reflect these findings.

Key words: Bone metastases – Breast carcinoma – Surgery – Prognosis

Zusammenfassung. Zwischen 1980 und 1988 wurden 88 Patienten mit Knochenmetastasen operiert. In 56 Fällen lag eine Extremitäten-, in 32 eine Wirbelsäulen-Beteiligung vor. Neben dekomprimierenden und stabilisierenden Wirbelsäuleneingriffen wurde an den Extremitäten eine Resektion in 11%, eine Standard-TEP in 15%, eine Tumoren-TEP in 25% und die Verbundosteosynthese in 25% eingesetzt. Das 1-, 2- und 5-Jahres-Überleben lag bei 75%, 45% und 22%. Die mittlere Überlebenszeit betrug 29 Mon. in der Extremitäten- und 17 in der Wirbelsäulen-Gruppe (ns). Wirbelsäulen- und Extremitätenläsionen sowie Alter (≤ 60 vs > 60 J.) zeigten sich nicht prognostisch signifikant. Singuläre versus multiple ossäre Beteiligung sowie die weitere Organbeteiligung und Anamnesedauer (≤ 3 vs > 3 Monate) waren prognostisch signifikant. Die Radikalität des Eingriffes sollte entsprechend angepaßt werden.

Schlüsselwörter: Knochenmetastasen – Mammakarzinom – Operative Therapie – Prognose

Umfang der operativen Therapie des Mammakarzinoms in der Chirurgie – Ergebnisse einer Umfrage in den neuen Bundesländern und Berlin

P. Würl, S. Leinung und M. Schönfelder

Chirurgische Klinik I, Universität Leipzig, Liebigstraße 20 a, 04103 Leipzig

Extent of Surgical Breast Cancer Therapy in Surgical Departments – Results of a Poll in the New States of the Federal Republic of Germany and Berlin

Summary. To investigate the level of operative breast cancer therapy in surgical departments of the new German Federal States in 1998, we carried out a poll of 221 surgical departments. Of these, 154 responded (70%), 67 did not (30%). In 27 of the 154 departments, no breast cancer surgery was performed in 1998. The frequency of surgical treatment in 1998 was 1–2 cases in 23 departments, 3–10 cases in 31 departments, 11–20 cases in 33 departments, 21–50 cases in 29 departments and over 50 cases per year in 11 departments. In total, 2194 patients were treated with primary breast cancer in the departments which responded.

Key words: Breast cancer therapy – Surgical departments

Zusammenfassung. Um die Frequenz der operativen Therapie des Mammakarzinoms in chirurgischen Einrichtungen zu evaluieren führten wir eine Umfrage in den neuen Bundesländern und Berlin durch. 221 Kliniken und Abteilungen wurden angeschrieben, von denen 154 (70%) antworteten. Von diesen behandelten 1998 23 Abteilungen 1–2 Patientinnen, 31 Abteilungen 3–10 Patientinnen, 33 Abteilungen 11–20 Patientinnen und 11 Abteilungen über 50 Patientinnen. Insgesamt 2194 Patientinnen mit primärem Mammakarzinom wurden 1998 in den die Umfrage beantwortenden Einrichtungen operiert.

Schlüsselwörter: Mammakarzinom – Chirurgie – Umfrage

Isolierte Tumorzellen im Knochenmark: Dogma ohne klinische Konsequenz?

S. Thorban und J. R. Siewert

Chirurgische Klinik und Poliklinik, Klinikum rechts der Isar, Technische Universität München, Ismaninger Straße 22, 81675 München

Isolated Tumor Cells in Bone Marrow: Dogma Without Clinical Consequence?

Summary. In recent years the clinical significance and prognostic relevance of epithelial cells in bone marrow has gained increasing acceptance as a sign of minimal residual disease. The detection of these cells in bone marrow of patients with carcinoma of the gastro-intestinal tract varies between 30 and 90%. Univariate and multivariate analyses showed that epithelial cells in bone marrow are predictive of reduced relapse-free expence and overall survival. Furthermore, a tumorigenic effect and resistance to neoadjuvant therapy of these cells was found in preliminary investigations. In the future, more specific information concerning the biological behavior of epithelial cells detected in bone marrow is needed and should be confirmed in multivariate prospective studies.

Key words: Epithelial cells – Bone marrow – Prognosis – Clinical consequence

Zusammenfassung. Als Zeichen der minimalen residualen Tumorerkrankung wurden in den letzten Jahren die klinische Bedeutung und prognostische Relevanz epithelialer Zellen aus dem Knochenmark zunehmend bedeutend. Der Nachweis dieser Zellen aus dem Knochenmark bei Patienten mit Tumoren des Gastrointestinaltrakts variiert zwischen 30 und 90%. Univariate und wenige multivariate Untersuchungen zeigten, daß der Nachweis epithelialer Zellen im Knochenmark für eine verkürzte rezidivfreie und Gesamtüberlebenszeit verantwortlich ist. Weiterhin konnte in ersten Untersuchungen ein tumorinduzierender Effekt sowie eine Resistenz dieser Zellen gegen neoadjuvante Therapieverfahren nachgewiesen werden. Diese Ergebnisse und das biologische Potential epithelialer Zellen aus dem Knochenmark sollten in multivariaten, prospektiven Studien auf ihre Signifikanz überprüft werden, bevor klinische Konsequenzen gezogen werden.

Schlüsselwörter: Epitheliale Zellen – Knochenmark – Prognose – Klinische Konsequenz

Einleitung

Der immunzytochemische Nachweis epithelialer Zellen im Knochenmark von Patienten mit soliden Tumoren hat in den vergangenen 10 Jahren als Parameter der sogenannten „Minimal Residualen Tumorerkrankung" zunehmend an Bedeutung gewonnen. Ziel dieser Methode ist die Verbesserung des Tumorstagings mit therapiebedingter Reduktion epithelialer Zellen im Knochenmark und Identifikation eines zuverlässigen Prognosefaktors. Innerhalb der TNM-Klassifikation wurde der Nachweis isolierter, disseminierter Zellen im Knochenmark fakultativ als $M_{1(i)}$-Kategorie bezeichnet. Trotz zahlreicher univariater und einzelner multivariater Studien wurden bisher kaum klinische Konsequenzen aus den vorliegenden Erfahrungen gezogen. Ziel dieses Beitrages ist es, den derzeitigen Stand und mögliche Konsequenzen aus dem Forschungsgebiet der minimal residualen Krebserkrankung zu erläutern.

Technik

Immunzytochemische Verfahren stellen nach wie vor die Standardmethode zum Nachweis isolierter, epithelialer Zellen im Knochenmark dar. Um die diagnostische Präzision dieser sehr sensitiven Methode zu verbessern sind morphologische Kriterien zu überprüfen und adäquate Ringkontrollen der Labors notwendig. Hilfreich sind hierbei neue Methoden der Zytozentrifugation oder ein automatisches Bildanalysesystem, daß mittels Scanner eine größere Anzahl von Zytospins auszählen kann. Auch im Vergleich zur Flow-Zytometrie oder molekularen Verfahren (PCR) bleibt die Immunzytochemie derzeit die klinisch praktikabelste und bewährteste Methode zur Detektion epithelialer Zellen im Knochenmark.

Frequenz, Inzidenz und Phänotyp epithelialer Zellen

Die Prävalenz epithelialer Zellen im Knochenmark von Patienten mit einem Tumor des Gastrointestinaltrakts variiert zwischen 30 und 90%, wobei die Anzahl der pro Patient analysierten Zellen zwischen 1×10^5 und 10^6 liegt (s. Tabelle 1). In der Statistik auffallend ist die hohe Inzidenzrate von über 90% bei Untersuchungen am Knochenmark von Rippen bei Patienten mit einem Oesophaguskarzinom. Bei der Mehrzahl der Patienten finden sich einzelne, isolierte epitheliale Zellen, Zellkluster mit mehr als 10 cytokeratin-positiven Zellen werden dagegen nur bei 5% aller Patienten nachgewiesen. Anhand von Doppelfärbungen tumorassoziierter Marker können zusätzliche Informationen über das biologische Potential dieser Zellen erhalten werden. Eine Übersicht für gastrointestinale Tumoren allgemein und das Profil für das Magenkarzinom sind in Tabelle 2 und Abb. 1 dargestellt. Auffallend ist die geringe Expression des Proliferationsmarkers Ki-67 sowohl beim Magenkarzinom als auch beim Kolonkarzinom. Neben immunzytochemischen und molekularen Verfahren können auch auf genomischer Ebene mit Hilfe der Fluo-

Tabelle 1. Gastrointestinale Tumoren. Isolierte, epitheliale Zellen im Knochenmark

Autor	Primärtumor	Patienten (n)	Inzidenz (%)	Analysierte Zellzahl
Izbicki	Oesophagus*	68	36,8	–
O'Sullivan	Oesophagus*	20	80,0	$0,5 \times 10^6$
Thorban	Oesophagus*	117	41,1	$8,0 \times 10^5$
O'Sullivan	AEG 1	30	93,3	$0,5 \times 10^6$
Thorban	AEG 1	51	39,2	$8,0 \times 10^5$
Jauch	Magen	180	53,0	$1,0 \times 10^6$
Schlimok	Magen	97	35,0	$1,5 \times 10^5$
Funke	Magen	102	44,1	$1,0 \times 10^6$
Maehara	Magen	46	32,6	$2,0 \times 10^6$
Lindemann	Kolon/Rektum	88	32,0	$2,0 \times 10^5$
Juhl	Kolon/Rektum	67	40,0	$2,5 \times 10^5$

* Plattenepithelkarzinom des Oesophagus
[1] Adenokarzinom des gastrooesophagealen Übergangs

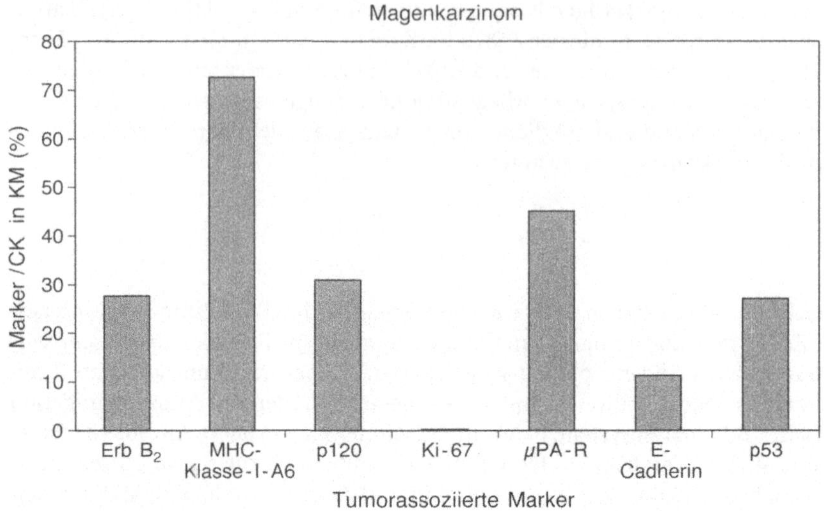

Abb. 1. Gastrointestinale Tumoren. Isolierte, epitheliale Zellen im Knochenmark

Tabelle 2. Gastrointestinale Tumoren. Isolierte, epitheliale Zellen im Knochenmark (Phänotypisierung)

Autor	Primärtumor	Marker	Marker+/CK+ im KM n Pat. (%)
Pantel	Magen	ErbB2	6/22 (27,3)
	Kolon/Rektum	ErbB2	8/28 (28,6)
	Magen	MHC-Klasse-I-AG	8/11 (72,7)
	Kolon/Rektum	MHC-Klasse-I-AG	12/17 (70,6)
	Magen	Ki-67	0/8
	Kolon/Rektum	Ki-67	0/13
	Magen	p120	4/13 (30,8)
	Kolon/Rektum	p120	5/12 (41,7)
	Kolon/Rektum	17-1A	4/6 (66,6)
Schlimok	Kolon/Rektum	EGF-R	4/15 (26,7)
Heiss	Magen	uPA-R	20/44 (45,0)
Funke	Magen	E-cadherin	1/11 (11,1)
Maehara	Magen	p53	4/15 (26,6)
Inndorf	Oesophagus	17-1A	30/63 (63,0)

reszenz-in-situ-Hybridisierungs-Technik numerische Aberrationen oder Amplificationen bei CK-positiven Zellen dargestellt werden, und somit Rückschlüsse auf das maligne Potential dieser Zellen gezogen werden.

Prognosefaktoren

Wenn man den Nachweis epithelialer Zellen aus dem Knochenmark von Patienten mit einem gastrointestinalen Tumor als prognostischen Faktor wertet, so konnte bereits 1991 beim Magenkarzinom eine positive Korrelation zu einer erhöhten Tumorrezidivrate bei verkürzter Überlebenszeit gefunden werden. In den meisten Studien wurde der Einfluß des Knochenmarkstatus auf das Gesamtüberleben und die rezidivfreie Überlebenszeit anhand univariater Analysen er-

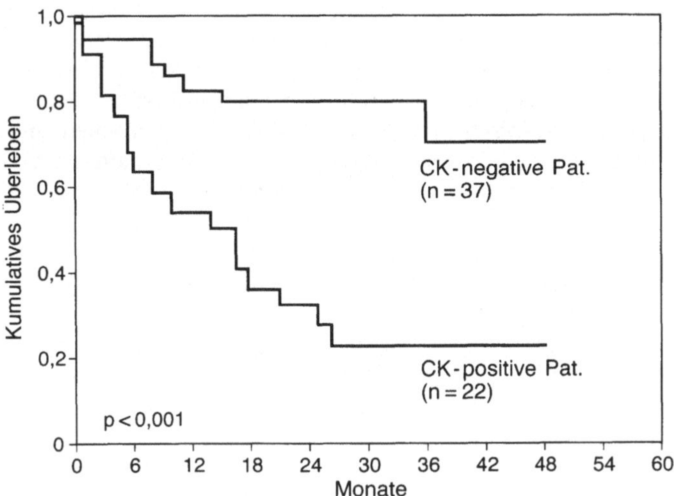

Abb. 2. Gesamtüberleben bei 59 Patienten mit Oesophaguskarzinom mit und ohne Nachweis CK-positiver Zellen im Knochenmark

Tabelle 3. Gastrointestinale Tumoren. Isolierte, epitheliale Zellen im Knochenmark. Multivariante Analyse bei Oesophaguskarzinompatienten (n = 75)

Prognosefaktor	p	Relatives Risiko
R0-Status	< 0,000001	0,25
Knochenmarkstatus	0,0019	0,15
pT-Kategorie	< 0,0013	0,16

mittelt. Bei Patienten mit einem Plattenepithelkarzinom des Oesophagus konnte am eigenen Patientengut anhand einer multivariaten Analyse der immunzytochemische Nachweis epithelialer Zellen als weiterer unabhängiger Prognosefaktor neben der R- und T-Kategorie identifiziert werden (Abb. 2 und Tabelle 3). Aktuelle Untersuchungen an Zellkulturen epithelialer Zellen aus dem Knochenmark von Rippenresektaten zeigten zusätzlich einen tumorinduzierenden Effekt dieser Zellen im Tierversuch.

Nach wie vor noch nicht ausreichend untersucht ist der Einfluß adjuvanter Therapieverfahren auf epitheliale Zellen im Knochenmark und deren malignes Potential nach Therapie. Erste Ergebnisse aus dem eigenen Patientengut von Patienten mit einem Oesophaguskarzinom sprechen für einen geringen Einfluß der Chemotherapie auf diese Zellen im Knochenmark. Die Knochenmarkspunktionen erfolgten jeweils vor Therapie, nach neoadjuvanter Therapie und nach der Operation. Hierbei kam es lediglich zu einem Rückgang der epithelialen Zellen im Knochenmark um 15% gegenüber der Detektionsrate von Therapiebeginn.

Resumeé

Was ist gesichert in der Diagnostik und Behandlung der minimal residualen Tumorerkrankung? Fakt ist, daß der Nachweis selbst einzelner epithelialer Zellen im Knochenmark immunzytologisch zuverlässig möglich ist. Weiterhin ist mittels Doppelfärbung tumorassoziierter Marker eine Phänotypisierung dieser Zellen im Knochenmark gelungen und es ist möglich neoadjuvante Therapieverfahren mittels Monitoring durch CK-positive Zellen in ihrer Wirksamkeit zu überprüfen. Im Gegensatz zu Patienten mit einem gastrointestinalen Primärtumor werden bei Patientinnen mit einem Mammakarzinom Therapieentscheidungen hinsichtlich einer adjuvanten Therapie bereits vom Knochenmarkstatus abhängig gemacht. Finden sich bei diesen Patientinnen epitheliale Zellen im Knochenmark, wird eine systemische Chemotherapie durchgeführt. Bei Patienten mit gastrointestinalem Tumor liegen nur wenige Therapiestudien vor. 1993 berichtete Ragnhammar über 20 Patienten mit metastasiertem Kolonkarzinom, die mit dem 17-1A-Antikörper und einem granulozytenstimulierenden Faktor behandelt wurden. Eine Remission der Erkrankung konnte lediglich bei 6 Patienten festgestellt werden. Eine andere Studie belegte, daß mittels einer postoperativen 17-1A-Antikörpertherapie bei guter Verträglichkeit eine Reduktion der Mortalität um 32% und der Rezidivrate um 23% erzielt werden konnte (Riethmüller 1994 und 1998). Inhalt künftiger prospektiver, multivariater Studien sollte die Standardisierung bestehender immunzytologischer und molekularer Untersuchungsverfahren mit Verwendung epithelialer Zellen im Knochenmark als Surrogatmarker zum Monitoring adjuvanter Therapieverfahren sein. Werden bei Patienten mit einem gastrointestinalen Tumor isolierte, epitheliale Zellen im Knochenmark nachgewiesen, ist neben der radikalen chirurgischen Entfernung des Primärtumors eine adjuvante Therapie gegen proliferierende und nicht proliferierende Zellen (Chemotherapie kombiniert mit einem Antikörpercocktail gegen Membranproteine) indiziert. Mit Hilfe CK-positiver Zellen wird somit die Definition von Risikogruppen bei Patienten mit gastrointestinalen Tumoren möglich und erlaubt eine Optimierung der Therapie für den individuellen Tumorpatienten.

Literatur

Funke I, Schraut W (1998) Meta-Analyses of Studies on Bone Marrow Micrometastases. An Independent Prognostic Impact Remains to Be Substantiated. J Clin Oncol 16: 557

Lehnert M (1996) Clinical multidrug resistance in cancer: a multifactorial problem. Eur J Cancer 27: 1552

Mc Neil C (1995) A new generation of monoclonal antibodies arrives at the clinic. J Natl Cancer Inst 87: 558

Müller P, Weckermann D, Riethmüller G et al. (1996) Detection of genetic alterations in micrometastatic cells in bone marrow of cancer patients by fluorescence in situ hybridization. Cancer Genet Cytogenet 88: 8

Pantel K, Schlimok G, Braun S et al. (1993) Differential expression of proliferation-associated molecules in individual micrometastatic carcinoma cells. J Natl Cancer Inst 85: 1419

Riethmüller G, Holz E, Schlimok G et al. (1998) Monoclonal Antibody Therapy for Resected Duke's C Colorectal Cancer: Seven-Year Outcome of a Multicenter randomized Trial. J Clin Oneol 16: 1788–1794

Schlimok G, Funke I, Pantel K et al. (1991) Micrometastatic tumor cells in bone marrow of patients with gastric cancer: Methodological aspects of detection and prognostic significance. Eur J Cancer 27: 1461

Schlimok G, Pantel K, Loibner H et al. (1995) Reduction of metastatic carcinoma cells in bone marrow by intravenously administered monoclonal antibody: towards a novel surrogate test to monitor adjuvant therapies of solid tumors. Eur J Cancer 31A: 1799

Thorban S, Roder JD, Nekarda Hi et al. (1996) Epithelial tumor cells in the bone marrow of patients with esophageal carcinoma. J Natl Cancer Inst 88: 1222

Erweiterte oder limitierte Radikalität beim vorbehandelten kolorektalen Karzinom?

H. Lippert, M. A. Reymond und N. Bien

Klinik für Allgemein-, Viszeral- und Gefäßchirurgie, Otto-von-Guericke Universität Magdeburg, Leipziger Straße 44, 39120 Magdeburg

Extended or Limited Surgery Following Neoadjuvant Therapy in Colorectal Cancer?

Summary. Surgery is the only curative treatment in colorectal cancer. In rectal cancer, total mesorectum excission (TME) is necessary to achieve local cure (Ro-resection). Radiotherapy reduces the local recurrence rate in locally-advanced rectal cancer, but has no influence on subclinical systemic disease. Thus, a subset of patients (40% in UICC-stage III) can not be cured even by optimal surgery. Indeed, it is unlikely that extended surgical procedures can cure systemic disease in those patients. Traumatic surgical procedures might even be harmful, if they compromise immune function, as shown in DTH (delayed-type hypersensitivity) studies.

Key words: Rectal neoplasms – Surgery – Micrometastasis – Neoadjuvant therapy

Zusammenfassung. Die Chirurgie ist die einzige kurative Therapie des kolorektalen Karzinoms. Beim Rektumkarzinom ist die totale mesorektale Exzision (TME) erforderlich und genügend, um eine lokale Radikalität (Ro) zu erreichen. Die Bestrahlung senkt die Lokalrezidivrate beim lokal fortgeschrittenen Rektumkarzinom, nimmt jedoch keinen Einfluß auf die subklinische systemische Krankheit. So ist ein Anteil der Patienten (40% im Stadium III) auch durch optimale Chirurgie nicht zu heilen. Bei diesen Patienten kann auch ein erweiterter chirurgischer Eingriff keinen Vorteil bringen. Ein solcher Eingriff kann aber schädlich sein, wenn er die·Immunabwehr schwächt, wie DTH (delayed-type hypersensitivity) Studien es belegen.

Schlüsselwörter: Rektumkarzinom – Chirurgie – Mikrometastasen – Neoadjuvante Therapie

„In der Entwicklung (der Rektumchirurgie) macht sich deutlich der Zug zu immer radikalerem Vorgehen bemerkbar. (…) Das Extrem des radikalen Vorgehens findet die kombinierte Methode in dem Vorschlag von Quenu. (…) Auf der anderen Seite macht sich aber auch das Bestreben immer mehr geltend, das funktionelle Resultat nicht zu vernachlässigen, den Sphinkterapparat wenn möglich zu schonen oder durch besondere technische Vorschläge die Kontinenzverhältnisse zu bessern.“

P. Clairmont, Wien, 1925 [11]

Die ersten Versuche einer chirurgischen Behandlung des kolorektalen Karzinoms wurden am Ende des 19. Jahrhunderts unternommen. Ursprünglich als Organchirurgie gedacht, hat sich die kolorektale Chirurgie nach und nach zur Lymphbahnenchirurgie entwickelt. Da metachrone Fernmetastasen auch nach kurativer Chirurgie immer wieder vorkommen, wurden jedoch in den letzten 30 Jahren verschiedene chemotherapeutische, radiotherapeutische und immunologische Therapieverfahren versucht, um die Prognose der Patienten zu verbessern. So hat sich der Begriff der multimodalen Krebstherapie in den klinischen Alltag eingebürgert. Gleichzeitig ist es möglich geworden, mit molekularbiologischen Amplifikationsmethoden vereinzelte Tumorzellen in den Lymphknoten, in der Peritonealflüssigkeit, im Blut oder im Knochenmark zu recherchieren, und damit die sogenannte minimal residuelle Krankheit zu dokumentieren.

Die kolorektale Chirurgie im Spannungsfeld zwischen lokaler und systemischer Krankheit

Auch wenn niemand bestreiten wird, dass die Chirurgie der Eckstein der Behandlung des kolorektalen Karzinoms bleibt, muss ihr Stellenwert im Spannungsfeld zwischen lokaler und systemischer Krankheit neu definiert werden. Erreichen wir bei einem gegebenen Patienten eine definitive Heilung oder nur eine Fokussanierung? Sollen neoadjuvante Therapiekonzepte, wie schon beim Analkarzinom und beim Ösophaguskarzinom, auch beim kolorektalen Karzinom eingesetzt werden? Wird die Immunabwehr durch neue minimal-invasive chirurgische Verfahren weniger belastet?

Die chirurgischen Techniken werden von minimal-invasiven Verfahren bereichert. Die Definition der systemischen Krebskrankheit ist im Wandel. Die Möglichkeiten und die Modalitäten der multimodalen Therapie sind immer zahlreicher. Es ist unsere spannende Aufgabe, die Indikation zur erweiterten oder limitierten Chirurgie beim vorbehandelten kolorektalen Karzinom in diesem multidimensionalen Spannungsfeld zu diskutieren.

Genaues Tumorstaging ist Vorbedingung zur multimodalen Therapie

Das Überleben des Patienten nach potentiell kurativer Resektion eines kolorektalen Karzinoms hängt wesentlich von der Tumorausdehnung zum Zeitpunkt der Diagnose ab. Etwa 20% der Patienten sind einer kurativen Chirurgie nicht zugänglich, weil synchrone, nicht resektable Fernmetastasen sich schon entwickelt haben [23]. So hat sich die TNM-Klassifikation [1] als zuverlässiges Tumorstaging etabliert, vor allem zur Indikation einer (neo-)adjuvanten Therapie. Das präoperative regionale Staging vom kolorektalen Karzinom erlaubt es auch, die Resektabilität des Tumors zu bestimmen. Es ist vor dem Eingriff zu eruieren, ob eine komplette Tumorresektion in Frage kommt (sogenannte Ro-Resektion nach histopathologischer Untersuchung des Operationspräparates). Ein Tumorstaging ist auch im Rahmen eines multimodalen Therapiekonzeptes mit neoadjuvanter Behandlung eines nicht-resektablen Tumors besonders wichtig. Zum Beispiel ist die T-Klassifikation eines Rektumkarzinoms erforderlich, um eine präoperative Bestrahlung zu indizieren. Auch der N-Status muss definiert werden, um eine mögliche lokale Resektion zu rechtfertigen. Zusammenfassend ist ein adäquates Tumorstaging unerlässlich, um die Resektabilität des Tumors zu bestimmen, die Indikation zur neoadjuvanten Behandlung zu stellen und die Prognose des Patienten nach erfolgter Resektion zu schätzen.

Definition des lokal fortgeschrittenen kolorektalen Karzinoms vs. systemische Krankheit

Während Jahrzehnten hat man geglaubt, dass die bildgebende Diagnostik und der intraoperative Befund ausreichend waren, um eine fortgeschrittene, systemische Krebskrankheit auszuschließen. Wieviele Chirurgen haben gesagt: „Das war ein Tumor, aber ich habe alles entfernt!". Die Zeiten haben sich geändert: der Nachweis einzelner disseminierter Tumorzellen im Knochenmark, in der Peritonealflüssigkeit oder in Lymphknoten hat sich in einer Vielzahl von Stu-

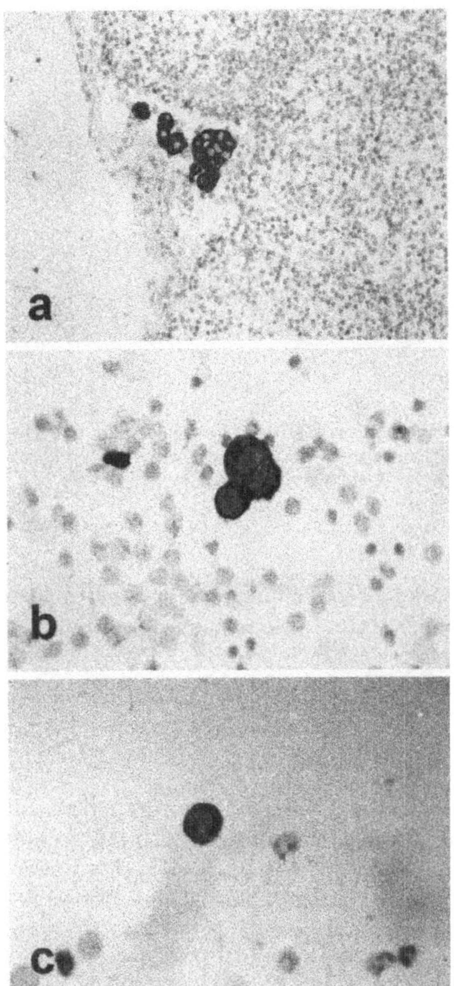

Abb. 1. Immunhistochemische Darstellung von Tumorzellen in Lymphknoten (**a**), in der Peritonealflüssigkeit
(**b**) und im Knochenmark (**c**). Ber-EP4-Färbung in der
APAAP-Technik. Originalvergrößerung 400×. Bilder:
Ralph Steinert, Carl-Thiem Klinikum Cottbus

dien als klinisch relevant gezeigt (Abb. 1). In einzelnen Publikationen hat sich dieser Nachweis
als ein vom Tumorstadium unabhängiger Prognosefaktor sogar erwiesen. In einer Literatur-
sammlung wurden Epithelzellen im Knochenmark in allen untersuchten Karzinomtypen, auch
beim kolorektalen Karzinom, mit einer medianen Prevalenz von ca. 35% gefunden [15]. In der selben Arbeit zeigten 14 von 20 publizierten Studien einen positiven Zusammenhang zwischen positivem Knochenmarkstatus und kürzerem krankheitsfreiem Überleben, jedoch war dieser Befund
nur in 5 von 11 Studien ein vom Tumorstadium unabhängiger Prognosefaktor [15]. Verschiedenen Ansätzen wurde gefolgt: der Nachweis disseminierter Tumorzellen kann mit konventionellen, immunozytologischen Methoden, aber auch mittels molekularbiologischen Methoden wie
die PCR (Polymerase-Kettenreaktion) erfolgen. Diese Methoden ermöglichen es, das vorhandene, tumorale Genommaterial zu amplifizieren und weisen dadurch eine höhere Sensitivität als
die Immunohistochemie auf. Die Methodologie und die Reproduzierbarkeit dieser Untersuchungen war bisher jedoch noch unterschiedlich. Im Vergleich zu soliden Metastasen erscheinen
isolierte disseminierte Tumorzellen einer intravenösen Therapie mit Makromolekülen und im-
munkompetenten Effektorzellen besser zugänglich. Da die Mehrzahl dieser Tumorzellen nicht
wachsen (sie befinden sich in der Ruheperiode des Zellzyklus, die sogenannte Go-Phase), können sie lange in einer Latenzphase („Dormancy") verweilen, bis Fernmetastasen sich endlich ent-

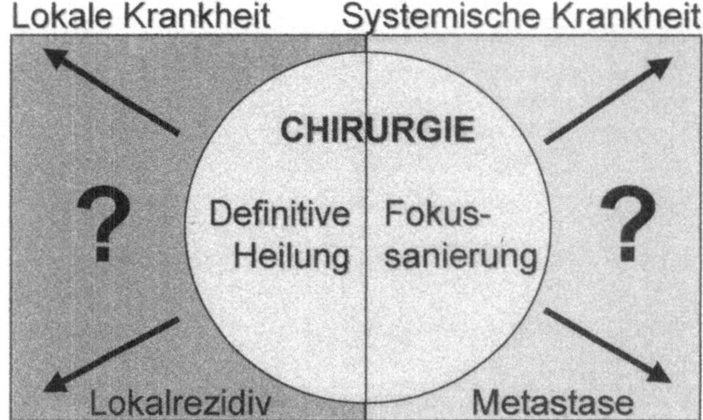

Abb. 2. Stellenwert der Chirurgie im Spannungsfeld zwischen lokaler und systemischer Krebskrankheit. Die selbe Operation kann eine Heilung oder nur eine Fokussanierung bedeuten, in Abhängigkeit der vorliegenden Krebskrankheit. Die Definition der lokalen vs. systemischen Krebskrankheit ist im Wandel

wickeln. Da beim kolorektalen Karzinom Knochenmarkmetastasen äußerst selten sind, sollten Knochenmark und Lymphknoten nur als indirekte Indikatororgane der systemischen Krankheit betrachtet werden [39].

Standards der chirurgischen Therapie des kolorektalen Karzinoms

Die chirurgische Therapie des Kolonkarzinoms unter kurativer Zielsetzung besteht in der radikalen Resektion des tumortragenden Kolons mit dem regionalen Lymphabflussgebiet ggf. unter Mitentfernung adhärenter Organe im Sinne einer Multiviszeralresektion (Abb. 2). Zur Entfernung des intramuralen mikroskopischen Tumorwachstums ist grundsätzlich eine minimale Resektionsgrenze von 2 cm ausreichend. Das regionale Lymphabflussgebiet geht über diesen Bereich hinaus. Entsprechend der Gefäßversorgung breiten sich Lymphknotenmetastasen tangential (bis zu 10 cm vom makroskopischen Tumorrand entfernt), vorwiegend jedoch in zentraler Richtung aus. Für das Ausmaß der Darmresektion ist das zu entfernende Lymphabflussgebiet bestimmend. Nur bei strenger Selektion darf laut Leitlinien eine Segmentresektion erfolgen [31].

Indikationen einer neoadjuvanten Therapie beim kolorektalen Karzinom (Abb. 3)

Wir indizieren eine neoadjuvante Therapie, um eine Tumorverkleinerung zu erreichen und dadurch die Ro-Resektionsrate zu erhöhen, um die intraoperative Tumorzelldissemination zu vermindern, und natürlich auch, um das Überleben des Patienten zu verlängern. Soll deswegen bei jedem Kolonkarzinom eine neoadjuvante Therapie eingesetzt werden? Mehrere biologische Hypothesen, teilweise auch durch tierexperimentelle Studien untermauert, würden dafür plädieren [22]. Die einzige größere randomisierte Studie über neoadjuvante Chemotherapie beim Kolonkarzinom hat im Frühverlauf einen Vorteil für behandelte Patienten angedeutet [30]. Da die Resektion des Kolonkarzinoms in der Regel keine größeren chirurgischen Schwierigkeiten anbietet, hat sich jedoch bisher beim Kolonkarzinom kein neoadjuvantes Therapiekonzept etabliert [31].

Kolon- und Rektumkarzinom unterscheiden sich weniger durch ihr biologisches Verhalten als durch anatomische Besonderheiten, welche die Therapie des Rektumkarzinoms erschweren. Kontrollstudien berichten über eine Lokalrezidivrate von ca. 29% mit Standardchirurgie, von

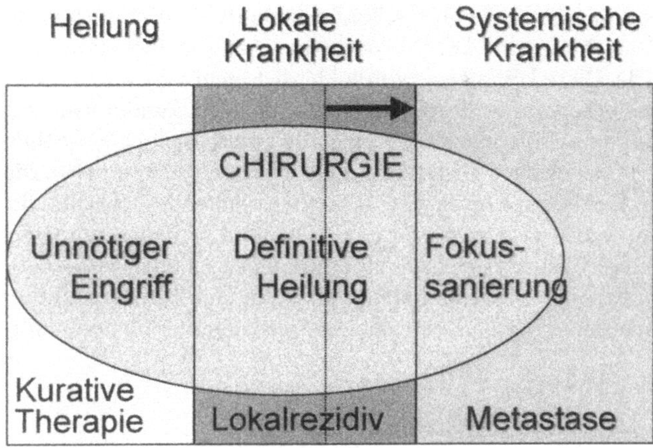

Abb. 3. Die Indikationen einer neoadjuvanten Therapie beim kolorektalen Karzinom sind a) eine Verbesserung der Operationsmöglichkeiten und b) eine Erhöhung der Heilungschancen (*s. Pfeil*)

etwa 10% nach optimaler Chirurgie [38]. Deswegen hat sich eine neoadjuvante Radiochemotherapie beim lokal fortgeschrittenem Rektumkarzinom – im Gegensatz zum Kolonkarzinom – in Europa etabliert [38]. Diese präoperative Behandlung hat es erlaubt, die Lokalrezidivrate drastisch zu reduzieren und den Anteil sphinktererhaltender Rektumresektionen zu erhöhen [34]. Nach neoadjuvanter Radiochemotherapie wird in spezialisierten Zentren der Anteil sphinktererhaltender Operationen beim tiefen Rektumkarzinom auf 80% geschätzt [34]. Moderne Bestrahlungstechnik erlaubt es, präoperative Bestrahlung zu verabreichen, ohne die Mortalität oder die Morbidität spürbar zu erhöhen [38]. Die postoperative Sphinkterfunktion bleibt trotz Änderung der Stuhlgewohnheiten akzeptabel, sodass eine große Mehrheit der Patienten sich für eine sphinktererhaltende Operation nach erfolgter Heilung entschließen würde [7]. Auch die Spättoxizität bleibt akzeptabel [38]. Nach einem Konsensus der CAO, AIO und ARO 1994 ist eine präoperative Radiotherapie (vermutlich günstigere Ergebnisse durch präoperative Radiochemotherapie) dann empfohlen, wenn bei T4-Tumoren aufgrund des präoperativen Stagings oder nach explorativer Laparotomie eine Ro-Resektion nicht machbar erscheint [31]. Andere Autoren sehen einen Stellenwert der neoadjuvanten Radiotherapie auch bei T3 oder sogar kleineren Tumoren [34, 38].

Tumorreduktion nach neoadjuvanter Therapie: welche therapeutische Konsequenzen?

Nachdem in mehreren Fallstudien gezeigt wurde, dass nicht resektable Rektumkarzinome nach Anwendung präoperativer Bestrahlung chirurgisch entfernt werden konnten [34, 38], ist es anzunehmen, dass eine Tumorreduktion in einer Patientengruppe mit günstigerem Tumorphänotyp erreicht werden kann. Der prognostische Vergleich von Patienten nach Down-Staging (z. B. von T4- zu T3-Klassifikation nach Radiochemotherapie) mit Patienten ohne neoadjuvante Therapie (z. B. T3-Karzinome) erscheint jedoch methodisch schwierig. Handelt es sich wirklich um dieselben Tumoren? Da der endoskopische Ultraschall die Zuverlässigkeit der histopathologischen Untersuchung nicht erreicht – vor allem für den N-Status – wird die Frage der klinischen Relevanz einer präoperativen Tumorreduktion nur in gut konzipierten, prospektiv randomisierten Studien definitiv beantwortet werden können. Auch stellt sich bei alten Patienten die Frage der Notwendigkeit einer Rektumresektion nach kompletter Remission. Wird sich – wie beim Analkarzinom – die neoadjuvante Therapie auch in selektionierten Indikationen beim Rektumkarzinom zur kurativen Therapie entwickeln?

Es wurde behauptet, dass die neoadjuvante, kombinierte Radiochemotherapie so effektiv ist, dass eine Wartezeit zwischen der Bestrahlung und der Chirurgie die Chancen eines sphinktererhaltenden Eingriffes steigern würde. Diese Hypothese wurde kürzlich in einer französischen Studie geprüft, wo alle Patienten eine präoperative Bestrahlung bekamen. Die Randomisierung erfolgte in zwei Gruppen, eine Gruppe mit sofortiger Chirurgie, die zweite Gruppe 6 Wochen später. Der Sphinkterapparat wurde in der zweiten Gruppe häufiger erhalten (68% vs. 76%). Die Chirurgen wurden vor der Radiotherapie befragt, ob sie eine sphinktererhaltende Operation für möglich halten. Die Lokalrezidivrate war insgesamt 9%, aber 12% bei den Patienten mit tiefer anteriorer Resektion, wo eine sphinktererhaltende Operation für unmöglich gehalten wurde [14]. Auch wenn diese Daten aus einem kleinen Patientengut stammen, kann eine Tumorreduktion nach neoadjuvanter Behandlung nicht ohne weiteres eine sphinktererhaltende Chirurgie indizieren.

Ausdehnung der Lymphknotendissektion beim vorbehandelten kolorektalen Karzinom

Die radikale Lymphadenektomie beim kolorektalen Karzinom hat das Ziel, sowohl die (möglicherweise) involvierten Lymphknoten zu entfernen, als auch die Prognose des Patienten zu bestimmen. Lymphknotenmetastasen sind von der UICC als histologisch darstellbare Tumorzellinvasion mit umliegender Gewebereaktion definiert worden [1]. Solche Lymphknotenmetastasen folgen in der Regel der normalen Anatomie der Lymphbahnen, können jedoch auch in etwa 10% der Fälle als sogenannte „skip metastases" auftreten [46].
Laterale Lymphknotenmetastasen (u. a. in den Obturatoren-Lymphknoten) sind in 9% der Rektumkarzinompatienten zu finden. Dieser Anteil steigt auf 13% bei den Karzinomen im unteren Rektumdrittel. Die Diskussion, ob diese lateralen Lymphknoten mitreseziert werden müssen, ist nicht neu. Schon 1979 hat Enker die Hypothese geäußert [13], dass ein verbessertes Überleben mit einer radikalen anatomischen Resektion und Lymphadenektomie verbunden ist, und dass diese erweiterte Resektion die Lokalrezidivrate beim Rektumkarzinom senken würde. In der Zwischenzeit ist es von Heald gezeigt worden, dass durch anatomische totale mesorektale Exzision – ohne laterale Lymphknotendissektion – niedrige Lokalrezidivraten (unter 10%) beim Rektumkarzinom erreicht werden können [17]. Diese exzellenten Ergebnisse wurden von anderen Autoren bestätigt [23, 38]. In einer nicht-randomisierten, aber prospektiv kontrollierten Studie wurde gezeigt, dass eine erweiterte, laterale Lymphknotendissektion bei einem Karzinom des unteren Rektumdrittels weder die Lokalrezidivrate noch das Überleben verbessert [35]. Es sind keine prospektiv randomisierten Studien vorhanden, die einen Überlebensvorteil der lateralen Dissektion bei tiefen Rektumkarzinom beweisen. Erwartungsgemäß ist diese Dissektion mit einer erhöhten Morbidität verbunden, und die Geschlechts- und Blasenfunktionen können durch Beschädigung des Plexus pudendus beeinträchtigt werden.

Segmentresektion vs. radikale Resektion beim Karzinom des linken Kolons

Das Überleben nach linker Hemikolektomie vs. segmentaler Kolonresektion bei Karzinom des linken Kolon wurde lediglich in einer prospektiv randomisierten Studie untersucht [40]. Es wurden 270 konsekutive Patienten mit Karzinom zwischen dem linken Drittel des Transversum und dem rektosigmoidalen Übergang untersucht. Die linke Hemikolektomie wurde mit radikalem Absetzen der Arteria mesenterica inferior samt Lymphbahnen verbunden, die segmentale Kolektomie war signifikant kürzer und ohne radikales Absetzen der Gefäße. Die postoperative Mortalität war leicht höher in der Kolektomiegruppe (aber nicht signifikanterweise), das aktuarielle Überleben war nicht unterschiedlich zwischen den beiden Gruppen. Über ähnliche Ergebnisse wurden in einer früheren, nicht randomisierten Studie berichtet [8].

Rektumkarzinom

Grundlage einer guten Langzeitprognose von Patienten mit Rektumkarzinom ist die chirurgische Therapie. Nach erfolgter chirurgischer Behandlung ist die Prognose eines chirurgisch behandelten Rektumkarzinoms in erster Linie durch die Vollständigkeit der Tumorentfernung (R-Klassifikation) bestimmt. Nur wenn es gelingt, durch den chirurgischen Eingriff den Tumor komplett zu entfernen, gibt es Hoffnung auf Langzeitüberleben. Patienten mit Residualtumor (R1, R2) weisen dagegen eine sehr viel schlechtere Prognose auf [19].

Die Rektumresektion in kurativer Absicht beinhaltet die Absetzung der A. mesenterica inferior zumindest unmittelbar distal des Abganges der A. colica sinistra, die komplette (nicht stumpfe) Entfernung des Mesorektums bei Karzinomen der unteren zwei Rektumdrittel, die Einhaltung eines angemessenen Sicherheitsabstandes (5 cm im oberen Drittel, 1 – 2 cm in dem unteren Drittel) [31]. Die Wichtigkeit der totalen mesorektalen Exzision wurde schon in den 20er Jahren erkannt. So schrieb Clairmont [11]: *„Aus der Verbreitung der Lymphbahnen geht hervor, dass das Karzinom des pelvinen Mastdarmes nach zweierlei Richtungen wächst: nach der Höhe und nach der Seite".* Und weiter: *„Es werden beide Wege beschritten um (…) durch die präliminäre zentrale Unterbindung der Art. Haemorroidalis sup. (…), radikal zu operieren (Exstirpation des Mesorectum und Mesocolon pelvinum)."* Die Dissektion des krebsbefallenen Rektums muss genau den embryologischen Schichten folgen, ohne das Mesorektum selbst zu verletzen. Karzinome des mittleren und unteren Rektums sind mit einer totalen mesorektalen Exzision bis zum Beckenboden adäquat behandelt. Bei Karzinomen oberhalb von 12 – 13 cm ist eine partielle Exzision des Mesorektums bis 5 cm unterhalb des Tumors genügend. Da die Ausbreitung des Karzinoms nach distal selten ist, und nur in fortgeschrittenen Tumorstadien geschieht, können tiefe Rektumkarzinome mit sphinktererhaltenden Eingriffen behandelt werden, wenn der distale Sicherheitsabstand 1 – 2 cm beträgt. Eine en-bloc Resektion von tumoradhärenten Organen im Sinne einer multiviszeralen Resektion kann erforderlich werden. Die autonomen Nervenstränge (Plexus hypogastricus, N. Hypogastricus, Plexus pudendus) sollen möglichst erhalten bleiben [31].

Aufgrund der patho-anatomischen Grundlagen der Tumorausbreitung beim Rektumkarzinom ist eine komplette Resektion des Mesorektums erforderlich, um eine lokale Radikalität zu erreichen. Bei 80 % der Rektumkarzinompatienten ist eine komplette Resektion des Mesorektums möglich, ohne den Sphinkterapparat zu amputieren. Der Anteil von Rektumamputationen im Vergleich zu tiefen anterioren Resektionen ist in spezialisierten Zentren drastisch gesunken. Diese letztere Technik ermöglicht es, die Lokalrezidivrate unter 10 % zu halten, und ein Langzeitüberleben bei 2/3 der Patienten zu erreichen. Beim vorbehandelten Rektumkarzinom gibt es also keinen logischen Grund das Ausmaß einer Rektumresektion zu erweitern.

Stellenwert der lokalen Resektion beim vorbehandelten Rektumkarzinom

In den letzten Jahren hat sich immer häufiger die Frage gestellt, ob eine lokale Behandlung mit kombinierter Radiochemotherapie die selben Ergebnisse wie die anteriore Resektion bei frühem (T1 und T2) Rektumkarzinom erreicht. Auch wenn keine stratifizierte, randomisierte Studie vorhanden ist, sind viele Autoren sich einig, dass die lokale Exzision bei frühem Rektumkarzinom einen Stellenwert hat. So wären bei T1- und „günstigen" T2-Rektumkarzinomen die Ergebnisse einer lokalen Exzision im Gesunden mit der konventionellen Resektion vergleichbar [4, 41, 44]. Für T2-Tumore, wenn eine adjuvante Chemotherapie assoziiert wird, sind die Lokalrezidivraten nicht höher als in der radikalen Chirurgie [10, 16, 28, 43, 44]. Bei T3-Karzinomen ist eine konventionelle Resektion mit totaler mesorektaler Exzision indiziert [37, 38], eine adjuvante Radiochemotherapie wird von einigen Autoren empfohlen (s. oben).

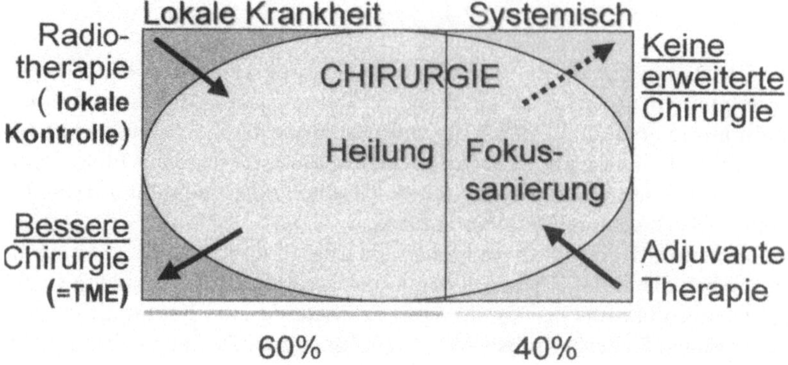

Abb. 4. Als direkte Folge der operativen Technik ist die Prognose des Patienten durch die Qualität der chirurgischen Arbeit beeinflusst (*Links: dunkelgrau*). Die Radiotherapie kann die Lokalrezidivrate senken. Jedoch werden 40% des Patienten im UICC-Stadium III auch nach optimaler Chirurgie Fernmetastasen entwickeln (*Rechts: hellgrau*)

Der Operateur als Risikofaktor in der kolorektalen Chirurgie (Abb. 4)

Als direkte Folge der operativen Technik ist die Prognose des Patienten durch die Qualität der chirurgischen Arbeit beeinflusst. So hat die Studiengruppe Kolorektales Karzinom (SGKRK) große Unterschiede für die stadienbezogenen Langzeitüberlebensraten zwischen teilnehmenden Kliniken nicht nur beim Rektum- [19], sondern auch beim Kolonkarzinom [21] dokumentiert. Stellt man die Ergebnisse aus der Literatur mit den SGKRK-Daten zusammen, findet man ebenfalls eine erhebliche Streubreite bei der stadienbezogenen Lokalrezidivrate beim Rektumkarzinom. Die beobachtete 5-Jahres-Überlebensrate nach kurativer kolorektaler Resektion erreicht ca. 55–60% (R0-Resektion), aber nur ca. 5% bei R1- und R2-Resektionen. Bei R1- und R2-Resektionen ist die Prognose oft durch die Anwesenheit von Fernmetastasen gegeben, und die pT- und pN-Klassifikationen spielen nur eine untergeordnete Rolle [18].

Die Analyse der chirurgisch-technischen Faktoren, die im Erlanger Krankengut zu einer signifikanten Reduktion der Lokalrezidivrate und damit zu einer Verbesserung der 5-Jahres-Überlebensrate beigetragen haben [23], zeigen den Stellenwert des distalen Sicherheitsabstandes, der stammnahen Ligatur der A. mes. inf., der Zahl der mitentfernten Lymphknoten und der totalen mesorektalen Exzision. Zwischen 1974 und 1985 stieg der mittlere distale Sicherheitsabstand von 28,6 auf 41,2 mm an. Die hohe stammnahe Ligatur der A. mes. inf. wird erstmals im Jahre 1979 in der Datenbank angegeben und 1982 die pathohistologische Beurteilung des lateralen Absetzungsrandes. Die mittlere Zahl mitenfernter Lymphknoten stieg von 10,8 im Jahr 1974 auf 40,9 im Jahr 1982 und blieb dann stabil bis 1991. Als im Jahr 1985 die totale mesorektale Exzision zunehmend in die klinische Routine eingeführt wurde, war die Lokalrezidivrate bereits von 39% auf 18% abgesunken, und das Langzeitüberleben von 50% auf 67% angestiegen. Die totale mesorektale Exzision kann also nicht der alleinige technische Faktor sein, der zu einer Senkung der Lokalrezidivrate geführt hat. Vielmehr ist die Summe aller chirurgisch-technischen Verbesserungen für diese Senkung verantwortlich [24].

Bedeutung der laparoskopischen Technik beim primären kolorektalen Karzinom

Laparoskopische Techniken zur chirurgischen Behandlung kolorektaler Karzinome sind umstritten. Dies liegt darin, dass der onkologische Stellenwert laparoskopischer Resektionen noch nicht definitiv geklärt ist [20], auch wenn zufriedenstellende preliminäre Daten aus drei kleinen randomisierten Studien vorhanden sind [27, 33, 42]. Tatsächlich erscheinen kosmetische oder kurzfristige funktionelle Vorteile [9] ungenügend, um von einer etablierten, standardisierten, offenen onkologischen Chirurgie abzuweichen. Bedeutet die Laparoskopie wirklich weniger Radikalität beim primären kolorektalen Karzinom? Es wurde in einer großen prospektiven Studie dokumentiert, dass die Qualität der laparoskopischen Resektionen bei kolorektalen Karzinomen im Schnitt befriedigend ist, jedoch mit deutlichen Unterschieden zwischen den teilnehmenden Kliniken [26]. Diese Ergebnisse erinnern an berühmte Daten, die in Deutschland in der offenen kolorektalen Chirurgie erhoben worden sind [21]. Definitive Aussagen über die Langzeitprognose nach laparoskopischer Krebschirurgie werden nur in prospektiv randomisierten Studien erbracht, die zur Zeit in den USA, in Europa und in Australien laufen [33, 36, 45].

Solange diese Langzeitergebnisse nicht vorliegen, dürfen unserer Meinung nach kurative laparoskopische Eingriffe nur im Rahmen prospektiver Qualitätskontrollstudien durchgeführt werden. Dabei sind typische Fehler zu vermeiden [25], unter anderem um die Inzidenz Trokareinstichstellen-Rekurrenzen auf einem Niveau zu halten, das mit der offenen Chirurgie vergleichbar ist [2, 27].

Systemische Konsequenzen der erweiterten Chirurgie (Abb. 5)

In den letzten Jahren ist immer deutlicher geworden, dass das chirurgische Trauma lokale [5], lokoregionale [12] und systemische [32] Wirkungen hat, die direkt mit dem Schweregrad des chirurgischen Eingriffes verbunden sind [32]. Vor kurzem wurde gezeigt, dass ein minimal-invasiver Eingriff mit weniger Tumorwachstum als ein offener Zugang verbunden ist [3, 6]. Es wurde ebenfalls dokumentiert, dass Seren aus Mäusen, die offen operiert wurden, das Wachstum von Tumorzelllinien signifikant mehr stimulieren als Seren aus Mäusen, die laparoskopisch operiert wurden [29], was auf die Anwesenheit von Tumorwachstumsfaktoren im Serum der offen operierten Mäuse hindeutet. Da die Prognose der Patienten nach kurativer Krebschirurgie (Ro-Resektionen) durch die Vernichtung oder die Vermehrung der minimal residuellen Krebszellen bestimmt ist, spielt der postoperative Immunstatus möglicherweise eine entscheidende Rolle. Die Belastung der Immunabwehr durch das chirurgische Trauma, inzwischen experimentell eindeutig belegt, könnte in der Praxis eine bisher wohl unterschätzte Rolle spielen.

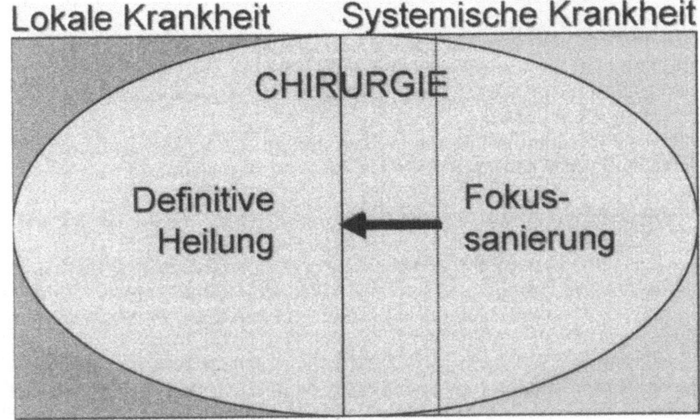

Abb. 5. Eine erweiterte Chirurgie beim lokal fortgeschrittenem Karzinom wird die Immunabwehr des Patienten schwächen. Experimentelle Befunde deuten auf lokale, loko-regionäre und systemische Wirkungen, die das Tumorwachstum begünstigen würden (*s. Pfeil*)

Erweiterte oder limitierte Radikalität beim vorbehandelten kolorektalen Karzinom?

Die Operation ist die einzige potentiell kurative Behandlung des kolorektalen Karzinoms. Jedoch ist ein gewisser Anteil Patienten – auch im Frühstadium – mit der Chirurgie allein nicht zu heilen. Neue molekularbiologische Techniken ermöglichen es, die mikrometastatische Krankheit zu dokumentieren, sodass eine neue Definition des kolorektalen Karzinoms als systemische Krankheit möglich wird. Es bleibt jedoch unbestimmt, inwiefern diese Erkenntnisse in die klinische Praxis umgesetzt werden können. Sicher ist, dass der Stellenwert der Chirurgie neu definiert werden muss. Aktuelle Standards wie die kurative (Ro)-en-bloc-Resektion, die proximale Gefäßligatur, die Lymphknotenresektion, tumorfreie Absetzungsränder, die totale mesorektale Exzision und – wenn erforderlich – die Prinzipien der multiviszeralen Resektion sollten nach neoadjuvanter Therapie weiterhin berücksichtigt werden. Die neoadjuvante Radio(chemo)therapie hilft, die Inzidenz von Lokalrezidiven zu reduzieren, und beim Rektum den Anteil sphinktererhaltender Operationen zu steigern. Auch Frühkarzinome könnten nach neoadjuvanter Radiochemotherapie lokal behandelt werden, ohne dass die onkologischen Ergebnisse sich verschlechtern. Die systemische Krankheit ist durch die Tumorbiologie bedingt und könnte durch eine neoadjuvante Chemotherapie beeinflusst werden. Es gibt keine Rationale für eine erweiterte Chirurgie nach neoadjuvanter Therapie. Im Gegenteil könnte sie schädlich sein, weil sie eine Immundepression verursachen kann und dadurch eine unkontrollierte Entwicklung disseminierter Tumorzellen begünstigen könnte. Limitierte Chirurgie wie die Laparoskopie, andere minimal-invasive Techniken oder lokale Verfahren könnten in selektionierten Indikationen (z. B. bei alten Patienten und/oder bei Frühkarzinomen) nach neoadjuvanter Therapie eingesetzt werden. Diese neuen Behandlungsverfahren sollten im Rahmen prospektiv randomisierter Studien laufend evaluiert werden.

Literatur

1. TNM classification of malignant tumors. Baltimore: Wiley-Liss, 1997
2. Reymond MA, Bonjer HJ, Köckerling F (Eds) Port site and wound recurrences in cancer surgery – Incidence, pathogenesis, prevention. Berlin Heidelberg New York: Springer, 2000
3. Allendorf JD, Bessler M, Kayton ML, Oesterling SD, Treat MR, Nowygrod R, Whelan RL (1995) Increased tumor establishment and growth after laparotomy vs laparoscopy in a murine model. Arch Surg 130: 649 – 653
4. Ambacher T, Kasperk R, Schumpelik V (1999) Effect of transanal excision on rate of recurrence of stage I rectal carcinoma in comparison with radical resection methods. Chirurg 70: 1469 – 1474
5. Bonjer HJ, Tseng L, Kazemier G, Marquet RL (1997) Port site metastases: role of local ischemia. Surg Endosc 11: 175 (Abstract)
6. Bouvy ND, Marquet RL, Jeekel J, Bonjer HJ (1997) Laparoscopic surgery is associated with less tumor growth stimulation than conventional surgery: an experimental study. Br J Surg 84: 358 – 361
7. Bruch HP, Kolbert G (1997) Ergebnisse der tiefen Rektumresektion und untersphinctärer Rectumexstirpation. Chirurg 68: 689 – 692
8. Busuttil RW, Foglia RP, Lomgmire WP (1977) Treatment of carcinoma of the sigmoid colon and upper rectum. A comparison of local segmental resection and left hemicolectomy. Arch Surg 112: 920 – 923
9. Böhm B, Schwenk W, Gründel K, Junghans T, Müller JM (1997) The importance of laparoscopic techniques in cases of primary colorectal carcinoma. Chirurg 68: 231 – 236
10. Chakravarti A, Compton CC, Shellito PC, Wood WC, Landry J, Machuta SR, Kaufman D, Ancukiewicz M, Willett CG (1999) Long-term follow-up of patients with rectal cancer managed by local excision with and without adjuvant irradiation. Ann Surg 230: 49 – 54
11. Clairmont P. Mastdarm. In: Zweifel P, Payr E (Eds) Die Klinik der bösartigen Geschwülste. Leipzig: Hirzel, 1915; 311 – 341
12. Eggermont AMM, Steller EP, Sugerbacker PH (1987) Laparotomy enhances intraperitoneal tumour growth and abrogates the antitumour effect of interleukin-2 and lymphocyte-activated killer cells. Surgery 102: 71 – 78
13. Enker EW, Laffer UT, Block GE (1979) Enhanced survival of patients with colon and rectal cancer inbased upon wide anatomic resection. Ann Surg 190: 350 – 360
14. Francois Y, Nemoz CJ, Baulieux J, Vignal J, Grandjean JP, Partensky C, Souquet JC, Adeleine P, Gerard JP (1999) Influence of the interval between preoperative radiation therapy and surgery on downstaging and on the rate of sphincter-sparing surgery for rectal cancer. The Lyon R90-01 randomized trial. J Clin Oncol 17: 2396 – 2402
15. Funke I, Schraut W (1998) Meta-analyses of studies on bone marrow micrometastases: an independant prognostic impact remains to be substantiated. J Clin Oncol 16: 557 – 566
16. Garcia-Aguilar J, Mellgren A, Sirivongs P, Buie D, Madoff RD, Rothenberger DA (2000) Local excision of rectal cancer without adjuvant therapy: a word of caution. Ann Surg 231: 345 – 351

17. Heald RJ, Ryall RDH (1986) Recurrence and survival after total mesorectal excision for rectal cancer. Lancet i: 1477–1482
18. Hermanek P (1995) pTNM and residual tumor classifications: problems of assessment and prognostic significance. World J Surg 19: 184–190
19. Hermanek P, Wiebelt H, Staimmer D, Riedel St, The German Study Group Colo-Rectal Carcinoma (SGCRC) (1995) Prognostic factors of rectum carcinoma. Experience of the German Multicenter Study SGCRC. Tumori 81(S1): 60–64
20. Hermanek P, Wittekind C (1994) To what extent are laparoscopic procedures defensible in oncologic surgery? Chirurg 65: 23–28
21. Hermanek P Jr, Wiebelt H, Riedl S, Staimmer D, Hermanek P, German Study Group for Colorectal Cancer (SGCRC) (1994) Long-time results of surgical therapy for colorectal cancer. Results of the German Study Group for Colorectal Cancer (SGCRC). Chirurg 65: 287–297
22. Jakesz R, Steger G (1994) Primary (preoperative, neoadjuvant) chemotherapy of colon cancer – a therapeutic alternative? Chirurg 65: 497–502
23. Köckerling F, Reymond MA, Altendorf-Hofmann A, Dworak O, Hohenberger W (1998) Influence of surgery on metachronous distant metastases and survival in rectal cancer. J Clin Oncol 16: 324–329
24. Köckerling F, Reymond MA, Scheuerlein H, Hohenberger W (1998) Therapie des Rektumkarzinoms – der Chirurg als Risikofaktor. Mitt Deutsch Ges Chir 3: 164–169
25. Köckerling F, Reymond MA, Schneider C, Hohenberger W (1997) Mistakes and hazards in oncological laparoscopic surgery. Chirurg 68: 215–224
26. Köckerling F, Reymond MA, Schneider C, Wittekind C, Scheidbach H, Konradt J, Kohler L, Barlehner E, Kuthe A, Bruch HP, Hohenberger W (1998) Prospective multicenter study of the quality of oncologic resections in patients undergoing laparoscopic colorectal surgery for cancer. The Laparoscopic Colorectal Surgery Study Group. Dis Colon Rectum 41: 963–970
27. Lacy AM, Delgado S, Garcia-Valdecasas JC, Castells A, Pique JM, Grande L, Fuster J, Taragona EM, Pera M, Visa J (1998) Port site metastases and recurrence after laparoscopic colectomy. A randomized trial. Surg Endosc 12: 1039–1042
28. Le Voyer TE, Hoffman JP, Cooper H, Ross E, Sigurdson E, Eisenberg B (1999) Local excision and chemoradiation for low rectal T1 and T2 cancers is an effective treatment. Am Surg 65: 625–630
29. Lee SW, Gleason NR, Southall JC, Allendorf JD, Blanco I, Huang EH, Bessler M, Whelan RL (2000) A serum-soluble factor(s) stimulates tumor growth following laparotomy in a murine model. Surg Endosc 14: 490
30. Lehnert T, Herfarth C (1998) Multimodale Therapie des Coloncarcinoms. Chirurg 69: 371–383
31. Lehnert T, Hossfeld DK. Kommentar: Diagnostik und Therapie des Kolonkarzinoms. In: Junglinger T, Hossfeld DK, Müller RP (Eds) Leitlinien zur Diagnostik und Therapie von Tumoren des Gastrointestinaltrakts und der Schilddrüse. Stuttgart: Demeter Verlag, 1999, 152–160
32. Lennard TW, Shenton BK, Borzotta A, Donnelly PK, White M, Gerrie LM, Proud G, Taylor RM (1985) The influence of surgical operations on components of the human immune system. Br J Surg 72: 771–776
33. Milsom JW, Bohm B, Hammerhofer KA, Fazio V, Steiger E, Elson P (1998) A prospective, randomized trial comparing laparoscopic versus conventional techniques in colorectal cancer surgery: a preliminary report. J Am Coll Surg 187: 46–54
34. Minsky BD (1999) Sphincter preservation in rectal cancer. Int J Clin Oncol 4: 2–8
35. Moreira LF, Hizuta A, Iwagaki H, Tanaka N, Orita K (1994) Lateral lymph node dissection for rectal carcinoma below the peritoneal reflection. Br J Surg 81: 293–296
36. Nelson H, Weeks JC, Wieand HS (1995) Proposed Phase III trial comparing laparoscopic-assisted colectomy versus open colectomy. J Natl Cancer Inst Monographs 19: 51–56
37. Ng AK, Recht A, Busse PM (1997) Sphincter preservation therapy for distal rectal cancer: a review. Cancer 79: 671–683
38. Pahlmann L (2000) Neoadjuvant and adjuvant radio- and radio-chemotherapy of rectal carcinomas. Int J Colorectal Dis 15: 1–8
39. Pantel K, von Knebel-Doeberitz M, Izbicki JR, Riethmüller G (1997) Disseminated tumor cells: diagnosis, prognostic value, phenotyping and therapeutic strategy. Chirurg 68: 1241–1250
40. Rouffet F, Hay JM, Vacher B, Fingerhut A, Elhadad A, Flamant Y, Mathon C, Gainant A (1994) Curative resection for left colonic carcinoma: hemicolectomy vs. segmental colectomy. A prospective, controlled, multicenter trial. French association for surgical research. Dis Colon Rectum 37: 651–659
41. Slisow W, Moesta KT, Schlag PM (1998) Local excision of rectal cancer through windowed specula: long-term result. Recent Results Cancer Res 146: 114–123
42. Stage JG, Schulze S, Møller P, Overgaard H, Andersen M, Rebsdorf-Pedersen VB, Nielsen HJ (1997) Prospective randomized study of laparoscopic versus open colonic resection for adenocarcinoma. Br J Surg 84: 391–396
43. Taylor RH, Hay JH, Larsson SN (1998) Transanal local excision of selected low rectal cancer. Am J Surg 175: 360–363
44. Wagman R, Minsky BD, Cohen AM, Saltz L, Paty PB, Guillem JG (1999) Conservative management of rectal cancer with local excision and postoperative adjuvant therapy. Int J Radiat Oncol Biol Phys 44: 841–846
45. Wittich P, Kazemier G, Schouten WR, Jeekel J, Lange JF, Bonjer HJ (1997) The „Colon cancer laparoscopic or open resection" (COLOR) trial. Ned Tijdschr Geneeskd 141: 1870–1871
46. Yamamoto Y, Takahashi K, Yasuno M, Sakoma T, Mori T (1998) Clinicopathological characteristics of skipping lymph node metastases in patients with colorectal cancer. Jpn J Clin Oncol 28: 378–382

Zu den Hauptvorträgen wurden die folgenden FREIEN VORTRÄGE gehalten, die in Kurzfassung angefügt werden.

Lungenmetastasen beim kolorektalen Karzinom – Überleben und Prognosefaktoren

S. Piltz, G. Meimarakis, F. W. Schildberg und H. Fürst

Chirurgische Klinik und Poliklinik, Klinikum Großhadern, Ludwig-Maximilians-Universität München, Marchioninistraße 15, 81366 München

Pulmonary Metastases in Colorectal Carcinoma – Survival and Prognostic Factors

Summary. Complete pulmonary resection in 91 patients resulted in a cumulative survival rate of 25% (rectal carcinoma) and 27% (colonic carcinoma) at five years, and 20% (RC) and 9% (CC) at 10 years, with a perioperative mortality of 1.6%. Multivariate analysis showed a better prognosis for complete resection (median survival time 30 vs 9 months in CC, $P = 0.03$; 36 vs 9 months in RC, $P = 0.002$). Lesions with a diameter less than 4 cm offer a longer survival in RC (39 vs 17 months, $P = 0.013$). More than two metastases were associated with a poorer prognosis in CC (41 vs 10 months, $P = 0.001$). *Conclusions:* Different prognostic factors exist with regard to either colonic or rectal carcinomas, and reflect the different types of metastatic behavior. Pulmonary resection has to be complete to enable long term survival.

Key words: Colorectal carcinoma – Pulmonary metastases – Prognostic factors – Survival

Zusammenfassung. Durch kurative Resektion der Lungenmetastasen ließen sich bei insgesamt 91 Patienten 5-Jahresüberlebensraten von 25% beim Rektumkarzinom und 27% beim Kolonkarzinom sowie 20% beim RK und 9% beim KK nach 10 Jahren erzielen. Die Hospitalletalität betrug 1,6%. Die multivariate Analyse ergab eine signifikant bessere Prognose für kurativ durchgeführte Eingriffe (medianes Überleben 30 vs. 9 Mo. beim KK, p = 0,03; 36 vs. 9 Mo. beim RK, p = 0,002). Ein Metastasendurchmesser von weniger als 4 cm ergab ein längeres Überleben beim RK (39 vs. 17 Mo., p = 0,013). Mehr als zwei Metastasen führen beim KK zu einer schlechteren Prognose (41 vs. 10 Mo., p = 0,001). *Schlußfolgerung:* Die unterschiedlichen Prognosefaktoren sollten berücksichtigt werden und spiegeln die z. T. unterschiedlichen Metastasierungswege wider. Nur eine kurative Resektion ermöglicht im Einzelfall ein Langzeitüberleben.

Schlüsselwörter: Kolorektales Karzinom – Lungenmetastasen – Prognosefaktoren – Überleben

Verlängerung der Überlebenszeit? Vergleich zweier regionaler Chemotherapien bei inoperablen kolorektalen Lebermetastasen

U. Pohlen, G. Berger, M. Binnenhei und H. J. Buhr

Chirurgische Klinik I, Universitätsklinikum Benjamin Franklin, Hindenburgdamm 30, 12200 Berlin

Two Regional Chemotherapies for Inoperable Colorectal Liver Metastases: A Comparison

Summary. The application of regional therapies to prolong survival in patients with colorectal liver metastases is controversial. This study compared two different treatment regimens of regional chemotherapy. The goal was to evaluate these regimens as regards survival. Sixty patients underwent regional therapy for inoperable colorectal liver metastases between 1990 and 1997. Group I (24 patients) was administered 600 mg/m² of body surface area 5-fluorouracil (FU) and 300 mg/m² of body surface area folinic acid via implanted catheter system in the gastroduodenal artery for 5 consecutive days at 2 week intervals. Group II (36 patients) received regional applications of 600 mg/m² of body surface area 5-FU, 500 mg/m² of body surface area folinic acid, 5 mill. IU Intron A and 450 mg starch microspheres (Spherex) at the same intervals. Group I had a response rate of 50%; median survival was 14 months. In Group II the response rate was 69.4%; the median survival time in the observation period was 26 months.

Key words: Regional chemotherapy – Hepatic arterial infusion – Starch microsphere – Interferon

Zusammenfassung. Die Verlängerung der Überlebenszeit durch regionale Therapieverfahren bei Patienten mit kolorektalen Lebermetastasen ist umstritten. In dieser Studie wurden zwei verschiedene Therapieprotokolle zur regionalen Chemotherapie miteinander verglichen. 60 Patienten mit inoperablen Lebermetastasen kolorektalen Ursprungs wurden von 1990 bis 1997 regional therapiert. *Gruppe I:* 24 Patienten wurde über ein implantiertes Kathetersystem in der A. gastroduodenalis in 2wöchigen Abständen 600 mg/m²/KO 5-FU, 300 mg/m²/KO Folinsäure, täglich über 5 Tage appliziert. *Gruppe II:* 36 Patienten wurden ebenfalls regional 600 mg/m²/KO 5-FU, 500 mg/m²/KO Folinsäure, 5 Mill. IE Intron A und 450 mg Stärkemikrosphären (Spherex®) im gleichen Intervall appliziert. *In Gruppe I* konnte eine Responserate von 50% erzielt werden, das mediane Überleben betrug 14 Monate. *In Gruppe II* betrug die Responserate 69,4%, die mediane Überlebenszeit im Beobachtungszeitraum war 26 Monate.

Schlüsselwörter: Regionale Chemotherapie – hepatisch arterielle Infusion – Stärkemikrosphären – Interferon

Hereditäres Magenkarzinom: Klinische Präsentation – molekulare Diagnostik – therapeutische Konsequenzen

H. E. Vogelsang, G. Keller, T. Grundei, K. Ott, H. Höfler und J. R. Siewert

Pathologisches Institut, Chirurgische Klinik und Poliklinik, Klinikum rechts der Isar, Technische Universität, Ismaninger Straße 22, 81675 München

Hereditary Gastric Cancer: Clinical Presentation – Molecular Diagnostic and Therapeutic Consequences

Summary. Hereditary aspects of tumor disease gain increasing impact on prevention, early detection, diagnosis, and treatment. In hereditary gastric cancer we differentiate a diffuse type syndrome (E-cadherin gene), gastric cancer related to HNPCC (mismatch repair gene) and familial clustering of yet unknown origin. There is also an elevated incidence of gastric cancer in FAP (APC gene), Peutz Jeghers syndrome (STK11 gene) and L: Fraumeni syndrome (p53 gene). Early endoscopic detection, *Helicobacter* eradication, some dietary advice and predictive molecular diagnosis (when possible) for patients and persons at risk is recommended. There should be no subtotal gastric resection in patients with familial predisposition. Prophylactic gastrectomy in E-cadherin germline mutation can be considered because of risk analysis.

Key words: Hereditary gastric cancer – E-cadherin – HNPCC – Prophylactic gastrectomy

Zusammenfassung. Hereditäre Aspekte von Tumorerkrankungen gewinnen Bedeutung in der Prävention, Früherkennung, Diagnosestellung und Therapie. Beim hereditären Magenkarzinom werden ein diffuses Magenkarzinomsyndrom (E-cadherin-Gen), Magenkarzinome mit Bezug zum HNPCC-Syndrom (Mismatchrepair-Gen) und eine familiäre Häufung bisher unklarer Genese unterschieden. Magenkarzinome treten gehäuft mit der FAP (APC-Gen), dem Peutz-Jeghers-Syndrom (STK11-Gen) und dem Li-Fraumeni-Syndrom (p53-Gen) auf. Endoskopische Früherkennung, HP-Erradikation, diätetische Maßnahmen und prädiktive molekulare Diagnostik (wenn möglich) sind angeraten. Subtotale Magenresektionen bei familiärer Disposition verbieten sich. Eine prophylaktische Gastrektomie bei E-cadherin-Keimbahnmutation kann wegen des hohen Tumorrisikos erwogen werden.

Schlüsselwörter: Hereditäres Magenkarzinom – E-cadherin – HNPCC – Prophylaktische Gastrektomie

Europäische Erfahrungen mit der adjuvanten peritonealen Chemotherapie und Hyperthermie beim kurativ resezierten Magencarcinom

S. Samel und S. Post

Chirurgische Klinik, Universitätsklinikum Mannheim, Theodor-Kutzer-Ufer, 68135 Mannheim

European Experience with Adjuvant Peritoneal Chemotherapy and Hyperthermia in Gastric Cancer

Summary. *Introduction:* Successful prevention of peritoneal cancer by adjuvant peritoneal chemotherapy (IPC) and hyperthermia (IHPC) has been documented in various clinical trials from Asia. In Europe, however, neither peritoneal chemotherapy nor hyperthermia have found broad clinical acceptance. *Methods:* Review of medical literature for European clinical trials of adjuvant peritoneal chemotherapy and hyperthermia in patients with gastric cancer. *Results:* In prospective European trials, morbidity and mortality following surgery, and IPC or IHPC ranged from 0–100% and 0–44%, respectively. None of these studies demonstrated a significantly better survival for patients with gastric cancer subject to surgery and IPC or IHPC. *Conclusion:* In European trials, adjuvant peritoneal chemotherapy and hyperthermia does not improve prognosis of patients with advanced gastric cancer after curativ resection.

Key words: Gastric cancer – Adjuvant chemotherapy – Peritoneal chemotherapy – Hyperthermia

Zusammenfassung. *Einleitung:* Asiatische Studien haben gezeigt, daß eine adjuvante peritoneale Chemotherapie (IPC) oder Hyperthermie (IHPC) nach kurativer Gastrektomie fortgeschrittener Magenkarzinome die Inzidenz einer Peritonealkarzinose verringern und die Prognose der Patienten verbessern kann. *Methode:* Literaturdatenbanken wurden nach prospektiven Studien europäischer Zentren zur IPC und IHPC beim fortgeschrittenen Magenkarzinom durchsucht. *Ergebnisse:* Die in prospektiven Studien dokumentierte Morbidität nach IPC und IHPC lag zwischen 0 und 100%, die Mortalität zwischen 0 und 44%. In keiner dieser Studien konnte eine signifikante Verbesserung der Prognose beobachtet werden. *Schlußfolgerung:* Die Erfahrungen europäischer Zentren stehen mit hohen perioperativen Morbiditäts- und Mortalitätsraten ohne eindeutige Verbesserungen der Prognose nach adjuvanter IPC oder IHPC im Gegensatz zu den vorliegenden asiatischen Studien.

Schlüsselwörter: Magenkarzinom – Adjuvante Chemotherapie – Peritoneale Chemotherapie – Hyperthermie

Multimodale Therapie beim sakralen Rezidiv des Rektumkarzinoms

H. Arbogast, H. Rau und F. W. Schildberg

Chirurgische Klinik und Poliklinik, LMU München, Klinikum Großhadern, Marchioninistraße 15, 81377 München

Multimodal Therapy for Sacral Recurrence of Rectal Carcinoma

Summary. Curative treatment options for sacral recurrence of rectal carcinoma are very limited and reduced to a multimodal combination of chemotherapy, radiation (hyperthermia) and surgery. The primary treatment goal, however, must be the R0 resection of the sacral recurrence. A retrospective analysis of 143 of our own patients with sacral recurrences demonstrates that the resectability of the recurrent tumor has the greatest significant influence on long-term survival. The possibility of a curative reoperation depends highly on the pattern of organ involvement. Local luminal recurrences at the site of the anastomosis may be treated like primary tumors. In well-selected exceptional cases, pelvine exenteration may be indicated in young patients with no multimodal therapy options left. In this context, a new prognosis-oriented classification for locoregional recurrences is introduced, possibly improving indication strategies for sacral recurrences

Key words: Multimodal therapy – Sacral recurrence – Rectal carcinoma – Classification

Zusammenfassung. Beim sakralen Rezidiv des Rektumkarzinoms ist die Möglichkeit einer kurativen Therapie meist auf eine multimodale Kombination von Chemotherapie, Strahlentherapie (Hyperthermie) und Chirurgie reduziert, muss jedoch mit dem Behandlungsziel der R0-Resektion des sakralen Rezidivtumors verbunden sein. Die retrospektive Analyse des eigenen Patientenguts von insgesamt 143 sakralen Rezidivpatienten zeigt, dass die Resektabilität des Rezidivtumors den wichtigsten Einflussfaktor für die Langzeitprognose darstellt. Die Möglichkeit einer kurativen Rezidivoperation ist im Wesentlichen vom Muster des Organbefalls abhängig. Anastomosenrezidive sind wie Primärtumoren zu behandeln. Im gut selektierten Ausnahmefall kann beim jungen, multimodal austherapierten Patienten die pelvine Exenteration angezeigt sein. In diesem Zusammenhang wird eine neue prognoseorientierte Rezidivklassifikation vorgestellt, die zur Verbesserung der Indikationsstrategie beitragen kann.

Schlüsselwörter: Multimodale Therapie – Sakrales Rezidiv – Rektumkarzinom – Rezidivklassifikation

Zweitresektion von isolierten kolorektalen Lebermetastasen

H. Petrowsky, R. Aquino, M. Lorenz, L. Blumgart und Y. Fong

Sloan-Kettering Institute für Cancer Research, Rockefeller Research Laboratories, 430 East 67th Street, New York, NY 10021, USA

Second Liver Resection for Isolated Recurrent Liver Metastases from Colorectal Cancer

Summary. Metastatic colorectal cancer of the liver is curable by surgery alone, however, the majority of patients develop recurrent disease (30% isolated to the liver). This study determines the value of repeated hepatic resection for isolated recurrent colorectal liver metastases. Clinical data from 60 patients who underwent repeated liver resection for isolated colorectal cancer were retrospectively analyzed for predictors of outcome and disease-free and overall survival. There were no perioperative deaths and the morbidity rate was 21%. Although the median overall survival was 47 months, the median disease-free survival was only 9.5 months. No disease- or resection-related parameter predicted outcome. In conclusion, repeated liver resection is safe and can provide prolonged survival, however, the likelihood of cure is low.

Key words: Colorectal cancer – Liver metastases – Liver resection – Repeated resection

Zusammenfassung. Ziel der Studie war es, die Stellung der Zweitresektion von isolierten Rezidiven kolorektaler Lebermetastasen zu untersuchen. Bei 60 Patienten erfolgte eine zweite Leberresektion wegen eines isolierten Leberrezidivs eines kolorektalen Karzinoms. Retrospektiv wurden klinische Daten hinsichtlich Prognoseparameter und Überleben ausgewertet. Die perioperative Letalität betrug 0%, die Morbiditätsrate 21%. Obwohl das mediane Gesamtüberleben 47 Monate betrug, war das mediane krankheitsfreie Überleben nur 9,5 Monate. Keiner der untersuchten Parameter zeigte prognostische Signifikanz. Die Zweitresektion von isolierten Rezidiven kolorektaler Lebermetastasen stellt eine sichere Prozedur dar und kann das Überleben verlängern; ein kurativer Ausgang ist jedoch unwahrscheinlich.

Schlüsselwörter: Kolorektales Karzinom – Lebermetastasen – Leberresektion – Zweitresektion

Leberresektion bei Metastasen von Leiomyosarkomen

H. Lang*, K. T. Nussbaum, J. Klempnauer und R. Raab

* Klinik und Poliklinik für Allgemeine und Transplantationschirurgie, Hufelandstraße 55, 45122 Essen

Liver Resection for Hepatic Metastases from Leiomyosarcoma

Summary. Between 1983 and 1996, a total of 34 liver resections (23 first, 9 second and 2 third resections) were performed in 26 patients at Hannover Medical School. There were 19 segmentectomies, nine (extended) hepatectomies and six extracorporeal resections. Operative morbidity was 29% (10/34) and mortality 6% (2/34). At the time of first liver resection, extrahepatic tumor was present in ten patients. After R0-resection, median survival and 5-year survival rates were 32 months (1 – 84 months) and 20%, after R1/2-resection 20.5 months (1 – 49 months) and 0% ($P = 0.31$; n.s.). Despite frequent intra- and extrahepatic tumor recurrence, liver resection of hepatic metastases originating from leiomyosarcoma is associated with an improved prognosis in comparison to chemotherapy and chemoembolisation.

Key words: Liver resection – Hepatic metastases – Leiomyosarcoma

Zusammenfassung. Im Zeitraum von 1983 bis 1996 wurden in der Klinik für Abdominal- und Transplantationschirurgie der Medizinischen Hochschule Hannover bei 26 Patienten insgesamt 34 Leberresektionen (23 Erst-, 9 Zweit- und 2 Drittresektionen) durchgeführt. Die Operationen verteilten sich auf 19 Segmentresektionen, 9 (erweiterte) Hemihepatektomien und 6 extrakorporale Resektionen. Die perioperative Morbidität lag bei 29% (10/34), die Mortalität bei 6% (2/34). Zum Zeitpunkt der Erstresektion an der Leber konnte bei 10 Patienten extrahepatischer Tumor nachgewiesen werden. Nach R0-Resektion betrugen das mediane Überleben und die 5-Jahresüberlebensrate 32 Monate (1 – 84 Monate) sowie 20%, nach R1/2-Resektion 20,5 Monate (1 – 49 Monate) und 0% (p = 0,31; n.s.). Trotz einer extrem hohen Rezidivrate geht die Leberresektion bei Metastasen von Leiomyosarkomen mit einer im Vergleich zu Chemotherapie bzw. -embolisation verbesserten Prognose einher.

Schlüsselwörter: Leberresektion – Lebermetastasen – Leiomyosarkom

Maligner Phänotyp immunhistochemisch detektierbarer isolierter Zellen in den Lymphknoten von Patienten mit Ösophaguskarzinom

A. Rehders, S. B. Hosch, K. Pantel, P. Scheunemann, S. Sudmann und J. R. Izbicki

Abteilung für Allgemeinchirurgie, Universitätsklinik Eppendorf, Martinistraße 52, 20246 Hamburg

Malignant Phenotype of Immunohistochemically Detectable Isolated Cells in Lymph Nodes of Patients with Esophageal Cancer

Summary. The presence of isolated epithelial cells in histopathologic tumor-free lymph nodes correlates significantly with a worse prognosis. Using an immunogold double-staining technique, these cells were further characterized concerning the expression of HLA-I, ICAM-I, Ki-67 and Placoglobin. A loss of HLA-I was found in 9 out of 27 cases, while ICAM-I was expressed in 11 out of 25, Placoglobin in 3 out of 25 and Ki-67 only in one patient. Compared with the autologous primary tumors, the nodal epithelial cells presented with reduced immunogenity in 33% of the cases. Thus, these cells display typical characteristics of a malignant phenotype.

Key words: Malignant phenotype – Tumorcell dissimination – Reduced immunogenity

Zusammenfassung. Der Nachweis isolierter ephitelialer Zellen in histopathologisch unauffälligen Lymphknoten ist signifikant mit einer schlechteren Prognose korreliert. Mittels einer Immunogold-Doppelfärbemethode wurden diese Zellen bezüglich der Expression von HLA-I, ICAM-I, Ki-67 und Plakoglobin weiter phänotypisch charakterisiert. Ein Verlust der HLA-Klasse-I-Expression wurde in 9 von 27 Fällen beobachtet, eine Neoexpression von ICAM-I fand sich auf 11 von 25 nodalen Tumorzellen, eine Plakoglobinexpression zeigte sich bei 3 von 25 Proben (16%) und Ki-67 wurde nur bei einem Patienten nachgewiesen. Verglichen mit den autologen Primärtumoren lag bei 33% der Patienten eine reduzierte Immunogenität der nodalen Zellen vor. Die beschriebenen Zellen weisen somit typische Charakteristika eines Malignen Phänotyps auf.

Schlüsselwörter: Maligner Phänotyp – Tumorcelldissimination – Reduzierte Immunogenität

Das freie Dünndarmtransplantat mit mikrovaskulärem Anschluß zum vollständigen Ersatz des Hypopharings und cervikalen Ösophagus

Th. Böttger, P. Bump und Th. Junginger

Klinik und Poliklinik für Allgemein- und Abdominalchirurgie, Johannes-Gutenberg-Universität Mainz, Langenbeckstraße 1, 55101 Mainz

The Free Jejunal Graft for Reconstruction After Pharyngolaryngectomy

Summary. The free jejunal graft is one option for reconstruction after pharyngolaryngectomy or cervical esophageal resection. – Twenty-two patients were operated on, with a median operative time of 6 h. Intraoperatively, the venous anastomosis had to be redone in three cases. Postoperatively, one transplantat failure, one insufficiency of the anastomosis and one wound infection were seen. One patient died due to a cardiac arrest. The median survival time was 18 months. The free jejunal graft is a safe method for upper esophageal or hypopharyngeal reconstruction with good functional results.

Key words: Carcinoma – Free jejunal graft

Zusammenfassung. Zur Wiederherstellung der Nahrungspassage nach Pharyngolaryngektomie bzw. cervikaler Ösophagusresektion stehen eine Vielzahl von operativen Verfahren zur Verfügung. *Krankengut und Methodik:* Bei 22 Patienten (19 Hypopharynx, 3 cervikale Ösophaguskarzinome) wurde die Nahrungspassage nach Tumorresektion mit einem freien Dünndarmtransplantat wieder hergestellt. *Ergebnisse:* Die Operationsdauer betrug 6 Stunden. Die Krankenhausverweildauer im Median 15 Tage. Intraoperativ musste die venöse Anastomose 3mal revidiert werden. Bei einem Patienten musste wegen einer Tumorinfiltration die A. Carotis reseziert und end-zu-end anastomosiert werden. Weitere Komplikationen wurden nicht gesehen. Im postoperativen Verlauf trat je einmal eine Transplantatnekrose auf, die eine Retransplantation notwendig machte, eine Anastomoseninsuffizienz, die spontan ausheilte und ein Wundinfekt. Ein Patient erlitt am 12. postoperativen Tag einen Herzinfarkt, an dem er verstarb. Die mediane Überlebenszeit der Patienten betrug 18 Monate. In der Tumornachsorge war kein Rezidiv an der distalen Anastomose oder im verbliebenen Ösophagus zu erkennen. Die Todesursache war ausnahmslos eine diffuse Fernmetastasierung und/oder ein lokal ausgedehntes Tumorrezidiv. *Zusammenfassung:* Das freie Dünndarmtransplantat zur Wiederherstellung der Nahrungspassage nach Pharyngolaryngektomie oder cervikaler Ösophagusresektion stellt ein kleines operatives Trauma mit geringem Risiko dar, welches eine sehr schnelle Rekonvaleszenz mit sehr guten funktionellen Ergebnisse ermöglicht.

Schlüsselwörter: Karzinom – Freies Dünndarmtransplantat

Aktueller Stand der Antirefluxchirurgie in Deutschland

S. M. Freys, K. H. Fuchs, M. Fein und A. Thiede

Abteilung für Allgemeinchirurgie, Chirurgische Universitätsklinik Würzburg, Josef-Schneider-Straße 2, 97080 Würzburg

Current Status of Antireflux Surgery in Germany

Summary. Following the introduction of minimally invasive techniques, an impressive increase has taken place in the frequency of operations for gastroesophageal reflux disease (GERD) within the past 8 years. A national survey conducted in the spring of 1999 analyzed the development of surgical therapy for GERD in the years 1991–1998. During this time period: (1) an absolute increase of antireflux operations took place, (2) the number of primary conventional operations was held constant, (3) the number of re-do operations slightly increased, and (4) a change took place away from conventional procedures (original Nissen, Nissen-Rossetti operation) to more modern procedures (short Nissen, Toupet).

Key words: Antireflux surgery – Gastroesophageal reflux disease – Fundoplication – Survey

Zusammenfassung. Nach Einführung der minimal-invasiven Techniken hat sich in den vergangenen Jahren ein eindrucksvoller Anstieg der Operationsfrequenz bei gastroösophagealer Refluxkrankheit (GERD) ergeben. Mit Hilfe einer im Frühjahr 1999 durchgeführten bundesweiten Umfrage wird die Entwicklung der chirurgischen Therapie der GERD für die Jahre 1991–1998 dargestellt. In diesem Zeitraum hat sich: 1. eine absolute Zunahme an Antirefluxoperationen ergeben, 2. die Zahl primärer offener Eingriffe konstant gehalten, 3. die Zahl an Rezidiveingriffen nur geringfügig vermehrt und 4. ein Verfahrenswechsel weg von konventionellen Verfahren (original-Nissen- bzw. Nissen-Rossetti-Operation) hin zu modernen Verfahren (short Nissen, Toupet) ergeben.

Schlüsselwörter: Antirefluxchirurgie – Gastroösophageale Refluxkrankheit – Fundoplicatio – Umfrage

Chirurgische Endoskopie in der Viszeralchirurgie

Tumorstenosen: Laser und Stents

K. E. Grund und U. Schrimpf

Chirurgische Endoskopie, Universitätskliniken, Hoppe-Seyler-Straße 3, 72076 Tübingen

Tumor Stenosis: Laser and Stents

1 Einleitung

In der Behandlung von Tumorstenosen werden die ursprünglich dominierenden offenen chirurgischen Verfahren in den letzten 15 Jahren mehr und mehr durch endoskopische Methoden ersetzt, die es mittels Dilatation, Ablation und Prothetik erlauben, die überwiegende Mehrzahl der Stenosen im Gastrointestinaltrakt effektiv, sicher, mit relativ niedrigem Aufwand und geringer Belastung für den Patienten zu behandeln.

Eine Analyse dieser endoskopischen Eingriffe der letzten 10 Jahre (Tabelle 1) zeigt, daß neben der primären Palliativtherapie im Rahmen der Rekanalisationstherapie perioperative Komplikationen mehr und mehr an Bedeutung gewinnen.

Diese doch überraschenden Zahlen sollten einerseits Anlaß zur (selbst-)kritischen Analyse der Ergebnisse von Operationen und multimodalen Therapieformen sein; offenbar verschwinden viele Patienten aus dem Gesichtskreis des Chirurgen, wenn sie nach präoperativer neoadjuvanter Therapie doch nicht operiert werden oder postoperative Spätkomplikationen erleiden. Andererseits sind diese Zahlen Beleg für das Argument, daß die flexible Endoskopie in chirurgischer Hand kompetent betrieben werden muß, um diesen Patienten gerecht zu werden. In diesem Zusammenhang sei auch auf die entscheidende Rolle der flexiblen Endoskopie für die Rekanalisation im perioperativen Umfeld hingewiesen; die entsprechenden Faktoren sind in Tabelle 2 aufgelistet.

Der Stand der Technik und prospektive Aspekte der endoskopischen Rekanalisationstherapie sollen im folgenden dargestellt werden.

Tabelle 1. Indikationen für die endoskopische Tumortherapie bei mehr als 5000 Patienten in der Chir. Endoskopie Tübingen zwischen 1989 und 1999

• Primäre Palliativtherapie	55%
• Komplikationen perioperativ	38%
– Neoadjuvante Therapie	
– Postoperative Anastomosenprobleme	
• Sonstige	7%

Tabelle 2. Indikationen für Rekanalisationsmaßnahmen im postoperativen Verlauf

Präoperativ:	⟹	Diagnosesicherung, Evaluation
	⟹	Ausdehnungsdiagnostik, Staging
Neoadjuvante	⟹	Sicherstellung der Ernährung
Konzepte:	⟹	Therapie von Komplikationen und Progression
Postoperativ:	⟹	Früh-/Spätkomplikationen:
	⟹	Ödematöse Verschwellung
	⟹	Anastomosenstenose (Narbe/Rezidiv)
Palliativ:	⟹	Sicherstellung der Ernährung
	⟹	Ileus-„Prophylaxe"
	⟹	Entlastung bei Obstruktion

2 Methoden

2.1 Dilatative Methoden

Diese Verfahren müssen hier Erwähnung finden, weil sie als Voraussetzung für alle weitere Diagnostik und Therapie bei hochgradigen Stenosen die Primärpassage für das Endoskop schaffen; zudem sind dilatative Verfahren häufig Kombinationspartner für ablative und prothetische Methoden.

Traditionsgemäß unterscheidet man die Bougierungsmethoden unter Verwendung verschiedener Bougies – im einfachsten Falle das Endoskop, spezielle Bougierungssets nach Eder-Puestow, Savary-Gilliard und Rehbein etc. sind in Gebrauch – von der Ballondilatation, die mit pneumatischen oder hydraulischen Ballons vorgenommen werden kann. Bougierung und Dilatation sind technisch sehr anspruchsvolle Verfahren mit einer relativ hohen Komplikationsrate und erfordern Fingerspitzengefühl und Erfahrung.

2.2 Ablative Verfahren

Man unterscheidet Verfahren zur Abtragung, zur Inzision und zur Destruktion, wobei für die Abtragung rein mechanische Methoden wegen der häufigen Blutungskomplikationen fast vollständig von hochfrequenzchirurgischen Verfahren abgelöst sind. Auch für die Inzision kann mit Schlinge, Papillotom, Nadel oder speziellen Instrumenten gearbeitet werden.

Die Destruktion wird meist thermisch vorgenommen, wobei vor allem der Nd : YAG-Laser als Goldstandard den hochfrequenzchirurgischen Verfahren gegenübersteht. Unter letzteren werden die konventionellen mono- und bipolaren bzw. pseudobipolaren Techniken zunehmend von den plasmachirurgischen Methoden (Hauptvertreter: die Argonplasmakoagulation (APC)) verdrängt. Von begrenzter Bedeutung (wegen der fehlenden Steuerbarkeit) sind chemische Destruktionsverfahren, wobei die Substanzen zur Nekroseinduktion (Alkohole, Sklerosierungsmittel etc.) direkt ins Gewebe injiziert werden und durch Nekrosebildung mit sekundärer Abstoßung zu einer Tumorreduktion führen.

Standardmethoden für die Destruktion sind heute wie erwähnt der Nd : YAG-Laser und die Argonplasmakoagulation, wobei letztere vor allem in der praktischen Anwendung vielfache Vorteile aufweist, die in den physikalischen Grundlagen beider Verfahren begründet sind (s. Tabelle 3).

Es ist leicht ersichtlich, daß der Effekt der APC im wesentlichen von der Dauer der Applikation und der (für die meisten Gewebe in der gleichen Größenordnung liegenden) Gewebsimpedanz abhängt, während die Laserwirkung multifaktoriell beeinflußt wird. Betrachtet man die klinischen Ergebnisse, so muß man für die bisherige Standardtherapie mit dem Nd : YAG-Laser mit schwerwiegenden Komplikationen in 1 bis 15% (Mittelwert 5%) rechnen, die methodenspezifi-

Tabelle 3. Beeinflussung des Effektes am Gewebe durch verschiedene Faktoren. Vergleich Nd:YAG-Laser und Argonplasmakoagulation (APC)

	Nd:YAG-Laser	APC
Ausgangsleistung (opt./electr.)	●●●	●●
Applikationsdauer	●●●	●●●
Applikationswinkel	●●●	(●)
Applikatorentfernung	●●●	(●)
Gewebefarbe (!)	●●●	∅
Gewebsimpedanz	∅	●●
Inkrustation der Applikatorspitze	●●	(●)
Rauch	●●	(●)

sche Letalität wird mit 0 bis 5% (Mittelwert 2%) angegeben. Demgegenüber liegen die Komplikationsraten für die APC für identische Indikationen unter 1%, die Letalität unter 0,1%.

Derzeit gibt es nur noch wenige Indikationen in der Rekanalisationstherapie, für die der Nd:YAG-Laser nicht vollständig durch die Argonplasmakoagulation ersetzt werden könnte. Mit dem in Entwicklung befindlichen Powerplasma (siehe Kapitel 2.5) werden auch diese Indikationen ohne Einschränkung plasmachirurgisch anzugehen sein.

2.3 Prothetik

Unter den Prothesen unterscheidet man derzeit die klassischen Plastiktuben von den seit einigen Jahren zunehmend verwendeten selbstexpandierenden Metallprothesen (SEMS). Unter den ersteren waren mehr als 10 verschiedene Typen im Einsatz, wobei die Ergebnisse im Vergleich zu den damals verfügbaren Alternativtherapien als sehr günstig anzusehen waren. Mit dem Aufkommen der SEMS werden einfache Plastiktuben mehr und mehr verdrängt, da die Vorteile dieser SEMS, insbesondere die entscheidend niedrigere Komplikationsrate bei der Implantation und im frühpostinterventionellen Verlauf, als gesichert gelten können. Die Entwicklung der selbstexpandierenden Prothesen ist jedoch noch lange nicht zum Abschluß gelangt. Derzeit sind ebenfalls verschiedene Formen, Materialien und Freisetzungssysteme im Handel, wobei der Trend eindeutig zu gecoateten Prothesen geht. Spezielle Prothesenformen für die Verwendung im biliopankreatischen und im tracheobronchialen System sollen hier unerwähnt bleiben. Die Prothesenwahl im Gastrointestinaltrakt richtet sich nach den Charakteristika der Stenose, hier spielt vor allem der Inflow (prästenotische Dilatation, Kinking?), die Stenosenweite und Stenoselänge sowie der Outflow zusammen mit der Rigidität und der Compliance des Gewebes eine entscheidende Rolle. Die Charakteristika der Prothesen (Flexibilität, Elastizität, Radialkraft, Coating etc.) sind den anatomischen Gegebenheiten anzupassen. Besonders kritisch sind in diesem Zusammenhang radiogene Stenosen, die hochsitzende Ösophagusstenose mit Larynxbeteiligung sowie Anastomosenstenosen, insbesondere nach Klammernahtanastomosen.

Die Analyse der Ergebnisse der Stentimplantation (Tabelle 4 und 5) machen deutlich, daß trotz ungünstiger Ausgangsbedingungen (schwierige Stenose, Notwendigkeit einer Vorbehandlung) sowohl im Ösophagus als auch Kolorektum im Bereich Magen, Duodenum, Dünndarm und Anastomosen und im biliären System diese Verfahren zu erstaunlich guten Spätergebnissen führen, wobei bei den meisten Fällen operative Alternativen überhaupt nicht gegeben wären.

Die Stentimplantation, eventuell nach entsprechender dilatativer und ablativer Vorbehandlung ist heute für schwierige Fälle oft die einzige sinnvolle Lösung und ist patientenschonender – was Toleranz der Prothese, Schluckvermögen, Intestinalpassage und Lebensqualität anbetrifft – als Alternativmethoden.

Es sei aber klar zum Ausdruck gebracht, daß die Stentgeometrie, die verwendeten Materialien, das Coating, die endoskopische Handhabung und nicht zuletzt die horrenden Preise Anlaß zu Weiterentwicklungen und Verbesserungen sein müssen.

Tabelle 4. Stent-Implantation (n = 616) CET 1992 – 12/1999: Ösophagus/Cardia, Colorectum, MDDA (Magen, Duodenum, Dünndarm, Anastomosen)

	Ösophagus/Cardia	Colorectum	MDDA
Problemstenosen (Topographie, Form, Vortherapie etc.)	75%	62%	95%
Endoskop. Vorbehandlung notwendig (Bougie, Dilat., Laser, APC)	73%	75%	73%
Deployment sofort	60%	61%	58%
3 – 5 d	98%	95%	85%

Tabelle 5. Stent-Implantation (n = 616) CET 1992–12/1999: Ergebnisse Ösophagus/Cardia, Colorectum, MDDA (Magen, Duodenum, Dünndarm, Anastomosen)

	Ösophagus/Cardia	Colorect.	MDDA
Technischer Erfolg	93%	92%	91%
Funktioneller Erfolg	92%	75%	79%
Beschwerdearm/-frei	88%	68%	71%
Follow-up (Wochen)	39 (2 – 211)	51 (8 – 123)	30 (3 – 73)

2.4 Kombinationstherapie

Die Aufzählung der möglichen endoskopischen Verfahren darf nicht zu dem Trugschluß verführen, sie seien isoliert zu sehen und anzuwenden; in der endoskopischen Stenosetherapie ist Monomanie fehl am Platze. Entscheidend ist die sinnvolle primäre und sekundäre Kombination von dilatativen, ablativen und prothetischen Verfahren, eine strikte Individualisierung für den einzelnen Patienten, die konsequente Nutzung vorteilhafter neuer Technologien, und vor allem eine kritische Verfahrenswahl und handwerkliches Gefühl. Die Kombination der Verfahren nutzt die Vorteile des Einzelverfahrens und minimiert deren Nachteile und Risiken. Das therapeutische Vorgehen muß individuell unter Berücksichtigung des Erfolgs der einzelnen Therapieschritte abgestimmt und auch zeitlich vernünftig koordiniert werden (so wird zum Beispiel eine Strahlenstenose durch Abwarten nicht besser!). Bei der praktischen Durchführung der endoskopischen Intervention ist entscheidend die gefühlvolle Balance zwischen ineffektiver Vorsicht und komplikativem Mut.

2.5 Neue Entwicklungen

Betrachtet man vom klinischen Standpunkt aus die endoskopische Stenosetherapie, so zeigen sich neue relevante Entwicklungen, vor allem in der endoskopischen Dekompression einer Kolon-/Rektumobstruktion. Mußte bislang ein Patient mit einem Dickdarmileus im Akutstadium in der Notfallsituation regelmäßig operiert werden, wobei meist nur eine Entlastungskolostomie mit zwangsläufig folgendem Zweit- bzw. Dritteingriff möglich war, so läßt sich heute in solchen Situationen oft durch einen endoskopischen Dekompressionseingriff die Stenose zumindest mit einem Draht überwinden, eine Dekompressionssonde einlegen und damit für den Patienten statt des Notfalleingriffs mit nur vorübergehender Lösung des Problems eine elektive *einzeitige* Operation mit *definitiver* Versorgung erreichen. Risikoverminderung, Therapievereinfachung und erhöhte Sicherheit für den Patienten lassen die Mühen des zuweilen anspruchsvollen endoskopischen Eingriffs gerechtfertigt erscheinen.

Technische Neuentwicklungen betreffen die Plasmachirurgie, wo das herkömmliche Argonplasma einerseits durch ein Kaltplasma mit sehr geringen Eindringtiefen (ungefähr 0,5 mm), andererseits durch ein Powerplasma mit Eindringtiefen von bis zu 10 mm ergänzt wird. Letzteres bietet dann auch für das Debulking großer Tumormassen eine echte Alternative zum Nd:YAG-Laser.

Im Bereich der Prothetik wird mit thermoplastischen Stents, resorbierbaren Stents (für benigne Stenosen und postoperativen Narbenstenosen) sowie die Beladung von Prothesen mit Zytostatika bzw. Radioaktivität derzeit experimentelles Neuland betreten. Auch hier werden klinische Pilotstudien zeigen, inwieweit ein echter Fortschritt gegeben ist.

Insgesamt ist die endoskopische Rekanalisationstherapie ein etabliertes Standardverfahren zur Behandlung von Stenosen im Gastrointestinaltrakt, das einerseits den Status eines Goldstandards erreicht hat, andererseits lassen high-tech-Entwicklungen weitere Fortschritte erwarten.

Literatur

1. Bueß G (1990) Die Behandlung von Stenosen des Gastrointestinaltraktes. In: Bueß G et al (Hrsg.) Endoskopie. Deutscher Ärzteverlag, Köln, S 151–170
2. Fleischer DE (1992) Esophageal Dilation. In: Geenen JE, Fleischer DE, Waye JD (Eds) Techniques in Therapeutic Endoscopy. Gower Medical Publishing, New York, London, pp 2.1–2.19
3. Grund KE (1997) Behandlung von Stenosen im Gastrointestinaltrakt. Schweizerische Rundschau für Medizin 86: 1143–1192
4. Grund KE (1995) Flexible Metal Mesh Stents in the colorectum. In: Liermann D (Ed) Stents – State of the Art and Future Developments. Polyscience Publications, Inc, pp 246–249
5. Grund KE, Farin G (1997) New principles and applications of high-frequency surgery, including argon plasma coagulation. Annual of Gastrointest Endosc, 15–23
6. Grund KE, Storek D, Farin G (1994) Endoscopic Argon Plasma Coagulation (APC) – First clinical Experiences in Flexible Endoscopy. End Surg 2: 42–46
7. Grund KE, Storek D, Becker HD (1995) Highly flexible Self-Expanding Meshed Metal Stents for Palliation of Malignant Esophagogastric Obstruction. Endoscopy 27: 486–494
8. Grund KE, Storek D, Zindel C, Becker HD (1995) Hochflexible selbstexpandierende Metallgitterstents: Neuartige Palliativtherapie der malignen Dysphagie. Z Gastroenterol 33: 1–7
9. Grund KE, Zindel C, Farin G (1997) Argonplasmakoagulation in der flexiblen Endoskopie. DMW 122: 432–438
10. Grund KE, Zindel C, Storek D (1996) Endoskopische Therapie von Stenosen im Gastrointestinaltrakt. Chir Gastroenterol 12: 6–14
11. Kohler B, Riemann JF (1990) Lasertherapie maligner und benigner Stenosen des Verdauungstraktes. Chir Praxis 42: 45–56
12. Jung MP, Diezler M, Manegold BC (1988) Differenzierte endoskopische Palliativbehandlung stenosierender Tumoren am oberen Verdauungstrakt. Schw Rundsch Med 77: 15–17
13. Liebermann DA, Keeffe EB (1990) Dilation of Benign Esophageal Strictures. In: Barkin J, O'Phelan CA (Eds) Advanced Therapeutic Endoscopy. Raven Press, New York, pp 1–8
14. Manegold BC (1990) Endoskopische Pertubation. In: Bueß G et al (Hrsg.) Endoskopie. Deutscher Ärzteverlag, Köln, S 171–178
15. Mellow MH (1990) The role of endoscopic laser therapy in gastrointestinal neoplasms. In: Barkin J, O'Phelan CA (Eds) Advanced Therapeutic Endoscopy. Raven Press, New York, pp 17–26
16. Michaletz PA, Graham DY (1990) Dilation of Colonic strictures. In: Barkin J, O'Phelan CA (Eds) Advanced Therapeutic Endoscopy. Raven Press, New York, pp 127–145
17. Mitty RD, Cave DR, Birkett DH (1996) One-stage retrograde approach to Nd:YAG laser palliation of esophageal carcinoma. Endoscopy 28: 350–355
18. Rauws EAJ (1993) Dilation of stenosis of the esophagus and stomach and introduction of endoprosthesis. In: Tytgat GNJ, Mulder CJJ (Eds) Procedures in Hepatogastroenterology. Academic Medical Press, Amsterdam, pp 71–78
19. Sander R (1991) Lasertherapie gastrointestinaler Tumoren und Stenosen. In: Frühmorgen P (Hrsg) Diagnostische und therapeutische Endoskopie in der Gastroenterologie. Springer Verlag, Berlin, S 306–319
20. Storek D, Grund KE (1992) Möglichkeiten und Grenzen der Lasertherapie beim kolorektalen Karzinom. Endoskopie heute 1: 35–40
21. Wu WC, Richter JE (1990) Balloon (pneumatic) dilation of achalasia. In: Barkin J, O'Phelan CA (Eds) Advanced Therapeutic Endoscopy. Raven Press, New York 30: 167–170

Es folgt ein FREIER VORTRAG in Kurzfassung.

Wird tatsächlich zu häufig appendektomiert? Resultate der prospektiven Multicenterstudie der Schweizerischen Gesellschaft für Allgemeinchirurgie (SGAC)

M. Richter, G. Ayer, H. Blessing, J. Biaggi, U. Laffer und die SGAC

Spitalzentrum Biel, Chirurgische Klinik, 2500 Biel 9, Schweiz

Appendectomies – too Frequently and Unnecessarily Performed?
Results of a Prospective Trial of the Swiss Society for General Surgery (SGAC)

Summary. Scientific publications and provoking criticism from the lay press have recently highlighted that appendices may be surgically removed too frequently and without indisputable necessity. In an attempt to verify these questionable statements, the Swiss Society for General Surgery (SGAC) initiated a prospective controlled multicenter trial. From September 1997 to December 1998, 125 institutions documented 4603 appendectomies performed due to a suspected appendicitis. Histological investigation of all specimens revealed a overall 7% rate of normal appendices [7.2% for patients with national health service (NHS) and 5.9% for patients with private insurance (PP), respectively]. In 17.2% of the patients (15.9% NHS, 23.6% PP) an "appendicitis perforata" was observed. The analysis of time of admission (i.e. day or night) and of the delay from admission to surgery shows a distribution independent of the insurance of the patients. Therefore, the planned appendectomy for patients with private insurance does not exist.

Key words: Quality control – Unnecessary appendectomy – Insurance status

Zusammenfassung. Provozierende Vorwürfe sowohl aus der Laienpresse, als auch aus wissenschaftlichen Publikationen – es würde zu häufig und unnötigerweise appendektomiert – waren der Anlass zu einer prospektiven Multicenterstudie. Von September 1997 bis Dezember 1998 konnten 4603 Appendektomien, welche bei Verdacht auf eine akute Appendizitis durchgeführt worden waren, ausgewertet werden. Der Anteil der histologisch blanden Appendizes war 7% (7,2% bei Allgemeinversicherten und 5,9% bei Privatpatienten), die Rate perforierter Appendizes 17,2% (15,9% bei Allgemeinversicherten und 23,6% bei Privatpatienten). Verschiedene weitere Analysen ergeben keine Unterschiede zwischen allgemein- und privatversicherten Patienten. Die Studie widerlegt die Unterstellung, daß in der Schweiz unnötig – und vor allem beim Privatpatienten – appendektomiert wird.

Schlüsselwörter: Appendizitis – Qualitätssicherung – Unnötige Appendektomie – Versicherungsstatus

Tübinger Endo-Trainer „SUSI"

K. E. Grund und D. Mentges

Chirurgische Endoskopie, Universitätskliniken, Hoppe-Seyler-Straße 3, 72076 Tübingen

Tuebingen Training System for Flexible Endoscopy: SUSI

Summary. Our systematically developed system for basic and advanced training courses consists of a defined training-program, including adapted handbook and videos for step-by-step learning and a phantoma which covers the whole gastrointestinal tract from mouth to anus including the biliopancreatic and tracheobronchial system in one body. It is made of special non-biologic material and artificial tissue for pathologic lesions (tumors, polyps, papilla etc.). Anatomy, topography, color, surface, tissue feeling etc. are very close to reality. All diagnostic and therapeutic interventions in flexible endoscopy (including hemostasis, tumor-therapy, polypectomy, PEG, ERCP, EPT, stone removal etc.) can be trained as in reality.

Key words: Training-system – Learning endoscopy

Zusammenfassung. Das Tübinger Trainingssystem (Basis- und Aufbaukurs) für die flexible Endoskopie enthält als Komponenten neben einem Trainingsprogramm einschließlich Handbuch mit Schritt-für-Schritt-Anleitungen ein speziell entwickeltes Phantom. Dieses gibt realitätsgetreu den oberen GI-Trakt von der Zunge bis zum Anus, das tracheobronchiale sowie das bilio-pankreatische System wieder. Es besteht aus speziellen Kunststoffen, zum Teil aus interventionsfähigem künstlichen Gewebe, und imitiert die humane Anatomie einschl. der möglichen Varianten (Schleifensigma, usw.). Nahezu alle pathologischen Befunde (Tumore, Stenosen, Polypen, Blutungen verschiedener Art etc.) lassen sich realitätsgerecht darstellen; alle Interventionen (Injektion, Dilatation, Ablation (Laser, APC), Prothetik, Polypektomie, Blutstillung, Rekanalisation, ERCP, EPT etc.) können systematisch wie in vivo trainiert werden.

Schlüsselwörter: Trainings-System – Ausbildung – Endoskopie – Phantom

1 Einleitung

Die Forderung nach einer sinnvoll strukturierten praktischen Ausbildung in der Chirurgie ist vor allem für die flexible Endoskopie relevant [1, 2]. Heute wird in zunehmendem Maße klar, daß die Verwendung des Patienten als „Übungsobjekt" – jahrzehntelang in der chirurgischen Ausbildung die Regel – als unannehmbar zu betrachten ist. Somit treten systematische Überlegungen zum Training und zur Didaktik immer mehr in den Vordergrund [7, 9, 10].

Gefordert wird ein Trainingssystem für die flexible Endoskopie, das dem anatomischen Substrat, den instrumentellen Gegebenheiten und den handwerklich-chirurgischen Aspekten v. a.

der interventionellen Endoskopie gerecht wird, und lernpsychologisch/didaktische Aspekte sowie die Qualitätssicherung adäquat berücksichtigt. Unverzichtbares Kernstück eines solchen Systems ist ein Phantom, das neben der realitätsgerechten Anatomie die optischen und taktilen Aspekte des Substrats berücksichtigt, und sowohl anatomische Varianten als auch relevante pathologische Befunde (Tumore, Polypen, Stenosen etc.) so darstellt, daß diagnostische und vor allem interventionell-operative Eingriffe realitätsgerecht durchgeführt werden können.

2 Eigene Entwicklungen/Ergebnisse

Seit 1992 wird zielgerichtet ein solches Trainingssystem mit einem entsprechenden Phantom entwickelt [8, 12–19]. Der Simulator selbst repräsentiert die vollständige Anatomie des Gastrointestinaltraktes, des Tracheobronchialsystems und biliopankreatischen Systems mit Ausnahme des mittleren Dünndarms und der peripheren Aufzweigungen und erlaubt durch modularen Aufbau und flexible Topographie neben den Varianten der Anatomie praktisch alle pathologischen Befunde sehr realitätsnah nachzubilden (Abb. 1 und 2). Das gesamte Phantom besteht aus nichtbiologischem Material, für Tumore, Polypen etc. wurde ein spezielles künstliches Gewebe entwickelt [Artitex®, 14, 23], das sich mechanisch (für Biopsiezangen etc.), optisch (für Nd : YAG-Laser, CO_2-Laser, Dye-Laser) und elektrisch (für die HF-Chirurgie) wie natürliches Gewebe verhält und entsprechend bearbeitet werden kann.

Der modulare Aufbau des Simulators mit austauschbaren Segmenten (Abb. 3) und schnell auswechselbaren pathologischen Strukturen (Abb. 4) schafft hohe Flexibilität und ist entscheidend für die Logistik eines praxisgerechten Trainingskurses. Variabilität und Flexibilität machen das System sowohl für Anfänger als auch für Fortgeschrittene und Experten gleichermaßen geeignet, das Kosten/Nutzen-Verhältnis ist günstig. Tabelle 1 zeigt die routinemäßig trainierbaren diagnostischen und interventionellen Eingriffe sowie die in Entwicklung befindlichen Trainingseinheiten.

Der Simulator ist nur *eine* Komponente eines kompletten didaktisch optimierten Trainingssystems, das durch ein adäquates Handbuch mit Schritt-für-Schritt-Anleitungen für Tutoren und Kursteilnehmer, durch adaptierte Videos, schriftliche (Multiple-Choice) und praktische Prüfungen sowie Komponenten der Qualitätssicherung ergänzt wird.

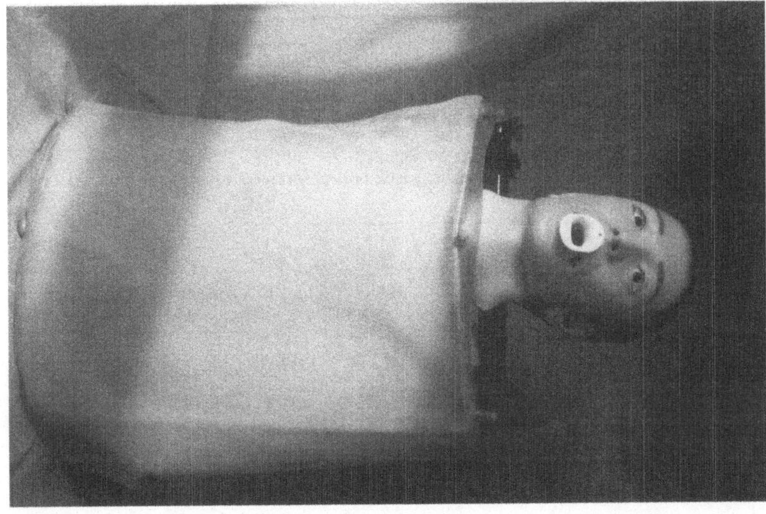

Abb. 1

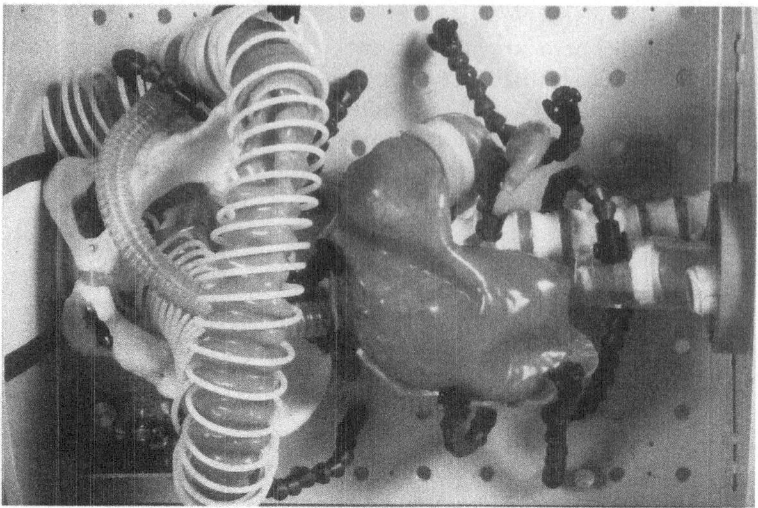

Abb. 2

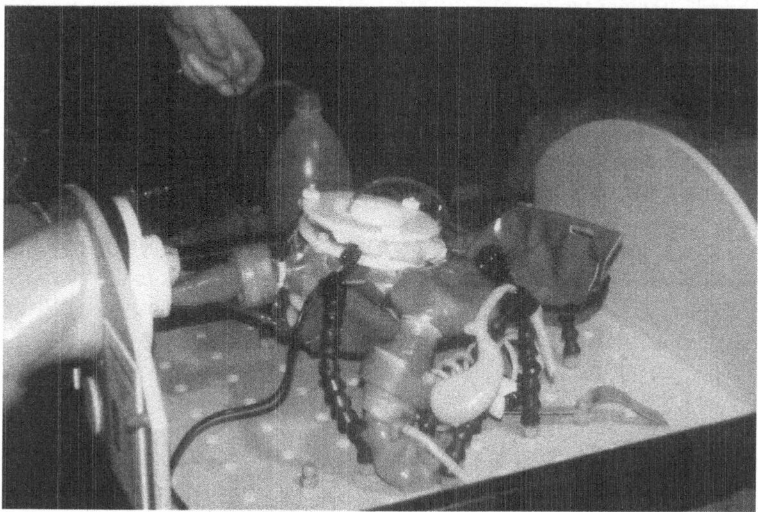

Abb. 3

Tabelle 1. Tübinger Trainingssystem für die flexible Endoskopie: bisher umgesetzte Module, Einheiten in Erprobung und in Entwicklung

Realisiert	In Erprobung	In Entwicklung
Diagnostische Ösophagogastroduodenojejunoskopie (ÖGDJ)	EUS-Simulation	spez. Injektionsverf.
Diagnostische Rektocoloileoskopie (RCJ)	perfundierte Varizen	EMR
Diagnostische Tracheobronchoskopie (TB)	Gallengangs-	PDD, PDT
ERCP	interventionen	TBB
		PTC(D), Yamakawa
Endoskop. Dopplersonographie		
Stenosetherapie (dilatativ, ablativ, prothetisch)		
Polypektomie mit Blutung		
Blutstillungsverfahren		
PEG, EPJ, Button, Sonden		
EPT, EST		

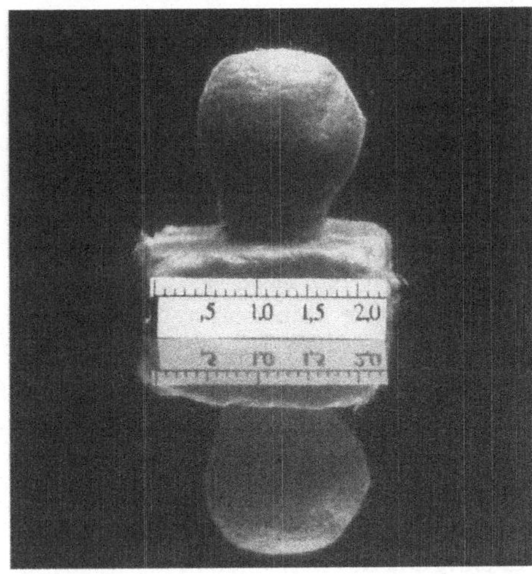

Abb. 4

3 Diskussion

Der beschriebene, neu entwickelte Simulator als Komponente eines Trainingssystems muß mit den bislang vorhandenen Phantomen verglichen werden:

3.1 Abstrakte Modelle

Für das Anfangstraining der Endoskopbedienung und der oculomanuellen Koordination werden häufig abstrakte Modelle eingesetzt, die in einfachster Form (Schuhkarton etc.) oder didaktisch hochentwickelt (Stuttgarter Topfmodell) [29] verfügbar und für die ersten Schritte sicherlich sinnvoll sind.

Zweifellos muß vermieden werden, daß der Anfänger durch unnötige Details verwirrt und durch schwierige Topographie überfordert wird, andererseits erlaubt der eigene Simulator durch entsprechende Gestaltung, Farbgebung und Markierung [8] auch für erste Anfängerübungen ein didaktisch sinnvolles Training, ohne daß der Lernende sich bei weiteren Fortschritten auf ein völlig anderes Phantom umstellen muß.

3.2 Halbrealistische Modelle

Hier sind insbesondere meist kommerziell hergestellte einfache Kolon- oder Magenmodelle verfügbar, die als „fahrradschlauchähnliche" Dickdärme oder idealisierte Mägen unter Verzicht auf eine korrekte Topographie imponieren. Damit sollen die Führung der Gerätespitze und die Abwinkelungstechniken sowie die Orientierung im Raum erlernt werden; dies ist das Ziel der zweiten Trainingsphase.

Auch hier kann der Tübinger Simulator dank seiner Flexibilität sehr gut verwendet werden, da man ihn ohne Schwierigkeiten so konfigurieren kann, daß unkomplizierte anatomische Verhältnisse (sog. Anfängerkolon, Anfängermagen, Anfängerpapille etc.) vorliegen.

Im Gegensatz zu den erwähnten kommerziellen Phantomen ist damit ein stufenloser Übergang in die Dreidimensionalität und zu komplexen Strukturen möglich.

3.3 Komposit-Phantome

Die Einbringung von Tierorganen oder Organpaketen in Kunststoffträger war ein wichtiger Fortschritt in der Weiterentwicklung der Trainingsmodelle [20 – 22]. Bei den in Erlangen entwickelten Modellen sind Schweineösophagus/-magen bzw. Schweinekolon oder das hepatobiliopankreatische Paket in einer anatomisch geformten Schale aus Hartplastik fixiert und erlauben mit realitätsähnlicher Mukosastruktur und Wandbeschaffenheit eine didaktisch sinnvolle Trainingsmöglichkeit für Diagnostik und einfache interventionelle Eingriffe [20, 21].

Durch aufwendige Präparationstechniken können selbst aktive Blutungen realitätsgerecht simuliert und anschließend die haemostatische Therapie trainiert werden [20, 21]. Bislang ungelöst ist bei diesen Modellen allerdings die realitätsgerechte Simulation von Stenosen, Tumoren und Polypen mit den entsprechenden dilatativen, ablativen und prothetischen Maßnahmen sowie die Simulation der perkutanen Enterostomien (PEG; EPJ etc.).

Alle diese Anforderungen erfüllt aber der neu entwickelte Simulator in vollem Maße. Außerdem entfallen hier die bei Komposit-Phantomen unvermeidlichen Probleme der Logistik (aufwendige Beschaffung, Vorbereitung, Präparation und Entsorgung der tierischen Materialien) sowie die Hygieneprobleme für Untersucher und Gerätschaft, von den ästhetischen Gesichtspunkten ganz abgesehen.

3.4 Lebendes Tier, Kadaver

Trainingskurse am lebenden Tier oder an humanen oder tierischen Kadavern wurden und werden zwar durchgeführt, sind aber mit sehr hohem Aufwand verbunden und sind aus vielerlei, nicht zuletzt hygienischen und ethischen Gründen mit Skepsis zu betrachten, solange bessere Alternativen verfügbar sind.

3.5 Virtual Reality

Seit der sich überschlagenden Entwicklung im Bereich der Computertechnologien wurden große Erwartungen in die Computersimulation für das endoskopische Training eingesetzt [3 – 6, 11, 24 – 28, 30, 31], die sich bislang aber aus verschiedenen Gründen nicht in erwarteter Weise realisieren ließen (Tabelle 2). Entscheidend ist das Problem des Trainings der handwerklichen Fähigkeiten (interventionelle endoskopische Chirurgie ist unabweisbar „Chirurgie" in vollem Sinne!). Handling, Taktilität und Gewebegefühl sind bislang durch virtual reality nicht ausreichend vermittelbar, ein brauchbares mechano-taktiles Interface existiert trotz höchst entwickelter computergestützter Simulations- und Abbildungstechnik noch nicht. Die Diskrepanz zwischen der guten Realität des optischen Eindruckes und der noch völlig unzureichenden Rückkopplung des „Gewebegefühls" ist erstaunlich. Die Zukunft muß zeigen, ob analog den Entwicklungen für Operationsroboter auch hier ein Durchbruch gelingen wird.

3.6 Zusammenfassende Darstellung

Die Besonderheiten des Tübinger Trainingssystems für die flexible Endoskopie bestehen in der Tatsache, daß es sich nicht um ein isoliertes interventionsfähiges Phantom, sondern um ein Trainings*system* handelt, das adaptierte Kursbücher mit Schritt-für-Schritt-Anleitungen, adaptierte didaktisch konzipierte Videos sowie die Aspekte von Zertifizierung und Qualitätssicherung ausdrücklich einschließt. Alle Regionen (OGIT, UGIT, TBS, BPS) sind in *einer* einzigen Simulationseinheit verfügbar, die auch die klinisch wichtigen Orientierungspunkte (Mund, Pharynx, Anus, Papille, Prostata etc.) enthält. Der Simulator ist anatomie- und realitätsgerecht, und erlaubt durch

Tabelle 2. Vor- und Nachteile der Virtual Reality in der Endoskopie

Vorteile
Prinzipiell hohe Flexibilität und Anpassungsmöglichkeit
Theoretisch unbegrenzte Simulationsmöglichkeiten
Einbindung von realen Videosequenzen möglich
Alle Möglichkeiten der multimedialen Didaktik
Prinzipiell fast beliebige Realitätstreue möglich
3-D-Navigation möglich
Individuelle Lernprogramme konfigurierbar
Automatische Fehleranalysen möglich
Vertrautes Medium für jüngere Generation
Optimale Möglichkeit der Qualitätssicherung
Wenig Materialverschleiß

Nachteile
Bislang kein brauchbares mechano-taktiles Interface
Derzeit Trainingsbandbreite nur partiell abgedeckt
Hoher Entwicklungsaufwand für weitere Bausteine
Kaum nachvollziehbare Geschwindigkeit der Weiterentwicklung
Heutige Standards schon morgen überholt
HWZ von Hard- und Software < 3 – 6 Monate
Zukunftssicherheit?
Unpersönliche Lernatmosphäre
Bezug zum Gegenüber wird nicht aufgebaut
Hoher apparativer und finanzieller Aufwand
Horrende Kosten für Hardware und Software

speziell entwickeltes nichtbiologisches künstliches Gewebe das Training praktisch *aller* diagnostischen und interventionell-operativen Endoskopien mit hohem Realitätsbezug und vernünftigem Kosten/Nutzen-Verhältnis. Die ausgeprägte Variabilität und Flexibilität des Systems machen es sowohl für Anfänger als auch für Fortgeschrittene und Experten sowie für spezielle Trainings-Fragestellungen gleichermaßen gut geeignet. Die bisherigen Erfahrungen mit insgesamt mehr als 40 Kursen und mehr als 800 Kursteilnehmern zeigen die hohe Akzeptanz und Effektivität dieses Konzepts.

Literatur

1. American Society for Gastrointestinal Endoscopy (ASGE) (1992) Principles of training in gastrointestinal endoscopy. Gastroint Endosc (38) 6:743
2. American Society for Gastrointestinal Endoscopy (ASGE) (1995) Position statement. Maintaining competence in endoscopic skills. Gastroint Endosc (42) 6:620
3. Baillie J, Jowell P, Evangelou H, Bickel W, Cotton P (1991) Use of Computer Graphics Simulation for Teaching of Flexible Sigmodoscopy. Endoscopy (23):126
4. Bar-Meir S (2000) Computerassistierte Simulation-Symbionix. Abstract, XXX. Kongreß der DGE-BV, 23. – 25. März, Hamburg
5. Bar-Meir S (persönl. Mitteilung)
6. Beer-Gabel M, Delmotte S, Muntlak L (1993) Computer Assisted Training in Endoscopy (C. A. T. E.): From a Simulator to a Learning Station. Endoscopy (24) Suppl. 2:534
7. Berufsverband der Deutschen Chirurgen e. V. (1999) Standards und Leitlinien der flexiblen chirurgischen Endoskopie. Chirurg BDC (9):245
8. Blank KD (1993) Didaktik in der Endoskopie – Orientierung im oberen Gastrointestinaltrakt. Inauguraldissertation, Med. Fakultät Eberhard-Karls-Universität Tübingen
9. Empfehlungen der Chirurgischen Arbeitsgemeinschaft für Endoskopie und Sonographie (CAE) der Deutschen Gesellschaft für Chirurgie (DGC) und des Berufsverbandes der Deutschen Chirurgen (BDC) zum Erlernen und zur Qualitätssicherung der intraluminalen Endoskopie in der Chirurgie. Chirurg BDC 2000 (2): 43
10. Feinauer B, v Gaisberg U (1986) Ausbildung und Qualitätskontrolle in der Endoskopie. Verdauungskrankheiten (4) 1:14
11. Gobbetti E (1998) Virtual reality: Past, present and future. Stud Health Technol Inform (58): 3

12. Grund KE, Blank K, Storz B, Naruhn M (1992) Integriertes didaktisches Konzept für die Endoskopie. Abstract, XXI. Kongreß der DGE-BV, 26. – 28. März, München
13. Grund KE (1994) Artitex^{TM} PCT/EP96 105 420 „Künstliches Gewebe"
14. Grund KE, Zindel C, Bräutigam D, Köhn P, Farin G (1997) „Künstliches Gewebe" zum Training von Interventionen in der Endoskopie. Endoskopie heute (10): 177
15. Grund KE (1998) Trainingsmodelle in der Endoskopie. Abstract, XXVIII. Kongreß der DGE-BV, 25. – 28. März, München
16. Grund KE, Straub T, Farin G (1999) Tübinger Ausbildungskonzept für die diagnostische und interventionelle flexible Endoskopie. Endoskopie heute (12): 53
17. Grund KE (1999) Training phantoms for flexible endoscopy. ASGE-Learning center, DDW 1999, 16. – 19. Mai, Orlando, Florida
18. Grund KE, Straub T, Farin G (1999) Integriertes Ausbildungskonzept für die diagnostische und interventionelle flexible Endoskopie. Z Gastroenterol (37): 943
19. Grund KE (2000) Training am Kunststoffphantom. Abstract, XXX. Kongreß der DGE-BV und Endo Club Nord, 23. – 25. März, Hamburg
20. Hochberger J, Neumann M, Maiss J, Bayer J, Nägel A, Hahn EG (1998) Erlanger Ausbildungssimulator für die interventionelle Endoskopie (EASIE) – eine neue Perspektive für die qualitätsorientierte praktische Ausbildung in der Endoskopie. Endoskopie heute (4): 23
21. Hochberger J, Maiss J, Hahn EG (2000) The Erlangen „EASIE"-model for a close-to-reality team-training of doctors and nurses in interventional endoscopy. In: Tandon R, Bhutani M (Eds) Interventional endoscopy. Cluver Akad Press, in press
22. Kipfmüller K, Bueß G, Naruhn M, Junginger T (1988) Training program for transanal endoscopic microsurgery. Surg Endosc (2): 24
23. Köhn P (1998) Entwicklung von Materialien und Formen für interventionsfähige Phantome in der flexiblen Endoskopie. Inauguraldissertation, Med. Fakultät, Eberhard-Karls-Universität Tübingen
24. Lange T (2000) Virtual reality in Surgical Training. Surg Oncol Clin N Am (9) 1: 61
25. Maiss J, Hahn EG, Hochberger J (1999) New training devices for interventional gastrointestinal endoscopy. Medical and Biological Engineering and Computing (37) Suppl 2: 1572
26. Noar MD (1995) The Next Generation of Endoscopy Simulation: Minimally Invasive Surgical Skills Simulation. Endoscopy (27): 81
27. Noar MD (1992) Robotics Interactive Endoscopy Simulation of ERCP/Sphincterotomy an EGD. Endoscopy (24) Suppl 2: 539
28. Ravich WJ (2000) Computers in Endoscopy. Gastrointest Endosc Clin N Am (10) 1: 21
29. Rey JF, Romanczyk T (1995) The Development of Experimental Models in the Teaching of Endoscopy: an Overview. Endoscopy (27): 101
30. Satava RM (1993) Virtual reality surgical simulator. The first steps. Surg Endosc (7) 3: 203
31. Williams CB, Baillie J, Gillies DF, Borislow D, Cotton PB (1990) Teaching gastrointestinal endoscopy by computer simulation: a prototype for colonoscopy and ERCP. Gastroint Endosc (36): 49

Minimalinvasive Chirurgie

Laparoskopische Resektion kolorektaler Karzinome: Bisherige Studienergebnisse

B. Böhm

Klinik für Allgemein-, Viszeral-, Gefäß- und Thoraxchirurgie, Charité, Campus Mitte, Humboldt-Universität zu Berlin, Schumannstraße 20/21, 10117 Berlin

Laparoscopic Surgery for Colorectal Cancer: Results of Prospective Studies

Summary. The laparoscopic approach to curatively treat colorectal cancer is currently not the method of choice, although it has been proven that the laparoscopic technique has clinically relevant benefits for patients. Most surgeons are still concerned about long-term results which are not available from randomized studies. However, the long-term results published so far are at least as good as following conventional surgery and sometimes even better. Thus, laparoscopic surgery appears to be an alternative option in selected patients.

Key words: Laparoscopic colectomy – Colorectal cancer

Zusammenfassung. Die kurative laparoskopische Resektion eines kolorektalen Karzinoms ist nach wie vor noch nicht die Methode der Wahl, obgleich in randomisierten Studien eindeutig belegt werden konnte, dass die laparoskopische Methode bedeutende klinisch relevante Vorteile mit sich bringt. Die Bedenken gegenüber der neuen Methode beruhen in erster Linie darauf, dass noch keine Langzeitergebnisse aus randomisierten Studien vorliegen. Die gegenwärtig verfügbaren Langzeitergebnisse weisen aber darauf hin, dass die Langzeitergebnisse zum Teil besser, aber mindestens ebenbürtig sind, so dass es keinen Grund gibt, die laparoskopische Methode nicht bei geeigneten Patienten einzusetzen.

Schlüsselwörter: Laparoskopische Kolonresektion – Kolorektales Karzinom

Sehr geehrte Vorsitzende, meine Damen, meine Herren,
mir wurde die Aufgabe gestellt, Sie mit den Ergebnissen der laparoskopischen Resektion beim kolorektalen Karzinom vertraut zu machen. Da es unmöglich ist, Hunderte von Untersuchungen mit unterschiedlichem Studiendesign sinnvoll zusammenzufassen, habe ich mir zum Ziel gesetzt, Sie mit den gegenwärtigen Argumenten über die laparoskopische Resektion zu konfrontieren. Gemeinsam mit dem nachfolgenden kritischen Kommentar von Prof. Hohenberger werden Sie dann am ehesten in die Lage versetzt, sich ein eigenständiges Urteil über den Stellenwert der laparoskopischen Methode zur Behandlung des kolorektalen Karzinoms zu bilden.

Betrachten wir zunächst unsere Ausgangsposition. Wenn man sich mit einem neuen operativen Verfahren auseinandersetzt, dann will man nicht nur belegen, dass es technisch durchführbar ist, sondern man will zugleich beweisen, dass das neue Verfahren besser ist, dass es subjektive und objektive Vorteile aufweist. Im Folgenden werden wir deshalb prüfen, ob die laparoskopische Methode tatsächlich besser ist, denn nur dann wäre sie der konventionellen Methode vorzuziehen, mit der wir bestens vertraut sind. Die konventionelle Methode ist unser Maßstab, an dem sich die laparoskopische Methode messen lassen muss. In meinem Vortrag werde ich nicht über die potentiellen Vorteile bezüglich der geringeren Inzidenz von Narbenhernien oder Adhäsionen sprechen, weil es noch keine ausreichenden Daten darüber gibt.

Meine Damen und Herren, seit fast 10 Jahren werden laparoskopische Kolonresektionen bei über Tausend Patienten weltweit vorgenommen. Die ungezählten Publikationen kleinerer und größerer Patientenserien weisen vom Beginn auf evidente Vorteile der neuen Methode hin. Zum Glück wurden bis heute auch 5 randomisierte Studien publiziert [3, 4, 8, 10, 11], so dass wir uns eine fundierte Meinung bilden können. Obgleich zwei Studien aufgrund ihrer geringen Fallzahl schwierig zu interpretieren sind [3, 11], bestätigen die drei größeren Studien aus Barcelona [4], Cleveland [8] und Berlin [10], dass die laparoskopische Methode bezüglich vieler objektiv messbarer Parameter vorteilhafter ist (Lungenfunktion, Schmerzen, Immunsuppression, Ileusdauer, Lebensqualität). Diese objektiven Parameter unterstützen den subjektiven Eindruck des Klinikers, dass die laparoskopische Methode deutlich vorteilhafter für den Patienten ist. Ja, man muss denjenigen, die dieses bestreiten wollen, das klinische Urteilsvermögen absprechen, denn die Unterschiede sind selbst für einen unerfahrenen Kliniker evident.

Obgleich wir also über ein Operationsverfahren verfügen, das eindeutig besser ist, werden nicht viele von Ihnen das Verfahren einsetzen. Warum aber verweigern Sie Ihren Patienten dieses bessere Verfahren? Nun, ich unterstelle, dass der Grund für Ihr Zögern weder Ungeschicklichkeit noch geistige Trägheit ist, denn bei Besuchen in vielen Kliniken habe ich mich vom Gegenteil überzeugen können. Der Grund scheint vielmehr in Ihren Bedenken über die Langzeitergebnisse zu bestehen. Sie scheinen besorgt zu sein, ob es sich um ein adäquates onkologisches Behandlungsverfahren handelt.

Wir wollen nun schauen, ob Ihre Bedenken gerechtfertigt sind, wobei wir bereits von Prof. Paolucci gehört haben, dass die Diskussion der letzten Jahre über die Gefahr der Trokarmetastasen beim kolorektalen Karzinom weitgehend gegenstandslos geworden ist, wenn man einige wichtige Prinzipien zu deren Vermeidung berücksichtigt.

Die ersten Langzeitergebnisse publizierte Franklin et al. [2] bereits 1996, der sicherlich einer der erfahrensten laparoskopischen Operateure ist. In seiner nicht-randomisierten Studie verglich er 224 konventionelle und 191 laparoskopische Kolonresektionen mit einem Follow-up von 34 Monaten, das zunächst ausreichend erscheint. Zumindest würden wir nach dieser Beobachtungszeit erwarten, dass sich über 80 Prozent der Rezidive zeigen. Richten Sie Ihr Augenmerk auf den deutlichen Vorteil der laparoskopischen Methode (19,7% Rezidive) im Vergleich zur laparoskopischen (33,3% Rezidive) im Stadium III, während sich im Stadium I und II kein Unterschied zeigte. Die Gesamtrezidivrate ist in der laparoskopischen Gruppe (13,0%) um über 6% geringer als nach konventioneller Resektion (19,1%). Auch Mehigan et al. [7] beschrieben in einer prospektiven, nicht-randomisierten Studie 58 laparoskopische und 53 konventionelle Resektionen mit einem Follow-up von mindestens 24 Monaten. Nach laparoskopischer Resektion lebten im Stadium I/II 94% und im Stadium III 59%, während es nach konventionellem Eingriff 92% und 46% waren.

Lumley et al. [6] veröffentlichten in einer einfachen Beobachtungsstudie bei 180 Patienten mit einem durchschnittlichen Follow-up von 48 Monate über folgende Rezidivraten: Stadium I: 5%, Stadium II: 14%, Stadium III: 21%. Sie bemerkten 2 Trokarmetastasen. Poulin et al. [9] publizierten erstmals Überlebenskurven aus einer Beobachtungsstudie (n = 177) mit einer Konversionsrate von 14,5% und einem medianen Follow-up von 24 Monate. Auch Leung et al. [5] beschrieben ähnliche Langzeitergebnisse in ihrer Beobachtungsstudie (n = 179) mit einer Konversionsrate von 17,7% und einem mittleren Follow-up von 19,8 Monaten. Sie bemerkten eine Bauchdeckenmetastase bei einer Peritonealkarzinose. Die 4-Jahres-Überlebensrate betrug im Stadium I: 100%, im Stadium II: 88% und im Stadium III: 64,5%. Ein Tumorrückfall wurde bei 8,9% (n = 16) festgestellt. Darunter waren Fernmetastasen bei 5% (n = 9), eine Peritonealkarzinose bei 1,7% (n = 3) und ein lokoregionäres Rezidiv bei 2,8% (n = 5).

Meine Damen und Herren, wenn Sie diese Ergebnisse Revue passieren lassen, dann ist zur Zeit nicht erkennbar, wie man aus den publizierten Daten Bedenken bezüglich der Langzeitergebnisse haben könne. Es scheint, als ob diejenigen Kliniken, die diese Operationen durchführen über ähnliche Ergebnisse berichten wie nach konventionellen Operationen. Zum Teil sind die Ergebnisse sogar besser. Allerdings darf eine Studie nicht unerwähnt bleiben, die als einzige über schlechtere Ergebnisse nach laparoskopischen Eingriffen berichtete. Fleshman et al. [1] fassen die Daten aus drei Kliniken über einem Zeitraum von 5 Jahren zusammen und vergleichen 42 laparoskopische Eingriffe mit 152 konventionellen. Offensichtlich führte jedes Zentrum im Jahr nur 5 Operationen durch, was relativ wenig erscheint. Die Rezidivrate wird in der laparoskopischen Gruppe (48%) höher angegeben als in der konventionellen Gruppe (33%). Allerdings sind die Tumorstadien in den Gruppen auch unterschiedlich verteilt. In der laparoskopischen Gruppe 49% im Stadium III und 15% im Stadium IV und in der konventionellen Gruppe nur 32% im Stadium III und 9% im Stadium IV. Die Unterschiede sind wahrscheinlich auf das Ungleichgewicht in der Stadienverteilung zurückzuführen.

Meine Damen und Herren, ich möchte meinen Vortrag zusammenfassen, indem ich darauf hinweise, dass Ihre Bedenken und Sorgen verständlich sind, aber bisher durch Fakten nicht belegt. Es wird noch einige Jahre dauern, bis wir die Ergebnisse aus randomisierten Studien vorliegen haben, die uns erlauben werden, ein fundiertes Urteil über die Langzeitergebnisse der laparoskopischen Methode abzugeben. Bis dahin sind diejenigen in der Defensive, die weiterhin behaupten, dass die laparoskopische Methode bei ausgewählten Patienten nicht ihren Stellenwert hat. Die Daten sollten Sie außerdem ermutigen, diese komplexe, aber hoch standardisierte Technik zu erlernen und gewinnbringend für Ihre Patienten einzusetzen. Diejenigen unter Ihnen, die bereits über entsprechende Erfahrungen verfügen, möchte ich auffordern, an der in Deutschland gegenwärtig stattfindenden multizentrischen randomisierten Studie teilzunehmen, damit wir die anstehenden und offenen Fragen bald beantworten können. Vielen Dank für Ihre Aufmerksamkeit.

Literatur

1. Fleshman JW, Wexner SD, Anvari M, LaTulippe JF et al. (1999) Laparoscopic vs. open abdominoperineal resection for cancer. Diss Colon Rectum 42: 930 – 939
2. Franklin ME Jr, Rosenthal D, Abrego Medina D, Dorman JP et al. (1996) Prospective comparison of open vs. laparoscopic colon surgery for carcinoma. Five-year results. Dis Colon Rectum 39: S35 – 46
3. Hewitt OM, Ip SM, Kwok SPY, Sommers SS et al. (1998) Laparoscopic-assisted vs. open surgery for colorectal cancer. Dis Colon Rectum 41: 901 – 909
4. Lacy AM, Garcia-Valdecasas JC, Piqué JM, Delgado S et al. (1995) Short-term outcome analysis of a randomized study comparing laparoscopic versus open colectomy for colon cancer. Surg Endosc 9: 1101 – 1105
5. Leung KL, Yiu RYC, Lai PBS, Lee JFY et al. (1999) Laparoscopic-assisted resection of colorectal carcinoma. Dis Colon Rectum 42: 327 – 333
6. Lumley J, Stitz R, Stevenson A (1999) Laparoscopic resection for cancer. Diss Colon Rectum 42: A21
7. Mehigan B, Hartley J, MacDonald A, Duthie G et al. (1999) Prospective trial of laparoscopic-assisted vs. conventional resection for colorectal cancer. Diss Colon Rectum 42: A20
8. Milsom JW, Böhm B, Hammerhofer KA, Fazio VW et al. (1998) A prospective randomized trial comparing laparoscopic versus conventional techniques in colorectal cancer surgery: a preliminary report. J Am Coll Surg 187: 46 – 57
9. Poulin EC, Mamazza J, Schlachta CM, Gregoire R, Roy N (1999) Laparoscopic resection does not adversely affect early survival curves in patients undergoing surgery for colorectal adenocarcinoma. Ann Surg 229: 487 – 492
10. Schwenk W, Böhm B, Haase O, Junghans T, Müller JM (1998) Laparoscopic versus conventional colorectal resection: a prospective randomised study of postoperative ileus and early postoperative feeding. Langenbecks Arch Surg 383: 49 – 55
11. Stage JG, Schulz S, Moller P, Overgaard H et al. (1997) Prospective randomized study of laparoscopic versus open colonic resection for adenocarcinoma. Br J Surg 84: 391 – 396

Endoskopische Therapie von Anastomoseninsuffizienzen nach anteriorer Rektumresektion

U. Wehrmann, T. Jacobi, M. Nagel und H. D. Saeger

Klinik und Poliklinik für Viszeral-, Thorax-, Gefäßchirurgie, Universitätsklinikum Carl Gustav Carus, Technische Universität Dresden, Fetscherstraße 74, 01307 Dresden

Endoscopic Therapy of Anastomotic Leakage Following Anterior Rectum Resection

Summary. In 246 patients an anterior rectum resection was performed between October 1993 and December 1999. The overall incidene of clinically-evident anastomotic leakage was 12.2% ($n=30$). The most common clinical symptoms were fever ($n=15$), leukocytosis ($n=10$) and faecal discharge from drains ($n=5$). Peritonitis requiring emergency laparotomy occurred in two cases. Reoperations were necessary in 23 patients. A colostomy was performed in 13 patients, an ileostomy in seven patients and Hartmann's procedure in three patients. Sixteen cases with a diversional stoma and two cases without a stoma were treated by endoscopic intervention. In ten cases with a stoma, no endoscopic therapy was necessary. Anastomotic leakage healed after conservative treatment in two patients without a stoma. No deaths resulted from anastomotic leakage. Our results suggest that a standardized diagnostic and therapeutic regime prevents most severe septic complications of anastomotic leakage following anterior resection. The post-operative mortality rate can be reduced.

Key words: Anterior resection – Anastomotic leakage – Endoscopic therapy

Zusammenfassung. Vom 1.10.1993 bis 31.12.1999 wurden 246 Patienten einer anterioren Rektumresektion unterzogen. Die Rate klinisch relevanter Anastomoseninsuffizienzen betrug 12,2% ($n=30$). Die häufigsten Symptome waren Fieber ($n=15$), Leukozytose ($n=10$) und Stuhlsekretion über die Drainage ($n=5$). Bei 2 Patienten war eine Notfallrelaparotomie bei Peritonitis erforderlich. Insgesamt wurden 23 Patienten relaparotomiert mit Anlage einer Kolostomie ($n=13$), einer Ileostomie ($n=7$) oder einer Operation nach Hartmann mit Aufhebung der Anastomose ($n=3$). Bei 16 Patienten mit einem Stoma und bei 2 Patienten ohne Stoma wurde die endoskopische Therapie eingesetzt. In 10 Fällen mit einem Stoma und bei 2 Patienten nach konservativer Therapie ohne Stoma kam es zur Abheilung der Insuffizienz ohne endoskopische Therapie. Es verstarb kein Patient an den Folgen der Anastomoseninsuffizienz. Die Ergebnisse belegen, daß schwere septische Komplikationen mit Erhöhung der Letalitätsrate mit einem standardisierten diagnostischen und therapeutischen Konzept vermieden werden können.

Schlüsselwörter: Anteriore Rektumresektion – Anastomoseninsuffizienz – Endoskopische Therapie

Einleitung

In der kolorektalen Chirurgie treten Anastomoseninsuffizienzen am häufigsten nach Rektumresektionen auf. Die Inzidenz einer Anastomoseninsuffizienz nach Resektionen im unteren Rektumdrittel wird in der Literatur mit bis zu 30% angegeben [3, 7, 8]. Die Rate der Anastomoseninsuffizienzen nach Resektionen im mittleren Rektumdrittel liegt nach Literaturangaben bei 2–15% [7, 8]. Aus neueren Veröffentlichungen geht hervor, daß die protektive Kolo- oder Ileostomie vor einer Anastomose nach tiefer Rektumresektion die größtmögliche Sicherheit gegen postoperative septische Komplikationen bietet [2, 4, 5, 7].

Eine verzögerte Diagnostik und eine inadäquate Therapie bei ausgedehnten Anastomosenleckagen kann zu lebensbedrohlichen septischen Komplikationen mit einer Verdreifachung der postoperativen Letalität auf bis zu 30% führen [1, 5, 6]. Am eigenen Patientengut soll das diagnostische und therapeutische Vorgehen bei Anastomoseninsuffizienzen nach anteriorer Rektumresektion dargelegt werden.

Patienten und Methode

Vom 1.10.1993 bis 31.12.1999 wurden an der Klinik für Viszeral-, Thorax- und Gefäßchirurgie am Universitätsklinikum Carl Gustav Carus an der TU Dresden 1121 kolorektale Resektionen durchgeführt. Bei 246 dieser Patienten erfolgte die anteriore Rektumresektion. Das durchschnittliche Alter der Patienten betrug 63,2 Jahre (22 bis 91 Jahre). Die anteriore Rektumresektion wurde bei 198 Patienten (80,5%) wegen eines Karzinoms und bei 48 Patienten (19,5%) wegen einer gutartigen Erkrankung durchgeführt.

Eine Anastomoseninsuffizienz wurde in 30 Fällen diagnostiziert. Die Anastomoseninsuffizienzrate betrug 12,2%.

Ergebnisse

Die Anastomoseninsuffizienz trat bei 20 Patienten mit einer Stapleranastomose und einer durchschnittlichen Anastomosenhöhe von 4,9 cm (1,5 bis 10 cm) und bei 10 Patienten mit einer Handnahtanastomose und einer durchschnittlichen Anastomosenhöhe von 9,1 cm (7 bis 10 cm) auf.

Häufige klinische Symptome waren Fieber und eine Leukozytose (Abb. 1). Eine Stuhlfistel über die liegende Drainage wurde nur in 5 Fällen beobachtet. Eine Peritonitis trat bei 2 Patien-

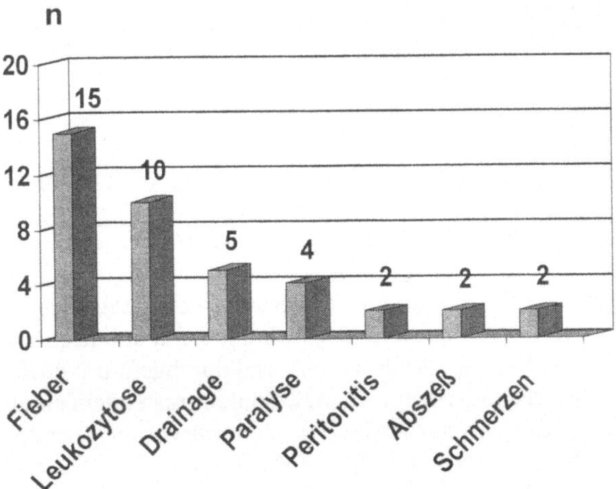

Abb. 1. Klinische Symptome bei Anastomoseninsuffizienzen nach anteriorer Rektumresektion (n = 30)

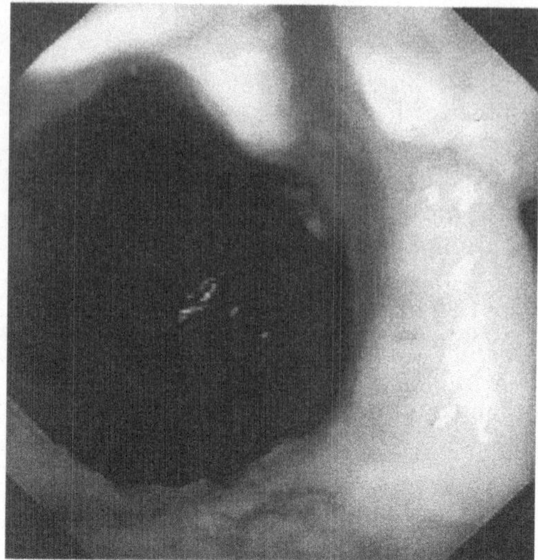

Abb. 2. Endoskopische Darstellung der Anastomoseninsuffizienz nach anteriorer Rektumresektion

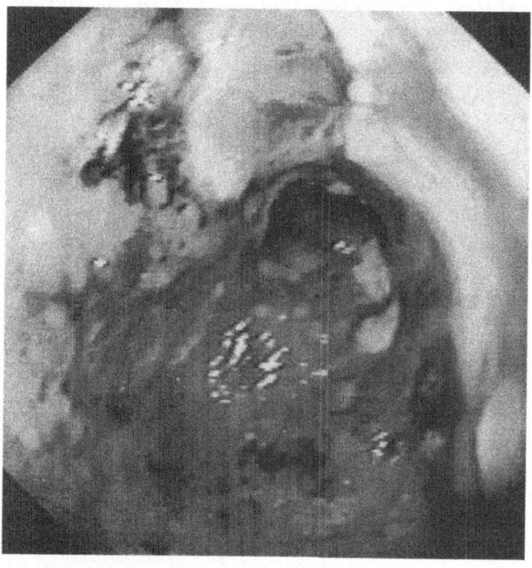

Abb. 3. Endoskopisches Bild der Anastomoseninsuffizienzhöhle

ten auf. Bei 55% der Patienten lag eine Kombination von mindestens 2 der angegebenen Symptome vor.

Die ersten klinischen Zeichen führten zur Diagnostik der Anastomoseninsuffizienz nach durchschnittlich 10,1 Tagen (4 bis 30 Tage).

Bei 24 Patienten wurde die Endoskopie als primäres Diagnostikverfahren eingesetzt, wobei bei 7 Patienten zusätzlich die Röntgendiagnostik durch einen Kontrastmitteleinlauf und in einem Fall eine Computertomographie bei Verdacht auf einen präsakralen Abszeß durchgeführt wurde. Bei 2 von 7 Patienten (28,6%) ergab die Röntgendiagnostik mit einem Kolonkontrasteinlauf einen falsch negativen Befund. 2 Patienten mit einer diffusen Peritonitis wurden ohne vorherige endoskopische oder röntgenologische Diagnostik unverzüglich relaparotomiert. Insgesamt wurden 23 der 30 Patienten mit einer Anastomoseninsuffizienz relaparotomiert. Es erfolgte bei 7 Patienten die Anlage eines doppelläufigen Ileostomas, bei 13 Patienten die Anlage eines Anus praeter

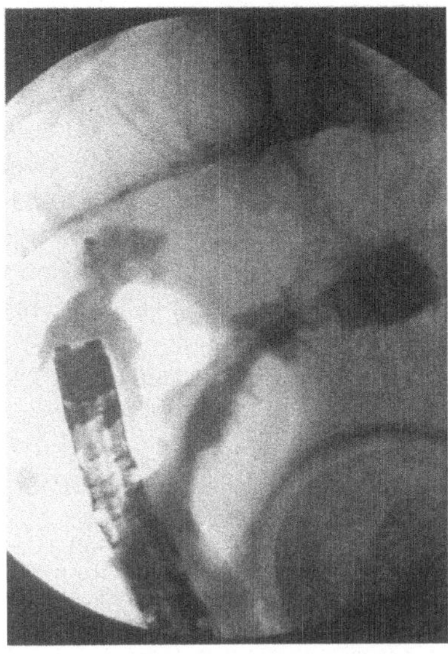

Abb. 4. Endoskopische Fisteldarstellung über den Instrumentierkanal des Endoskopes unter Durchleuchtung

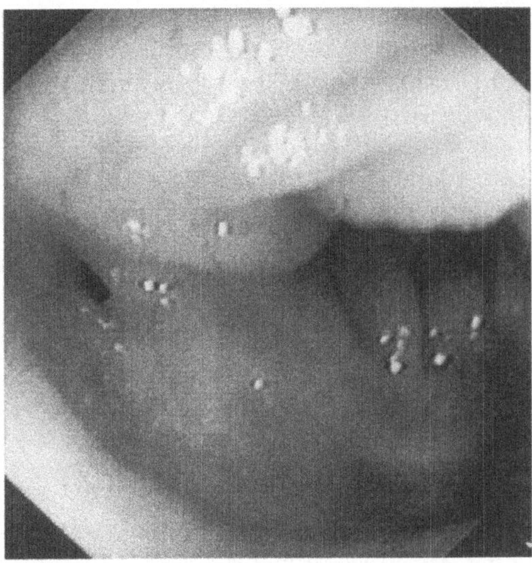

Abb. 5. Abheilung der Anastomoseninsuffizienz nach
endoskopischer Lavage

transversalis und bei 3 Patienten die Hartmann-Operation mit Aufhebung der Anastomose. 3 Patienten mit bereits vorhandenem protektiven Stoma mußten nicht laparotomiert werden. Nur in 4 Fällen wurde die Anastomoseninsuffizienz ohne Anlage eines protektiven Stomas behandelt.

Die endoskopische Therapie erfolgte bei 16 der 26 Patienten mit einem protektiven Kolo- oder Ileostoma. Die Abbildung 2 zeigt den Blick in die Insuffizienzhöhle bei einer halbzirkulären Anastomoseninsuffizienz. Die Insuffizienzhöhle wird mit einem dünnkalibrigen flexiblen Endoskop untersucht (Abb. 3). Bei nicht vollständiger Überschaubarkeit der Insuffizienzhöhle werden zusätzlich über den Instrumentierkanal des Endoskopes unter Röntgendurchleuchtung Fistelkanäle sondiert und dargestellt und der Anschluß hergestellt (Abb. 4). Es schließt sich das Debridement von Nekrosen und die endoskopische Lavage an. Die Abbildung 5 zeigt die ausgeheilte Anastomosenleckage.

In 10 Fällen kam es zur Ausheilung der Anastomosenleckage unter Schutz des Deviationsstomas ohne endoskopische Therapie. Bei 2 der 4 Patienten ohne protektives Stoma erfolgte die konservative Therapie mit Antibiose ohne weitere Maßnahmen. In 2 Fällen wurde zusätzlich die endoskopische Therapie eingesetzt, in einem Fall nach CT-gestützter Abszeßdrainage.

Es waren durchschnittlich 16,1 endoskopische Therapiesitzungen (3–58 Sitzungen) in einem durchschnittlichen Zeitraum von 11,2 Wochen (2–32 Wochen) bis zur Ausheilung der Anastomoseninsuffizienz erforderlich. Nur in 2 Fällen verschlossen wir eine persistierende kleine Fistel mit dem Fibrinkleber. Bei 18 von 26 Patienten wurde das Deviationsstoma zurückverlegt. Komplikationen traten keine auf. Es verstarb kein Patient nach Stomarückverlegung. In 8 Fällen konnte das Kolo- oder Ileostoma nicht zurückverlegt werden.

Eine Anastomosenstenose trat bei 5 Patienten nach Anastomoseninsuffizienz auf. Bei 4 Patienten konnte die Anastomosenstenose erfolgreich dauerhaft durch endoskopische Ballondilatation behoben werden.

Von den 30 Patienten ist kein Patient an den Folgen der Anastomoseninsuffizienz verstorben.

Schlußfolgerung

Bei ersten klinischen Zeichen für eine Anastomoseninsuffizienz sollte primär die flexible Endoskopie ohne Zeitverzug als Diagnostikverfahren der Wahl eingesetzt werden. Bei ausgedehnten endoskopisch nicht vollständig überschaubaren Insuffizienzhöhlen muß die Sondierung von Fistelkanälen unter Einsatz eines wasserlöslichen Kontrastmittels über den Arbeitskanal des Endoskopes unter Röntgendurchleuchtung erfolgen. Besteht der Verdacht auf einen Abszess ohne oder mit nur unzureichendem Anschluß nach endoluminal ist die Computertomographie zu empfehlen. Bei Diagnostik einer Anastomoseninsuffizienz empfehlen wir die Relaparotomie mit Anlage eines Deviationsstomas und die Drainage. Die endoskopische Therapie erfolgt unter dem Schutz des Kolo- oder Ileostomas. Bei einer Anastomoseninsuffizienz mit Peritonitis muß die Laparotomie mit Lavage und Drainage sowie die Anlage eines protektiven Stomas ohne Zeitverzug erfolgen. Die endoskopische Therapie erfolgt postoperativ. Das Ziel der endoskopischen Therapie ist es, durch Debridement von Nekrosen und Lavage mit physiologischer Kochsalzlösung oder verdünnter PVP-Jod-Lösung die Ausheilung von Insuffizienzhöhlen durch endoluminale Drainage zu beschleunigen. Der Fibrinkleber sollte bei Anastomoseninsuffizienzen nach anteriorer Rektumresektion nur bei persistierenden kleinen Fisteln eingesetzt werden. Eine effiziente, zu Beginn der Behandlung mitunter tägliche endoskopische Lavage führt zur vollständigen Ausheilung mit niedriger Stenoserate der Anastomose. Die alleinige konservative Therapie und die endoskopische Therapie ohne protektives Stoma sollte nur in Ausnahmefällen bei asymptomatischen kleinen Anastomosenleckagen erfolgen. Die Ergebnisse belegen, daß schwere septische Komplikationen mit Erhöhung der Letalitätsrate mit dem vorgestellten standardisierten diagnostischen und therapeutischen Konzept vermieden werden können.

Literatur

1. Ansari MZ, Collopy BT, Hart WG, Carson NJ, Chandraraj EJ (2000) Inhospital mortality and associated complications after bowel surgery in Victorian public hospitals. Aust N Z J Surg 70: 6–10
2. Dehni N, Schlegel RD, Cunningham C, Guiguet M, Tiret E (1998) Influence of a defunctioning stoma on leakage rates after low colorectal anastomosis and colonic J pouch-anal anastomosis. Br J Surg 85: 1114–1117
3. Fielding LP, Stewart-Brown S, Blesovsky L, Kearney G (1980) Anastomotic integrity after operations for large-bowel cancer: a multicentre study. Br Med J 281: 411–414
4. Karanjia ND, Corder AP, Holdsworth PJ, Heald RJ (1991) The risk of peritonitis and fatal septicaemia and the need to defunction the low anastomosis. Br J Surg 78: 196–198
5. Karanjia ND, Corder AP, Bearn P, Heald RJ (1994) Leakage from stapled low anastomosis after total mesorectal excision for carcinoma of rectum. Br J Surg 81: 1224–1226

6. Merad F, Hay JM, Fingerhut A, Yahchouchi E, Laborde Y, Pelissie E, Msika S, Flamant Y (1999) Is prophylactic pelvic drainage useful after elective rectal or anal anastomosis? A multicenter controlled randomized trial. French Association for Surgical Research. Surgery 125: 529 – 535
7. Pakkastie TE, Ovaska JT, Pekkala ES, Luukkonen PE, Jarvinen H (1997) A randomised study of colostomies in low colorectal anastomoses. Eur J Surg 163: 929 – 933
8. Poon RT, Chu KW, Ho JW, Chan CW, Law WI, Wong J (1999) Prospective evaluation of selective defunctioning stoma for low anterior resection with total mesorectal excision. World J Surg 23: 463 – 468
9. Rullier E, Laurent C, Garrelon JL, Michel P, Saric J, Parneix M (1998) Risk factors for anastomotic leakage after resection of rectal cancer. Br J Surg 85: 355 – 358

Laparoskopische Chirurgie beim Magenfrühkarzinom

H. Feussner

Chirurgische Klinik, Technische Universität München, Ismaninger Straße 22, 81675 München

Laparoscopic Surgery in Early Gastric Cancer

Summary. Limited laparoscopic excision of early gastric cancer is a viable alternative to endoscopic mucosa resection in the case of T1 mucosa gastric cancer, since the lesion can be excised by a wedge or transgastric resection. As the probability of lymph node infliction is below 5%, the 5-year survival rate can be assumed to be as high as in conventional surgery as demonstrated in recent Japanese studies. In submucosal carcinoma (with a D1-lymph-node-infliction probability rate of 20%), laparoscopic distal gastric resection is theoretically indicated. Despite initial experiences in this field, the value of the laparoscopic procedure cannot yet be defined clearly. The low incidence of suitable types of early gastric cancer may explain the still relatively minor role of laparoscopic surgery in cases of early gastric cancer.

Key words: Early gastric cancer – Laparoscopic resection

Zusammenfassung. Limitierte laparoskopische Magenwandresektionen bei Frühkarzinomen stellen eine gute Alternative zur endoskopischen Mucosaresektion bei T1-Mucosakarzinomen dar, wobei die Läsion entweder im Sinne einer tangentialen Resektion oder einer transgastralen Resektion abgetragen werden kann. Da die Wahrscheinlichkeit eines Lymphknotenbefalls unter 5% liegt, kann bei lokaler Ro-Resektion eine vergleichbar gute 5-Jahres-Überlebenszeit angenommen werden, wie erste japanische Studien zeigen. Bei Submucosakarzinomen mit einer 20%igen Wahrscheinlichkeit von D1-Lymphknotenmetastasen kommt theoretisch die laparoskopische distale Magenresektion in Betracht. Trotz erster Erfahrungen kann die Wertigkeit des laparoskopischen Vorgehens hier noch nicht verläßlich eingeordnet werden. Die geringe Inzidenz geeigneter Frühkarzinome erklärt, warum in Westeuropa und in USA die laparoskopische Chirurgie beim Magenfrühkarzinom bisher nur eine geringe Rolle spielt.

Schlüsselwörter: Magenfrühkarzinom – Laparoskopische Resektion

Laparoskopische Gastrektomie und D2-Lymphadenektomie

E. Bährlehner und St. Anders

Klinikum Buch, Chirurgische Klinik, Hobrechtsfelder Chaussee 100, 13122 Berlin

Laparoscopic Gastrectomy and D2-Lymphadenectomy

Summary. Eighteen patients with a carcinoma of the stomach have been successfully treated with laparoscopic total and partial gastrectomy. The operations were performed with an en bloc excision of the tumor with removal of the D2-lymph nodes. The completely removal of the tumor was confirmed by histopathology examination, with the laparoscopic gastrectomies appearing to be oncologically adequate. We did not detect port side metastasis or loco regional recurrences. We had to report three major complications with a necessity of reoperation. The disadvantages of laparoscopic procedure are longer operation times and the higher costs of laparoscopic equipment. Long-term follow-up studies are still missing. The use of laparoscopic surgery in the treatment of gastric cancer will be more widely used particularly in centres of minimally-invasive surgery.

Key words: Laparoscopy – Gastrectomy – D2-lymphadenectomy – Gastric cancer

Zusammenfassung. Es wird über 18 erfolgreiche totale bzw. subtotale Gastrektomien beim Malignom berichtet. Das operative Vorgehen entsprach den geltenden Standards mit en-bloc-Resektion und D2-Lymphadenektomie. Alle Patienten überlebten den Eingriff. Es gab 3 gravierende Komplikationen, die eine Relaparoskopie bzw. offene Revision erforderlich machten. Die Patienten profitierten durch wenig Schmerz, schnelle Mobilität und fehlende Wundproblematik. Die pathohistologische Begutachtung bestätigte alle geforderten Standards einer onkologiegerechten Operation. Es wurden keine Portmetastasen oder lokoregionäre Rezidive beobachtet. Langzeitergebnisse stehen aus. Als Nachteil müssen lange Operationszeiten und hohe Kosten gesehen werden. Es ist absehbar, dass die laparoskopische Magenchirurgie bei Tumorpatienten in Laparoskopiezentren an Bedeutung gewinnen wird.

Schlüsselwörter: Laparoskopie – Gastrektomie – D2-Lymphadenektomie – Magenkarzinom

Einleitung

Die Thematik birgt eine doppelte Brisanz in sich. Laparoskopische Gastrektomien sind Ausnahmeoperationen und in ihrer klinischen Wertigkeit nicht evaluiert. Die D2-Lymphadenektomie wurde in der MRC- und DGCG-Studie [6, 8] bei nicht belegbaren Vorteilen gegenüber der D1-Lymphadenektomie in Frage gestellt, während die Deutsche Magenstudie [13] Vorteile in Subgruppen erkennt. Für die laparoskopische Gastrektomie stellt die D2-Lymphadenektomie den begrenzenden Faktor ihrer Praktikabilität dar.

Die Entwicklung wurde 1992 durch Goh et al. [9] mit einer laparoskopischen Magenresektion nach Billroth II wegen eines Ulcus ventriculi eingeleitet. Bereits 1993 führte Azagra [2] die wohl weltweit erste Gastrektomie bei einem Karzinom durch. In den letzten Jahren wurde wiederholt über erfolgreiche laparoskopische Magenresektionen und Gastrektomien bei Karzinomen berichtet [3, 4, 10 – 12]. Danach sind laparoskopische Magenoperationen einschließlich D2-Lymphadenektomien beim Karzinom mit identischer Sicherheit bezüglich Komplikationsrate und onkologischer Radikalität gegenüber offener Chirurgie durchführbar. Als Benefit stehen in der Frühphase rasche Rekonvaleszenz, weniger Schmerz und die bessere Kosmetik. Generelle Vorteile sind durch eine geringere Immunsuppression zu erwarten [14].

Methode und Patienten

In dem Zeitraum von Dezember 1995 bis Dezember 1999 wurden bei 18 Patienten mit einer malignen Magenerkrankung eine laparoskopische subtotale oder totale Gastrektomie mit D2-Lymphadenektomie durchgeführt. Es handelte sich um 10 Frauen und 8 Männer im Alter zwischen 44 und 88 Jahren (median 70 Jahre).

Alle Operationen erfolgten primär in kurativer Intention. Auswahlkriterien bezogen sich allein auf onkologische Aspekte – distales Magendrittel, maximal T_2-Tumore, Tumorgröße unter 4 cm. Die Operation erfolgte in modifizierter Steinschnittlage und 45° Anti-Trendelenburg-Position. Die Trokarplatzierung bei 4-Trokar-Technik ist in Abb. 1 wiedergegeben. Die wesentlichen Operationsschritte sind Ablösung des Omentum majus vom Quercolon und Mesocolon. Trunkuläre Absetzung der A. gastroepiploica sin. Milzerhalt mit milznaher Abtrennung des Lig. gastrolienale. Infrapylorische Durchtrennung der Vasa gastroduodenalis. Ablösung des Omentum minus von der Hepar. Lymphknoten-Dissektion suprapankreatisch mit kompletter Darstellung der A. hepatica comm. Postpylorische Durchtrennung des Duodenum mit dem Linearcutter. Komplette Lymphknoten-Dissektion am Trunkus coeliacus und trunkuläre Absetzung der A. gastrica sin. zwischen Clips. Freilegung beider Zwerchfellschenkel und des terminalen Ösophagus und dessen Absetzung. Die Dissektion erfolgt überwiegend mit der Ultracision-Schere. Das en-bloc-Resektat wird in einen Bergebeutel verbracht. Die Rekonstruktion erfolgt nach dem Y-Roux-Krückstockprinzip. Nach Tabaksbeutelnaht am Ösophagus (endoskopische

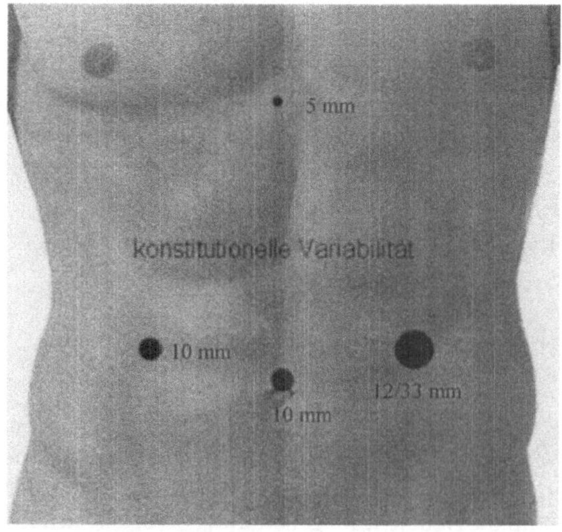

Abb. 1. Trokarplatzierung bei laparoskopischer Gastrektomie

Handnaht) wird mittels 33-er Trokar ein 25-Staplerkopf (ILS-Ethicon) eingeknüpft. Markierung der ersten Jejunumschlinge. Der 33-er Trokarkanal wird zur Minilaparotomie erweitert und mit Ringfolie geschützt. Bergung des Resektats. Eventration der 1. Jejunumschlinge und Ausschalten einer 40 cm Roux-Schlinge mit Anlage der Enterostomie. Der trokarbewerte Stapler wird in das freie Jejunumende geführt, fixiert und in das Abdomen reponiert. Nach Perforation der Darmwand mit dem Zentraldorn wird der Kopfteil konnektiert und die Anastomosierung ausgelöst. Mit Entfernung des Staplers erfolgt der Verschluß des Krückstockendes mit Linearcutter. Abschluß der Operation mit Robinsondrainage und Platzierung einer Sonde im Roux-Magen.

Ergebnisse

Von den 18 Patienten hatten 14 ein Adenokarzinom (4 diff., 10 intestinal) und 3 Patienten ein hochmalignes B- bzw. T-Zell-Lymphom, bei einem Patienten handelte es sich um Metastasen eines Nierenkarzinom.

In 14 Fällen erfolgte die Gastrektomie, dreimal die subtotale Magenresektion nach Billroth I und einmal eine Restgastrektomie bei Magenstumpfkarzinom.

Die Operationszeiten lagen durchschnittlich bei 280 min (240–340), wobei in 3 Fällen multivisceral reseziert wurde.

Postoperativ traten 3 Komplikationen auf. Eine Undichtigkeit der Staplerklammernaht am Duodenum wurde am 1. postoperativen Tag erfolgreich laparoskopisch versorgt. In zwei weiteren Fällen kam es zu Pankreasfisteln mit offenen Revisionen.

Histologisch wurde bei allen Patienten eine Ro-Resektion attestiert. Tumorverletzung etc. traten nicht auf. Die durchschnittliche Lymphknotenzahl betrug 30 (17–73).

Im postoperativen Verlauf war die frühe intestinale Funktion (Peristaltik am 1. Tag), der geringe Schmerzmittelbedarf und die rasche Mobilität am 2. postoperativen Tag auffällig. Bei einer Beobachtungsdauer von 1,5 Jahren verstarben 3 Patienten an Leber- und Knochenmetastasierung ohne lokoregionales Rezidiv, eine vierte Patientin entwickelte paracolische Peritonealmetastasen und wurde kolektomiert. 14 Patienten sind tumorfrei. Wir haben keine Trokarkanalmetastasen beobachtet.

Diskussion

Die laparoskopische Gastrektomie beim Karzinom stellt weltweit eine Ausnahmeoperation dar. Ihre Gesamtzahl beträgt weniger als 100 und orientiert sich auf wenige Zentren [1–3, 5, 7, 12] (Tabelle 1). Bei sehr unterschiedlichen Tumorstadien wurde die leitliniengerechte Gastrektomie mit D2-Lymphadenektomie angestrebt und der gesamte Operationsablauf an den Standards der offenen Chirurgie orientiert. Grundsätzlich sind diese auch mit der laparoskopischen Technik realisierbar. Die Komplikationen werden zwischen 8 bis 17% angegeben und lediglich 1 Todesfall. Im eigenem Patientgut haben wir 2 Pankreasfisteln beobachtet, deren Ursache auch in nachträglichen Videoanalysen nicht nachvollziehbar war. Eine mögliche kapselnahe Denaturierung durch das harmonische Skalpel ist zu diskutieren, zumal experimentelle Studien über Ultraschallanwendung am Pankreas fehlen. In allen aufgeführten Serien ist generell eine lokale Ro-Resektion erreicht worden.

Die durchschnittlichen Lymphknotenzahlen sind nahezu identisch bei 30 angegeben. Diese ist bemerkenswerterweise auch in der DGCG-Studie [6] mit 30 bei D2-Lymphadenektomien angegeben. Onkochirurgische Defizite scheinen demnach bei laparoskopischen Operationen nicht gegeben. Bei einem follow up zwischen 1,5 bis 2 Jahren wurden Überlebensraten von über 80% erreicht, wobei etwa 70% tumorfrei waren. Wenn dies auch nur Trendorientierungen sein können, ergeben sich absehbar wohl auch in den Langzeitresultaten keine Nachteile. Portmetastasen oder lokoregionäre Rezidive wurden in allen Gruppen bisher nicht beschrieben. Nachteilig sind zweifelsfrei der enorme technische Aufwand, die langen Operationszeiten zwischen 240 und

Tabelle 1. Literaturvergleich Gastrektomien

Autor	Azagra (1998)	Melotti (1998)	Bärlehner (1999)	Balesta-Lopez (1996)	Choi (1996)
Anzahl	13	15	18	10	6
Methode	9×D1 Gastrekt. 3×D2 Gastrekt. 1× dist. Gastrekt.	D2 Gastrekt.	3×D1 part. Gastrekt. 15×D2 Gastrekt.	D2 part. Gastrekt.	D2 subtot. Gastrekt.
Tumorstadium	T1N0M0-T3N2M1	T1N0M0-T4N2M1	T1N0M0-T3N0M1	T1N0M0-T2N1M0	T1N0M0-T2N0M0
Komplikation	1 (7,7%)		3 (16,6%)	1 (10%)	1 (16%)
Konversion	0		1 (1,5%)	0	0
Letalität	1 (7,7%)		0	0	0
lokal R0	13 (100%)		18 (100%)	10 (100%)	6 (100%)
LK-Zahl	31		30	30	22,5
follow-up	27,5 Mo	8–36 Mo	19,2 Mo (4–52)	9 Mo	
survival	84,6%	80%	83,4%		
tumorfrei	69,2%	71%	77,7%	100%	
Op-Zeit	240	255	280	250	340

340 Minuten und die hohen Kosten. In kritischer Analyse des Verfahrens bleibt somit offen, ob die frühpostoperativen Vorteile die Nachteile aufwiegen, und ob die onkochirurgischen Langzeitresultate den Erfahrungen der offenen Chirurgie vergleichbar sind.

Sollte wider Erwarten eine evidens orientierte Leitlinienkorrektur entsprechend neuesten Studienergebnissen auf D1-Lymphadenektomien erfolgen, könnte dies einen wesentlichen Entwicklungsschub für die laparoskopische Magenchirurgie bedeuten.

Ein interessanter Aspekt ist die möglichlicherweise geringere Immunsuppression, wobei randomisierte Vergleichsstudien weltweit nicht erkennbar sind. So bleibt diese Technik vorerst wenigen Enthusiasten in spezialisierten Zentren vorbehalten.

Literatur

1. Ablassmeier B, Gellert K, Said S, Tanzella U, Müller JM (1996) Laparoskopische Gastrektomie. Eine Fallbeschreibung. Chirurg 67: 643–647
2. Azagra JS, Georgen M, Feron P, De Simone P (1996) Gastrectomie totale par voie coelioscopique: aspects techniques et résultats préliminaires. J Coelio-Chir 18: 45–50
3. Ballesta-Lopez C, Bastida-Vila X, Catarci M, Mato R, Ruggiero R (1996) Laparoscopic Billroth II distal subtotal gastrectomy with gastric stump suspension for gastric malignancies. Am J Surg, 17: 1289–1292
4. Bärlehner E, Schwetling R, Anders S, Mau H (1994) Laparoskopische Magenresektion nach Billroth I. Min Inv Chir 1: 7–9
5. Bärlehner E (1999) Erste Erfahrungen mit der laparoskopischen Magenresektion bei benignen und malignen Tumoren. Zentralbl Chir 124: 346–350
6. Bonenkamp JJ, Hermans J, Sasako M, van de Velde, for the Dutch Gastric Cancer Group (1999) Extended lymphnode dissection for gastric cancer. New England Journal 340, 12: 908–914
7. Choi SH, Yoon DS, Chi HS, Min JS (1996) Laparoscopy-assisted radical subtotal gastrectomy for early gastric carcinoma. Yonsei Med J 37: 174–180
8. Cuschieri A, Fayers P, Fielding J et al. (1996) Postoperative morbidity an mortality after D1 and D2 resections for gastric cancer: preliminary results of the MRC randomised controlled surgical trial. Lancet 347: 995–999
9. Goh P, Tekan Y, Kum CK, Isaac J, Shang NS (1992) Totally intra-abdominal laparoscopic Billroth II gastrectomy. Surg Endosc 6: 160–165
10. Goh PM, Alponat A, Mak K, Kum CK (1997) Early international results of laparoscopic gastrectomies. Surg Endosc 11: 650–652
11. Kuo WH, Lee WJ, Chen CN, Yuan RH, Yu SC (1998) Laparoscopic subtotal gastrectomy with lymphadenectomy in a patient with early gastric cancer. J Formos Med Assoc 97: 127–130
12. Melotti G (1998) Proceedings of the 6th World Congress of Endoscopic Surgery. May 31–June 6, Rome, Italy
13. Roder JD, Böttcher K, Siewert JR et al. (1993) Prognostic faltors in gastric carcinoma: results of the German Gastric Carcinoma Study 1992. Cancer 72: 2089–2097
14. Vittimberga FJ, Foley DP, Meyer C, Callery MP (1998) Laparoscopic surgery and the systemic immuneresponse. Ann Surg 227: 326–402

Biliäre Leckagen nach laparoskopischer Cholecystektomie

J. Bernhardt, K. Ludwig und L. Wilhelm

Klinik und Poliklinik für Chirurgie, Ernst-Moritz-Arndt-Universität, Loefflerstraße 23 b, 17487 Greifswald

Biliary Leakages Following Laparoscopic Cholecystectomy

Summary. Bile leaks after laparoscopic cholecystectomys are manifested in the first postoperative days. The main reasons are aberrating bile ducts and insufficiencies of the cystic duct. Diagnosis is achieved by sonography and endoscopy. The therapy allowed better bile flow during endoscopy. Our favored method is laying a probe through the nose into the bile duct. We treated 67% of our patients with this procedure.

Key words: Laparoscopic cholecystectomy – Bile leak – Endoscopic therapy

Zusammenfassung. Biliäre Leckagen nach laparoskopischer Cholecystektomie manifestieren sich meistens in den ersten postoperativen Tagen. Die Hauptursachen sind aberrierende Gallengänge und Insuffizienzen des Zystikusstumpfes. In der apparativen Diagnostik stehen die Sonographie und Endoskopie an erster Stelle. Die Therapie obliegt der Endoskopie mit einer Verbesserung des Galleabflusses, wir bevorzugen eine nasobiliäre Sonde. 67% unseres Patientengutes konnten so behandelt werden.

Schlüsselwörter: Laparoskopische Cholecystektomie – Biliäre Leckagen – Endoskopische Therapie

Einleitung

Postoperative Leckagen des biliären Systems manifestieren sich durch einen Austritt freier Galle in die Bauchhöhle. Es liegen vier hauptsächliche Verletzungsmuster zugrunde. Während die selteneren tangentialen Verletzungen des Hauptgallenganges intraoperativ durch einen Galleaustritt bemerkt werden können, bietet der Galleaustritt aus einem insuffizienten Zystikusstumpf oder eröffneten aberrierenden Gallengang in den ersten postoperativen Tagen ein klinisches Korrelat. Parenchymläsionen bei zu tiefer Präparation im Gallenblasenbett sind eine seltene Ursache einer Gallefistelung. Gefördert und kompliziert können diese letzteren Varianten durch eine mögliche Einengung des Hauptgallenganges durch Clips oder Residualsteine werden. Zystikusstumpfinsuffizienzen als Folge dislozierter Clips basieren in der Regel auf Fehler bei der Clipapplikation [10]. In das Gallenblasenbett aberrierende Gänge können durch Koagulationseffekte übersehen werden.

In der neuesten Klassifikation der Gallengangsverletzungen nach laparoskopischer Cholecystektomie nach Neuhaus und Hintze et al.[5] stellen die Gallefisteln den Typ A dar, mit den

Untertypen A1: Fistel aus dem Gallenblasenbett und A2: Zystikusstumpfinsuffizienz. Tangentiale Verletzungen entsprechen dem Typ C, wobei zwischen kleinen punktförmigen Läsionen (C1) und großflächigen Verletzungen (C2) unterschieden wird. Die Typen A und C1 stellen die Hauptangriffspunkte endoskopischer Maßnahmen dar.

Material und Methode

Das wichtigste postoperative Kriterium ist die Analyse der Drainagesekrete. Bei einem gut plazierten Lokaldrain kann eine komplette Ableitung der ausgetretenen Galle erfolgen, ohne daß zunächst klinische Beschwerden auftreten. Eine Insuffizienz ist so bereits am ersten postoperativen Tag zu vermuten. Da jedoch zunehmend auf Drainagen des Operationsgebietes verzichtet wird, sind weitere wichtige diagnostische Kriterien das Auftreten oder Anhalten abdomineller Schmerzen sowie ein Anstieg von Entzündungsparametern im Blut. Stuhlentfärbungen als verzögertes Symptom treten regelhaft nicht auf, da ein Restabfluß meisten gewährleistet ist.

Die apperative Diagnostik stützt sich auf die Sonographie und ERC. Während die Sonographie ein mögliches Biliom aufzeigt, sichert die ERC die Diagnose mit Darstellung der Leckage. Unmittelbar nach Diagnosestellung kann die endoskopische Therapie eingeleitet werden. Diese beruht auf einer Verbesserung der Abflußverhältnisse, was durch drei Methoden zu erreichen ist:

1. durch die alleinige Papillotomie
2. mittels einer passageren Stenteinlage mit oder ohne Papillotomie und
3. durch die Plazierung einer nasobiliären Verweilsonde.

Wir bevorzugen die Einlage einer nasobiliären Sonde, sie gestattet uns jederzeit eine radiologische Kontrolle des Heilungsprozesses und kann mühelos ohne Papillotomie plaziert werden. Seitens der Patienten besteht eine ausreichende Akzeptanz gegenüber der nur 5 Fr. starken Sonde. Nachteilig ist der Verlust an Galle, was jedoch auf Grund der kurzen Liegezeit toleriert werden kann.

Ein etwaiges Biliom kann sonographisch drainiert werden.

Ergebnisse

In den letzten vier Jahren haben wir 6 Leckagen gesehen, dreimal nach laparoskopischer und dreimal nach konservativer Cholecystektomie. Es handelte sich je einmal um eine Zystikusstumpfinsuffizienz und jeweils zweimal um eröffnete aberrierende Gallengänge. Letzteren lag einmal bei einer zugewiesenen Patientin eine durch Clips verursachte Choledochuseinengung mit Abflußbehinderung zugrunde.

Durch die prinzipielle Einlage einer Lokaldrainage konnte bei unseren Patienten eine frühzeitige Diagnostik der Leckagen durch den Galleaustritt erfolgen. Die Sonographie diente hier eher dem Ausschluß freier intraabdomineller Galle. Die ERC konnte dann jeweils die Diagnose erbringen. Der erste Fall wies eine weite Zystikusstumpfinsuffizienz bei kaum noch vorhandenem Stumpf auf (Abb. 1), so daß wir uns hier zu einem operativen Vorgehen mit Naht und Einlage einer T-Drainage entschlossen. Heute würden wir jedoch auch diesen Fall endoskopisch behandeln. Alle anderen Patienten erhielten eine nasobiliäre Verweilsonde zur Sicherung einer beschleunigten Galleableitung. Bei insuffizienten aberrierenden Gängen plazierten wir das Ende der Sonde möglichst in die Nähe selbiger (Abb. 2). Eine Zystikusstumpfinsuffizienz wird durch die Sonde idealerweise gleich überbrückt. Die Sonden blieben zwischen 3 und 10 Tagen liegen, im Mittel 5 Tage.

Bei einer zugewiesenen Patientin mit unklarem Abdomen 5 Tage nach laparoskopischer Cholecystektomie fand sich sonographisch ein Cholaskos. Die ERC ergab eine Stenosierung des Hauptgallenganges durch tangentiale Clips und einen Galleaustritt aus zwei aberrierenden Gän-

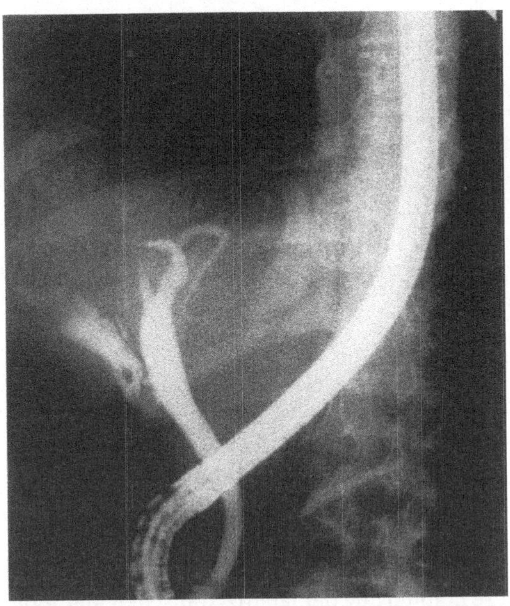

Abb. 1. Darstellung einer weiten Zystikusstumpfinsuffizienz unmittelbar im Abgangsbereich

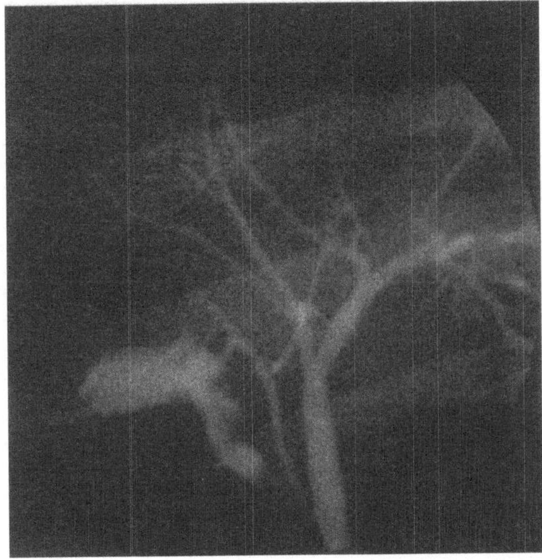

Abb. 2. Fistelung aus einem aberrierenden Gang bei noch liegendem Katheter

gen (Abb. 3). Therapeutisch mußten die Clips durch Laparotomie entfernt werden, was zu einem freien Galleabfluß führte.

Diskussion

Mit der Einführung der laparoskopischen Cholecystektomie kam es zunächst zu einem Anstieg der Choledochusläsionen sowie der postoperativen Gallefisteln. Es fand sich eine Incidenc von Gallenfisteln nach laparoskopischer Cholecystektomie von im Mittel 0,9% gegenüber 0,2 – 0,4%

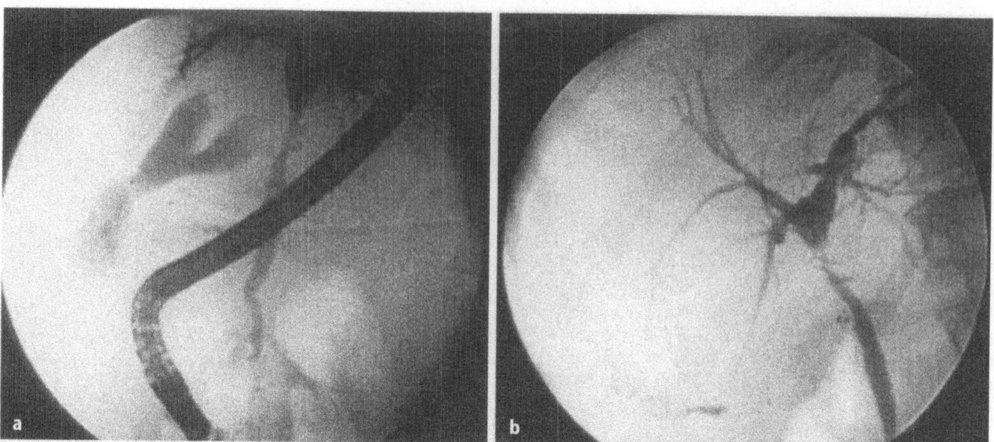

Abb. 3 a, b. Fistelung aus zwei aberrierenden Gängen bei tangentialer Einengung des D. choledochus. a Darstellung der Insuffizienz mit breitem Galleausfluß. b Projektion zahlreicher Clips auf den Gallengang

bei der offenen Cholecystektomie [2, 9]. Die weitere Etablierung der laparoskopischen Methode führte zu einer Annäherung der Komplikationsraten, einerseits bedingt durch die sichere laparoskopische Technik, andererseits durch eine Selektion komplizierter Fälle für die offene Operation. So zeigte eine von unserer Klinik mit getragene deutschlandweite Umfrage 1997 eine Relaparotomierate bei Gallefisteln von 0,25% nach laparoskopischer Operation gegenüber 0,38% bei dem offenen Verfahren. Endoskopische Behandlungen waren hier jedoch nicht erfaßt. Vergleichend dazu zeigte auch die Verletzungsrate des Hauptgallenganges mit jeweils 0,12% diese Annäherung. Regöly-Mérei et al. [7] konnten in einer Multicenterstudie bei 148 Gallenwegsverletzungen in 28,5% eine Gallefistel nachweisen, wobei die Zystikusstumpfinsuffizienzen den weitaus größten Anteil stellten. Neuhaus und Hintze et al. [5] fanden bei 38 peripheren Galleleckagen mit 32 Fällen ebenfalls überwiegend Zystikusstumpfinsuffizienzen. In unserem Patientengut traten postoperative Gallefisteln in 0,25% auf. In der Zahl notwendiger postoperativer ERCen machten Gallefisteln bei Kent et al. [3] 6,6% aus. In unserem Patientengut waren dies 6%.

67% unserer Leckagen wurden primär endoskopisch behandelt und konnten zur Ausheilung gebracht werden. Eine bei unserem ersten Patienten noch durchgeführte operative Versorgung einer breiten Zystikusstumpfinsuffizienz würden wir heute zunächst auch endoskopisch angehen. Born und Neuhaus [1] fanden eine Erfolgsrate von 80% für die endoskopische Therapie. Prat et al. [6] führten bei 30 Patienten mit einer Galleleckage in 26 Fällen eine endoskopische Therapie durch. Diese war in 18 Fällen (69%) erfolgreich, in 5 Fällen (19%) von ungeklärtem Einfluß und versagte in 3 Fällen (12%). 4 Patienten wurden konservativ bzw. durch externe Drainage behandelt. In der Methode der Druckentlastung wurde 15mal eine Papillotomie (EPT) alleine, 8mal eine EPT mit nasobiliärer Sonde und 3mal eine EPT mit Stenteinlage durchgeführt, wobei lediglich die letzte Methode schlechter Abschnitt. Schilling et al. [8] konnten alle Leckagen mittels Stenteinlagen über 2–3 Monate zur Ausheilung bringen. Neuhaus und Hintze et al. [5] bevorzugen die Papillotomie, ggf. mit Stenteinlage. Von 38 Leckagen konnten sie 27 (71%) endoskopisch zur Ausheilung bringen. 5 Patienten mußten operiert werden, 2 primär und 3 nach endoskopischem Therapieversuch. Sechsmal war in diesem Patientengut eine sonographisch gestützte Drainage ausreichend. Wir bevorzugen die Einlage einer nasobiliären Sonde ohne EPT. Dies hat den Vorteil einer radiologischen Kontrollmöglichkeit im weiteren Verlauf bei gleichzeitiger Schonung des Sphinkters. Auf Grund des geringen Durchmessers der Sonde ist die Gefahr einer Pankreatitis eher als gering einzuschätzen, wir haben auch bei anderen Indikationen keine Komplikation durch die Sonde gesehen. Die Entfernung erfordert keine weitere endoskopische Intervention, wobei die Liegezeit selten länger als 5 Tage ist. Liegen Residualkonkremente in Zusammenhang mit einer Leckage vor, müssen diese nach EPT entfernt werden [4].

Biliäre postoperative Leckagen stellen in der Therapie somit eine Domäne der interventionellen Endoskopie dar. Dies obliegt um so mehr dem endoskopisch tätigen Chirurgen, da es sich immer um Einzelentscheidungen mit Abwägung auch einer operativen Therapieoption handelt.

Literatur

1. Born P, Neuhaus H (1992) Möglichkeiten der Endoskopie bei Gallenwegsläsionen. Chirurg 65: 758–765
2. Fletcher DR, Hobbs MST, Tan P, Valinsky LJ, Edis A et al. (1999) Complications of cholecystectomy: Risks of the laparoscopic approach and protective effects of operative cholangiography. Ann Surg 229: 449–457
3. Kent AL, Cox MR, Wilson TG, Padbury RTA, Tooulu J (1994) Endoscopic retrograde cholangiopancreatography following laparoscopic cholecystectomy. Aust N Z J Surg 64: 407–412
4. Kupferschmidt H, Havelka J, Schwery St, Bernardi M, Bühler H (1996) Endoskopische Therapie bei Galleleck nach laparoskopischer Cholecystektomie. Schweiz Med Wochenschr 126, Suppl 79: 89–93
5. Neuhaus P, Schmidt SC, Hintze RE, Adler A, Veltzke W, Raakow R, Langrehr JM und Bechstein WO (2000) Einteilung und Behandlung von Gallengangverletzungen nach laparoskopischer Cholecystektomie. Chirurg 71: 166–173
6. Prat F, Pelletier G, Ponchon T, Fritsch J, Meduri B, Boyer J, Person B, Bretagne J-F (1997) What role can endoscopy play in the Management of biliary complications after laparoscopic cholecystectomy? Endoscopy 29: 341–348
7. Regöly-Mérei J, Ihász M, Szeberin Z, Sándor J, Máté M (1998) Biliary tract complications in laparoscopic cholecystectomy. Surg Endosc 12: 294–300
8. Schilling D, Zöpf Th, Adamek HE, Riemann JF (1998) Möglichkeiten und Grenzen der invasiven Endoskopie in der Behandlung endoskopisch-chirurgischer Komplikationen nach Operationen am Gallengangssystem. Zentralbl Chir 123, Suppl 2: 84–88
9. Siewert JR, Feussner H, Scherer MA, Brune IB (1993) Fehler und Gefahren der laparoskopischen Cholecystektomie. Chirurg 64: 221–229
10. Siewert JR, Ungeheuer A, Feussner H (1994) Gallenwegsläsionen bei laparoskopischer Cholecystektomie. Chirurg 65: 748–757

Endoskopische und chirurgische Behandlung von schwerer Dysplasie und frühem Magenkrebs

Y. Hiki und S. Kikuchi

Department of Surgery, Kitasato University, 1-15-1 Kitasato, Sagamihara, 228-8555 Japan

Endoscopic and Surgical Treatment of Severe Dysplasia and Early Cancer of the Stomach

Summary. Among 1034 patients who underwent surgery for treatment of early gastric cancer (1971–1995) at Kitasato University Dept. of Surgery, lymph node metastasis was positive in 100 patients (9.6%). Among early gastric cancer patients, lymph node metastasis was positive in nine of 584 patients with mucosal (m) cancer, accounting for 1.54%, and 91 of 450 patients with submucosal (sm) cancer, accounting for 20.2%. Among m cancer patients, three of 354 ul(–) patients, 0.85%, were lymph node metastasis-positive, and six of 320 ul(+) patients, 1.88%, were positive. Among sm cancer patients, 38 of 229 ul(–) patients, 16.6%, were lymph node metastasis-positive, and 53 of 221 ul(+) patients, 23.9% were positive. In this study, we also report a significant correlation between the tumor volume and prognostic factors of the gastric cancer, shown by computer graphics.

Key words: Prognostic factors – Early gastric cancer – Lymph node metastasis – Tumor volume

Zusammenfassung. Unter den 1034 Patienten, die 1971–1995 in der Abt. Chirurgie der Kotasato-Universitätsklinik wegen Magenkrebs in Frühstadium behandelt wurden, lagen bei 100 (9,5%) Lymphknotenmetastasen vor. Bei den Patienten mit frühem Magenkrebs wurden positive Lymphknoten festgestellt bei 5 (1,54%) von 584 mit mukösem Karzinom (m) und bei 91 (20,2%) von 450 mit submukösem Karzinom (sm). Von den m-Krebspatienten hatten 3 (0,85%) der 354 „ul(–)"-Patienten und 6 (1,88%) der 320 „ul(+)"-Patienten positive Lymphknoten. Von den sm-Krebspatienten hatten 38 (16,6%) der 229 „ul(–)"-Patienten und 53 (23,9%) der 221 „ul(+)"-Patienten positive Lymphknoten. In diesem Beitrag wird auch über eine signifikante Korrelation zwischen Tumorvolumen und prognostischen Faktoren bei Magenkrebs berichtet (s. Computergraphiken).

Schlüsselwörter: Prognostische Faktoren – Magenkrebs im Frühstadium – Lymphknotenmetastasen – Tumorvolumen

The Japanese definition of early gastric cancer was established in 1962.

This definition is based on the degree of cancer cell infiltration into the gastric wall. In the Japanese definition, early gastric cancers are those in which cancer cells remain in the mucosal or submucosal layer in the stomach, and the size in not specified [1]. Therefore, cases diagnosed as early gastric cancer include lymph node metastasis-positive cases.

Table 1. Lymph node metastasis of early gastric cancer

m: mucosal cancer (n = 584)
Positive rate of lymph node metastasis $^9/_{584}$: 1.54%

Table 2. Lymph node metastasis of early gastric cancer

sm: submucosal cancer (n = 450)
Positive rate of lymph node metastasis $^{91}/_{450}$: 20.2%

Table 3. Positive rate of lymph node metastasis

m-cancer (n = 584)	
ul(−)	$^3/_{354}$: 0.85%
ul(+)	$^6/_{230}$: 2.6%

Table 4. Positive rate of lymph node metastasis

sm-cancer (n = 450)	
ul(−)	$^{38}/_{229}$: 16.6%
ul(+)	$^{53}/_{221}$: 23.9%

Up to the present, we handled with the lymph node metastasis-negative cases in order to undergo endoscopic treatment [2]. In this study, we try to analyse lymph node metastasis-positive cases on the point of view for treatment strategy for gastric cancer.

The Incidence of Lymph Node Metastasis for Early Cancer of the Stomach

Among 1034 patients who underwent surgery for treatment of early gastric cancer during between 1971 and 1995 at the Department of Surgery of Kitasato University, Japan, lymph node metastasis was positive in 100 patients, that is (9.6%).

Among early gastric cancer patients, as (Table 1), lymph node metastasis was positive in 9 out of 584 patients with mucosal cancer, accounting for 1.54%, and as you can see (Table 2), 91 out of 450 cases with submucosal cancer, accounting for 20.2%.

Correlation Between Ulcer Positive or Negative in the Cancer Lesion and Lymph Node Metastasis

Among mucosal cancer cases, so called m-cancer, which have no ulcer or ulcer scar in the cancer lesion, 3 out of 354 cases were lymph node metastasis positive. That is only 0.85%, namely 99.15% are lymph node metastasis negative.

On the other hand among ulcer or ulcer scar positive cases in those mucosal cancer lesion 6 out of 230 cases were lymph node metastasis positive. That is 2.6% (Table 3).

In the cases of sub-mucosal early gastric cancer (so called sm cancer) which have no ulcer or ulcer scar in the lesion, 38 out of 229 cases, were lymph node metastasis-positive. That is 16.6%. On the other hand ulcer or ulcer scar positive cases in the sub-mucosal lesion, 53 out of 221 cases were lymph node metastasis positive. That is 23.9% (Table 4).

Correlation Between the Tumor Volume and Prognosis in the Gastric Cancer

In the last congress in Munich we reported the results of investigating the presence or absence of lymph node metastasis by size diameter and depth of tumor, we will now report that there is significant correlation between the tumor volume and prognostic factors for gastric cancer [4]. Accordingly, this correlation will become the biggest factor of our treatment strategy of gastric cancer [5, 6].

Table 5. Univariate Analysis of the Prognostic Factors (101 patients with gastric cancer)

Operation	Partial/Total	0.793
Lymphadenectomy	D_1/D_2	0.338
Macroscopic type	Localized/Invasive	0.117
Microscopic type	Differentiated/Undifferentiated	0.602
Location	Prox. third/Middle or dist. third	0.980
Depth of invasion	$T_1/T_{2\sim3}$	0.001
Lymph node metastasis	Negative/Positive	0.118
Tumor diameter (mm)	$<40/\geq40$	0.005
Tumor volume (mm^3)	$<2000/\geq2000$	<0.0001

Patients, Methods

The tumor volume was measured from serial tissue sections of 101 cases who had undergone curative resection for solitary carcinoma of the stomach using a computer graphics analysis program. These cases were analyzed with respect to survival based on univariate and multivariate analysis of clinicopathological factors including tumor volume, in order to determine an independent prognostic factor.

Results

– Univariate and multivariate analysis of the prognostic factors in gastric cancer –

The results of univariate analysis of clinicopathological variables in the prognosis of 101 patients who underwent curative gastrectomy not only early stage but also advanced cancer of the stomach. There are also listed in (Table 1). No significant differences in survival rate were found with respect to the operative procedure (p = 0.793), extent of lymphadenectomy (p = 0.338), macroscopic type (p = 0.117), microscopic type (0.602) or location of tumor (p = 0.980).

However survival rate differed significantly with respect to depth of tumor invasion (p = 0.001). Status of lymph node metastasis (p = 0.018), tumor diameter (p = 0.005) and tumor volume (p < 0.0001) (Table 5).

On the other hand as both slides show, multivariate analysis indicated only tumor volume as a valid factor to determine prognosis among the 9 variables, and was significantly associated with the prognosis (p = 0.0005; relative risk, 18.23; 95% confidence interval, 3.52–94.37) (Table 6).

Table 6. Multivariate Analysis of the Prognostic Factors (101 patients with gastric cancer)

Operation	0.665
Lymphadenectomy	0.370
Macroscopic Type	0.858
Microscopic Type	0.902
Location	0.621
Depth of invasion	0.300
Lymph node metastasis	0.950
Tumor diameter (mm)	0.732
Tumor volume (mm^3)	0.0005

Conclusion

We reported the results of investigating the presence or absence of lymph node metastasis by size and diameter in the previous meeting. We also found that the lymph node metastasis positively differs by the nature obtained by gastroscopic observation of the lesion, that is, the positivity differs by the tumor size.

In this study, we also report that significant correlation between the tumor volume and prognostic factors of the gastric cancer was shown by computer graphics.

The present findings indicate that tumor volume is an important prognostic factor in patients who undergo curative resection for gastric cancer, and may be an alternative to conventional factors, thus providing a novel independent prognostic factor in gastric cancer.

Literatur

1. Japanese Research Society for Gastric Cancer (1995) Japanese Classification of Gastric Carcinoma, 1st edn. Kanehara, Tokyo, 1–71
2. Hiki Y, Shimao H, Mieno H et al. (1995) Modified treatment of early gastric cancer with respect to treatment indication group. World J Surg 19: 517–522
3. Hiki Y, Shimao H, Kikuchi S, Ishikawa H, Bergmann U (1999) Magenfrühkarzinom – Warum legen wir in Japan großen Wert auf die Diagnose und die Behandlung des Magenfrühkarzinoms? Deutsche Gesellschaft für Chirurgie, Kongreßband, 1268–1271
4. Kikuchi S, Hiki Y, Sakakibara Y, Kakita A, Kuwao S (2000) Measurement of tumor volume in gastric carcinoma by computer image analysis: clinical significance. World J Surg 24: 603–607
5. Maruyama K, Okabayashi K, Kinoshita T (1987) Progress in gastric cancer surgery in Japan and its limits of radicality. World J Surg 11: 418–425
6. Roder JD, Böttcher K, Siewert JR, Busch R, Hermanek P, Meyer HJ, the German Gastric Carcinoma Study Group: Prognostic factor in gastric carcinoma, results of the German Gastric Carcinoma Study Group. Cancer 72: 2089–2097

Zu den Hauptvorträgen wurden die folgenden FREIEN VORTRÄGE gehalten, die in Kurzfassung angefügt werden.

Vorschlag eines minimal-invasiven Konzeptes zur Operation des Magen-Frühkarzinomes, basierend auf der Erfahrung in der operativen Behandlung von 301 Patienten

K. U. Grützner, M. M. Heiss, G. Meyer und F. W. Schildberg

Chirurgische Klinik und Poliklinik, Klinikum Großhadern, LMU München, Marchioninistraße 15, 81377 München

Proposal for a Minimally-Invasive Concept in the Operative Treatment of Early Gastric Cancer Based upon our Experience in the Operative Treatment of 301 Patients

Summary. Early gastric cancer is surgically treated in the same way as advanced cancer but surgery often impairs quality of life. At our institution, 301 patients were diagnosed with early gastric cancer. Lymph-node involvement was 11.6% and of significant prognostic value ($P = 0.014$; Mantel-Cox). D2-radical lymphadenectomy did not improve survival ($P = 0.66$; Mantel-Cox) in these patients. We therefore propose the following concept: in patients preoperatively diagnosed with early cancer by endoscopic ultrasonography, a laparoscopic wedge resection of the stomach and a local dissection of (according to Maruyama) potentially involved lymph nodes is performed. If lymph node involvement is histologically confirmed and/or $pT > 1$, open surgery and D2-dissection is performed. The advantage of this concept is a minimally-invasive, function-preserving and stage-adapted surgical procedure without impairment of prognosis.

Key words: Early gastric cancer – Laparoscopic surgery –Quality of life

Zusammenfassung. Magen-Frühkarzinome werden operativ wie fortgeschrittene Tumoren behandelt, oft verbunden mit einer Einschränkung der Lebensqualität. In unserem Krankengut fanden sich 301 Patienten mit einem Magen-Frühkarzinom. Der Lymphknotenbefall betrug 11,6% und war prognostisch signifikant (p = 0,014; Mantel-Cox). Die D2-Lymphknotendissektion erbrachte jedoch keinen signifikanten Überlebensvorteil (p = 0,66; Mantel-Cox). Wir schlagen daher folgendes Konzept vor: Bei präoperativ endosonographisch bestimmter Infiltrationstiefe (T1) erfolgt die laparoskopische Resektion des befallenen Magenanteils und die lokale Dissektion der (nach Maruyama) potentiell befallenen Lymphknoten. Bei LK-Befall und/oder pT > 1 folgt zweizeitig die konventionelle Operation. Vorteil ist die minimal-invasive funktionserhaltende Stadien-adaptierte Operation ohne Prognoseverschlechterung.

Schlüsselwörter: Magen-Frühkarzinom – Laparoskopische Chirurgie – Lebensqualität

Staginglaparoskopie bei der multimodalen Therapie von Tumoren des oberen Gastrointestinaltraktes

G. M. Kaiser, K. Peitgen, M. K. Walz, F. W. Eigler, K. Oldhafer und C. E. Broelsch

Klinik für Allgemein- und Transplantationschirurgie, Universitätsklinikum, Hufelandstraße 55, 45147 Essen

Laparoscopic Staging for Multimodal Treatment of Upper Gastrointestinal Cancer

Summary. Between 1996 and 1998, laparoscopic staging was performed in 38 patients with distal oesophagus carcinoma and in 45 patients with gastric cancer. Peritoneal spread was found in two of the 38 cases with oesophagus carcinoma. After laparoscopy in five (13%) patients, the tumor staging was different and the concept of multimodal therapy changed. In ten of 45 patients with gastric cancer, peritoneal spread was mentioned. After changing the staging in 18 of 45 (40%) patients with gastric cancer, the therapeutic modality was modified in 14 (31%) patients. Zytologic analysis of intraoperative lavage brought no additional information. In conclusion, laparoscopic staging is a safe diagnostic procedure and has a high value in relation to additional information as a criteria for staging-dependent oncologic treatment.

Key words: Laparoscopy – Staging – Gastrointestinal cancer – Multimodal therapy

Zusammenfassung. Von 1996 bis 1998 erfolgte bei 38 Patienten mit distalem Ösophaguskarzinom und bei 45 Patienten mit Magenkarzinom eine Staginglaparoskopie. Eine Peritonealkarzinose fand sich beim Ösophaguskarzinom in 2 von 38 Fällen. Nach der Laparoskopie konnte bei 5 (13%) Patienten mit Ösophaguskarzinom das Tumorstadium sowie das Therapiekonzept geändert werden. Bei 10 der 45 Patienten mit Magenkarzinom zeigte sich eine Peritonealkarzinose. Nach Änderung des Tumorstadiums bei 18 der 45 (40%) Patienten mit Magenkarzinom wurde bei 14 (31%) Patienten das Therapiekonzept verändert. Die Entnahme einer Spülzytologie ergab keine zusätzliche Information. Die Staginglaparoskopie ist ein risikoarmer Eingriff, der wertvolle Zusatzinformationen zur stadiengerechten onkologischen Behandlung erbringt.

Schlüsselwörter: Laparoskopie – Staging – Magenkarzinom – Ösophaguskarzinom

Bedeutung der Konversion und der Erfahrung in der laparoskopischen kolorektalen Chirurgie

F. Marusch, C. Schneider, I. Gastinger und F. Köckerling

Carl-Thiem-Klinikum Cottbus, Chirurgische Klinik, Thiemstraße 111, 03048 Cottbus

The Importance of Conversion and Experience in Laparoscopic Colorectal Surgery

Summary. During a time period of 3.5 years (01. 08. 1995 – 01. 02. 1999), a total of 1658 patients were recruited to the prospective multi-center study initiated by the Laparoscopic Colorectal Surgery Study Group, whereby 498 of them were diagnosed with cancer. We found a conversion rate of 5.2% (n = 86). The postoperative morbidity (47.7% vs 26.1%), mortality (5.3 vs 1.5%), convalescence and period of postoperative hospitalization were significantly worse after conversion. Departments with an experience of more than 100 laparoscopic colorectal surgeries showed a significantly lower conversion rate than those with an experience of less than 100 of these surgeries (4.3% vs 6.9%). The learning curve is clearly slower than for other laparoscopic surgeries. Since the data is not clear-cut at all, laparoscopic surgery for colorectal cancer should be performed only within controlled studies.

Key words: Conversion – Learning curve – Laparoscopic colorectal surgery

Zusammenfassung. In einem 3½-Jahreszeitraum (01. 08. 95 bis 01. 02. 99) wurden innerhalb der Studiengruppe „Laparoskopische kolorektale Chirurgie" 1658 Patienten in eine prospektive Multizenterstudie eingebracht, davon 498 Patienten mit einem Karzinom. Es fand sich eine Konversionsrate von 5,2% (n = 86). Die postoperative Morbidität (47,7% vs. 26,1%), Mortalität (5,3% vs. 1,5%), die Rekonvaleszenz und die postoperative Verweildauer waren z.T. signifikant schlechter nach Konversion. Kliniken mit einer Erfahrung von mehr als 100 laparoskopischen kolorektalen Eingriffen zeigten eine signifikant niedrigere Konversionsrate als solche, mit einer Erfahrung von weniger als 100 dieser Eingriffe (4,3% vs. 6,9%). Die Lernkurve ist deutlich länger als bei anderen laparoskopischen Verfahren. Aufgrund der noch nicht eindeutigen Datenlage sollten kolorektale Karzinome laparoskopisch nur innerhalb von Studien operiert werden.

Schlüsselwörter: Konversion – Lernkurve – Laparoskopische kolorektale Chirurgie

Laparoskopische Eingriffe an der Leber

V. Lange

Chirurgische Abteilung, Schloßpark-Klinik, Heubnerweg 2, 14059 Berlin

Laparoscopic Treatment of Liver Lesions

Summary. For many anatomical reasons, the liver is not very suitable for laparoscopic surgery. Although laparoscopic deroofing of solitary livercysts was reported in the early stage of minimal-invasive surgery, further indications for laparoscopic operations have remained rare in recent years. There are several casual reports and some small series dealing with the treatment of hydatid cysts of the liver. The resection of benign solid liver tumors is feasible and may be indicated in selected cases when the operation is performed by a surgeon who is as experienced in open as in laparoscopic liver surgery. Today, and in the near future, laparoscopic surgery of the liver plays/will play a minor role in the daily routine, except for the overall rare condition of symptomatic solitary non-parasitic livercysts.

Key words: Laparoscopic treatment – Liver

Zusammenfassung. Die Leber ist ein für die laparoskopische Chirurgie aus mehreren anatomischen Gründen schlecht therapierbares Organ. Auch wenn schon in der Anfangsphase der minimal-invasiven Chirurgie über die Entdachung solitärer Leberzysten berichtet wurde, haben sich in den folgenden Jahren kaum weitere Indikationen ergeben. Vereinzelte Kasuistiken und wenige kleine Serien berichten über die erfolgreiche Therapie von Echinokokkuszysten. Die Resektion benigner, solider Tumore der Leber wird vereinzelt mitgeteilt. Der Stellenwert dieser laparoskopischen Operationen ist vorerst unklar, sie sollten nur in ausgesuchten Fällen von in der offenen und laparoskopischen Chirurgie erfahrenen Operateuren vorgenommen werden. Derzeit und in naher Zukunft werden laparoskopische Eingriffe an der Leber keine Bedeutung in der alltäglichen Praxis erfahren außer bei symptomatischen, solitären, nicht-parasitären Leberzysten.

Schlüsselwörter: Laparoskopische Chirurgie – Leber

Vorbemerkungen

Die Anfangsphase der laparoskopischen Chirurgie zeichnete sich durch Eingriffe aus, die die Resektion eines pathologischen Befundes zum Ziel hatten. Diese Operationen betrafen die Gallenblase und den Blinddarm. Es folgten allerdings bald einzelne Berichte über laparoskopische Interventionen an parenchymatösen intraabdominellen Organen, nämlich die Resektion der Milz, der Nebennieren und von solitären Leberzysten [5]. Nachdem nun eine Reihe von Jahren verstrichen sind, soll der Stellenwert der laparoskopischen Chirurgie für diese und weitere Indikationen zu Eingriffen an der Leber beleuchtet werden.

Generell kann eine chirurgische Intervention an der Leber angezeigt sein bei: Verletzung, Abszeß, parasitären und nicht-parasitären Zysten, Resektion gutartiger oder primärer bzw. sekundärer maligner Tumoren und Transplantation. Daß sich viele oder die meisten dieser Indikationen dem laparoskopischen Zugriff entziehen, hat verschiedene Gründe:

Die anatomische Lage, die Größe und das Gewicht des Organs erschweren die Erreichbarkeit und Handhabung mit den kleinen laparoskopischen Instrumenten. Die leichte Verletzbarkeit und die Blutungsneigung der Leber führen rasch an die Grenzen laparoskopischer Möglichkeiten, zumal die prophylaktische und vollständige Unterbrechung der Durchblutung des Organs mit dieser Technik nicht erreichbar ist. Die Bergung üblicherweise großer Resektate erfordert, wenn keine Morcellierung des Gewebes erfolgen kann oder soll, eine Bergelaparotomie von entsprechendem Ausmaß.

Wer trotz dieser natürlichen Widrigkeiten laparoskopisch an der Leber operieren will, muß nicht nur über ausgewiesene Erfahrung in der offenen Leberchirurgie und der minimal-invasiven Chirurgie verfügen, sondern zusätzlich auch über eine technisch adäquate Ausrüstung. Neben Multiklip-Applikatoren und Klammernaht-Geräten kann nur selten auf ein laparoskopisches Ultraschallgerät verzichtet werden. Zur Parenchymdurchtrennung eignen sich besser bipolare Schneide- und Koagulationswerkzeuge als monopolare Instrumente. Besonders bewährt hat sich uns die Ultraschall-Schere. Zur Dissektion kann ein Ultraschall- oder Water-Jet-Dissektor verwendet werden. Zur Blutstillung am Parenchym sind der Argon-beam (cave: intraabdominelle Druckerhöhung) und Infrarot-Koagulator nützlich. Die Applikation von Fibrinkleber mit oder ohne Kollagenvlies kann fakultativ wie in der offenen Chirurgie zum Einsatz kommen.

Indikationen

Verletzung: Lediglich beim kreislaufstabilen Patienten nach stumpfem oder offenem Bauchtrauma und freier Flüssigkeit im Abdomen kann laparoskopisch exploriert werden. Finden sich Verletzungen der Leber Grad I oder II, kann eine laparoskopische Versorgung der Läsion erfolgen. Derartige Blutungen stehen in der Regel jedoch auch ohne weitere Maßnahmen.

Abszeß: Intrahepatische Abszesse lassen sich eigentlich immer mit Hilfe bildgebender Verfahren perkutan drainieren. Sollten diese Interventionen versagen oder nicht möglich sein, kann eventuell laparoskopisch eine Drainage plaziert werden, wofür ein laparoskopischer Ultraschall unerläßlich ist.

Zysten: Die laparoskopische Intervention bei *nichtparasitären, solitären Leberzysten* stellte die erste laparoskopische Operation an der Leber dar und bedeutet auch heute noch den am häufigsten praktizierten Eingriff. Solitäre Zysten können uni- oder multiloculär vorkommen. Für letztere ist der Übergang zur polyzystischen Lebererkrankung fließend. Solitäre Zysten, die bei bildgebenden Untersuchungen nicht selten getroffen werden, bedürfen einer Behandlung nur, wenn sie symptomatisch sind. Dies steht bei einer Größe von unter 10 cm Durchmesser nicht zu erwarten.

Die Therapie der Wahl besteht in einer Zystenentdachung (Deroofing), wodurch tief im Parenchym lokalisierte Zysten von dieser Behandlung ausgeschlossen sind. Um ein Rezidiv zu vermeiden, muß mindestens ein Drittel der Zystenwand entfernt werden [6]. Eine Destruktion des verbleibenden Zystenepithels ist nicht erforderlich. Eine Netzplombe haben wir in keinem Fall vorgenommen, wie dies auch ganz überwiegend in der Literatur angegeben wird. Vielmehr kann eine Netzplastik über der Restzyste wie ein Deckel wirken und dadurch den Rückfall auslösen. Gallengänge haben wir niemals in die Zysten einmünden sehen, was von der Pathogenese der Zysten auch nicht zu erwarten steht, da es sich ja um versprengte von Meyenburg-Komplexe handelt, die eben keinen Anschluß an die Gallenwege gefunden haben. Galleleckagen nach Zystenentdachung rühren immer von nicht verschlossenen Gallengängen an der Resektionslinie zwischen Zystendach und Parenchym.

Wir haben 17 solitäre Leberzysten entdacht. die durchschnittliche OP-Zeit betrug 70 Minuten. Die erste Patientin zeigte eine konservativ zu behandelnde Nachblutung. Es trat ein intraabdomineller Abszeß auf, der perkutan drainiert zur Ausheilung kam. In einem Fall mußten wir 12 Monate nach der Operation einen Rückfall identischer Größe mit Einblutung feststellen. Bei der laparoskopischen Re-Operation wurde erneut ein Deroofing einer jetzt allerdings massiv verdickten Zystenwand vorgenommen, die histologisch im Gegensatz zum Erstbefund ein Zystadenom ergab. Die Patientin wurde einer offenen Resektion unterzogen. Außer diesem Fall, der initial offensichtlich histologisch falsch klassifiziert wurde, haben wir bei bis zu acht Jahren Nachbeobachtung keinen Rückfall gesehen.

In einem weiteren Fall haben wir bei einer den gesamten linken Leberlappen ausfüllenden und sehr dickwandigen Zyste eine Perizystektomie im Sinne einer Hemihepatektomie links durchgeführt. Bei dieser wie bei den meisten Operationen in der letzten Zeit hat sich die Ultraschall-Schere bestens bewährt.

Die Entdachung bei *polyzystischer Lebererkrankung* wird in der Literatur sporadisch mitgeteilt [2,3]. Da auch massiver Zystenbefall nur selten zur Beeinträchtigung der Leberfunktion führt, ergibt sich eine Indikation zum Deroofing allenfalls bei erheblichen Druckbeschwerden. Wir haben in einem Fall fünf Zysten entdacht, was zu einer subjektiven Besserung führte. Im Verlauf zeigten die verbliebenen Zysten jedoch eine relativ rasche Größenzunahme. Der Stellenwert dieser Maßnahme oder eventueller Reinterventionen ist bisher unklar.

Echinokokkuszysten: Auch zu dieser Erkrankung finden sich Mitteilungen einer erfolgreichen laparoskopischen Operation, wobei sehr unterschiedliche Techniken zur Anwendung kommen. Lediglich zwei Serien [1, 4] berichten über eine größere Fallzahl (n = 87 und n = 104). Danach betrugen die Letalität 0%, die Komplikationen 11–26% und die Rückfallrate 3%. Eigene Erfahrungen zu diesem Krankheitsbild liegen nicht vor.

Gutartige Tumore: Es finden sich nur wenige kasuistische Berichte über die Resektion von Adenomen, Hämangiomen, FNH und Perizystektomien. Katkhouda [3] berichtet von 43 Eingriffen an der Leber, die 12 solide Tumore betrafen (FNH = 3, Adenome = 9). In München Großhadern wurden 17 solide Läsionen reseziert. Es handelte sich um Hämangiome, Adenome, FNH und eine Metastase. Geeignet für einen derartigen Eingriff sind die Segmente II, III, VI und VII. Die durchschnittliche OP-Zeit betrug drei Stunden, der Blutverlust lag zwischen 200 und 500 ml. Die bewiesene Machbarkeit gibt bisher allerdings noch keine Klarheit über eventuell vorhandene Vorteile dieses Vorgehens im Vergleich zur offenen Operation.

Bösartige Tumore: Primäre Leberzellmalignome können in kurativer Absicht nur offen operiert werden. Metastasenchirurgie, die nur mit kurativer Intention erfolgen sollte, kommt allenfalls in selektionierten Fällen ausnahmsweise in Betracht. Bei tatsächlich nur in 15% gegebener Resektabilität von Lebermetastasen und einem etwa 30prozentigen 5-Jahres-Überleben dieser resezierten Patienten gewinnen perkutane thermische Destruktionsverfahren an Beachtung. Denkbar ist, daß diese apparativ sehr aufwendigen Methoden vielleicht auch laparoskopisch assistiert durchführbar sind. Erste Erfahrungen aus München Großhadern deuten dies an [7].

Zusammenfassung

Die Leber ist ein „Laparoskopie-unfreundliches" Organ und wird es wegen ihrer Größe, ihres Gewichtes, der anatomischen Lage, der Verletzbarkeit und Blutungsneigung auch bleiben. Der einzige Eingriff, der vorteilhaft minimal-invasiv an der Leber vorgenommen werden kann, ist die

Entdachung symptomatischer, solitärer, nicht-parasitärer Leberzysten. Für diese seltene Krankheit liegen viele Berichte vor, die gute Ergebnisse und eine sehr geringe Morbidität aufzeigen.

Weitere Indikationen sind Fingerübungen für in der offenen Leberchirurgie und der laparoskopischen Chirurgie Erfahrene. In speziell ausgesuchten Fällen mag sich bei gutartigen Tumoren ein derartiger Eingriff anbieten, der dem Patienten dann alle Vorteile der minimal-invasiven Chirurgie zugute kommen läßt. Im chirurgischen Alltag werden diese Eingriffe jedoch in absehbarer Zeit keine wesentliche Bedeutung erlangen.

Literatur

1. Berberroglu M et al. (1999) Gasless vs gaseous laparoscopy in the treatment of hepatic hydatid disease. Surg Endosc 13: 1195 – 1198
2. Hodgson, WJ et al. (1998) Laparoscopic management of cystic disease of the liver. Surg Endosc 12: 46 – 49
3. Katkhouda N et al. (1999) Laparoscopic management of benign solid and cystic lesions of the liver. Ann Surg 229: 460 – 466
4. Khoury G et al. (2000) Laparoscopic treatment of hydatid cysts of the liver and spleen. Surg Endosc 14: 243 – 245
5. Lange V et al. (1992) Minimal-invasive Eingriffe bei solitären Leberzysten. Chirurg 63: 349
6. Lange V et al. (1994) Laparoscopic treatment of large intrahepatic cysts. In: Steichen F (Ed) Minimal-invasive Surgery. Quality Medical Publishing, St. Louis, Missouri, pp 177 – 181
7. Rau H et al. (1999) Metastasenchirurgie mit minimal-invasiven Techniken. Akt Onkol 106: 75 – 84

Die Chirurgie 2000 der Nebennieren

O. Clark und A. String

Orlo Clark, M. D., Department of Surgery, UCSF/Mount Zion Medical Center, 1600 Divisadero Street, San Francisco, CA, 94115, USA

Adrenal Surgery 2000

Summary. The approach to patients with adrenal neoplasms has changed dramatically, so that today, adrenal neoplasms under 6 cm are removed laparoscopically. The advantages of laparoscopic removal for the patient are that a smaller incision can be used, the hospitalization is shorter and recovery is more rapid. The advantage for the surgeon is better visibility. Since adrenal cancers are rare (about 1 per million population per year), whereas benign adrenal tumors are relatively common, a selective indication for adrenalectomy must be used. All functioning adrenal tumors should be removed. Non-functioning incidentalomas should be removed when: (a) the tumor has an irregular surface and/or is heterogeneous, (b) there is adjacent lymphadenopathy, (c) the tumor is greater than 4 cm, (d) the tumor enhances on T2 MRI imaging, and (e) the DHEA-S level is elevated, especially in a young patient.

Key words: Adrenalectomy – Endocrine surgery – Adrenal pathology – Adrenalectomy – Indication

Zusammenfassung. Die Behandlung von Tumoren der Nebenniere hat sich in den letzten Jahren dramatisch verändert. Die meisten Tumoren kleiner als 6 cm werden laparoskopisch reseziert. Die Vorteile des laparoskopischen Vorgehens sind kleinere Inzisionen, kürzerer Krankenhausaufenthalt und schnellere Erholung des Patienten; für den Chirurgen bietet es eine bessere anatomische Übersicht. Nebennierenkarzinome sind sehr selten, ($1:10^{6}$), benigne Tumoren dagegen relativ häufig, daher muß die Indikation zur Adrenalektomie selektiv nach folgenden Kriterien gestellt werden: alle hormonaktiven Tumoren, sowie inaktive Tumoren mit unregelmäßiger Oberfläche und/oder Heterogenität, Lymphadenopathie, Tumor größer als 4 cm, Enhancement im T_2 MRT, einem erhöhten DHEA-S-Wert speziell bei jungen Patienten.

Schlüsselwörter: Adrenalektomie – Endokrinologische Chirurgie – Nebennieren-Pathologie – Adrenalektomie – Indikation

Die Behandlung von Tumoren der Nebenniere hat sich in den letzten Jahren dramatisch verändert. Früher wurden Adrenaltumoren kleiner als 4 cm nach dem Hugh-Young-Verfahren von posterior, Tumoren von 4–7 cm von lateral oder anterior und Tumoren größer als 7 cm transthorakal-abdominal entfernt.

Heute werden Tumoren kleiner als 6 cm meist laparoskopisch reseziert.

Vorteile der laparoskopischen Adrenalektomie sind kleinere Inzisionen, kürzerer Krankenhausaufenthalt und schnellere Erholung des Patienten. Außerdem bietet sie dem Chirurgen eine bessere anatomische Übersicht.

Ein Nachteil des laparoskopischen Vorgehens ist ein möglicher Riß der Tumorkapsel mit nachfolgender Tumorimplantation im Operationsgebiet.

Karzinome der Nebennieren sind selten, gutartige Tumoren dagegen recht häufig. Der häufigste gutartige Tumor ist das Inzidentalom, eine Geschwulst der Nebennieren, welche per Zufall im Ultraschall, CT oder MRT diagnostiziert wird und bis zur Diagnose keinerlei Symptome verursacht hat. Inzidentalome werden in 0,6–4,4% (Durchschnitt 1,3%) aller CT-Untersuchungen und in 1,4–8,7% aller Autopsien gefunden.

Die Inzidenz eines okkulten bösartigen Adrenalkarzinoms ist gering (0,0006–0,0017%), das Risiko eines malignen Inzidentaloms ist unbekannt. Dagegen sind 15% aller Nebennierentumoren größer als 5 cm invasiv.

Raumforderungen im Gebiet der Nebenniere sind der Häufigkeit nach:

1. adrenokortikale Adenome,
2. Metastasen der Nebenniere,
3. Phäochromozytome,
4. Ganglioneurome,
5. Zysten,
6. Myelolipome,
7. Hämorhagien,
8. adrenokortikale Adenome.

Da das Inzidentalom der häufigste Nebennierentumor in der chirurgischen Praxis ist, möchte ich mich im folgenden auf diesen Tumor konzentrieren.

Ungefähr 10% (4,1–17,2%) der Inzidentalome sind, wenn auch bisher symptomlos, hormonaktive Tumoren. Von diesen Tumoren sind ca. 3% Phäochromozytome und von diesen Patienten sind ungefähr die Hälfte normotensiv. (Mantero et al. *JCEM* 85: 637, 2000).

Jeder Patient mit einem Nebennierentumor sollte daher gründlich auf das Vorliegen von Symptomen des Cushing-Syndroms, Bluthochdruck und Virilisierung befragt und untersucht werden. Laboruntersuchungen schließen das Phäochromozytom, Cushing-Syndrom und einen Virilismus aus.

Laboruntersuchungen bei Patienten mit Inzidentalom sollten beinhalten:

1. 24 Stunden Urinuntersuchung auf Metanephrine und Catecholamine zum Ausschluß des Phäochromozytoms
2. freies Kortisol im Serum, 17-hydroxykortikosteron, 17-ketosteron und der Dexamethasonhemmtest zum Ausschluß eines Cushing-Syndroms
3. Elektrolyte im Serum
4. DHEA, Androgen und Testosteron im Serum

Ungefähr ein Drittel der hormonaktiven Karzinome der Nebenniere produzieren mehrere Hormone, ein Drittel produzieren Kortisol und ein Viertel virilisierende Hormone. Die übrigen Karzinome sezieren Östrogen (10%) und Aldosteron (2,5%). Terzolo et al. (*JCEM* 81: 74, 1996) berichteten, daß Patienten mit adrenokortikalen Tumoren häufiger Veränderung des Dehydroepiandrosteronsulfat (DHEA-S)-Werts aufweisen. Erhöhte Werte von Dehydroepiandrosteronsulfat (DHEA-S) finden sich bei 80% aller Patienten mit adrenokortikalem Karzinom (Mantero et al. *JCEM* 85: 637, 2000).

An der University of California, San Francisco wurden bei 3 Patienten mit Inzidentalom eine Feinnadelpunktion durchgeführt, bevor ein Phäochromozytom ausgeschlossen war. Solch ein Vorgehen hätte zu einer hypertonen Krise mit fatalen Folgen führen können. Vor jeder Adrenalektomie muß ein hormonaktiver Tumor unbedingt ausgeschlossen werden, eine Fehldiagnose kann zum Tod des Patienten durch hypertone Krise bei Phäochromozytomen, oder durch eine Addisonkrise nach unilateraler Adrenalektomie bei bestehendem Cushing-Syndrom mit Atrophie der kontralateralen Nebenniere führen.

Ist ein Inzidentalom diagnostiziert, helfen CT, MRT oder NP59-Scan bei der konservativen Observation oder der Planung des operativen Vorgehens. Wir bevorzugen an unserem Institut die Kernspintomographie, da Phäochromozytome ein verstärktes T_2-Signal zeigen, welches bei Inzidentalomen nicht auftritt. Das MRT kann auch eine mögliche intracavale Ausbreitung aufdecken.

Eine Feinnadelpunktion hat unserer Meinung nach einen sehr geringen Stellenwert bei der Differentialdiagnose von Nebennierentumoren. Angebracht ist sie dagegen bei der Primärtumorsuche von Nebennierenmetastasen.

Die Größe des Nebennierentumors (3,5; 4; 5 oder 6 cm) ist meist ausschlaggebend für die Indikation zur Adrenalektomie. Auch wenn ein Tumordurchmesser ≤ 4 cm ein anerkanntes Indikationskriterium darstellt, so sollten auch andere Faktoren berücksichtigt werden. Pommier und Brennan (*Surgery* 112: 963, 1992) fanden keine Unterschiede in der Überlebenszeit des Nebennierenkarzinoms zwischen Grad I (< 5 cm, Lymphknoten negativ) und Grad II (> 5 cm, Lymphknoten negativ). Andere Autoren berichten, daß die Überlebenszeit beim Nebennierenkarzinomen kleiner als 5 cm bei ungefähr 50% liegt, während sie bei größeren Tumordurchmessern weniger als 5% beträgt.

Weiterhin wird der Tumordurchmesser häufig unterschätzt, denn die meisten Nebennieren haben ihren größten Durchmesser in der cranio-caudalen Achse, der Radiologe legt dagegen den Tumordurchmesser oft in der horizontalen Achse fest. Pathologen haben sehr oft Schwierigkeiten bei der Festlegung der Dignität eines adrenokortikalen Tumors größer als 5 cm. Harrison et al. (*Arch Surg* 134: 182, 1999) berichten über eine verringerte Überlebenszeit bei Tumoren größer als 5 cm und ≥ 6 Mitosen pro 10 high power fields.

Andere Kriterien sollten daher in die Indikationen zur Andrenalektomie einfließen. Eine unregelmäßige Oberfläche, Lymphohadenopathie oder Lebermetastasen sind verdächtig auf einen malignen Nebennierentumor.

In einer kürzlich veröffentlichten italienischen Studie mit 1004 Patienten mit Inzidentalom hatten 9,2% einen stillen Hyperkortisolismus und 1,6% einen unbekannten Hyperaldosteronismus (Mantero et al. *JCEM* 85: 637, 2000), Wie schon erwähnt sind auch nicht diagnostizierte Phäochromozytome (3%) nicht selten.

Die offene chirurgische Exzision ist die einzige effektive Therapie des Adrenalkarzinoms und eine mögliche Resektabilität führte in vielen Studien zur Verbesserung der Prognose. Eine ipsilaterale Nephrektomie ist nur bei lokaler Invasion erforderlich. Dagegen sollten alle regionalen Lymphgebiete reseziert werden.

Die Hauptverantwortung des Chirurgen liegt in der Vermeidung der Ruptur des Karzinoms, denn dadurch wird ein kurabler Tumor zu einem inkurablen Karzinom.

Die Adrenalektomie bedeutet in vielen Fällen Heilung von schweren und quälenden endokrinologischen Erkrankungen. Die Beachtung der gültigen chirurgischen Standards muß daher ein Anliegen jedes verantwortungsvollen Chirurgen sein.

Literatur

Demeure MJ, Somberg LB (1988) Functioning and Nonfunctioning adrenocortical carcinoma. Surgical Oncology Clinics of North America 7: 751 – 799

Harrison LE, Caudin PB, Brennan MF (1999) Pathologic features of prognostic significance for adrenocortical carcinoma after curative resection. Archives of Surgery 134: 181 – 185

Mantero F, Terzolo M, Arnalola G et al. (2000) A survey on adrenal incidentalomas in Italy. Journal of Clinical Endocrinology & Metabolism 85: 637 – 644

Proye CAG, Pattou FN (1997) Adrenocortical carcinoma: Non functioning and functioning. In: Clark OH, Duh Q-Y (Eds) Textbook of Endocrine Surgery. WB Saunders, Philadelphia, pp 490 – 496

Wells SA, Merkle DP, Culter CB et al. (1998) The role of laparoscopic surgery in adrenal disease. Journal of Clinical Endocrinology & Metabolism 83: 3041

Die minimal-invasive videoassistierte Parathyreoidektomie

K. Lorenz, P. Nguyen-Thanh und H. Dralle

Klinik für Allgemeinchirurgie, Klinikum Kröllwitz, Ernst-Grube-Straße 40, 06097 Halle/Saale

The Minimally-Invasive Video-Assisted Parathyroidectomy

Summary. Developments in preoperative parathyroid localization such as high-frequency ultrasonography and sestamibiscintigraphy, improvements in endoscopic technique and instruments and especially the intraoperative rapid parathyroid hormone assays as immediate control, have promoted the increasing application of selective approaches towards the parathyroids for primary hyperparathyroidism. Experiences with the first 42 minimally-invasive video-assisted parathyroidectomies are reported. The technique's most striking advantage – the easily manageable endoscopic bilateral exploration – is outlined, and the new procedure without mandatory preoperative localization introduced. The consequences for broader patient selection with this approach and the considerate cost-reduction are stressed.

Keywords: Minimally-invasive video-assisted parathyroidectomy – Primary hyperparathyroidism – Bilateral endoscopical exploration – Broadening selection criteria

Zusammenfassung. Zur jüngsten Verbreitung selektiver Operationszugänge in der Nebenschilddrüsenchirurgie trug die Entwicklung präoperativer Lokalisationsdiagnostika von Nebenschilddrüsen-Adenomen mit hochauflösender Ultrasonographie und Sestamibiszintigraphie, die Verbesserung endoskopischer Techniken und Instrumentarien und insbesondere die Verfügbarkeit intraoperativer Parathormonbestimmung als direkte Erfolgskontrolle bei. Es wird über die Ergebnisse von 42 minimal-invasiven videoassistierten Parathyreoidektomien bei primärem Hyperparathyreoidismus berichtet. Dabei wird anhand des Vorteils dieser Technik, nämlich der leicht durchführbaren bilateralen Exploration eine neue Vorgehensweise unter Verzicht auf erweiterte präoperative Lokalisationsdiagnostik erstmalig vorgestellt und die Erweiterung der Patientenselektionskriterien sowie Kostenreduktion für dieses Verfahren aufgezeigt.

Schlüsselwörter: Minimal-invasive videoassistierte Parathyreoidektomie – Primärer Hyperparathyreoidismus – Bilaterale endoskopische Exploration

Einleitung

Schon vor Änderung der diagnostischen und operativen technischen Voraussetzungen gab es Versuche selektiver Zugangswege zu Nebenschilddrüsen-Adenomen (NSDA) beim primären Hyperparathyreoidismus (pHPT) [10]. Diese konnten mit der exzellenten Erfolgsquote und niedrigen Komplikationsrate der konventionellen Parathyreoidektomie (PTX), der Cervikotomie mit Kocher'schem Kragenschnitt und Darstellung aller vier NSD, nicht konkurrieren.

Seitdem die präoperative bildgebende Diagnostik mit hochauflösender, dopplerunterstützter Sonographie und der Sestamibi-NSD-Szintigraphie (MIBI) vorhanden war, wurden mehr selektive Zugangswege zu den NSDA eingeführt und verbreitet. Insbesondere die Verfügbarkeit eines intraoperativen Parathormon – (PTH)-Schnellanalysetests (QPTH) – bewirkte einen breiteren Zuspruch der endoskopischen Verfahren [4]. Ziel war es, mit minimal-invasiven Techniken das Ausmaß der Eingriffe unter Erhalt oder gar Verbesserung der Ergebnisse zu ermöglichen.

Die endoskopische Technik hierfür wurde erstmalig von Gagner [2] beschrieben, der 1990 vollständig endoskopisch eine subtotale PTX bei einem renalen HPT erfolgreich durchführte. Eine Reihe endoskopischer wie auch videoassistierter und halboffener Verfahren folgten [1, 6, 9, 11, 13]: Miccoli entwickelte 1997 die MIVAP [7, 8], Henry stellte eine analoge Technik mit lateralem Zugang 1999 vor [3].

Nach Durchlaufen und schließlich Überwindung diverser Anfangsschwierigkeiten und Komplikationen mit dieser neuen Technik bestanden die Hauptkritikpunkte gegen dieses Verfahren darin, daß der Verzicht auf eine Darstellung aller NSD das Vorliegen multiglandulärer HPT-Erkrankungen unerkannt lassen könne wie auch die höheren Kosten des neuen Verfahren gegenüber des etablierten, ohne zunächst deutliche Vorteile aufweisen zu können [1, 6, 9 – 11, 13]. Entscheidend für die Bewertung des Verfahrens war die initial strikte Patientenselektion: Lediglich Patienten mit der Kombination sonographisch und MIBI-technisch übereinstimmender präoperativer NSDA-Lokalisation, Fehlen einer begleitenden Struma, ohne cervikale Voroperation oder Radiatio und Vorhandensein des QPTH wurden anfänglich der MIVAP zugeführt. Mit wachsender Erfahrung mit der Methode konnte diese Selektion allmählich ausgeweitet werden: Die technisch problemlos durchführbare endoskopische Exploration, von dem beschriebenen kosmetisch vorteilhaftem Zugang aus und unter Wahrung der Minimalinvasivität veränderten die Voraussetzungen der MIVAP grundlegend.

Technik

Knapp oberhalb des Jugulums, an typischer Stelle, erfolgte eine 1,5 cm lange Cervikotomie im Sinne eines „Mini-Kocher'schen Kragenschnitts". Nach der Durchtrennung des Platysmas wurde ein 10 mm-Endoskopietrokar eingeführt. Mit diesem oder mit Hilfe der Gasinsufflation wurde die parathyreoidale Schicht eröffnet und das NSDA dargestellt. Hiernach erfolgte in halboffener Technik unter Verwendung eines Feininstrumentariums die weitere Präparation unter videoskopisch-assistierter, vergrößernder optischer Kontrolle. Fakultativ konnte der Einsatz der intra-

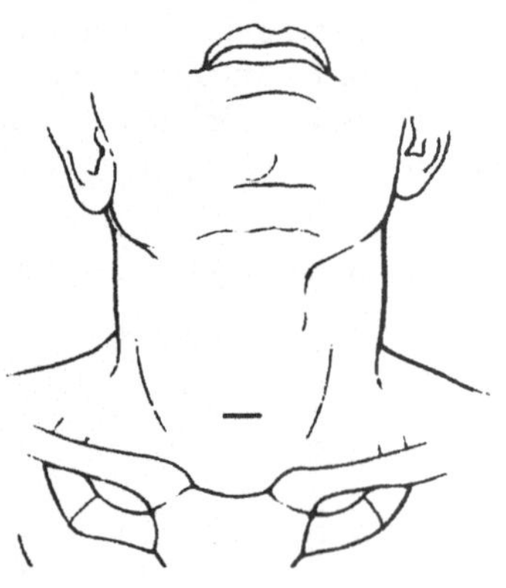

Abb. 1. Zugang und Technik der MIVAP nach Miccoli sowie fakultatives und obligates Zubehör

Tabelle 1

Patient 1 w., 69 J., pHPT			Diagnostik: präoperativ:		Sonographie keine Adenomlokalisation
qPTH	präop.	127,0	10′	137,0	Histo: NSD-Adenom
	Res.	123,0	20′	137,0	MIVAP: PTX rechts cranial
			30′	54,3	
Patient 2 m., 41 J., pHPT			Diagnostik:		Sonographie, Vd. a. NSD-Adenom links oben
qPTH	präop.	261,0	10′	47,0	Histo: NSD-Adenom
	post.	299,0			MIVAP: PTX links caudal
Patient 3 m., 19 J., pHPT			Diagnostik:		Sonographie, Vd. a. NSD-Adenom rechts caudal
qPTH	präop.	485,0	10′	94,0	Histo/PTX: großes, 2,5 cm
	Res.	284,0	20′	42,0	NSD-Adenom, lobuliert re. cran., retronerval, MIVAP, Konversion: Cervicotomie und PTX rechts cranial

* alle qPTH in pg/ml

operativen Neurostimulation dazu beitragen, den N. lar. rec. zu identifizieren, zu kontrollieren und sicher zu schonen. Der Eingriff kann sowohl in Lokal-/Regional- wie auch Intubationsnarkose durchgeführt werden. Die Larynxmaske erscheint wegen häufiger Dislokalisation nicht vergleichbar geeignet.

In der Zwischenzeit konnte mit wachsender Erfahrung in der MIVAP problemlos eine bilaterale endoskopische Exploration durchgeführt werden, so daß bei 3 Patienten ohne präoperative Lokalisation eines NSDA in der herkömmlichen bildgebenden Diagnostik mittels MIVAP exploriert wurden. In 2 dieser Fälle gelang die intraoperative Lokalisation der NSDA in dieser Technik problemlos. In einem Fall wurden 4 unauffällige NSD identifiziert und unter dem Verdacht auf eine generalisierte NSD-Hyperplasie der Eingriff zur Cervikotomie erweitert. Hierbei erwies sich ein lobuliertes, rechts cranial lokalisiertes NSDA, dessen unterer Anteil dorsal des N. recurrens abtauchte und somit nicht identifiziert worden war, als ursächlich. Diese 3 klinischen Beispiele werden mit ihrer intraoperativen PTH-Dynamik in der Abb. 1 gezeigt.

Patienten

Seit Einführung der Methode in unserer Klinik von 1998 bis März 2000 konnten insgesamt 42 Patienten mittels MIVAP operiert werden. Im gleichen Zeitraum wurden 48 Patienten einer konventionellen PTX wegen pHTP mit begleitenden Schilddrüsenerkrankungen bzw. anderen Ausschlußkriterien für die MIVAP unterzogen. Kriterium der erfolgreichen NSDA-Exstirpation war das intraoperative PTH, das gegenüber des Ausgangswertes um mindestens 50% gesunken sein mußte. In allen Fällen erfolgte präoperativ eine cervikale Sonographie, die unmittelbar präoperative sowie intraoperative Bestimmung des PTH zum Zeitpunkt der Resektion sowie 10′ und 20′ Minuten nach Adenomexstirpation.

Optionale technische Hilfsmittel waren die intraoperative Sonographie, das intraoperative Neuromonitoring und das Ultraschallmesser. Obligat war das Vorhandensein der intraoperativen PTH-Bestimmung (Tabelle 1).

Ergebnisse

In 4 Fällen (10%) stellte sich der geforderte PTH-Abfall nach Adenomentfernung nicht ein und die umgehend folgende bilaterale Exploration wies eine multiglanduläre HPT-Erkrankung nach (MGD). Hierbei handelte es sich in 1 Fall um eine 4-Drüsenerkrankung und in 3 Fällen um eine 2-Drüsenerkrankung. Bei 38 Patienten (90%) lag eine uniglanduläre (SGD) pHPT-Erkrankung vor. In keinem Fall wurde ein NSD-Carcinom gefunden. Alle 42 Patienten waren postoperativ hinsichtlich der Grunderkrankung geheilt, eine persistierende Hypercalcämie fand sich in keinem Falle. Insgesamt bei 7 Patienten war eine Konversion von MIVAP zu konventioneller Cervikotomie, offener bilateraler Exploration und Darstellung aller NSD erforderlich: In 2 Fällen wegen mangelnder Darstellbarkeit des NSDA, 1 wegen Blutung und konsekutiver Unübersichtlichkeit. In keinem Falle trat nach Gasinsufflation ein Emphysem auf. In einem Falle kam es postoperativ zu einer transienten unilateralen Recurrensparese, die sich nach 6 Wochen postoperativ vollständig zurückbildete. In keinem Falle persistierte oder rekurrierte der pHPT im bisherigen Nachbeobachtungszeitraum. In keinem Falle kam es postoperativ zu einem persistierenden Hypoparathyreoidismus, jedoch bedurften 14 Patienten der vorübergehenden oralen Calciumsubstitution bei subjektiver Symptomatik. Eine begleitende Schilddrüsenknotenenukleation uninodaler Befunde wurde bei 4 Patienten mittels Ultraschalldissektion im Rahmen der MIVAP begleitend vorgenommen. Die präoperative Lokalisationsdiagnostik, die auswärtige Befunde mit einschloß, wies eine korrekte Lokalisation der NSDA in 74% in der Sonographie und 53% in der MIBI auf. Die mittlere Operationsdauer betrug 58 min. Der stationäre Aufenthalt betrug im Mittel 2,5 Tage.

Diskussion

Die endoskopischen und videoassistierten Techniken der PTX haben seit ihrer Einführung eine breitere Anwendung gefunden und es läßt sich eine Fortentwicklung der Methoden verzeichnen. Die hier erstmalig berichtete entscheidende Neuerung in dem vorgestellten MIVAP-Verfahren liegt in der prinzipiellen Möglichkeit der bilateralen Exploration unter Wahrung des minimalinvasiven Anspruches. Hieraus ergibt sich die erhebliche Ausweitung der Selektionskriterien zur MIVAP als primärem Operationszugang bei pHPT und der Verzicht auf eine erweiterte präoperative Lokalisationsdiagnostik. Dadurch läßt sich ein Hauptkritikpunkt des Verfahrens, nämlich die erhöhten Kosten durch den diagnostischen und technischen Mehraufwand zukünftig entkräften. Im eigenen Vorgehen wird nunmehr die präoperative NSDA-Lokalisationsdiagnostik auf die kostengünstige cervikale Sonographie beschränkt. Auch im Falle der sonographischen Nichtlokalisierbarkeit wird zunächst der Versuch einer MIVAP unternommen, da in jedem Fall die Option einer Erweiterung besteht und dem Patienten so die Möglichkeit eines minimal-invasiven Vorgehens gegeben werden kann. Vorteile des Verfahrens bleiben die kosmetisch exzellenten Ergebnisse, der hohe Patientenkomfort, die Möglichkeit der Durchführung in Lokalanästhesie und die geringe Rate postoperativer symptomatischer Hypoparathyreoidismen.

Unverzichtbar mit diesem Verfahren bleibt jedoch die Verfügbarkeit der intraoperativen PTH-Bestimmung, die bei lediglich unilateraler oder unilokulärer Exploration einzig Gewähr geben kann, eine MGD nicht zu übersehen. Inzwischen sind die Kosten dieser Bestimmung erheblich gesunken, so daß nach der einmaligen Anschaffung des Analysegerätes die Kosten keinen wesentlichen Teuerungsfaktor mehr darstellen.

Betont werden muß, daß die Bedeutung der konventionellen PTX für jede Form der „komplizierten" NSD-Erkrankung wie beim renalen HPT, MEN-Syndrom, Carcinomen sowie persistierendem oder rekurrierendem HPT uneingeschränkt bestehen bleibt. Die MIVAP ist, auch unter Voraussetzung der deutlich geworden gewordenen Ausweitung und Verbesserung, als chirurgische Alternative nach der aufgeführten Patientenselektion zu bewerten.

Literatur

1. Chapuis Y, Fulla Y, Bonnichon P, Tarla E, Abboud B, Pitre J, Richard B (1996) Values of ultrasonography, sestamibi scintigraphy and intraoperative measurement of 1–84 PTH for unilateral neck exploration of primary hyperparathyroidism. World J Surg 20: 835–840
2. Gagner M (1996) Endoscopic subtotal parathyroidectomy in patients with primary hyperparathyroidism. Br J Surg 83: 875
3. Henry JF (1998) Lateral endoscopical approach for parathyroidectomy. Presented at 17th Chirurgische Arbeitsgemeinschaft Endokrinologie workshop in Hamburg, Germany, 15.–17. October
4. Irvin GL, Deriso GT (1994) A new, practical intraoperative parathormone assay. Am J Surg 168: 466–468
5. Irvin GL, Sfakianakis G, Yeung L, Deriso GT, Fishman LM, Molinari AS, Fass JN (1996) Ambulatory parathyroidectomy for primary hyperparathyroidism. Arch Surg 131: 1074–1078
6. Kaplan E, Yashiro T, Salti G (1992) Primary hyperparathyroidism in the 1990s. Choice of surgical procedures for this disease. Ann Surg 215: 300–317
7. Miccoli P, Pinchera A, Ceccini G, Conte M, Bendinelli C, Vignali E, Picone A, Marcocci C (1997) Minimally invasive, video-assisted parathyroid surgery for primary hyperparathroidism. J Endocrinol Invest 20: 429–430
8. Bendinelli C, Conte C, Pinchera A, Marcocci C (1998) Endoscopic parathyroidectomy by a gasless approach. J Laparoendosc Adv Surg Tech A 8: 189–194
9. Naitho T, Gagner M, Garcia-Ruiz A, Heniford B (1998) Endoscopic endocrine surgery in the neck. An initial report of endoscopic subtotal parathyroidectomy. Surg Endosc 12: 202–205
10. Pyrtek LJ, McClelland AD (1983) Primary surgery for hyperparathyroidism: the lateral approach after preoperative ultrasonographic localization. Am J Surg 145: 503–507
11. Tibblin S, Bondesson AG, Ljungberg O (1982) Unilateral parathyroidectomy in hyperparathyroidism due to single adenoma. Ann Surg 195: 245–252
12. Yeung GH (1998) Endoscopic surgery of the neck. A new frontier. Surg Laparosc Endosc 8: 227–232
13. Lorenz K, Nguyen-Thanh P, Dralle H (2000) Unilateral open and minimally invasive procedures for primary hyperparathyroidism: a review of selective approaches. Langenbecks Arch Surg 385: 106–117

Es folgt ein FREIER VORTRAG in Kurzfassung.

Klinischer Verlauf nach totaler Parathyreoidektomie ohne Autotransplantation bei Patienten mit endgradiger Niereninsuffizienz

M. H. Schoenberg, S. Stracke, P. M. Jehle, D. Sturm, U. Widmaier, H. G. Beger und F. Keller

Rotkreuz-Krankenhaus München, Nymphenburger Straße 163, 80634 München

Total Parathyroidectomy Without Autotransplantation in Severe Kidney Insufficieny

Summary. Reoccurrences after secondary hyperparathyroidism occur in 5 to 80% of cases, dependent on the surgical procedure used. In order to minimize the risk of reoccurrences and total avoid calciphylaxis, we performed, in a prospective clinical study a total thyreoidectomy (PTX) without autotransplantation in 20 patients. Postoperatively, our patients were supplemented with vitamine-D-analoga and followed for a median of 20 months. *Results:* Within the first weeks, bone alteration of the skeleton was reversible. In the early postoperative phase, the patients were suffering from time-limited hypocalcemia which was treated conservatively. Within the observation period, six patients suffered from low parathormone (PTH) concentrations. In 14 patients, this concentration normalized or increased above the normal level. Total PTX without autotransplantation is one of the treatment options for severe secondary hyperparathyroidism due to chronic kidney insufficiency. Despite total PTX, ectopic tissue continues to produce PTH. The expression „total PTX" should be replaced by „maximal PTX".

Key words: Secondary hyperparathyroidism – Parathyroidectomy – Autotransplantation

Zusammenfassung. Rezidive des sekundären Hyperparathyreoidismus nach Operation treten in 5 bis 80% der Fälle auf, abhängig von den verschiedenen chirurgischen Verfahren. Um das Rezidivrisiko zu minimieren und schwere Rezidivformen mit Calciphylaxie zu vermeiden, wurden in einer prospektiven Studie 20 Patienten operiert. Das chirurgische Verfahren war die totale Parathyreoidektomie (PTX) ohne Autotransplantation. Alle Patienten wurden mit Vitamin-D-Analoga postoperativ supplementiert und für 1 – 48 Monaten (Median 20 Monate) klinisch weiter beobachtet. *Ergebnisse:* Skelettveränderungen wie Knochenschmerzen verschwanden innerhalb der ersten Wochen nach totaler PTX, die in der frühpostoperativen Phase zu beobachtende Hypocalcämie waren später asymptomatisch und konnten konservativ gut behandelt werden. 6 Patienten zeigten erniedrigte Parathormon(PTH)-Spiegel, bei 14 Patienten hatte sich die PTH normalisiert bzw. war trotz totaler PTX erhöht. Bei schwerem sekundären Hyperparathyreoidismus ist die totale PTX ohne autologe Transplantation eine mögliche Behandlungsoperation. Vermutlich vermag trotz totaler PTX ektopes Epithelkörperchengewebe bei einem Großteil der Patienten zu einem normalen oder sogar erhöhten PTH-Spiegel führen. Letztlich ist die Bezeichnung „totale PTX" nicht exakt und sollte durch den Begriff „maximale PTX" ersetzt werden.

Schlüsselwörter: Sekundärer Hyperparathyreoidismus – Parathyreoidektomie – Autotransplantation

Fehler und Gefahren der Minimal-Invasiven Chirurgie

H. D. Becker

Abteilung für Allgemeinchirurgie, Chirurgische Universitätsklinik, Hoppe-Seyler-Straße 3, 72076 Tübingen

Die Minimal-Invasive Chirurgie hat im letzten Jahrzehnt einen unvergleichbaren Siegeszug in der operativen Medizin angetreten, wobei die Einführung neuer Methoden häufig nicht von der entsprechenden wissenschaftlichen Kontrolle begleitet war. Nach über einem Jahrzehnt ist es an der Zeit, eine kritische Zwischenbilanz zu ziehen.

Die Minimal-Invasive Chirurgie weist zum jetzigen Zeitpunkt insbesondere noch folgende Probleme auf:

1. Eingeschränkte Sicht
2. Fehlende taktile Kontrolle des Gewebes und der Befunde
3. Eingeschränkte Beweglichkeit des vorhandenen Instrumentariums
4. Fehlende Systemlösungen für Minimal-Invasive Chirurgie
5. Eingeschränkte intraoperative Diagnostik

Das Grundprinzip der Minimal-Invasiven Chirurgie sollte darin bestehen, etablierte offene Verfahren in die Modifikation der Minimal-Invasiven Chirurgie umzusetzen. Es ist nicht sinnvoll, wegen der fehlenden technischen Voraussetzungen Abstriche am Prinzip der operativen Therapie zu machen.

Die Minimal-Invasive Chirurgie setzt ein spezielles Training der Operateure voraus. Es lässt sich sehr gut dokumentieren, dass mit steigender Erfahrung die Ergebnisse für spezielle Eingriffe sich deutlich verbessern. Diese sogenannte „Learning Curve" stellt ein besonderes Problem dar, da im Interesse des Patienten verlangt werden muss, dass bei ihm ein Eingriff durchgeführt wird, der kein gesteigertes Risiko beinhaltet. Vor allem in der Phase der Entwicklung neuer Methoden kann aus Konkurrenzinteressen sehr leicht gegen dieses Prinzip verstoßen werden.

Durch die Initiativen der Deutschen Gesellschaft für Chirurgie ist es im letzten Jahrzehnt gelungen, eine sehr systematische, breite Ausbildung in minimal-invasiven Techniken in Deutschland zu garantieren. Andererseits ist die Wertigkeit der einzelnen minimal-invasiven Verfahren zu offenen Verfahren nur in begrenztem Umfang dokumentiert.

Es kann heute als belegt angenommen werden, dass die laparoskopische Cholezystektomie für den Patienten bzgl. postoperativer Schmerzintensität, Mobilität, Krankenhausdauer, Invaliditätsdauer das überlegene Therapieverfahren darstellt. Dagegen ist bei einer Vielzahl anderer Therapieverfahren die Überlegenheit der laparoskopischen Chirurgie nicht eindeutig belegt worden. In der Literatur finden sich hierzu sehr unterschiedliche Angaben, z. B. bei der Appendektomie, der Hernienoperation, der Operation der Gallenwege, der onkologischen Chirurgie.

Die Anwendung laparoskopischer Techniken in der onkologischen Chirurgie stellen ein besonderes Problem dar, nachdem dokumentiert werden konnte, dass z. B. bei Operationen des

Dickdarms der wesentliche prognostische Faktor durch den Chirurgen gegeben ist. Es kann daher auf keinen Fall akzeptiert werden, dass Abstriche an die erarbeiteten Radikalitätsprinzipien gemacht werden. Auch gibt es einige gesonderte Probleme der laparoskopischen Chirurgie onkologischer Erkrankungen (z. B. intraoperative Tumorzellverschleppung), deren Bedeutung noch nicht endgültig geklärt werden konnte. Aus diesem Grund ist es notwendig, dass derartige Operationen z. Zt. nur in wenigen speziell hierfür eingerichteten Zentren durchgeführt werden, um die Wertigkeit der Verfahren zu dokumentieren.

Die Minimal-Invasive Chirurgie stellt in der operativen Medizin einen wesentlichen Fortschritt dar. Sie steht in ihrer Entwicklung erst am Anfang, da zu erwarten ist, dass die Einführung weiterer Techniken die Möglichkeiten der Minimal-Invasiven Chirurgie deutlich erweitert. Es muss gefordert werden, dass alle in minimal-invasiver Technik durchgeführte Operationen zunächst einer kritischen Würdigung durch entsprechende Studien unterzogen werden, um so das optimale Therapieergebnis für den Patienten zu garantieren.

Behält die laparoskopische Appendektomie ihre Berechtigung hinsichtlich der Komplikationsraten?

G.-M. Fleischer, U. Neumann und R. Schaarschmidt

Vogtland-Klinikum Plauen GmbH, Chirurgische Klinik, Röntgenstraße 2, 08529 Plauen

Does the Laparoscopic Appendectomy Retain its Justification with Regard to the Complication Installment?

Summary. The latest nine meta-analyses in which the results of laparoscopic and open appendectomy are matched show a very different picture. The only disadvantages of laparoscopic appendectomy, however, are a longer operation time and the more frequent occurrence of abdominal abscesses. These statements are confirmed both by our own results (578 appendectomies; 6/96 – 12/99) and the material of the East German Multicenter Study (4730 appendectomies; 6/96 – 5/97). Our own results show that, in three cases of laparoscopic compared to open appendectomy, the operation time was decreased with increasing experience and the complication installment totally comparable. Since most investigations identify an advantage for patients in laparoscopic appendectomy operation engineering, the scepticism of recent years is no longer justified. Laparoscopic appendectomy must be accepted as an equivalent means of operation so that the selection of the operation procedure lies at the discretion of the operating surgeon.

Key words: Laparoscopic appendectomy – Open appendectomy – Appendicitis – Complications

Zusammenfassung. Aus den letzten 9 Metaanalysen, in denen die Ergebnisse von laparoskopischen und konventionellen Appendektomien verglichen werden, wergibt sich ein sehr unterschiedliches Bild. Als einzige konstante Nachteile der laparoskopischen Appendektomie lassen sich, allerdings mit sehr unterschiedlicher Wertung, eine längere Operationsdauer und das häufigere Auftreten von intraabdominellen Abszessen herausstellen. Diese Aussagen werden sowohl an den eigenen Ergebnissen (578 Appendektomien, 6/96 bis 12/99) und dem Material der Ostdeutschen Multizenter-Studie (4730 Appendektomien, 6/96 bis 5/97) überprüft. Dabei zeigt sich gerade anhand der eigenen Ergebnisse, daß mit zunehmender Erfahrung die Operationszeiten bei der laparoskopischen Appendektomie unter denen der konventionellen Operation liegen und die Komplikationsrate insgesamt vergleichbar ist. Da die meisten Untersuchungen einen Vorteil für die Patienten bei laparoskopischer Operationstechnik ausweisen, ist die Skepsis der vergangenen Jahre nicht mehr gerechtfertigt. Die laparoskopische Appendektomie kann als gleichwertige Operationsmethode angesehen werden, so daß die Auswahl des Operationsverfahrens dem Wunsch des Patienten und Ermessen des Operateurs unterliegt.

Schlüsselwörter: Laparoskopische Appendektomie – Konventionelle Appendektomie – Appendizitis – Komplikationen

Die Appendektomie ist nach wie vor eine der häufigsten chirurgischen Operationen. Mit der Einführung laparoskopischer Eingriffe und der ersten laparoskopischen Appendektomie durch Semm 1983 eröffneten sich für die operative Therapie neue Möglichkeiten. Die initiale Zurückhaltung der meisten Chirurgen bezüglich der laparoskopischen Appendektomie wich bald einer breiten und emotional geführten kontroversen Diskussion, die von prinzipieller Ablehnung bis zur grundsätzlichen Bevorzugung der Methode reichte. Anfangs waren es überwiegend die langen Operationszeiten und Komplikationen, wie intraabdominelle Abszesse, Trokarverletzungen und Blutungen, die einer raschen Verbreitung der Methode entgegenstanden. Mit zunehmender Erfahrung und besseren Ergebnissen ist in jüngerer Zeit ein Trendwandel in Richtung Ausweitung der Indikation zur laparoskopischen Appendektomie erkennbar.

In unserer Untersuchung soll anhand der letzten 9 Metaanalysen (1997 bis 1999) zur laparoskopischen versus konventionellen Appendektomie, den Ergebnissen der Ostdeutschen Multizenter-Studie (1996 bis 1997) und den eigenen Behandlungsergebnissen (6/1996 bis 12/1999) der Frage nachgegangen werden, ob diese Entwicklung gerechtfertigt ist.

Ergebnisse aus den Metaanalysen

Wesentliche Vergleichskriterien aus den eingeschlossenen Studien sind Verweildauer, Operationsdauer, postoperative Komplikationen, Wundheilungsstörungen, Rückkehr zum Normalbefinden und postoperative Schmerzen. Bei der Betrachtung der veröffentlichten 9 Metaanalysen (Tabelle 1) und der letzten randomisierten Studie [7] laparoskopische versus offene Appendektomie besteht ein einheitlicher Vorteil bezüglich der Wundheilung und der Rekonvaleszenz beim laparoskopischen Vorgehen. Dagegen steht eine längere Operationsdauer. Die Verweildauer wird in vier Analysen als kürzer angegeben [2, 5, 9, 11], wogegen andere keine Unterschiede sehen [1, 3, 7, 14]. Nur drei Arbeiten zeigen eine erhöhte postoperative Komplikationsrate bei der laparoskopischen Appendektomie [5, 11, 13], die meisten sehen keine Unterschiede [1, 3, 7, 9, 14]. Die in der überwiegenden Anzahl der Darstellungen nachgewiesenen geringeren postoperativen Schmerzen sind ein weiterer Vorteil des laparoskopischen Vorgehens [1, 3, 5, 7, 10, 11, 13].

Tabelle 1. Übersicht über 9 Metaanalysen laparoskopische versus offene Appendektomie (k. U. – kein Unterschied, k. s. A. – keine sichere Aussage möglich)

Autor	Jahr	Anzahl Studien/ Pat.	Verweildauer lap. App.	OP-Dauer lap. App.	postop. Kompl. lap. App.	Wundheilungsstörung lap. App.	return to normal lap. App.	Schmerzend lap. App.
McCall [9]	1997	10/1175	kürzer	länger	k. U.	geringer	schneller	k. s. A.
Golub [5]	1998	16/1682	kürzer	länger	höher	geringer	schneller	geringer
Sauerland [11]	1998	28/2877	kürzer	länger	höher	geringer	schneller	geringer
Slim [13]	1998	12/1377	k. s. A.	länger	höher	geringer	schneller	geringer
Chung [1]	1999	17/1962	k. U.	länger	k. U.	geringer	schneller	geringer
Fingerhut [2]	1999	17/1800	kürzer	länger	k. s. A.	geringer	schneller	k. s. A.
Garbutt [3]	1999	11/1373	k. U.	länger	k. U.	geringer	schneller	geringer
Meynaud [10]	1999	8/907	k. s. A.	länger	k. s. A.	geringer	schneller	geringer
Temple [14]	1999	12/1383	k. U.	länger	k. U.	geringer	schneller	k. Angabe

Ergebnisse der Ostdeutschen Multizenter-Studie

Da wir an der Ostdeutschen Multizenter-Studie von 6/1996 bis 5/1997 selbst beteiligt waren, stehen uns die Originaldaten aus den Ergebnissen dieser prospektiven Untersuchung, an der 34 Kliniken beteiligt waren, zur Verfügung, teilweise sind sie bereits publiziert [4]. Insgesamt wurden 4730 Appendektomien ausgewertet, von denen 3237 konventionell und 1493 laparoskopisch ope-

Tabelle 2. Intraoperative Komplikationen – Ostdeutsche Multizenter-Studie 6/96 bis 5/97 (Offene Appendektomie n = 3237, laparoskopische Appendektomie n = 1493)

	absolut	(%)
laparoskopische Appendektomie		
Trokarverletzungen epigastrischer Gefäße	15	1,0
Blutung aus der A. appendicularis	47	3,1
Darmläsionen	3	0,2
iatrogene Perforation der Appendix	16	1,1
Technische Defekte	3	0,2
Blutung intraabdominell	3	0,2
gesamt	87	5,8
offene Appendektomie		
Blutung aus der A. appendicularis	15	0,46
Darmläsionen	34	1,05
iatrogene Perforation der Appendix	17	0,52
Mesenterialeinriß	2	0,06
verlorene Appendixspitze	1	0,03
sonstige	5	0,15
gesamt	74	2,27

Tabelle 3. Postoperative Komplikationen – Ostdeutsche Multizenter-Studie 6/96 bis 5/97 (Offene Appendektomie n = 3237, laparoskopische Appendektomie n = 1493)

	absolut	(%)
laparoskopische Appendektomie		
intraabdomineller Abszeß	8	0,53
Nachblutung	10	0,67
diff. Peritonitis	1	0,06
Ileus	4	0,26
lok. Peritonitis	4	0,26
andere	8	0,53
gesamt	35	2,30
offene Appendektomie		
intraabdomineller Abszeß	16	0,49
Stumpfinsuffizienz	3	0,09
Nachblutung	9	0,27
diff. Peritonitis	8	0,25
Ileus	14	0,43
Platzbauch	5	0,15
andere	10	0,31
gesamt	65	2,01
Operationsdauer		
offene Appendektomie	42 (10–250) min	
laparoskopische Appendektomie	46 (15–195) min	

riert wurden. Die Auswertung der Komplikationen zeigt für die laparoskopische Appendektomie eine doppelt so hohe intraoperative Komplikationsrate wie bei der konventionellen Operation (2,27% vs. 5,8%, Tabelle 2). Höchsten Anteil daran haben die Blutungen aus der A. appendicularis, die aber mit der heutigen Technik fast ausnahmslos laparoskopisch zu beherrschen sind. Dagegen sind die intraoperativen Darmläsionen als gefährliche und evtl. folgenschwere Komplikation bei der offenen Appendektomie deutlich häufiger (1,05% vs. 0,2%, Tabelle 2).

Vergleichbar und ohne wesentliche Unterschiede stellt sich die postoperative Komplikationsrate beider Operationstechniken dar (offene Appendektomie 2,01% vs. laparoskopische Appendektomie 2,30%, Tabelle 3). Insbesondere fällt auf, daß die Rate an intraabdominalen Abszessen keine entscheidende Differenz zeigt. Mit einer unterschiedlichen durchschnittlichen Operationszeit von nur 4 Minuten stellt sich ebenfalls nur eine unwesentliche Divergenz dar.

Ergebnisse am eigenen Krankengut

Im Zeitraum von Juni 1996 bis Dezember 1999 wurden im Vogtlandklinikum Plauen GmbH 578 Patienten (316 weiblich, 262 männlich) mit einer Appendizitis operativ versorgt. Die Datenerfassung erfolgte bis Ende 1998 prospektiv, für das letzte Jahr retrospektiv. Die offene Appendektomie wurde in klassischer Weise nach Wechselschnitt durchgeführt [8], die laparoskopische Technik folgte im Wesentlichen den von Götz und Pier [6] vorgegebenen Kriterien mit Versorgung des Appendixstumpfes durch GIA oder Röderschlinge. Für die jeweilig ermittelten Parameter wurden Gruppenmittelwert (x) und Standardabweichung der Einzelwerte (SD) berechnet. Parametrische verteilungsabhängige Tests basieren auf dem t-Test nach Student, kategoriale Daten wurden mit dem X^2-Test verglichen. Die Signifikanzrate wurde auf eine Irrtumswahrscheinlichkeit von $p < 0,05$ bei zweiseitiger Fragestellung festgelegt.

Das Durchschnittsalter aller 578 Patienten betrug $30,4 \pm 20,8$ Jahre (4–93). 401 Patienten (69,4%) versorgten wir laparoskopisch und 147 (25,4%) konventionell. 30mal (5,2%) war eine Konversion zum offenen Vorgehen notwendig. Die Patientengruppen sind bezüglich Alter und ASA-Klassifikation vergleichbar.

Die postoperative Verweildauer war in der laparoskopischen Gruppe mit $5,5 \pm 5,3$ vs. $9,0 \pm 6,9$ Tagen kürzer ($p < 0,001$), ebenso die durchschnittliche Operationsdauer ($35,9 \pm 13,6$ vs. $24,4 \pm 17,1$ Minuten). In der Gruppe der laparoskopisch operierten Patienten traten signifikant weniger ($p < 0,05$) reeingriffspflichtige spezifische postoperative Komplikationen auf (1,75%; 4 × Abszeß, 3 × Ileus), alle Abszesse konnten laparoskopisch nachoperiert und beherrscht werden. Bei den konventionell versorgten Patienten erforderten 6 Abszesse, 1 Ileus und eine Dünndarmfistel (5,4%) eine erneute operative Therapie, 3 der intraabdominalen Abszesse mußten wir bei den konvertierten Patienten feststellen. Außerdem mußte 4mal wegen Bauchdeckenabszedierung revidiert werden (2,7%).

Der Anteil an postoperativen Wundheilungsstörungen (10,2%) war bei der konventionellen Operationstechnik ebenfalls höher ($p < 0,001$). Es traten 3 oberflächliche Wundinfektionen, 3 subfasziale Abszesse, 4 epifasziale Abszesse, 2 Hämatome/Serome und 3 oberflächliche Infiltrate auf. Bei 2 Patienten erfolgte ein sekundärer Wundverschluß. 3 Hämatome/Serome und 3 oberflächliche Infiltrate (1,5%) wurden bei der laparoskopischen Gruppe durch lokale konservative Maßnahmen therapiert.

1 Patient, der konventionell appendektomiert wurde, verstarb an einem akuten Myokardinfarkt (0,68%). Die Letalität bei den laparoskopisch operierten Patienten beträgt 0.

Diskussion

Fast einhundert Jahre wurde die Appendektomie in der von McBurney 1894 angegebenen Technik durchgeführt [8], 1983 revolutionierte Semm [12] mit der ersten laparoskopischen Appendektomie die Operationstechnik, Götz und Pier [6] standardisierten den Eingriff. Seither herrscht eine kontroverse Diskussion über die laparoskopische Appendektomie. Besonders in der Initialphase war die längere Operationsdauer, vermehrtes Auftreten von postoperativen Komplikationen, insbesondere intraabdomineller Abszesse und die höheren Kosten ein Kritikpunkt. Letztere sollen in dieser Darstellung, die sich an den Komplikationen beider Methoden orientiert, bewußt ausgespart werden.

Inzwischen liegen aus den letzten Jahren umfangreiche Daten vor, die eine rationelle Einschätzung ermöglichen. Dabei ist es an der Zeit, überwiegend die neueren Ergebnisse und nicht mehr das Gesamtkrankengut aus der laparoskopischen Urzeit heranzuziehen, da die Lernkurve in den Kliniken, die seit Jahren diese Operationsmethode praktizieren, im wesentlichen als abgeschlossen gelten kann. Wie in vielen Häusern steht auch uns die laparoskopische Appendektomie als Standard rund um die Uhr zur Verfügung und wird als Ausbildungsoperation im zweiten Jahr der Facharztausbildung weitergegeben. Erst mit diesem Status besteht eine gewisse Vergleichbarkeit mit der konventionellen Methodik, da in der Standardisierung, Verfügbarkeit sowie Lehr- und Lernfähigkeit dieser Operationstechnik der Schlüssel zur allgemeinen Anwendbarkeit liegt.

Ausgehend von den zitierten Metaanalysen (Tabelle 1) ist ein positiver Trend zur laparoskopischen Appendektomie unverkennbar, der nach der Datenlage vor allem in einer deutlichen Verminderung der Anzahl und Schwere der Wundinfektionen und einer schnelleren Rückkehr zum Normalbefinden nach der Operation eindeutig ist. Auch für die geringere postoperative Schmerzbelastung der Patienten, vor allem in den ersten 24 bis 48 Stunden, und eine kürzere stationäre Verweildauer sind die Ergebnisse, die für die laparoskopische Appendektomie sprechen, überwiegend positiv belegt. Ebenso eindeutig lassen die Untersuchungen allerdings die Nachteile des Verfahrens erkennen: Verlängerte Operationszeiten und eine höhere postoperative Komplikationsrate, insbesondere intraabdominale Abszesse.

Operationszeiten für bestimmte definierte und weitgehend typisierte Operationen sind abhängig von der Art des Grundleidens, vor allem aber von den individuellen Eigenschaften des Operateurs. Kliniken mit einem größeren Potential an Ausbildungsassistenten haben immer statistisch etwas längere Operationszeiten. Halten sich die Unterschiede in Grenzen, erwachsen in aller Regel daraus für den Patienten keine gravierenden Nachteile. Aus den Ergebnissen der Multizenter-Studie ergibt sich bei der großen Zahl von 4730 Appendektomien in einem Zeitraum von nur einem Jahr eine Differenz der durchschnittlichen Operationszeit von lediglich 4 Minuten zugunsten der konventionellen Appendektomie (42 vs. 46 Minuten). Im eigenen Krankengut ist diese Zahl in den letzten Jahren (1996 bis 1999) sogar zugunsten der laparoskopischen Technik umgeschlagen (36 vs. 25 Minuten). Dabei sind allerdings die Konversionen der offenen Appendektomie zugeschlagen. Wir halten es für empfehlenswert, bei komplizierten Befunden, die ein späteres Umsteigen zur offenen Operationstechnik wahrscheinlich machen, frühzeitig und vor langwierigen frustranen Manipulationen die Konversion vorzunehmen.

In drei Metaanalysen [5, 11, 13] aus dem Jahr 1998 ergaben sich höhere postoperative Komplikationen für die laparoskopische Appendektomie, insbesondere eine höhere Zahl intraabdominaler Abszesse. In den neueren Zusammenstellungen von 1999 fanden sich keine Unterschiede [1, 3, 14] oder war keine sichere Angabe möglich [2, 10]. Aus den Ergebnissen der Multizenter-Studie waren die Unterschiede in den postoperativen Komplikationen beider Operationsmethoden minimal, ebenso für die intraabdominellen Abszesse. Im eigenen Krankengut traten bei der laparoskopischen Gruppe signifikant weniger postoperative Komplikationen auf, die intraabdominellen Abszesse waren bei offenem Vorgehen ebenfalls deutlich häufiger.

Aus den vorliegenden Daten und den eigenen Ergebnissen und Erfahrungen kann festgestellt werden, daß die Einschätzung der laparoskopischen Appendektomie als ein komplikationsträchtiges Operationsverfahren nicht mehr aufrecht zu erhalten ist. Vielmehr ist festzustellen, daß aus der Sicht der Komplikationsraten im Vergleich beider, der offenen und der laparoskopischen Appendektomie, keine der Operationsmethoden einen entscheidenden Vor- oder Nachteil hat. Für keines der Verfahren läßt sich nach den derzeitigen Erkenntnissen eine erhöhte Gefahr für die Patienten nachweisen. Damit stehen beide Methoden gleichwertig für die Therapie der akuten Appendizitis zur Verfügung, so daß nach entsprechender Aufklärung über die Vor- und Nachteile dem Kranken sowohl die konventionelle als auch die laparoskopische Appendektomie als Therapieverfahren angeboten werden kann. Es unterliegt den Erfahrungen der Klinik bzw. des Operateurs, welcher der beiden Operationsmethoden der Vorzug zu geben ist.

Literatur

1. Chung RS, Rowland DY, Li P, Diaz J (1999) A meta-analysis of randomized controlled trials of laparoscopic versus conventional appendectomy. Am J Surg 177: 250 – 256
2. Fingerhut A, Millat B, Borrie F (1999) Laparoscopic versus open appendectomy: time to decide. World J Surg 23: 835 – 845
3. Garbutt JM, Soper NJ, Shannon WD, Botero A, Littenberg B (1999) Meta-analysis of randomized controlled trails comparing laparoscopic and open appendectomy. Surg Laparosc Endosc 9: 289 – 295
4. Gastinger I, Koch A, Lippert H, Lorenz D (1998) Current status of treatment of appendicitis. Results of 2 prospective multicenter studies in East German. East German Working Group "Outcome Assessment and Quality Assurance in Surgery" of the CAQ of the German Society of Surgery. Zentralbl Chir 123 Suppl 4: 8 – 10
5. Golub R, Siddiqui F, Pohl D (1998) Laparoscopic versus open appendectomy: a metaanalysis. J Am Coll Surg 186: 545 – 553
6. Götz F, Pier A, Bacher C (1991) Die laparoskopische Appendektomie. Chirurg 62: 253 – 256
7. Hellberg A, Rudberg C, Kullmann E, Enchsson L, Fenyö G et al. (1999) Prospective randomized multicentre study of laparoscopic versus open appendectomy. Br J Surg, 48 – 53
8. McBurney (1894) The incision made in the abdominal wall in case of appendicitis with a description of a new method of operating. Ann Surg 20: 38
9. McCall JL, Sharples K, Jadallah F (1997) Systematic review of randomized controlled trails comparing laparoscopic with open appendectomy. Br J Surg 84: 1045 – 1050
10. Meynaud-Kraemer L, Colin C, Vergnon P, Barth X (1999) Wound infections in open versus laparoscopic appendectomy. A meta-analysis. Int J Technol Assess Health Care 15: 380 – 391
11. Sauerland S, Lefering R, Holthausen U, Neugebauer EA (1998) Laparoscopic vs conventional appendectomy – a meta-analysis of randomised controlled trails. Langenbecks Arch Surg 383: 289 – 295
12. Semm K (1983) Endoscopic appendectomy. Endoscopy 15: 59 – 64
13. Slim K, Pezet D, Chippon J (1998) Laparoscopic or open appendectomy? Critical review of randomized, controlled trails. Dis Colon Rectum 41: 398 – 403
14. Temple LK, Litein DE, McLeod RS (1999) A meta-analysis of laparoscopic versus open appendectomy in patients suspected having acute appendicitis. Can J Surg 42: 377 – 383

Häufige Komplikationen bei laparoskopischer Hernienreparation, welche sind verfahrenstypisch? Gibt es generelle Vermeidungsstrategien?

R. Bittner, C.-G. Schmedt, K. Kraft und B. Leibl

Marienhospital Stuttgart, Klinik für Allgemein- und Visceralchirurgie, Böheimstraße 37, 70199 Stuttgart

Frequent Complications in Laparoscopic Hernia Repair – Which of Them are Procedure-Related and are There any General Strategies to Avoid Them?

Summary. Since April 1993, more than 6000 laparoscopic inguinal hernia procedures (TAPP) were performed at our clinic. Particularly during the initial phase (operations 1–600; learning curve and development of the method), the analysis of complications contributed to a modification of the procedure in certain points and thus, a standardised technique was developed. Possible injuries to intraabdominal structures when establishing the pneumo-peritoneum and inserting the trocars must be seen as procedure-related complications. Hemorrhage complications (epigastric blood vessels) and formation of incisional hernias (trocar insertion) are possible, but they can be largely avoided by the use of blunt trocars (rate: 0.27%). Injuries to inguinal structures (testicular blood vessels, seminal duct, iliac blood vessels and nerves) during the dissection of the inguinal region and the hernia sac are very rare, if an exact knowledge of the anatomy and a standardised technique are provided (rate less than 0.5%). The staple fixation of the mesh must never be done caudal but rather 1–2 cm cranial of the iliopubic tract. Under strict observation of these principles, laparoscopic hernioplasty shows a very low morbidity (1.4%) and rate of recurrence of 0.4%.

Key words: Inguinal hernia – Laparoscopic – Complications

Zusammenfassung. Seit April 1993 wurde in unserer Klinik mehr als 6000 laparoskopische Leistenbruchoperationen (TAPP) durchgeführt. Insbesondere während der ersten Phase (OP Nr. 1–600) (Lernkurve und Methodenentwicklung) wurde durch die Analyse der beobachteten Komplikationen das Vorgehen in verschiedenen Punkten modifiziert und so eine standardisierte Technik erarbeitet. Als verfahrenstypische Komplikationen zeigen sich Verletzungsmöglichkeiten intraabdomineller Strukturen bei der Anlage des Pneumoperitoneums bzw. der Einbringung der Arbeitstrokare. Blutungskomplikationen (epigastrische Gefäße) und Hernienbildung (Trokareinstich) sind möglich, können aber durch die Verwendung stumpfer Trokare weitestgehend vermieden werden (Häufigkeit 0,27%). Verletzungen inguinaler Strukturen (Testikulargefäße, Ductus deferens, Iliacalgefäße, Nerven) bei der Präparation von Leistenregion und Bruchsack sind bei exakter Kenntnis der Anatomie und standardisierter Technik selten (Häufigkeit unter 0,5%). Die Applikation von Clips zur Netzfixation darf niemals kaudal und bis zu 1–2 cm cranial des Tractus ilieopubicus erfolgen. Unter konsequenter Berücksichtigung dieser Prinzipien weist die laparoskopische Hernioplastik eine sehr niedrige Morbidität (1,4%) und Rezidivrate (0,4%) auf.

Schlüsselwörter: Hernia inguinalis – Laparoskopische Hernioplastik – Komplikationen

Komplikationen bei der laparoskopischen Cholecystektomie. Gibt es systematische operative Fehler?

W. Wayand

II. Chirurgische Abteilung, Allgemeines Krankenhaus der Stadt Linz, Krankenhausstraße 9, 4020 Linz, Österreich

Complications with Laparoscopic Cholecystectomy. Are There Systemic Failures at Operation?

Summary. Based on the experience of 3500 laparoscopic cholecystectomies operated from 1990 – 2000 at our institution, the following principles have been effective in minimising failures: 1. Indication. Approximately 6% of all procedures (complicated, septic gallbladders) are still operated in the old-fashioned, open way. 2. Operation. Pneumoperitoneum is applied by elevation of the plane of the fascia in addition to the traditional tests of security. Electro-cautery is kept to a minimum, cholangiography must be available and Endobag and easy-flow drainage via a 5 mm port is recommended. If no progress can be achieved at operation within 15 min, conversion is recommended.

Key words: Laparoscopic cholecystectomy – Avoidance of complications – Clinical practice

Zusammenfassung. Basierend auf den Erfahrungen von 3500 LCH, die in den letzten 10 Jahren (1990 – 2000) an unserer Abteilung operiert wurden, hat sich bei uns zur Fehlerminimierung folgendes Vorgehen bewährt: 1. Indikation: Ca. 6% pro Jahr aller Eingriffe (komplizierte septische Gallen) werden traditionell offen operiert. 2. Operation: Applikation des Pneumoperitoneums mit Elevation der Faszienebene, traditionelle Sicherheitstests, wenig Stromanwendung, Verfügbarkeit der Cholangiographie, Endobag, easy Drain über 5 mm Trokar, sorgfältige Gasevakuierung. Konversion, wenn auch nach Beiziehen eines Erfahrenen nach 15 Min. kein Fortschritt zu erzielen ist. 3. Konklusion: Selektion von Patient und Operateur, kein Druck durch Zeit oder Prestigedenken.

Schlüsselwörter: Laparoskopie – Cholecystektomie – Fehlervermeidung

Bedeutung der intraoperativen Cholangiografie bei der laparoskopischen Cholezystektomie

D. Lorenz[1] und K. Ludwig[2]

[1] Klinik für Allgemein- und Viszeralchirurgie am Krankenhaus Berlin-Marzahn mit Berufsgenossenschaftlicher Unfallklinik e.V., Warener Straße 7, 12683 Berlin
[2] Klinik und Poliklinik für Chirurgie, E.-M.-Arndt-Universität, Friedrich-Loeffler-Straße 23, 17487 Greifswald

Value of Intraoperative Cholangiography in Laparoscopic Cholecystectomy

Summary. Intraoperative cholangiography (IOC) discovers bile duct injuries in most cases, and enables immediate repair that harbors a favorable outcome. A survey conducted at 875 departments of surgery revealed that only 5% of these centers employed IOC on a regular basis during laparoscopic cholecystectomy. At these institutions, bile duct injuries had been immediately discovered in 93% of the cases. This number declined to 67% at institutions that had performed IOC in a more selective manner, and decreased even further to 56% at locations that did not carry out IOC at all. Controversial appears to be the fact that in terms of open surgery, IOC is judged to be mandatory in about 50% of surgical departments in Germany. Taking most expert reports and verdicts into account, a surgeon will face fewer problems in cases of bile duct injuries that happened even though IOC had been performed.

Key words: Intraoperative cholangiography – Bile duct injury – Cholecystectomy

Zusammenfassung. Mit der intraoperativen Cholangiografie (IOC) können Gallengangverletzungen (GL) in den meisten Fällen entdeckt und mit günstigerer Prognose für den Patienten sofort korrigiert werden. Eine Umfrage an 875 Chirurgischen Kliniken ergab, daß an nur 5% der Einrichtungen die IOC bei laparoskopischer Cholezystektomie (LC) obligat durchgeführt wird. In diesen Kliniken wurden 93% der GL sofort erkannt. In Kliniken mit selektiver IOC gelang dies bei 67% und wenn keine IOC vorgenommen wird in 56% der Fälle. Widersprüchlich ist, daß bei konventioneller Cholezystektomie in etwa 50% der Chirurgischen Kliniken in Deutschland die IOC weiterhin obligat vorgenommen wird. Geht man von den meisten Gutachten und Urteilen aus, dann entstehen für den Chirurg die wenigsten Probleme, wenn eine IOC durchgeführt wird.

Schlüsselwörter: Intraoperative Cholangiografie – Gallengangverletzung – Cholezystektomie

Die Frage, ob bei konventioneller und laparoskopischer Cholezystektomie intraoperativ obligat, selektiv oder nicht geröntgt werden soll, wird weiterhin kontrovers diskutiert.

Verfechter der routinemäßigen intraoperativen Cholangiografie (IOC) verweisen auf das Erkennen anatomischer Varianten an den Gallenwegen, das Erkennen von Verletzungen der Gallenwege, die Diagnose einer asymptomatischen Choledocholithiasis und auf das Training der Operateure in Durchführung und Auswertung der IOC.

Befürworter der selektiven IOC oder des Ablehnens der IOC argumentieren mit erhöhten Kosten, der Verlängerung der Operationszeit, der Verletzungsgefahr durch das Röntgen per se und damit, daß Verletzungen dennoch übersehen werden können bzw. erst nach dem Röntgen verursacht werden [3].

Das Problem für den Patienten und für den Chirurg ist nicht der im Gallengang verbliebene Stein. Die Endoskopie hat heute in Deutschland einen Erfahrungs- und Trainingsstand erreicht, der die Aussage zuläßt, daß es gelingt, postoperativ jeden Choledochusstein endoskopisch zu entfernen.

Das Problem ist auch nicht, ob es mit der IOC gelingt, Gallengangsverletzungen intraoperativ zu vermeiden, denn wenn fälschlicherweise über den D. hepaticus dexter oder über den Hauptgallengang geröntgt wird, müssen diese ja vorher distal des Clips tangential angeschnitten worden sein.

Die Fragen, die jeder Gutachter beantworten muß, wenn patientenseits Vorwürfe gegen einen Chirurg bei Schlichtungsstellen oder Gerichten erhoben wurden lauten stets:

- Gehört die Gallengangverletzung zum operationsimmanenten Risiko?
- War die Gallengangverletzung ein Behandlungsfehler?
- Wann wurde die Verletzung erkannt?
- Wurde auf die Verletzung nach den Regeln der Schulmedizin reagiert?

Analysen von Gutachten und Urteilen haben ergeben, daß bei dem sofortigen Erkennen einer Verletzung und Korrektur nach „Umsteigen" niemals der Vorwurf eines Behandlungsfehlers erhoben wurde [1].

In der Literatur wird häufig versucht, mit klinikeigenen Statistiken oder Umfrageanalysen die Frage zu beantworten, ob es gegenüber der Ära der „offenen" Cholezystektomie und der Zeit der laparoskopischen Chirurgie jetzt mehr Gallengangverletzungen gibt.

Diese Frage läßt sich aus folgenden Gründen schwer beantworten.

- Als bis gegen Ende der 80er Jahre alle Cholezystektomien konventionell vorgenommen wurden, war die IOC in nahezu allen deutschen Kliniken obligat. Gründe dafür waren, den Röntgenkatheter wirklich über den D. cysticus in den Hauptgallengang eingeführt zu haben, Gallengangsteine zu entdecken und den „glatten" Abfluß des Kontrastmittels über die Papille in das Duodenum nachgewiesen zu haben. Wurde versehentlich ein Hauptgallengang eröffnet, war die Versorgung des tangentialen Einschnitts mit 2–3 Einzelknopfnähten und Sicherung mit T-Drainage technisch kein Problem.
- Heute, wo mehr als 2 Drittel aller Cholezystektomien in Deutschland laparoskopisch vorgenommen werden, ist ein einfacher Vergleich zwischen Gallengangverletzungen bei laparoskopischer und konventioneller Cholezystektomie nicht möglich, da „komplizierte" Gallen vorwiegend offen operiert werden.
- Eine prospektiv-randomisierte Studie zum Problem der Häufigkeit von Gallengangverletzungen in Abhängigkeit von der Operationstechnik anlegen zu wollen, dürfte heute problematisch sein. Die Entscheidung, ob laparoskopisch oder konventionell vorgegangen werden kann oder muß fällt in der präoperativen Diagnostik, nach dem Aufklärungsgespräch und während der Operation.

Das Problem der Gallengangverletzungen stellt sich heute auch in einer völlig geänderten Weise dar. Eine Läsion der Gallenwege ohne IOC bedeutet in den meisten Fällen, daß der Gallengang nicht nur durchtrennt, sondern reseziert wird, da sich die Gallenblase nur entfernen läßt, wenn man den Gallengang hilusnah noch ein 2. Mal durchtrennt. Wird diese Katastrophe erst am 2. oder 3. postoperativen Tag mittels ERC entdeckt, ist eine Direktnaht nur in den seltensten Fällen möglich.

Raute et al. [2] werteten die Verläufe von 64 Gallengangverletzungen aus.

93% mußten mit einer biliodigestiven Anastomose versorgt werden. Von diesen entwickelten 18% innerhalb von 2 – 3 Jahren Stenosen und die Mortalität auf der Basis einer sekundären biliären Zirrhose betrug im Zeitintervall von 10 Jahren 10%.

Wir haben 1998 in einer Umfrage, an der sich 875 (67%) deutsche chirurgische Einrichtungen beteiligten, versucht, die Situation auf dem Gebiet der Gallenwegschirurgie zu analysieren.

Insgesamt wurden dabei 123 090 Cholezystektomien ausgewertet.

Mit 88 537 laparoskopischen gegenüber 34 553 konventionellen Eingriffen betrug das Verhältnis 72 : 28%.

84 541 der laparoskopischen Cholezystektomien waren an Allgemeinen oder Lehrkrankenhäusern vorgenommen worden. Der Anteil laparoskopischer zu offenen Cholezystektomien betrug an Allgemeinen Krankenhäusern 67,1 : 32,9%, an Lehrkrankenhäusern 72,3 : 27,7% und an Universitätskliniken 57,6 : 43,4% (Tabelle 1).

Widersprüchlich ist die Einstellung zur IOC an deutschen Krankenhäusern.

Abbildung 1 spiegelt die Situation bei der konventionellen Cholezystektomie wider. Während bei diesen Eingriffen teilweise in 50% der Fälle noch obligat geröntgt wird (an 4 Universitätskliniken nie!), wird bei der laparoskopischen Cholezystektomie an 303 Allgemeinen Krankenhäusern, an 107 Lehrkrankenhäusern und an 8 Universitätskliniken keine intraoperative Diagnostik vorgenommen (Abb. 2).

Tabelle 1. Das Verhältnis laparoskopische zu konventionellen Cholezystektomien, bezogen auf den Krankenhaustyp

	Allgemeine Krankenhäuser n = 606	Lehrkrankenhäuser n = 225	Universitäten n = 28	Gesamt
Summe aller CE	73 824	45 096	4170	123 090
Laparoskopische CE	67,1%	72,3%	57,6%	68,7%
Konventionelle CE	32,9%	27,7%	43,4%	31,3%
Konversion	7,9%	7,2%	8,8%	7,7%
Eingriffe am Gallengang	6,3%	5,3%	3,9%	5,8%

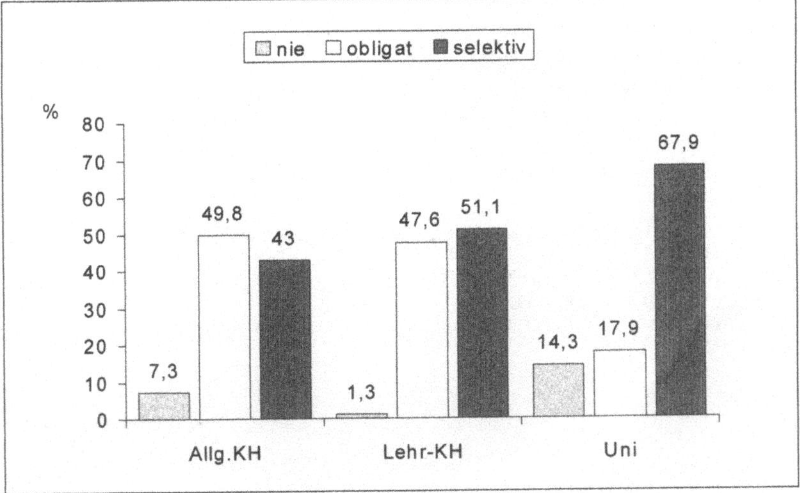

Abb. 1. Intraoperative Diagnostik (obligat, selektiv, keine) bei konventioneller Cholezystektomie in Abhängigkeit vom Krankenhaustyp

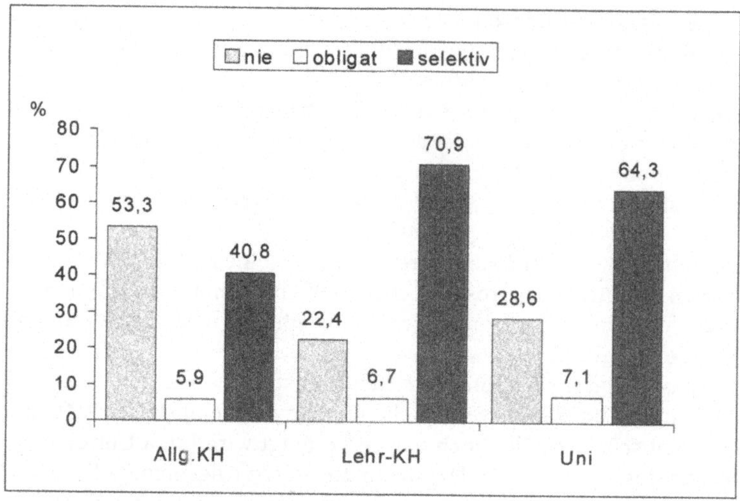

Abb. 2. Intraoperative Diagnostik (obligat, selektiv, keine) bei laparoskopischer Cholezystektomie in Abhängigkeit vom Krankenhaustyp

Tabelle 2. Intra- oder postoperatives Erkennen von Gallengangsverletzungen in Abhängigkeit der Einstellung zur IOC

IOC	Verletzungen gesamt (n = 305)	intraoperativ erkannt (n = 195)	postoperativ erkannt (n = 110)
obligat	6,2%	93%	7%
selektiv	59,5%	67%	33%
nie	34,4%	56%	44%

Daß die IOC die Chance erhöht, intraoperative Verwechslungen von Gallengängen und deren Verletzungen sofort zu erkennen, wurde durch unsere Umfrage belegt (Tabelle 2).

Während bei obligater IOC der Anteil an Gallengangverletzungen 6,2% betrug und in 93% der Fälle intraoperativ entdeckt wurde, konnten diese bei selektiver IOC in 67% und wenn keine IOC vorgenommen wurde in 56% der Fälle intraoperativ festgestellt werden.

Legt man die meisten Gutachten bei iatrogenen Gallengangverletzungen zugrunde, dann entstehen für den Operateur die wenigsten Probleme, wenn eine IOC vorgenommen worden war.

Literatur

1. Low A, Decker D, Kania U, Hirner A (1997) Forensische Aspekte der kompliziert verlaufenen laparoskopischen Cholecystektomie. Chirurg 68:395
2. Raute M, Podlech P, Jaschke W, Manegold BC, Trede M, Chir B (1993) Management of bile duct injuries and strictures following cholecystectomy. World J Surg 17:553
3. Reichel K, Faust H (1997) Routinemäßige intraoperative Cholangiographie bei der laparoskopischen Cholezystektomie. Chir Gastroenterol 13:228

Nahtbruch nach Gastrektomie

A. Imdahl, C. Wagner, M. Hentschel und E. H. Farthmann

Abteilung für Allgemeine Chirurgie mit Poliklinik, Chirurgische Universitätsklinik Freiburg, Hugstetter Straße 55, 79106 Freiburg

Leakage of Esophagojejunostomy Following Gastrectomy

Summary. The leakage rate of the esophagojejunal anastomosis after total gastrectomy discussed within 13 papers in the last 12 years is 2–16% (mean 6.78%, n = 6415). However, it is frequently not stated whether only clinically relevant leakages or even uneventful leakages detected by routine follow-up were counted. Our own leakage rate in total gastrectomies was 12.8% (n = 305, 1987–1999) with all anastomoses checked radiologically at the fourth postoperative day. Mortality rate due to leakage was 2.3%. In 1997, we started to treat leakages with endoscopically-placed stents (n = 14), which leads to a closure of the insufficiency. The condition for stent application was a sufficient drainage of fluid collections outside the anastomosis. The rate of relaparotomies has been reduced since we started stent therapy.

Key words: Gastrectomy – Anastomotic leakage – Stent therapy

Zusammenfassung. Die Insuffizienzrate nach Ösophagojejunostomie in der Literatur betrug in den letzten Jahren im Mittel 6,78% (2 – 16%; n = 6415; 13 Publikationen der letzten 12 Jahre). Unklar ist häufig, ob in den Publikationen nur klinisch relevante Insuffizienzen genannt wurden oder auch stumme Insuffizienzen als Zufallsbefund in der Routine-Kontrolle. Die Gesamt-Insuffizienzrate der Ösophagojejunostomie nach Gastrektomie (klinisch stumm und manifest) betrug im eigenen Krankengut 12,8% (n = 305, 1987 – 1999), wobei jede Anastomose am 4. postoperativen Tag radiologisch kontrolliert wurde. Die Letalität durch die Insuffizienz betrug 2,3%. Seit 1997 behandeln wir Insuffizienzen durch einen endoskopisch plazierten Stent, der zur Abdichtung der Insuffizienz führt (n = 14). Die Rate der Relaparotomien lässt sich hierdurch senken. Voraussetzung für die Stent-Applikation ist die ausreichende Drainage eines extraluminären Verhaltes.

Schlüsselwörter: Gastrektomie – Anastomoseninsuffizienz – Stent

Der Nahtbruch der Ösophagojejunostomie nach Gastrektomie stand immer im Spannungsfeld zwischen fataler Komplikation und klinisch stummem Befund. Schon in den 30er Jahren wurden Letalitätsraten durch Nahtbruch in bis zu 70% beschrieben [Übersicht in 1]. Andererseits bleiben etwa 20 – 25% der Insuffizienzen klinisch stumm [1, 2].

Aktuelle Situation

Auch heute stellt der Nahtbruch der Ösophagojejunostomie ein Problem dar. in jüngeren Publikationen werden Insuffizienzraten zwischen 0,8 und 15,8% angegeben [2–14]. Die Letalität bedingt durch die Insuffizienz liegt bei bis zu 40%, in multivariaten Analysen hat der Nahtbruch einen negativen Einfluss auf die Langzeitprognose [15]. Addiert man die Gastrektomien der zitierten Studien (n = 13; 1987 – 1998) so ergibt sich eine Insuffizienzrate von 6,78% (n = 6415) [2 – 14]. Leider wird bei einigen Studien nicht klar, ob lediglich klinisch relevante Insuffizienzen gezählt wurden oder auch Insuffizienzen, die in der radiologischen Kontrolle auffielen.

In der eigenen Analyse von 305 Gastrektomien zwischen 1987 und 1999 fanden sich in 12,8% klinische bzw. radiologische Insuffizienzen der Ösophagojejunostomie mit einer etwa konstanten Verteilung über den Zeitraum. 7,5% dieser Patienten mussten relaparotomiert werden, die Letalitätsrate betrug 2,3%. Von den Patienten mit einer Insuffizienz verstarben 18% an Komplikationen hervorgerufen durch die Insuffizienz. In einer eigenen multivariaten Analyse (28 Variablen) war die Anastomoseninsuffizienz für die perioperative Letalität zwar ein unabhängiger Faktor (p = 0,02), stand aber hinter der Pneumonie (p = 0,0001), dem Transfusionsbedarf (p = 0,001), der Relaparotomie (p = 0,003), und der Komorbidität (p = 0,007) erst an fünfter Stelle. Hierin kommt indirekt der relativ hohe Anteil konservativ beherrschter bzw. klinisch stummer Insuffizienzen zum Ausdruck.

Kausale Faktoren

Als kausale Faktoren für die Insuffizienz kommen das Tumorstadium, die Komorbidität und das Patientenalter als patientenabhängige Variablen in Betracht. Als patientenunabhängige Faktoren werden das Operationsverfahren, die Anastomosentechnik, die Erfahrung des Operateurs und die des Zentrums angeführt. In manchen Studien führte die Lymphknotendissektion des Kompartment 2 zu einer erhöhten Anastomoseninsuffizienzrate [5, 13, 14]. Als unbestritten gilt die erhöhte Insuffizienzrate nach erweiterter Gastrektomie [7, 11]. In der oben angeführten eigenen multivariaten Analyse waren lediglich die Variablen Komorbidität und Operationsdauer signifikant mit dem Auftreten einer Anastomoseninsuffizienz korreliert.

Diagnostik

Die Diagnostik der Anastomoseninsuffizienz erfolgte durch klinische Beurteilung oder radiologische Diagnostik, in seltenen Fällen auch endoskopisch. An unserer Klinik wurden alle Anastomosen regelhaft am vierten postoperativen Tag radiologisch kontrolliert, sofern eine Insuffizienz nicht schon zuvor klinisch festgestellt wurde. In 2,8% ergab der Gastrografinschluck zu diesem Zeitpunkt einen falsch negativen Befund, d. h. die Insuffizienz wurde erst jenseits nach dem vierten postoperativen Tages klinisch manifest. Von den radiologisch nachgewiesenen Insuffizienzen konnten 63% konservativ behandelt werden, von den klinisch festgestellten Insuffizienzen nur 14%.

Therapie

Der radiologische Nachweis des Nahtbruchs stellte bisher vor die Entscheidung der Operationsnotwendigkeit oder des Zuwartens bei klinisch stummer Insuffizienz. Grundsätzlich wird die Therapie die Drainierung der Insuffizienz bzw. des Extavasates zum Ziel haben. Dies lässt sich selten durch interventionelle radiologische Verfahren, häufiger durch eine Relaparotomie erreichen.

Tabelle 1. Insuffizienz der ösophagojejunalen Anastomose nach Gastrektomie wegen einem Magenkarzinom (n = 19; 1997 – 4/2000): Therapieergebnisse nach endoskopischer Stentüberbrückung der Insuffizienz (Nitinol-Stent, Fa. Ultraflex®, Durchmesser 17 – 23 oder 23 – 28 mm)

	n	%	Letalität (n)
Konservativ	3	15,7	0
Stent	5	26,4	0
Relaparotomie	2	10,5	0
Stent + Relaparotomie	9	47,4	3

Tabelle 2. Insuffizienz der ösophagojejunalen Anastomose nach Gastrektomie wegen einem Magenkarzinom. Ergebnisse nach konservativer und operativer Therapie [%]. Seit 1997 zusätzliche Stent-Therapie zur Überbrückung der Anastomoseninsuffizienz

Zeitraum	Konservativ	Letalität	Operativ	Letalität
1987 – 1996	35	0	65	30,8
1997 – 4/2000	42,1	0	57,9	33

Seit 1997 behandeln wir unter bestimmten Voraussetzungen Patienten mit einer Anastomoseninsuffizienz der Ösophagojejunostomie mit einem Stent. Voraussetzung ist eine adäquate Drainage eines extraluminären Verhaltens. Die Stent-Einlage (Nitinol Stent, Fa. Ultraflex®, Durchmesser 17 – 23 oder 23 – 28 mm) erfolgte endoskopisch. Hierzu wird die Insuffizienz endoskopisch lokalisiert und radiologisch markiert. Nach Plazierung des Stents erfolgt die kontrollierte Freisetzung. Unmittelbar daran schließt sich die endoskopische Lagekontrolle an, am Tag darauf wird die Dichtigkeit des Stents radiologisch überprüft. In der Regel wird der Stent innerhalb von 21 Tagen entfernt.

Ergebnisse

Bislang erhielten 14 Patienten mit einer Insuffizienz der Ösophagojejunostomie einen Stent (Tabelle 1). Hiervon wurden zunächst 9 Patienten zusätzlich relaparotomiert und drainiert, 3 Patienten verstarben. Fünf Patienten erhielten einen Stent bei noch liegender Drainage, bei diesen Patienten war eine Relaparotomie nicht erforderlich. Keiner dieser Patienten verstarb. Die bislang erzielten Ergebnisse zeigen, dass eine Stenttherapie zur Überbrückung der ösophagojejunalen Anastomoseninsuffizienz möglich ist. Der Vergleich der Kollektive 1988 – 1996 und 1997 – 4/2000 zeigt, dass die Patienten mit einem Stent häufiger konservativ behandelt wurden, bei gleichbleibender Letalität der relaparotomierten Patienten (Tabelle 2).

Die möglichen Vorteile der Stenttherapie bestehen in einem günstigeren klinischen Verlauf bei einem weniger invasivem Verfahren. Der Stent lässt einen raschen enteralen Kostaufbau zu, die Liegedauer auf der Intensivstation ist kürzer, so dass trotz hoher Kosten für einen Stent die Gesamtkosten der Behandlung günstiger sein dürften.

Literatur

1. Häring R, Franke H (1970) Gastrektomie und Kardiaresektion beim Magenkarzinom. Georg Thieme, Stuttgart, S 119 – 128
2. Viste A, Eide GE, Soreide O (1987) Stomach cancer: A prospective study of anastomotic failure following total gastrectomy. Acta Chir Scand 153: 303 – 306
3. Shchepotin IB, Evans SRT, Chorny VA et al. (1996) Postoperative complications requiring relaparotomies after 700 gastrectomies performed for gastric cancer. Am J Surg 171: 270 – 273

 4. Hölscher AH, Siewert JR (1992) Stapler am Gastrointestinaltrakt – pro und contra. Langenbecks Archiv Chirurgie 377: 56 – 64
 5. Bonenkamp JJ, Songun I, Hermans J et al. (1995) Randomised comparison of morbidity after D1 and D2 dissection for gastric cancer in 996 Dutch patients. Lancet 345: 745 – 748
 6. Seufert RM, Schmidt-Matthiesen A, Beyer A (1990) Total gastrectomy and oesophagojejunostomy – a prospective randomized trial of hand-sutured vs mechanically stapled anastomoses. Br J Surg 77: 50 – 52
 7. Bozetti F, Marubini E, Bonfanti G et al. (1997) Total versus subtotal gastrectomy. Ann Surg 226: 613 – 620
 8. Bittner R, Butters M, Ulrich M et al. (1996) Total gastrectomy. Updated mortality and long-term survival with particular reference to patients older than 70 years of age. Ann Surg 224: 37 – 42
 9. Dietl F, Rumpf KD (1995) Früh- und Spätergebnisse der Gastrektomie de prinzipe. Zentralbl Chir 120: 800 – 803
10. Schardey HM, Krämling HJ, Cramer C (1998) Risikofaktoren und pathogene Mikroorganismen bei Patienten mit insuffizienter Ösophago-Jejunostomie nach Gastrektomie. Zentralbl Chir 123: 46 – 52
11. Böttcher K, Siewert JR, Roder JD et al. (1994) Risiko der chirurgischen Therapie des Magenkarzinoms in Deutschland. Chirurg 65: 298 – 306
12. Moreno-Gonzales E, Vara-Thorbeck R (1987) Stapler vs handgenähte Anastomose in der Magen-Darm-Chirurgie. Langenbecks Arch Chir 372: 99 – 103
13. Cuschieri A, Fayers P, Fielding J et al. (1996) Postoperative morbidity and mortality after D1 and D2 resections for gastric cancer: preliminary results of the MRC randomized controlled surgical trial. Lancet 347: 995 – 999
14. Manzoni G, Verlato G, Guglielm A (1996) Prognostic significance of lymph node dissection in gastric cancer. Br J Surg 83: 1604 – 1607
15. Siewert JR, Böttcher K, Stein HJ et al. (1998) Relevant prognostic factors in gastric cancer. Ann Surg 228: 449 – 461

Zu den Hauptvorträgen wurden die folgenden FREIEN VORTRÄGE gehalten, die in Kurzfassung angefügt werden.

Verlangt der „symptomatische Stein" zukünftig die frühe laparoskopische Cholezystektomie?

Th. Windhorst und M. Wenning

Städtische Kliniken Bielefeld-Mitte, Teutoburger Straße 50, 33604 Bielefeld

Is Early Elective Laparoscopic Cholecystectomy Required for Symptomatic Stones?

Summary. Since 1993, 105,193 patients undergoing cholecystectomy have been analyzed in a program of quality assurance at the chamber of physicians of Westfalia-Lippe. Volume per year (approximately 15,000 cases) has been constant since 1993, regardless of the state-wide introduction of the laparoscopic technique. Two-thirds of the patients undergoing cholecystectomy are between 60 und 80 years of age. Elective treatment as well as laparoscopic treatment decreases by about 50% in patients over 60. Stones of the common bile duct, peritonitis, empyema, perforation and postoperative complications (unsuspected CBD-stones, postoperative peritonitis, problems with wound healing, lethality: up to 7% in patients over 70, compared with almost 0% in patients under 60 years of age) increase significantly in patients over 60 years of age. It is concluded that early elective laparoscopic cholecystectomy improves quality of life, reduces postoperative morbidity and lethality as well as length and costs of treatment.

Key words: Laparoscopic cholecystectomy – Early elective surgery – Quality assurance – Complications

Zusammenfassung. Über die Qualitätssicherung der Ärztekammer Westfalen-Lippe wurden die Daten von 105 193 Cholezystektomien (1993 bis 1999) analysiert. Die Fallzahlen (15 000 Eingriffe) sind seit 1993 trotz Laparoskopie-Einführung konstant. 2/3 aller Patienten wurden im Alter von 60–80 Jahren operiert, dabei nimmt der Elektiveingriff um 50% zugunsten von Notfalleingriffen ab dem 60. Lebensjahr ab, ebenso die Anwendung der laparoskopischen Technik. Gallengangssteine, Peritonitis, Empyem und Perforation stiegen von dem Zeitpunkt ebenso signifikant an, wie postoperative Komplikationen (verbliebene Steine, postoperative Peritonitis, Wundheilungsstörungen, Letalität: von 0% auf 7%). Die frühelektive laparoskopische Cholezystektomie bringt nach unseren Daten eine Verbesserung der Patienten-Lebensqualität mit Komplikationsreduktion und Sterblichkeitsverringerung sowie Senkung von Liegedauer und Therapiekosten.

Schlüsselwörter: Laparoskopische Cholezystektomie – Frühelektiveingriff – Qualitätssicherung – Alterskomplikationen

Komplikationen bei laparoskopischer und konventioneller Appendektomie

A. Koch, I. Gastinger und H. Lippert

Chirurgische Klinik, Carl-Thiem-Klinikum Cottbus, Thiemstraße 111, 03048 Cottbus

Complications in Laparoscopic and Open Appendectomy

Summary. *Methods:* Prospective multicentric trials at 34 hospitals including 4846 appendectomies from 01. 06. 1996 to 31. 05. 1997. *Results:* There were 3237 primary open appendectomies (66.8%), and 1609 appendectomies (33.2%) were started laparoscopically. A conversion to the open procedure was necessary in 116 cases (conversion rate 7.2%). The highest morbidity was found in cases of conversion (22.4%). In cases of non-perforated appendicitis, the complication rates between open and laparoscopic appendectomy were similar. If perforated appendicitis had been treated laparoscopically, a increased rate of intraabdominal abscesses (9.1%) was found. *Conclusion:* The laparoscopic procedure is safe in cases of non-perforated appendicitis, in experienced hands. The open appendectomy remains the standard treatment in all cases with clear diagnosis of acute appendicitis.

Key words: Appendectomy – Laparoscopy – Complications – Multicentric trial

Zusammenfassung. *Material und Methode:* Prospektive Studie an 34 ostdeutschen Kliniken mit 4846 Appendektomien in der Zeit vom 1. 6. 1996 bis 31. 5. 1997. *Ergebnisse:* 3237 primär konventionelle Appendektomien (66,8%) und 1609 laparoskopisch begonnene Appendektomien (33,2%). In 116 Fällen erfolgte eine Konversion zur offenen Appendektomie (7,2%). Die höchste Morbidität fand sich bei der Konversion (22,4%). Die Komplikationsraten zwischen laparoskopischer und konventioneller Appendektomie bei nicht perforierter Appendizitis sind vergleichbar. Bei laparoskopischer Behandlung der Appendicitis perforata ist die Rate intraabdomineller Abszesse mit 9,1% erhöht. *Schlußfolgerung:* Bei nicht perforierter Appendizitis kann durch den laparoskopisch erfahrenen Operateur die laparoskopische Appendektomie mit der gleichen Sicherheit wie die konventionelle durchgeführt werden.

Schlüsselwörter: Appendektomie – Laparoskopie – Komplikationen – Multizenterstudie

Bedeutung der Konversion und der Erfahrung in der laparoskopischen kolorektalen Chirurgie

F. Marusch, C. Schneider, I. Gastinger und F. Köckerling

Carl-Thiem-Klinikum Cottbus, Chirurgische Klinik, Thiemstraße 111, 03048 Cottbus

The Importance of Conversion and Experience in Laparoscopic Colorectal Surgery

Summary. During a period of 3.5 years (01. 08. 1995 – 01. 02. 1999), a total of 1658 patients were recruited to the prospective-center study initiated by the Laparoscopic Colorectal Surgery Study Group, whereby 498 of them were diagnosed with cancer. We found a conversion rate of 5.2% (n = 86). The postoperative morbidity (47.7% vs 26.1%), mortality (5.3% vs 1.5%), convalescence and period of postoperative hospitalization were significantly worse after conversion. Departments with an experience of more than 100 laparoscopic colorectal surgeries showed a significantly lower conversion rate than those with an experience of less than 100 of these surgeries (4.3% vs 6.9%). The learning curve is clearly slower than for other laparoscopic surgeries. Since the data is not clear-cut at all, laparoscopic surgery for colorectal cancer should be performed only within controlled studies.

Key words: Conversion – Learning curve – Laparoscopic colorectal surgery

Zusammenfassung. In einem 3½-Jahreszeitraum (01. 08. 95 bis 01. 02. 99) wurden innerhalb der Studiengruppe „Laparoskopische kolorektale Chirurgie" 1658 Patienten in eine prospektive Multizenterstudie eingebracht, davon 498 Patienten mit einem Karzinom. Es fand sich eine Konversionsrate von 5,2% (n = 86). Die postoperative Morbidität (47,7% vs. 26,1%), Mortalität (5,3% vs. 1,5%), die Rekonvaleszenz und die postoperative Verweildauer waren z. T. signifikant schlechter nach Konversion. Kliniken mit einer Erfahrung von mehr als 100 laparoskopischen kolorektalen Eingriffen zeigten eine signifikant niedrigere Konversionsrate als solche, mit einer Erfahrung von weniger als 100 dieser Eingriffe (4,3% vs. 6,9%). Die Lernkurve ist deutlich länger als bei anderen laparoskopischen Verfahren. Aufgrund der noch nicht eindeutigen Datenlage sollten kolorektale Karzinome laparoskopisch nur innerhalb von Studien operiert werden.

Schlüsselwörter: Konversion – Lernkurve – Laparoskopische kolorektale Chirurgie

Bauchnarbenbrüche

Epidemiologie und Pathophysiologie der Bauchwanddefekte

U. Klinge[1], B. Klosterhalfen[2] und V. Schumpelick[1]

[1] Chirurgische Klinik, und [2] Institut für Pathologie, RWTH Aachen, Pauwelsstraße 30, 52074 Aachen

Epidemiology and Pathophysiology of Abdominal Wall Defects

Summary. The functional integrity of the abdominal wall affects the physical capability to a large extent. The appearance of an incisional hernia – as the most frequent long-term complication of a laparotomy – is determined by numerous pre- and intraoperative risk factors, technical problems of the fascial closure or systemic defects of the wound healing process. The reinforcement of the abdominal wall with large alloplastic meshes requires an adjustment of the materials to the physiological request of the abdominal wall, in order to minimise the rate of consecutive movement restrictions and complaints.

Key words: Incisional hernia – Epidemiology – Pathophysiology – Collagen

Zusammenfassung. Die funktionelle Integrität der Bauchwand bestimmt in erheblichem Maße die körperliche Leistungsfähigkeit. Die Entstehung einer Narbenhernie als der häufigsten Langzeitkomplikationen nach Laparotomien wird begünstigt durch zahlreiche prä- und intraoperative Risikofaktoren, technischen Problemen beim Laparotomieverschluß oder systemischen Defekten im Rahmen der Wundheilung. Die Verstärkung der Bauchwand mit großen alloplastischen Meshes erfordert eine Anpassung der Materialien an die physiologischen Anforderungen der Bauchwand, um die Rate an nachfolgenden Bewegungseinschränkungen und Beschwerden zu minimieren.

Schlüsselwörter: Narbenhernie – Epidemiologie – Pathophysiologie – Kollagen

Mit allein über 15000 Atembewegungen pro Tag handelt es sich bei dem komplexen Muskel-Fasziensystem der vorderen Bauchwand um ein äußerst dynamisches System, dessen Integrität maßgeblich die Lebensqualität der Patienten bestimmt. Jede iatrogene Verletzung dieser Strukturen muß die möglichst vollständige funktionelle Wiederherstellung dieses synergistischen Schlingensystems zum Ziel haben, um so mehr als das Entstehen einer Narbenhernie mit einer Inzidenz von 10 – 20% zu den häufigsten langfristigen Komplikationen einer Laparotomie gehört.

In einer retrospektiven Studie des chirurgischen Krankengutes der RWTH Aachen zeigte sich, daß als signifikante präoperative Risikofaktoren das Vorliegen einer Tumorerkrankung, einer Anämie, einer Notfallsituation, ein hohes Lebensalter, das männliche Geschlecht und die Notwendigkeit von Re-Inzisionen anzusehen sind. Von intraoperativer Bedeutung für das vermehrte Auftreten einer Narbenhernie (NH) sind der Operateur, eine erforderliche Katecholamin-Therapie und eine bakterielle Wundkontamination.

Tabelle 1. Analyse von Komponenten der Extrazellulärmatrix bei gesunden Kontrollen (n = 7), stabilen Narben (n = 7), Narben von Patienten mit Narbenhernien (n = 7) und Narben von Patienten mit Rezidivnarbenhernien (n = 5) in der Haut und in der Faszie

	Kontrolle	Normale Narbe	Narbe und Hernie	Narbe und Rezidivhernie
Tenascin (Haut)	+	++	+++	++++
Tenascin (Faszie)	++++	++	–	–
Fibronektin (Haut)	+++	+	++	++++
Fibronektin (Faszie)	++++	+++	–	–
MMP-1 (Haut)	+++	++++	++	++
MMP-1 (Faszie)	+++	++++	+	++
MMP-13 (Haut)	–	–	+++	++++
MMP-13 (Faszie)	–	–	–	–
Kollagen 1/3 (Haut)	++++	+++	++	+
Kollagen 1/3 (Faszie)	++++	+++	++	+

Ätiologisch ist prinzipiell zwischen lokalen, technischen Aspekten einerseits und allgemeinen Problemen der Narbenbildung im Rahmen der Wundheilung zu unterscheiden. Der regelhafte frühe Nachweis einer Fasziendehiszenz, die hohe NH-Inzidenz bei manifestem Wundinfekt und der Einfluß der Nahttechnik auf die Wundheilung unterstreichen die Bedeutung eines korrekten Laparotomie-Verschlusses. Trotz fehlender statistisch abgesicherter Studien wird allgemein die locker geknotete, allschichtige, fortlaufende Naht mit einem Faden-Wundverhältnis von 4 : 1 als vorteilhaft angesehen.

Die späte Manifestation vieler NH mehr als ein Jahr nach dem Ersteingriff, die enttäuschenden Reparationsergebnisse bei Wiederholung des Nahtverschlusses und die häufig beobachteten multilokulären Hernien deuten allerdings auf einen Defekt der Wundheilung mit fehlender Ausbildung mechanisch stabilen Narbengewebes hin. Dies konnte durch eigene Untersuchungen bestätigt werden (Tabelle 1), bei denen signifikante Veränderungen der Extrazellulärmatrix bei NH-Patienten festgestellt wurden, insbesondere eine vermehrte Bildung von Typ-III-Kollagen sowie einer Expression der Kollagenase MMP-13 in der Haut. Dieser Nachweis eines Defektes im Kollagen-Stoffwechsel erklärt die enttäuschenden Ergebnisse bei Wiederholung des primär versagenden Verfahrens und läßt einen Verfahrenswechsel mit Mesh-Implantation zur Hernienreparation notwendig erscheinen.

Die Wiederherstellung der komplexen Bauchwandfunktion stellt erhebliche Ansprüche an das Reparationsverfahren, insbesondere wenn großflächige Kunststoffnetze zur Verstärkung im-

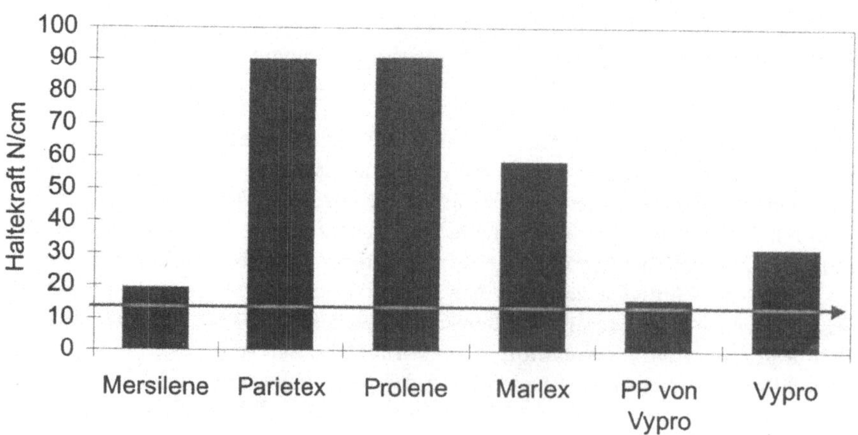

Abb. 1. Textile Haltekaft von Mesh-Materialien im Vergleich zum physiologischen Grenzwert von 16 N/cm

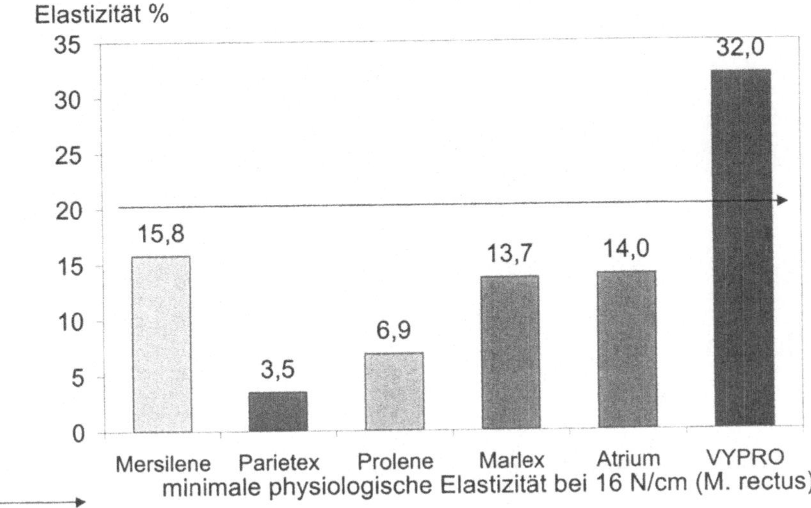

Abb. 2. Textile Elastizität von Mesh-Materialien im Vergleich zur physiologischen Bauchwandelastizität

plantiert werden. Dabei haben sich die Eigenschaften der eingesetzten Prothesen an den physiologischen Anforderungen zu orientieren, insbesondere im Hinblick auf die erforderliche Haltekraft und Elastizität. Sowohl theoretische Berechnungen als auch Ausreißversuche am Gewebe bzw. intraoperative Spannungsmessungen zeigen, daß unter Berücksichtigung der maximalen intra-abdominellen Drücke Haltekräfte von < 16 N/cm als ausreichend anzusehen sind. Dieser Rahmen wird bei den herkömmlich verwandten resorbierbaren Fasziennähten übrigens bereits nach ca. 2 Wochen unterschritten. Viele herkömmlich eingesetzte Mesh-Materialien sind dagegen mit Haltekräften von ca. 100 N/cm deutlich überdimensioniert (Abb. 1) und können folglich erheblich ausgedünnt werden.

Wenngleich jede Laparotomie bereits zu einer nachweisbaren Einschränkung der Bauchwand-Beweglichkeit führt, so ist die Einsteifung der Bauchwand nach Mesh-Implantation durch die resultierende Narbenplatte noch deutlich ausgeprägter. Dies erscheint nicht verwunderlich, da bereits die textile Elastizität vieler Mesh-Materialien erheblich unter der an anatomischen Präparaten bestimmten Bauchwandelastizität liegt (Abb. 2).

Eine Anpassung der verwandten Mesh-Materialien an die physiologischen Haltekräfte durch Materialreduktion bzw. die Konstruktion großporiger und damit elastischer Meshes kann dazu beitragen, die resultierende Störung der Bauchwandfunktion und damit das Ausmaß der resultierenden Beschwerden zu verringern.

Literatur

Schumpelick V (2000) Hernien. 4 ed. Stuttgart: Georg Thieme-Verlag
Carlson M (2000) Chirurgie der Bauchdecke: Neue Entwicklungen beim Bauchdeckenverschluß. Chirurg 71(7): 743–753.
Israelsson L (1999) Bias in clinical trials: the importance of suture technique. EJS 165: 3–7
Klinge U, Si ZY, Zheng H et al. (2000) Abnormal collagen I to III distribution in the skin of patients with incisionalhernia. Eur Surg Res 32 (1): 43–48
Müller M, Klinge U, Conze J, Schumpelick V (1998) Abdominal wall compliance after Marlex® Mesh implantation for incisional hernia repair. Hernia 2,3: 113–117
Schumpelick V, Klosterhalfen B, Müller M, Klinge U (1999) Minimierte Polypropylen Netze zur präperitonealen Netzplastik (PNP) – eine prospektive randomisierte klinische Studie. Chirurg 70: 422–430

Parastomale Hernien

R. Winkler

Chirurgische Klinik, Martin-Luther-Krankenhaus Schleswig, Lutherstraße 22, 24837 Schleswig

Parastomal Hernia

Summary. Development of parastomal hernia is the typical and leading complication of a stoma. Manifestation can be expected in 20–40% of patients within 5 years. The most important prophylactic measurements are the careful preoperative planning of the position of the stoma, always using a separate incision for the stoma, pulling the bowel through a lateral-transrectal gap (not exceeding the width of two fingers) and avoiding pre-damage abdominal areas. Indication for an operation is primary relative, regarding the persistant high risk of recurrence. Indications are problems in stoma care, faster progression, size, cosmetical disorders, co-correction of other stoma complications and, very rarely, complaints of bowel impaction.

Key words: Intestinal stoma – Parastomal hernia – Correction of parastomal hernia

Zusammenfassung. Parastomale Hernien sind *die* systemtypische Komplikation jeder Stomaanlage. Kumulativ ist mit einer Häufigkeit von 20–40% in 5 Jahren zu rechnen. Wichtigste prophylaktische Maßnahmen sind die sorgfältige präoperative Planung der Stomaposition, die stets separat transrektal-laterale Darmausleitung durch eine maximal 2 Querfinger breite Bauchdeckenöffnung sowie die Vermeidung vorgeschädigter Bauchdeckenareale. Die Indikation zur Operation ist primär relativ angesichts des zwangsläufig verbleibenden hohen Rezidivrisikos. Indikationen sind Versorgungsprobleme, rasche Progredienz, Größe, kosmetische Entstellung, Mitversorgung bei anderen operationspflichtigen Komplikationen, selten Inkarzerationsbeschwerden.

Schlüsselwörter: Intestinales Stoma – Parastomale Hernie – Versorgung parastomaler Hernien

Einleitung

Stomaanlagen gehören unverändert zum Repertoire intestinaler Chirurgie. Bei gewandeltem Indikationsspektrum ist aber die Anzahl der Stomaanlagen kaum geringer geworden, auch wenn das aktuelle Schrifttum einen gegenteiligen Eindruck zu vermitteln scheint. Obwohl die para- oder peristomale Hernie (Abb. 1) *die* systemimmanente Stomakomplikation schlechthin und für die Therapie wegen des verbleibenden hohen Rezidivrisikos recht problematisch ist, findet sie nur selten eine ausführlichere Würdigung [1–7]. Auch existieren keine epidemiologischen Daten zu ihrer Häufigkeit; Schätzungen gehen von einer kumulativen Manifestation in 20–40% in 5 Jahren aus.

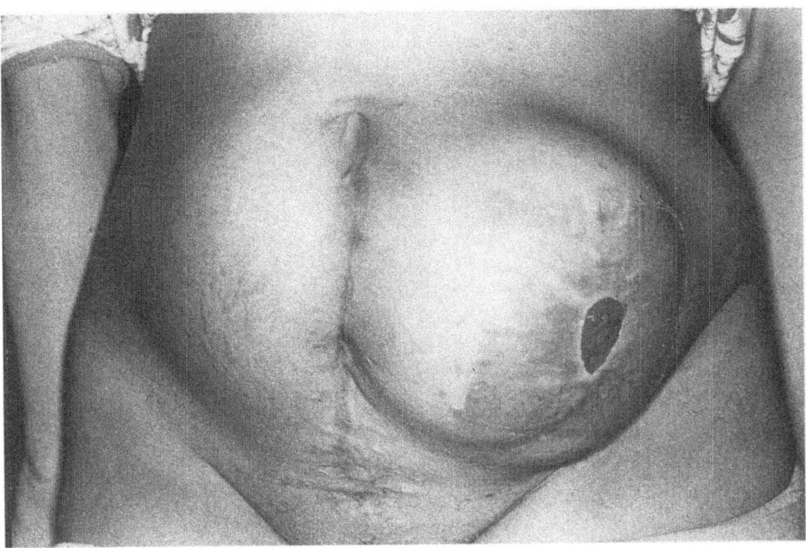

Abb. 1. Typische umfangreiche parastomale Hernie bei endständiger Sigmakolostomie. Hernien dieser Größenordnung erfordern eine operative Korrektur

Ursachen

Die entscheidende Ursache ist naturgemäß die Gefügestörung der Bauchwand zur Darmausleitung angesichts eines positiven Bauchinnendrucks. Daneben spielt Art und Funktion des Stomas eine wesentliche Rolle: So ist eine Ileostomie, die immer schlanker ist als eine oft stark fettbesetzte Kolostomie, meist bei infolge ihrer Grundkrankheit (überwiegend Morbus Crohn) eher schlankwüchsigen, zudem jüngeren Kranken mit festen Bauchdecken angelegt, dabei einen kleinvolumigen, dünn-weichen Stuhl ausscheidend, nur ausnahmsweise von einer Hernie betroffen (< 10%), während bei einer doppelläufigen Kolostomie das Risiko auf über 60% ansteigt, sie sich oft schon wenige Monate postoperativ manifestiert, also auch in Palliativsituationen.

Regelmäßige großvolumige Stuhlentleerungen weiten die Durchtrittspforte in der Bauchdecke auf, so daß auch eine endständige Sigmakolostomie mit 30 – 40% relativ oft betroffen ist. Begünstigend wirken weiterhin konstitutionelle Faktoren (Adipositas, „Bindegewebsschwäche", Alter), Lebensweise (körperliche Belastungen), Komplikationen wie Prolaps und prästomaler Syphon und vor allem auch operationstechnische Fehler.

Prophylaktische Maßnahmen

Wichtigste Prophylaxe ist das technisch einwandfreie Stoma. Hierzu zählt die sorgfältige präoperative Wahl der Stomaposition, *die grundsätzlich* separate Darmausleitung transrektal-lateral, die vollständige Durchstreckung des (der) ausgeleiteten Darmschenkel(s) unter Vermeidung prästomaler Schleifenbildung (→ Syphon) bei leicht S-förmigem Verlauf der Darmschlinge durch die Bauchdecke sowie eine paßgenaue Durchtrittsweite durch die Bauchdecke von maximal zwei Querfingern. Sollte ein starker Fettbesatz eine primär größere Öffnung erfordern, insbesondere um Sekundärschäden an der vulnerablen Randarkade bei der Ausleitung zu vermeiden, so ist die Durchtrittsöffnung nachfolgend wieder auf 1 Querfinger-Lumenweite einzuengen. Dagegen haben Fixationsnähte zwischen Darm und Peritoneum/Faszie ebenso wenig wie eine komplett retroperitoneale Ausleitung einen protektiven Effekt. Bei primär entlastendem

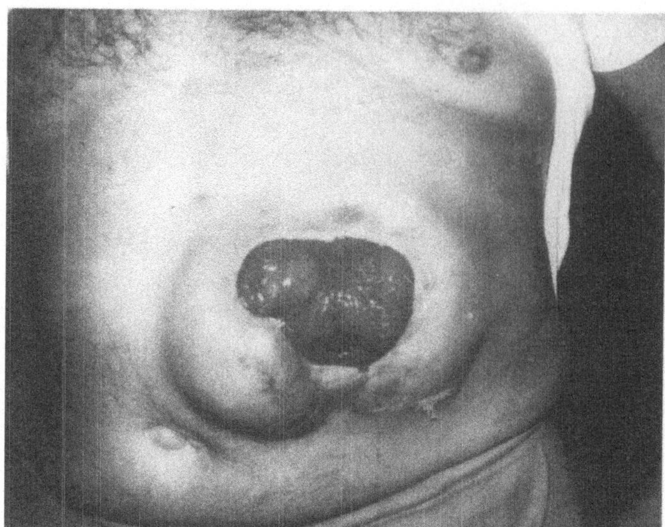

Abb. 2. Parastomale Hernie bei schwerem Anlagefehler durch Implantation einer Transversumkolostomie in den oberen Wundpol einer längeren pararektalen Laparotomieinzision, die nach ps-Heilung eine breite nach caudal gerichtete Narbenplatte aufweist. Es besteht eine völlig versorgungsunmögliche Situation. Nebenbefundlich beginnender Stomaprolaps. Unabhängig von dem schweren Anlagefehler ist auch die Indikation zu einer linksseitigen ausschaltenden Transversostomie bei einer akuten Divertikulitis falsch, da sie die spätere Radikaloperation der Divertikulitis zumindest erheblich behindert, die Mobilisation der linken Colonflexur unter Umständen blockiert und angesichts der verheerenden Lokalsituation eine Stomaerhaltung als Schutzkolostomie unmöglich wird, mithin das Operationsrisiko wesentlich erhöht wird

oder protektivem Stoma ist heute eine Ileostomie gegenüber einer Transversostomie zu bevorzugen, da Ileostomien ungleich weniger komplikationsanfällig sind und ihr früherer Versorgungsnachteil unter den heutigen Versorgungsbedingungen kompensiert ist. Bei Anlage einer palliativen Sigmakolostomie sollte eine Hartmann-Lösung mit endständigem Stoma angestrebt werden.

Obwohl diese Grundsätze anerkannt und leicht einsehbar sind, wird gegen sie in praxi leider häufig verstoßen (Abb. 2). Die unterlassene präoperative Markierung, insbesondere in Notfallsituationen, führt zu teilweise grotesken Fehllagen. Die mißlichsten Situationen aber sind die Vorlagerung in zu weiten Inzisionen unter Verzicht auf eine hilfsweise Laparotomie oder gar die Implantation des Stomas in die eigentliche Laparotomiewunde, schließlich die Anlage des Stomas in vorgeschädigten Bauchdeckenarealen. Das vermeintlich vorteilhafte Erhalten von möglichst viel Darmmaterial (prästomaler Syphon) bewirkt ein Stuhlreservoir mit Entleerungsstörungen und über diese eine Aufweitung der Durchtrittspforte, begünstigt zudem eine Prolapsentwicklung, die sich häufig mit einer Hernie kombiniert.

Im Hinblick auf das Hernienrisiko ist Stomaträgern regelmäßige schwerere körperliche Belastung, vor allem mit Heben und Tragen, oder Arbeiten in gebückter oder kauernder Stellung zu untersagen. Es ist dies die einzig wirkliche Einschränkung, der Stomaträger unterliegen; bei Berufstätigen kann sie Umschulungsmaßnahmen, insbesondere bei den meist jüngeren Ileostomieträgern, erforderlich machen. Der prophylaktische Wert einer maßgefertigten Leibbinde ist nicht belegt; ich persönlich halte sie auch in Ermangelung einer Alternative für sinnvoll. Die Akzeptanz bei den Betroffenen ist sehr unterschiedlich, nicht zuletzt auch aufgrund vielfach unbefriedigender Konstruktionen. Beginnt sich eine Hernie zu entwickeln, ist eine Leibbindenversorgung zwingend.

Offensichtlich ist eine deutlich geringere Hernienfrequenz bei Stomaträgern, die irrigieren. Neben einem Selektionsfaktor könnte die leichtere Stuhlentleerung eine protektive Rolle spielen.

Tabelle 1. Parastomale Hernie. Op-Indikation*
(n = 108)

Art	n
Versorgungsprobleme	54
Größe	36
Einklemmungsbeschwerden	3
Rezidiv	15
Begleitbefund	69

* Mehrfachnennungen

Tabelle 2. Op-Maßnahmen (n = 108)

Art	n
Bauchdeckendoppelung peristomaler Zugang	78
Hernioplastik (separater Zugang)	19
davon mit Netzonlay	6
Stomatransposition mit Hernioplastik	11
Gesamt	108

Zumindest nach Korrekturoperationen sollte daher auch die Anleitung zur Selbstirrigation erwogen werden.

Operationindikation

Angesichts der fortbestehenden Notwendigkeit der Darmausleitung und damit eines überproportionalen Rezidivrisikos sowie einer nur sehr geringen Inkarzerationsgefahr – ich selbst habe unter Hunderten von Hernien erst drei mit echten Einklemmungsbeschwerden, noch nie einen Notfall erlebt – ist eine Operationsindikation primär relativ. Sie ist zu bejahen bei (Tabelle 1):

- Versorgungsproblemen einschließlich des Versagens der Selbstirrigation,
- größerem Umfang, auch unter dem Aspekt der kosmetischen Einstellung,
- rascher Progredienz,
- Inkarzerationsbeschwerden sowie
- anderweitigen Stomakomplikationen, die eine Korrekturoperation erforderlich machen.

Operationstechnik (Tabelle 2)

Bei kleineren Bruchformen mit gut definierter Bruchlücke, zumeist im Zusammenhang mit anderen korrekturpflichtigen Veränderungen (überwiegend Prolaps und prästomaler Syphon), wird das Stoma ausgelöst, der Darm bis in die Bauchhöhle unter Darstellung der Bruchpforte mobilisiert, adhärente Dünndarm- und Netzanteile abgelöst und reponiert, der subcutane Bruchsack reseziert, die Durchtrittspforte durch Doppelungsnähte auf ein Querfingerweite eingeengt, überschüssiges Darmmaterial nachreseziert und das neue Darmende allschichtig intracutan reimplantiert.

Bei umfangreichen Brüchen erfolgt, mehrheitlich am Bruchunterrand, hilfsweise auch am Oberrand, eine spindelige Hautexzision entsprechend dem überschüssigen Hautmaterial. Um das Stoma muß eine ausreichend breite, intakte und gut ernährte Haufläche gemäß der Größe einer passenden Klebebeutelfläche verbleiben. Bei kleinere Bruchlücken erfolgt der Verschluß wiederum in Doppelungstechnik, bei größeren und Rezidiven zusätzlich durch ein den ausgeleiteten Darm umgreifendes Kunststoffnetzonlay. Bei überlängtem zuführenden Darmschenkel muß das Stoma zusätzlich ausgelöst, der Darm nachreseziert und reimplantiert werden.

Grundsätzlich, mindestens bei Rezidiven, ist zu prüfen, ob nicht eine Stomatransposition in intakte Bauchdeckenbereiche die bessere Lösung ist. Durch die Überdehnung des Darmes, die Entwicklung der Hernie nach caudal sowie der bei Hernienbildung meist gering ausgeprägten Verwachsungskomponente ist dies regelhaft ohne aufwendige Relaparotomie durch transperitoneale Umleitung von der alten Stomaposition nach proximal zu erreichen. Der Bauchdeckendefekt in der ehemaligen Stomaposition wird dann wie eine Narbenhernie versorgt.

Literatur

Dellbrück H (1992) Künstlicher Darmausgang nach Krebs. Kohlhammer, Stuttgart

Kivelitz H (1985) Stomachirurgie. In: Kremer K, Kümmerle F, Kunz H, Nissen R, Schreiber HW (Hrsg) Intra- und postoperative Zwischenfälle, Bd. II: Abdomen. 3. Aufl, Thieme, Stuttgart

Kretschmer KP (1975) Der künstliche Darmausgang. Ostomien des Darmes. Thieme, Stuttgart

Kronborg O, Kramhöft J, Backen O, Sprechler M (1974) Late complications following operations for cancer of the rectum and anus. Dis Colon Rect 17:750

Sperling E (1972) Zur Behandlung von Narbenhernien im Kunstafterbereich. Zbl Chir 97:1211

Winkler R (1992) Rektum. In: Kremer K, Lierse W, Platzer R, Schreiber HW, Weller S (Hrsg) Chirurgische Operationslehre, Bd. 7 Darm. Thieme, Stuttgart

Winkler R (1993) Stomatherapie. Thieme, Stuttgart, 3. Aufl

Rezidivquoten nach Narbenhernien

Ch. Gebhardt

Klinik für Abdominal-, Thorax- und Endokrine Chirurgie, Klinikum Nord, Prof.-Ernst-Nathan-Straße 1, 90419 Nürnberg

Recurrence Rates of Incisional Hernias

Summary. The authors provide an assessment of the recurrence rates after conventional operative treatment of incisional hernias. 160 patients who were treated between 1990 and 1995 who could actually be examined, 23% had developed hernia recurrence. In terms of etio-pathogenetic factors, hernia size (4 – 43% recurrence rates), localisation and operative tactics were of major importance. Smaller hernias with a maximum diameter below 10 cm can be closed by direct suture. However, in cases of larger hernias, the use of posthetic meshes in underlay technique must be recommended.

Key words: Incisional hernias – Recurrence rates

Zusammenfassung. Es wird Stellung genommen zu den Rezidivquoten nach konventionell operativer Therapie von Narbenhernien. Im eigenen Krankengut konnten 160 zwischen 1990 und 1995 operierte Patienten erfasst werden, von denen zwischenzeitlich 23% ein Rezidiv erlitten haben. Als ätiopathogenetische Faktoren waren neben der Herniengröße (4 – 43% Rezidive), die Lokalisation und die Operationstaktik von besonderer Bedeutung. Während kleinere Hernien unter 10 cm maximalem Durchmesser direkt Stoß auf Stoß verschlossen werden können, ist bei größeren, um einen Verschluss unter Spannung zu vermeiden, der Einsatz von alloplastischen Netzen in der Sublay-Technik zu diskutieren.

Schlüsselwörter: Narbenhernien – Rezidivquoten

Auf dem Deutschen Chirurgenkongress 1983 hat Schildberg [13] die Meinung vertreten, dass die Rezidivquoten nach operativer Versorgung von Narbenhernien bei richtiger Indikationsstellung und Operationstaktik nicht über 5 – 6% liegen sollten. Tatsächlich werden heute jedoch sehr viel höhere Raten berichtet.

Zur Beantwortung der Frage, in welchem Ausmaß bei konventioneller Therapie der Narbenhernie mit Rezidiven gerechnet werden muss, wurden das eigene Krankengut und die Daten der aktuellen Literatur analysiert. Diese Analyse erscheint uns unter dem Aspekt neuer endoskopischer Operationsverfahren und der zunehmenden Verwendung alloplastischer Netze wesentlich.

Krankengut und Literaturvergleich

Von 1990 bis 1995 wurden an unserer Klinik 171 Patienten wegen einer Narbenhernie operiert. Aus diesem Patientenkollektiv konnten jetzt, fünf bis zehn Jahre postoperativ, 160 Patienten erfasst und das Spätergebnis bezüglich eines Hernienrezidives ermittelt werden.

Dabei stellte sich heraus, dass in insgesamt 23% der Fälle zwischenzeitlich ein Rezidiv aufgetreten war. Bei Unterteilung des Patientengutes in primäre Hernien (n = 121) bzw. schon bestehende Rezidivhernien (n = 39) zeigte es sich, dass in beiden Gruppen die aktuelle Rezidivquote gleich war (23 bzw. 23,1%). Aus diesem Grunde wurde bei der Frage nach ätiopathogenetischen Abhängigkeiten im folgenden das gesamte Krankengut zugrundegelegt (s. Tabelle 1).

Bezüglich der Lokalisation traten die wenigsten Rezidive (5,9%) nach Rippenbogenrandschnitten auf, während Hernien nach medianer Laparotomie mit 25,3% am häufigsten waren. Bei den Operationsverfahren schnitt die direkte Naht – Stoß auf Stoß – mit 18% am besten ab, während

Tabelle 1. Rezidivquoten nach konventioneller Narbenhernientherapie

Abhängigkeiten		Rezidive
Lokalisation:		
Nach medianer Laparotomie	(n = 83)	25,3%
Nach Rippenbogenrandschnitt	(n = 17)	5,9%
Andere	(n = 60)	25%
Operationsverfahren		
Direkte Naht, Stoß auf Stoß	(n = 50)	18%
Fasciendoppelung (Mayo)	(n = 79)	26,6%
Augmentation mit resorbierbarem Netz	(n = 25)	24%
Andere	(n = 6)	16,7%
Maximaler Herniendurchmesser		
Bis 10 cm	(n = 49)	4,1%
11–20 cm	(n = 62)	22,6%
> 20 cm	(n = 49)	42,9%
Körpergewicht des Patienten		
Übergewicht	(n = 72)	26,4%
Normgewicht	(n = 82)	20,7%
Untergewicht	(n = 6)	16,7%

Tabelle 2. Rezidive nach direkter Naht

	OP (n)	Rezidive (n/%)
Spieß et al. (1979)	126	16/12,5%
Schildberg et al. (1983)	44	10/23%
Lamont und Ellis (1988)	36	16/44%
Van der Linden und Van Vroonhoven (1988)	93	42/45%
Manninen et al. (1991)	115	41/36%
Amgwerd et al. (1992)	55	14/25,4%
Hesselink et al. (1993)	231	88/38%
Küng et al. (1995)	62	16/25,8%
Schumpelick et al. (1996)	128	42/32,8%
Koller et al. (1997)	34	20/59%
Trupka et al. (1997)	33	8/24%
Klein et al. (2000)	312	131/42%
Chir. Klinik Nürnberg	50	9/18%
Insgesamt	1319	453 = 34,5%

Tabelle 3. Rezidive nach Fasciendoppelung

	OP (n)	Rezidive (n/%)
Spieß et al. (1979)	250	32/12,6%
Schildberg et al. (1983)	33	2/6%
Van der Linden und Van Vroonhoven (1988)	47	26/55%
Manninen et al. (1991)	57	13/22,8%
Amgwerd et al. (1992)	120	31/25,8
Schumpelick et al. (1996)	62	20/32,2%
Luijendijk et al. (1997)	68	28/41,2%
Koller et al. (1997)	31	19/61%
Trupka et al. (1997)	58	22/38%
Klein et al. (2000)	190	82/43,2%
Chir. Klinik Nürnberg	79	21/26,6%
Insgesamt	895	296 = 33,1%

die Fasciendoppelung knapp 27% Rezidive aufwies, und auch die zusätzliche Nahtverstärkung durch Aufnähen eines resorbierbaren Netzes hatte eine hohe Rezidivquote von 24%.

Kleine Hernien mit einem maximalen Durchmesser bis 10 cm hatten nur 4,1% Rezidive, während größere Hernien bis 20 cm oder darüber Rezidive in 22,6 bzw. 42,9% der Fälle aufwiesen.

Auch das Körpergewicht war von Bedeutung. So lag die Rezidivquote bei Patienten mit Übergewicht 10% über derjenigen mit Untergewicht.

Bei Analyse der vorliegenden Literaturdaten der vergangenen 20 Jahre ergab sich für die konventionelle Hernienversorgung durch direkte Naht – Stoß auf Stoß – eine durchschnittliche Rezidivquote von 34,5% (s. Tabelle 2), während die Fasciendoppelung mit 33,1% vergleichbar abschnitt (s. Tabelle 3).

Diskussion

Es kann festgestellt werden, dass die heute beobachteten Rezidivquoten nach konventioneller Therapie der Narbenhernie sowohl im eigenen Krankengut als auch in der Literatur eindeutig zu hoch sind und bei weitem nicht der Forderung Schildbergs entsprechen. Als Ursache für diese hohen Rückfallraten müssen operationstaktische und vielleicht auch operationstechnische Fehler diskutiert werden.

Von Brücke [18] hat zwar 1975 die Auffassung vertreten, dass der Verschluss der Bruchpforte durch direkte Naht ohne Spannung das sicherste und einfachste Verfahren sei. Andererseits hat Denk [2] schon 1910 geäußert, dass eine erzwungene Naht keine Aussicht bietet zu halten. Man muss also davon ausgehen, dass diese Grundwahrheiten in der Vergangenheit zu wenig berücksichtigt wurden und viele Hernien unter Spannung versorgt wurden. Hierfür spricht die Beobachtung, dass wir bei kleinen Hernien mit maximalem Durchmesser unter 10 cm vertretbar wenig Rezidive beobachteten. Die Fasciendoppelung bringt keinen Vorteil, so war die Rezidivhäufigkeit im eigenen Krankengut fast 9% höher als nach direkter Naht. Als Ursache muss die durch die Doppelung bedingte zusätzliche Spannung diskutiert werden. Klein und Mitarbeiter [4] berichten dagegen über gute Ergebnisse mithilfe einer intraoperativen Tensiometrie der Bauchdecken und einer hiervon abhängigen individuellen Operationstaktik. Wenn es nicht gelingt, einen lockeren Hernienverschluss zu erreichen, dann muss an andere Operationsverfahren gedacht werden.

Zunächst möchten wir erinnern an „alte" Verfahren mit guten Resultaten. So hat von Brücke [18] bei großen Unterbauchbrüchen die Abmeisselung der Spina iliaca anterior superior mit einem Teil des Darmbeinkammes empfohlen, um damit eine Erschlaffung der vorderen Bauch-

206

decke zu erzielen und einen sicheren primären Nahtverschluss zu erreichen. Er berichtet pauschal mit dieser Methode über hervorragende Ergebnisse. Ein ähnliches Verfahren zur Erschlaffung der Bauchdecke im Oberbauch wurde von Schaal [12] angegeben, der eine Inzision der Externusmuskulatur im Bereich der Rippenbögen empfahl, wodurch ebenfalls spannungsfreie Rekonstruktionen ermöglicht werden. Beide Verfahren sind sehr aufwendig, jedoch trotzdem mit guten Ergebnissen verbunden. Wenn man aufgrund ihres großen Aufwandes anstelle dieser Methoden einen plastischen Ersatz anstrebt, so sollte die Cutisplastik nicht vergessen werden. In einer Sammelstatistik aus den Jahren 1940 – 1960 wurden von Rappert [11] hiermit Rezidive bei nur 5% der operierten Fälle angegeben. Heute kommen anstelle der Cutisplastik vermehrt alloplastische Netze zur Anwendung. Wir selbst haben seit 1996 zunehmend entsprechende Netze implantiert, zur Zeit in 50% aller Bruchreparationen. Bei medianen Hernien favorisieren wir eine modifizierte Türflügelplastik, bei der das vordere Blatt der Rektusscheide inzidiert wird und danach die medialen Lefzen umgeschlagen werden und im Sinne einer Rekonstruktion der Linea alba miteinander vernäht werden. Hierdurch rücken die Rektusmuskeln nach medial. In den Defekt der vorderen Rektusscheide wird ein Polypropylenenetz eingenäht. Alternativ kann mit dieser Methode auch die Rektusmuskulatur von ihrer Unterlage gelöst und retromuskulär auf die hintere Rektusscheide ein alloplastisches Netz implantiert werden. Hierbei handelt es sich im Prinzip um das von Trupka et al. [16] angegebene Verfahren. Mit beiden Methoden haben wir bisher bei neun Patienten noch kein Rezidiv beobachten müssen.

Grundsätzlich scheint bei Einsatz alloplastischer Netze die Sublay-Technik die besten Ergebnisse zu bringen [14], während „inlay und onlay" in den meisten Kollektiven – auch im eigenen Krankengut – keine besseren Resultate erzielen ließ.

Literatur

1. Amgwerd M, Decurtins M, Largiader F (1991) Prädisposition oder insuffiziente Nahttechnik? Helv Chir Acta 59:345
2. Denk (1910) Zit. in Huber P (1963) Technische Einzelheiten bei der operativen Versorgung von Bauchnarbenbrüchen. Langenbecks Arch klin Chir 304:299
3. Hesselink VJ, Luijendijk RW, de Witt JH, Heide R, Jeekel J (1983) An evaluation of risk factors in incisional hernia recurrence. Surgery 176:228
4. Klein P, Konzen G, Schmidt O, Hohenberger W (1996) Die Rekonstruktion von Narbenhernien – intraoperative Tensiometrie zur Objektivierung der Verfahrenswahl. Chirurg 67:1020
5. Klein P, Kotschenreuther M, Hohenberger W (2000) Die Rekonstruktion von Narbenhernien – Vergleich zweier traditioneller Verfahren, in Druck
6. Koller R, Miholic J, Jaki RJ (1997) Repair of incisional hernias with expanded polytetrafluorethylene. Eur J Surg 163:261
7. Küng C, Herzog U, Schupisser JP, Ackermann C, Tondelli P (1995) Abdominale Resultate verschiedener Operationstechniken. Swiss Surg 1:274
8. Lamont PM, Ellis H (1988) Incisional hernia in reopened abdominal incisions: an overlooked risk factor. Br J Surg 75:374
9. Luijendijk RW, Lemmen MHM, Hop WCJ, Wereldsma JCJ (1997) Incisional hernia recurrence following „Vest over-Pants" or vertical Mayo repair of primary hernias of the midline. World J Surg 21:62
10. Manninen MJ, Lavonius M, Perhonierni VJ (1991) Results of incisional hernia repair. Eur J Surg 157:29
11. Rappert E (1963) Supramidnetze bei Bauchbrüchen. Langenbecks Arch Klin Chir 304: (Kongressbericht) 20
12. Schaal WW, Zit. in v Brücke H (1966) Die Muskeldurchtrennung zur Beseitigung von Narbenbrüchen im Oberbauch. Chirurg 37:510
13. Schildberg FW, Vatankhali M, Nissen R (1983) Chirurgische Behandlung des Narbenbruches der Bauchdecken. Langenbecks Arch Chir 361: (Kongressbericht) 319
14. Schumpelick V, Conze J, Klinge U (1996) Die präperitoneale Netzplastik in der Reparation der Narbenhernie. Chirurg 67:1028
15. Spies UH, Kienzle HF, Spohn K (1979) Bauchnarbenbrüche und ihre Behandlung. Fortschr Med 97:755
16. Trupka AW, Hallfeld KKJ, Schmidtbauer S, Schweiberer L (1998) Die Versorgung komplizierter Narbenhernien mit einem in Underlay-Technik implantierten Polypropylenenetz. Chirurg 69:766
17. Van der Linden F, Van Vroonhoven TH (1988) Long-term results after surgical correction of incisional hernia. Netherl J Surg 40:127
18. Von Brücke H (1975) Die Operationen der Hernien. In: Breitner (Hrsg) Chirurgische Operationslehre. Urban und Schwarzenberg, München-Wien-Baltimore

Netze aus der Sicht der Materialforschung

H. Planck, C. G. Schmedt, M. Weiske, E. Müller, C. Wicke, B. J. Leibl, H. D. Becker und R. Bittner

Deutsches Zentrum für Biomaterialien und Organersatz, Stuttgart-Tübingen, Körschtalstraße 26, 73770 Denkendorf

Meshes in the Light of Material Research

Summary. The efficacy of mesh implantation has been shown in various publications. These meshes, which are constructed of different materials, are biomaterials. Because of direct contact to human tissue, they belong to the group of critical medical products. Available meshes are constructed of non-resorbable materials and are characterized by a high mechanical stability and excess alloplastic material. With respect to this, experimental data from a new mesh, with a combination of resorbable and non-resorbable material, are presented. In the light of these experiences, general problems of mesh implantation are discussed.

Key words: Mesh – Experimental – New modifications

Zusammenfassung. Die Effektivität der Netzimplantation in der Hernienchirurgie ist bereits in vielen publizierten Serien nachgewiesen. Die mit verschiedenen Grundstoffen hergestellten Implantate gehören definitionsgemäß zu den Biomaterialien und durch den direkten Kontakt zum Körpergewebe zu den kritischen Medicalprodukten. Die derzeit verfügbaren Gewirke bestehen in der Regel aus nicht resorbierbaren Materialien und sind gekennzeichnet durch eine überdimensionierte Materialmenge und mechanische Stabilität. Als Modifikation wird daher ein angepasstes Kombinationsnetz aus resorbierbarer und nicht-resorbierbarer Grundstruktur vorgestellt und erste Daten aus dem Tierversuch präsentiert. Anhand dieser Erfahrungen werden Probleme die mit einer Implantatverwendung verbunden sein können diskutiert.

Schlüsselwörter: Netze – Experimentelle Daten – Modifikationen

Zu den Hauptvorträgen wurden die folgenden FREIEN VORTRÄGE gehalten, die in Kurzfassung angefügt werden.

Totale Extraperitoneale Endoskopische Patchplastik (TEP) versus Offenem Tension-Free-Repair (OTF) der Leistenhernie – Prospektive Bicenterstudie zur Erfassung des postoperativen Schmerzes

R. Schmitz, U. Schmitz, A. Kuthe, R. Kuthe-Flade und J. Treckmann

Chirurgische Klinik des Ev. Krankenhauses Bergisch Gladbach, Ferrenbergstraße 24, 51465 Bergisch Gladbach

Open Tension – Free Inguinal Hernia Repair (OTF) Versus Total Extraperitoneal Endoscopic Patchplasty (TEP) – A Prospective Bicenter Study Concerning the Postoperative Perception of Pain

Summary. The bicenter study was carried out in Bergisch Gladbach (OTF) und in Hannover (TEP). Male patients (n = 110) suffering from primary inguinal hernia underwent the Lichtenstein procedure (OTF). In Hannover, 110 male patients suffering from the same disease underwent total extraperitoneal endoscopic patchplasty (TEP). Pain perception was measured over a period of 3 days postoperatively, using a pain perception scale (SES) modified by Geissner. The results were statistically analyzed (SPSS) and the data graphically expressed by boxplots. The comparison of pain perception (median) in both groups showed a overall low pain level. However, the TEP patients experienced a 10% lower pain level, characterized mainly by the sensation of local penetration and feeling of heat during all three postoperative days. Regarding the technique-relevant criteria of short-term pain intensities and modalities, the TEP technique was superior to the OTF.

Key words: Lichtenstein – TEP – SES – Pain

Zusammenfassung. Die Bicenterstudie wurde in Bergisch Gladbach (OTF) und in Hannover (TEP) an jeweils 110 männlichen Patienten mit primärer Leistenhernie durchgeführt. Die Schmerzmessungen wurden über 3 postop. Tage mit den Schmerzempfindungsskalen (SES) nach Geissner durchgeführt; die Auswertung erfolgte mit dem SPSS-Programm und deren graphische Darstellung als Boxplots. Bei Vergleich der Daten zeigte sich in beiden Gruppen ein niedriges Schmerzniveau. Die TEP-Gruppe erfuhr ein um 10% niedrigeres Schmerzniveau (Median-Vergleich) in der Modalität des lokalen Eindringens und der Temperaturempfindung an allen 3 postoperativen Tagen. Im Hinblick auf das methodenbedingte Zielkriterium des postoperativen Schmerzes zeigt die TEP über die ersten 3 postoperativen Tage eine geringere Schmerzausprägung im Vergleich zum OTF.

Schlüsselwörter: Lichtenstein – TEP – SES – Schmerz

Diagnostik und Klassifikation des Leistenbruchs – klinisch, sonographisch und laparoskopisch

B. Kraft, H. Kolb, S. Haaga, B. Kuckuk und R. Bittner

Klinik für Allgemein- und Visceralchirurgie, Marienhospital Stuttgart, Böheimstraße 37, 70199 Stuttgart

Diagnosis and Classification of Inguinal Hernias – Clinically, by Ultrasound and Laparoscopically

Summary. Out of more than 6000 laparoscopic hernioplasties (so far) treated via the TAPP method at Marienhospital Stuttgart, 220 patients were entered in a prospective study without exclusion criteria. The factors that lead to hospital admittance, preoperative clinical and ultrasound findings, as well as intraoperative findings were recorded. Concerning the proof or elimination of an inguinal hernia, we found a sensitivity of 0.92 for preoperative clinical findings and 0.97 for preoperative ultrasound findings. The specificity was 0.94 for preoperative clinical findings and 0.87 for preoperative ultrasound results. A total of 19 out of 189 treated inguinal hernias were newly discovered by ultrasound and intraoperatively confirmed. Clinical examination and ultrasound have a smaller predictive value in the description of spermatic cord lipoma (total rate of accuracy 64.9%), in determining the size of the hernia opening (total rate of accuracy 53%) as well as in the classification of hernias (rate of accuracy 54% for preoperative clinical examination and 62% for preoperative ultrasound examination). There was no significant change in the testicular volumes from pre- to postoperative examinations.

Key words: Inguinal hernia – TAPP – Ultrasound – Diagnostic

Zusammenfassung. Aus einem Krankengut von nunmehr über 6000 laparoskopischen Hernioplastiken nach der TAPP-Methode im Marienhospital Stuttgart, wurden ohne Ausschlusskriterien 220 Patienten in die prospektive Studie aufgenommen. Erfasst wurde der Einweisungsbefund des Hausarztes, der präoperative Aufnahmebefund, die präoperative Sonographie sowie der intraoperative Befund. Bezüglich des Nachweises oder Ausschlusses einer Leistenhernie fanden wir eine Sensitivität von 0,92 für den präoperativen Untersuchungsbefund und von 0,97 für die präoperative Sonographie. Die Spezifität für die Aufnahmeuntersuchung lag bei 0,94, die der Sonographie bei 0,87. Insgesamt 19 von den operierten 289 Leistenhernien wurden sonographisch neu festgestellt und auch intraoperativ bestätigt. Einen geringeren Aussagewert haben Untersuchung und Sonographie zur Darstellung von Samenstrangslipomen (Gesamttrefferrate 64%), zur Bestimmung der Größe der Bruchpforte (Gesamttrefferrate 50 bzw. 53%) sowie zur Klassifikation der Hernien (Trefferrate der Untersuchung 54%, der präop. Sonographie 62%). Die Hodenvolumina veränderten sich von prä- zu postoperativ nicht signifikant.

Schlüsselwörter: Leistenhernie – TAPP – Sonographie – Diagnostik

Untersuchung der Hodendurchblutung nach laparoskopischer Hernioplastik mit Hilfe der Farb-codierten Duplexsonographie

J. D. Redecke, B. Leibl und R. Bittner

Krankenhaus Bietigheim, Abt. Allgemein- und Visceralchirurgie, Riedstr. 12, 74321 Bietigheim-Bissingen

Colour-Coded Duplex Sonography of Testicular Arteries After Laparoscopic Hernioplasty

Summary. In 1998, we operated on 85 patients with unilateral inguinal hernia using the method of laparoscopic hernioplasty with implantation of a mesh. To exclude a circulatory disturbance of testis, we carried out an examination of the testicular blood vessels. For this, we measured a resistance index (R. I.), and the Pourcelot-Index, using colour-coded duplex sonography before the operation and after 15 months. This index is the quotient of the systolic and end-diastolic blood flow: R. I. = $(\text{Flow}_{\text{syst.}} - \text{Flow}_{\text{endd.}})/\text{Flor}_{\text{syst.}}$. We considered values beyond 0.85 as pathologic. No case resulted in testicular atrophy, however, in eight cases an improvement of blood circulation was found, and in three cases a diminution. Therefore, we conclude that laparoscopic hernioplasty does not lead to a significant circulatory disturbance of the testis or to an increased incidence of testicular atrophy.

Key words: Laparoscopic hernioplasty – Colour-coded duplex sonography – Resistance-index – Testicular atrophy

Zusammenfassung. 85 Patienten mit einseitiger Leistenhernie wurden 1998 mit einer lap. Hernioplastik und Implantation eines Kunststoffnetzes versorgt. Zum Ausschluß einer testikulären Durchblutungsstörung ist prä- und nach durchschnittlich 15 Monaten postoperativ ein Widerstandsindex, der Pourcelot-Index, mit Hilfe der Farb-codierten Duplexsonographie bestimmt worden. Dieser Index ist der Quotient aus systolischem und enddiastolischem Blutfluß: R. I. = $(\text{Flow}_{\text{syst.}} - \text{Flow}_{\text{endd.}})/\text{Flow}_{\text{syst.}}$. Als Grenzwert haben wir 0,85 und > 0,85 als pathologischen Bereich gesehen. In keinem Fall war eine Hodenatrophie nachweisbar, in acht Fällen kam es zu einer Verbesserung der Hodendurchblutung und in drei Fällen zu einer Verschlechterung im Vergleich zur präoperativen Untersuchung. Die lap. Hernioplastik führt nicht zu einer signifikanten Durchblutungsstörung der Hoden und nicht zu einer Erhöhung der Inzidenz von Hodenatrophien.

Schlüsselwörter: Laparoskopische Hernioplastik – Farb-codierte Duplexsonographie – Widerstands-Index – Hodenatrophie

Laparoskopische Splenektomie bei der idiopathischen Thrombozytopenie

C. Zornig, A. Emmermann, S. Hegewisch-Becker und M. Peiper

Israelitisches Krankenhaus, Orchideenstieg 14, 22297 Hamburg

Laparoscopic Splenectomy for Idiopathic Thrombocytopenia

Summary. Between 1992 and 1999, 53 patients with an average age of 42 years underwent a laparoscopic splenectomy for idiopathic thrombocytopenia (ITP). Forty-eight operations (91%)

could be completed laparoscopically, while in five patients the operation had to be converted. The average operation time was 95 min, in the last 38 cases, 76 min. Mortality was 0%, morbidity 8% and there were no reoperations. The average postoperative hospital stay was 3.9 days. After a median follow-up of 24 (1–75) months, there were eight recurrences of ITP. Five patients had to be treated medically.

Zusammenfassung. Von 1992 bis 1999 wurden 53 Patienten im Alter von durchschnittlich 42 Jahren wegen einer idiopathischen Thrombozytopenie laparoskopisch splenektomiert. 48 Operationen konnten laparoskopisch beendet werden, bei 5 Patienten mußte „umgestiegen" werden. Die mittlere Operationszeit lag bei 95 Minuten, für die letzten 38 Fälle bei 76 Minuten. Die Letalität lag bei 0%, die Morbidität bei 8%, Re-Operationen wurden nicht durchgeführt. Der durchschnittliche postoperative Krankenhausaufenthalt lag bei 3,9 Tagen. Bei einer mittleren Nachbeobachtungszeit von 24 (1–75) Monaten traten 8 Rezidive der ITP auf, von denen 5 Patienten medikamentös therapiert wurden.

Abdominal- und Thoraxverletzungen

Diagnostik und Therapie von Darmverletzungen

G. Hohlbach, K. D. Rupp und J. Loick

Chirurgische Klinik Marienhospital, Unversitätsklinik, Ruhr- Universität Bochum, Hölkeskampring 40, 44625 Herne

Hollow Viscus Injury – Diagnosis and Therapy

Summary. Hollow viscus injuries are a rare event; in 75% to 80% of cases they are combined with additional injuries of other organs. The incidence rises from 3% up to 33% in blunt traumas, from 8% up to 48% in stab wounds and from 14% to 49% in gunshot injuries. The diagnosis of isolated hollow viscus injuries can be difficult, in spite of the application of ultrasound sonography, computed tomography and diagnostic laparoscopy. The sensitivity of these procedures runs from 50% to 99%. Using diagnostic laparotomy, unnecessary laparotomies can be reduced from 3%–39% to 10% or less. The therapy - simple suture, resection and anastomosis, or colostomy/ileostomy - depends on the type of bowel injury, the extent of associated injuries and the existance of peritonitis. The lethality depends on associated injuries in the range 4%–50%.

Key words: Hollow viscus injury – Abdominal trauma

Zusammenfassung. Darmverletzungen beim Abdominaltrauma sind selten und treten in 75% bis 80% aller Fälle mit Kombinationsverletzungen anderer Organe auf. Die Häufigkeit beträgt bei stumpfen Bauchtraumen 3%–33%, bei Stichverletzungen 8%–48%, bei Schussverletzungen 14%–59%. Trotz Einsatz bildgebender Verfahren unter Einbeziehung der diagnostischen Laparoskopie kann die Diagnose schwierig sein; die Sensitivität dieser Maßnahmen wird mit 50% bis 99% angegeben. Die Häufigkeit der diagnostischen Laparotomie konnte dadurch jedoch von 3%–39% auf weniger als 10% gesenkt werden.
Die Therapie - Übernähung, Kontinenzresektion oder Deviation - richtet sich nach dem Verletzungsausmaß, den Begleitverletzungen und dem Ausmaß einer Peritonitis. Die Letalität beträgt in Abhängigkeit von den Begleitverletzungen 4-50%.

Schlüsselwörter: Darmverletzung – Abdominaltrauma

Darmverletzungen nach Abdominaltraumen sind eher selten zu erwarten; selbst in großen Kliniken mit Maximalversorgungsauftrag beträgt die Inzidenz pro Jahr im Durchschnitt 3 bis 5 Hohlorganverletzungen pro Jahr. 75% bis 80% aller Darmverletzungen treten beim Abdominaltrauma im Rahmen von Kombinationsverletzungen anderer Organe auf. Die Häufigkeit von Darmverletzungen beim Abdominaltrauma zeigt einen Zusammenhang mit dem auslösenden Trauma: Beim stumpfen Bauchtrauma beträgt sie 3%–33%, für Stichverletzungen beträgt sie 8%–48% und für Schussverletzungen 14%–59%.

Tabelle 1

CT-Befund	Sensitivität	Spezifität	Pos.Präd.Wert	Neg-Präd.Wert
Darmwandverdickung	50%	84%	67%	73%
Diskontinuität	58%	95%	88%	78%
Extraluminale Luft	33%	100%	100%	70%
Intraperitoneale Flüssigkeit	58% bei isolierten Darmverletzungen			$p > 0{,}05$
	63% bei intraperitonealen Verletzungen oder Darmverletzungen			

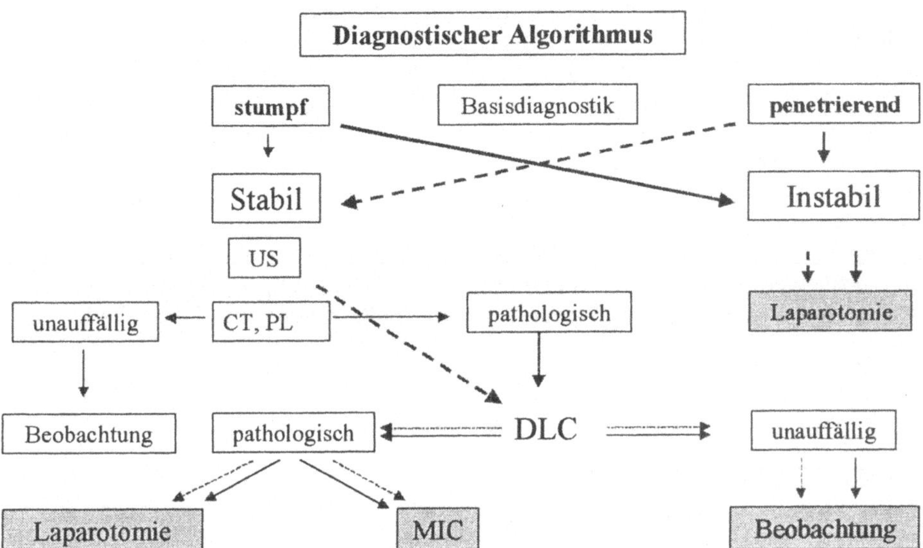

Abb. 1. Diagnostik und Therapie von Darmverletzungen. *US* (Sonografie), *CT* (Computertomografie), *PL* (Peritoneallavage) *DLC* (Diagnostische Laparoskopie), *MIC* (minimalinvasive Chirurgie)

Die **Diagnostik** von Darmverletzungen beim Abdominaltrauma gründet sich auf die bekannten Prinzipien unter Einbeziehung der bildgebenden Verfahren, der Peritoneallavage und der Laparoskopie.

Die Peritoneallavage hat durch die Anwendung der Sonografie an Bedeutung verloren. Allerdings sind die mit der Sonografie erfassbaren pathologischen Parameter - Nachweis von freier Luft und/oder intraabdominelle Flüssigkeitsansammlung - nicht spezifisch als Hinweis für eine Darmverletzung zu werten. Während die Sensitivität, die Spezifität und der positiv prädiktive Wert in der Diagnostik von Abdominaltraumen mit über 90% angegeben wird, ist die diagnostische Sicherheit der isolierten Darmverletzung beim Abdominaltrauma eher enttäuschend. In einer 1999 publizierten Studie von Richards betrug die Sensitivität für isolierte Darmverletzungen 44%, bei intraabdominellen Kombinationsverletzungen 75%. In der Computertomografie gelten intraabdominelle Flüssigkeitsansammlungen mit dem Nachweis von Luft, Verdickungen und/oder Diskontinuitäten der Darmwand, Mesenterialhämatom und freier Austritt von Kontrastmittel als Hinweis auf eine Hohlorganverletzung. Die diagnostische Sicherheit der CT bei isolierten Darmverletzungen ist aus der in Tabelle 1 wiedergegebenen Publikation von Breen (1997) zu entnehmen: Wenn auch die Laparoskopie in einer großen Sammelstatistik von 7050 Abdominaltraumen bisher nur in 2,0% bis 5,3% aller Verletzten angewendet wurde, gewinnt sie unter dem Gesichtspunkt vermeidbarer, nicht therapeutischer Laparotomien, die in der Literatur mit 5%–39% angegeben werden, zunehmend an Bedeutung. Die Indikation ist nach derzeit gültiger Auffassung beim stabilen Verletzten mit unklarem Abdominalbefund zu stellen. Als absolute Kontraindikationen gelten das akute Abdomen und die Eviszeration.

Durch den Einsatz der Laparoskopie konnte in einer Untersuchung von Berci (1991) bei 150 Bauchtraumen bei 56% aller Verletzten eine diagnostische Laparotomie vermieden und in 25% eine Bagatellverletzung konservativ weiterbehandelt werden. Die diagnostische Sicherheit der Laparoskopie ist jedoch bei isolierten Darmverletzungen eingeschränkt: In einer Sammelstatistik mit 177 Darmverletzungen wird die Sensitivität mit 23% bis 100% angegeben; für die Erkennung aller intraabdominellen Verletzungen beträgt die Sensitivität 74%–100%, die Spezifität 88%–99% und der Pos. Präd. Wert 98%.

Da keine der genannten diagnostischen Methoden für sich eine Darmverletzung zuverlässig beweisen oder ausschließen kann, hat im Zweifelsfall die klinische Verlaufsbeobachtung und die wiederholte Untersuchung auch mit bildgebenden Verfahren eine besondere Bedeutung. In der Akutdiagnostik ist die Einhaltung des in Abb. 1 gezeigten Algorithmus hilfreich.

Die **Therapie** von Darmverletzungen beim Abdominaltrauma folgt den aus der Viszeralchirurgie bekannten Behandlungsprinzipien. Kleinere Defekte am Dünndarm und Dickdarm können übernäht werden, wenn die Darmränder keine Vitalitätsstörung aufweisen. Größere Defekte werden am Dünndarm durch Kontinuitätsresektion versorgt. Am Dickdarm ist in diesen Fällen eine Kontinuitätsresektion dann gerechtfertigt, wenn keine diffuse Peritonitis vorliegt, der Darm intraoperativ gespült werden kann und bestehende Begleitverletzungen eine primäre Rekonstruktion zulassen. Andernfalls ist ein zweizeitiges Vorgehen mit primärer Anlage einer Deviationscolostomie und sekundärer Wiederherstellung der Kontinuität der bessere Weg.

Tabelle 2

Art des Eingriffes	Angaben in %
Kontinuitätsresektionen	26–43
Übernähungen	17–74
Stomaanlage	4– 8
Serosanähte	4–12
Mesenterialnähte	26–61

In einer Sammelstatistik von 303 operierten Darmverletzungen wurden die in Tabelle 2 dargestellten Therapien durchgeführt. Die Letalität von Darmverletzungen beim Abdominaltrauma ist nicht nur von der Verletzungsart sondern auch von den Begleitverletzungen bestimmt. Sie beträgt bei der isolierten Darmverletzung 4%, beim Polytrauma mit intraabdominellen und/oder extraabdominellen Begleitverletzungen bis 50%.

Weiterführende Literatur

1. Berci G, Sackier JM, Paz-Partlow M (1991) Emergency Laparoscopy. Am J Surg 161: 323–335
2. Brandt Chr. P, Priebe PP, Jacobs DC (1994) Potential of Laparoscopy to reduce non-therapeutic trauma laparotomies. Am Surg 60: 416–420
3. Breen DJ, Janzen DL, Zwirewich CV, Nagy AG (1997) Blunt Bowel and mesenteric injury: Diagnostic performance or CT sign. J Comput Assist Tomogr 21: 706–712
4. Neugebauer H, Wallenboeck E, Hungerford M (1999) Seventy cases of injuries of the small intestine caused by abdominal trauma: A retrospective study from 1970 to 1994. J Trauma 46: 116–121
5. Nagel M, Saeger HD, Massoun H, Buschulte J (1991) Verletzungen von Dünn- und Dickdarm beim traumatisierten Abdomen. Unfallchirurg 94: 105–109
6. Rozycki GS, Ochsner MG, Jaffin JH, Champion HR (1993) Prospective evaluation of surgeons' use of ultrasound in the evaluation of trauma patients. J Trauma 34: 516–527

Splenektomie 2000 – Gibt es noch eine Indikation?

Die Pankreaslinksresektion bei chronischer Pankreatitis
Wann ist die Splenektomie indiziert?

M. Wagner, Ch. Kulli, B. Schmied, C. A. Redaelli, H. Friess und M. W. Büchler,

Universitätsklinik für Viszeral- und Transplantationschirurgie, Inselspital, 3010 Bern, Schweiz

Pancreatic Left Resection for Chronic Pancreatitis: Indication for Splenectomy

Summary. The indication for pancreatic left resection in patients with chronic pancreatitis should be restricted to localised disease of the distal pancreas. Splenic preservation is possible in about one-third to one-half of patients and is not associated with increased morbidity. However, presence of pancreatitis with complications of the spleen or the splenic vessels demands splenectomy. Although the incidence of postsplenectomy-sepsis is exceptional low in adults with benign disease, mortality remains high. Patients with severe coexisting disorders are especially prone to succumb, due to overwhelming sepsis.

Key words: Chronic pancreatitis – Distal pancreatectomy – Splenectomy – Indication

Zusammenfassung. Die Indikation zur Pankreaslinksresektion bei Patienten mit chronischer Pankreatitis ist streng zu stellen und sollte reserviert bleiben für Fälle mit isoliertem entzündlichem Befall des Pankreasschwanzes. Dabei ist die Erhaltung der Milz in einem Drittel bis etwa der Hälfte der Patienten möglich und geht nicht mit einer erhöhten Komplikationsrate einher. Bei Vorhandensein einer Pankreatitis mit Komplikationen im Bereich der Milz oder der Milzgefässe ist die Indikation zur Splenektomie jedoch gegeben. Die Inzidenz einer Postsplenektomie-Sepsis ist bei Erwachsenen, welche keine maligne Erkrankung aufweisen, sehr gering. Sie geht jedoch mit einer hohen Mortalität einher und gefährdet vor allem Patienten mit schweren Begleiterkrankungen.

Schlüsselwörter: chronische Pankreatitis – distale Pankreasresektion – Splenektomie – Indikation

Einleitung

Die häufigste Indikation zur Resektion bei Patienten mit chronischer Pankreatitis ist der therapieresistente Schmerz, welcher zu exzessiv hohem Analgetikakonsum Anlass geben kann. Weitere Indikationen zur Resektion sind lokale Komplikationen des chronischen Entzündungsprozesses wie zum Beispiel die Ausbildung eines entzündlichen Tumors oder einer Pseudozyste welche wiederum zu Kompression oder Verdrängung der Nachbarorgane führen können. Die Pankreatitis befällt in der Mehrzahl der Patienten den Kopfbereich oder das ganze Organ des Pankreas. Lediglich 5–15% aller Patienten mit chronischer Pankreatitis weisen einen lokalisierten Befall des distalen Pankreas auf [7]. Bei diesen Patienten kann der entzündliche Prozess im Pankreasschwanzbereich durch die enge Nachbarschaft zur Milz und den Milzgefässen eine Vielzahl lokaler Komplikationen hervorrufen [16]. Die grösste Inzidenz weist die Milzvenenthrombose mit konsekutiver Splenomegalie auf, welche in 4–23% der Patienten mit isolierter Pankreatitis im Pankreasschwanzbereich beschrieben wurde [13, 17, 19]. Demgegenüber ist die Häufigkeit von Pseudozysten, welche sich in den Milzhilus oder gar ins Milzparenchym erstrecken, in der Literatur schlecht beschrieben. Die einzig grössere Serie, welche 176 Patienten mit chronischer Pankreatitis auf diese Komplikation hin untersucht hat, weist eine Inzidenz von 1% aus [33]. Noch seltenere Komplikationen stellen die Milzruptur bzw. das Milzhämatom dar, deren Häufigkeit in der Literatur mit deutlich unter 1% angegeben wird [16]. Lediglich anekdotische Hinweise finden sich in der Literatur in Bezug auf die Ausbildung eines Milzarterienaneurysmas, eines Milzabszesses oder eines Milzinfarktes [16]. Zieht man Patienten mit chronischer Pankreatitis hinzu, welche auch den Pankreaskopfbereich betreffen, so ist die Inzidenz von Milzkomplikationen deutlich niedriger. So finden sich in der Studie von Malka et al., welche 500 Patienten mit chronischer, alkoholischer Pankreatitis während im Mittel 7 Jahren verfolgt haben, lediglich bei 11 Patienten (2.2%) Milzkomplikationen [22]. Mit Ausnahme eines Patienten, welcher konservativ behandelt wurde, wurden alle diese Milzkomplikationen mittels Splenektomie versorgt [22].

Die Pankreaslinksresektion mit Splenektomie

Obwohl einzelne distale Pankreasresektion bereits Ende des vorherigen Jahrhunderts durchgeführt wurden, geht die erste detaillierte technische Beschreibung des operativen Vorgehens auf Mayo im Jahre 1913 zurück [24]. Durch die enge anatomische Beziehungen zwischen Pankreasschwanz und Milzgefässen, führte Mayo eine en-Bloc Resektion von distalem Pankreas und Milz aus mit Ligatur der Milzarterie und -Vene nahe an ihrem Abgang bzw. ihrer Mündung. In den folgenden Jahren wurde diese Technik als Standardverfahren übernommen, jedoch nur vereinzelt durchgeführt. Erst Ende der Fünfziger und Anfangs der Sechziger Jahre wurden grössere Serien von Pankreaslinksresektionen zur Behandlung der chronischen Pankreatitis publiziert [8, 10, 23, 25]. In den nächsten beiden Jahrzehnten war die Pankreaslinksresektion mit Splenektomie, die von einigen Chirurgen als subtotale Resektion durchgeführt wurde, das häufigste Resektionsverfahren in der chirurgischen Behandlung der chronischen Pankreatitis. Damit konnte in 50–80% der Patient eine Schmerzlinderung erreicht werden [7]. Unbefriedigende Resultate wurden erzielt wenn sich die chronische Pankreatitis nicht auf das distale Pankreas beschränkte [28, 32]. Nach Pankreaslinksresektion entwickeln zwischen 30–70% der Patienten postoperativ eine Diabetes mellitus und etwa 30% eine exokrine Pankreasinsuffizienz [7].

Die Milz-erhaltende Pankreaslinksresektion

Die erhöhte Inzidenz von septischen Komplikationen nach Splenektomie [5, 9, 18, 35], führte dazu, dass verschiedene Autoren sich für Milzerhaltende Resektionsverfahren zu interessieren begannen [1, 6, 15, 27, 34]. Technisch stehen dabei prinzipiell zwei verschiedene Verfahren zur Wahl: die Milzerhaltung unter Schonung der A. und V. lienalis sowie die Erhaltung der Milz nach Ligatur dieser Gefässe. Erstere Technik wurde erstmalig von Mallet-Guy 1943 beschrieben und wurde seither von verschiedenen Chirurgen weiter modifiziert [1, 6, 15, 31]. Prinzipiell führten jedoch alle diese Autoren eine retrograde Dissektion durch, bei der das Pankreas über der V. porta bzw. der V. mesenterica superior zunächst stumpf abgelöst, durchtrennt und anschliessend zum Milzhilus hin isoliert wird [1, 6, 15, 31]. Dabei werden die pankreatischen Äste aus der A. linealis schrittweise versorgt.

Auf Grund der anspruchsvollen Dissektion, insbesondere bei starken entzündlichen Veränderungen, beschrieb Warshaw 1988 eine alternative Technik um die Präparation zu erleichtern und damit die Operationszeit zu verkürzen [34]. Dabei wird das Lig. gastrocolicum unter Schonung der kurzen Magengefässe durchtrennt, das distale Pankreas wird am Ober- und Unterrand mobilisiert und anschliessend werden die Milzgefässe im Bereich der Pankreasspitze ligiert [34]. Daraufhin wird das Pankreas gegen rechts freipräpariert und anschliessend distal abgesetzt [34]. Bis anhin wurde jedoch diese Technik noch nicht in grösseren Serien publiziert, so daß der Stellenwert dieses Verfahrens noch nicht objektiv beurteilt werden kann.

Eigene Ergebnisse

Im Zeitraum vom 1.11.93 bis 4.2000 wurden an unserer Klinik 515 Pankreasresektionen durchgeführt. Die Indikation zur Resektion war in 68% der Fälle ein Tumor (237 Pankreastumore, 80 periampulläre und 37 andere Tumore) sowie in 32% der Patienten eine chronische Pankreatitis (n = 163). Es wurden 390 Pankreaskopfresektionen, 23 totale Pankreatektomien, 76 Linksresektionen und 28 Lokalexzisionen durchgeführt. Die Gesamtmorbidität in diesem Kollektiv betrug 37%, 23 Patienten (4%) mussten reoperiert werden und die Letalität betrug 2% (n = 10). Von den 76 Patienten mit Pankreaslinksresektionen hatten 64 einen Tumor und 12 Patienten eine chronische Pankreatitis. 18 Resektionen (24%) konnten Milzerhaltend durchgeführt werden. 5 der 12 Patienten mit chronischer Pankreatitis wurden Milzerhaltend operiert. Die Indikation zur Splenektomie waren Tumorverdacht in 2 Fällen, Milzkomplikationen der chronischen Pankreatitis in 4 Fällen und eine sich in die Milz erstreckende Pankreaspseudozyste bei einem Patienten. Die Morbidität und Letalität bei diesen 12 Patienten betrugen 14% sowie 0% und wurden durch die Splenektomie bzw. Milzerhaltung nicht beeinflusst.

Diskussion

Noch vor 20 Jahren stellte die Pankreaslinksresektion das häufigste Resektionsverfahren dar bei Patienten mit chronischer Pankreatitis ohne Gangstenose [11]. In den folgenden Jahren zeigte sich, dass Patienten mit Pankreaskopfpankreatitis oder mit einem entzündlichen Befall der gesamten Drüse schlechte Langzeitresultate nach Pankreaslinksresektion aufweisen [11]. Deshalb ist die Indikation zur distalen Pankreasresektion bei chronischer Pankreatitis streng zu stellen und sollte sich auf die isolierte Entzündung im Pankreasschwanzbereich beschränken [7,29]. Patienten mit Pankreaskopfpankreatitis werden heutzutage vorzugsweise mit einer Pankreatoduodenektomie oder einer Duodenumerhaltenden Pankreaskopf-Resektion behandelt [2, 4]. Im eigenen Krankengut wurde lediglich bei 7% der Patienten welche wegen chronischer Pankreatitis reseziert wurden, eine Linksresektion durchgeführt.

Der Stellenwert der Milzerhaltung bei der Pankreaslinksresektion lässt sich nicht auf Grund objektiver wissenschaftlicher Daten beantworten, da bis anhin keine prospektiv randomisierten Studien durchgeführt wurden. Zudem existieren in der Literatur nur wenige Berichte von grösseren Serien, welche retrospektiv die Ergebnisse nach Pankreaslinksresektion mit und ohne Milzerhaltung vergleichend analysiert haben [1, 3, 12, 20, 30]. Die Ergebnisse dieser Arbeiten sind unterschiedlich. Während zum Beispiel die Studien von Aldridge, Schoenberg und Lillemoe identische perioperative Komplikationsraten für beide Operationsverfahren zeigen [1, 20, 30], findet sich in der Serie von Benoist eine signifikant höhere Morbidität, insbesondere eine höhere Inzidenz von postoperativen Pankreasfisteln, nach Milzerhaltender Pankreaslinksresektion (40% gegenüber 20%) [3].

Demgegenüber weist Govil eine leicht, jedoch nicht signifikant, höhere Komplikationsrate in der Gruppe mit Splenektomie aus [12]. Der Vergleich dieser Resultate wird dadurch erschwert, dass lediglich Schoenberg und Govil nur Patienten mit chronischer Pankreatitis einschlossen [12, 30] während Aldridge und insbesondere Lillemoe grosse Serien (77 und 235 Patienten) aber gemischte Patientenkollektive analysierten und Benoist nur Patienten mit benignen Tumoren berücksichtigte [3]. Zudem wurden in den Arbeiten von Aldridge und Lillemoe die Ergebnisse nicht gemäss der Indikation aufgeschlüsselt, so dass keine Aussagen über die Resultate der beiden Operationsverfahren bei Patienten mit chronischer Pankreatitis gemacht werden können [1, 3, 12, 20, 30].

Demgegenüber lassen sich die beiden Studien bei Patienten mit chronischer Pankreatitis gut vergleichen, allerdings weisen beide Serien mit 15 bzw. 16 Jahren grosse Beobachtungsintervalle auf [12, 30]. Die Studie von Govil umfasste 38 Patienten, davon wurden in 26 Fällen eine Milzerhaltende Pankreaslinksresektion versucht, welche in 22 Patienten (58%) durchgeführt werden konnte [12]. Die Milzerhaltende Resektion wurde aber erst 1989 erstmalig durchgeführt und war anschliessend das Verfahren der Wahl [12]. Die Morbidität nach Milzerhaltender Resektion lag bei 18% und die Letalität betrug 4.5% [12]. Nach Resektion mit Splenektomie betrug die Morbidität 31% allerdings ohne Todesfall [12]. 36 Patienten konnten über ein Zeitintervall von median 48 Monaten nachuntersucht werden und die Ergebnisse in Bezug auf Schmerzfreiheit, Analgetikabedarf und Rehospitalisation wurden mit einem Scoresystem ermittelt [12]. Ein Patient verschied 61 Monate nach Linksresektion mit Splenektomie an einer Postsplenektomie-Sepsis [12]. Bei den übrigen Patienten war das Langzeitergebnis in beiden Gruppen identisch, hingegen wiesen Patienten nach Splenektomie eine höhere postoperative Diabetesprävalenz auf (57% gegenüber 14%) [12]. Die Serie von Schoenberg gibt die Resultate von 74 Patienten wieder, dabei wurde in 34% der Patienten (n = 25) eine Milzerhaltende Resektion durchgeführt [30]. Indikationen für die Splenektomie waren Karzinomverdacht in 18 Patienten und Einbezug der Milz oder der Milzgefässe in die entzündlichen Veränderungen bei den restlichen 31 Patienten. Die Morbidität betrug im Gesamtkollektiv 46% und war in beiden Gruppen identisch [30]. Nach einem mittleren Beobachtungsintervall von 58 Monaten waren die Ergebnisse in Bezug auf Schmerzfreiheit, Gewichtsverlust und Arbeitsfähigkeit identisch [30]. Ebenso wurden die endo- und exokrine Pankreasfunktion nicht durch die Splenektomie beeinflusst, hingegen war die Spätletalität nach Splenektomie erhöht [30].

Somit erscheint, gemäss Angaben in der Literatur, die Milzerhaltung bei einem Drittel bis etwa der Hälfte der Patienten mit chronischer Pankreatitis, welche mittels Pankreaslinksresektion therapiert werden, ohne erhöhte perioperative Morbidität möglich zu sein. Dies bestätigen auch unsere eigenen Resultate. Bei Vorhandensein von Komplikationen der Pankreatitis im Bereich der Milz oder ihrer Gefässe ist die Indikation zur Splenektomie jedoch gegeben [1, 12, 20, 30]. Dabei wird das Langzeitergebnis in Bezug auf den weiteren Verlauf der chronischen Pankreatitis nicht durch die Milzentfernung beeinflusst. Die Resultate hinsichtlich der endokrinen Pankreasfunktion sind widersprüchlich. Allerdings dürfte die Dauer der Erkrankung sowie das Ausmass der chronischen Pankreatitis und der Resektion weit wichtiger für die Restfunktion sein als die Frage der Milzerhaltung. Demgegenüber scheint die Inzidenz septischer Komplikation nach Splenektomie auch bei der Pankreaslinksresektion erhöht zu sein [12, 30] und damit früheren Studien, welche die Inzidenz der Postsplenektomie-Sepsis analysiert haben, zu entsprechen [5, 9, 18, 35]. Obwohl die Postsplenektomie-Sepsis bei Erwachsenen, welche nicht an einer malignen Erkrankung leiden, sehr selten auftritt [14], geht sie mit einer hohen Mortalität einher [21]. Insbesondere Patienten mit schweren Begleiterkrankungen sind gefährdet und sollten neben den entsprechenden Impfungen auch eine Langzeitantibiose erhalten, welche die Inzidenz dieser gefährlichen Komplikation zu reduzieren vermag [26].

Literatur

1. Aldridge MC, Williamson RC (1991) Distal pancreatectomy with and without splenectomy. Br J Surg 78 : 976–979
2. Beger HG, Schlosser W, Friess HM, Buchler MW (1999) Duodenumpreserving head resection in chronic pancreatitis changes the natural course of the disease: a single-center 26-year experience. Ann Surg 230 : 512–519; discussion 519–523
3. Benoist S, Dugue L, Sauvanet A, Valverde A, Mauvais F, Paye F, Farges O, Belghiti J (1999) Is there a role of preservation of the spleen in distal pancreatectomy? J Am Coll Surg 18 : 255–260
4. Büchler MW, Friess H, Müller MW, Wheatley AM, Beger HU (1995) Randomized trial of duodenum-preserving pancreatic head resection versus pyloruspreserving Whipple in chronic pancreatitis. Am J Surg 169 : 65–70

5. Cooper MJ, Williamson RC (1984) Splenectomy: indications, hazards and alternatives. Br J Surg 71:173–180
6. Cooper, MJ, Williamson RC (1985) Conservative pancreatectomy. Br J Surg 72:801–803
7. Cuilleret J, Guillemin G (1990) Surgical management of chronic pancreatitis on the continent of Europe. World J Surg 14:11–18
8. Eliason EL, Welty RF (1958) Pancreatic calculi. Ann Surg 172:150–157
9. Francke EL, Neu HC (1981) Postsplenectomy infection. Surg Clin North Am 61:135–155
10. Fry WJ, Child CG (1965) Ninety-five per cent distal pancreatectomy for chronic pancreatitis. Ann Surg 162:543
11. Gebhardt C (1990) Indication for and Results of Pancreatic Left Resection. In: Berger HG, Büchler MW, Ditschuneit H, Malfertheiner P (Hrsg) Chronic Pancreatitis. Springer, Berlin, Heidelberg, New York, 463–466
12. Govil S, Imrie CW (1999) Value of splenic preservation during distal pancreatectomy for chronic pancreatitis. Br J Surg 86:895–898
13. Hofer BO, Ryan, JA, Jr., Freeny PC (1987) Surgical significance of vascular changes in chronic pancreatitis. Surg Gynecol Obstet 164:499–505
14. Holdsworth RJ, Irving AD, Cuschieri A (1991) Postsplenectomy sepsis and its mortality rate: actual versus perceived risks. Br J Surg 78:1031–1038
15. Kimura W, Inoue T, Futakawa N, Shinkai H, Han I, Muto T (1996) Spleenpreserving distal pancreatectomy with conservation of the splenic artery and vein. Surgery 120:885–890
16. Lankisch PG (1990) The spleen in inflammatory pancreatic disease. Gastroenterology 98:509–516
17. Leger L, Lenriot JP, Lemaigre G (1968) [Hypertension and segmental portal stasis in chronic pancreatitis. Apropos of 126 cases examined by splenoportography and splenomanometry]. J Chir (Paris) 95:599–608
18. Leonard AS, Giebink GS, Baesl TJ, Krivit W (1980) The overwhelming postsplenectomy sepsis problem. World J Surg 4:423–432
19. L'Hermine C, Lemaitre G, Maillard JP, Toison F (1971) Segmental portal hypertension in pancreatitis. Angiographic aspects. Lille Med 16:928–932
20. Lillemoe KD, Kaushal S, Cameron JL, Sohn TA, Pitt HA, Yeo CJ (1999) Distal pancreatectomy: indications and outcomes in 235 patients. Ann Surg 229:693–698
21. Lynch AM, Kapila R (1996) Overwhelming postsplenectomy infection. Infect Dis Clin North Am 10:693–707
22. Malka D, Hammel P, Levy P, Sauvanet A, Ruszniewski P, Belghiti J, Bernades P (1998) Splenic complications in chronic pancreatitis: prevalence and risk factors in a medical-surgical series of 500 patients. Br J Surg 85:1645–1649
23. Mallet Guy P (1952) Pancréatectomie gauche pour pancréatite chronique recidivante. Lyon Chirurgical 47:385
24. Mayo W (1913) The surgery of the pancreas. Ann Surg 63:145–150
25. Mercadier M (1964) Les pancréatectomies presque totales de gauche à droite: nouvelle tentavie de traitement chirurgical de la pancréatite. Mémoires de l'Academie de Chirurgie 90:84
26. Morgan MS, Cruickshank JG (1993) Prevention of postsplenectomy sepsis. Lancet 341:700–701
27. Robey E, Mullen JT, Schwab CW (1982) Blunt transection of the pancrease treated by distal pancreatectomy, splenic salvage and hyperalimentation. Four cases and review of the literature. Ann Surg 196:695–699
28. Rossi RL, Soeldner JS, Braasch JW, Heiss FW, Shea JA, Watkins E, Jr., Silverman ML (1990) Long-term results of pancreatic resection and segmental pancreatic autotransplantation for chronic pancreatitis. Am J Surg 159:51–57; discussion 57–58
29. Sawyer R, Frey CF (1994) Is there still a role for distal pancreatectomy in surgery for chronic pancreatitis? Am J Surg 168:6–9
30. Schoenberg MH, Schlosser W, Ruck, Beger HG (1999) Distal pancreatectomy in chronic pancreatitis. Dig Surg 16:130–136
31. Scott-Conner CE, Dawson DL (1989) Technical considerations in distal pancreatectomy with splenic preservation. Surg Gynecol Obstet 168:451–452
32. Taylor RH, Bagley FH, Braasch JW, Warren KW (1981) Ductal drainage or resection for chronic pancreatitis. Am J Surg 141:28–33
33. Vogel H, Sjiariel M, Maas R, Klapdor R (1983) Pankreaspseudozysteneinbruch in Abdominalorgane. Inn Med 10:243–246
34. Warshaw AL (1988) Conservation of the spleen with distal pancreatectomy. Arch Surg 123:550–553
35. Ziemski JM, Rudowski WJ, Jaskowiak W, Rusiniak L, Scharf R (1987) Evaluation of early postsplenectomy complications. Surg Gynecol Obstet 165:507–514

Subtotale Splenektomie: Der Standard bei Sphärocytose?

T. Klingebiel

Abteilung I, Universitätskinderklinik Tübingen, Hoppe-Seyler-Straße 1, 72076 Tübingen

Partial Splenectomy: Standard in the Treatment of Spherocytosis?

Summary. Hereditary spherocytosis is the most common congenital hemolytic anemia, with 15,000 patients living in Germany. While a causative treatment does not exist, splenectomy leads, in nearly every case, to a complete cessation of signs and symptoms of the disease. The indication for splenectomy should be orientated towards the severity of the disease, and splenectomy should not be performed before five years of age. Between one and two percent patients suffer from a severe postsplenectomy infection. In addition, cardiovascular insults seem to be more common after splenectomy. Partial splenectomy could be a solution to this dilemma. It leads to a release of the symptoms without the side effects of a complete splenectomy.

Key words: Partial splenectomy – Hereditary spherocytosis

Zusammenfassung. Die Sphärocytose ist die häufigste angeborene hämolytische Anämie (in Deutschland etwa 15.000 Patienten). Während eine kausale Therapie der Erkrankung nicht möglich ist, führt die Splenektomie nahezu immer zu einem Rückgang der Krankheitssymptome. Die Indikation sollte sich nach dem Schweregrad der Hämolyse richten und in der Regel nicht vor dem 5. Lebensjahr gestellt werden. 1–2% der Patienten erleiden nach Splenektomie eine schwere Postsplenektomieinfektion. Darüber hinaus scheinen auch kardiovaskuläre Insulte nach Splenektomie gehäuft aufzutreten. Die partielle Splenektomie scheint einen Ausweg aus diesem Dilemma darzustellen. Sie führt ebenso zu einem Rückgang der Sphärocytosesymptomatik ohne jedoch die Nachteile einer kompletten Splenektomie aufzuweisen.

Schlüsselwörter: Partielle Splenektomie – hereditäre Sphärocytose

Einführung

Die Sphärocytose ist die häufigste angeborene hämolytische Anämie. In Deutschland leben etwa 15.000 Patienten. Ursache der Erkrankung, die zu 75% dominant vererbt wird, sind verschiedene genetisch bedingte Erythrocytenmembrandefekte (1). Zur Diagnose führen folgende Hauptbefunde: positive Familienanamnese (fakultativ), Milzvergrößerung (fakultativ), Anämie (fakultativ, 1/3 nicht anämisch), gesteigerte Hämolyse (1 Zeichen obligat), Kugelzellen (können bei leichten Fällen fehlen), erhöhte osmotische Fragilität (obligatorisch) und folgende Nebenbefunde: Spektrin vermindert (falultativ), MCHC erhöht (fakultativ), Autohämolyse durch Glukosezusatz

Tabelle 1. Schweregrade der Hereditären Sphärocytose (HS)

	Leichte HS	Mittelschwere HS	Schwere HS
Hämoglobin (g/dl)	11– 15	8–12	< 6
Retikulocyten (%)	3– 8	≥8	≥10
Bilirubin (mg/dl)	1– 2	≥2	≥3
Spektringehalt (% des Normalwerts)	80–100	50–80	20–80
Osmotische Fragilität	normal/gering erhöht	deutlich erhöht	deutlich erhöht
Morphologie	vereinzelt Sphärocyten	deutlich vermehrt	Sphärocyten und Poikilozyten

nach S. Eber 1997 [2]

Tabelle 2. Indikation zur Splenektomie

Schweregrad	Splenektomie
schwer	alle Patienten
mittelschwer	Patienten mit mehreren hämolytischen Krisen und/oder ausgeprägter Leistungsminderung
leicht	im Kindesalter in der Regel nicht erforderlich

nach S. Eber 1997 [2]

korrigierbar (fakultativ) (2). Die Einteilung der Schweregrade folgt den Kriterien, die in Tabelle 1 wiedergegeben sind.

Während eine kausale Therapie nicht möglich ist, führt die Splenektomie nahezu immer zu einem vollständigen Rückgang der Krankheitssymptome mit Normalisierung der Hämoglobinkonzentration und der Retikulocytenzahl. Die Indikation zur Splenektomie sollte sich nach dem Schweregrad der Hämolyse richten und nicht vor dem 5. Lebensjahr erfolgen. Während bei schwerer Ausprägung (Hb < 6 g/dl, Retikulocytenzahl > 10%) die Indikation in der Regel gestellt wird, sollte sie bei mittelschwerer Sphärocytose nur bei mehreren transfusionsbedürftigen hämolytische Krisen und/oder ausgeprägter Leistungsminderung erfolgen. (Siehe Tabelle 2)

1–2% der Patienten erleiden nach Splenektomie eine schwere Postsplenektomieinfektion (3). Diese führt trotz adäquater und rechtzeitiger Therapie in 40–50% zum Tode. Zwar werden heute alle Patienten nach Splenektomie prophylaktisch mit Penicillin versorgt und darüber hinaus vor der Milzentfernung gegen Pneumokokken geimpft. Allerdings nehmen Pneumokokkenresistenzen in Europa und den USA zu und viele Patienten sind nicht zu einer konsequenten und lebenslangen Penicillinprophylaxe bereit. Bei Kindern hat die Milz eine Schlüsselbedeutung für die immunologische Reifung und für die IgM-Synthese. Eine Pneumokokkenimpfung unter zwei Jahre ist daher in der Regel nicht erfolgreich und eine Splenektomie unter 5 Jahren nicht anzuraten. Darüber hinaus scheinen auch kardiovaskuläre Insulte nach Splenektomie gehäuft aufzutreten (4).

Partielle Splenektomie

Die partielle Splenektomie (pS) scheint einen Ausweg aus diesem Dilemma darzustellen. Sie führt ebenso zu einem Rückgang der Sphärocytose-Symptomatik ohne jedoch Nachteile einer kompletten Splenektomie aufzuweisen. Tchernia et al haben erstmals 1993 (5) und in einem Update 1997 (3) ihre Erfahrungen mit dieser Behandlungsmethode dargestellt. Die Autoren haben die pS für Kinder unter 5 Jahren empfohlen und für ältere Patienten die Vorzüge der pS höher eingeschätzt als das Risiko einer evtl zweiten Operation zur Entfernung einer wieder gewachsenen Milz.

Eigene Erfahrungen

Wir haben in den letzten vier Jahren bei 8 Kindern mit hereditärer Sphärocytose (Altersmedian 9,07 Jahre, Spannweite 3,9 bis 13,4 Jahre) eine partielle Splenektomie durchgeführt. Es wurde jeweils der untere Milzpol belassen. Der Milzrest betrug 5 bis 10%. Bei 4 Kindern wurde wegen einer Cholecystolithiasis die Gallenblase mit entfernt. Perioperative Komplikationen traten nicht auf. Die mediane Nachbeobachtungszeit beträgt 2,16 Jahre (Spannweite 0,69 bis 3,47 Jahre).

Der Hämoglobinwert stieg signifikant von median 10,8 g/dl auf 14,0 g/dl an, die Retikulocytenzahlen fielen von 10,1 auf 5,0% ab. Bei 6 Kindern kam es zu einer Größenzunahme der Restmilz auf normale Milzgröße, bei einem Kind bildete sich die Restmilz zurück, bei einem blieb sie klein.

Diskussion

Größere Serien bestätigen unsere Erfahrungen. Tchernia et al berichten über Erfahrungen bei 39 Kindern mit einem medianen Alter von 8,1 Jahren. Es wurden 90% der Milz entfernt, wobei nur einmal der obere Anteil belassen wurde, sonst immer der Unterpol. Perioperativ trat einmal eine Blutung auf. Die Entlassung erfolgte zwischen Tag + 4 und + 7. Der Ausgangs-Hämoglobinwert lag bei 9,7 g/dl und stieg nach einem Jahr auf 12,6 g/dl an. In dieser Größenordnung blieb der Hb-Wert stabil. Es wurde im ersten Jahr eine Zunahme der Restmilz auf die zu erwartende Normalgröße festgestellt; danach blieb die Milz in dieser Größenordnung. 1mal kam es zu einer Sequestration, 2 mal trat wieder ein Syndrom chronischer Müdigkeit auf. Bei 18 Patienten war die Gallenblase belassen worden, bei 4 traten Gallensteine auf (3 und persönliche Mitteilung).

Eine kooperative Multicenterstudie ist in Deutschland und der Schweiz geplant. Diese Studie soll die Frage nach dem idealen chirurgischen Verfahren, nach der notwendigen Restmilzgröße und dem hämatologischen und immunologischen Verlauf nach pS beantworten. Die partielle Splenektomie sollte nach unserer Einschätzung im Rahmen einer kontrollierten Studie die Grundversorgung von Kindern mit Sphärocytose darstellen.

Literatur

1. Eber S (1991) Störungen des Membranskeletts der Erythrocyten bei hereditärer Sphärocytose und Elliptocytose: Bedeutung des molekularen Defekts für Pathogenese und klinischen Schweregrad. Klin Pädiatr 203:284–295
2. Eber S (1997) Hereditäre Sphärocytose, Leitlinien zur Diagnostik und Therapie in der Pädiatrischen Onkologie und Hämatologie, AWMF online, awmf@uni-duesseldorf.de
3. Tchernia G, Bader-Meugnier B, Berterotierre P, Eber S, Dommergues JP, Gauthier F (1997) Effectiveness of partial splenectomy in hereditary spherocytosis. Current Opinion in Hematology 4:136–141
4. Schilling RF (1997) Spherocytosis, splenectomy, strokes and heart attacks. Lancet 350:1677–1678
5. Tchernia G, Gauthier F, Mielot F, Dommerguess JP, Yvart J, Chasis JA, Mohandas N (1993) Initial assessment of the beneficial effect of partial splenectomy in hereditary spherocytosis. Blood 81:2014–2020

OP-Techniken zur Milzerhaltung

G. Meyer, M. W. Wichmann und F. W. Schildberg

Chirurgische Klinik und Poliklinik der LMU, Klinikum Grosshadern, Marchioninistraße 15, 81377 München

Spleen-Saving Surgical Techniques

Summary. The immunologic and hematologic effects of splenectomy are well known and spleen-saving surgical techniques in elective and emergency surgery are of importance for adequate surgical patient care. Laparoscopic and conventional surgical techniques are available. Preconditions for spleen-saving surgery are stable circulation and no additional acute life-threatening injuries. Complete mobilization of the spleen is necessary for surgical success and the following techniques are available: infrared- and hot air-coagulation, direct suturing, fibrin-bonded collagen gaze, splenorrhaphy with vicryl mesh and partial spelenectomy with a linear stapler. Between January 1991 and March 2000, we performed 676 procedures involving the spleen. Planned splenectomies were performed in 411 patients (61%), 13% of these laparoscopically. Of all procedures, 26% were unplanned splenectomies. Thirteen percent of all cases were spleen-saving interventions and 13% of these were performed laparoscopically. Spleen-saving surgical techniques should be applied to all patients suitable for this intervention, to prevent the immunologic risks of splenectomy.

Key words: Spleen – Spleen-saving surgical procedures – Immunology

Zusammenfassung. Die immunologischen und hämatologischen Folgen der Splenektomie sind bekannt und milzerhaltende chirurgische Techniken für Elektiv- und Notfall-Operationen sind für eine adäquate Patientenversorgung von grosser Bedeutung. Hierzu stehen laparoskopische und konventionelle Techniken zur Verfügung. Voraussetzung für den Milzerhalt sind stabile Kreislaufverhältnisse und das Fehlen weiterer akut lebensbedrohlicher Verletzungen. Die vollständige Mobilisierung der Milz ist für den chirurgischen Erfolg notwendig und es stehen die folgenden Techniken zur Verfügung: Infrarot- und Heissluft-Koagulation, direkte Naht, Fibrin-beschichtete Kollagengaze, Splenorrhaphie mit Vicrylnetz, partielle Splenektomie mit dem Linearstapler. Zwischen I/91 und III/00 haben wir 676 Operationen mit Milzbeteiligung durchgeführt. Geplante Splenektomien wurden bei 411 Patienten (61%) durchgeführt, 13% hiervon laparoskopisch. 26% der Eingriffe waren nicht geplante Splenektomien. 13% der Operationen waren milzerhaltend, 13% hiervon laparoskopisch. Milzerhaltende Operationen sollten bei allen Patienten mit geeigneter Indikation durchgeführt werden, um die immunologischen Risiken der Splenektomie zu verhindern.

Schlüsselwörter: Milz – milzerhaltende Operationstechniken – Immunologie

Es folgt ein FREIER VORTRAG in Kurzfassung.

Splenektomie beim Magenkarzinom: Häufigkeit der Lymphknotenmetastasierung im Milzhilus

S. P. Mönig, P. H. Collet, S. E. Baldus, K. Schmackpfeffer, W. Schröder und A. H. Hölscher

Klinik und Poliklinik für Visceral- u. Gefäßchirurgie, Universität zu Köln, Joseph-Stelzmann-Straße 9, 50924 Köln

Splenectomy in Gastric Cancer: Frequency of Lymph Node Metastasis of the Splenic-Hilus

Summary. The indication for splenectomy in proximal gastric cancer remains controversial. Splenectomy is performed because of possible lymph node metastasis of the splenic hilus or infiltration/metastasis of the spleen. In a retrospective study, lymph node metastasis of the splenic hilus in 179 patients with primary gastric cancer was investigated, with particular emphasis on ist correlation with established clinicopathological characteristics and classifications. The total incidence of no. 10 lymph node metastasis was 9% (n = 16), and 10% (n = 11) in proximal gastric cancer (n = 112). Lymph node metastasis was found in advanced (T3/T4) proximal gastric cancer located at the greater curvature, belonging to Borrmann type III/IV with advanced lymph node metastasis. An infiltration of the spleen was seen exclusively in advanced cases of gastric carcinoma (stage IV).

Key words: Gastric cancer – Splenectomy – Lymph node metastasis

Zusammenfassung. Die Indikation zur Splenektomie bei proximalen Magenkarzinomen wird kontrovers diskutiert. Die Rationale für die Splenektomie stellt der potentielle Lymphknotenbefall im Milzhilus bzw. eine Milzinfiltration/Metastase dar. In einer retrospektiven morphologischen Studie wurde bei 179 Patienten mit Magenkarzinom nach Gastrektomie und Splenektomie der Befall der LK-Station 10 am Milzhilus analysiert und mit klinischen und histopathologischen Daten korreliert. Die LK am Milzhilus waren bei insgesamt 16 Patienten (9%) karzinominfiltriert, davon 11 mal (10%) bei proximalen Karzinomen (n = 112). Lymphknotenmetastasen im Milzhilus traten somit vorwiegend bei proximalen T3/4 Magenkarzinomen der großen Kurvatur vom Typ Borrmann III/IV mit bereits fortgeschrittener Lymphknotenmetastasierung auf. Eine Milzinfiltration konnte ausschließlich bei fortgeschrittensten Magenkarzinomen (Stadium IV) gefunden werden.

Schlüsselwörter: Magenkarzinom – Splenektomie – Lymphknotenmetastasen

Chirurgische Therapiekonzepte bei entzündlichen Darmerkrankungen

Chronisch-entzündliche Darmkrankheiten – Epidemiologie und Pathogenese

W. F. Caspary

Medizinische Klinik II, Universitätsklinikum Frankfurt, Theodor-Stern-Kai 7, 60590 Frankfurt

Chronic Inflammatory Bowel Diseases – Epidemiology and Pathogenesis

Summary. The incidence of ulcerative colitis (UC) has been fairly constant for many years. The incidence of Crohn's disease (CD) has, however, increased in previous decades, reaching a plateau during recent years. In Europe, CD and UC seem to decrease in a north-south direction. Smoking is a rsik factor for CD, but protects against UC. In the pathogenesis of inflammatory bowel disease, four factors are of major importance: (1) genetic predisposition, (2) defective mucosal immunoregulation, (3) disturbed barrier function and (4) exogenous factors. There is a distinct requirement for genetic predisposition, that may account for two of the other factors of disease pathogenesis, namely, defective mucosal immunoregulation and defects in barrier function. Both of these may interact. An antigen is required to trigger the inflammatory response. This antigen may be normal intestinal flora or a common infectious agent. The loss of tolerance to normal mucosal flora might allow for perpetuation of disease.

Key words: Crohn's disease – Ulcerative colitis – Chronic inflammatory bowel disease – Pathogenesis

Zusammenfassung. Die Inzidenz der Colitis ulcerosa ist seit Jahren konstant, das Auftreten des Morbus Crohn hat in den letzten Jahrzehnten zugenommen und verharrt momentan auf einem Plateau. Für beide CED existiert ein Nord-Süd-Gefälle. Rauchen ist ein Risikofaktor für den MC, ein protektiver Faktor bei der CU. In der Pathogenese von CED spielen folgende 4 Faktoren eine wichtige Rolle: 1. Genetische Prädisposition, 2. Gestörte Immunregulation der Mukosa, 3. Defekt der Barrierenfunktion, 4. Exogene Faktoren. Die genetische Prädisposition scheint sowohl die Immunreaktion wie auch die Barrierefunktion zu beeinflussen, wobei beide sich auch gegenseitig beeinflussen können. Ein Antigen (z. B. aus normaler Bakterienflora) ist erforderlich, um die Entzündungsantwort auszulösen. Der Verlust an Toleranz gegenüber der eigenen Darmflora trägt zur Fortdauer der CED bei.

Schlüsselwörter: Morbus Crohn – Colitis ulcerosa – Chronisch-entzündliche Darmkrankheiten – Pathogenese

Epidemiologie

Die *Inzidenz* der *Colitis ulcerosa* (CU) ist seit Jahren sehr konstant (0.5–14.8 pro 100.000), höhere Inzidenzraten finden sich in Skandinavien, England, und Nordamerika, niedrigeres Vorkommen

Tabelle 1. Epidemiologie chronisch entzündlicher Darmkrankheiten (CED)

Inzidenz (pro 100.000)	1–10 (Colitis ulcerosa) 3–15 (M. Crohn)
Prävalenz (pro 100.000)	20–100 (M. Crohn) 50–80 (Colitis ulcerosa)
Geographie	Nördliche Länder > südliche Länder
Geschlecht	Männer = Frauen
Rasse	Weiße > Farbige
Ethnisches Vorkommen	Juden > Nicht-Juden
Rauchen	Risikofaktoren für M. Crohn Protektiv bei Colitis ulcerosa
Appendektomie	Protektiv für Colitis ulcerosa
Genetische Assoziation	Chromosom 16 (M. Crohn) Chromosom 3, 7, 12 (Colitis ulcerosa und M. Crohn) TNF (M. Crohn), IL-1A (M. Crohn), HLA-A2, HLA-DR1, HLA-DQw5 (M. Crohn), HLA-DR2 (Colitis ulcerosa)

Tabelle 2. Inzidenz und Prävalenz chronisch entzündlicher Darmkrankheiten nach ausgewählten Krankheitsregistern

M. Crohn Orte	Jahre	Inzidenz	Prävalenz
Rochester, New York	1943–1982	4,3	90,5
Malmö, Schweden	1958–1973	4,8	75,2
Kopenhagen, Dänemark	1958–1978	1,8	34,0
Tel Aviv, Israel	1970–1976	1,3	12,3
North Tees, England	1971–1977	5,3	35,0

Colitis ulcerosa Orte	Jahre	Inzidenz	Prävalenz
Rochester, New York	1960–1979	15,0	212,6
Malmö, Schweden	1958–1973	6,4	89,0
Kopenhagen, Dänemark	1962–1978	8,1	117,0
Tel Aviv, Israel	1961–1970	3,7	37,4
North Tees, England	1971–1977	15,1	99,0

in Mitteleuropa, selten in Asien, Afrika und Südamerika. Ca. 17–49% der Patienten mit CU haben lediglich eine Proctitis ulcerosa (1, 2, 3) (Tabelle 1 und 2).

Beim *M. Crohn* (MC) ist die *Inzidenz* in den letzten Jahrzehnten deutlich angestiegen, wobei fast alle Länderzahlen nach einem deutlichen Anstieg jetzt ein Plateau verzeichnen (3). Die *Inzidenzraten* (0.7–15.0 pro 100.000) variieren teils 10-fach in verschiedenen Ländern (Tabelle 2). Die höchste Inzidenz findet sich auch in den Ländern, in denen auch die Inzidenz der CU am höchsten ist. Die Inzidenz des MC ist inzwischen höher als die der CU.

Die *Prävalenz* errechnet sich aus der Inzidenz multipliziert mit der Dauer der Krankheit. Die Prävalenz/Inzidenz-Raten liegen bei der CU und dem MC zwischen 10–15. Für das *Risiko* einer chronisch entzündlichen Darmkrankheit (CED) besteht ein *Nord-Süd-Gefälle*, dessen Ursache nicht bekannt ist: Sonnenlicht?, Luftverschmutzung?, transmittierbare Agentien (3, 4, 5)?

Beim MC und der CU bestehen *zwei Altersgipfel* der *Erstmanifestation*: 15–30 Jahre und 50–80 Jahre, wobei sich der 2. Altergipfel erst in den letzten Jahren manifestierte (3, 6, 7). Frauen sind gleich häufig betroffen wie Männer.

CED kommen bei Patienten aus höheren sozioökonomischen Schichten häufiger vor (3, 8).

Risikofaktor Rauchen

Raucher haben ein niedrigeres Risiko für eine CU (Relatives Risiko 0.1–0.8), aber ein höheres Risiko für einen MC (RR 3.9–1.2) (3) (Tabellen 3 und 4). Die Ursache des protektiven Effekts des Rauchens bei der CU ist unklar. Rauchen kann die Schleimproduktion der Kolonmukosa beeinflussen, diskutiert wurde auch, dass Rauchen die Permeabilität der Dickdarmmukosa verringert, also den Darm gegen das Eindringen exogener Faktoren „abdichtet" (3).

Tabelle 3. Rauchen und Colitis ulcerosa – Relatives Risiko (RR)

Erstautor	Raucher Relatives Risiko	Ex-Raucher Relatives Risiko
Harries, 1982	0.1	1.5
Logan, 1986	0.2	2.1
Tobin, 1987	0.2	1.5
Logan, 1984	0.3	2.8
Thornton, 1985, 1985	0.3	12.2
Sandler, 1992	0.5	1.3
Persson, 1990	0.8	1.5

Tabelle 4. Rauchen und M. Crohn – Relatives Risiko

Erstautor	Raucher Relatives Risiko	Ex-Raucher Relatives Risiko
Franceschi, 1987	3.9	3.2
Silverstein, 1989	3.7	–
Somerville, 1984	3.5	–
Lindberg, 1988	2.0	1.9
Tobin, 1987	1.9	1.6
Vessey, 1986	1.8	0.8
Harries, 1982	1.2	1.7

Appendektomie

Die Appendektomie ist als protektiver Faktor für eine CU anzusehen. Eine Studie aus Belgien zeigte, dass nur 1 von 174 Patienten mit CU eine Appendektomie hatte im Vergleich zu 41 von 161 Kontrollpatienten (Odds Ration 0.02) (Tabelle 5). Beim MC sind die Daten weniger eindeutig (3).

Tabelle 5. Appendektomie und Colitis ulcerosa

Autoren	Patienten mit Colitis ulcerosa n	%	Kontrollen N	Kontrollen %	Odds Ratio
Rutgeerts, 1994	1/174	0.6	41/161	26.0	0.02
Marion, 1995	1/ 57	1.8	10/ 61	16.4	0.11
Logan, 1995	6/201	3.0	29/201	14.4	0.18
Gilat, 1987	4/133	3.0	27/266	10.2	0.20
Gent 1994	9/220	4.1	32/220	14.5	0.30
Smithson, 1995	7/197	3.6	26/243	10.7	0.30
Russel, 1997	21/423	5.0	44/423	9.7	0.36

Genetisches Risiko

Das gehäufte Vorkommen von CU und MC bei Verwandten 1. Grades ist seit mehr als 50 Jahren bekannt. Zahlreiche Beobachtungen deuten darauf hin, dass genetische Faktoren für die Pathogenese der CED mit verantwortlich sind (9). Ca. 10–15% der Patienten mit CED kommen aus Familien mit familiärer Häufung der Krankheit (10). Das Risiko an einem MC zu erkranken ist 30-fach höher, wenn in der Familie ein MC vorkommt (11, 12). Ein familiärer MC tritt früher auf als bei negativer Familienanamnese (13).

Die *Konkordanz für eineiige Zwillinge* liegt beim MC bei 58%, für die CU jedoch nur bei 6% (10, 12). Es besteht jedoch kein typischer Mendel'scher Erbgang.

Tabelle 6. Risikofaktoren für chronisch-entzündliche Darmkrankheiten

Faktor	M. Crohn	Colitis ulcerosa
Rauchen	+	–
Nichtrauchen	–	+
Vermehrte Hygiene in der Kindheit	+	? (+)
Kontrazeptiva	? (+)	?
Hoher Zuckerkonsum	∅	∅
Mykobakterien	? (∅)	∅
NSAR	(+)	+
Permeabilitätsstörungen	?	∅

Die schwache Penetranz und Unterschiede im Phänotyp sprechen für eine *polygene genetische Risikokomponente*, d. h. mehrere Krankheitsgene wirken zusammen, um das Krankheitsrisiko zu vermitteln.

In Kopplungsstudien an erkrankten Geschwisterpaaren konnten *Suszeptibilitätsregionen* auf mehr als 8 Chromosomen eingegrenzt werden (Tabelle 1). Die entscheidende *genetische Risikokomponente* scheint *polygen* zu sein.

Die Identifikation der eigentlichen Krankheitsgene wird derzeit mit erheblichem molekularem Aufwand betrieben. Weit überlappende Suszeptibilitätsregionen finden sich auch bei anderen chronisch entzündlichen Krankheiten wie Asthma, Psoriasis, Neurodermitis (10).

Eine Assoziation zwischen Krankheitshäufigkeit und *HLA-Typus* besteht eher für die Schwere der CED als für ihr Auftreten. HLA-DR2 ist mit CU assoziiert, extraintestinale Komplikationen des MC kommen häufiger bei Patienten mit HLA-A2, HLA-DR1 und DQw5 (10,14).

Weitere Risikofaktoren: s. Tabelle 6.

Pathogenese

Der *Immunantwort* wird eine entscheidende Rolle in der Pathogenese des MC und der CU zugeschrieben. Zwei Basisprobleme bei den Untersuchungen der Rolle der Wirts- und mikrobiellen Faktoren stehen im Vordergrund:

- *Dysregulation des normalen Immunsystems* gerichtet gegen Nahrungs- oder mikrobielle Antigene aus dem Darmlumen.
- Geeignete Immunantwort auf pathogene Organismen des Darms, die normalerweise keine Immunreaktion bewirken, aber durch eine defekte Mukosabarriere vermehrt in die Mukosa eindringen.

Immunsystem der Mukosa. Das Immunsystem der Darmmukosa ist täglich 10^{12} Antigenen in Form endogener Darmflora, Nahrungsantigenen, unverdauter Bakterien und Viren gegenüber exponiert. Der Darm hat zwischen unschädlichen Nahrungsantigenen und toxischen Substanzen zu unterscheiden. Um den Wirt vor letzteren zu schützen, besitzt der Darm eine effektive *Mukosabarriere* und ein *erworbenes Immunsystem*.

Die effektive *Barriere* besteht aus einem intakten Epithel mit einer Schleimschicht, normaler Peristaltik und der Sekretion zahlreicher protektiver Faktoren.

Das *natürliche Immunsystem* besteht aus Phagozyten (Neutrophile und Makrophagen) und natürlichen Killer-Zellen, die eine wichtige Rolle beim *Erstkontakt mit einem Fremdantigen* spielen.

Das *erworbene Immunsystem* besteht aus B- und T-Lymphozyten, die für die spezifische Immunität verantwortlich sind. Das erworbene Immunsystem reagiert auf Fremdantigene durch „professionelle" *Antigen-präsentierende Zellen* (APCs) zusammen mit Molekülen des major histocompatibility complex (MHC).

Tabelle 7. Chronisch-entzündliche Darmkrankheiten – Aktivierung von CD4+ T-Zellen

T_H1-Zellen (proinflammatorisch)	T_H2-Zellen (antiinflammatorisch)	T_H3-Zellen (antiinflammatorisch)
IFN-γ	IL-4	TGF-β
IL-2	IL-5	IL-4
IL-12	IL-10	IL-10
TNF-α		

Die zelluläre Immunität wird durch *T-Lymphozyten* vermittelt, wobei diese funktional in *CD4+ Helfer-T-Zellen1* und *CD8+ cytotoxische Suppressor T-Zellen* unterteilt werden können.

Die CD4+ T-Zellen reagieren auf Antigene, die durch APCs prozessiert wurden zusammen mit MHC-Klasse II Molekülen.

Akuter Schub einer CED. Der *akute Schub* einer CED ist durch einen Einstrom von *neutrophilen Granulozyten* und *Monozyten* aus dem peripheren Blut gekennzeichnet. Es findet eine hochgradige immunologische Aktivierung intestinaler Granulozyten, Makrophagen und T- sowie B-Lymphozyten statt. Granulozyten können durch Freisetzung von Sauerstoffradikalen und Proteasen sowie anderen Mediatoren direkt eine Gewebsschädigung bedingen. Es kommt zu einer erheblichen Aktivierung von CD4+ T-Zellen mit Sekretion von Zytokinen, die entweder die Entzündungsreaktion direkt aktivieren oder durch Aktivierung von Makrophagen und B-Zellen (10).

Die spontane Antikörperproduktion von B-Zellen ist erhöht. Anstelle des protektiven IgA wird Komplement-aktivierendes IgG gebildet. Ein *Genlokus auf Chromosom 16* (IBD1 Locus) steht beim MC in enger Beziehung zu Zytokinrezeptoren, so dass eine Störung der Immuntoleranz auf genetischer Basis wahrscheinlich ist (10, 15).

Die *orale Toleranz* gegen die eigene Darmflora ist bei CED gestört – sicher ein ganz wichtiger Faktor –, denn normalerweise wird das Immunsystem gegenüber dem luminalen Darminhalt supprimiert und die Immunantwort unterdrückt. Eine überschießende Immunreaktion gegen normalen Darminhalt trägt zur Amplifikation der Entzündung bei.

Die *CD4+ Helfer T-Zellen* teilt man entsprechend ihrem *Zytokinmuster* ein in (10, 16) (Tabelle 7):

- *T_H1-Zellen* mit Bildung von *proinflammatorischen* IL-2, IL-12, IFN-γ und TNF-α.
- *T_H2-Zellen* mit Bildung *antiinflammatorischen* IL-4, IL-5, IL-6 und IL-10.
- *T_H3-Zellen* sezernieren *hemmende Zytokine* wie IL-4 und IL-10 sowie TGF-β, sie sind möglicherweise von Bedeutung für die Toleranz.

Diese Zellen bezeichnet man als das *GALT-System* (gut-associated lymphoid tissue). Sie sind in der Lamina propria, zwischen Epithelzellen und auch Lymphfollikel zu finden.

Die Bildung von proinflammatorischen T_H1 Lymphozyten wird durch IL-12 stimuliert, durch IL-4 jedoch gehemmt. Die Bildung von T_H2 Lymphozyten wird durch IL-4 induziert und durch IL-12 gehemmt (17). Die Sekretion von IFNγ und TNFα durch T_H1-Zellen hat einen starken proinflammatorischen Effekt, während die Sekretion von IL-10 durch T_H2-Zellen die T_H1-Wirkung supprimiert.

CD8+ T-Zellen sezernieren ebenfalls IL-10 und TGFβ-1, was zu Suppression der T_H1-Wirkung führt.

Schlüsselmediatoren der intestinalen Entzündungsreaktion sind somit:

- Tumor-Nekrose-Faktor α (TNFα)
- Interleukin-1β (IL-1β)
- Interleukin-6 (IL-6)
- Interleukin-8 (IL-8)
- Interleukin-12 (IL-12)

Tabelle 8. Chronisch entzündliche Darmkrankheiten – Wirkungen von TNF-α

Bildungsort	Zielzellen	Hauptwirkung/Eigenschaften
• Mononukleäre Phagozyten	• Neutrophile Granulozyten	• Aktivierung/Induktion von IL-1β • Prävention der Apoptose
• T-Zellen	• Endothelzellen • Muskel/Fettzellen • T-Zellen, B-Zellen	• Aktivierung • Katabolismus („Kachexie) • Kostimulation mit anderen Zytokinen

Tabelle 9. Wichtige biologische Substanzen bei CED

Wachstumsfaktoren	Immunregulatorische Zytokine
TGF-β	IL-2 IL-6
PAF	IL-4 IL-10
Trefoil peptides	IL-5 IL-12
Inflammatorische Zytokine	Chemokine
IL-1	MCP-1
IL-1RA	IL-8
TNF-α	
IFN-γ	
Neuropeptide	Zelladhäsionsmoleküle
Substanz P	ICAM-1
Reaktive Sauerstoffmetabolite	Kurzkettige Fettsäuren
NO	
Metabolite der Arachidonsäure	

TGF-β = Transforming growth factor; PAF = Platelet activating factor, IL-1RA = IL-1 Rezeptorantagonist

Proinflammatorische Zytokine aus aktivierten Makrophagen wie IL-1, TNFα, IL-6 finden sich bei CU und MC (MC > CU) vermehrt.

Zytokine wie IL-1, IL-6 und TNFα (Tabelle 8) haben *multipotente Wirkungen* auf das Gewebe (10).
Sie fördern:

- Fibrogenese und Kollagenbildung
- Aktivieren Metalloproteinasen
- Setzen andere Mediatoren frei
- Aktivieren die Gerinnungskaskade und
- Wirken auf das Endothel

Der spezifische Eintritt („homing") von Entzündungszellen aus dem Blut in entzündliche Läsionen wird durch die Interaktion von Adhäsionsmolekülen auf Endothelzellen und Immunozyten vermittelt (ICAM-1, VCAM, Integrine und Selektine) (18).

Eine *Permeabilitätssteigerung* des intestinalen Epithels geht der klinischen Schubsymptomatik voraus und könnte der Wegbereiter einer bakteriellen Invasion durch das Epithel sein (19, 20).

Eine gesteigerte Produktion entzündungsfördernder *Zytokine* (TNFα, IL-1β, IL-6, IL-8, IL-12) lässt sich nicht nur in entzündeter, sondern auch in normaler Mukosa beobachten. Weitere Substanzen, die in der Pathogenese von CED eine Rolle spielen, sind in Tabelle 9 aufgeführt.

Warum werden bei CED die CD4-Zellen aktiviert? Diskutiert wird, dass ein Suppressorsystem fehlt oder defekt ist (10, 21, 22).

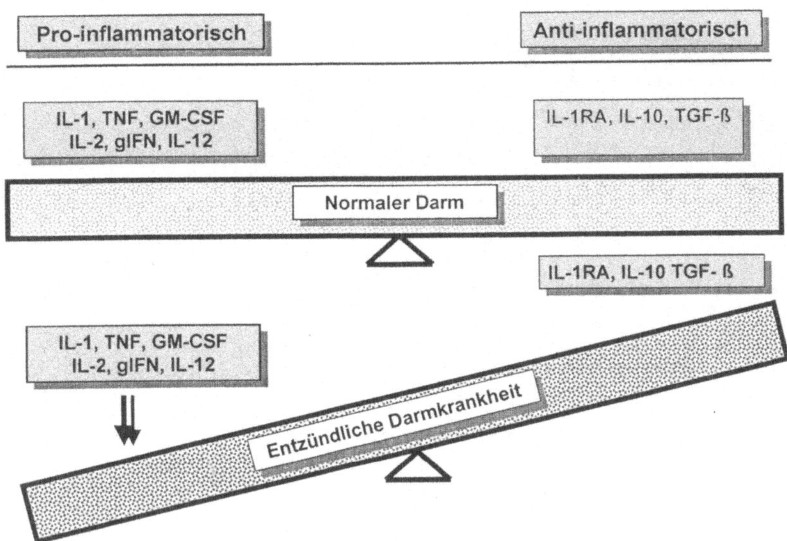

Abb. 1. Pro- und antiinflammatorische Faktoren bei chronisch entzündlichen Darmkrankheiten. Balance zwischen pro- und antiinflammatorischen Zytokinen (Abbildungen s. Text) (nach Mayer L [10])

Zytokin-Signaltransduktion. Pro- und kontraentzündliche Gleichgewichte laufen in den Immunzellen mit der Regulation der Transkription von Immun- und Entzündungsgenen zusammen. *Transkriptionsfaktoren* sind die entscheidenden regulatorischen Moleküle in der An- und Abschaltung von Entzündungsgenen (23). Die Transkription der meisten Entzündungsgene kann durch den *Transkriptionsfaktor NFϰB* reguliert werden. Eine erhöhte Aktivierung von NFϰB ist in der L. propria bei Patienten mit MC zu beobachten. TNF-α und LPS sind potente Aktivatoren und NFϰB. Therapeutika wie Glukokortikoide und auch Mesalazin (5-Aminosalicylsäure) reduzieren funktionell aktives NFϰB.

Wie kommt es überhaupt zu einer gesteigerten Immunreaktion bei CED?

Exogene Faktoren spielen bei der Auslösung wie auch der Perpetuierung der Entzündungsreaktion eine wichtige Rolle. Ein bakterielles Pathogen wie z. B. Bacteroides oder Mykobakterien konnte bisher nicht isoliert werden. Der Therapieerfolg von *Antibiotika* bei CED (Metronidazol, Ciprofloxacin) spricht jedoch für eine wichtige Rolle der Bakterienflora des Kolons in der Pathogenese von CED. IL-2 und IL-10 Knockout-Mäuse entwickeln keine Kolitis, wenn sie keimfrei aufgezogen werden (25, 26). Dass Bakterien eine wichtige Rolle zukommt, wissen Chirurgen: ein M. Crohn wie auch eine Colitis fulminante ulcerosa bessert sich entscheidend, wenn das betroffene Darmsegment aus dem Fäkalstrom ausgeschaltet wird.

Probiotika (Lactobacillus species) waren in der Lage, die Aktivität einer experimentellen Kolitis bei IL-10 Knockout-Tieren zu unterdrücken (27).

Klinische Studien haben gezeigt, dass *Lactobacillus* im Vergleich zu Plazebo das Auftreten einer *Pouchitis* verhindern kann (28). Ein *Probiotikum aus E. coli* war ebenso wirksam wie Mesalazin, um eine Colitis ulcerosa in Remission zu halten (29).

Barrierenfunktion. Die Barrierenfunktion des Darmepithels scheint ebenfalls eine wichtige Rolle bei der Pathogenese von CED zu spielen. Die Arbeitsgruppe von Hollander (19, 20) hat gezeigt, dass Patienten mit M. Crohn selbst in Zeiten der Remission eine gesteigerte Permeabilität der

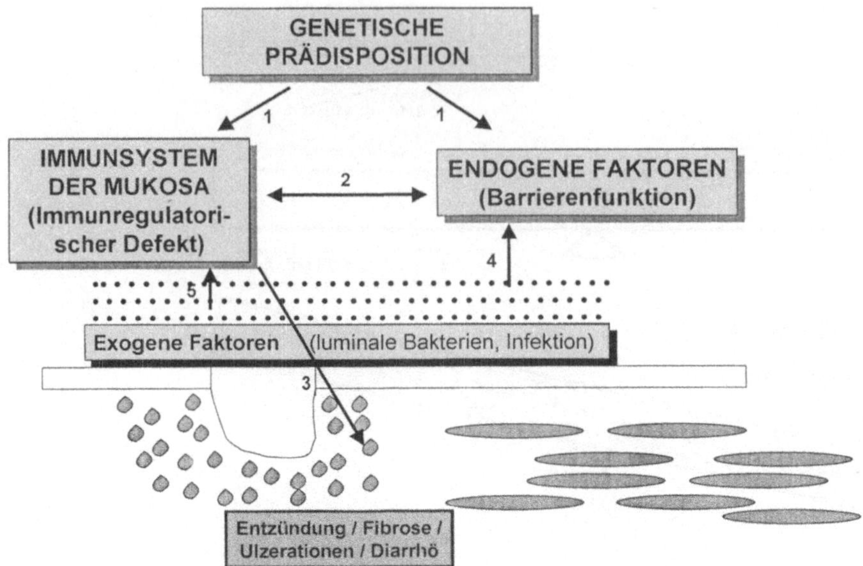

Abb. 2. Modell zur Pathogenese von CED auf der Basis gesicherter Ergebnisse sowie Postulaten. 1. Die genetische Prädisposition begünstigt einen immunregulatorischen Defekt sowie eine Barrierenstörung. 2. Gegenseitige Beeinflussung ist möglich. 3. Defekte der Immunregulation führen zur Produktion von Zytokinen, die 4. die Barrierenfunktion beeinflussen. Einige Patienten mit CED haben Barrierendefekte, andere immunregulatorische Defekte. 5. In beiden Fällen ist ein Antigen erforderlich, um die Entzündungsreaktion auszulösen. Das Antigen kann normale intestinale Flora sein oder ein infektiöses Agens. Der Verlust der Toleranz gegenüber der normalen Darmflora führt zur Perpetuierung der CED

Darmmukosa haben. Zudem bestand auch bei Verwandten 1. Grades eine erhöhte Permeabilität gegenüber Polyäthylenglycol (PEG).

Synopse der Pathogenese von CED

Multiple Faktoren sind für den Ausbruch einer CED notwendig:

1. *Genetische Disposition,*
2. *Gestörte Immunregulation* der Mukosa
3. *Störungen der Barrierenfunktion*
4. *Exogene Faktoren.*

„Background"-Gene mögen die Expression der CED beeinflussen. Betrachtet man die 4 genannten Faktoren, so existieren starke Hinweise, dass eine genetische Prädisposition für CED bestehen muss, die die Faktoren defekte Immunregulation und Barrierenstörung beeinflusst (Abb. 2).

Beide Komponenten können sich gegenseitig beeinflussen. Initiale *Barrierenstörungen* könnten zur Umgehung der normalen Immunregulation führen. Die Defekte der Immunregulation mit Produktion von proinflammatorischen Zytokinen kann eine Barrierenstörung bewirken. Es mag auch möglich sein, dass einige Patienten mit CED überwiegend Barrierendefekte, andere Defekte der Immunregulation haben.

Unter beiden Bedingungen ist ein *Antigen* erforderlich, um die Entzündungsantwort auszulösen. Dieses Antigen kann *normale intestinale Flora* oder ein anderes infektiöses Agens sein.

Der Verlust der Toleranz gegenüber normaler Darmflora ist für die Fortdauer der Entzündung verantwortlich.

Literatur

1. Jewell DP (1998) Ulcerative colitis. In: Gastrointestinal and Liver Disease. Feldman M, Scharschmidt BF, Sleisenger MH (Hrsg) WB Saunders, Philadelphia 1735–1752
2. Andres PG, Friedman LS (1999) Epidemiology and the natural course of inflammatory bowel disease. Gastroenterol Clin North Am 28:255–281
3. Sandler RS, Eisen GM (2000) Epidemiology of inflammatory bowel disease. In: Inflammatory Bowel Disease Kirsner JB (Hrsg). Philadelphia W. B. Saunders Company 89–112
4. Shivananda S, Lennard-Jones J, Logan R et al (1996) Incidence of inflammatory bowel disease across Europe: Is there a difference between north and south. Results of the European Collaborative Study on Inflammatory Bowel Disease. Gut 39:690–696
5. Trallori G, Palli D, Saieva C (1996) A population-based study of inflammatory bowel disease in Florence over 15 years (1978–1992). Scand J Gastroenterol 31:892–897
6. Stowe SP, Redmond SR, Stormont JM et al (1990) An epidemiologic study of inflammatory bowel diseases in Rochester, New York. Hospital incidence. Gastroenterology 98:104–109
7. Ekbom A, Helmick C, Zack M et al (1991) The epidemiology of inflammatory bowel disease: A large, population-based study in Sweden. Gastroenterology 100:350–356
8. Keighley A, Miller DS, Hughes AO et al (1976) The demographic and social characteristics of patients with Crohn's disease in the Nottingham area Scand J Gastroentereol 11:293–300
9. Satsangi J, Jewell DP, Bell JI. (1997) The genetics of inflammatory bowel disease. Gut 40:572–577
10. Mayer L (2000) Current concepts of inflammatory bowel disease etiology and pathogenesis. In: Inflammatory Bowel Disease Kirsner JB (Hrsg). Philadelphia W. B. Saunders Company 280–296
11. Mayberry JF, Rhodes J (1984) Epidemiologic aspects of Crohn's disease: A review of the literature. Gut 25:886–890
12. Tysk C, Linberg E, Janerot G et al (1988) Ulcerative colitis and Crohn's disease in an unselected population of monozygotic and dizygotic twins. A study of heritability and the influence of smoking. Gut 29:990–995
13. Lee JC, Lennard-Jones JE (1996) Inflammatory bowel disease in 67 families each with three or more affected first-degree relatives. Gastroenterology 111:587–591
14. Mattew CG, Easton DF, Lennard-Jones JE (1996) HLA and inflammatory bowel disease. Lancet 348:68–70
15. Hugot JP, Laurent-Puig P, Gower-Rousseau C et al (1996) Mapping of a susceptibility locus for Crohn's disease on chromosome 16. Nature 379:821–823
16. Romagnani S (1992) Induction of TH1 and TH2 responses: A key role for the ,natural' immune response? Immunol Today 13:379–384
17. Monteleone G, MacDonald TT, Wathen NC et al (1999) Enhancing lamina propria Th1 cell responses with interleukin 12 produces severe tissue injury. Gastroenterology 117:1078–1083
18. Albelda SM, Smith CW, Ward PA 81994) Adhesion molecules and inflammatory injury. FASEB J 8:504–512
19. Munkholm P, Langholz E, Hollander D et al (1994) Intestinal permeability in patients with Crohn's disease and ulcerative colitis and their first degree relatives. Gut 35:68–72
20. Bjarnason I, McPheson A, Hollander D (1995) Intestinal permeability: An overview. Gastroenterology 108:1566–71
21. Hodgson HDF, Wands JR, Isselbacher KJ (1978) Decreased suppressor cell activity in inflammatory bowel disease. Clin Exp Immunol 32:451–456
22. Zeitz M (1997) Pathogenesis of inflammatory bowel disease. Digestion 58 (suppl) 59–66
23. Stange EF (Hrsg) (1999) Colitis ulcerosa – Morbus Crohn. UNI-MED Verlag, Bremen
24. Kopp E, Ghosh S (1994) Inhibition of NF-kappa B by sodium salicylate and aspirin. Science 265:956–959
25. Sartor RB (1995) Insight into the pathogenesis of inflammatory bowel diseases provided by new rodent models of spontaneous colitis Inflamm Bowel Dis 1:64–71
26. Morales V, Snapper SB, Blumberg R (1996) Probing the gastrointestinal immune function using transgenic and knockout technology. Curr Opin Gastroenterol 12:577–582
27. Madsen KL, Doyls JS, Jewell LD et al (1999) Lactobacillus species prevents colitis in interleukin 10-gene deficient mice. Gastroenterology 116:1107–1111
28. Gionchetti R, Rizzello F, Venturi A et al (1998) Maintenance treatment of chronic pouchitis: A randomized, placebo-controlled, double-blind trial with a new probiotic preparation (abstract). Gastroenterology 114:A985
29. Rembacken BJ, Snelling AM, Hawkey PM et al (1999) Non-pathogenic Escherichia coli versus mesalazine for the treatment of ulcerative colitis: A randomized trial. Lancet 354:635–637

Refluxkrankheit und Staseösophagitis – konträres Verhalten nach Gastric banding

R. Weiner, D. Wagner und H. Bockhorn

Chirurgische Klinik des Krankenhauses Nordwest, Steinbacher Hohl 2–26, 60488 Frankfurt a. M.

Reflux Disease and Stasis Esophagitis – Contrary Development After Gastric Banding

Summary. The development of esophageal disorders after gastric banding is unknown. In 16% of 427 patients with morbid obesity, a gastroesphageal reflux disease, and in 9% a hiatal hernia, were stated. The endoscopic degree of esophagitis improved in 92% of these patients. Patients without preoperative reflux symptoms developed a stasis esophagitis in 12 cases, which was reversible after desufflation of the band. The radiologically-measured diameter of the esophagus shows an increase in cases of stasis esophagitis (up to 37 mm). The function of the lower esophagus sphincter will be influenced by the gastric banding. Patients with pre-surgical reflux disease notice an improvement, but in four per cent of the patients without presurgical symptoms, esophagitis developed, caused by stasis of nutrients.

Key words: Reflux – Gastric banding – Esophagitis

Zusammenfassung. Die Auswirkungen des Gastric banding (GB) auf die Ösophagusfunktion und eine präoperative bestehende Refluxkrankheit (GERD) sind bislang nicht untersucht. Bei 427 Patienten war die klinische Symptomatik einer GERD bei 16% und eine axiale Hiatius-hernie bei 9% nachweisbar. Der endoskopische Grad (I–III) der Ösophagitis besserte sich bei 92% der Patienten. Bei Patienten ohne präoperativ bestehende GERD entwickelte sich bei 12 Patienten sich Staseösophagitis, die bei Desufflation des GB in 11 Fällen reversibel war. Der röntgenologisch gemessene Ösophagusdurchmesser zeigt bei Patienten mit einer Stase Auf-weitungen bis zu 37 mm. Die Funktion der UÖS und des distalen Ösophagus werden durch die Implantation des steuerbaren Magenbandes nachhaltig beeinflußt.

Schlüsselwörter: Reflux – Gastric banding – Ösophagitis

Es folgt ein FREIER VORTRAG in Kurzfassung.

Gefäßchirurgische Techniken in der Viszeralchirurgie

Ist die Pfortaderthrombose mit cavernomatöser Transformation eine Kontraindikation zur chirurgischen Therapie der chronischen Pankreatitis?

W. T. Knoefel, M. Lüth, T. E. Langwieler, M. Peiper, S. B. Hosch und J. R. Izbicki

Chirurgische Klinik, Universitäts-Krankenhaus Eppendorf, Martinistraße 52, 20246 Hamburg

Is Portal Vein Obstruction with Cavernomatous Transformation of the Portal Vein a Contraindication for Surgical Therapy of Chronic Pancreatitis?

Summary. Portal vein occlusion is considered a major risk factor in the surgical therapy of chronic pancreatitis. Methods. Ten consecutive patients suffering from chronic pancreatitis with proven complete obstruction of the portal vein behind the pancreas were prospectively recruited. Results. Postoperative morbidity was 40% (no reoperation), and mortality 0%. Perioperative transfusions were required of up to 8 units (median 2). Operative times ranged up to 470 min (median 345 min). Microcirculation of the liver, as assessed by diffuse reflectance spectroscopy, was not altered. All patients in follow-up are currently completely free of pain, or require occasional nonsteroidal anti-inflammatory drugs. None of the patients developed complications that were due to portal hypertension during follow-up. Conclusion. Portal vein occlusion is a challenge in surgical therapy of chronic pancreatitis. Duodenum-preserving resection of the pancreas delivers freedom from pain, with low risk.

Key words: Portal vein occlusion – Chronic pancreatitis

Zusammenfassung. Fragestellung: Die komplette nachgewiesene Pfortaderthrombose gilt als ein wesentlicher Risikofaktor in der Chirurgie der chronischen Pankreatitis.
Methodik: 10 konsekutiven Patienten mit nachgewiesener Pfortaderthrombose, die einer Duodenum-erhaltende Resektion und Drainage unterzogen wurden, sind eingeschlossen.
Ergebnisse: Perioperative Komplikationen traten bei 40% auf (keine Reoperation), die perioperative Mortalität war 0%. Der perioperative Transfusionsbedarf betrug 0–8 Konserven (Median 2), die Operationszeiten bis 470 min (Median 345 min). Die Mikrozirkulation der Leber veränderte sich nicht durch die Operation. Alle Patienten im follow-up (Median 13 M) sind schmerzfrei bzw. nehmen gelegentlich NSAID's.
Zusammenfassung: Die Pfortaderthrombose stellt eine operative Herausforderung bei der chronischen Pankreatitis dar. Dies spricht jedoch nicht gegen eine Duodenum-erhaltende Resektion.

Schlüsselwörter: Pfortaderthrombose – Chronische Pankreatitis

Zu den Hauptvorträgen wurden die folgenden FREIEN VORTRÄGE gehalten, die in Kurzfassung angefügt werden.

Leber- und Gallenwegchirurgie

Kryochirurgie der Leber unter totaler vaskulärer Exklusion – eine tierexperimentelle Studie

M. Szarzynski, W. Jungraithmayr, H. Neeff, J. Haberstroh, G. Kirste, A. Schmitt-Graeff und S. Eggstein

Abteilung Allgemeine Chirurgie mit Poliklinik, Chirurgische Universitätsklinik Freiburg, Hugstetter Straße 55, 79106 Freiburg

Cryosurgery Close to the Vena Cava in Pig under Total Vascular Exclusion

Summary. In this study, we investigated whether effective tissue destruction could be achieved by placing the cryosurgical probe close to the vena cava, and whether this placement might lead to vascular complications. Cryosurgery was performed in 38 pigs, 12 of them by total vascular exclusion (TVE) of the liver. After laparotomy, the cryoprobe was placed close to the intrahepatic vena cava. The groups were divided into four subgroups: (**A**) one freezing cycle without TVE (n = 11), (**B**) Two freezing cycles without TVE (n = 15), (**C**) one freezing cycle with TVE (n = 6), (**D**) two freezing cycles with TVE (n = 6). Histological changes such as intima lesions were found in all tissue samples. Under total vascular exclusions greater tissue destruction was found. There were no major complications such as hemorrhage, vena cava-thrombosis or pulmonary embolism. Therefore, cryosurgery close to the vena cava seems to be effective as well as safe.

Key words: Cryosurgery – Vena cava – Total vascular exclusion – Pig

Zusammenfassung. In dieser tierexperimentellen Studie an insgesamt 38 Schweinen wurde untersucht, ob und wie eine wirksame Gewebedestruktion in unmittelbarer Nähe der V. cava erzielt werden kann und ob sich dabei Komplikationen wie Blutung, Gefäßruptur, Thrombose oder Embolie entwickeln, welche insbesondere unter totaler vaskulärer Exklusion (TVE) zu erwarten wären. Die Kryotherapie wurde nach Laparotomie intrahepatisch, cavanah durchgeführt. Folgende Gruppen wurden gebildet: A (n = 11): ohne TVE, 1 Frierzyklus (10 min), B (n = 15): ohne TVE, 2 Zyklen; C (n = 6): TVE, 1 Zyklus, D (n = 6): TVE, 2 Zyklen. Die Tiere wurden nach 24 h bzw. 14 Tagen autopsiert und die Leber pathologisch untersucht. Es zeigten sich transmurale Gefäßwandnekrosen der V. cava. Unter TVE entstanden signifikant größere Nekrosen und Kryoläsionsvolumina als bei erhaltener Durchblutung. In keinem Fall kam es zu Embolien oder Blutungen, Ruptur oder Thrombose der V. cava. Die Studie zeigt, daß auch in unmittelbarer Nähe der intrahepatischen V. cava eine effektive und sichere Gewebedestruktion möglich ist.

Schlüsselwörter: Kryochirurgie – V. cava – Totale vaskuläre Exklusion – Schwein

Frühergebnisse der Chirurgie kolorektaler Lebermetastasen

R. Konopke, M. Nagel, A. Bunk, D. Ockert und H.-D. Saeger

Klinik und Poliklinik für Viszeral-, Thorax- und Gefäßchirurgie, Universitätsklinikum Carl Gustav Carus, Fetscherstraße 74, 01307 Dresden

First Results of Surgery for Colorectal Liver Metastases

Summary. Following resection of liver metastases, the overall prognosis still remains limited because of the lack of adjuvant therapy. One hundred and forty laparotomies in 125 patients with colorectal liver metastases were performed with the intention to cure, between October 1993 and March 2000. Altogether, resection of liver metastases was achieved in 100 cases (71.4%). Twenty patients (20.0%) had postoperative complications. Nobody died following liver resection. The results of this analysis show that resection of colorectal liver metastases can be accomplished with minor morbidity and mortality. Accurate staging plays a pivotal role in selecting patients who would benefit from surgery. Under these conditions, an overall 5-year survival rate of 30% was achieved.

Key words: Colorectal liver metastases – Liver resection

Zusammenfassung. Nach Resektion von kolorektalen Lebermetastasen bleibt die Prognose wegen einer fehlenden adjuvanten Therapie noch immer begrenzt. Von Oktober 1993 bis März 2000 wurden bei 125 Patienten mit kolorektalen Lebermetastasen insgesamt 140 Laparotomien unter kurativer Zielsetzung durchgeführt. Insgesamt konnte in 100 Fällen (71,4%) eine Resektion der Lebermetastasen erreicht werden. Bei 20 Patienten (20,0%) traten nach der Resektion Komplikationen auf. Kein Patient starb nach Leberresektion. Die Ergebnisse dieser Analyse zeigen, daß die Resektion von kolorektalen Lebermetastasen mit geringer Morbidität und Mortalität möglich ist. Von großer Bedeutung ist die Selektionierung operabler Patienten. Unter den genannten Voraussetzungen haben wir nach Resektion kolorektaler Lebermetastasen eine globale 5-Jahre-Überlebensrate von 30% erreicht.

Schlüsselwörter: Kolorektale Lebermetastasen – Leberresektion

Komplikationen nach Kryodestruktion von Lebertumoren

G. A. Pistorius, K. Hegenauer und G. Feifel

Abteilung für Allgemeine Chirurgie, Abdominal- und Gefäßchirurgie, Chirurgische Universitätsklinik, Kirrberger Straße, 66421 Homburg/Saar

Complications After Cryoablation of Hepatic Tumors

Summary. Our own experience with 133 patients (liver metastases, n = 116, primary hepatic tumors, n = 17) after cryosurgery of their hepatic malignancies between August 1993 and April 2000 will be described. Seventy patients underwent open cryotherapy alone, 47 patients were treated with cryotherapy in combination with resection and 16 experienced a percutaneous approach. Eighteen patients (13.5%) developed therapy-related complications (hemorrhage 6.8%, thrombopenia 3.8%, cryo-shock 2.3%), and 18 patients showed general complications. The complication rate was significantly higher with primary tumors compared with metastases (41.2% vs 9.5%). A tendency was noted with tumor size (≤ 2 cm: 5%, > 5 cm: 17%). Treatment modality, ASA-score and BMI had no influence. Therapy-related mortality was 1.7% with metastases, and 3% in all patients.

Key words: Liver metastases – Cryotherapy – Complications – Primary hepatic tumor

Zusammenfassung. Es werden die eigenen Erfahrungen mit 133 Patienten (Lebermetastasen 116, primäre Leberkarzinome 17) nach Kryotherapie maligner Lebertumoren dargestellt (8/93–4/00). 70-mal erfolgte eine alleinige offene Kryotherapie, 47-mal die Kombination mit einer Resektion und 16-mal eine perkutane Kryotherapie. Bei 18 Patienten (13,5%) traten therapiespezifische Komplikationen auf (Blutungen 6,8%, Thrombopenie 3,8%, Kryoschock 2,3%), 18 Patienten entwickelten allgemeine Komplikationen. Die Komplikationsquote war signifikant höher bei primären Leberkarzinomen im Vergleich zu Metastasen (41,2 vs 9,5%). Bei der Tumorgröße zeigte sich eine Tendenz (bis 2 cm 5%, über 5 cm 17%). Behandlungsart, ASA-Klassifikation und BMI hatten keinen Einfluss. Die therapiespezifische Letalität bei Metastasen betrug 1,7%, bei allen Patienten 3%.

Schlüsselwörter: Lebermetastasen – Kryotherapie – Komplikationen – Leberkarzinom

Kosten- und Nutzeneffekt der onkologischen Nachsorge bei kolorektalen Lebermetastasen

M. Ketteniß, G. Schütz und B. Ulrich

Abteilung für Chirurgie, Kliniken der Landeshauptstadt Düsseldorf gGmbH, Krankenhaus Gerresheim, Gräulinger Straße 120, 40625 Düsseldorf

Costs and Efficiency of a Tumor Follow-up Program for the Detection of Colorectal Liver Metastases

Summary. From January 1987 until August 1999, 726 patients with colorectal cancer were admitted to our tumor follow-up program after Ro-resection of the primary tumor. Sixty patients developed liver metastases during the postoperative follow-up. In 16 of those, an Ro-resection of the metastases could be performed without lethality and with low morbidity. In the further course of the follow-up, eight of these patients redeveloped liver metastases. Of those, two patients would be reoperated. The 5-year-survival-rate after Ro-resection of liver metastases was 20% overall. In 726 patients, 3719 follow-up examinations were performed. Considering a mean-cost-allowance for the flow-up-examination according to the GOÄ, 16 500 DM was spent per patient to detect a liver metastasis. In patients where the metastases were successfully resected, the mean cost was 62 000 DM. The results of this study show that even if the costs are very high for patients who benefit from the follow-up-program, 26.7% of those with liver metastases are detected at such an early stage that an Ro-resection can be performed.

Key words: Tumor-follow-up-program – Colorectal – Liver metastases

Zusammenfassung. Von 1/1987 bis 7/1999 wurden 726 Patienten mit kolorektalem Karzinom nach Ro-Resektion des Primärtumors in unserem Tumornachsorgeprogramm betreut. 60 der Patienten entwickelten Lebermetastasen während des postoperativen follow-up. In 16 Fällen konnte eine erneute Ro-Resektion der Metastasen ohne Letalität und niedriger Morbidität durchgeführt werden. Im weiteren Verlauf des follow-up entwickelten 8 dieser Patienten erneut Lebermetastasen. Von jenen konnten 2 Patienten nochmals reseziert werden. Die 5-Jahres-Überlebensrate nach Ro-Resektion von Lebermetastasen betrug 20%. Es wurden 3719 Nachuntersuchungen durchgeführt. Pro Patient wurden im Schnitt 16 500 DM (nach GOÄ) ausgegeben, um eine Lebermetastase zu entdecken. Um 1 Patienten mit Lebermetastasen Ro zu resezieren, wurden NS-Kosten in Höhe von 62 000 DM fällig. Die Ergebnisse dieser Studie zeigen, daß die Kosten der Nachsorge zur Entdeckung von Patienten mit Lebermetastasen sehr hoch sind, 26,7% der Patienten aber so einer erneuten Ro-Resektion zugeführt werden können.

Schlüsselwörter: Nachsorgeprogramm – Kolorektal – Lebermetastasen

Patienten mit schwerer akuter Pankreatitis und sterilen Nekrosen können konservativ behandelt werden

W. Uhl, Ch. Müller, B. Gloor und M. W. Büchler

Klinik für Viszerale und Transplantationschirurgie, Universitätsklinik Bern, Inselspital, 3010 Bern, Schweiz

Patients Suffering from Severe Acute Pancreatitis and Sterile Necrosis Should be Treated Conservatively

Summary. The effect of early antibiotic administration (3–4 × 0.5 g Imipenem/Cilastatin), and maximal ICU therapy in 86 patients with proven necrotising pancreatitis was analyzed. In cases of clinical sepsis, patients underwent fine-needle aspiration (FNA) followed by necrosectomy and postoperative continuous lavage if positive for germs. Twenty-nine patients (34%) developed infected pancreatic necrosis after a mean of 21 days, while 57 cases were sterile. In 78%, the surgical concept was successful with a single operation; only 6 cases (22%) needed relaparotomy. Total mortality was 9.3% (8/86). Indication for surgery in severe acute pancreatitis should be postponed (3rd–4th week with good demarcation of the necrosis) and is solely given in infected pancreatic necrosis.

Key words: Acute pancreatitis – Surgery – Infection

Zusammenfassung. Prospektiv wurde der Effekt einer frühen Antibiotikatherapie (3–4 × 0,5 g Imipenem/Cilastatin) und maximalen Intensivbehandlung bei 86 Patienten mit nachgewiesener nekrotisierender Pankreatitis untersucht. Bei Zeichen einer klinischen Sepsis erfolgte eine Feinnadelaspiration (FNA) und bei Keimnachweis die Nekrosektomie mit postop. geschlossener Lavage. Im Verlauf entwickelten 29 Patienten (34%) nach im Mittel 21 Tagen eine Infektion der Nekrosen, während 57 Fälle steril blieben. Das operative Konzept war in 78% der Fälle als alleinige Massnahme erfolgreich; lediglich 6 Patienten (22%) mussten relaparotomiert werden. Die Gesamtletalität lag bei 9,3% (8/86). Die Indikation zur Operation bei schwerer akuter Pankreatitis sollte spät (3.–4. Woche mit guter Demarkation der Nekrosen) und nur bei Nekroseinfekt gestellt werden.

Schlüsselwörter: Akute Pankreatitis – Chirurgie – Infektion

Plasmathrombomodulin als prognostischer Marker für einen letalen Verlauf bei akuter Pankreatitis

R. Mantke, M. Pross, D. Kunze, H. Lippert und H.-U. Schulz

Klinik für Allgemein-, Visceral- und Gefäßchirurgie, Universität Magdeburg, Leipziger Straße 41, 39120 Magdeburg

Soluble Thrombomodulin Plasma Levels Give Early Indication of a Lethal Course in Human Acute Pancreatitis

Summary. The potential to predict severe disease and lethality of plasma-soluble thrombomodulin (sTM) and C-reactive protein (CRP) levels was analyzed. In 72 patients with acute pancreatitis, sTM and CRP levels were analyzed in a prospective 5-year investigation. In the period between days 3 and 10 of illness, sTM levels at a cut-off of 80 ng/ml were predictive of a lethal outcome, with an overall diagnostic sensitivity of 88%, specificity of 78%, positive predictive value of 49% and negative predictive value of 96%. Using sTM levels, it was not possible to differentiate patients with mild and severe pancreatitis. In contrast, CRP levels at a cut-off of 140 mg/l differentiated severe from mild courses with an overall diagnostic sensitivity of 75%, specificity of 74%, positive predictive value of 87% and negative predictive value of 56%, when data from days 3–10 were pooled. By means of CRP, it was not possible to differentiate survivors from non-survivors.

Key words: Thrombomodulin – Human – Acute pancreatitis – Diagnosis

Zusammenfassung. In einer 5jährigen prospektiven Studie wurde das diagnostische Potential des CRP und des im Plasma gelösten Thrombomodulin (sTM) bei der Vorhersage der Schwere und der Letalität der humanen akuten Pankreatitis bei insgesamt 72 Patienten untersucht. In der Zeit vom 3. bis 10. Tag nach Beginn der Schmerzsymptomatik konnte mit dem sTM (cut-off level = 80 ng/ml) ein letaler Verlauf der akuten Pankreatitis mit einer Sensitivität von 88% und einer Spezifität von 78% vorhergesagt werden. Eine Differenzierung von milder und schwerer Pankreatitis anhand des sTM war zu keinem Zeitpunkt möglich. Im Gegensatz dazu konnte mit einem CRP cut-off level von 140 mg/l eine Sensitivität von 75% und eine Spezifität von 74% bei der Differenzierung von milder und schwerer Form erreicht werden. Die Höhe der CRP-Plasmawerte erlaubte jedoch keine Aussage über die Prognose der Erkrankung.

Schlüsselwörter: Thrombomodulin – Mensch – Akute Pankreatitis – Diagnose

Kernspintomographie zur präoperativen Staging-Untersuchung des Bauchspeicheldrüsentumors

O. Horstmann, U. Fischer, N. Sikovec, B. Salamat und H. Becker

Klinik für Allgemeinchirurgie, Georg-August-Universität Göttingen, Robert-Koch-Straße, 37075 Göttingen

Preoperative MR-staging of the Pancreatic Mass

Summary. *Background.* Step by step staging of the pancreatic mass is invasive and complex. Therefore, we evaluated MR-imaging along with MRCP and MR-angiography as an alternative. *Patients and Methods.* Among 89 patients investigated, a pancreatic mass could be found in 77. MR assessment was correlated with intraoperative findings in 68 patients. *Results.* The dignity of the tumor was correctly diagnosed with a sensitivity of 94%, a specificity of 100% and an accuracy of 96%. The findings for vascular invasion were 87%, 85%, and 85% respectively. The accuracy for overall resectability amounted to 84%. *Conclusion.* MR-imaging of the pancreatic mass permits a fast and reliable staging of the disease that is equivalent to the conventional step by step procedure. As a rule, exploratory laparotomy remains mandatory for the evaluation of resectability.

Key words: Pancreatic mass – Resectability – MR-imaging

Zusammenfassung. *Hintergrund:* Die präoperative Stufendiagnostik des Bauchspeicheldrüsentumors ist aufwendig und invasiv. Als Alternative wurde die MR-Untersuchung mit MRCP und MR-Angiographie evaluiert. *Patienten u. Methode:* Vom 1.2.98 bis zum 1.11.99 fand sich unter 89 untersuchten Pat. bei 77 ein Tumor der Bauchspeicheldrüse, wobei der MR-Befund bei 68 Pat. intraoperativ überprüft wurde. *Ergebnisse:* Die Dignität des Befundes konnte mit einer Sensitivität von 94%, einer Spezifität von 100% und einer Richtigkeit von 96% vorhergesagt werden. Für eine Gefäßbeteiligung lagen die Werte bei 87%, 85% und 85% respektive. Die Resektabilität konnte mit einer Richtigkeit von 84% vorhergesagt werden. *Schlussfolgerung:* Die MRT, MRCP und MRA erlaubt ein schnelles, wenig invasives Staging des Bauchspeicheldrüsentumors, welches der konventionellen Stufendiagnostik ebenbürtig ist. Bei guter Vorhersage der Dignität kann jedoch auf die Exploration zur Festlegung der Resektabilität in der Regel nicht verzichtet werden.

Schlüsselwörter: Bauchspeicheldrüsentumor – Resektabilität – MR-Staging

Ergebnisse operativer Therapie der akuten nekrotisierenden Pankreatitis

U. Garlipp und H. J. C. Wenisch

Chirurgische Klinik, Klinikum Ernst v. Bergmann, Charlottenstraße 72, 14467 Potsdam

Results of Operative Therapy in Acute Necrotizing Pancreatitis

Summary. Within 5 years, 97 patients (36 female, 61 male; average age 53 years) with severe necrotizing pancreatitis were treated. Forty-four of them underwent surgery. Most frequent indications for surgery were multi-organ failure, non-responding to conservative intensive care (20 patients) and infection of necroses (17 patients), while an acute abdomen was a rare indication. The average Ranson's score in the operated patient group was 5.0. Mortality was 24% in conservatively-, and 62% in operatively-treated patients. Surgical technique included blunt necrosectomy, followed by a programmed lavage therapy in 19 cases (Ranson's score 4.7; mortality 47%), by closed continuous lavage therapy in 7 cases (Ranson's score 3.4; mortality 100%) and by laparostomy in 18 cases (Ranson's score 5.9; mortality 61%).

Key words: Pancreatitis – Necrotizing – Surgery – Laparostomy

Zusammenfassung. Von 1995 bis 1999 wurden 97 Patienten (36 Frauen, 61 Männer, Durchschnittsalter 53 Jahre) mit komplizierter Verlaufsform der nekrotisierenden Pankreatitis behandelt, von denen 44 operiert werden mußten. Operationsindikationen waren in 20 Fällen das konservativ nicht beherrschbare Mehrorganversagen, in 17 Fällen infizierte Nekrosen, seltener ein akutes Abdomen. Der durchschnittliche Ranson-Score bei den operierten Patienten betrug 5,0. Die Sterblichkeit lag bei den konservativ behandelten Patienten bei 24% und bei den operierten bei 61%. Die Operationen bestanden in einer stumpfen Nekrektomie, gefolgt bei 19 Patienten von einer Serie von Etappenlavagen (Ranson-Score 4,7; Sterblichkeit 47%), bei 7 Patienten von der Anlage einer geschlossenen Dauerspülung (Ranson-Score 3,4; Sterblichkeit 100%) und bei 18 Patienten von der Anlage eines Laparostoma (Ranson-Score 5,9; Sterblichkeit 61%).

Schlüsselwörter: Pankreatitis – Nekrotisierend – Chirurgie – Laparostoma

TAP – Ein neuer Tumormarker für Karzinome des bilio-pankreatischen Systems

J. Brockmann, C. A. Hernandez, C. Emparan und N. Senninger

Klinik und Poliklinik für Allgemeine Chirurgie, Waldeyerstraße 1, 48149 Münster

TAP – A Novel Tumor Marker for Malignancies of the Bilio-Pancreatic System

Summary. Evaluation of trypsinogen-activating peptide (TAP) in gallbladder juice of patients undergoing cholecystectomy for different bilio-pancreatic diseases.

Group	Disease (number of patients)	Median	Range	Standard deviation
I	bilio-pancreatic carcinomas (n = 16)	1328.00	83.69–5133.00	± 1684.00
II	other gastrointestinal carcinomas (n = 6)	5.99	0.01–95.27	± 6.55
III	benign bilio-pancreatic disease (n = 22)	2.02	0.04–13.81	± 22.88

Statistical analysis (Mann-Whitney-test) of these groups showed highly significant discrimination ($P < 0.0001$) comparing bilio-pancreatic carcinomas with benign diseases and other gastrointestinal carcinomas. Further, there were significantly higher TAP-concentrations in patients suffering from acute cholecystitis compared with other benign bilio-pancreatic diseases.

Key words: Trypsinogen-activating peptide – Carcinoma – Bile juice – Tumor marker

Zusammenfassung. Evaluation von Trypsinogen-aktivierendem Protein (TAP) in der Gallenblasenflüssigkeit von cholecystektomierten Patienten bei unterschiedlichen bilio-pankreatischen Erkrankungen.

Gruppe	Erkrankung (Anzahl der Patienten)	Median	Range	Standard-abweichung
I	Bilio-pankreatische Karzinome (n = 16)	1328,00	83,69–5133,00	±1684,00
II	Andere gastrointestinale Karzinome (n = 6)	5,99	0,01–95,27	±6,55
III	Benigne bilio-pankreatische Erkrankungen (n = 22)	2,02	0,04–13,81	±22,88

Im statistischen Vergleich (Mann-Whitney-Test) der Gruppen fand sich eine höchst signifikante Diskriminierung (p < 0,0001) zwischen den bilio-pankreatischen Karzinomen versus den benignen Erkrankungen und anderen gastrointestinalen Karzinomen. Des weiteren fanden sich signifikant höhere TAP-Konzentrationen im Vergleich der akuten Cholecystitis zu anderen benignen Erkrankungen.

Schlüsselwörter: Trypsinogen-aktivierendes Protein – Karzinom – Gallensaft – Tumormarker

Ist die offene Gangrevision bei Choledocholithiasis noch indiziert?

K. Ludwig[1], J. Bernhardt[1], F. Köckerling[2] und D. Lorenz[3]

[1] Abteilung für Visceralchirurgie, Chirurgische Universitätsklinik Greifwald, Loefflerstraße 23, 17487 Greifwald
[2] Chirurgische Klinik und Zentrum für Minimal-invasive Chirurgie, Klinikum Siloah, Rolsebeckstraße 15, 30449 Hannover
[3] Krankenhaus Berlin-Makahn mit Berufsgenossenschaftlicher Unfallklinik e. V., Unfallkrankenhaus Berlin, Rapsweg 55, 12683 Berlin

Is Open Choledochotomy in Cases of Choledocholithiasis Necessary?

Summary. In a German-wide survey (859 hospitals), 75% of the hospitals carry out therapeutic splitting with preoperative endoscopic revision (ERC), followed by laparoscopic cholecystectomy (LC) in cases of preoperative diagnosis of choledocholithiasis. Only 12% of the hospitals prefer the primary open cholecystectomy with choledochotomy. In cases of intraoperative findings of common bile duct stones, 16% convert to open surgery. Fifty-eight percent of the hospitals prefer postoperative extraction via ERC, or in 1.4%, the laparoscopic revision. In our own patients (48 with choledocholithiasis), the extraction of common bile duct stones with ERC was feasible in 97% of cases. Complications ranged around 2%. Two patients were treated by laparoscopic transcystic revision. There was no open choledochotomy necessary.

Key words: Common bile duct stones

Zusammenfassung. In der deutschlandweiten Umfrage (859 Kliniken) führten 75% der Einrichtungen bei einer präoperativen Diagnose einer Choledocholithiasis die ERC und Extraktion vor geplanter laparoskopischer Cholecystektomie (LC) durch. Lediglich 12% der Krankenhäuser favorisieren die primär konventionelle Cholecystektomie (KC) mit simultaner

Gangrevision. Im Fall einer intraoperativen Diagnosestellung bei einer LC, konvertieren nur noch 16%. 58% bevorzugen die postoperativ endoskopische Sanierung bzw. 1,4% die laparoskopische Gangrevision. Im eigenen Krankengut (48 Patienten) konnte eine Sanierung der Gallenwege in 97% per ERC und EPT erzielt werden. Die Komplikationsrate lag bei 2%. 2 Patienten wurden einer erfolgreichen laparoskopischen Gallengangsrevision unterzogen. Eine offene Choledochotomie war nicht notwendig.

Schlüsselwörter: Gallenwegssteine – Therapeutisches Splitting

Ist die radikale Therapie des Gallenblasenkarzinoms sinnvoll?

C. Hillert, D. Broering, C. Blöchle, J. R. Izbicki und X. Rogiers

Abteilung für Hepatobiliäre Chirurgie, Universitätskrankenhaus Eppendorf, Martinistraße 52, 20246 Hamburg

Is Radical Surgery in Advanced Gallbladder Carcinoma Justified?

Summary. Advanced gallbladder carcinoma is associated with a poor long-term prognosis. The pros and cons of radical surgery as the only curative therapy option will be discussed in a retrospective study of 83 patients. Seventy-three percent (n = 60) of patients had UICC-stage IV tumors. Ro-tumor resection was achieved in 36 (43%) patients. The median time of survival of the patients with extended right hepatectomy was 16.2 months (n = 9), 23.4 months with segment IV/V liver resection (n = 18) and 9.5 months for patients with serosal site T2-tumor who underwent cholecystectomy (n = 9) (n.s.). The mortality rate was 6% (n = 2), and morbidity was 20% overall. Radical surgical procedures are justified with acceptable mortality and morbidity. The extent of resection should be adapted to tumor-stage. Even in serosal site T2-tumors, radical liver-resection of segment IV and V is necessary.

Key words: Gallbladder carcinoma – Resection – Curative therapy

Zusammenfassung. Das fortgeschrittene Gallenblasenkarzinom hat eine äußerst schlechte Prognose. Die Vor- und Nachteile der radikalen operativen Therapie als einzige kurative Behandlungsoption werden mittels retrospektiver Analyse von 83 Patientenverläufen dargestellt. 73% (n = 60) der Patienten wurden Stadium IV nach UICC zugeordnet. Bei 36 Patienten (43%) konnte eine Ro-Resektion durchgeführt werden. Das mediane Überleben betrug 16,2 Monate bei rechts erweiterter Hemihepatektomie (n = 9), 23,4 Monate bei Segment IV & V-Resektion (n = 18) und 9,5 Monate bei serosaseitigem T2-Tumor und Cholecystektomie (n = 9) (n.s.). Die Letalität lag bei 6% (n = 2), die Morbidität bei 20%. Die radikale Resektion ist bei akzeptabler Letalität und Morbidität mit Tumorstadium-adaptiertem Ausmaß sinnvoll. Auch bei serosaseitigen T2-Tumoren sollte eine radikale Lebersegmentresektion durchgeführt werden.

Schlüsselwörter: Gallenblasenkarzinom – Resektion – Kurative Therapie

Evaluation interventioneller und operativer Therapieverfahren bei benignen Papillentumoren – eine retrospektive Analyse von 36 Patienten

C. Schleicher, M. Colombo-Benkmann, H. Wolters, D. Tübergen, J. Konturek und N. Senninger

Klinik und Poliklinik für Allgemeine Chirurgie, Westfälische Wilhelms-Universität, Waldeyerstraße 1, 48129 Münster

Evaluation of Endoscopic Versus Operative Treatment in the Management of Benign Tumors of the Papilla of Vater – A Retrospective Analysis of 36 Patients

Summary. Since adenomas of the papilla of Vater are regarded as premalignant lesions, complete resection of benign papillary tumors is recommended. The application of endoscopic excision (EE) and transduodenal resection of the papilla (TRP) is controversially discussed. The objective of this study was the evaluation of EE and TRP regarding postinterventional morbidity and recurrences. The data of 36 patients treated with EE (n = 19) or TRP (n = 17), from 1993 until 1998, were analyzed retrospectively. Regarding age, sex, follow-up period and size and histology of the tumors, no significant differences existed between the two groups. Nine patients (47.4%) developed recurrences after EE. No recurrences occurred after TRP (0%; $P < 0.05$). Morbidity of TRP (11.7%) was comparable to that of EE (10.5%). Thus, TRP is considered to be more effective than EE regarding complete resection of papillary tumors.

Key words: Papillary tumors – Endoscopic excision – Transduodenal resection

Zusammenfassung. Aufgrund der diagnostischen Unsicherheit bezüglich der Dignität ist die komplette Entfernung benigner Papillentumoren obligat. Ziel der Untersuchung war die Evaluation der kontrovers diskutierten Therapieverfahren Endoskopische Abtragung (EA) und Transduodenaler Papillenresektion (TPR) hinsichtlich Morbidität und Rezidivrate. Die Daten von 36 Patienten, die zwischen 1993 und 1998 eine EA (n = 19) oder TPR (n = 17) erhielten, wurden retrospektiv ausgewertet. In Bezug auf Patientenalter, Geschlechterverteilung, Follow-up-Zeit, Größe und Histologie der entfernten Tumoren zeigten sich keine signifikanten Unterschiede zwischen beiden Gruppen. Bei vergleichbarer Morbidität (EA 10,5%; TPR 11,7%) kam es nach EA signifikant häufiger (n = 9, 47,4%) zum Auftreten eines Rezidivs als nach TPR (n = 0; p < 0,05). Die TPR ist daher als das effektivere Verfahren in der Therapie benigner Papillentumoren anzusehen.

Schlüsselwörter: Papillentumoren – Endoskopische Abtragung – Transduodenale Papillenresektion

Präoperative Diagnostik der Resektabilität beim periampullären Carcinom – weniger ist mehr

M. Schwarz, S. Pauls, R. Sokiranski, B. Glasbrenner, C. G. Diederichs, P. Möller und H. G. Beger

Abteilung Chirurgie I, Universitätsklinik Ulm, Steinhövelstraße 9, 89075 Ulm

Preoperative Evaluation of Resectability in Periampullary Carcinoma – Less is More

Summary. In a prospective clinical study, helical-CT/MIP, MRI/MRCP, angiography, ERCP, endoscopic ultrasound and PET were compared with histopathological and intraoperative findings. Helical-CT described malignancy and resectability correctly in 71% of patients. Angiography is obsolete. Unclear vessel infiltration in CT should be controlled by MRI. The highest sensitivity for tumors less than 2 cm is obtained by endoscopic ultrasound. Diagnosis of distant metastasis is poor in all procedures.

Key words: Periampullary carcinoma – Diagnostic examination – Resectability

Zusammenfassung. In einer prospektiven klinischen Studie wurden Spiral-CT/MIP, MRI/MRCP, Angiographie, ERCP, Endosonographie und PET durchgeführt und mit der Histologie und dem intraoperativen Befund verglichen. Das Spiral-CT beschreibt Dignität und Resektabilität bei 71% der Patienten richtig. Angiographie ist obsolet. Bei unklarer Gefäßsituation im CT sollte ein MRT durchgeführt werden. Die Endosonographie hat bei Tumoren < 2 cm die höchste Sensitivität. Fernmetastasen sind mit bildgebender Diagnostik mangelhaft zu erkennen.

Schlüsselwörter: Periampulläres Karzinom – Diagnostik – Resektabilität

Transplantationschirurgie (Leber, Niere, Pankreas)

Technische Aspekte und Ergebnisse der Lebersegmenttransplantation beim Kind

J. Klempnauer[1], H. Schrem[1], H. J. Schlitt[1], B. Nashan[1] und M. Rodeck[2]

[1] Klinik für Viszeral- und Transplantationschirurgie; 2 Kinderklinik, Medizinische Hochschule Hannover, Carl-Neuberg-Straße 1, 30625 Hannover

Technical Aspects and Results of Pediatric Liver Segment Transplantation

Summary. We performed 42 pediatric liver segment transplantations in 35 patients (3 reduced-size liver, 30 split-liver, nine living-related donation) between March 1997 and April 2000. Two patients with a functional graft died due to brain edema. The actuarial transplant survival rates for 3 years were 100% in reduced-size liver recipients (n = 3), 83% in split-liver recipients (n = 30) and 78% in living-related donation recipients (n = 9). Surgical complications included four cases of thrombosis of the liver artery, five cases with biliary complications and two cases with small bowel perforation. We see split liver transplantation as the standard option for pediatric liver transplantation, with living-related donation of segments II and III as an alternative.

Key words: Pediatric liver segment transplantation

Zusammenfassung. 42 Lebersegmenttransplantationen wurden bei 35 Kindern zwischen März 1997 und April 2000 durchgeführt (3 reduced size liver, 30 Split-Lebern, 9 Lebendspenden). Zwei Kinder wurden mit Hirnödem bei funktionierendem Transplantat verloren. Das aktuarische 3-Jahres-Transplantatüberleben war bei reduced size liver 100% (n = 3), Split-Leber 83% (n = 30) und bei der Lebendspende 78% (n = 9). Die chirurgischen Komplikationen umfaßten 4 Fälle von arterieller Lebergefäßthrombose, 5 Fälle mit biliären Komplikationen und 2 Fälle mit Dünndarmperforation. Wir sehen die Split-Lebertransplantation der Segmente II und III als Standardoption für die Kinderlebertransplantation mit der Lebendspende als Alternative.

Schlüsselwörter: Pädiatrische Lebertransplantation – Lebersegmente

Einleitung

Fortschritte in der Organkonservierung, der chirurgischen Technik, der Immunsuppression und der postoperativen Nachsorge haben eine schnelle Entwicklung der Lebertransplantation für Kinder erzielt. Als Folge dieser Entwicklung hat die Kinderlebertransplantation eine zunehmende Akzeptanz auch für nicht unmittelbar lebensbedrohende Zustände bei chronischen Lebererkrankungen gefunden. Bei der Indikationsstellung spielen neben der Überlebenschance zunehmend auch Fragen der Lebensqualität eine Rolle. Die technisch-chirurgische Entwicklung der Transplantation größenreduzierter Erwachsenenlebern und später der Lebersegmenttransplantation der Segmente II und III vom hirntoten Organspender und vom verwandten Lebendspender hat die Mortalität der Kinder auf der Warteliste zur Lebertransplantation verringert [Reyes und Mazariegos, 1999]. 1988 wurde von Rudolf Pichlmayr in dieser Zeitschrift über eine neue Methode der Splitting-Transplantation einer Spenderleber auf zwei Empfänger berichtet [Pichlmayr et al., 1988]. Die Gewinnung der Lebersegmente II und III zur Lebersegmenttransplantation beim Kind kann durch ein in-situ und ex-situ Splitting der Leber eines hirntoten Spenders oder durch die Resektion der Segmente II und III vom lebenden verwandten Spender erfolgen. Im Eurotransplantbereich haben die Aktivitäten der Split-Lebertransplantation im Zeitraum von 1993 bis 1999 mit einem Zuwachs von 1,2% auf 10,4% aller Lebertransplantationen deutlich zugenommen. Von mehreren Autoren wurden jedoch gehäufte biliäre und andere Komplikationen nach Lebersegmenttransplantationen berichtet [Azoulay et al., 1996, Busutill und Goss, 1999; Sindhi et al., 1999]. Seit 1997 werden an der Medizinischen Hochschule Hannover vor dem Hintergrund des ubiquitären Spenderorganmangels zunehmend Lebersegmenttransplantationen durchgeführt. Hierbei kommt das in-situ und ex-situ Splitting und die Lebendspende der Segmente II und III zunehmend zum Einsatz. Insgesamt wurden vom 01. 03. 1997 bis zum 30. 04. 2000 an der Medizinischen Hochschule Hannover 75 Lebersegmenttransplantationen durchgeführt, hiervon 33 bei Erwachsenen und 42 bei Kindern. In dieser Arbeit werden die technischen Aspekte der Lebersegmenttransplantation beim Kind diskutiert und die Ergebnisse unseres Zentrums analysiert.

Methodik

Es wurde eine retrospektive deskriptive Analyse der pädiatrischen Lebersegmenttransplantation an der Medizinischen Hochschule Hannover bei Patienten unter 18 Jahren im Beobachtungszeitraum 01. 03. 1997 bis zum 30. 04. 2000 durchgeführt. Das aktuarische 3-Jahres-Patientenüberleben während des Beobachtungszeitraumes wurde ebenso wie das aktuarische Transplatatüberleben ermittelt. Alle chirurgischen Komplikationen nach pädiatrischer Lebersegmenttransplantation wurden retrospektiv untersucht, ebenso wie alle Indikationen, die zu Retransplantationen führten.

Ergebnisse

Im Zeitraum vom 01. 03. 1997 bis zum 30. 04. 2000 wurden an der Medizinischen Hochschule Hannover insgesamt 67 pädiatrische Lebertransplantationen bei Patienten unter 18 Jahren durchgeführt. Von diesen 67 Lebertransplantationen wurden 9 bei Empfängern durchgeführt, die als „high urgency" bei Eurotransplant gemeldet wurden. Insgesamt wurden 8 Retransplantationen durchgeführt. Die häufigste primäre Indikation war mit insgesamt 21 Fällen die Gallengangsatresie, gefolgt von der Indikationsgruppe der kongenitalen Stoffwechselerkrankungen mit insgesamt 16 Fällen. Die Indikationsgruppen Leberparenchymerkrankungen (n=14), gutartige Lebertumore (n=5), maligne Lebertumore (n=2) und Budd-Chiari-Syndrom (n=1) sind jeweils in absteigender Häufigkeit vertreten. Von den insgesamt 67 pädiatrischen Lebertransplantationen waren 42 Lebersegmenttransplantationen bei 35 Patienten. Die Altersverteilung der Kinder zum Zeitpunkt der Transplantation zeigt, daß die mit Abstand größte Gruppe mit 27 Kindern die der unter einem Jahr alten Kinder ist. Von 35 Patienten haben 33 während des Beobachtungszeitraumes überlebt. Dies entspricht einer aktuarischen 3-Jahresüberlebensrate von 94%. Der erste Todesfall betraf einen high-urgency-Empfänger, der am zweiten postoperativen Tag an einem Hirnödem bei guter Transplantatfunktion verstorben ist. Der zweite Todesfall trat bei guter Transplantatfunktion ebenfalls nach der Entwicklung eines Hirnödems auf, nachdem nach der ersten Transplantation eine initiale Nichtfunktion nach einer Lebendspende von einem Elternteil auftrat und daraufhin eine Retransplantation mit Lebendspende vom zweiten Elternteil durchgeführt werden mußte. Das aktuarische 3-Jahrestransplatatüberleben betrug bei reduced-size-Lebersegmenttransplantation (n=3) 100%, bei Split-Lebersegmenttransplantation (n=30) 83%

und bei der Lebersegmenttransplantation nach Lebendspende (n = 9) 78%. Nach pädiatrischer Lebersegmenttransplantation trat in einem Falle eine initiale Nichtfunktion auf (2,4%), die zu einer Retransplantation führte. In zwei Fällen trat nach pädiatrischer Lebersegmenttransplantation eine chronische Transplantatdysfunktion auf (4,8%), die in beiden Fällen zur Retransplantation führte. In 4 Fällen traten arterielle Thrombosen der Transplantatarterie auf (9,5%), die jeweils eine Retransplantation nach sich zogen. In 5 Fällen traten biliäre Komplikationen auf (11,9%). Hierbei traten in 2 Fällen eine Obstruktion des Gallenganges des Segments II und in 3 Fällen ein Gallengangsleck auf. Alle 5 Fälle konnten mit Revisionsoperationen beherrscht werden, wobei zweimal eine Re-Hepatikojejunostomie durchgeführt werden mußte. In 2 Fällen trat ein Dünndarmleck auf, das jeweils mit einer Revisionsoperation beherrscht werden konnte.

Diskussion

Das Problem der allgemeinen Knappheit an größenkompatiblen Spenderorganen, vor allem für Kleinkinder, hat zur Entwicklung der Lebersegmenttransplantation geführt. Hierbei kommt die Transplantation größenreduzierter Erwachsenenlebern, oder der Lebersegmente II und III nach in-situ oder ex-situ Split der Spenderleber vom hirntoten Spender oder die Lebendspende der Segmente II und III vom lebenden erwachsenen Spender in Betracht. Die zunehmende Durchführung der Lebersegmenttransplantation hat zu einer verkürzten Wartezeit für Kinder auf der Warteliste zur Lebertransplantation von 195 Tagen im Jahre 1997 auf 72 im Jahre 1999 geführt und bedeutet bei der Split-Lebertransplantation oder der Lebendspende kein Verlust von Spenderorganen für Erwachsene. Die chirurgisch-technischen Komplikationen bei der Lebersegmenttransplantation für Kinder sind mit 9,5% für vaskuläre Thrombosen und mit 11,9% für biliäre Komplikationen relativ häufig und führen zu Retransplantationen und operativen Revisionen. In unserem Patientenkollektiv haben sie jedoch nicht zu einer erhöhten Letalität geführt. Das aktuarische 3-Jahres-Patientenüberleben und das aktuarische 3-Jahres-Transplantatüberleben ist jeweils im Vergleich zum Kollektiv des United Network for Organ Sharing in den USA im Zeitraum von 1990 bis 1996 bei insgesamt 573 Lebersegmenttransplantationen bei Kindern deutlich besser [Sindhi et al.,1999]. Möglicherweise spielt hierbei die zunehmende Splittätigkeit in unserem Zentrum seit März 1997 und die damit wachsende Erfahrung eine große Rolle. Die Strategie für die Lebertransplantation an der Medizinischen Hochschule Hannover seit März 1997 umfaßt, daß geeignete Spenderorgane möglichst gesplittet werden, daß Split-Organe primär für elektive Transplantationen verwendet werden, in der Regel für einen Erwachsenen und ein Kind und daß ein intensiver Split-Leberaustausch mit anderen Zentren betrieben wird. Die Evaluation des in-situ versus des ex-situ Splits geeigneter Spenderlebern ist noch nicht abgeschlossen. Zum jetzigen Zeitpunkt sehen wir die Split-Lebertransplantation als Standardoption der Kinderlebertransplantation. Als Alternative kommt die Lebendspende vom Verwandten in Frage. Die Verwendung von größenreduzierten Erwachsenenlebern für die Kindertransplantation ist aufgrund des allgemeinen Organmangels unseres Erachtens obsolet und nicht mehr vertretbar bei den guten Ergebnissen der Split-Lebertransplantation, die auch für Erwachsene berichtet wurden [Azoulay et al., 1996; Busutill und Goss, 1999].

Literatur

Azoulay D, Astarcioglu I, Bismuth H, Castaing D, Majno P, Adam R, Johann M (1996) Split-liver transplantation. The Paul Brousse policy. Ann Surg 224(6): 737–746
Busutill RW, Goss JA (1999) Split liver transplantation. Ann Surg 229(3): 313–321
Pichlmayr R, Ringe B, Gubernatis G, Hauss J, Bunzendahl H (1988) Transplantation einer Spenderleber auf zwei Empfänger (Splitting-Transplantation) – Eine neue Methode in der Weiterentwicklung der Lebersegmenttransplantation. Langenbecks Arch Chir 373: 127–130
Reyes J, Mazariegos GV (1999) Pediatric liver transplantation. Sur Clin North Am 79(1): 163–189
Sindhi R, Rosendale J, Mundy D, Taranto S, Baliga P, Reuben A, Rajagopalan PR, Hebra A, Tagge E, Othersen HB Jr (1999) Impact of segmental grafts on pediatric liver transplantation – a review of the United Network for Organ Sharing Registry data (1990–1996). J Pediatr Surg 34(1): 107–110

In-situ Splitting der Leber – Technik und Ergebnisse

X. Rogiers, S. Topp, D. Broering, K. Gawad und M. Gundlach

Abteilung für Hepatobiliäre Chirurgie, Universitäts-Krankenhaus Eppendorf, Martinistraße 52, 20246 Hamburg

In-situ Split Liver Transplantation – Technique and Results

Summary. *Introduction.* In-situ split liver transplantation (SLT) is an established technique for the transplantation of one child and one adult, and is performed in the heartbeating donor. *Patients.* Between January 1995 and December 1999, we performed 83 in-situ SLT. 40 right- and 43 left-split liver grafts were transplanted in 42 addults and 41 children. *Results.* The one year patient/graft survival of elective, right-sided in-situ SLT was 90.1% and 85%, respectively. *Discussion.* Because of significant, shorter, cold ischemia times, reflected by better graft quality, the in-situ split technique is the method of choice for the transplantation of "small for size" and lesser quality liver grafts, in high urgent cases, and when sharing between transplantation centers is necessary.

Key words: Split – Liver transplantation – In-situ

Zusammenfassung. *Einleitung.* Die *in-situ* Split-Lebertransplantation (SLT) ist eine etablierte Technik zur Transplantation eines Kindes und eines Erwachsenen und wird im Situs des herz/kreislaufstabilen Spenders durchgeführt. *Patienten.* Zwischen 1/95 und 12/99 wurden in Hamburg 83 *in-situ* SLT durchgeführt. Transplantiert wurden 40 rechts- und 43 linksseitige Lebertransplantate, bei 42 Erwachsenen und 41 Kindern. *Ergebnisse.* Das Patienten-/Transplantatüberleben beträgt bei elektiven, rechtsseitigen *in-situ* SLT nach 1 Jahr 90,1% bzw. 85%. *Diskussion.* Bei der Transplantation von kleinen Lebervolumina („small for size"), dringlich (HU) gelisteten Patienten, qualitativ schlechteren Organen sowie beim Austausch von Split-Transplantaten zwischen zwei Transplantationszentren ist die *in-situ* Splittechnik die Methode der Wahl aufgrund deutlich kürzerer kalter Ischämiezeiten.

Schlüsselwörter: Split – Lebertransplantation – *In-situ*

Einleitung

Split-Lebertransplantationen (SLT) ermöglichen die Bereitstellung größenkompatibler Lebertransplantate für Kinder, ohne den Organpool für Erwachsene zu reduzieren. In den letzten 10 Jahren führte diese Technik zu einer deutlichen Reduktion der Mortalität auf der Warteliste für Lebertransplantationen bei Kindern. Etablierte Techniken wie das *ex-situ* oder *in-situ* Splitting ermöglichen normalerweise die Bereitstellung eines linkslateralen (Segmente II, III) sowie eines rechtserweiterten (Segmente I, IV–VIII) Lebertransplantates, zur SLT eines Kindes bzw. eines Er-

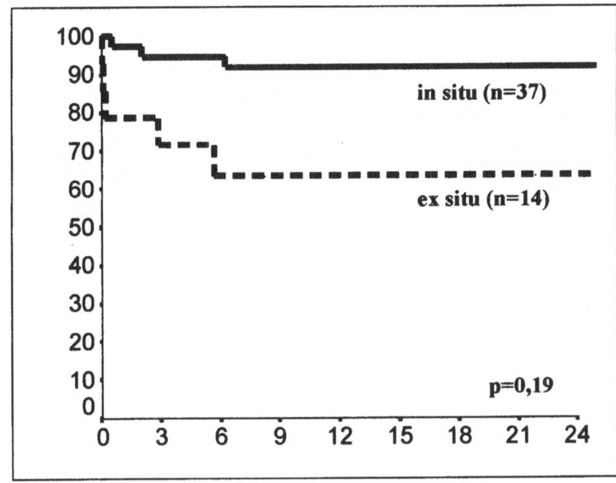

Abb. 1. Patientenüberleben rechtsseitiger Split-Transplantate (elektiv und HU) 1993–1999

wachsenen. Das *in-situ* Splitting der Leber entspricht technisch der Organentnahme bei Lebendspenden und wird im Situs des Spenders unter stabilen Herz-/Kreislaufbedingungen durchgeführt. Die Teilung der Leber erfolgt entsprechend einer linkslateralen Resektion ohne vaskuläre Exklusion, entlang des Lig. falciforme und unter Schonung des Leberhilus. Der wesentliche Vorteil des *in-situ* Splittings liegt in signifikant kürzeren kalten Ischämiezeiten, die zu einer besseren Transplantatqualität führen.

Patienten und Methoden

Seit 1993 bis 12/99 wurden in Hamburg 613 Lebertransplantationen (LT) bei 390 (63,6%) Erwachsenen und 223 (36,4%) Kindern durchgeführt. 362 Vollorgan-, 31 größenreduzierte und 146 Split-LT sowie 74 Lebendspenden. 75 eigene Split-Explantationen (*ex-situ* und *in-situ*) ergaben 150 Lebertransplantate, wovon 26 exportiert wurden. 22 Split-Lebertransplantate konnten importiert werden. Im Zeitraum 1/95–12/99 erfolgten von insgesamt 83 *in-situ* SLT (ohne Re-LT) 77/83 (92,8%) elektiv und 6/83 (7,2%) dringlich (HU). Transplantiert wurden 40 rechts- und 43 linksseitige Split-Transplantate mit einem Transplantatgewicht von 680–1700 g bzw. 200–667 g, bei 42 Erwachsenen (20–65 Jahre) und 41 Kindern (<1–17 Jahre). Alle Patienten erklärten sich präoperativ mit der Transplantation eines Split-Transplantates einverstanden.

Ergebnisse

Weltweit konnte durch Etablierung der *in-situ* Technik das Patienten-/Transplantatüberleben auf 80-93% bzw. 75–86% gesteigert werden, verbunden mit einer deutlichen Reduktion der postoperativen Komplikationen im Vergleich zu *ex-situ* [1–4].

In Hamburg betrug das Patienten-/Transplantatüberleben bei linksseitigen *in-situ* SLT (elektiv und HU) nach 3 Monaten 75% bzw. 60% und nach 12 Monaten 72% bzw. 57%. Bei rechtsseitigen *in-situ* SLT (elektiv und HU) lag das Patienten-/Transplantatüberleben nach 3 Monaten bei 94,6% bzw. 89,2% und nach 12 Monaten bei 91,8% bzw. 83,4% (Abb. 1, 2).

Im Vergleich zu Vollorgan-LT ergab sich in Bezug auf das Patienten-/Transplantatüberleben kein signifikanter Unterschied bei dringlich und elektiv durchgeführten LT. So betrug im Rahmen einer 1999 durchgeführten retrospektiven „Matched Pairs"-Analyse die 1-Jahres-Patientenüberlebensrate bei dringlich (HU) durchgeführten Voll-LT und *in-situ* SLT 70% bzw. 71,4% und bei elektiven LT 83,3% bzw. 83,2%.

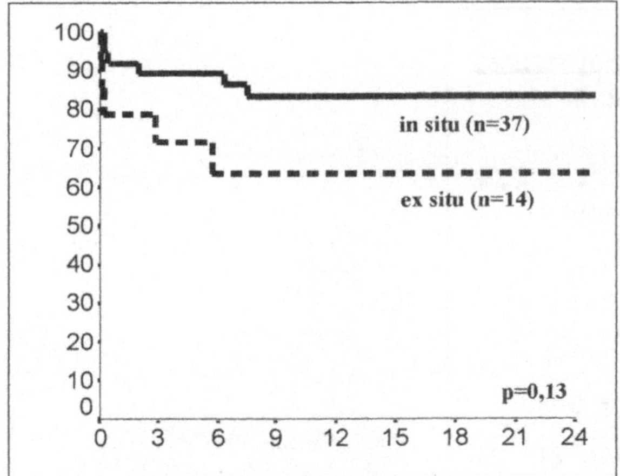

Abb. 2. Transplantatüberleben rechtsseitiger Split-Transplantate (elektiv und HU) 1993–1999

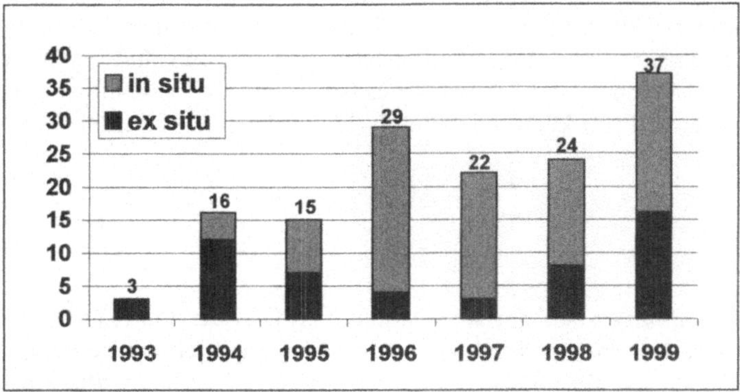

Abb. 3. Entwicklung der Split-Lebertransplantationen in Hamburg 1993–1999

Im Vergleich zu *ex-situ* SLT ergaben sich signifikant kürzere kalte Ischämiezeiten (KIZ). Die mittlere KIZ betrug 731 min bei *ex-situ* SLT gegenüber 460 min bei *in-situ* SLT (p < 0,01).

In der oben genannten „Matched Pairs"-Analyse (SLT vs Vollorgan-LT) traten bei SLT in 12,5% biliäre Komplikationen (Galleleck, Gallengangstenose oder -nekrose) auf, mit einem ungleichen Verhältnis zwischen *ex-situ* (30,8%) und *in-situ* (3,7%) SLT.

Diskussion

In unserem Transplantationszentrum ist das Lebersplitting ein etabliertes Standardverfahren, das angewendet wird, wenn die geschätzte Lebensqualität dies zuläßt und zwei kompatible Empfänger zur Verfügung stehen. 1999 entsprachen 47,8% Split-Lebertransplantationen, mit einer steigenden Tendenz im Laufe der letzten 5 Jahre (Abb. 3), ohne negative Beeinflussung der Überlebenszeiten bei Kindern und Erwachsenen.

Die Durchführung des Leber-Splittings im Situs des hirntoten Organspenders ermöglicht nach Teilung des Organes nicht nur die Beurteilung der Perfusion der beiden Segmenttransplantate, sondern ermöglicht auch eine perfekte Hämostase an der Resektionsfläche des perfundierten Transplantates. Dies gewährleistet während der Implantation trockene Verhältnisse an der Resektionsfläche, wodurch Blutungskomplikationen und Gallelecks weitgehendst vermieden werden können.

Wesentlicher Vorteil des *in-situ* Splitting sind signifikant kürzere kalte Ischämiezeiten mit einer theoretisch konsekutiv besseren Transplantatqualität. *Ex-situ* Split-Transplantate dagegen sind einer zusätzlichen Transplantaterwärmung während des Splitting-Manövers auf dem Beistelltisch ausgesetzt, die reflektiert wird durch eine stärkere Transplantatschädigung, verbunden mit einer höheren Inzidenz einer primär schlechten Transplantatfunktion.

Die *in-situ* Splittechnik ist daher Methode der Wahl, bei der Transplantation kleiner Lebervolumina („small for size"), bei dringlich („high urgent") gelisteten Patienten, qualitativ schlechteren Spenderorganen sowie beim Austausch von Split-Transplantaten zwischen zwei Transplantationszentren. Im Vergleich mit Vollorgan-LT ist die *in-situ* SLT sowohl elektiv, als auch in dringlichen Situationen, ein gleichwertiges Verfahren, ohne erkennbar höheres Risiko für den erwachsenen Empfänger.

In *in-situ* Split-Technik ist aufgrund einer postoperativ besseren Organqualität Grundlage für SLT für zwei Erwachsene.

Literatur

1. Rogiers X, Malago M, Gawad K, Jauch KW, Olausson M, Knoefel WT, Gundlach M, Bassas A, Fischer L, Sterneck M, Burdelski M, Broelsch CE (1996) In situ splitting of cadaveric livers. The ultimate expansion of a limited donor pool. Ann Surg 224:331–339
2. Busuttil RW, Goss JA (1999) Split liver transplantation. Ann Surg 229(3):313–321
3. Goss JA, Yersiz H, Shackleton CR, Seu P, Smith CV, Markowitz JS, Busuttil RW et al (1997) In situ splitting of the cadaveric liver for transplantation. Transplantation 64(6):871–877
4. Ghobiral RM (1999) In situ splitting of the donor liver. Abstract-Book „Living Donor and Split Liver Transplantation Symposium", Pittsburgh

Auxiliäre partielle orthotope Lebertransplantation (APOLT) bei fulminantem Leberversagen

H. J. Schlitt

Klinik für Viszeral- und Transplantationschirurgie, Medizin. Hochschule Hannover, Carl-Neuberg-Straße 1, 30623 Hannover

Auxiliary Partial Orthotopic Liver Transplantation (APOLT) for Fulminant Hepatic Failure

Summary. Since fulminant liver failure is basically a reversible condition, standard liver transplantation is not the optimal treatment. Auxiliary partial orthotopic liver transplantation (APOLT) has proven to be the most effective method for medium- to long-term bridging of liver function in these patients. Although the procedure is more difficult than standard transplantation, it has clear advantages, particularly for young patients. In the majority of patients treated by APOLT, native liver function recovers within months, so that immunosuppression can be withdrawn, allowing patients to lead a completely normal life.

Key words: Liver failure – Transplantation – Regeneration – Immunosuppression

Zusammenfassung. Da das fulminante Leberversagen eine prinzipiell reversible Erkrankung darstellt, ist eine komplette Lebertransplantation nicht die ideale Lösung. Als effektivstes Verfahren für eine mittel- bis längerfristige Überbrückung der Leberfunktion bei diesen Patienten hat sich die auxiliäre partielle orthotope Lebertransplantation (APOLT) erwiesen. Wenngleich das Verfahren deutlich schwieriger ist als eine Standard-Transplantation, hat es vor allem bei der Behandlung junger Patienten deutliche Vorteile. Bei der Mehrzahl der mit APOLT behandelten Patienten erholte sich die Eigenleberfunktion nach Wochen bis Monaten, so daß die Immunsuppression abgesetzt werden konnte und die Patienten ein normales Leben führen können.

Schlüsselwörter: Leberversagen – Transplantation – Regeneration – Immunsuppression

Das fulminante Leberversagen stellt eine Erkrankung mit hoher Mortalität dar. Neben supportiven Maßnahmen der modernen Intensivmedizin kann in fortgeschrittenen Fällen eine Lebertransplantation die Prognose der Patienten deutlich verbessern; die Ergebnisse hängen dabei jedoch sehr vom aktuellen Zustand des Patienten sowie der raschen Verfügbarkeit eines Transplantates ab. Da es sich beim akuten Leberversagen um ein prinzipiell reversibles Krankheitsbild handelt, kann der Zeitpunkt der Indikationsstellung zur Lebertransplantation im Einzelfall problematisch sein. Eine zu frühe Transplantation nimmt dem Patienten die Möglichkeit der Regeneration der eigenen Leber, eine zu späte Transplantation hingegen ist mit einer deutlichen erhöhten Morbidität und Mortalität verbunden.

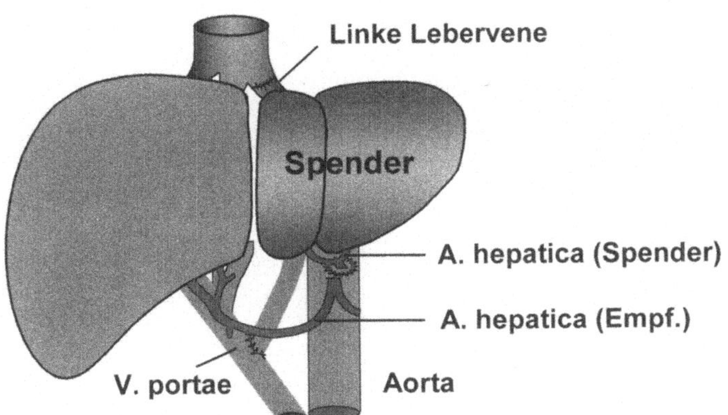

Abb. 1. Auxiliäre partielle orthotope Lebertransplantation

Aufgrund der prinzipiellen Reversibilität des akuten Leberversagens wären Therapieverfahren, die die Leberfunktion kurz- bis mittelfristig effizient überbrücken, die sinnvollste Lösung. Ziel eines solchen Ansatzes ist es, die nach Standardlebertransplantation erforderliche lebenslange Immunsuppression zu vermeiden und dem Patienten langfristig ein normales Leben zu ermöglichen. Die derzeit verfügbaren Methoden zum temporären Leberersatz (biohybride „künstliche Leber", ex-vivo-Perfusion von xenogenen Lebern etc.) sind jedoch bisher nicht ausreichend effizient bzw. nur sehr kurzfristig einsetzbar. Um eine ausreichende Unterstützung der Leberfunktion mittel- bis längerfristig zu erreichen und dabei die Regenerationsfähigkeit der Eigenleber zu erhalten, wurde das Verfahren der auxiliären Lebertransplantation in den 8oer Jahren klinisch eingeführt. Bei der heterotopen auxiliären Lebertransplantation (HALT) wird die Eigenleber unberührt gelassen und ein Transplantat z. B. infrahepatisch anastomosiert. Dieses Verfahren hatte jedoch schlechte Ergebnisse gezeigt, vermutlich bedingt durch unphysiologische Flußverhältnisse im Transplantat. Im Jahr 1989 war aus diesem Grund durch Rudolf Pichlmayr in Hannover erstmals eine auxiliäre Lebertransplantation in orthotoper Position (APOLT) erfolgt [1]. Bei diesem Verfahren wird zunächst ein Teil der Eigenleber (im eigenen Vorgehen der links-laterale Leberlappen) reseziert und an seine Stelle ein Teil eines Spenderorgans (im eigenen Vorgehen der linke oder links-laterale Leberlappen) transplantiert. Dabei erfolgt eine Anastomose der Lebervene des Transplantates auf den Stumpf der empfängerseitig abgesetzten linken Lebervene; die Arterie wird auf die supracoeliacale Aorta und der Pfortaderast End-zu-Seit auf den Pfortaderhauptstamm des Empfängers anastomosiert (Abb. 1); zur Ableitung des Gallengangs wird zumeist eine Hepatikojejunostomie angelegt. Ein entsprechendes Vorgehen mit Rechtsresektion der Eigenleber und mit Implantation eines rechten Spender-Leberlappens ist ebenfalls beschrieben [2]. Entscheidender Vorteil der auxiliären orthotopen Transplantation ist einerseits die Reversibilität des Verfahrens, andererseits stellt diese Form der Transplantation auch die definitive Lösung dar, falls sich die Eigenleber nicht erholen sollte [3].

Seit 1989 wurde in Hannover bei 9 Patienten (davon 2 Kinder) mit fulminantem Leberversagen eine auxiliäre partielle orthotope Lebertransplantation (APOLT) durchgeführt. Häufigste Indikation war ein Leberversagen bei Hepatitis. Indikationen und Zustand der Patienten zum Zeitpunkt der Transplantation sind in Tabelle 1 zusammenfassend dargestellt. Bezüglich des chirurgisch-technischen Vorgehens ist zu erwähnen, daß bei den beiden Kindern aufgrund von intraabdominellen Platzproblemen nach Implantation eines links-lateralen Leberlappens von einem erwachsenen Spenders das Abdomen nicht primär verschlossen werden konnte [4]. Bei einem der erwachsenen Patienten wurde zunächst ebenfalls der Situs tamponiert und erst am Folgetag verschlossen. Transplantat-assoziierte Komplikationen fanden sich bei zwei Patienten: In einem Fall trat an Tag 3 eine Thrombose der Transplantatarterie auf, aufgrund derer dann eine komplette Lebertransplantation erfolgreich durchgeführt wurde. In einem anderen Fall kam es zum

Tabelle 1. Patientendaten – MHH 1989–1999

Alter:	5–47 Jahre	
Diagnosen:	Hepatitis:	7 (5 non-A–D, 1 B+D, 1 A (+HELLP))
	Halothan:	1
	Paracetamol:	1
Typ:	Hyperakut:	2
	Akut:	3
	Subakut:	4
Beatmung:	5	
Gerinnung:	Quick-Werte:	9–29%
Bilirubin:	81–580 µmol/l	

Tabelle 2. Ergebnisse – MHH 1989–1999

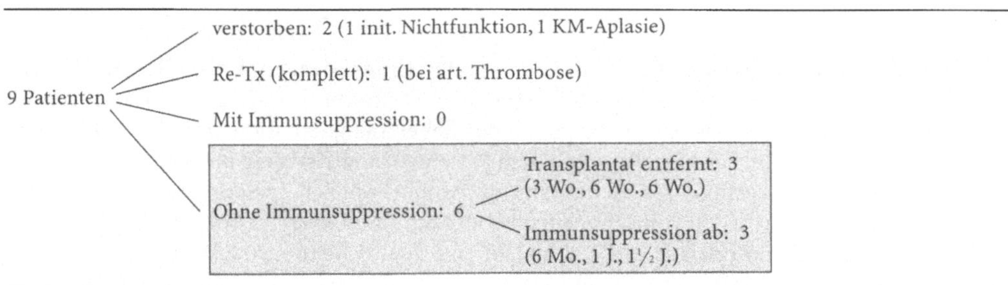

Transplantatversagen, vermutlich bedingt durch zu geringen portalen Blutfluß durch das relativ kleine Transplantat bei stark vermindertem Flußwiderstand der Eigenleber; dieser Patient verstarb im Leberversagen.

Bei den übrigen 7 Patienten erholte sich die Funktion der eigenen Leber zwischen 3 Wochen und 1½ Jahren vollständig, so daß keine dauerhafte Weiterführung der immunsuppressiven Therapie erforderlich war (Tabelle 2). Das Transplantat wurde bei 4 Patienten nach 3 bis 6 Wochen wieder chirurgisch entfernt. Bei 3 weiteren Patienten konnte eine sukzessive Erholung der Eigenleberfunktion mittels hepatobiliärer Sequenzszintigrafie über 6 Monate bis 1½ Jahre nachgewiesen werden. Die Immunsuppression wurde dann langsam ausgeschlichen, ohne daß es zu einer Verschlechterung der Leberfunktion kam. Bei diesen Patienten hat sich die Eigenleber offensichtlich vollständig erholt, während die Transplantatleber sukzessiv atrophierte. Ein Kind verstarb bei guter Eigenleberfunktion nach Entfernung des Transplantates in einer aplastischen Anämie, die sich als Folge der Grunderkrankung entwickelt hatte [5]. Die übrigen 6 Patienten leben ohne Immunsuppression mit normaler Funktion der eigenen Leber 2 bis 10 Jahre nach Transplantation.

Im European Liver Transplant Registry sind insgesamt 47 auxiliäre Lebertransplantationen dokumentiert, davon 12 heterotop und 35 orthotop [6]. Während die heterotope Transplantation in den 80er Jahren sehr schlechte Ergebnisse erbrachte, entspricht das Patienten- und Transplantatüberleben bei der auxiliären orthotopen Transplantation den Ergebnissen der Standardtransplantation beim Leberversagen (Tabelle 3). Insgesamt wird bei der APOLT eine etwas höhere initiale Nichtfunktionsrate des Transplantates sowie ein erhöhtes Risiko für Pfortaderthrombosen beobachtet. Bei der überwiegenden Mehrzahl der Patienten gelang es jedoch, die Immunsuppression – wie geplant – im Verlauf abzusetzen, nachdem sich die Funktion der Eigenleber erholt hatte. Bei der Hälfte der Patienten wurde das Transplantat chirurgisch wieder entfernt, bei der anderen Hälfte wurde es der Atrophie überlassen.

Die Erfahrungen mit der orthotopen auxiliären Lebertransplantation zeigen, daß dies ein adäquates und effizientes Verfahren zur Behandlung von Patienten mit Leberversagen darstellt

Tabelle 3. APOLT: Europäische Ergebnisse

	Konventionelle LTx (n = 384)	Auxiliär Orthotop (n = 35)	Auxiliär Heterotop (n = 12)
1-J.-Pat.-Überleben	61%	71%	33%
Initiale Nichtfunktion	5.5%	8.5%	25%
Pfortaderthrombose	0.5%	14%	42%
Ohne Immunsuppression	0%	65%	

nach: van Hoek B et al., J Hepatol 1999

und in den meisten Fällen tatsächlich nur eine vorübergehende Transplantatfunktion, z. T. allerdings bis über 1 Jahr, erforderlich ist [7, 8]. Für solch lange Überbrückungsphasen stehen alternative „Bridging"-Verfahren bisher nicht zur Verfügung; biohybride Systeme und ex-situ Perfusion von xenogenen Lebern können lediglich Partialfunktionen der Leber für wenige Tage ersetzen. Es bleibt jedoch zu berücksichtigen, daß die APOLT ein technisch aufwendigeres und risikoreicheres Verfahren darstellt als eine Standard-Lebertransplantation. Dies betrifft zum einen das Risiko einer unzureichenden Transplantatfunktion aufgrund des geringeren Transplantatvolumens. Aus diesem Grund ist eine auxiliäre Lebertransplantation nur bei einem nicht zu instabilen Patienten sinnvoll und andererseits ist ein exzellentes Transplantat, das zum „Splitten" geeignet ist, erforderlich. Ein weiterer Risikofaktor ist die Durchblutungssituation des Transplantates; aufgrund der End-zu-Seit Anastomosierung der Transplantatpfortader kommt es letztlich zu einem kompetitiven portalen Blutfluß zwischen der Eigenleber und dem Transplantat. Ist aufgrund einer ausgedehnten Nekrose der Eigenleber der intrahepatische Flußwiderstand minimal und kommt es zu einer Schwellung des Transplantates, dann kann der portale Fluß durch das Transplantat zu gering sein und dies kann zum Transplantatversagen bzw. zu einer Pfortaderthrombose führen. Inwieweit hier zur Prophylaxe eine Bändelung oder Einengung der Pfortader zur Eigenleber sinnvoll ist – diese soll ja auch optimale Durchblutung erhalten und langfristig normal portal durchblutet sein – ist umstritten und sollte eher zurückhaltend gehandhabt werden. Schließlich ist nach APOLT das Blutungsrisiko aufgrund des Vorhandenseins von zwei Resektionsflächen erhöht.

Eine Kontraindikation für die Durchführung einer auxiliären Lebertransplantation ist das Vorliegen einer ausgeprägten Kreislaufinsuffizienz des Empfängers im Sinne eines „toxic-liver"-Syndroms, da dies häufig erst nach einer kompletten Hepatektomie eine Stabilisierung erbringt [9]; hier ist dann eine komplette Transplantation erforderlich. Weiterhin ist eine APOLT nicht indiziert, wenn Hinweise für eine chronische Lebererkrankung vorliegen. Dies sollte in jedem Fall intraoperativ durch eine Schnellschnittuntersuchung der Eigenleber dokumentiert werden. Zeigen sich hier Hinweise für eine Fibrose oder Zirrhose, muß eine komplette Transplantation vorgenommen werden. Hingegen scheint das Ausmaß der Nekrose keine Prognose der Erholungsfähigkeit der Leber zu haben; entsprechende Untersuchungen haben gezeigt, daß auch bei über 90%iger Nekrose der Hepatozyten mit einer kompletten Regeneration gerechnet werden kann [8].

Die Risiken des Verfahrens sind im Einzelfall abzuwägen gegen die Chance, nach Erholung der Eigenleber ein normales Leben führen zu können, während komplett transplantierte Patienten eine lebenslange Immunsuppression – mit all den assoziierten Problemen – benötigen. Es werden daher vor allem junge Patienten sein, bei denen eine auxiliäre Lebertransplantation bei fulminantem Leberversagen erwogen werden sollte. Gerade diese Patienten bieten die beste Ausgangssituation und können langfristig am meisten von dem Verfahren profitieren. Hier wird der erhöhte Aufwand und das etwas höhere Risiko durch die zu erwartenden Vorteile in den meisten Fällen übertroffen werden. Insgesamt kommt somit sicher nur ein Teil der Patienten mit fulminantem Leberversagen für eine APOLT in Betracht. Die Erfordernisse eines qualitativ hervorragenden Spenderorgans schränkt die Anwendbarkeit weiter ein, da ein solches nur in einem Teil der Fälle verfügbar ist. Die optimalen Kandidaten für eine auxiliäre Lebertransplantation sind aus unserer Sicht junge Patienten mit subakutem Leberversagen, da dies unter konservativer Therapie eine schlechte Prognose besitzt, sich der Zustand der Patienten aber nicht zu rapide verschlechtert, so daß einige Tage Zeit bleibt, nach einem adäquaten Spenderorgan zu suchen.

Zusammenfassend stellt die auxiliäre orthotope Lebertransplantation ein Therapieverfahren dar, das eine wochen- bis monatelange Überbrückung der Leberfunktion ermöglicht und damit die Erholung einer akut versagenden Eigenleber erlaubt. Das Verfahren ist aufwendiger und risikoreicher als eine Standardtransplantation; dies wird jedoch vor allem bei jungen Patienten von den langfristigen Vorteilen übertroffen. Schließlich ist zu berücksichtigen, daß bei Durchführung einer auxiliären Lebertransplantation nur ein Teil einer Spenderleber benötigt wird, so daß der andere Teil für eine reguläre Transplantation zur Verfügung steht.

Literatur

1. Gubernatis G, Pichlmayr R, Kemnitz J, Gratz K (1991) Auxiliary partial orthotopic liver transplantation (APOLT) for fulminant hepatic failure: first successful case report. World J Surg 15: 660–665
2. Pereira SP, McCarthy M, Ellis AJ, Wendon J, Portmann B, Rela M, Heaton N, Williams R. Auxiliary partial orthotopic liver transplantation for acute liver failure. J Hepatol 1007; 26: 1010–1017
3. Shaw BW Jr (1995) Auxiliary liver transplantation for acute hepatic failure. Liver Transpl Surg 1: 194–200
4. Rodeck B, Kardorff F, Melter M, Schlitt HJ, Oldhafer KJ (1999) Auxiliary partial orthotopic liver transplantation for acute liver failure in two children. Pediatr Transpl 3: 328–332
5. Bismuth H, Azoulay D, Samuel D, Reynes M, Grimon M, Majno P, Castaing D (1996) Auxiliary partial orthotopic liver transplantation for fulminant hepatitis. The Paul Brousse experience. Ann Surg 224: 712–724
6. van Hoek B, de Boer J, Boudjema K, Williams R, Corsmit O, Terpstra OT (1999) Auxiliary versus orthotopic liver transplantation for acute liver failure. EURALT study group. European Auxiliary Transplant Registry. J Hepatol 30: 699–705
7. Sudan DL, Shaw BW Jr, Fox IJ, Langnas NA (1997) Long-term follow-up of auxiliary orthotopic liver transplantation for the treatment of fulminant hepatic failure. Surgery 122: 771–777
8. Boudjema K, Cheraui D, Jaeck D, Chenard-Neu MP, Steib A, Freis G, et al (1995) Auxiliary liver transplantation for fulminant hepatic failure. Transplantation 59: 218–223
9. Oldhafer KJ, Bornscheuer A, Fruhauf NR, Frerker MK, Schlitt HJ, Ringe B, Raab R, Pichlmayr R (1999) Rescue hepatectomy for initial graft non-function after liver transplantation. Transplantation 67: 1024–1028

Gallengangsprobleme bei Lebertransplantation

B. H. Markus

Klinik für Allgemein- und Gefäßchirurgie, Johann-Wolfgang-Goethe-Universität, Theodor-Stern-Kai 7, 60590 Frankfurt am Main

Biliary Tract Problems in Liver Transplantation

Summary. Biliary tract problems after liver transplantation may present as bile leakage from the anastomosis, fistulas from the cut surface after resections and after T-tube removal. Strictures may develop at the anastomotic site or as single or multiple strictures in the biliary tract system. Biliary reconstruction is performed as choledochocholedochostomy with end-to-end, side-to-side or oblique anastomosis, or as choledochojejunostomy (e.g. in PSC patients). Abandoning routine use of T-tube stenting does not seem to be associated with increased complications. A sufficient arterial supply of the transplanted liver without any ischemic damage is of utmost importance. Therapy includes use of ursodiol and percutaneous drainage of biliomas, and stent implantation, nasobiliary tubes or balloon dilation via ERC. Operative procedures with new reconstruction as choledochocholedochostomy, change to choledochojejunostomy or even retransplantation are necessary only in particular cases.

Key words: Liver transplantation – Biliary tract system – Bile leakage – Biliary obstruction

Zusammenfassung. Gallengangsprobleme nach LTx reichen von Leckagen bei Anastomoseninsuffizienzen, Fisteln von Resektionsflächen und nach T-Drainagenentfernung bis zu Strikturen im Anastomosenbereich sowie ausgedehnten Strikturen im gesamten Gallengangssystem der Leber. Rekonstruktionsverfahren sind die Choledochocholedochostomie mit End-zu-End-, Seit-zu-Seit- oder Schräganastomose, bzw. die Choledochojejunostomie z. B. bei PSC. Das Fortlassen der T-Drainage erscheint nicht mit einer erhöhten Komplikationsrate assoziiert. Wichtige Voraussetzung für einen komplikationslosen Verlauf ist die gute arterielle Versorgung des Transplantates mit Vermeidung eines ischämischen Schadens. Die Therapie reicht von einer begleitenden Ursodeoxycholsäuretherapie über die Punktion von Biliomen bis zur Stenteinlage, Einlage einer nasobiliären Sonde bzw. Ballondilatation per ERC. Operationen mit Neuanlage einer Choledochocholedochostomie, Umwandlung in Choledochojejunostomie oder sogar Retransplantation sind nur im Einzelfall notwendig.

Schlüsselwörter: Lebertransplantation – Gallengangsprobleme – Gallengangsleckage – Gallengangsobstruktion

Einleitung

Trotz großer Fortschritte der Lebertransplantation mit Einjahresüberlebensraten von ca. 90% stellen Probleme der Gallenwege nach der Lebertransplantation vor allem ein Morbiditätsrisiko dar. Die 1976 von Sir Roy Calne getroffene Feststellung, daß die Gallengänge die „Achillesferse" der Lebertransplantation sind, ist heute durch ein verbessertes Verständnis und eine subtilere Technik sicher etwas relativiert, trotzdem werden in der Literatur noch Komplikationen im Gallengangssystem bei 3–20% der lebertransplantierten Patienten beschrieben.

Von großer Bedeutung für das Gallengangssystem ist die arterielle Versorgung. Dabei wird normalerweise das extrahepatische und hiläre Gallenwegssystem von caudal mit durchblutet. Nach erfolgter Lebertransplantation ist das gesamte Gallenwegssystem intrahepatisch, hilär und extrahepatisch bis zur Anastomose alleine abhängig von der arteriellen Durchblutung über die anastomosierte A. hepatica und dabei insbesondere von deren rechtem Ast. Beeinträchtigungen der arteriellen Durchblutung mit folgender Ischämie, sei es durch mangelhafte Organkonservierung, Schädigungen durch die Präparation oder eine eventuell entstehende Thrombose der A. hepatica, sind bekannte Ursachen für nachfolgende Gallenwegsprobleme. So muß bei deren Auftreten in der Regel eine Abklärung der arteriellen Durchblutung z. B. mittels Dopplersonographie erfolgen.

Bei der primär sklerosierenden Cholangitis ist das Gallengangssystem Ursache der Grunderkrankung. Durch eine Sklerosierung und Vernarbung der Gallenwege kommt es nachfolgend zur Ausbildung einer Zirrhose. Meist steht der schwerst veränderte empfängerseitige Gallengang nicht für eine Reanastomosierung mit dem Spendergallengang zur Verfügung, so daß in diesen Fällen eine Choledochojejunostomie im Rahmen der Transplantation angelegt werden muß. Rezidive der Erkrankung mit erneuten Veränderungen des Gallenwegssystems sind beschrieben.

Gallengangsrekonstruktion

Mehrere Techniken werden zur Rekonstruktion des Gallengangssystems eingesetzt. Die in der Regel angelegte Choledochocholedochostomie wird entweder als End-zu-End-, Seit-zu-Seit- oder Schräganastomose mit resorbierbarem Nahtmaterial fortlaufend oder in Einzelnahttechnik durchgeführt. In den Untersuchungen von Neuhaus et al. hat sich dabei die Seit-zu-Seit-Anastomose als sehr komplikationsarm erwiesen. Jedoch sind auch die anderen Anastomosetechniken regelmäßig in Gebrauch. Erscheint der Empfängergallengang für eine Anastomose nicht mehr geeignet, z. B. bei der oben erwähnten primär sklerosierenden Cholangitis, wird eine Choledochojejunostomie angelegt. Die Gallenblase wird in der Regel entfernt. Versuche, diese mit in die Rekonstruktionsverfahren einzuschließen, z. B. als Conduit, sind durchweg wieder verlassen worden.

Im Rahmen der Rekonstruktion und Anastomose des Gallenwegssystems wird heute jedoch die Frage der Implantation eines T-Drains unterschiedlich diskutiert. Alternativ kann auch ein J-Stent eingebracht werden, über welchem die Anastomose durchgeführt wird und der entweder selbständig nach einiger Zeit abgeht, oder per Endoskopie gezogen wird. Verschiedene Untersuchungen konnten in den letzten Jahren zeigen, daß die Rate der Komplikationen mit und ohne T-Drainage vergleichbar sind. Die früher für die Einschätzung der Qualität und Quantität der Galleproduktion notwendige sichtbare Galleableitung tritt heute bei deutlich besserer Immunsuppression und guter laborchemischer Überwachung insbesondere der Gerinnungswerte in den Hintergrund. Einige Zentren verzichten daher auf die regelmäßige Implantation einer T-Drainage.

Klinik und Diagnostik

Gallengangsprobleme zeigen sich beim transplantierten Patienten ähnlich zu anderen Patienten mit Fieber, Ikterus, Galleaustritt evtl. aus Drains und Wunde, abdominellen Schmerzen, evtl. Ileus sowie einer Erhöhung von Bilirubin, GGT und AP. Einzelne dieser Symptome und Laborveränderungen können insbesondere in den ersten Tagen nach Lebertransplantation auch Zeichen eines Entzündungsprozesses und/oder einer Abstoßungsreaktion sein. Eine genaue Diagnostik mit subtiler Abgrenzung der auslösenden Faktoren ist unumgänglich. Gallengangsprobleme können dabei gehäuft auftreten, wie oben schon erwähnt bei der Leberarterienthrombose, aber auch bei verlängerten Ischämiezeiten des Spenderorgans, einer ABO-Inkompatibilität zwischen Organspender und Organempfänger, einer CMV-Infektion des Organempfängers, einem pos. Leukozyten-Cossmatch zwischen Empfänger und Spender sowie einer chronischen Abstoßung. Grundlage der weiteren Diagnostik ist zunächst die sonographische Untersuchung zum Erkennen eines Bilioms, intrahepatisch gestauter Gallengänge sowie zur dopplersonographischen Untersuchung der Leberarterie. Die Röntgen-Kontrastmittel-Darstellung der T-Drainage, soweit eine solche vorhanden ist, kann weitere wichtige Informationen zu einem Galleleck oder Strikturen liefern. Ansonsten ist die endoskopisch retrograde Cholangiographie (ERC) die grundlegende Untersuchung zur weiteren Diagnostik und evtl. Therapie. Die transhepatische Cholangiographie, wie sie im amerikanischen Raum häufiger durchgeführt wird, bleibt bei uns nur einzelnen Fällen mit Nichtdurchführbarkeit der ERC vorbehalten. Für die weitere Untersuchung insbesondere des intrahepatischen und hilären Gallenwegssystems gewinnt die Magnetresonanzcholangiographie zunehmend an Bedeutung.

Tabelle 1. Gallengangsprobleme

- Klinik
  - Fieber, Ikterus, Galleaustritt (Drain, Wunde)
  - Abdominelle Schmerzen, Ileus
  - Bilirubin, GGT, AP ↑
- Assoziiert mit
  - Leberarterienthrombose
  - verlängerte Ischämiezeit
  - AB0-Inkompatibilität
  - CMV-Infektion
  - positives Crossmatch
  - chronische Abstoßung

Tabelle 2. Gallengangsleckage

- Anastomosenleck
- Fistel von Resektionsfläche
- Nach T-Drain-Entfernung
- → Biliom

Gallengangsleckage

Austretende Galle kann sich als Biliom in der Peritonealhöhle ansammeln oder auch im weiteren Verlauf über Drainagen und die Wunde nach außen entleeren. Austrittsstellen können dabei ein Leck im Bereich der Anastomose sein, eine Gallengangsfistel ausgehend von einer Leberresektionsfläche, oder im Einzelfall auch nach Entfernung der T-Drainage. Je nach Symptomatik des Patienten ist eine endoskopisch eingebrachte Schienung des Gallengangssystems mittels Stent oder eine nasobiläre Sonde notwendig. Ein Biliom kann perkutan und sonographisch gesteuert drainiert werden. Bei Bedarf muß eine antibiotische Behandlung eingeleitet werden.

Gallengangsobstruktion

Strikturen im Anastomosenbereich, ob technisch oder ischämisch bedingt, sind im Vergleich zu rekonstruktiven Eingriffen außerhalb der Lebertransplantation eher selten. Als Gründe hierfür können die Immunsuppression u. a. mit Steroidgabe und damit verminderter Narbenbildung sowie die relative Spannungsfreiheit der Anastomose durch Vorliegen des Empfängergallengangs-stumpfes sowie des Spendergallengangsstumpfes angeführt werden.

Eine Papillendyskinesie führt zu einem generellen Aufstau im gesamten Gallenwegssystem. Auslösende Ursache kann nach erfolgter Hepatektomie die Devaskularisation und insbesondere die Denervierung des Papillenbereiches sein.

Die an Zahl bedeutendste wie auch in Anbetracht der Morbidität signifikanteste Gruppe stellen die intrahepatischen und Hilusstrikturen dar. Diese können sehr verschiedenartig von rein lokal, multipel bis sehr ausgedehnt auftreten. Hinzu kommt teilweise eine deutliche „Sludge"-Bildung, welche Ausdruck des verminderten Galleabflusses ist. Grundlage und Auslöser kann hierbei ein Rezidiv einer sklerosierenden Cholangitis sein. Insbesondere kommen aber ischämische Vorgänge im Transplantat und speziell in der Mikrozirkulation des Gallengangssystems ursächlich in Betracht. Dieses wird auch unter dem Begriff „ischemic type biliary lesions" (ITBL) zusammengefaßt. Diese können basieren auf einer langen Ischämiezeit, kalt während des Transportes oder warm während Ex- oder Implantation, aber auch auf einer mangelnden Organkonservierung. Besonders die mangelhafte Perfusion der Mikrogefäße mit der entsprechenden Konservierungslösung kann zu einer späteren Zirkulationsstörung und Ischämie in diesen Arealen führen. Die Perfusion der Konservierungslösung mittels erhöhtem Druck kann dabei zu einer besseren Benetzung auch der Mikrogefäße und damit zu einer besseren Konservierung führen.

Außerordentlich wichtig für die gute Konservierung des Gallengangssystems erscheint auch die ausgiebige Spülung der Gallengänge mit Konservierungslösung z. B. über eine dünne Sonde. Ansonsten können während der langen Ischämiezeit die Gallensäuren auf das Gallengangsepithel vermehrt toxisch einwirken. Gefordert wird daher eine Spülung des Gallenganssystems mit ca. 100 ml z. B. UW-Konservierungslösung.

Auch immunologische Prozesse werden bei der Entstehung von Gallenwegsveränderungen im chronischen Verlauf evtl. als Teil chronischer Abstoßungen eine wichtige Rolle spielen. Hier wird sich in der Zukunft zeigen müssen, inwieweit neue Immunsuppressiva einen günstigen Einfluß auf den Verlauf haben werden.

Tabelle 3. Gallengangsobstruktion	**Tabelle 4.** Therapie

• Anastomosenstriktur
  – technisch
  – ischämisch
    • eher selten (Immunsuppression, Spannungsfreiheit der Anastomose)
• Papillendyskinesie
  • nach Hepatektomie (Devaskularisation, Denervierung)
• Intrahepatische und Hilus-Strikturen
  – Lokal – Multiple – Ausgedehnt – event. Sludgebildung
    • Rezidiv einer sklerosierenden Cholangitis
    • lange Ischämiezeit
    • fehlende Druckperfusion, mangelhafte Spülung der Gallengänge
    • chron. Abstoßung – immunologisch
	• Ursodesoxycholsäure
	• Punktion
	• Endoskopie
	  – nasobiliäre Sonde
	  – Stent
	  – Ballondilatation
	• Operation
	  – Resektion und Neuanlage der Choledochocholedochostomie
	  – Choledochojejunostomie
	  – Re-Transplantation

Therapie

Der Einsatz von Ursodeoxycholsäure kann bei Obstruktion des Gallengangssystems im Sinne einer prophylaktischen Zusatzbehandlung in Erwägung gezogen werden. In einigen Zentren wird sie auch routinemäßig nach der Lebertransplantation verabreicht. Beim Auftreten eines Bilioms ist ansonsten die perkutane Punktion und Ableitung nach außen das entscheidende Behandlungsverfahren. Anastomosenleckagen können teilweise mit einem endoskopisch plazierten Stent bis zur Ausheilung überbrückt werden, Reoperationen evtl. mit einer Umwandlung in eine Choledochojejunostomie sind nur selten erforderlich. Entsprechendes gilt für andere Gallefisteln, sei es nach T-Drainagenentfernung oder aus Resektionsflächen, auch diese können meist mit einer Sicherstellung des guten Galleabflusses über einen Stent bzw. eine nasobiliäre Sonde drainiert werden. Bei Auftreten von Gallengangsobstuktionen ist die endoskopische Ballondilatation Mittel der Wahl, insbesondere bei lokalen Stenosen kann eine gute Offenheitsrate erreicht werden. Multiple und ausgedehnte Stenosen sind entsprechend schwieriger zu behandeln und können im weiteren Verlauf auch bei zunehmender Schädigung des Transplantates zur Retransplantation führen. Extrahepatische evtl. noch im Hilusbereich liegende Stenosen können im Einzelfall auch reseziert und der Gallengang event. als Choledochojejunostomie wieder angeschlossen werden.

Zusammenfassung

Gallengangsprobleme nach Lebertransplantation reichen von Leckage bis Obstruktion und sind teilweise in ihrem Verlauf langwierig. In Einzelfällen können sie insbesondere bei Auslösung durch eine arterielle Thrombose oder bei multipelsten ausgedehnten Strikturen bis zur Retransplantation führen. Eine sorgfältige Technik bei der Organentnahme mit Druckperfusion und ausgiebiger Spülung der Gallengänge sowie bei der Implantation mit schonender Präparation im Bereich des Gallengangs erlaubt eine deutliche Reduzierung von Komplikationen. Entscheidend bleibt im postoperativen klinischen Verlauf jedoch die frühzeitige Problemerkennung mit sofortiger Abklärung der Ursache bei einem Symptomenbild, was differenziert werden muß von Abstoßungsreaktionen bzw. entzündlichen Verläufen. Die endoskopische Darstellung des Gallenwegssystems erlaubt eine subtile Diagnostik und evtl. mit Stent oder Ballondilatation auch die Therapie von Lecks oder Obstruktionen. Reoperationen mit Umwandlung in eine Choledochojejunostomie sind daher selten. Wichtig zu beachten ist, daß mit dem Auftreten von Galleverlusten auch die Immunsuppression genau kontrolliert und eingestellt werden muß.

Literatur

Bawa SM, Mathew A, Krishnan H, Minford E, Talbot D, Mirza DF, Thick MG, Gibbs P, Manas D (1998) Biliary reconstruction with or without an internal biliary stent in orthotopic liver transplantation: a prospective randomised trail. Transpl Int 11 Suppl 1: S245–247

Colonna JO (1996) Technical Problems: Biliary. In: Busuttil RW, Klintmalm GB: Transplantation of the liver. Saunders, Philadelphia

Davidson BR, Rai R, Kurzawinski TR, Selves L, Farouk M, Dooley JS, Burroughs AK, Rolles K (1987) Prospective randomized trial of end-to-end versus side-to-side biliary reconstruction after orthotopic liver transplantation. Br J Surg, Apr, 86(4): 447–452

Lerut J, Gordon RD, Iwatsuki S, Esquivel CO, Todo S, Tzakis A, Starzl TE (1987) Biliary tract complications in human orthotopic liver transplantation. Transplantation, Jan, 43(1): 47–51

Margarit C, Hidalgo E, Lazaro JL, Murio E, Charco R, Balsells J (1998) Biliary complications secondary to late hepatic artery thrombosis in adult liver transplant patients. Transpl Int 11 Suppl 1: S251–254

Nakache R, Rudick V, Fiodorov D, Klausner JM, Almogy N, Karckevski E, Weinbroum AA (1999) Cumulative damaging effect of liver hypoperfusion and Cyclosporine A on the peribiliary capillary plexus. Transplantation, Dec, 68(11): 1651–1660

Neuhaus P, Blumhardt G, Bechstein WO, Stelffen R, Platz KP, Keck H (1994) Technique and results of biliary reconstruction using side-to-side choledochocholedochostomy in 300 orthotopic liver transplants. Ann Surg, Apr, 219(4): 426–434

Sanchez-Urdazpal L, Gores GJ, Ward EM, Maus TP, Wahlstrom HE, Moore SB, Wiesner RH, Krom RA (1992) Ischemic-type biliary complications after orthotopic liver transplantation. Hepatology, Jul, 16(1): 49–53

Schlitt HJ, Meier PN, Nashan B, Oldhafer KJ, Boeker K, Flemming P, Raab, Manns MP, Pichlmayr R (1999) Reconstructive surgery for ischemic-type lesions at the bile duct bifurcation after liver transplantation. Ann Surg, Jan, 229(1): 137–145

Sherman S, Shaked A, Cryer HM, Goldstein LI, Busuttil RW (1993) Endoscopic management of biliary fistulas complicating liver transplantation and other hepatobiliary operations. Ann Surg, Aug, 218(2): 167–175

Verran DJ, Asfar SK, Ghent CN, Grant DR, Wall WJ (1997) Biliary reconstruction without T tubes or stents in liver transplantation: report of 502 consecutive cases. Liver Transpl Surg, Jul, 3(4): 365–373

Ex-situ Splitting der Leber und Lebendspende zwischen Erwachsenen – Technik und Ergebnisse

C. E. Broelsch

Universitätsklinikum Essen, Klinik für Allgemein- und Transplantationschirurgie, Hufelandstraße 55, 45122 Essen

Living-Related Liver and Ex-situ Split Transplantations in Adults – Technique and Results

Summary. Ex-situ split liver transplantation (SLT) is a second choice to in-situ SLT, and is a good alternative when an optimal quality of liver and short ischemic times are available. Between April 1998 and January 2000, at the University of Essen, we performed 30 living-related liver transplantations (right lobe) in adults. Graft volume was 56.8 ± 8.6% of the whole liver. Fifteen donors had postoperative complications. All are doing well and went home. In adult recipients (follow-up: 220 ± 154 days), patient- and graft-survival was 83% and 80%, respectively. Extended indication criteria were applied. In standard LT-indication, graft and patient survival was 91% and 94%, respectively. In conclusion, living-related liver transplantation in adults is a safe, feasible and successful way to overcome increasing mortality on the waiting list, due to organ shortage.

Key words: Living-related liver transplantation – Technique – Results – Adults

Zusammenfassung. Ex-situ Splitting und -in-situ Splitting einer Spenderleber, Alternativmethoden bei qualitativ hochwertigen Spenderorganen und kurzer Ischämiezeit. Von 4/98 bis 1/2000 wurden am Universitätsklinikum Essen 30 Organentnahmen (rechter Leberlappen) bei Leberlebendspendern durchgeführt (reseziertes Lebervolumen 56,8 ± 8,6% der Gesamtleber). Postoperativ hatten 15 Spender leichte Komplikationen, die allesamt folgenlos ausheilten. In der adulten Empfängergruppe (220 ± 154 Tage Nachbeobachtung), betrug das Patienten- und Transplantatüberleben nach erweiterter Indikationsstellung 83 bzw. 80% (bei Standardindikationen 91 bzw. 94%). Die Transplantation des rechten Leberlappens im Rahmen der Leberlebendspende bei Erwachsenen ist ein sicherer, gangbarer und erfolgreicher Weg unter Sicht zunehmender Organknappheit.

Schlüsselwörter: Leberlebendspende – Technik – Ergebnisse – Erwachsene

Vor- und Nachteile verschiedener chirurgischer Techniken der Pankreastransplantation

W. O. Bechstein, I. Sauer, A. Kahl, A. R. Müller und P. Neuhaus

Knappschaftskrankenhaus Bochum, In der Schornau 23–25, 44892 Bochum

Different Surgical Techniques in Pancreas Transplantation: Advantages and Disadvantages

Summary. Transplantation of the whole pancreas, as opposed to segmental grafts, is the preferred technique. Arterial anastomoses of the pancreas graft are performed by utilizing donor iliac artery grafts for reconstruction. A significant difference between systemic venous drainage and portal venous drainage could not be demonstrated until now. Bladder drainage of the exocrine pancreas led to improved results of pancreas transplantation. The advantage of monitoring graft function through urinary amylase is accompanied by potential disadvantages such as urinary tract infection, hemorrhagic cystitis and loss of bicarbonate. The alternative enteral drainage comprises anastomosis between donor duodenum and the recipient's jejunum. Personal experience with 92 pancreas transplantats over a five-year period is reported.

Key words: Pancreas transplantation – Surgical techniques – Postoperative results

Zusammenfassung. Die Transplantation des gesamten Pankreas gilt als Methode der Wahl. Die arterielle Anastomosierung erfolgt unter Verwendung von Iliakalarterien des Spenders. Ein Vorteil der portal-venösen gegenüber der systemisch-venösen Drainage konnte bisher nicht nachgewiesen werden. Die Blasendrainage des exokrinen Pankreas führte zu verbesserten Ergebnissen. Dem Vorteil der Kontrolle der Transplantatfunktion mittels Urinamylasebestimmung stehen potentielle Nachteile wie Harnwegsinfekte, hämorrhagische Zystitis und Bikarbonatverlust gegenüber. Bei der alternativen enteralen Drainage wird das spenderseitige Duodenum mit dem Jejunum des Empfängers anastomosiert. Die persönlichen Erfahrungen mit der Pankreastransplantation über einen Zeitraum von 5 Jahren werden berichtet.

Schlüsselwörter: Pankreastransplantation – Chirurgische Technik – Ergebnisse

Korrekturabzug nicht eingegangen.

Pankreasersatz durch Tissue-Engineering

J.-M. Pollok

Abteilung für Hepatobiliäre Chirurgie, Universitäts-Krankenhaus Eppendorf, Martinistraße 52, 20246 Hamburg

Pancreas Replacement with Tissue Engineering

Summary. The goal of our studies is to develop a completely inert autologous immunoisolation barrier for the transplantation of allogeneic and/or xenogeneic cells, in this case islets of Langerhans, for the therapy of type 1 diabetes mellitus. As capsule material, we use cartilage tissue, since it is avascular and prevents ingrowth of capillaries with the consecutive penetration of immune cells. The cartilage matrix serves theoretically as a semipermeable membrane, being a barrier for humoral immune factors. Islets of Langerhans were isolated and seeded on biodegradable polyglycolic acid (PGA) polymer and then encapsulated with a previously-detached confluent membrane of articular chondrocytes. Insulin was constantly detectable for the culture period of 30 days. Following glucose stimulation, an increase in insulin concentration was measured in the culture medium. The islets remained vital within the capsule, which was demonstrated by histology and immunohistochemistry.

Key words: Tissue engineering – Immunoisolation – Islets of Langerhans – Chondrocyte membrane

Zusammenfassung. Ziel unserer Studien ist es, mittels Tissue Engineering eine vollständig inerte autologe Immunisolationskapsel zur Transplantation von allogenen und/oder xenogenen Zellen, in diesem Fall Langerhans-Inseln zur Therapie des Typ I Diabetes mellitus, zu entwickeln. Als Kapselmaterial dient hierbei Knorpelgewebe, das erstens avaskulär ist und das Einsprossen von Kapilaren mit Penetration von Immunzellen verhindert und zweitens stellt die Knorpelmatrix theoretisch eine semipermeable Membran mit Diffusionssperre für humorale Immunfaktoren dar. Langerhans-Inseln wurden isoliert und auf biologisch abbaubarem Polyglycolid(PGA)-Polymer angesiedelt und eingeschlagen mit einer abgelösten konfluierenden Membran aus Gelenkchondrozyten. Insulin konnte im Kulturmedium während der gesamten Kulturzeit von mehr als 30 Tagen konstant nachgewiesen werden. Nach Glukosestimulation fand sich ein Insulinanstieg im Kulturmedium. Die Inseln blieben in der Kapsel vital, was histologisch und Insulin-immunhistochemisch nachgewiesen wurde.

Schlüsselwörter: Tissue Engineering – Immunisolation – Langerhans-Inseln – Chondrozytenmembran

Einleitung

Zelltransplantation wird hauptsächlich zum Ausgleich metabolischer Defizite einer Zellpopulation eingesetzt. Dies erfolgt beispielsweise durch Langerhans-Inseln beim Diabetes mellitus, Dopamin-produzierende Zellen beim Morbus Parkinson, Hepatozyten bei Leberstoffwechseldefekten, Endorphin-produzierende Zellen zur Schmerztherapie und Parathyroidea beim Hypoparathyreodismus.

Auch bei der Zelltransplantation spielt das Immunsystem eine entscheidende Rolle. Lediglich bei der Autotransplantation gegebenenfalls nach Gentransfer und bei der Transplantation in immunologisch privilegierte Empfängerorgane, z. B. von Dopamin-produzierenden Zellen in das Gehirn in der Nähe der Substantia nigra beim Morbus Parkinson, scheint keine Immunabwehr aufzutreten.

Die Abstoßung von fremden Zellen kann durch Immunsuppression mit den bekannten Nebenwirkungen, durch Immunmodulation, wobei die Zelloberfläche verändert wird und durch Immunisolation vermieden werden. Bei der Immunisolation wird die Abstoßung transplantierter Zellen durch Separation vom Immunsystem des Empfängers verhindert. Eine Immunsuppression kann somit vermieden werden. Bis dato untersuchte Immunisolations-Techniken (semipermeable Membranen, Hohlfaser-Systeme, vaskuläre Systeme als AV-Fistel, Makroverkapselung, Mikroverkapselung, Alginat/Polylysin-Kapseln, etc.) induzieren eine unspezifische Fremdkörperreaktion und aktivieren das zelluläre Immunsystem.

Ein ideales System der Immunisolation würde die transplantierten Zellen vor Abstoßung (allogen/xenogen) schützen, würde vor Autoimmunabstoßung – wie beim Krankheitsbild des Diabetes mellitus gegeben – schützen, würde keine Fibroblasten oder Makrophagen-Aktivierung induzieren, würde den Zellen einen unverminderten Zugang zu Nährstoffen gewährleisten, aber würde keine Anreicherung von Abbauprodukten innerhalb der Kapsel erlauben und eine freie Passage der Wirksubstanzen ermöglichen. Somit würde dieses ideale System der Immunisolation Schutz vor zellulärer Abwehr und humoraler Abwehr gekennzeichnet durch Immunglobuline (MW > 150 000 d), Komplement-Faktoren (MW > 200 000 d) mit einer Molekulargröße von größer als 30 nm bieten. Es würde die Passage für die viel kleineren Wirksubstanzen Insulin (MW = 5700 d), Glukagon (MW = 3485 d) und Glukose (MW = 180 d) gewährleisten. Um diesem idealen System der Immunisolation nahe zu kommen, schlagen wir die Verkapselung mit Chondrozyten vor. Die Knorpel-Matrix hat immunprotektive Qualitäten und man könnte autologe Zellen aus einer Biopsie nutzen. Eine möglichst dünne Chondrozyten-Knorpelmatrix-Schicht könnte freien Stoffaustausch gewährleisten. Die Insel-Verkapselung mit autologen Chondrozyten könnte somit eine Prävention von Immunerkennung durch Nutzung der immunprotektiven Qualitäten der Knorpel-Matrix bieten. Sie könnte eine Vermeidung der unspezifischen Fremdkörperreaktion durch Nutzung Empfänger eigener Zellen und damit die Vermeidung von Fremdmaterialien bewirken und somit zu keiner Makrophagen-Aktivierung führen. Somit könnte ebenfalls die Bindegewebsüberwucherung der Kapsel vermieden werden mit ihrer Verlängerung der Stoffaustauschstrecke.

Die Insel-Transplantation stellt neben der Pankreas-Transplantation die physiologischste Möglichkeit des Ersatzes von Inselzell-Funktion und der kontinuierlichen Regulierung des Blutzuckerspiegels dar. Sie hat das Potential der Vermeidung von kurz- und langfristigen Folgeerscheinungen der Blutzuckerinstabilität.

Methodik

Biologisch abbaubare hoch poröse Polyglycolid (PGA) Netze (1 cm²) wurden mit einer Dichte von 40 mg/cc und einer Dicke von 0,6 mm maßgefertigt und sterilisiert. Langerhans-Inseln wurden mittels einer Collagenase-Verdauungstechnik von männlichen Inzucht-Lewis-Ratten mit einem Gewicht zwischen 200 und 300 g isoliert, indem kalte (4 °C) Collagenase-Lösung (Konzen-

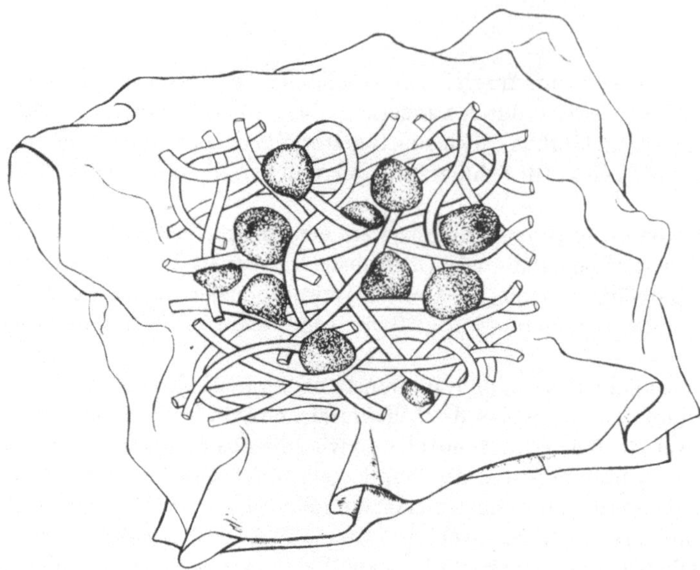

Abb. 1. Einkapselungsmethode der auf biologisch abbaubaren PGA-Polymer-Fäden angesiedelten Langerhans-Inseln mit einer konfluierenden Knorpel-Membran, die um die auf PGA angehefteten Inseln gewickelt wird, so daß diese komplett eingeschlossen sind

tration 2 mg Collagenase pro ml M-199-Medium) retrograd über den Gallengang in den ductus pancreaticus injiziert wurde. Das Pancreas und das umgebende Mesenterium wurden entfernt und in ein 50 ml konisches Kulturröhrchen aus Polypropylen überführt, bei 37 °C inkubiert und mechanisch aufgelöst. Nach mehreren Zentrifugations- und Filtrationsschritten wurden die Langerhans-Inseln einzeln mit der Mikropipette aufgelesen, gezählt und auf das PGA-Netz aufgetragen. Die Inseln durften sich in Kultur an die PGA-Fasern anheften.

Ein Kälber- oder Schweinegelenk wurde vom Schlachthof geholt und auf Eis aufbewahrt. Ein menschliches Operationspräparat mit Gelenkoberfläche wurde steril gewonnen. Ratten wurden euthanasiert und deren Gelenke entnommen. Unter sterilen Bedingungen wurden aus den genannten Gelenken Knorpelstücke gewonnen und mit Collagenase-Lösung im Schüttelinkubator bei 37 °C inkubiert und danach die Chondrozyten isoliert. Diese wurden auf eine Polystyren-Kulturschale ausgesiedelt und in Kultur gehalten bis sich eine konfluierende Membran ausgebildet hatte. Die Chondrozytenmembran wurde dann mittels eines Cellscrapers mechanisch von der Kulturschale abgelöst und zur Verkapselung der auf PGA-Netzen angehafteten Langerhans-Inseln verwandt, wie in Abb. 1 illustriert. Die eingekapselten Gebilde und die nicht eingekapselten Kontrollen wurden unter Standardkulturbedingungen (37 °C und 5% CO_2) mit einem Kulturmedium mit einer Standardglukosekonzentration von 100 mg/dl gehalten. Die Zellkulturen wurden an bestimmten Tagen einer Glukosebelastung mit einer Glukosekonzentration von 400 mg/dl im Kulturmedium ausgesetzt. Das Kulturmedium wurde alle 24 Stunden gewechselt und Mediumproben wurden bei − 80 °C eingefroren und später mittels eines Radio-Immun-Assays für Insulin vermessen. An den Gewebeproben wurden histologische (H&E, Toluidin-Blau, Safranin-O) und immunhistochemische (anti-Insulin) Untersuchungen durchgeführt.

Ergebnisse

In der histologischen Färbung mit H&E konnte sowohl die Vitalität der Langerhans-Inseln, die komplett mit mehreren Knorpelzellschichten eingekapselt waren, als auch der Langerhans-In-

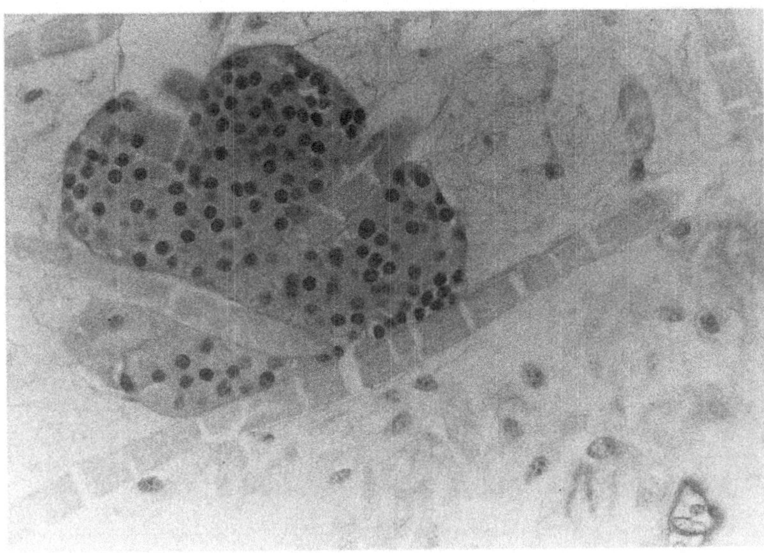

Abb. 2. H&E-Färbung eines Schnittes von mit Chondrozyten eingekapselten Langerhans-Inseln auf PGA nach sechs Wochen in Kultur. Dargestellt wird eine vitale Langerhans-Insel, angeheftet an PGA-Fasern innerhalb der Chondrozyten-Kapsel

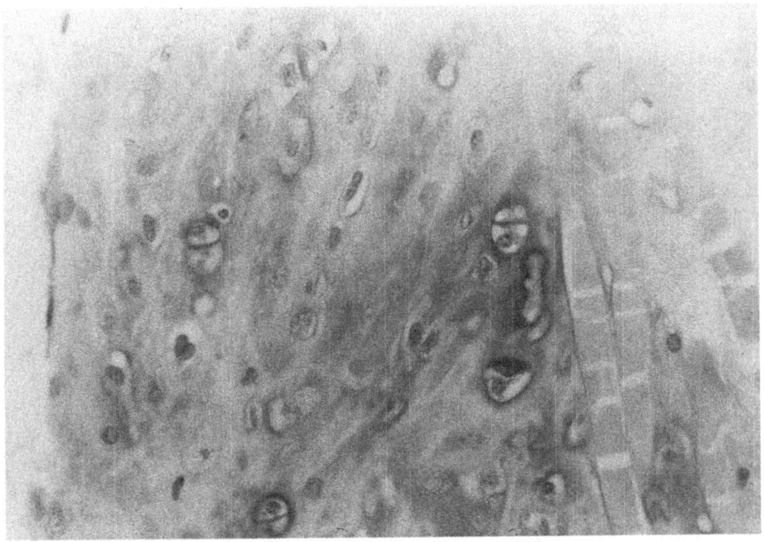

Abb. 3. H&E-Färbung eines Schnittes von mit Chondrozyten eingekapselten Langerhans-Inseln auf PGA nach sechs Wochen in Kultur. Dargestellt wird die Chondrozyten-Kapsel mit intakten Chondrozyten, die sich mit ihrer Matrix umgeben haben

seln, die nur auf PGA-Polymer angesiedelt worden waren, nach sechs Wochen in Kultur nachgewiesen werden (Abb. 2). Im Fall der Studiengruppe hatte sich voll entwickelter Knorpel mit mehreren Schichten Chondrozyten und Niederlegung von homogener Knorpelmatrix nach sechs Wochen in vitro gebildet (Abb. 3).

Die immunhistochemische Untersuchung konnte sowohl bei der hier dargestellten eingekapselten Studiengruppe als auch bei der nicht eingekapselten Kontrollgruppe eine deutliche po-

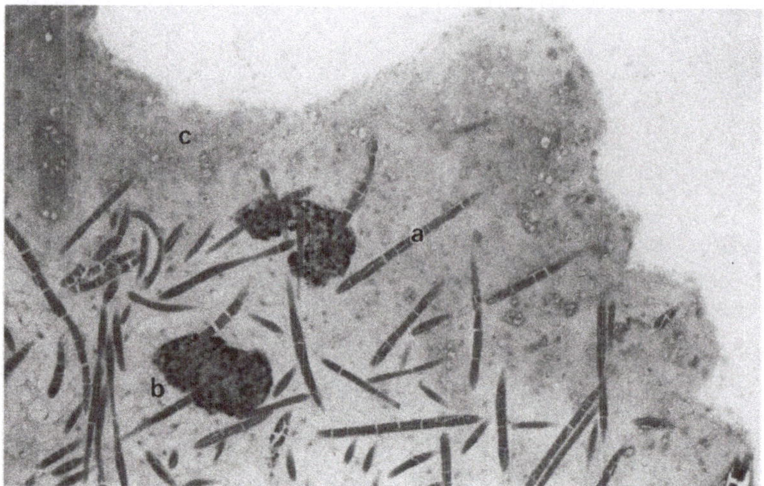

Abb. 4. Immunhistochemie für Insulin eines Schnittes von mit Chondrozyten (*c*) eingekapselten Langerhans-Inseln (*b*) auf PGA (*a*) nach sechs Wochen in Kultur. Die Beta-Zellen innerhalb der vitalen Inseln sind positiv angefärbt

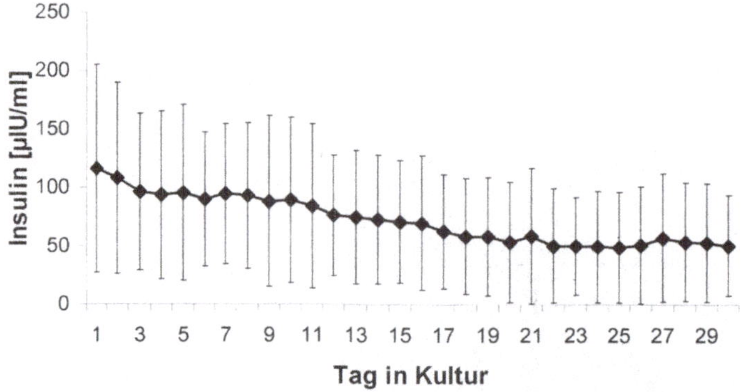

Abb. 5. Insulinkonzentration im Kulturmedium (gemessen mittels RIA) von 75 Langerhans-Inseln auf PGA, eingekapselt in eine Membran aus Rinder-Chondrozyten ohne Glukosestimulation; n = 50

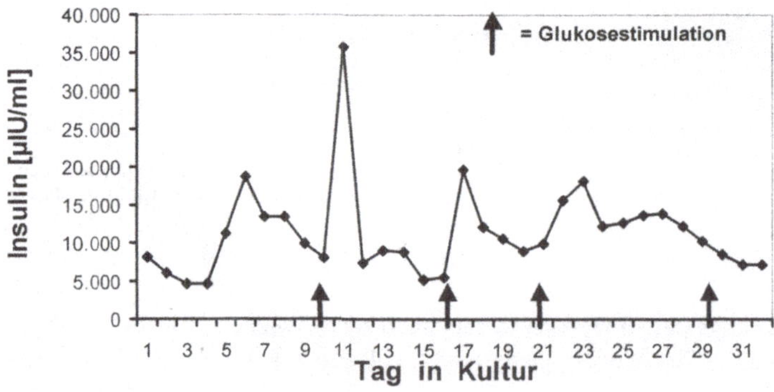

Abb. 6. Insulinkonzentration im Kulturmedium (gemessen mittels RIA) von 75 Langerhans-Inseln auf PGA, eingekapselt in eine Membran aus Ratten-Chondrozyten mit intermittierender Glukosestimulation (400 mg/dl). Es ist eine Steigerung der Insulinkonzentration nach Stimulation und ein Wiederabfall der Insulinkonzentration nach Rückkehr zur normoglykämischen Konzentration im Kulturmedium zu sehen

sitive Anfärbung des Insulins in den Beta-Zellen der intakten Langerhans-Inseln nach sechs Wochen in Kultur zeigen (Abb. 4).

Bei der Insulin-Bestimmung der gewonnenen Mediumproben zeigten sowohl die eingekapselten Inseln als auch die nicht-eingekapselten Kontrollen eine Basis-Insulinkonzentration im Kulturmedium bei normoglykämischen Kulturbedingungen (Abb. 5). Ein gleichgerichteter Anstieg der Insulinkonzentration im Kulturmedium 24 Stunden nach der Exposition mit der diabetischen Glukosekonzentration von 400 mg/dl im Kulturmedium war in beiden Gruppen zu verzeichnen. Nach Rückkehr zur normoglykämischen Glukosekonzentration im Kulturmedium sank die Insulinkonzentration im Kulturmedium sowohl bei den eingekapselten Inseln, als auch bei den nicht-eingekapselten Insel-Kontrollen wieder ab (Abb. 6).

Diskussion

Tissue Engineering ist ein neuer multidisziplinärer Zweig der Wissenschaft, der die Prinzipien der Ingenieurwissenschaften und der Zellbiologie vereint zur Entwicklung von biologischen Strukturen zur Wiederherstellung, Beibehaltung oder Verbesserung von Gewebefunktion. Dabei werden vorzugsweise Zellen auf natürlichen oder künstlichen Matrizes angesiedelt, um ihnen für ihr Wachstum und die Aufnahme ihres Funktionsstoffwechsels die optimalen Bedingungen anzubieten.

Wir schlußfolgern, daß wir mittels Techniken des Tissue Engineering eine Kapsel aus Chondrozyten und ihrer eigenen spezifischen Matrix für die Verkapselung von Langerhans-Inseln, welche vorher auf biologisch abbaubaren PGA-Polymergerüsten angesiedelt wurden, erfolgreich entwickelt haben. Die histologischen Untersuchungen zeigen, daß die Langerhans-Inseln innerhalb der Knorpelkapsel für mindestens sechs Wochen in Kultur überleben. Die Inseln produzieren auch weiterhin Insulin. Dies konnte anhand der positiven, für Insulin spezifischen immunhistologischen Untersuchungen nachgewiesen werden, wobei die Beta-Zellen der intakten Langerhans-Inseln positiv angefärbt waren.

Wir konnten Insulin im Kulturmedium nachweisen. Anzunehmen ist, daß das Insulin durch die Chondrozytenschicht hindurchwandern kann. Die eingekapselten Inseln reagieren auf Glukoseschwankungen in der Umgebung entsprechend mit angepaßter Insulinabgabe und somit erscheint der Glukose-Insulin-Rückkopplungsmechanismus der eingekapselten Inseln intakt.

Bei der klinischen Anwendung könnten autologe Chondrozyten aus einer Knorpelbiopsie gewonnen und in Kultur expandiert werden. Nachdem sie zu einer konfluierenden Membran herangezüchtet worden sind, würde die Membran zur Verkapselung von allogenen oder xenogenen Langerhans-Inseln bereitstehen. Die autologen Zellen der Kapsel sollten keine schädigende Fremdkörperreaktion auslösen, die von allen bis dato untersuchten künstlichen, nicht komplett inerten Verkapselungsmaterialien ausgelöst worden ist.

Zukünftige in vivo Studien werden das funktionstüchtige Überleben von Chondrozyten-verkapselten allogenen und xenogenen Langerhans-Inseln, die Fähigkeit der Chondrozytenkapsel zu einer Immunprotektion und die Fähigkeit der eingekapselten Inseln den Blutzuckerspiegel in induzierten und spontanen diabetischen Tiermodellen zu kontrollieren, untersuchen.

Die Arbeitsgruppe um Lau setzt gentechnisch veränderte autologe Zellen als Immunisolationsschicht von transplantierten Langerhans-Inseln ein. Myoblasten wird der FasLigand transfektiert. Dieser bewirkt eine Apoptose-Induktion bei aktivierten T-Lymphozyten. Dieses Modell bedient sich also einer, gegen das abwehrende aktivierte Immunsystem gerichteten spezifischen Lokaltherapie, während unser Modell die Verhinderung der Immunerkennung der fremden transplantierten Zellen und die Undurchlässigkeit der Immunisolationsmembran für Immunfaktoren nutzbar macht. Das Gentransfer-Modell birgt weiterhin das schon aufgezeigte Problem des Versiegens der Genexpression des transfektierten Gens.

Unsere neue Methode der Immunisolation durch Einsatz protektiver autologer Zellen in der Immunisolationskapsel könnte nicht nur bei der Transplantation von allogenen und xenogenen

Langerhans-Inseln, sondern auch bei der Transplantation anderer Zellen oder Gewebeverbände wie z. B. des endokrinen Nebenschilddrüsengewebes, eingesetzt werden.

Literatur

Asonuma K, Vacanti JP (1992) Cell transplantation as replacement therapy for the future. Critical Care Nursing Clinics of North America 4(2): 249–254

Brouhard BH, Rogers DG (1993) Pancreatic and islet replacement therapy for insulin-dependent diabetes mellitus. Clinical Pediatrics 258–263

Cima LG, Langer R (1991) Polymers for tissue and organ culture. J Bioactive and Compatible Polymers 6: 232–240

Fan MY, Lum ZP, Fu XW, Lévesque L, Tai IT, Sun AM (1990) Reversal of diabetes in BB rats by transplantation of encapsulated pancreatic islets. Diabetes 39: 519–522

Heald KA, Jay TR, Downing R (1994) Prevention of antibody-mediated lysis of islets of Langerhans by alginate encapsulation: Effect of capsule composition. Transplantation P 26(3): 1103–1104

Jindal RM, Gray DWR, Cho SI (1994) Techniques of pancreatic islet isolation and purification. The Mount Sinai Journal of Medicine 61(1): 45–50

Klagsburn M (1979) Large-scale preparation of chondrocytes. Methods in Enzymology 58: 560–564

Lacy PE (1994) Pancreatic islet cell transplantation. The Mount Sinai Journal of Medicine 61(1): 23–31

Langer R, Vacanti JP (1993) Tissue Engineering. Science 260: 920–926

Lanza RP, Kühtreiber WM, Ecker D, Staruk JE, Chick WL (1995) Xenotransplantation of porcine and bovine islets without immunosuppression using uncoated alginate microspheres. Transplantation 59(10): 1377–1384

Lau HT, Yu M, Fontana A, Stoeckert CJ (1996) Prevention of islet allografts rejection with engineered myoblasts expressing FasL in mice. Science 273: 109–112

Lévesque L, Brubaker PL, Sun AM (1992) Maintenance of long-term secretory function by microencapsulated islets of Langerhans. Endocrinology 130(2): 644–650

Lum Z-P, Krestow M, Tai IT, Vacek I, Sun AM (1992) Xenografts of rat islets into diabetic mice. Transplantation 53(6): 1180–1183

Lum Z-P, Tai IT, Krestow M, Norton J, Vacek I, Sun AM (1991) Prolonged reversal of diabetic state in NOD mice by xenografts of microencapsulated rat islets. Diabetes 40: 1511–1516

Markmann JF, Tomaszewski J, Posselt AM, Levy MM, Woehrle M, Barker CF, Naji A (1990) The effect of islet cell culture in vitro at 24 °C on graft survival an MHC antigen expression. Transplantation 49(2): 272–277

Montaña E, Bonner-Weir S, Weir GC (1993) Beta cell mass and growth after syngeneic islet cell transplantation in normal and streptozocin diabetic C57BL/6 mice. J Clin Invest 91: 780–787

Mooney DJ, Cima L, Langer R (1992) Principles of tissue engineering and reconstruction using polymer-cell constructs. Mat Res Soc Symp Proc 252: 345–352

Mooney DJ, Vacanti JP (1993) Tissue engineering using cells and synthetic polymers. Transplantation Reviews 7(3): 153–162

Pollok JM, Ibarra C, Vacanti JP (1997) A new method of xenotransplantation using autologous cartilage as an immunoisolation barrier for the transplantation of xenogeneic Islets of Langerhans. Transplant Proc 29(1–2): 909–911

Pollok JM, Vacanti JP (1996) Tissue Engineering. Seminars in Pediatric Surgery 5(3): 191–196

Vacanti CA, Cima LG, Ratkowski D, Upton J, Vacanti JP (1992) Tissue engineering growth of new cartilage in shape of a human ear using synthetic polymers seeded with chondrocytes. Mat Res Soc Symp Proc 252: 367–374

Vacanti CA, Kim W, Upton J, Vacanti MP, Mooney D, Schloo B, Vacanti JP (1993) Tissue-Engineering growth of bone and cartilage. Transplant Proc 25(1): 1019–1021

Vacanti JP, Morse MA, Saltzmann WM, Domb AJ, Perez-Atayde A, Langer R (1988) Selective cell transplantation using bioabsorbable artificial polymers as matrices. J Pediatric Surgery 23(1): 3–9

Wiegand F, Kröncke KD, Kolb-Bachofen V (1993) Macrophage-generated nitric oxide as cytotoxic factor in destruction of alginate-encapsulated islets. Transplantation 56: 1206–1212

Empfängerauswahl und Immunsuppression bei der kombinierten Pankreas-/ Nierentransplantation

U. T. Hopt und O. Drognitz

Abteilung für Allgemein-, Gefäß-, Thorax- und Transplantationschirurgie, Chirurgische Universitätsklinik Rostock, Schillingallee 35, 18057 Rostock

Patient Selection and Immunosuppression in Simultaneous Pancreas/ Kidney Transplantation

Summary. Patient-specific risk factors, the extent of diabetic secondary complications, especially in respect of kidney function and the classification of diabetes mellitus (Type I or Type II) represents the most important criteria for patient selection in pancreas transplantation. From a pathophysiological point of view, pre-emptive pancreas/kidney transplantation should be the procedure of choice. The indication for pancreas transplantation in type II diabetic patients is becoming a matter of debate. Immunosuppressive induction with antilymphocytic antibodies should start preoperatively. Mycophenolate mofetil seems to be much more effective than azathioprine in pancreas-transplanted patients. The incidence of rejections can be further reduced by treatment with tacrolimus. Antirejection therapy with antibodies is rarely necessary now, after pancreas transplantation.

Key words: Pancreas transplantation – Indication – Patient selection – Immunosuppression

Zusammenfassung. Das patientenspezifische Risiko, der Status der diabetogenen Spätschäden, insbesondere die aktuelle Nierenfunktion und die Klassifikation des Diabetes mellitus (Typ I oder Typ II) stellen die entscheidenden Kriterien für die Indikation zur Pankreastransplantation dar. Die kombinierte Pankreas-/Nierentransplantation sollte, soweit möglich, bereits vor Eintritt der Dialysepflichtigkeit durchgeführt werden. Die Indikation zur Pankreastransplantation bei Typ-II-Diabetikern wird zunehmend diskutiert. Die immunsuppressive, antikörpervermittelte Induktionstherapie sollte bereits präoperativ beginnen. Mycophenolat mofetil ist wesentlich effektiver als Azathioprin. Die Abstoßungsinzidenz kann durch Einsatz von Tacrolismus weiter gesenkt werden. Eine antikörpervermittelte Abstoßungstherapie ist praktisch nicht mehr notwendig.

Schlüsselwörter: Pankreastransplantation – Indikation – Empfängerauswahl – Immunsuppression

Die Langzeitergebnisse der Pankreastransplantation haben sich in den letzten Jahren deutlich verbessert. Dies liegt zum einen an den Fortschritten in der Operationstechnik. Ganz entscheidend dabei sind aber auch die weiterentwickelten Kriterien der Patientenselektion und die enormen Fortschritte in der postoperativen Immunsuppression.

274

Empfängerauswahl

Die Pankreastransplantation stellt nicht für alle insulinpflichtigen Diabetiker, sondern nur für einen ganz speziellen Teil dieser Patienten das ideale Therapieverfahren dar. Entscheidend für die Frage nach der Indikation zur Pankreastransplantation sind zunächst die patientenspezifischen Risikofaktoren. Zu nennen sind hier vor allem eine koronare Herzerkrankung, ein bereits vor Transplantation erlittener Myokardinfarkt, eine Adipositas permagna und eine fehlende Compliance des Patienten. Von speziellem Interesse ist ferner, ob bereits eine präterminale oder terminale Niereninsuffizienz besteht. Schließlich ist noch wichtig, ob ein Typ-I- bzw. juveniler Diabetes oder ein Typ-II- bzw. Altersdiabetes vorliegt.

Die überwiegende Mehrzahl der Pankreastransplantationen wird in Form der kombinierten Pankreas-/Nierentransplantation durchgeführt. Die Empfänger sind also Patienten, die nach langjährigem Diabetes eine terminale Niereninsuffizienz als Spätkomplikation entwickelt haben. Der langdauernde Diabetes mellitus hat dabei in aller Regel nicht nur Schäden an der Niere, sondern auch an anderen Organsystemen und vor allem an den übrigen Gefäßen gesetzt. Die Inzidenz der Makroangiopathie ist gerade bei diabetischen Patienten gegenüber der Normalbevölkerung um ein Vielfaches erhöht. Niereninsuffiziente insulinpflichtige Diabetiker sind demnach in aller Regel Patienten mit schweren Begleiterkrankungen. Dementsprechend ist die Langzeitüberlebensrate dieser Patienten an der Dialyse auch katastrophal und liegt nach 10 Jahren bei unter 40%. Ursache dieser massiv erhöhten Mortalität sind vor allem vaskulär bedingte Todesfälle. Dementsprechend sollten alle Patienten vor einer Pankreastransplantation umfassend angiologisch und vor allem kardiologisch untersucht werden. Wir fordern bei jedem Patienten im Rahmen der Voruntersuchung eine Koronarangiographie. Bei konsequenter kardiologischer Abklärung, die auch eine interventionelle Therapie durchaus mit einschließt, ist das Langzeitüberleben der Patienten mit präoperativ bekannter koronarer Herzkrankheit nach einer kombinierten Pankreas-/Nierentransplantation zumindest nach unseren eigenen Ergebnissen nicht schlechter als die von Patienten ohne einen solchen Befund. Anders ist es allerdings, wenn vor Transplantation bereits ein Herzinfarkt stattgefunden hat. Auch diese Patienten wurden alle kardiologisch voruntersucht und für operabel erklärt. Trotzdem zeigt sich in unserer eigenen Serie im 10-Jahres-Verlauf, dass ihr Langzeitüberleben mit knapp 30% viel schlechter ist als das der Kontrollgruppe mit 75% [1]. Aus diesen nun erstmals vorliegenden Langzeitergebnissen sollte allerdings nicht die Schlussfolgerung gezogen werden, dass ein Herzinfarkt in der Anamnese eine grundsätzliche Kontraindikation für eine Pankreastransplantation darstellt. Die Konsequenz muss viel mehr sein, dass solche Patienten auch nach einer erfolgreichen Transplantation engmaschig kardiologisch überwacht und auch großzügig erneut koronarangiographiert werden sollten.

Die Indikation zur simultanen Pankreas-/Nierentransplantation bei niereninsuffizienten Typ-I-Diabetikern ist schon seit längerem anerkannt. Hauptargumente waren vor allem die enorme Steigerung der Lebensqualität und der protektive Effekt auf die diabetischen Sekundärkomplikationen. Zwei kürzlich publizierte Studien haben nun erstmals gezeigt, dass die Pankreastransplantation auch das Langzeitüberleben der Patienten dramatisch verbessern kann. In der Studie von Tyden et al. [2] waren nach 10 Jahren noch knapp 80% der erfolgreich pankreas-/nierentransplantierten Patienten am Leben. Im Gegensatz dazu lag die 10-Jahres-Überlebensrate bei isolierter Nierentransplantation von Typ-I-Diabetikern unter 30%. Ähnliche Ergebnisse wurden auch von der Gruppe aus Leiden [3] berichtet. Aufgrund dieser Ergebnisse sollte eigentlich jedem Typ-I-Diabetiker mit präterminaler oder terminaler Niereninsuffizienz, der keine spezifischen Kontraindikationen aufweist, die kombinierte Pankreas-/Nierentransplantation *uneingeschränkt* empfohlen werden. Eine weitere Konsequenz dieser Studien ist, dass auch Typ-I-Diabetiker mit gut funktionierendem isolierten Nierentransplantat eigentlich einer sekundären Pankreas-nach-Nierentransplantation zugeführt werden sollten, um ihr Langzeitüberleben zu verbessern. Für Patienten mit noch guter Nierenfunktion ist bisher noch nicht bewiesen, dass eine isolierte Pankreastransplantation einen Einfluss auf das Langzeitüberleben hat. Dazu sind einfach die Patientenzahlen weltweit noch zu gering. Trotzdem ist klar, dass Patienten mit einer gravierenden metabolischen Instabilität, die trotz mehrfacher fachkompetenter Diabeteseinstellungen unter häufigen und schwerwiegenden Hypoglycämien leiden, klare Kandidaten für eine isolierte Pankreastransplantation darstellen. Unter strikter Beachtung dieser Selektionskriterien liegt der Anteil der isolierten Pankreastransplantationen am Transplantationszentrum Rostock derzeit bei etwa 10%.

Seit den Ergebnissen der DCCT-Studie ist klar, dass eine Normalisierung des Blutzuckers die Progredienz der diabetischen Spätschäden verringern oder gar ganz aufhalten kann. Andererseits ist aber auch klar, dass weit fortgeschrittene Spätschäden von einer Normalisierung des Glukosestoffwechsels nicht mehr profitieren. Entscheidend ist also, dass möglichst frühzeitig eine Normalisierung des Blutzuckers erreicht wird. Leider ist es in Europa noch üblich, dass niereninsuffiziente Typ-I-Diabetiker im Schnitt erst 2 bis 3 Jahre nach Dialysebeginn einer kombinierten Pankreas-/Nierentransplantation zugeführt werden. Dies ist heutzutage nicht mehr akzeptabel. In den Vereinigten Staaten ist die Tendenz diesbezüglich ganz anders. Hier wird bei über 1/3 der Patienten die Pankreas-/Nierentransplantation präemptiv durchgeführt, das heißt die Patienten werden vor Eintritt der Dialysepflichtigkeit transplantiert [4]. Wenn man davon ausgeht, dass die Transplantation im Schnitt bei diesen Patienten 1 Jahr vor Dialysepflichtigkeit erfolgt, bei uns aber 2 bis 3 Jahre nach Eintritt der Dialysepflichtigkeit, dann wird ein Großteil der Patienten in den Vereinigten Staaten 3 Jahre früher transplantiert als in Europa. Dies hat natürlich enorme Auswirkungen auf die Langzeitprognose dieser Patienten. Eine wesentliche Aufgabe für die nahe Zukunft ist es daher, unsere internistischen Kollegen, insbesondere die Nephrologen und Diabetologen davon zu überzeugen, dass die Pankreas-/Nierentransplantation falls irgend möglich präemptiv durchgeführt werden sollte.

Bisher ist unbestritten, dass die kombinierte Pankreas-/Nierentransplantation im Prinzip nur für niereninsuffiziente Typ-I-Diabetiker in Frage kommt. Hier stellt sie ein kausales Verfahren dar, da beim Typ-I-Diabetes der immunologisch bedingte Verlust der Betazellfunktion im Pankreas die pathophysiologische Grundlage darstellt. Beim insulinpflichtigen Typ-II-Diabetiker mit niedrigem C-Peptid besteht zwar ebenfalls eine Insuffizienz der Betazellen, ursächlich ist hier aber eine hohe periphere Insulinresistenz im Rahmen des metabolischen Syndrom X. Eine Pankreastransplantation führt bei Typ-II-Diabetikern zwar zu einer Normalisierung des Blutzuckers, das metabolische Syndrom X bleibt aber selbstverständlich weiterhin bestehen. Aufgrund der Ergebnisse der UKPTS-Studie ist aber zwischenzeitlich unbestritten, dass auch bei Typ-II-Diabetikern die Progredienz der diabetischen Spätschäden durch eine Normalisierung des Blutzuckers aufgehalten werden kann. Dies bedeutet, dass auch bei Typ-II-Diabetikern durch eine Pankreastransplantation entsprechend günstige Effekte erzielt werden können, falls die diabetischen Spätschäden noch nicht so weit fortgeschritten sind. Niereninsuffiziente Typ-II-Diabetiker mit niedrigem C-Peptid sind damit zumindest theoretisch potentielle Kandidaten für eine kombinierte Pankreas-/Nierentransplantation. Obwohl dies im Moment noch nicht allgemein akzeptiert ist, werden wir um eine Diskussion dieser Problematik in den kommenden Jahren nicht herumkommen. Die entscheidende Konsequenz für die Transplantationszentren wird aber sein, dass sich der Organmangel weiter verschärft.

Immunsuppression

Die besonders hohe Immunogenität des Pankreastransplantates stellte lange Zeit ein gravierendes Problem der Pankreastransplantation dar. Bis zu 80% der Patienten entwickelten im ersten Jahr nach kombinierter Pankreas-/Nierentransplantation eine akute zelluläre Abstoßungsreaktion, viele der Patienten sogar mehrere. Aus diesem Grunde stellt bei der Pankreastransplantation seit den 80er Jahren eine Quadrupeltherapie, bestehend aus einem antilymphozytären Antikörper, einem Calcineurinantagonisten, einem Antimetaboliten und einem Glucokortikoid die allgemein akzeptierte Standardtherapie dar. Bis vor wenigen Jahren war es üblich, die antikörpervermittelte Induktionstherapie über 14 Tage durchzuführen. Dieses ursprüngliche Schema wird heutzutage nur noch sehr selten bei der Pankreastransplantation angewandt. Aufgrund der Ergebnisse der Arbeitsgruppe von Büsing [5] ist zwischenzeitlich klar, dass antilymphozytäre Antikörper wesentlich effektiver sind, wenn sie vor Beginn der Transplantation appliziert werden. Bei dieser sogenannten Neoquadrupeltherapie ist im Gegensatz zur konventionellen Quadrupeltherapie auch eine einzige Dosis von ATG völlig ausreichend. Eine zusätzliche Gabe für die folgenden 10 bis 14 Tage hat keinen weiteren positiven Effekt. Therapie der Wahl ist demnach im Moment die immunsuppressive Induktion mittels einer einmaligen Antikörpergabe etwa 2 Stunden vor Reperfusion des Transplantates. Damit lässt sich die Abstoßungsinzidenz in etwa halbieren.

Ein weiterer entscheidender Schritt in der Pankreastransplantation war die Einführung von Mycophenolat Mofetil anstelle von Azathioprin. In vergleichenden Untersuchungen konnte nachgewiesen werden, dass durch Einsatz von Mycophenolat Mofetil die Abstoßungsinzidenz nach Pankreastransplantation ebenfalls um etwa die Hälfte reduziert werden kann [6]. Problematisch sind bei einem Teil der Patienten die gastrointestinalen Nebenwirkungen. Diese lassen sich jedoch durch Reduzierung der MMF-Dosis minimieren. MMF hat inzwischen zumindest bei der Pankreastransplantation Azathioprin als Standardmedikation praktisch vollständig verdrängt.

Sowohl mit Cyclosporin A in Form des Neoral als auch mit Tacrolimus können hervorragende Langzeitergebnisse erreicht werden. Nach unseren eigenen Erfahrungen lässt sich aber durch eine Therapie mit Tacrolimus die Abstoßungsinzidenz ohne Erhöhung des postoperativen Infektrisikos noch weiter reduzieren. Im Moment liegt die Abstoßungsfrequenz in unserem Patientengut bei Verwendung von single-shot-ATG, Tacrolimus, MMF und Prednisolon bei 14% gegenüber 40% bei Verwendung von single-shot-ATG, Neoral, MMF und Prednisolon.

Auch bei der Abstoßungstherapie ist die Situation zwischenzeitlich völlig anders [7]. Bis vor wenigen Jahren wurde auch von unserer Arbeitsgruppe noch OKT3 als das Mittel der Wahl bei der ersten Abstoßung nach Pankreastransplantation empfohlen. Ursache dafür war, dass über 50% der Abstoßungen steroidresistent waren. Dies hat sich zwischenzeitlich völlig geändert. Am Transplantationszentrum Rostock wird seit 1996 eine Abstoßungsreaktion nach Pankreastransplantation in der Regel durch Erhöhung des Tacrolimus-Spiegels auf 20 ng/l behandelt. Je nach Situation erfolgt zusätzlich eine 2- bis 3malige Steroidbolusgabe. Damit ließen sich bisher alle Abstoßungsreaktionen erfolgreich therapieren. Ein kurzfristiger Kreatininanstieg bzw. eine kurzfristige Insulinpflichtigkeit aufgrund des hohen Tacrolimusspiegels wird dabei durchaus in Kauf genommen. Die Morbidität dieser Abstoßungstherapie erscheint aber wesentlich geringer zu sein als die einer Abstoßungstherapie mittels antilymphozytärer Antikörper.

Schlussfolgerungen

Entscheidend für die Patientenselektion ist zunächst das patientenspezifische Risiko. Dabei spielt die koronare Herzerkrankung eine entscheidende Rolle. Im Hinblick auf die Progredienz der diabetischen Spätschäden und die gravierende Langzeitmorbidität der Diabetiker sollte die kombinierte Pankreas-Nierentransplantation so weit als möglich präemptiv durchgeführt werden. Typ-II-Diabetiker sollten von der Pankreastransplantation nicht mehr grundsätzlich ausgeschlossen, sondern in kontrollierten Studien ebenfalls transplantiert werden. Hinsichtlich der immunsuppressiven Induktionstherapie scheint die Neoquadrupeltherapie mit einem präoperativ einmalig verabreichten antilymphozytären Antikörper die höchste Effizienz zu haben. Die optimale Erhaltungstherapie besteht aus einem Calcineurinantagonisten – nach unserer Ansicht bevorzugt Tacrolimus –, Mycophenolat Mofetil und einem Kortikoid. Die überwiegende Mehrzahl aller Abstoßungsreaktionen kann heutzutage ohne Einsatz von antilymphozytären Antikörpern erfolgreich behandelt werden.

Literatur

1. Drognitz O, Woeste G, Pfeffer F, Becker HD, Schareck W, Hopt UT (1999) Langzeitüberleben nach simultaner Pankreas-/Nierentransplantation. In: Hartel W (ed) Deutsche Gesellschaft für Chirurgie (Kongressband 1999), Springer-Verlag, Berlin, New York, 1141–1143
2. Tyden G, Bolinder J, Solders G, Brattstrom C, Tibell A, Groth CG (1999) Improved survival in patients with insulin-dependent diabetes mellitus and end-stage diabetic nephropathy 10 years after combined pancreas and kidney transplantation. Transplantation 67: 645–648
3. Smets YF, Westendorp RG, van der Pijl JW, de Charro FT, Ringers J, de Fijter JW, Lemkes HH (1999) Effect of simultaneous pancreas-kidney transplantation on mortality of patients with type-1 diabetes mellitus and end-stage renal failure. Lancet 353: 1915–1919
4. Sollinger HW, Odorico JS, Knechtle SJ, D'Alessandro AM, Kalayoglu M, Pirsch JD (1998) Experience with 500 simultaneous pancreas-kidney transplants. Ann Surg 228: 284–296
5. Schulz T, Konzack J, Busing M (1999) Aktuelle Konzepte in der Immunsuppression nach kombinierter Pankreas/Nierentransplantation. Chirurgische Gastroenterologie 15: 38–42
6. Odorico JS, Pirsch JD, Knechtle SJ, D'Alessandro AM, Sollinger HW (1998) A study comparing mycophenolate mofetil to azathioprine in simultaneous pancreas-kidney transplantation. Transplantation 66: 1751–1759
7. Gruessner RW (1997) Tacrolimus in pancreas transplantation: a multicenter analysis. Tacrolimus Pancreas Transplant Study Group. Clin Transplant 11: 299–312

Langzeitverlauf nach Nierentransplantation

F. W. Eigler

Sundernholz 13, 45134 Essen

Long-Term Follow-up After Kidney Transplantation

Summary. The search for improvement in long-term results of renal transplantation by further improved immunosuppression should not lead to dangerous side effects beyond the necessary scientific proof, as was shown in the CTS-study concerning the use of antibodies and the development of lymphoma. The better results so far after living-donation should give rise to improvements also in the long-term results of cadaver kidney transplantation by improving the status of the recipient, as well as the transplanted organ. Possibilities may be seen in respect of the role of high blood pressure and of compliance in the recipient on the one hand, and the effects of brain death and ischemic time in the kidney on the other. These factors may influence the avoidance of late losses of organs.

Key words: Immunosuppression – Lymphoma – Recipient status – Transplant status

Zusammenfassung. Die Suche nach Verbesserung auch der Langzeitergebnisse bei Nierentransplantationen durch Änderung der Immunsuppression darf nicht über ein wissenschaftlich begründetes Maß hinaus zur Gefährdung von Transplantatempfängern führen, wie sie die CTS-Studie bei Antikörpergabe mit der Lymphomentwicklung dokumentiert hat. – Die bislang besseren Ergebnisse bei der Lebendspende müssen Anlaß geben, über eine Verbesserung des Empfänger- und des Transplantatstatus auch die Langzeitergebnisse bei Transplantationen nach postmortaler Organspende zu verbessern. Ansätze dafür ergeben sich einerseits aus der Bedeutung des Bluthochdrucks und der Compliance für den Empfänger und andererseits der Auswirkungen des Hirntodes und der Ischämie auf den späten Organverlust.

Schlüsselwörter: Immunsuppression – Lymphomentwicklung – Empfänger- und Transplantatstatus

In zwei Übersichten zur Nierentransplantation anläßlich der Kongresse 1980 und 1992 [3, 4] konnte zunächst über die erfolgreiche Einführung dieses Therapieverfahrens in die Klinik und die Standardisierung der operativen Methoden, sowie dann über die enormen Verbesserungen der Ergebnisse dank der Einführung von Ciclosporin berichtet werden. Inzwischen hat eine Vielzahl von Untersuchungen [z. B. 1, 2, 8] Faktoren herausgestellt, die die Langzeitergebnisse der Nierentransplantation beeinflussen. Diese Faktoren können aber entweder gar nicht oder nur begrenzt beeinflußt werden, wie etwa das Spenderalter bei postmortaler Organspende. Demgegenüber soll bei dem vorliegenden Bericht auf Umstände eingegangen werden, die durchaus ver-

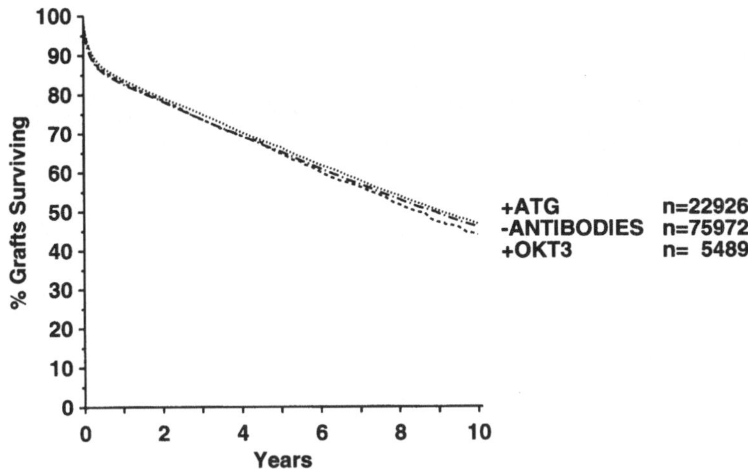

Abb. 1. Einfluß prophylaktischer Antikörpergaben auf das Transplantatüberleben. n = Anzahl der Transplantate. Es läßt sich kein Unterschied zwischen den mit (+) und ohne (–) Antikörpergabe behandelten Patienten erkennen (CTS-Studiendaten [9])

änderbar erscheinen. Es handelt sich dabei um 2 Hauptaspekte unterschiedlicher Natur, nämlich um die Gefahren bei der Einführung neuer immunsuppressiver Therapieschemata und um Empfänger- und Transplantatstatus bei postmortaler Organspende im Vergleich zur zunehmend propagierten Lebendspende.

Da die Transplantation bei Lebendspende in einem nachfolgenden Vortrag abgehandelt wird, soll hier nur auf die Ergebnisse bei postmortaler Organspende eingegangen werden. Das geschieht aufgrund der Daten der CTS-Studie [9], der Mitteilungen von UNOS [1, 2] und der eigenen Erfahrungen von 1972 bis März 1998 im Transplantationszentrum Essen.

Die Tatsache, daß mit Einführung von Ciclosporin die Ergebnisse der Transplantation sich erheblich verbesserten, erklären die vielfältigen Versuche, weitere Verbesserungen durch Variation der Immunsuppression zu erreichen. Dabei ergibt sich die Gefahr, durch eine sehr breite, wenig kontrollierte Anwendung nicht nur eine Kostenbelastung ohne Ergebnisverbesserung (s. Abb. 1), sondern eine Erhöhung von „Nebenwirkungen" herbeizuführen, wie es die Daten der CTS-Studie für bestimmte Antikörper belegen (s. Abb. 2). Dabei handelt es sich nicht darum, auf weitere Untersuchungen zur Verbesserung der Immunsuppression zu verzichten. Es muß aber darauf geachtet werden, daß eine „nutzlose" Therapie nicht auch noch in großer Verbreitung die Empfänger gefährdet. Immerhin bezieht sich die CTS-Studie auf mehr als 20 000 behandelte Patienten mit einem 5–6fach höheren Lymphomrisiko als bei Immunsuppression ohne Antikörper. Es wäre die Aufgabe wissenschaftlicher Gesellschaften, auf nationaler bzw. internationaler Ebene (Deutsche (DTG) bzw. Europäische Transplantationsgesellschaft (ESOT)) koordinierende Richtlinien für entsprechende klinische Studien mit statistischer Aussagekraft, aber begrenztem Umfang zu erstellen.

Der zweite Gesichtspunkt betrifft die langfristige Ergebnisverbesserung und leitet sich her aus der zunehmenden Propagierung der Lebendspende, nicht nur im Hinblick auf den Organmangel, sondern auch unter Hinweis auf die dabei erzielten besseren Resultate. Dabei stellt sich die Frage, wie weit die für die Verbesserung verantwortlichen Bedingungen bei der Lebendspende, nicht auch für die postmortale Spende, geschaffen werden können.

Betrachtet man in Tabelle 1 die nicht-immunologischen Ursachen für den Transplantatverlust nach einem Jahr, zeigt sich, daß am häufigsten der Tod des Empfängers dafür verantwortlich ist. Wie die Daten der CTS-Studie in Abb. 3 zeigen, besteht eine Abhängigkeit des Patientenüber-

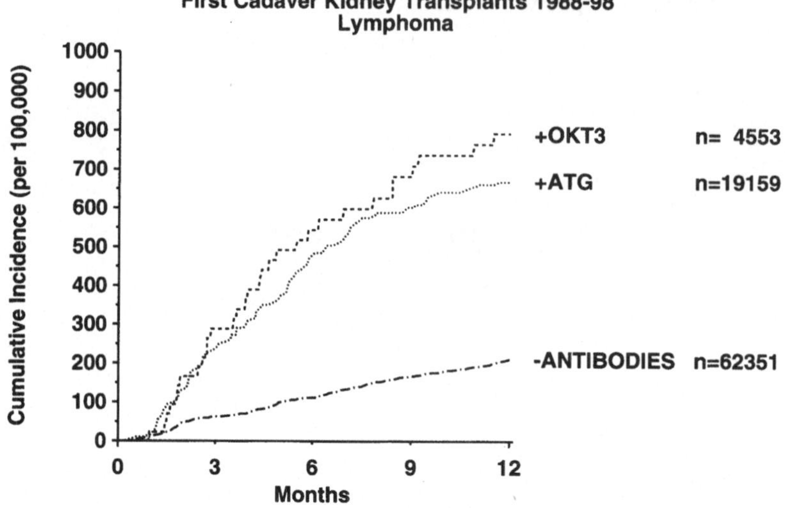

Abb. 2. Kumulative Lymphomentwicklung nach prophylaktischer Antikörpergabe. Im Vergleich zu antikörperfreier Therapie ergibt sich ein 5–6fach höheres Lymphomrisiko bei zusätzlicher Antikörpergabe (CTS-Studiendaten [9])

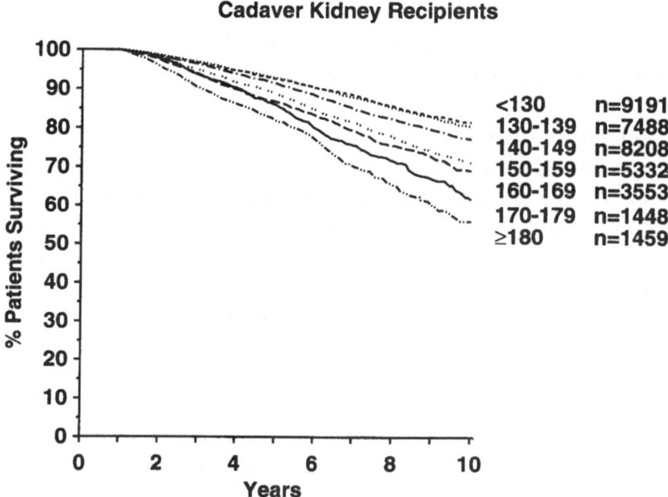

Abb. 3. Abhängigkeit des Patientenüberlebens vom Blutdruckverhalten ein Jahr nach Nierentransplantation (CTS-Studiendaten [9])

lebens von der Höhe des Blutdrucks des Empfängers ein Jahr nach der Transplantation. In einer eingehenden Studie aus unserem Krankengut [6] bei einer allerdings kleinen Zahl von Empfängern geht darüber hinaus hervor, daß neben metabolischen Faktoren auch die Höhe des Blutdrucks direkt vor der Transplantation eine Auswirkung auf das Langzeitergebnis der Nierentransplantation hat. Daraus ergibt sich die Forderung, die Empfänger postmortaler Transplantate wirklich in gleicher Sorgfalt vorzubereiten und nachzusorgen, wie es offensichtlich bei den Empfängern der lebend gespendeten Transplantate geschieht. Die Verbesserung des Transplantatüberlebens in der zweiten Cyclosporinperiode im eigenen Krankengut (s. Abb. 4) läßt sich am ehesten auf eine intensivere nephrologische Nachbetreuung mit aggressiverer Hochdruckbehandlung zurückführen, allerdings ohne Einfluß auf die Empfängerüberlebenszeit (s. Abb. 5).

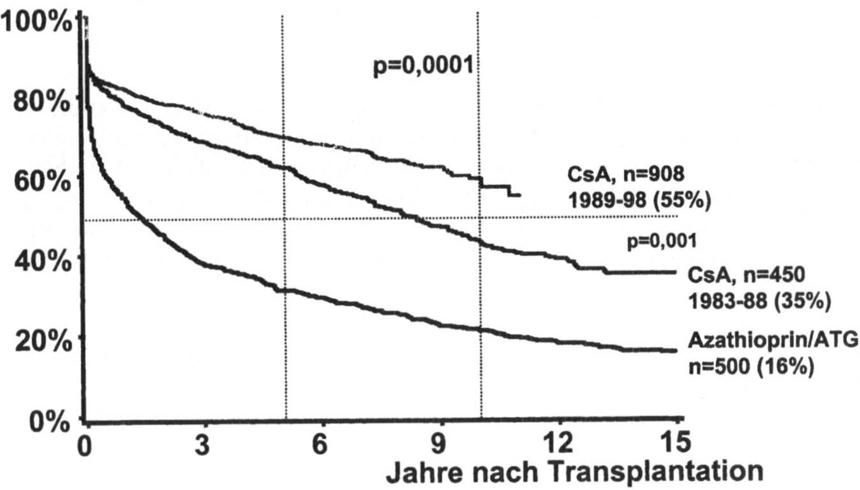

Abb. 4.* Verbesserung der Ergebnisse nach Nierentransplantation durch Einführung von Ciclosporin (CsA) im Transplantationszentrum Essen. Man erkennt eine weitere signifikante Verbesserung vom Zeitraum 1983–1988 zum Zeitraum 1989–1998, vermutlich durch intensivierte Nachsorge

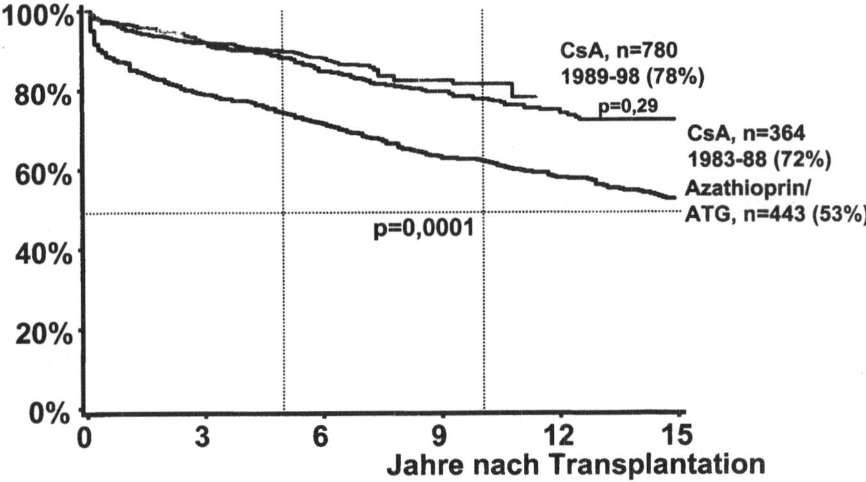

Abb. 5.* Verbesserung des Patientenüberlebens nach Einführung von Ciclosporin A (CsA) im Transplantationszentrum Essen. Während beim Transplantatüberleben (s. Abb. 4) eine signifikante Besserung auch zwischen den beiden Ciclosporinzeiträumen zu erkennen ist, läßt sich beim Patientenüberleben eine signifikante Verbesserung nur im Vergleich zur „Azathioprin-Ära" nachweisen

Schon hier sei auf das Problem der Compliance hingewiesen, das aufgrund eingehender Untersuchungen [5] inzwischen mit einem Faktor 5–10 höher anzusetzen ist, als aus den UNOS-Daten hervorgeht. Auch hieraus ergibt sich die Notwendigkeit einer intensiveren Nachsorge, ggf. mit psychosomatischer Zusatzbetreuung. Compliance-Probleme beziehen sich vor allem auf die korrekte Einnahme der Immunsuppressiva. Bei deren Nichteinhaltung kommt es durch akute Abstoßung zu einem immunologischen Transplantatverlust.

Bei der sog. chronischen Abstoßung, die unter den immunologischen Ursachen bei UNOS den höchsten Stellenwert erreicht (s. Tabelle 1), wird zunehmend die Frage gestellt, ob es sich hier

---

* Herrn Dipl.-Ing. Jürgen Tacken sei für die statistische Aufarbeitung der Daten herzlich gedankt

tatsächlich um immunologische oder nicht vielmehr um allgemeinschädigende Vorgänge handelt, sowohl nach Eintritt des Hirntodes mit dem sog. „autonomen Sturm", wie auch durch ischämische Schäden nach Explantation. Beide Komponenten sind dringend abzuklären, damit auch daraus eine Annäherung an die Situation bei der Lebendspende erreicht wird. So hat die Arbeitsgruppe um Tilney [10,12] im isogenen Rattenmodell deutliche Auswirkungen des Hirntodes auf Histologie und Funktion der Nieren der Versuchstiere gefunden. Schnülle und Mitarbeiter [11] konnten erste Hinweise auf die Beeinflußbarkeit solcher Veränderungen beim Menschen finden. Damit ergibt sich die Möglichkeit einer Stabilisierung bzw. Konditionierung des Spenders nach Feststellung des Hirntodes und dadurch eine mögliche Verbesserung der primären Transplantatqualität.

Tabelle 1. Ursachen des Transplantat-Verlustes nach mehr als 1 Jahr*

immunologisch		nicht immunologisch	
Abstoßung			
akut	8%	Thrombose	<1%
chronisch	37%	„Rezidiv"	2%
		Tod	35%
Compliance	3%	andere 12%	
Infektionen	1%		
		insgesamt	~50%
insgesamt	~49%		

* UNOS-Daten nach Cecka (1998)

Seit langem wird die Bedeutung der Ischämiezeit für das Langzeitergebnis diskutiert. Im eigenen Krankengut zeigt sich ein gewisser Hinweis. Auch andere Daten [8] weisen entgegen den Ergebnissen der CTS-Studie auf einen Einfluß hin. Im übrigen bleibt festzuhalten, daß bei der Lebendspende allenfalls eine einstündige Ischämiezeit in Kauf genommen wird, während bei der postmortalen Organspende praktisch immer mehrere Stunden in Rechnung zu stellen sind. Angesichts der Annahme einer sehr viel längeren Ischämietoleranz der Niere wird ihre Transplantation, anders als bei Herz und Leber, schon seit langem nicht mehr als Notfalleingriff angesehen. Hier könnte und müßte ggf. eine prinzipielle Änderung eintreten. Sowohl die Vorbehandlung des Transplantates im Spender, wie die Verkürzung der Ischämiezeit sind jedenfalls mögliche medizinische Optionen zur Verbesserung der Langzeitergebnisse.

Abschließend sei noch einem die Verantwortung bei der Suche nach effektiveren Immunsuppressions-Regimen betont. Außerdem sollte bis zum Beweis des Gegenteils Empfänger- und Transplantatstatus einschl. Compliance und Ischämiezeit als beeinflußbare Faktoren für den Langzeitverlauf angesehen werden. Während die besondere ärztliche Verantwortung im Rahmen der Lebendspende offenkundig ist, sollte man bei den sich abzeichnenden notwendigen medizinischen Änderungen für die postmortale Organspende daran erinnern, daß diese ja anonyme Spende ein besonders hohes Gut darstellt, dem ärztlich-ethisch die Verantwortung nicht nur für optimale Kurz-, sondern auch Langzeitergebnisse entsprechen sollte. In der interdisziplinären Zusammenarbeit kommt dabei aufgrund der vorgestellten Problembereiche der Chirurgie nach wie vor eine entscheidende Bedeutung zu.

Literatur

1. Cecka M (1998) Clinical Outcome of Renal Transplantation. Surgical Clinics of North America 78:133–148
2. Chertow GM, Brenner BM, Mackenzie HS, Milford EL (1995) Non-immunologic predictors of chronic renal allograft failure: Data from the United Network of Organ Sharing. Kidney International 48, Suppl 50: [illegible]
3. Eigler FW (1980) Bedeutung der Nierentransplantation. Langenbecks Arch Chir 352 (Kongreßbericht):69–73

4. Eigler FW, Albrecht KH, Niebel W, Kruschke A (1992) Fortschritte der Nierentransplantation. Langenbecks Arch Chir Suppl (Kongreßbericht): 217–223
5. Garcia V, Bittar A, Keitel E, Goldani J, Minozzo M, Pontremoli M, Garcia C, Neumann J (1997) Patient Noncompliance as a Major Cause of Kidney Graft Failure. Transplantation Proceedings 29: 252–254
6. Hamar P, Müller V, Kohnle M, Witzke O, Albrecht KH, Philipp Th, Heemann U (1997) Metabolic Factors have Major Impact on Kidney Allograft Survival. Transplantation 64: 1135–1139
7. Heidenreich St, August Ch, Lang D (2000) Langzeitprobleme bei nierentransplantierten Patienten. Med Kin 95: 261–266
8. Morris PJ, Johnson RJ, Guggie SV, Belger MA, Briggs D (1999) Analysis of factors that affect outcome of primary cadaveric renal transplantation in the UK. The Lancet 354: 1147–1152
9. Opelz G: Persönliche Mitteilungen zur CTS-Studie
10. Pratschke J, Wilhelm MJ, Hancock WW, Tullius SG, Tilney NL, Neuhaus P (2000) Einflüsse des Hirntodes auf die Langzeitfunktion allogener und isogener Nierentransplantate. Chirurgisches Forum 29: 241–244
11. Schnülle P, Lorenz D, Müller A, Trede M, van der Woude FJ (1999) Donor catecholamine use reduce acute allograft rejection and improves graft survival after cadaveric renal transplantation. Kidney International 56: 738–746
12. Tullius SG, Heemann U, Hancock WW, Azuma H, Tilney NL (1994) Long-Term Kidney Isografts Develop Functional and Morphologic Changes That Mimic Those of Chronic Allograft Rejection. Annals of Surgery 220: 425–435, JB

Ergebnisse der Nieren-Lebend-Spende zwischen nichtverwandten Erwachsenen

G. Kirste

Sektion Transplantationschirurgie, Chirurgische Universitätsklinik, Hugstetter Straße 55, 79106 Freiburg i. Br.

Results of Living-Donation Transplantation Between Unrelated Adults

Summary. Living-donation, either from related or unrelated donors, is widely accepted among patients on waiting lists for kidney transplantation. At the Transplant Center of University Hospital Freiburg, patients have been informed about the possibility of living donation during their first visit to the Center on a regular basis. Thus, the percentage of living-donation has increased to 33% of all kidney transplantations. Using a standardized protocol of triple immunosuppressive therapy, in addition of induction therapy, there are excellent results after 5 years, with 79% for living-unrelated and 83% for living-related donations.

Key words: Living-donation – Living-unrelated donation – Function – Therapy

Zusammenfassung. Die Lebend-Verwandten-Transplantation (LD) ist ein bei den Patienten weitgehend akzeptiertes Verfahren, das sich wegen zu erwartender kurzer Wartezeit, aber auch wegen herausragend guten Erfolgen durchgesetzt hat. Im Freiburger Transplantationszentrum konnte der Anteil der Lebend-Spende auf 33% gesteigert werden unter Einhaltung einer Dreifach-Immunsuppression; in Ergänzung durch eine Induktions-Therapie ließen sich Fünf-Jahres-Ergebnisse von 79% für LURD und 83% für LRD erzielen.

Schlüsselwörter: Lebend-Nieren-Spende – Lebend-Verwandten-Spende – Induktions-Therapie

Die Zahl zur Verfügung stehender Organe von verstorbenen Organ-Spendern hat sich in den vergangenen Jahren in Deutschland nicht wesentlich verändert. Es sind jedoch mehr Patienten zur Transplantation angemeldet, da heute auch Patienten mit Zusatz-Erkrankungen und schon reduziertem Allgemein-Zustand mit guter Erfolgsaussicht transplantiert werden können. Noch vor wenigen Jahren war der Anteil an Lebend-Organ-Spenden in der Bundesrepublik mit 1,6% deutlich unter dem Niveau der Vereinigten Staaten (20 bis 25% pro Jahr) und den skandinavischen Ländern bis zu 50% der Nieren-Transplantationen. Bessere Erfolgsaussicht der Lebend-Nieren-Spende [1], geringes Risiko der Nephrektomie beim Spender und eine erstaunlich hohe Bereitschaft zur Lebend-Organ-Spende haben die Zahlen der Lebend-Nieren-Transplantationen ansteigen lassen. Dies gilt vor allem für den Bereich der Lebend-Verwandten-Transplantationen (LRD), da sich bei guter HLA-Übereinstimmung überlegene Transplantations-Funktions-Raten nach einem Jahr und im Langzeit-Verlauf dokumentieren lassen.

Kontrovers diskutiert wird die Verwendung von Organen auch nichtverwandter Spender (LURD). Hierbei werden Probleme im ethischen, juristischen und medizinischen Bereich gesehen.

Ethische Probleme

Mit der Verwendung von Organen auch nichtverwandter Organ-Spender sehen manche eine unzulässig weiche Grenzziehung und unzureichende Abgrenzung einer Organ-Spende mit Kompensation oder gar eindeutigem Organ-Handel [2]. Bisher liegen jedoch keine Beweise vor, daß bei Verwendung von Organen nichtverwandter Spender die Gefahr der Kommerzialisierung höher ist als bei Verwendung von Organen von Geschwistern oder anderen Verwandten.

Rechtliche Aspekte

Das Transplantations-Gesetz in Deutschland hat ausdrücklich die Fremd-Organ-Spende nicht nur unter Verwandten ersten und zweiten Grades, sondern auch unter Personen für zulässig erachtet, die sich in „persönlicher Beziehung offenkundig nahe stehen".

Medizinische Probleme

Die seit vielen Jahren erhobenen Daten der Collaborative Transplant Study (CTS) belegen eindeutig die Überlegenheit der Lebend-Spende gegenüber der Leichen-Nieren-Spende. Bei der LD zeigen sich bessere Ergebnisse bei diploid gegenüber haploid identischen oder solchen ohne Gewebe-Übereinstimmung. Mit einem ausreichend großen Daten-Pool läßt sich auch entsprechend der Anzahl der HLA-Faktoren eine Abhängigkeit von der Zahl der Missmatches zeigen, wie dies bei der Leichen-Nieren-Transplantation der Fall ist [3]. Erstaunlicherweise haben jedoch die Daten aus Amerika und in anderen Transplantations-Registern gezeigt, daß die Ergebnisse der Transplantationen bei Nichtverwandten zumindest gleich gut wie bei haplotyp-identischen Spender-Empfänger-Kombinationen sind [4]. Die Ursache hierfür ist letztlich nicht bekannt. Diese guten Ergebnisse sind der Grund für eine zunehmende Akzeptanz der Lebend-Organ-Spende auch unter Nichtverwandten.

Am Transplantationszentrum in Freiburg wurde die erste Lebend-Nichtverwandten-Transplantation bereits 1987 durchgeführt. Systematisch sind aber erst ab 1994 alle Patienten, die sich zu einer Nierentransplantation im Freiburger Transplantationszentrum angemeldet haben, auf die Möglichkeit einer Lebend-Spende hingewiesen worden [5]. Es wurde dabei kein Unterschied zwischen der Möglichkeit einer Spende unter Verwandten und Nichtverwandten gemacht. Durch die konsequente Information der Patienten konnte erreicht werden, daß von 239 Patienten, die zwischen Januar 1994 und November 1998 bei Eurotransplant angemeldet wurden, immerhin 88 Patienten eine Lebend-Spende erhielten und davon 38 (43,2%) eine Lebend-Nichtverwandten-Transplantation (Abb. 1). Die Untersuchungen beim Spender umfassen Aspekte der Operabilität, der Nieren-Funktion, anatomische und immunologische Parameter sowie psychosoziale Faktoren. Nur wenn kein erhöhtes Risiko für den Spender aus medizinischer oder psychologischer Sicht gegeben war, wurde die Operation durchgeführt.

Das operative Vorgehen der Spender-Nephrektomie bestand in einem Minimal-Eingriff mit einer kurzen Flanken-Inzision. Das operative Vorgehen ist beschrieben [6]. Das immunsuppressive Protokoll beim Empfänger bestand aus einer Basis-Immunsuppression mit Cyclosporin A, CellCept und Cortison. Angestrebter Anfangs-Blut-Spiegel für Cortison zwischen 150 und 250 ng/ml, im weiteren Verlauf 120 bis 180 ng/ml. Zusätzlich erhielten Patienten mit erhöhtem immunologischem Risiko, definiert als mehr als drei Missmatches, vorausgegangene Transplan-

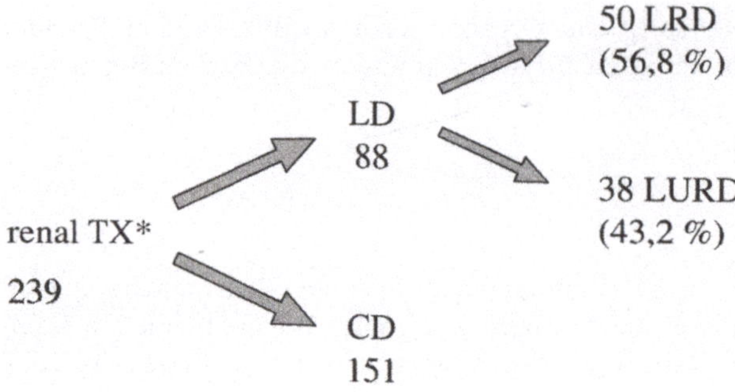

Abb. 1. Ratio LRD–LURD (1/94–11/98)

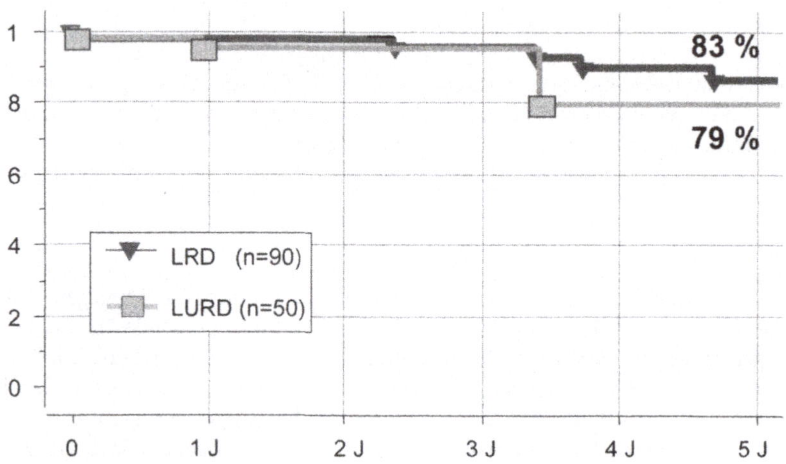

Abb. 2. LURD/LRD-Funktionsraten

Tabelle 1. Nierenlebendspende 1986–1999

	LRD n = 90	LURD n = 50
Spender-Alter	49 J	46 J
Empfänger-Alter	32 J	47 J
WIT	27 Min	29 Min
CIT	1,56 h	1,65 h
M/W	59/31	31/19
CyA, AZA, Steroide	56%	43%
CyA, MMF, Steroide	51%	48%

tationen und nachgewiesene zytotoxische Antikörper im aktuellen Serum eine Induktions-Therapie mit ATG, in einzelnen Fällen auch Interleukin-2-Rezeptor-Antikörper. In der Zeit von 1986 bis 1999 wurden 90 LRD und 50 LURD durchgeführt (Tabelle 1). Hinsichtlich Spender-Alter, Empfänger-Alter, warmer und kalter Ischämie-Zeit sowie den unterschiedlichen immunsuppressiven Protokollen ergab sich kein signifikanter Unterschied. Auch die Fünf-Jahres-Funktions-Raten mit 83% für die LRD gegenüber 79% LURD waren nicht signifikant unterschiedlich (Abb. 2).

Unabhängig von den genannten Kriterien zur Induktions-Therapie zeigte sich bei LURD ein signifikanter Unterschied, ob eine Induktions-Therapie mit ATG gegeben wurde oder nicht. Hinsichtlich des Auftretens steroid-resistenter Abstoßungen 87,5 gegenüber 12,5% p < 0,01. Daraus muß der Schluß gezogen werden, bei LURD eine induzierte Quadrupel-Immunsuppression durchzuführen.

Zusammenfassung

Die LURD wird als eine Möglichkeit, lange Wartezeit zu umgehen und zugleich bessere Resultate der Nieren-Transplantation zu erzielen, von vielen Patienten gewünscht. Schon bei der ersten Vorstellung im Transplantationszentrum kommen Patienten mit der eindeutigen Willensäußerung, eine solche Lebend-Nieren-Spende durchführen zu lassen. Die Prüfung der psychosozialen Voraussetzungen und der rechtlichen Einschränkungen führt nur in wenigen Fällen zur Ablehnung. Vielmehr handelt es sich in aller Regel um sehr stabile langjährige Partner-Beziehungen, in denen beide Teile von einer Lebend-Spende profitieren, da die Lebens-Umstände sich entweder normalisieren, oder im Falle einer pre-emptiven Transplantation nicht wesentlich verändern. Die im Rahmen der Lebend-Nieren-Transplantation unter Nichtverwandten erzielten Ergebnisse sind nach den eigenen Daten ebenso wie nach den Daten der Literatur den Ergebnissen der Leichen-Nieren-Transplantation überlegen. Die Ursache hierfür ist nicht nur in der kurzen Ischämie-Zeit zu sehen, sondern hat ihre Begründung auch in den besseren Voraussetzungen beim Spender. Ganz offensichtlich werden hierdurch Nachteile bezüglich fehlender Übereinstimmung im HLA-System wettgemacht. Es ist spekulativ, ob es bei Sexual-Partnerschaften zu einer immunologisch belegbaren Toleranz-Induktion zwischen Spender und Empfänger kommt, die als Ursache für die günstigen Erfolge der Transplantation angesehen werden müßte.

Literatur

1. Terasaki PI, Cecka JM, Gjertson DW, Cho YW (1997) Spousal and other living renal donor transplants. Clinical Transplants, 269–284
2. Eigler FW (1997) Das Problem der Organspende vom Lebenden. Dtsch Med Wochenschr 122:1398–1401, Georg Thieme Verlag, Stuttgart, New York
3. Opelz G (1997) Impact of HLA compatibility on survival of kidney transplants from unrelated live donors. Transplantation 64(10):1473–1475
4. Terasaki PJ, Cecka JM, Gjertson DW, Takemoto S (1995) High survival rates of kidney transplants from spousal and living unrelated donors. N Engl J Med 6:333–336
5. Freund JF, Steinkrüger I, Muthny FA, Kirste G: Lebendspende von Organen. Die Einstellung von Mitarbeitern im Krankenhaus am Beispiel der Nierenspende. Transplantationsmedizin 4:192–199
6. Baier PK, Pisarski P, Wimmenauer S, Kirste G (1999) Die Nierenlebendspende. Chirurgisches Vorgehen. Zentralblatt für Chirurgie 8:729–733

Zu den Hauptvorträgen wurden die folgenden FREIEN VORTRÄGE gehalten, die in Kurzfassung angefügt werden.

Die Qualität eines Leber-Transplantats

M. Schenk, A. Zipfel, M. J. Sessler und R. Viebahn

Abteilung für Allgemeine Chirurgie, Universitätsklinik Tübingen, Hoppe-Seyler-Straße 3, 72076 Tübingen

The Quality of a Liver Graft

Summary. To establish objective mechanisms for quality assessment, the hitherto poorly-quantified quality of a liver graft in the recipient centre was evaluated from the effluent of 64 liver grafts prior to implantation. Analysing (Receiver Operating Characteristic) the prediction accuracy of a 3-month graft function, GST, GLDH and leukocyte count were found to be superior compared with other parameters (transaminases, LDH). The combination of the independent parameters improved prediction accuracy. It could be shown that a good liver graft is characterised by a low width of injury (cytosolic component: GST) and a low depth of injury (mitochondrial component: GLDH). Beside these parameters, grafts of high quality exhibit a potential to induce tolerance by passenger leukocytes.

Key words: Liver transplantation – Graft quality – Perfusate

Zusammenfassung. Zur Etablierung objektiver Qualitätssicherungsmechanismen wurde die bislang kaum quantifizierte Qualität eines Lebertransplantats im Empfängerzentrum aus den Effluaten vor Implantation von 64 konsekutiven Lebertransplantationen evaluiert. Analysierte man (ROC) die Vorhersage einer 3-Monats-Organfunktion, so waren GST, GLDH und Leukozytenanzahl anderen Parameter (Transaminasen, LDH) deutlich überlegen. Die Kombination der drei unabhängigen Parameter ergab eine Erhöhung der Vorhersagegenauigkeit. Es konnte gezeigt werden, daß eine gute Transplantatleber sowohl eine geringe Schädigungsbreite (zytosolische Komponente: GST) als auch eine geringe Schädigungstiefe (mitochondriale Komponente: GLDH) aufweist. Neben diesen Parametern birgt eine als qualitativ gut einzustufende Leber zusätzlich das Potential zur Induktion von Toleranz durch mittransplantierte Leukozyten.

Schlüsselwörter: Lebertransplantation – Organqualität – Perfusat

Hepatozelluläre Karzinome – Resektion versus Transplantation

D. Uhlmann, H. Witzigmann, F. Geißler, F. Serr, A. Tannapfel und J. Hauss

Klinik für Abdominal-, Transplantations- und Gefäßchirurgie, Universität Leipzig, Liebigstraße 20a, 04103 Leipzig

Hepatocellular Carcinoma – Resection Versus Transplantation

Summary. Between April 1994 and August 1999, we treated 150 patients with hepatocellular carcinoma (HCC). 40 patients were treated with liver resection (LR), and 14 patients underwent liver transplantation (LTx). Tumor size greater than 5 cm was found in 63% of the LR group, and in 14% of the LTx group. Twenty-five percent of the LR, and 78% of the LTx patients had liver cirrhosis. The 30-day mortality was 10% (LR) and 28% (LTx). In 69.8%, curative LR (R0) was achieved. The 1-year and 3-year survival rates were 45% and 25%, respectively (median follow-up 3.5 years). The 1-year survival in the LTx group was 72% (median follow-up 2.2 years). In the LR group, a significantly higher survival rate was achieved after R0, as compared with R1/R2 resection. LR is the treatment of choice for HCC in noncirrhotic liver. The best candidates for LTx are patients with small HCC in cirrhosis.

Key words: Hepatocellular carcinoma – Transplantation – Resection

Zusammenfassung. Von 4/94 bis 8/99 behandelten wir 150 Pat. mit einem HCC. Eine Resektion (LR) wurde bei 40 Pat. durchgeführt. Bei 14 Pat. erfolgte eine Lebertransplantation (LTx). Eine Tumorgröße von mehr als 5 cm fand sich bei 63% der resezierten und 14% der transplantierten Pat. 25 Pat. mit LR und 7 Pat. mit LTx hatten solitäre Tumoren. Bei 25% der resezierten und 78% der transplantierten Pat. lag eine Zirrhose vor. Die 30-Tage-Mortalität betrug 10% (LR) bzw. 28% (LTx). Die 1- und 3-Jahresüberlebensrate lag in der LR-Gruppe bei 45 bzw. 25%, das 1-Jahresüberleben in der LTx-Gruppe bei 72%. Die LR ist die Therapie der Wahl für die Behandlung des HCC in nichtzirrhotischer Leber. Pat. mit kleinem HCC in Zirrhose sind die besten Kandidaten für eine LTx mit großen Chancen auf ein Langzeitüberleben oder sogar Heilung.

Schlüsselwörter: Hepatozelluläres Karzinom – Transplantation – Resektion

Ergebnisse nach Lebertransplantation bei Patienten mit Hämochromatose

G. Puhl, U. P. Neumann, W. O. Bechstein und P. Neuhaus

Abteilung für Allgemein-, Viszeral- und Transplantationschirurgie, Charité Campus, Virchow-Klinikum, Augustenburger Platz 1, 13353 Berlin

Liver Transplantation for Hemochromatosis: a Single Center Experience

Summary. Recent reports suggest a poor outcome of orthotopic liver transplantation for patients with hemochromatosis. Nine of the 1016 patients (0.9%) underwent transplantation because of hemochromatosis. Four of nine patients (44.4%) died 10, 19, 95 and 360 days after transplantation. All patients who died, and two patients of the survival group, experienced serious cardiac complications in terms of cardiac congestion (2) and arrhythmias (4), which caused death in three cases. Preoperatively, in the group of the non-survivors, occult coronary artery disease (1), mitral valve insufficiency (1) and beginning dilatative cardiomyopathy (1) were diagnosed. The patients were determined to be eligible for liver transplantation. Patients with hemochromatosis are at high risk of cardiac complications after liver transplantation. Intensive cardiac evaluation should be performed in all potential liver transplant recipients in an effort to exclude cardiac manifestation of hemochromatosis. A liver transplantation is not indicated in the case of evidence of cardiac disease in patients with hemochromatosis. Postoperative management must consider the high cardiac risk in this group.

Key words: Hemochromatosis – Liver transplantation – Complications – Cardiac risk

Zusammenfassung. Die Lebertransplantationen bei hereditärer Hämochromatose zeigen eine hohe postoperative Mortalität. In unserem Zentrum wurden 9 Patienten (0,9%) aufgrund einer Hämochromatose lebertransplantiert. 4 der 9 Patienten (44,4%) verstarben 10, 19, 95 und 360 Tage nach der Transplantation. Bei allen verstorbenen, sowie bei 2 überlebenden Patienten stellten sich frühpostoperativ kardiale Komplikationen i. S. von schwerer Herzinsuffizienz mit Pumpversagen (2), sowie schwerwiegenden Herzrhythmusstörungen (4) ein, die in drei Fällen zum Tode führten. Präoperativ wurden bei drei der verstorbenen Patienten eine KHK (1), geringgradige Mitralinsuffzienz (1) und beginnende dilatativen Kardiomyopathie (1) aufgedeckt. Die übrigen Patienten wurden kardiologisch als unauffällig eingestuft. Die invasive kardiale Diagnostik sollte bei allen Patienten mit Hämochromatose erfolgen. Bei nachweisbarer kardialer Vorschädigung ist die Indikation zur Lebertransplantation als fraglich anzusehen. Die peri- und postoperative Betreuung muß dem erhöhten kardialen Risiko in dieser Gruppe Sorge tragen.

Schlüsselwörter: Hämochromatose – Lebertransplantation – Komplikationen – Kardiales Risiko

Stellenwert der Lebertransplantation beim malignen Lebertumor – Erfahrungen bei 40 Patienten

A. Kornberg, Th. Grube, A. Altendorf-Hofmann, Th. Wagner, U. Schotte, K. Schmidt und J. Scheele

Klinik für Allgemein- und Viszeralchirurgie, Universität Jena, Bachstraße 18, 07743 Jena

Liver Transplantation for Malignant Liver Tumor – Experiences with 40 Patients

Summary. Due to the dramatic shortage of donor organs, the indication of liver transplantation (LTX) for malignant liver tumor has to be discussed seriously. *Patients and methods.* Between January 1992 and February 1999, we performed 209 LTX. In a total of 53 cases, indication was set because of malignant liver tumor (25.3%). There was no significant difference in survival after 5 years between patients with malignant (63.4%) and benign liver disease (75.6%). There were 37 cases of primary liver malignoma (34× hepatocellular carcinoma; 3× cholangiocellular carcinoma). Patients with hepatocellular carcinoma revealed 5-year-survival after LTX of 70.6%, without clear correlation to stage of tumor. All patients with cholangiocellular carcinoma are still alive after LTX, two of them already more than 90 months. *Conclusion.* Liver transplantation will be an optional method for the treatment of patients with primary liver malignoma in the future. The efficacy of the UICC-classification for indicating LTX has to be discussed.

Key words: Liver transplantation – Liver malignoma – UICC-classification

Zusammenfassung. *Hintergrund:* In Anbetracht des gravierenden Organmangels muß die Indikation zur Lebertransplantation (LTX) beim malignen Lebertumor kritisch überdacht werden. *Patienten und Methoden:* Im Zeitraum zwischen 1/1992 und 12/1999 haben wir insgesamt 209 LTX durchgeführt. In 53 Fällen handelte es sich um einen malignen Lebertumor (25,3%). Es zeigte sich kein signifikanter Unterschied im 5-Jahresüberleben zwischen Patienten mit benigner Grunderkrankung (75,6%) und Patienten mit einem Lebermalignom (63,4%). In 37 Fällen lag ein primäres Lebermalignom vor (34× HCC; 3× CCC). Patienten mit einem HCC hatten eine 5-Jahresüberlebenswahrscheinlichkeit von 70,6%, ohne eindeutige Korrelation zum UICC-Studium des Tumors. Alle drei Patienten mit einem CCC sind am Leben, davon 2 Patienten mittlerweile über 90 Monate nach LTX. *Zusammenfassung:* Patienten mit einem primären Lebermalignom können nicht prinzipiell von einer LTX ausgeschlossen werden. Den Sinn der UICC-Klassifikation für die Indikationsstellung zur LTX gilt es zu überdenken.

Schlüsselwörter: Lebertransplantation – Lebermalignom – UICC-Stadium

Biohybrider Leberersatz – Einsatz im Großtiermodell

K. J. Oldhafer, N. Frühauf, M. Höltje und A. Bader

Klinik und Poliklinik für Allgemein- und Transplantationschirurgie, Universitätsklinikum Essen, Hufelandstraße 55, 45122 Essen

Bioartificial Liver Support – Use in an Animal Model

Summary. A major problem in the treatment of acute liver failure is a lack of therapeutic options for increasing intracerebral pressure (ICP). This animal model shows the efficacy of a bioartificial liver support system (BR) to treat an elevated ICP. Fifteen pigs were monitored for ICP, and cardiopulmonary and laboratory functions after hepatectomy and portocaval shunting. In seven pigs, with additional treatment of BR (primary porcine hepatocytes), stable ICP and a benefit in survival were measured. Untreated pigs (n = 8) showed continuous increasing ICP up to 35 mm Hg.

Key words: Bioartificial liver support – Intracerebral pressure

Zusammenfassung. Ein klinisches Problem bei akutem Leberversagen ist die mangelnde Therapiemöglichkeit des erhöhten intracerebralen Drucks (ICP). Tierexperimentell kann durch den Einsatz eines biohybriden Leberersatzverfahrens (BR) ein stabiler ICP erreicht werden. 15 Hausschweine wurden nach totaler Hepatektomie und Anlegen eines portocavalen Shuntes überwacht. Beobachtungsparameter waren ICP kardiopulmonale sowie laborchemische Parameter. In der Gruppe (n = 7) mit Behandlung (BR mit primären porcinen Hepatozytenkultur) wurde ein konstanter, nicht erhöhter ICP bei verlängertem Überleben gemessen. In der Gruppe ohne BR-Behandlung (n = 8) stieg der ICP kontinuierlich auf Werte bis zu 35 mm Hg.

Schlüsselwörter: Biohybrider Leberersatz – Intracerebraler Druck

Farbcodierte Duplex-Sonographie nach allogener Nierentransplantation: Physikalische Evaluation von Prognosefaktoren

H. Arbogast, G. O. Hofmann, R. Seefeldt und F. W. Schildberg

Chirurgische Klinik und Poliklinik, LMU München, Klinikum Großhadern, Marchioninistraße 15, 81377 München

Color-coded Duplex Sonography after Allogeneic Kidney Transplantation: Physical Evaluation of Prognostic Factors

Summary. Following allogeneic kidney transplantation, acute rejection is the most important cause for early loss of the transplanted organ and may be treated in time, if consequent follow-up investigations are performed. In this context, color-coded duplex sonography (CCDS) plays an increasingly important role. In a pilot study, in eight patients, in 4-weekly longitudinal investigations, physical prognostic factors of CCDS were evaluated. CCDS could be proven as a highly valuable non-invasive method in follow-up of allogeneic kidney transplantation. With the flow resistance: $Res = \Delta p / \dot{V}$ (Δp = pre- and postrenal pressure difference, $\dot{V}$ = renal blood flow), a new physical parameter can be introduced. Res demonstrates best correlation with functional clinical parameters of the transplanted kidney, thus topping prognostic relevance of currently-used parameters such as resistive index and pulsatility index.

Key words: Color-coded duplex sonography – Kidney transplantation, Flow resistance – Resistive index

Zusammenfassung. Nach allogener Nierentransplantation kann die akute Abstoßungsreaktion als wichtigste Ursache für einen frühen Organverlust durch ihre Entdeckung bei konsequenter Nachsorge frühzeitig behandelt werden. Hierbei spielt die farbcodierte Duplex-Sonographie (FCDS) eine zunehmend wichtige Rolle. In einer Pilotstudie wurden bei insgesamt 8 Patienten in jeweils 4-wöchigen Längsschnittuntersuchungen physikalische Prognosefaktoren der FCDS analysiert. Hierbei konnte die hohe Wertigkeit der FCDS in der Transplantatnachsorge als aussagekräftige, nichtinvasive Methode unter Beweis gestellt werden. Mit dem *Strömungswiderstand*: $Res = \Delta p / \dot{V}$ (mit Δp = Druckgefälle in der Niere und $\dot{V}$ = renaler Blutfluss) kann eine neue physikalische Berechnungsgröße eingeführt werden, die mit den funktionellen klinischen Parametern der Transplantatniere sehr gut korreliert und damit höheren prognostischen Aussagewert besitzt, als die bislang verwendeten Faktoren *resistiver Index* und *Pulsatilitätsindex*.

Schlüsselwörter: Farbcodierte Duplex-Sonographie – Nierentransplantation – Strömungswiderstand – Resistiver Index

Koloproktologie (Inkontinenz, Stomachirurgie, Analfisteln bei M. Crohn, Hämorrhoiden)

Chirurgische Therapiekonzepte bei entzündlichen Darmerkrankungen: Krankheitsverlauf und endoskopisch-interventionelle Therapie

M. Zeitz

Innere Medizin II, Medizinische Klinik und Poliklinik, Universitätskliniken des Saarlandes, Kirrbergerstraße, 66421 Homburg/Saar

Surgical Therapeutic Options in Inflammatory Bowel Diseases: Course of the Disease and Endoscopic Treatment Modalities

Summary. Endoscopic treatment modalities may be applied to manage different acute complications of inflammatory bowel disease such as acute bleeding or colonoscopic decompression in toxic dilatation. Balloon dilatation of inflammatory strictures in Crohn's disease has an acceptably low complication rate. Although only limited data are available, its efficacy in long-term follow-up investigations seems to be comparable to stricturoplasty. Therefore, randomized trials are needed for the management of strictures that can be reached by endoscopy. No data are available concerning the question of whether anti-inflammatory or immunosuppressive drugs are useful after endoscopic or surgical treatment of strictures.

Key words: Inflammatory bowel disease – Strictures – Endoscopy – Balloon dilatation

Zusammenfassung. Endoskopisch interventionelle Maßnahmen können bei unterschiedlichen Komplikationen der chronisch-entzündlichen Darmerkrankungen zur Anwendung kommen. Die endoskopische Blutstillung oder Colondekompression bei toxischer Dilatation sind im Einzelfall zu diskutieren. Eine endoskopische Dilatation von erreichbaren kurzstreckigen narbigen Stenosen ist mit einer akzeptablen Komplikationsrate verbunden. Die Langzeitergebnisse sind vergleichbar mit nicht resezierenden chirurgischen Verfahren (Strikturoplastik). Randomisierte Vergleichsstudien sind dringend erforderlich. Ungeklärt ist die Frage der begleitenden medikamentösen Therapie nach Dilatation oder Strikturoplastik.

Schlüsselwörter: Chronisch entzündliche Darmerkrankungen – Endoskopie – Stenosen – Ballondilatation

Endoskopisch interventionelle Maßnahmen können in unterschiedlichen Situationen bei chronisch-entzündlichen Darmerkrankungen zur Anwendung kommen. Die Maßnahmen betreffen in jedem Fall Komplikationen der Erkrankung.

Akutkomplikationen

Als Akutkomplikationen sind in diesem Zusammenhang die akute Blutung aus einer entzündlichen Läsion sowie die toxische Kolondilatation zu nennen. Akute Blutungen aus einer umschriebenen Läsion treten in der Regel bei Patienten mit Morbus Crohn aus tieferen ulzerösen Läsionen auf. Obwohl zu dieser Frage keine kontrollierten Studien vorliegen, sollte zur Beherrschung der Blutung in jedem Fall eine endoskopische Blutstillung durch Injektionstherapie oder Koagulationsverfahren versucht werden [1].

Die toxische Kolondilatation ist eine schwere Komplikation bei der ausgedehnten Colitis ulcerosa, in seltenen Fällen kann ein toxisches Megakolon auch als Komplikation des Morbus Crohn mit Kolonbefall beobachtet werden. Die Behandlung dieser schweren, intensivmedizinisch zu therapierenden Situation bedarf der interdisziplinären Abstimmung zwischen Chirurgen und Gastroenterologen. Neben der standardisierten konservativen Therapie kann im Einzelfall eine sehr vorsichtige Koloskopie durch den erfahrenen Endoskopiker erfolgen mit dem Ziel, eine Dekompression durch Absaugung zu erreichen. Im gleichen Untersuchungsgang kann eine weiche Kolonentlastungssonde plaziert werden. In Einzelfällen konnte hierdurch eine deutliche Besserung erreicht werden [2]. Betont werden muß, daß es sich hierbei nicht um ein standardisiertes Verfahren handelt, sondern um eine Maßnahme, die im Einzelfall in gemeinsamer Abstimmung überlegt werden kann.

Polypöse Läsionen/Adenome

Durch den entzündlichen Prozeß bei der Colitis ulcerosa bzw. beim Morbus Crohn können polypöse Läsionen auftreten, die in der Regel als entzündliche Pseudopolypen endoskopisch erkennbar sind und keiner gesonderten Therapie bedürfen. Die Unterscheidung von entzündlichen Pseudopolypen und Adenomen ist im Einzelfall schwierig. Bei unklaren Bildern ist eine bioptische Klärung notwendig. Im Falle des Vorliegens von Adenomen gilt eine dem Vorgehen bei Patienten ohne entzündliche Darmerkrankungen entsprechende Vorgehensweise, d. h. Adenome müssen vollständig endoskopisch abgetragen werden, um eine adäquate histologische Aufarbeitung zu ermöglichen. Der Übergang chronisch-entzündlicher Läsionen bei der Colitis ulcerosa über das Stadium der Dysplasie bis zum Karzinom folgt in der Regel nicht unter dem klassischen Bild des adenomatösen Polypen. Besonderer Aufmerksamkeit bedarf jedoch das Vorliegen sogenannter DALMs (dysplasia-associated lesion or mass) [3]. Beim Nachweis derartiger Läsionen ist die Proktokolektomie unter Präventionsgesichtspunkten klar indiziert.

Chronische Komplikationen der Entzündung

Zahlreiche klinische Beobachtungen sprechen dafür, daß es sinnvoll ist, Patienten mit Morbus Crohn bezüglich ihres unterschiedlichen Verlaufes zu subklassifizieren. Die internationale Organisation für chronisch-entzündliche Darmerkrankungen (IOIBD) hat auf einer Sitzung in Wien eine solche Klassifikation, die sogenannte Vienna-Klassifikation, vorgeschlagen [4]: Danach sind für die Prognose des Patienten drei Hauptkategorien wichtig: Verlauf, Befall und Alter. Der Verlauf sollte unterschieden werden in (1) nicht stenosierend, nicht penetrierend, (2) stenosierend und (3) penetrierend. Es erscheint von zentraler Bedeutung, Studienergebnisse zur medikamentösen, chirurgischen oder interventionell endoskopischen Therapie in Zukunft entsprechend dieser oder ähnlicher Klassifikationen zu stratifizieren und auszuwerten. Unter Zugrundelegung dieser Verlaufsmuster können endoskopisch interventionelle Maßnahmen bei einem penetrierenden Verlauf (Fistelbildung) und beim stenosierenden Verlauf eine Bedeutung haben.

Fistelverklebung

Mehrere Arbeitsgruppen haben versucht, mittels endoskopischer Verfahren Fisteln zu verkleben. Hier ist insbesondere der sogenannte Fibrinkleber zur Anwendung gekommen. Obwohl die Patientenkollektive in diesen Studien relativ klein sind, konnte in keiner der bisher vorgelegten Studien ein günstiger Effekt dieses Verfahrens nachgewiesen werden, so daß die Fistelverklebung entsprechend des derzeitigen Kenntnisstandes als obsolet einzustufen ist [1].

Endoskopische Ballondilatation von entzündlich bedingten Stenosen

Entzündliche Stenosen gehören zu den häufigsten Indikationen zu operativen Eingriffen bei Patienten mit Morbus Crohn. Der Trend in den vergangenen Jahren bezüglich des operativen Vorgehens geht eindeutig in Richtung der möglichst sparsamen Resektion bzw. der Stenosenerweiterung ohne Resektion des betroffenen Segmentes durch die sogenannte Strikturoplastik, da gezeigt werden konnte, daß durch radikale Resektion die Prognose nicht verbessert werden kann [5]. Vor diesem Hintergrund erscheint die nicht operative Ballondilatation bei endoskopisch erreichbaren Stenosen pathophysiologisch durchaus gerechtfertigt. Voraussetzungen für ein endoskopisches Vorgehen sind verständlicherweise die endoskopische Erreichbarkeit, die Länge der Stenose (maximal 4 bis 6 cm) und die niedrige entzündliche Aktivität. Bei Nachweis deutlicher Entzündungszeichen sollte in jedem Fall durch eine Schubtherapie versucht werden, die akutentzündliche Komponente der Stenose zu reduzieren.

Bezüglich der Erfahrungen der endoskopischen Ballondilatation von Stenosen bei Morbus Crohn liegen nur wenige kontrollierte Studien vor. Tabelle 1 faßt diese Studien zusammen [6–11].

Tabelle 1. Endoskopische Ballondilatation von Stenosen bei Patienten mit M. Crohn:

Ref.	Patienten (n)	Nachbeob. (Monate)	Erfolg (n)	Kompl. (n)
Couckuyt et al., 1995	55	33,6 (3–80)	34 (62%)	6
Blomberg et al., 1991 (nur Anastomosenstenosen)	27	7–38	18	2
Ramboer et al., 1995 (+ lokale Steroidinjektion)	13	47 (9–73)	11	0
Junge und Züchner, 1994	10	17 (6–42)	7	1
Williams und Palmer, 1991	7	18–24	5	0
Kozarek	3	Sammelstatistik!	1	0

Tabelle 2. Endoskopische Ballondilatation bei M. Crohn: Couckuyt, Gevers, Coremans, Hiele, Rutgeerts: Gut 1995

59 Stenosen bei 55 Patienten:	**Komplikationen (78 Dilatationen):**
28 ileokolische Anastomosen	6 Patienten
7 ileorektale/-sigmoidale Anastomosen	(11% der Pat. bzw. 8% der Dilatat.)
12 Stenosen im neoterminalen Ileum	2 gedeckte Perforationen
3 Stenosen im term. Ileum	2 retroperitoneale Perforationen
4 Bauhinsche Klappen	(konservative Therapie)
4 rektosigmoidale Stenosen	2 intraperitoneale Perforationen
1 kolo-rektale Anastomose	(operative Therapie)

55 Patienten →
- Langzeiterfolg: 34 Pat.
  - 1 × Dilatatation: 20 Pat.
  - 2 × Dilatation: 14 Pat.
- Operation: 19 Pat. (+ 2 Pat. wegen Kompl.)

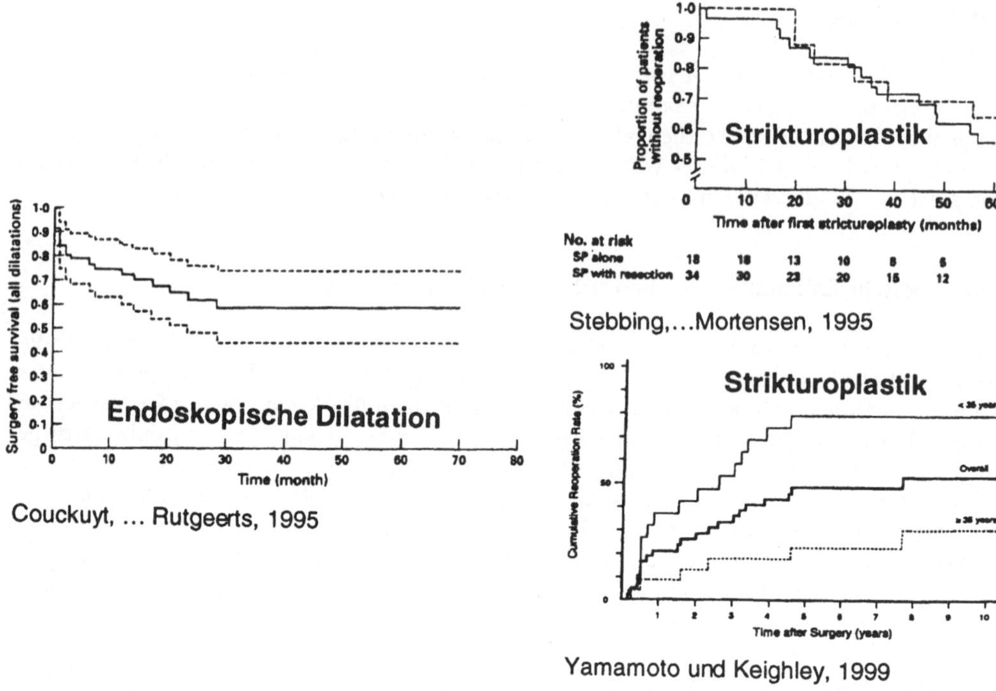

Abb. 1. Langzeitergebnisse: Endoskopische Dilatation/Strikturplastik

Die umfangreichste und am besten dokumentierte Studie wurde 1995 aus der Arbeitsgruppe von Rutgeerts publiziert [6]: In diese Studie wurden insgesamt 55 Patienten mit 59 Stenosen einbezogen. Bei 34 der 55 behandelten Patienten konnte ein Langzeiterfolg erreicht werden, 19 Patienten mußten operiert werden, 2 hiervon wegen Komplikationen. Die Komplikationsrate lag bei 8% der Dilatationen: zwei gedeckte Perforationen, zwei retroperitoneale Perforationen, die durch konservative Therapie beherrschbar waren, zwei intraperitoneale Perforationen, die operativ therapiert werden mußten (siehe Tabelle 2).

Wenn man die Langzeitergebnisse der endoskopischen Dilatation mit den Langzeitergebnissen der Strikturoplastik vergleicht, so stellt man fest, daß bei beiden Verfahren ein ähnlicher Kurvenverlauf bei einer sogenannten „life table-Analyse" erkennbar ist [6, 12, 13]: Die Versagerrate liegt bei etwa 40% im Zeitraum von etwa drei bis vier Jahren. Eine Gegenüberstellung der Langzeitergebnisse in aktuelleren Studien findet sich in Abb. 1.

Eine Sondersituation stellen gastroduodenale Stenosen bei Patienten mit Morbus Crohn dar. Ein operatives Vorgehen ist in diesem Fall häufig problematisch, es kommen daher in der Regel Bypaßverfahren (Gastroenterostomien) zum Einsatz. In der Literatur finden sich wenige Beschreibungen zum endoskopischen Vorgehen: Zusammengefaßt war in der Mehrzahl der Fälle eine symptomatische Besserung erreichbar, wesentliche Komplikationen wurden nicht beobachtet. Bei etwa der Hälfte der Patienten sind wiederholte Dilatationen notwendig [14–16].

Zusammenfassend erscheint auf der Basis des vorliegenden limitierten Datenmaterials bei endoskopisch erreichbaren kurzstreckigen narbigen Stenosen eine Ballondilatation möglich und indiziert. Die Langzeitergebnisse sind vergleichbar zu nicht resezierenden chirurgischen Verfahren (Strikturoplastik). Auf der Basis dieser Untersuchungen erscheint es dringend erforderlich, randomisierte Vergleichsstudien zu planen. Völlig ungeklärt ist die Frage der begleitenden medikamentösen Therapie nach Dilatation oder Strikturplastik. In einer offenen Untersuchung, die bisher lediglich in Abstraktform publiziert wurde, fanden sich Hinweise, daß eine post-

Tabelle 3. Mögliche Indikationen zur endoskopisch-interventionellen Therapie bei CED

- Akutkomplikationen bei CED
  Toxische Kolondilatation – Dekompression:
→ *versuchsweise in besonderen Situationen*
  Akute Blutung – endoskopische Blutstillung
→ *versuchsweise*

- Chronische Komplikationen der Entzündung
  (Fisteln – Verklebung) obsolet
  Stenosen – Dilatation
→ *indiziert bei Erreichbarkeit, kurzstreckige Stenose*

- Polypöse Läsionen/Adenome
→ *Immer indiziert zum Malignomausschluß bzw. zur Dysplasiediagnostik*

---

interventionelle Therapie mit Azathioprin und Budesonid zu einer deutlichen Verzögerung der Rezidivstenosenbildung führt [17]. Diese vorläufige Beobachtung bedarf jedoch einer Bestätigung, bevor entsprechende Empfehlungen abgegeben werden können.

In der Tabelle 3 sind die möglichen Indikationen zur endoskopisch interventionellen Therapie in einer Empfehlung zusammengefaßt.

Literatur

1. Blomberg B (1992) Endoscopic treatment modalities in inflammatory bowel disease. Endoscopy 24(6):578–581
2. Riedler L, Wohlgenannt D, Stoss F, Thaler W, Schmid KW (1989) Endoscopic decompression in „toxic megacolon". Surg Endosc 3(1):51–53
3. Blackstone MO, Ridell RH, Rogers BH, Levin B (1981) Dysplasia-associated lesion or mass (DALM) detected by colonoscopy in long-standing ulcerative colitis: an indication for colectomy. Gastroenterology 80(2):366–374
4. Gasche C, Scholmerich J, Brynskov J, et al (2000) A simple classification of Crohn's disease: report of the working party for the World Congress of Gastroenterology, Vienna 1998. Inflamm Bowel Dis 6:8–15
5. Ozuner G, Fazio VW, Lavery IC, Church JM, Hull TL (1996) How safe is strictureplasty in the management of Crohn's disease? Am J Surg 171(1):57–60; disc 60-1
6. Couckuyt H, Gevers AM, Coremans G, Hiele M, Rutgeerts P (1995) Efficacy and safety of hydrostatic balloon dilatation of ileocolonic Crohn's strictures: a prospective longterm analysis. Gut 36(4):577–580
7. Blomberg B, Rolny P, Jarnerot G (1991) Endoscopic treatment of anastomotic strictures in Crohn's disease. Endoscopy 23(4):195–198
8. Ramboer C, Verhamme M, Dhondt E, Huys S, Van Eygen K, Vermeire L (1995) Endoscopic treatment of stenosis in recurrent Crohn's disease with balloon dilation combined with local corticosteroid injection. Gastrointest Endosc 42(3):252–255
9. Junge U, Zuchner H (1994) Endoscopic balloon dilatation of symptomatic strictures in Crohn's disease (see comments). Dtsch Med Wochenschr 119(41):1377–1382
10. Williams AJ, Palmer KR (1991) Endoscopic balloon dilatation as a therapeutic option in the management of intestinal stricture resulting from Crohn's disease. Br J Surg 78(4):453–454
11. Kozarek RA (1986) Hydrostatic balloon dilatation of gastrointestinal stenoses: a national survey. Gastrointest Endosc 32(1):15–19
12. Strebbing JF, Jewell DP, Kettlewell MG, Mortensen NJ (1995) (1995) Recurrence and reoperation after strictureplasty for obstructive Crohn's disease: long-term results [corrected] [published erratum appears in Br J Surg 1996 Jan; 83(1):131]. Br J Surg 82(11):1471–1474
13. Yamamoto T, Keighley MR (1999) Long-term results of strictureplasty without synchronous resection for jejunoileal Crohn's disease. Scand J Gastroenterol 34(2):180–184
14. Kelly SM, Hunter JO (1995) Endoscopic balloon dilatation of duodenal strictures in Crohn's disease. Postgrad Med J 71(840):623–624
15. Matsui T, Hatakeyama S, Ikeda K, Yao T, Takenaka K, Sakurai T (1997) Long-term outcome of endoscopic balloon dilatation in obstructive gastroduodenal Crohn's disease. Endoscopy 29(7):640–645
16. Murthy UK (1991) Repeated hydrostatic balloon dilation in obstructive gastroduodenal Crohn's disease. Gastrointest Endosc 37(4):484–485
17. Raedler A, Peters I, Schreiber S (1997) Treatment with azathioprin and budesonide prevents reoccurence of ileocolonic stenosis after endoscopic dilatation in Crohn's disease. Gastroenterology 112:A1067

Longo versus Milligan-Morgan

J. Meier zu Eissen

Mendelssohnstraße 26, 30173 Hannover

Longo versus Milligan-Morgan

Summary. Hemorrhoid mucosectomy with the stapler is a further method of closed hemorrhoid surgery that extends the available spectrum of hemorrhoid operations. It achieves good results when the indication has been unequivocally established. It is indicated especially in third-degree hemorrhoids, and more rarely, in second- and fourth-degree hemorrhoids. The Milligan-Morgan operation remains valuable and should be used especially in prolapsing solitary hemorrhoid plexus.

Key words: Hemorrhoids – Stapler operation – Results

Zusammenfassung. Die Hämorrhoidal-Mukosektomie mit dem Stapler stellt eine weitere geschlossene Hämorrhoidenoperation dar. Sie ergänzt das Spektrum der Hämorrhoidenoperationen und weist bei exakter Indikationsstellung gute Erfolge auf. Die Indikationsstellung ist besonders im Bereich der Hämorrhoiden 3. Grades zu finden, seltener im Bereich der Hämorrhoiden 2. bzw. 4. Grades. Die Operation nach Milligan-Morgan hat weiterhin ihren Stellenwert und sollte besonders bei prolabierenden Hämorrhoiden verwendet werden.

Schlüsselwörter: Hämorrhoiden – Stapler-Operation – Ergebnisse

1993 entwickelte *Longo* die Stapler-Hämorrhoidektomie. Bei diesem Verfahren wird das überquellende Schleimhautgebiet des Hämorrhoidenbereiches partiell exstirpiert und das prolabierende Anoderm indirekt reponiert und fixiert.

Wir verwenden für dieses Verfahren folgende Instrumentarien:

Zum einen verwenden wir das hintere Blatt des Vaginal-Spekulums, 4 kurze Babcock-Klemmen, 1 Nadelhalter, Pinzetten und die 33-mm-Stapler von Ethicon sowie den 32-mm-Stapler von Auto Suture.

Kann ein prolabierender Hämorrhoidal-Mukosaprolaps komplikationslos reponiert werden ohne das Indurationen nachgewiesen werden können, fassen wir bei 3, 6, 9 und 12 Uhr das Anoderm mit Babcock-Klemmen und luxieren diese etwas nach außen. Mit dem Vaginal-Spekulum wird der Analkanal jetzt segmentartig eingestellt und bei 11 Uhr in Steinschnittlage beginnend eine Tabaksbeutelnaht, jeweils ca. 4 cm oberhalb der Linea dentata angelegt. Es ist darauf zu achten, dass zwei bis drei Stichpositionen oberhalb der Beckenbodenetage liegen. Sonst ist ein Hereinziehen des Anoderms in den Analkanal nicht möglich. Nach Legen der Tabaksbeutelnaht wird der Stapler eingeführt und die Tabaksbeutelnaht distal der Druckfläche verknüpft. Das Gerät wird geschlossen, jetzt warten wir ca. 60 Sek. und schneiden dann mit dem Gerät. Bei geschlossenem Messer werden jetzt nochmals 60 Sek. gewartet und das Gerät dann entfernt. Bei diesem Verfahren haben wir kaum noch nennenswerte intraoperative Blutungen. Für ca. 24 Stunden legen wir einen blutstillenden Kunststoffschwamm ein.

Wir haben in der Zeit von November '98 bis Januar '00 121 Operationen in dieser Methode durchgeführt (Tabelle 1).

Die Hauptindikationen sind in der Tabelle 2 dargestellt. Zunehmend kombinieren wir dieses Verfahren mit Fissurektomien oder Adenomabtragungen. Auch für den sogenannten latenten oder inneren Rektumprolaps eignet sich dieses Verfahren in einigen Fällen.

In Tabelle 3 zeigen wir unsere Komplikationen.

Die 21 intraoperativen Blutungen stellen eigentlich keine typische Komplikation dar, da es bei Hämorrhoidektomien auch bei anderen Methoden stärker bluten kann. Diese Komplikationen treten nach Einführung der 2 × 60 Sek. Wartezeit in den Hintergrund. Die postoperativen Blutungen konnten mit Tamponaden zum Stehen gebracht werden. Der sogenannte Nahtbruch, hier prolabiert das Anoderm wieder und reißt in der Klammernahtreihe aus, trat in drei Fällen auf. Einmal musste dieses operativ mit einer U-Läppchen-Plastik versorgt werden. Teilweise auftretende postoperative fibrotische Veränderungen konnten mit der Schlinge entfernt werden (Tabelle 4).

Mariskenwerden von uns nur in seltenen Fällen angegangen, sodass wir postoperativ auch nur drei Mal eine Revision durchführten. Einmal trat in unserem Patientengut eine submuköse Fistel auf, die längs gespalten werden musste.

Die Ergebnisse der Stapler-Methode sind bei exakter Indikation als gut anzusehen. Es sollten hauptsächlich Hämorrhoiden vom Stadium 3 operiert werden. In einzelnen Fällen können auch therapieresistente Plexus vom Stadium 2 mitversorgt werden. Fixierte Hämorrhoiden und Analprolapsformen vom Stadium 4 mit Fibrosierungen und ausgedehnten subanodermalen Thrombosierungen eignen sich für dieses Verfahren nicht.

Tabelle 1. Hämorrhoid-Mukosektomie mit Stapler

121 Patienten	
73 m	48 w

Tabelle 2. Indikationen

Hämorrhoidal-/Analprolaps	91
Mukosaprolaps	16
Hämorrhoiden mit Fissur ohne andere Veränderungen	14

Tabelle 3. Komplikationen

intraoperative Blutungen	21 (17%)
postoperative Blutungen	4 (0,3%)
Nahtbruch	3 (0,2%)
Fibrombildungen	2 (0,1%)
Mariskenbildung	8 (0,7%)
Fistelbildung	1 (0,08%)

Tabelle 4. Operationen

Umstechung	21
Nachnaht	1
Fibromexstirpationen	2
Marisken	3
Fistel	1

Welchen Stellenwert hat die Operationsmethode nach Milligan-Morgan?

Sie stellt bei solitären Hämorrhoiden für uns immer noch das Mittel der Wahl dar. Zirkulär auftretende Hämorrhoiden werden von uns nicht nach Milligan-Morgan operiert. Hier verwenden wir die U-Läppchen-Plastik oder den Stapler. Solitäre Hämorrhoiden können nach Milligan-Morgan versorgt werden und stellen daher noch eine gute günstige, auch wirtschaftlich zu vertretende Alternative zu den anderen Methoden dar, zumal sie auch gut ambulant durchgeführt werden können. Diese Methode ist auch leicht zu erlernen.

Solitär abgetragene Hämorrhoiden nach der Methode von Milligan-Morgan führten wir im Berichtszeitraum in 73 Fällen durch (Tabelle 5). Das hier besonders das weibliche Geschlecht

Tabelle 5. Operation nach Milligan-Morgan

73	
32 m	41 w

Tabelle 6. Kombinationen

Marisken	12
Fissur	14
Fibrom	16

überwiegt liegt daran, dass die vorderen prolabierenden Hämorrhoiden bei 11 Uhr häufiger hier zu finden sind. In der Tabelle 6 zeigen wir die Fälle auf, in denen wir Kombinationseingriffe bei diesem Schritt durchgeführt haben. Postoperative Blutungen konnten mit Tamponaden bzw. mit Elektrokoagulation zum Stehen gebracht werden. Sie traten in 16,4% der Fälle auf. Wundheilungsstörungen, in 8% der Fälle auftretend, mussten mit entsprechenden Wundtoiletten bzw. Salbenbehandlungen versorgt werden. Wir haben im Berichtszeitraum 73 Mal die Operation nach Milligan-Morgan, 121 Stapler-Operationen und 184 U-Läppchen-Plastiken durchgeführt. Wir sehen die Stapler-Operation von der Indikation her zwischen beiden Operationsmethoden liegend. Wir verwenden sie zunehmend dort, wo die Milligan-Morgan-Operation nicht ausreichend ist und wo eine Operation in der U-Läppchen-Plastik nicht unbedingt indiziert erscheint.

Literatur

Arnold K (1980) Therapeutische Möglichkeiten bei Hämorrhoidalleiden. Therapiewoche 30: 3888

Fansler WA, Anderson SK (1933) A plastic operation for certain types haemorrhoids. Jama 101: 1064

Fazio VW (2000) Early promise of stapling technique for haemorrhoidectomy. Lancet 355: 768–770

Longo A (1998) Treatment of haemorrhoids disease by reduction of mucosa and haemorrhoidal prolapse with a circular suturing device: a new procedure. 6th World Congress of Endoscopie Surgery. Rom, June 3–6: 777–784

Mehigan BJ, Morison JRT, Hartley JE (2000) Stapling procedure for haemorrhoids Versus Milligan Morgan haemorrhoidectomy: randomised controlled trial. Lancet 355: 7852–7855

Milligan ETC, Morgan CN, Jones LE Officer R (1937) Surgical anatomy of the analcanal and the operative treatment of haemorrhoids. Lancet 2: 1119

Parks AG (1956) The surgical treatment of haemorrhoids. Jama 101, 1064

Erfahrungen mit der Stapler-Operation nach Longo im Belegkrankenhaus

J. J. Kirsch, G. Staude und A. Herold

Enddarm-Zentrum Mannheim, B 2, 15-16, 68159 Mannheim

Experiences with the Stapler Hemorrhoidectomy to Longo

Summary. In a prospective study, advantages and disadvantages of the stapler hemorrhoidectomy (SH) are compared with the Milligan-Morgan (MM) procedure on 300 patients (150 : 150) with reducible anal prolapse. The advantages of SH: less analgesics required, shorter stay in hospital, quicker reconvalescence and less complications. Long-term results are still missing. Disadvantageous are the blind operation procedure and the high costs.

Key words: Stapler hemorrhoidectomy – Longo – Milligan-Morgan – Anal prolapse

Zusammenfassung. Vor- und Nachteile der Stapler-Hämorrhoidektomie (SH) werden mit der OP nach Milligan-Morgan (MM) an 300 Patienten (150 : 150) verglichen. Vorteile der SH sind: geringerer Analgetika-Verbrauch, kürzerer Klinikaufenthalt, schnellere Rekonvaleszenz und weniger Komplikationen. Langzeitergebnisse fehlen. Nachteilig sind das nicht-einsehbare OP-Feld und die höheren Kosten.

Schlüsselwörter: Stapler-Hämorrhoidektomie – Longo – Milligan-Morgan – Analprolaps

Operationsbedürftige Hämorrhoiden, also der Analprolaps bilden naturgemäß in unserer ausschließlich Enddarm-chirurgisch ausgerichteten Einrichtung mit über 27% aller stationären Eingriffe einen beachtlichen Schwerpunkt.

Enddarm-Zentrum Mannheim 1999	
Patienten ambulant	17 764
Patienten stationär	1 418
– Hämorrhoidektomien	398
– davon Stapler	313

In der Vergangenheit operierten wir diese – je nach Ausdehnung des Prolaps – mit der U-Lappen-Plastik nach Fansler-Arnold oder mit der Segment-Hämorrhoidektomie nach Milligan-Morgan. Die subanodermale Hämorrhoidektomie nach PARKS haben wir seit einigen Jahren verlassen.

Im Spätsommer 1998 begannen wir mit der Stapler-Hämorrhoidektomie nach Koblandin und Longo. Hierfür standen uns zwei Geräte zur Verfügung:

- das speziell für die Stapler-Hämorrhoidektomie entwickelte Einmalgerät der Firma Ethicon: Proximate HCS (Magazin-Durchmesser: 33 mm)
- und das heute in der kolorektalen Abdominal-Chirurgie kaum mehr verwendete Metallgerät der Firma Auto Suture mit auswechselbarem Einzel-Magazin: EEA + EEA 31 (Magazin-Durchmesser: 31 mm).

Nach einer mehrwöchigen Lernphase verglichen wir ab Herbst 1998 unsere Stapler-Ergebnisse mit denen der U-Lappen-Plastik und der Hämorrhoidektomie nach Milligan-Morgan. Die ersten Daten stellte mein Partner Staude auf der letzten CACP-Tagung in Innsbruck vor; den aktuellen Vergleich präsentiert er auf diesem Kongress mit einem Poster.

Gerade für die tägliche Routine ist jedoch der Vergleich zwischen Stapler und dem klassischen Verfahren nach Milligan-Morgan entscheidend. Ich stelle Ihnen deshalb unsere Ergebnisse bei jeweils 150 Operierten vor. Dabei haben wir verglichen

- Eingriffsdauer und intraoperative Komplikationen
- Analgetika-Verbrauch
- Klinikaufenthalt und Arbeitsunfähigkeit
- Früh- und Spätkomplikationen bis zu 6 Monaten postoperativ.

Nach dem Ausschluss proktologischer Zusatzerkrankungen unterschieden sich die zwei Kollektive nicht (Tabelle 1).

Tabelle 1

Milligan-Morgan: 150		Longo: 150	
männlich	88	männlich	91
weiblich	62	weiblich	59
Alter (gewichtetes Mittel	26–72 Jahre 48,5 Jahre)	Alter (gewichtetes Mittel	24–73 Jahre 44,9 Jahre)

Ergebnisse

Der durchschnittliche Zeitbedarf ist mit etwas mehr als 16 Minuten bei beiden Verfahren gleich, wobei die Hämorrhoidektomie nach Milligan-Morgan immer an allen drei typischen Positionen erfolgte (Abb. 1).

Die Stapler-Operierten benötigten signifikant weniger Analgetika – mit einer großen individuellen Streubreite (Abb. 2). Immerhin gaben 12% der Patienten nach Stapler überhaupt keine Schmerzen an. Resultierend daraus erfolgte die Entlassung dieser Patienten durchschnittlich 2 Tage früher; ähnliches gilt für die poststationäre Arbeitsunfähigkeit: 4 Tage bzw. 7 Tage (Abb. 1).

Technische Komplikationen traten lediglich einmal durch Bruch des messerführenden Plastikringes auf (Ethicon-Stapler). Allerdings wurde in der Pilotphase zweimal die Tabaksbeutelnaht versehentlich proximal der Andruckplatte geknüpft. Zwar wird dann wohl Gewebe reseziert, allerdings nicht die prolabierenden Hämorrhoiden. Die zwei Geräte sind gleich gut verwendbar. Die Differenz der Magazine (2 mm) sind in der täglichen Praxis bedeutungslos; entscheidend ist das Fassungsvermögen des Magazins.

Operationsbedingte Komplikationen sind zunächst intraoperative Blutungen aus der Klammernaht; sie sistieren meist spontan. 4-mal (2,3%) war allerdings eine Umstechung notwendig, 19-mal (13%) genügte eine elektro-chirurgische Blutstillung.

Zu *postoperativen* Blutungen mit notwendiger Revision in den ersten 4 postoperativen Tagen kam es beim Stapler in 1 Fall (0,7%), bei MM in 4 Fällen (2,7%). Perianale Hämatome, Thrombosen und Ödeme sind nach Stapler insgesamt deutlich seltener; 2 partielle Nahtdehiszenzen wurden in der Pilotphase beobachtet. Miktionsstörungen bis zur notwendigen Katheterisierung

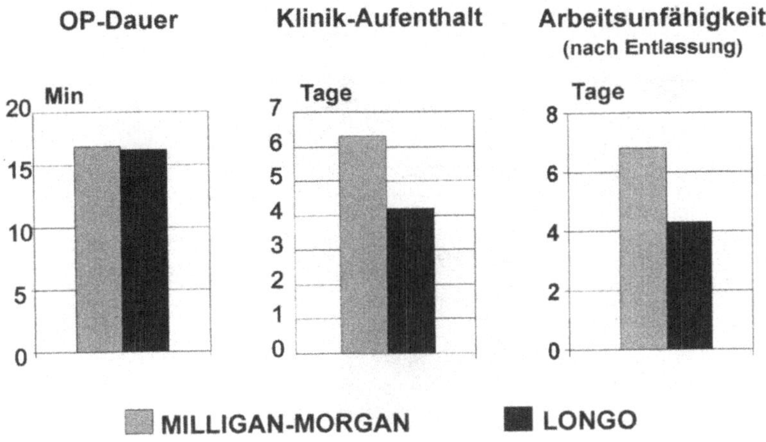

Abb. 1. Durchschnittlicher Zeitbedarf: Klinik-Aufenthalt und Arbeitsunfähigkeit erheblich verkürzt nach Stapler-Hämorrhoidektomie – bei gleicher Operationsdauer

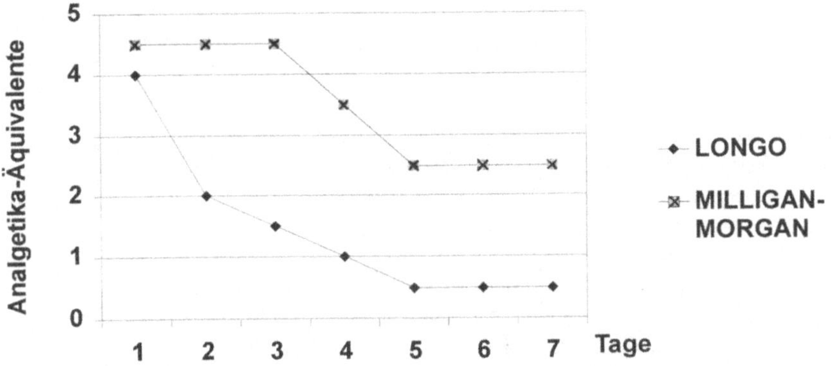

Abb. 2. Durchschnittlicher postoperativer Analgetikaverbrauch nach Hämorrhoidektomie. Nach Stapler-Hämorrhoidektomie deutlich verminderter Analgetikabedarf

Tabelle 2. Postoperative Frühkomplikationen (1.–4. Tag)

	Milligan-Morgan 150		Longo 150	
Blutung (Revision)	4	2,7%	1	0,7%
Hämatome*	8	5,3%	0	0,0%
Thrombosen*	3	2,0%	1	0,7%
Ödem*	7	4,7%	4	2,7%
Dysurie	28	19,0%	5	3,3%
Inkontinenz (temporär)	16	10,7%	15	10,0%

* tlw. kombiniert

werden bekanntlich von der Anästhesie (Infusionsmenge) weit mehr beeinflusst als von der Operationsmethode. Trotz gleicher Anästhesie traten entsprechende Probleme aber bei den MM-Patienten deutlich häufiger auf (19% statt 3,3%) (Tabelle 2).

Vorübergehende Inkontinenzsymptomatik fand sich bei beiden Gruppen in etwa 10% aller Fälle. Bei der postoperativen Kontrolle nach 2 Wochen allerdings waren diese bei den Stapler-Patienten verschwunden, während 3 MM-Patienten darüber noch weitere 2 Wochen klagten.

Nach einem Monat beschwerten sich einige der MM-Operierten immer noch über Wundsekret und Schmerzen, nach Stapler beobachteten wir dies nicht. Nach MM mussten 2 Patienten

Tabelle 3. Postoperative Spätkomplikationen (1–6 Monate)

	Milligan-Morgan 149		Longo 148	
Schmerzen (1 Monat)	11	8%	1	0,7%
Sekret (1 Monat)	9	6%	0	0,0%
Narbenstenose-OP (2 Monate)	2	1%	3	2,0%
Mariske (6 Monate)	23	15%	1	0,5%

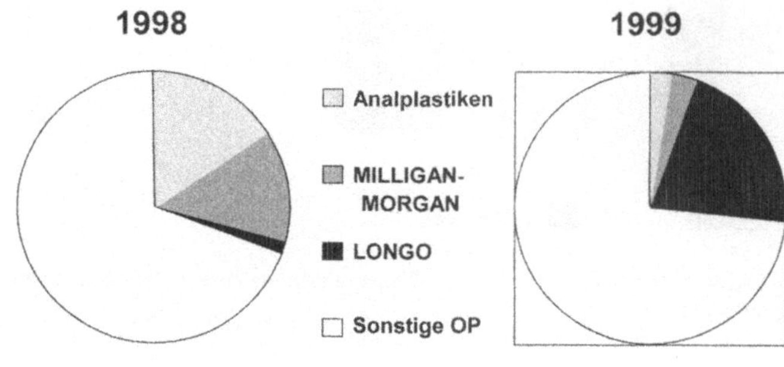

Abb. 3. Stationäre Hämorrhoidektomien. Einschneidende Veränderung des operativen Vorgehens beim Analprolaps zugunsten der Stapler-Hämorrhoidektomie

wegen einer Narbenstenose operativ revidiert werden, ebenso 3 Stapler-Patienten. Eine muskuläre hohe Stenose bemerkten wir während der Pilotphase nach einigen Wochen. Hier war offensichtlich die Tabaksbeutelnaht zu tief, d. h. bis in die Muskulatur gelegt worden. Nach 5 Monaten war diese Stenose jedoch wieder symptomlos (Tabelle 3).

Wesentliche Unterschiede beider Verfahren sahen wir darüber hinaus im kosmetischen Ergebnis. Während nach der MM-OP eines kompletten Analprolaps gelegentlich Mariske zurückbleiben, ist dies beim Stapler praktisch ausgeschlossen – vorausgesetzt, der Prolaps ist präoperativ komplett reponibel.

Zusammengefasst sind die Vorteile der Stapler-Hämorrhoidektomie gegenüber der Segment-Hämorrhoidektomie nach Milligan-Morgan eindeutig:

- weniger Schmerzen
- kürzerer Klinikaufenthalt
- schnellere Rekonvaleszenz
- weniger Komplikationen.

Nachteilig für den enddarm-chirurgisch Ungeübten ist das nicht-einsehbare OP-Gebiet. Hier besteht ein erhebliches Risiko, dass die gute Methode durch chirurgische Unerfahrenheit in Verruf gerät.

Dazu kommen die wesentlich höheren Sachkosten – mit dem Ethicon-Gerät noch deutlich höher als für das EEA-Magazin von Auto Suture. Die Stapler-Hämorrhoidektomie stellt keine vertragsärztliche Leistung dar – auch nach Auskunft der Kassenärztlichen Bundesvereinigung; dies gilt nicht nur für Beleg-, sondern auch für Hauptabteilungen! Daher können wir dieses Verfahren unseren Kassenpatienten nur nach einer privatärztlichen Honorarvereinbarung anbieten. Aufgrund der besonderen Vorteile dieses Verfahrens wird diese Regelung nahezu problemlos von den Patienten akzeptiert.

Insgesamt hat sich innerhalb weniger Monate unser Operationsspektrum beim Analprolaps einschneidend geändert: Unsere bisherigen Standardverfahren U-Lappen-Plastik und Milligan-Morgan sind gegenüber der Stapler-Hämorrhoidektomie in den Hintergrund getreten (Abb. 3).

Literatur beim Verfasser.

Formen der anorektalen Inkontinenz

A. Herold

Enddarmzentrum Mannheim, B 2, 15, 68159 Mannheim

Etiology of Anal Incontinence

Summary. Incontinence is clinically differentiated in: (1) continent, (2) incontinent for gas (1°), (3) incontinent for liquids (2°) and (4) incontinent for solid stool (3°). Despite this classification being very practical, it is no longer sufficient to describe the etiology of anal incontinence. An etiology-based classification differentiates as follows: (1) changed stool consistency, (2) disturbed capacity and compliance, (3) disturbed sensibility, (4) disturbed pelvic floor function, (5) disturbed sphincter function, (6) combinations of 1 to 5. In addition, for surgical interests, this should be orientated more towards therapy, differentiating colon and rectum from pelvic floor, sphincter and sensibility.

Key words: Incontinence – Anal – Sphincter – Etiology

Zusammenfassung. Unterschiedliche Formen der analen Inkontinenz lassen sich klinisch definieren: 1. kontinent, 2. Inkontinenz für Gase (1°), 3. Inkontinenz für flüssigen Stuhl (2°), 4. Inkontinenz für geformten Stuhl (3°). Trotzdem diese Differenzierung praktisch ist, wird sie dem heutigen Wissen über die Ätiologie nicht mehr gerecht. Eine ätiologie-basierte Einteilung lässt sich wie folgt skizzieren: 1. Veränderte Stuhlkonsistenz, 2. Gestörte Kapazität und Compliance, 3. Gestörte Sensibilität, 4. Gestörte Beckenbodenfunktion, 5. Gestörte Sphinkterfunktion, 6. Kombinationen aus 1. bis 5. In Hinblick auf die Behandlung könnte eine therapie-orientierte Ergänzung dieser Strukturierung für Chirurgen zweckmäßig sein. Hierbei ist eine Differenzierung in Kolon/Rektum und Beckenboden, Sphinktermuskulatur und Sensibilität angezeigt.

Schlüsselwörter: Inkontinenz – Anal – Ätiologie – Sphinkter

Anorektale Inkontinenz ist die Unfähigkeit den Stuhl willkürlich zurückzuhalten und Ort und Zeit der Entleerung selbst zu bestimmen – eine essentielle Störung der Voraussetzung menschlicher Sozialisation.

Die Häufigkeit der analen Inkontinenz wird in der Literatur sehr unterschiedlich angegeben: so reichen die Angaben von 1,7 Promille bei jüngeren Patientinnen bis zu 31 Prozent bei älteren Heimbewohnern. Somit dürften in der Bundesrepublik Deutschland anhand niedriger Schätzungen über 1 Million Menschen betroffen sein.

Um die unterschiedlichen Formen der analen Inkontinenz einzuteilen, bieten sich folgende Möglichkeiten: groborientierend, traditionell, ätiologie-basiert und therapie-orientiert.

Eine groborientierende Definition die zur Differenzierung der unterschiedlichen Formen geeignet – und weit verbreitet – ist, bedient sich einer klinischen Einteilung anhand der Patientenanamnese:

1. kontinent
2. Inkontinenz für Gase (entsprechend Inkontinenz 1°)
3. Inkontinenz für flüssigen Stuhl (entsprechend Inkontinenz 2°)
4. Inkontinenz für geformten Stuhl (entsprechend Inkontinenz 3°)

Die zusätzliche Angabe der Häufigkeit der Inkontinenzereignisse ermöglicht eine weitere Kategorisierung. Da diese Unterscheidung noch zu ungenau ist, sollte ein Kontinenzscore verwendet werden, z. B. der CACP-Kontinenz-Score (Chirurgische Arbeitsgemeinschaft für Coloproktologie) oder CCS-Inkontinenz-Score (Cleveland Clinic). Dies verbessert die inter- und intraindividuelle Vergleichbarkeit.

Durchsucht man die Lehrbücher der letzten 20 Jahre so findet man unterschiedliche Einteilungen, in welchen sich überwiegend folgende Formen unterscheiden lassen: Muskulär, myogen, neurogen, sensibel, psychoorganisch, idiopathisch und kombiniert.

Diese Einteilungen werden jedoch den Anforderungen der heutigen Zeit nicht mehr gerecht.

Es ist sinnvoll die unterschiedlichen Erscheinungsformen der Inkontinenz an den Faktoren zu orientieren, die die Kontinenz mit beeinflussen: die Stuhlfrequenz, die Stuhlkonsistenz, die Sphinkterkraft, die anorektale Sensibilität, die Rektumkapazität sowie die Koordination. Hiermit wird die Ursache der Störung bzw. seine Ätiologie bereits bei der Einteilung mitberücksichtigt:

1. *Veränderte Stuhlkonsistenz:* Irritables Kolon, Chronisch entzündliche Darmerkrankungen, Infektiöse Diarrhoe, Laxantienabusus, Strahlenenteritis, Malabsorption, Kurzdarmsyndrom

2. *Gestörte Kapazität und Compliance:* verändertes Reservoir, Ischämie, Tumor, externe Kompression, Kollagenose

3. *Gestörte anorektale Sensibilität:* Demenz, Trauma, Neuropathie, Kooprostase, Enkopresis

4. *Gestörte Beckenbodenfunktion:* Denervation, Descending perineum, Analatresie, Myelomeningzele, Spina bifida, Rektumprolaps, chronische Obstipation, Alter

5. *Gestörte Sphinkterfunktion:* Sphinkterdefekt, Sphinkterdegeneration, Tumor, Entzündung

6. *Kombinationen* aus 1. bis 5.

Gerade im Hinblick auf die später erforderliche Therapie könnte eine Ergänzung der obigen Strukturierung für chirurgische Interessen zweckmäßig sein:

1. *Kolon und Rektum:*
1.1 Stuhlkonsistenz (s. o.)
1.2 Rektumkapazität und -compliance (s. o.)

2. *Beckenboden:*
2.1 Gesamter Beckenboden
   a) Beckenboden-Denervation: Pudendus Neuropathie, Pudendus Läsion, zentrale Nervenläsion, deszendiertes Perineum.
   b) Kongenitale Schäden: Analatresie, Spina bifida, Z. n. Morbus Hirschsprung, Myelomeningozele
   c) Sonstiges: Rektumprolaps, chronische Obstipation, Alter, Fehlkoordination.

2.2 Sphinktermuskulatur
   a) Sphinkterdefekt: Geburtstrauma, anorektale Chirurgie, Pfählungsverletzung
   b) Sphinkterdegeneration: Internussklerose, Hypotrophie
   c) Tumor: tiefes Rektumkarzinom, Analkarzinom
   d) Entzündung: Morbus Crohn, Fisteln
2.3 Sensibilität
   a) Neurologische Ursachen: Demenz, Trauma, Tumor, Neuropathie, Tabes dorsalis, Multiple Sklerose
   b) Überlaufinkontinenz: Koprostase, Enkopresis, motilitätshemmende Medikation

3. Kombinationen:
   Descensus perinei – Pudendusneuropathie – Hypotrophie
   Innerer Prolaps – Descensus perinei – fehlende Sensibilität
   Sphinkterotomie – Fistel – Rektumkarzinom
   Alter – Multipara – Descensus perinei – Diabetes
   Demenz – Medikamente – Koprostase – Überlaufinkontinenz
   Geburtstrauma – Obstipation – Neuropathie
   u.v.a.

Gelingt es die Inkontinenz in obiges Raster einzuteilen, so wird hierdurch die Ausrichtung der erforderlichen Therapie erleichtert. Ist dagegen eine mögliche Ursache nicht bekannt, so wird die Therapie fehlschlagen. Nur eine umfassende Kenntnis der möglichen Ursachen ermöglicht eine zielgerichtete Diagnostik und hiervon wiederum abhängige Therapie.

Zusammenfassung

Unterschiedlichen Formen der analen Inkontinenz lassen sich klinisch definieren: 1. kontinent, 2. Inkontinenz für Gase (1°), 3. Inkontinenz für flüssigen Stuhl (2°), 4. Inkontinenz für geformten Stuhl (3°). Trotzdem diese Differenzierung praktisch ist, wird sie dem heutigen Wissen über die Ätiologie nicht mehr gerecht. Eine ätiologie-basierte Einteilung lässt sich wie folgt skizzieren: 1. Veränderte Stuhlkonsistenz, 2. Gestörte Kapazität und Compliance, 3. Gestörte Sensibilität, 4. Gestörte Beckenbodenfunktion, 5. Gestörte Sphinkterfunktion, 6. Kombinationen aus 1. bis 5. In Hinblick auf die Behandlung könnte eine therapie-orientierte Ergänzung dieser Strukturierung für Chirurgen zweckmäßig sein. Hierbei ist eine Differenzierung in Kolon/Rektum und Beckenboden, Sphinktermuskulatur und Sensibilität angezeigt.

Literatur

Felt-Bersma RJF, Cuesta MA (1994) Faecal incontinence 1994: which test and which treatment. Neth J Med 44:182–188
Gordon PH (1999) Anal Incontinence, in: Gordon PH, Nivatvongs S. Principles and Practice of Surgery for the Colon, Rectum and Anus, Quality Medical Publishing, St. Louis
Herold A, Bruch H-P (1996) Stufendiagnostik der anorektalen Inkontinenz, Zentralbl Chir 121:632–638
Jorge JM, Wexner SD (1993) Etiology and management of fecal incontinence. Dis Colon Rectum 36:77–97
Karulf RE, Coller JA, Bartolo DCC (1991) Anorectal Physiology Testing A Survey of Availability and Use. Dis Colon Rectum 34:464–468

Zu den Hauptvorträgen wurden die folgenden FREIEN VORTRÄGE gehalten, die in Kurzfassung angefügt werden.

Die Dynamische Gracilisplastik – eine weitere Alternative zur Kontinenzverbesserung

U. Bühligen und J. Bennek

Klinik und Poliklinik für Kinderchirurgie, Universitätsklinikum Leipzig AöR, Oststraße 21–25, 04317 Leipzig

The Dynamic Graciloplasty – Another Alternative for the Improvement of Continence

Summary. By subcutaneous implantation of a neuromuscular stimulator, the function of the new transposed sphincter is improved. The plastic of the muscle takes place beneath rectomanometric control (four channels) and pO_2-measuring, to optimate the configuration of the muscle sling. The pO_2-measuring is continued postoperatively for 5 days and gives information about oxygen use in the transposed muscle. Postoperative development is controlled by rectomanometry. After an exercise with adequate modification of the muscle to raise the muscular tone, it is possible to reach a good continence efficiency.

Key words: Continence improvement operation – Dynamic graciloplasty – Internal stimulator – Childhood

Zusammenfassung. Durch die subcutane Implantation eines Neuromuskulären Stimulators verbessert sich die Funktion des transponierten neuen Schließmuskels. Wir berichten über sechs erfolgreich durchgeführte Eingriffe. Intraoperativ erfolgt die Muskelplastik unter rektomanometrischer Kontrolle (4-kanalig) und pO_2-Messung zur Optimierung der Konfiguration der Muskelschlinge. Postoperativ wird die pO_2-Messung über fünf Tage fortgeführt und gibt Aufschluß über die Sauerstoffversorgung im transponierten Muskel. Postoperativ wird mittels Rektomanometrie kontrolliert. Nach einem Training mit entsprechender Muskelumwandlung zur Tonuserhöhung gelingt es, eine gute Kontinenzleistung zu erreichen.

Schlüsselwörter: Kontinenzverbessernde Operation – Dynamische Gracilisplastik – Interner Stimulator – Kindesalter

Funktionsstörungen des unteren Harntraktes und sexuelle Störungen nach Operationen von rektosigmoidalen Karzinomen

J. Isenberg, U. Schneider, U. Engelmann, H. Pichlmaier und H. W. Keller

Abteilung für Allgemeine, Visceral-, Thorax- und Unfallchirurgie, Malteser-Krankenhaus, Von-Hompesch-Straße 1, 53123 Bonn

Disturbed Micturition and Sexual Disorders Following Operative Treatment of Rectosigmoid Carcinoma

Summary. Disturbed micturition and sexual disorders following sigmoid resection, anterior resection and abdominoperineal resection of rectum were recorded retrospectively in 267 patients with rectosigmoid carcinoma. Fifty-three patients with rectal carcinoma were investigated prospectively, before anterior or abdominoperineal resection, as well as 2 weeks and 3 months after operative treatment. Dysfunctions after sigmoid resection were seen in only single cases. Following anterior resection, disturbed micturition was found in 25% of patients, and sexual disorders in 50% of men and 20% of women. After abdominoperineal resection, disturbed micturition was recorded in 30% of patients, and disturbances of sexual function in 90% of men and 25% of women. Nearly all complaints could be treated sufficiently. Early urological diagnostics and therapy led to a distinct improvement in patient contentment.

Key words: Disturbed micturition – Sexual disorders – Rectal carcinoma

Zusammenfassung. Blasenentleerungsstörungen und sexuelle Funktionsstörungen nach Sigmaresektion, nach anteriorer Rektumresektion und Rektumexstirpation wurden bei 267 Patienten retrospektiv erfaßt. 53 Patienten mit einem Rektumkarzinom wurden präoperativ sowie zwei Wochen und drei Monate nach dem Eingriff untersucht. Störungen nach Sigmaresektion lagen nur ausnahmsweise vor. Blasenentleerungsstörungen nach anteriorer Resektion betrafen jeden vierten Patienten, sexuelle Störungen die Hälfte der Männer und ein Fünftel der Frauen. Nach Rektumexstirpation fanden sich Blasenentleerungsstörungen in 30%, eine gestörte Sexualfunktion bei 90% der Männer und einem Viertel der Frauen. Fast ausnahmslos konnten die Beschwerden therapiert werden. Die frühzeitig durchgeführte urologische Diagnostik und Therapie führten zu einer relevanten Verbesserung der Patientenzufriedenheit.

Schlüsselwörter: Blasenentleerungsstörung – Sexuelle Funktionsstörungen – Rektumkarzinom

Welche Auswirkungen haben postoperative Komplikationen? – eine Analyse bei elektiven kolorektalen Resektionen

O. Hansen, M. Metzelder und W. Stock

Abteilung für Chirurgie, Marien-Hospital, Rochusstraße 2, 40479 Düsseldorf

Which Effects Cause Postoperative Complications? – An Analysis of Colorectal Resections

Summary. *Question.* In unselected patients, the effects of postoperative morbidity (slight as well as severe, general and local complications) following elective colorectal resections were investigated. *Results.* From 1991 to 1999, 100 elective colorectal resections were performed. Patients with a single postoperative wound infection showed a prolongation of average hospital stay from 16.1 to 24 days ($P = 0.001$). Severe local complications led to a prolongation of the hospital stay of 20 days ($P = 0.0001$). Severe general complications prolonged the hospitalization from 6.7 days to 25.6 days. The single occurrence of general complications (any type) without a local complication did not lead to a prolongation of hospital stay. *Conclusion.* The occurrence of local surgical problems leads to a prolongation of hospital stay. On the other hand, single general complications do not lengthen the hospitalization. The socioeconomic implications of the financial burden on health insurance and absence of the patient from the working process are evident.

Key words: Postoperative complications – Hospitalization – Colorectal surgery

Zusammenfassung. *Fragestellung:* An einem unselektionierten Krankengut wurden die Auswirkungen der postoperativen Morbidität (leichte bzw. schwere allgemeine oder lokale Komplikationen) nach elektiven kolorektalen Resektionen untersucht. *Ergebnisse:* Von 1991 bis 1999 wurden 1100 elektive kolorektale Resektionen durchgeführt. Dabei zeigte sich bei Patienten mit alleinigen postoperativen Wundheilungsstörungen eine Erhöhung der stationären Liegedauer von durchschnittlich 16,1 auf 24 Tage (p = 0,001). Schwere lokale Komplikationen führten zu einer Verlängerung der Hospitalzeit um 20 Tage (p = 0,0001). Demgegenüber erhöhten schwere allg. Komplikationen die stationäre Liegedauer nur um 6,7 Tage auf 25,6 Tage. Das alleinige Auftreten von allgemeinen Komplikationen (jeder Art) ohne das Vorliegen von lokalen Komplikationen führte zu keiner wesentlichen Verlängerung des stationären Aufenthaltes. *Schlußfolgerung:* Das Auftreten von lokalen chirurgischen Problemen führt zu einer deutlichen Verlängerung des stationären Aufenthaltes, während alleinige allgemeine Komplikationen den Krankenhausaufenthalt nicht prolongieren. Die sozioökonomische Bedeutung durch Belastung der Krankenkassen sowie die Entfernung des Patienten aus dem Arbeitsprozeß ist evident.

Schlüsselwörter: Postoperative Komplikationen – Liegedauer – Kolorektale Chirurgie

Lokale Resektion des T1-Rektum-Carcinoms – Ergebnisse fünf bis zehn Jahre nach TEM

H. Raestrup, K. Manncke, M. Koch, G. Buess, B. Mentges und H. D. Becker

Abteilung für Allgemeinchirurgie, Universitätsklinikum, Hoppe-Seyler-Straße 3, 72076 Tübingen

Local Resection of T1-Rectal Cancer – Results 5 to 10 Years After TEM

Summary. Fourhundred and eighty-two patients with rectal tumors were treated by TEM (Transanal Endoscopic Microsurgery) between 1989 and 1994. Follow-up was 100% in 49 T1-carcinomas. Following the lymph node metastasis rate published by Hermanek (3% in well-differentiated rectal carcinomas), we performed radical rectal resection afterwards in only five patients, when safety margins were not proven to be free of tumor. No tumor reoccurred in this group, nor in 31 patients alive and 7 patients dead treated only by TEM. We encountered five local recurrences of carcinoma 3–64 months after TEM, and one early pulmonal and hepatic metastasis without local recurrence.

Key words: Local resection – Rectal carcinoma – Rectoscopy

Zusammenfassung. 482 Patienten wurden von 1989 bis 1994 mit TEM (Transanale Endoskopische Mikrochirurgie) bei Rektumtumoren behandelt. Follow-up-Rate betrug 100% bei 49 T1-Carcinomen. Nach den Ergebnissen von Hermanek (3% L.k.metastasen bei GI und GII) führten wir radikale rektale Nachresektion nur bei 5 Patienten durch, bei denen die Tumorentfernung fraglich nicht im Gesunden war. Ein Lokalrezidiv trat in dieser Gruppe nicht auf, ebensowenig nach alleiniger TEM bei 31 Patienten, die noch leben, sowie 7 Patienten, die zwischenzeitlich verstarben. Wir zählten 5 Lokalrezidive nach 3 bis 64 Monaten (10%) und 1 Fall mit früher hep. und pulm. Metastasierung ohne Lokalrezidiv.

Schlüsselwörter: Lokale Resektion – Rektumcarcinom – Rektoskopie

Lebensqualität bei Rektumkarzinompatienten mit einem temporären Stoma

M. Sailer, E. S. Debus, K.-H. Fuchs und A. Thiede

Chirurgische Universitätsklinik, Josef-Schneider-Straße 2, 97080 Würzburg

Quality of Life in Rectal Cancer Patients with a Temporary Ileostomy

Summary. The aim of this study was to evaluate quality of life (QoL) in patients with a temporary ileostomy following low anterior rectal resection. In a prospective study, 33 consecutive patients with cancer of the rectum were available for assessment. All patients underwent sphincter-sparing rectal resection with the fashioning of a protective ileostomy. QoL was measured before the first operation and at the time of stoma closure, using the GILQI and the EORTC CR38. The results showed that a temporary ileostomy does not seem to have a negative impact on the overall QoL in these patients, and that this kind of operation is well accepted by the vast majority of them.

Key words: Quality of life – Rectal cancer – Ileostomy

Zusammenfassung. Ziel der vorliegenden Studie war die Evaluierung der Lebensqualität bei Patienten mit einem temporären Anus praeter bei Z.n. tiefer anteriorer Rektumresektion. Es wurden 33 konsekutive Patienten mit einem tiefsitzenden Rektumkarzinom prospektiv untersucht. Alle Patienten wurden sphinktererhaltend reseziert und erhielten ein protektives, doppelläufiges Ileostoma. Die Lebensqualität wurde vor dem Erst- sowie Zweiteingriff (Stomarückverlagerung) mittels GILQI und EORTC CR38 gemessen. Die Ergebnisse zeigten, dass die Anlage eines temporären Stomas offensichtlich keinen oder lediglich einen geringen Einfluss auf die Lebensqualität hat und von den meisten Patienten problemlos akzeptiert wird.

Schlüsselwörter: Lebensqualität – Rektumkarzinom – Anus praeter

Funktionelle Nachuntersuchung von rektumresezierten Patienten mit und ohne Colon-J-Pouch

B. Bittorf, U. Stadelmaier, W. Hohenberger und K. E. Matzel

Chirurgische Universitätsklinik, Krankenhausstraße 12, 91054 Erlangen

Functional Results After Rectal Resection with and Without a Colonic J-Pouch

Summary. After low anterior or intersphincteric resection of the rectum due to rectal cancer, continence function was investigated in 40 patients by a standardized questionnaire (24 patients with straight anastomosis, 16 patients with colonic J-pouch; 91 ± 37 weeks postoperatively), and in 69 patients by anorectal manometry (40 patients with straight anastomosis, 29 patients with colonic J-pouch; 28 ± 18 weeks postoperatively). Patients with a colonic J-pouch achieved a significantly better Jorge and Wexner continence score ($P < 0.05$), a higher maximal tolerable volume ($P < 0.01$) and superior rectal compliance ($P < 0.05$). They did not suffer more frequently from evacuation disorders or anastomotic leakages. The colonic J-pouch leads to a superior continence function, at least in the first postoperative years.

Key words: Rectal cancer – Colonic J-pouch – Rectal resection

Zusammenfassung. Mit Hilfe eines standardisierten Fragebogens bei 40 Patienten (24 Pat. mit gerader Anastomose, 16 Patienten mit Colon-J-Pouch, 91 ± 37 Wochen postoperativ) sowie anorektaler Manometrie bei 69 Patienten (40 Pat. mit gerader Anastomose, 29 Pat. mit Colon-J-Pouch, 28 ± 18 Wochen postoperativ) nach tiefer anteriorer oder intersphinktärer Rektumresektion wegen Rektumkarzinom konnten gezeigt werden, daß Patienten mit Colon-J-Pouch einen signifikant besseren Kontinenzscore nach Jorge und Wexner ($p < 0{,}05$), ein größeres maximal tolerables Volumen ($p < 0{,}01$) sowie eine höhere rektale Compliance ($p < 0{,}05$) aufwiesen. Stuhlentleerungsstörungen oder Anastomoseninsuffizienzen traten nicht vermehrt auf, so daß der Colon-J-Pouch in den ersten postoperativen Jahren einen funktionellen Vorteil darstellt.

Schlüsselwörter: Rektumkarzinom – Colon-J-Pouch – Rektumresektion

Intraabdominelle Abszesse (interventionelle vs. chirurgische Verfahren)

Abszeßdiagnostik und -therapie – Chirurgische Diagnostik: Was leistet die perkutane Sonographie?

A. Bunk, H. Bergert, M. Nagel und H. D. Saeger

Klinik und Poliklinik für Viszeral-, Thorax- und Gefäßchirurgie, Universitätsklinikum, Technische Universität Dresden, Fetscherstraße 74, 01307 Dresden

Diagnosis and Therapy of Abscesses. Surgical Diagnosis: What is the Performance of the Percutaneous Ultrasound?

Summary. Reviewing the literature between 1986 and 1999, we analyzed the data of 23 authors who performed ultrasound (US) in 1113 patients for abdominal abscesses (AA). 868 cases, AA's were detected preoperatively, 245 postoperatively. The sensitivity of preoperative US was 88.7%. Diagnostic problems consisted of visualizing multiple interenteric and gas-containing abscesses. Postoperatively, the sensitivity of ultrasound dropped to 84.2% because of typical postoperative intestinal paralysis and the surgical wound. Overall, a sensitivity of 86.4% was found in all 1113 patients with intraabdominal abscesses. In a comparing review of our own patient records, overall sensitivity was 92.3% (preoperatively 94.3%, postoperatively 88.1%). In conclusion, ultrasound is advocated as a very sensitive procedure for finding an intra-abdominal abscess and is the first-line investigation in the diagnostic follow-up.

Key words: Ultrasound – Abscesses detection – Intervention – Abdomen

Zusammenfassung. Anhand einer Literaturrecherche von 1986 bis 1999 analysierten wir die Ergebnisse 23 chirurgischer Autoren, die 1113 Patienten wegen intraabdominaler Abszesse sonographierten. 868 Abszesse wurden präoperativ, 245 Abszesse in der postoperativen Phase diagnostiziert. In der präoperativen Abszeßdiagnostik erreichten die Autoren eine Sensitivität von 88,7%. Schwierigkeiten bestanden im Nachweis multipler interenterischer Abszesse sowie in der vollständigen Abbildung gashaltiger Abszesse. Postoperativ beeinträchtigten zusätzlich die Darmparalyse und bestehende Wundverhältnisse die Ultraschalldiagnostik, so daß lediglich eine Sensitivität von 84,2% erreicht wurde. Daraus resultierte eine mittlere Sensitivität im Abszeßnachweis von 86,4%. Nach eigenen Ergebnissen erreichten wir bezüglich des Abszeßnachweises eine mittlere Sensitivität von 92,3% präoperativ: 94,3%, postoperativ: 88,1%). Die Ultraschalldiagnostik ist ein sensitives Verfahren zum Nachweis intraabdominaler Abszesse und sollte Grundbestandteil der chirurgischen Diagnostik sein.

Schlüsselwörter: Ultraschall – Abszeßdiagnostik – Intervention – Abdomen

Problemstellung

Die Effizienz der Sonographie hinsichtlich des Nachweises intraabdominaler Abszesse wird in der Literatur sehr unterschiedlich beurteilt. Zahlreiche Autoren untersuchten diese Thematik größtenteils unter verschiedenen Fragestellungen und nutzen unterschiedliche Gerätetechnik. Aus diesen Gründen sind die Ergebnisse der einzelnen Arbeitsgruppen schwer miteinander vergleichbar.

Deshalb versuchten wir anhand einer Literaturrecherche und eigenen Ergebnissen ein Statement zur Effizienz der Sonographie im perioperativen Monitoring bezüglich des Abszeßnachweises zu erarbeiten.

Patienten und Methodik

Anhand einer Literaturrecherche von 1986 bis 1999 berücksichtigten wir 23 chirurgische Autoren, die insgesamt 1113 Patienten wegen intraabdominaler Abszesse sonographierten. 38,5% der nachgewiesenen Abszesse lagen retroperitoneal, subphrenisch oder interinterisch. In 23% der Fälle fanden sich Leberabszesse, 22,4% der Abszedierungen betrafen Komplikationen von Pankreaspseudozysten und 16,1% Komplikationen der Gallenblase und Gallenwege. 868 Abszesse wurden präoperativ bzw. präinterventionell nachgewiesen, 245 Abszesse in der postoperativen Phase.

804 Abszesse (72,2%) wurden diagnostisch punktiert bzw. interventionell therapiert. Nach den gleichen Kriterien analysierten wir unsere Patienten. Von November 1994 bis Dezember 1999 wurden in unserer Klinik 181 Patienten wegen eines intraabdominalen Abszesses sonographiert. 5 Untersucher realisierten diese Untersuchungen mit einem leistungsfähigen Farbdoppler (Sonoline-Elegra der Fa. Siemens). Verglichen wurden die Aussagen des US und der CT oder dem intraoperativen Befund.

Ergebnisse

Die Zusammenfassung der Aussagen von 23 chirurgischen Autoren ergab eine mittlere Sensitivität im Abszeßnachweis von 86,4%.

In der präoperativen Phase bestanden Schwierigkeiten in der Erfassung der Anzahl multipler intraabdominaler Abszesse im Mittel- und Unterbauch sowie in der vollständigen Abbildung gashaltiger Abszesse. Im Nachweis präoperativer Abszesse erreichten die Autoren eine Sensitivität von 88,7%. Postoperativ beeinträchtigten zusätzlich die Darmparalyse, eine veränderte anatomische Situation und bestehende Wundverhältnisse die Ultraschalldiagnostik, so daß daraus auch eine schlechtere Sensitivität von 84,2% resultierte (Tabelle 1).

Tabelle 1. Vergleich der Effizienz des Ultraschalls im perioperativen Monitoring hinsichtlich des Nachweises intraabdominaler Abszesse

Abszesse	Literatur (1986–1999) Patienten n	US-Nachweis Sensitivität %	Eigene Ergebnisse Patient n	US-Nachweis n	US-Nachweis Sensitivität %	Interventionen n
Gesamt	1113	86,4	118	109	92,3	81
präoperative Abszesse	868	88,7	94	87	94,3	67
postoperative Abszesse	245	84,2	24	21	88,1	14

Nach eigenen Ergebnissen bestätigte sich der Abszeßverdacht in 118 Fällen, 63 Befunde waren richtig negativ. Der US erkannte 109 Abszesse, dies entspricht einer mittleren Sensitivität von 92,3% (Spezifität: 100%, ppw: 100%, npw: 87,5%). 94 Raumforderungen wurden präoperativ diagnostiziert, 24 in der postoperativen Phase. Präoperativ erreichten wir eine Sensitivität von 94,3% im Abszeßnachweis, in der postoperativen Phase betrug sie lediglich 88,1%.

27,1% der nachgewiesenen Abszesse lagen retroperitoneal, subphrenisch oder interenterisch. In 37% der Fälle fanden sich Leberabszesse, 22% der Abszedierungen betrafen Komplikationen von Pankreaspseudozysten und 13,6% Komplikationen der Gallenblase und Gallenwege.

Auch bei unseren Patienten lagen die Schwierigkeiten in der vollständigen Abbildung gashaltiger Abszesse und dem Nachweis interenterischer multipler Abszesse im mittleren Unterbauch bzw. im kleinen Becken. Abszedierungen subphren rechts ließen sich mit hoher Sicherheit nachweisen, während subphrene Abszesse links z. T. durch Überlagerung von Lungenparenchym eingeschränkt beurteilbar waren (3 von 7). In der postoperativen Phase beeinträchtigte vor allem eine Darmparalyse die Diagnostik. Probleme bereiteten in Einzelfällen postoperativ auch linksseitige subphrene Abszesse nach Splenektomie, die sich infolge Luftüberlagerungen durch die linke Colonflexur und tiefstehender Lungengrenzen dem sonographischen Nachweis entzogen.

81 Abszesse (68,3%) wurden diagnostisch punktiert bzw. interventionell therapiert.

Diskussion

Die Leistungsfähigkeit der Ultraschall-Tomographie hinsichtlich des Nachweises intraabdominaler Abszesse wird in der Literatur mit einer Sensitivität von 75–96% beschrieben. Diese Divergenz ist einerseits Folge unterschiedlicher gerätetechnischer Ausrüstungen, Erfahrung der Untersucher sowie Ausdruck der heterogenen Zusammensetzung der Studienkollektive. Zum anderen können Abszesse auch eine variable Sonomorphologie aufweisen, von liquiden über tumorähnlichen Formationen bis hin zu echodichten oder extrem gashaltigen Strukturen. Die Abszeßkapsel kann dabei sehr unterschiedlich ausgebildet sein. Diagnostische Probleme in der präoperativen Phase werden vor allem durch gashaltige Abszesse oder multiple Abszedierungen verursacht. Subphren rechts gelagerte Abszesse lassen sich besser nachweisen als linksseitige, wobei Leber bzw. Milz als sogenannte Schallfenster genutzt werden. Raumforderungen in der Bursa sind ebenfalls sonographisch gut nachweisbar. Die Sensitivität im Nachweis interenterischer Abszesse nimmt dann zum kleinen Becken hin ab. Zusätzliche diagnostische Probleme entstehen in der postoperativen Phase durch Wunden, Verbände, Veränderungen intraabdominaler anatomischer Verhältnisse oder infolge persistierender postoperativer Darmparalyse. In diesen Fällen besitzt die Computertomographie Vorteile gegenüber dem Ultraschall. Bei unklaren Befunden hat die Realtime-Untersuchung mittels Ultraschall insofern Vorteile als unter permanenter Ultraschallsicht sich mögliche Abszesse von Darmstrukturen abgrenzen bzw. durch zusätzliche digitale Palation besser lokalisieren lassen. Neue Ultraschalltechnologien wie z. B. das Panoramabildverfahren (Sie-Scape) oder das Tissue Harmonic Imaging führten zu einer quantitativ bzw. qualitativ verbesserten Bildinformation. Diese Verfahren sind auch im Rahmen einer bedside-Diagnostik nutzbar, beliebig wiederholbar und bieten somit bedeutsame Vorteile des Ultraschalls gegenüber anderen bildgebenden Verfahren.

Da eine Differenzierung des Abszeßinhaltes durch bildgebende Verfahren nicht möglich ist, wird in der Literatur einhellig die Feinnadelaspiration zur weiteren Abklärung empfohlen. Aus dem gewonnenen Sekret kann die Bakteriologie und der Abszeßinhalt definiert werden. Zur Planung interventionssonographischer Eingriffe ist neben dem Abszeßnachweis die exakte Lokalisation des Zugangsweges erforderlich. Basierend auf tierexperimentellen Untersuchungen von Otto gelten Feinnadelbiopsien (FNB) bis zu 1 mm Kanülen-Außendurchmesser als ungefährlich, auch wenn Magen- oder Dünndarmwand penetriert werden. Somit können Indikationen zu Aspirationspunktionen bezüglich des Zugangsweges großzügiger gestellt werden. Komplikationsraten dieser Eingriffe liegen unter 1%. Perkutane Drainagen sind technisch schwieriger realisier-

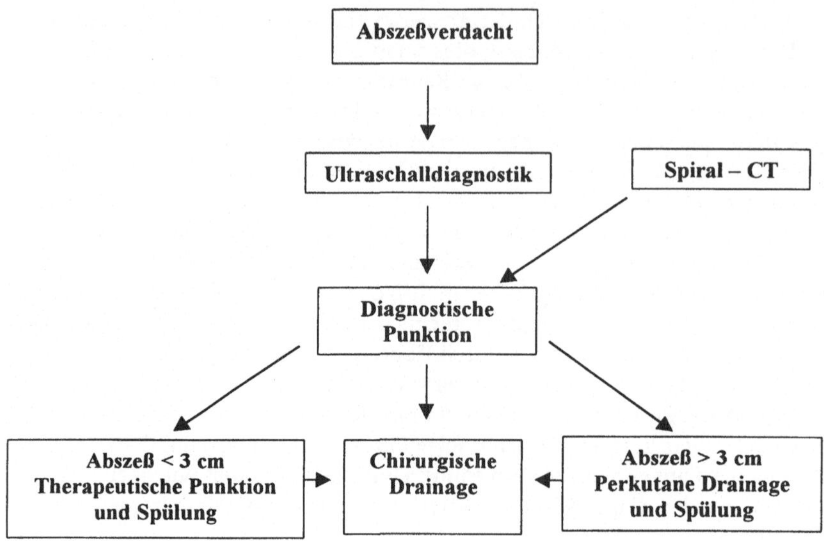

Abb. 1. Algorithmus zur Diagnostik und Therapie intraabdominaler Abszesse

bar und stellen auch höhere Anforderungen an den Zugangsweg. Mögliche Komplikationen sind Magen-Darm-Perforationen, Gefäßverletzungen oder bei einem Zugang durch den Sinus phrenicocostalis Pleuraempyeme durch Fortleitung des Infektionsherdes. Entscheidend für die Therapie ist auch die Sonomorphologie des Abszesses. Raumforderungen mit glatter Begrenzung und homogen liquiden Veränderungen sind mit hoher Effizienz interventionell therapierbar. Finden sich Abszesse mit gekammerter Struktur oder Detritus, so läßt sich anhand der Feinnadelpunktion entscheiden, ob diese Abszesse für eine interventionelle oder operative Therapie geeignet sind. Kann der Abszeßinhalt problemlos mit der Feinnadel aspiriert werden, ist auch eine perkutane Drainage sinnvoll. Ist dies nicht möglich, sollte man sich für das operative Vorgehen entscheiden. Voraussetzung für eine sensitive Ultraschalldiagnostik sind leistungsfähige Ultraschallgeräte und qualifizierte Untersucher. Problemfälle sollte ein erfahrener Chirurg untersuchen, um anhand seiner klinischen und chirurgischen Erfahrung in Verbindung mit dem Sonographiebefund eine optimale Abszeßtherapie festzulegen. Im Vergleich zur Literatur zeigen unsere Ergebnisse eine höhere Sensitivität im Nachweis intraabdominaler Abszedierungen. Dies ist u. a. auf den Einsatz leistungsfähiger Ultraschalltechnik zurückzuführen. Aus dem gesagten haben wir folgenden Algorithmus erarbeitet: Besteht ein Abszeßverdacht, kommt primär die Sonographie zum Einsatz, um Größe, Lokalisation und Zugangsweg zum Abszeß zu erfassen. Als zweiter Schritt erfolgt die ultraschallgezielte diagnostische Punktion zur Differenzierung des Abszeßinhaltes bzw. zur Entscheidung über eine operative oder interventionelle Therapie. Kann der Ultraschall diese Fragen nicht oder nur unvollständig beantworten, muß die Computertomographie diese diagnostische Lücke schließen (Abb. 1).

In unserer Klinik hat sich die Ultraschalldiagnostik bzw. interventionelle Sonographie als eine wertvolle Bereicherung der diagnostischen und therapeutischen Möglichkeiten erwiesen. Voraussetzung sind eine klare Indikationsstellung, ein definiertes technisches Vorgehen sowie eine leistungsfähige Chirurgie im Falle von Komplikationen.

Schlußfolgerungen

- Die Ultraschalldiagnostik ist ein sensitives Verfahren zum Nachweis intraabdominaler Abszesse und sollte Grundbestandteil der chirurgischen Diagnostik sein.

- Vorteil des US gegenüber anderen bildgebenden Systemen ist die „Realtime-Technik" und der Einsatz als „Bedside-Verfahren".
- Sonographisch detektierte Abszesse lassen sich mittels FNP weiter differenzieren und ultraschallgesteuert entlasten.
- Voraussetzung sind eine leistungsfähige Ultraschalltechnik und qualifizierte Untersucher.

Literatur

1. Ballard RB, Rozycki GS, Knudson MM, Pennington SD (1998) The surgeon's use of ultrasound in the acute setting. Surg Clin North Am 78: 337–364
2. Bunk A, Unger W, Friedberg R, Hildebrandt E (1990) Ergebnisse interventionssonographischer, perkutaner Eingriffe zur Therapie liquider Raumforderungen beim akuten Abdomen. Zentrbl Chir 115: 1101–1111
3. Flament JB, Delattre JF, Palot JP, Avisse C, Burde A (1991) Ultrasound-guided percutaneous drainage of intraperitoneal fluid collections. An experience of a surgical team with 205 patients. Chirurgie 117: 298–310
4. Otto RCh, Weihe WH, Burger HR (1984) Zur Beurteilung des Risikos der ultraschallgezielten Feinnadelpunktion. Experimentelle Untersuchungen am Hund. Dtsch Tieärztl. Wochenschr 91: 178–182

Retroperitonealer Abszeß

I. K. Schumacher, A. Wolf, A. Hunsicker, F. Fritze, P. Youssef und D. Lorenz

Klinik für Allgemein- und Viszeralchirurgie, Unfallkrankenhaus Berlin, Warener Straße 7, 12683 Berlin

Retroperitoneal Abscess

Summary. Retroperitoneal abscesses do not show characteristic clinical features. The reason is the anatomy of the retroperitoneal space; the consequence is a delay of diagnostic procedures, and often an insufficient primary surgical therapy that is accompanied by high morbidity and mortality. These abscesses are caused by inflammation and perforation of, or operation on, retroperitoneal organs. The aforementioned unspecific symptoms are to blame for an average of 14 days, until appropriate diagnostics, e.g. MRI and CT scans are initiated. As a rule, proof of abscess formation requires surgical intervention and drainage. Because of the spatial appearance of such processes, US- or CT-guided drainage procedures usually do not provide sufficient relief. Aerobic and anaerobic polymicrobial infection indicates additive antibiotic measures.

Key words: Abscess – Retroperitoneal space – Infection – Surgery

Zusammenfassung. Retroperitoneale Abszesse besitzen keine charakteristische Klinik. Die Ursache begründet sich in der Anatomie des Retroperitonealraumes; die Folge ist eine verzögerte Diagnostik, häufig eine nicht adäquate primäre Sanierung und damit eine hohe Morbidität und Letalität. Sie treten als Komplikation entzündlicher Erkrankungen, Hohlorganperforationen oder Operationen retroperitoneal gelegener Organe auf. Die unspezifische Symptomatologie der retroperitonealen Infektion bedingt eine durchschnittliche Latenz von 14 Tagen bis zur Durchführung hinweisender bildgebender Verfahren, wie CT und MRT. Nach Diagnosesicherung ist im Regelfall die chirurgische Sanierung und Drainage des retroperitonealen Herdes indiziert. Sonographie- oder CT-gestützte Interventionen gewährleisten bei der flächenhaften, teilweise septierten Ausprägung der Prozesse häufig keine vollständige Sanierung. Die polymikrobielle, anaerob-aerobe, bakterielle Mischflora begründet eine additive Antibiotikatherapie.

Schlüsselwörter: Abszeß – Retroperitoneum – Infektion – Chirurgie

Retroperitoneale Abszesse besitzen im Gegensatz zu intraabdominellen Abszedierungen, die das Krankheitsbild des „Akuten Abdomens" verursachen, keine charakteristische Klinik. Die Ursache liegt in der Anatomie des Retroperitonealraumes begründet; die Folge ist eine verzögerte Diagnostik, häufig eine nicht adäquate primäre Sanierung und damit eine hohe Morbidität und Letalität.

Der Retroperitonealraum wird kranial durch das Diaphragma begrenzt, obwohl im mittleren Bereich fließende Übergänge zum Mediastinum bestehen. Die laterale Grenze wird jeweils durch den M. quadratus lumborum definiert. Nach kaudal geht das Retroperitoneum ohne scharfe Begrenzung in die Faszienräume des Beckens und der unteren Extremität über. Der vordere Retroperitonealraum, ventral der Hüllfaszien der Niere gelegen, beinhaltet Anteile des Oesophagus, des proximalen Magendrittels, des Colon ascendens, des C. descendens und vollständig das Duodenum, das Pankreas unter Umständen die Appendix. In dem sich dorsal anschließenden hinteren Retroperitonealraum befinden sich die Nieren, die Ureteren, die großen Gefäße und die begleitenden Lymphabflußbahnen. Die Praevertebralfaszie umgibt das am weitesten dorsal gelegene Kompartiment mit der 12. Rippe, der Wirbelsäule und der Paravertebralmuskulatur als Inhalt.

Entzündungen, Hohlorganperforationen und Operationen an diesen retroperitoneal gelegenen Organen oder Organabschnitten können durch retroperitoneale Abszedierungen kompliziert werden. Bedeutsam ist, daß nach einer Analyse von Crepps [1] Operationen, endoskopische Interventionen oder interventionsradiologische Maßnahmen an 2. Stelle der Ursachenskala zu finden waren.

Die unspezifische Symptomatologie verursachte eine Anamnesedauer von > 1 Woche in 68% und von > 1 Monat in 16% der Fälle. Bei einem Patienten mit einem praesakralen Abszeß nach abdominoperinealer Rektumexstirpation betrug diese Latenzperiode sogar 10 Monate [1].

Bei der Diagnostik sind schichtbildgebende Verfahren, wie MRT und CT, eindeutig zu favorisieren. Nur sie gestatten eine genaue Aussage zur Lokalisation und Ausdehnung des retroperitonealen Prozesses. Andere radiologische Untersuchungen, z. B. i. v. Urographie und Dickdarmdoppelkontrastdarstellung liefern nur bei Organverlagerung indirekte Hinweise.

Mikrobiologische Untersuchungen zeigten, daß es sich bei diesen Abszessen in 82% um polymikrobielle Infektionen (2–5 Spezies) und in 58% um aerob-anaerobe Mischinfektionen handelte. Hauptsächlich wurden gramnegative Stäbe und grampositive Kokken kultiviert [2].

Das therapeutische Procedere muß eine vollständige Sanierung des Infektionsherdes gewährleisten. Ultraschall- oder CT-gestützte Drainageplazierungen erreichen bei dem flächenhaften, teilweise septierten Erscheinungsbild dieses Ziel häufig nicht. Aufgrund des o. g. Erregerspektrums und der Möglichkeit einer relativ uneingeschränkten kranialen und kaudalen Ausbreitung retroperitonealer Infektionen sollte additiv antibiotisch behandelt werden. Bei den von Crepps [1] analysierten 50 Fällen war ein ausschließlich konservatives Vorgehen nur bei 2 Patienten erfolgreich. Die besten Ergebnisse lieferten in 85% bzw. 100% der auf diese Art behandelten Fälle, operativ plazierte retroperitoneale bzw. praesakrale Drainagen. Der transperitoneale Zugang führte nur in 33% der so therapierten Patienten zu einem guten Endergebnis. Retroperitoneale Abszesse sind in 52% der Fälle durch Sekundärkomplikation belastet [1]. Ursache der Sekundärkomplikationen ist häufig eine initial nicht ausreichende Revision des Prozesses. Einen besonderen Stellenwert erhält dieses Problem auch durch die Tatsache, daß sich Sekundärkomplikationen durch eine außerordentlich hohe Letalitätsrate auszeichnen. So wies die Pneumonie mit respiratorischer Insuffizienz und notwendiger Ventilatortherapie eine Letalität von 80%, die kardiale Insuffizienz eine Letalität von 75% und die renale Insuffizienz eine Letalität von 67% auf [1]. Eine Literaturstudie von Harris [3] ergab, daß die konservative Therapie ohne jegliche chirurgische Intervention mit einer 100%igen Letalität, die operative Therapie mit einer 31%igen Letalität und die kombinierte operative und antibiotische Therapie mit einer Letalität von 16% verbunden war.

Schlußfolgerungen

Treten z. B. im Rahmen einer haemorrhagisch-nekrotisierenden Pankreatitis nach Rückgang der Symptomatologie erneut oder nach endoskopischer Papillotomie (mögliche Duodenalperforation!) abdominelle Beschwerden und unspezifische Entzündungserscheinungen auf, so ist auch an einen retroperitonealen Abszeß zu denken. In diesem Fall sollte zügig effiziente Diagnostik, wie CT oder MRT, eingeleitet werden. Nur diese Verfahren garantieren eine Detektion, genaue Lokalisierung und Ausdehnungsbeurteilung des entzündlichen Prozesses. Die initiale Therapie, radiologisch-interventionell oder operativ, wird durch die Pathogenese, den Allgemeinzustand des Patienten, vor allem aber durch den lokalen Ausprägungsgrad des Infektionsherdes bestimmt. In jedem Fall sollte additiv antibiotisch behandelt werden.

Literatur

1. Crepps JT, Welch JP (1987) Management and outcome of retroperitoneal abscesses. Ann Surg 205: 276–281
2. Brook I, Frazier EH (1998) Aerobic and anaerobic microbiology of retroperitoneal abscesses. Clin Infect Dis 26: 938–941
3. Harris LF, Sparks JE (1980) Retroperitoneal abscess: case report and review of the literature. Dig Dis Sci. 25: 392–395

Leberabszess: Indikationen und Ergebnisse der interventionellen und chirurgischen Therapie – aus radiologischer Sicht

T. J. Vogl und F. Estifan

Institut für Diagnostische und Interventionelle Radiologie, Klinikum der Johann-Wolfgang-Goethe-Universität, Theodor-Stern-Kai 7, 60590 Frankfurt am Main

Liver Abscess: Indications and Results of Interventional and Surgical Therapy – From a Radiological Point of View

Summary. For the therapy-planning of liver abscesses, both etiologic factors and clinical symptoms have to be evaluated, and visualized via ultrasound, CT or MRI. Indication for a percutaneous abscess drainage (PAD) is a simple or complicated abscess with safe drainage access. The success rate varies between 70 and 93%, the mortality rate between 1 and 11%. For complex abscesses, surgical therapeutic techniques (OSD) or liver resection have to be discussed. The OSD success rate varies between 51 and 70%, the mortality rate between 11 and 43%. In summary, PAD is characterized by low complication and mortality rates, reduced risk of anesthesia, low cost and a short stay in hospital.

Zusammenfassung. Bei der Therapieplanung von Leberabszessen müssen ätiologische Faktoren sowie die klinische Symptomatik exakt erfasst werden. Die Visualisierung erfolgt mittels sonographischer, CT- oder MR-tomographischer Techniken. Für die PAD gelten als Indikation einfache wie auch komplizierte Leberabszesse bei jeweils sicheren Drainagerouten. Hinzu kommen pyogene Leberabszesse, einzeln oder oligonodulär. Die Erfolgsrate schwankt zwischen 70 und 93%, die Komplikationsrate zwischen 1 und 15%, und die Mortalitätsrate zwischen 1 und 11%. Bei komplexen Leberabszessen müssen chirurgische Therapiemaßnahmen wie die OSD diskutiert werden, gegebenenfalls die Leberresektion, kombiniert mit Antibiotikatherapie. Die Erfolgsraten dieser Therapie liegen zwischen 51 und 70% bei Mortalitätsraten zwischen 11 und 43%. Zusammenfassend ist die PAD charakterisiert durch eine niedrige Komplikations- und Mortalitätsrate, niedriges Anästhesierisiko, geringere Kosten und eine kurze Aufenthaltsdauer im Krankenhaus.

Einleitung

Bei der Therapieplanung von Leberabszessen müssen ätiologische Faktoren sowie Vorerkrankungen eines Patienten berücksichtigt werden. Zur Behandlungsplanung ist es dabei wichtig, ätiologisch einzuordnen, ob ein Leberabszess idiopathisch, septisch oder fortgeleitet entstanden ist, ob sich weiterhin Leberabszesse postinterventionell nach transarterieller Embolisation oder nach lokaler Tumorablation entwickelt haben. Hinzu kommt die Evaluierung zugrunde liegender Gallenwegserkrankungen, Erkrankungen des Kolons wie auch iatrogener Läsionen. Anamnestisch und klinisch müssen biliäre Vorerkrankungen, abdominelle Traumen, das Vorliegen eines Diabetes mellitus sowie eines Morbus Crohn evaluiert werden. Hohes Alter sowie männliches Geschlecht stellen ebenfalls Prädilektionsfaktoren dar, sowie eine laufende Immunsuppression. Die klinische Untersuchung muss wesentliche klinische Symptome berücksichtigen wie Schmerzen, systemische Infektzeichen, Fieber, Übelkeit, Erbrechen, Leukozytose sowie ein Anstieg der Leberenzyme. Ziel der vorliegenden Arbeit umfasst die Darstellung und Diskussion der interventionellen perkutanen Abszessdrainage (PAD) im Vergleich zur offenen chirurgischen Drainage (OSD) bei Leberabszessen.

Diagnostische Grundlagen

Bildgebende Verfahren werden bei Verdacht auf Leberabszess eingesetzt um folgende Parameter zu bestimmen: Lage, Anzahl und Größe der Leberabszesse, die Planung des interventionellen/chirurgischen Zugangsweges, die Fragestellung dilatierter Gallenwege sowie weitere Organmanifestationen.

Bildgebende Untersuchungsverfahren

1. Sonographische Kriterien

Sonographisch imponiert ein Leberabszess in der Regel als hypoechogene Läsion (76% der Fälle), selten anechogen oder heterogen. Insbesondere bei pyogenen Abszessen findet sich eine echoreiche gleichmäßige Berandung.

2. Computertomographische Kriterien

Die computertomographische Diagnostik erlaubt über die sonographischen Kriterien hinaus eine dezidierte Beurteilung einer zentralen Einschmelzung. Bei Visualisierung von Lufteinschlüssen müssen Hinweise auf das Vorliegen einer Gallenfistel oder einer Besiedelung mit Aerobiern diskutiert werden. Bei zentraler Hypodensität eines Abszesses findet sich zusätzlich häufig ein Randsaum mit girlandenförmiger Kontrastmittelaufnahme, zum Teil interne Septen. 66% der Leberabszesse sind dabei solitär, im Mittel liegt der Durchmesser bei 7 cm.

3. Magnetresonanztomographie

Die Magnetresonanztomographie stellt nur in seltenen Fällen das primäre Untersuchungsverfahren zur Evaluation von Leberabszessen dar. Im Falle eines Vorliegens von Abszessen imponieren diese hypointens in T1-gewichteten Sequenzen, hyperintens in T2, und zeigen ein deutliches peripher betontes Kontrastmittelenhancement. Eine eindeutige Zuordnung morphologischer Formen eines Leberabszesses in Korrelation zum jeweiligen Erreger gelingt nicht.

Therapie von Leberabszessen

Die Therapie von Leberabszessen kann differenziert werden in die medikamentöse sowie die chirurgisch/interventionelle Therapie. Eine Vielzahl an Medikamenten steht zur Verfügung, einmal bei bakteriellen wie auch anderweitigen zugrunde liegenden Erregern.

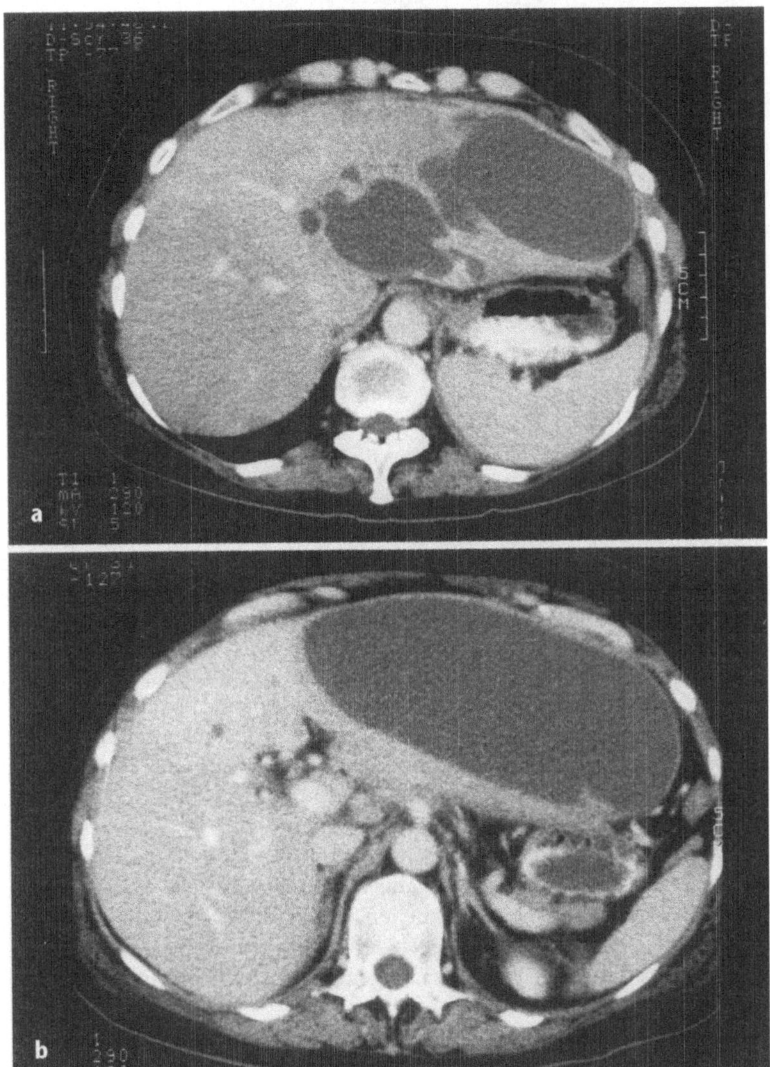

Abb. 1 a, b. 45-jährige Patientin mit großem multigekammerten Leberabszess im linken Leberlappen. Visualisierung in einer kontrastverstärkten Spiral-CT

Die chirurgische Therapie von Leberabszessen beruht einmal auf der offenen Katheterdrainage (OSO = offene chirurgische Drainage) wie auch der Leberresektion. Indikationsstellungen zur chirurgischen Drainage betreffen tiefer gelegene große und multiple Abszesse, ein Versagen perkutaner Behandlungsformen oder eine prolongierte Sepsis nach einer perkutanen Therapie.

In verschiedenen Studien zeigen die chirurgischen Ergebnisse inhomogene Daten, so berichtete Knoop et al. 1995 über 6 Patienten mit Hemihepatektomie, Resektion oder Wedge-Resektion. In der Literatur finden sich zur offenen chirurgischen Drainage (OSD) Erfolgsraten zwischen 51 und 70%, Komplikationsraten zwischen 4 und 35% sowie eine Mortalitätsrate zwischen 11 und 43%.

Die radiologisch/interventionelle Therapie basiert auf interventionellen Verfahren wie der perkutanen Drainage (PCD) sowie der perkutanen Aspiration in der Regel in Kombination mit

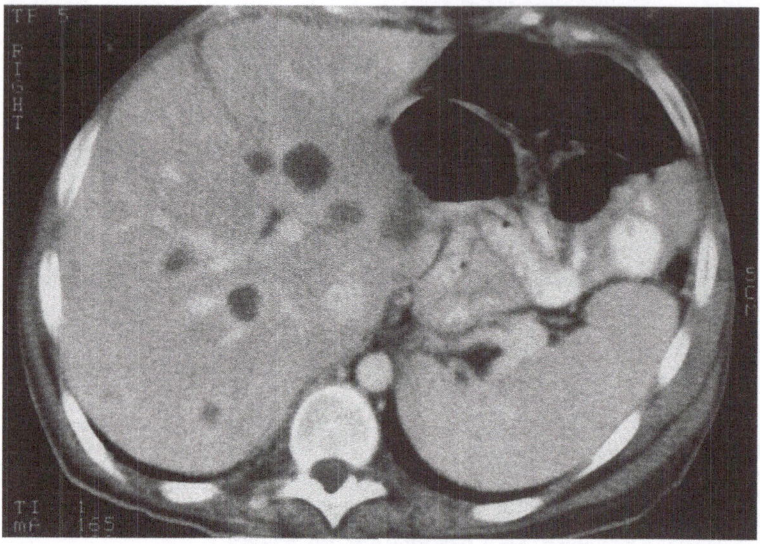

Abb. 2. 50-jähriger Patient mit multifokaler Leberabszedierung und Visualisierung in der kontrastverstärkten CT

Antibiotikagabe. Die Steuerung der Intervention erfolgt dabei in der Regel sonographisch oder auch computertomographisch. Erfolgsraten der perkutanen Abszessdrainage PAD werden in der Literatur angegeben mit Werten zwischen 70 bis 93%, einer Komplikationsrate von 1 bis 15% sowie einer Mortalitätsrate von 1 bis 11%. In einer vergleichenden Studie konnte Olak im Vergleich PAD versus OSD zeigen, dass die Morbidität niedriger lag, allerdings auch die Erfolgsrate mit 70% gegenüber der chirurgischen Drainage mit 85%.

Die Planung des interventionell-chirurgischen Zugangs hängt dabei von Lage, Anzahl und Größe der Leberabszesse, der Frage des optimierten Zuganges dilatierter Gallenwege sowie weiterer Organmanifestationen ab. So konnten in einer aktuellen Studie bei 83% über die Fragestellung „Leberabszess" nahezu vergleichbare Daten bezüglich der Erfolgsrate der PAD und OSD errechnet werden, bei geringerer Mortalität der PAD mit 12% gegenüber der OSD mit 14%.

Schlussfolgerungen

1. Bei Definition einfacher Leberabszesse mit den Kriterien Unilokularität, glatt begrenzte Flüssigkeitshöhle und Sicherung der Infektion durch Feinnadelaspiration kann die PAD eine Erfolgsrate zwischen 85 und 93% erreichen.
2. Bei Leberabszessen komplexer Natur mit den Kriterien Multilokularität, Binnensepten, kapselnahe Lokalisation, Fistelbildung, erschwerte Drainageroute erreicht die PAD eine Erfolgsrate zwischen 45 und 88%.
3. Bei Vorliegen multipler kleiner Leberabszesse sollte eine therapeutische Aspiration erfolgen, gefolgt von einer intravenösen/oralen Antibiotikatherapie ohne temporäre Katheterapplikation.
4. Liegen Kontraindikationen zur PAD wie Aszites vor sollte die PAD nicht zum Einsatz kommen.
5. Bei nekrotischen Tumoren ist die Indikation zur PAD nur in Einzelfällen zu vertreten.

Als Leitkriterien zur Therapie der Leberabszesse gelten daher einmal die Erregersicherung, der Ausschluss einer Tumorsituation, die systemische Antibiotikatherapie, eine dreidimensionale

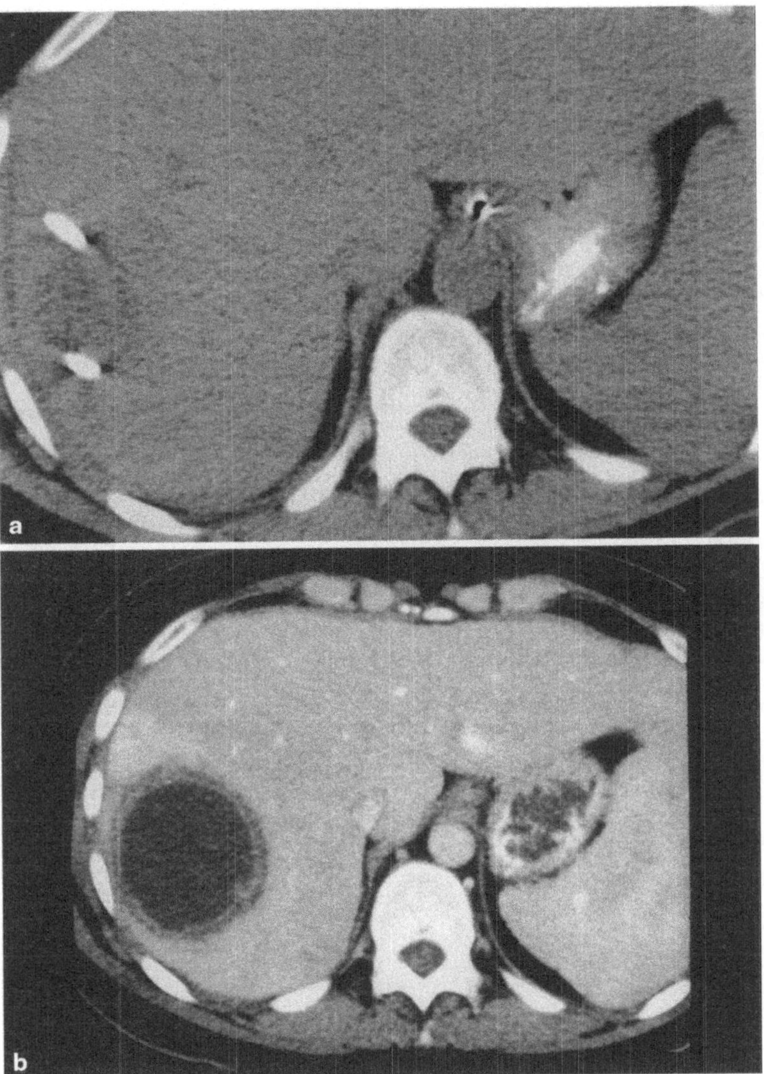

Abb. 3. 63-jähriger Patient mit oligonodulärem Abszess im rechten Leberlappen (Erreger Staphylococcen) vor (**a**) und nach (**b**) CT-gestützter perkutaner Drainage

Routenplanung anhand bildgebender Verfahren sowie der Ausschluss einer signifikanten Koagulopathie.

Als Indikationen zur PAD gelten einfache Leberabszesse mit sicheren Drainagerouten sowie komplexe Leberabszesse bei sicheren Drainagerouten oder einzelne sowie oligonoduläre pyogene Leberabszesse.

Indikationen zur OSD oder medikamentösen Therapie stellen Amöben, Echinokokkus-Leberabszesse, multiple kleinere Leberabszesse oder tief intrahepatisch parabilär gelegene Leberabszesse, gegebenenfalls in Kombination mit Aszites und Koagulopathie, dar.

Den Versuch einer PAD rechtfertigen dabei insbesondere die Vorteile dieses Verfahrens wie die niedrige Komplikationsrate, die niedrigere Mortalität, das niedrige Anästhesierisiko, geringere Kosten sowie auch der, gegebenenfalls durch ambulantes Therapiemanagement ermöglichte, kürzere Krankenhausaufenthalt. Durch den Einsatz moderner bildgebender Verfahren wie der

MRT, kombiniert mit der MR-Cholangiographie, können bei Vorliegen von Leberabszessen auch komplexe Erkrankungen von Gallenwegen primär mit erfasst werden und damit die diagnostische Sicherheit wie auch die Therapieplanung verbessert werden.

Literatur

1. Abdelouafi A, et al (1993) Ultrasonography in the diagnosis of liver abscesses. Apropos of 32 cases. Ann Radiol (Paris), 36(4): 286–292
2. Asensi Alvarez V, Rodriguez-Guardado A, et al (1997) Pyogenic hepatic abscess. Review of 59 cases and experience with imipenem. Rev Clin Espanola 197(7): 469–471
3. Chen C, et al (1997) Clinical and microbiological features of liver abscess after transarterial embolization for hepatocellular carcinoma. Am J Gastroenterol 92(12): 2257–2259
4. Hashimoto L, Hermann R, Grundfest-Broniatowski S (1995) Pyogenic hepatic abscess: results of current management. Am Surg 61(5): 407–411
5. Hemming A, Davis NL, Robins RE (1991) Surgical versus percutaneous drainage of intra-abdominal abscesses. Am J Surg 161(5): 593–595
6. Lameris JS, van Overhagen H (1995) Imaging and intervention in patients with acute right upper quadrant disease. Baillieres Clin Gastroenterol 9(1): 21–36
7. Knoop M, Kling N, et al (1995) Is liver abscess still an indication for liver resection? Zentralbl Chir 120(6): 461–466
8. de Miguel J, Diaz F, et al (1994) Pyogenic liver abscess. Study of 20 patients treated with percutaneous drainage. An Med Interna 11(4): 173–176
9. Nazarian LN, Spencer JA, Mitchell DG (1994) Multiple actinomycotic liver abscesses: MRI appearances with etiology suggested by abdominal radiography. Case report. Clin Imaging 18(2): 119–122
10. Olak J, Christou NV, Stein LA, Casola G, Meakins JL (1986) Operative vs percutaneous drainage of intra-abdominal abscesses. Comparison of morbidity and mortality. Arch Surgery 121(2): 141–146
11. Peer A, Witz E, Manor H, Strauss S (1995) Intrahepatic abscess due to gallbladder perforation. Abdom Imag 20(5): 452–455
12. Veloso FT, Teixeira AA, et al (1990) Hepatic abscess in Crohn's disease. Hep Gastroenterol 37(2): 215–216
13. Verhaegen F, Poey C, et al (1996) X-ray computed tomography tests in the diagnosis and treatment of amebic liver abscesses. J Radiol 77(1): 23–28
14. Yang CC, Chen CY, et al (1993) Pyogenic liver abscess in Taiwan: emphasis on gas-forming liver abscess in diabetics. Am J Gastroenterol 88(11): 1911–1916

Interenterischer Abszeß bei Morbus Crohn

M. E. Kreis, T. T. Zittel, H. D. Becker und E. C. Jehle

Abteilung Allgemeine Chirurgie, Chirurgische Universitätsklinik, Hoppe-Seyler-Straße 3, 72076 Tübingen

Interenteric Abscess in Crohn's Disease

Summary. The interenteric abscess associated with Crohn's disease is a rare form of intraabdominal sepsis, as compared with the more frequently-occurring abscesses between intestine and abdominal wall or retroperitoneum. Primary surgical drainage entails a high morbidity and mortality. A split approach with initial radiologically-guided drainage and subsequent surgery appears to be advantageous and, therefore, should be the preferred treatment if technically possible. However, further investigations are required in order to provide more evidence about this dual approach, as a treatment of intraabdominell abscess in Crohn's disease.

Key words: Abscess – Crohn's disease – Drainage – Therapy

Zusammenfassung. Der interenterische Abszeß bei Morbus Crohn ist nach den häufigeren intraabdominellen Abszessen zwischen Darm und Bauchwand bzw. Retroperitoneum eine seltenere Form der abdominellen Sepsis. Die primäre Operation bei spontan aufgetretenen intraabdominellen Abszessen bei Morbus Crohn beinhaltet eine hohe Morbidität und Mortalität. Das zweizeitige Vorgehen mittels primär radiologisch-interventioneller Abszeßdrainage und verzögerter Operation erscheint günstiger und sollte angestrebt werden, sofern dies technisch möglich ist. Weitere Untersuchungen sind erforderlich, um die Vorteile des zweizeitigen Vorgehens bei intraabdominellen Abszessen bei M. Crohn zu belegen.

Schlüsselwörter: Abszeß – Drainage – Morbus Crohn – Therapie

Einleitung

Eine typische Komplikation des Morbus Crohn stellt der intraabdominelle Abszeß oder der Spezialfall des interenterischen Abszesses dar. Spontane Abszesse bei Morbus Crohn treten typischerweise zur Bauchwand hin oder in Richtung Retroperitoneum auf. Der primäre – also nicht postoperative-interenterische Abszeß bei Morbus Crohn ist hingegen eine Rarität. Grundsätzlich unterscheidet sich das Vorgehen bei interenterischen oder anderen intraabdominellen Abszessen nicht, so daß im folgenden auf das Management bei intraabdominellen Abszessen allgemein Bezug genommen wird [1].

Beim Morbus Crohn liegt eine transmurale Entzündungsreaktion eines Abschnitts des Magen-Darm-Traktes vor. Pathophysiologisch kann die intraabdominelle Abszeßentstehung durch eine gedeckte Mikro- oder Makroperforation im Rahmen einer solchen gastro-intestinalen Entzündungsreaktion erklärt werden. Kommt es im Gegensatz dazu zu einer freien Perforation resultiert eine Peritonitis, die zu einer sofortigen Operation zwingt. Erfolgt die Perforation in ein benachbartes Hohlorgan (meist ebenfalls eine Darmschlinge), kommt es zu einer enterischen Fistel [2]. Es liegen keine gesicherten epidemiologischen Daten zur Häufigkeit von spontanen intraabdominellen Abszessen vor. Ein Anhaltspunkt hierfür kann der Arbeit von Keighley et al. (1982) entnommen werden. Hier wurde bei 10% der Patienten, die wegen M. Crohn eine Darmresektion erhielten ein intraabdomineller Abszeß gefunden [3].

Behandlung

Die Behandlung intraabdomineller Abszesse bei M. Crohn kann grundsätzlich entweder durch eine primäre Operation mit offener Abszeßdrainage sowie ggf. Resektion von perforierten Darmanteilen oder – falls technisch möglich – durch eine computertomographisch oder sonographisch gesteuerte Abszeßdrainage mit verzögerter Operation erfolgen. Bei der primären Operation befindet sich der Patient häufig aufgrund der Infektion oder gar Sepsis in einem reduzierten Allgemeinzustand und es fehlen in der Akutsituation meist Informationen zur aktuellen Ausbreitung des M. Crohn im Gastrointestinaltrakt. Desweiteren ist aufgrund des Abszesses mitunter keine primäre Anastomosierung möglich.

Hieraus ergeben sich die theoretischen Vorteile eines zweizeitigen Vorgehens. Durch die interventionell plazierte Drainage wird dem Patienten in der Akutsituation lediglich ein minimaler und sehr risikoarmer Eingriff zugemutet, durch den die Entzündungsreaktion bzw. Sepsis in aller Regel beherrscht werden kann. In den darauffolgenden Tagen kann der Allgemeinzustand des Patienten entsprechend den Erfordernissen verbessert werden (Ernährungszustand, Elektrolytstörungen etc.) und eine Ausbreitungsdiagnostik hinsichtlich des M. Crohn erfolgen (Sellink-Dünndarmdarstellung, Koloskopie). Diese Diagnostik erlaubt eine optimierte Planung der Operation, die nach Abklingen der Entzündungsreaktion erfolgen sollte. Die Operation besteht in der Regel in einer Resektion des perforierten Darmabschnitts mit primärer End-zu-End-Anastomose von Darmanteilen, die entzündungsfrei sind. Bei interenterischen Fisteln wird am fistelaufnehmenden, nicht entzündeten Darmabschnitt die Fistelöffnung lediglich exzidiert und übernäht.

Ergebnisse

Ribeiro et al. publizierten 1991 eine Serie von 109 Patienten, die im Rahmen ihrer Crohn-Erkrankung wegen eines spontanen intraabdominellen Abszesses primär laparotomiert wurden [4]. Bei diesen Patienten ergab sich eine Gesamtmorbidität von 45% und eine Gesamtmortalität von 3,7%. Für die zweizeitige Behandlung von intraabdominellen Abszessen bei M. Crohn (interventionelle Drainage, verzögerte Operation) gibt es keine vergleichbaren Daten. Die wenigen verfügbaren Untersuchungen sind in Tabelle 1 zusammengefaßt [5–8]. Detaillierte Informationen zu der Dauer des Nachuntersuchungszeitraums und aufgetretenen Komplikationen liegen

Tabelle 1. Zusammenstellung von Literaturdaten zur Behandlung intraabdomineller Abszesse mittels Drainage und verzögerter Operation bei M. Crohn

		behandelte Patienten	„erfolgreiche Behandlung"
Jawhari [5]	1998	1	1
Wiesmeyr [6]	1994	5	5
Lambiase [7]	1988	5	5
Safrit [8]	1987	6	6

allerdings nicht vor. Bei insgesamt 7 Patienten aus diesen Untersuchungen wurde lediglich eine Abszeßdrainage durchgeführt, da eine Verbindung zum Gastrointestinaltrakt nicht nachgewiesen werden konnte. Auch hier wird von einer „erfolgreichen Behandlung" berichtet, wobei Angaben zum Follow-up und zu eventuellen Spätrezidiven nicht vorliegen.

Diskussion

Spontan auftretende intraabdominelle Abszesse und insbesondere spontane interenterische Abszesse gehören eher zu den seltenen Komplikationen des M. Crohn [2, 3]. Für diese Abszesse gilt wie für andernorts auftretende Abszesse, daß eine umgehende Drainage erforderlich ist, um eine Ausbreitung der Infektion oder gar eine Sepsis zu verhindern. Erfolgt dies durch eine primäre Operation, muß eine hohe Morbidität und Mortalität der Patienten in Kauf genommen werden [4]. Das Konzept der initialen Abszeßentleerung mittels radiologisch-interventionell plazierter Drainage und sekundärer Resektion des perforierten Darmabschnitts erscheint günstiger, obwohl entsprechende Untersuchungen nicht in ausreichendem Maße vorliegen, um dies durch Daten zu belegen. Die theoretischen Vorteile bestehen darin, daß im Intervall zwischen Abszeßdrainage und Operation der Allgemeinzustand des Patienten verbessert werden kann. Des weiteren kann eine Lokalisationsdiagnostik des M. Crohn erfolgen, so daß die Operation im Gegensatz zur Notfallsituation nach optimaler Planung erfolgt. Berichten, deren zufolge eine reine Abszeßdrainage ohne nachfolgende Operation in manchen Fällen ausreichend ist, sofern eine Darmperforation oder -fistel nicht nachgewiesen wurde, stehen wir zurückhaltend gegenüber. Pathophysiologisch liegt dem spontanen intraabdominellen Abszeß bei M. Crohn immer eine Darmperforation zugrunde. Auch wenn diese durch entsprechende Diagnostik nicht nachzuweisen ist, wird somit durch eine reine Abszeßdrainage die Ursache des Abszesses nicht behandelt. Enterokutane Fisteln oder Abszeßrezidive können dann die Folge sein. Die vorliegenden Daten zu einer reinen Abszeßdrainage ohne nachfolgende Operation sind insbesondere aufgrund eines begrenzten Follow-up oder fehlender Daten hierzu als sehr kritisch zu werten [6–8].

Literatur

1. Starlinger M (1996) Chirurgische Therapie des Morbus Crohn. In: Adler G (Ed) Morbus Crohn – Colitis ulcerosa. Springer Verlag, Berlin, 263–293
2. Adler G (1996) Intestinale Komplikationen. In: Adler G (Ed) Morbus Crohn – Colitis ulcerosa. Springer Verlag, Berlin, 90–99
3. Keighley MRB, Eastwood D, Ambrose NS, Allan RN, Burdon DW (1982) Incidence and microbiology of abdominal and pelvic abscess in Crohn's disease. Gastroenterology 83: 1271–1275
4. Ribeiro MB, Greenstein AJ, Yamazaki Y, Aufses AH (1991) Intraabdominal abscess in regional enteritis. Ann Surg 213: 32–36
5. Jawhari AJ, Kamm MA, Ong C, Forbes A, Bartram CI, Hawley PR (1998) Intra-abdominal and pelvic abscess in Crohn's disease: results of non-invasive and surgical management. Br J Surg 85: 367–371
6. Wiesmayr M, Bankier A, Fleischmann D, Karnel F (1994) Perkutane Drainage intraabdomineller Abszesse bei Morbus Crohn. Akt Radiol 4: 184–187
7. Lambiase RE, Cronan JJ, Dorfman GS, Paolella LP, Haas RA (1988) Percutaneous drainage of abscesses in patients with Crohn's disease. AJR 150: 1043–1045
8. Safrit HD, Mauro MA, Jaques PF (1987) Percutaneous abscess drainage in Crohn's disease. AJR 148: 859–862

Douglas-Abszess

W. Teichmann, T. Mansfeld und E. Malzfeldt

1. Chirurgische Abteilung für Allgemein- und Viszeralchirurgie, Allgemeines Krankenhaus Altona, Paul-Ehrlich-Straße 1, 22763 Hamburg

Douglas-Abscess

Summary. The Douglas Pouch is a typical site of intraabdominal abscess formation. If general peritonitis is excluded, percutaneous drainage (PAD) is a sufficient treatment, using an anterolateral-transabdominal, posterior-transgluteal, paracoccygeal, transvaginal or transrectal access. To reduce the patient's discomfort, a transrectal or transvaginal approach should only be favoured if a percutaneous placement cannot be achieved. In our experience, percutaneous drainage is almost always possible, and a successful treatment by PAD can be expected in 80–100% of cases.

Key words: Douglas – Abscess – Percutaneous drainage – Computed tomography

Zusammenfassung. Der Douglasraum stellt als tiefster Punkt der Abdominalhöhle einen präformierten und für einen Abszess prädestinierten Raum dar. Die hier angetroffenen Abszesse finden sich in über 80% der Fälle sekundär als Folge einer Appendizitis, Sigmadivertikulitis, nach Nahtinsuffizienzen oder gynäkologischen Operationen. Sofern keine generalisierte Peritonitis vorliegt, kann die Behandlung zunächst durch perkutane Abszessdrainage (PAD) erfolgen. Mögliche Zugangswege sind: Anterolateral-transabdominal, posterior-transglutäal, paracoccygeal, transvaginal oder transrectal. Der transrectale bzw. transvaginale Zugang sollte wegen des erheblichen Diskomforts für die Patienten nur Ausnahmefällen vorbehalten bleiben. Nach unserer Erfahrung gelingt die Drainage auf perkutanem Wege fast immer. Ein Behandlungserfolg durch die PAD ist in 80–100% der Fälle zu erwarten.

Schlüsselwörter: Douglas – Abszess – Perkutane Drainage – Computertomographie

Einleitung

Die Erstbeschreibung des Douglas-Raumes geht auf den in London arbeitenden britischen Anatomen James Douglas zurück, der von 1675 bis 1742 lebte. Er beschrieb erstmals die Aussackungen des Peritoneums und auch die excavatio rectouterina bzw. rectovesicalis. Aufgrund seiner Lage am caudalsten Ende des Peritonealsackes wird der Douglas-Raum auch als „Schlammfänger" des Abdomens bezeichnet. Ein Abszess in seinem eigentlichen Sinne ist heute hier nur noch sehr selten anzutreffen. Ursache hierfür ist die moderne Antibiotikatherapie und die relativ risikoarm durchzuführende Laparoskopie und Pelviskopie, die eine Eiteransammlung im Douglas-Raum schon frühzeitig diagnostizieren bzw. therapieren können.

Grundlagen

Beim Douglas-Raum handelt es sich um eine Peritonealspalte, die sich beim Mann als *Excavatio rectovesicalis* kaudalwärts bis in die Höhe der Harnleitermündungen zieht. Der Eingang in diesen Raum wird beiderseits durch die plica rectovesicalis eingeengt, die den M. rectovesicalis enthält. Die ventrale Begrenzung wird durch die Blasenhinterwand gebildet, die dorsale durch die Rektumvorderwand. Bei der Frau wird der gleiche Peritonealraum als *Excavatio rectouterina* bezeichnet. Er wird nach ventral von der hinteren Vaginalwand, nach dorsal von der Rektumvorderwand begrenzt.

Die Flüssigkeitszirkulation in der Peritonealhöhle bedingt, dass Infektionserreger binnen weniger Stunden im gesamten Abdomen verteilt sein können. Dünndarmgebiet und Dünndarmmesenterium drainieren sich in den Douglas-Raum, die Flüssigkeitsströme des Colon sind beidseits in den Oberbauch gerichtet. Hierbei spielen sowohl Schwerkraft (in Richtung Douglas-Raum) als auch Atemmechanik (in Richtung des subphrenischen Raumes) eine Rolle [9].

Grundsätzlich kann jede intraabdominelle Infektion die Entstehung eines Douglas-Abszesses verursachen. Als Hauptursachen gelten jedoch Sigmadivertikulitis, Appendizitis und Adnexitis. Postoperativ kommt es bei der colorectalen Chirurgie bzw. Appendektomie in 10–30% der Fälle zu einem Abszess im kleinen Becken, der jedoch nur selten behandlungsbedürftig wird [3].

Therapie

Das Grundprinzip der Therapie ist es – wie bei jedem Abszess – die Eiteransammlung zu entleeren (ubi pus, ibi evacua), um so die meist begleitende Sepsis zu beherrschen. Grundsätzlich führen hier zwei Wege zum Ziel: die Operation und die perkutane Abszessdrainage (PAD).

Indikationen

Die Indikation zum therapeutischen Vorgehen ergibt sich aus der Klinik, die meist mit Fieber, Leukozytose und Schmerzen einhergeht. Besteht keine generalisierte Peritonitis, und ist der mit bildgebenden Verfahren (meist Computertomographie) nachgewiesene Abszess perkutan gut erreichbar, so erfolgt nach Ausschluss sonstiger Kontraindikationen die computertomographie-gesteuerte PAD.

Weitere Voraussetzungen sind zur Durchführung einer perkutanen Abszessdrainage: keine größere Anastomosen-Leckage, keine diffusen, gekammerten Abszedierungen, keine Gerinnungsstörung, drainagefähiger Abszessinhalt [1, 3].

Die Erfolgskontrolle erfolgt zunächst klinisch: Ein Rückgang von Leukozytose und Fieber zeigen die erfolgreiche Abszessdrainage an. Bleibt die klinische Besserung aus, so ist nach zwei Tagen eine Drainage-Korrektur bzw. die operative Intervention zu prüfen.

Die Durchführung einer PAD im septischen Stadium eines Patienten muss nicht notwendigerweise bedeuten, dass eine Operation nicht erforderlich wird. In Einzelfällen kann aber durch perkutane Entlastung von intraabdominellen Abszessen der Patient zunächst in einen besseren Zustand gebracht werden, um dann zum Zeitpunkt der Wahl operiert zu werden.

Nach Angaben in der Literatur kann in 52 bis 100% der Fälle mit einem Erfolg der perkutanen Drainagebehandlung gerechnet werden, überwiegend werden Erfolgsraten zwischen 80% und 100% angegeben [1, 3, 5, 6, 8].

Technik

Die Punktion kann sonographisch, endosonographisch oder computertomographisch erfolgen. Die schwierig zu erreichende anatomische Position des Douglas-Raumes erfordert in den meisten Fällen eine CT-gesteuerte Punktion. Bei diesem Verfahren ist eine sehr exakte Positionierung von Punktionsnadel und Drainagekatheter möglich. Mehrere Zugangswege werden beschrieben: anterolateral-transabdominal, posterior-transglutäal, transvaginal, transrectal [2–4, 8].

Bei pararectalen und ischiorectalen Verhaltungen, wie sie z. B. bei Anastomoseninsuffizienzen nach tiefer anteriorer Rektumresektion vorkommen, bietet sich häufig der paracoccygeale Zugang an [7].

Komplikationsmöglichkeiten sind die Verletzung im kleinen Becken benachbarter Organe (Blase, Dünndarm), Verletzungen der großen Gefäße oder Nerven. In der Literatur werden Komplikationsraten der PAD zwischen 0% und 11% angegeben [1, 3, 6].

Fazit

Abszesse im kleinen Becken sollten bei Fehlen einer generalisierten Peritonitis und sonstiger Kontraindikationen interventionell und damit minimal-invasiv therapiert werden. Eine Ausnahme stellt eine nur chirurgisch zu sanierende Grunderkrankung dar. Auch in diesen Fällen kann jedoch zunächst durch interventionelle Drainage eine Verbesserung der Grundsituation erreicht werden und im günstigsten Falle die Operation als Elektiveingriff durchgeführt werden.

Perkutane Zugangswege sind bei meist technischer Machbarkeit zu bevorzugen. Nur in Ausnahmefällen sollte transrektal oder transvaginal vorgegangen werden.

Literatur

1. Bartels H, Theisen J, Berger H, Siewert JR (1997) Interventionelle Therapie des intraabdominellen Abszesses: Ergebnisse und Grenzen. Langenbecks Arch Chir Suppl Kongressbd 114: 956–958
2. Gazelle GS, Mueller PR (1994) Abdominal abscess. Imaging and intervention. Radiol Clin North Am 32(5): 913–932
3. Göhl J, Gmeinwieser J, Gusinde J (1999) Intraabdominelle Abszesse. Interventionelle versus chirurgische Therapie. Zentralbl Chir 124(3): 187–194
4. Harder F, Rothenbuhler JM, Oertli D (1993) Drainagen in der septischen Chirurgie. Chirurg 64(2): 103–108
5. Jansen M, Truong SN, Sparenberg P, Schumpelick V (1997) Die sonographisch gesteuerte, perkutane Drainage: Eine sichere und einfache Methode zur Behandlung intraabdomineller Abszesse. Langenbecks Arch Chir Suppl Kongressbd 114: 1205–1206
6. Jansen M, Truong S, Riesener KP, Sparenberg P, Schumpelick V (1999) Ergebnisse der sonographisch gesteuerten perkutanen Drainage intraabdomineller Abszesse im chirurgischen Alltag. Chirurg 70(10): 1168–1171
7. Truong S, Willis S, Jansen M, Neuerburg J, Schumpelick V (1997) Endosonographisch gesteuerte perkutane paracoccygeale Drainage tiefer pelviner Abszesse nach Rektumresektion. Chirurg 68(6): 633–637
8. VanSonnenberg E, D'Agostino HB, Casola G, Halasz NA, Sanchez RB, Goodacre BW (1991) Percutaneous Abscess Drainage: Current Concepts. Radiology 181: 617–626
9. Witzigmann H, Geissler F, Uhlmann D, Hauss J (1998) Intraabdominelle Abszesse. Chirurg 69(8): 813–820

Lokale und systemische Folgen eines intraabdominellen Abszesses

K. Buttenschoen und H. G. Beger

Chirurgie I, Universität Ulm, Steinhövelstraße 9, 89075 Ulm

Local and Systemic Consequences of Intra-Abdominal Abscesses

Summary. Intra-abdominal abscesses develop spontaneously, caused by diseases in the abdominal cavity following surgery or trauma. The septic focus can initiate systemic consequences up to multiple organ failure. Clinical features comprise fever, pain, elevated white blood cell count, signs of a mass and sepsis. The clinical picture depends on the localization of the abscess. Abdominal CT examination is the most efficient means of diagnosis. The principles of management involve elimination of the septic focus and effective treatment of sepsis and the underlying disease. Abscesses can be treated by percutaneous drainage or by open surgery, depending on localization and type of abscess. Antibiotics are basic elements of supportive therapy.

Key words: Intra-abdominal abscess – Physical signs – Percutaneous drainage – Open surgical management

Zusammenfassung. Intraabdominelle Abszesse entstehen spontan bei Erkrankungen innerhalb der Abdominalhöhle, postoperativ oder posttraumatisch. Der septische Fokus kann systemische Folgen bis zum Multiorganversagen auslösen. Klinisch fallen Fieber, Schmerzen, Leukozytose, Zeichen einer Raumforderung und Sepsis auf. Das Ausprägungsmuster ist von der Lokalisation abhängig. Die Computertomographie hat die höchste Aussagekraft in der Diagnostik. Die Ziele der Therapie sind die Fokussanierung, die Sepsiselimination und die effektive Therapie der den Abszeß verursachenden Erkrankung. Je nach Lokalisation und Typ können Abszesse entweder interventionell oder offen chirurgisch behandelt werden. Antibiotika gehören zur supportiven Therapie.

Schlüsselwörter: Intraabdomineller Abszeß – Klinik – Interventionelle Behandlung – Offene Chirurgie

Intraabdominelle Abszesse sind lokalisierte Eiteransammlungen, die von der übrigen Abdominalhöhle durch entzündliche Adhäsionen zwischen Peritoneum, Darmschlingen, Viszeralorganen, Mesenterium oder Netz abgegrenzt sind. Sie entstehen bei abheilender Peritonitis, nach spontanen intraabdominellen Erkrankungen (Appendizitis, Divertikulitis, Ulkusperforation), postoperativ oder posttraumatisch [9]. Ein intraabdomineller Abszeß ist das Ergebnis einer effektiven Abwehr, wenn das Gewebetrauma und die bakterielle Aggression die Kapazität der Abwehrmechanismen, eine peritoneale Infektion zu überwinden, lokal überschreitet [9]. Abszesse in

Tabelle 1. Systemische Folgen der Sepsis [5]

I.	Hyperthermie oder Hypothermie
II.	Puls > 90 Schläge/Minute
III.	Atemfrequenz > 20/Minute (oder mechanische Ventilation)
IV.	Evidenz für signifikante hämodynamische Veränderungen: – systemischer Blutdruck < 90 mm Hg – oder: Herzzeitvolumen > 4 Liter/Minute/m^2 – oder: Systemischer vaskulärer Widerstand < 800 dyne/s × cm^5
UND	
V.	Evidenz für zwei oder mehr der folgenden Indikatoren der peripheren Hypoperfusion/Organdysfunktion: – metabolische Azidose (arterieller pH < 7.30 oder Basendefizit > 5 mmol/L, Laktat > 2,5 mmol/L) – Hypoxämie (pO_2 < 70 mm Hg) – akute Niereninsuffizienz – Serum Bilirubin > 2-fach oberer Normwert – Koagulopathie (verlängerte Prothrombin- oder partielle Thromboplastinzeit) oder erniedrigte Thrombozytenkonzentration [< ½ des unteren Normwert oder < 100 000/mm^3]) – Bewußtseinsstörungen

parenchymatösen Organen entstehen nach hämatogener oder lymphogener Bakterienverschleppung aus einem septischen Fokus. Retroperitoneale Abszesse entstehen typischerweise als Folge primär lokaler Infektionen oder nach Entzündung eines retroperitonealen Organes mit nachfolgender sekundärer bakterieller Infektion. Abszesse bilden sich an Prädilektionsstellen aufgrund der Anatomie der Abdominalhöhle. Infektiöses Material fließt durch die Schwerkraft in abhängige, tieferliegende Höhlen (Subphrenium, paracolischer und interenterischer Raum, Becken). Durch die Atmung entsteht ein Saugeffekt unter dem Zwerchfell und intraabdominelle Flüssigkeit tendiert unter das Zwerchfell zu fließen. Innerhalb weniger Stunden verbreitet sich Flüssigkeit in der ganzen Abdominalhöhle, unabhängig von der Primärlokalisation [1]. Intraabdominelle Abszesse sind normalerweise polymikrobiell mit Bevorzugung der Anaerobier.

Klinik und Diagnostik. Fast alle Patienten haben Fieber, initial mit intermittierenden Spitzen, später bei Abszeßreifung persistierend. Das intermittierende Fieber ist Ausdruck einer wiederholten transienten Bakteriämie aus dem Abszeß, Blutkulturen werden in diesen Phasen positiv. Häufig sind auch der paralytische Ileus, das distendierte Abdomen, Anorexie und gelegentlich Erbrechen. Laborchemisch entwickelt sich eine Leukozytose und Zeichen der Akute-Phase-Reaktion. Es können Abdominalschmerzen und bei Beteiligung des Peritoneum parietale eine Abwehrspannung vorhanden sein. Systemisch kann sich eine Sepsis ausbilden (Tabelle 1).

Subphrenischer Abszeß links. Häufige Komplikation einer Peritonitis oder Hohlorganperforation im Oberbauch. Der subphrenische Abszeß links kann auch nach Splenektomie vorkommen, vor allem, wenn die Milzloge drainiert wurde oder nach einer Pankreatitis. Bei der physikalischen Untersuchung ist der untere Thoraxraum links schmerzempfindlich, gelegentlich mit Schmerzausstrahlung in die Schulter (Kehr-Zeichen). Röntgenologisch kann ein Pleuraerguß oder eine verminderte Zwerchfellbewegung links beobachtet werden.

Abszeß der Bursa omentalis. Dies ist eine Variation des subhepatisch/subphrenischen Abszesses, da die Bursa omentalis anatomisch gesehen ein Teil des linken subhepatischen Raumes ist. Ursache können Erkrankungen des Magens, Zwölffingerdarms oder des Pankreas sein. Die häufigste Ursache ist der Pankreasabszeß oder eine sekundär infizierte Pankreaspseudozyste, die sich in die Bursa omentalis ausgedehnt hat. Normalerweise ist das mittlere Epigastrium schmerzempfindlich, aber als unspezifisches Zeichen wenig hilfreich. Am wichtigsten ist die Ultraschalluntersuchung [3]. Gelegentlich zeigen sich auf Planfilm-Röntgenaufnahmen feine Gasblasen innerhalb der Bursa omentalis. Die Prognose dieser Abszesse ist schlechter als Abszesse in der übrigen Abdominalhöhle.

Subphrenischer Abszeß rechts. Der subphrenische Raum ist ein potentieller Raum zwischen Leber und Zwerchfell. Abszesse kommen hier sekundär nach Ruptur eines Leberabszesses oder weniger häufig nach Operationen am Zwölffingerdarm oder Magen vor. Die klinischen Zeichen und Symptome können minimal sein. Gelegentlich äußert der Patient Schmerzen im rechten oberen Abdomen oder im unteren rechten Thorax mit Ausstrahlung in den Rücken oder die rechte Schulter. Pleuraergüsse oder Plattenatelektasen liegen in über 90% der Fälle vor, 2/3 der Patienten haben einen Zwerchfellhochstand sowie eine Minderbeweglichkeit rechts. Eine Spiegelbildung ist in ca. 25% der Fälle vorhanden.

Subhepatischer Abszeß rechts. Am häufigsten geht diesem Abszeß eine Operation aufgrund eines Ulcus voraus, gefolgt von Eingriffen am Gallengangssystem und Kolon. Normalerweise produziert dieser Abszeß eine Schmerzhaftigkeit und Druckempfindlichkeit des rechten oberen Quadranten mit Verstärkung beim Husten oder ähnlichen körperlichen Aktivitäten.

Interenterische Abszesse. Sie kommen häufig multipel zwischen Dünn- und Dickdarm, Mesenterium, Abdominalwand und großem Netz vor. Das Mesocolon transversum bildet eine Barriere, so daß sich Abszesse normalerweise nicht nach cranial ausdehnen. Häufig kommen sie mit Beckenabszessen vor. Klinisch ist die Diagnose schwer zu stellen, da es keine verläßlichen physikalischen Zeichen gibt. Gelegentlich ist ein Abszeß durch die Bauchdecke tastbar. Das CT hat die höchste Sensitivität, Spezifität und Richtigkeit in der Bildgebung (über 90%) und erleichtert damit die Entscheidung einer interventionellen oder operativen Drainage. Bei multiplen, nicht zusammenhängenden Abszessen wird die offene Drainage bevorzugt, andernfalls die initiale perkutane Intervention.

Pelviner Abszeß. Dieser Abszeß bildet sich am häufigsten nach rupturierten Kolondivertikeln, entzündlichen Beckenerkrankungen, perforierter Appendizitis oder während der Resolution einer Peritonitis. Solange der Abszeß nicht die vordere Bauchwand tangiert, sind die physikalischen Zeichen gering. Der Patient klagt über schlecht lokalisierbare Schmerzen im unteren Abdomen. Eine Irritation des Urogenitalsystems kann Harndrang, Dysurie, Diarrhoe und Tenesmen auslösen. Lokalisierte Flüssigkeitsansammlungen im kleinen Becken können als schmerzhafte Resistenz transrektal oder transvaginal getastet werden. Wenn möglich, sollte ein pelviner Abszeß transrektal, transvaginal oder pararektal drainiert werden. Die Drainage sollte erst dann erfolgen, wenn die Abszeßmembran den Dünndarm und übrigen Abdominalraum ausreichend abgegrenzt hat. Bei der transvaginalen und transrektalen Eröffnung sollte die scharfe Inzision gegenüber der stumpfen Eröffnung bevorzugt werden.

Pankreasabszeß [3]. Am häufigsten geht eine akute nekrotisierende Pankreatitis voraus. Abdominalschmerzen, Übelkeit, Erbrechen, Darmdistention und fehlende Darmgeräusche sind häufig. Fieber über 39 °C und ein schmerzempfindliches Abdomen sind ebenfalls häufig. Auch Pankreasabszesse sind häufig polymikrobiell. Die Organismen sind gewöhnlich aerob und repräsentieren die fäkale Flora, vor allem E. coli und aerobe hämolytische Streptokokken. Pankreasabszesse sind der perkutanen Drainage schlecht zugänglich und die operative Intervention zu bevorzugen [3]. Der transperitoneale Zugang schließt das radikale Debridement sowie eine intensive Spülung und die Einlage großkalibriger Drainagen ein.

Retroperitonealer Abszeß. Diese sind selten und am häufigsten Folge einer sekundären Infektion des Pankreas. Retroperitoneale Abszesse an anderen Stellen können durch primäre oder sekundäre Infektionen der Nieren, des Ureters, des Kolons, bei Osteomyelitis der Wirbelsäule oder posttraumatisch entstehen. Normalerweise haben die Patienten Fieber und klagen über eine Schmerzempfindlichkeit der betroffenen Region. Die CT ist die diagnostische Maßnahme der Wahl.

Tabelle 2. Ziele der chirurgischen/interventionellen Behandlung intraabdomineller Sepsisherde

– Elimination der systemischen Sepsis innerhalb von 24–72 Stunden
– Verhinderung der Sepsisprogression zum septischen Schock und/oder Multiorganversagen
– Effektive Therapie der den Abszeß verursachenden Krankheit

Tabelle 3. Interventionelle Abszeßdrainage [2, 4, 6, 10]

– Einfacher Abszeß
– Genaue Lokalisation
– Sicherer Zugang (keine transpleurale, transhepatische oder translienale Drainage)
– „Ideale" Lokalisation: parakolisch, perihepatisch, subphrenisch rechts)
– Isolierter Leberabszeß

Tabelle 4. Operative Abszeßbehandlung [2, 4, 6, 10]

– Nicht sanierte Grunderkrankung, z. B. Appendizitis, Divertikulitis
– Fistelassoziierte Abszesse nach Anastomoseninsuffizienz oder M. Crohn
– Subphrenischer Abszeß links
– Nicht drainagefähige Nekrosen, z. B. Pankreasabszesse
– Interenterische (multiple) Abszesse
– Abszesse bei Malignomen und Gerinnungsstörungen

Abszeßbehandlung. Die alleinige antibiotische Behandlung führt selten zum Erfolg. Eine antibiotische Therapie alleine kann im Stadium der phlegmonösen Entzündung, wenn es noch nicht zur Eitersammlung gekommen ist, erfolgreich sein. In den Abszeß selbst dringen Antibiotika aber nicht ein. Lokale Flüssigkeitsverhalte müssen drainiert werden (ubi pus, ibi evacua) [6, 9, 10]. Wenn nicht, steigt das Risiko einer verzögerten Ruptur mit Ausbildung einer Peritonitis, Sepsis, Einbruch in Hohlorgane bzw. Pleura oder einer Gefäßarrosion mit Blutung. Die Begleittherapie besteht aus Antibiotikagabe, Infusionen und Monitoring (supportive Maßnahmen). Die Ziele der Behandlung sind in Tabelle 2 zusammengefaßt [6, 9, 10].

Perkutane Drainage. Drainagen, z. B. Pigtail-Katheter, können interventionell über einen Führungsdraht eingelegt werden. Der Eiter wird aspiriert und die Höhle gespült. Die perkutane Drainage intraabdomineller Abszesse ist in der Regel dann möglich, wenn es sich um unilokuläre Flüssigkeitsansammlungen mit ausreichender Abgrenzung zum übrigen Abdomen handelt, der Zugang sicher ist (Angrenzung an die Abdominalwand), eine interdisziplinäre Beurteilung erfolgte (Chirurg und Radiologe) und die Möglichkeit einer sofortigen operativen Intervention besteht (Tabelle 3) [2, 6, 9, 10].

Operation. Die Indikation zur Operation besteht, wenn die interventionelle Drainage versagt, der Abszeß perkutan nicht zugänglich ist, bei Vorliegen eines Pankreas- oder karzinomatösen Abszesses, bei einer Darmfistel, bei Einbeziehung der Bursa omentalis oder bei bestehenden multiplen, nicht kommunizierenden interenterischen Abszessen (Tabelle 4) [2, 6, 9, 10]. Abszesse im Becken können durch das Rektum oder die Vagina zugänglich sein, so daß in solchen Fällen eine Operation oder perkutane Drainage vermeidbar ist. Hat der Abszeß Kontakt zum Peritoneum parietale oder Diaphragma, kann ein extraperitonealer Zugang möglich sein. Subphrenische Abszesse auf beiden Seiten und subhepatische Abszesse können ebenso erreicht werden. Ein subphrenischer Abszeß links kann auch durch einen posterioren Zugang unterhalb der 12. Rippe zugänglich sein.

Ein Abszeß in der Bursa omentalis ist über einen Zugang im oberen Abdomen erreichbar. Interenterische Abszesse werden durch eine Laparotomie im mittleren Abdomen operiert. Abstriche werden entnommen und alle Abszeßhöhlen sorgfältig debridiert, ausgeräumt und gespült.

Tabelle 5. Letalität intraabdomineller Abszesse in Abhängigkeit des APACHE-II-Score und des gewählten Behandlungsverfahrens [7]

Apache II	Letalität Perkutane Drainage		Letalität Operative Drainage		Signifikanz
0–14	1/33	3%	0/27	0%	p > 0,05
15–24	9/10	90%	9/15	60%	p < 0,05
25–≥29	3/3	100%	4/4	100%	p > 0,05
Gesamt	13/46	28%	13/46	28%	
Aufenthaltsdauer	13,4 Tage		9,8 Tage		

Weiche Drainagen sollten in die Abszeßhöhlen eingelegt werden und auf möglichst kurzem Weg aus der Abdominalhöhle ausgeleitet werden. Bei großen Abszeßhöhlen sollten zusätzlich großkalibrige Drainagen eingelegt werden. Die Drainagen sollen so lange in situ verbleiben, bis die Sekretion versiegt oder klar ist. Der Drainagekanal sollte dann gespült werden und ein Sinugramm (radiologische Fisteldarstellung) zur Dokumentation des Kollapses der Abszeßhöhle vor dem Drainagezug angefertigt werden. Die Drainagen können in kleinen Schritten zurückgezogen werden, so daß sich der Drainagekanal schrittweise verschließt. Das gesamte Procedere kann mehrere Wochen dauern.

Wichtige Determinanten der Letalität und Morbidität intraabdomineller Abszesse sind das Alter des Patienten, die Komorbidität, die Faktoren des APACHE-II-Score und auch das gewählte Behandlungsverfahren (Tabelle 5).

Antibiotische Therapie [8–10]. Die Ziele der antibiotischen Therapie sind die schnellere Elimination der verursachenden Mikroorganismen mit Verkürzung der klinischen Infektionsdauer bei gleichzeitiger Prävention erneuter Infektionen. Da die chirurgische Wunde stark kontaminiert ist, soll die antibiotische Therapie vor der perkutanen oder operativen Drainage begonnen und gegebenenfalls nach Vorliegen des Antibiogramms modifiziert werden. Die nachweisbaren Organismen sind bei intraabdominellen Abszessen sowie Peritonitis sehr ähnlich und umfassen Aerobier und Anaerobier. In über 2/3 der Fälle sind die Isolate polymikrobiell. Unter klinischen Bedingungen werden meistens 2–3 aerobe und 1–2 anaerobe Bakterien gefunden, in forschungsorientierten Untersuchungen 7–10 aerobe und 10–15 anaerobe und tatsächlich werden es noch mehr sein. Die Bedeutung klinisch-mikrobiologischer Untersuchungen wird dazu oft zweifelhaft. Allerdings können nur eine relativ geringe Anzahl der im GI-Trakt vorkommenden Organismen eine humane Infektion auslösen und noch weniger kommen bei intraabdominellen Infektionen vor.

Bei Perforationen des Magens, des Duodenums und des proximalen Jejunums gelangen relativ geringe Mengen Gram-positiver Aerobier und Gram-negativer Anaerobier in die Bauchhöhle. Diese Bakterien sind in der Regel sensibel auf β-Laktam-Antibiotika. Bei Perforation des distalen Dünndarms wachsen Gram-negative fakultativ anaerobe Organismen und gelegentlich Anaerobier des Kolons wie z. B. Bacteroides fragilis. Nach Kolonperforation ist die Abdominalhöhle mit großen Mengen fakultativ und obligat anaeroben Gram-negativen Keimen kontaminiert.

In vitro Daten, Tierversuche und klinische Studien führten zur Akzeptanz von Antibiotika, die gegen bekannte Enterobacteriaceae (z. B. E. coli) und gegen B. fragilis gerichtet sind, da sie am häufigsten bei intraabdominellen Infekten und aus Blutkulturen isoliert werden sowie eine entsprechende Pathogenität besitzen. Der Einsatz von Antibiotika, die mehr als die gewöhnlichen fakultativ und obligat anaeroben Bakterien abdecken (z. B. P. aeruginosa) ist kontrovers.

Das Wirkungsspektrum der auszuwählenden Antibiotika sollte Gram-negative fakultative und obligat anaerobe Bakterien erfassen. Geeignete Antibiotika stammen aus den Klassen Aminoglykoside, Carbapeneme, Cephalosporine, Penizilline mit β-Laktamasen und Quinolone. Beispiele einer Monotherapie sind Ampicillin/Sulbactam, Cefoxitin, Piperacillin, Piperacillin/Tazobactam, bei Kombinationstherapie Aminoglykosid/Metronidazol oder Clindamycin.

Die antibiotische Therapie sollte bis zur Resolution der systemischen Sepsiszeichen fortgeführt werden, bis der Patient sich wieder wohl fühlt und normalen Appetit hat. Oft kann die antibiotische Therapie schon innerhalb von 48–72 Std. nach Drainageeinlage beendet werden.

Literatur

1. Autio V (1964) The spread of intraperitoneal infection. Studies with roentgen contrast medium. Acta Chir Scand 130: S1
2. Bartels H, Theisen J, Berger H, Siewert JR (1997) Interventionelle Therapie des intraabdominellen Abszesses: Ergebnisse und Grenzen. Langenbecks Arch Chir Suppl Kongressbd 956
3. Beger HG, Büchler M (1987) Pankreas. In: Beger HG, Kern E (Hrsg) Akutes Abdomen. Stuttgart: Thieme, 308–319
4. Bruch H, Schwander O (1997) Operative Therapie des Abszeßherdes: Indikation und Ergebnisse. Langenbecks Arch Chir Suppl Kongressbd 959
5. Dunn DL (1994) Gram-Negative Bacterial Sepsis and Sepsis Syndrome. Surg Clin North Am 74: 621–635
6. Hau T (1990) Bacteria, Toxins, and the Peritoneum. World J Surg 14: 167–175
7. Levison MA, Zeigler D (1991) Correlation of APACHE II Score, Drainage Technique and Outcome in Postoperative Intra-Abdominal Abscess. Surg Gynecol Obstet 172: 89–94
8. Solomkin JS, Miyagawa CI (1994) Principles of Antibiotic Therapy. Surg Clin North Am 74: 497–517
9. Wittmann DH, Schein M, Condon RE (1996) Management of secondary peritonitis. Ann Surg 224: 10–18
10. Witzigmann H, Geißler F, Uhlmann D, Hauss J (1998) Intraabdominelle Abszesse. Chirurg 69: 813–820

Interventionelle oder operative Therapie aus chirurgischer Sicht

H. Bartels[1], J. Theisen[1], H. Berger[2] und J. R. Siewert[1]

[1] Chirurgische Klinik und Poliklinik und
[2] Interventionelle Radiologie am Institut für Röntgendiagnostik, Technische Universität München, Ismaninger Straße 22, 81675 München

Interventional or Surgical Approach – the Surgical Point of View

Summary. The postoperative course following major digestive procedures was prospectively analyzed. In 174 of 3346 patients (5.2%), intraabdominal abscesses were treated by percutaneous drainage (PAD). In 149 of 174 patients (85.6%), PAD was successful. Additional surgery was not required. 25 of 174 patients (14.4%) underwent additional surgery. Puncture-related complications were seen in 8 of 174 patients (4.6%). Puncture-related mortality was 0.6% (1 of 174 patients). In our experience, a nonoperative approach by percutaneous techniques should be considered in the first place. The reasons are: high success-rate, low complication-rate and less invasive to the patient. Surgical intervention is still required primarily in generalized peritonitis and abscesses associated with leakages/fistulae, and secondarily, in cases with non-effective drainage: no clinical improvement despite reevaluation/replacement of percutaneous drains ($\leq$ 48 h), and persistent abscess formation despite frainage (2–3 weeks).

Key words: Abdominal sepsis – Intraabdominal abscess – Percutaneous drainage – Surgical approach

Zusammenfassung. In einer prospektiven Analyse wurden bei 174/3346 Pat. (5,2%) nach großen viszeralchirurgischen Eingriffen intraabdominelle Abszesse mit PAD versorgt. Bei 149/174 Pat. (85,6%) war die PAD als alleinige Therapiemaßnahme erfolgreich. 25/174 Pat. (14,4%) mußten sekundär operiert werden. Punktionsbedingte Komplikationen traten bei 8/174 Pat. (4,6%) auf. Die punktionsbedingte Mortalität war 0,6% (1/174 Pat.). In der eigenen Erfahrung ist das interventionelle Vorgehen mit PAD heute die Therapie der Wahl wegen der hohen Erfolgsrate, niedrigen Komplikationsrate oder geringeren Invasivität. Eine operative Therapie ist weiterhin erforderlich: primär bei der generalisierten Peritonitis und Abszessen ausgehend von einer großen Insuffizienz/Fistel und sekundär bei Versagen der PAD; d. h. keine klinische Besserung trotz PAD-Kontrolle/Korrektur ($\leq$ 48 h) und Persistieren der Abszeßhöhle (2–3 Wochen).

Schlüsselwörter: Abdominelle Sepsis – Intraabdominelle Abszesse – Perkutane Abszeß-Drainage – Operative Therapie

Einleitung

Die percutane Drainage intraabdomineller Abszesse hat sich in den letzten Jahren als Therapieprinzip bei der abdominellen Sepsis etabliert. Das Indikationsspektrum umfaßt neben der temporären Abszeßentlastung (z. B. M. Crohn) mit der Möglichkeit einer elektiven OP-Planung als kurativen Ansatz die Behandlung primärer Abszesse (z. B. Leberabszesse) und vor allem postoperativer Abszesse. Ziel der vorliegenden Arbeit ist es, aus chirurgischer Sicht die Frage zu beantworten: intraabdominelle Abszesse – interventionelle oder chirurgische Therapie?

Material und Methode

In dem Zeitraum 1/95 bis 12/99 wurde der postoperative Verlauf von 3346 Patienten nach großen viszeralchirurgischen Eingriffen prospektiv analysiert. Bei 174/3346 Patienten (5,2%) wurden intraabdominelle Abszesse diagnostiziert und mit percutaner Abszeßdrainage (PDA) versorgt (männl.: n = 131, weibl.: n = 43, Alter x: 61,9 Jahre). Insgesamt 24 Patienten (13,8%) mußten mehrfach drainiert werden.

Diagnostik, Lokalisation und Punktion erfolgten bei allen Patienten CT-gezielt. Eine Drainagebehandlung wurde als erfolgreich bewertet bei klinischer Besserung innerhalb von 24 Stunden, morphologisch nachweisbarer Größenabnahme der Abszeß-Formation und vollständiger Ausheilung ohne sekundäre operative Therapie. Nicht erfolgreich waren Drainageversuche bei den Patienten, bei denen klinisch und/oder morphologisch der Abszeß nicht zur Ausheilung kam und in der Folgezeit eine Reoperation erforderlich wurde.

Ergebnisse

Bei 174/3346 Patienten (5,2%) wurden intraabdominelle Abszesse interventionell mit PAD versorgt. Am häufigsten traten Abszesse nach hepatobiliären Eingriffen auf: 31/285 Patienten (10,9%). Bei 63 Patienten waren die Abszesse im rechten Ober- und Unterbauch lokalisiert; bei 66 Patienten im linken Ober- und Unterbauch, bei 45 Patienten im Retroperitoneum und Becken.

149/174 Patienten (85,6%) wurden erfolgreich interventionell mit PAD behandelt. Bei 25/174 Patienten (14,4%) war die PAD nicht erfolgreich. Achtmal lagen dabei fistelassoziierte Abszesse bei ausgedehnter Insuffizienz vor, 5 × subphrenische Abszesse links mit Pankreasbeteiligung, 3 × nicht-drainagefähiges Nekrosematerial, 5 × multiple Abszesse (Schlingenabszesse) und 4 × ein Persistieren der Abszeßhöhle trotz Drainageableitung. Die jeweilige Reoperation erfolgte am 2. bis 5. Tag nach PAD.

Vor allem bei Abszessen im linken Oberbauch war die interventionelle Therapie weniger erfolgreich. 12/44 Patienten (27,3%) mußten sekundär operiert werden. Am häufigsten profitierten Patienten mit Abszessen im rechten Ober- und Unterbauch von der percutanen Drainage. Nur 5/63 Patienten (7,9%) dieser Untergruppe mußten reoperiert werden.

Bei 8/174 Patienten (4,6%) traten punktionsbedingte Komplikationen auf: 3 × intestinale Fisteln und 5 × hämodynamisch wirksame Blutungen, die eine operative Intervention erforderlich machten. Ein Patient ist nach percutaner Punktion an intrahepatischer Blutung mit konsekutiver Lebernekrose verstorben (Mortalität 1/174 Patienten, 0,6%).

Insgesamt 44/3346 Patienten (1,2%) sind postoperativ verstorben. Die Mortalität aller Patienten mit intraabdominellen Abszessen – unabhängig vom therapeutischen Vorgehen – lag bei 8% (14/174 Patienten). Die Mortalität war deutlich geringer bei den Patienten mit erfolgreicher PAD (10/149 Patienten, 6,7%) im Vergleich zu den Patienten, die sekundär operiert werden mußten (4/25 Patienten, 16%).

Diskussion

Die percutane Abszeß-Drainage ist heute als Therapieoption bei der abdominellen Sepsis anerkannt. Unsere eigenen Ergebnisse finden ihre Entsprechung in der neueren Literatur. Die Erfolgsraten werden übereinstimmend mit > 80% angegeben. Komplikationen treten in ca. 5% der Fälle auf. Die punktionsbedingte Letalität liegt unter 1%.

Im dargestellten Krankengut wurden alle Abszeß-Drainagen CT-gezielt von interventionellen Radiologen unseres Hauses durchgeführt. Als Vorteile der CT-gezielten Drainage sehen wir die objektive und reproduzierbare Dokumentation, die bessere Lokalisation und Differenzierung von Retentionen durch i.v.-Kontrastmittel, die einfachere Zugangsplanung und – im Vergleich zur Sonographie-gezielten Punktion – die höhere Sicherheit des Vorgehens. Damit ergeben sich als ideale Indikationen abgekapselte Retentionen paracolisch, perihepatisch und subphrenisch rechts. Als Grenzen der PAD müssen weiterhin gelten: Abszesse bei ausgedehnter Insuffizienz/Fistel, „komplizierte" Abszesse (z. B. multiple Abszesse, Schlingenabszesse, Sequester, nicht-drainagefähiges Nekrosematerial) und die generalisierte Peritonitis.

Die PAD ist im Vergleich zur operativen Therapie weniger invasiv. Eigene Analysen zeigen, daß Reoperationen bei abdomineller Sepsis regelhaft zur unkontrollierten Freisetzung von Zytokinen und Mediatoren mit negativer Rückwirkung auf vitale Organfunktionen führt. Diese Veränderungen treten bei der percutanen Punktion nicht auf. Daß die PAD auch im Hinblick auf Mortalitätssenkung der operativen Therapie überlegen ist, läßt sich aus unseren Daten nicht ableiten. Bei der vorliegenden Untersuchung handelt es sich nicht um eine kontrollierte Studie. Eine solche Studie liegt bis heute nicht vor und wird auch – bei den jetzt überzeugenden Ergebnissen der PAD – in absehbarer Zeit nicht erstellt werden.

Schlußfolgerung

Bei intraabdominellen Abszessen ist das interventionelle Vorgehen mit percutaner Abszeßdrainage (PAD) heute die Therapie der ersten Wahl. Dafür sprechen die hohe Erfolgsrate (> 80%), wenig verfahrensinhärente Komplikationen (< 5%), vor allem aber die geringere Invasivität. Eine operative Therapie ist *primär* erforderlich bei der generalisierten Peritonitis (Herdsanierung!) und bei Abszessen unterhalten von einer ausgedehnten Insuffizienz/Fistel. Eine operative Therapie wird *sekundär* erforderlich, bei nicht erfolgreicher Abszeß-Drainage: d. h. bei ausbleibender klinischer Besserung trotz PAD-Kontrolle/Korrektur (≤ 48 h) oder persistierenden Abszessen über 2 bis 3 Wochen (Tabelle 1).

Die Indikation zur PAD muß in enger Kooperation zwischen Chirurg und interventionellem Radiologen gestellt werden. Das Verfahren darf aber nicht überzogen und auf keinen Fall eine ggfs. erforderliche sekundäre chirurgische Therapie verzögert werden.

Tabelle 1. Interventionelle oder operative Therapie bei intraabdominellen Abszessen?

• **Interventionell**	Heute Therapie der Wahl • Erfolgsrate > 80% • Komplikationsrate < 5% • geringe Invasivität
• **Operativ** – primär:	• generalisierte Peritonitis (Herdsanierung) • ausgedehnte Insuffizienz/Fistel
– sekundär:	bei Versagen der PAD: • keine klinische Besserung trotz PAD-Kontrolle/Korrektur (≤ 48 h) • Persistieren der Abszeßhöhle (2–3 Wochen)

Literatur

1. Jansen M, Truong S, Riesener KP, Sparenberg P, Schumpelik V (1999) Ergebnisse der Sonographie-gezielten perkutanen Katheterdrainage intraabdomineller Abszesse in der Chirurgie. Chirurg 70(10):1168–1171
2. Jawhari A,.Kamm MA, Ong C, Bartram CI, Hawley PR (1998) Intra-abdominal and pelvic abscess in Crohn's disease: results of noninvasive and surgical management. Br J Surg 85(3):367–371
3. Levison MA (1992) Percutaneous versus open operative drainage of intraabdominal abscesses. Infect Dis Clin North Am 6(3):524–544
4. Ogawa T, Shimizu S, Movisaki T, Sugitani A, et al (1999) The role of percutaneous transhepatic abscess drainage for liver abscess. J Hepatobiliary Pancreat Surg 6(3):263–266
5. Shuler FW, Newmann CN, Angood PB, Tucher JG, Lucas GW (1996) Non-operative management for intra-abdominal abscesses. Am Surg 62(3):218–222
6. Sonnenberg van E (1984) Percutaneous Drainage of Abdominal Abscess and Fluid Collection in 250 cases: Results, Failures, and Complications. Radiology 151:337–341

Der subphrenische postoperative Abszeß

W. Stock, M. Dellanna und O. Hansen

Chirurgische Abteilung, Marien-Hospital, Rochusstraße 2, 40479 Düsseldorf

The Subphrenic Abscess

Summary. The postoperative management of subphrenic abscess is an interdisciplinary approach by surgeons and interventional radiologists. As a rare complication of upper GI-Surgery, it is responsible for significant morbidity. An overview of literature identifies the interventional approach by percutaneous drainage as a successful tool, with a 65% chance of good results without surgical intervention. Prospective studies which compare the interventional strategy with surgery are still lacking. Finally, percutaneous drainage is a successful technique in cases of liquid abscess formation in an easy-to-find localization. In addition to this, the operation may potentially treat the cause as well.

Key words: Subphrenical abscess – Postoperative – Treatment

Zusammenfassung. Das postoperative Management subphrenischer Abszesse liegt in der Hand des Chirurgen und interventionellen Radiologen. Als seltene Komplikation von abdominellen Eingriffen am Oberbauch stellt er eine erhebliche Morbidität für den Patienten dar. Nach Durchsicht der Literatur werden unterschiedlich große Serien mit der interventionellen Drainagetechnik behandelt und erreichen so ein Ausheilungsergebnis von ca. 65%, ohne daß eine chirurgische Intervention notwendig wurde. Prospektive randomisierte Studien zur Evaluierung der interventionellen Technik gegenüber der chirurgischen Sanierung liegen nicht vor. Zusammenfassend ist die perkutane Drainage bei richtiger Indikation eines liquiden, gut zugänglichen und umschriebenen Abszesses eine minimalinvasive Methode mit einer hohen Erfolgsrate. Die chirurgische Behandlung vermag zudem die Abszeßursache zu therapieren.

Schlüsselwörter: Subphrenischer Abszeß – Postoperative Therapie

Schilddrüsenchirurgie (Postgraduiertenkurs) (Euthyreote Knotenstruma, Hyperthyreosen, differenzierte Schilddrüsencarcinome, medulläres und anaplastisches Carcinom)

Sporadisches und hereditäres medulläres Schilddrüsencarcinom – Klinik und Diagnostik

K. Frank-Raue und F. Raue

Endokrinologische Gemeinschaftspraxis, Brückenstraße 21, 69120 Heidelberg

Sporadic and Hereditary Medullary Thyroid Cancer – Clinical and Diagnostic Aspects

Summary. Medullary thyroid carcinoma (MTC) is a rare calcitonin-secreting tumor of the parafollicular of C-cells of the thyroid. It has the characteristics of a neuroendocrine tumor and occurs in a sporadic and hereditary form. The familial variety of MTC is associated with multiple endocrine neoplasia type 2. The discovery of a MTC in a patient has several diagnostic implications involving a specific strategy: preoperative evaluation of the extent of the disease including calcitonin measurement, classification of MTC as sporadic or hereditary by DNA testing for mutations in the RET proto-oncogene and screening for associated endocrinopathies, especially exclusion of a pheochromocytoma preoperatively in hereditary MTC.

Key words: Medullary thyroid carcinoma – RET proto-oncogene – Calcitonin

Zusammenfassung. Das medulläre Schilddrüsencarcinom (MTC) ist ein seltener Calcitonin-produzierender Tumor der C-Zellen und gehört zu den neuroendokrinen Tumoren. Es kommt in einer sporadischen und einer hereditären Form vor, letztere ist assoziiert mit der multiplen endokrinen Neoplasie Typ 2. Der Nachweis eines MTC erfordert verschiedene diagnostische Maßnahmen: präoperativ sollte die Ausdehnung des Tumors geklärt werden einschließlich einer Calcitoninbestimmung, bei allen Patienten sollte durch DNA-Analyse (Mutationen im RET-Proto-Onkogen) geklärt werden, ob eine sporadische oder hereditäre Form vorliegt und bei hereditärer Form nach weiteren Endokrinopathien speziell einem Phäochromozytom präoperativ gesucht werden.

Schlüsselwörter: Medulläres Schilddrüsencarcinom, RET-Proto-Onkogen – Calcitonin

Einleitung

Das medulläre Schilddrüsencarcinom (medullary thyroid cancer = MTC) betrifft 8–12% aller malignen Schilddrüsentumoren. Es gehört zu den differenzierten Schilddrüsencarcinomen und ist durch einige Besonderheiten gekennzeichnet:

– Es speichert kein Radio-Jod, da es sich nicht von den Thyreozyten ableitet, die chirurgische Therapie hat deshalb einen zentralen Stellenwert.

- Es kommt in einer sporadischen und einer hereditären Variante vor; der Nachweis von Mutationen im RET-Proto-Onkogen erlaubt die Frühdiagnose und Heilung im präsymptomatischen Stadium.
- Der Tumormarker Calcitonin ist sensitiv und spezifisch und zur Diagnosestellung präoperativ geeignet.

Histologie

Das MTC stellt eine maligne Entartung der parafollikulären Zellen (C-Zellen) der Schilddrüse dar. Die C-Zellen sind neuroektodermalen Ursprungs. Das MTC (Synonym: C-Zell-Carcinom) ist durch die Ablagerung von Amyloid (Kongo-rot positiv) und dem immunhistologischen Nachweis von Calcitonin gekennzeichnet. Die außergewöhnliche morphologische Variabilität rechtfertigt die konsequente Anwendung der Immunhistochemie. Calcitonin und Chromogranin A lassen sich in praktisch allen medullären Schilddrüsencarcinomen nachweisen.

Die Präkanzerose der hereditären medullären Schilddrüsencarcinome ist die C-Zellhyperplasie, definiert als multifokale Proliferation der C-Zellen innerhalb der Schilddrüse. Der Übergang von der C-Zellhyperplasie zum Mikrocarcinom ist fließend, das Nebeneinander von kleinen Carcinomherden und einer C-Zellhyperplasie ist typisch für die familiäre Variante des medullären Schilddrüsencarcinoms.

Klinik

Das sporadische medulläre Schilddrüsencarcinom sowie der Indexfall einer familiären Variante des MTC unterscheidet sich in der klinischen Präsentation kaum von anderen differenzierten Schilddrüsencarcinomen (Abb. 1). Es wird selten präoperativ diagnostiziert.

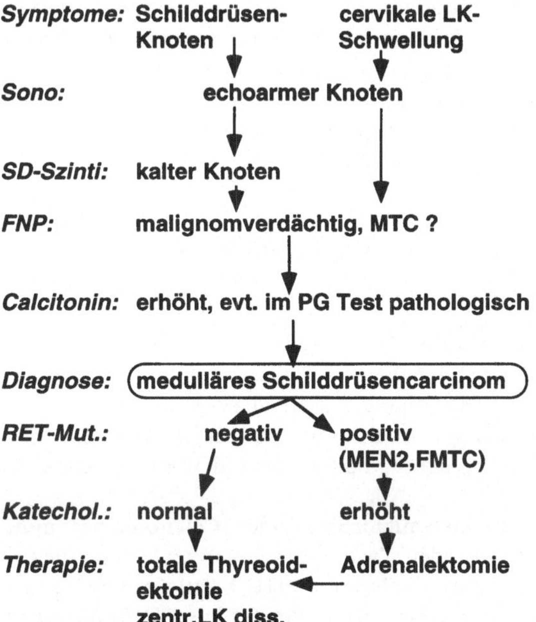

Abb. 1. Diagnostik des medullären Schilddrüsencarcinoms

Die Abklärung einer Struma nodosa, von cervikalen Lymphknotenmetastasen, in seltenen Fällen Fernmetastasen, therapieresistente Durchfälle oder eine unklare CEA-Erhöhung führen zur Diagnose (Tabelle 1) [3].

Beim hereditären medullären Schilddrüsencarcinom liegen meist ein Indexfall und eventuell weitere Erkrankungsfälle in der Familie vor. Die hereditäre Form des MTC kann über die Familienanamnese vermutet bzw. wahrscheinlich gemacht werden.

Tabelle 1. Leitsymptome und Leitbefunde von Patienten mit MTC (n = 207)

	n	%
Struma nodosa	138	66
Zufall/Screen.	33	16
cerv. LK	18	9
Diarrhoe	8	4
CEA-Erhöhung	3	1
Gewichtsverlust	3	1
Fernmetastasen	1	0,5

Frank-Raue, Habil. 1996

Der Tumormarker Calcitonin

Calcitonin ist das wichtigste Sekretionsprodukt der C-Zellen. Dieses aus 32 Aminosäuren bestehende Peptid-Hormon mit einem Molekulargewicht von 3400 ist der wesentliche biochemische Marker bei Patienten mit MTC. Die Calcitoninbestimmung mit dem empfindlichen „two site assay" ist ein sensitiver, spezifischer und kostengünstiger Test zur Diagnosesicherung und in der Verlaufskontrolle eines MTC [1]. Die Sensitivität läßt sich durch den **Pentagastrin-Stimulationstest** steigern, dabei wird 0,5 μg Pentagastrin pro Kilogramm Körpergewicht als i.v. Bolus verabfolgt und vor bzw. 2 und 5 Minuten nach Pentagastringabe Blut zur Calcitoninbestimmung entnommen. Neben der früheren Bedeutung in der Screeninguntersuchung dient der Pentagastrintest heute besonders in der Verlaufskontrolle zur Erfassung von Rezidiven bzw. zur Definition der Heilung. Ein Patient mit einem postoperativen Pentagastrintest, bei dem sowohl Calcitonin basal, als auch stimuliert, im Normbereich meßbar ist, gilt als geheilt.

Neben dem Calcitonin werden auch eine Reihe weiterer Substanzen vom MTC sezerniert, die auch als Tumormarker eingesetzt werden können, der wichtigste Parameter ist das CEA, andere, wie z. B. das ACTH können ein ektopes Cushing-Syndrom hervorrufen.

Ist Calcitonin ein Screeningparameter für ein medulläres Schilddrüsencarcinom bei Patienten mit Struma nodosa?

Die Frage wird kontrovers diskutiert. Pacini et al. [5] haben im Jahr 1991 1385 Patienten mit Struma nodosa konsekutiv untersucht und bei 8 Patienten (0,57%) einen erhöhten Calcitoninspiegel gefunden. Drei dieser Patienten hatten eine tumorverdächtige Zytologie, alle 8 Patienten hatten histologisch ein MTC, 6 Patienten sind postoperativ geheilt. Die Autoren empfehlen im Rahmen der diagnostischen Abklärung eines Patienten mit Struma nodosa die Calcitoninbestimmung (Tabelle 2, Abb. 1).

In einer weiteren Studie [7] wurde bei 469 Patienten mit Struma nodosa Calcitonin bestimmt und bei 4 Patienten (0,84%) ein erhöhter Wert gefunden. Zwei dieser Patienten hatten eine tumorverdächtige Zytologie, alle 4 Patienten hatten histologisch ein MTC, 3 Patienten sind postoperativ vom MTC geheilt. Auch die Autoren dieser Arbeit ziehen den Schluß, Calcitonin sollte

Tabelle 2. Calcitonin screening

Autor	Jahr	Pat. n	CT cut off pg/ml	Pat. erhöht. CT n (%)	CT-Spiegel pg/ml	Histol. (% MTC)	Tumor-Größe cm
Pacini	1994	1385	>20	8 (0,57)	55– 10,000	alle MTC (0,57)	0,9– 8,0
Rieu	1995	469	>10	4 (0,84)	70– 2,838	alle MTC (0,84)	<0,4
Niccoli	1997	1167	>10	34 (2,91)	11– 37,000	16 MTC (1,37)	0,1– 1,0
Vierhapper	1997	1062	>100 basal oder nach PG	14 (1,32)	5– 75,680	5 CCH 6 MTC (0,56) 2 keine OP 1 unklar	0,3– 3,5

MTC = medulläres Schilddrüsencarcinom, PG = Pentagastrin, CCH = C-Zell-Hyperplasie

im Rahmen der Abklärung einer Struma nodosa gemessen werden. Vierhapper et al. [8] erweitern diese Empfehlung: Zusätzlich sollte dann, wenn der basale Calcitoninwert 10 pg/ml übersteigt, ein Pentagastrin-Test durchgeführt werden – mit diesem Vorgehen wurde bei 6 von 1062 Patienten mit Struma nodosa (0,56%) ein MTC entdeckt. Die höchste Inzidenz des MTC bei Patienten, die wegen Struma nodosa untersucht wurden, wird mit 1,37% von Niccoli berichtet [4].

Wir ziehen aus diesen Studien und aus unserer eigenen Erfahrung folgenden Schluß: Bei allen Patienten mit einem soliden, szintigraphisch kalten Knoten, der zur Operation gebracht wird, sollte präoperativ Calcitonin bestimmt werden, um eine präoperative Verdachtsdiagnose zu ermöglichen, die zu einer Änderung des operativen Vorgehens führt.

Multiple Endokrine Neoplasie Typ 2 (MEN 2)

Ein Viertel der medullären Schilddrüsencarcinome werden autosomal dominant vererbt und kommen im Rahmen der multiplen endokrinen Neoplasie Typ 2 vor.

Die multiple endokrine Neoplasie Typ 2 (MEN 2) wird durch Mutationen im RET-Proto-Onkogen verursacht.

Nach klinischen Kriterien wird das Krankheitsbild in drei Varianten aufgeteilt [6]:

1. Die **MEN 2A** ist charakterisiert durch das Auftreten eines medullären Schilddrüsencarcinoms (MTC) bei allen Genträgern; etwa 50% der Genträger entwickeln ein Phäochromozytom (Phäo), meist nach dem MTC und ca. 20% der Genträger weisen einen meist milde verlaufenden primären Hyperparathyreoidismus (pHPT) auf.
2. Das **Familiäre medulläre Schilddrüsencarcinom** (FMTC) ist durch das alleinige Auftreten von medullären Schilddrüsencarcinomen (MTC) in den Familien gekennzeichnet und wird inzwischen als Subtyp der MEN 2A mit geringer Inzidenz von Phäochromozytom (Phäo) und primärem Hyperparathyreoidismus (pHPT) angesehen.
3. Die **MEN 2B** ist definiert als Krankheitsbild mit einem medullären Schilddrüsencarcinom (MTC) in seiner aggressivsten Verlaufsform bei allen Genträgern und Phäochromozytomen (Phäo) bei ca. der Hälfte der Genträger. Die Besonderheit dieser Variante besteht in einem charakteristischen klinischen Phänotyp: Marfanoides Aussehen, Schleimhautneurome, die zu wulstigen, knotig veränderten Lippen führen, eine Ganglioneuromatose im gesamten Gastrointestinaltrakt, die z. B. die Darmmotilität beeinträchtigen und in der Kindheit „hirschsprungartig" auffallen können, verdickte Cornealnerven und Café au lait-Flecken ergänzen das Bild. Der pHPT fehlt bei dieser Variante.

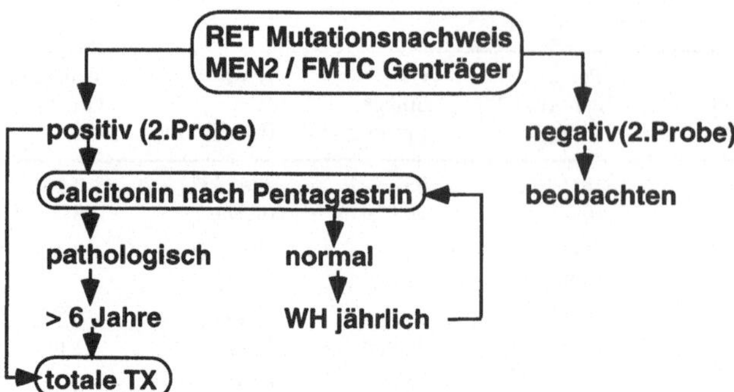

Abb. 2. Diagnostik bei multipler endokriner Neoplasie Typ 2

Mutationen im RET-Proto-Onkogen

25–30% der MTC kommen familiär gehäuft vor. Bisher erfolgte die prädiktive Diagnostik in den betroffenen Familien biochemisch durch regelmäßige Durchführung eines Pentagastrintestes mit Calcitoninbestimmung. Damit war bei regelmäßiger Durchführung und Thyreoidektomie bei pathologischem Testergebnis bereits eine hohe Heilungsrate von ca. 90% zu erreichen. Bei nahezu allen diesen Patienten können jetzt Punktmutationen im RET-Proto-Onkogen nachgewiesen werden [2]. Damit kann das Vorliegen einer familiären Form gesichert werden, Genträger können von Nicht-Genträgern bei in der Familie bekannter Mutation eindeutig differenziert werden. Genträger können frühzeitig identifiziert und damit in einem präsymptomatischen Stadium der Erkrankung kurativ behandelt werden (Abb. 2).

Es stellt sich bei Genträgern die Frage nach dem frühesten Zeitpunkt der totalen Thyreoidektomie. Dieser Eingriff sollte sicher vor dem Zeitpunkt des Übergangs von der C-Zell-Hyperplasie zum C-Zell-Carcinom und damit sicher vor dem Auftreten möglicher lokaler Metastasen liegen. Der Übergang von der Hyperplasie zum Carcinom wird meist durch das Auftreten eines eindeutig pathologischen Pentagastrintestes charakterisiert (4. bis 20. Lebensjahr). In der Literatur wird das jüngste Kind mit Lymphknotenmetastasen des MTC bei MEN 2A nicht vor dem 6. Lebensjahr beschrieben, so daß die internationale Übereinkunft inzwischen dahin geht, die Thyreoidektomie in bzw. bis zum 6. Lebensjahr zu empfehlen. Bei MEN 2B sollte die Thyreoidektomie wegen der aggressiven Verlaufsform des MTC so früh wie möglich durchgeführt werden, da bereits im 1. Lebensjahr ein metastasierendes MTC beschrieben ist.

Unter dem Kollektiv der Patienten mit „sporadischem" MTC werden in 3–4% Keimbahnmutationen im RET-Proto-Onkogen nachgewiesen. Hierbei handelt es sich häufig um Neumutationen. Es sollte deshalb bei allen Patienten mit „sporadischem" MTC eine molekulargenetische Untersuchung auf Keimbahnmutationen im RET-Proto-Onkogen durchgeführt werden, da sich bei Genträgern Konsequenzen für die Diagnostik und Therapie von Blutsverwandten ergeben.

Die klassische MEN-2A-Mutation liegt auf Exon 11 im Codon 634 (ca. 87% der Fälle). Die Genotyp/Phänotyp-Korrelation in großen Studien zeigt bei Patienten mit MEN 2A und einer Mutation im Codon 634 ein höheres Risiko, an einem Phäo und an einem pHPT zu erkranken [2].

Insgesamt hat die Einführung der molekulargenetischen Untersuchung zu einer weiteren Verbesserung der Heilungsrate bei Patienten mit hereditärem medullärem Schilddrüsencarcinom geführt.

Prognose

Die 5- und 10-Jahres-Überlebenswahrscheinlichkeit aller Patienten mit medullärem Schilddrüsencarcinom liegt zwischen 72 und 81% bzw. 54 und 68% [3]. Sie liegt damit unter der des follikulären und papillären Schilddrüsenkarzinoms aber deutlich besser als die des anaplastischen

Schilddrüsencarcinoms. Wesentliche prognostische Faktoren sind das Tumorstadium zum Zeitpunkt der Diagnose, das Geschlecht, das Alter und die Form (sporadisch, familiär) des medullären Schilddrüsencarcinoms.

In einer multivariaten Analyse verschwinden die Unterschiede in der Prognose bezüglich des Alters und der Form, offensichtlich werden jüngere Patienten in einem günstigeren Tumorstadium entdeckt, das gleiche gilt für die familiäre Variante. Histologische Strukturkriterien wie spindelzellige Formen oder Kernpolymorphien, Amyloid, immunhistologische Anfärbbarkeit bezüglich Calcitonin oder CEA haben keinen prädiktiven Wert bezüglich der Prognose, dagegen hat eine gesteigerte mitotische Aktivität eine ungünstige Prognose.

Literatur

1. Cohen R, Campos J, Salacun C, Heshmati H, Kraimps J, Proye C, Sarfati E, Henry J, Niccoli-Sire P, Modigliani E (2000) Preoperative Calcitonin levels are predictive of tumor size and postoperative Calcitonon normalization in medullary thyroid carcinoma. J Clin Endocrinol Metab 85: 919–922
2. Eng C, Clayton D, Schuffenecker I, Lenoir G, Cote G, Gagel RF, van Amstel H-KP, Lips CJM, Nishisho I, Takai S-I, Marsh DJ, Robinson BG, Frank-Raue K, Raue F, Xu F, Noll WW, Romei C, Pacini F, Fink M, Niederle B, Zendenius J, Nordenskjöld M, Komminoth P, Henry G, Gharib M, Thibodeau SN, Lacroix A, Frilling A, Ponder BAJ, Mulligan LM (1996) The relationship between specific RET proto-oncogene mutations and disease phenotype in multiple endocrine neoplasia type 2: International RET mutation consortium analysis. JAMA 276: 1575–1579
3. Frank-Raue K (1998) Das medulläre Schilddrüsencarcinom. Bedeutung des Mutationsnachweises im RET-Proto-Onkogen. Lokalisationsmethoden bei Tumorpersistenz und prognostischen Faktoren. Endokrinologie und Diabetologie, JA Barth Verlag
4. Niccoli P, Wion-Barbot N, Caron P (1997) Interest of routine measurement of serum calcitonin: study in a large series of thyroidectomized patients. J Clin Endocrinol Metab 82: 338–341
5. Pacini F, Fontanelli M, Fugazzola L, Elisei R, Romei C, Di Coscio G, Miccoli P, Pinchera A (1994) Routine measurement of serum calcitonin in nodular thyroid diseases allows the preoperative diagnosis of unsuspected sporadic medullary thyroid carcinoma. J Clin Endocrin Metab 78: 826–829
6. Raue F, Frank-Raue K, Grauer A (1994) Multiple endocrine neoplasia type 2, clinical features and screening. Endocrin Metab Clin North Am 23: 137–156
7. Rieu M, Lame M-C, Richard A, Lissak B, Sambort B, Vuong-Ngoc P, Berrod J-L, Fombeur J-P (1995) Prevalence of sporadic medullary thyroid carcinoma: the importance of routine measurement of serum calcitonin in the diagnostic evaluation of thyroid nodules. Clin Endocrinol 42: 453–460
8. Vierhapper H, Raber W, Biglmayer C, Kaserer K, Weinhäusl A, Niederle B (1997) Routine measurement of plasma calcitonin in nodular thyroid diseases. J Clin Endocrinol Metab 82: 1589–1593

Euthyreote Knotenstruma: Sinnvoller Einsatz von Sonographie und Szintigraphie

H. Schicha

Klinik und Poliklinik für Nuklearmedizin der Universität zu Köln, Joseph-Stelzmann-Straße 9, 50924 Köln

Nodular Goiter – Differential Use of Sonography and Scintigraphy

Summary. A basal diagnosis of the thyroid includes laboratory analyses as well as sonography. The latter is used for quantitative estimation of thyroid volume and for confirmation or exclusion of nodules. Scintigraphy is indicated in selected cases: patients with hyperthyroidism, large goiters or nodular goiters, or elderly patients with goiters. Not every scintigraphically-cold thyroid nodule is necessarily malignant. Fine needle biopsy is used, among other things, for a more precise definition of the indication for operation.

Key words: Thyroid – Sonography – Scintigraphy – Fine needle biopsy

Zusammenfassung. Eine Schilddrüsen-Basisdiagnostik umfasst neben der Labor-Funktionsdiagnostik auch die Sonographie. Diese gestattet eine quantitative Volumenbestimmung der Schilddrüse und den Nachweis oder Ausschluss von Knoten. Die Szintigraphie ist nur bei ausgewählten Patienten erforderlich: bei Hyperthyreose, größeren Strumen, Strumen bei älteren Patienten und bei Knotenstrumen. Hierbei ist nicht jeder szintigraphisch kalte Knoten malignomverdächtig. U. a. gestattet die Feinnadelbiopsie eine nähere Eingrenzung der Operationsindikation.

Schlüsselwörter: Sonographie der Schilddrüse – Szintigraphie der Schilddrüse – Feinnadelbiopsie der Schilddrüse

Einleitung

Deutschland ist nach wie vor ein Iodmangel- und damit ein endemisches Strumagebiet. Auch die Iodsalzprophylaxe auf freiwilliger Basis hat hieran wenig geändert. Sofern jede manifeste und auch latente Funktionsstörung der Schilddrüse und jede morphologische Veränderung (Struma, Knoten) behandlungsbedürftig bzw. zumindest kontrollbedürftig ist, dann ist sie auch abklärungsbedürftig. Bei der Vielzahl von Strumen und Strumaknoten in Deutschland ergibt sich hier jedoch ein logistisches und ökonomisches Problem.

Bei einer Gesamteinwohnerzahl von etwa 80 Mio. weisen etwa 25–40 Mio. eine Struma auf und etwa 10–15 Mio. hierin Knoten. Berücksichtigt man die Inzidenz des Schilddrüsenkarzinoms (etwa 2500 neu entdeckte Schilddrüsenkarzinome pro Jahr, entsprechend 0,0025 Mio.), so wird die Unmöglichkeit offenkundig, alle Schilddrüsenknoten, auch nur alle szintigraphisch kalten Schilddrüsenknoten, zu operieren, um alle Schilddrüsenkarzinome frühzeitig zu erfassen. Hier müssen vielmehr andere Kriterien berücksichtigt werden.

Zur Diagnostik von Schilddrüsenkrankheiten

Wesentlich sind, wie bei jeder internistischen Diagnostik, die sorgfältige Erhebung der Anamnese und ein entsprechender körperlicher Untersuchungsbefund, der sich nicht auf den Schilddrüsenlokalbefund beschränkt. Hierauf aufbauend erfolgen Funktionsdiagnostik und morphologische Diagnostik der Schilddrüse. Die Funktionsdiagnostik umfasst die Bestimmung der freien Schilddrüsenhormone (fT_3, fT_4) sowie des TSH. Ein normaler TSH-Wert ist allerdings für den Nachweis der Euthyreose ausreichend. Unabhängig hiervon ist die Morphologie zu betrachten, die meisten Schilddrüsenerkrankungen (Struma mit und ohne Knoten) gehen mit einer normalen Funktion einher. Die Bestimmung von Blutwerten ist also für den Ausschluss von Schilddrüsenerkrankungen keineswegs ausreichend.

Hier hat die Sonographie große Fortschritte gebracht. Sie gestattet eine Bestimmung der Schilddrüsengröße und des Echomusters (Ausschluss von morphologischen Veränderungen bzw. von diffusen oder herdförmigen krankhaften Veränderungen).

Die Szintigraphie schließlich ist auf der Basis der laborchemischen Funktionsdiagnostik und der sonographischen morphologischen Diagnostik nur bei einem Teil der Patienten indiziert, vorzugsweise benutzt man hierzu heute Tc-99m (Isotopenkosten etwa 1–2 DM pro Szintigramm).

Das Schilddrüsenvolumen beträgt in Deutschland für Frauen bis 18 ml, für Männer bis 25 ml, für Kinder entsprechend weniger. Beim geübten Untersucher ist eine Volumenbestimmung auch bei großen Knotenkröpfen möglich (Abb. 1). Das Echomuster ist gleichmäßig homogen. Diffuse Echoveränderungen finden sich beim M. Basedow und bei der Hashimoto-Thyreoiditis, z. T. auch bei der Thyreoiditis de Quervain. Ihr Fehlen schließt eine solche Erkrankung aber nicht aus. Herdförmige Veränderungen (Knoten) betreffen Zysten, echogleiche, echodichte, echoarme und

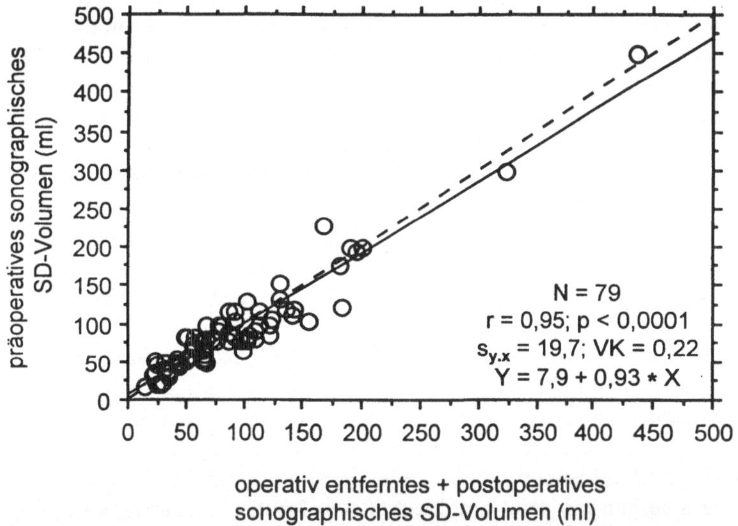

Abb. 1. Korrelation zwischen präoperativ sonographisch ermittelten (Y) sowie resezierten und postoperativ sonographisch gemessenen Schilddrüsenvolumina (X) bei Patienten ohne zystische und ohne retrosternale Anteile. *r*: Korrelationskoeffizient; *p*: Wahrscheinlichkeit für r = 0; *sy.x*: „standard error of the estimate for y from x"; *VK*: Variationskoeffizient

echokomplexe Knoten. Zusätzlich ist eine scharfe oder unscharfe Begrenzung solcher Knoten zu registrieren und zervikale Lymphknotenvergrößerungen.

Problematisch bei der Sonographie ist sowohl hinsichtlich Volumenbestimmung als auch Mustererkennung die große Interobserver-Variabilität. Dieses trifft für alle sonographischen Verfahren zu. Ein Mangel besteht an von der Geräteindustrie zur Verfügung gestellten Schilddrüsenphantomen, an denen Anfänger gezielt trainieren könnten.

Die Szintigraphie (meist mit Tc-99m, gelegentlich auch mit I-123 oder I-131) liefert demgegenüber Hinweise darauf, ob Knoten z. B. szintigraphisch kalt oder szintigraphisch heiß sind, und wie groß die funktionelle Aktivität der Schilddrüse oder einzelner Schilddrüsenknoten ist (funktionelle autonome Herdmasse). Dies ist für das weitere therapeutische Vorgehen von entscheidender Bedeutung. Die Sonographie ist hierzu nicht in der Lage, auch nicht die Doppler-Sonographie. Auch die Lage im Körper (dystopes bzw. aberrierendes Schilddrüsengewebe) lässt sich im Allgemeinen nur szintigraphisch sicher bestimmen. Spezielle Arten der Szintigraphie sind gezielten Fragen, insbesondere in der Nachsorge des Schilddrüsenkarzinoms, vorbehalten: z. B. die SPECT-Szintigraphie mit Tc-99m-MIBI, TI-201-Chlorid, Tc-99m-Penta-DMSA oder PET mit F-18-FDG.

Von herausragender Bedeutung für die Selektion zur Operationsindikation szintigraphisch kalter und sonographisch verdächtiger Knoten ist die Aspirationszytologie. Diese gestattet bei optimaler Qualität des Punktierenden sowie des beurteilenden Zytopathologen Treffsicherheiten bis zu 98%. In der bundesdeutschen Routinediagnostik ist dagegen bei großen regionalen Unterschieden eher von Sensitivitäten und Spezifitäten von etwa 80–85% auszugehen.

Der szintigraphisch kalte Knoten

Während Karzinome in szintigraphisch heißen Knoten Raritäten darstellen (im positiven Fall ist eher an eine histologische Fehldiagnose als an ein Karzinom zu denken), besteht bei szintigraphisch kalten Knoten zumindest ein gewisser „Anfangsverdacht", d. h. ein Schilddrüsenkarzinom muss ausgeschlossen werden.

Verschiedene Studien haben ergeben, dass die Prävalenz von Schilddrüsenkarzinomen in szintigraphisch kalten Knoten zwischen 3–6% beträgt. Dies ist nicht viel, wenn man berücksichtigt, dass „zufällig gefundene", „stumme" differenzierte papilläre Schilddrüsenkarzinome in unselektiertem Autopsiematerial in der gleichen Größenordnung gefunden werden. Das Karzinomrisiko in scharf begrenzten echogleichen und echodichten Schilddrüsenknoten ist sehr gering. Jedoch steigt das Risiko in echoarmen Knoten (die keine Zysten sind) und echokomplexen Knoten auf über 10–20% an. Hier ist eine gezielte Aspirationszytologie guter Qualität erforderlich.

Ggf. kann in Zweifelsfällen auch die Tc-99m-MIBI-SPECT-Szintigraphie weiterhelfen. Sie besitzt hinsichtlich maligner Schilddrüsenknoten eine hohe Sensitivität von etwa 90%, wenngleich die Spezifität mit etwa 50% eher gering ist. Dies bedeutet, dass im Falle Tc-99m-MIBI-speichernder Schilddrüsenknoten die Wahrscheinlichkeit eines Karzinoms nicht sehr hoch ist, obgleich der Knoten dann entfernt werden sollte. Bei negativem Befund ist die Wahrscheinlichkeit, dass kein Karzinom vorliegt, dagegen hoch.

Bei der Bewertung und Behandlung szintigraphisch kalter Knoten bestehen unterschiedliche Strategien: Alle szintigraphisch kalten Knoten operativ zu entfernen, ist weder technisch möglich noch klinisch sinnvoll. Es muss eine Vorselektion erfolgen aufgrund des Echomusters (echoarm, echokomplex, unscharf begrenzt, zusätzliche Lymphknoten) und der Aspirationszytologie, ggf. der Tc-MIBI-SPECT-Szintigraphie. In einer großen Schilddrüsenpoliklinik übersteigt die Anzahl konservativ behandelter Strumen mit szintigraphisch kalten Knoten die der operativ Behandelten oft bei weitem.

Auch ist zu berücksichtigen, dass eine erhöhte Wahrscheinlichkeit maligner Entartung in primär benignen „kalten" Schilddrüsenknoten nicht besteht, so dass eine prophylaktische operative Entfernung aus diesem Grund nicht erforderlich ist.

Indikationen

Der Nachweis oder Ausschluss einer Schilddrüsenfunktionsstörung erfolgt durch Bestimmung der freien Schilddrüsenhormone bzw. von TSH. Unabhängig hiervon ist bei jeglichem Verdacht auf eine Schilddrüsenerkrankung neben der sorgfältigen Erhebung von Anamnese und körperlichem Befund eine Schilddrüsensonographie einschließlich quantitativer Volumetrie erforderlich. Zumindest ist die Schilddrüsensonographie indiziert bei Patienten mit Schilddrüsenerkrankungen in der Anamnese oder in der Familienanamnese, bei lokalen oder allgemeinen Beschwerden, die auf eine Schilddrüsenerkrankung hindeuten und natürlich bei tastbarer Struma.

Berücksichtigt man die Prävalenz der Struma in Deutschland (30 bis über 50%), so ist zumindest eine einmalige Sonographie der Schilddrüse bei Erstuntersuchungen aller Erwachsener und Schulkinder als sinnvoll anzusehen.

Eine Szintigraphie (z. B. mit Tc-99m) schließlich ist nur bei bestimmten Patienten indiziert, so z. B. in der Mehrzahl der Patienten mit Hyperthyreose. Auch beim typischen M. Basedow, der ohne Szintigraphie zu diagnostizieren ist, liefert der quantitative Tc-Uptake wichtige Hinweise zur Prognose (Rezidivrisiko), auch im Verlauf der thyreostatischen Medikation.

Eine Szintigraphie zum Nachweis oder Ausschluss einer Autonomie ist erforderlich bei allen Strumapatienten im Alter von über 40 Jahren, bei allen Strumen von über 40–50 ml Volumen, bei allen sonographisch nachgewiesenen Schilddrüsenknoten (etwa ab 1 cm Größe) zur Differenzierung von „heißen" und „kalten" Knoten, sowie bei vermindertem TSH-Basalwert ($\leq 0{,}4$ µIE/ml). Bei Knotenstruma mit Euthyreose ist ggf. eine Suppressions-Szintigraphie (nach mehrwöchiger Levothyroxingabe) indiziert.

Andere, aufwendigere Verfahren sind speziellen, gezielten Fragestellungen vorbehalten, z. B. gezielte Röntgendiagnostik einschließlich Funktionsprüfung der Trachea, CT (cave iodhaltiges Röntgenkontrastmittel), die MRT und auch die Doppler-Sonographie. Auch spezielle immunologische (TPO-AK, TG-AK, TRAK u. a.) sowie Schilddrüsen-Tumor- und Wachstumsmarker (TG) sind gezielten Fragestellungen vorbehalten. Der Radioiod-2-Phasentest alter Prägung wird heute praktisch nur noch zur Vorbereitung einer Radioiodtherapie vorgenommen.

Literatur beim Verfasser.

Radioiodtherapie der Hyperthyreose und autonomen Knotenstruma

H. Schicha

Klinik und Poliklinik für Nuklearmedizin der Universität zu Köln, Joseph-Stelzmann-Straße 9, 50924 Köln

Radioiodine Therapy of Hyperthyroidism and Autonomous Goiter

Summary. Radioiodine therapy provides an alternative to surgery for patients with benign thyroid disorders such as hyperthyroidism. The advantages are absence of side effects and of negative long-term consequences, while disadvantages include the delayed effectiveness of the treatment and, in Germany, obligatory hospitalization for an average of 4–5 days.

Key words: Radioiodine therapy – Hyperthyroidism – Autonomous goiter

Zusammenfassung. Die Radioiodtherapie ist bei benignen Schilddrüsenerkrankungen, z. B. der Hyperthyreose, eine Alternative zur Operation. Vorteile bestehen in fehlenden Nebenwirkungen und fehlenden negativen Langzeitwirkungen. Nachteile sind die in Deutschland erforderliche stationäre Durchführung (durchschnittlich 4–5 Tage) sowie der verzögerte Wirkungseintritt.

Schlüsselwörter: Radioiodtherapie – Schilddrüsenüberfunktion – Autonome Struma

Einleitung

Die Radioiodtherapie (RITh) mit I-131 wird seit etwa 50 Jahren klinisch eingesetzt. Es handelt sich also weder um eine neue noch um eine bisher unzureichend (auch hinsichtlich von Nebenwirkungen und Spätfolgen) validierte Methode. Hierbei nutzt man I-131, das der Körper bzw. die Schilddrüse nicht vom natürlichen Iod unterscheiden kann. I-131 ist ein Beta- und Gamma-Strahler mit einer physikalischen HWZ von 8 Tagen. Die Beta-Strahlung wird im Gewebe überwiegend innerhalb des Bruchteiles eines Millimeters absorbiert und deponiert hier eine hohe Strahlenenergie. Die Gammastrahlung des I-131 durchdringt demgegenüber zum großen Teil das Gewebe, sodass Aufzeichnungen von außen (Szintigramm, quantitative Uptake-Messungen) möglich sind. Dies gestattet es, die Höhe der Iodanreicherung und die Iodkinetik in Schilddrüse und übrigem Körper von außen zu verfolgen und so die entsprechenden Strahlenwirkungen der Betastrahlung zu bestimmen (Dosimetrie).

Beim differenzierten Schilddrüsenkarzinom sind Operation und RITh komplementär eingesetzte Methoden: Nach meist totaler Thyreoidektomie Ablation der Restschilddrüse mit RITh, anschließend ggf. Rezidiv- bzw. Metastasentherapie, je nach Verlauf, Lokalisation und Iodspeicherfähigkeit entweder Operation oder Radioiodtherapie.

Bei benignen Schilddrüsenerkrankungen wird die RITh alternativ zur Operation eingesetzt, d. h. eine Operation wird vermieden. Dies betrifft bei der manifesten Hyperthyreose den M. Basedow und die Autonomie, bei der latenten Hyperthyreose die Rezidivstruma und die Struma mit Autonomie.

Die Radioiodtherapie beinhaltet (ebenso wie eine Schilddrüsenoperation) die Einhaltung der folgenden Schritte:

- Indikationsstellung
- Vorbereitung
- Durchführung
- Nachbehandlung
- Nachsorge.

Indikationsstellung

Zunächst erfolgt bei benignen Schilddrüsenerkrankungen die Differentialindikation „konservative versus definitive" Therapie. Ist die definitive Therapieindikation gegeben, so erfolgt die weitere Differentialindikation „Operation versus RITh".

Bei manifester Hyperthyreose erfolgt in der Regel erst eine thyreostatische Medikation, um die Stoffwechsellage zu rekompensieren. Bei Autonomie ist sodann eine definitive Therapie erforderlich (Op. vs. RITh), bei M. Basedow ist auch ein konservativ-medikamentöser Therapieversuch über 1 bis 1,5 Jahre gerechtfertigt. Ungünstige prognostische Kriterien beim M. Basedow (hohes Rezidivrisiko) sind ein junges Alter, Strumagröße über 40 ml, TRAK > 30 IE/ml (neuer Dyno-TRAK $\geq$ 10 IE/ml), ein hoher Tc-Uptake und ein bereits aufgetretenes Rezidiv. Treffen alle diese Kriterien nicht zu, so ist ein konservativer Therapieversuch gerechtfertigt. In allen Fällen führt die definitive Therapie am schnellsten, sichersten und auch am kosteneffektivsten zur Beseitigung der Erkrankung (Op. oder RITh). Operation und Radioiodtherapie haben z. T. ihre eigenen Indikationen (Radioiodtherapie beim M. Basedow bei Strumagröße unter 40–50 ml, Operation bei Strumagröße über 60–80 ml), dazwischen besteht aber ein weiter Ermessensspielraum, wobei dem Patienten nach entsprechender Aufklärung die Entscheidung überlassen wird.

Bei nodulärer Struma steht die Operationsindikation bei szintigraphisch kalten Knoten, Karzinomverdacht, mechanischer Symptomatik bei Struma permagna, bei intrathorakaler Struma im Vordergrund. Bei kleineren und mittelgradigen Strumen mit Autonomie, ggf. mit latenter Hyperthyreose, ist die Radioiodtherapie eine günstige Therapieoption.

Als Faustregel kann gelten: Steht eine Struma permagna mit mechanischen Symptomen, kalten Knoten oder ein Karzinomverdacht im Vordergrund, so ist eine Operation indiziert. Steht die Funktionsstörung (Autonomie oder M. Basedow) im Vordergrund, die mechanische Symptomatik dagegen im Hintergrund, so ist eine Radioiodtherapie vorzuziehen. Häufig spielen auch subjektiv eine Operationsangst oder eine Strahlenangst die entscheidende Rolle bei der Therapieentscheidung des Patienten. Hierbei ist auch der Beruf oft von ausschlaggebender Bedeutung (Lehrer, Sänger).

Vorbereitung zur RITh

Die Vorbereitung zur Radioiodtherapie beinhaltet bei Hyperthyreose wie bei Operation in der Regel das Erreichen einer stabilen Euthyreose durch thyreostatische Medikation. Zudem müssen iodhaltige Medikamente und iodhaltige Röntgenkontrastmittel gemieden werden, da hierdurch nicht nur eine Hyperthyreose verschlechtert werden kann, sondern auch die Schilddrüse hinsichtlich der Radioiodaufnahme zeitweise blockiert werden kann. Wegen der erforderlichen Vorbereitung bestehen „Eil-Indikationen" zur Radioiodtherapie im Allgemeinen nicht. Bei eiligen Indikationen zur Schilddrüsenbeseitigung (z. B. drohende thyreotoxische Krise bei medika-

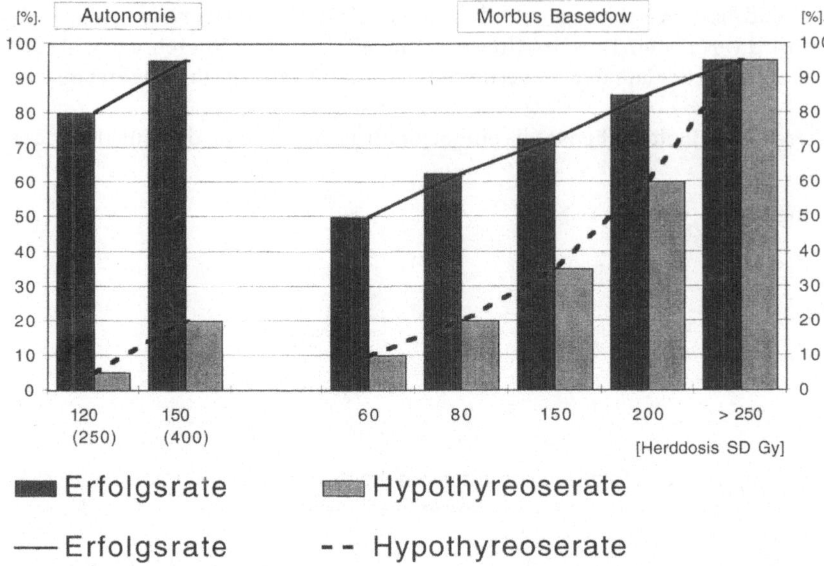

Abb. 1. Erfolgsrate (Beseitigung der Hyperthyreose bzw. Autonomie) und posttherapeutische Hypothyreoserate nach Radioiodtherapie, abhängig von der Herddosis, bei Autonomie und M. Basedow. Man erkennt, dass ein funktionsoptimiertes Konzept (sichere Beseitigung der Hyperthyreose bei niedriger Hypothyreoserate) bei der Autonomie möglich ist, nicht dagegen beim M. Basedow. Eine hohe Erfolgsrate führt hier autonomisch zu einer hohen Hypothyreoserate. Ähnliches gilt für das operative Vorgehen bei Autonomie und M. Basedow

mentös nicht ansprechender iodinduzierter Hyperthyreose) ist ohnehin nur die Operation indiziert, nicht aber die RITh.

Vor der RITh wird ein diagnostischer Radioiodtest mit kleiner I-131-Dosis vorgenommen, um, wie vorgeschrieben, die individuell erforderliche Therapieaktivität für den einzelnen Patienten vorauszubestimmen.

Außerdem gehört zur Vorbereitung, ebenso wie bei Operation, die Aufklärung des Patienten: 2–10 Tage stationärer Aufenthalt (zum Strahlenschutz der Umgebung), anschließend in einigen Berufen etwa 1 Woche lang Tätigkeitsverbot: z. B. KindergärtnerInnen, Kernkraftwerker, Laboranten im RIA-Labor. Eine Kontrazeption soll nach RITh 4–6 Monate lang erfolgen, eine Nachsorge ist lebenslang erforderlich.

Die Aufklärung über das Verhalten nach Radioiodtherapie ist bereits vor der RITh zweckmäßig. Hierzu bestehen entsprechende Richtlinien von EURATOM (EU).

Durchführung der Radioiodtherapie

Die zu applizierende Therapieaktivität (Kapsel) wird durch den vorangegangenen Radioiodtest möglichst zeitnah bestimmt. Es werden unterschiedliche Dosiskonzepte verfolgt:

- Funktionsoptimiert: Hierbei wird versucht, die Hyperthyreose bzw. Autonomie zu beseitigen, jedoch eine euthyreote Funktionslage ohne erforderliche Schilddrüsenhormonsubstitution zu erhalten.
- Ablativ: Hierbei wird versucht, die Schilddrüse möglichst vollständig zu beseitigen. Eine hohe Hypothyreoserate wird hierbei bewusst in Kauf genommen.

Das ablative Therapiekonzept wird (ebenso wie bei der Operation) häufig beim M. Basedow angewandt, das funktionsoptimierte Konzept bei autonomer Struma mit und ohne Hyperthyreose (s. Abb. 1).

Nebenreaktionen (vorübergehende leichte Thyreoiditis) sind relativ selten und werden mit Eiskrawatte, Antiphlogistika, ggf. Cortison behandelt. Während der RITh erfolgt eine Dosimetrie durch tägliche Aktivitätsmessung von Schilddrüse und Restkörper. Die stationäre Verweildauer ergibt sich aus gesetzlichen Vorgaben (vorgeschriebene Entlassungsaktivität) und beträgt in der Nuklearmedizin der Universitätsklinik Köln derzeit zwischen 3 und 10 Tagen, durchschnittlich im Jahr 1999 4,5 Tage. Nach der Entlassung sind entsprechende Vorsorgemaßnahmen der Patienten hinsichtlich des Strahlenschutzes der Umgebung, insbesondere bezüglich Familienangehörigen, für noch einige Tage vorgeschrieben (EURATOM-Richtlinie).

Nachbehandlung nach RITh

Die Radioiodtherapie erreicht ihre volle Wirkung erst nach etwa 3 Monaten. Während dieser Zeit muss eine thyreostatische Medikation fortgeführt und deren Einstellung regelmäßig überprüft werden.

Anschließend erfolgt bei Bedarf eine medikamentöse, meist lebenslange Rezidivprophylaxe (Iodid, Schilddrüsenhormon oder eine Kombination) ähnlich wie nach Operation oder ggf. eine Levothyroxin-Substitution nach ablativer RITh und konsekutiv auftretender Hypothyreose.

Nachsorge

Wie nach Schilddrüsenoperation ist nach RITh eine lebenslange Nachsorge erforderlich. Typische Untersuchungsintervalle nach RITh sind z. B.: 3 Monate, 6 Monate, 12 Monate, dann einmal pro Jahr, und zwar lebenslang.

Nebenwirkungen

Bei der RITh gutartiger Schilddrüsenerkrankungen werden in der Schilddrüse bzw. in einzelnen heißen Knoten hohe Herddosen (bis 400 Gy) ohne Nebenwirkungen und ohne nennenswerte Beeinträchtigung benachbarter Organe (z. B. Nebenschilddrüsen) erzielt. Die effektive Restkörperdosis, z. B. von Knochenmark und Gonaden, ist demgegenüber niedrig und liegt in der Größenordnung von röntgendiagnostischen Maßnahmen, z. B. CT des Beckens. Eine erhöhte Leukämie- oder Karzinomrate, auch von Schilddrüsenkarzinomen, durch RITh wurde in sehr großen Studien, die jahrzehntelange Verläufe umfassen, nicht beobachtet. Ähnlich wie bei allen Strahlenrisiken, auch im Bereich kleinster Dosen, ist es jedoch üblich, derartige Risiken rechnerisch durch Extrapolation zu bestimmen. In der Realität existieren diese Risiken jedoch praktisch nicht. Auch ein genetisches Risiko ist in der Realität nicht vorhanden, sodass junge Patienten nach einer (theoretisch begründeten) Karenzzeit von 4–6 Monaten (EURATOM-Richtlinie) ohne erhöhtes Risiko Kinder bekommen können. Eine Altersbegrenzung für Erwachsene besteht bei der RITh nicht.

Ergebnisse

Nach RITh kommt es im Verlaufe von einigen Wochen bis zu etwa einem Jahr zu einer deutlichen Organverkleinerung. Diese beträgt bei multifokaler oder disseminierter autonomer Struma etwa 50%, beim M. Basedow wird die Schilddrüsengröße auf ein Drittel bis ein Viertel verkleinert, beim heißen Knoten (autonomes Adenom) auf ein Viertel bis ein Fünftel.

Bei Vorliegen von Kontraindikationen zur Operation können auch sehr große autonome Knotenkröpfe durch ggf. wiederholt durchgeführte Radioiodtherapien verkleinert werden. Hier ist der Zeitaufwand allerdings beträchtlich größer als bei der Operation.

Zusammenfassung

Die Radioiodtherapie ist bei zahlreichen Patienten mit benignen Schilddrüsenerkrankungen, insbesondere beim M. Basedow und der Autonomie sowie der Rezidivstruma, eine gute Alternative zur Operation. Operationsspezifische Risiken und Nebenwirkungen treten nicht auf, ein erhöhtes Strahlenmalignomrisiko oder strahleninduziertes genetisches Risiko ist real nicht gegeben.

Häufige Fehleinschätzungen der RITh betreffen:

- RITh darf nur bei alten Menschen durchgeführt werden
- Eine Schwangerschaft im Anschluss an eine RITh ist nicht möglich
- Die RITh führt nicht wie die Operation zu einer Strumaverkleinerung
- Die RITh mit einem stationären Aufenthalt in einem „Bunker" verbunden
- Eine RITh dauert immer 3 Tage bzw. dauert immer 10 Tage (tatsächlich ist die Aufenthaltsdauer abhängig von der Schilddrüsengröße und der applizierten Aktivität, sie beträgt in der Nuklearmedizin Köln derzeit durchschnittlich 4–5 Tage).

Literatur beim Verfasser.

Radioiod- und TSH-suppressive Schilddrüsenhormon-Therapie beim differenzierten Schilddrüsenkarzinom

Chr. Reiners

Klinik und Poliklinik für Nuklearmedizin, Universität Würzburg, Josef-Schneider-Straße 2, 97080 Würzburg

Radioiodine and TSH-Suppressive Thyroid-Hormone Therapy in Differentiated Thyroid Cancer

Summary. After surgery, ablative radioiodine therapy is indicated in any stage of differentiated thyroid cancer, with the exception of papillary carcinomas $pT_{1a}N_0M_0$. Radioiodine treatment is followed by a significant reduction in the frequency of tumor recurrences. Radioiodine administered with a curative approach in cases of distant metastases induces complete remissions in approximately 50% of the patients. Levothyroxine medication following surgery and radioiodine treatment should be TSH-suppressive (TSH approximately 0.1 mU/l). In the case of tumor stage $pT_{1a}N_0M_0$ with very good prognosis, serum TSH between 0.3 and 1.0 mU/l seems to be acceptable.

Key words: Differentiated thyroid cancer – Radioiodine therapy – Thyroid hormone medication – Prognosis

Zusammenfassung. Die ablative Radioiodtherapie ist postoperativ bei allen Stadien des differenzierten Schilddrüsenkarzinoms mit Ausnahme papillärer Karzinome $pT_{1a}N_0M_0$ indiziert. Sie führt zu einer signifikanten Senkung der Häufigkeit von Tumorrezidiven. Mit der unter kurativem Ansatz durchgeführten Radioiodtherapie von Fernmetastasen können in rund 50% der Fälle komplette Remissionen erzielt werden. Die an die Operation und Radioiodtherapie anschließende Levothyroxin-Medikation sollte beim differenzierten Schilddrüsenkarzinom TSH-suppressiv erfolgen, wobei das TSH bei etwa 0,1 mU/l liegen sollte. Bei Patienten im günstigen Tumorstadium $pT_{1a}N_0M_0$ erscheinen TSH-Werte von 0,3–1,0 mU/l als akzeptabel.

Schlüsselwörter: Differenziertes Schilddrüsenkarzinom – Radioiodtherapie – Schilddrüsenhormon-Medikation – Prognose

Die Prognose der differenzierten Schilddrüsenkarzinome ist mit 10-Jahres-Überlebensraten von 85–90% bei den papillären Karzinomen und 75–80% bei den follikulären Karzinomen als günstig zu betrachten [5, 9, 11]. Ziel der Therapie des differenzierten Schilddrüsenkarzinoms ist deshalb nicht nur die Vermeidung tumorbedingter Todesfälle; in Anbetracht der bei 20–30% der Fälle zu erwartenden Rezidive [5] geht es vor allem darum, dem Patienten ein Überleben ohne tumorbedingte Komplikationen zu garantieren.

Therapeutische Strategie

Die Behandlung des Schilddrüsenkarzinoms erfolgt in enger interdisziplinärer Abstimmung zwischen Chirurgen, Nuklearmedizinern, Strahlentherapeuten und Internisten. Die Primärtherapie ist immer chirurgisch. Sie wurde in den letzten Jahren auf der Grundlage der Empfehlungen der Chirurgischen Arbeitsgemeinschaft Endokrinologie standardisiert [4]. Der Regeleingriff ist die (totale) Thyreoidektomie mit zentraler Lymphknotendissektion. Nur beim solitären, papillären Karzinom mit einem größten Durchmesser von 1 cm und weniger (pT_{1a}) und fehlendem Hinweis auf Lymphknotenmetastasen ist die Lobektomie oder Hemithyreoidektomie onkologisch adäquat. Bei nach beidseitiger subtotaler Schilddrüsenresektion zufällig gefundenem solitärem papillärem Karzinom pT_{1a} wird eine Nachoperation als nicht erforderlich betrachtet, sofern der Tumor im Gesunden reseziert wurde und keine Hinweise auf Lymphknotenmetastasen bestehen. Bei gekapseltem follikulärem Karzinom pT_{1a}, das postoperativ nach Lobektomie oder subtotaler Resektion nachgewiesen wurde, erscheint es als vertretbar, auf die Entfernung der restlichen Schilddrüse zu verzichten. An die Schilddrüsenoperation schließen sich die Radioiodtherapie (mit Ausnahme der prognostisch günstigen pT_{1a}-Fälle) und immer die Schilddrüsenhormon-Medikation an.

Radioiodtherapie

Im Anschluß an die Thyreoidektomie werden alle differenzierten Schilddrüsenkarzinome der Radioiodtherapie zugeführt. Nur bei papillären Mikrokarzinomen im Tumorstadium $pT_{1a}N_0M_0$ (und im Ausnahmefall auch bei zufällig entdeckten follikulären Karzinomen im gleichen Tumorstadium) kann auf die Radioiodtherapie verzichtet werden. Bei den rein onkozytären, medullären und anaplastischen Schilddrüsenkarzinomen, die aufgrund ihrer zellulären Differenzierung kein I-131 speichern, ist eine Radioiodtherapie in der Regel nicht indiziert. Die Radioiodtherapie wird mit unterschiedlichen Zielen verfolgt [3]:

1. *Adjuvante Ablation postoperativ verbliebenen Schilddrüsenrestgewebes*
   Selbst dem erfahrenen Chirurgen gelingt es selten, bei der „totalen Thyreoidektomie" eine komplette Resektion der Schilddrüse durchzuführen. Im postoperativen I-131-Szintigramm läßt sich bei über 95% der total thyreoidektomierten Patienten noch Restschilddrüsengewebe nachweisen. Durch die adjuvante Ablation jeglichen Schilddrüsengewebes lassen sich optimale Voraussetzungen zur Nachsorge mit der I-131-Ganzkörperszintigraphie und der Thyreoglobulin-Bestimmung im Serum erzielen.

2. *Kurative oder palliative Therapie von Tumorresten, Rezidiven, Lymphknoten- oder Fernmetastasen*
   Häufig können bisher unentdeckte Fernmetastasen erst nach erfolgreicher Ablation des Schilddrüsenrestes nachgewiesen werden. Die Ergebnisse einer Radioiodtherapie sind um so besser, je kleiner die Tumormasse ist. Somit liegt die primäre Therapieoperation (auch bei Rezidiven oder Metastasen) im operativen Vorgehen.

Die Radioiodtherapie ist in der Schwangerschaft und in der Stillperiode kontraindiziert. Das posttherapeutische Ganzkörperszintigramm dient gleichzeitig auch immer dem aktuellen Tumorstaging.

Durchführung der Radioiodtherapie

Bei der adjuvanten Ablation von Restschilddrüsengewebe darf postoperativ keine Hormonsubstitution erfolgen. 3–4 Wochen nach Thyreoidektomie sind die TSH-Spiegel im Serum ausreichend angestiegen (>30 mU/l). Iodhaltige Medikamente oder Röntgenkontrastmittel sind absolut kontraindiziert, da sie den Erfolg der Radioiodtherapie erheblich behindern können. Mittels eines Radioiodtests mit einer niedrigen Aktivität von I-131 (10–20 MBq) läßt sich die Menge vom Restschilddrüsengewebe schätzen. Wenn der Uptake nach 24 Stunden größer als 20% ist, sollte eine Re-Operation diskutiert werden.

Zur Vorbereitung auf eine in kurativer oder palliativer Absicht durchgeführte Therapie von Tumorresten, Lokalrezidiven, Lymphknoten oder Fernmetastasen muß eine Schilddrüsenhormon-Medikation (sofern eingeleitet) abgesetzt werden, um auf diese Weise eine endogene TSH-Stimulation zu indizieren (TSH > 30 mU/l). Dies ist üblicherweise 4 Wochen nach Absetzen eines Levothyroxin-Präparates der Fall; eine 14-tägige Überbrückung mit Triiodthyronin ist möglich. Zukünftig wird die iatrogene Hypothyreose wahrscheinlich durch exogene Stimulation mit rekombinantem humanem TSH zu umgehen sein; das Präparat wird zur Zeit klinisch erprobt.

Zur Ablation werden üblicherweise Aktivitäten von 1–3 GBq und zur Therapie Aktivitäten von 5–8 GBq I-131 verabreicht. Anschließend erfolgen täglich Aktivitätsmessungen zur Dosimetrie. Die Ganzkörperszintigraphie dient dem endgültigen Staging (üblicherweise am Entlassungstag, jedoch nicht früher als 72 Stunden nach Applikation). Als begleitende Maßnahme sind zur Vermeidung von therapiebedingten Nebenwirkungen zu empfehlen: Reichliche Flüssigkeitszufuhr, Stimulation des Speichelflusses, Magenschleimhautschutz, Laxanziengabe bei Obstipation und Eiskrawatte bzw. Antiphlogistika (bei entzündlichen Reaktionen im Halsbereich). Bei der Therapie mit höheren Aktivitäten spielen begleitende Maßnahmen eine besondere Rolle. Beim Vorliegen von zerebralen oder spinalen Metastasen mit lokaler Kompressionsgefahr empfiehlt sich die Gabe von Kortikosteroiden.

Ergebnisse der Radioiodtherapie

Die Erfolge der adjuvanten, ablativen Therapie werden durch die aktuelle Studie von Mazzaferri et al. [6] am umfangreichen Patientengut der Ohio-State-University in Columbus, USA, eindrucksvoll belegt: Das Risiko für Tumorrezidive ließ sich durch die prophylaktische ablative Therapie um den Faktor 3 reduzieren; signifikant weniger Patienten entwickelten Fernmetastasen. Bei Patienten älter als 40 Jahre zeigte sich sogar, daß die I-131-Therapie die Zahl der krebsbedingten Todesfälle signifikant reduziert. Diese Effekte waren bei kleinen Tumoren (Durchmesser < 1,5 cm) ohne Lymphknotenmetastasen und ohne Infiltration der Schilddrüsenkapsel nicht nachzuweisen [6].

Auf die in kurativer Absicht durchgeführte Radioiodtherapie sprechen in der Regel insbesondere Lungenmetastasen gut an. Bei 46% der 394 Patienten mit Fernmetastasen, die am Institute Gustave-Roussy, Paris, behandelt wurden, war eine komplette Remission erreichbar [10]. Prognostisch günstige Faktoren waren außer der Radioiodspeicherung jüngeres Lebensalter und geringe Tumormasse. Bei Lungenmetastasen waren in 50% der Fälle komplette Remissionen erreichbar, während dieser Prozentsatz bei Knochenmetastasen nur 10% betrug. Wir selbst haben in den vergangenen 7 Jahren in einem bilateral weißrussisch-deutschen Projekt 164 Kinder aus Weißrußland mit Lymphknoten- und Fernmetastasen mit Radioiod behandelt. Unter den 84 Kindern mit Lymphknotenmetastasen ließ sich in 100% der Fälle eine komplette Remission erreichen; dieser Prozentsatz lag bei den 80 Kindern mit Lungenmetastasen bei 68% [9].

Nebenwirkungen der Radioiodtherapie

Zu den frühen Nebenwirkungen der Radioiodtherapie zählen lokale schmerzhafte Schwellungen der Restschilddrüse, des Tumors oder der Metastasen. Relativ häufig kommt es zu einer passageren Gastritis (in ca. 30% der Fälle). Weiterhin finden sich bei einem Drittel der Patienten entzündliche Schwellungen der großen Kopfspeicheldrüsen als strahlenbedingte Nebenwirkung. Passagere Knochenmarksveränderungen mit Thrombo- und Leukopenien, die voll reversibel sind, kommen sehr häufig vor (bei bis zu 70% der Patienten).

Als Spätfolge der Radioiodtherapie findet sich bei 10–20% der Patienten ein Sicca-Syndrom mit Funktionsverlust der Kopfspeicheldrüsen, wobei hiervon in erster Linie die Ohrspeicheldrüsen betroffen sind. Permanente Knochenmarksdepressionen sind selten. Mit einer Latenz von 5 und mehr Jahren muß bei 1% der Patienten mit der Induktion einer strahlenbedingten Leukämie gerechnet werden. Lungenfibrosen können bei speichernden Lungenmetastasen mit einer Häufigkeit von ebenfalls etwa 1% vorkommen. Azoospermien sind sehr selten; sie hängen in ihrer Häufigkeit wie die Leukämie und die Lungenfibrose von der kumulativ verabreichten I-131-Aktivität ab.

Schilddrüsenhormon-Medikation beim Schilddrüsenkarzinom

TSH kann das Wachstum der gesunden Schilddrüse und von Schilddrüsenkarzinomgewebe stimulieren [1]. Von Mazzaferri et al. wurde bei Patienten mit Schilddrüsenkarzinom nachgewiesen, daß die postoperative Medikation von Schilddrüsenhormonen zu einer geringeren Rezidivhäufigkeit führt [5]. Dem Nuklearmediziner sind auch Fälle insbesondere follikulärer Schilddrüsenkarzinome mit Knochenmetastasen geläufig, bei denen es in der Hypothyreose zur Vorbereitung auf einer Radioiodtherapie oder -diagnostik zu einer deutlich erkennbaren Zunahme der Tumormasse kommt. Aus diesem Grunde hat man in der Vergangenheit in der Regel TSH-suppressive Dosen von Levothyroxin zur Nachbehandlung nach Operation und Radioiodtherapie empfohlen. Damit sollte einerseits die therapiebedingte Hypothyreose ausgeglichen und andererseits ein wachstumshemmender Effekt auf Schilddrüsentumorgewebe ausgeübt werden.

Um eine mit heutigen Assays der 3. Generation nachweisbare komplette TSH-Suppression (TSH < 0,01–0,03 mU/l) zu erreichen, müßten unter Umständen sehr hohe Dosen von Levothyroxin verabreicht werden, die klinisch bereits zu Symptomen einer iatrogenen Hyperthyreose führen. Es stellt sich damit die Frage, ob es vertretbar ist, die Schilddrüsenhormone in der Nachbehandlung des differenzierten Schilddrüsenkarzinoms – wie es eigentlich immer gängige Praxis war – niedriger zu dosieren.

Nebenwirkungen der Schilddrüsenhormon-Medikation

Als Nebenwirkungen der TSH-suppressiven Levothyroxin-Medikation werden ein erhöhtes Osteoporose-Risiko und das gehäufte Auftreten von Tachyarrhytmien befürchtet [1]. Es gibt einige Studien, die zeigen, daß es unter TSH-suppressiver Schilddrüsenhormon-Behandlung im Verlauf von Jahren zu einer geringen Abnahme der Knochendichte kommt [1]. Es ist jedoch bisher nicht bewiesen, daß hierdurch das Frakturrisiko ansteigt. In einer eigenen prospektiven Studie fanden wir bei postmenopausalen Frauen nach Thyreoidektomie und Radioiodtherapie wegen Schilddrüsenkarzinoms unter TSH-suppressiver Levothyroxin-Medikation eine Abnahme der Knochendichte, die sich innerhalb des Bereichs der als physiologisch zu betrachtenden altersabhängigen Dichteabnahme bewegte. Was die kardialen Nebenwirkungen der TSH-suppressiven Therapie angeht, so werden häufig Daten von Patienten mit latenter Hyperthyreose auf Schilddrüsenkarzinom-Patienten extrapoliert. Diese Daten mahnen zu einer gewissen Vorsicht in der Dosierung [1], ohne daß gravierende Zwischenfälle bei Schilddrüsenkarzinom-Patienten beschrieben worden wären.

Studien zur Schilddrüsenhormon-Medikation

Zur Frage der Levothyroxin-Dosis, die notwendig ist, um eine Tumorprogression zu vermeiden, wurden in jüngerer Vergangenheit zwei wichtige Studien publiziert [2, 7]. Von besonderer Bedeutung ist dabei die aktuellere retrospektive multizentrische Studie aus den USA, in der 683 Pa-

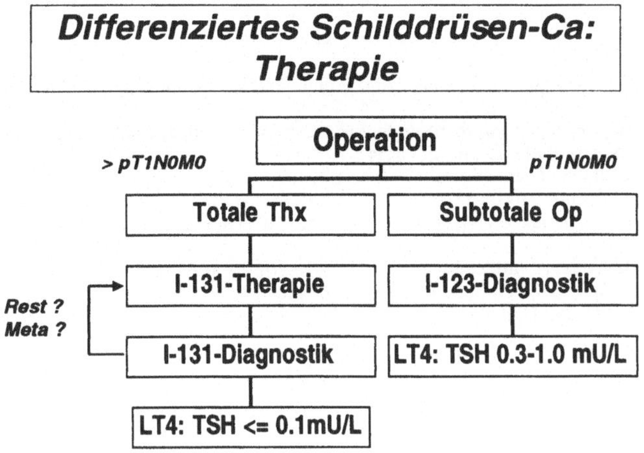

Abb. 1. Therapeutisches Vorgehen beim differenzierten Schilddrüsenkarzinom

tienten mit differenzierten Schilddrüsenkarzinom erfaßt worden waren [2]. Dabei wurden die Patienten eingeteilt in Fälle mit komplett supprimiertem TSH (Assays der 2. oder 3. Generation), subnormalem, normalem und erhöhtem TSH. Mittels einer multivariaten Analyse ließ sich zeigen, daß jüngeres Alter, günstiges Tumorstadium und die Durchführung einer Radioiodtherapie prädiktiv für Tumorfreiheit waren; interessanterweise spielte bei dieser Auswertung das TSH keine Rolle. Analysierte man jedoch die Fälle mit höherem Tumorrisiko getrennt, so zeigte sich, daß die Rate der tumorfreien Patienten nach 3 Jahren mit rund 75% in der Gruppe der Patienten mit supprimiertem TSH signifikant höher war (p = 0,03) als die Rate von rund 50% in den Gruppen der Patienten mit subnormalem und normalem TSH. Im Gegensatz zur zitierten amerikanischen multizentrischen Studie erbrachte die retrospektive französische Studie von Pujol et al. darüber hinaus, daß der Grad der TSH-Suppression ein unabhängiger prädiktiver Faktor für Tumorfreiheit ist (p < 0,02).

Empfehlungen zur Schilddrüsenhormon-Medikation

Hieraus läßt sich die Empfehlung ableiten, daß die Levothyroxin-Medikation beim differenzierten Schilddrüsenkarzinom – mit Ausnahme der prognostisch günstigen Fälle im Tumorstadium $pT_{1a}N_0M_0$ – TSH-suppressiv erfolgen sollte (Abb. 1). Dabei sollten die Schilddrüsenhormondosen so gewählt werden, daß sich das TSH um bzw. knapp unterhalb 0,1 mU/l bewegt. Hierzu sind im allgemeinen Levothyroxin-Dosen von 2,5 µg/kg Körpergewicht täglich erforderlich. Bei den nicht radikal operierten und mit Radioiod nachbehandelten Fällen im Tumorstadium $pT_{1a}N_0M_0$ reichen substitutive Dosen von Levothyroxin aus, wobei das TSH im Bereich von 0,3–1,0 mU/l liegen sollte.

Literatur

1. Burmeister LA (1999) Thyroid hormone in the treatment of thyroid cancer: rationale and regimen differentiated. Opin Endocrinol Diabetes 6: 282–286
2. Cooper DS, Specker B, Ho M, et al (1998) Thyrotropin Suppression and Disease Progression in Patients with Differentiated Thyroid Cancer: Results from the National Thyroid Cancer Treatment Cooperative Registry. Thyroid 8: 737–744
3. Deutsche Gesellschaft für Nuklearmedizin (DGN) (1999) Leitlinie zur Radioiodtherapie (RIT) beim differenzierten Schilddrüsenkarzinom. Nuklearmedizin 38: 221–222

4. Informationszentrum für Standards in der Onkologie (ISTO) (1999) Aktualisierte interdisziplinäre Leitlinie der Deutschen Krebsgesellschaft e. V. zur Therapie maligner Schilddrüsentumoren. Forum DKG 14: 108–113
5. Mazzaferri EL, Jhiang SM (1994) Long-Term Impact of Initial Surgical and Medical Therapy on Papillary and Follicular Thyroid Cancer. Am J Med 97: 418–428
6. Mazzaferri EL (1997) Thyroid Remnant ^{131}I Ablation for Papillary and Follicular Thyroid Carcinoma. Thyroid 7: 265–271
7. Pujol P, Daueres J-P, Nsakala N, et al (1996) Degree of Thyrotropin Suppression as a Prognostic Determinant in Differentiated Thyroid Cancer. J Clin Endocrinol Metab 81: 4318–4323
8. Reiners C, Farahati J (1999) ^{131}I therapy of thyroid cancer patients. Quart J Nucl Med 43: 324–335
9. Reiners C, Biko J, Demidchik EP, Drozd V (2000) Thyroid Cancer after Exposure to Ionising Irradiation: Histology, Staging and Clinical Data. In: Peter F, Weisinger W, Hostalek U (Eds) The Thyroid and Environment. Schattauer, Stuttgart-New York, p. 193
10. Schlumberger M, Challeton C, Vathaire de F, et al (1996) Radioactive Iodine Treatment and External Radiotherapy for Lung and Bone Metastases from Thyroid Carcinoma. J Nucl Med 37: 598–605
11. Schlumberger M (1998) Papillary and Follicular Thyroid Carcinoma. Medical Progress. In: New Engl J Med 338: 297–306

Pathologie und Zytologie der differenzierten Schilddrüsenkarzinome

C. D. Gerharz

Institut für Pathologie, Heinrich-Heine-Universität, Moorenstraße 5, 40225 Düsseldorf

Pathology and Cytology of Differentiated Thyroid Carcinomas

Summary. Differentiated thyroid carcinomas of the papillary or follicular types are clinically distinct entities, showing a common histogenetic origin, but a pronounced morphological variety. The histomorphological classification of these tumors is based on karyological features (ground-glass nuclei in papillary carcinomas), cytological aspects (oncocytic carcinomas), tissue architecture (papillary vs follicular carcinomas) and invasive behavior (minimally-invasive vs widely-invasive). Although the final classification of thyroid carcinomas is based on paraffin-embedded tissue, fine-needle-aspiration-cytology provides important preoperative information that directs further therapeutic decisions.

Key words: Differentiated thyroid carcinoma – Papillary thyroid carcinoma – Follicular thyroid carcinoma

Zusammenfassung. Differenzierte Schilddrüsenkarzinome vom papillären und follikulären Typ sind klinisch distinkte Entitäten, die trotz ihres gemeinsamen histogenetischen Ursprungs vom Follikelepithel eine ausgeprägte morphologische Formenvielfalt entwickeln. Für ihre morphologische Klassifikation werden karyologische Merkmale (Milchglaskerne des papillären Karzinoms), zytologische Aspekte (onkozytäres Karzinom), Gewebearchitektur (papillär vs. follikulär) und das Invasionsverhalten (minimal-invasiv (gekapselt) vs. grob-invasiv) herangezogen. Obwohl die abschließende Klassifikation der Schilddrüsenkarzinome nach wie vor eine Domäne der Paraffinhistologie ist, bestimmt die Zytologie in der präoperativen Diagnostik richtungsweisend das weitere therapeutische Vorgehen.

Schlüsselwörter: Schilddrüsenkarzinome – Papilläres Schilddrüsenkarzinom – Follikuläres Schilddrüsenkarzinom

Maligne Tumoren der Schilddrüse zählen mit einer Inzidenz von 1 bis 2 Fällen pro 100 000 Personen und Jahr zu den seltenen Tumorerkrankungen des Menschen und machen in Deutschland weniger als 1% aller Krebstodesfälle aus. Dennoch kommt der differential-diagnostischen Abgrenzung zwischen gut- und bösartigen Schilddrüsenerkrankungen in der täglichen klinischen Praxis eine große Bedeutung zu, da knotige Schilddrüsenveränderungen außerordentlich häufig sind und erst die pathomorphologische Untersuchung eine sichere Grenzziehung zwischen reaktiver Hyperplasie, Adenom und einem malignen Schilddrüsentumor erlaubt. Unter histogenetischen Gesichtspunkten sind die weitaus meisten malignen Schilddrüsentumoren dem Follikelepithel zuzuordnen, gefolgt von den Tumoren des C-Zell-Systems, während maligne Lymphome und Sarkome als Tumoren des mesenchymalen Kompartimentes insgesamt sehr selten sind. Mit der morphologischen Abgrenzung dieser Tumoren werden distinkte Entitäten definiert, die sich in Epidemiologie, Klinik und Prognose grundlegend unterscheiden. Zu den differenzierten Schilddrüsenkarzinomen werden speziell die papillären und follikulären Karzinome gerechnet, die zusammen etwa 80% aller malignen Schilddrüsentumoren ausmachen.

Papilläre Schilddrüsenkarzinome

Papilläre Karzinome sind mit etwa 70% aller bösartigen Schilddrüsentumoren das häufigste Malignom des Follikelepithels. Das Durchschnittsalter bei Diagnosestellung liegt je nach Patientenkollektiv zwischen 30 und 50 Jahren, jedoch entwickeln sich papilläre Karzinome gelegentlich schon im frühen Kindesalter. Klinisch bedeutsam ist die bevorzugt lymphogene Metastasierung und das häufig multizentrische Auftreten dieses Tumortyps. Das *morphologisch* hervorstechenste Merkmal dieses Tumors ist seine papilläre Architektur (Abb. 1a). Dennoch kommen in diesem Tumortyp auch neoplastische Follikel vor, die gelegentlich sogar das histologische Bild dominieren. Die differentialdiagnostische Abgrenzung zum follikulären Karzinom ist in solchen Fällen durch Besonderheiten des Zellkerns möglich, wobei sog. Milchglaskerne mit ihrer dachziegelartigen Überlagerung besonders augenfällig sind (Abb. 1b). Gerade diese charakteristischen Milchglaskerne sind allerdings nur in Paraffin-eingebettetem Material nachweisbar, nicht jedoch in den Kryostatschnitten einer Schnellschnittuntersuchung. Die Diagnose des papillären Karzinoms im Schnellschnitt muss sich deshalb allein auf den Nachweis papillärer Strukturen stützen. Eine weitere diagnostisch nutzbare morphologische Besonderheit des papillären Karzinoms ist das Auftreten von Psammomkörperchen. Diese geschichteten Kalkschollen sind in normalem Schilddrüsengewebe so selten, dass ihr Nachweis immer die sorgfältige Suche nach einem papillären Karzinom in der Nachbarschaft rechtfertigt.

Unter dem Überbegriff „papilläres Karzinom" werden nun verschiedene Varianten zusammengefasst: So wächst das klassische, **grob-invasive papilläre Karzinom** ohne Kapselbegrenzung aggressiv in die Umgebung ein und induziert dabei häufig eine desmoplastische Stromareaktion. Hiervon abgegrenzt wird eine **gekapselte Variante**, die etwa 10% aller papillären Karzinome ausmacht und im Unterschied zu grob-invasiven Karzinomen von einer kompletten Faserkapsel umgeben wird. Diese gekapselte Tumorvariante hat eine außerordentlich günstige Langzeitprognose, die etwa der des papillären Mikrokarzinoms entspricht. Die Einordnung als **papilläres Mikrokarzinom** ist für Tumoren bis zu einem maximalen Durchmesser von 1 cm reserviert, unabhängig davon, ob der Tumor eine Kapsel aufweist oder einen grob-invasiven Aspekt bietet. Wegen ihrer geringen Größe sind papilläre Mikrokarzinome häufig ein inzidenteller Befund. In Autopsiestudien sind diese Mikrokarzinome jedoch außerordentlich häufig und ihre Prävalenz wird in Abhängigkeit von der geographischen Region mit Werten zwischen 4 und 36% angegeben. Das papilläre Mikrokarzinom ist ein metastasierungsfähiger Tumor, der zum Zeitpunkt der Diagnose schon in bis zu 32% der Fälle zu zervikalen Lymphknotenmetastasen geführt haben kann. Das Metastasierungsrisiko von Mikrokarzinomen wird dabei vor allem von der Größe dieser Tumoren bestimmt: So zeigen Mikrokarzinome unter 5 mm Durchmesser wesentlich seltener zervikale Lymphknotenmetastasen. Trotz dieses nicht unerheblichen Metastasierungsrisikos besitzen Patienten mit papillären Mikrokarzinomen eine exzellente Prognose, die sich kaum von der Überlebenskurve der Normalbevölkerung unterscheidet. Die **follikuläre Variante** des papillären Karzinoms, die auch als Lindsay-Tumor bezeichnet wird, zeigt ein reines oder fast reines follikuläres Wachstumsmuster. Die morphologische Zuordnung dieses Tumors zum papillären Karzinom beruht auf dem Nachweis charakteristischer Milchglaskerne und wird klinisch gerechtfertigt durch die ebenfalls bevorzugt lymphogene Metastasierung dieses Karzinoms. Da die charakteristischen Milchglaskerne in Kryostatschnitten nicht nachweisbar sind, kann dieser Typ des papillären Karzinoms im Schnellschnitt nicht diagnostiziert werden. Darüber hinaus sind weitere,

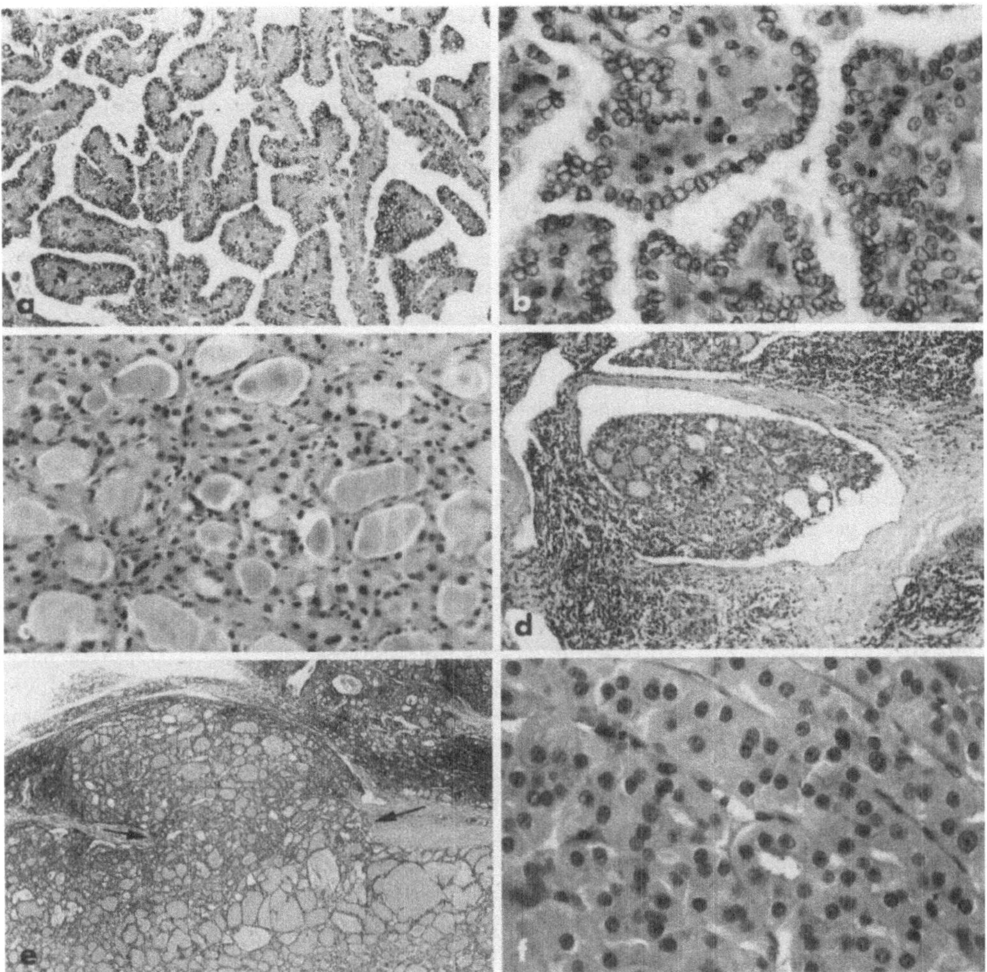

Abb. 1 a–f

seltene Varianten des papillären Karzinoms beschrieben worden, wie z. B. eine diffus sklerosierende Variante, die klinisch ein aggressiveres Verhalten zeigt als das klassische papilläre Karzinom.

Follikuläre Schilddrüsenkarzinome

Follikuläre Schilddrüsenkarzinome machen etwa 10% aller bösartigen Schilddrüsentumoren aus, in Jodmangelgebieten steigt ihr Anteil auf 30–40%. Im Gegensatz zum papillären Karzinom findet man hier weitaus seltener Lymphknotenmetastasen. Morphologisch zeigt dieser Tumor ein extrem variables Bild, das von solid-trabekulären bis hin zu follikulären Tumorverbänden (Abb. 1 c) reicht, wie sie allerdings in gleicher Form auch in gutartigen Adenomen der Schilddrüse anzutreffen sind. Manche dieser Tumoren zeigen eine ausgeprägte Kernpolymorphie. Da gleichartige Kernunregelmäßigkeiten auch in gutartigen Adenomen vorkommen, kann dies nicht als Dignitätskriterium verwendet werden. Die Diagnose eines follikulären Karzinoms in der Paraffinhistologie, aber auch in der Schnellschnittuntersuchung ist deshalb an den Nachweis von Gefäßeinbrüchen gebunden (Abb. 1 d; Stern). Diese Gefäßeinbrüche können im Idealfall sehr einfach zu erkennen sein, wenn es sich um ein relativ dickwandiges venöses Gefäß mit einem wandadhärenten Tumorzapfen handelt. In manchen Fällen kann die Suche nach solchen Gefäßeinbrüchen aber auch eine zeitintensive Aufarbeitung des gesamten Tumors erfordern, die aus Zeitgründen im Rahmen einer Schnellschnittuntersuchung nicht möglich ist.

Ähnlich wie bei papillären Karzinomen kann man auch beim follikulären Karzinom verschiedene Varianten unterscheiden. So wächst das **grob-invasive follikuläre Karzinom** ohne kapselartige Begrenzung aggressiv infiltrierend in das Schilddrüsenparenchym ein. Dagegen wird das **minimal-invasive follikuläre Karzinom** von einer breiten fibrösen Kapsel umgeben. Die Abgrenzung dieses Tumors vom ebenfalls gekapselten Adenom ist immer wieder von neuem schwierig. Ein erster Hinweis auf die potentielle Aggressivität des Tumors ist eine komplette Kapselperforation (Abb. 1 e; Pfeile). Sehr viel zuverlässiger als solche Kapseldurchbrüche, die manchmal durch Kapselverwerfungen auch nur vorgetäuscht werden, ist jedoch auch hier das Auftreten von Gefäßeinbrüchen, die bei diesen gekapselten Tumoren jedoch wesentlich seltener sind als bei grob-invasiven Karzinomen. Die Prognose des gekapselten, minimal-invasiven, follikulären Karzinoms gilt als extrem gut, wenn zum Zeitpunkt der Diagnose noch keine hämatogenen Metastasen nachweisbar sind und wenn sehr strenge Kriterien an die Diagnose dieser Tumorvariante gestellt werden. So fordert die WHO, dass Gefäßeinbrüche bei diesem Tumortyp nicht sehr häufig sein dürfen, da ansonsten bereits eine Einordnung als grob-invasives Karzinom erfolgen müsse. Die maximale Zahl der Gefäßeinbrüche wird von der WHO jedoch nicht explizit definiert. Auch das **onkozytäre Karzinom** wird heute der Kategorie der follikulären Karzinome zugerechnet, zeigt aber einige Besonderheiten. So nimmt dieser Tumortyp im Gegensatz zu klassischen follikulären Karzinomen in der Regel kein radioaktives Jod auf, sodass sich die Metastasen dieses Tumors sowohl einer szintigraphischen Detektion als auch einer Therapie mit Radiojod zumeist erfolgreich entziehen. Auch Lymphknotenmetastasen sind bei diesem Tumortyp häufiger als beim klassischen follikulären Karzinom, wenn auch bei weitem nicht so häufig wie bei papillären Karzinomen. Morphologisch besteht dieser Tumor aus intensiv-eosinophilen Onkozyten (Abb. 1 f) in einer solid-trabekulären oder follikulären Anordnung. In der elektronenmikroskopischen Darstellung zeigen diese Onkozyten eine massive zytoplasmatische Akkumulation von Mitochondrien. Die Abgrenzung dieses Tumors vom onkozytären Adenom ist wiederum nur durch den Nachweis von Gefäßeinbrüchen möglich. Ebenfalls der Kategorie der follikulären Karzinome zugerechnet wird ein **gering differenziertes Karzinom**, das im englischen Sprachraum als „insular carcinoma" bezeichnet wird. Dieser Tumortyp baut sich aus inselartigen Nestern solider Tumorzellverbände auf und zeigt klinisch ein deutlich aggressiveres Verhalten als das klassische follikuläre Karzinom, aber noch nicht den rasch-progressiven Verlauf anaplastischer Karzinome.

Zytologie der differenzierten Schilddrüsenkarzinome

Obwohl die abschließende morphologische Klassifikation der differenzierten Schilddrüsenkarzinome nach wie vor eine Domäne der Paraffinhistologie ist, kann gerade die zytologische Untersuchung bereits im Vorfeld wichtige Informationen liefern, die das weitere therapeutische Vorgehen richtungsweisend bestimmen. So ist die Feinnadelaspirationsbiopsie eine schnelle, technisch einfache, risikoarme und kostengünstige Untersuchungsmethode, die mit hoher Spezifität und Sensitivität eine Abgrenzung hyperplastischer und entzündlicher Veränderungen einerseits und neoplastischer Prozesse andererseits erlaubt. Speziell die zytologische Diagnose des papillären Karzinoms bereitet wenig Probleme, wenn die wichtigsten zytologischen Kriterien erfüllt sind, wie z. B. ein papillenförmiger Epithelverband, Milchglaskerne und intranukleäre Zytoplasmaeinschlüsse. Ein nach wie vor ungelöstes Problem ist dagegen die zytologische Diagnose des follikulären Karzinoms, da die zytologischen Merkmale des follikulären Karzinoms – hoher Zellgehalt, follikuläres Strukturbild mit angedeutet kreisförmig angeordneten Zellkernen und spärliches Kolloid – auch bei mikrofollikulären Adenomen vorkommen. Diese zytologischen Befunde werden deshalb unter dem Begriff der follikulären Neoplasie bzw. Proliferation zusammengefasst und begründen die Notwendigkeit einer weiteren operativen Abklärung des Befundes. Eine ähnliche Problematik ergibt sich auch für die Grenzziehung zwischen onkozytären Adenomen und Karzinomen. So sind Onkozyten zytologisch ohne weiteres an ihrem voluminösen Zellleib mit einem feingranulären Zytoplasma erkennbar, aber die für die Karzinomdiagnose entscheidenden Gefäßeinbrüche sind nur in der histologischen Untersuchung verifizierbar.

Es bleibt deshalb abzuwarten, ob uns die molekulare Pathologie in Zukunft ein Markerprofil an die Hand geben wird, das schon auf zytologischer Ebene – unabhängig vom histologischen Nachweis einer Gefäßinvasion – Vorhersagen zur Metastasierungsfähigkeit follikulärer Zellkomplexe erlaubt. Dies würde der zytologischen Diagnostik gerade bei follikulären Tumoren ganz neue Aussagemöglichkeiten eröffnen.

Literatur

1. Bramley MD, Harrison BJ (1996) Papillary microcarcinoma of the thyroid gland. Br J Surg 83: 1674–1683
2. Hay ID, Grant CS, van Heerden IA, Goellner IR, Ebersold IR, Bergstralh EI (1992) Papillary thyroid microcarcinoma: A study of 535 cases observed in a 50-year period. Surg 112: 1139–1147
3. Hedinger C, Williams ED, Sobin LH (1993) Histological typing of thyroid tumors. (International Histological Classification of Tumors Series) Springer-Verlag, Berlin Heidelberg New York
4. Rosai I, Carcangiu ML, Delellis RA (1992) Tumors of the thyroid gland. In: Atlas of Tumor Pathology, 3rd series (fascicle 5). Armed Forces Institute of Pathology

Zu den Hauptvorträgen wurden die folgenden FREIEN VORTRÄGE gehalten, die in Kurzfassung angefügt werden.

Frühoperation als Therapiekonzept der thyreotoxischen Krise

I. Reichmann, A. Frilling, R. Hörmann, U. Krause und C. E. Broelsch

Universitätsklinikum Essen, Klinik und Poliklinik für Allgemein- und Transplantationschirurgie, Hufelandstraße 55, 45122 Essen

Early Thyroid Resection as a Treatment of Thyroid Storm

Summary. Thyroid storm occurs in less than 1% of all thyrotoxicoses. Fourteen patients were operated on in 7 years, 10 women and 4 men, aged 27 to 77 years. The most frequent underlying illnesses were autonomies, followed by Grave's disease. Precipitating events were amiodarone, radiopaque contrast medium, omission of antithyroid drugs and ketoacidosis. Half of the patients had stage III disease (coma). All patients were operated on within 18 h of admission. Postoperatively, 12 patients improved rapidly. Two women (77 and 74 years old), with a thyrotoxic crisis stage III died within two days after the operation due to cardiac failure. An early operation should be adopted as a standard option in thyroid storm that fails to be controlled medically. Best results are achieved if the operation is done at stage one or two of the disease.

Key words: Thyroid storm – Thyroid resection – Early operation

Zusammenfassung. Die thyreotoxische Krise entsteht in weniger als 1% der Hyperthyreosen. Operiert wurden 14 Patienten in 7 J., 10 Frauen und 4 Männer, Alter 27–77 J. Häufigste Grunderkrankung war die Autonomie, gefolgt vom M. Basedow. Auslösende Ursachen waren Aminodaron, iodhaltige Kontrastmittel, Absetzen von Thyreostatika und Ketoazidose. Bei 7 Patienten bestand ein Stadium III (Koma). Operiert wurde spätestens nach 18 Stunden. 12 Patienten besserten sich rasch. Zwei 77 und 74 Jahre alte Patientinnen im Stadium III verstarben nach 24–48 Stunden an kardialen Komplikationen. Die Frühoperation ist Bestandteil des Therapiekonzeptes konservativ therapierefraktärer thyreotoxischer Krisen. Die besten Resultate werden erzielt, wenn der Operationszeitpunkt in Stadium I–II der Erkrankung gewählt werden kann.

Schlüsselwörter: Thyreotoxische Krise – Schilddrüsenresektion – Frühoperation

Intraoperatives Monitoring des intakten Parathormons (iPTH) in der Chirurgie des primären Hyperparathyreiodismus

A. Trupka, K. Hallfeldt und K. Horn

Chirurgische Klinik und Poliklinik, Klinikum Innenstadt, Ludwig-Maximilians-Universität, Nußbaumstraße 20, 80336 München

Intraoperative Monitoring of Intact PTH During Surgery for Primary Hyperparathyroidism

Summary. The intraoperative differentiation between adenoma and hyperplasia during surgery for primary hyperparathyroidism is sometimes difficult. We examined the use of a new sensitive assay (electrochemiluminescence-immunoassay, Boehringer, Mannheim) for intraoperative monitoring of iPTH in 25 patients with pHPT. Patients with solitary adenoma iPTH (n = 20) showed a rapid decrease after parathyroidectomy (56% of baseline values after 5 min, 70% after 10 min and 78% after 15 min). Patients with hyperplasia or double adenoma did not show this decline after removal of one gland. Only after removal of all hyperplastic glands did iPTH fall into normal ranges. We conclude that intraoperative monitoring of iPTH represents a valuable tool for differential diagnosis between solitary adenoma and multiglandular disease in patients with pHPT, and offers the opportunity of safe unilateral neck exploration or minimally-invasive surgical procedures.

Key words: Primary hyperparathyroidism – Parathormone – Intraoperative

Zusammenfassung. Die erfolgreiche Chirurgie des primären Hyperparathyreiodismus basiert auf einer sicheren Unterscheidung zwischen solitärem Adenom und einer Mehrdrüsenerkrankung. Es sollte daher ein neuer hochsensitiver iPTH-Assay (Elektrochemilumineszenz-Immuno-Assay, Fa. Böhringer, Mannheim) zum intraoperativen Monitoring des iPTH nach Parathyreoidektomie bei 25 Pat. mit pHPT untersucht werden. Nach Entfernung eines solitären Adenoms (n = 20) wurde ein rapider Abfall des iPTH beobachtet: Nach 5 Min. um 56%, 10 Min. um 70%, nach 15 Min. um 78% des Ausgangswertes. Dieser steile initiale Abfall blieb bei einer Hyperplasie bzw. bei Doppeladenom (n = 5) aus. Erst nach Entfernung aller hyperplastischen NSD fiel iPTH in den Normbereich. Das intraoperative Monitoring der iPTH-Sekretion gestattet als „biochemischer Schnellschnitt" eine sichere Differenzierung zwischen Solitäradenom und Mehrdrüsenerkrankung beim pHPT.

Schlüsselwörter: Primärer Hyperparathyreoidismus – iPTH-Monitoring – Intraoperativ

Minimal-invasive Nebenschilddrüsenchirurgie – Indikationen, Voraussetzungen und Ergebnisse

C. Vorländer, V. Andres, J. Schabram und R. A. Wahl

Bürgerhospital Frankfurt am Main e. V., Nibelungenallee 37–41, 60318 Frankfurt am Main

Minimally-Invasive Parathyroidectomy. Indications, Requirements and Results

Summary. *Introduction.* Nowadays, in parathyroid surgery, minimally-invasive techniques are available besides the classical open resection. *Patients and methods.* From August 1998 to September 1999, 17 patients out of 72 with pHPT were operated with minimally-invasive techniques, since January 1999 with the quick-iPTH-assay (obligatory). *Results.* Before using the assay in 80% of the patients – due to the obligatory conversion to the open resection – additional findings to treat (thyroid adenomas, papillary carcinoma) were found. After using the assay, in 18.2% of the cases the conversion was performed due to an inadequate decrease in iPTH. In two patients, the conversion resulted from technical problems (ectopic localisation, retrosternal goiter). *Conclusion.* Minimally-invasive parathyroidectomy is safely performed with the indispensable iPTH-quick-assay. So far, there are no long-term results available.

Key words: Hyperparathyroidism – Minimally-invasive surgery – Quick iPTH

Zusammenfassung. *Einleitung:* In der Nebenschilddrüsenchirurgie sind derzeit neben der offenen Exploration minimal-invasive Operationsverfahren möglich. *Methodik:* Von 8/98 bis 9/99 wurden bei 72 OP's eines pHPT 17 minimal-invasiv operiert. Seit 1/99 unter obligater Verwendung des Quick-iPTH-Assays. *Ergebnisse:* Vor Kontrolle durch den Assay fanden sich bei obligater Konversion der OP-Methode in 80% zusätzliche operationspflichtige Erkrankungen (SD-Adenome, okkultes SD-Carzinom). Nach Einführung des Assays musste in 18,2% der Fälle aufgrund des ungenügenden Assay-Abfalles konvertiert werden, bei 2 von 11 Patienten wurde aus technischen Gründen umgestiegen (retrosternaler SD-Knoten, ektopes NSD-Adenom). *Schlussfolgerung:* Minimal-invasive NSD-Chirurgie ist mittels Quick-iPTH-Assay sicher durchzuführen, SD-Knoten sind ggf. mitbehandelbar. Langzeitergebnisse fehlen bisher.

Schlüsselwörter: Hyperparathyreoidismus – Minimal-invasive Chirurgie – Quick-iPTH-Assay

Klinik und Therapie des medullären Schilddrüsenkarzinomes.
Eine Verlaufsbeobachtung von 146 Patienten über 26 Jahre

T. J. Musholt, J. Klozoris, P. B. Musholt, G. Wegener, G. F. W. Scheumann und J. Klempnauer

Viszeral- und Transplantationschirurgie, Medizinische Hochschule Hannover, Carl-Neuberg-Straße 1,
30625 Hannover

Clinicopathological Characteristics and Predictive Parameters of Medullary
Thyroid Carcinoma: A One-Center Retrospective Study on 146 Patients over 26 Years

Summary. *Background.* Few factors are known to enable predictive statements on the prognosis of medullary thyroid carcinoma (MTC). *Methods.* Data on 146 MTC patients (63 women, 83 men) who underwent surgical procedures in our endocrine surgery section from 1971 to 1997 were collected. *Results.* Univariate, as well as multivariate analysis of patient survival and recurrence-free intervals revealed that familial or sporadic origin, tumor stage at time of primary surgery as well as extent of surgical intervention remained the most important prognostic factors. Total thyroidectomy and systemic lymphadenectomy significantly improved patient outcomes. *Conclusion.* The type of lymphadenectomy performed (systematic vs selective, centrocervical vs parathyroidal only), and the least possible delay between subtotal resection and completion thyroidectomy proved to be of critical importance.

Key words: Medullary thyroid carcinoma – Statistical analysis – Thyroidectomy – Lymphadenectomy

Zusammenfassung. *Hintergrund:* Nur wenige Faktoren erlauben prädiktive Aussagen über die Prognose des C-Zell-Karzinomes (medullary thyroid carcinoma, MTC). *Methode:* Daten von 146 MTC-Patienten (63 Frauen und 83 Männer), welche im Zeitraum von 1971–1997 in unserer Klinik behandelt wurden, wurden dokumentiert und ausgewertet. *Ergebnisse:* Univariate sowie multivariate Analysen der Überlebenszeit der Patienten sowie der rezidiv-freien Intervalle nach erfolgter Primäroperation bzw. Rezidivoperation wiesen Alter, Geschlecht, Tumorstadium sowie das Ausmaß der chirurgischen Resektion als prognostische Faktoren aus. Totale Thyreoidektomie und systematische Lymphadenektomie verbesserten das Überleben. *Schlußfolgerung:* Der lokoregionären Lymphadenektomie und dem Zeitpunkt der Komplettierungsresektion nach subtotaler Thyreoidektomie kommen entscheidende Bedeutung zu.

Schlüsselwörter: Medulläres Schilddrüsenkarzinom – Statistische Analyse – Thyreoidektomie – Lymphadenektomie

Unfallchirurgie

Ein innovativer Weg zur Visualisierung von chirurgischem Wissen mittels CBT am Beispiel der CD-ROM „Distale Radiusfraktur"

A. Mehrabi[1], S. Ruggiero[1], H. Schwarzer[1], Th. Fritz[1], Ch. Herfarth[1], P. J. Meeder[2] und F. Kallinowski[1]

[1] CBT-Labor und [2] Sektion für Unfall- und Wiederherstellungschirurgie, Universitätsklinik Heidelberg, Im Neuenheimer Feld 110, 69120 Heidelberg

Zusammenfassung. Ziel der Entwicklung dieses Lehr-/Lernprogramms war es, die Aus-, Weiter- und Fortbildung zum Unfallchirurgen zu verbessern. Wir entwickelten ein Modul, das umfassende Informationen zu Pathogenese, Klassifikation, Symptomatik, Diagnose, Röntgenuntersuchung und Therapie sowie OP-Filme und Fallbeispiele zu verschiedenen Arten der distalen Radiusfraktur beinhaltet. Dieses Lernprogramm liegt jetzt in Hybridversion auf CD-ROM vor und kann auf jedem Kleinrechner ohne besondere EDV-Kenntnisse installiert werden.

Einleitung

Die moderne Informationstechnologie bietet vielversprechende Ansätze, um das rasch zunehmende medizinische Wissen beherrschbar zu machen. Instruktionspsychologische Erkenntnisse und Fortschritte in der Multimedia-Technologie bilden die Grundlage für die Entwicklung computerunterstützter Ausbildungssysteme [7, 8, 14]. Durch die Visualisierung authentischer medizinischer Inhalte sowie durch die interaktive Kontextualisierung verschiedener Medienbausteine kann eine selbstgesteuerte, zeitsparende und effiziente Form der Wissensvermittlung erreicht werden [9, 10, 15].

Seit 1994 hat sich an der Chirurgischen Universitätsklinik Heidelberg das Computer-Based-Training-Labor mit der Zielsetzung etabliert, computerunterstützte Lehr-, Lern- und Informationssysteme mit chirurgischen bzw. medizinischen Inhalten zu entwickeln. Im Rahmen dieser Aktivitäten wurde ein Lehr-/Lernmodul zur Unterstützung von Diagnostik und Therapie der distalen Radiusfraktur implementiert [5, 6, 9, 10].

Material und Methoden

Die Entwicklung gliederte sich in die Hauptgebiete Drehbucherstellung und Datensammlung (durch den Autor) sowie Digitalisierung und Implementierung (durch Mitarbeiter des CBT-Labors). Im Drehbuch wurde der gesamte Inhalt, das Inhaltsverzeichnis und die Gliederung sowie der vom Autor vorgegebene Lernpfad eines Lernprogrammes festgelegt. Da man bei der Dreh-

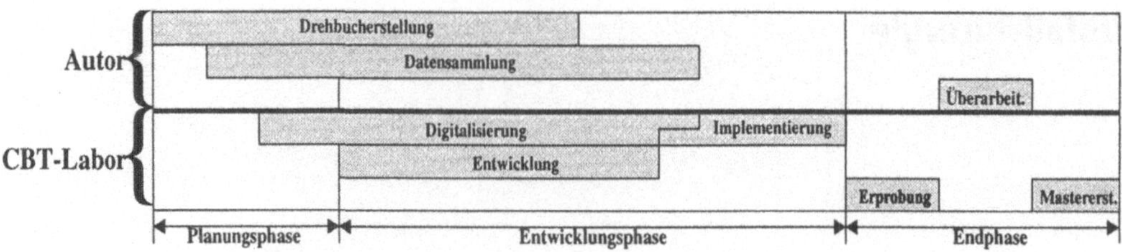

Abb. 1. Ablaufplan der Entwicklung eines CT-Moduls

Kapitelname:	*Diagnostik*	*Kartentitel:*	Vorgehensweise

Textteil:

Bei Frakturverdacht:

    Röntgenbild zentriert in 2 Ebenen   MMK 1

            Schema (geliefert als CorelDraw-Datei)   MMK 2

         1: Dorsovolarer Gelenkwinkel

         2: Seitlicher Gelenkwinkel

         3: Ulnavorschub

         Radiologische Zusatzdiagnostik zum Ausschluß von Begleiterkrankungen *(LINK)*

Tonsequenz zu dieser Informationskarte:

Den konventionellen Röntgenaufnahmen des verletzten Handgelenks kommen die entscheidende Bedeutung [...] zusätzlichen Röntgendiagnostik bedürfen.

Multimediale Komponenten der Bildschirmseite:

• MMK 1 (Dia 017-01: Ulnavorschub und radioulnare Neigung)

Tonsequenz zu MMK 1: Die vorliegende Schemazeichnung zeigt einen [...] Neigungswinkel der distalen Radiusgelenkfläche von 0°.

• MMK 2 (Dia 017-02: Dorsovolarer Neigungswinkel)

Tonsequenz zu MMK 2: In der Schemazeichnung beträgt der dorsovolare Neigungswinkel der distalen [...] Vergleich zur anatomischen Ausgangssituation entspricht.

Abb. 2. Drehbuchseite zum Thema „Diagnostische Vorgehensweise" des CBT-Moduls „Distale Radiusfraktur"

bucherstellung bereits eine genaue Vorstellung von den zu verwendenden Materialien entwickeln muss, ist diese sehr eng mit der Datensammlung verknüpft (Abb. 1).

Im Drehbuch wird der gesamte Inhalt, das Inhaltsverzeichnis und die Gliederung sowie der vom Autor vorgegebene Lernpfad eines Lernprogrammes festgelegt. Das CBT-Modul besteht aus einer Vielzahl von Informationskarten, die aus immer gleichen Komponenten aufgebaut sind: Titel, Text, Ton und andere Multimediale Komponenten (MMK). Als MMKs werden die zeitunabhängigen (Texte, Grafiken und Bilder) und zeitabhängigen (Ton, Animationen und Videos) Medien bezeich-

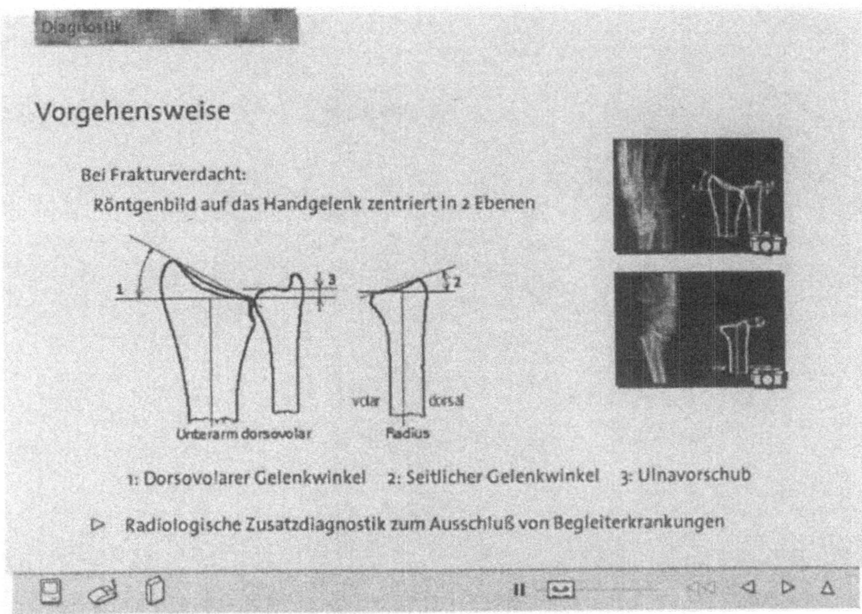

Abb. 3. Bildschirmansicht am Beispiel der Informationskarte „Diagnostik"

net, die mit der jeweiligen Informationskarte verknüpft sind. Auch die Position der Verknüpfung auf dem Bildschirm wird bereits im Drehbuch vorgegeben (Abb. 2). Zudem informiert es darüber, in welcher Weise die Informationskarten zueinander anzuordnen sind. Aus den Angaben der einzelnen Drehbuchseiten wurden die jeweiligen Informationskarten generiert (Abb. 3).

Zu Beginn des Projektes wurden Inhalt und Funktionalität des Lehr-/Lernmoduls spezifiziert. Besonderer Wert sollte auf eine didaktisch durchdachte Darstellung gelegt werden. Eine konsistente Oberfläche und ein einheitlicher Aufbau der verschiedenen Teile sowie der Einsatz von zeitabhängigen und zeitunabhängigen multimedialen Komponenten sollten das Lernen erleichtern. An Navigationsmöglichkeiten werden dem Benutzer die Funktionen des Weiter- und Zurückblätterns, des Indexes, der freien und indizierten Suche und der Einstieg über die Übersicht angeboten. Dadurch besteht für ihn zu jedem Zeitpunkt die Möglichkeit, den vorgesehenen Lernpfad zu verlassen und die für ihn relevanten Informationen zu finden. Der Betrieb des Programmes sollte ohne weitere EDV-Kenntnisse und sowohl auf Macintosh als auch IBM-kompatiblen Rechnern möglich sein [12, 13].

Die multimedialen Komponenten wurden zunächst in Form analoger Medien (Diapositive, Videofilme etc.) gesammelt, geordnet und einer Auswahl unterzogen. Danach erfolgte die Umwandlung in digitale Informationen mittels Flachbettscanner, Diascanner und Videodigitalisierungskarten, die an entsprechend ausgestatteten Rechnern (Macintosh und PC) betrieben wurden. Zur Nachbearbeitung und Verbesserung der Qualität der digitalen Dokumente wurden geeignete Software-Werkzeuge (Adobe Photoshop, Adobe Premiere, Quicktime) eingesetzt. Mittels Macromedia Director wurde unter Anwendung der objektorientierten Programmiersprache Lingo die multimediale interaktive CD-ROM implementiert [12, 13].

Ergebnisse

Es wurde ein Lehr-/Lernprogramm zur distalen Radiusfraktur entwickelt und auf CD-ROM verfügbar gemacht. Im Einzelnen werden die diagnostische Vorgehensweise und die verschiedenen

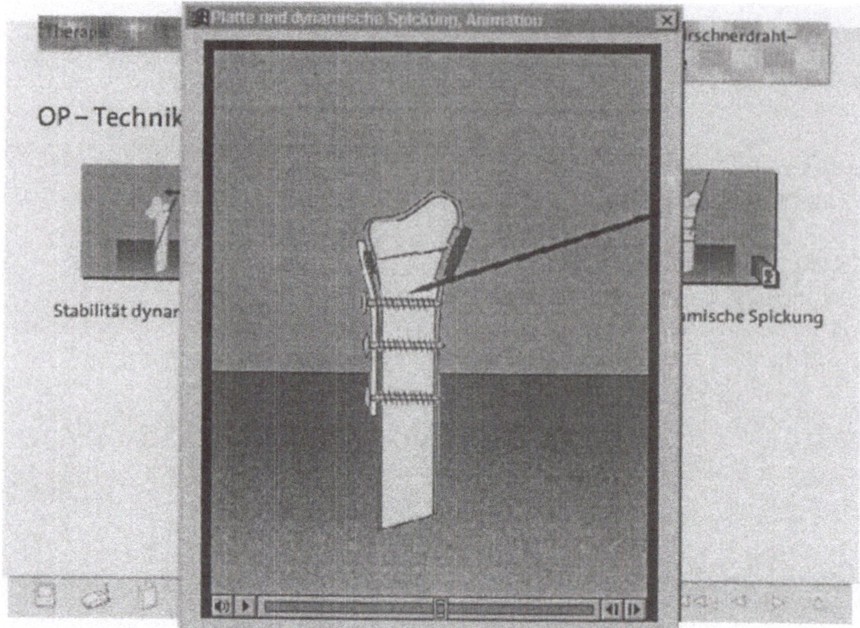

Abb. 4. Graphische Animation am Beispiel „Platte und dynamische Spickung"

Therapieoptionen (Konservative Therapie, Kirschnerdraht-Osteosynthese, Volare Plattenosteosynthese, Fixateur externe-Osteosynthese) behandelt. Zwei digital aufgearbeitete Dia-Vorträge enthalten weiterführende Informationen zur Historie der Kirschnerdraht-Osteosynthese und die Präsentation von Studienergebnissen zur Kirschnerdraht-Osteosynthese und zu neuen Entwicklungen auf dem Gebiet der Osteosynthesematerialien.

Zur besseren Vermittlung des behandelten Stoffes wurden die folgenden Typen multimedialer und interaktiver Elemente verwendet:

Text: Die Texte liefern ausführliche klinische Informationen zu den jeweiligen Themen, insbesondere über Pathomechanismus, Symptomatik, Diagnostik und Therapie einschließlich der Früh- und Spätkomplikationen, Nachbehandlung und Prognose (Abb. 3).

Grafische Animationen: Zum besseren Verständnis der jeweiligen Materie wurden Animationen z. B. zum Traumamechanismus erstellt. Ebenso wurden Animationen der Operationsabläufe in anschaulicher Form in das Programm integriert (Abb. 4).

Bilder: Die Texte werden in der aus Lehrbüchern bekannten Form durch bildliche Informationen ergänzt. Der Anwender hat die Möglichkeit, jedes Bild durch einen Mausklick zu vergrößern und in bildschirmfüllendem Format und True-Color-Qualität zu studieren.

Operations-Videos: Die Videoaufzeichnungen wurden digitalisiert, vertont, MPEG-codiert und danach in inhaltlich sinnvoll abgeschlossene Sequenzen unterteilt, so daß der Anwender beliebig die gesamte Operation oder den ihn interessierenden Teil als „full screen"-Video aufrufen kann (Abb. 5, 6).

Weiterführende Videos: Auch die Techniken der Unterarm-Gipsanlage sowie der postoperativen Metallentfernung wurden gefilmt und digitalisiert. So kann der Anwender diese Methoden visuell nachvollziehen und erlernen.

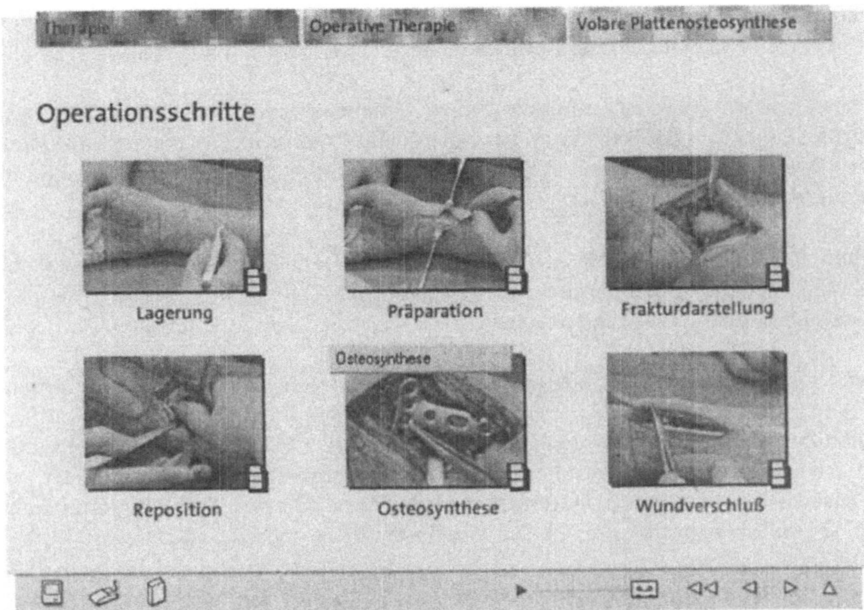

Abb. 5. Operationssequenzen am Beispiel „Volare Plattenosteosynthese"

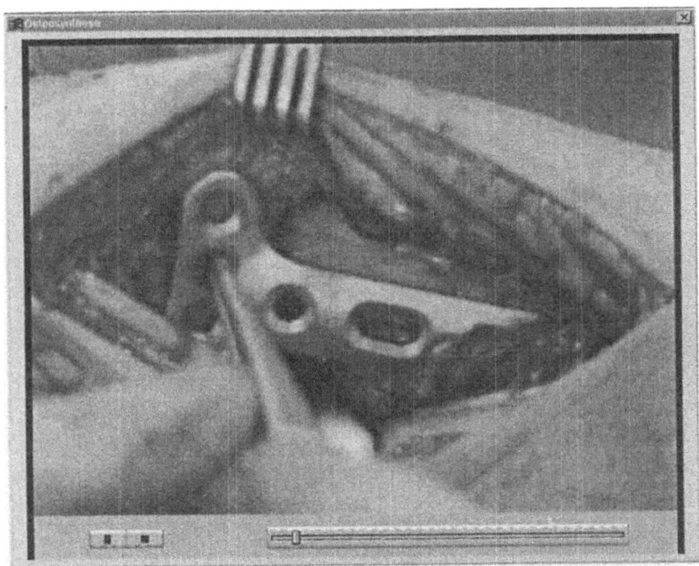

Abb. 6. Abspielen der Videosequenz nach Mausklick

Audiosequenzen: Sämtliche Informationskomponenten der o. g. Typen – auch Texte und Bilder – werden durch einen gesprochenen Kommentar begleitet, so daß dem Anwender zusätzlich zu dem visuell wahrgenommenen oder gelesenen Stoff ein Kommentar angeboten wird. Durch diese Methode erhöht sich der Lerneffekt um ein Vielfaches.

Vorträge: Zwei selbstablaufende Vortragssequenzen, bei denen dem Anwender mit Ton unterlegte Diaprojektionen präsentiert werden, vermitteln einen Überblick über die Entstehung des

Kirschnerdrahtes sowie über Studienergebnisse zur Kirschnerdraht-Osteosynthese und zu neuen Entwicklungen auf dem Gebiet der Osteosynthesematerialien.

Fragen: Ein ausführlicher Frageteil („multiple choice"-Fragen) erlaubt es, das gewonnene Wissen zu überprüfen und kann zur Selbstkontrolle oder Qualitätskontrolle herangezogen werden. Dabei hat der Anwender die Möglichkeit, zu jeder Frage die zugehörige Karte aufzurufen und somit den Stoff zu repetieren.

Literatur: Über eine Suchmaske ist die Recherche analog zur MEDLINE innerhalb eines Pools von ca. 500 Publikationen zur distalen Radiusfraktur möglich. Dabei kann sich der Anwender auch die zugehörigen Abstracts anzeigen lassen.

Suchfunktion: Das Modul beinhaltet Suchmöglichkeiten nach freien und indizierten Begriffen.

Die Gesamtheit der digital verfügbar gemachten Informationen besteht aus ca. 35 Textseiten, 46 kommentierten Bildern, 15 Animationen sowie 18 Videoclips mit einer Gesamtdauer von 32 Minuten. Zusätzlich zu diesen Informationskarten sind ca. 60 Minuten Ton, 42 kommentierte Vortragsdias, 34 „multiple choice"-Fragen und eine Liste mit ca. 500 Literaturangaben enthalten.

Diskussion

Für eine umfassende Weiterbildung, Erweiterung der Diagnostik und Erhöhung des Therapiestandards in der Medizin ist heute der Einsatz computerunterstützter Informationssysteme unabdingbar [1–4,7]. Sie ermöglichen durch Integration von Grafiken, Audiosequenzen, Animationen und Videosequenzen einen hohen Veranschaulichungsgrad und vermitteln das notwendige Faktenwissen, das die Entscheidungsfindung in Diagnostik und Therapie erleichtert [5]. Sie bieten dem Benutzer den Vorteil, sich ohne räumliche, zeitliche und personelle Abhängigkeit ausführlich mit der jeweiligen Thematik zu beschäftigen [8].

Besonders im medizinischen Bereich kommen die Vorteile der Multimediatechnologie zur Geltung [6]. Die Akzeptanz computerunterstützter Systeme bei Medizinstudenten wurde innerhalb des Studentenunterrichtes evaluiert. Die Evaluation erfolgte anhand der nach dem Unterricht von den Studenten auszufüllenden Fragebögen und zeigte ein um 20% besseres Abschneiden des computerunterstützten Lehr-/Lernsystems gegenüber der herkömmlichen Vorlesung [6]. Aufgrund dieser Ergebnisse wurde der Kurs „Computerunterstützte Ausbildung in der Chirurgie" in das Vorlesungsverzeichnis der Universität Heidelberg ab Sommersemester 1995 aufgenommen. Anhand einer objektivierbaren summativen Evaluation konnte gezeigt werden, daß Studenten, die sich mittels eines Lehr-/Lernmoduls vorbereitet hatten, sowohl in einem durchgeführten MC-Test als auch in ihrer praktischen Fähigkeit signifikant besser beurteilt wurden [9].

Das von uns entwickelte Programm wird jetzt auch im Rahmen der unfallchirurgischen Aus- und Weiterbildung eingesetzt, um die Qualität der Patientenversorgung sowie der Lehre zu erhöhen. Zu diesem Programm haben alle Kollegen der Klinik Zugriff. Die Erweiterung der bereits entwickelten multimedialen Bibliothek der Medizin [10] „med.LIVE-Reihe" auf weitere chirurgische bzw. medizinische Krankheitsbilder ist geplant bzw. zur Zeit in Vorbereitung.

Die kontinuierlich fortschreitende Umsetzung medizinischen Wissens in digitale Form sorgt für ein schnell wachsendes Datenvolumen. Die Klassifizierung, Indizierung und Verwaltung dieser Informationsmengen sowie die Bereitstellung intelligenter, inhaltsbasierter Such- und Zugriffsfunktionen werden notwendig. Dies gibt Anlaß, eine objektorientierte datenbankgestützte Verwaltung multimedialer Informationen verstärkt zu erforschen, um ein einheitliches multimediales medizinisches Informationssystem via Internet für Mediziner anzubieten [11].

Literatur

1. Bodendorf F (1990) Computer in der fachlichen und universitären Ausbildung. Oldenbourg, München
2. Bransford JD (1989) New approaches to learning and instruction: Because wisdom can't be told. In: Vosniadou S, Ortony A (Eds) Knowing, learning and Instruction. Erlbaum, Hillsdale, p 453
3. Giezendanner FD (1990) Nouvelles technologies Éducatives multimedia au service de nouvelles strategies pedagogiques. Schweiz Med Wochenschr 120:1843
4. Green EJ. The experimental use of a programmed text in a medical school course. J Med Educ 37:767
5. Kallinowski F, Mehrabi A, Glückstein C, Leven FJ, Herfarth C (1996) Computer-basiertes Training zur Verbesserung der chirurgischen Aus- und Weiterbildung. In: Bichler KH, Mattauch W, Wechsel H (Hrsg) Innovationen und Trends des Medizinstudiums im klinischen Teil, Bd III
6. Kallinowski F, Mehrabi A, Glückstein C, Benner A, Lindinger M, Hashemi B, Leven FJ, Herfarth C (1997) Computer-basiertes Training. Ein neuer Weg der chirurgischen Aus- und Weiterbildung. Chirurg 68:433–438
7. Mehrabi A, Glückstein Ch, Benner A, Hashemi B, Herfarth Ch, Kallinowski F (2000) A new way for surgical education – development and evaluation of a computer-based training module. Computers in Biology and Medicine 30:97–109
8. Leven FJ (1995) Rechnergestützte Lehr- und Lernsysteme in den Klinika: Stand und zukünftige Entwicklungen. In: Buchholz W, Haux R (Hrsg) Informationsverarbeitung in den Universitätsklinika Baden-Württembergs. Universität Heidelberg, S 187
9. Kallinowski F, Mehrabi A, Zachariou Z, Leisenberg D, Reimann P, Schwarzer H, Herfarth Ch (1999) Einführung des computer-basierten Trainings in den chirurgischen Unterricht In: Beck U, Sommer W (Hrsg) Learntec 99
10. Kallinowsi F, Mehrabi A, Schwarzer H, Herfarth Ch (1998) Entwicklung einer multimedialen CD-ROM-Reihe zur Verbesserung der chirurgischen Aus- und Weiterbildung. Langenbecks Arch Chir Suppl II, S 885–887
11. Schwarzer H, Mehrabi A, Wetter Th, Kallinowski F (1999) A component-based approach to authoring, interaction modeling and reuse of multimedia resources in a web-based training system. In: Medizinische Informatik, Biometrie und Epidemiologie, 85, S 174–178
12. Mehrabi A, Gawad K, Schwarzer H, Bloechle C, Izbicki JR, Broelsch CE, Herfarth Ch, Kallinowski F (1999) Multimedia CD-ROM: A new way to provide actual congress information. Transplantation Proceedings, 31, S 3282–3283
13. Golling M, Mehrabi A, Schwarzer H, Klar E, Kallinowski F, Herfarth Ch (1998) Entwicklung eines computerunterstützten Lernprogrammes für die Lebertransplantation. Langenbecks Arch Chir Suppl II, S 882–884
14. Gawad KA, Mehrabi A, Staff Ch, Blöchle C, Izbicki JR, Kallinowski F, Broelsch CE (1998) Multimedia CD-ROM: Ein neues Medium zur Verbesserung der Wissensvermittlung. Langenbecks Arch Chir Suppl II, S 880–881
15. Kallinowski F, Mehrabi A, Glückstein Ch, Lenz Ch, Leven F, Herfarth Ch (1996) Computer-basiertes Training in der Chirurgie. Langenbecks Arch Chir Suppl II, S 1307–1308

Technische Neuerungen zur konservativen Behandlung

U. Stöckle

Klinik für Unfall- und Wiederherstellungschirurgie, Charité, Campus Virchow, Augustenburger Platz 1, 13353 Berlin

Technical Innovations for Conservative Fracture Treatment

Summary. Conservative treatment of fractures has been replaced more and more by surgical procedures in recent years. Decreased patient comfort and prolonged immobilisation periods have been common indications. Technical innovations, however, enable early functional therapy regimens for conservative treatment in many indications, resulting in increased patient comfort. These technical innovations include: vacuum stabilizing systems, modified brace systems, ultrasound therapy, extracorporal shock wave therapy and vibrating systems. Technical innovations can expand the indications for conservative fracture treatment and can avoid secondary surgical procedures. The treatment goal is an early functional therapy with retained stability and good patient comfort.

Key words: Innovations – Conservative – Fracture treatment

Zusammenfassung. Die konservative Behandlung von Frakturen und Verletzungen ist in den letzten Jahren zunehmend von operativen Verfahren verdrängt worden. Der eingeschränkte Patientenkomfort und die häufig längere Immobilisierung bei konservativer Therapie stellen häufig die Indikation zur operativen Therapie dar. Technische Neuerungen ermöglichen jedoch zunehmend auch bei der konservativen Behandlung in vielen Bereichen gleichermaßen die frühfunktionelle Therapie bei entsprechendem Patientenkomfort. Hierzu zählen Technische Neuentwicklungen wie z. B.: Vakuumstützsysteme, Modifizierte Brace- und Orthesensysteme, Extrakorporale Stoßwellentherapie, Vibrationsgeräte. Sie können das Spektrum der konservativen Behandlung erweitern. Das Ziel ist hierbei weiterhin die frühfunktionelle Therapie bei erhaltener Stabilität und möglichst hohem Patientenkomfort.

Schlüsselwörter: Technische Neuerungen – Konservativ – Frakturbehandlung

Die Entscheidung für oder wider konservative Behandlung ist immer von mehreren Faktoren beeinflußt. Neben der Frakturmorphologie spielen Patientenalter und -compliance genauso eine Rolle wie mögliche Stabilisierungsverfahren und die Infrastruktur der jeweiligen Klinik mit der Möglichkeit zur Nachkontrolle.

Allgemein bestehen bei der konservativen Behandlung die gleichen Zielvorgaben wie bei der operativen Therapie. Bei Gelenkfrakturen ist die anatomische Rekonstruktion zu fordern, bei Schaftfrakturen die Wiederherstellung von Achse, Länge und Rotation. Auch die konservative

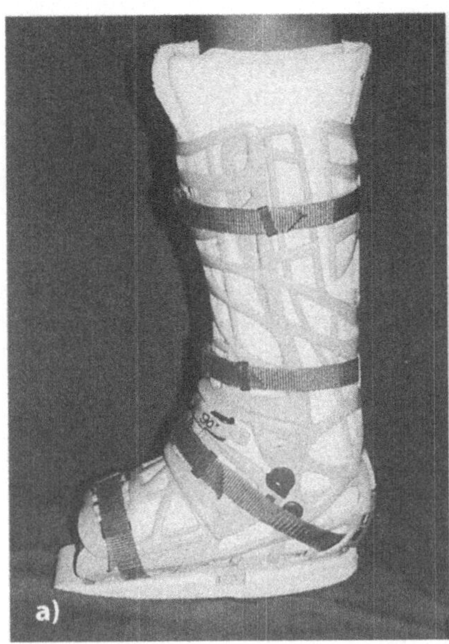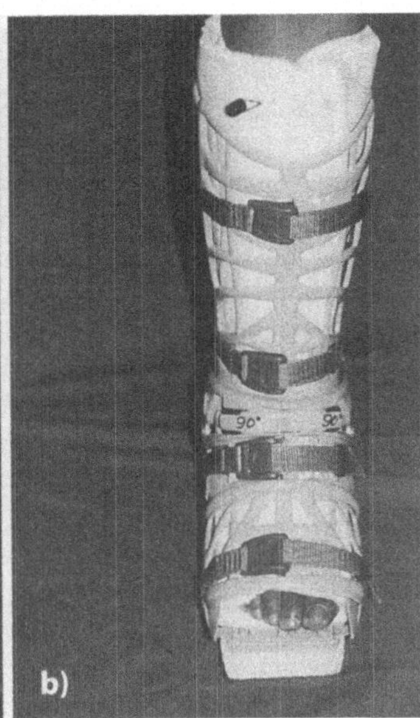

Abb. 1 a, b. Vakuumstützsystem Vacoped®

Therapie sollte so erfolgen, daß eine früh-funktionelle Behandlung möglich ist. Längerfristige Ruhigstellungen wie z. B. in der Beckenschwebe sollten nicht mehr angewandt werden.

Die klassische Form der konservativen Behandlung ist die Gipsruhigstellung. Bei geringem Patientenkomfort und eingeschränkten Hygiene-Möglichkeiten besteht bei der Gipsruhigstellung der unteren Extremität, speziell dem Unterschenkelgips ein nicht unerhebliches Thromboembolie-Risiko, so daß für die Gesamtdauer der Gipsbehandlung eine medikamentöse Thromboseprophylaxe erforderlich ist. Physiotherapie ist nicht möglich, so daß eine erhebliche Muskelatrophie resultiert.

Eine wesentliche Verbesserung hinsichtlich Patientenkomfort und Hygiene bieten hier neuere Gipsarten wie Softcast oder Polyesterstützverbände mit eingewebtem elastischem Faden. Hiermit ist bei entsprechenden Indikationen eine funktionelle Frakturstabilisierung möglich, so daß z. B. bei Großzehenfrakturen nur der Vorfußbereich ruhiggestellt wird. Physiotherapie ist eingeschränkt möglich, um die Muskelatrophie zu reduzieren und auch das Thromboserisiko.

Eine Innovation in diesem Bereich stellen **Vakuumstützsysteme** dar. Bestehend aus einer wabenförmigen Kunststoffhülse und einer formstabilen Vakuummanschette haben sie die gleiche Stabilität wie Gips. Mit einem isothermen Inlay mit Frottierbezug und der Möglichkeit, den Fuß zu Physiotherapie und Hygiene herauszunehmen bieten sie jedoch wesentlich mehr Patientenkomfort. Verschiedene Adapter können die Beweglichkeit im OSG stufenweise freigeben bei erhaltener Seitstabilität. Es gibt diese Systeme für den Unterschenkel (Vacoped®) und für den Fußbereich (Vacopedes®). Einziger Nachteil der Vakuumstützsysteme ist, daß die Kosten nicht von allen Krankenkassen übernommen werden (Abb. 1).

Verschiedene **Brace- und Orthesensysteme** erlauben v. a. bei Gelenkverletzungen eine frühzeitige Bewegungstherapie bei erhaltener Seitstabilität. Die PTS-Schiene hat das Therapiekonzept bei hinteren Kreuzbandrupturen dahingehend verändert, daß mit konservativer Behandlung (6 Wochen PTS-Schiene durchgehend, 1× täglich durchbewegen in Bauchlage unter Sicherung der hinteren Schublade; 6 Wochen PTS-Schiene zur Nacht) der überwiegende Großteil der hinteren Kreuzbandrupturen suffizient behandelt werden kann und nicht operiert werden muß.

An apparativen Innovationen ist vor allem der **niedrig intensiv gepulste Ultraschall** zu nennen. Bei einer Frequenz von 1,5 MHz, einer Intensität von 30 mW/cm² kann die Therapie mit einer Sonde direkt auf die Haut, aber auch durch Gips hindurch erfolgen. Verschiedene Studien haben gezeigt, daß durch den Ultraschall die Kallusfläche und Kallussteifigkeit verbessert werden kann. Über eine Vermehrung des intrazellulären Calcium-Gehaltes wird so die frische Frakturheilung stimuliert.

Aufgrund der Stimulation der enchondralen Ossifikation wird der niedrig gepulste Ultraschall neben der frischen Frakturbehandlung vor allem in der Behandlung von Pseudarthrosen und zur Stimulation der Regeneratreifung bei Distraktionsosteogenesen eingesetzt. Durch den Einsatz der neuen Technik können hier häufig Folgeoperationen vermieden werden.

Der Wirkmechanismus der **extrakorporalen Stoßwellentherapie** auf die Frakturheilung ist noch weitgehend unklar. Dennoch werden von einzelnen klinischen Studien Heilungsraten von mehr als 50% bei Pseudarthrosen berichtet. Grundlagenforschung sowie kontrollierte klinische Studien sind erforderlich, bevor das Indikationsspektrum festgelegt werden kann.

Eine weitere neue Methode mit der Aussicht, die Frakturheilung zu beschleunigen, ist die **Ganzkörper-Vibration**. Physiologische Studien konnten zeigen, daß durch die Vibration mit 30 Hz und die dadurch ausgelösten Muskelkontraktionen eine signifikante Steigerung der Muskelkraft durch Stimulation des neuromuskulären Systems erreicht werden kann. Zusätzlich wird die Knochendichte nachweisbar gesteigert. Studien zur Frakturheilung laufen derzeit.

Technische Innovationen können das Spektrum der konservativen Behandlung erweitern und hierbei den Patientenkomfort verbessern. Zusammen mit neuen biologischen Verfahren (z. B. Wachstumshormone) können bei Problemfrakturen und Pseudarthrosen Folgeoperationen vermieden werden.

Literatur

1. Bosco C, Colli R, Introni E et al. (1999) Adaptive responses of human skeletal muscle to vibration exposure. Clin Physiol 19 (2): 183–187
2. Heller KD, Niethard FU (1998) Using extracorporal shockwave therapy in orthopedics – a metaanalysis. Z Orthop Ihre Grenzgeb 136 (5): 390–401
3. Mayr E, Wagner S, Ecker M (1999) Die Ultraschalltherapie bei Pseudarthrosen. Der Unfallchirurg 102 (2): 191–196
4. Rompe J-D, Eysel P, Hopf C (1997) Extrakorporale Stoßwellentherapie bei gestörter Knochenheilung. Eine kritische Bestandsaufnahme. Der Unfallchirurg 100 (10): 845–849
5. Stöckle U, König B, Tempka A et al. (2000) Gipsruhigstellung versus Vakuumstützsystem. Der Unfallchirurg 103 (3): 215–219

Ist die subtrochantere Fraktur heute noch eine Problemfraktur?

K. Weise und E. Schwab

Berufsgenossenschaftliche Unfallklinik Tübingen, Schnarrenbergstraße 95, 72076 Tübingen

The Treatment of Subtrochanteric Fractures – Is It Still a Problem Today?

Summary. The continuous development of operative techniques and implants has contributed to significant improvements in outcomes and to reductions of complications in the treatment of subtrochanteric fractures. However, there are still problems to be solved. Older patients with low bone quality, especially limited compliance and strength, and the inability of partial weight-bearing, benefit from intramedullary stabilisation of these fractures. The choice of implant and the operative technique depend on the degree of instability in the individual fracture-type. Subtrochanteric fractures are frequently combined with intertrochanteric fractures. Their treatment is still challenging due to the high degree of instability.

Key words: Subtrochanteric femur fracture – Osteosynthesis – Problems

Zusammenfassung. Die Fortentwicklung geeigneter Osteosynthesetechniken bei subtrochanteren Frakturen hat zu einer spürbaren Verbesserung der Ergebnisse sowie zu einer deutlichen Reduktion der Komplikationsraten beigetragen. Dennoch sind auch diese nicht ganz frei von Problemen. Gerade beim alten Patienten mit herabgesetzter Knochenqualität, eingeschränkter Kooperationsfähigkeit sowie dem Anspruch auf eine voll belastbare Extremität bieten intramedulläre Stabilisierungsverfahren erhebliche Vorteile. Für die Auswahl der im Einzelfall geeigneten Versorgungstechnik muss das Ausmaß der durch den Bruchtyp hervorgerufenen Instabilität Berücksichtigung finden. Subtrochantere Frakturen sind vielfach mit solchen im intertrochanteren Bereich kombiniert. Eine derartige Bruchkonstellation stellt aufgrund der hochgradigen Instabilität eine ganz besondere Herausforderung dar.

Schlüsselwörter: Subtrochantere Femurfraktur – Osteosyntheseverfahren – Probleme

Einleitung

Die subtrochantere Femurfraktur ist wegen ihrer spezifischen pathomechanischen Eigenheiten unverändert eine problematische Verletzung. Besonders betroffen von dieser Frakturlokalisation sind zum einen alte Menschen, zum andern jüngere Patienten überwiegend männlichen Geschlechts, welche sich die Verletzung bei Rasanztraumen zuziehen. Die ungünstigen Bedingungen für jede Art der operativen Stabilisierung subtrochanterer Femurfrakturen resultieren aus dem hohen Instabilitätsgrad und einer ausgeprägten Neigung zur Dislokation (Muskelzug) sowie typischen knöchernen Veränderungen im vorgerückten Lebensalter, welche neben minderer

384

Knochenqualität infolge Elastizitätsverlust und Osteoporose meist einen weiten Markraum und eine verstärkte Antekurvation umfassen. Beim jüngeren Patienten kommt die Verletzung nicht selten bei Zweiradunfällen zustande, so dass Mehrfragment- bzw. Trümmerfrakturen mit mehr oder weniger ausgedehntem Weichteilschaden die Folge sind.

Die **operative Stabilisierung** subtrochanterer Femurfrakturen muss der ausgeprägten Instabilität und somit auch der hohen mechanischen Belastung des eingebrachten Implantates Rechnung tragen. Dazu kommt die beim älteren Menschen eingeschränkte Kooperationsfähigkeit gepaart mit mangelhafter Koordination. Tritt keine zeitgerechte knöcherne Heilung ein ist das Implantatversagen mit Auslockerung oder einem Bruch desselben logische Folge.

Grundsätzlich stehen zwei alternative Stabilisierungstechniken zur Verfügung, welche mit unterschiedlichen Implantaten realisiert werden können. Während **intramedulläre Verfahren** über einen Kraftträger im Markraum verfügen, welcher in der Regel mit einer oder zwei dynamisch wirksamen Schrauben im Schenkelhals kombiniert ist, sind **extramedulläre Verfahren** über eine von außen am Knochen befestigte Platte gekennzeichnet, wiederum mit einer dynamisch wirksamen Schraubenverankerung im Schenkelhals oder einer starren Klinge unterschiedlichen Profils. Typische Vertreter der intramedullären Verfahren sind der **proximale Femurnagel (PFN)**, der **Gamma-Nagel** bzw. andere Nägel zum Teil mit T-förmigem Gleitnagelprofil anstatt der Schenkelhalsschraube. Extramedulläre Verfahren sind im wesentlichen die häufig eingesetzte **Dynamische Hüftschraube (DHS)** mit oder ohne Trochanterstabilisierungsplatte, die **Dynamische Condylenplatte (DCS)** und **95-Grad-Condylenplatte**. Der **UFN mit Spiralplatte** erscheint wegen seiner geringen Stabilität für diesen Frakturtyp eher ungeeignet.

Unter Würdigung der speziell beim alten Menschen erforderlichen vollen Belastbarkeit der Osteosynthese sind aus pathomechanischer Sicht zur Versorgung subtrochanterer Frakturen intramedulläre Stabilisierungsverfahren den extramedullären vorzuziehen. Dazu kommt der Vorteil der ersteren im Hinblick auf minimal-invasive Operationstechniken und einer bekannt kürzeren Operationszeit.

Die subtrochantere Femurfraktur ist unverändert eine problematische Verletzung, betrachtet man die Anforderungen an eine geeignete Versorgung und die speziellen Komplikationsmöglichkeiten während der Begleit- und Nachbehandlung. Andererseits stehen mit den intramedullären Stabilisierungstechniken in Verbindung mit einem dynamischen Schraubenprinzip insbesondere in der längeren Ausführung für ausgedehntere Frakturzonen seit ein paar Jahren Implantate zur Verfügung, mit welchen dem Unfallchirurgen Lösungsmöglichkeiten an die Hand gegeben worden sind. Gleichwohl bedarf es eines erfahrenen Operateurs, der die speziellen Tücken bei der operativen Stabilisierung subtrochanterer Femurfrakturen zu erkennen bzw. zu meistern weiß.

Diagnostik, Klassifikation

Die Diagnose der subtrochanteren Femurfraktur gründet sich auf die klinische Untersuchung und Standardaufnahmen des betroffenen Hüftgelenkes mit Oberschenkel in 2 Eb. einschließlich einer Beckenübersichtsaufnahme. Die Röntgenbilder dienen zur Klassifizierung der Fraktur, woraus sich regelmäßig die geeignete Stabilisierungsmethode ableiten lässt. Je höhergradig die Instabilität, desto eher kommt eine intramedulläre Osteosynthese zur Anwendung. Dies gilt in besonderem Maße für die Kombination einer inter- mit einer subtrochanteren Fraktur, welche Situation als eine besonders instabile anzusehen ist.

Nach der **AO-Klassifikation** zählen subtrochantere Frakturen zu den Schaftbrüchen am proximalen Femur, wohingegen die intertrochantere A3-Fraktur auf den Trochanterbereich beschränkt ist. Eine speziell für subtrochanter gelegene Frakturen entwickelte Klassifikation ist diejenige nach Seinsheimer (Abb. 1) welche einfache Quer- und Schrägbrüche distal der Trochanteren von Kombinationsverletzungen des inter- und subtrochanteren Bereiches abgrenzt. Auf der Basis dieser Fraktureinteilungen kann die Indikation zu intra- oder extramedullären Stabilisierungstechniken abgeleitet werden.

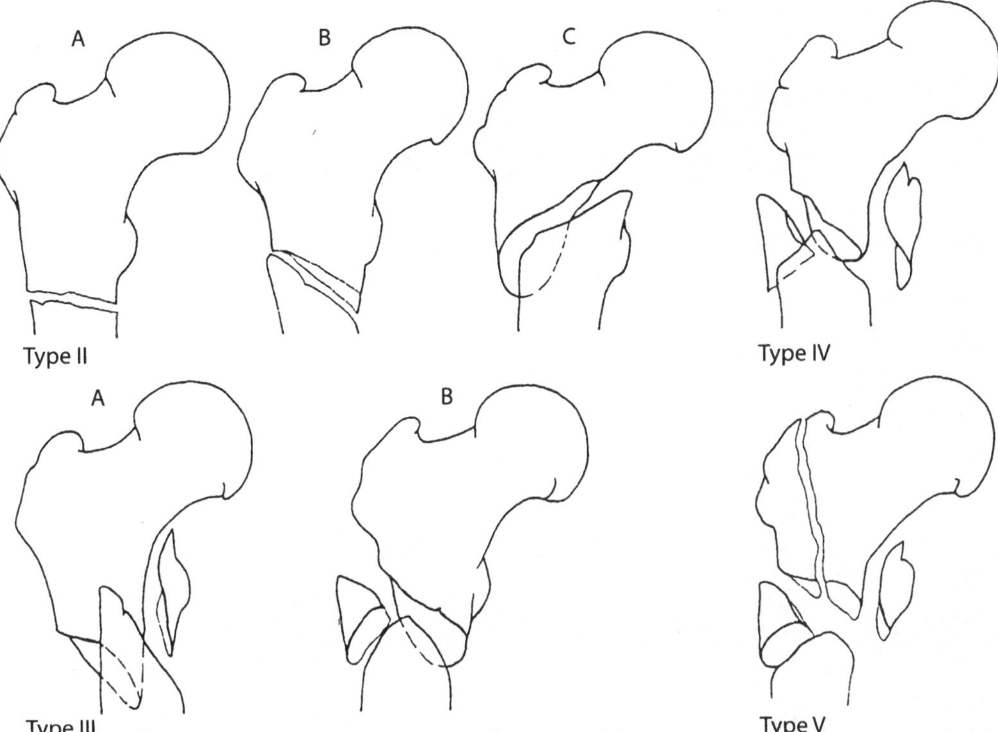

Abb. 1. Klassifikation nach Seinsheimer

Therapie

Konservative Behandlungsverfahren für subtrochantere Femurfrakturen sind wegen der hohen Instabilität und der meist ausgeprägten, durch konservative Repositions- und Retentionstechniken kaum beeinflussbare Fehlstellungen selbst beim Kind ungeeignet. Die notfallmäßige Stabilisierung stellt sowohl beim älteren Patienten als auch bei jüngeren Verletzten das Vorgehen der Wahl dar.

Einfache subtrochantere Femurfrakturen können problemlos mit einer 95-Grad-Condylenplatte unter Anwendung interfragmentärer Kompression mittels Plattenschraube, exzentrischer Bohrung und/oder Anwendung des Plattenspanners stabilisiert werden. Auch DCS oder DHS sind möglich. Intramedulläre Implantate wie der PFN, der Gamma-Nagel oder andere Nagelformen können selbst bei einfachen Frakturen Anwendung finden. Ein Problem des Einsatzes einer DHS beim einfachen wie auch beim komplexen subtrochanteren Bruch kann die Eintrittsstelle für die Schraube (im Frakturbereich gelegen) oder der Verzicht auf die TSP mit der Gefahr der Lateralisation des Kopf-Hals-Trochanter-Fragmentes sein.

Bei **instabilen Frakturtypen** haben sich aus diesem Grund die intramedullären Implantate speziell in längerer Ausführung durchgesetzt. Sie verbinden eine gedeckte, minimal-invasive Osteosynthesetechnik mit größerer Stabilität und damit höherer Belastbarkeit (Abb. 2). Nachteil dieser Verfahren ist die speziell bei subtrochanteren Frakturen geschlossen nicht immer ausreichend reponierbare erhebliche Dislokation mit in Beugestellung, Abduktion und Außenrotation stehendem proximalem Fragment. In diesen Fällen muss die gedeckte Implantationstechnik aufgegeben, eine offene, möglichst schonende Reposition und die Sicherung derselben z. B. mittels Cerclagen vorgenommen werden. Belassene Fehlstellungen neigen zur Verkürzung, Torsionsabweichung und/oder verzögerten Knochenbruchheilung bis hin zur Pseudarthrose.

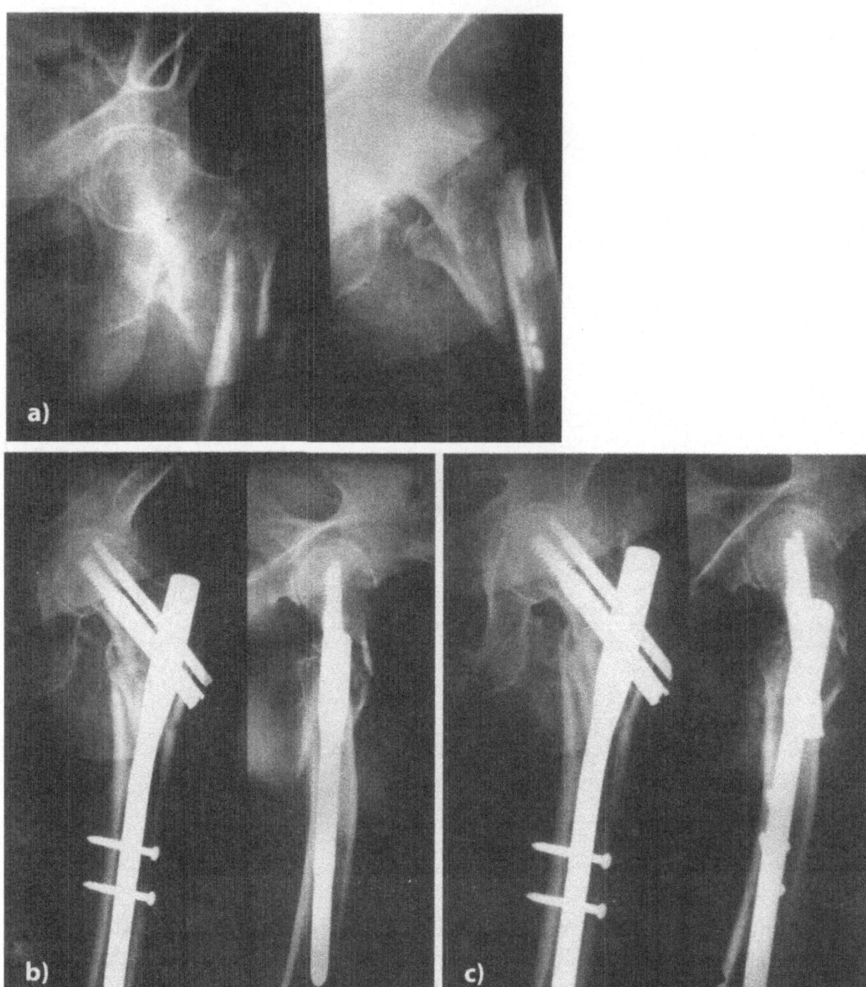

Abb. 2a–c. Instabile subtrochantere Femurfraktur, mit intramedullärer Osteosynthese (PFN) versorgt. **a** Unfallaufnahme, erhebliche Dislokation der subtrochanteren Fraktur. **b** Versorgung mit proximalem Femurnagel. **c** Verlaufskontrolle nach 4 Wochen mit bereits deutlicher Callusbildung, vollbelastendes Gehen bei 84-jähriger Patientin möglich

Ein weiteres Problem ist in der verstärkten Antekurvation des Femurschaftes beim alten Menschen zu sehen, indem der Nagel beim Einführen auf die ventrale Corticalis auflaufen kann. In solchen Fällen muss der Insertionspunkt im Bereich der Trochanterspitze abweichend vom üblichen Vorgehen etwas weiter ventral gewählt werden, wodurch der Nagel sich in der Regel ohne Verstärkung der Fehlstellung oder das Abheben einer ventralen Kortikalisschuppe implantieren lässt. Gelegentlich kann eine durch eine separate Stichinzision distal in den Knochen eingebrachte Schanz'sche Schraube mit Jakobsfutter im Sinne eines Joy-sticks bei der Reposition hilfreich sein.

Die DHS ist bei instabilen subtrochanteren Frakturen lediglich das Verfahren der zweiten Wahl. Wird sie dennoch zur Anwendung gebracht sollte zur Erhöhung der Stabilität speziell im Hinblick auf eine Rotation des proximalen Fragmentes bzw. dessen verstärkte Lateralisation zusätzlich eine Trochanterstabilisierungsplatte eingebracht werden. Die DCS ist ebenfalls weniger geeignet, weil deren Stabilität und postoperative Belastbarkeit infolge fehlender medialer Abstützung vor allem bei längerstreckigen Trümmerzonen und beim alten Menschen durch dessen

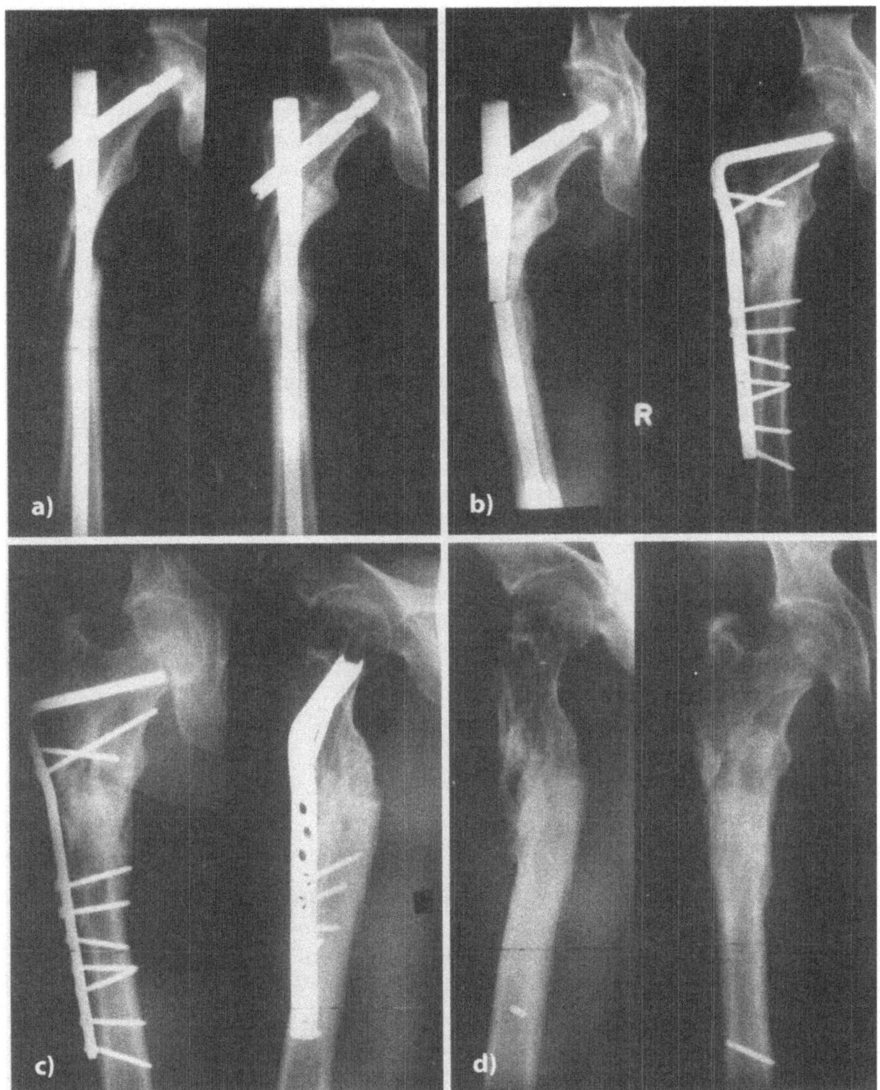

Abb. 3 a–d. Verzögerte Knochenbruchheilung nach intramedullärer Stabilisierung einer subtrochanteren Femurfraktur bei 38-jährigem männlichem Patienten. **a** Erstvorstellung des Patienten nach auswärtiger Versorgung einer subtrochanteren Femurfraktur mit langem Gamma-Nagel, Verlaufskontrolle weitere 4 Monate später mit beginnendem knöchernem Durchbau. **b** 1 Jahr nach dem Unfall Nagelbruch bei unvollständiger knöcherner Durchbauung. Reosteosynthese mit Metallentfernung, Implantation einer 95°-Condylenplatte und interfragmentäre Kompression sowie Dekortikation. **c** Verlaufskontrolle nach 10 Monaten mit vollständigem knöchernem Durchbau. **d** Zustand nach Metallentfernung mit freier Funktion, leichte Beinverkürzung (1,5 cm)

Unfähigkeit zur Teilbelastung eingeschränkt ist. Die 95-Grad-Condylenplatte eignet sich, wie bereits dargestellt, für quere oder schrägverlaufende subtrochantere Bruchtypen, bei welchen eine gewisse Abstützung im Frakturbereich und damit eine Erhöhung der Gesamtstabilität zu erreichen ist. Dies gilt wiederum mehr für den kräftigen Knochen des jüngeren Patienten, dem eine vorübergehende Teilbelastung der betroffenen Extremität zugemutet werden kann (Abb. 3).

Eine besondere Situation stellen subtrochantere Frakturen im Rahmen von Rasanztraumen bei Zweiradfahrern dar, die infolge des direkten Traumas mit einem begleitenden Weichteilschaden höheren Schweregrades bis zur Ausbildung eines Kompartmentsyndroms einhergehen.

Gelegentlich sind auch breit offene Verletzungen zu verzeichnen. In diesen Fällen kann sich eine primäre interne Osteosynthese verbieten, so dass temporär ein überbrückender Fixateur externe erforderlich wird, bis z. B. über eine Vakuumversiegelung und nach teilweise mehrfachen Debridements die definitive Osteosynthese durchgeführt wird. Der Fixateur externe kann proximal entweder mit Schanz'schen Schrauben im Schenkelhals verankert werden, gelegentlich ist eine hüftgelenksübergreifende Montage vom Becken (Schanz'sche Schrauben supraacetabulär) bis zum Femur angezeigt. Der Verfahrenswechsel zur internen Stabilisierung ist nach Maßgabe der Weichteilsanierung zum frühestmöglichen Zeitpunkt anzustreben.

Die Arbeitsgruppe „Osteosynthesen am proximalen Femur" der Deutschen Sektion der Arbeitsgemeinschaft für Osteosynthesefragen konnte in einer klinischen sowie einer begleitenden experimentellen Studie den Nachweis erbringen, dass bei den instabilen A2- und A3-Frakturen intramedulläre Implantate sowohl bezüglich der Operationsdauer als auch der postoperativen Belastbarkeit und Gehfähigkeit Vorteile besitzen. Belastungsuntersuchungen am Kunstknochen wie auch an humanen Präparaten mit den gängigsten intra- und extramedullären Osteosyntheseverfahren weisen eine Überlegenheit der ersteren nach.

Diskussion

Nach Stürmer sind bei instabilen Frakturen der Trochanterregion nachstehende Anforderungen an geeignete Implantate zu stellen, wobei diese Anforderungen auch auf die subtrochanteren Frakturformen übertragen werden können:

1. Gewährleistung der Belastungsstabilität
2. Sichere Verankerung bei Osteoporose
3. Ermöglichen der Fraktursinterung
4. Vermeidung der Perforation in das Gelenk
5. Schonung der Vaskularität
6. Einfache Implantationstechnik

Unter Würdigung dieser Anforderungen sowie der obengenannten Ergebnisse der Multicenterstudie und in Anlehnung an die eigene klinische Erfahrung ist die instabile subtrochantere Fraktur für die Stabilisierung mit dynamischen Marknageltechniken in besonderer Weise geeignet. Es ist allerdings zu berücksichtigen, dass auch mit intramedullären Verfahren nicht alle Probleme dieses Frakturtyps gelöst werden können. Dazu kommt, dass jegliche Art der Stabilisierung einen versierten Operateur verlangt, der zum einen mit den gängigen Osteosynthesetechniken vertraut, im Bedarfsfall aber auch dazu in der Lage ist, bei unzureichender geschlossener Reposition ebenso schonend wie suffizient notwendige Zusatzeingriffe wie die indirekte Reposition mit Joy-sticks oder eine Cerclierung der dislozierten Hauptfragmente vorzunehmen. Fallweise eintretende Komplikationen wie Sekundärdislokationen oder verzögerte Knochenbruchheilung bzw. eine Pseudarthrose müssen rechtzeitig erkannt und mit zusätzlichen Maßnahmen oder einer Reosteosynthese beherrscht werden. Durch die Etablierung besonders der intramedullären Osteosyntheseverfahren konnten die Probleme der instabilen subtrochanteren Frakturen insgesamt verringert, aber keinesfalls vollständig gelöst werden. Insofern zählt dieser Frakturtyp noch immer zu den problematischen Frakturen in der Unfallchirurgie.

Literatur

1. Babst R, et al (1993) Die DHS-Abstützplatte für die Versorgung der instabilen proximalen Femurfrakturen. Schweiz med Wschr 123: 566–568
2. Goetze B, Bonnaire F, Weise K, Friedl HP (1998) Osteosynthesen bei instabilen per- und subtrochanteren Femurfrakturen: Experimentelle Untersuchungen mit PFN, Gamma-Nagel, DHS, TSP, 95°-Condylenplatte und UFN/SpiralKl. Akt Traumatol 28O: 197–204

3. Guyer P, Landolt M, Keller H, Eberle C (1991) Der Gamma-Nagel bei per- und intertrochanteren Femurfrakturen – Alternative oder Ergänzung zur dynamischen Hüftschraube? Akt Traumatol 21(6): 242–249
4. Obertacke U, Nast-Kolb D (2000) Besonderheiten des Unfalls, der Verletzung und der chirurgischen Versorgung im höheren Lebensalter. Unfallchirurg 103: 227–239
5. Schwab E, Höntzsch D, Weise K (1998) Die Versorgung instabiler per- und subtrochantärer Femurfrakturen mit dem Proximalen Femurnagel (PFN). Akt Traumatol 28(2): 56–60
6. Seinsheimer F (1978) Subtrochanteric fractures of the femur. J Bone Joint Surg (am) 60: 300–306
7. Simmermacher RK, Bosch AM, Van der Werken C (1999) The AO/ASIF-proximal femoral nail (PFN): a new device for the treatment of unstable proximal femoral fractures. Injury 30(5): 327–332
8. Stürmer KM, et al (1993) Wandel bei der Osteosynthese pertrochantärer und subtrochantärer Femurfrakturen. H z d Unfallchir, H 232, Springer Berlin Heidelberg, 99–121
9. Tencer AF, et al (1984) A Biomechanical Comparison of Various Methods of Stabilization of Subtrochanteric Fractures of the Femur. Journal of Orthopaedic Research 2: 297–305
10. Wagner S, Rüter A (1999) Per- und subtrochantäre Femurfrakturen. Unfallchirurg 102: 206–222

Pertrochantere Femurfraktur. Freie Implantatwahl oder klare Indikationen?

E. Markgraf, H. Dorow und H. Nestmann

Klinik für Unfallchirurgie der FSU Jena, Bachstraße 18, 07740 Jena

Pertrochanteric Fracture of Femur – Free Choice of Implant or Clear Indications?

Summary. Evaluation of patients of the accident surgery clinic of Friedrich-Schiller-University, Jena, between 1985 and 1999 was undertaken. Eight hundred and eighty patients were analyzed. The average age was 76.2 years. There is duty of operation with only some exceptions. The proper implant must have a postoperative power rating. The choice of the implant is decided by the grade of instability, loss of medial buttressing, greater dorsal-cranio fragments and multifragment fractures. In accordance with AO-classification, we chose the following implants. Stabile fractures: 31 A 1.1–3; DHS and other methods. Instabile fractures: 31 A 2.1–3; DHS (additions), gamma nail, PFN, UFN. 31 A 3.1–3: Gamma nail (long), PFN (long), UFN. Rare indications are for angle plates, DCS or primary prothesis.

Key words: Pertrochanteric Fracture – Implants – Recommendations

Zusammenfassung. Auswertung des Krankengutes der Klinik für Unfallchirurgie der FSU Jena der Jahre 1985 bis 1999. 880 Patienten wurden analysiert. Das Durchschnittsalter betrug 76,2 Jahre. Bis auf Ausnahmen besteht Operationspflicht. Das geeignete Implantat muss eine postoperative Belastbarkeit gestatten. Die Auswahl des Implantats wird vom Grad der Instabilität, wie Verlust der medialen Abstützung, größeren dorso-kranialen Fragmenten und Mehrfragmentbrüchen, bestimmt. Nach AO-Klassifikation wählen wir folgende Implantate. Stabile Frakturen: 31 A 1.1–3: DHS und andere Verfahren. Instabile Frakturen: 31 A 2.1–3: DHS (Zusätze), Gammanagel, PFN, UFN. 31 A 3.1–3: Gammanagel (lang), PFN (lang), UFN. Seltene Indikationen bestehen für Winkelplatten, DCS oder Primärprothetik.

Schlüsselwörter: Pertrochantere Frakturen – Implantate – Empfehlungen

Pertrochantere Oberschenkelbrüche sind Verletzungen des höheren Lebensalters. Die Prognose hängt von der Vitalität des Patienten sowie der postoperativen Mobilität ab und ist damit eine Funktion der Stabilität einer Osteosynthese und der frühen Belastbarkeit.

Für die Einteilung der Frakturen ist die AO-Klassifikation geeignet. Dabei sind die 31 A 1-Brüche als stabil oder stabil reponierbar zu bezeichnen. Die Gruppen 31 A 2 und A 3 sind instabile Frakturen. Letztere sind die intertrochanteren Brüche, häufig ist dabei der Trochanter major als zusätzliches Fragment abgebrochen. Zur Beantwortung der im Thema formulierten Frage wurde das eigene Krankengut der Jahre 1985 bis 1999 analysiert. In einer 1. Studie, die bis 1997 reichte, waren 747 Patienten vertreten. Sie hatten ein Durchschnittsalter von 76,2 Jahren. 585

(78,3%) waren weiblich, 162 (21,7%) männlich. Die Unfallursachen waren: 48,5% Sturz im Haushalt, 24,6% Sturz auf der Straße, 14,2% im Altersheim und 4,9% während eines Aufenthaltes in einem Krankenhaus. 713 der 747 Patienten wurden operiert. 1998 und 1999 betrug das Krankengut 133 Patienten. Es wurde gleichermaßen, allerdings bisher noch nicht abschließend, analysiert.

Bezüglich der operativen Therapie hat sich ein völliger Wandel der Verfahren ergeben. In der 1. Studie wurden vorwiegend die Methoden der Endernagelung (131) oder der Laschennagelung (74) durchgeführt. 26mal wurde eine Osteosynthese mit Winkelplatte gewählt. Im Zeitabschnitt 1998/1999 dominiert die Verwendung der dynamischen Hüftschraube (DHS) bei 60 Patienten, des Gammanagels bei 31 und des proximalen Femurnagels (PFN) bei 20 Patienten. Bei weiteren 16 wurden verschiedene andere Verfahren angewandt.

Die Letalität für den gesamten Behandlungszeitraum beträgt 11,8%. Differenziert nach Jahrgängen fällt die Letalität von 22,7% im Jahre 1985 auf 4,5% in den Jahren 1998 und 1999 ab. Die Ursache dieser Leistungsverbesserung liegt in der notfallmäßigen Durchführung der Operation innerhalb der ersten Stunden nach dem Trauma bei rund 80% und in der Verwendung verbesserter Implantate, die in den meisten Fällen eine Frühmobilisation und eine primäre Belastung gestatten. Die Evaluation der heute meist verwendeten Implantate nach Vor- und Nachteilen erlaubt folgende Aussagen.

DHS-Vorteile: günstiges mechanisches Kraftprinzip, dynamisches Prinzip, kurze Operationszeit, gedeckte Frakturreposition, Ergänzungen (Antirotationsschraube, Trochanterabstützplatte).

DHS-Nachteile: geringere Stabilität als Gammanagel, cutting-out-Probleme, kaum Korrekturmöglichkeiten der applizierten Schraube, keine prinzipielle primäre Belastungsstabilität.

Gammanagel-Vorteile: geringes Biegemoment durch intramedulläre Lage, Gleitprinzip mit Einstauchungsmöglichkeit, Längen- und Rotationsstabilität durch distale Verriegelung, postoperative volle Belastung.

Gammanagel-Nachteile: erhebliche Zerstörung des Trochantermassiv (Aufbohrung), intramedulläre Drucksteigerung, anspruchsvolle Technik (distale Verriegelung), Schaftsprengung, periimplantäre Frakturen.

Nach Literaturangaben betragen die intraoperativen Komplikationen beim Gammanagel 10%, bei der DHS 4 bis 6%.

PFN-Vorteile: vereint biologischen Verriegelungsnagel mit DHS-Prinzip, keine Rotationsinstabilität, verminderte Kraftspitzen am Nagelende, einfachere Operationstechnik, primäre Belastungsstabilität.

PFN-Nachteile: Schraubenpositionierung schwierig, keine Kanülierung, nur gering differierende Winkelstellung (10 Grad), vermehrt Reoperationen notwendig.

Über die Verwendung der verschiedenen Implantate bei Frakturen der AO-Klassifikation 31 A 2 und 31 A 3 berichtet eine Sammelstudie der AO aus dem Jahre 1996, an der 11 Kliniken mit 320 Patienten, von denen 175 nachuntersucht werden konnten, beteiligt waren. Die DHS wurde in 50% der Fälle (davon 82% bei 31 A 2-Frakturen) der PFN und der Gammanagel gemeinsam in 42% verwendet. Der Gammanagel wurde dabei in 35% bei den 31 A 3-Frakturen benutzt. In der Studie bezog sich die Verwendung der DHS vorwiegend auf die Frakturen der Klassifikation 31 A 2.1 und 2.2. Der Gammanagel fand vorwiegend bei den Frakturen A 2.1 und A 2.2, aber vermehrt auch bei denen vom Typ A 3.3 Anwendung. Der PNF wurde bevorzugt bei der Klassifikation A 2.2 appliziert. In der AO-Studie wurden 8 Reoperationen (2,5%) angegeben. Auf diese insgesamt niedrige Zahl entfielen allerdings allein 5 (62,5%) auf Frakturen, die mit dem PFN versorgt wurden.

Im eigenen Krankengut wurden für die 713 Patienten der Jahre 1985 bis 1997 4,2% und für 1998 und 1999 3,7% Reeingriffe, bezogen auf insuffiziente Osteosynthesen, notwendig.

Das nicht erreichte Operationsziel geht zu Lasten von falschen Indikationen, operationstechnischen, aber auch implantat-spezifischen Fehlern. Zur Korrektur bietet sich der Wechsel von Implantaten, der Übergang von kurzen zu langen intramedullären Kraftträgern, im Ausnahmefall die Verbundosteosynthese an. Bei periimplantären Frakturen ist die zusätzliche Plattenosteosynthese, die Verwendung von Cerclagen, bei speziellen Indikationen die Applikation einer Mennenplatte oder des LISS angezeigt.

Die Verwendung der verschiedenen Implantate wird durch den Grad der Instabilität einer Fraktur bestimmt. Als Instabilitätszeichen gelten: Verlust der sogenannten medialen Abstützung, die zusätzliche Aussprengung größerer dorso-kranialer Fragmente, trochantere und subtrochantere Mehrfragmentbrüche einschließlich der „revers fractures".

In Übereinstimmung mit der Mehrzahl von Empfehlungen in der Literatur nehmen wir folgende Implantatwahl vor.

Stabile Frakturen: 31 A 1.1–3 vorwiegend DHS, aber auch andere Verfahren
Instabile Frakturen: 31 A 2.1–3 DHS (Zusätze), Gammanagel, PFN. Weitere Indikationen für den UFN (spezielle proximale Verriegelungen), seltener Winkelplatten oder Primärprothetik
31 A 3.1–3 Gammanagel (lang), PFN (lang), UFN.
Seltenere Indikationen: DCS, Kondylenplatte

Literatur beim Verfasser.

Knochen-, Band- und Gelenkverletzungen beim niedergelassenen Chirurgen – typische Konstellationen

M. Schweins und M. Edelmann

Gemeinschaftspraxis Chirurgie – Unfallchirurgie, Frankfurter Straße 589, 51107 Köln

Bone, Tendon and Joint Injuries in an Outpatient Clinical Setting – Typical Constellations

Summary. Between 1994 and 1997, we treated 1,910 patients with acute injuries in our outpatient clinical setting. We saw most of the injuries in the lower extremities, almost 60% concerning knee and upper ankle. All patients could be treated solely without hospital admission, 54% needing operations that were done ambulatory. This shows that modern techniques and high standards of surgical treatment of patients could extend the possibilities of outpatient treatment tremendously. This was shown by the fact that no patient needed admission to hospital. This treatment illustrates a cost-effective alternative to in-hospital procedures. The old fashioned salary systems of the German Health System, where most of these patients have been treated in hospital settings in former times, are not able to compensate for these innovative treatment possibilities.

Key words: Acute injuries – Surgery – Outpatient treatment – Costs

Zusammenfassung. In unserem chirurgischen Zentrum in Köln wurden innerhalb von 4 Jahren 1910 Patienten mit akuten Verletzungen behandelt. Es zeigte sich die Mehrzahl der akuten Verletzungen im Bereich der unteren Extremitäten, zu nahezu 60% Knie- und oberes Sprunggelenk. Alle sich vorstellenden Patienten konnten weiter ambulant behandelt werden, in ca. 54% mußten Operationen durchgeführt werden, die ebenfalls ambulant erfolgten. Moderne Techniken und Patientenversorgung auf höchstem Facharztniveau erweitern die Behandlungsmöglichkeiten in ambulanten Einrichtungen so, daß der Anteil stationärer Einweisungen in unserem Patientengut auf 0% reduziert werden konnte. Damit stellte dieses Behandlungskonzept eine kosteneffiziente Alternative zu dem Angebot in Krankenhäusern dar. Da die veralteten Vergütungssysteme des deutschen Gesundheitswesen nicht mehr diesen modernen Behandlungsmöglichkeiten entsprechen, darf die Zukunft ambulant durchgeführter Versorgung von Verletzten nur auf dem Prinzip der Kostenerstattung Erfolg für alle Beteiligten erbringen.

Schlüsselwörter: Akutverletzungen – Ambulante Behandlungskonzepte – Kostenreduktion

Entsprechend einer Untersuchung des Institutes für Sportorthopädie und Sporttraumatologie an der Deutschen Sporthochschule in Köln muß in Deutschland pro Jahr mit ca. 9 Millionen akuten unfallverletzten Patienten gerechnet werden. Einen Schwerpunkt hierin haben die Heim- und Freizeitunfälle, gefolgt von den Arbeits- und Sportunfällen (Tabelle 1).

394

<table>
<tr><td colspan="1">

Tabelle 1. Unfallhäufigkeiten nach Ursachen 1997

</td><td>

Tabelle 2. Anzahl und Verteilungsmuster von Akutverletzungen in der Gemeinschaftspraxis Dr. M. Edelmann – Dr. M. Schweins (1994–1997)

</td></tr>
<tr><td>

- 2,5 Mill. Arbeitsunfälle
- 0,5 Mill. Verkehrsunfälle
- 4,7 Mill. Heim- und Freizeitunfälle
- 1–1,5 Mill. Sportunfälle
  pro Jahr in Deutschland

(Institut für Sportorthopädie-, Sporttraumatologie, Deutsche Sporthochschule Köln, 1997)

</td><td>

1910 Sportverletzungen insgesamt
592 (31%) Knieverletzungen
553 (29%) OSG-Verletzungen
229 (12%) Prellung, Schürfung, Distorsion
171 (9%) Muskelverletzungen
134 (7%) Frakturen
114 (6%) Sehnen-Kapselverletzungen
 57 (3%) Luxationen
 60 (3%) Sonstige

</td></tr>
</table>

Die Versorgung dieser akut Verletzten wurde in der Vergangenheit mehrheitlich in stationären Einrichtungen durchgeführt, in den letzten Jahren sind zunehmend leistungsstarke Anbieter im ambulanten Bereich zur Versorgung dieser Patienten hinzugekommen.

Dies sind einzelne Anbieter, aber auch Zentren, die durch eine rund um die Uhr während Präsenz, auch für Notfälle, jederzeit ansprechbar sind und die gleichzeitig durch eigene oder assoziierte operative Einrichtungen in der Lage sind, ein großes Repertoire an konservativen und operativen chirurgischen und unfallchirurgischen Maßnahmen durchzuführen.

Die Leistungsfähigkeit dieser Zentren ist schon mehrfach unter Beweis gestellt worden, nicht zuletzt durch die in der „Arbeitsgemeinschaft niedergelassener Chirurgen" (CANC) der Deutschen Gesellschaft für Chirurgie vereinten Chirurgen, die zu ihren konservativen und operativen Leistungsspektren auch noch wissenschaftliche Interessen verfolgen.

In unserer chirurgisch-unfallchirurgischen Praxis in Köln haben wir in den Jahren 1994–1997 1910 akute Verletzungen insgesamt gesehen. Das Verletzungsmuster über diese Zeit zeigt die Tabelle 2. Wesentliche Kriterien in diese Statistik aufgenommen zu werden, bestehen darin, daß die Patienten unmittelbar nach dem Unfall, ohne zunächst umfangreiche diagnostische Prozesse hinter sich zu bringen, in unserer Praxis vorstellig wurden.

Der weit überwiegende Teil von Verletzungen wurde im Bereich der unteren Extremität, alleine 60% im Bereich des Knies und des oberen Sprunggelenkes registriert (Tabelle 2). Aufgrund feststehender Ablaufstrukturen in unserem Alltagsbetrieb werden diese Patienten einer schnellen endgültigen Diagnostik und definitiven Therapie zugeführt.

Für die Diagnostik stehen alle modernen Untersuchungsverfahren einer chirurgisch-unfallchirurgischen Praxis zur Verfügung, z. B. Röntgen, Ultraschall, Dopplerultraschall. Ergänzend notwendige Untersuchungen können durch nahe radiologische Kollegen ergänzend durchgeführt werden (MRT). Nach der Akutversorgung wird dann die Therapie möglichst noch am Tag der ersten Vorstellung definitiv eingeleitet, wobei nahezu die Hälfte der vorgestellten Patienten einer operativen Therapie bedürfen, während die andere Hälfte rein konservative Maßnahmen erfuhren.

Bei den 592 Patienten mit Verletzungen am Knie wurden in 549 Fällen Meniskusschäden diagnostiziert, 92 vordere Kreuzbandrupturen sowie 103 Läsionen des Innenbandes als schwerwiegende Diagnosen. Ebenso kam es zu 32 Patellaluxationen und 55 traumatischen Knorpelläsionen.

Bei 534 Patienten (28%) wurden daraufhin arthroskopische Operationen durchgeführt. In 489 Fällen wurden Meniskusteilresektionen, in 41 Fällen Meniskusrefixation und 83 VK-Ersatzplastiken, allerdings nie in der primären Sitzung, durchgeführt.

Im Gegensatz zu den mehrheitlich operativ versorgten Patienten mit Knieverletzungen wurden die in der Häufigkeit an zweiter Stelle stehenden Verletzungen des oberen Sprunggelenkes (553 Patienten = 29%) mehrheitlich konservativ behandelt. Die Patienten ohne Instabilität wurden durch Salbenverband mit Eis und Entlastung versorgt, Patienten mit Instabilität durch Entlastung und Aircast-Schiene. Bei den Patienten, bei denen eine chronische Instabilität vorlag, wurde nach Abklingen der Akutphase – meist 3–6 Wochen nach dem Unfall – eine Bandplastik des oberen Sprunggelenkes durchgeführt. In den Fällen von Patienten mit Außenknöchelbrüchen wurden in der Regel Osteosynthesen und Plattenosteosynthesen mit Zugschraube durchgeführt.

Bei den Patienten mit Prellungen, Schürfungen und Distorsionen wurden in der Regel Ruhigstellungen in Spezialschienen oder, im Falle, daß die unteren Extremitäten betroffen waren, zusätzlich eine Entlastung mit Gehstöcken durchgeführt.

Die Sehnen- und Kapselverletzungen traten am häufigsten an den Fingergelenken beider Hände auf, zusätzlich waren 36 Läsionen der Rotatorenmanschette und 19 Rupturen der Achillessehne vertreten.

Die meisten Kapselverletzungen konnten konservativ durch Ruhigstellung und frühstmögliche vorsichtige Mobilisation durch Krankengymnastik behandelt werden. Patienten mit knöchernem Ausriß des ulnaren Kollateralbandes wurden in 11 Fällen mit Lengemann-Naht versorgt. Bei Verletzungen der Schulter mußte in 24 Fällen eine Rekonstruktion der Rotatorenmanschette durchgeführt werden, bei den Operationen zeigte sich in fast allen Fällen eine vorbestehende Degeneration der Rotatorenmanschette, wie in der Literatur mehrheitlich beschrieben.

Von den 19 Achillessehnenrupturen wurden, nach Einschätzung des individuellen Patientenprofils, 11 konservativ und 8 operativ versorgt.

Bei den weniger häufigen Luxationen und Frakturen wurde in etwa gleicher Anzahl konservativ wie auch operativ behandelt. Bei den Luxationen kam es hauptsächlich zu Luxationen im Bereich der Fingergelenke, immerhin 13 Schulterluxationen mit 4 als Erstereignis konnten behandelt werden.

Bei den Frakturen waren in ¾ aller Fälle die Hand und der distale Unterarm betroffen, in knapp 25% der Fuß, zusätzlich fanden sich 6 stabile Wirbelfrakturen und 10 Claviculafrakturen.

Diskussion

Nach einer Veröffentlichung von W. Menke und T. Stern, in Sportmedizin Nordrhein 2/1997 war zu lesen, daß ca. 10% aller zunächst akut gesehenen Verletzungen zur späteren stationären Therapie eingewiesen werden mußten.

In unserer Untersuchung mußte kein einziger Patient zur stationären Behandlung eingewiesen werden. Obwohl beide Untersuchungen nicht vergleichbar sind, Menke untersuchte praktisch ausschließlich Sportverletzungen, scheint es doch so zu sein, daß moderne medizinische Diagnostik und moderne konservative und operative Behandlungsverfahren es ermöglichen, einen Großteil der akut auftretenden Verletzungen des Alltags in entsprechend ausgerüsteten ambulanten Einrichtungen zu behandeln.

Sicher werden solche Behandlungszentren auch nur ein selektioniertes Behandlungsgut sehen, es ist z. B. auffällig, daß keine größeren Frakturen des Oberschenkels oder des Unterschenkels zur primären Versorgung in unsere Einrichtung kamen.

Hier wird anscheinend durch das Patientenumfeld selbst, die zunächst informierten Rettungsdienstkräfte oder primär involvierten Hausärzte eine Vorselektionierung des Krankengutes betrieben. Aber auch in der von uns vorgelegten Sammlung von Patienten finden sich eine Reihe von Verletzungen, die heute noch traditionell in stationären Einrichtungen behandelt werden.

Hier konnten wir zeigen, daß durch moderne Techniken, weitgefaßte Präsenz zu allen Tagesstunden und die Möglichkeiten moderner diagnostischer Technik dies zum Vorteil des Patienten eingesetzt werden kann. Die konservativen und operativen Techniken solcher Einrichtungen müssen natürlich immer dem neuesten Stand der wissenschaftlichen Entwicklung angepaßt sein. Es darf allerdings gesagt werden, daß interne und externe Qualitätskontrollen, nicht zuletzt durch Patienten und Zuweiser, hier schnell zu einer Marktregulierung führen.

Da im ambulanten Bereich zur Zeit in Deutschland das Prinzip der sogenannten Global- oder noch schlimmer Individualbudgets von Leistungserbringern (Chirurgen) und Praxen besteht, können eine Reihe von aufwendigen technischen Untersuchungen und Behandlungsverfahren nur zu einem geringen Teil durch die von der Kassenärztlichen Vereinigung gezahlten Beträge gedeckt werden. Hier ist eine dringende Reform dieses überalteten Systems notwendig. In Zukunft dürfen Leistungen auch in diesem Sektor, vor allen Dingen, wenn technisch aufwendige, teure Operationen am Patienten notwendig werden, diese Leistungen nur gegen Kostenerstattung, Sonderentgelte oder ähnliche Verfahren, evtl. sogar im Sinne einer Selbstbeteiligung durch den Patienten erbracht werden. Basis hierfür könnte ein Katalog ambulanter Operationen nach Paragraph 115 SGB V werden, der zum 31.12.2000 von Kassen, Krankenhausgesellschaften und niedergelassenen Ärzten zusammengestellt werden soll. Es muß im gesamten Medizinsektor darauf gedrängt werden, daß Budgets aufgehoben werden, um das Morbiditätsrisiko der immer freizeitbewußteren und damit verletzungsanfälligeren Gesellschaft sowie der Zunahme der älteren Patienten Rechnung getragen wird.

Nicht zuletzt muß Geld auch der Leistung folgen: Die Verlagerung von Patientenströmen aus dem Krankenhaus in den niedergelassenen Bereich muß nun auch endlich monetär nachvollzogen werden.

Literatur

Ahmad MA, Pandey UC, Crerand JJ, al-Shareef Z, Lapinsuo M (1998) Magnetic resonance imaging of the normal and injured lateral collateral ligaments of the ankle. Ann Chir Gynaecol 87(4): 311–316

Avci S, Sayli U (1998) Comparison of the results of short-term rigid and semi-rigid cast immobilization for the treatment of grade 3 inversion injuries of the ankle. Injury 29(8): 581–584

Biyani A, Simison AJ, Klenerman L (1995) Fractures of the distal radius and ulna. J Hand Surg [Br] 20(3): 357–364

Cleeman E, Flatow EL (2000) Shoulder dislocations in the young patient. Orthop Clin North Am 31(2): 217–229

Crosby CA, Wehbe MA (1996) Early motion protocols in hand and wrist rehabilitation. Hand Clin 12(1): 31–41

Donovan PJ; Paulos LE (1995) Common injuries of the shoulder Diagnosis and treatment [see comments]. West J Med 163(4): 351–359

Finch C, Valuri G, Ozanne-Smith J (1998) Sport and active recreation injuries in Australia: evidence from emergency department presentations. Br J Sports Med 32(3): 220–225

Gaspar L, Farkas C, Csernatony Z (1997) Acute arthroscopy. Acta Chir Hung 36(1–4): 100–103

Heyman P (1997) Injuries to the Ulnar Collateral Ligament of the Thumb Metacarpophalangeal Joint. [Record Supplied By Publisher] J Am Acad Orthop Surg 5(4): 224–229

Hulstyn MJ, Fadale PD (2000) Diagnosis and nonoperative treatment of common athletic shoulder injuries. Department of Orthopaedics, Brown University School of Medicine, Providence, RI, USA. Med Health RI 83(2):40–44

Karlsson J (1998) Ligament injuries of the ankle-what happens later? Non-surgical treatment is effective in 80–90 per cent of cases. Lakartidningen 95(40): 4376–4378

Kock HJ, Schmit-Neuerburg KP, Hanke J, Rudofsky G, Hirche H (1995) Thromboprophylaxis with low-molecular-weight heparin in outpatients with plaster-cast immobilisation of the leg. Lancet 346 (8973): 459–461

Losito JM, O'Neil J (1997) Rehabilitation of foot and ankle injuries. Clin Podiatr Med Surg 14(3): 533–557

Margles SW (1996) Early motion in the treatment of fractures and dislocations in the hand and wrist. Hand Clin 12(1): 65–72

Neugebauer H, Fasching G, Wallenbock E (1995) Experiences with using the soft cast in injuries of the fibular ligmanet of the upper ankle joint. Erfahrungen mit der Softcastanwendung bei fibularen Bandverletzungen des oberen Sprunggelenks. Unfallchirurg 98(9): 489–492

Ogilvie-Harris DJ, Gilbart M (1995) Treatment modalities for soft tissue injuries of the ankle: a critical review. Clin J Sport Med 5(3): 175–186

Perron AD; Jones RL (2000) Posterior shoulder dislocation: avoiding a missed diagnosis. Am J Emergy Med 18(2): 189–191

Port AM, McVie JL, Naylor G, Kreibich DN (1996) Comparison of two conservative methods of treating an isolated fracture of the lateral malleolus [see comments] J Bone Joint Surg Br 78(4): 568–572

Raschka C, Witzel K (1996) Emergency service utilization and athletic injuries – data collection from the Fulda district Rettungsdiensteinsätze und Sportunfälle – eine Erhebung im Bezirk Fulda. Sportverletz Sportschaden 10(2): 43–44

Seto JL, Brewster CE (1994) Treatment approaches following foot and ankle injury. Clin Sports Med 13(4): 695–718

Weitere Literatur beim Verfasser

Das Traumaregister der Deutschen Gesellschaft für Unfallchirurgie im internationalen Vergleich

H.-J. Oestern und T. Jansen, AG Polytrauma

Klinik für Unfall- und Wiederherstellungschirurgie, Siemensplatz 4, 29223 Celle

The Traumaregister of the German Society of Trauma in an International Comparison

Summary. The German Traumaregister was founded in 1992 to analyze the epidemiology and quality of treatment of polytraumatized patients. Out of 3814 patients (94% blunt, 6% penetrating), head injury (40.8%) and thoracic trauma were the main injuries. The mean ISS was 24.3 ± 14.2, and mean time of treatment 12.2 days on intensive care. The lethality was 18.5% with an ISS of 36. The Z-value for 1997 was – 2.06 and for 1998 – 3.17, meaning an improvement in quality of treatment. In the international comparison, ISS was 12.8 in the MTOS study and 30.1 in the study of Holland, with a higher lethality. The Traumaregister is an effective instrument for quality management.

Key words: Polytrauma – Traumaregister – Quality management

Zusammenfassung. Das Traumaregister der Deutschen Gesellschaft für Unfallchirurgie wurde vor 8 Jahren gegründet mit dem Ziel, die Epidemiologie und die Qualität der Versorgung des schweren Traumas in Deutschland zu analysieren. Die aktuelle Analyse umfasst 3814 Polytraumatisierte (94% stumpfe, 6% penetrierende Verletzungen). Häufigste Verletzungen waren das Schädelhirntrauma mit 40,8% und Thoraxverletzungen mit 42,7%. 26,5% der Patienten wurden verlegt. Der durchschnittliche ISS betrug $24,3 \pm 14,2$. Die Behandlungsdauer betrug im Durchschnitt auf der Intensivstation 12,2 Tage. Die Letalität lag bei 18,5%, diese Patienten wiesen einen ISS von 36 auf. Insgesamt betrug der Z-Wert 1997 – 2,06 und 1998 – 3,17, entsprechend einer deutlichen Steigerung der Ergebnisqualität. Im internationalen Vergleich weist die MTOS-Studie mit einem ISS von 12,8 einen deutlich niedrigeren Wert auf, während die holländische Analyse mit einem ISS von 30,1 eine höhere Verletzungsschwere und höhere Letalität aufweist. Das Traumaregister stellt insgesamt ein hervorragendes Instrument zum Qualitätsmanagement dar.

Schlüsselwörter: Polytrauma – Traumaregister – Qualitätsmanagement

Vor 8 Jahren wurde von der Deutschen Gesellschaft für Unfallchirurgie (DGU) die heutige Arbeitsgemeinschaft Polytrauma gegründet, in deren Hände das Traumaregister liegt. Ein Ziel des Traumaregisters besteht darin, flächendeckend für Deutschland Informationen zur Inzidenz, Art, Ursache, Verteilung und Bedeutung des schweren Mono- und Polytraumas zu erheben. Aufgrund der Behandlungsdaten jeder beteiligten Klinik wurde deshalb ein interklinisches Qualitätsmanagementsystem für die präklinische und klinische Behandlung etabliert. Jede beteiligte Klinik erhält jeweils die eigenen Ergebnisse im Vergleich zu den Gesamtergebnissen in Deutschland mit Hinweisen auf mögliche Verbesserungen [1]:

Ziel der Untersuchung ist:

1. Die Ergebnisanalyse des Traumaregisters
2. Das Traumaregister als Instrument des Qualitätsmanagements darzustellen
3. Einen internationalen Vergleich zu bestehenden Polytraumadatenbanken zu erheben
4. Die Probleme innerhalb eines Traumaregisters zu analysieren.

Ergebnisse

Analysiert wurden bisher 3814 Polytraumatisierte. Die Zahl der stumpfen Verletzungen betrug 94%, der penetrierenden 6%, letztere Zahl erscheint gering im Vergleich zur amerikanischen MTOS-Studie (Major Trauma Outcome Study) [3], in der über 21% penetrierende Verletzungen dokumentiert sind.

Unter den Verletzungsursachen des deutschen Traumaregisters imponieren immerhin 6,8% Suizide. Diese Zahl ist belegt, die Dunkelziffer ist wesentlich höher. Die Aufnahme der Patienten in die Klinik erfolgte zu 73,5% über land- oder luftgebundene Rettungsmittel oder als Verlegung über ein anderes Krankenhaus in 26,5%. Häufigste Verletzungen waren die Schädelhirntraumen mit 40,8%, die Thoraxverletzungen mit 42,7%, die Bauchverletzungen mit 18,5% und schließlich die Extremitätenverletzungen mit 39,2%.

Die Verletzungsschwere nach dem ISS (Injury Severity Score) zeigte in 78% der Fälle einen Wert über 16, im Durchschnitt 24,3 ± 14,2.

Die Intubationsrate der schweren Schädelhirntraumen (Gasgow-coma-scale unter 9) betrug 93,4% eine Dokumentation des leistungsfähigen deutschen Notarztsystems.

Als diagnostische Verfahren in der Notaufnahme wurden in 72% Sonographien, in 47% craniale Computertomogramme und in weiteren 27% sonstige CT-Untersuchungen durchgeführt. Die Behandlungsdauer auf der Intensivstation belief sich im Durchschnitt auf 12,2 Tage, davon 9,3 Tage künstlich beatmet. Der Gesamtkrankenhausaufenthalt belief sich im Durchschnitt auf 27 Tage.

Die Letalität dieser Schwerverletzten lag bei 18,5%. Die verstorbenen Patienten hatten einen ISS von 36,0, 10% verstarben bereits innerhalb der ersten 24 Stunden. Diese Patienten wiesen einen ISS-Wert [2] von 38,9 auf.

Qualitätsmanagement

Bei einem Vergleich der diagnostischen Maßnahmen und der benötigten Zeitdauer ließen sich im Zeitverlauf deutliche Unterschiede zeigen. So stieg die Zahl der für Bauchverletzungen wichtigen Sonographie von 1997 auf 1998 von 68% auf nahezu 74% und auch die Computertomographien des Schädels wiesen einen Anstieg von 47,4% auf 55,4% auf.

In der Ergebnisqualität konnten unterschiedliche Resultate zwischen einzelnen Kliniken auch durch unterschiedliche präklinische Zeiten (Zeit vom Unfallzeitpunkt bis zur Klinikaufnahme), erklärt werden. Darüber hinaus war auch die Zeitdauer bis zur Durchführung bestimmter diagnostischer Maßnahmen zwischen den einzelnen Kliniken unterschiedlich und korrelierte mit dem Outcome [10].

Insgesamt zeigt sich aufgrund der jeder Klinik anonymisiert übersandten Daten eine Verbesserung des Behandlungsergebnisses schon zwischen den Jahren 1997 und 1998.

In der DEF (Definitive Outcome Evaluation) wird anhand der Z-Statistik die Anzahl der Verstorbenen mit der Anzahl der erwartet Verstorbenen verglichen (Ps-Wert < 0,5 eines Kollektivs).

Z-Werte unter – 1,96 (gutes Resultat) bzw. > 1,96 (schlechtes Resultat) zeigen einen signifikanten (P < 0,05) Unterschied zwischen der Anzahl der tatsächlich bzw. erwartet Verstorbenen auf. Als Referenzkollektiv dienen die 80 000 Patienten aus der Major Trauma Outcome Study (MTOS). Entsprechend dieser Statistik betrug der Z-Wert des deutschen Traumaregisters – 2,47, also deutlich besser als der des amerikanischen Referenzkollektivs. Auch hier zeigte sich eine Verbesserung zwischen den Jahren 1997 und 1998. Während der Z-Wert 1997 – 2,06 betrug, belief er sich 1998 auf – 3,17.

Internationaler Vergleich

Der Vergleich der Ergebnisse des Traumaregisters der DGU mit internationalen Studien zeigt für die amerikanische Untersuchung eine deutlich niedrigere Verletzungsschwere auf mit einem mittleren ISS von 12,8 im Vergleich zu 24,3 im deutschen Krankengut. Eine Analyse aus Holland hat einen noch etwas höheren ISS mit 30,1. Die Letalität in der amerikanischen Studie betrug 9,0%, in der holländischen 25,7% [18] und in dem deutschen Traumaregister 18,5%. Vergleichen wir die Untersuchungen mit der englischen Polytraumastudie [12, 13], so erweist sich hier die Verletzungsschwere deutlich geringer (85%) mit einem ISS unter 15 und nur 15% der Patienten wiesen einen ISS über 15 auf. Eine Untersuchung an 6111 verletzten Patienten aus 14 englischen Kliniken zeigte, dass die vorhergesagte Letalität 295,6 Patienten betrug, tatsächlich sich aber auf 408 Verletzte belief. Damit war das Ergebnis deutlich schlechter als vorhergesagt. Die wichtigste Erklärung für diese Ergebnisse war das häufige Fehlen eines langjährig erfahrenen Unfallchirurgen bei der Aufnahme des Patienten [9]. Dieser war nur in etwa 40% primär anwesend. Als Resultat dieser Untersuchung war er im folgenden Zeitraum (bis 1996) bei nahezu 60% der Schwerverletzten an der Behandlung beteiligt, z. Z. wieder nur bei etwas über 40%. Dies steht im Gegensatz zu den Behandlungsalgorithmen der Schwerverletzten in den deutschsprachigen Ländern. Hier ist der unfallchirurgisch versierte Kollege von Beginn an verantwortlich tätig.

Im internationalen Vergleich ist die Prognose der Verkehrsunfallzahlen insbesondere in der dritten Welt stark steigend [7]. Nach Untersuchungen der Weltgesundheitsorganisation kommt es in den nächsten Jahren zu einem dramatischen Anstieg der Verletzten und Verkehrsunfalltoten in der dritten Welt. Bei der Analyse der Daten müssen aber auch die eklatanten Unterschiede zum westlichen System einbezogen werden. So beträgt die Zeit vom Unfall bis zur Krankenhausaufnahme in Uganda nach einer in diesem Jahr publizierten Analyse im Durchschnitt 22,4 Stunden [5]. Die Zahl der Verkehrstoten, z. B. in Uganda beträgt 63,8 pro 100 000 Fahrzeuge, dies würde einer Zahl von ungefähr 25 000 Verkehrstoten in Deutschland entsprechen. Tatsächlich beläuft sich die Zahl der Toten pro 100 000 Fahrzeuge auf ca. 16,5. Aus dem Iran wird in einer Untersuchung der besondere Einflussfaktor der Kompetenz in der Primärbehandlung analysiert. In einer Untersuchung dreier Krankenhäuser im Iran wies das Krankenhaus die besten Ergebnisse auf, welches das beste Ausbildungsprogramm aufwies [6].

Probleme

Die Probleme der Vergleichbarkeit resultieren aus mehreren Punkten:

Erstens sind die Rettungssysteme in den verschiedenen Ländern unterschiedlich, seien es luft- oder bodengebundene Rettungssysteme, vor allen Dingen aber sind auch die Zeiten vom Unfallgeschehen bis zur Klinikaufnahme signifikant verschieden. Hier kann das deutsche Rettungssystem als führend betrachtet werden. Weitere Schwierigkeiten in der Vergleichbarkeit ergeben sich aus dem unterschiedlichen Verletzungsmechanismus. Während in den USA die Zahl der penetrierenden Verletzungen durch das liberale Waffengesetz enorm hoch ist [4], konnte im Traumaregister der DGU in den letzten Jahren eine abnehmende Anzahl penetrierender Verletzungen festgestellt werden.

Besonders wichtig für objektive Ergebnisse ist die konsekutive Patientenerhebung, d. h. der Einschluss aller Patienten in eine derartige Untersuchung. An einer derartigen Konsequenz leidet z. B. die amerikanische MTOS-Studie.

Um Schwerverletzte in unterschiedlichen Ländern entsprechend beurteilen zu können, muss die Verletzungsschwere dokumentiert und dargestellt werden. Auch hier zeigen sich zwischen dem Untersucher selbst zu unterschiedlichen Zeitpunkten (intraobserver), insbesondere aber zwischen verschiedenen Untersuchern doch Unterschiede in der Bewertung der Verletzungsschwere (interobserver).

Schlussfolgerungen

Insgesamt stellt das Traumaregister der DGU ein hervorragendes Instrument zum Qualitätsmanagement dar. Anhand der eigenen Untersuchungen konnten in den unterschiedlichen Jahren deutliche Verbesserungen der Ergebnisqualität dokumentiert werden. Die lange Jahre als Referenz dienende amerikanische MTOS-Studie sollte durch neuere Referenzkollektive wie z. B. das Deutsche abgelöst werden.

Die MTOS-Studie in England ist mit der deutschen aufgrund der hohen Anzahl leichter Verletzter nicht vergleichbar.

Ganz besonders wichtig sind Algorithmen im Behandlungsablauf Schwerverletzter. Der Wert dieser Algorithmen konnte nicht nur in Deutschland, sondern auch in den USA durch Etablierung von Traumazentren besonders eindrücklich verifiziert werden. Die für die Analyse der Verletzungsschwere gebräuchlichen Scores ISS und TRISS sind revisionsbedürftig, zur Zeit wird an der Fertigstellung eines sogenannten AIS 2000 gearbeitet, indem die Verletzungen in einer Scala von 1–5 punktuell neu gewichtet werden. Für eine Vergleichbarkeit unterschiedlicher Patientenkollektive ist nicht nur die Beschreibung der Verletzungsschwere, sondern auch die Darstellung einiger physiologischer Parameter besonders wichtig. So sind der Base excess aber auch der Quotient aus PaO_2 und FiO_2 einfache Parameter [8], die aber eine hohe prognostische Aussagekraft ermöglichen und in dem besonders in Deutschland angewendeten Polytraumaschlüssel auch bereits enthalten sind.

Literatur

1. Arbeitsgemeinschaft „Scoring" der Deutschen Gesellschaft für Unfallchirurgie (1994) Das Traumaregister der DGU. Unfallchirurg 97: 230–237
2. Baker SP, O'Neill B, Haddon W, Longh WB (1974) The injury severity score: a method for describing patients with multiple injuries and evaluating emergency care. J Trauma 14: 187
3. Chapion HR, Copes WG, Sacco WJ, et al (1990) The Major Trauma Outcome Study: Establishing national norms for trauma care. J Trauma 30: 1356
4. Cooper A, Hannan EL, Bessey PQ, Farrel LS, Cayten CG, Mottley (2000) An examination of the volume-mortality relationship for New York State trauma centers. J Trauma 48(1): 16–23
5. Kobusingye OC, Lett RR (2000) Hospital-Based Trauma Registries in Uganda. J Trauma Vol. 48: 498–502
6. Moini M, Rezaishiraz H, Zafarghandi MR (2000) Characteristics and Outcome of Injured Patients Treated in Urban Trauma Centers in Iran. J Trauma Vol. 48: 503–507
7. Murrye C, Lopez A (1997) Alternative projections of mortality and disability by cause 1990–2020: global burden of disease study. Lancet 349: 1498–1504
8. Oestern HJ, Kabus K (1997) Klassifikation Schwer- und Mehrfachverletzter – was hat sich bewährt? Chirurg 68: 1059–1065
9. Oestern HJ (1999) Versorgung Polytraumatisierter im internationalen Vergleich. Unfallchirurg 102: 80–91
10. Ruchholtz S, Arbeitsgemeinschaft „Polytrauma" der Deutschen Gesellschaft für Unfallchirurgie (2000) Das Traumaregister der DGU als Grundlage des interklinischen Qualitätsmanagements in der Schwerverletztenversorgung. Unfallchirurg 103: 30–37
11. Sluis van der CK, ten Duis HJ, Geertzen JHB (1995) Multiple injuries: An overview of the outcome. J Trauma 38: 681–686
12. Yates DW, Woodfood M, Hollis S (1992) Preliminary analysis of the care of injured patients in 33 British hospitals: First Report of the United Kingdom major trauma outcome study. Br Med J 305: 737–740
13. Yates DW (1997) Regional trauma systems. The negative results from an evolution do not tell the whole story. Br Med J 315: 1321–1322

30 Jahre Polytrauma – Ein Erfahrungsbericht

H. Tscherne und H.-C. Pape

Unfallchirurgische Klinik, Medizinische Hochschule Hannover, Zentrum Chirurgie, Carl-Neuberg-Straße 1, 30659 Hannover

Thirty Years of Care for Multiple Trauma Patients – Review of a Personal Experience

Summary. Within the last 30 years, the care of multiple trauma patients has dramatically changed. A country-wide helicopter rescue service has proved to be effective. Inside the hospital, management has been centralized to one physician who is able to treat almost all injuries – or knows about the weighting of the injury severity – the trauma surgeon. Computed tomography has helped a great deal in evaluating the severity of head trauma, and abdominocentesis and ultrasound have dramatically reduced the incidence of diagnostic laparotomies. Operative care of fractures has changed from early definitive stabilization of all fractures in the 1980s, to a stepwise approach adapted to the clinical status of the patient. Intramedullary stabilization is now favoured as an unremade procedure, and minimal invasive techniques are available. All these measures have resulted in a reduction in mortality from greater than 40% to less than 20%.

Zusammenfassung. Die Versorgung Schwerverletzter wurde in den letzten 30 Jahren deutlich verbessert. Zunächst ist das landesweit hervorragend ausgebaute Rettungssystem zu nennen. Die Organisation innerhalb der Klinik erforderte es, daß sich ein Spezialist herausbildete, welcher die Verletzungsmuster entsprechend ihres Schweregrades einteilen und im wesentlichen selbst behandeln kann – der Unfallchirurg. Die diagnostischen Möglichkeiten erbrachten insbesondere durch die Entwicklung der Abdominozentese und des Ultraschalls des Abdomens eine Reduktion der Inzidenz diagnostischer Laparotomien, das Schädel-Computer-Tomogramm ermöglichte eine exakte Indikationsstellung hinsichtlich operativer Therapie. Die operative Behandlung hat sich von dem Dogma der primären Definitivversorgung zu der abgestuften Frakturbehandlung des Schwerverletzten hin entwickelt – unaufgebohrte Marknageltechniken für Röhrenknochen und andere minimal-invasive Operationsverfahren haben zusammen mit den übrigen aufgezeigten Neuerungen dazu geführt, daß die Letalität von > 40 auf < 20% gesenkt werden konnte.

Die Versorgung schwerverletzter Patienten hat in den letzten Jahrzehnten einen dramatischen Wandel erlebt, dessen Beginn länger als 30 Jahre zurückliegt.

Präklinische Versorgung

Erst mit der zunehmenden Industrialisierung und auch Motorisierung stieg die Anzahl der Verletzten, eine Tatsache, die die umfassenden Veränderungen erforderlich machte. Im Bereich der Erstversorgung wurde zunächst versucht, mittels des „Clinomobils" Personal an den Unfallort zu bringen, um dort eine Stabilisierung durchzuführen – jedoch war dieses Konzept aufgrund mangelnder Flexibilität des Systems und zunehmendem Verkehrsaufkommen nicht durchführbar; erst die flächendeckende Versorgung mit luftgebundenen Rettungssystemen in den 1970er Jahren erbrachte eine Besserung der Rettungszeiten.

Krankenhausstruktur

Noch im zweiten Drittel des 20. Jahrhunderts war eine Mehrfachverletzung mit einem erheblichen Versterbensrisiko verbunden; eine einheitliche Versorgungsstrategie existierte weder für die Erstbehandlung am Unfallort, den Transport, noch die Versorgung im Krankenhaus. Die Krankenhäuser selbst waren zumeist im Pavillonstil gebaut, so daß ein Patient, welcher an mehreren Körperteilen verletzt war, die durch unterschiedliche Fachdisziplinen betreut werden mußten, oft auf Umwegen einer adäquaten Behandlung zugeführt wurde. Dies änderte sich erst mit der Schaffung der Zentralen Notaufnahmen.

Fortschritte in der Diagnostik

Das Ausmaß eines Schädelhirntraumas kann erst suffizient seit der Entwicklung der Computertomographie beurteilt werden, welche zwischen operationswürdigen Befunden und medikamentös beherrschbaren Entitäten unterscheiden kann.

Des weiteren war bei Verdacht auf ein stumpfes Bauchtrauma eine erhebliche Grauzone bezüglich der Indikation zur Laparotomie vorhanden, die Folge war eine hohe Anzahl von Probelaparotomien, sowie bei Fehleinschätzung der Situation das Risiko einer deutlich verspäteten operativen Versorgung. Dies besserte sich erst mit der Entwicklung der Abdominozentese, welche in unserem Krankengut eine Reduktion des Operationsbeginns auf 1 Std. nach Einlieferung bei 54% erbrachte, sowie in der Folge durch die abdominelle Sonographie.

Intensivmedizinische Behandlung

In der Intensivmedizin haben sich ebenfalls eine große Zahl von Neuerungen durchgesetzt. Hier sind die Möglichkeiten der differenzierten Volumentherapie mittels Swan-Ganz-Katheter zu nennen, sowie die Einführung neuer Beatmungs- und Weaningtechniken und die Kinetische Therapie zur Prophylaxe der in den 1970er Jahren gefürchtetsten Komplikation – dem posttraumatischen Lungenversagen.

Stufenplan der Versorgung

Auch im Hinblick auf die operative Versorgung offener Frakturen ergaben sich erhebliche Verbesserungen. Erst die konsequente Durchführung einer primären Reposition der Fraktur am Unfallort, sowie die mehrstufige Reinigung und radikales Debridement in der Klinik im Sinne einer notfallmäßigen Behandlung ermöglichten es, daß diese Fakturen einer primären Operation unterzogen werden konnten.

Gleichsam vollzog sich auch ein Wandel in der Behandlungsstrategie. Immer schwerer verletzte Patienten konnten lebend die Kliniken erreichen. Im Rahmen der Entwicklung des Damage Control sei hier an die Durchführung der Tamponadebehandlung bei abdominellen oder intrapelvinen Massenblutungen erinnert, und an schonendere Operationsverfahren, wie z. B. die Einführung durchblutungsschonender, unaufgebohrter Implantate zur Stabilisierung langer Röhrenknochen. Ähnliche weichteilschonende Operationsverfahren zeichnen sich in der Wirbelsäulen- und Beckenchirurgie mit der Entwicklung minimal-invasiver Techniken ab.

Speziell bei polytraumatisierten Patienten bestanden die erheblichen Ängste im Hinblick auf eine Fettembolie unversorgter Frakturen. Dies führte zunächst zu dem Prinzip, möglichst alle Frakturen primär definitiv zu stabilisieren, oftmals in mehreren Operationsteams. Allerdings zeichnete sich in den 1990er Jahren ab, daß die Bedeutung der operationsinduzierten Systembelastung im Rahmen der Versorgung schwerverletzter Patienten zunehmend zunahm. Obgleich unbestritten ist, daß der Traumapatient prinzipiell von einer frühen Frakturversorgung profitiert, wird diese nunmehr differenzierter durchgeführt.

Zu den Hauptvorträgen wurden die folgenden FREIEN VORTRÄGE gehalten, die in Kurzfassung angefügt werden.

Ergebnisse, Möglichkeiten und Grenzen der perkutanen Implantation des proximalen Femurnagels bei per- und subtrochantären Femurfrakturen

A. P. Verheyden, K. Richter, S. Katscher, H. Lill und C. Josten

Klinik für Unfall- und Wiederherstellungschirurgie, Universität Leipzig, Liebigstraße 20 a, 04103 Leipzig

Trochanteric Fractures Treated by Proximal Femoral Nail – Results, Limits, Consequences

Summary. In a prospective study within 44 months, all patients with trochanteric fractures (n = 234) were treated with a proximal femoral nail. The average age was 76.2 years. Average operation time was 57.6 min. All patients were allowed full weight-bearing immediately after surgery. Reaming was necessary in 2.1% of the patients. Open reductions were performed in 6.4%. Intraoperative complications occurred in 1.4%: 0.9% had to undergo revision surgery due to inadequate reduction of the fracture, and in 0.5%, the anti-rotational screw was inserted too deep. Postoperative complications occurred in 13.9%: 0.4% femoral shaft fractures, 0.5% break-out of the implants, 6.1% dislocated anti-rotational screws, 4.8% seromas and hematomas and 2.1% deep-wound infections. Follow-up time was 3, 6 and 12 months. Results were documented according to the score of Merle d'Aubigné. The proximal femoral nail is suitable for all trochanteric fractures. The insertion is percutaneously, soft tissue trauma is low. Open reduction is recommended for patients having unstable fractures, especially when they are young and a closed anatomic reduction cannot be achieved.

Key words: Trochanteric fracture – Proximal femoral nail – Intramedullary treatment – Open reduction

Zusammenfassung. In einer prospektiven Studie über 44 Monate wurden 234 Patienten mit einer Fraktur im Trochanterbereich ($\varnothing$ 76,2 Jahre alt) mit einem proximalen Femurnagel versorgt. Die Operationsdauer betrug $\varnothing$ 57,6 min. Alle Patienten durften das operierte Bein postoperativ voll belasten. Markraumaufbohrungen waren bei 2,1%, offene Repositionen bei 6,4% der Eingriffe erforderlich. Intraoperative Komplikationen ergaben sich bei 1,4% der Patienten: bei 0,9% unzureichende Reposition mit erforderlicher Zweitoperation, bei 0,5% zu weit eingebrachte Antirotationsschraube. Postoperative Komplikationen registrierten wir bei 13,9% der Patienten: 0,4% Femurschaftfrakturen, 0,5% Implantatausbrüche, 6,1% dislozierte Antirotationsschrauben, 4,8% Serome und Hämatome, 2,1% tiefe Wundinfektionen. Nachuntersuchungen erfolgten nach 3, 6 und 12 Monaten (Auswertung nach dem Score von Merle d'Aubigné). Alle pertrochanteren Frakturen sind für diese perkutane Osteosyntheseform geeignet. Bei jungen Patienten und instabilen Frakturen ist die Indikation zur offenen Reposition großzügig zu stellen.

Schlüsselwörter: Per-, subtrochantere Frakturen – Proximaler Femurnagel – Intramedulläre Osteosynthese – Offene Reposition

Komplikationen bei Versorgung von 31-A-Frakturen mit dem Proximalen Femurnagel (PFN) – eine Fehleranalyse

J. Windolf, M. Hakimi, S. Krämer und D. A. Hollander

Klinik für Unfall- und Wiederherstellungschirurgie, J. W.-Goethe-Universität, Theodor-Stern-Kai 7, 60590 Frankfurt/Main

Complications in the Treatment of 31-A-Fractures Using the Proximal Femoral Nail (PFN) – Analyzing the Source of Errors

Summary. Critical analysis of surgical complications during the proximal femoral nail (PFN) introductory period in our department (n = 7 in 53 patients) demonstrated technical failure in at least five cases. We had to notify hip-pin or neck-screw cutting-out in two cases, respectively, and dislocation of the hip-pin towards the acetabulum in one patient. Reasons for postsurgical instabilities were inadequate proportions or misplacement of the implanted materials, as well as poor reduction of the fracture. Using the PFN in the treatment of 31-A-fractures requires an attentive and correct implantation technique after accurate reduction. Even minor technical deviations may result in dislocation of the hip-pin or the neck-screw, and make reoperations inevitable.

Key words: Proximal femoral nail – Complications

Zusammenfassung. Die kritische Analyse der operationsbezogenen Komplikationen, die während der Einführungsphase des PFN in unserer Klinik auftraten (n = 7 bei 53 Patienten), ergab in wenigstens 5 Fällen technische Mängel bei der Implantation: In je zwei Fällen kam es zum Auswandern der Hüftgleitschraube bzw. der Schenkelhalsschraube und einmal zum Einwärtswandern der Hüftgleitscheibe bis in das Acetabulum. Ursachen für das Auslockern der Schrauben waren ihre nicht ausreichende Dimensionierung oder Fehlplazierung sowie eine mangelhafte Reposition. Bei der Versorgung von 31-A-Frakturen mit dem PFN muß somit unbedingt auf eine korrekte Implantationstechnik und eine exakte Reposition geachtet werden, da schon geringe Abweichungen zur Auslockerung der Hüftgleitschraube oder der Schenkelhalsschraube führen und eine Reoperation erforderlich machen können.

Schlüsselwörter: Proximaler Femurnagel – Komplikationen

Mortalität nach hüftgelenksnaher Fraktur

J. Buchholz[1], L. Herzog[1], P.-J. Meeder[1], G. Meng[2] und G. Muhr[3]

[1] Chirurgische Universitätsklinik, Sektion Unfall- und Wiederherstellungschirurgie, Kirschnerstraße 1, 69120 Heidelberg
[2] Abteilung Forschung, Fa. Schwabe
[3] Universitätsklinikum Bergmannsheil, Bochum

Mortality After Fractures of the Proximal Femur

Summary. Nine hundred and thirty-two patients with fractures of the femur close to the hip were analyzed randomized, prospectively and double-blinded in a multicenter-study (mean age 81.4 yrs.). Inclusion criteria were, for example, age above 65 and operative treatment within 48 h. After trauma, patients were excluded with, for example, pathological fractures. Mortality was analyzed in those dying within 21 days of trauma (n = 37), where 134 patients (24.4%) died within the observation period of 6 months. 8.9% of all patients suffered from serious complication unrelated to the trauma vs 37.9% of those who died (fracture-related complications: 8.9 vs 10.6%). Patients involved in our study died from complications resulting from pre-existing conditions. In most cases, only one complication in the post-traumatic course led to decompensation and death. Mortality could be lowered from 25 to 14.4% in the course of the study. A further improvement can only be expected from the inauguration of an inter-disciplinary Hip-Unit.

Key words: Fracture of the proximal femur – Mortality – Hip-unit

Zusammenfassung. Wir untersuchten prospektiv, randomisiert und doppelblind 932 Patienten (durchschnittlich 81,4 Jahre) mit hüftgelenksnahen Frakturen (Multicenterstudie). Einschlußkriterien waren z. B. Alter > 65 Jahre, operative Versorgung innerhalb 48 Stunden und weitgehende organische Integrität. Ausschlußkriterien waren z. B. pathologische Frakturen. Die Mortalität innerhalb 21 Tage nach Fraktur Verstorbenen wurden analysiert. 134 (14,4%) Patienten verstarben, davon 37 innerhalb der ersten 21 Tage. 8,9% aller Patienten wiesen eine ernsthafte, nichtfrakturbezogene Komplikation auf gegenüber 37,9% der verstorbenen Patienten (frakturbezogene Komplikationen demgegenüber 8,9% bzw. 10,6%). Die Patienten dieser Studie verstarben an bestehenden Vorerkrankungen; bereits eine postoperative Komplikation führt zur Dekompensation. Die Mortalität konnte während der Studie von 25 auf 14,4% gesenkt werden; weitere Verbesserungen sind lediglich durch Einrichtung einer interdisziplinären HIP-Unit zu erwarten.

Schlüsselwörter: Hüftgelenksnahe Fraktur – Mortalität – HIP-Unit

Die biologische Osteosynthese der hüftgelenksnahen Femurfraktur alter Menschen

S. Fritz, K. Thole, R. Volkmann und C. Bretschneider

Überm Hof 3, 36251 Bad Hersfeld

The Biological Osteosynthesis of Fractures of the Proximal Femur in Elderly People

Summary. Insufficient osteosynthesis of the femur in elderly and mostly polymorbide patients is often life-limiting. The presented examination includes 100 patients with an A31 fracture, being treated with the proximal femoral nail as stabilizing system. Using a questionnaire, the results of the last examination by the respective GP was ascertained at an average follow-up of 16 (6–28) months. With a total mortality of 20% and an accident-related mortality of 12%, approximately 93% of the surviving patients were content or very content with the result. Seventy-five per cent managed to maintain or even improve their degree of mobility. With a low rate of complications (4% reoperations due to hematoma, one case each of pseudarthrosis, death following infection and "cutting out"), the proximal femur nail has been established as an easy-to-use implant to treat proximal fractures of the femur.

Key words: Follow-up studies – Fracture fixation – Intramedullary methods – Aged 80 and over – Trochanteric femur fractures

Zusammenfassung. Die insuffiziente Osteosynthese der hüftgelenksnahen Femurfraktur des alten und zumeist polymorbiden Patienten ist zumeist lebensbegrenzend. Die vorliegende Untersuchung schließt 100 Patienten ein, bei denen eine Stabilisierung mit einem proximalen Femurnagel bei A31-Frakturen durchgeführt wurde. Mittels eines Fragebogens wurde das Ergebnis der letzten Nachuntersuchung im Durchschnitt 16 Monate (6–28) postoperativ vom Hausarzt erhoben. Bei einer Gesamtsterblichkeit von 20% und einer unfallbedingten Sterblichkeit von 12% waren subjektiv 93% der überlebenden Patienten zufrieden oder sehr zufrieden mit dem Ergebnis, 75% erreichten den Erhalt oder sogar eine Verbesserung des Mobilitätsgrades. Bei geringer Komplikationsrate (4% hämatombedingte Revisionen, je 1 Fall Pseudarthrose, Infekt mit Todesfolge und „cutting out") hat sich somit der PFN als universelles und einfach anzuwendendes Implantat in der Versorgung von proximalen Femurfrakturen bewährt.

Schlüsselwörter: Pertrochantäre Femurfraktur – PFN – Retrospektive Studie – Geriatrisches Patientengut

Die perkutane Schraubenosteosynthese – eine Alternative zur Endoprothese bei der Therapie der medialen Schenkelhalsfraktur des alten Menschen?

U. Bosch, A. Seekamp, K. Fekete und H. Tscherne

Unfallchirurgische Klinik, Medizinische Hochschule Hannover, Carl-Neuberg-Straße 1, 30625 Hannover

Percutaneous Screw Fixation – An Alternative to Arthroplasty in the Treatment of Femoral-Neck Fracture in the Elderly Patient?

Summary. Is it possible to achieve the goal of treatment of femoral-neck fractures in elderly patients with a less invasive and femoral-head-saving procedure? Between June 1997 and May 1998, 60 femoral-neck fractures in 59 patients (m/f 14/45; average age 79.5 ± 12.9 years) were fixed by screws (54×2 and 6×3 screws) that were percutaneously applied following closed reduction. Garden classification: $I = 10, II = 2, III = 47, IV = 1$). By evaluation in December 1998, 14 patients had died. Eleven patients needed a revision to hemiarthroplasty ($5 \times$ early dislocation, $6 \times$ AVN/nonunion), and four dropped out. Of the remaining 30 patients, 70% had no or only occasional pain. Sixty percent had no change compared with preoperative mobility, 34% had an unlimited walking distance, and 40% no or occasional use of a cane. Respecting the right indication and technique, percutaneous screw fixation of femoral neck fractures in the elderly may represent a less invasive and cheaper method with reproducible results.

Key words: Femoral-neck fractures – Elderly patient – Screw fixation

Zusammenfassung. Kann das Therapieziel bei der Behandlung der medialen Schenkelhalsfraktur des alten Menschen auch mit einer wenig invasiven und kopferhaltenen Operation erreicht werden? Zwischen 06/97 und 05/98 wurden 60 mediale Schenkelhalsfrakturen bei 59 Patienten (m/w 14/45; $\varnothing$ Alter $79,5 \pm 12,9$ Jahre) mit einer geschlossenen Reposition und perkutanen Schraubenosteosynthese (54×2 und 6×3 Schrauben) behandelt. Garden-Klassifikation: $I = 10, II = 2, III = 47, IV = 1$). Evaluation 12/98. 14 Patienten waren verstorben, keiner intraoperativ, 11 Patienten ($5 \times$ Frühdislokation, $6 \times$ Kopfnekrose/Pseudarthrose) wurden revidiert und endoprothetisch versorgt. Drop outs 4 Patienten. Von den 30 nachuntersuchten Patienten hatten 70% keine oder nur gelegentlich Schmerzen, 60% keine Änderung ihrer Mobilität im Vergleich zu präoperativ, 34% hatten eine unbegrenzte Gehstrecke und 40% benötigten keinen oder nur gelegentlich einen Stock. Bei Berücksichtigung der korrekten Indikation und Technik ist die perkutane Schraubenosteosynthese ein wenig invasives, kostengünstiges Verfahren mit reproduzierbaren Ergebnissen.

Schlüsselwörter: Mediale Schenkelhalsfraktur – Alte Patienten – Schraubenosteosynthese

Leitlinien und Wirklichkeit: Ein Bericht über 31 900 Schenkelhalsfrakturen

R. Smektala, M. Wenning, S. Pech und K. Hupe

Abteilung für Unfallchirurgie, Knappschaftskrankenhaus Bochum-Langendreer, Universitätsklinik, In der Schornau 23–25, 44892 Bochum

Clinical Guidelines and Reality: A Report on 31 900 Fractures of the Femoral Neck

Summary. Between 1 January 1993 and 31 December 1999, 31 900 fractures of the femoral neck were registered by a report-card system of external quality assurance at the Chamber of Physicians of Westfalia-Lippe. Significant changes noted were (figure for 1993 first): increase in operative treatment 93.2% vs 96.0%; decrease in lethality: 6.9% vs 5.7%; decrease in cardio-pulmonary complications: 11.2% vs 8.4%; decrease in length of stay: 30.5 days vs 22.2 days; decrease in preoperative length of stay: 2.57 days vs 1.86 days; increase in frequency of operations on weekends: 8.8% vs 12.0%. Only 37.4% of patients under 60 years of age with a fracture of the femoral neck are operated on the day of hospital admission. More than 30% of patients under 60 undergo hip replacement and not osteosynthesis. Specialists in the field of traumatology are more likely to perform osteosynthesis. Conclusion. There is a gap between reality and the clinical guidelines for fractures of the femoral neck.

Key words: Hip fracture – Clinical guidelines – External quality assurance

Zusammenfassung. Zwischen dem 1.1.1993 und dem 31.12.1999 wurden 31 900 Schenkelhalsfrakturen im Rahmen der externen Qualitätssicherungsmaßnahme der Ärztekammer Westfalen-Lippe dokumentiert. Signifikante Veränderungen: Zunahme der operativen Versorgung: 1993 93,2%, 1999 96,0%; Abnahme der Letalität: 1993 6,9%, 1999 5,7%; Abnahme cardio-pulmonaler Komplikationen: 1993 11,2%, 1999 8,4%; Abnahme der Verweildauer: 1993 30,5 Tage, 1999 22,2 Tage; Abnahme der praeoperativen Liegezeit: 1993 2,57 Tage, 1999 1,86 Tage; Zunehmende OP-Tätigkeit am Wochenende: 1993 8,8%, 1999 12%. Nur 37,5 aller Patienten unter 60 Jahre mit einer Schenkelhalsfraktur werden am Aufnahmetag operativ versorgt. Über 30% der Patienten unter 60 Jahre werden schon mit einer Endoprothese und nicht mit einem gelenkerhaltenden Verfahren versorgt. Unfallchirurgen bemühen sich eher um einen Gelenkerhalt als Allgemeinchirurgen. Fazit: Die Versorgungswirklichkeit entspricht nicht den Vorgaben der Leitlinie.

Schlüsselwörter: Schenkelhalsfraktur – Leitlinie – Externe Qualitätssicherung

Langzeitergebnisse nach Girdlestone-Resektion – eine Nachuntersuchung von 27 Fällen

S. A. Esenwein, K. Robert, E. Kollig, T. Ambacher, F. Kutscha-Lissberg und G. Muhr

Berufsgenossenschaftliche Kliniken Bergmannsheil, Chirurgische Universitätsklinik, Ruhr-Universität Bochum, Bürkle-de-la-Camp-Platz 1, 44789 Bochum

Long-Term Results after Resection Arthroplasty According to Girdlestone – A Follow-Up Study in 27 Cases

Summary. Persisting deep infections of the hip joint are regarded as one of the most feared complications following total hip arthroplasty or failed osteosynthetic treatment of fractures of the femoral neck. In these cases, resection arthroplasty according to Girdlestone is often the ultimate treatment to cure this serious complication. In all cases included in this study (n = 27), Girdlestone operations were performed because of persisting infections of the hip joint. The mean follow-up of patients included in this study was 7.1 years. In 81.5%, successful persisting healing was achieved. The mean shortening of the leg measured in our study was 5.2 cm. Clinical evaluations to assess functional results using the score according to Merle d'Aubigné and Postel showed a mean of 6.7 points (range from 2 points to 10 points). Of our patients, 59.3% were satisfied with the functional result obtained. Thus, the Girdlestone procedure still seems to be a reasonable salvage operation for persisting deep infections following hip surgery, and can offer an acceptable functional result when reconstruction of the hip joint is not possible.

Key words: Girdlestone's operation – Resection arthroplasty – Hip joint infection

Zusammenfassung. Bei Vorliegen tiefer Hüftgelenkinfektionen nach Endoprothesenimplantation oder Osteosynthesen im Bereich des Schenkelhalses stellt die Resektionsarthroplastik nach Girdlestone oftmals den einzigen Ausweg zur Beherrschung des Infektgeschehens dar. Bei allen in diese Studie einbezogenen Patienten (n = 27) wurde aufgrund eines therapieresistenten Hüftgelenkinfektes eine Girdlestone-Operation durchgeführt. Das mittlere Follow-up der in die Studie einbezogenen Patienten betrug 7,1 Jahre. In 81,5% war es zu einer dauerhaften Ausheilung des Infektgeschehens gekommen. Die mittlere gemessene Beinverkürzung betrug 5,2 cm. Der ermittelte Score nach Merle d'Aubigné und Postel zur Beurteilung des funktionellen Ergebnisses betrug im Mittel 6,7 Punkte bei einer Spannbreite von 2 bis 10 Punkten. 59,3% der Patienten waren mit dem funktionellen Resultat zufrieden. Demnach stellt die Girdlestone-Resektion bei therapieresistenten Hüftgelenkinfektionen auch im Langzeitverlauf eine akzeptable Rückzugsmöglichkeit dar, falls rekonstruktive Maßnahmen am Hüftgelenk nicht indiziert sind.

Schlüsselwörter: Girdlestone-Operation – Resektionsarthroplastik – Hüftgelenksinfekt

Luxationsfrakturen des Ellenbogens mit Beteiligung des Processus coronoideus

T. Kälicke, T. Ambacher, S. Arens, M. P. Hahn und G. Muhr

BG Kliniken Bergmannsheil, Chirurgische Universitätsklinik, Bürkle-de-la-Camp-Platz 1, 44789 Bochum

Fracture-Dislocation of the Elbow with Involvement of the Coronoid Process

Summary. *Introduction.* Dislocations of the elbow are found with concomitant osseous lesions in 30–50%. *Methods.* In a retrospective study, 32 patients operated in our hospital with a fracture-dislocation of the elbow with involvement of the coronoid process were re-examined. *Results.* Operative results were assessed with the Morrey score. Three patients had an excellent, 17 a good, ten a moderate and two a bad result. *Conclusion.* The result of operative treatment of fracture-dislocation of the elbow with involvement of the coronoid process is essentially determined by the extent of the concomitant osseous lesions of the radial head and olecranon. The requirement for regaining an acceptable functional elbow movement is an early refixation or reconstruction of the coronoid process and mobilization of the joint.

Key words: Dislocation – Elbow – Coronoid process

Zusammenfassung. *Einleitung:* Ellenbogenluxationen gehen in 30–50% mit knöchernen Begleitverletzungen einher. *Methodik:* In einer retrospektiven Studie wurden 32 Patienten, die in unserer Klinik aufgrund einer Ellenbogenluxation mit Processus-coronoideus-Beteiligung operativ versorgt wurden, nachuntersucht. *Ergebnisse:* Nach den Kriterien des Scores von Morrey erreichten 3 Patienten ein exzellentes, 17 ein gutes, 10 ein mäßiges und 2 ein schlechtes Ergebnis. *Schlußfolgerung:* Das Ergebnis von Ellenbogenluxationen mit Processus-coronoideus-Beteiligung wird maßgeblich vom Ausmaß der knöchernen Begleitverletzungen am Radiusköpfchen/Olecranon bestimmt. Voraussetzung zur späteren akzeptablen Funktion ist die frühestmögliche, übungsstabile Refixation/Rekonstruktion des Processus coronoideus sowie die frühfunktionelle Gelenkmobilisierung.

Schlüsselwörter: Luxationsfraktur – Ellenbogen – Processus coronoideus

Experimentelle und klinische Untersuchungen zur Zuggurtungskompressionsnagelosteosynthese am Beispiel der Patellafraktur

W. Friedl, J. Gehr und J. Claussen

Klinikum Aschaffenburg, Am Hasenkopf 1, 63739 Aschaffenburg

Experimental and Clinical Examinations of Patella Fracture Treatment with a New Nail (XS-Nail) for Small Bones

Summary. The XS-nail is a new device for small bone fractures under tensile load. Its central position allows compression of the whole fracture surface, and the locking elements are independent from the soft tissue insertions, avoiding secondary loosening. Alternating load examinations at 250 N and 500 N in 30 sowbone patellae showed a significantly increased deformation (mean 1.5 mm) in tension belt osteosynthesis, whereas the deformation after 1 and 2 XS-Nail osteosynthesis showed lowered deformation than the control, non-osteotomised patellae. In a 10-month period, a total of 22 patients with patella fracture were treated with a XS-nail. Nine had a 3 or more part-fracture, two were open fractures and four were reoperations after tension belt osteosynthesis. Postoperative full load at walking was allowed to all 18 patients without additional fractures. After 5 months, four patients had reduced flexion of 30° and no patient had a limited extension. The experimental, as well as the clinical data show the advantages of the new device as compared with tension belt osteosynthesis.

Key words: Small bone nail – Patella – XS-nail

Zusammenfassung. Patellafrakturen weisen bei konventioneller Zuggurtungsosteosynthese eine hohe technische Komplikationsrate auf. Wir haben einen Zuggurtungskompressionsnagel (Kleinfragment-XS-Nagel) entwickelt, der zu einer gleichmäßigen Kompression der Fraktur und durch Verankerung der Verriegelungselemente in der gesamten Knochenbreite, also in Unabhängigkeit von den Weichteilinterponaten eine neue Versorgungsmöglichkeit zugbelasteter Frakturen darstellt. Experimentelle Untersuchungen bei 250 und 500 N Wechseldruckbelastungen bei insgesamt 30 Kunststoff-Kniescheiben zeigen, dass die Deformation unter Wechseldruckbelastung und nach Nagelung nie höher als die der nicht osteotomierten Testkniescheiben war, während es bei der konventionellen Zuggurtung zu morphologisch sichtbaren Distraktionen von durchschnittlich 1,5 mm kam. In einem 10-Monatszeitraum ab Mai 1999 wurden 22 Patellafrakturen mit diesem System behandelt, wobei 2× ein gedecktes Vorgehen bei subaponeurotischen Frakturen erfolgte. In 2 Fällen handelte es sich um offene Frakturen, in 9 Fällen um Mehrfragmentfrakturen und in 4 Fällen um Reosteosynthesen nach vorausgegangener konventioneller Zuggurtung. Nach 5 Monaten wies kein Patient ein Streckdefizit über 5° und nur 4 Patienten eine Beugeeinschränkung über 30° auf. In 3 Fällen kam es zu Hautirritationen durch Drahtwanderungen, weshalb heute grundsätzlich Gewindedrähte zur Verriegelung verwendet werden. Die biomechanischen wie klinischen Ergebnisse zeigen die Überlegenheit des Nagelsystems gegenüber der konventionellen Zuggurtung.

Schlüsselwörter: Kleinfragmentnagel – XS-Nagel – Patellafraktur

Funktionelle Therapie nicht oder gering dislozierter Weber-B-Frakturen

A. Dietrich, H. Lill, Th. Engel und Ch. Josten

Universität Leipzig, Zentrum für Chirurgie, Liebigstraße 20 a, 04103 Leipzig

Functional Treatment of Non- or Small-Displaced Weber B Ankle Fractures

Summary. *Patients and Methods.* Thirty-eight patients suffering an isolated Weber B fracture with a dislocation of less than 1 mm underwent functional therapy using an ankle brace, and were included in a prospective study. *Results.* Functional therapy was successfully completed in 34 cases. Twenty-one patients were scored after 17 months with the Olerud-Molander-Ankle-Score. Very good results were seen in 18 patients. Among these were 12 with 100 points, a complete remission. The remaining three patients showed good results (1×90, 2×85). However, functional treatment failed in four cases due to secondary dislocation (wrong indication in one case). These patients underwent surgery without further complications. *Conclusions.* Functional therapy of stabile Weber-B-ankle-fractures appears to be superior compared with surgery. We were able to avoid surgery in more than 90% of our patients and achieved better results than patients undergoing open reduction and internal fixation.

Key words: Ankle fracture – Weber B – Functional treatment

Zusammenfassung. *Patienten und Methode:* In einer prospektiven Studie wurden 38 Patienten mit einer maximal 1 mm dislozierten isolierten Weber-B-Fraktur funktionell mit einer Sprunggelenksschiene behandelt. *Ergebnisse:* 34 wurden funktionell ausbehandelt. 21 Patienten wurden nach 17 Monaten mit Olerud und Molander Score nachuntersucht. 18 zeigten ein sehr gutes Ergebnis, davon 12 mit der maximalen Punktzahl von 100. Die verbleibenden 3 Patienten hatten ein gutes Ergebnis (1 × 90, 2 × 85). Wegen einer sekundären Dislokation mußten vier Patienten operiert werden, in einem Fall davon handelte es sich primär um eine falsche Indikationsstellung. Die Patienten wurden ohne weitere Komplikationen operiert. *Schlußfolgerungen:* Resultierend aus diesen sehr guten Ergebnissen bevorzugen wir bei der Weber-B-Fraktur die funktionelle Therapie mit der Air-cast-Schiene; in mehr als 90% der Fälle kann so eine Operation bei besseren Ergebnissen vermieden werden.

Schlüsselwörter: Fraktur – Weber B – Funktionelle Therapie

Das diagnostische Dilemma der traumatischen Zwerchfellruptur

T. Nau, H. Seitz, M. Mousavi und V. Vécsei

Universitätsklinik für Unfallchirurgie, Währinger Gürtel 18–20, 1090 Wien, Österreich

The Diagnostic Dilemma of Traumatic Rupture of the Diaphragm

Summary. *Background.* Rupture of the diaphragm occurs in up to 5% of laparotomies following blunt or penetrating trauma. Early diagnosis and repair is important to avoid such complications as herniation and strangulation. *Methods.* In a 10-year retrospective analysis of all surgically confirmed ruptures of the diaphragm, several diagnostic tools were tested for ability to detect the rupture of the diaphragm. *Results.* Thirty-one patients, 20 suffering from blunt, and 11 from penetrating trauma were recognized. Initial thorax X-ray was diagnostic only in 6/31 cases, and thoracoabdominal CT was diagnostic only in 5/22 cases, without significant difference between these diagnostic tools. *Conclusion.* Traumatic rupture of the diaphragm cannot be diagnosed sufficiently by noninvasive diagnostic tools. Laparoscopy and thoracoscopy could be very helpful in the management of the ruptured diaphragm.

Key words: Polytrauma – Diaphragm – Diagnosis

Zusammenfassung. *Hintergrund:* Eine traumatische Zwerchfellruptur wird in bis zu 5% aller Laparotomien nach Trauma festgestellt. Frühzeitige Diagnose und Therapie sind wichtig, um Komplikationen wie Herniation und Strangulation zu vermeiden. *Methodik:* In einer 10-Jahres-retrospektiven Analyse aller chirurgisch bestätigten traumatischen Zwerchfellrupturen wurden sämtliche diagnostischen Verfahren auf die Fähigkeit der Diagnosestellung geprüft.

Ergebnisse: 31 Patienten, 20 nach stumpfem und 11 nach penetrierendem Trauma wurden erfaßt. Das initiale Thoraxröntgen war nur in 6/31 Fällen diagnostisch, die thorakoabdominelle CT war in 5/22 Fällen diagnostisch, wobei kein signifikanter Unterschied zwischen diesen Verfahren bestand. *Schlußfolgerungen:* Die traumatische Zwerchfellruptur kann durch die herkömmlichen nichtinvasiven Verfahren nur unzureichend diagnostiziert werden. Laparoskopie und Thorakoskopie können hier eine hilfreiche Alternative darstellen.

Schlüsselwörter: Polytrauma – Zwerchfell – Diagnose

Gefäßchirurgie

Infektiöse Komplikationen (Prophylaxe, operatives Vorgehen in den verschiedenen Gefäßabschnitten)

Infektionen nach Rekonstruktion supraaortaler Äste

K. Balzer

Gefäßchirurgische Klinik, Evangelisches Krankenhaus, Wertgasse 30, 45466 Mülheim

Infections After Reconstruction on the Supra-Aortal Arteries

Summary. Infections on the supraaortic branches are seen more rarely than in the lower extremities. Because of the possible alteration to the brain circulation, they are more dangerous. The incidence of infection for alloplastic patch material is very low, and for that reason, there is no cause for general use of a venous patch. Also, autologous venous material may rupture in an infected field. In case of emergency, the ligation of the ruptured artery can save lives, but with the consideration of severe neurological complications.

Key words: Carotid artery – Infection – Supraaortic branches – Vascular surgery

Zusammenfassung. Infektionen an den supraaortischen Ästen sind seltener als im Bereich der Extremitäten, wegen des betroffenen Erfolgsorganes aber besonders gefährlich. Bei der geringen Inzidenz von Gefäßinfektionen unter Benutzung von Kunststoffpatchmaterial besteht kein Grund, prinzipiell autologes Material zu implantieren. Auch Venenmaterial kann in infiziertem Gebiet rupturieren. In verzweifelten Fällen kann nur die Umstechung der betroffenen Gefäße das Leben des Patienten retten, ggf. um den Preis einer schwerwiegenden neurologischen Komplikation.

Schlüsselwörter: A. carotis – Infektion – supraaortische Äste – Gefäßchirurgie

Einleitung

Infektionen an den supraaortischen Ästen sind ungleich seltener als im Bereich der Extremitäten, insbesondere in der Leistenregion. Die Angaben in der Literatur liegen durchweg unter 1% Infektionsinzidenz und Arbeiten über die Infektion des arteriosklerotischen Plaques durch Chlamydien oder Helicobakter sind in der Literatur häufiger anzutreffen als Berichte nach postoperativen Infektionen. Dennoch gelten für sie die gleichen operationstechnischen Regeln sowohl hinsichtlich der Entstehung als auch bei der Behandlung. Einige Besonderheiten im Bereich der supraaortischen Äste sind erwähnenswert:

1. Das Erfolgsorgan Gehirn ist gegenüber einer Mangeldurchblutung außerordentlich empfindlich.
2. Eine mögliche Embolisation kann zu intracerebralen Gefäßverschlüssen mit katastrophalen Folgen führen.

3. Die Weichteildeckung im Bereich des Halses ist gering, die Möglichkeit für extraanatomische Umleitungen praktisch nicht gegeben.
4. Es bestehen durchweg schwierige Operationsverhältnisse (Hirnnerven, Halsnervengeflecht, Halswirbelsäule, Schädelbasis).
5. Bei einer Blutung kommt es zur raschen Kompression der Atmungsorgane sowie möglicher Reflexe über den Sinus caroticus mit Bradykardie und Herzstillstand.

Unter diesen Voraussetzungen sind Infektionen an den supraaortischen Ästen, auch wenn sie seltener als in den anderen Bereichen vorkommen, sehr viel gefährlicher und bedürfen bei der Behandlung großer gefäßchirurgischer Erfahrung.

Ursachen für eine Infektion

Wie in anderen Bereichen gilt auch für die Carotisstrombahn die Einteilung nach Szilagyi mit oberflächlichem und tiefem Wundinfekt sowie einem Infekt mit Beteiligung der Gefäßrekonstruktion sowie die Modifizierung nach van Dongen. Wirklich bewährt hat sich die Einteilung von Zühlke (Tabelle 1), die einen therapeutischen Ansatz für die Behandlung von Infektionen in den Vordergrund rückt. Als Ursachen für Gefäßinfektionen kommen auch im Bereich der A. carotis die primäre Infektion des Gefäßareals mit mykotischen Aneurysmen, die infizierte Gefäßrekonstruktion durch primäre Kontamination, z. B. bei einer Gefäßverletzung sowie das infizierte Nahtaneurysma nach gefäßrekonstruktiven Eingriffen in Betracht. Auch eine Gefäßinfektion durch Übergreifen von Infektionen aus der Umgebung, z. B. bei einem bestrahlungsgeschädigten Areal sind häufig zu beobachten (Abb. 1).

Tabelle 1. Infektionen in der Gefäßchirurgie Einteilung nach Zühlke (1994)

• Stadium I:	Protheseninfektion ohne Beteiligung einer Anastomose
• Stadium II:	Protheseninfektion mit Beteiligung mindestens einer Anastomose ohne weitere Komplikationen
• Stadium III:	Protheseninfektion mit Beteiligung mindestens einer Anastomose und Komplikationen wie Anastomosenblutung oder Implantatverschluß

Management von Gefäßinfektionen

Unabhängig von der Ursache gilt, das infizierte Areal im Gesunden zu resezieren und durch geeignetes Gefäßmaterial auszutauschen. Bei jedem Aneurysma muß man an die Möglichkeit eines infektbedingten mykotischen Aneurysmas denken und sollte daher die Implantation von Kunststoff vermeiden, da es sonst zu Infektionen des Kunststoffes mit für den Patienten möglicherweise katastrophalen Folgen kommen kann. So haben wir (Abb. 2) einen Fall beobachten können, in dem nach reseziertem Carotisaneurysma und Interposition einer Dacron-Prothese es zu einem Infekt des Materiales kam und die Prothese durch einen Venenbypass ausgetauscht werden mußte.

Die Infektion in der Carotischirurgie nach Benutzung von Kunststoff-Patch-Plastiken ist außerordentlich selten und liegt im eigenen Krankengut bei 0.3%. Diese Infektionsquote ist geringer als die in manchen Arbeiten angegebene Spontanruptur bei Verwendung von autologem Venenmaterial. Die seltene Infektionskomplikation ist sicher auch die Begründung dafür, daß diese Komplikation in der Literatur kaum eine Rolle spielt. Bei einer infizierten Patch-Plastik kann der Austausch des Dacron-Patches durch einen Venenpatch erwogen werden. Allerdings sei darauf hingewiesen, daß in unserem Krankengut (Tabelle 2) mehrere Fälle beobachtet wurden, in denen dieser Venenpatch sich erneut infizierte und es zu einer Ruptur kam. Auch der vollständige Austausch der Gefäßrekonstruktion durch Veneninterposition führte in unserem Kran-

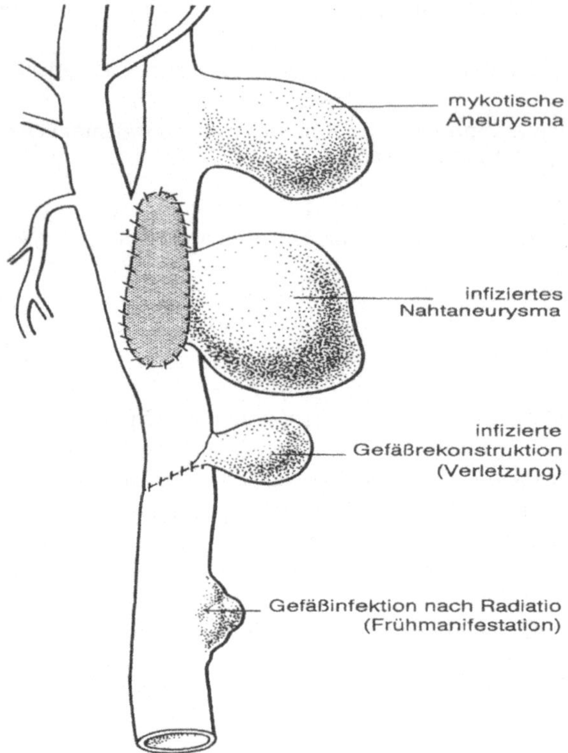

Abb. 1. Infektionen im Bereich der A. carotis. Primäre Infektionen mit mykotischem Aneurysma sind extrem selten. Für die A. carotis ist der infizierte Patch häufigste Ursache einer infektiösen Komplikation mit allerdings niedriger Inzidenz (< 0,3%) aber hoher Morbidität und Mortalität [aus 22]

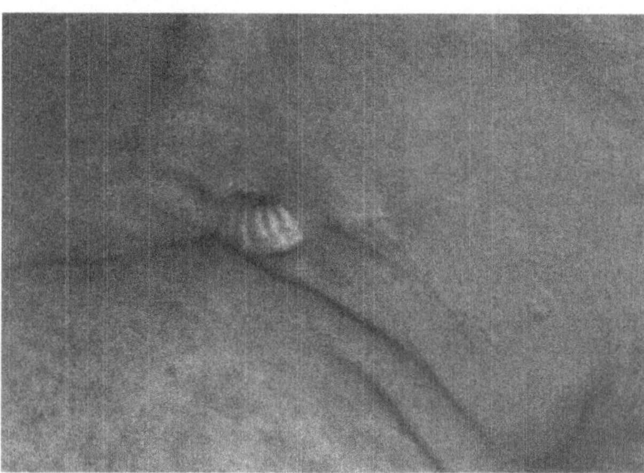

Abb. 2. Doppelseitiges Carotis-Aneurysma. Patient mit pulsierendem Tumor beider Halsseiten. Angiographisch große Aneurysmen. Zunächst Op. des wahrscheinlich mykotisch superinfizierten Aneurysmas links. Intraoperativ keine Keime. Dacron-Prothesen-Interposition. Postoperativ nach 3 Wochen Infektion mit notwendiger Entfernung des Interponats und Ersatz mit Vene, die problemlos einheilte. Auf der rechten Seite keine Komplikationen. Neurologisch unauffällig

kengut zweimal zu einer Abstoßung der Vene mit schweren Blutungskomplikationen, in einem Fall war ein schwerer Apoplex mit tödlichem Ausgang zu beobachten. Dies hängt sicher damit zusammen, daß die Vene in infiziertem Gewebe verlegt werden mußte, was die Einheilung verhinderte und zur Abstoßungsreaktion führte.

Die Ergebnisse nach Rekonstruktion bei lokalen Gefäßkomplikationen im Bereich der supraaortischen Äste sind hinsichtlich der Morbidität und der Mortalität deutlich schlechter als die primäre Gefäßrekonstruktion, wie eigene Ergebnisse aus der Qualitätssicherungsstudie der Deutschen Gesellschaft für Gefäßchirurgie (Tabelle 3) belegen.

Tabelle 2. Carotischirurgie. Lokale Komplikationen 1980–1987

Rekonstruktion	Komplikation	Anzahl	Prozent
Dacron-Patch	Infekt, Aneur.	7/2744	0,3%
Venen-Patch	Ruptur, Aneur.	2/211	0,9%
direkte Naht	Knickstenose	2/10	20,0%
Interponat Vene	Infekt, Ruptur	2/18	9,0%
Interp. Dacron	Infekt	1/6	16,7%
Interponat PTFE	Infekt	2/11	18,2%
gesamt		16/3000	0,5%

Tabelle 3. Carotischirurgie. Lokale Komplikationen 1997–1999 (n = 1 068)

Komplikation	Anzahl	Prozent	neur. Defizit	Verweildauer
Wundinfektion	6	0,6	1	24,4 (14–35)
Hämatome	13	1,2	0	10,7 (8–17)
Op. (Blutung)	33	3,0	3	10,9 (6–24)
gesamt	50	4,8%		

Tabelle 4. Infektionen an der A. carotis. Therapieregime

1. Kunststoffpatch durch Venenpatch oder Veneninterponat ersetzen
2. Nach Möglichkeit infiziertes Areal umgehen, notfalls auch mit Kunststoff
3. Nur bei bedrohlicher Blutung und Unmöglichkeit der Rekonstruktion Unterbindung
4. Auch die autologe Vene kann im infizierten Gebiet rupturieren, daher sorgfältige Überwachung der Patienten

Auch im Bereich der A. subclavia, insbesondere bei hier durchgeführten extra-anatomischen Rekonstruktionen, kommt es zu Gefäßinfektionen. Hier ist die Revisionsoperation wegen der engen Nachbarschaft zur ersten Rippe und zur Clavicula besonders schwierig. Oft gelingt es nur durch die Umstechung von stark blutenden, großkalibrigen Gefäßen die lebensrettende Blutstillung herbeizuführen. Ein Erhalt der Gliedmaße ist meist möglich, Nur ein einziges Mal verloren wir bei einem Infekt im Bereich der A. subclavia mit subclavio-axillärem Bypass eine Extremität. Auch hinsichtlich der neurologischen Symtomatik haben wir bei Infektionen an der A. subclavia nur einmal eine schwerwiegenden Komplikationen gesehen, an der die Patientin letztlich verstarb.

Schlußfolgerung

Infektionen an den supraaortischen Ästen sind wegen des betroffenen Erfolgsorgans besonders gefährlich. Das Therapieregime (Tabelle 4) unterscheidet sich nicht wesentlich von anderen Gefäßregionen. Die Unsicherheit des Austausches von infiziertem Kunststoffmaterial durch Venenmaterial muß insbesondere bei der Unmöglichkeit des extraanatomischen Vorgehens betont werden. In verzweifelten Fällen kann nur die Umstechung der betroffenen Gefäße das Leben des Patienten retten, ggf. um den Preis einer schwerwiegenden neurologischen Komplikation. Dies gilt insbesondere auch im bestrahlten Gewebe.

Literatur

1. Balzer K, Guds I, Heger J, Jahnel B: Konventionelle Thrombendarteriektomie mit Carotis-Patch-Plastik vs. Eversionsendarteriektomie, Technik, Indikation, Ergebnisse. Zentralbl Chir 125: 228–238 (2000)
2. Biller J, Baker WH, Quin JP, Shea JF: intracranial hematoma with subsequent brain abscess after carotid endarterectomy. Surg Neurol. 23: 605–8 (1985)

3. Buerger T, Meyer F, Halloul Z: Ruptured cervical aneurysm of the carotid artery – case report of a rare disease VASA 27:122–4 (1998)
4. Carstensen G, Balzer K: Reintervention bei Infektionen nach rekonstruktiven Arterieneingriffen. Chirurg 51:19–25 (1980)
5. Coleman JJ 3d: Complications in head and neck surgery. Surg Clin North Am. 66:149–67 (1986)
6. Khalil I, Nawfal G: Mycotic aneurysms of the carotid artery: ligation vs. reconstruction – case report and review of the literature. Eur J Vasc Surg 7:588–91 (1993)
7. Lueg EA, Awerbuck D, Forte V: Ligation of the common carotid artery for the management of a mycotic pseudoaneurysm of an extracranial internal carotid artery. A case report and review of the literature. Int J Pediatr Otorhinolaryngol. 33:67–74 (1995)
8. Malnick SD, Goland S, Kaftoury A, Schwarz H, Pasik S. Mashiach A, Sthoeger Z: Evaluation of carotid arterial plaques after endarterectomy for Heliobacter pylori infection. Am J Cariol 83:1586–7 (1999)
9. Melissano G, Blasi F, Esposito G, Tarsia P, Dordoni L, Arosio C, Tshomba Y, Fagetti L, Allegra L, Chiesa R: Chlamydia pneumoniae eradication from carotid plaques. Results of an open, randomised treatment study. Eur J Vasc Endovasc Surg. 18:355–9 (1999)
10. Melliere D, Becquemin JP, Berrahal D, Desgranges P, Cavillon A: Management of radiation-induced occlusive arterial disease: a reassessment. J Cardiovasc Surg 38:261–9 (1997)
11. Nadrchal R, Makristathis A, Apfalter P, Rotter M, Trubel W, Huk I, Polterauer P, Detection of Chlamydia pneumoniae DNA in atheromatous tissues by polymerase chain reaction. Wien Klin Woschenschr 26:153–6 (1999)
12. Raptis S, Baker SR: Infected false aneurysms of the carotid arteries after carotid endarterectomy. Eur J Vasc Endovasc Surg 11:148–52 (1996)
13. Rice HE, Arbabi S, Kremer R, Needle D, Johansen K: Ruptured Salmonella mycotic aneurysm of the extracranial carotid artery. Ann Vasc Surg. 11:416–9 (1997)
14. Riles TS, Lamparello PJ, Giangola G, Imparato AM: Rupture of the vein patch: a rare complications of carotid endarterectomy. Surgery 107:10–2 (1990)
15. Rutherford RB (ed): Vascular Surgery 5 th edition. Saunders Philadelphia (1999)
16. Sakakibara Y, Kuramoto K, Jikuya T, Sato F, Nakamura K, Abe M, Mitsui T: An approach for acute disruption of large arteries in patients with avanced cervical cancer: endoluminal balloon occlusion technique. Ann Surg. 227:134–7 (1998)
17. Vicaretti M, Hawthorne WJ, Ao PY, Fletcher JP: An increased concentration of rifampicin bonded to gelatin-sealed Dacron reduces the incidence of subsequent graft infections following a staphylococcal challenge. Cardiovasc Surg 6:268–73 (1998)
18. Worley GA, Hern JD, O'Sullivan GJ, Tassone P, Hinton AE: Mycotic aneurysm of the external carotid artery. J Laryngol Otol. 112:793–5 (1998)
19. Wurm J, Gode U, Fucak A: Ligature of the carotid arteries performed prophylactically or as an emergency procedure in patients with malignant tumours of the head and neck. HNO 48:22–7 (2000)
20. Yamamoto Y, Piepgras DG, Marsh WR, Meyer FB: Complications resulting from saphenous vein patch graft after carotid endarterectomy. Neurosurgery 39:670–5 (1996)
21. Zacharoulis DC, Gupta SK, Seymor P, Landa RA: Use of muscle flap to cover infections of the carotid artery after carotid endarterectomy. J Vasc Sureg. 25:769–73 (1997)
22. Zühlke HV, Harnoss BM, Lorenz EPM: Septische Gefäßchirurgie, 2. Aufl. Blackwell Berlin (1994)

Akuter Darminfarkt – wann und wie Gefäßchirurgie?

A. Hirner, D. Pantelis, M. Ziegler und J. Remig

Klinik und Poliklinik für Allgemein-, Viszeral-, Thorax- und Gefäßchirurgie, Rheinische Friedrich-Wilhelms-Universität, Sigmund-Freud-Straße 25, 53105 Bonn

Acute Mesenteric Ischemia – an Option for Vascular Surgery — When and How?

Summary. Acute mesenteric ischemia is responsible for approximately 1% of patients presenting with acute abdominal pain. Mortality ranges from 50–80%, caused by the multiple risk factors carried by the mostly elderly patients, the unspecific clinical presentation and the difficulty in diagnosing this disease. From February 1989 until April 2000, 63 patients were treated with acute intestinal ischemia at our department. In 49 of these patients, a definitive surgical intervention was carried out, and 40% of these patients underwent a vascular surgical procedure with or without an concomitant bowel resection. An improvement in the prognosis can only be achieved by a consistent reduction in the prediagnostic interval. Revascularizing procedures preserve the blood circulation of the gut, improve the blood flow in bowel anastomosis and decrease the necessary extent of resection. Therefore, vascular surgical procedures play an integral part in the therapy of acute mesenteric ischemia.

Key words: Acute mesenteric ischemia – Emboly – Mesenterial vein thrombosis – Revascularizing procedures

Zusammenfassung. Die akute mesenteriale Ischämie ist mit circa 1% Ursache eines akuten Abdomens. Die Letalität beträgt nach wie vor 50–80%, dies liegt zum einen an der Summe der Risikofaktoren der meist älteren Patienten und zum anderen an dem meist klinisch unspezifischen Beginn der Erkrankung und der schwierigen Diagnosestellung. Von Februar 1989 bis April 2000 wurden 63 Pat. mit einer intestinalen Ischämie in unserer Klinik operiert, bei 49 Pat. mit einer therapeutischen Option wurde bei knapp 40% ein Gefäßeingriff allein oder zusätzlich zur Darmresektion durchgeführt. Die Prognose der Pat. kann nur durch eine konsequente Verkürzung des prätherapeutischen Intervalls verbessert werden. Revaskularisierende Maßnahmen gewährleisten die Durchblutung des Darmes, verbessern die Durchblutung eventueller Darmanastomosen und verkleinern das Ausmaß der Darmresektion. Sie sind daher integretaler Bestandteil des gesamttherapeutischen Vorgehens.

Schlüsselwörter: Mesenterialinfarkt – Arterielle Embolie – Mesenterialvenenthrombose – Gefäßrekonstruktion

Die akute mesenteriale Ischämie ist mit circa 1% Ursache eines akuten Abdomens. Wegen der zunehmenden Lebenserwartung mit einer deutlichen Häufung kardiovaskulärer Erkrankungen im höheren Lebensalter hat die Inzidenz in den letzten Jahren jedoch zugenommen.

Terminologie und Ätiologie

Die akute mesenteriale Ischämie wird durch vier unterschiedliche vaskuläre Einzelursachen bedingt. Alle vier Einzelursachen können innerhalb von Stunden bis Tagen zur Infarzierung des Darmes führen. Entsprechend der Einzelursache differenziert sich die allgemeine, angiologische und gefäßchirurgische Therapie. Die Häufigkeitsangaben für die unterschiedlichen Ursachen der Gefäßverschlüsse divergieren in den einzelnen Arbeiten deutlich, wie Tabelle 1 aufzeigt (4–7, 14). Dies hängt von den lokalen Gegebenheiten, den Spezialisierungen der Kliniken und den Zuweisern ab.

Tabelle 1. Ätiologie des Mesenterialinfarkts

	Art. Emb.	Art. Thr.	Ven. Thr.	NOD
Rivers '90	45%	12%	8%	20%*
Inderbitzi '90	64%	12%	19%	5%
Encke '91	36%	31%	16%	9%*
Grothues '96	23%	30%	33%	13%*
Czerny '97	64%	28%	3%	5%
Bonn '00	32%	8%	14%	46%
Gesamt	**44%**	**20%**	**16%**	**16%***

* einige Patienten nicht klassifizierbar

Der non-occlusive Mesenterialinfarkt ist eine typische, wenngleich seltene Komplikation nach herzchirurgischen Eingriffen, kann sich aber natürlich auch nach jedem anderen viszeralen low-flow-State (z. B. Herzinsuffizienz, Volumenmangelschock, Sepsis, vasopressorische Medikamente) entwickeln. Im Mittelpunkt steht die extreme Engstellung, der Vasospasmus der Viszeralerarterien (Abb. 2 NOMI): Gefäßchirurgische Maßnahmen sind natürlich nicht möglich. Nach herzchirurgischen Eingriffen kommt es in 0,6–2% zu intraabdominellen Komplikationen, davon sind rund 20% durch NOMI bedingt: d. h. bis zu 5 von 1 000 herzchirurgischen Patienten erleiden einen NOMI. Risikofaktoren hierfür sind kardiochirurgische Notfälle, intraaortale Ballonpumpe, lange Pumpenzeiten und hohes Alter (9). Nach operativen Eingriffen z. B. an der abdominellen Aorta tritt der akute Mesenterialinfarkt bei 1–2% der Operierten auf (2, 8).

In unserem Bonner Patientengut fanden wir im Zeitraum von Februar 1989 bis April 2000 in 46% (29 Pat.) non occlusive Mesenterialinfarkte (NOMI), bei 32% (20 Pat.) lag eine arterielle Embolie vor, bei nur 8% (5 Pat.) eine arterielle Thrombose und bei 14% (9 Pat.) eine venöse Thrombose.

Prognose

Nach wie vor ist die Prognose dieser Erkrankung schlecht, und die Letalität beträgt 50–80% (Tabelle 2). Die Gründe für diese hohe Letalität liegen einerseits in der Summe der perioperativen Risikofaktoren der meist älteren Menschen wie koronare Herzkrankheiten, Herzinsuffizienz, Hypertonie, Diabetes mellitus, Niereninsuffizienz und periphere Verschlußkrankheit. Andererseits wird die Diagnose aufgrund der anfangs klinisch unspezifischen Symptomatik mit wechselnden abdominellen Symptomen meist zu spät gestellt. Böttger (1991) konnte in einer prospektiven Studie zeigen, dass eine statistisch signifikante Korrelation zwischen Anamnesedauer und der Prognose der Patienten besteht. So verstarben bei einer Anamnesedauer von weniger als 12 Stunden durch den arteriellen Verschluß 33% der Patienten, bei mehr als 12 Stunden 50% und bei einer Symptomdauer von mehr als 48 Stunden überlebte kein Patient (3).

Tabelle 2. Krankenhausletalität bei Mesenterialinfarkt

	Art. Emb.	Art. Thr.	Ven. Thr.	NOD
Hirner '87	80%	87%	72%	100%
Inderbitzi '90	78%	100%	38%	100%
Böttger '91	70%	58%	35%	50%
Grothues '96	79%		37%	83%
Ritz '97	69%	73%	63%	83%
Bonn '00	70%	80%	33%	83%
Sammelstatistik				
Hirner '87	71%	89%	67%	80%
Gesamt:	**74%**	**81%**	**49%**	**83%**

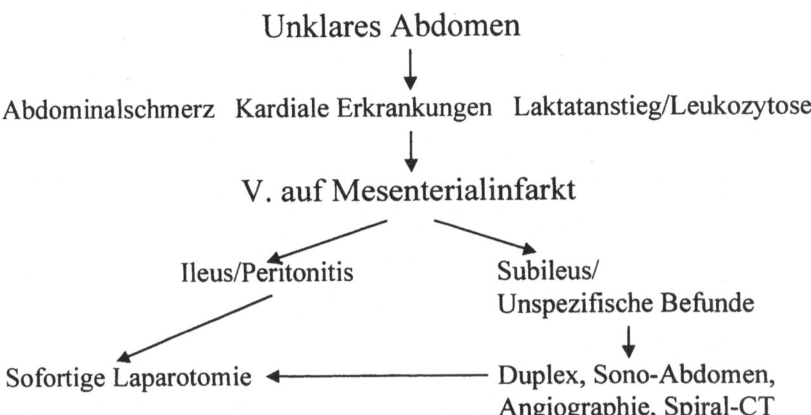

Abb. 1. Diagnostisches Vorgehen bei Mesenterialinfarkt. Mod. nach J.-P. Ritz (1997) Zentralbl Chir 122: 332–338

Symptome und Diagnostik

Die akute intestinale Ischämie stellt eine hohe diagnostische Herausforderung dar. Nur die arterielle Embolie zeigt jedoch die klassische Trias mit einem Initialstadium mit kolikartigem viszeralen Schmerz im medianen Oberbauch, dann das freie Intervall, der sogenannte „faule Frieden" mit unauffälligem, eher stillem Abdomen und schließlich das Nekrose-Finalstadium nach 12 bis 24 Stunden mit hochakutem Abdomen und raschem klinischen Verfall des Patienten. Hinweisend ist das Vorhandensein einer absoluten Arrhythmie bzw. einer kardialen Emboliequelle, evtl. anamnestisch anderer Embolien bzw. anderer Gefäßerkrankungen. Bei den übrigen Ursachen steht als Frühsymptom der abdominelle Schmerz im Vordergrund, ohne dass ein wesentlicher abdomineller klinischer Befund erhoben werden kann. Diese Diskrepanz bei meist älteren Menschen einhergehend mit anamnestischen Angaben, die auf eine kardiale Insuffizienz, absolute Arrhythmie, Herzklappenfehler oder eine vorbestehende Arteriosklerose hinweisen, sind hochverdächtig auf eine akute mesenteriale Ischämie. Die Labormedizin kann durch den Nachweis einer unspezifischen Leukozytose, einer Laktaterhöhung, einer metabolischen Azidose nur einen zusätzlichen Anhaltspunkt zur Bekräftigung der Verdachtsdiagnose geben, jedoch nie die Diagnose beweisen oder widerlegen.

In unserer Klinik hat sich das in Abb. 1 dargestellte Vorgehen zur Diagnosesicherung bewährt. Am wichtigsten sind das Daran-Denken und die Schnelligkeit der Diagnostik.

Die übliche klinische Eingangsdiagnostik entscheidet darüber, ob sofort laparotomiert werden muss (Ileus, Peritonitis) oder ob – bei unspezifischen und fraglichen Befunden – zunächst

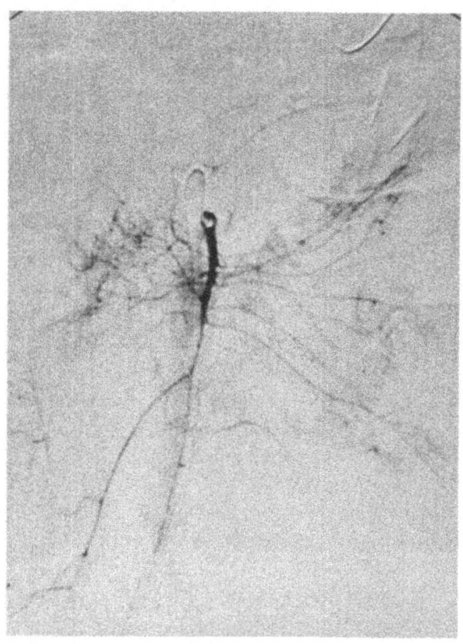

Abb. 2. Non occlusiver Mesenterialinfarkt

eine angiologische Diagnostik vorgeschaltet wird: Duplex (wenig aussagekräftig in der Akutsituation), Spiral-CT und Angiographie.

Nur die Übersichtsangiographie in zwei Ebenen und die selektive Angiographie der Viszeralgefäße ermöglicht den sicheren Ausschluss oder Beweis der Diagnose des Mesenterialinfarktes (Sensitivität 88–92%).

Falls eine Angiographie durchgeführt wird, ist es ratsam, den Angiographiekatheter liegen zu lassen, um Vasodilatanzien oder Heparin applizieren zu können. Zusätzlich besteht so die Möglichkeit der sofortigen Reangiographie zur Erfolgskontrolle der therapeutischen Maßnahmen.

Besondere diagnostische Probleme bestehen bei venösen Thrombosen. Diese können in der Angiographie nur bei ausreichend langer Untersuchungszeit (Spätphase) dargestellt werden, zusätzlich kann hier die Kontrast-CT eingesetzt werden, welche den Vorteil hat, auch Begleitbefunde im Abdomen wie z. B. eine akute Pankreatitis darzustellen.

Embolische Verschlüsse zeigen ein typisches angiographisches Bild mit Kuppelphänomen, arteriell-autochthone Thrombosen (meist bei vorbestehender Arteriosklerose) mehr oder weniger stark ausgeprägte Kollateralen. Der NOMI zeigt spastische Einengungen und Irregularitäten im Bereich der Viszeralgefäße (s. Abb. 2 NOMI).

Die intraarterielle Lysebehandlung des Mesenterialinfarktes, wie in Einzelfällen in der Literatur beschrieben, sehen wir sehr kritisch, da keine Aussage über die Vitalität des hinter dem Verschluß liegenden Darmes gegeben werden kann. Zum anderen geht bei Nicht-Ansprechen der Lyse wertvolle Zeit verloren und bei hämorrhagisch infarzierter Schleimhaut oder transmuraler Gangrän des Darmes ist die Blutungs- und Perforationsgefahr deutlich erhöht (15). Eventuell können diese Gefahren durch eine gleichzeitige Laparoskopie vermieden werden, jedoch muß auch hier kritisch angemerkt werden, daß mit der Laparoskopie nur die Serosa des Darmes beurteilt werden kann, ischämische Schleimhautveränderungen entgehen der Untersuchung (16).

Darstellung der differenzierten Therapie

Die Therapie der akuten arteriellen viszeralen Ischämie ist chirurgisch. Art und Ausmaß des operativen Eingriffes hängen von den intraoperativen Befunden und von der Ätiologie des Mesenterialinfarktes ab.

- Bei der **akuten Embolie** mit Verschlüssen großer viszeraler Arterien legen wir, nach raschest möglicher systemischer Applikation von 5 000 I. E. Heparin, in aller Regel die A. mesenterica superior (AMS) frei – transmesokolisch rechts lateral der Flexura duodenojejunalis – und versuchen mittels Fogarty-Katheter eine Embolektomie; bei gesundem Gefäßsystem wird eine quere Arteriotomie angelegt mit direkter Naht, nach Längs-Arteriotomie muß ein Venenpatch eingenäht werden. Erst nach 30-minütiger Wartezeit wird entschieden, ob und wieviel Darm reseziert werden muß. Grundsätzlich sollte bei eventuell notwendiger viszeraler Gefäßrekonstruktion immer ein Bein zur Venenentnahme steril abgewaschen und abgedeckt werden. Bei unseren 20 Patienten mit einer arteriellen Embolie wurde 12 mal eine Embolektomie durchgeführt, bei 8 Patienten wurde Darm reseziert und bei 4 Pat. handelte es sich um eine explorative Laparotomie.
- Bei der **akuten arteriell-autochthonen Thrombose** der AMS, die sich meist zentral findet, sollte wenn immer möglich eine arterielle Rekonstruktion durchgeführt werden, wenn nicht eine Totalinfarzierung des gesamten Darmes vorliegt. Hierzu stehen verschiedene Verfahren zur Verfügung (siehe Abb. 3): Zum einen die technisch aufwendige Patchplastik des Abganges der AMS, zum anderen die Thrombendarteriektomie mit Patch oder aber der zu empfehlende aortomesenteriale Bypass bzw. die Reinseration der AMS in die (meist infrarenale) Aorta. In unserem Patientengut lag nur bei 8% (n = 5) eine arterielle Thrombose vor, zweimal wurde der AMS-Abgang durch einen Patch erweitert, einmal reinseriert und einmal ein mesentericoaortaler Bypass angelegt. Verschiedene Arbeitsgruppen berichten über signifikant bessere Ergebnisse bei Gefäßrekonstruktion, so betrug die Letalität bei alleiniger Darmresektion 61%, bei Gefäßrekonstruktion 33% und bei kombiniertem Verfahren 50% (6). Klein stellt dar, daß nach Gefäßrekonstruktion die Darmresektate kürzer sind, da sich die Darmnekrose deutlicher markiert und so der Sicherheitsabstand verkleinert werden kann, bzw. ganz entfällt. Außerdem

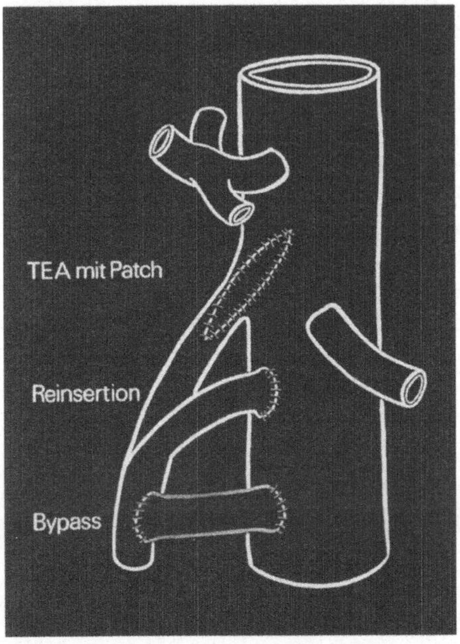

Abb. 3. Revaskularisierungsmöglichkeiten der A. Mesenterica superior

wird durch die Gefäßrekonstruktion die Gefahr der Anastomoseninsuffizienz bei primärer Anastomose gesenkt (10). Im Regelfall ziehen wir aber die Diskontinuitätsresektion mit temporärer Stomaanlage aus Sicherheitsgründen vor, da über die Stomata die Durchblutung der Darmenden leicht kontrolliert werden kann.

- Die Patienten mit einer **akuten venösen intestinalen Ischämie** stellen eine eigene Entität dar, es sind meist jüngere Patienten im Alter von 30–50 Jahren, und sie weisen eine bessere Prognose mit eine Letalität um circa 40% auf (Tabelle 2) (3, 7). Ursächlich zugrunde liegt häufig eine Koagulopathie (Protein C- oder S-Mangel, AT III-Mangel, APC-Resistenz) oder ein entzündliches Geschehen (Peritonitis, Peritonealkarzinose). Kernproblem ist die oft wochenlange, klinisch larvierte Anamnese bei appositionell wachsendem Thrombus. Damit haben wir meist ältere und frischere Thrombusanteile, und dies setzt einer venösen Thrombektomie meist die Grenze. Eine venöse Thrombektomie ist nur in Einzelfällen möglich. Bei transmuraler Nekrose muß natürlich eine Darmresektion erfolgen. Bei unseren 9 Patienten mit venöser Thrombose haben wir nur zweimal eine venöse Thrombektomie durchgeführt, einmal wurde zur Verhinderung einer portalen Hypertension und zur Offenhaltung der noch offenen V. mesenterica superior ein portosystemischer (mesentericocavaler) Shunt angelegt.
- Die **non okklusive Form der mesenterialen Ischämie** ist in unserem Patientengut mit 46% vertreten, bei 29 Pat. mit NOMI wurde bei 10 Pat. (34%) eine explorative Laparotomie und bei 19 Pat. (66%) eine Darmresektion durchgeführt. Die Letalität bei unseren (laparotomierten!) Patienten betrug 80%. Bei dieser Patientengruppe erscheint es besonders sinnvoll, den Angiographiekatheter liegen zu lassen, um vasoaktive Medikamente (Kalziumantagonisten, Papaverin, Prostavasin E1) infundieren zu können und um jederzeit eine Kontrollangiographie durchführen zu können. Die wichtigste Maßnahme jedoch ist die Behandlung der Grundkrankheit und die Verbesserung der kardialen Funktion.

Da die Ischämietoleranz des stoffwechselaktiven Darmes sehr kurz ist, kommt nach erfolgreicher Revaskularisierung der Verhinderung des Reperfusionsschadens eine besondere Bedeutung zu. Durch stark cytotoxischer Sauerstoff- und Hydroxylradikale wird der Dünndarm zusätzlich geschädigt, durch Radikalenfänger wird in neueren Therapieansätzen versucht, dies zu verhindern (5, 12).

Die Indikation zur second-look-Operation wird in unserer Klinik zum einen vom Erstoperateur festgelegt, der sich auf Grund des intraoperativen Befundes festlegen muss, ob dieser routinemäßig nach 24 Stunden erfolgen soll. Falls kein geplanter second-look festgelegt wird, richtet sich das weitere Vorgehen nach dem klinischen Befund und dem Laktatspiegel, der innerhalb von 24 Stunden auf Normwerte abfallen sollte. Bei unseren Patienten wurde in 30% der Fälle aufgrund des obigen Procedere eine second-look-OP durchgeführt, bei immerhin 35% davon wurde Darm nachreseziert.

Insgesamt haben wir 63 Patienten mit akutem Mesenterialinfarkt operativ behandelt. Davon wurde die gezielte Therapie bei 14 Patienten nach einer diagnostischen Laparotomie mit infauster Situation abgebrochen. Somit haben wir bei 49 Patienten mit therapeutischer Option 18mal einen alleinigen oder zusätzlichen Gefäßeingriff durchgeführt. Das entspricht einem Prozentsatz von knapp 40%. Die Gefäßchirurgie nimmt also einen hohen Stellenwert beim akuten Mesenterialinfarkt ein, und die gefäßchirurgischen Techniken sind insbesondere bei den arteriell-autochthonen und venösen Thrombosen ausgesprochen anspruchsvoll.

Zusammenfassung

Die Ergebnisse der konservativen und operativen Behandlung der akuten mesenterialen Ischämie sind nach wie vor ungünstig. Dies liegt zum einen an der häufig verspäteten Diagnosestellung, zum anderen am schwierigen Patientengut der meist alten multimorbiden Patienten. Grundsätzlich muß bei jedem „akuten Abdomen" die Mesenterialischämie in die Differentialdiagnose miteinbezogen werden, nur durch die konsequente Verkürzung des prätherapeutischen Intervalls kann die Prognose verbessert werden. Revaskularisierende Maßnahmen gewährleisten die ausreichende Durchblutung des verbleibenden Darmes, verbessern die Durchblutung eventueller Darmanastomosen und verkleinern das Ausmaß der Darmresektion. Sie sind ein integraler Bestandteil des gesamttherapeutischen Vorgehens.

Literatur

1. Bauknecht KJ, Hirner A, Härning R (1986) Okklusive und nicht-okklusive mesenteriale Ischämie. Ergebnisse der Gastroenterologie Verh. Bd. 21: 86–94
2. Betzler M (1998) Chirurgisch-technische Leitlinien bei intestinaler Ischämie Chirurg 69: 1–7
3. Böttger T, Schäfer W, Junginger T (1991) Eine prospektive Studie zur Evaluierung des postoperativen Risikos sowie der Langzeitprognose des Mesenterialinfarktes. Med. Klin. 86: 198–203 (Nr. 4)
4. Czerny M, Trubel W, Claeys L et al (1997) Die akute mesenteriale Ischämie. Zentralbl Chir 122: 538–544
5. Encke A (1991) Notfall- und Intensivmedizin: Die akute intestinale Ischämie. Ergebnisse der Gastroenterologie Verh. BD. 26: 33–34
6. Grothues F, Bektas H, Klempnauer J (1996) Chirurgische Therapie akuter mesenterialer Ischämien. Langenbecks Arch Chir 381: 275–282
7. Inderbitzi R, Hassler H, Teuscher J, Stirnemann P (1990) Die akute mesenteriale Ischämie. Chirurg 61: 530–534
8. Järvinen O, Laurikka J, Sisto T, Tarkka MR (1996) Intestinal ischemia following surgery of aorto-iliac disease. Vasa 25,2: 148–155
9. Keith AB, Salam AA, Lumsden AB (1992) Acute mesenteric ischemia after cardiopulmonary bypass. J of Vask Surg 16: 391–395
10. Klein P, Bruckschlegel M, Schweiger H (1990) Die Bedeutung der Revaskularisation bei arteriell bedingtem Mesenterialinfarkt. Langenbecks Arch Chir 375: 220–224
11. Lagana S, Barras JP (1998) Chirurgische Therapie des Mesenterialinfarktes. Zentralbl Chir 123: 1 405–1 410
12. Luther B (1992) Zur Chirurgie der Darmarterien Z.ärztl. Fortbild. 86: 421–427
13. Ritz JP, Runkel N, Berger G et al (1997) Prognosefaktoren des Mesenterialinfarktes Zentralbl Chir 122: 332–338
14. Rivers SP, Veith FJ (2000) Nonocclusive Mesenteric Ischemia, „Vaskular Surgery" edited by R. B. Rutherford, 5th ed.
15. Schoenbaum SW, Pena C, Koenigsberg P, Katzen BT (1992) Superior Mesenteric Artery Embolism: Treatment with Intraarterial Urokinase. JVIR 3: 485–490
16. Zamir G, Reissmann P (1998) Diagnostic laparoscopy in mesenteric ischemia Surg Endosc 12: 390–393

Biologische Sicherungsoperationen beim tiefen Gefäßinfekt

E.-D. Schwilden

Klinik für Gefäßchirurgie, Städtische Kliniken Esslingen, Hirschlandstraße 97, 73730 Esslingen

Biologic Coverage in Deep-Wound Infections Following Reconstructive Vascular Surgery

Summary. Biologic coverages aim to preserve an infected but still-functioning vascular reconstruction, support the integration of a secondary in-situ-reconstruction and secure a vascular stump after removal of an infected vascular graft. The indications for biologic coverage of infected vascular grafts are not clearly defined and need to become more standardized. Because every biologic coverage of an infected vascular reconstruction has a high risk of postoperative septic bleeding, the procedure should only be applied when regular clinical controls of the patient are guaranteed and in cases of progression of the infection, removal of the entire infected graft and revascularization by an extra anatomic bypass procedure can be performed before life-threatening hemorrhage occurs.

Key words: Deep-wound infection – Biologic coverage

Zusammenfassung. Biologische Sicherungsoperationen haben beim tiefen Gefäßinfekt zum Ziel, eine durch eine lokal begrenzte Infektion rupturgefährdete Gefäßrekonstruktion zur Abheilung zu bringen, die Einheilung von in-situ-Rekonstruktionen im infizierten Transplantatlager zu fördern und Gefäßstümpfe nach Explantation von infiziertem Rekonstruktionsmaterial zu sichern. Die Voraussetzungen für ihre Anwendung sind nicht klar definiert und bedürfen einer weiteren Standardisierung. Da jede biologische Sicherungsoperation postoperativ ein nicht unerhebliches infektbedingtes Blutungsrisiko beinhaltet, sollte sie nur durchgeführt werden, wenn engmaschige Kontrollen des Patienten gewährleistet sind und bei Infektprogredienz rechtzeitig eine radikale Infektsanierung durchgeführt werden kann.

Schlüsselwörter: tiefer Gefäßinfekt – biologische Sicherungsoperation

Bei rekonstruktiven Eingriffen am Gefäßsystem wird die Verbesserung der Durchblutung einer Extremität oder eines Organs in etwas mehr als 2% der Fälle mit einer Infektion des Rekonstruktionsgebietes erkauft (10). Diese Infektionen gehören zu den folgenschwersten Komplikationen der Gefäßchirurgie und ihre Behandlung ist auch für einen erfahrenen Gefäßchirurgen immer noch eine große Herausforderung. Das therapeutische Procedere muß sich an einer Vielzahl von Faktoren (Tabelle 1) orientieren, die eine große Heterogenität der Infektfälle bedingen. Folglich beruht die Behandlung von infizierten Gefäßrekonstruktionen meist mehr auf Selektionskriterien, die sich in erster Linie an der persönlichen Erfahrung und den Einzelerfolgen des

Tabelle 1. Tiefer Gefäßinfekt – relevante Faktoren bei der Therapieplanung

- Zeitpunkt
- Lokalisation
- Ausdehnung
- Rekonstruktionsmaterial
- Infektkomplikationen
- Peripherer Abstrom
- Virulenz der Keime
- Zustand des Patienten

Operateurs und nicht an einem wissenschaftlich fundierten und standardisierten Behandlungskonzept orientieren.

Während bei Infektionen des gesamten vaskulären Rekonstruktionsgebietes in der Regel radikale Therapiemaßnahmen mit Explantation des Rekonstruktionsmaterials und Wiederherstellung der Durchblutung über eine aseptische Umgehung des Infektbereiches mit einem neuen Transplantat oder über eine neue in-situ-Rekonstruktion im alten Transplantatlager erforderlich sind, werden bei lokal begrenzten Infektionen u. U. auch lokale Therapiemaßnahmen in Form antiseptischer Spülbehandlungen, der Applikation von antibiotikahaltigen Schwämmen oder Ketten und der sog. biologischen Sicherungsoperation diskutiert.

Das *Prinzip* dieser biologischen Sicherungsoperationen besteht im Einbringen von vitalem Gewebe mit hoher immunologischer Abwehrleistung in das infizierte Transplantatlager mit dem *Ziel*, eine durch Infektion rupturgefährdete Gefäßrekonstruktion zur Abheilung zu bringen. Weitere Indikationen sind die Sicherung von Gefäßstümpfen nach Transplantatexplantation sowie von in-situ-Rekonstruktionen unterschiedlicher Art im infizierten alten Transplantatlager. *Voraussetzungen* für biologische Sicherungsoperationen sind, daß bisher keine allgemeine Sepsis, keine septische Thrombose und Embolie und keine septische Blutung eingetreten sind und die Topographie der infizierten Region eine biologische Sicherungsoperation zulässt.

Die *Methode der myokutanen Lappenplastik*, bei der vitale Muskulatur mit einem Gefäßnervenstiel und der darüber liegenden Haut in einen Defekt eingebracht wird, ist ein in der plastischen Chirurgie seit langem etabliertes Verfahren. Im gefäßchirurgischen Bereich kommen myokutane Lappenplastiken u. U. in Form des „Latissimus dorsi-Lappens" oder des „Pektoralis-Lappens" für die Behandlung von infizierten Rekonstruktionen im Halsbereich und für die Bedeckung freiliegender axillo-femoraler Bypassprothesen in Frage (10). *Muskelverschiebeplastiken*, in der Gefäßchirurgie erstmals 1980 (7) erfolgreich angewandt, können überall dort durchgeführt werden, wo infizierte Gefäßareale in der Nähe gut transponierbarer Muskulatur liegen. Dies ist im wesentlichen die Leistenregion. Die hier in erster Linie in Frage kommende Technik ist die sog. Sartoriusplastik. Voraussetzung ist, daß über eine intakte A. profunda femoris eine ausreichende Durchblutung dieses Muskels gewährleistet ist. Der Muskel wird an seinem Ursprung an der Spina iliaca superior abgetrennt, wegen seiner von medial erfolgenden Blutversorgung von lateral her aus seiner Faszienhülle mobilisiert, zur Leiste verlagert und großzügig schalenförmig um das gefährdete Gefäßareal herumgelegt. Zur Vermeidung einer Retraktion ist eine Fixation am umgebenden Gewebe mit einzelnen Nähten erforderlich. Die Wunde selbst bleibt u. U. offen und wird bei entsprechender Granulation des Wundgrundes später mit einem Hauttransplantat bedeckt. Andere, weit seltener angewandte Muskelverschiebeplastiken sind die „Rectus-femoris" – und „Rectus-abdominis"-Plastik, bei denen die Muskelbäuche nach entsprechender Mobilisation nach oben bzw. unten rotiert und in den Leistendefekt eingeschlagen werden (8). Die sog. *Omentumtransposition* ist die wichtigste und am häufigsten eingesetzte biologische Sicherungsoperation. Sie beruht auf der „Omnipotenz" des großen Netzes mit großer immunologischer Abwehrkraft sowie hoher Phagozytose- und Absorptionskapazität. Hinzu kommt eine durch die freien unteren und seitlichen Ränder bedingte große Beweglichkeit. Des weiteren ermöglicht eine außergewöhnlich gute Blutversorgung eine ausgedehnte Skelettierung und Mobilisierung des Netzes. Die einfachste Form der Omentumtransposition ist das isolierte Netzsegment. Hierbei wird das Netz unter Erhalt der gastroepiploischen Gefäße lediglich von unten nach oben in der Achse der längsverlaufenden Netzgefäße geteilt. Diese Form ist von der Länge her nur für die Transposition im Abdomen geeignet. Typische Indikationen sind die Bedeckung einer Aortenbifurkationsprothese und die Abdeckung des infrarenalen Aortenstumpfes nach Prothesenexplantation. Hierbei wird das isolierte Netzsegment durch einen Mesokolonschlitz gezogen und dann flach hinter dem Duodenum wie eine Plombe auf die Gefäßrekonstruktion bzw. den Gefäßstumpf gelegt. Der gestielte Netzlappen bedient sich der direkten Anastomosen zwischen der A. gastroepiploica dextra und sinistra, die eine erhebliche Mobilisation des großen Netzes mit Verlagerungsmöglichkeiten bis in den Thorax- oder Halsbereich und insbesondere in den Leistenbereich hinein ermöglichen. Je nach Situation wird die rechte oder linke A. gastroepiploica so proximal wie möglich durchtrennt und das Netz entlang der großen Magenkurvatur nach rechts oder links mobilisiert. Obwohl man im Leistenbereich u. U. auch durch eine kleine suprainguinale Incision ausreichend Netzgewebe vorziehen kann, ist eine mediane Laparatomie insbesondere auch bei abdominellen Voroperationen empfehlenswert, da nur über sie eine korrekte Mobilisierung und Führung des Netzlappens ohne Beeinträchtigung seiner Blutversorgung gewährleistet ist. Möglicherweise kann hier die laparaskopische Chirurgie neue Akzente setzen. Das mobilisierte Netz sollte locker und spannungsfrei in einem weiten Tunnel, der im Leistenbereich u. U. die Spaltung des Leistenbandes erforderlich macht, liegen und dann um den gesamten betroffenen Gefäßbereich herumgeschlagen und vernäht werden. Ein letztes biologisches Sicherungsverfahren ist die sog. *plastische Transplantatverlagerung* in ein gut durchblutetes Muskellager. Dieses Verfahren kommt vor allen Dingen für periprothetische Infektionen ohne Mitbeteiligung der Anastomosen in Frage. Hierbei wird zunächst das infizierte Transplantatlager breit eröffnet. Nach einem radikalen Debridement mit Eröffnung sämtlicher Wundtaschen wird das freiliegende Transplantat u. U. mehrmals täglich mit desinfizierenden Verbänden behandelt. Unter testgerechter Antibiotikagabe und Beobachtung des fortschreitenden Heilungsprozesses erfolgt zu einem späteren Zeitpunkt bei granulierendem Transplantatlager die Versenkung des Transplantates in die umgebende Muskulatur. Wenn es nicht gelingt, über dem versenkten Transplantat die Haut direkt zu schließen, kann der Defekt mit einer Hautverschiebeplastik verschlossen werden.

Die in der Literatur mitgeteilten Erfahrungen mit biologischen Sicherungsoperationen (2–6, 9) sind nur sehr spärlich und nicht imstande, den Stellenwert dieser Behandlungsmethode klar zu definieren. Eine 1998 in den Niederlanden erschienene Dissertation (1) hat sich mit infizierten abdominellen Gefäßprothesen beschäftigt und dabei neben den relevanten Fällen aller niederländischen Universitätskliniken die Fallermittlungen in der angloamerikanischen Literatur ab 1980 analysiert. Von insgesamt 1 619 ausgewerteten Fällen wurden 283 (17,5%) primär lokal mit einer Spülbehandlung, lokaler Antibiotika-Applikation oder einer biologischen Sicherungsoperation behandelt. Die Operationsletalität bei diesen lokalen Therapiemaßnahmen betrug im Durchschnitt 10,8%, während sie bei der radikalen Therapie mit Prothesenexplantation und u. U. aseptischer Umgehungsoperation bei 35,3% lag. Aufgrund dieser Zahlen ist nicht verwunderlich, daß das hohe Operationsrisiko der Radikaloperationen Gefäßchirurgen zu der Strategie verleitet, die Behandlung des Infektes zunächst mit einem lokal begrenzten Therapiekonzept zu beginnen und erst bei Erfolglosigkeit die eingreifendere Radikaltherapie durchzuführen. Ein solches Procedere ist logisch nachvollziehbar, darf aber nicht außer acht lassen, daß die biologischen Sicherungsoperationen, insbesondere in Naht- und Anastomosenbereichen immer ein Blutungsrisiko durch eine infektbedingte Nahtinsuffizienz beinhalten, das nicht nur den Transplantaterhaltungsversuch scheitern lässt, sondern zusätzlich das Leben des Patienten gefährdet. Aus diesem Grunde muß bei biologischen Sicherungsoperationen grundsätzlich gewährleistet sein, daß sich die so behandelten Patienten engmaschigen Kontrollen unterziehen und bei einer Infektprogredienz rechtzeitig eine radikale Sanierung erfolgen kann. Diese Forderung wird auch in der bereits zitierten niederländischen Dissertation (1) bestätigt, in der mitgeteilt ist, daß nach aorto-iliacalen Protheseninfektionen die Spätmortalität nach nicht radikaler Behandlung nach 35 Monaten durchschnittlich 32,6% betrug, die mittlere Lebenserwartung nach erfolgreicher radikaler Behandlung doppelt so hoch lag als bei nicht radikaler Therapie und daß sich ca. 40% aller nicht radikal operierten Fälle später doch noch einer Radikaloperation unterziehen mussten.

Schlussfolgerungen

Die bisherigen Erfahrungen mit biologischen Sicherungsoperationen beim tiefen Gefäßinfekt lassen die Schlussfolgerungen ziehen, daß

- biologische Sicherungsoperationen imstande sind, eine infizierte Gefäßrekonstruktion zur Abheilung zu bringen
- die Voraussetzungen, unter denen eine biologische Sicherungsoperation indiziert und vertretbar ist, noch einer eindeutigen Definition bedürfen
- jede biologische Sicherungsoperation postoperativ ein nicht unerhebliches infektbedingtes Blutungsrisiko beinhaltet
- und deshalb biologische Sicherungsoperationen nur durchgeführt werden sollten, wenn engmaschige Kontrollen des Patienten gewährleistet sind und bei Infektprogredienz rechtzeitig eine radikale Infektsanierung durchgeführt werden kann.

Literatur

1. Barwegen MG (1998) De geinfecteerde abdominale vaatprothese – een inventarisatie. Dissertation. Universitaire Pers, Maastricht
2. Karl TR, Hines GL (1981) The sartorius transposition in extra-anatomical bypass' grafts. Vasc Surg 15: 99–102
3. Kretschmer G, Polterauer P, Piza F, Schiessel R, Wagner O (1982) Die Omentumumhüllung: Erfahrungen mit einem biologischen Verfahren zur Behandlung infizierter Läsionen in der Gefäßchirurgie. Angio 4: 207–214
4. Kretschmer G, Niederle B, Huk I, Karner J, Piza-Katzer H, Polterauer P, Walzer R (1989) Groin infections following vascular surgery: Obturator Bypass (BYP) versus „Biologic Coverage" (TRP) – a comparative analysis. Eur J Vasc Surg 3: 25–29
5. Laustsen J, Bille S, Christensen J (1988) Transposition of the sartorius muscle in the treatment of infected vascular grafts in the groin. Eur J Vasc Surg 2: 111–113
6. Leguit P, van Berge-Henegouwen D (1983) The sartorius muscle transposition in the treatment of deep wound infection after vascular surgery in the groin. VASA 12: 151–154
7. Mendez Fernandez MA, Quast DC, Geis RC, Henly WS (1980) Distally based sartorius muscle flap in the treatment of infected femoral arterial prosthesis. Surgery 21: 628–631
8. Piza-Katzer H, Walzer LR (1987) Der untere Rectus abdominis-Lappen – Anwendungsmöglichkeiten und Ergebnisse. Chirurg 58: 781–785
9. Turnipseed WD, Dibbell DG (2000) Constructing muscle flap coverage for vascular grafts in the groin. Semin Vasc Surg 13: 62–64
10. Zühlke HV, Harnoss BM (1998) Septische Gefäßchirurgie. Ueberreuter-Wissenschaft – Wien

Dialyse-Shunts (operative Planung und Therapie.
Shunt-Komplikationen, Rezidiveingriffe und adjuvante Verfahren)

Notwenigkeit der retrograden cerebralen Perfusion
in der chirurgischen Behandlung für thorakales Aortenaneurysma

M. Okada, K. Ataka, T. Sugimoto, C. Yamashita und Y. Maniwa

II. Chirurgische Universitätsklinik Kobe, 7–5–2 Kusunoki-cho, Chuo-ku, Kobe 650-0017, Japan

Availability of Retrograde Cerebral Perfusion Technique
in the Surgical Treatment for Thoracic Aortic Aneurysm

Summary. During the period 1980–1998, we operated on 496 patients with aortic aneurysms. Among them, 225 patients had thoracic aortic aneurysms (non-dissection 76, dissection 130, thoraco-abdominal 19). Seventy patients who underwent surgical operation with retrograde cerebral perfusion and deep hypothermia (20–22 °C) were analyzed. There were 42 men and 28 women, and their ages ranged from 28 to 83 years, with a mean of 62 years. Operative indications were aneurysmal rupture, cardiac tamponade, severe compression of the aortic arch branches and aneurysmal dilatation of more than 6 cm in diameter, as well as severe pain refractory to medication. Surgical procedures were carried out under extracorporeal circulation with retrograde cerebral perfusion, and replacement of the vascular graft with zero-porosity. Postoperative complications such as delirium, respiratory disorder and renal hypofunction were noticed in eight patients in the intensive care unit, who completely recovered. Mortality rate was 17%, as 28 patients (40%), including 3 ruptured cases, were operated on in an emergency to prevent embolisation due to a clamp of the atheromatous aorta.

Key words: Thoracic aortic aneurysm – Aortic dissection – Retrograde cerebral perfusion(RCP) with deep hypothermia – Vascular graft with zero-porosity

Zusammenfassung. Von 1980 bis 1998 haben wir 496 Patienten mit Aortenaneurysma operiert. Davon hatten 225 Patienten ein thorakales Aortenaneurysma. Siebzig Patienten, die mit retrograder, cerebraler Perfusion(RPC) und tiefer Hypothermie (20–22 °C) operiert wurden, wurden eingehend analysiert. Die Patienten bestanden aus 42 Männern und 28 Frauen im Alter von 28 bis 83 Jahren (durchschnittlich 62 Jahre). Operationsindikationen waren Ruptur des Aortenaneurysmas, Herztamponade, schwergradige Kompression der Aortenbogenäste und grosse Dilatation mehr als 6 cm im Durchmesser sowie Organischämie. Die Eingriffe wurden mit extrakorporalem Kreislauf durchgeführt. Dacron-Prothese mit Zero-porosität als Gefässprothese wurde bei allen Fällen eingesetzt. Extrakorporale Zeit war durchschnittlich 255 Minuten, und RCP-Zeit war durchschnittlich 50 Minuten. Während der Eingriffe betrug der centrale Venendruck von 8 bis 33 mmHg (durchschnittlich 21.6 mmHg). Postoperative verlängerte Bewusstseinstrübung wurde bei 8 Fällen bemerkt, die alle in der Wachstation klar geworden sind. Operative Letalität war 17%, während 28 Fälle (40%) inklusiv 3 ruptierenden Fällen als Notoperation behandelt wurden.

Schlüsselwörter: Thorakales Aortenaneurysma – Aortendissektion – Retrograde cerebrale Perfusion(RCP) mit tiefer Hypothermie(20 C) – Gefässprothese mit Zero-porosität

Einleitung

Mit der Vermehrung der Arteriosklerose infolge von Hyperlipidämie, Diabetes mellitus und Hochdruck ist die Anzahl der Patienten mit Aortenaneurysma in Japan zunehmend. Anderseits, vermehrt sich die Anzahl der Patienten mit koronarer Herzkrankheit und peripheren Arterienverschlüssen deutlich. Für solche Krankheiten werden verschiedene Behandlungen inklusiv endovaskulärer Eingriffe (Balon, Laser, Stent) sorgfältig durchgeführt [1–6].

Neuerdings ist eine Therapie mit Stent für Aortenaneurysma entwickelt worden. Trotzdem gibt es keine Langzeitergebnisse dafür. Zur Zeit machen wir auch Therapie mit Stent für Patienten mit kugelförmigem Aortenaneurysma.

Hier möchten wir über unsere klinischen Erfahrungen in der chirurgischen Behandlungen bei Patienten mit thorakalem Aortenaneurysma berichten.

Patienten und Methoden

Während 10 Jahren sind aus unseren Krankengut 496 Fälle mit Aortenaneurysmen (Thorakale, Thorako-abdominale, Bauchaorten) operiert worden. Davon hatten 225 Patienten ein thorakales Aortenaneurysma. Thorakale Aortenaneurysmen bestanden aus 76 Fällen mit Non-Aortendissektion, 19 Fällen mit thorako-abdominalem Aortenaneurysma, 130 Fällen mit Aortendissektion.

In diesem Fall wurden 70 Patienten mit thorakalem Aortenaneurysma analysiert, die mit retrograder, cerebraler Perfusion während der Eingriffe operiert wurden. Die Patienten bestanden aus 42 Männer und 28 Frauen im Alter von 28 bis 83 Jahren (durchschnittlich 62 Jahren). Notoperation wurde bei den 28 Fällen inklusiv 3 rupturierenden Fälle durchgeführt (Tabelle 1). Für diese Fälle von thorakalem Aortenaneurysma wurde retrograde, cerebrale Perfusion mit tiefer

Tabelle 1. Charakteristik des Thorakalen Aortenaneurysmas

a) Thorakales Aortenaneurysma mit retrograder cerebraler Perfusion und tiefer Hypothermie

70 Patienten	42 Männer	
	28 Frauen	
Alter	28 ~83 Jahre (62 J)	
Notoperation	28 Fälle	
Ruptur	3 Fälle	

b) Unser Krankengut bei thorakale Aortenaneurysmen

I. Aortendissektion		43 Fälle
Stanford Typ A	36	
Typ B	7	
II. Non-Aortendissektion	26 Fälle	
Ascendens	2	
Bogen	2	
Distal	22	
III. Traumatisches Aortenaneurysma		1 Fall
Gesamt	70	

Hypothermie (20–22 °C) benutzt. Trommelfell- und Rektumtemperaturen als Körpertemperatur wurden fortlaufend gemessen.

Operative Indikation

Indikation zur Operation waren 1) Ruptur des Aortenaneurysmas, 2) Herztamponade, 3) schwergradige Kompression der Aortenbogenäste und 4) große Dilatation mehr als 6 cm in Durchmesser, 5) Organischämie und 6) heftige Dauerschmerzen. Als sichere Diagnose dafür wurden verschiedene Untersuchungen wie CT, MRI, MRA, Ultraschall und·Angiographie usw. eingesetzt.

Operatives Vorgehen

Mediane Sternotomie und linke Thorakotomie wurden bei allen Fällen durchgeführt. Alle Patienten sind mit extrakorporalem Kreislauf unter der retrograden, cerebralen Perfusion und tiefer Hypothermie (20–22 C) operiert worden.

Als Gefäßprothese wurde Dacron mit Zero-porosität benutzt und 2–0 oder 3–0 Monofilament-Faden als Nähmaterial benutzt (Tabelle 2).

Besonders bei der akuten Aortendissektion und Ruptur musste man nach den sicheren Untersuchungen sofort operieren.

Tabelle 2. Operative Methode

Gefäßprothesenersatz	Fall-Nr.
Ascendierend	29
mit Bentall 1	
Cabrol 1	
Piehler 1	
Ascend. + Bogen	2
(mit carbrol 1)	
Totalbogen	2
Bogen + descendens	2
Distalbogen	27
Entryverschluß mit Patch	8
(mit AKVB 2)	
Gesamt	70

Intraoperative Daten

Hier werden verschiedene intraoperative Daten gezeigt (Tabelle 3). Das heißt, Rektum-Temperatur war 13,8–23,5 °C (20 °C) und die retrograde, cerebrale Perfusions-Zeit war 27–96 Minuten (durchschnittlich 50 Minuten) und auch centraler Venendruck war 8–33 mmHg (durchschnittlich 21,6 mmHg).

Operative Ergebnisse und Diskussion

Postoperative verlängerte Bewusstseinstrübung wurde bei 8 Fällen bemerkt, die alle in der Wachstation klar geworden sind. Einerseits war die operative Letalität 17% (12/70 Fälle), während 28 Fälle (40%) inklusiv 3 ruptierenden Fällen als Notoperation behandelt wurden.

Tabelle 3. Intraoperative Daten

		durchschnittlich
EKK-Zeit	111–548 Min.	(255 Min.)
Abklemmzeit der Aorta	27–255 Min.	(92 Min.)
Rektum-Temperatur	13,8–23,5 °C	(20 °C)
RCP-Zeit	27–96 Min.	(50 Min.)
Centralvenendruck	8–33 mmHg	(21,6 mmHg)

EKK: Extrakorporaler Kreislauf, RCP: Retrograde cerebrale Perfusion

Neuerdings gibt es verschiedene Perfusionen während der Eingriffe. Natürlich haben wir auch alle Perfusionen schon benutzt. Trotzdem wurde die retrograde, cerebrale Perfusion mit tiefer Hypothermie günstiger als anderen Perfusionen eingestuft, um besonders postoperative Komplikationen infolge von Embolisierung zu vermeiden.

Die Befunde des Augenfundus während retrograder, cerebraler Perfusion zeigten schmale Arterien und deutlich dilatierte Venen. Aus diesem Grunde haben wir im Tierexperiment versucht, die Befunde zu interpretieren. Dabei wurde erkannt, dass die retrograde, cerebrale Perfusionszeit 120 min betragen darf.

Schlussfolgerung

1. Retrograde, cerebrale Perfusion (RCP) mit tiefer Hypothermie (20 °C) während operativer Eingriffe ist günstiger als andere Perfusionen.
2. Sicherheitsdauer der RCP ist innerhalb 120 Minuten.
3. Frühzeitige Eingriffe bevor Ruptur des thorakales Aortenaneurysmas sind sehr wichtig, um Rettungsraten zu erhöhen.
4. Überlebensrate des non-ruptierenden thorakalen Aortenaneurysmas ist ausgezeichnet.

Literatur

1. Okata M, Yamashita C, Kozawa S et al (1995) Chirurgische Behandlung für die akute Aortendissektion (Stanford Typ A). Langenbecks Arch Chir (Supp II): 1 262–1 265
2. Okada M (1999) Aneurysmachirurgie in Japan. Deutsche Gesellschaft für Chirurgie (Kongressband 1999): 257–260
3. Bachet J, Termignon JL, Goudot B et al (1996): Aortic root replacement with a composite grafts: Factors influencing immediate and long-term results. Eur J Cardiothorac Surg 10: 207–213
4. Yamashita C, Okada M, Ataka K et al (1997) Cerebral complication and distal false lumen in the repair of aortic dissection with retrograde cerebral perfusion. J Cardiovasc Surg 38: 581–587
5. Bavaria JE, Pochettino A (1997) Retrograde cerebral perfusion (RCP) in aortic arch surgery: Efficacy and possible mechanisms of brain protection. Semi Thorac Cardiovasc Surg 9: 222–232
6. Luciani GB, Casali G, Borozzi L et al (1999) Aortic root replacement with carboseal composite graft: 7-year experience with the first 100 implants. Ann Thorac Surg 68: 2 258–2 262

Die Venenvorverlagerung – eine Technik zur verbesserten Shuntfunktion

G. Müller

Caritas-Krankenhaus, Chirurgische Klinik, Uhlandstraße 7, 97980 Bad Mergentheim

The Superficialized Vein — A Technique for Better Function of Arterio-Venous Fistulae

Summary. Vascular access surgery can be difficult especially in the diabetic, obese and in children. For these special groups (1–2%), we have used the vena cephalica, vena basilica and vena saphena for superficializing the vessel and anastomosing to the concomitant artery. In all cases an access could be achieved, but long-term results were not as good as expected.

Key words: A.-v. fistula – Technique

Zusammenfassung. Shuntchirurgie bei Diabetikern, Adipösen und Kindern ist oft schwierig. Wir haben bei dieser speziellen Gruppe (1–2%) die V. cephalica, V. basilica oder V. saphena magna subkutan vorverlagert und mit der entsprechenden Arterie anastomosiert. Ergebnisse: In allen Fällen konnte ein Shunt erzielt werden, allerdings waren Langzeitergebnisse weniger gut als erwartet.

Schlüsselwörter: a.-v.-Shunt – Technik

Revision und Angioplastie bei Shuntkomplikationen

T. Brandl,[1] B. Steckmeier[2] und K. J. Pfeifer[1]

[1]Institut für Radiologische Diagnostik und [2]Abteilung für Gefäßchirurgie, Klinikum der Universität München-Innenstadt, Nussbaumstraße 20, 80336 München

Recanalization in the Treatment of Stenotic Hemodialysis Fistulae

Summary. *Purpose.* To (1) evaluate PTA in the treatment of primary as recurrent shunt failure due to stenosis, focusing on the patency rate of every single detected stenotic lesion, and (2) to evaluate criteria with significant influence on the cumulative patency rate of dilated stenoses. *Materials and Methods.* In a prospective study between January 1992 and June 1996, 112 PTAs were performed consecutively on 38 patients (19 m, 19 f). The cumulative patency rate of the treated stenoses was measured by the Mantel-Cox life-table-method; significancy of each criteria was evaluated by the BMDP Mantel-Cox- and Breslow-test. Follow-up was between 7 days and 6 months. *Results.* The median patency rate of dilated stenoses was 237 days ($\pm$ 40). Of 112 recanalizations, 41 showed no recurrence on the former site of stenosis, 34 showed restenosis, 25 cases received a new shunt and 12 cases underwent thrombectomy. Localization and length of the stenotic lesions were not significant factors for patency ($P > 0.05$). Multiple stenoses showed a significantly longer cumulative patency rate after PTA than single lesions (323 days versus 159 days, $P < 0.04$), as well as stenoses in male patients versus female patients (324 days versus 165 days, $P < 0.05$).

Key words: Shunt failure – Stenosis – PTA – Cumulative patency rate

Zusammenfassung. *Ziele:* (1) Evaluierung der Offenheitsraten nach PTA primärer und sekundärer Shuntstenosen sowie (2) Erarbeiten von signifikant auf die Offenheitsraten einflussnehmenden Kriterien. *Material und Methode:* In der vorliegenden Studie wurden im Zeitraum 01/92 bis 06/96 112 Rekanalisationen an 38 Patienten (19 m, 19 w) vorgenommen. Die Auswertung erfolgte dabei nach der Mantel-Cox Life-table-Methode; die Signifikanz der einzelnen Kriterien wurde nach dem BMDP-Mantel-Cox- und dem Breslow-Test errechnet. *Ergebnisse:* Die kumulative Offenheitsrate der dilatierten Stenosen betrug im Median 237 Tage ($\pm$ 40). Von 12 Rekanalisationen zeigten sich 41 rezidivfrei, in 34 Fällen traten Restenosen auf, welche jedoch erneut erfolgreich dilatiert werden konnten; 25 mal erfolgte eine neue Shuntanlage und 12 Fälle wurden einer chirurgischen Thrombektomie unterzogen. Lokalisation und Länge der Stenose zeigten dabei keine Signifikanz hinsichtlich der Offenheitsrate; hingegen wiesen multipel hintereinandergeschaltete Stenosen nach Intervention eine signifikant längere Offenheitsrate auf als Einzelläsionen (323 vs 159 Tagen, $P < 0,04$), ebenso wie dilatierte Stenosen bei männlichen gegenüber weiblichen Shuntträgern (324 vs 165 Tage, $P < 0,05$).

Schlüsselwörter: Shuntkomplikationen – Shuntstenose – PTA – kumulative Offenheitsrate

Einleitung und Zielsetzung

Die chronische Hämodialyse ermöglicht das Überleben des terminalen Nierenversagens. Die bereits 1966 durch BRESCIA und CIMINO vorgestellte Fistel am distalen, nicht-dominanten Unterarm gilt dabei auch heute noch nach kleinen Modifikationen als bevorzugter Gefäßzugang. Mit einer stetig steigenden Zahl terminal Niereninsuffizienter und deren – über die letzten Jahre hinweg – zunehmenden Lebenserwartung entstand verstärkter Handlungsbedarf, was die Erhaltung des Hämodialyse-Shunts als einzig möglichem Zugang zur Dauerdialyse anbelangt. Dies trifft um so mehr zu, als operative Shuntneuanlagen nicht beliebig oft durchführbar sind. Die Perkutane Transluminale Angioplastie (PTA) wurde schnell zum Verfahren der Wahl für eine große Vielfalt von stenosierenden Gefäßproblemen, zuletzt auch bei der Behandlung von Shuntdysfunktionen.

Ziel der vorliegenden Studie war es, erstmals dezidiert nachzuweisen, wie lange eine definierte Stenose nach erfolgter Dilatation im Schnitt offen bleibt und gleichzeitig Kriterien herauszuarbeiten, die einen signifikanten Einfluß auf die „kumulative Überlebensrate" von aufgeweiteten Shuntläsionen zeigen.

Material und Methoden

Über eine Laufzeit von 4 ½ Jahren – von Januar 1992 bis einschließlich Juni 1996 – wurden 112 Rekanalisationen nicht mehr bzw. nur noch eingeschränkt funktionsfähiger Hämodialyseshunts bei 38 Patienten mittels perkutaner transluminaler Angioplastie (PTA) bewerkstelligt. Das Patientengut bestand dabei – unbeabsichtigt – zu gleichen Teilen (jeweils 19 Patienten) aus Männern und Frauen; das Durchschnittsalter betrug 59 Jahre – bezogen auf den Zeitpunkt der Dilatation – mit einem Altersbereich von 28 bis 84 Jahre.

Dabei wurden im Beobachtungszeitraum bis zu 11 Dilatationen pro Patient durchgeführt.

Die Art des – zum Teil mehrfach neuangelegten – Gefäßzuganges für die Hämodialyse umfaßte bei 33 Patienten eine arteriovenöse Fistel nach Brescia und Cimino – wobei bei einem Patienten nach chirurgischer Neuanlage aufgrund der schlechten Gefäßverhältnisse auf einen Goretex-Loop ausgewichen werden mußte –; bei 4 Patienten lag ein Goretex-Loop vor und lediglich zweimal waren gerade Goretex-Interponate (Straight-grafts) implantiert worden. Als Anlageort für den Hämodialyseshunt waren in 22 Fällen der Unterarm, in 16 Fällen der Oberarm und in nur 4 Fällen die Ellenbeuge gewählt worden.

76 der schließlich 112 Interventionen betrafen die BC-Shunts; weitere 29 Angioplastien wurden an den Goretex-Loops vorgenommen und – aufgrund ihres geringen Vorkommens in unserem Patientengut – nur in 7 Fällen waren Goretex-Straight-graft-Interponate beteiligt.

Als Auslöser für die Intervention galt in 92% der Fälle (103/112) ein chronisch progredientes Geschehen; nur in 9 Fällen (8%) lag eine akute Shuntläsion zugrunde.

Die vorliegenden Daten wurden statistisch auf ihre Signifikanz in Bezug auf die Zeitdauer untersucht, die eine Stenose nach erfolgreicher Dilatation offenblieb. Diese Zeitspanne wurde von uns als „kumulative Offenheitsrate dilatierter Stenosen" bezeichnet. Dabei wurde diese kumulative „Überlebensrate" der behandelten Läsionen nach der Mantel-Cox Life-table-Methode gemessen; die Signifikanz jedes Kriteriums wurde nach dem BMDP Mantel-Cox- und dem Breslow-Test berechnet. Die Life-table-Methode schien uns deshalb geboten, da ein Teil der durch PTA angegangenen Fisteln das Ende ihrer Funktionsdauer noch nicht erreicht hat bzw. die Hämodialyse aus anderen Gründen – z. B. Ableben eines Patienten oder erfolgreiche Nierentransplantation – abgebrochen wurde.

Ergebnisse

Die kumulative Offenheitsrate der dilatierten Stenosen betrug im Median 237 Tage ($\pm$ 40). Die kürzeste Überlebenszeit lag dabei bei 0 Tagen, die längste hingegen bei 1616 Tagen bei weiterbestehender Dialysetauglichkeit zu Beobachtungsende [vgl. Abb. 1].

Bei der Erhebung des Endstatus zeigte sich schließlich, daß insgesamt 37 zuvor durch PTA behandelte Engstellen letztendlich doch dem Gefäßchirurgen zugeführt werden mußten; 25 mal davon wurde eine neue Shuntanlage für unumgänglich indiziert, 12 weitere Male dagegen kam es zum kompletten Verschluß des Shunts, welcher in jedem der Fälle mit einer chirurgischen Thrombektomie angegangen wurde. Im Gegensatz hierzu konnten 75 ehemalige Engstellen am Ende des Beobachtungszeitraumes als weiterhin offen und damit als funktionsfähig eingestuft werden; 41 Läsionen blieben dabei völlig rezidivfrei, in 34 Fällen trat mindestens eine Rezidivstenose auf, welche jedoch erneut jeweils erfolgreich dilatiert werden konnte und schließlich zu Beobachtungsende symptomfrei war [vgl. Tabelle 1].

Für uns unerwartet ergab sich, daß unter den überprüften Kriterien weder Befundort (arteriell, venös, anastomosennah) noch Länge und Ausprägung der Stenose einen signifikanten Einfluß auf die kumulative Offenheitsrate zeigen (P > 0,05). Gleiches galt für Kaliber und Entfaltbarkeit des PTA-Ballons ebenso wie für vorausgegangene chirurgische bzw. radiologische Interventionen oder für den Anlageort des Shunts. Bemerkenswert erscheint auch, daß es zwischen

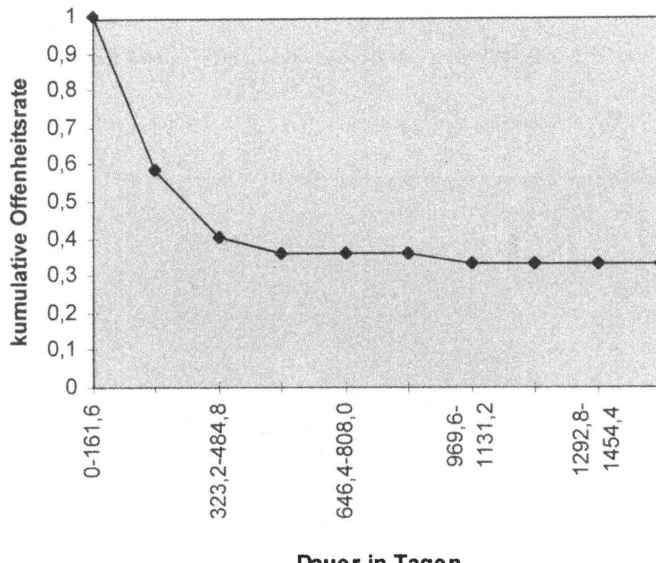

Abb. 1. Kumulative Offenheitsrate unter Einbeziehung aller Daten

Tabelle 1. Endstatus

Offen:	75/(67,0%)
davon	
• rezidivfrei zu Beobachtungsende:	41/(36,6%)
• Rezidivstenosen, welche erneut erfolgreich dilatiert werden konnten:	34/(30,4%)
Chirurgische Intervention nötig:	37/(33,0%)
davon	
• neue Shuntanlagen:	25/(22,3%)
• komplette Verschlüsse mit chirurgischer Thrombektomie:	12/(10,7%)

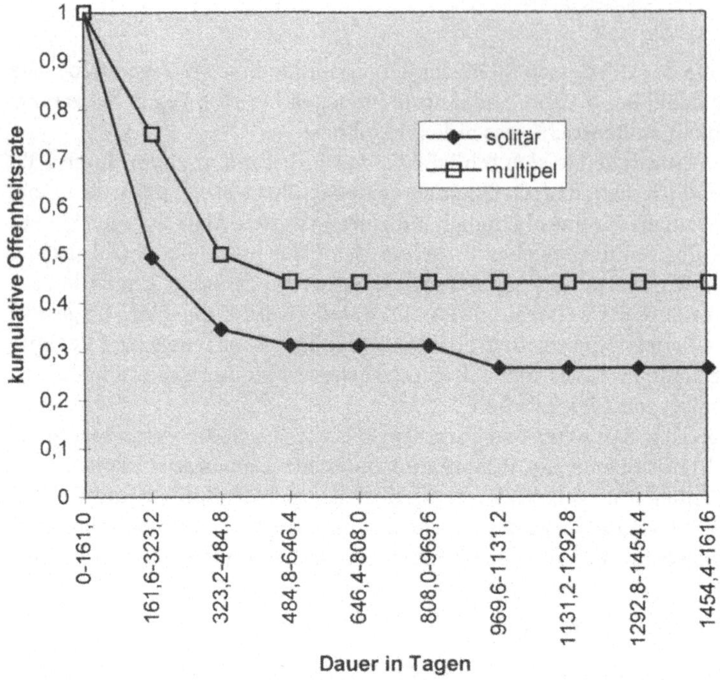

Abb. 2. Einfluß des solitären gegenüber dem multiplen Auftreten von Stenosen auf die kumulative Offenheitsrate

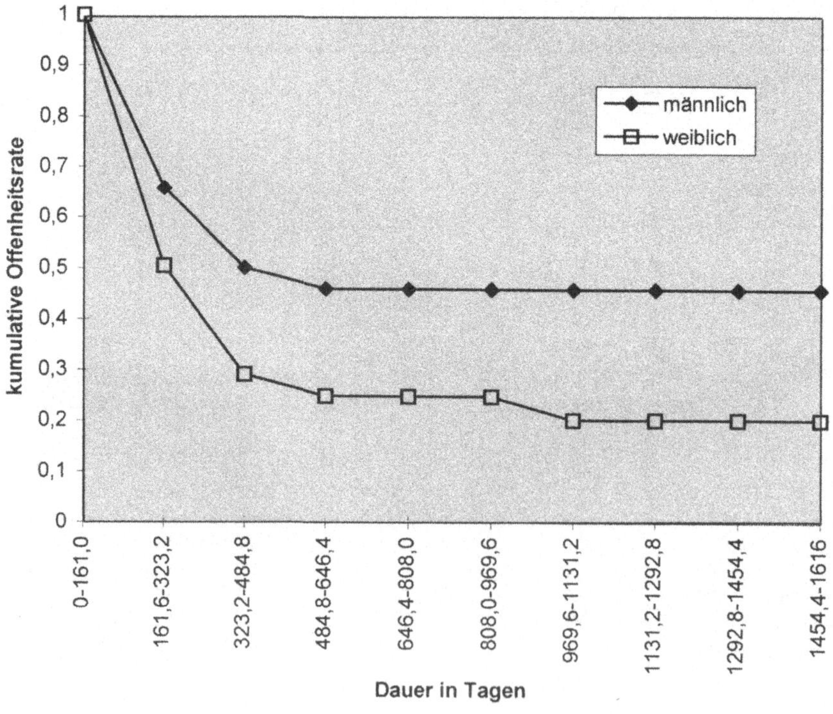

Abb. 3. Einfluß des Geschlechts des Shuntträgers auf die kumulative Offenheitsrate der Stenosen

technischem Teilerfolg und vollem technischen Erfolg im Hinblick auf die mediane Offenheitsrate keinen wesentlichen Unterschied gab (220 Tage ± 50 versus 261 Tage ± 64).

Zwei Ergebnisse hatten uns jedoch deutlich überrascht: Zum einen die Tatsache, daß Stenosen, die in multipler Anordnung auftraten und aufgedehnt wurden, signifikant länger offen blieben als solitär lokalisierte Engstellen nach PTA (323 Tage ± 84 versus 159 Tage ± 29; P = 0,04) [vgl.
Abb. 2]. Zum zweiten der signifikante Einfluß des Geschlechts: Aufgedehnte Stenosen männli-
cher Patienten unterschieden sich mit Offenheitsraten von im Median 324 Tage (± 108) signifikant von denen weiblicher Shuntträger (165 Tage ± 32; P = 0,01) [vgl. Abb. 3].

Schlußfolgerung

Die signifikante Verlängerung der Shuntüberlebenszeit durch radiologische Interventionen
spricht in deutlichem Maße für den verstärkten Einsatz einer PTA bei Vorliegen von Shuntdysfunktionen, vorrangig mit dem Ziel, den „Hämodialyse-Shunt – die Koronararterie des Dialysepatienten" zu erhalten und ein operatives Vorgehen soweit als möglich hinauszuzögern.

Perkutane Therapie bei insuffizienten Dialyseshunts

E. Rinast

Radiologie und Strahlentherapie, St. Josefs Hospital, Solmsstraße 15, 65189 Wiesbaden

Minimally Invasive Therapy in Failing Hemodialysis Access Fistulae

Summary. Based on experience with more than 1 200 percutaneous interventions in cases of failing hemodialysis access fistulae, as well as long-term observation, we can state that about 90% of all stenosed direct or graft fistulae, and about 70% of occluded graft fistulae can be treated successfully by percutaneous intervention. However, in cases of occluded direct fistulae, the rate of successful percutaneous therapy is only 50%. With respect to post-interventional function time, there is no statistically-significant difference between percutaneous-radiological and surgical intervention, or between first and subsequent intervention. Thus, percutaneous radiological therapy is equivalent to surgical therapy, but faster and less invasive and can be performed on an outpatient basis. It should be the method of choice in cases of failing hemodialysis access fistulae.

Key words: Hemodialysis access fistula – Failing shunt – Shunt recanalization – Balloon dilatation

Zusammenfassung. Auf der Basis von über 1 200 perkutan-radiologischen Interventionen bei insuffizienten Hämodialyseshunts sowie postinterventionellen Langzeitbeobachtungen stellen wir fest, daß 90% aller stenosierten Cimino- oder Prothesen-Shunts und 70% aller verschlossenen Prothesen-Shunts erfolgreich radiologisch-interventionell therapiert werden können, während die Erfolgsrate bei verschlossenen Cimino-Shunts nur bei 50% liegt. Zwischen perkutan-radiologischer und chirurgischer Intervention sowie zwischen Erst- und Re-Eingriffen bestehen keine statistisch signifikanten Unterschiede bezüglich der postinterventionellen Funktionszeit des Hämodialyseshunts. Die perkutan-radiologische Therapie insuffizienter Hämodialyseshunts ist somit der chirurgischen Therapie im Ergebnis gleichwertig, jedoch schneller, geringer invasiv, ambulant und kostengünstig durchzuführen. Sie sollte in den oben genanten Fällen als Therapieverfahren der Wahl gelten.

Schlüsselwörter: Hämodialyseshunt – Shuntinsuffizienz – Shuntrekanalisation – Ballondilatation

Einleitung

Bei der klassischen chirurgischen Therapie der Shuntdysfunktion erfolgt häufig eine Neuanastomosierung auf höherem Niveau unter Verkürzung der für die Dialyse zur Verfügung stehenden Punktionsstrecke oder der Einsatz eines Interponats. Als Alternative zu dieser Therapieform bieten sich Verfahren der interventionellen Radiologie an, mit deren Hilfe die Shuntfunktion durch die Beseitigung von Shuntstenosen und/oder die Rekanalisation verschlossener Shuntabschnitte wiederhergestellt werden kann, ohne daß die ursprüngliche Shunttopographie geändert wird [1, 2, 4]. Diese perkutanen Therapieverfahren gehören heute zum Standardangebot interventionell tätiger radiologischer Abteilungen. Unsere Arbeitsgruppe setzt diese Verfahren seit 1987 routinemäßig ein und ich darf Ihnen heute über unsere Initial- und Langzeitergebnisse in einem Zeitraum von 13 Jahren berichten.

Pathophysiologie

Grund für rezidivierende Shuntprobleme ist die pathophysiologische Kaskade von unphysiologischem Strömungsmuster, Turbulenzen mit hohen Scherkräften an der Venenwand, daraus resultierenden Intimaverletzungen und Reparaturvorgängen, welche zur fibromuskulären Intimahyperplasie führen. Das Resultat sind dann funktionsbehindernde Stenosen und schließlich Shuntverschlüsse.

Diese pathophysiologische Kette erklärt, warum Shuntstenosen zwar häufig auftraten, aber nicht alle Shunts betroffen sind. Sie erklärt weiterhin, daß Stenosen im gesamten venösen Shuntschenkel auftreten können und auch, warum trotz adäquater Therapie häufig Rezidive auftreten, denn das unphysiologische Strömungsmuster wird durch eine Ballondilatation nicht wesentlich verändert.

Indikation und Technik

In Hinblick auf den Einsatz perkutan-interventioneller Verfahren muß unterschieden werden zwischen *primärer Insuffizienz*, bei der nach Shuntanlage eine adäquate Shuntfunktion niemals gegeben war, und *sekundärer Insuffizienz*, bei der der Shunt nach längerer guter Funktion schließlich insuffizient wird. Im ersten Fall ist eine perkutane Korrektur nicht erfolgversprechend und somit die chirurgische Shuntneuanlage erforderlich. Im zweiten Fall hingegen kann die perkutane Intervention in einem hohen Prozentsatz zum Erfolg führen.

Das wichtigste therapeutische Instrumentarium zur Beseitigung von Stenosen ist der Ballonkatheter zur perkutanen transluminären Angioplastie (PTA) nach Grüntzig. Sämtliche andere Verfahren, wie z. B. die Laserangioplastie treten demgegenüber vollständig in den Hintergrund.

Das technische Vorgehen ist im Prinzip relativ einfach: nach Darstellung des gesamten Shunts durch Kontrastmittelinjektion in die zuführende Arterie wird die Shuntvene punktiert, die Stenose bzw. der Verschluß mit einem Führungsdraht passiert und mit einem geeigneten Ballonkatheter dilatiert. Gegebenenfalls kann als additives Verfahren die lokale intravasale Lysetherapie [5, 7] oder, in ausgewählten Fällen, eine Stentimplantation erfolgen. Die Implantation von Stents bei stenosierten Hämodialyseshunts ist allerdings grundsätzlich problematisch, da hierbei ein Metallfremdkörper implantiert wird, welcher spätere operative Eingriffe behindern kann. Zudem kann der Shunt an der Stelle des Stents nicht mehr punktiert werden. Auch werden Restenosierungen durch den Stent erfahrungsgemäß nicht verhindert. Aus diesen Gründen sollte die Indikation zur Stentimplantation bei Hämodialyseshunts mit großer Zurückhaltung gestellt werden und sich auf zentrale Stenosen beschränken.

Initialergebnisse der radiologischen Intervention

Wir überblicken bis Ende 1999 insgesamt 1 633 eigene angiographische Untersuchungen von Hämodialyseshunts, wobei in 1 470 Fällen ein angiomorphologisches Korrelat für die Insuffizienz nachweisbar war.

Bei 786 Fällen von stenosierten Shunts wurde in 93% der Fälle eine Intervention durchgeführt, die in 95% erfolgreich war. Somit konnten 88% aller stenosierten Shunts erfolgreich therapiert werden. Die Erfolgsraten sind bei Cimino- und Prothesen-Shunts vergleichbar.

Bei 684 Fällen von verschlossenen Hämodialyseshunts waren hinsichtlich der Rekanalisierungsraten deutliche Unterschiede zwischen Cimino- und Prothesenshunts zu verzeichnen, was Ausdruck des unterschiedlichen technischen Schwierigkeitsgrades ist. So lag die Interventionsquote bei verschlossenen Cimino-Fisteln bei nur 66%, d. h. in einem Drittel der Fälle von angiographisch nachgewiesenen Verschlüssen wurde eine perkutane Intervention auf Grund der ungünstigen Angiomorphologie nicht durchgeführt. In den Fällen, in denen die Intervention versucht wurde, lag die Erfolgsrate bei 75%. Bei verschlossenen PTFE-Fisteln lag die Interventionsquote mit 88% deutlich höher als bei Cimino-Fisteln, während die Erfolgsquote mit 80% etwa vergleichbar war. Insgesamt konnten somit 49% aller verschlossenen Cimino-Fisteln und 71% aller verschlossenen PTFE-Fisteln erfolgreich therapiert werden.

Langzeit-Ergebnisse bei radiologischer und chirurgischer Intervention

Ein für die Therapie entscheidender Gesichtspunkt ist die Funktionsdauer einer Hämodialysefistel. Die *Primärfunktionsdauer* ist die Zeitspanne zwischen der operativen Shuntanlage und der ersten Revision bzw. der endgültigen Aufgabe des Shunts, falls keine Revision erfolgte. Die *Gesamtfunktionsdauer* ist die Zeitspanne zwischen der operativen Shuntanlage und der endgültigen Shuntaufgabe, wobei radiologische Interventionen, Thrombektomiemanöver und operative Revisionen einschließlich Neuanastomosierungen *bei Erhalt der Punktionsstrecke* zugelassen sind [3]. Falls an einem Shunt keinerlei funktionserhaltende Eingriffe durchgeführt werden, unterscheiden sich Primär- und Gesamtfunktionsdauer nicht.

Nach eigenen Studien [6] beträgt die mittlere Primärfunktionsdauer von Hämodialyseshunts 3,9 Jahre, während die mittlere Gesamtfunktionsdauer (häufig auch „assistierte Funktionszeit" genannt) 6,7 Jahre beträgt. Funktionserhaltende Eingriffe erhöhen also die zu erwartende mittlere Funktionszeit um 2,8 Jahre oder gut 70%.

Die komplikationslose Funktionszeit nach einer funktionserhaltenden Intervention beträgt im Mittel nach radiologischem Eingriff 1,1 Jahre und nach chirurgischem Eingriff 1,3 Jahre, wobei der Unterschied statistisch nicht signifikant ist. Auch sind die postinterventionellen Funktionszeiten nach Erst- und Re-Eingriff statistisch nicht signifikant verschieden.

Empfehlung für das klinisch-praktische Vorgehen

1. Bei primär insuffizienten Hämodialysefisteln ist die perkutan-interventionelle Therapie nicht indiziert. In diesen Fällen muß die operative Shuntanlage als mißlungen angesehen werden und kann durch perkutane Verfahren nicht korrigiert werden. Eine Shuntneuanlage ist erforderlich.
2. Bei sekundär stenosierten Hämodialysefisteln und bei sekundär verschlossenen PTFE-Shunts sollte die perkutan-interventionelle Therapie als Verfahren der Wahl gelten. Etwa 90% aller Shuntstenosen und etwa 70% aller verschlossenen PTFE-Shunts können hierdurch erfolgreich therapiert werden.
3. Bei sekundär verschlossenen Cimino-Shunts sollte die Indikation zur perkutanen Rekanalisation mit Zurückhaltung gestellt werden, da ein verschlossener Cimino-Shunt nur in knapp 50% der Fälle erfolgreich perkutan rekanalisiert werden kann.
4. Wiederholt auftretende Insuffizienzprobleme trotz vorausgehender perkutaner Intervention stellen keine Kontraindikation zur erneuten perkutanen Therapie dar, da rezidivierende Obstruktionen bei Hämodialyseshunts vielfach unvermeidlich sind und nicht der therapeutischen Methodik angelastet werden können.

Literatur

1. Beathard GA. Percutaneous transvenous angioplasty in the treatment of vascular access stenosis. Kidney Int 1992; 42:1390–1397
2. Bohndorf K, Gladziwa U, Kistler D, Kretschmer KH, Vorwerk D, Siebert HG, Günther RW. Rekanalisation von stenosierten oder verschlossenen Hämodialyseshunts. Ergebnisse der perkutanen Angioplastie und der kombiniert radiologisch-chirurgischen Therapie. Fortschr Röntgenstr 1993; 158:525–531
3. Keller F, Loewe HJ, Bauknecht KJ, Schwarz A, Offermann G. Kumulative Funktionsraten von orthotopen Dialysefisteln und Interponaten. Dtsch Med Wschr 1988; 113:332–336
4. Kumpe DA, Cohen MAH. Angioplasty/thrombolytic treatment of failing and failed hemodialysis access sites: comparison with surgical treatment. Prog Cardiovasc Dis 1992; 34:263–278
5. Rinast E, Gmelin E, Zwaan M. Lokale Fibrinolyse bei frisch thrombosierten Prothesenshunts. Angio archiv 1991; 22:78–81
6. Rinast E, Zwaan M. Interventionelle Therapie bei Hämodialyse-Shunts. Schnetztor-Verlag, Konstanz, 1998
7. Valji K, Bookstein JJ, Roberts AC, Davis GB. Pharmacomechanical thrombolysis and angioplasty in the management of clotted hemodialysis grafts: early and late clinical results. Radiology 1991; 178:243–247

Punktionstechnik bei Dialysefisteln

G. Krönung

Chirurgische Klinik, Kreiskrankenhaus Ottweiler, Hohlstraße 2–4, 66564 Ottweiler

Puncture Techniques of Dialysis Fistula

Summary. The three types of puncture technique (area-P., rope-ladder-p. and buttonhole-p.), and their plastic consequences on the shunt vein are demonstrated. Regarding this aspect, repeated puncture becomes a plastic vascular operation in installments, which enables conservation of a good shunt vein, dilation of a small shunt vein and widening of or preventing a shunt stenosis. Thus, repeated puncture is not a necessary evil. On the contrary, it can be used to optimize the shunt vein.

Key words: Dialysis-Fistula – Repeated puncture – Plastic deformation

Zusammenfassung. Die drei Punktionstechniken (Areal-P., Strickleiter-P. und Knopfloch-P.) mit ihren unterschiedlichen plastischen Veränderungen der Shuntvene werden dargestellt. Unter diesem Aspekt wird die Vielfachpunktion zu einer plastischen Gefäßoperation in Raten, die es gestattet, eine gute Shuntvene zu erhalten, eine schmalkalibrige Shuntvene zu dilatieren und eine Stenose aufzuweiten. Die wiederholte Shuntpunktion ist daher kein notwendiges Übel sondern kann im Gegenteil dazu benutzt werden, die Shuntvene zu optimieren.

Schlüsselwörter: Dialyseshunt – wiederholte Punktion – plastische Verformung

Substratbezogen sind bei der Dialyseshuntpunktion hygienische und anatomische Aspekte, bei letzteren die der Einzelpunktion und die plastischen Folgen der Vielfachpunktion zu unterscheiden.

Hygienische Aspekte der Dialyseshuntpunktion

Die wesentlichen Punkte zur Verweidung eines Punktionsinfektes sind

1. die Beachtung der Einwirkzeit des benutzten Desinfektionsmittels,
2. die Vermeidung der Tröpfcheninfektion durch Mundschutz bei Punkteur und Patient oder genauso effektiv und billiger kein Sprechen, Husten oder Niesen während der Punktion und
3. keine Punktion durch Wundschorf.

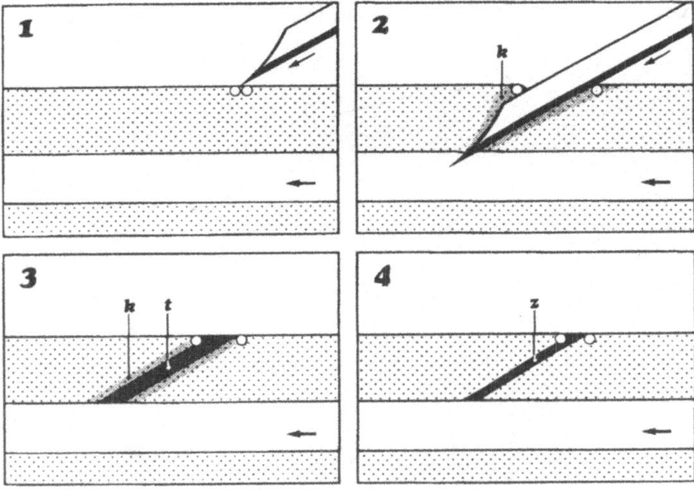

Abb. 1

Anatomische Aspekte der Einzelpunktion

Durch das Anticoring der Punktionskanüle (Kanülenanschliff nur im Bereich der vorderen Hälfte scharf, die hintere ist abgestumpft) entsteht keine zirkuläre elliptische (Zylinderschnitt) Gewebeläsion, sondern nur eine halbelliptische Gewebezunge, deren Richtung abhängig davon, ob der Kanülenanschliff während der Punktion oben oder unten liegt, gegen oder in Punktionsrichtung zeigt. Es geht also kein Gewebe in Form eines ausgestanzten Zylinders verloren, sondern das Gewebe wird durch die Kanüle verdrängt und komprimiert. (Abb. 1, *3k*). Nach der Entfernung der Punktionskanüle wird der Punktionskanal durch einen Thrombus (Abb 1, *3t*) verschlossen, dessen bindegewebige Organisation zu einer minimalen Gewebezunahme dortselbst führt (Abb. 1, *4z*). Diese Gewebezunahme ist obligate Folge jeder Einzelpunktion. Der Grad kann in geringem Ausmaß durch die Kanülendicke, den Punktionswinkel und die Kompressionstechnik nach Kanülenentfernung (Kompression des kompletten Punktionskanals oder nur der Austrittstelle in der Haut) variiert werden.

Anatomische Aspekte der Vielfachpunktion

Die Addition dieser beschriebenen minimalen Gewebezunahmen durch regelhaft über 300 Punktionen pro Jahr führt zu einer makroskopisch gut sichtbaren Gewebezunahme. So kann man zwei dicht benachbarte Tätowierungspunkte durch immer wieder exakte Punktion zwischen denselben durch die beschriebene Gewebezunahme in einigen Monaten mühelos um einige Millimeter „auseinanderpunktieren". Es gibt nun grundsätzlich 3 Möglichkeiten der Punktionslokalisation (Abb. 2). Bei der **Strickleiterpunktion** werden die Punktionen gleichmäßig über die gesamte Shuntvene verteilt. Es entsteht eine geringe aber langstreckige „erweiternde" Gewebezunahme der Shuntvene ohne begrenzende Stenosen (Abb. 2, *a*). Bei der am meisten angewandten **Arealpunktion** werden diese nur in mehr oder weniger großen Arealen plaziert. Hier ist dann der dilatierende Effekt umgekehrt proportional zur Größe der gewählten Areale, oft verbunden mit begrenzenden (quasi einstülpenden) Stenosen (Abb. 2, *b*). Bei der **Knopflochpunktion** wird immer exakt an der gleichen Stelle, in gleicher Richtung, in gleichem Winkel mit Kanülen gleichen Durchmessers punktiert. Es entsteht so mit der Zeit ein zylindrischer Narbenwall, der die Kanüle schließlich bei der Punktion führt. Eine nennenswerte Gewebezunahme und damit eine plastische Verformung der Shuntvene findet bei dieser Punktionsmethode nicht statt (Abb. 2, *c*). Um nicht durch

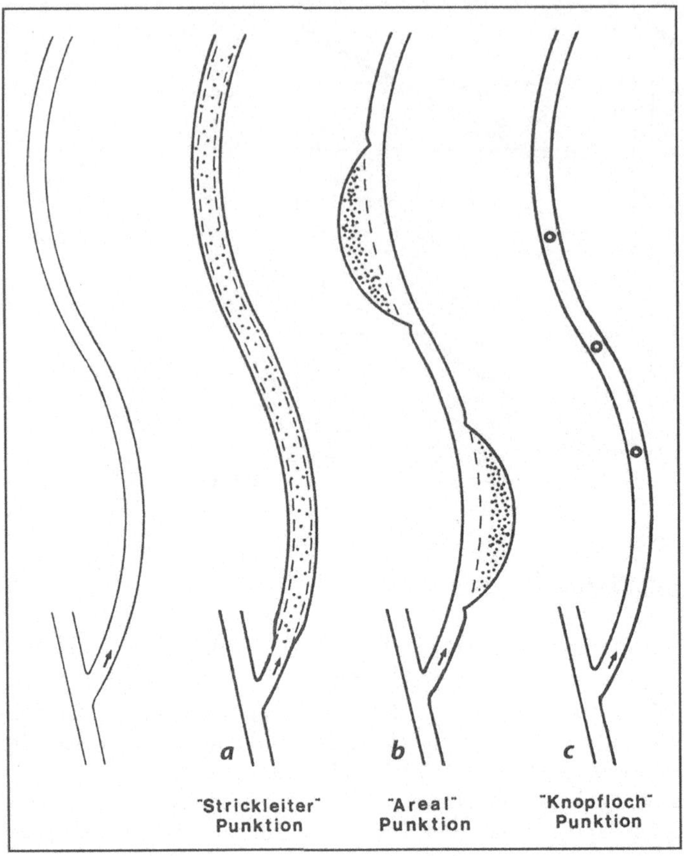

Abb. 2a–c

Wundschorf punktieren zu müssen braucht es hier pro Kanüle ein Montags-, Mittwochs- und Freitagsloch, damit der Wundschorf bis zur nächsten Punktion abgefallen ist.

Der dilatierende Effekt der Vielfachpunktion und dessen umgekehrte Proportionalität zur Arealgröße legten es nahe, die Arealpunktion zur Korrektur einer Stenose einzusetzen (Abb. 6). Plaziert man nämlich die Punktionen exakt in dem stenotischen Wandsegment, kumuliert man die einzelnen Gewebezunahmen auf engstem Raum und hat damit einen maximal dilatierenden Effekt in diesem stenotischen Segment. Diese Technik ist weniger geeignet, etablierte hochgradige Stenosen zu beseitigen, da hier das verengte Lumen ja auch technisch schwer zu treffen ist. Sie ist aber sehr gut geeignet, der Progression eines beginnenden stenotischen Segmentes gegenzusteuern.

Klinische Konsequenzen

Die 3 häufigsten klinischen Situationen sollen den gezielten Einsatz der beschriebenen Punktionstechniken demonstrieren. Eine langstreckige, zartkalibrige Vene kann zunächst mit Arealpunktion punktiert werden (Abb. 3 u. 4). Diese optimierende Dilatation muß dann aber durch Übergehen zur Strickleiterpunktion auf die ganze Shuntvene ausgedehnt werden. Am Anfang war die ganze Shuntvene so zartkalibrig wie jetzt zwischen den deutlich dilatierten Punktionsarealen (Abb. 3). Das weitere Punktieren nur der dilatierten Areale wird zwar vom Patienten (weniger Schmerzen) und Personal (einfacher Punktion) bevorzugt, zerstört aber die Shuntvene. Mit

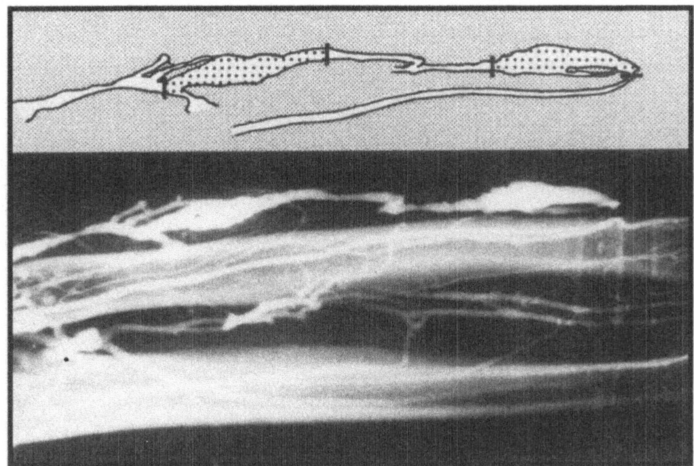

Abb. 3

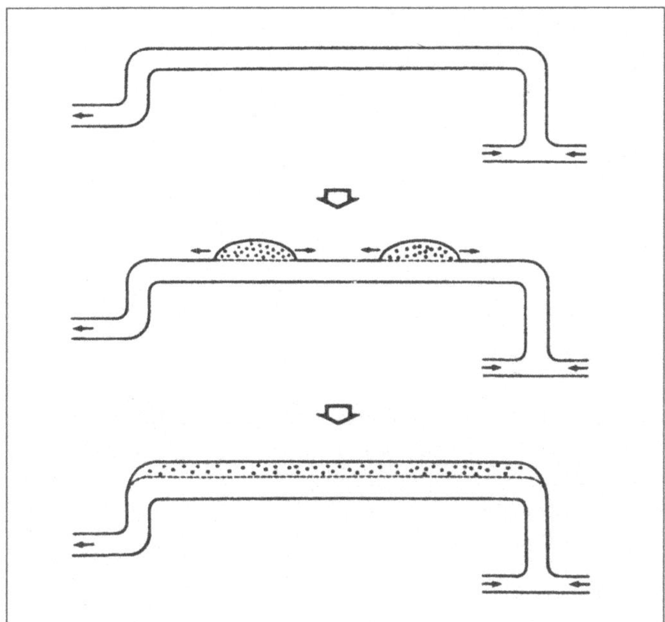

Abb. 4

der gleichen Punktionsdisziplin wie bei den ersten Shuntpunktionen sollte die ganze Vene punktiert und damit optimiert werden. Noch besser wäre es, ganz auf die Arealpunktion zu verzichten und direkt die Strickleiterpunktion anzuwenden. Einer beginnenden Stenosebildung kann durch gezielte Punktionslokalisation gegengesteuert werden. (Abb. 5, *a*). Ein dilatiertes Shuntareal sollte wenn möglich von weiteren Punktionen verschont werden (Abb. 5, *b*). Ist dies nicht möglich, muß die Strickleiterpunktion konsequent angewendet werden und die Arealpunktion auf jeden Fall vermieden werden. Bei Teflon-Prothesen sollte nur die Strickleiterpunktion angewandt werden. Die Arealpunktion zerstört die Prothese und über die Knopflochpunktion liegen keine Erkenntnisse vor.

Zusammenfassend kann man die Folgen der Vielfachpunktion als plastische Gefäßoperation in Raten bezeichnen, die prozessual zu dilatierenden und stenosierenden Veränderungen der

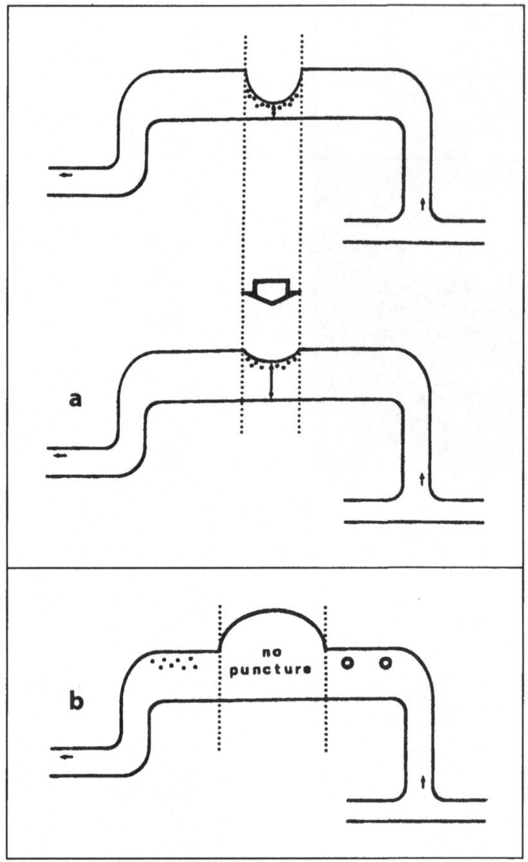

Abb. 5

Shuntvene führen. Bei Kenntnis der verschiedenen Punktionstechniken und ihrer plastischen Folgen sind diese Veränderungen so steuerbar, daß eine großkalibrige Fistelvene erhalten, eine kleinkalibrige Fistelvene dilatiert und eine Stenose aufpunktiert werden kann. Die wiederholte Fistelpunktion muß daher die Cimino-Fistel nicht zerstören, sondern kann im Gegenteil zu ihrer Erhaltung und Optimierung eingesetzt werden.

Klinische (und apparative) Planung zur Anlage von Dialysefisteln

W. Hepp

Fachbereich Gefäßchirurgie, St. Josef-Krankenhaus, Robert-Koch-Straße 16, 42781 Haan

Clinical (and Apparative) Preoperative Plan for Hemodialysis Vascular Access

Summary. Preoperative management contains a common nephrologic/vascular surgical plan, preservation of the veins being important for vascular access, vein training, clinical (and apparative if necessary) diagnostics prior to the operation and avoidance of passager centralvenous vascular access. The operative plan consists of fixing the shunt localization and modification (direct fistula/arteriovenous interposition). For postoperative management it is important to consider, besides further vein training, the maturity time of the vascular access and careful shunt puncture and care. Early interdisciplinary cooperation consisting of early surgical planning is a suitable measure for optimal function and good long-term results.

Key words: Vascular access – Hemodialysis – Surgical planning – Clinical/apparative

Zusammenfassung. Das präoperative Management umfasst eine gemeinsame nephrologisch/gefässchirurgische Planung, die Schonung der für einen Dialyseshunt infrage kommenden Venen, ein Venentraining, eine klinische (evtl. auch apparative) Diagnostik vor Shuntanlage und eine weitgehendste Vermeidung passagerer zentral-venöser Zugänge. Die operative Planung beinhaltet die Festlegung der Shuntlokalisation und die Auswahl der Shunt-Modifikationen (I./II. Ordnung, direkte Fistel/arteriovenöses Interponat). Im postoperativen Management ist neben weiterem Venentraining ganz wesentlich die Reifezeit des Shunts, die Shuntpunktion und eine sorgfältige Shunt-Pflege.
Frühzeitige interdisziplinäre Zusammenarbeit mit Planung des Shunteingriffes sind Voraussetzung für ein bestmögliches funktionelles und auch langfristiges Ergebnis.

Schlüsselwörter: Dialyseshunt – Operationsplanung – klinisch – apparativ

Einleitung

Die Überlebenszeit terminal niereninsuffizienter Patienten unter Dialysebehandlung entspricht heute ca. 50% der der Normalbevölkerung. Dies liegt in verbesserten Dialysezugängen und -methoden begründet. Auch bestehen heute nur noch in Ausnahmefällen Kontraindikationen gegen die Aufnahme einer chronischen Dialysebehandlung. Hohes Lebensalter und Diabetes mellitus gehören per se nicht mehr zu diesen Kontraindikationen.

Dialysezugänge unterliegen technik- und materialbedingt einem hohen Verschleiss. Daher ist für den Shuntchirurgen oberstes Gebot ein sparsamer Umgang mit den zur Verfügung stehenden Gefäßen.

Überwiegend ist präoperationem eine klinische Beurteilung ausreichend zur Prüfung des arteriellen Einstromes und des venösen Abflusses. Dies betrifft überwiegend die venöse Situation. Eine apparative Beurteilung ist dagegen bei der Erstanlage eines Dialyseshunts ausgesprochen selten notwendig, häufiger besteht Bedarf bei Rezidiveingriffen, besonders beim sog. Failing-Shunt sowie bei venösen Abflußbehinderungen. Zur Verfügung stehen die Duplex-Sonographie, bevorzugt in ihrer farbcodierten Version, und die Arteriographie.

Die Planung ist zu differenzieren in ein präoperatives Management, die eigentliche operative Planung sowie ein postoperatives Management.

Präoperatives Management

Gemeinsame nephrologisch/gefäßchirurgische Planung

Diese Planung sollte frühzeitig erfolgen. Sie bedingt unabdingbar auch ein Gespräch des Shuntoperateurs mit dem Patienten sowie eine genaue Inspektion des Armes und Besprechung des operativen Vorgehens. Der Zeitpunkt ist wichtig, um passagere zentral-venöse Zugänge zu vermeiden.

„Safe the veins"

Bei eventuell anstehender Dialyse müssen ab sofort alle für einen späteren Dialyseshunt in Frage kommenden Venen geschont werden. Das ist am Arm in herausragender Weise die Vena cephalica in ihrem gesamten Verlauf. Wichtigste Abschnitte sind hierbei jedoch die Vene am distalen Unterarm sowie im Ellenbeugenbereich. Blutentnahmen, Injektionen und Infusionen müssen an anderen Stellen erfolgen. Es sollte unbedingt der Vergangenheit angehören, daß der Shuntchirurg bei seinem ersten Patientenbesuch eine Kanüle in der distalen Vena cephalica vorfindet.

Venen- und Arterien-Diagnostik

Erhebung des arteriellen Pulsstatus und Beurteilung der Durchblutung des Shuntortes (überwiegend Arm) sind erforderlich. Der Allen-Test gibt Auskunft über die Durchblutung der Hand bei Ausfall der Shuntarterie (retrograder Zufluß).

Größere Probleme kann die Venensituation bereiten. Bei schlanken Patienten sind jedoch meist schon ohne Stauung, sonst unter Oberarmstauung, die subcutanen Armvenen gut erkennbar.

Venentraining

Eine unzureichende venöse Situation wird nicht selten angetroffen. Unzureichend ausgebildete subcutane Venen können aber durch Training entwickelt werden. Training heißt Faustschlußübungen, auch unter Oberarmkompression. Zur Verbesserung des Muskeltrainings kann man dem Patienten ein kleines Bällchen, eine elastische Binde o. ä. in die Hand zur Verstärkung des Trainingeffektes geben. Auch hieraus ist abzuleiten, wie wichtig die frühzeitige Planung ist, um dem Patienten auch wirklich die Fistel erster Wahl (= direkte Fistel/Ciminofistel) zu ermöglichen.

Vermeidung passagerer zentral-venöser Zugänge

Wir gehen davon aus, daß die unkritische Verwendung zentral-venöser Katheterzugänge die führende Ursache ist für eine nicht ganz niedrige Inzidenz zentralvenöser Strombahnblockaden. Langer hat diese in einer Studie in den 80-er Jahren mit ca. 18% beziffert. Handelt es sich nur um einige wenige Dialysesitzungen, die notwendig werden, sollte in der Reifephase eines Shunts besser auf die Vena femoralis ausgewichen werden (Thieler).

Operative Planung

Auswahl der Shuntmodifikation und -Lokalisation

Da die Lebenserwartung von Patienten unter Hämodialysebehandlung mittlerweile ca. 50% der der Normalpopulation beträgt, muß jede Möglichkeit einer Shuntanlage ausgenutzt werden. Die direkte Fistel (längere Funktionsdauer) ist den arterio-venösen Interponaten überlegen. Die Lokalisation erster Ordnung ist der Unterarm, zweiter Ordnung Oberarm und dritter Ordnung der Oberschenkel. Man arbeitet sich also von peripher nach zentral vor und muß dabei im Interesse des Patienten ein außerordentliches Improvisationsvermögen und einen großen Einfallsreichtum aufweisen. Diese Reihenfolge „peripher nach zentral" gilt auch für die arteriovenösen Interponate.

Postoperatives Management

Weiteres Venentraining

Auch nach Shuntanlage ist bei den meisten Patienten ein weiteres Training erforderlich. Nach wenigen Tagen kann dies postoperationem bereits aufgenommen werden. Hierzu gelten die selben Kriterien wie im präoperativen Management. Auch ein Training unter Anlage einer „sanften" Oberarmstauung kann hier vorgenommen werden.

Reifezeit des Shunts

In aller Regel benötigt ein Dialyseshunt erst eine gewisse Reifezeit. Beim direkten Shunt besteht dies darin, daß durch das zunehmend höhere Durchflußvolumen das Venenkaliber sich ausdehnt und dann das benötigte Durchflußvolumen zuläßt. Für eine suffiziente Dialyse werden mindestens 200–300 ml/min. benötigt. Das prothetische Interponat dagegen muß invasiv gut eingeheilt sein, um nach Punktion periprothetische Hämatome zu vermeiden. Letztere würden die Shuntfunktion erheblich gefährden. Wir gehen davon aus, daß eine direkte Dialysefistel 2–4 Wochen Reifezeit benötigt. Beim arteriovenösen Interponat sollte man vier Wochen zuwarten. Dringliche Dialysen können es manchmal veranlassen, von diesem Zeitschema auch abzuweichen. Manchmal ist auch durchaus eine direkte Fistel unmittelbar nach Operation bereits punktierbar. Dies ist individuellen Beurteilungen vorbehalten.

Shuntpunktion

Eine sorgfältige und unter hochsterilen Bedingungen vorgenommene Shuntpunktion verlängert die Lebenszeit des Shunts. Hierbei gibt es die Strickleiterpunktion, Arealpunktion und Knopflochpunktion. Dies wird in einem weiterem Beitrag ausführlich dargelegt.

Shuntpflege

Auch dies ist ein ausgesprochen wichtiger Punkt, um die Funktionsdauer des Shunts möglichst langfristig zu gestalten. Hier sind Pflegepersonal und Ärzte in den Dialyseeinrichtungen gleichermaßen angesprochen, ebenfalls der Patient.

Bei guter Planung, wobei hier auch die Möglichkeiten der peritonealen Dialyse mit einbezogen werden sollen, ist es das Ziel, dass niemals die Situation eintritt, dass keine tauglichen Gefäße mehr zur Verfügung stehen bzw. keine Dialyse mehr möglich ist. Frühzeitige interdisziplinäre Zusammenarbeit und frühzeitige Planung des Shunteingriffs haben die Chance, zu einem bestmöglichen Shuntergebnis in funktioneller Sicht und langfristiger Funktionsdauer zu führen. Der Patient lebt von seinem Dialyseshunt. Unter den genannten Kriterien steigt damit auch die Lebensqualität des Dialysepatienten erheblich.

Literatur

Hepp W, M. Hegenscheid (Hrsg.): Dialyseshunts – Grundlagen, Chirurgie, Komplikationen, Steinkopff, Darmstadt 1998

Arbeitsplatz Gefäßchirurgie – Wege in die interdisziplinäre Kompetenz (Ausbildung in endovaskulärer Chirurgie, Trainingszentren?, Forschung und Entwicklung)

Ausbildung in endovaskulärer Chirurgie – Centrumskonzept?

H. Imig und W. Gross-Fengels

Allgemeines Krankenhaus Harburg, Eißendorfer Pferdeweg 52, 21075 Hamburg

Training in Endovascular Surgery – Concept of Centres

Summary. There is no future in vascular surgery without interventional technology. The problem is the rivalry between radiology, angiology, cardiology etc. In this particular case, the cooperation between vascular surgeons and radiologists is very important. The vascular surgeon becomes familiar with the interventional technology and works together with the radiologist. Three years ago we established the Harburg Vascular Center. The first experiences are very encouraging.

Key words: Vascular centers – Endovascular surgery

Zusammenfassung. Ohne die Anwendung interventioneller Techniken ist zum jetzigen Zeitpunkt eine Zukunft für den Gefäßchirurgen undenkbar. Das Problem ist, dass sowohl Radiologen als auch Angiologen, Cardiologen, Neuroradiologen und Gefäßchirurgen – um nur einige Beispiele zu nennen – diese Technik konkurriend anwenden. Für den Gefäßchirurgen ist das Centrumskonzept ein Weg, den er zusammen mit dem Radiologen als Partner gehen sollte. Beide können ohne Konkurrenten zu sein, in einem Centrum ergänzend und gemeinsam arbeiten. Im stationären Bereich, im Operationssaal, in der Gefäßambulanz und im röntgenologischen Interventionsoperationssaal ist eine Rotation der Mitarbeiter erforderlich. Hierbei erlernen Assistenten der Chirurgie und Radiologie die jeweiligen Arbeitsabläufe. Seit 3 Jahren besteht am Allgemeinen Krankenhaus Hamburg-Harburg ein Gefäßcentrum. Operative und interventionelle Eingriffe werden hier gemeinsam durchgeführt.

Schlüsselwörter: Gefäßcentrum – Interventionelle Gefäßchirurgie

Das Erlernen interventioneller Techniken ist für den Gefäßchirurgen prinzipiell kein Problem. Das Können und Wissen um diese innovative, minimalinvasive Therapie von Gefäßerkrankungen ist in den letzten 30 Jahren gewachsen und in seiner Entwicklung unaufhaltsam. Der Gefäßchirurg hat dies spät erkannt, sein Bemühen, verlorenes Terrain zurück zu gewinnen, ist verständlich.

Das Sondieren von Gefäßen ist ein von Anbeginn der Gefäßchirurgie probates Verfahren. Seien es Angiographien, die von Gefäßchirurgen als erste durchgeführt wurden, seien es Vollmarsch-Ringsonden, Endoskope oder Fogarty-Katheter. Das Händling ist vertraut. Das Erlernen der modernen transcutanen Gefäßrekonstruktionen bei Mitarbeit in einer entsprechend eingerichteten radiologischen Abteilung ist machbar.

Die neue Weiterbildungsordnung im Fach Chirurgie bietet die Möglichkeit, das dritte Ausbildungsjahr – welches einen Klinikwechsel vorsieht – in einer entsprechend ausführenden Abteilung zu absolvieren.

Aber mit Argwohn werden derartige Bemühungen beobachtet. Die Begehrlichkeit therapeutisch im Gefäßsystem tätig zu sein ist groß. Und es nicht nur der Radiologe und der Gefäßchirurg. Cardiologen, Angiologen, Neuroradiologen, Herzchirurgen, um nur einige zu nennen, erheben gleiche Ansprüche.

Ein einziger in diesem Wettstreich bleibt auf der Strecke: der Patient. Die Konkurrenzsituation führt dazu, seriöse Indikationen zu vernachlässigen, es werden Röntgenbilder behandelt, keine Krankheitsbilder. Es werden Stents gesetzt, die überflüssig sind. Der Unsinn mit Laser oder Ultraschall, Strombahnen wieder zu eröffnen soll gar nicht erst angesprochen werden.

Aber wie soll es nun der Gefäßchirurg halten? Soll er in Zukunft der Vascular-Therapeut sein? Der operierende Interventionist oder der interventionelle Operateur?

Denkt man an das Wohl des Patienten, ist dies nicht immer der beste Weg. Die Egozentrik einzelner kann unter Umständen nur schaden.

In einem sogenannten Centrum bündelt man das Wissen einzelner Disziplinen und kann so frei von Konkurrenz die besten Therapiemaßnahmen interdisziplinär abwägen anwenden und erlernen.

Der Ausbildung des einzelnen kommt dabei einer besonderen Bedeutung zu. In unserem vor 3 Jahren gegründeten Centrum arbeiten Chirurgen, Radiologen und Angiologen täglich zusammen. Für den Gefäßchirurgen bedeutet dies speziell: gemeinsam mit einem Radiologen werden die Kombinationseingriffe (konventionell und interventionell) im dafür eingerichteten Operationssaal durchgeführt. Er erlernt vor Ort alle Kathetertechniken, Stentimplantationen und Stentprothesenversorgungen.

Er sollte für ein halbes Jahr in die Interventionelle Radiologische Abteilung rotieren, während ein Radiologe gleichzeitig in der Kurzzeitchirurgischen Station arbeitet, die Patienten betreut, welche dilatiert oder gestentet wurden. Außerdem arbeitet der Radiologe im Operationssaal mit. Bei diesem Konzept werden technische Fertigkeiten erworben, die es dem Gefäßchirurgen ermöglichen, auch alleine zu arbeiten, falls ein interventioneller Kollege nicht in seiner Klinik vorhanden ist. Dies ist selbstverständlich von Klinik zu Klinik, von Ort zu Ort verschieden. Starres Reglement ohne praktische Umsetzungsmöglichkeit schadet da eher. Wir können nicht die Großstadtklinik mit vielen Disziplinen und Schwerpunktcharakter mit einer Einrichtung der Grund- und Regelversorgung in ländlicher Region vergleichen.

Trainingskurse in Labors mit Simulatoren und Modellen haben sicherlich ihre begrenzte Berechtigung und auch Vorteile. Es muss aber an dieser Stelle daraufhingewiesen werden, dass die Qualität gefäßchirurgischer Behandlung nicht vom technischen Können abhängt, sondern in viel höherem Maße von der Indikation zur Operation. In keinem anderen chirurgischen Fach ist gerade dieses sorgfältige Abwägen verschiedener Verfahrenswege für den Erfolg ausschlaggebend. Das tägliche miteinander Arbeiten der drei entscheidenden Disziplinen kann nicht hoch genug eingeschätzt werden. Was nutzt die beste apparative Technik, wenn sie am falschen Patienten, im falschen Moment eingesetzt wird.

Keinesfalls sollten wir bei allen Bemühungen, unser Fach zu erhalten und zu fördern und unseren Nachwuchs auszubilden vergessen, dass die europäischen Bemühungen auf diesem Gebiet weiter fortgeschritten sind als in Deutschland. Wir sollten nicht den Fehler machen, neue Modifikationen unserer Ausbildung festzulegen und die bereits vorhandenen Empfehlungen auf Europaebene zumindest in Betracht zu ziehen. Ich denke hier in erster Linie an die UEMS-Union Européene des Médicines Spécialistes. Auch sei an das ACMT erinnert – das Advising Commitee on Medicial Training.

Ich bin mir bewusst, dass meine Meinung nur eine von vielen ist, ich bin mir aber sicher, dass bei aller zunehmender Technisierung unseres chirurgischen Berufes wir den kranken Menschen dabei nicht aus den Augen verlieren dürfen. Sollten wir ihn nicht mehr im Mittelpunkt sehen, könnten letztlich alle unsere Bemühungen um den sogenannten medizinischen Fortschritt zweifelhaft bleiben. Dies muss vor allem den jungen Kollegen vermittelt werden.

Mesenteriale Durchblutungsstörungen als interdisziplinäre Aufgabe – Klinische und bildgebende Diagnostik

N. Senninger

Klinik und Poliklinik für Allgemeine Chirurgie, Westfälische Wilhems-Universität, Waldeyerstraße 1, 48129 Münster

Impairment of Mesenteric Blood Flow as Interdisciplinary Challenge – Clinical and Imaging Diagnostics.

Summary. Screening laboratory tests (hematocrite, blood gas analysis, lactate, CRP) support the clinical suspicion, however, they may only help to judge the clinical course. Morphology and perfusion may be documented using US, CT, MRT and angiography, potentially. They are helpful in choosing between operative and interventional treatment and deciding adequate operative strategy. US is of a reduced value in adipose patients and unexperienced investigators. The MRT and MR angiogram is very expensive at the moment and of less wide-spread importance. The i.a.-DNS-angiography may be regarded as a current gold standard, since therapeutic options may be realized. It may be expected, however, that the multi-layer spiral CT will be the diagnostic means of choice in the future.

Key words: Mesenteric blood flow – Diagnosis by

Zusammenfassung. Orientierende Laboruntersuchungen (BB, Blutgase, Laktat, CRP) unterstützen den klinischen Verdacht, sind per se aber nur zur Verlaufsbeurteilung geeignet. Morphologie und Perfusion sind mittels US, CT, MRT und Angiographie potentiell erfassbar. Sie helfen bei der Auswahl operativer versus interventioneller Verfahren bzw. bei der Auswahl einer adäquaten Operationsstrategie. Der US hat Einschränkungen bei adipösen Patienten und unerfahrenen Untersuchern. Das MRT und MR-Angiogramm ist derzeit als zu aufwendig und zu teuer anzusehen. Die i.a.-DSA-Angiographie ist derzeit als Goldstandard anzusehen, da es auch therapeutische Optionen vermittelt. Es steht allerdings zu erwarten, dass dieses Verfahren vom Mehrschicht-Spiral-CT abgelöst werden wird, welches zunehmend als das beste Verfahren zur Diagnostik angesehen wird.

Schlüsselwörter: Mesenteriale Durchblutungsstörungen – Diagnosestellung

Einleitung

Mesenteriale Durchblutungsstörungen haben vielfältige Ursachen. Neben Infarkten aufgrund einer arteriellen Thrombose bzw. Embolie spielen Gefäßinfiltrationen mit Obturation, eventuell auch als Folge einer Inkarzeration, eine wichtige Rolle. Entzündliche Gefäßwandproliferationen können genauso wie toxische Gefäßwandödeme und eine venöse Thrombose zu Durchblutungsstörungen führen. Häufig ist auch die fehlende „Vis a tergo" als Resultat eines Pumpversagens des Herzens.

Die Folgen dieser mesenterialen Durchblutungsstörungen äußern sich in einer Hypoxämie mit Azidose, entsprechender Schmerzsituation, Malfunktion und Nekrose. In der Regel sind klinische Symptome wegweisend in Form des akut einsetzenden Bauchschmerzes mit dem sog. freien Intervall, der nachfolgenden Darmparalyse und dem Schock.

Bei allen diagnostischen Überlegungen dominiert die klinische Verdachtsdiagnose unter Zeitdruck. Pro verlorener Stunde ist ein Letalitätsanstieg von 5 bis 10% zu befürchten.

Klinische und laborchemische Parameter

Die klinischen Parameter der geschilderten Hypoxämie sind zunächst die Schmerzsituation, die erhöhte Atemfrequenz, der erhöhte Puls mit erniedrigtem Blutdruck und ein Rückgang der Ausscheidung. In der Blutgasanalyse dominiert eine metabolische Azidose, eine zunehmende Exsikkose, die in der Regel mit einem Leukozytenanstieg, einem Laktatanstieg und einer CRP-Erhöhung einhergeht.

Bildgebung

Abbildbare Parameter sind zum einen die anatomische Morphologie, zum anderen die Funktion in Form der Gefäßperfusion und der Motilität. Die anzusprechenden diagnostischen Modalitäten (Sonographie, CT, MRT, Duplex, Angiographie) sind dann einsetzbar, wenn sie schnell, aussagekräftig und reproduzierbar durchgeführt werden, insbesondere aber zeitgerecht verfügbar sind. Die Bildgebung hat den potentiellen Vorteil, das adäquate Therapieverfahren zur Revaskularisation zu wählen (Operation versus interventionelle Verfahren wie Stent, Lyse, interventionelle Thromboembolektomie). Insbesondere aber hilft sie, die operative Strategie beim Revaskularisationsversuch zu wählen (Embolektomie, Bypass, eventuell Indikation zur Second look-Operation). Die bildgebenden Verfahren geben die Möglichkeit zu einer Follow up-Kontrolle, sie werden zunehmend schneller in der Durchführung.

Das Plus der Ultraschallverfahren ist die weit verbreitete Verfügbarkeit, die Möglichkeit von Flussmessungen und die Umfelddiagnostik. Ihre Aussage insbesondere bei schlanken Patienten ist gut, bei adipösen aber eingeschränkt. Die untersucherbezogene Variabilität der Aussage macht den Ultraschall wertvoll, aber nicht generell aussagekräftig.

Die Kernspintomographie, insbesondere in Form des MR-Angiogramms hat den Vorteil der fehlenden Invasivität ohne Röntgen- und Kontrastmittelbelastung, sie ist statisch und dynamisch einsetzbar, allerdings derzeit zu aufwendig und zu teuer und noch in der Entwicklung. Zum jetzigen Zeitpunkt stellt sie keine Routineoption dar.

Als Goldstandard ist die i. a. -DSA-Angiographie zu sehen. Sie ist reproduzierbar, therapeutisch nutzbar und weit verbreitet einsetzbar. Als Nachteile sind zu erwähnen ihre Invasivität mit

Tabelle 1. Bewertung bildgebender Verfahren gegenüber der i.a.-DSA als Goldstandard bei mesenterialen Durchblutungsstörungen

	Sensitivität	Spezifität	Accuracy
CT	80–100%	90–100%	85–95%
MRT	70–95%	90–100%	80–90%
Duplex	60–100%	50–100%	67–95%

Strahlen- und Kontrastmittelbelastung. Es ist zu erwarten, dass sie zugunsten des nachstehend genannten CTs wahrscheinlich abgelöst wird.

Das CT als Spiral-CT mit Kontrastmittel, insbesondere in der innovativen Form als Mehrschicht-Spiral-CT ist heutzutage in weniger als 15 Minuten klinisch verwertbar durchführbar. Trotz Röntgen- und Kontrastmittelbelastung gilt es als wenig invasiv, ist schnell und reproduzierbar und gilt als das derzeit beste Verfahren. In einer Analyse von Publikationen der letzten Jahre lässt sich die Sensibilität, Spezifität, Akkuratheit von CT, MRT und Duplex-Sonographie beschreiben (Tabelle 1).

Ausblick

Innovative Verfahren nutzen die Blutgas- und Durchblutungsanalyse in endoskopisch erreichbarer Mukosa. Eine zunehmende Rolle scheint die kaliumsensible Oberflächenelektrode zu gewinnen, des weiteren ein nicht invasives Verfahren (SQID, Superconducting Quantum Interference Device), welches durch Veränderungen in Magnetfeldern Durchblutungsänderungen in definierten Volumina angeben kann. Sämtliche Verfahren befinden sich aber noch in der experimentellen Erprobung.

In einer Klinik muss ein gemeinsamer Algorithmus für Diagnostik und Therapie bei mesenterialen Durchblutungsstörungen bestehen. Die zeitgerechte Präsenz und Kompetenz für Diagnostik und Therapie muss vor Ort gesichert sein sein. Dies soll aber nicht vergessen lassen, dass ein klinischer Vordenker, der die Verdachtsdiagnose der mesenterialen Durchblutungsstörung äußert und anschließend konsequent handelt, essentiell ist.

Chirurgische Therapie der akuten und chronischen mesenterialen Ischämie

A. Thiede und D. Meyer

Chirurgische Universitätsklinik der Universität Würzburg, Josef-Schneider Straße 2, 97080 Würzburg

Surgical Treatment of Acute and Chronic Intestinal Ischemia

Summary. Treatment of intestinal ischemia needs close cooperation between general and visceral surgeon and radiologist. Angiography remains the gold standard, although vascular lesions are also perfectly visualized by CT-scan. In acute ischemia, angiography discriminates between occlusive disease which needs immediate laparotomy (embolectomy / vascular reconstruction and bowel resection) and nonocclusive disease. Angiography also leads to immediate treatment by selective infusion of vasodilative agents. In case of further diagnostic doubts, laparoscopy should be performed. Furthermore, mesenteric angioplasty builds a new sufficient alternative to endarterectomy and aortovisceral bypass in the treatment of chronic ischemia.

Key words: Intestinal ischemia – Mesenteric embolism – Mesenteric thrombosis – Aortovisceral bypass

Zusammenfassung. Die Behandlung der mesenterialen Ischämie bedarf der engen Zusammenarbeit zwischen Visceralchirurgen, interventionell tätigen Gefäßchirurgen und Radiologen. Diagnostisches Standardverfahren für Gefäßläsionen bleibt, obwohl mittels Computertomographie gut darstellbar, die Angiographie. Sie unterscheidet bei akuter Ischämie zwischen Gefäßverschluß, der zur sofortigen Operation (Embolektomie / Gefäßrekonstruktion und Darmresektion) führt, und nicht-okklusivem Prozeß. Sie leitet zudem die Therapie durch selektive Vasodilatatien-Gabe ein. Die Laparoskopie kann diagnostische Unsicherheiten klären. Radiologisch-interventionelle Verfahren stellen in der Therapie chronischer Ischämien eine suffiziente Alternative zu Endarteriektomie und aortovisceralem Bypass dar.

Schlüsselwörter: Intestinale Ischämie – Mesenterialembolie – Mesenterialthrombose – aortovisceraler Bypass

Die operative Behandlung akuter mesenterialer Ischämien ist trotz verbesserter präoperativer Diagnostik immer noch mit einer Letalität von 50–80% behaftet (2, 6,10). Der operative Eingriff an sich stellt für die zum Großteil multimorbiden Patienten eine erhebliche Belastung dar. Es ist daher zu fragen, welchen Platz neuere, radiologisch-interventionelle Verfahren in der Behandlung akuter und chronischer Mesenterialischämien einnehmen.

Durch die außergewöhnliche Fähigkeit des Splanchnicus-Gebietes zur Autoregulation und Kollateralisation werden langsam sich entwickelnde Gefäßveränderungen klinisch meist kom-

Tabelle 1. Ursachen der akuten Mesenterialischämie *nach Haglund* (6)

„occlusive disease"	„nonocclusive disease"
- Embolie	- Schock
- Arterielle Thrombose	- Herzversagen
- Venöse Thrombose	- Pharmakologisch induzierte Darmischämie
- Ischämie nach aorto/iliacalem Gefäßersatz	(Vasoaktive Substanzen, Digitalis etc.)
- Trauma	

pensiert. Dagegen führt ein plötzlicher Verschluß einer Visceralarterie (Truncus coeliacus, TC; Arteria mesenterica superior, AMS, und inferior, AMI; Arteria iliaca interna, AII) häufig zu klinischen Symptomen. Es beginnt typischerweise mit einer schmerzhaften Hyperperistaltik des Darms (Phase I) und führt über eine generelle Darmparalyse (sog. „stummes Intervall", Phase II) zur Peritonitis (Phase III) bis hin zum Kreislaufschock des Patienten (Phase IV). Ob und mit welcher zeitlichen Latenz diese Phasen durchlaufen werden, hängt wesentlich von der Ursache (siehe Tabelle 1) und der entsprechend eingeleiteten Therapie ab. Histologisch stellt die Darmmukosa die sensibelste Wandschicht des Darmes dar. Geht eine Durchblutungsstörung über die Tunica muscularis hinaus (Phase III) so ist mit irreversiblen Schäden zu rechnen, die regelhaft die Resektion des betroffenen Darmabschnittes notwendig machen.

I. Akute Darmischämie

Embolie und arterielle Thrombose: Häufig sind Patienten mit akuten Darmischämien bei Klinikeintritt bereits im sog. „stummen Intervall". Alter des Patienten, Anamnese eines plötzlich auftretenden Schmerzereignis bei cardialen Vorgeschichte und evtl. bestehende Laborveränderungen (z. B. Serumlaktatanstieg) sind hier wegweisend (9). Als Screening Methode gilt die abdominelle Farbdoppler-Sonographie (15). Zuvor sollte aber eine Abdomen-Leeraufnahme eine Hohlorganperforation ausschließen. Bei weiterhin bestehendem Verdacht einer Mesenterialischämie ist ohne weitere zeitliche Verzögerung eine Angiographie (2), Kontrastmittel-unterstützte Computertomographie oder auch eine Laparoskopie – je nach apparativer Ausstattung – durchzuführen. Die Angiographie stellt aber weiterhin den „Gold-Standard" dar. Hier kann neben der differenzierten Beurteilung aller Abschnitte des „intestinalen Gefäßbaumes" dessen Kollateralisation und das generelle Ausmaß der Gefäßsklerose suffizient beurteilt werden.

Der Nachweis eines stammnahen Gefäßverschlusses führt zur sofortigen, notfallmäßigen Laparotomie des Patienten. Vereinzelt werden interventionelle Verfahren beschrieben (7): Das Konzept einer Aspirationsthrombektomie mit nachfolgender Angioplastie der arteriosklerotischen Gefäßstenose ist vor allem beim alten Patienten in reduzierten Allgemeinzustand bestechend. Dennoch beinhaltet die Manipulation am Thrombus die Gefahr einer peripheren Embolisation (2). Eine evtl. notwendige Lysetherapie verzögert den operativen Eingriff. Außerdem kann das Ausmaß der eingetretenen ischämischen Darmwandschädigung nicht beurteilt werden. Die damit eingetretene zeitliche Verzögerung gefährdet unseres Erachtens den Patienten daher mehr als das operative Trauma einer Laparoskopie/-tomie. Der akute Gefäßverschluß ist weiterhin eine Domäne der konventionellen, operativen Therapie.

Der durch Laparoskopie/-tomie evaluierte abdominelle Befund legt das weitere Procedere fest: Bei ausgedehnter irreversibler Schädigung des Dünn- und Dickdarms sollte beim alten Patienten der Eingriff beendet werden. Beim jüngeren Patienten ist dagegen auch bei drohendem Kurzdarm-Syndrom eine Darmresektion vorzunehmen. Denn hier besteht neben der dauerhaften parenteralen Ernährung langfristig die Perspektive einer Dünndarmtransplantation. Finden sich jedoch noch ausreichend durchblutete Darmanteile, hat die Operation zwei Ziele: die Wiederherstellung der intestinalen Durchblutung und die Resektion irreversibel geschädigter Darmanteile: Die am häufigsten betroffene AMS sollte bei weiter peripher gelegenem Verschluß von ventral in der Mesenterialwurzel aufgesucht werden, bei abgangsnahem Verschluß der AMS hingegen von dorsal. Eine Längsarteriotomie ermöglicht die Embolektomie nach peripher und zentral. Bei Nachweis einer zentralen arteriosklerotischen Stenose ist über den dorsalen Zugang die offenen Endarteriektomie oder – zur Umgehung der Stenose – das Absetzen des Gefäßes mit anschließender Reinsertion in die Aorta oder ein autologer Vena-saphena-magna-Bypass möglich (14). Alloplastische Materialen verbieten sich jedoch wegen des potentiell durch Darmbakterien kontaminierten OP-Gebietes. Im zweiten Schritt erfolgt die Resektion irreversibel geschädigter Darmanteile. Eine sparsame Darmresektion mit dem Ziel des Kontinuitätserhalts – evtl. mit Anus praeter-Anlage – ist dabei einer ausgedehnten Darmresektion vorzuziehen. Bei gefährdeter Durchblutungssituation ist eine Second-look-Operation angezeigt. Diese ist bei ca. 10% der Patienten erforderlich und führt in einem Viertel der Fälle zur erneuten Darmresektion (8).

Venöse Thrombose: Der Anteil venöser Thrombosen an dem klinischen Bild einer akuten mesenterialen Ischämie wird mit 5 bis 25% angegeben (2, 4). Hier zwingen nicht der angiographische Nachweis einer venösen Thrombose zur Laparotomie, sondern klinische Peritonitis-Zeichen. Thrombosen sind in den seltensten Fällen mittels Thrombektomie angehbar; denn nach dieser ist in einem hohen Prozentsatz mit Rethrombosen zu rechnen. Therapeutisch erfolgversprechender ist die alleinige Resektion irreversibel geschädigter Darmanteile, ihre primäre Anastomosierung und – nach evtl. erfolgter Second-look-Operation – die dauerhafter Antikoagulation des Patienten. Ohne klinische Zeichen einer Peritonitis ist die bloße Antikoagulation ausreichend (11). Hiervon ausgenommen sind Portalvenen-Thrombosen, die infolge einer portalen Hypertension entstanden sind. Wegen der Gefahr gastrointestinaler Blutungen sollten diese Patienten nicht antikoaguliert werden.

Ischämie nach aorto-/iliacalen Eingriffen: Hier bestehen zwei Ursachen für eine Darmischämie: Das Absetzen der AMI und AII bei der Primäroperation kann aufgrund ausgedehnter arteriosklerotischer Veränderungen an TC und AMS zur Darmischämie führen. Abdominelle Schmerzen oder, beim intubierten Patienten, steigende Serumlaktatwerte sollten frühzeitig an eine solche Ursache denken lassen. Coloskopisch nachgewiesene Darmläsionen (z. B. im Colon signoideum oder descendens) werden – je nach Ausdehnung – konservativ oder operativ (mit Reinsertion der Gefäße + Darmresektion) therapiert (3). Wesentlich häufiger sind aber sog. nicht-okklusive Gefäßveränderungen („nonocclusive disease") aufgrund hypotoner Kreislaufkrisen während oder nach aorto/iliacalen Gefäßeingriffen Ursache einer Darmischämie.

Nicht-okklusive Darmischämie („nonocclusive disease", NOD): Schock-ähnliche Kreislaufsituationen z. B. nach Wiedereröffnung der aortalen Strombahn oder lang andauernde Catecholamin-Gaben bei ausgeprägter cardialer Vorschädigung führen zu einem dauerhaften Gefäßspasmus im Splanchnicus-Gebiet (6, 10). Bei den zumeist intubierten Patienten kommt es zu einem Anstieg der Serumlaktatwerte. Klärung schafft hier wiederum die Angiographie: Der sog. „entlaubte Baum" deutet auf eine NOD hin: Die arterielle Gefäßversorgung ist in weiten Teilen des Dünn- und Dickdarms rarifiziert, d. h. eine „feine Verästelung in der Krone des Gefäßbaumes" fehlt. Dieser Spasmus ist operativ nicht angehbar, kann aber durch Gabe von Vasodilatantien (z. B. Prostaglandin E_1 60 μg für mind. 24 Std.) über einen selektiv in die AMS eingelegten Angiographiekatheter therapiert werden. Innerhalb von 24 Stunden sollte eine regelmäßige, anfänglich stündliche Laktatkontrolle dieses Vorgehen „monitoren" (5). Der Therapieerfolg wird durch sinkende Laktatwerte und nach 24 Stunden durch eine erneute Angiographie über den noch liegenden Katheter kontrolliert. Bei dennoch auftretenden Zeichen einer Peritonitis ist eine Laparotomie, evtl. Darmresektion, notwendig.

II. Chronische Darmischämie

Symptomatisch werden chronische Darmischämie durch die sog. Angina abdominalis, krampfartige Bauchschmerzen typischerweise nach dem Essen, und ein damit verbundener Gewichtsverlust der Patienten. Verantwortlich hierfür ist eine chronische intestinale Minderdurchblutung aufgrund nicht ausreichend kollateralisierter Stenosen der Visceralarterien (s. Tabelle 2). Eine Therapie ist aber zumeist erst bei einer Zwei- oder Dreigefäß-Erkrankung erforderlich. Der bloße Nachweis asymptomatischer Stenosen stellt keine unbedingte Therapieindikation dar (13). Die Operationsindikation ist kritisch, erst nach Ausschluß aller anderen abdominellen Ursachen und nur bei typischer Beschwerdesymptomatik zu stellen. Allerdings sollte bei ohnehin notwendiger aortaler Rekonstruktion auch eine bislang symptomlose Stenose mesenterialer Gefäße angegangen werden.

Tabelle 2. Ursachen der chronischen Mesenterialischämie *nach Haglund* (6)

- Angeborene Gefäßveränderungen (z. B. Coarctatio aortae)
- Fibromuskuläre Dysplasie
- entzündliche Gefäßveränderungen (z. B. Takayasu-Arteriits)
- Arteriosklerose
- Bestrahlungsschäden

Grundsätzlich stehen zwei Therapiewege zur Verfügung: die interventionell-radiologische Angioplastie oder die Operation mit Endarteriektomie oder Bypass. Bei zunehmender Erfahrung der „Interventionalisten" mit der Dilatation von Visceralarterien ist dieses Verfahren ein erfolgversprechendes Therapiekonzept, besonders in dem zumeist multimorbiden älteren Patientengut. Der primäre technische Erfolg einer Angioplastie wird – bei kurzstreckiger Stenose – mit 80–100% angegeben (1). Bei einer Rezidivrate von ca. 20% ist die erneute Dilatation immer noch in über 90% erfolgreich (Nachbeobachtungszeit: 2,5 Jahren), wobei die Lokalisation der Stenose – ostiumnah oder -fern – hierbei unerheblich erscheint. Dem stehen operative Verfahren wie die direkte transaortale Endarteriektomie oder der aortoviscerale Bypass mit einem Therapieerfolg von 85% bei fünfjähriger Beobachtungszeit gegenüber (12). Als Gefäßrekonstruktion ist hier bei singulärer Stenose der Venenbypass von der Aorta auf die AMS oder A. hepatica zu nennen. Bei kombinierter Stenose von TC und AMS wird ein sog. Brückenbypass von der Aorta auf beide Gefäße notwendig. Rezidive nach Bypassanlage treten in 10–20% der Fälle auf. Aufgrund der noch fehlenden Langzeitergebnisse nach Intervention erscheint die Operation beim jüngeren Patienten und bei mangelndem Erfolg der Intervention sinnvoll.

Zusammenfassend ist zur suffizienten Therapie der Mesenterialischämie die Zusammenarbeit des Visceralchirurgen mit dem interventionell tätigen Gefäßchirurgen und Angiologen erforderlich. Im akuten Stadium ermöglicht die frühzeitige Diagnostik (Angiographie / Computertomographie) ein konsequentes therapeutisches Vorgehen (selektive Gabe von Vasodilatantien, Operation). Im Stadium der chronischen Mesenterialischämie können radiologisch-interventionelle Verfahren das herkömmliche operative Vorgehen sinnvoll ergänzen.

Literatur

1. Allen RC, Martin GH, Rees CR, Rivera FJ, Talkington CM, Garrett WV, Smith BL, Pearl GJ, Diamond NG, Lee SP, Thompson JE (1996) Mesenteric angioplasty in the treatment of chronic intestinal ischemia. J Vasc Surg 24: 15–23
2. Betzler M (1998) Chirurgisch-technische Leitlinien bei intestinaler Ischämie. Chirurg 69: 1–7
3. Björck M, Bergvist D, Troeng T (1996) Incidence and clinical presentation of bowel ischemia after aortoiliac surgery – 2930 operations from a populations-based registry in Sweden. Eur J Vasc Endovasc Surg 12: 139–144
4. Cappell MS (1998) Intestinal (mesenteric) vasculopathy I – Acute mesenteric arteriopathy and venopathy. Gastroenterol Clin North Am 27: 783–825

5. Czerny M, Trubel W, Claeys L, Scheuba C, Huk I, Prager M, Polterauer P (1997) Die acute mesenteriale Ischämie. Zentralbl Chir 122: 538–544
6. Haglund U, Bergvist D (1999) Intestinal ischemia – the basics. Langenbeck's Arch Surg 384: 233–238
7. Hallisey MJ, Deschaine J, Illescas FF, Sussman SK, Vine HS, Ohki SK, Straub JJ (1995) Angioplasty for the treatment of visceral ischemia. J Vasc Interv Radiol 6: 785–791
8. Hanisch E, Schmandra TC, Encke A (1999) Surgical strategies – anastomosis or stoma, second look – when and why. Langenbeck's Arch Surg 384: 239–242
9. Meyer T, Klein P, Schweiger H, Lang W (1998) Wie kann die Prognose der akuten Mesenterialarterienischämie verbessert werden? Ergebnisse einer retrospektiven Analyse. Zentralbl Chir 123: 230–234
10. Newman TS, Magnuson TH, Ahrendt SA, Smith-Meek MA, Bender JS (1998) The changing face of mesenteric infarction. Am Surgeon 64: 611–616
11. Rhee RY, Gloviczki P, Mendonca CT, Petterson TM, Serry RD, Sarr MG, Johnson CM, Bower TC, Hallett JW, Cherry KJ (1994) Mesenteric venous thrombosis: still a lethal disease in the 1990s. J Vasc Surg 20: 688–697
12. Schneider DB, Schneider PA, Reilly LM, Ehrenfeld WK, Messina LM, Stoney RJ (1998) Reoperation for recurrent chronic visceral ischemia. J Vasc Surg 27: 276–286
13. Thomas JH, Blake K, Pierce GE, Hermreck AS, Seigel E (1998) The clinical course of asymptomatic mesenteric arterial stenosis. J Vasc Surg 27: 840–844
14. Vincente DC, Kazmers A (1999) Acute mesenteric ischemia. Curr Opin Cardiol 14: 453–458
15. Zwolak RM, Fillinger MF, Walsh DB, LaBombard FB, Musson A, Darling CE, Cronenwett JL (1998) Mesenteric and celiac duplex scanning: a validation study. J Vasc Surg 27: 1078–1088

Zu den Hauptvorträgen wurden die folgenden FREIEN VORTRÄGE gehalten, die in Kurzfassung angefügt werden.

Erfahrungen mit der ambulanten av-Shuntchirurgie – eine Kosten-Nutzen-Analyse

J. Müller, T. Bürger, F. Meyer und Z. Halloul

Klinik für Chirurgie, Universitätsklinikum, Otto-von-Guericke-Universität, Leipziger Straße, 39120 Magdeburg

Experience with AV-Shunt Surgery in an Outpatient Setting – an Economy Study

Summary. The aim of the study was to determine the ratio between costs and reimbursement from insurance companies, as well the acceptance of patients, for the placement of av shunts in an outpatient setting. During a 2-year-period, 67 patients underwent surgery (70 interventions: 57 primary placements, 13 revisions). Early complications were two immediate postoperative occlusions and one infection, which were treated conservatively. The average clinic-specific cost (usage of operating room, materials) amounted to DM 497.94, whereas the flatrate reimbursement was only DM 274. Thus, cost-effective av shunt surgery is not cost-effective. In revisions, the preoperative cost estimates are even more unclear, i. e., when an admission of the patient is favourable. In 57 patients, opinion for or against an outpatient setting was evaluated between the seventh and tenth postoperative day. Eighty percent of the patients supported it.

Key words: AV shunt – Outpatient setting – Cost reimbursement ratio

Zusammenfassung. Das Ziel der Studie bestand in der Ermittlung der Wirtschaftlichkeit der Operationen und Akzeptanz bei den Patienten. Im Zeitraum 9/97 bis 9/99 wurden bei 67 Patienten 70 ambulante Shunt-Operationen (57 Erstanlagen und 13 Folgeanlagen) durchgeführt. Als Frühkomplikationen fanden sich 2 Sofortverschlüsse und eine Infektion, die konservativ behandelt werden konnte. Die durchschnittlichen klinikspezifischen OP-Kosten, d. h. Op-Saalnutzung und Verbrauchsmaterial, lagen bei 497,94 DM. Die punktwertabhängige Pauschalvergütung betrug aktuell 274,00 DM, damit läßt sich eine ambulante Shuntchirurgie nicht kostendeckend durchführen. Bei Revisionseingriffen sind die Kosten noch unwägbarer, sodaß eine stationäre Behandlung erfolgen muß. Bei 57 Patienten konnte zwischen dem 7. und 10. postoperativen Tag die Akzeptanz erfragt werden, 81% der Patienten befürworten die ambulante Operation.

Schlüsselwörter: av-Shuntchirurgie – ambulante Operation – Kosten-Nutzen-Analyse

Hyperdynamer Hämodialyse-Shunt – eine häufig unterschätzte Dysfunktion

E. Brune, J. Möller, W. Clasen und R. Horstmann

Chirurgische Abteilung, Herz-Jesu-Krankenhaus, Westfalenstraße 109, 44625 Münster

Hyperdynamic Dialysis Access – an Under-Estimated Dysfunction

Summary. In cooperation with our Nephrological Department, we asked if a hyperdynamic access could be recognized early to avoid cardiac decompensation and to achieve a "prophylactic" operative intervention. The study inhabited 29 patients with patent access. They underwent some routine examinations and additively, shunt flow was measured by a Transonic Hemodialysis Monitor (ultrasound-based). We found six hyperdynamic fistulae, according to our defined criteria, with an average shunt flow of 1.94 ml/min. All of them were localized in the cubita (PTFE interponates as well as native fistulae). Operative flow reduction was prepared with good results. In conclusion, we found that if a Cimino shunt is not available, a native fistula should be preferred — wit the demand of monitoring these multi-morbid patients.

Key words: Shunt flow – Hyperdynamic access – Monitoring – Dysfunction

Zusammenfassung. In Zusammenarbeit mit unseren Nephrologen stellten wir uns die Frage, ob ein hyperdynamer Shunt zur Vermeidung kardialer Folgeerkrankungen frühzeitig zu diagnostizieren ist, um ihn dann einer operativen Intervention zuzuführen.
Das Kollektiv umfaßte 29 Patienten mit gut praktikabler Fistel, bei denen wir eine Reihe von Basisuntersuchungen als auch eine ultraschall-gesteuerte Shuntflow-Messung mit dem Transonic Hämodialyse Monitor durchführten. Die Ergebnisse, die „online" unter der Dialyse erhoben werden konnten, zeigten 6 hyperdyname Fisteln (anhand unserer Definitionskriterien) mit einem mittleren Fluß von 1,94 ml/min. Hierbei handelte es sich ausschließlich um Ellbogen-nahe Shunts. Postoperativ fanden wir eine ausreichend gute Funktion mit Besserung der Beschwerden.
Schlußfolgernd ist sicherlich eine native Cubitalfistel vorzuziehen, jedoch ein engmaschiges Monitoring wünschenswert.

Schlüsselwörter: Shuntfluß – hyperdynamer Shunt – Dysfunktion – Monitoring

Ergebnisse chirurgischer Revisionen gestreckter Oberarm-Dialyseshunts

M. J. Utzig, Th. Foitzik, P. Dollinger und H. J. Buhr

Chirurgische Klinik u. Poliklinik I, Abteilung für Allgemein-, Gefäß- und Thoraxchirurgie, Universitätsklinikum Benjamin Franklin, Hindenburgdamm 30, 12200 Berlin

An Analysis of the Patency of Surgically-Revised Dialysis Access Grafts

Summary. Purpose. To analyze the effectiveness of surgical revision of occluded straight ePTFE dialysis access grafts. Methods. All upper arm access procedures from January 1994 to August 1999 were retrospectively reviewed. Results. Surgery was performed in 67 patients. Most common causes of dysfunction were venous anastomotic stenoses (22%), outflow occlusion (9%), arterial anastomic stenoses/inflow occlusion (12%) and intragraft stenoses (6%). In 37%, the cause of graft occlusion could not be identified. Patency 6 and 12 month after intervention was 29% and 11% respectively. Both cause of occlusion and type of treatment did not correlate with patency after revision. Fifty-nine shunts required up to 12 revisions to maintain patency. Cumulative 1-year-patency after multiple interventions was 29%. Conclusion. Patency after surgery appears disappointing. However, due to repeated procedures, ePTFE grafts remain open for longer than 1 year in 29%.

Key words: Dialysis access graft – Surgery – Revision – Patency

Zusammenfassung. Zielsetzung: Analyse der Funktion von ePTFE-Shunts nach chirurgischer Revision. Methode: Retrospektive Auswertung der 1/94 – 8/99 revidierten gestreckten Oberarm-Shunts. Ergebnisse: Insgesamt wurden 67 Shunts revidiert. Häufigste Verschlußursachen war Stenosen im Bereich der venösen Anastomose (22%), zentrale Stenosen (9%) sowie Einstromprobleme / arterielle Stenosen (12%) und Prothesendefekte (6%). In 37% konnte die Verschlußursache nicht geklärt werden. Nach 6 bzw. 12 Monaten waren unabhängig von Verschlußursache und Art des Eingriffs 29% bzw. 11% der Shunts offen. 59 Shunts wurden aufgrund eines Reverschlusses bis zu 12× revidiert. Dadurch bleiben 29% der Shunts > 1 Jahr funktionstüchtig. Folgerung: Die primären Ergebnisse der chirurgischen Revision von gestreckten Oberarm-ePTFE-Shunts sind ernüchternd. Durch mehrfache Revision bleiben jedoch 29% der Shunts > 1 Jahr offen.

Schlüsselwörter: Hämodialyse-Shunt – Chirurgie – Revision – Funktionsrate

Notwendigkeit der retrograden cerebralen Perfusion in der chirurgischen Behandlung für thorakales Aortenaneurysm

M. Okada, K. Ataka, T. Sugimoto, C. Yamashita und Y. Maniwa

II. Chirurgische Universitätsklinik Kobe, 7-5-2 Kusunoki-cho, Chuo-ku, Kobe 650-0017, Japan

An Availability of Retrograde Cerebral Perfusion Technique in the Surgical Treatment for Thoracic Aortic Aneurysm

Summary. During the period 1980–1998, we operated on 496 patients with aortic aneurysms. Among them, 225 patients had thoracic aortic aneurysms (non-dissection 76, dissection 130, thoraco-abdominal 19) Seventy patients who underwent surgical operation with retrograde, cerebral perfusion and deep hypothermia (20–22 °C) were precisely analyzed. There were 42 men and 28 women, and their ages ranged from 28 to 83 years, with a mean of 62 years. Operative indications were aneurysmal rupture, cardiac tamponade, severe compression of the aortic arch branches and aneurismal dilatation of more than 6 cm in diameter, as well as severe pain refractory to medication. Surgical procedures were carried out under extracorporeal circulation with retrograde, cerebral perfusion, and replacement of the vascular graft with zero-porosity. Postoperative complications such as delirium, respiratory disorder and renal hypofunction were noticed in eight cases in the intensive care unit, who completely recovered. Mortality rate was 17%, situations to prevent embolisation due to a clamp of atheromatous aorta.

Key words: Thoracic aortic aneurysm – Aortic dissection – Retrograde cerebral perfusion (RCP) with deep hypothermia – Vascular graft with zero-porosity

Zusammenfassung. Von 1980 bis 1998 haben wir 496 Patienten mit Aortenaneurysma operiert. Davon hatten 225 Patienten ein thorakales Aortenaneurysma. Siebzig Patienten, die mit retrograder, cerebraler Perfusion (RPC) und tiefer Hypothermie (20–22 °C) operiert wurden, wurden eingehend analysiert. Die Patienten bestanden aus 42 Männer und 28 Frauen im Alter von 28 bis 83 Jahren. Sie hatten Aneurysmen, Herztamponade, schwergradige Kompression der Aortenbogenäste und grosse Dilatation mehr als 6 cm im Durchmesser sowie Organischämie. Die Eingriffe wurden mit extrakorporalem Kreislauf durchgeführt. Dacron-Prothese mit Zero-porosität als Gefässprothese wurde bei allen Fällen gebraucht. Die extrakorporale Zeit war durchschnittlich 255 Minuten, und RCP-Zeit war durchschnittlich 50 Minuten. Während der Eingriffe betrug der centrale Venendruck von 8 bis 33 mmHG (durchschnittlich 21.6 mmHg). Postoperative verlängerte Bewusstseinstrübung wurde bei 8 Fällen bemerkt, die alle in der Wachstation aufklarten. Operative Letalität war 17%, während 28 Fälle (40%) inklusiv 3 ruptierenden Fällen als Notoperation behandelt wurden. Retrograde, cerebrale Perfusion war eine taugliche Methode, um Embolisierung infolge von Abklemmen der Aorta mit Atherosklerose zu vermeiden.

Schlüsselwörter: Thorakales Aortenaneurysma – Aortendissektion – Retrograde cerebrale Perfusion (RCP) mit tiefer Hypothermie (20 °C), Gefässprothese mit Zero-porosität.

TPEG – eine schonende Methode zur Behandlung des infrarenalen Aortenaneurysmas?

D. Decker[1], W. Springer, P. Decker, J. Remig, A. von Rücker, Strunk, A. von Rücker und A. Hirner[1]

[1]Klinik und Poliklinik für Allgemein-, Viszeral-, Thorax- und Gefäßchirurgie Chirurgische Universitätsklinik Bonn, Sigmund-Freud-Straße 25, 53105 Bonn

TPEG – A Less Traumatizing Method for Infrarenal Aneurysm Repair?

Summary. Introduction. In a prospective study, operative trauma of conventional aneurysm repair and TPEG was compared by measuring the shift in the T-helper-1 and T-helper-2-cells (TH-1/TH-2 cells).

Materials and methods. Operative trauma was characterized in 14 patients by intracellular cytokine staining (IFN-γ represents TH-1 cells, IL-4 represents TH-2 cells) and expression of cell surface molecules (HLA-DR on monocytes and CD23 on B-cells) measured by flow cytometry 24 h preoperatively, and day one to seven postoperatively.
Results. The difference in the concentration of the measured cytokines and in the expression of cell surface markers was not significant between the two groups. The shift in the Th-1/TH-2 balance towards TH-2 was less pronounced in the TPEG group. Operative trauma of TPEG was not substantially smaller than that of conventional aneurysm repair.

Key words: TPEG – conventional aneurysm repair – TH-1/TH-2 cells

Zusammenfassung. In einer prospektiven Studie wurde die Größe des operativen Traumas der konventionellen Aortenchirurgie und der TPEG – gemessen an der Verschiebung des Verhältnisses der T-Helfer-1 zu den T-Helfer-2 Zellen (TH-1/TH-2 Zellen) verglichen.
Material und Methoden: Das operative Trauma wurde bei 14 Patienten durch intrazelluläre Zytokinmessung (INF-γ für TH-1 Zellen, IL-4 für TH-2 Zellen) und durch Messung der Zelloberflächenmoleküle HLA-DR auf Monozyten und CD 23 auf B-Zellen mittels Flow-zytometrie 24 h präoperativ und am 1.–7. postoperativen Tag charakterisiert.
Ergebnisse: Die Zytokinausschüttung und die Expression der Oberflächenmoleküle war nicht signifikant unterschiedlich. Die Verschiebung des TH-1/TH-2 Verhältnisses in Richtung TH-2 war bei der TPEG geringer. Die TPEG stellte gegenüber der konventionellen Aortenchirurgie kein wesentlich geringeres Trauma dar.

Schlüsselwörter: TPEG – konventionelle Aneurysmachirurgie – TH-1/TH-2 Zellen

Thrombosiertes Aneurysma der V. poplitea als Ursache einer paradoxen Embolie

H. Busch, G. Aydemir, J. Remig und A. Hirner

Klinik und Poliklinik für Allgemein-, Viszeral-, Thorax und Gefäßchirurgie, Rheinische Friedrich-Wilhelms-Universität, Sigmund-Freud-Straße 25, 53105 Bonn

Paradox Embolism Caused by Popliteal Venous Aneurysm

Summary. We report on a 17-year-old woman who developed a right-sided hemiplegia with global aphasia. Imaging showed a vascular obliteration of the left middle cerebral artery with an infarction of the basal ganglia and a patent foramen ovale. In an attempt to explain the thromboembolic disease, bilateral leg phlebography and venous duplex imaging was performed, revealing a left-sided popliteal venous aneurysm with a thrombus adherent to the vein wall, which was probably responsible for the cerebral embolism. The patient underwent tangential aneurysmectomy with lateral venorrhaphy. Endovascular occlusion of the patent foramen ovale was performed afterwards. All popliteal venous aneurysms occurring with venous thromboembolism should be repaired surgically, as the incidence of recurrent embolism in patients treated conservatively exceeds 80%. If young patients with an otherwise unchanged vascular system show recurrent cerebral embolism, the possibility of a paradoxical embolisation should be considered.

Key words: Popliteal venous aneurysm – Paradox Embolism

Zusammenfassung. Wir berichten über eine 17-jährige Patientin mit einem rechtsseitigen Hemisyndrom und globaler Aphasie. Es fand sich ein linksseitiger thrombotischer Verschluß der A. cerebri media mit Stammganglieninfarkt sowie ein offenes Foramen ovale. Phlebographie und Duplexsonographie der Beinvenen zeigten ein thrombosiertes Aneurysma der V. poplitea links. Wir führten daraufhin eine tangentiale Resektion des venösen Aneurysma mit lateraler Venorrhaphie durch. Postoperativ erfolgte der Verschluß des Foramen ovale mittels einer endovasculären Schirmchenimplantation. Die durch thromboembolische Ereignisse symptomatisch werdenden Aneurysmata sollten chirurgisch therapiert werden, da die Incidenz rezidivierender Lungenembolien bei ausschließlich konservativ behandelten Patienten bei 80% liegt. Vor allem bei ansonsten gesunden jungen Patienten mit cerebralen Insulten sollte an die Möglichkeit einer paradoxen Embolie aus einem Aneurysma der V. poplitea gedacht werden.

Schlüsselwörter: V. poplitea Aneurysma – Paradoxe Embolie

Veränderungen der extrazellulären Matrix in der Venenwand – Ursache der primären Varikosis?

D. Kirsch, H. P. Dienes, R. Küchle, H. Duschner, T. Böttger und T. Junginger

Klinik u. Poliklinik für Allgemein- und Abdominalchirurgie, Johannes Gutenberg-Universität Mainz, Langenbeckstraße 1, 55101 Mainz

Changes in the Extracellular Matrix of the Vein Wall – the Cause of Primary Varicosis?

Summary. Conflicting theories on the development of primary varicosis have led to the molecular biological investigation of the vein wall or, more accurately, of the extracellular matrix. It was the aim of this study to quantify matrix expression and to compare pathological changes in the vein wall with valve-orientated staging of varicosis, in order to determine indicators of the primary cause of varicosis. Three hundred and seventy-two tissue specimens of greater saphenous veins were obtained from patients with varicosities and categorized according to Hach stage and procurement site. The specimens were compared with 36 specimens collected form patients without varicosities, and incubated with fluorescence-stained antibodies for collagen 4, laminin, fibronectin and tenascin prior to being assessed with confocal laser scan microscopy. Image analysis and statistical evaluation showed that compared with normal veins, varicose veins are associated with a significant increase in matrix protein expression for collagen 4, laminin and tenascin. A trend towards an increase in matrix expression was further observed for fibronectin. There was, however, no difference between varicose veins and clinically-healthy vein segments inferior to a varicose segment. If the findings of the present investigation can be confirmed by other studies, alterations in the vein wall may be regarded as the primary cause of varicosis and valvular insufficiency as the result of these changes.

Key words: Varicose veins – Formation theory – Extracellular matrix – Laser scan microscope

Zusammenfassung. Die konträren Theorien zur Entstehung der primären Varikosis führten zur molekularbiologischen Untersuchung der Venenwand, genauer der extrazellulären Matrix. Das Ziel war, die Matrixexpression zu quantifizieren und die pathologischen Veränderungen der Venenwand mit der klappenorientierten Stadieneinteilung der Varikosis zu vergleichen, um so Hinweise auf eine primäre Ursache der Varizenbildung zu erhalten.

372 Venenpräparate der Vena saphena magna, nach Hach-Stadium und Entnahmestelle markiert und 36 Venenpräparate von venengesunden Patienten wurden mit fluoreszenzmarkierten Antikörpern gegen Kollagen 4, Laminin, Fibronectin und Tenascin inkubiert und mit dem konfokalen Laser-Scan-Mikroskop untersucht. Mithilfe eines Bildauswertungsprogrammes und einer statistischen Auswertung konnte gezeigt werden, daß Varizen gegenüber normalen Venen für Kollagen 4, Laminin und Tenascin eine signifikante Matrixproteinmehrexpression aufweisen. Für Fibronectin zeigte sich ebenfalls eine Mehrexpression bei Varizen, jedoch nur tendentiell. Dagegen fand sich kein Unterschied zwischen Varizen und klinisch gesunden Venenabschnitten unterhalb eines variкösen Abschnittes. Sollten sich die Ergebnisse in weiteren Untersuchungen bestätigen, wäre die primäre Ursache einer Varikosis in der Venenwand anzunehmen und die Klappeninsuffizienz Folge dieser Wandveränderung.

Schlüsselwörter: Varizen – Entstehungstheorie – Extrazelluläre Matrix – Laser-Scan-Mikroskop

Innovation in der Varizenchirurgie

T. Stojanovic und R. Stojanovic

Abteilung für Allgemeinchirurgie der Georg-August-Universität Göttingen, Robert-Koch-Straße 40, 37075 Göttingen

New Aspects in Varicosis Surgery

Summary. Surgery of varicotic veins has undergone many technical changes since Babcock. Unfortunately, operative procedures were hampered by many incisions, blood loss, perioperative morbidity and were time consuming. The proposed technique follows certain aims: simple, safe, fast, painless and aesthetically satisfying. It is achieved by the introduction of new vein extractors that allow the complete extraction of varicotic veins through a few small incisions. Perioperative morbidity and pain is reduced to a minimum by instillation of tumescence local anesthesia over the vascular bed of the saphenic vein. Nerve injury is rarely seen. We believe that this technique is worthwhile for the surgeon and the patient because excellent results are achieved with a technically-simple method.

Key words: Varicosis – Vein extractor – Local anesthesia

Zusammenfassung. Seit Babcock durchlief die Varizenchirurgie viele technische Variationen. Nachteile vieler Techniken waren viele Hautinzisionen, relativ hoher Blutverlust, erheblicher Zeitaufwand, sowie erhöhte Morbidität/Mortalität. Die hier vorgestellte Technik verfolgt deshalb folgende Ziele: Geringer Blutverlust und postoperativer Schmerz durch die Anwendung von Tumeszenzlokalanästhesie. Reduktion der Anzahl an Hautinzisionen und kurze Op-Dauer. Radikalität bei geringer Morbidität und guten kosmetischen Ergebnissen. Diese Ziele werden durch die Anwendung eines neuentwickelten Instrumentariums erreicht, die es ermöglichen Varizenkonvolute über eine kleine Hautinzision zu extrahieren die sich fern der

Inzisionsstelle befinden. Die hier vorgestellte Technik mit Hilfe von neuen Venenextraktoren ist für Operateur und Patienten attraktiv, da sie bei technisch einfacher Durchführbarkeit gute Resultate liefert.

Schlüsselwörter: Varizen – Venenextraktoren – Lokalanästhesie

Immunhistochemischer Nachweis von Chlamydia pneumoniae in arteriosklerotischen Veränderungen

F. Löhe, I. Bittmann, C. Weilbach, M. Heiss und L. Lauterjung

Chirurgische Klinik, Klinikum Großhadern der LMU, Marchioninstraße 15, 81377 München

Immunohistochemical Detection of *Chlamydia Pneumoniae* in Arteriosclerotic Lesions

Summary. Histological examination and immunohistochemistry with a commercial polyclonal antibody against the surface of *chlamydia pneumoniae* of arteriosclerotic lesions of 62 patients was performed. Specimens of the arterial wall were taken during vascular surgical operations (aorta n = 28, carotid artery n = 15, femoral artery n = 19). Histological examination revealed a high grade of arteriosclerosis in all cases. In 66%, immunohistochemistry was positive. Positive findings were significantly more frequent (P = 0.029) in aortic specimens than in femoral arteries. A correlation of positive findings in immunohistochemistry with the clinical course of arteriosclerotic disease could not be found. Incidence of positive findings increased with age of patients.

Key words: Arteriosclerosis – *Chlamydia pneumoniae* – Immunohistochemistry

Zusammenfassung. Bei 62 Patienten wurden Vollwandbiopsien von arteriosklerotisch veränderten Arterien (Aorta n = 28, A. carotis n =15 und A. femoralis n = 19) entnommen. Neben der Histologie wurde auch eine immunhistochemische Untersuchung (IHC) mit einem Antikörper gegen die Oberfläche von C. pneumoniae durchgeführt. Alle Proben zeigten histologisch eine hochgradige Arteriosklerose und 66% der Proben zeigten einen positiven IHC. Die IHC der Proben aus der Aorta waren signifikant (p =0.029) häufiger positiv im Vergleich zu den Proben aus der A. femoralis. Eine Korrelation mit dem klinischen Verlauf der arteriosklerotischen Erkrankung konnte nicht gefunden werden. Die Inzidenz der IHC + nahm mit dem Patientenalter zu.

Schlüsselwörter: Arteriosklerose – Chlamydia pneumoniae –Immunhistochemie

Akute Arrosionsblutung bei Pankreaspseudocysten

T. M. Steinke, T. A. Clausing, Ch. Schröders und P. R. Verreet

Klinikum Krefeld, Klinik für Allgemein- und Visceralchirurgie, Lutherplatz 40, 47805 Krefeld

Acute Arterial Hemorrhage from Pancreatic Pseudocysts

Summary. Spontaneous hemorrhage in pancreatic pseudocysts is a rare but serious complication. The incidence of pseudocysts in pancreatitis is 15–60%. Life-threatening bleeding occurs in up to 7% of these patients. Mortality ranges from 6–61%. Between 1990 and 1999, six patients were referred to our hospital with major bleeding from the erosion of a visceral artery by a pancreatic pseudocyst (n = 2), penetration and bleeding into the stomach (n = 1), bleeding into a pancreaticocystojejunostomy (n = 1) and ruptured pseudoaneurysm into the abdominal cavity (n = 2). All patients underwent laparotomy and pancreatic resection without complications. Normally, operative therapy in the context of hemodynamic unstability, poor general condition due to chronic pancreatitis and cirrhosis results in high morbidity and mortality. In the literature, mortality could be reduced to 0–15% by improved perioperative management and the use of arterial embolisation.

Key words: Pancreatic pseudocysts – Hemorrhage – Arterial embolisation – Pancreatitis

Zusammenfassung. Spontane Blutungen in/aus Pankreaspseudocysten sind seltene Komplikationen. Angaben zur Häufigkeit von Pankreaspseudocysten bei Pankreatitis schwanken zwischen 15–60%. Ca 1–7% dieser Patienten sind durch eine Einblutung bedroht. Die Letalität schwankt zwischen 6–61%. In unserer Klinik kam es während der letzten 10 Jahre zu 6 Blutungskomplikationen mit Blutung in die Pankreaspseudocyste (n = 2), Penetration und Blutung in den Magen (n = 1), Blutung in eine bestehende Pancreaticocystojejunostomie, Blutung und Ruptur in freie Bauchhöhle (n = 2). Alle Patienten wurden erfolgreich der operativen Notfalllaparotomie zugeführt und überlebten. Die operative Therapie ist bei diesen Patienten aufgrund ausgedehnter Adhäsionen und Verwachsungen sowie gelegentlich begleitenden Milz- und Pfortaderthrombosen eine Herausforderung. Auch in der Literatur konnte die ehemals hohe Letalität von bis zu 60% durch ein verbessertes perioperatives Management und durch die Möglichkeit der Katheterembolisation auf 0%–15% gesenkt werden.

Schlüsselwörter: Pankreaspseudocysten – Blutung – Katheterembolisation – Pankreatitis

Thoraxchirurgie

Pleuraempyem (Pathophysiologie, Diagnostik, differenzierte Behandlungsverfahren)

Pleuraempyem als Komplikation von viszeral-chirurgischen Eingriffen

F. W. Schildberg und F. Löhe

Chirurgische Klinik, Klinikum Großhadern der LMU, Marchioninistraße 15, 81377 München

Pleural Empyema after Abdominal Surgery

Summary. Anastomotic leakage after esophagectomy or gastrectomy, and also perforations of the esophagus, may cause pleural empyema. Subphrenic abscesses after hepato-biliary surgery or splenectomy may also lead to a contamination of a pre-existent pleural exudation. The therapeutic goal in the treatment of the pleural empyema is control of the systemic infection with antibiotics, empyema drainage and reexpansion of the lung. Treatment of pleural empyema following abdominal surgery can only be successful when the surgical complication is controlled.

Key words: Pleural empyema – Anastomotic leakage – Esophageal perforation

Zusammenfassung. Anastomoseninsuffizienzen nach Ösophagektomie oder Gastrektomie, aber auch nach Ösophagusperforationen, können ein Pleuraempyem als Komplikation nach viszeral-chirurgischen Eingriffen verursachen. Auch subphrenische Abszesse nach hepatobiliären Eingriffen oder Splenektomie können zur direkten Kontamination eines präexistenten Pleuraexsudats führen. Ziel der Therapie des in der Regel unkomplizierten Pleuraempyems ist die Kontrolle der systemischen Infektion durch Antibiose, Drainage des Empyems und Ausdehnung der Lunge. Jedoch ist die Kontrolle der Sepsisquelle die unabdingbare Voraussetzung zur erfolgreichen Therapie des Pleuraempyems nach viszeral-chirurgischen Eingriffen.

Schlüsselwörter: Pleuraempyem – Anastomoseninsuffizienz – Ösophagusperforation

Das Pleuraempyem ist keine Erkrankung sui generis sondern Folgezustand direkter oder indirekter Art. Dieser Aspekt spielt auch bei der Behandlung eine entscheidende Rolle. Bei strenger Semantik müsste eine Unterscheidung getroffen werden zwischen den Zuständen des Pleuraempyems, der enteropleuralen- bzw. der entero-pleuro-cutanen Fistel, doch soll darauf im Folgenden verzichtet werden, da sich daraus kein pragmatischer Therapieansatz ableiten läßt.

Auch auf bekannte prädisponierende Faktoren, die bei 30 bis 60% der Patienten bestehen und zum Teil einer präventiven Behandlung zugänglich sind, soll hier nicht näher eingegangen werden. Dagegen erscheint es durchaus erwähnenswert, dass das Zwerchfell keine nennenswerte Hürde zwischen Thorax und Abdominalhöhle darstellt. So erklärt es sich, dass entzündliche abdominelle Erkrankungen oder Komplikationen wie z. B. Abszesse der Leber, des subphrenischen Raums, der Bauchspeicheldrüse und der Milz ebenso wie umschriebene oder diffuse Peritonitiden zu Infektionen der Pleurahöhle führen können, die dann einer Zusatzbehandlung nach den bekannten, stadienabhängigen Prinzipien bedürfen. Auch auf die postoperative Pneumonie sei hingewiesen, da sie in etwa 5% mit einem metapneumonischen Pleuraempyem einhergeht.

Entzündliche Komplikationen im Sinne der Mediastinitis oder des Pleuraempyems können nach Erkrankungen, nach Operationen und nach Verletzungen an der Speiseröhre auftreten. Verletzungen stellen eine erhebliche Gefahr für den Patienten dar, zumal sie zu oft erst verzögert erkannt werden und bei fehlender Drainage sehr rasch mit einem Übergang in ein septisches Krankheitsbild gerechnet werden muss. Eine Sepsis verschlechtert die Überlebenschancen des Patienten nachhaltig, so dass nach wie vor jenseits der 24-Stunden-Grenze mit einer erhöhten Sterblichkeit gerechnet werden muss. Darüber hinaus beeinflusst eine septische Allgemeininfektion die Wahl des therapeutischen Vorgehens.

Iatrogene Ösophagusperforation

Mit der starken Zunahme endoskopischer Maßnahmen am oberen Gastrointestinaltrakt steigt auch die Rate der iatrogenen Ösophagusperforationen. Ihre Inzidenz wird mit 0,01 bis 0,03% angegeben solange es sich um rein diagnostische Untersuchungen handelt, bei endoskopischen Interventionen steigt dieses Risiko jedoch um den Faktor 10 bis 100 an, so dass über Inzidenzen von 1 bis 2% berichtet wird. Die Pleura mediastinalis schützt dabei keineswegs vor der Entwicklung eines Pleuraempyems, da sie entweder mit verletzt wird oder sekundär perforieren kann. Oft genug wird eine Ösophagusperforation nicht primär bemerkt, sondern erst an dem sich entwickelnden Pleuraempyem erkannt. Iatrogene Verletzungen betreffen seltener das kurze zervikale Ösophagussegment, häufiger ist der lange thorakale Teil betroffen. Die spezielle Häufung im abdominalen Ösophagusteil dürfte wohl mit der Tatsache zusammenhängen, dass die meisten der zur Untersuchung und Intervention führenden Ösophaguserkrankungen hier ihre Lokalisation haben.

Das therapeutische Vorgehen hat die Lokalisation, die Größe, das Alter und die entzündlichen Folgen der Perforation zu berücksichtigen. Bei kleineren, sofort bemerkten Läsionen im zervikalen Bereich kann unter Antibiotikagabe eine abwartend-konservative Einstellung gerechtfertigt sein. Eine Fibrinklebung soll den Austritt von Ösophagusinhalt verhindern. Von manchen Endoskopikern wird heute auch der Sofortverschluss mit Hilfe eines Clips empfohlen. Je größer die Perforation, je länger die Zeit seit der Verletzung, je ausgeprägter die Infektion des Mediastinums und der Pleurahöhle und je distaler die Perforationsstelle, umso größer wird die Notwendigkeit operativer Maßnahmen. Deshalb beschränken wir im thorakalen und abdominellen Ösophagus konservative Behandlungsmaßnahmen auf direkt erkannte, relativ kleine Perforationen evtl. ohne größeren Kontrastmittelaustritt, alle anderen Perforationen – speziell die größeren mit oder ohne Verbindung zur Pleurahöhle – werden bevorzugt operativ behandelt, wobei das operative Spektrum von der direkten Naht bis hin zur Ösophagektomie mit zweizeitigem Ösophagusersatz bei ausgedehnten Zerstörungen mit ausgeprägter Mediastinitis reicht. Der Stellenwert des Stents wächst, lässt sich aber bis heute nicht annähernd abschließend beurteilen (Abb. 1).

Ösophagusrupturen

Nicht iatrogene Ösophagusperforationen sind bekannt als Tumorperforation, als Ösophagusruptur infolge eines Barotraumas oder als spontane Ruptur beim sog. Boerhaave-Syndrom. Letzteres betrifft ausschließlich den abdominellen Ösophagusanteil, der längs rupturiert und neben der Peritonitis auch zum Pleuraempyem führen kann. Therapeutisch sind die genannten Ursachen insofern unterschiedlich zu betrachten, als es sich bei der Tumorperforation um ein malignes Grundleiden der Speiseröhre handelt, welches sinnvollerweise nur durch eine Ösophagektomie behandelt werden kann. Längsrupturen des Ösophagus, z. B. im Sinne des Boerhaave-Syn-

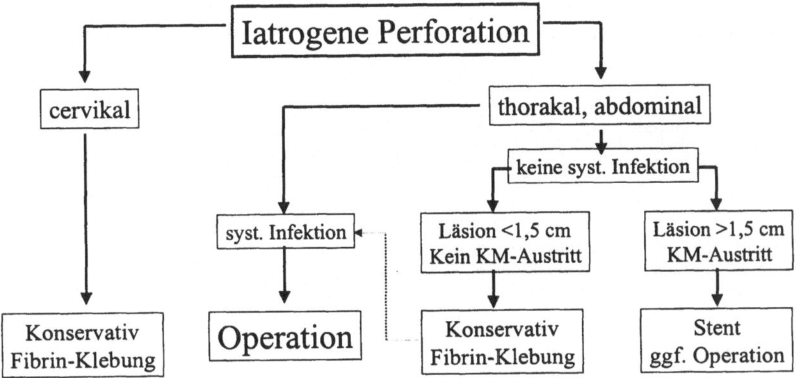

Abb. 1. Möglichkeiten des therapeutisches Vorgehens bei iatrogenen Perforationen des Ösophagus

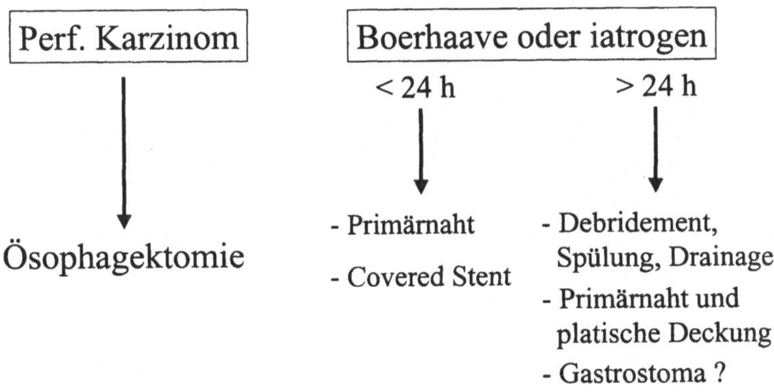

Abb. 2. Operatives Vorgehen bei Ösophagusperforationen

droms, werden nach wie vor primär operativ angegangen. Wenngleich in letzter Zeit auch einige kasuistische Berichte über die Implantation von Stents vorgelegt wurden, kann ein solches Vorgehen derzeit nicht als etabliert gelten und keineswegs empfohlen werden. Die direkte Naht, nach Möglichkeit getrennt für Schleimhaut und Muskulatur zweireihig, kann insbesondere bei Verletzungen des abdominellen Ösophagusanteils durch eine Fundusmanschette im Sinne einer hemi- oder zirkulären Fundoplikatio gedeckt werden. Bei älteren Verletzungen mit bereits eingetretenen entzündlichen Reaktionen in der Umgebung ist diese Deckung obligat, von manchen Autoren wird in dieser Situation noch die zusätzliche Anlage einer Gastrostomie gefordert, die den gefürchteten gastro-ösophagealen Reflux verhindern soll (Abb. 2).

Nahtinsuffizienz nach Ösophagusanastomosen

Als Komplikation operativer Eingriffe tritt das Pleuraempyem besonders nach partiellen oder vollständigen Ösophagusresektionen in Erscheinung. Die Komplikationsrate von 40 bis über 70% der Fälle zeigt die Schwere dieses Eingriffs trotz der erfreulich niedrigen Mortalität von etwa 6–8%. Auf Unterschiede, die mit der Tumorart – Plattenepithelkarzinom vs. Adenokarzinom – zusammenhängen, soll hier nicht näher eingegangen werden.

Unter den intra-, früh postoperativen und spät postoperativen Komplikationen sind es besonders die Störungen in den ersten zwei postoperativen Wochen, die zu entzündlichen Reaktionen in der Pleurahöhle führen können: Meist handelt es sich dabei um Nahtbrüche. Bei einer

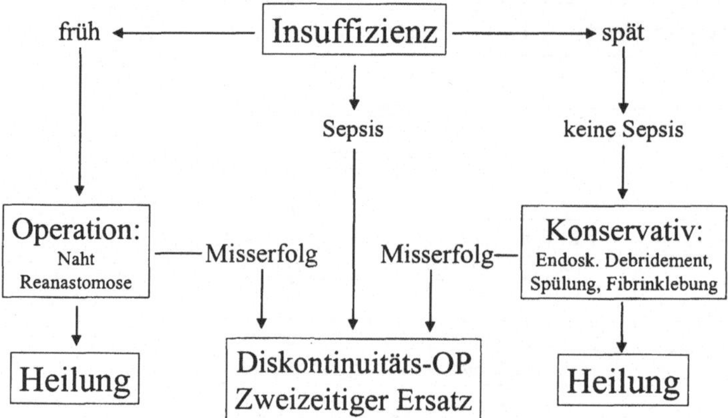

Abb. 3. Therapeutisches Vorgehen bei Insuffizienz der intrathorakalen Anastomose nach Ösophagusresektion

zervikal angelegten Anastomose führt die Nahtinsuffizienz jedoch kaum je zum Pleuraempyem, eher entwickelt sich eine Speichelfistel entlang des Drainagekanals, die dann meist sekundär spontan ausheilt, und deren Therapie im vorgegebenen Rahmen keiner weiteren Erörterung bedarf. Diese günstige Heilungscharakteristik war es, die letztlich zur Bevorzugung der zervikalen Anastomose geführt hat.

Die thorakal ausgeführte Anastomose zwischen Ösophagus und einem nach cranial verlagerten Teil des Intestinums – sei es Magen, Colon oder Jejunum – scheint sich bezüglich der Sicherheit ähnlich zu verhalten, wie die zervikale Anastomose d. h. die Raten an Nahtbrüchen sind etwa gleich. Allerdings sind die Auswirkungen beim Auftreten von Heilungsstörungen an der Anastomose wegen der möglichen schweren Entzündungsreaktion in Mediastinum und Pleurahöhle bei thorakaler Anastomose wesentlich ungünstiger.

Wird der Ösophagus stumpf disseziert, so sinkt zwar die Rate an allgemeinen Komplikationen, aber die Anastomosensicherheit scheint unter diesen Bedingungen reduziert zu sein. Boyle und seine Mitarbeiter fanden nach stumpfer Dissektion eine dreifach höhere Insuffizienzrate an der zervikalen Anastomose verglichen mit der transthorakalen Ösophagektomie [1].

Im eigenen Krankengut mit Ösophagusersatz durch Colon fand sich ebenfalls nach stumpfer Dissektion die Anastomoseninsuffizienz häufiger, wohingegen solche Zwischenfälle bei Verzicht auf die stumpfe Dissektion und mit intrathorakaler Anastomose nicht zur Beobachtung kamen. Über ähnliche Erfahrungen mit der stumpfen Dissektion berichteten in diesem Jahr auch Horvath und seine Mitarbeiter [2]. Eine besondere Gefährdung mit Zunahme solcher Komplikationen um den Faktor 3 sehen wir auch nach neoadjuvanter Radio-/Chemotherapie.

Das Behandlungsziel bei der Anastomoseninsuffizienz ist ein doppeltes: Wichtigste primäre Aufgabe ist die Verhinderung oder erfolgreiche Behandlung einer septischen Allgemeininfektion, gefolgt von der Beseitigung des Ösophaguslecks mit Wiederherstellung einer ungestörten Passage. Das therapeutische Vorgehen ist dabei abhängig von der Größe und Lokalisation des Lecks, sowie vom Vorhandensein septischer Zeichen. Auch der zeitliche Abstand zwischen Operation und Auftreten der Insuffizienz ist bei der Verfahrenswahl von Bedeutung.

Frühinsuffizienzen in den ersten zwei bis drei Tagen weisen auf technische Fehler als Ursache hin. In dieser Situation streben wir die sofortige Reoperation mit Naht oder Neuanlage der Anastomose an. Bei später auftretenden kleineren Insuffizienzen darf man zunächst einen konservativen Behandlungsversuch unternehmen, sofern Zeichen einer Sepsis fehlen. Bei ausreichender Drainage von Mediastinum und Pleura erfolgt ein regelmäßiges endoskopisches Wunddebridement, welches nach weitgehender Reinigung mit einer Fibrinklebung kombiniert und abgeschlossen wird. Von Stents machen wir zunehmend Gebrauch und messen ihnen derzeit einen hohen Stellenwert zu (Abb. 3).

Tabelle 1. Literaturübersicht der Inzidenz und Letalität der Insuffizienz der ösophago-jejunalen Anastomose nach Gastrektomie

Autor	Jahr	n	Inzidenz	Letalität
Lang	2000	1114	7,5%	33%
Schardey[a]	1997	102	2,9%	k. A.
Fahn	1997	491	4%	44%
Siewert	1995	225	7,1%	k. A.
Santoro	1994	100	7%	42,9%
de Almeida	1994	73	11%	25%
Böttcher	1994	787	7,2%	k. A.

[a] postoperative orale Dekontamination

Liegen bereits Zeichen einer Sepsis vor, so gilt die Hauptsorge ihrer Kontrolle. Dazu ist es gelegentlich notwendig, erneut zu thorakotomieren und die Thoraxdrainage richtig zu platzieren, damit das aus dem Leck austretende Sekret abgeleitet werden kann. Lässt sich mit dieser Maßnahme keine Besserung erreichen, so muss die Diskontinuität der Speiseröhre mit zervikaler Ausleitung und Entfernung aller Interponate diskutiert werden.

Mediastinale Ösophago-Jejunostomie nach Gastrektomie

Ähnliche Aspekte gelten auch für die mediastinale Anastomose zwischen Ösophagus und Jejunum nach transhiataler erweiterter Gastrektomie. Die Rate an Nahtbrüchen wird hier pauschal, d. h. für alle Anastomosenlokalisationen im Abdomen oder Mediastinum in der Literatur mit 4 bis 11% angegeben. Unsere eigenen, relativ günstigen Daten sind Folge der von uns routinemäßig durchgeführten perioperativen Dekontamination mit Polymyxin B, Tobramycin, Vancomycin und Amphotericin B (Tabelle 1). Eine Abhängigkeit von der Anastomosentechnik findet sich nicht, jedoch weist eine japanische Studie darauf hin, dass eine ausgedehntere Lymphadenektomie das Risiko des Nahtbruchs erhöht [3].

Therapeutisch verfolgen wir ähnliche Prinzipien wie bei der thorakalen Anastomoseninsuffizienz nach Ösophagektomie. Solange keine Sepsis besteht und die Insuffizienz ausreichend gut drainiert ist, ergibt sich nicht die Notwendigkeit einer sofortigen operativen Intervention. Wiederholtes endoskopisches Debridement mit Spülungen und – nach Reinigung der Wundverhältnisse – mit wiederholten Fibrinklebungen können unter günstigen Bedingungen zur Abheilung führen. Neuerdings unterstützen wir diese Maßnahmen durch die Einlage eines geeigneten Stents. Voraussetzung dafür war die Entwicklung neuer Stents aus Silikon, die gegenüber dem Covered Stent den Vorteil haben, dass sie nach Fistelverschluss wieder entfernt werden können. Unsere bisherigen, noch beschränkten Erfahrungen sind durchaus positiv. Zwei Besonderheiten bedürfen allerdings der Berücksichtigung: Der gefürchtete Reflux soll durch Verwendung eines Antireflux-Stents ausgeschaltet werden und eine Überstentung darf nur erfolgen, wenn die Umgebung der Anastomose ausreichend gut drainiert ist und durch die Stenteinlage keine Abszess-Situation geschaffen wird. Die Kombination von Stent und Fistelklebung ist möglich.

Lässt sich mit konservativen Strategien eine Heilung nicht erreichen oder tritt eine Sepsis auf, sollten operative Interventionen nicht lange hinausgeschoben werden. Sie sind vielgestaltig und reichen situationsabhängig von der Naht über die Neuanlage der Anastomose bis hin zur Diskontinuitätsresektion.

Interponatnekrose

Neben dem Nahtbruch an der Ösophago-Gastrostomie und der thorakalen Ösophago-Jejunostomie nach Gastrektomie stellt die Interponatnekrose eine dritte lebensbedrohliche Komplika-

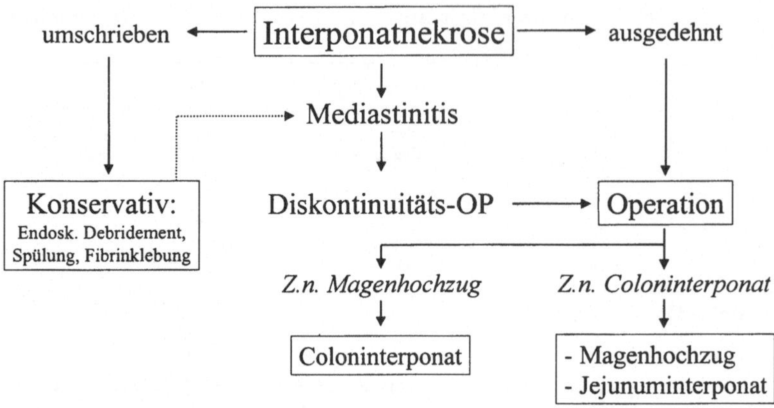

Abb. 4. Therapeutisches Vorgehen bei Interponatnekrose nach Ösophagektomie und Magenhochzug bzw. Colon-interponat

tion der Ösophaguschirurgie dar. Hier sind umschriebene von großflächigen Nekrosen zu unterscheiden. Im Gegensatz zu den erstgenannten Störungen handelt es sich hierbei oft um äußerst schwere Verläufe mit Mediastinitis, Pleuraempyem und Sepsis, deren Behandlung keinen Aufschub duldet. Nur in wenigen Fällen stellt sich das Krankheitsbild weniger gravierend dar, wenn eine ausreichende und störungsfreie Ableitung des Sekrets gewährleistet ist. Dann kann bei umschriebener Nekrose der Versuch einer konservativen Behandlung gerechtfertigt sein. Diese ist jedoch langwierig und für den Patienten belastend. Der Einsatz von Stents kommt hier wegen der Größe des Interponatlumens bisher kaum in Frage, so dass sich die Maßnahmen auf das endoskopische Debridement und Spülungen konzentrieren.

Oft ist die Entzündung im Mediastinum jedoch nach der Interponatnekrose bereits so ausgeprägt, dass nur sofortige operative Maßnahmen zum Ziel führen können. Diese bestehen in der Diskontinuitätsausleitung des zervikalen Ösophagus, Entfernung des Interponats, ausreichendes mediastinales und pleurales Debridement mit anschließender Drainage, Blindverschluss des Empfängersegments im Gastrointestinaltrakt und Anlage einer Ernährungsfistel. Erst nach vollständiger Abheilung des Infektes kann nach Wochen oder Monaten der zweizeitige Ösophagusersatz mit einem geeigneten Interponat in Angriff genommen werden (Abb. 4).

Zusammenfassung

Zusammengefasst stellt das Pleuraempyem nach viszeral-chirurgischen Eingriffen eine schwere, oft lebensbedrohliche Komplikation dar, deren Komplexität anfänglich nicht immer leicht erkennbar ist. Da oft dringliches Handeln notwendig ist, muss ein pragmatischer Therapieansatz gewählt werden. Dieser hat auszugehen von der Frage, ob eine schwere Allgemeininfektion vorliegt oder nicht. Im positiven Fall wird es notwendig sein, Sofortmaßnahmen zur Infektionsbegrenzung und -behandlung einzuleiten, wozu oft auch operative Interventionen gehören. Findet sich hierbei eine Situation, die mit konservativen Behandlungsmaßnahmen beherrschbar erscheint, so kann sich der Eingriff auf eine verbesserte Drainage des Entzündungsgebietes beschränken. Ist die Speiseröhre oder das Interponat nicht mehr zu erhalten, sollte unmittelbar die Diskontinuitäts-Ösophagektomie durchgeführt werden mit der Möglichkeit zur zweizeitigen Rekonstruktion. Fehlen Zeichen der Sepsis, so erfolgt zunächst die endoskopische Situationsdiagnostik, meist gefolgt von Maßnahmen der konservativen Komplikationsbehandlung. Diese kann so lange durchgeführt werden, als keine Anzeichen der Allgemeininfektion auftreten, bzw. der angestrebte Erfolg eintritt oder definitiv ausbleibt.

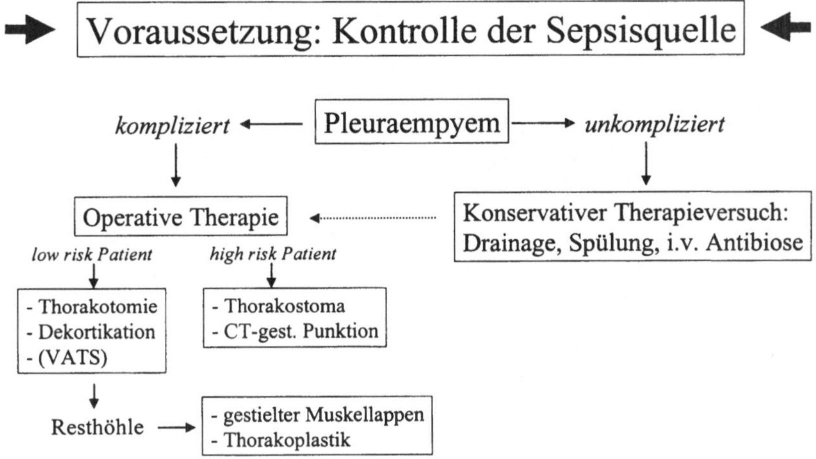

Abb. 5. Stadiengerechte Therapie des Pleuraempyems nach viszeral-chirurgischen Eingriffen. Voraussetzung ist die Kontrolle der Empyemursache

Das Pleuraempyem bzw. die entero-pleurale oder entero-pleuro-cutane Fistel ist das Leitsystem der Komplikationen nach viszeral-chirurgischen Eingriffen am Oesophagus. Es tritt meist innerhalb der ersten zwei Wochen nach der Operation auf und wird in der Regel rasch erkannt. Es unterscheidet sich von Pleuraempyemen anderer Ursache dadurch, dass es zumeist dem unkomplizierten Stadium I und II angehört und somit einer initialen Drainagebehandlung gut zugänglich ist. Chronische Formen des Empyems und sog. Empyemresthöhlen sind eine Seltenheit, so dass aufwendige operative Maßnahmen wie z. B. die Empyemektomie, die Decortication, evtl. mit Lungenteilresektion oder plastische Maßnahmen wie die Thorakoplastik, das sog. „Thoraxfenster" oder die Auffüllung einer Höhle mit geeigneten Lappenplastiken nur ausnahmsweise in Frage kommen. Im Vordergrund der Problematik steht deshalb auch nicht die Behandlung des Pleuraempyems, sondern die Therapie der zugrunde liegenden Störung – und die Vermeidung bzw. Therapie einer septischen Allgemeininfektion (Abb. 5).

Man muss sich darüber im Klaren sein, dass das vorgestellte Konzept komplex ist und sehr differenzierte operative und endoskopische Maßnahmen beinhaltet. Es lässt sich somit in erster Linie dort verwirklichen, wo die entsprechenden Ressourcen vorhanden sind. Insbesondere die endoskopische Therapie erfordert ein hohes Maß an fachlichem Können und methodischer Vielfalt. Je weniger diese infrastrukturellen Vorgaben vorhanden sind, umso eher wird es notwendig sein, auf eine konservative Behandlung zu verzichten, um die beschriebenen operativen Möglichkeiten auszuschöpfen.

Die erfolgreiche Behandlung des Pleuraempyems nach viszeral-chirurgischen Eingriffen hat grundsätzlich die Sanierung der zugrunde liegenden Störung zur Voraussetzung. Ist diese gewährleistet, erfolgt die Behandlung des Empyems entsprechend den gegenwärtigen Vorstellungen und Möglichkeiten stadienadaptiert und beansprucht keine Sonderstellung.

Literatur

1. Boyle MJ, Franceschi D, Livingstone AS (1999) Transhiatal versus transthoracic esophagectomy: complication and survival rates. Am Surg 65:1137
2. Horvath OP, Lukacs L, Cseke L (2000) Complications following esophageal surgery. Recent Results Cancer Res 155:161
3. Isozaki H, Okajima K, Ichinona T, Hara H, Fujii K, Nomura E (1997) Risk factors of esophagojejunal anastomotic leakage after total gastrectomy for gastric cancer. Hepatogastroenterology 44:1509

Phasentypische Morphologie des spezifischen und unspezifischen Pleuraempyems*

A. Fisseler-Eckhoff

Institut für Pathologie, Krankenhaus Zehlendorf, Behring – Lungenklinik Heckeshorn, Gimpelsteig 3–9, 14165 Berlin

Stages and Morphology of Specific and Unspecific Pleural Empyema

Summary. The development of unspecific pleural empyema can be subdivided into three stages: an acute stage (purulent exudative pleuritis), an intermediate stage with capillary rich granulation tissue leading to organization of pleural effusion and a late stage with development of residual empyema cavities or pleural symphysis secondary to incomplete resorption and pleural fibrosis. Tuberculous pleuritis can be caused by contiguity, by perforation of tubercles or tuberculous cavities into the pleural cavity or by hematogenous spread (miliary tuberculosis). Specific empyemas result from the liquefaction of caseous masses, in the case of caseous pleuritis. A pure exsudative tuberculous pleuritis can be differentiated from a granulomatous or proliferative form. The outcome of the disease depends on the virulency of infectious agents, patient's resistence and type of therapy.

Key words: Pleural empyema – Specific – Unspecific – Morphology

Zusammenfassung. Die Entstehung des unspezifischen Pleuraempyems kann unterteilt werden in: eine akute Phase (Pleuritis exsudativa purulenta), Intermediärphase mit Entwicklung eines kapillarreichen Granulationsgewebes mit Organisation und Demarkation des Exsudates, eine Spätphase mit Ausbildung von Empyemresthöhlen oder Pleuraschwarten. Die Pleuritis tuberculosa kann durch fortgeleitete azinös-exsudative Pneumonien, durch Tuberkel- oder Kavernenperforation in die Pleura sowie durch hämatogene (miliare) Streuung und Mitbeteiligung der Pleura hervorgerufen werden. Spezifische Empyeme können durch eitrige Erweichung der käsigen Massen einer Pleuritis caseosa entstehen. Rein exsudative Pleuritiden können von granulomatösen bzw. proliferativen Formen (Pleuritis sicca) differenziert werden. Der Verlauf ist in erster Linie von Virulenz und Art des Erregers, Abwehrlage des Organismus und den eingeleiteten Therapiemaßnahmen abhängig.

Schlüsselwörter: Pleuraempyem – spezifisch – unspezifisch – Morphologie

---

* Herrn Professor Dr. med. Klaus-Michael Müller zum 60. Geburtstag

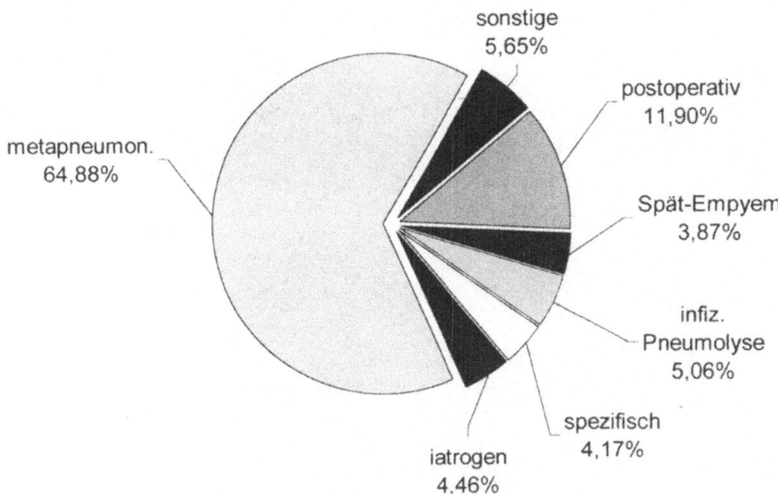

Abb. 1. Graphische Darstellung der im Rahmen einer retrospektiven Studie der Lungenklinik Heckeshorn ermittelten ätiologischen Faktoren für die Entstehung eines Pleuraempyems (n = 336), (Frey et al. 1999)

Bei einem Pleuraempyem handelt es sich um einen Pyothorax, der durch eine hämatogen, lymphogen oder per continuitatem fortgeleitete Infektion der Pleurahöhle bedingt sein kann.

Als **ätiologische Faktoren** für die Entstehung eines Pleuraempyems werden in 65% fortgeleitete Pneumokokken-, Staphylokokken oder Streptokokkenpneumonien beobachtet (Frey et al. 1999) (Abb. 1). In 4,46% stellen Pleuraempyeme Komplikationen iatrogener Maßnahmen, z. B. nach Thorakotomien, perthorakalen Pleurabiopsien, Ergußpunktionen, Drainagebehandlungen oder Pneumektomien dar. Das Pleuraempyem kann unmittelbar postoperativ oder als Spätempyem z. B. als Komplikation einer Bronchusstumpfinsuffizienz im Verlauf von mehr als 6 Monaten entstehen. Erweiterte thoraxchirurgische Möglichkeiten (z. B. Ösophagusresektion mit Interposition von Magen- und Dünndarmanteilen), vasculäre Komplikationen, v. a. durch infizierte Lungenthrombembolien und transdiaphragmal fortgeleitete Entzündungen im Rahmen eines subphrenischen „Abszesses" können Risikofaktoren für die Entwicklung eines Pleuraempyems sein. Für das Verständnis des phasentypischen Verlaufs des unspezifischen und spezifischen Empyems und den sich daraus ergebenden therapeutischen Maßnahmen ist die Kenntnis der Anatomie der Pleura wesentlich (Lawerenz, Müller 1989). Die Pleurahöhlen werden durch die Pleura parietalis und die Pleura visceralis begrenzt. Die beiden Blätter gehen am Lungenhilus kontinuierlich ineinander über. Die beiden Thoraxhöhlen und die Bauchhöhle stehen lediglich über Lymphgefäße miteinander in Verbindung. Makroskopisch zeigen die Pleurablätter eine glänzende und semitransparente Oberfläche. Mikroskopisch ist die Pleura parietalis aus einem einschichtigen flachen Deckepithel (Mesothel), das ohne Basalmembran einer Bindegewebsschicht aus kollagenen Faserstrukturen (Endopleura) aufliegt, aufgebaut. Unter der Endopleura liegt die Fascia endothoracica, die aus Bindegewebe und Fettgewebe mit darin gelegenen zahlreichen Blutgefäßen und Nervenfasern besteht. Über Stomata können Flüssigkeiten aus dem Pleuraraum über die Pleura parietalis in die submesothelialen Lymphgefäße abdrainiert werden (Resorptionsfunktion) (Miserocchi 1991).

Die Pleura visceralis besteht lichtmikroskopisch aus 5 verschiedenen Schichten: einer Mesothelschicht, einer dünnen Schicht submesothelialen Bindegewebes, einer äußeren elastischen Grenzlamelle, einer lockeren Bindegewebsschicht – auch Pleurahauptschicht genannt – und einer inneren elastischen Grenzlamelle. Die Kollagenfaseranteile bestimmen die Dehnungsgrenze, über die von ihr in das Lungengewebe ausgehenden, in Kantenbereichen besonders kräftigen Septen der subpleuralen Lobuli auch die Formkonstanz der Lungen. Im Rahmen entzündlicher

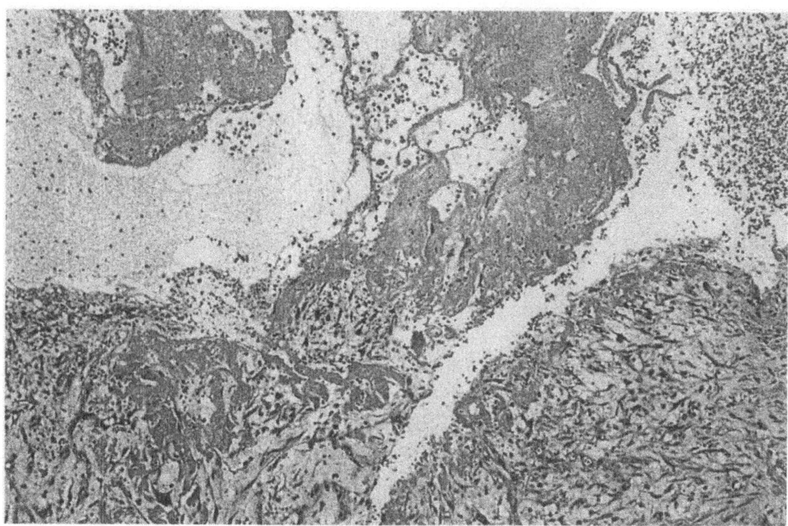

Abb. 2. Mikrophotographische Darstellung einer Pleuritis serofibrinosa mit fahnenförmigen Fibrinexsudaten, dichtem zellulären Infiltrat und beginnender Fibroblastenproliferation an der Pleuraoberfläche in der Akutphase des unspezifischen Pleuraempyems (360×)

Prozesse weist die Pleura eine erhebliche Reaktionsbereitschaft auf mit Entwicklung mesothelialer Reizformen, die zu differentialdiagnostischen Schwierigkeiten bei der Abgrenzung eines Pleuramesothelioms führen können (Müller 1994).

Formale Pathogenese des unspezifischen Pleuraempyems

Die Entstehung eines Pleuraempyems kann in drei Phasen eingeteilt werden: eine Akutphase, Intermediärphase und eine Spätphase.

Akute Phase

Die akute Phase entspricht einem floriden exsudativen Stadium einer purulenten Entzündung. Mikroskopisch ist die Pleura hyperämisch, zellig infiltriert und ödematös aufgelockert. Die Deckzellen schwellen, proliferieren und lösen sich in größeren Mengen ab. Nach wenigen Stunden kommt es zur Fibrinexsudation mit Ausbildung von gelblichen Pseudomembranen auf der Pleuraoberfläche (Abb. 2), die sich in den ersten Tagen anfänglich leicht abziehen lassen (Pleuritis serofibrinosa). Makroskopisch ist die Pleuraoberfläche stumpf und trübe.

Bei Ausbleiben der Lyse und unvollständiger Resorption des Exsudates verkleben die Pleura visceralis und die Pleura parietalis. Über komplizierende bakterielle Infektionen entsteht eine eitrige Pleuritis (Pleuritis purulenta). Im Exsudat sind zytologisch ganz überwiegend neutrophile Granulocyten, in späteren Stadien vermehrt Makrophagen nachweisbar (> 10 000 Granulocyten pro mm^3). In der Akutphase des Pleuraempyems sind antibiotische und fibrinolytische Therapiemaßnahmen erforderlich.

Intermediärphase

Durch zunehmende Organisation des Exsudates und Ausbildung eines kapillarreichen Granulationsgewebes (Abb. 3) ausgehend von der Endopleura wird das Empyem demarkiert, es kommt

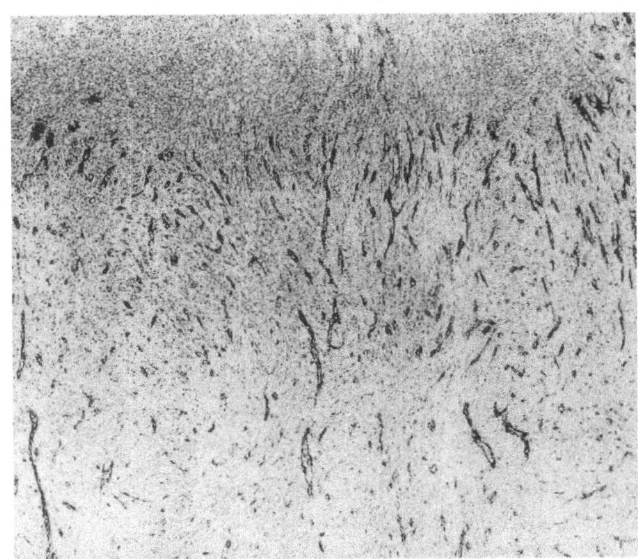

Abb. 3. Kapillarreiches von der Endopleura ausgehendes zur Pleuraoberfläche ausgerichtetes Granulationsgewebe in der Intermediärphase des unspezifischen Pleuraempyems. Immunhistochemische Anfärbung der kapillären proliferierenden Blutgefäße mit einem CD31 Antikörper (250×)

zur Verklebung und später Verwachsung von Anteilen beider Pleurablätter mit Abkapselung des Empyems. In dieser Phase können thorakoskopisch-operative Eingriffe (Frühdekortikation) zu ausgedehnten Blutungen aus dem kapillarreichen Granulationsgewebe führen.

Spätphase

Die Ausbildung von narbenartigen Bindegewebskapseln führt zu einer Behinderung von Organisation und Resorption. In der Spätphase entwickeln sich Empyemresthöhlen, in denen das Exsudat in eine kreideartige Masse übergehen kann (Pleuritis fibrosa). Hyalinisierung des kollagenen Fasergewebes führt zu fleckförmigen zuckergußartigen Verdickungen mit flächenhaften Pleuraverwachsungen. Diese Pleurahyalinosen können später sowohl verknorpeln als auch verknöchern. Besteht der Erguß trotz bindegewebiger Organisation weiter, entstehen aus den anfänglich zarten Fibrosen im weiteren Verlauf bis zu 3 cm dicke Pleuraschwarten, die zur Verödung des Pleuraspaltes mit konsekutiver Fesselung der Lunge führen. Pleuraschwarten sind vorwiegend in den dorso-lateralen Anteilen der Thoraxwand, weniger in den ventralen Abschnitten lokalisiert. Histologisch ist die Pleuraschwarte durch ein kernarmes, derbfaseriges kollagenreiches, elastinarmes, gefäßarmes zum Teil hyalinisiertes Bindegewebe charakterisiert (Abb. 4).

Das Granulationsgewebe geht aus der lockeren subepithelialen Pleuraschicht hervor. Die Schwarte liegt deshalb der Fascia endothoracica auf und lässt sich mit dieser leicht von der Brustwand im Rahmen einer Dekortikation ablösen. Im Bereich der Pleura pulmonalis bleibt die Lamina elastica interna in der Regel erhalten, so dass die Schwarte bei der Dekortikation auch von der Lunge gelöst werden kann. Selten wird auch die fibroelastische Pleuraschicht in der Tiefe von Granulationsgewebe durchsetzt, so dass die Ablösung kaum möglich ist.

Formale Pathogenese des spezifischen Pleuraempyems

Die Pleuritis tuberkulosa kann durch fortgeleitete azinös-exsudative Pneumonien, durch Tuberkel- oder Kavernenperforationen in die Pleura sowie durch die hämatogene (miliare) Streuung und Mitbeteiligung der Pleura hervorgerufen werden. Die Einschmelzung eines subpleuralen tu-

482

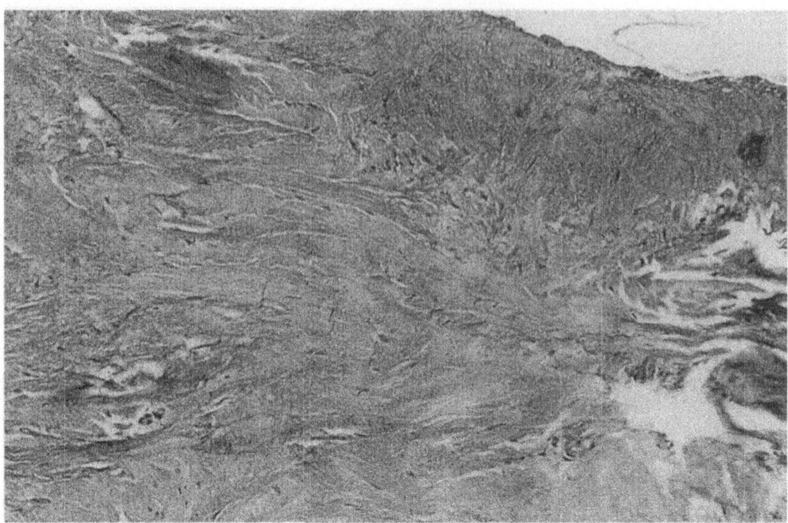

Abb. 4. Mikrophotogramm einer Pleuraschwarte in der Spätphase des Pleuraempyems. Kollagenfaserreiches, kernarmes, derbfaseriges, gefäßarmes Bindegewebe (360×)

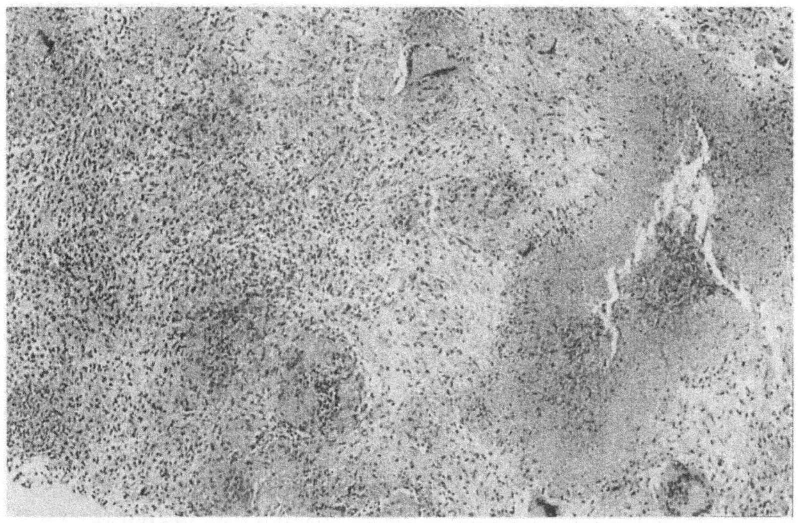

Abb. 5. Mikrophotographische Darstellung einer Pleuritis tuberculosa mit granulomatöser Entzündungsreaktion mit mehrkernigen Riesenzellen und fokalen Nekrosen an der Pleuraoberfläche (320×)

berkulösen Herdes kann auf die Pleura übergreifen und zu einem lokalisierten tuberkulösen Empyem führen. Tuberkulöse Empyeme sind meist mischinfizierte Empyeme. Wie bei allen tuberkulösen Entzündungen kann eine rein exsudative von einer mehr granulomatösen bzw. proliferativen Form differenziert werden (Abb. 5). Die Gruppe der spontan auftretenden Pleuraempyeme ist relativ klein. Bei der produktiven Form ist die Pleura in unterschiedlicher Dichte von kleinen miliaren Herden übersät. In der Akutphase dominiert ein klarer mäßig fibrinreicher oder auch hämorrhagischer Erguß, der nur selten käsig umgewandelt wird, und vollständig resorbiert werden kann. Bei der Pleuritis tuberculosa serofibrinosa werden die Fibrinablagerungen durch ein mehr oder minder gefäßreiches Granulationsgewebe organisiert. Strang- oder flächenhafte

Tabelle 1. Tabellarische Darstellung der mikroskopisch fassbaren Veränderungen im phasenweisen Verlauf des unspezifischen und spezifischen Pleuraempyems

Phase	Unspezifisch	Spezifisch
Akut	purulente Entzündung	serös exsudative Entzündung
Intermediär	mangelhafte Resorption (Fibrin)	Verkäsung
	zunehmende Organisation	Epitheloidzellige Reaktion
	Faservermehrung	Produktiv proliferative Phase, granulomatöse Entzündung
Spät	Pleuraverschwartung, Empyemresthöhle	Vernarbungen, Verkalkungen Tuberkulom

Pleuraverwachsungen können zur Verödung der Pleurahöhle führen. Durch eitrige Erweichung der käsigen Massen einer Pleuritis caseosa mit Leukozyteninvasion in die Ergußhöhle entstehen Empyeme, die Ähnlichkeit mit einem kalten Abszeß haben. Die Erweichungshöhle ist zu einer mit schmierigen dickflüssigen Massen gefüllten Empyemhöhle umgewandelt. Während die spezifische Entzündung im Bereich der Pleura parietalis die Fascia endothoracica und das angrenzende Gewebe in die Nekrose einbezieht, reichen die käsigen Nekrosen im Bereich der Pleura pulmonalis nicht über die elastische Grenzlamelle hinaus. In der Intermediärphase finden sich in der Wand des Empyemsackes tuberkulöse Granulationen.

In der **Spätphase** führen Fibrose und Hyalinose zu zuckergußartigen, porzellanweißen Verdickungen auf der Pleura, die verknorpeln oder verknöchern können. Der phasenweise Verlauf des unspezifischen und spezifischen Pleuraempyems ist in der Tabelle 1 zusammengefasst.

Verlauf des Pleuraempyems

Der Verlauf eines Pleuraempyems wird durch drei Faktoren bedingt:

1. Virulenz und Art des Erregers:
   Spezifische Pleuraentzündungen neigen unbehandelt immer zu einem chronischen Verlauf.
2. Abwehrlage des Organismus:
   Immunsupprimierte Patienten neigen unbehandelt immer zu einem chronischen Verlauf
3. Therapiemaßnahmen: Außer der als selbstverständlich anzusehenden antibiotischen Therapie ist es ausgehend von der formalen Pathogenese des Pleuraempyems sinnvoll, das Exsudat möglichst in der Akutphase nachhaltig zu reduzieren um eine Lyse und weitgehende Resorption zu begünstigen und gleichzeitig die aus der einsetzenden Organisation abzuleitende Verschwartung zu verhindern (Abb. 5). In der Spätphase kann über die Decortikation der Schwarte die Kompressionsatelektase der Lungen behandelt werden.

Literatur

1. Lawerenz J-U, Müller K-M (1989) Diagnostik und Therapie des akuten und chronischen Pleuraempyems. Langenbecks Arch Chir Suppl II (Kongreßbericht) 179–185
2. Miserocchi G (1991) Austausch der Pleuraflüssigkeit. Atemw.-Lungenkrkh. Jahrgang 17, Nr. 6/1991, 226–230
3. Müller K-M (1994) Erkrankungen der Pleura – pathologische Anatomie. In: Nakosteen JA, Inderbitzi R (Hrsg.). Atlas und Lehrbuch der thorakalen Endoskopie. Springer-Verlag Berlin–Heidelberg 325–339
4. Kaufmann E (1960) Die infektiösen Granulomatosen. In: Stemmler M (Hrsg.). Lehrbuch der speziellen pathologischen Anatomie II. Band 3. Teil 1721–1837
5. Frey DJ, Klapa J, Kaiser D (1999) Spüldrainage und Fibrinolyse zur Behandlung des metapneumonischen Pleuraempyems. Pneumologie 53: 596–604

Minimal-invasive Techniken im purulent-fibrinösen Stadium des Pleuraempyems

P. Wex und V. Haas

Abteilung Thorax- und Gefäßchirurgie, Klinik Löwenstein, Zentrum für Pneumologie, Thorax- und Gefäßchirurgie, 74245 Löwenstein

Video-Assisted Thoracoscopic Surgery of Empyema Thoracis

Summary. Video-assisted thoracoscopic debridement (VATD) has increased the available stage-based treatment options for empyema thoracis. This study was undertaken to determine the role of VATD in comparison with open decortication (OD). A management algorithm was developed and analyzed in a clinical study of 106 adult patients with empyema thoracis, over a 4-year-period January 1995 to December 1998. Operative time (min): group I (II) 109.6 ± 52.4 (182.1 ± 55.3); postoperative tube duration (days) 11.6 ± 5 (11.9 ± 5); postoperative stay (days) 18.9 ± 7.4 (21.3 ± 9.8); hospital stay (days) 26.6 ± 10.1 (52 ± 22.7); overall duration of illness (days) 31 ± 12.8 (59.4 ± 24.4). VATD in the early empyema stages results in shorter duration of illness, reduced hospital stay and significant cost reduction. OD remains the treatment of choice for more advanced stage III empyema.

Key words: Empyema thoracis – Stage-based therapy – Video-assisted thoracoscopic surgery – Decortication

Zusammenfassung. Zwischen 1/95 und 12/98 wurden 106 Pat. mit Pleuraempyem operiert. Die Therapie des Pleuraempyems erfolgt stadienabhängig. Nach Dauer der Vorbehandlung wurden die Pat. in zwei Gruppen eingeteilt: Gruppe I 42 Pat., Erkrankungsdauer im Mittel 5,4 Wochen, Empyemstadium II. Gruppe II 64 Pat., Erkrankungsdauer im Mittel 14,3 Wochen, Empyemstadium III. Die Pat. der Gruppe I wurden videoendoskopisch debridiert. Op.-Dauer: Gruppe I 109,6 ± 52,4 Min., Gruppe II 182,1 ± 55,3 Min. Postop. Verweildauer: Gruppe I 18,9 ± 7,4 Tage, Gruppe II 21,3 ± 9,8 Tage. Hospitalisationsdauer: Gruppe I 26,6 ± 10,1 Tage, Gruppe II 52 ± 22,7 Tage. Die VATD-Therapie des Pleuraempyems im Stad. II verkürzt Erkrankungsdauer, Hospitalisation und spart Kosten. Jenseits der 8. Behandlungswoche im Stadium III bleibt die Dekortikation die zweckmäßigste Therapie.

Schlüsselwörter: Pleuraempyem – fibrino-purulentes Stadium – minimal invasive Chirurgie – Dekortikation

Einleitung

Als Pleuraempyem bezeichnet man eine infizierte oder putride Flüssigkeitsansammlung im Pleuraspalt oder in einer praeformierten Thoraxhöhle mit konsekutiv verschwielenden Veränderungen der Pleurablätter. 60% der Pleuraempyeme entstehen para- oder metapneumonisch, 20% auf dem Boden infizierter Pleuraergüsse oder postoperativ, 8% posttraumatisch und nur 1% fortgeleitet von subphrenischen Prozessen. Die restlichen 10% werden im Gefolge eitriger Erkrankungen im Mediastinum, an Brustwand, Wirbelsäule, oder selten hämatogen verursacht, beobachtet [7]. Dem klassischen Ablauf zufolge werden drei Phasen unterschieden, – exsudativ, fibrino-purulent oder organisiert und stadienmäßig I–III klassifiziert [1]. Erhebliche Kontroversen bestehen hinsichtlich einer effektiven Behandlung und der Art der zweckmäßigen Frühintervention [3, 9]. Ziel unserer klinischen Studie war, videoendoskopisches Debridement (VATD) versus Dekortikation (OD) im Früh- und Spätverlauf zu evaluieren.

Material und Methoden

Zwischen 1/95 und 12/98 wurden 106 Patienten mit Pleuraempyem behandelt, 57-mal rechts, 49-mal links, – 82 Männer und 24 Frauen, Durchschnittsalter 50,3 Jahre. Häufigste Empyemursache war eine Pleuropneumonie, gefolgt von einem infizierten traumatischen Hämatothorax und einer unspezifischen Pleuritis. Komplikationen als Folge eines thoraxchirurgischen Eingriffes wurden von der Studie ausgeschlossen. Nach Dauer der Symptomatik, – Fieber, Husten, Dyspnoe, Gewichtsabnahme, – wurden zwei Gruppen unterschieden. Die mittlere Symptomendauer betrug in Gruppe I 5,4 Wochen, in Gruppe II 14,3 Wochen. Ein Erregernachweis gelang in Gruppe I in 30% der Fälle, in Gruppe II in 45% der Fälle. Die Patienten der Gruppe I wurden zu etwa gleichen Anteilen vom Hausarzt oder niedergelassenen Pneumologen, von auswärtigen Krankenhäusern

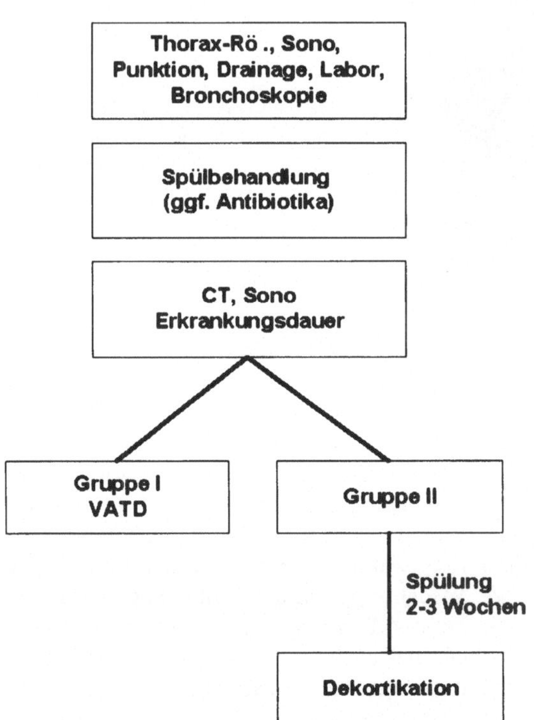

Abb. 1. Pleuraempyem – Initialtherapie und Diagnostik

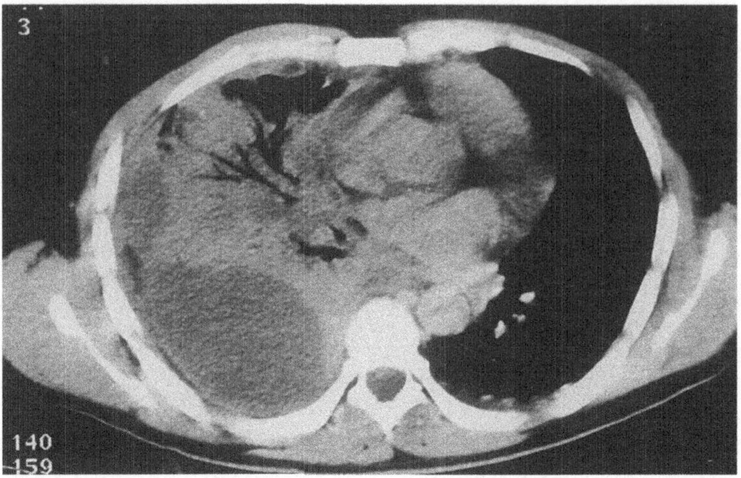

Abb. 2

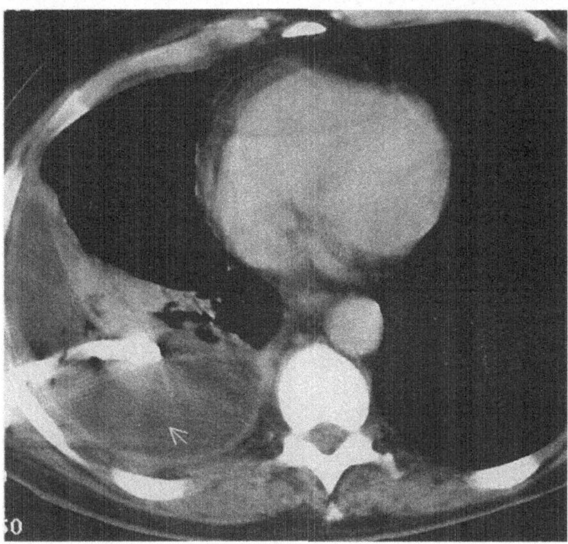

Abb. 3

und der Pneumologischen Abteilung unserer Klinik zugewiesen. Die Patienten der Gruppe II kamen von auswärtigen Krankenhäusern und der Pneumologischen Abteilung der Klinik, jeweils mit erheblicher zeitlicher Verzögerung.

Diagnostisches Vorgehen und Initialbehandlung (Abb. 1) war für alle Patienten identisch: Röntgenthorax, Sonographie, Punktion, Drainagen, Labor, Bakteriologie, Bronchoskopie, Spülbehandlung für 5–10 Tage, Breitbandantibiotika. Anschließend Thorax-CT, Sonographie und definitive Zuordnung zu den beiden Therapiearmen. Fanden sich sonographisch und computertomographisch eine pleurale Septierung oder Kammerung, war die viscerale Pleura wenig oder gar nicht demarkiert (Abb. 2) und zeigte die Lunge Ausdehnungstendenz unter Sog, wurde videoendoskopisch debridiert [Gruppe I]. Zeigten Thorax-CT und Sonographie eine nicht ausdehnungsfähige Lunge unter Drainagesog, waren Pleurabeläge dickwandig, erschien der Thorax bereits deformiert (Abb. 3), wurde die Spülbehandlung fortgesetzt und im Mittel nach 3 Wochen offen dekortiziert [Gruppe II].

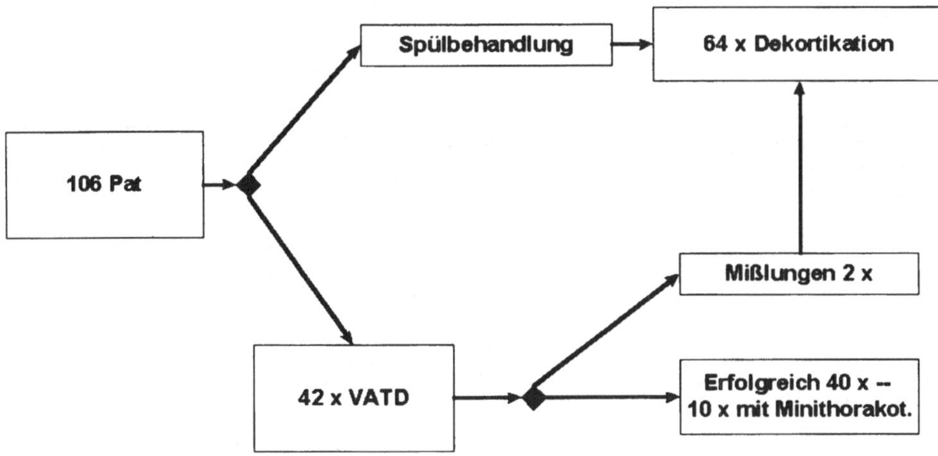

Abb. 4. Operative Behandlung des Pleuraempyems (n = 106)

42 von 106 Patienten wurden videoendoskopisch operiert, 40-mal erfolgreich. 2 Patienten wurden in zweiter Sitzung offen dekortiziert. In 8 Fällen war eine zusätzliche Minithorakotomie von 10 cm zur videoassistierten Komplettierung des Debridements erforderlich. Das entspricht einer Konversionsrate von 19,5%. 64 primär der Dekortikationsgruppe zugeordnete Patienten wurden im Mittel nach 3-wöchiger Spülbehandlung thorakotomiert und offen dekortiziert (Abb. 4).

Ergebnisse

In Gruppe II verstarb ein Patient, das entspricht einer Letalität von 1,5% für die Dekortikation. In Gruppe I verstarb kein Patient. Postop. Drainagedauer, postop. Krankenhausaufenthalt, Morbidität und Mortalität waren in beiden Gruppen nicht signifikant unterschieden. Die Op.-Dauer differierte zwischen beiden Gruppen mit einer Tendenz zu kürzerer Op.-Dauer in Gruppe I. Die Streubreite war erheblich, so dass ein Signifikanzniveau nicht erreicht wurde. Signifikant unterschiedlich zwischen beiden Gruppen war die Hospitalisationsdauer Löwenstein und die Gesamthospitalisation unter Einschluß auswärtiger Kliniken (Tabelle 1).

Die Komplikationsrate (Tabelle 2) betrug in Gruppe I 9,5%, versus 12,5% in Gruppe II. In Gruppe I mußte 2-mal nachoperiert und dekortiziert werden, – einmal wurde eine Hämatom-

Tabelle 1. Ergebnisse

Variable	Gruppe I VATD (n = 42)	Gruppe II Dekortikation (n = 64)	P Wert
OP-Dauer (Min.)	109,6 ± 52,4	182,1 ± 55,3	NS
Postop. Drainagedauer (Tage)	11,6 ± 5	11,9 ± 5	NS
Postop. KH-Aufenthalt (Tage)	18,9 ± 7,4	21,3 ± 9,8	NS
Hospitalisation (Tage)			
Löwenstein	26,6 ± 10,1	52 ± 22,7	0,000001
insgesamt	31 ± 12,8	59,4 ± 24,4	0,0005
Morbidität (%)	9,5	14	NS
Mortalität (%)	0	1,5	NS
Lungenfunktion (VK % Soll)	81	80	NS

VATD = video-assisted thoracic débridément   NS = nicht signifikant

Tabelle 2. Komplikationen

Variable	Gruppe I VATD (n = 42)	Gruppe II Dekortikation (n = 64)
Nachoperation/Dekortikation	2	0
VATS-Hämatomausräumung	1	4
Wundheilungsstörung	1	4
Summe/Gesamtzahl-%	4/42–9,5%	8/64–12,5%

ausräumung erforderlich, – eine Wundheilungsstörung wurde sekundär versorgt. In Gruppe II erfolgte 4-mal eine endoskopische Hämatomausräumung. 4-mal wurde eine Wundheilungsstörung operativ revidiert.

Alle Patienten wurden 3–6 Monate postop. nachuntersucht ohne Empyemrezidiv in beiden Gruppen. Das funktionelle Ergebnis differierte 3–6 Monate postoperativ nicht: die VK betrug median in Gruppe I 80%, in Gruppe II 81%.

Diskussion

„Ubi pus – ibi evacua", die Prämisse ist klar und erwiesenermaßen richtig. Es sollte also im Prinzip einfach sein ein Pleuraempyem zeitgerecht, d. h., sofort durch Evakuation des Eiters und zweckmäßig, d. h., mit geeigneten Maßnahmen erfolgreich behandeln zu können. Dass dies in realiter nicht immer oder nur schwer gelingt, hat etwas zu tun mit der Vielzahl beteiligter Disziplinen und fachbezogen differenter Therapiekonzepte, mit einer Maskierung der initialen Symptomatik unter protrahierter Antibiotikagabe und mit der Schwere des Krankheitsbildes zum Zeitpunkt einer verzögerten Diagnosestellung [4].

Unterschätzt wird häufig das Hohlraumproblem [12]. Physiologischerweise ist der Pleuraspalt 7–27 µm breit mit einem Flüssigkeitsgehalt von 7–14 ml je nach Körpergewicht. Die Resorptionsfähigkeit der lymphdrainierten parietalen Pleura beträgt das 30-fache des normalen pleuralen Flüssigkeitsgehaltes, etwa 200–400 ml [6]. Ist dieser Clearancemechanismus krankheitsbedingt gestört, kommt es zu einer vermehrten Flüssigkeitsansammlung. Wenn bakteriell superinfiziert, spricht man von einem Pleuraempyem, d. h. von einer Eiteransammlung im präformierten Hohlraum. Infektion und Hohlraum, – in Wechselbeziehung mit der Grunderkrankung, – stehen für komplexe Sachverhalte.

Im Akutstadium ist die lokale Symptomatik kaum trennbar von der Grunderkrankung. Der klinische Verlauf ist extrem variabel und zum Teil erregerabhängig. Er reicht vom hochseptischen Krankheitsbild bis zu chronisch schleichenden Verläufen mit erheblicher Variabilität [10]. In Anlehnung an den natürlichen Ablauf klassifizierte die American Thoracic Society 1962 stadienbezogen in exsudativ, fibrino-purulent und organisiert, entsprechend einem frühen, intermediären und späten Stadium des Empyems. Zugleich verweist diese Einteilung auf den chronisch fortschreitenden Charakter der Erkrankung. Zu spät, nicht konsequent genug oder falsch behandelt mündet das Empyem innerhalb weniger Wochen gesetzmäßig vom akuten in das chronische Stadium. Dieses ist gekennzeichnet durch Verschwartung, Resthöhle, mechanische Brustkorbfesselung, Kompressionsatelektase der Lunge mit fakultativ innerer oder äußerer Fistel im späten Verlauf. Von der chirurgischen Therapie dieser Defektzustände handelte die ältere chirurgische Literatur.

Diesen Krankheitsverlauf ändern zu wollen verlangt eine zielbewußtere Diagnostik der Frühstadien, eine zeitliche Vorverlagerung und Änderung der Therapiestrategien. Also nicht endlos punktieren, drainieren, endlos spülen, sondern debridieren, mechanisch reinigen und dafür ist das minimal invasive videoendoskopische Debridement eine attraktive Option. Die Vorteile des

Verfahrens liegen auf der Hand: Direkte Sicht, Eröffnung von Pleurakammern, komplette Ablassung des Empyems und mechanisches Debridement: Fibrinös-eitrige Beläge werden visceral und parietal abgezogen oder mit scharfem Löffel abgetragen. Mit einigem Geschick und Geduld sind auch Schwielen mobilisierbar und entfernbar. Die Spülung der Pleurahöhle wird angeschlossen. Die Ausdehnungsfähigkeit der Lunge kann geprüft und Drainagen können unter Sicht optimal plaziert werden.

Bleibt als Hauptproblem, dass die Indikation zu diesem Vorgehen in ein „zeitlich enges Fenster" fällt [10], und nur in Anfangsstadien erfolgversprechend ist: Diese frühen Stadien sind gekennzeichnet durch den Nachweis von Eiter oder einer infizierten Flüssigkeitsansammlung im Pleuraspalt. Die sicher eruierbare Erkrankungsdauer darf 4 Wochen nicht überschreiten. Sonographisch und computertomographisch sind pleurale Kammerungen [5] nachweisbar. Die viscerale Pleura ist wenig oder gar nicht demarkiert und die Lunge zeigt Ausdehnungstendenz unter Saugdrainage.

Finden sich aber dickwandige Pleurabeläge oder Resthöhlenformationen und ist der Thorax bereits deformiert, liegt ein chronisches Stadium des Pleuraempyems vor, das nur durch offene Dekortikation revidierbar ist [11].

Vom VATD-Behandlungsregime profitierten 40% unserer Patienten mit Pleuraempyem, 60% der Patienten mußten dekortiziert werden. Der Vorteil der VATD-Therapie gegenüber der OD liegt in einer signifikanten Verkürzung der Erkrankungsdauer und der Hospitalisation [2, 4]. Das Verfahren ist patientenfreundlich und spart Kosten.

Das aufgezeigte Behandlungsregime vereint eine zielbewußte Diagnostik mit einer zeit- und zweckorientierten Therapie. Das videoendoskopische Debridement ist für das fibrino-purulente Stadium des Pleuraempyems eine optimale therapeutische Option [8]. Es entspricht den Zielen der Empyembehandlung, – Beseitigung der Empyemursache und Ausrottung der Empyemhöhle, möglichst mit Wiederherstellung der Lungenfunktion [12].

Literatur

1. Andrews NC, Parker EF, Shaw RR et al. (1962) Management of non-tuberculosis empyema. Am Rev Respir Dis 85: 935
2. Angellilo Mackinlay TA, Lyons GA, Chimondeguy DJ, Peidras MA et al. (1996) VATS debridement versus thoracotomy in the treatment of loculated postpneumonia empyema. Ann Thorac Surg 61: 1626
3. Hürtgen M, Witte B, Friedel G, Toomes H (1999) Der videoassistiert-thoracoskopische Zugang zum Pleuraempyem im Vergleich zu Drainagetherapie oder Thoracotomie. Chirurg 70: 464
4. Lawrence DR, Ohri SK, Moxon RE, Townsend ER, Fountain SW (1997) Thoracoscopic debridement of empyema thoracis. Ann Thoracic Surg 64: 1448
5. Lee-Chiong TL, Matthay RA (1996) Current diagnostic methods and medical management of thoracic empyemas. Chest Surg Clin Am 6: 419
6. Lee KF, Olak J (1994) Anatomy and physiology of the pleural space. Chest Surg Clin N Am 4: 391
7. Magovern CJ, Rusch VW (1994) Parapneumonic and post-traumatic pleural space infections. Chest Surg Clin N Am 4: 561
8. Stiffeler H, Gugger M, Im Hof V, Cerny A et al. (1998) Video-assisted thoracoscopic surgery for fibrinopurulent pleural empyema in 67 patients. Ann Thoracic Surg 65: 319
9. Strange C, Sahin SA (1993) The clinician's perspective on parapneumonic effusions and empyema. Chest 103: 259
10. Sunder-Plassmann L (1998) Das Pleuraempyem. Chirurg 69: 821
11. Weissberg D, Rafaely Y (1996) Pleural empyema: 24-year experience. Ann Thorac Surg 62: 1026
12. Wolfart W (1975) Behandlung des Pleuraempyems. In: Hein J, Kleinschmidt H, Uehlinger E (Hrsg) Hdb. der Tuberkulose Bd. III Georg-Thieme-Verlag, Stuttgart, S 581

Offene Empyemektomie und Dekortikation

H. Dienemann

Chirurgische Abteilung, Thoraxklinik-Heidelberg gGmbH, Amalienstraße 5, 69126 Heidelberg

Open Empyemectomy and Decortication

Summary. The objectives of decortication and empyemectomy are twofold – to obliterate an infected or potentially infected space within the pleural cavity, and to re-expand the lung, which should result in restoring the pulmonary function. All elements of the intrathoracic peel should be removed to ensure complete lung re-expansion. Extensive disease of fibrosis of the lung, however, represents a major obstacle to successful decortication. The most common indications for decortication and empyemectomy are postpneumonia empyema, organizing hemothorax, chronic pneumothorax and postoperative empyema. Progressive gain in function has been noted up to three years after proper operation.

Key words: Open empyemectomy – Decortication – Postpneumonic empyema

Zusammenfassung. Das Ziel von Dekortikation und Empyemektomie ist die Obliteration eines infizierten oder potentiell infizierten Raumes innerhalb der Pleurahöhle und die Wiederausdehnung der Lunge mit dem Ziel einer Verbesserung bzw. Wiederherstellung der Lungenfunktion. Entscheidend für den Operationserfolg ist die möglichst komplette Befreiung der viszeralen Pleura in Abwesenheit begleitender Lungenparenchymerkrankungen. Die häufigsten Indikationen sind das parapneumonische Empyem, der in Organisation befindliche Hämothorax, der chronische Pneumothorax und postoperative Empyeme. Nach erfolgreicher Operation können Verbesserungen der Lungenfunktion noch innerhalb drei Jahren erwartet werden.

Schlüsselwörter: Offene Empyemektomie – Dekortikation – parapneumonisches Empyem

Das Pleuraempyem ist eine durch bakterielle Infektion entstandene, eitrige Erkrankung der Pleurablätter, die unbehandelt wie auch behandelt mit erheblicher Morbidität und Letalität vergesellschaftet ist [1, 11]. Patienten mit Empyem werden aufgrund unterschiedlicher Symptome (Fieber, Thoraxwandschmerz, Husten, Kurzatmigkeit, allgemeine Abgeschlagenheit) initial verschiedenen Fachrichtungen zugewiesen, woraus sich erklärt, dass viele Patienten oft schon über mehrere Wochen symptomatisch sind, bevor sie einer gezielten Diagnostik und adäquaten Therapie zugeführt werden. Die initiale Behandlung besteht gewöhnlich in Antibiotikagabe und diagnostischer Punktion der Pleurahöhle bzw. Drainageneinlage [5]. Zwischen 35 und 65 Prozent aller Patienten lassen sich jedoch durch konservative Maßnahmen allein nicht ausheilen und benötigen die chirurgische Intervention [6, 17]. Die häufigste Ursache des Empyems ist die Pneumonie. Für die USA wird die Zahl der Neuerkrankungen an Pneumonie mit 1,2 Millionen jährlich angegeben. Von diesen entwickeln 40 Prozent einen Pleuraerguss, 5 Prozent von diesen (etwa 60 000 Patienten) erfahren eine bakterielle Kontamination und erreichen das fibrinopurulente Stadium (Stadium II) oder entwickeln ein Empyem (Stadium III) [8]. Bei inadäquater oder ausbleibender Behandlung des Pleuraempyems resultiert ein Fibrothorax, der durch Lungenfesselung und Kontraktion des entsprechenden Hemithorax, fortschreitende Restriktion und schließlich schwerwiegenden Funktionsverlust der Lunge gekennzeichnet ist. Weitere Ursachen eines Fibrothorax sind Hämothorax, chronischer Pneumothorax, spezifisches Empyem, chronischer blander Pleuraerguss, Chylothorax, iatrogene Maßnahmen wie Talkumpoudrage u. a. Die adäquate chirurgische Therapie – vorausgesetzt, dass der Zustand des Patienten und die Qualität des Lungenparenchyms dieses sinnvoll erscheinen lassen – besteht in Dekortikation bzw. Empyemektomie.

Definitionen

Der Begriff der „Dekortikation" wurde erstmalig 1896 von Delorme gebraucht [2, 3], das Verfahren selbst erstmalig von Fowler 1893 beschrieben [4]. „Dekortikation" bezeichnet die Entfernung einer die Lunge fesselnden Schwarte. Der Begriff der „Dekortikation" wird gegenwärtig mitunter weiter gefasst und beinhaltet für manche Autoren auch bereits die Evakuierung eines Hämothorax, auch wenn noch keinerlei organisierte Strukturen den Pleurablättern aufliegen bzw. die Lunge fesseln. Soweit lediglich fibrinoides Material der Pleura aufliegt und noch keine Organisation eingesetzt hat, sollte eher der Begriff „Debridement" Verwendung finden.

Das Verfahren der Empyemektomie [7] unterscheidet sich von der Dekortikation lediglich darin, dass die von den Schwarten umschlossene Empyemhöhle im Rahmen der Dekortikation vollständig entfernt wird, ohne selbst eröffnet zu werden.

Prinzipien der Operation

Die Dekortikation verfolgt zwei Ziele: 1. die Reexpansion der gefesselten Lunge und Wiederherstellung der Funktion von Lunge, Diaphragma und Brustwand, 2. die Behandlung der Infektion durch Obliteration von Hohlräumen. Als wichtige Voraussetzung für den optimalen Behandlungserfolg nannten Mayo et al. [9] drei Voraussetzungen: 1. die Dekortikation soll bereits anlässlich der ersten chirurgischen Intervention angestrebt werden, 2. sie sollte zum frühest möglichen Zeitpunkt durchgeführt werden, 3. sämtliches den inneren Oberflächen aufliegende Material sollte so vollständig wie möglich entfernt werden.

In Stadium II des Pleuraempyems („fibrinopurulente Phase") geschieht der Übergang von fibrinösen Auflagerungen zu organisierten Schwielen. In diesem Stadium kann allein aus radiologischen Befunden nicht abgeleitet werden, ob das Operationsziel mittels Debridement oder durch die wesentlich aufwendigere und nur über eine reguläre Thorakotomie durchführbare Dekortikation erreicht werden kann. Daher sollte im Falle einer computertomographisch dargestellten Kammerung des Empyems unverzüglich die operative Intervention angestrebt werden. Mittels CT-gesteuerter Punktion bzw. Drainageneinlage ist die Reinigung der Pleurahöhle nicht zu erreichen. Bei den Zeichen einer schweren Allgemeininfektion, aber auch wenn nach Debridement überwiegend frisches Granulationsgewebe mit starker Blutungsneigung in Erscheinung tritt, hat die Aufhebung sämtlicher Kammern und die vollständige Reinigung der Pleurahöhle von infiziertem Martertial absolut Vorrang. Dieses kann im Allgemeinen mittels Videothorakoskopie erreicht werden. Im Zustand der schweren Allgemeininfektion kann eine ausgedehnte Thorakotomie mit großer Weichteiltraumatisierung die Sepsis begünstigen. Ist das Operationsziel über Videothorakoskopie nicht zu erreichen, ist eine limitierte Thorakotomie der Standardthorakotomie vorzuziehen. Jenseits der dritten Woche nach Manifestation des Empyems und vor Ablauf von drei Monaten sollte wegen noch unvollständiger Organisation der Schwarte auf eine Thorakotomie mit dem Ziel der Dekortikation verzichtet werden [13].

Indikation zur Dekortikation

Die Entscheidung zur Dekortikation sollte nur getroffen werden, wenn die Pleuraauflagerungen (innerhalb von Monaten) konsolidiert sind, wenn der Patient unter Belastung subjektiv deutlich eingeschränkt ist und eine Parenchymerkrankung, die einer Wiederherstellung der Funktion entgegenstünde, mit hoher Wahrscheinlichkeit ausgeschlossen werden kann. Im Fall eines Hämothorax ist die Dekortikation zum frühest möglichen Zeitpunkt anzustreben, weil sich mit fortschreitender Zeit (nach 3–5 Wochen) eine Dissektionsebene zwischen Pleura visceralis und den Auflagerungen nicht mehr herstellen lässt. Unter quantitativen Aspekten ist die Dekortikation nur zu indizieren, wenn mindestens ein Viertel bis ein Drittel der Lungenoberfläche durch eine im Übersichtsbild deutlich sichtbare Schwarte umgeben ist. Ausnahmen hiervor bilden Patienten mit chronischem Pneumothorax oder chronischen Ergüssen, da unter diesen Umständen meistens nur sehr flache viszerale Auflagerungen angetroffen werden, die dennoch eine erhebliche Restriktion bewirken können.

Kontraindikationen

Als absolute Kontraindikation zur Dekortikation gelten irreversible Erkrankungen des Parenchyms, die gleichzeitig einer Reexpansion der Lunge entgegenstehen und hochgradige Bronchusstenosen. Weitere Kontraindikationen sind eine nicht beherrschte pulmonale Infektion, ein hohes allgemeines Operationsrisiko, die Unfähigkeit zu aktiver Mitarbeit bei Physiotherapie und ein Mangel an Symptomen oder objektivierbaren funktionellen Einschränkungen.

Operationstechnik

Die Schnittführung zur Dekortikation sollte so gewählt sein, dass vor allem die basalen Abschnitte gut erreicht werden, da diese am häufigsten betroffen sind und die Befreiung des Zwerchfells technisch sehr anspruchsvoll sein kann. Daher bietet sich der sechste oder siebte Intercostalraum für einen posterolateralen Zugang, gegebenenfalls unter Rippenresektion, an. Gelegentlich muss für die Darstellung des Zwerchfellansatzes noch eine zusätzliche, weiter caudal geführte Inzision gewählt werden. Nach stumpfer Ablösung der Schwarte von der Fascia endothoracica verfolgt man die Schwarte bzw. den Empyemsack bis zum Übergang in die intakte Pleura visceralis. An dieser Linie beginnt die Dekortikation, d. h. die teils stumpfe, teils scharfe Ablösung der Schwarte von der Pleura visceralis. Die Eröffnung einer etwaigen Empyemhöhle sollte nach Möglichkeit vermieden werden. Im Idealfall lässt sich das organisierte Material in toto entfernen und eine spiegelnde Oberfläche in den betroffenen Lungenabschnitten wieder herstellen. Gelingt die Wiederausdehnung der Lungen nicht oder ist diese wegen Vorliegen eines „destroyed lobe" nicht zu erwarten, so muss abgewogen werden zwischen einer Parenchymresektion und einer Hohlraumverkleinerung mittels Thorakoplastik oder Muskelplombe.

Postoperative Behandlung

Für eine ausreichende Ventilation und aktive Sekretmobilisation ist eine adäquate Schmerzbehandlung Voraussetzung. Eine frühe Extubation ist wünschenswert. Atemübungen und Physiotherapie sind unerlässlich, um Atelektasen vorzubeugen. Eine Antibiose sollte fortgesetzt werden, wenn diese auch bereits präoperativ indiziert und testgerecht erfolgt war. Die Pleuradrainagen sollten erst entfernt werden, wenn Hohlräume nicht mehr nachweisbar sind, da andernfalls ein erneutes Empyem zu befürchten ist. Größere Bronchopleuralfisteln bieten einen Anlass zu einer frühen operativen Revision.

Ergebnisse

Das eigene Krankengut an Patienten mit Empyem der Stadien II und III umfasst im Zeitraum 1993 bis 1999 576 Patienten, die sich insgesamt 725 operativen Eingriffen unterzogen. Bei 117 Patienten wurde eine Dekortikation bzw. Empyemektomie durchgeführt mit einer Letalität von 6,0 Prozent, 49 Patienten unterzogen sich einer Dekortikation kombiniert mit Parenchymresektion (Letalität 6,1%).

Die Reexpansion der Lunge mit Obliteration aller Hohlräume wird fast immer erreicht, wenn das befreite Parenchym strukturell intakt ist. Das Operationsergebnis ist in der Regel begleitet von einer subjektiven Besserung, insbesondere wenn die Dekortikation bzw. Entlastung der Pleurahöhle früh im Verlauf der Empyemerkrankung vorgenommen wird [10, 18]. Die Angaben über das Ausmaß der erreichbaren Verbesserung (Vitalkapazität, FEV1) schwanken erheblich. Wright et al. 1949 [19] berichteten über ausbleibende oder nur minimale funktionelle Verbesserungen, während andere Autoren [14–16] über eine Anhebung der Ventilationsgrößen um ca. 15 Prozent berichteten. Toomes et al. [16] sind der Auffassung, dass bei einer Reduktion der Vitalkapazität vor Dekortikation um weniger als 40 Prozent von dem Eingriff keine Verbesserung erwartet werden kann. Eine endgültige Aussage über das funktionelle Operationsergebnis nach Dekortikation kann nach Patton et al. [12] erst nach 3 Jahren erfolgen.

Literatur

1. Blasco E, Paris F, Padilla J (1990) Acute postpneumonic empyema treated by intercostal tube drainage with suction and pleural washing but without rib resection. In: Deslauriers J, Lacquet LK (eds) Trends in General Thoracic Surgery Vol. 6, Thoracic surgery: Surgical management of pleural disease. CV Mosby, St Louis, pp 220–224
2. Delorme E (1894) Nouveau traitement de empyemes chroniques. Gaz des Hop, Paris, Civ et Milit 67: 94–96
3. Delorme E (1998) Du traitement des empyemes chroniques par la decortication du poumon. Resultats, indications, techniques. Gaz des Hop, Paris, Civ et Milit 69: 1445–1447, 1453–1456
4. Fowler GR (1893) A case of thoracoplasty for the removal of a large cicatricial fibrous growth from the interior of the chest; the result of an old empyema. Med Rec 44: 838–839
5. Heffner JE, McDonald J, Barbieri C et al. (1995) Management of parapneumonic effusions: an analysis of physician practice patterns. Arch Surg 130: 433–438
6. Lemmer JH, Botham MJ, Orringer MD (1985) Modern management of adult thoracic empyema. J Thorac Cardiovasc Surg 90: 849–855
7. Leroux BT, Mohlala ML, Odell JA et al. (1986) Suppurative diseases of the lung and pleural space. I. Empyema, thoracic and lung abscess. Curr Probl Surg 23: 27–32
8. Light RW (1985) Parapneumonic effusions and empyema. Clin Chest Med 6: 55–62
9. Mayo WP, Saha SP, McElvein RB (1982) Diaphragmatic avulsion following decortication. Ala J Med Sci 19: 81
10. Morin JE, Munro DD, McLean LD (1972) Early thoracotomy for empyema. J Thorac Cardiovasc Surg 64: 530–536
11. Muskett A, Burton NA, Karwande SV et al. (1988) Management of refractory empyema with early decortication. Am J Surg 156: 529–532
12. Patton WE, Watson TR, Gaensler EA (1952) Pulmonary function before and at intervals after surgical decortication of the lung. Surg Gynecol Obstet 95: 477–496
13. Personne C (1990) Role of early thoracotomy in the treatment of acute empyema. In: Deslauriers J, Lacquet LK (eds) Trends in General Thoracic Surgery Vol. 6, Thoracic surgery: Surgical management of pleural diseases. CV Mosby, St Louis, pp 225–233
14. Swoboda L, Laule K, Blattmann H et al. (1990) Decortication in chronic pleural empyema. Investigation of lung function based on perfusion scintigraphy. Thorac Cardiovasc Surg 38: 359–361
15. Toomes H, Vogt-Moykopf I, Ahrendt J (1983) Decortication of the lung. Thorac Cardiovasc Surg 31: 338–341
16. Toomes H, Vogt-Moykopf I, Ahrendt J (1983) Dekortikation der Lunge aus funktioneller Sicht. Prax Klein Pneumol 37: 342–345
17. Varkey B, Rose HD, Kutty CPK et al. (1981) Empyema thoracis during a ten year period. Arch Intern Med 141: 1771–1776
18. Villalba M, Lucas CE, Ledgerwood AM et al. (1979) The etiology of post traumatic empyema and the role of decortication. J Trauma 19: 414–419
19. Wright GW, Yee LB, Filley GF, Strahnaham A (1949) Physiologic observations concerning decortication of the lung. J Thorac Cardiovasc Surg 18: 372–376

Besondere Aspekte beim tuberkulösen Empyem

C. Engelmann

Karowerstraße 11, 13125 Berlin

Certain Aspects of Tuberculous Empyema

Summary. The pleura is involved in any lung tuberculosis. Specific empyemas as a result of pleuritis tuberculosa are rare today. One should only use a thoracocentesis for diagnosis, not for any further invasive treatments. If there are complications (such as invasion of air or unspecific super-infection), one must insert a chest tubus. Today, we generally treat empyemas after perforation of lung caverns and after previous surgical treatment of tuberculosis. In most cases, surgery is necessary. The methods of surgery are the same as for unspecific empyemas. Antituberculous antibiotics are mandatory, although they do not guarantee long-term healing.

Key words: Empyema, tuberculous – Pathogenesis – Surgery – Results

Zusammenfassung. Bei jeder Lungentuberkulose ist die Pleura betroffen. Spezifische Empyeme sind heute selten Folge einer Pleuritis tuberculosa. In solchen Fällen sollten nur eine diagnostische Punktion vorgenommen werden und weitere invasive Maßnahmen zur Behandlung unterbleiben. Dringt dabei Luft ein oder kommt es zur Mischinfektion, muß drainiert werden. Heute haben wir überwiegend Eiterungen nach Kavernenperforation und nach früherer chirurgischer Therapie der Tuberkulose zu behandeln. In den meisten Fällen sind Operationen notwendig. Die Methoden sind mit denen für unspezifische Empyeme identisch. Antituberkulotika sind obligatorisch. Dennoch gibt es keine Garantie für eine dauerhafte Heilung.

Schlüsselwörter: Pleuraempyem, tuberkulöses – Pathogenesen – Operationen – Ergebnisse

Die Infektion mit Mycobacterium tuberculosis ist eine Allgemeininfektion des Organismus, die sich, entsprechend der Eintrittspforte, vorrangig an den Lungen manifestiert. Kommt es zu einer Lungeninfektion, dann ist in irgendeiner Form auch die Pleura beteiligt.

Bildet sich eine Pleuritis exsudativa aus, so zeigen sich heute in solchen Fällen sehr selten die typischen Tuberkel in der Pleura. Sind sie vorhanden, dann spricht man von einer Pleuritis tuberculosa. Sie ist die typische Begleiterscheinung der Primärtuberkulose.

Häufiger jedoch verläuft heute eine Thorakoskopie frustran, indem sich weder Tuberkelbakterien noch Tuberkel, sondern nur eine unspezifische Pleuritis fibrosa nachweisen läßt. Diese Diagnose muß als indifferent gelten, weil sie nichts über die Ursache aussagt. Nach unserer Erfahrung konvertiert etwa ein Viertel solcher Fälle nach langfristiger Beobachtung in eine Lungenmanife-

Tabelle 1. Dosierungen bei intermittierender antituberkulotischer Chemotherapie mit 6-monatiger Dauer (nach Tb-Control-Program New York State Department of Health 1992)

Wirkstoff	empfohlene Dosis		
	zweimal wöchentlich Kinder	zweimal wöchentlich Erwachsene	dreimal wöchentlich Erwachsene
Isoniazid (INH)	20–40 mg/kg	15 mg/kg (max. 900 mg)	15 mg/kg (max. 900 mg)
Rifampicin (RMP)	10–20 mg/kg (max. 600 mg)	600 mg	600 mg
Pyrazinamid (PZA)	40–50 mg/kg	2,5 g (< 50 kg) 3,0 g (51–74 kg) 3,5 g (> 75 kg)	2,0 g (< 50 kg) 2,5 g (51–74 kg) 3,0 g (> 75 kg)
Ethambutol (EMB)	30–50 mg/kg	50 mg/kg	30 mg/kg
Streptomycin (SM)	25–30 mg/kg i.m.	25–30 mg/kg i.m.	25 mg/kg i.m.

Tabelle 2. Pathogenesen und Erscheinungsformen des Empyems bei und durch Tuberkulose

Pleuritis tuberculosa	unkompliziertes oder kompliziertes (Schwarten, Verkalkungen) spezifisches oder steriles Pleuraempyem
Perforation eines tuberkulösen Senkungsabszesses (Brustwand, Wirbelsäule)	unkompliziertes spezifisches Pleuraempyem
Perforation einer spezifischen mediastinalen Lymphadenitis	unkompliziertes spezifisches Pleuraempyem
Exazerbierte Lungentuberkulose	unkomplizierter oder komplizierter (bronchopleurale und/oder pleurokutane Fisteln, Schwarten, Verkalkungen) spezifischer oder mischinfizierter Pyopneumothorax
Kavernenperforation in den freien Pleuraraum	„Pleuraphlegmone"; spezifischer oder mischinfizierter Pyopneumothorax mit großer bronchopleuraler Fistel
Spätinfektionen nach früherer chirurgischer Tuberkulosetherapie (Pneumothorax, Pneumolyse, Plomben, Thorakoplastik)	spezifische, unspezifische oder mischinfizierte intra- oder extrapleurale Pneumothoraxresthöhlen- bzw. Plombeninfektion mit oder ohne Fisteln

station der Tuberkulose, ein weiteres Viertel zur Tumorgenese. Gehen wir davon aus, daß es eine Pleuritis sui generis nicht gibt, ist also ein solcher Erguß so lange auf eine tuberkulöse Genese verdächtig, so lange nicht das Gegenteil bewiesen ist. Das verpflichtet zu sorgfältiger weiterer Beobachtung des Kranken. Denn einerseits kann eine Tuberkuloseinfektion diesem Erguß in Wochen folgen oder dieser kann ausheilen, ohne daß es jemals zur Manifestation der Tuberkulose kommt.

Beidseitige Ergüsse oder Verschwartungen sind immer auf eine tuberkulöse Ätiologie verdächtig und sollten Anlaß zur Fahndung nach Lungenherden und zur Einleitung einer antituberkulotischen Therapie nach den Empfehlungen der Fachgesellschaften sein (Tabelle 1).

Eine Pleuritis tuberculosa als Ursache eines spezifischen Pleuraempyems ist heute sehr selten. Viel häufiger kommt es als Komplikation der kavernösen Lungentuberkulose oder der Exazerbation einer früheren Tuberkulose und ihrer chirurgischen Therapie zustande (Tabelle 2).

Im Grunde entwickelt sich das primäre tuberkulöse Empyem, das nicht selten bakteriologisch steril ist, wie auch das unspezifische aus einer Pleuritis exsudativa. Vom Empyem spricht man, wenn sich im Erguß Lymphozyten anreichern. Auch das spezifische Empyem verläuft hoch akut und war infolge der raschen Vaskularisation der Pleura früher die häufigste Ursache für einen hämorrhagischen Erguß.

Im Unterschied zum unspezifischen Empyem kann jedoch das unkomplizierte tuberkulöse Pleuraempyem auf jeder Stufe der Entwicklung mit oder ohne antituberkulotische Therapie stagnieren und folgenlos ausheilen. Andererseits neigt das spezifische Empyem mit seinem Ei-

Tabelle 3. Methoden der chirurgischen Behandlung von Pleuraempyemen bei und durch Tuberkulose

Empyemdrainage	
Entschwartungsoperationen	– Pleurektomie (Dekortikation) bzw. Empyemektomie mit geschlossener oder offener Exstirpation des Schwartensackes – Pleurolobektomie bzw. Pleuropneumonektomie
Plombierungsverfahren mit und ohne partielle Thorakoplastik	– freie autologe Transplantate (Haut, Muskel) – gestielte Lappentransplantate (Haut-Muskellappen, Muskellappen) – Transplantate mit Gefäßstiel (Muskellappen, Haut-Muskellappen, Omentum majus)
Empyemfensterung (Thorakostoma)	– mit und ohne spätere definitive Plombierung mit autologem Material (Plombierung)
Thorakoplastik	– extrapleurale Thorakoplastik – Jalousieplastik nach Heller ohne bzw. mit Muskellappenplastik
Plombenausräumung mit Thorakoplastik nach Schede mit und ohne autologe Plombierungen	

weißreichtum auch ohne ärztliches Zutun zu Komplikationen in Form einer raschen Verschwartung mit nachfolgender Verkalkung.

Unter diesem Aspekt sollten sich invasive diagnostische Maßnahmen bei einem unkomplizierten spezifischen Empyem nur auf eine Probepunktion beschränken, und diese muß streng geschlossen vorgenommen werden. Dringt Luft ein oder kommt es gar zur Mischinfektion, so muß das Empyem als kompliziert angesehen und einer geschlossenen Pleuradrainage zugeführt werden. Sowohl die Luftinsufflation als auch die Mischinfektion zwingen dazu, auch ein frisches spezifisches Empyem als primär chronisch zu betrachten. Das heißt, es wird rasch verschwarten und wahrscheinlich ohne Operation nicht mehr auszuheilen sein. Und auch die Operation ist keine Gewähr dafür, daß nicht mit oft langer Latenzzeit pleurale Resthöhlen und pleurokutane Fisteln auftreten, die letztlich jeder Therapie widerstehen können.

Für die chirurgische Empyembehandlung stehen die gleichen Methoden zur Verfügung wie für das unspezifische Pleuraempyem (Tabelle 3). Doch ist das Risiko von Komplikationen und weiterer Folgeeingriffe ungleich höher. Der Indikationsstellung, das heißt der Wahl der richtigen Methode zum rechten Zeitpunkt, kommt hierbei größere Bedeutung zu.

Ein 62jähriger Mann wurde uns in gutem Allgemeinzustand zur Pleurektomie wegen eines angeblich unspezifischen postpneumonischen Pleuraempyems mit seinen Röntgenbildern ambulant vorgestellt. Das CT konnte die schon im Übersichtsbild vermutete Concretio pericardii beweisen. Damit mußte das Empyem in die Pathogenese des sogenannten „posttuberkulösen Syndroms" eingeordnet werden. Auf unsere Empfehlung hin wurde zunächst in einer kardiochirurgischen Klinik die Perikardektomie vorgenommen, bevor wir weitere diagnostische Untersuchungen bzw. die Pleurektomie (Empyemektomie) vornahmen. Der Empyemschwartensack konnte, was bei der tuberkulösen Pathogenese selten gelingt, geschlossen entfernt werden. Histologisch bestätigte sich mit dem Nachweis spezifischen Granulationsgewebes in den Schwarten die spezifische Genese des Empyems als Spätkomplikation einer Perikardtuberkulose.

Häufiger aber kann der Schwartensack, d. h. die Empyem-Resthöhle, nur in Anteilen entfernt werden, doch gelingt auch so die Entfesselung der Lunge. Oft handelt es sich bei den Patienten, die heute wegen einer tuberkulösen Eiterung behandelt werden müssen, um Kranke in hohem Alter und mit Polymorbidität. Für sie muß man sich erinnern, daß die Pleurainfektion auch mit einer direkten offenen Behandlung in Form eines Thorakostomas beherrscht werden kann, einer Maßnahme, die in Lokalanästhesie möglich ist und die nach Besserung des Allgemeinzustands mit einer Muskelplastik definitiv beendet werden kann.

In Einzelfällen haben wir heute Spätfolgen der chirurgischen Tuberkulosetherapie zu behandeln.

Bei einer 70jährigen Frau war in den 50er Jahren ein therapeutischer Pneumothorax rechts und ein intrapleuraler Oleothorax links angelegt worden. Der Pneumothorax rechts resorbierte

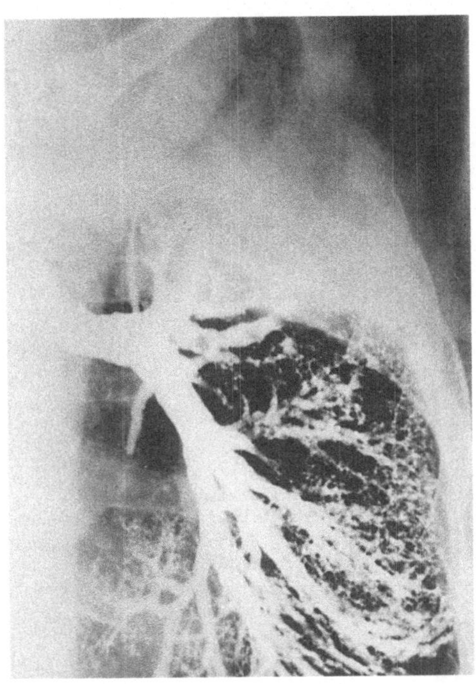

Abb. 1. Bronchogramm der linken Lunge bei infizierter Perlonplombe, die vor 45 Jahren zur irreversiblen Kollapstherapie einer kavernösen Oberlappentuberkulose vorgenommen wurde. Die irreversiblen Läsionen von Bronchialsystem, Lunge und Pleura verführen zur Resektion

sich. 45 Jahre später veränderte sich der Schatten des Oleothorax im Thoraxübersichtsbild. Diese Veränderung und die Klinik sprachen für eine Spätinfektion der sogenannten Ölplombe im linken Oberfeld. Mit einer partiellen Jalousieplastik nach Heller in Kombination mit einer Latissimus-dorsi-Plastik konnte der verschwartete und infizierte Oleothorax beseitigt werden.

Man ist oft versucht, mit der Ausräumung einer Plombe – hier einer sogenannten Perlonplombe – auch den irreversibel geschädigten Oberlappen (Abb. 1) zu resezieren. Dennoch sollte man bei derartigen Zuständen, die fast immer Kranke mit grenzwertiger Lungenfunktion betreffen, nicht eine Lungenresektion anstreben, sondern den früher erzielten irreversiblen Kollaps belassen. Andernfalls riskiert man die unbedingt zu vermeidende Pneumonektomie, zumindest aber langfristige Hohlraumprobleme, Fisteln mit pleuralen Resthöhlen und nachfolgende Sekundärinfektionen, bei denen das operative Repertoire bald erschöpft ist.

Etwa zweimal pro Jahr haben wir Spätinfektionen von solchen Plomben zu behandeln, deren Anlage vor mehr als 40 Jahren erfolgte. Die Infektion macht kaum Allgemeinerscheinungen, tritt oft mit einer leicht sezernierenden Fistel auf und zeigt im Röntgenbild eine Zunahme der Konkavität des Plombenschattens oder eine Veränderung der sonst glatten Kontur (Abb. 3). Auch ohne Fistel ist dies ein Zeichen für eine Infektion. Während die Infektion einer Ölplombe mit einer Probepunktion bestätigt werden kann, gelingt das bei der Perlonplombe nicht.

Der Situs, wie er sich dem Chirurgen nach Anlage des Sauerbruchschen Hakenschnittes bietet, läßt unter einer breiten Knochenplatte nach der früheren Rippenresektion zur Pneumolyse das faserige Kunststoffgewebe (Polyäthylen) erkennen, aus dem sich nur wenig trübseröse Flüssigkeit exprimieren läßt. Die Ausprägung eines Empyems im Sinne der Definition läßt dieses Gewebe nicht zu. Insofern hätte auch eine Drainage keinen Erfolg. Auch in diesen Fällen sollte der Kollaps der Lunge belassen und die Infektion nur mit einer Thorakoplastik nach Schede und der Ausräumung der Plombe behandelt werden. Wegen der glatten derben Grenzschicht zur Lunge hin, die sich als Folge der früheren extrapleuralen Pneumolyse fast immer findet, gelingt die Entfernung des Perlongewebes von der Lunge relativ gut. Wenn möglich, lassen wir heute die erste Rippe wegen der Funktion des Schultergürtels stehen und füllen den Hohlraum mit dem homolateralen gestielten M. latissimus dorsi aus (Abb. 4).

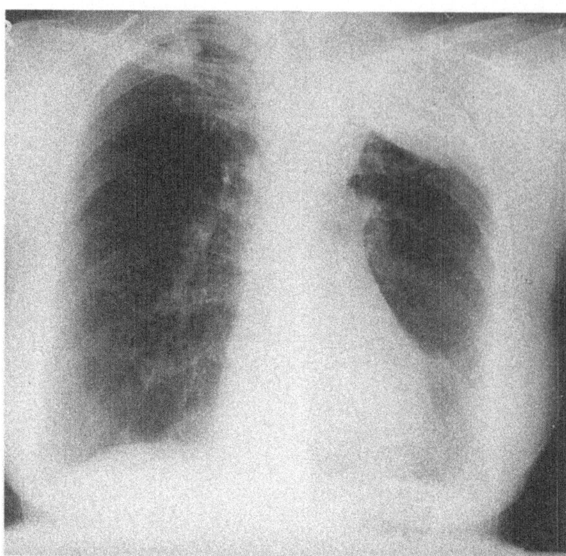

Abb. 2. Thoraxübersichtsaufnahme mit dem Jahrzehnte lang unverändert bestehenden Befund einer Perlonplombe links nach Pneumolysenoperation

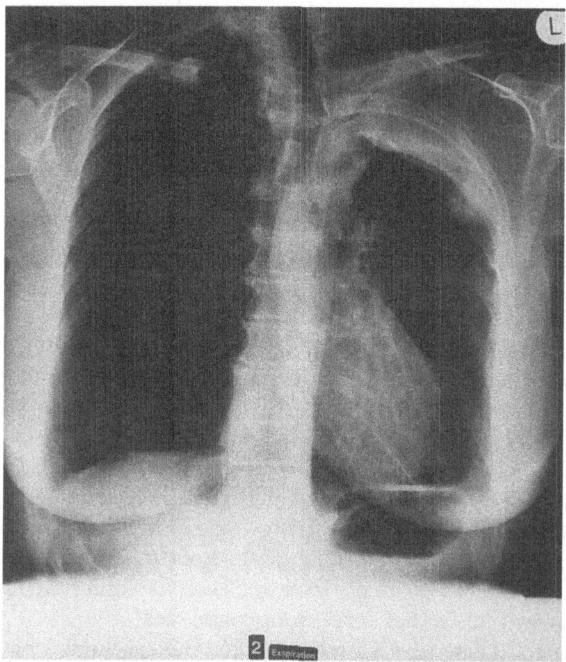

Abb. 3. Thoraxübersichtsaufnahme der gleichen Patientin wie in Abb. 2 mit einer Veränderung der laterokaudalen Schattenkontur als Zeichen einer Spätinfektion der Perlonplombe

Es ist selten, daß man den verschwarteten und infizierten Oleothorax im Sinne der Empyemektomie in toto entfernen kann. Bei einer 65jährigen Frau mit diskreten posttuberkulösen Residuen in beiden Lungenspitzen ist das einmal gelungen.

Ein 25jähriger Patient wurde 1978 in sehr stark reduziertem AZ aufgenommen. Im Röntgenbild waren die Zeichen der beidseitigen Lungentuberkulose, rechts mehr als links, unübersehbar. Trotz sofortiger Einleitung der antituberkulotischen Therapie kam es schon am nächsten Tag zu einem akuten Ereignis, das seinen Zustand dramatisch verschlechterte. Sauerbruch bezeichnete die Folge der Kavernenperforation in den freien Pleuraraum unter dem Eindruck des klinischen

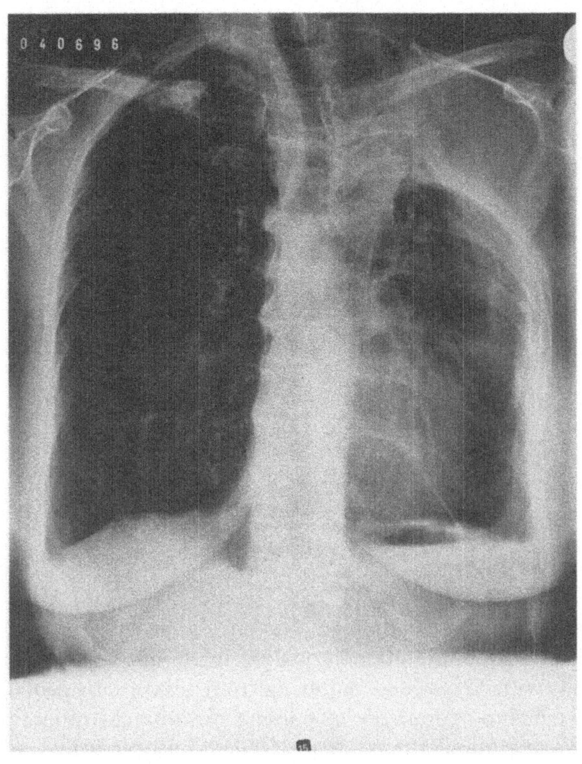

Abb. 4. Postoperative Thoraxübersichtsaufnahme nach Ausräumung der infizierten Perlonplombe, partieller Rippenresektion und Muskulus-latissimus-dorsi-Plastik

Bildes als „Pleuraphlegmone". Das Röntgenbild zeigte nun einen Spannungspyopneumothorax, der drainiert wurde. Da sich in den nächsten Tagen weder der toxische Allgemeinzustand besserte, noch infolge einer großen pleuropulmonalen Fistel sich der pleurale Hohlraum beseitigen ließ, entschlossen wir uns, entsprechend den Erfahrungen von Eule/Sommerfeld in den 60er Jahren trotz der ausgedehnten kontralateralen Lungentuberkulose zur Pneumonektomie. Damit kam es sofort zur Erholung des Kranken, so daß schon bald die Totalplastik zur Liquidierung der unspezifisch infizierten Pneumonektomie-Resthöhle angeschlossen werden konnte.

1998 hatten wir fast gleichzeitig zwei Patienten zu behandeln, die ebenfalls eine akute Kavernenperforation in den freien Pleuraraum bei massiver beidseitiger Lungentuberkulose erlebten. Wegen Komplikationen (Delirium, Magenblutung) konnten wir die geplante Pneumonektomie nicht ausführen und mußten uns mit einer Drainage und mit der intravenösen Verabfolgung von Antituberkulotika begnügen.

Erstaunlich schnell kam es zur Rückbildung der Intoxikationserscheinungen und zur Entfaltung der Lunge, so daß langfristig die Ausheilung ohne Operation gelang. Die früher lebensrettende Ultima-ratio-Operation zur Entgiftung des Kranken kann offenbar heute mit den injizierbaren Antituberkulotika vermieden werden, und die Drainage kann unter dieser Voraussetzung die Lunge zur Entfaltung bringen.

Abschließend sei erwähnt, daß auch die großen, bronchial drainierten chronischen Kavernen in der Lungenspitze, sogenannte Pleurakavernen, den Tatbestand eines Empyems bei Tuberkulose erfüllen. Auch wenn sie nicht mehr eine tuberkulöse Infektion manifestieren, ist es nur eine Frage der Zeit, daß sie ein Myzel von Aspergillen anwachsen lassen (Aspergillose als opportunistische Infektion) und über eine Gefäßarrosion lebensbedrohlich werden. In diesem Falle wird jedoch eine Lungenresektion notwendig und nur, wenn sie funktionell vom Patienten nicht toleriert würde oder wenn sich die Restlunge nur mangelhaft ausdehnen läßt, eine Thorakoplastik.

Operative Versorgung iatrogener Verletzungen

L. Lampl

Funktionsbereich Thoraxchirurgie, I. Chirurgische Klinik, Zentralklinikum, Stenglinstraße 2, 86156 Augsburg

Surgical Treatment for Thoracic Iatrogenic Injuries

Summary. Severe endothoracic iatrogenic injuries can be seen after chest tubes in 1 in 200, after central venous accesses in about 1 in 2000 and after intubation in about 1 in 20,000 cases. Between 1986 and 1998, we dealt with 38 patients suffering from severe iatrogenic thoracic injuries. In the same period, we had to operate on 108 patients for thoracic trauma. Among 16 tracheal lacerations, we had to operate six times and proceeded conservatively ten times. Fifteen patients had to be operated on after chest tube injury, and seven operations have been necessary after misplaced venous accesses. Altogether, 28 patients needed operations. Mortality in the operative group was 42% (12/28). In comparison, mortality for operated thoracic trauma patients was 14%. *Summary:* Chest tube injuries can be minimized by a digitally controlled insertion technique. Tracheal lacerations can be successfully dealt with conservatively.

Key words: Injuries – Chest tube – Venous access – Intubation

Zusammenfassung. Inzidenz versorgungspflichtiger endothorakaler iatrogener Verletzungen (geschätzt) nach Thoraxdrainagen: etwa 1 : 200, zentralen Gefäßzugängen 1 : 2000, Intubation 1 : 20 000. Von 1986 bis 1998 38 Patienten mit schweren iatrogenen Verletzungen im Thoraxbereich (vgl. 108 Operationen wegen Thoraxverletzungen): 16 Trachealazerationen nach Intubation, 15 Organverletzungen nach Thoraxdrainagen, 7 Fehlplazierungen venöser Katheter. 28 Patienten operativ versorgt, 10/16 Tracheaverletzungen konservativ behandelt. Letalität operierte Gruppe 12/28, Thoraxtrauma 15/108. *Fazit:* Eine Reihe von Verletzungen, z. B. beim Einlegen von Thoraxdrainagen, kann durch digitale Kontrolle vermieden werden. Mehrzahl der Tracheaverletzungen kann erfolgreich konservativ behandelt werden.

Schlüsselwörter: Verletzungen – Thoraxdrain – Gefäßzugang – Intubation

Tumoren im vorderen und hinteren Mediastinum (Differentialdiagnostik, Zugangswege und chirurgische Strategie)

Pathologie der Mediastinaltumoren

K.-M. Müller

Institut für Pathologie, Berufsgenossenschaftliche Kliniken, Bergmannsheil Universitätsklinik, Postfach 10 02 50, 44702 Bochum

Pathology of Mediastinal Neoplasms

Summary. For the characterization of mediastinal neoplasms, microscopical analysis is still the gold standard. Although tumor diagnosis is possible in aspiration material, because of frequent heterogenous tumor ranges, final histogenetical classification, determination of dignity and tumor-staging are reserved for the processed surgical samples. In cases of solid, well-delineated tumors (thymoma/teratoma/neurogenous and mesenchymal tumors/cysts etc.), complete surgical removal with subsequent pathological-anatomical analysis should always follow. Thoracic-surgical procedures for the characterization of mediastinal lymphomas should be carried out in close cooperation with oncologists and pathologists. Informations on the topography of the mediastinal neoplasms in the mediastinal region, which can be divided into five sections, are mandatory for the pathologist, since this already offers important indications on a recurrent range of tumor entities.

Key words: Mediastinal tumors – Topography – Pathological-anatomical diagnostics – Heterogeneity

Zusammenfassung. Für die Charakterisierung mediastinaler Neubildungen bleibt die mikroskopische Untersuchung weiterhin der Goldstandard. Bei möglicher Diagnostik der Tumoren im Punktionsmaterial bleibt die abschließende histogenetische Einordnung, Dignitätsbestimmung und Festlegung des Tumorstadiums wegen häufiger heterogener Tumorspektren der Aufarbeitung des Operationspräparates vorbehalten. Bei soliden abgrenzbaren Tumoren (Thymome/Teratome/neurogene und mesenchymale Tumoren/Zysten etc.) sollte stets eine vollständige operative Entfernung mit nachfolgender pathologisch-anatomischer Untersuchung erfolgen. Thorax-chirurgische Eingriffe zur Charakterisierung mediastinaler Lymphome sollten in enger Absprache mit Onkologen und Pathologen erfolgen. Unerläßlich für den Pathologen sind Angaben zur Topographie der mediastinalen Neoplasien im Bereich der fünf unterteilbaren mediastinalen Regionen, da sich hieraus bereits wichtige Hinweise für ein wiederkehrendes Spektrum von Tumorentitäten ergeben.

Schlüsselwörter. Mediastinaltumoren – Topographie – pathologisch-anatomische Diagnostik – Heterogenität

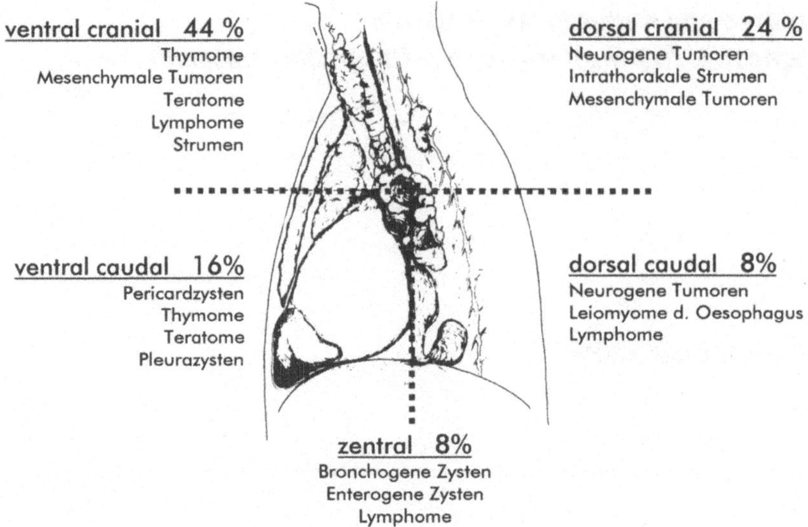

Abb. 1. Schematische Darstellung von mediastinalen Neoplasien in fünf topographisch zugeordneten Räumen. Angabe zu Häufigkeiten nach eigenen Ergebnissen und Mittelwerten aus Schrifttumsangaben

Bei der pathologisch-anatomischen Begutachtung von Neubildungen aus dem Bereich des Mediastinums ist der Pathologe ganz entscheidend auf die Angaben zu Topographie und Entnahmeort durch den Thoraxchirurgen angewiesen. Bereits aus der Topographie solider oder zystischer Neubildungen ergeben sich entscheidende Hinweise zur differentialdiagnostischen Einordnung neoplastischer Prozesse, da es für die fünf verschiedenen Räume des Mediastinums nahezu pathognomonische Entitäten von Tumoren oder tumorartigen Prozessen gibt.

Unter dem Begriff „Mediastinaltumoren" wird eine große Palette histologisch und phänotypisch verschiedenartiger Neubildungen mit unterschiedlicher Dignität und Prognose zusammengefaßt. Neue bildgebende Untersuchungsverfahren in den letzten Jahren haben Aufdeckung, Lokalisation und differentialdiagnostische Zuordnung mediastinaler Neubildungen wesentlich verbessert und ermöglichen frühzeitigere invasive Maßnahmen zur diagnostischen Abklärung. Die endgültige Diagnose wird aber in den meisten Fällen erst im engen Konsil zwischen Thoraxchirurgen und Pathologen erreicht.

Im Regelfall sollte eine vollständige chirurgische Entfernung thorakaler Neubildungen angestrebt werden, da wegen vielfach sehr heterogenem Aufbau der Tumoren allein durch Punktions-zytologische Untersuchungsverfahren abschließende Urteile zu histogenetischer Ableitung und Dignitätsbestimmung nicht möglich sind (Moran, 1999; Mondal u. Bay, 1993).

Um zu vergleichbaren Untersuchungsergebnissen über Lokalisation, Art und Häufigkeiten mediastinaler Neubildungen zu gelangen, hat sich die Unterteilung des Mediastinums in verschiedene, anatomisch allerdings nicht scharf begrenzte Räume bewährt (Abb. 1).

Als Mediastinum wird der Teil der Brusthöhle bezeichnet, der zwischen den beiden Brustfellhöhlen liegt und nach Entfernen der Lunge zurückbleibt (quod per medium stat). Das Mediastinum wird begrenzt

- ventral durch die Thoraxwand (Sternum und Rippenknorpel)
- dorsal durch die Wirbelkörper und die Thoraxwand (Rippenköpfchen)
- lateral durch die Pleura mediastinalis (parietales Blatt der Pleura)
- caudal durch das Zwerchfell und
- cranial nur unscharf durch Weichgewebsstrukturen ohne eigentliche Trennschicht.

Sowohl caudal als auch cranial setzen sich die Leitungsbahnen dieses „Versorgungstraktes" kontinuierlich, durch Verschiebeschichten elastisch aufgehängt, in die angrenzenden Regionen

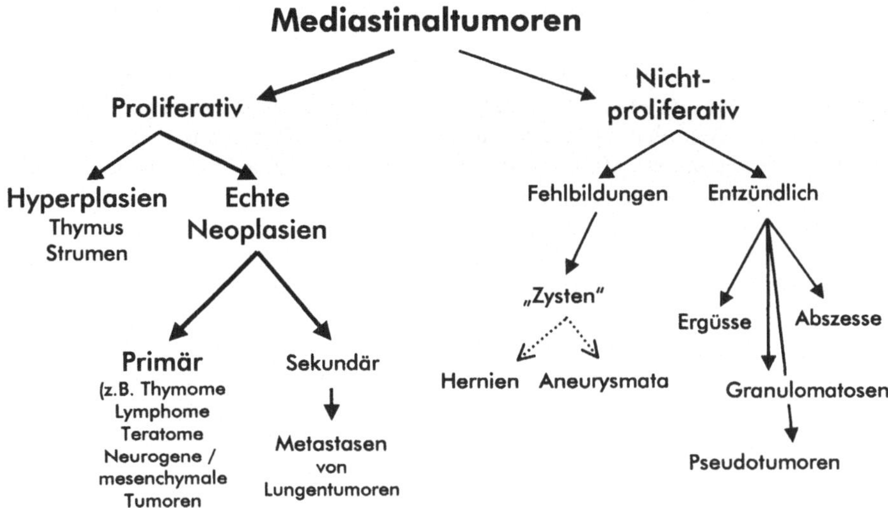

Abb. 2. Flußdiagramm zur Differentialdiagnose mediastinaler Neu- und Fehlbildungen

fort. Aus klinischen Gesichtspunkten, aber auch wegen regional bevorzugter Tumorentitäten hat sich heute die Aufteilung nach topographischen Gesichtspunkten bewährt. Bei cranio-caudaler Unterscheidung von oberem und unterem Stockwerk wird der untere Teil in drei weitere Kompartimente unterteilt.

Die cranio-caudale Grenzziehung erfolgt in der Ebene zwischen caudalem Bereich des Manubrium sterni und dem 4. Wirbelkörper.

Das *Mediastinum superius* ist der oberhalb des Herzens gelegene Teil. Es enthält im vorderen Abschnitt als eigenständiges Organ den Thymus sowie Leitungsbahnen zum und vom hinteren Mediastinum. Wesentliche Strukturen für die Entwicklung von Neubildungen sind die in diesem Abschnitt verlaufenden Gefäße (Arterien/Venen/Lymphgefäße) sowie Nerven, die Trachea und der Oesophagus.

Das vordere untere Mediastinum besteht aus einem spaltförmigen Bindegewebsraum zwischen der vorderen Brustwand und dem Perikard.

Das *Mediastinum medius* enthält das Herz mit dem Herzbeutel sowie beiderseits den Nervus phrenicus und die Venae pericardiae cophrenicae.

Das hintere Mediastinum erstreckt sich vom hinteren Anteil des Perikards bis zur Wirbelsäule. Es dient als Durchgangsregion für Oesophagus, Aorta descendens, Venen, Lymphgefäße und Nerven mit dem Sympathicus-Grenzstrang.

Bevorzugt in der Nachbarschaft der Transportwege von Trachea und Oesophagus finden sich zahlreiche Lymphknoten-Stationen, die unter pathologischen Prozessen mannigfaltige reaktiv-hyperplastische bzw. primär oder sekundär neoplastische Veränderungen erfahren können. Diese für den Thoraxchirurgen nahezu täglichen Befunde bei der Therapie primärer bösartiger *Lungentumoren* werden aber bisher nicht unter dem Oberbegriff der Mediastinaltumoren geführt.

Die Vielgestaltigkeit mediastinaler Neubildungen erklärt sich durch die enge Lagebeziehung von Organen und Geweben, die sich gleichzeitig aus allen drei Keimblättern während der Ontogenese entwickeln und gegenseitig Entwicklungsprozesse induzieren sowie Lageveränderungen erfahren. Dazu kommen degenerative und entzündliche Veränderungen, die zu Tumor-artigen Prozessen führen können.

Für die pathologisch-anatomische Diagnostik kann folgendes Flußdiagramm zur Diagnose führen, wobei Kenntnisse über die Topographie der Neubildungen und Beziehungen zu originären mediastinalen Strukturen unerläßlich sind (Abb. 2).

Topographie und Klassifikation mediastinaler Neubildungen

Angaben über Topographie, Häufigkeiten und Altersverteilung mediastinaler Neubildungen sind wesentlich abhängig von Art und Auswertung des Untersuchungsgutes. Diesbezüglich wird auf die Übersichtsarbeiten von Krumhaar 1985, Bay et al. 1982, Otto 1982, Dienemann et al. 1989, Dierkesmann 1990, Hofmann et al. 1985, Möller et al. 1989, Prescarmona et al. 1990, Skollo u. Rosadode Chritenson 1997, Suster u. Rosai 1997 verwiesen.

Eine international verbindliche Klassifikation der Mediastinaltumoren nach Richtlinien der WHO oder UICC existiert bisher nicht. Sie würde auch angesichts der vielen möglichen Ursachen schwerfallen, weil das Mediastinum ebenso wie z. B. das Retroperitoneum grundsätzlich keine Organeinheit darstellt.

Die Häufigkeitsgipfel der Mediastinaltumoren liegen in den ersten Lebensjahren und um das 7. Lebensjahrzehnt. Bis zum zweiten Lebensjahr ist die größte Gruppe der Mediastinaltumoren neurogener Herkunft. Im Kindesalter werden neben zystischen Neubildungen und Duplikaturen am häufigsten Neuroblastome (27%), teratogene Mischgeschwülste (14%) und Lymphome (18%) diagnostiziert (Lit. s. Massie et al. 1997, Moran 1999, Shabb et al. 1989).

Mediastinaltumoren beim Erwachsenen

Trotz der in den letzten Jahren erheblich verbesserten Möglichkeiten zur differenzierteren röntgenographischen Diagnostik mediastinaler Neubildungen sind klinisch faßbare Beschwerdebilder in der Regel bereits Spätsymptome. Die Entwicklung der Symptome ist abhängig von Geschwindigkeit des Wachstums und Lage der Neubildungen zu den mediastinalen Organen.

Die heute bei weitem häufigste bösartige Neubildung im Mediastinum sind sekundäre, metastatische Lymphknotenveränderungen als Folge primärer bösartiger Lungentumoren.

Bei besonderer Präparationstechnik der fixierten Thoraxorgane lassen sich der Computertomographie vergleichbare pathologisch-anatomische Befunde gewinnen, aus denen die enge Nachbarschaft der mediastinalen Weichteilstrukturen, von Lymphknoten und Gefäßen des Versorgungstraktes mit Lungen und Herz deutlich wird (Abb. 3).

Bei Angaben zu Häufigkeiten und histogenetischen Ableitungen der mediastinalen Neubildungen gibt es im Schrifttum unterschiedliche Angaben, wenn z. B. nur solide Tumoren ohne zystische Läsionen ausgewertet werden oder z. B. die Neubildungen des lymphoretikulären Systems einschließlich des Thymus gesondert behandelt werden. Entscheidend sind die Angaben zur Topographie, wobei unter den mediastinalen Tumoren insgesamt die Neubildungen des vorderen oberen Mediastinums mit Thymomen, malignen Lymphomen, teratoiden Neoplasien, glandulären Dystopien und mesenchymalen Tumoren mit fast 50% weit an der Spitze liegen. Die im Bereich der topographischen Räume vergleichsweise häufig entwickelten Neubildungen sind in der Abb. 1 zusammengefaßt.

Pathologisch-anatomische Diagnostik

Bei einer heute möglichen differenzierten präoperativen Diagnostik z. B. durch Feinnadelaspiration können bei mediastinalen Neoplasien grundsätzlich für die Klinik relevante Artdiagnosen mediastinaler Neoplasien gestellt werden. Derartige diagnostische Maßnahmen sollten aber nur dann zur Diskussion gestellt werden, wenn nach Befunden mit bildgebenden Verfahren oder dem gesamten Krankheitsbild primäre operative Maßnahmen unter kurativer Zielsetzung unklar bleiben. Eine zuverlässige pathologisch-anatomische Charakterisierung ist Voraussetzung zur Artdiagnose, weiterführenden Klassifikation und Dignitätsbestimmung mediastinaler Neubildungen. Für die histopathologische und zytologische Unter-

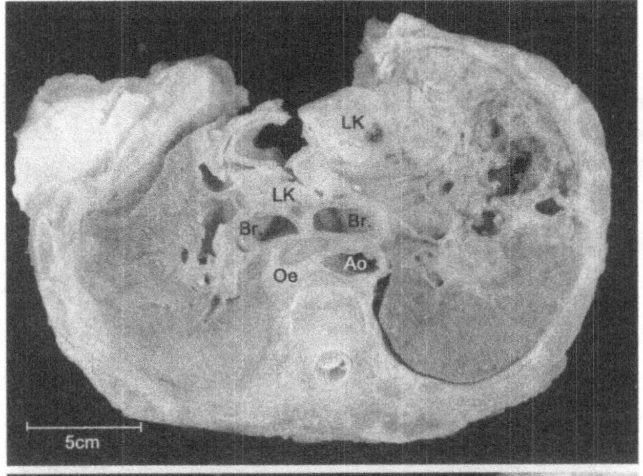

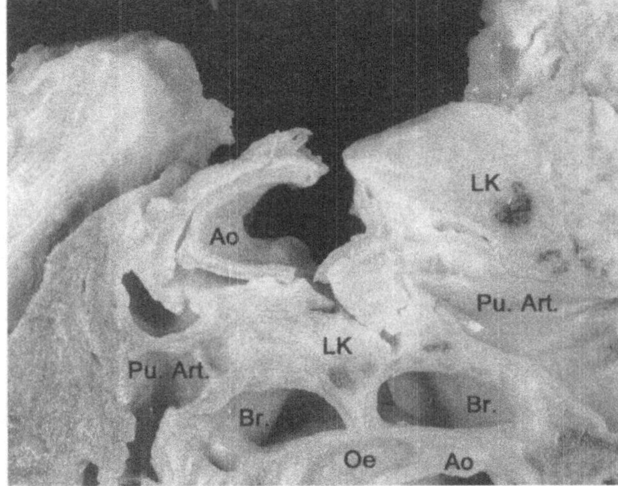

Abb. 3. Horizontale Schnittfläche (Übersicht und Ausschnittvergrößerung) der Thoraxorgane in Höhe unterhalb der Tracheabifurkation. Rechtsseitiges Plattenepithelkarzinom mit Kavernisierung nach Bestrahlung. Lymphknotenmetastasen (N2) im mediastinalen Fettgewebe (69 Jahre/männlich)

suchung muß Tumorgewebe entnommen werden. Zur Gewinnung von Geschwulstmaterial wurde in den letzten Jahren die Palette der Biopsiemöglichkeiten je nach Lage des Tumors wesentlich erweitert.

Durch die Mediastinoskopie können paratracheale Tumoren und besonders Lymphknoten bis in die Höhe der Trachealbifurkation biopsiert werden. Der Thoraxwand direkt anliegende Geschwülste lassen sich unter sonographischer bzw. röntgenographischer Kontrolle gezielt biopsieren. Grundsätzlich ist heute über computertomographisch gesteuerte Biopsien jede Tumorverdächtige Neubildung im Mediastinum zu erreichen. Die morphologische Auswertung von transoesophageal und transtracheal gewonnenem Punktionsmaterial hat sich besonders bei der Charakterisierung von Lymphknotenerkrankungen grundsätzlich bewährt.

Dennoch muß gerade bei der Differentialdiagnose von mediastinalen Lymphknotenerkrankungen mit Abgrenzung von reaktiven, primär oder sekundär neoplastischen Prozessen mit Nachdruck darauf hingewiesen werden, daß sich gerade die im Mediastinum entwickelten Neubildungen durch eine große Heterogenität mit toporegional ganz unterschiedlichen Differenzierungsmustern auszeichnen. Dies trifft besonders für thymogene und teratogene Neoplasien, aber auch Hodgkin- und Non-Hodgkin-Lymphome zu.

Zusammenfassung

1. Für die pathologisch-anatomische Diagnostik mediastinaler Neubildungen sind Angaben zur Topographie der Prozesse von entscheidender Bedeutung, da sich hieraus bereits ein mehr oder weniger charakteristisches differentialdiagnostisches Tumorspektrum ableiten läßt.
2. Bei soliden nach den Befunden der bildgebenden Verfahren operablen Tumoren sollte die operative Entfernung in toto – ohne vorausgehende Tumorpunktion oder Biopsien – mit anschließender pathologisch-anatomischer Aufarbeitung der Präparate erfolgen. Bei intraoperativ fraglicher Tumordignität und möglichem lokal infiltrierenden Wachstum (z. B. Thymome etc.) sind intraoperative Schnellschnitt-Untersuchungen und dann selektiv entnommene und bezeichnete Gewebsproben u. a. zur späteren genauen Festlegung des Tumorstadiums angezeigt.
3. Bei mediastinalen Tumoren mit Verdacht auf Hodgkin- und Non-Hodgkin-Lymphome ist nach interdisziplinärem Konsil durchaus eine Thorax-chirurgische Intervention zur Gewinnung von ausreichendem Untersuchungsgut zur Charakterisierung und Subtypisierung der Lymphome angezeigt. Bei diesen Erkrankungen bringen alleinige Aspirations-zytologische Untersuchungen oft nicht die genügend detaillierte Information und ausreichendes Untersuchungsgut für notwendige morphologische und molekularbiologische Zusatzuntersuchungen als Basis differenzierterer Behandlungsstrategien.

Literatur

1. Bay V, Engel U, Mier C (1982) Chirurgische Behandlung von Mediastinaltumoren. Arzt und Krankenhaus 254–261
2. Dienemann H, Sunder-Plassmann L, Hahn D, Herberer G (1989) Diagnostik mediastinaler Prozesse. Chirurg 60: 377–383
3. Dierkesmann R (1990) Mediastinaltumoren. Dt. Ärztebl. 87: C-356–C-359
4. Hofmann W, Möller P, Manke HG, Otto F (1985) Thymoma. A clinicopathologic study of 98 cases with special reference to three unusual cases. Path. Res. Pract. 179: 337–353
5. Krumhaar D (1985) Neoplasmen des Mediastinums. In: Trendelenburg F (Hrsg.) Handbuch der inneren Medizin – Tumoren der Atmungsorgane und des Mediastinums B. Springer, Berlin, S. 582–651
6. Massie RJ, Van Asperen PP, Mellis CM (1997) A review of open biopsy for mediastinal masses. J. Paediatr. Child Health 33: 230–233
7. Möller P, Hofmann WJ, Mielke B, Otto HF (1989) Das primär mediastinale, hellzellige B-Zell-Lymphom ist ein epithelassoziiertes Thymuslymphom. Pathologe 10: 234–239
8. Möller P, Lämmler B, Eberlein-Gonska M, Feichter GE, Hofmann WJ, Schmitteckert H, Otto HF (1986) Primary mediastinal clear cell lymphoma of B-cell type. Virchows Arch. (A) 409: 79–92
9. Mondal A, Ray I (1993) Fine needle aspiration cytology in the evaluation of lymphoretucular tumours of mediastinum. J. Indian Med. Assoc. 91: 233–235
10. Moran CA (1999) Germ cell tumors of the mediastinum. Pathol. Res. Pract. 195: 583–587
11. Otto HF (1982) Zur Klassifikation und Prognose mediastinaler Tumoren. Arzt und Krankenhaus 246–252
12. Prescarmona E, Rendina EA, Venuta F, Ricci C, Ruco LP, Baroni CD (1990) The prognostic implication of thymoma histologic subtyping. A study of 80 consecutive cases. Am. J. Clin. Pathol. 93: 190–195
13. Shabb NS, Fahl M, Shabb B, Haswani P, Zaartari G (1989) Fine-needle aspiration of the mediastinum: a clinical, radiologic, cytologic and histologic study of 42 cases. Diagn. Cytopathol. 19: 428–436
14. Strollo DC, Rosadode Chritenson ML (1997) Primary tumors of the middle and posterior mediastinum. Semin. Resp. Crit. Care Med. 18: 393–403
15. Suster S, Rosai J (1997) The thymus. In: Lechago J, Gould VE (Hrsg.) Bloodworth's endocrine pathology. Williams & Wilkins, Baltimore, S. 609–639

Zu den Hauptverträgen wurden die folgenden FREIEN VORTRÄGE gehalten, die in Kurzfassung angefügt werden.

Die Kombination prä- und postoperativer Prognosefaktoren bei operierten nicht-kleinzelligen Bronchialkarzinomen

A. Skuballa, P. Ettrich, J. Hutschenreiter, P. Ettrich und B. Krieghoff

Städtisches Klinikum St. Georg Leipzig, Klinik für Thorax- und Gefäßchirurgie, Delitzscher Straße 141, 04129 Leipzig

The Combination of Pre- and Postoperative Prognostic Factors in Surgically-Treated Non-Small Cell Lung Carcinoma (NSCLC)

Summary. In our study, 147 patients with Non-Small Cell Lung Carcinoma (NSCLC) were investigated. Tumors with DNA aneuploidy were classified in 83% and tumors with DNA diploidy in 17%. Patients with diploid tumors had a better prognosis. Significant differences in SPF and G2MF were found if aneuploid tumors (S = 20.9; G2M = 28.2) were compared with diploid (S = 8.5; G2M = 15.6) tumors. The ratio (Helper-T-Cells; Suppressor-T-Cells) was increased in patients with NSCLC (r = 2.07) about normal range (r = 1–1.5). A significant difference in Suppressor-T-Cell count was noticed, if patients who survived (CD3+/CD8+ = 0.55 Gpt/l) were compared with patients who died (CD3+/CD8+ = 0.35 Gpt/l) within the follow-up time. Activated T-cells from epidermoid tumors (13.5%) showed significant difference to those of adenocarcinoma (10.1%). Patients with bad prognosis are those with aneuploidy, high SPF, G2MF, increase in TH/TS ratio and decrease in suppressor-T-cells.

Key words: Lung cancer – Prognostic factors – Ploidy – Cell-mediated immunity

Zusammenfassung. Aneuploide Tumoren fanden sich bei 83% aller 147 operierten Patienten mit NSCLC gegenüber 17% mit diploiden Tumoren. Patienten mit diploiden Tumoren hatten eine bessere Prognose. Die Proliferationsmarker (S-Phase, G2M-Phase) wiesen hochsignifikante Unterschiede zwischen aneuploiden (S = 20,9, G2M = 28,2) und diploiden (S = 8,5, G2M = 15,6) Tumoren auf. Die Ratio T-Helferzellen/T-Suppressorzellen (H/S) lag bei Tumorpatienten (R = 2,07) deutlich über der Norm (R = 1,0–1,5). Verstorbene Patienten zeigten eine hochsignifikante Erniedrigung der T-Suppressorzellen (CD3+/CD8+ = 0,35 Gpt/l) gegenüber Lebenden (CD3+/CD8+ = 0,55 Gpt/l). Aktivierte T-Lymphozyten wiesen in Abhängigkeit vom Tumortyp (Plattenepithel-Ca. = 3,5%, Adeno-Ca. = 10,1%) signifikante Unterschiede auf. Aneuploidie, hohe S- und G2M-Phase, Ratioerhöhung (H/S), Erniedrigung von CD3+/CD8+ selektieren Tumorpatienten mit einer schlechteren Prognose.

Schlüsselwörter: Bronchialkarzinom – Prognosefaktoren – Ploidie, Immunstatus

Das Adenoid Zystische Karzinom (ACC) der Trachea und der Bronchien

K. Uschinsky und C. Engelmann

Fachkrankenhaus für Lungenkrankheiten und Thoraxchirurgie (FLT), Karower Straße 11, 13125 Berlin-Buch

Adenoid Cystic Carcinoma (ACC) of the Trachea und Bronchi

Summary. ACC (adenoid cystic carcinoma; cylindroma) of the airways is a very rare tumor in thoracic surgery. In more than 3000 tumors of the lung in the years 1988–1998, we saw it only in ten patients. The tumor reflects a slow intramural expansion. In radical operations, the prognosis is positive. By local recidivism and distant metastasis, reoperation and metastasectomy can extend the survival time of the patient, as chemotherapy and radiotherapy have no effect on the tumor. The course of the illness with two-times tracheal resection and video-assisted metastasectomy is exemplarily illustrated.

Key words: Cylindroma – Operation – Prognosis – Case study

Zusammenfassung. Das ACC (Zylindrom) der Atemwege ist ein sehr seltener Tumor in der Thoraxchirurgie. In den Jahren 1988 bis 1998 haben wir ihn bei mehr als 3000 primären Lungentumoren nur bei 10 Patienten gesehen. Der Tumor ist durch ein langsames vorwiegend intramurales Wachstum gekennzeichnet. Die Prognose ist bei radikaler Operation günstig. Kommt es zu Lokalrezidiven und Fernmetastasen so kann die Reoperation und Metastasenentfernung das Überleben des Patienten weiter verlängern, da bisher Strahlen- und Chemotherapie keine Wirkung am Tumor zeigen. Der Krankheitsverlauf eines Patienten mit 2maliger Trachearesektion und videoassistierter Metastasektomie wird exemplarisch demonstriert.

Schlüsselwörter: Zylindrom – Operation – Prognose – Fallbericht

Postoperative Morbidität nach Induktionstherapie des nicht-kleinzelligen Bronchialcarcinoms (NSCLC) im Stadium III

E. Hecker, M. Rudolph, A. Kraft und H. Dienemann

Chirurgische Abteilung, Thoraxklinik Heidelberg gGmbH, Amalienstraße 5, 69126 Heidelberg

Postoperative Morbidity after Induction Chemotherapy in Stage III Non-Small Cell Lung Cancer (NSCLC)

Summary. Between April 1995 and August 1999, 63 patients with NSCLC in stage III (N2-involvement) underwent surgery after induction chemotherapy. Forty three pneumonectomies and 18 lobectomies/bilobectomies were performed (R_0: n = 50; $R_{1/2}$: n = 11; exploratory: n = 2). Results of median operating time (231 min), stay in intensive care unit (1–42 days, average 3.4 days), postoperative morbidity [after bleeding requiring transfusion (n = 7), cardiac dysrythmia affecting the circulation (n = 3), pneumonia (n = 6), impaired wound-healing (n = 2), insufficiency of bronchial stump requiring surgical revision (n = 2)] and 30-day mortality were compared with the NSCLC collective operated without induction chemotherapy (n = 1391, stage I–IV) during the same time. Although surgical preparation had been more elaborate and operating time longer, neither postoperative morbidity nor mortality were increased after induction chemotherapy.

Key words: Chemotherapy – Induction – NSCLC – Morbidity

Zusammenfassung. Zwischen 04/95 und 08/99 wurden 63 Patienten mit NSCLC im Stadium III (N2-Befall) nach induktiver Chemotherapie operiert. 43 Pneumonektomien und 18 Lobektomien/Bilobektomien wurden durchgeführt (R_0: n = 50; $R_{1/2}$: n = 11, Exploration: n = 2). Die erhobenen Daten für die durchschnittliche Operationsdauer (231 Minuten), die Verweildauer auf der Intensivstation ($\varnothing$ 3,4 d, 1–42 d), die postoperative Morbidität [transfusionspflichtige Nachblutung (n = 7), kreislaufrelevante Rhythmusstörung (n = 3), Pneumonie (n = 6), Wundheilungsstörungen (n = 2), Stumpfinsuffizienz mit Revisionspflicht (n = 2)] und die 30-Tage-Letalität (3,2%) wurden mit dem Kollektiv verglichen, das im gleichen Zeitraum ohne Induktionstherapie an einem NSCLC operiert wurde (n = 1391, Stadium I–IV). Trotz erhöhtem Präparationsaufwand und längerer Operationsdauer fanden sich keine Hinweise für eine höhere postoperative Morbidität oder Letalität nach Induktionstherapie.

Schlüsselwörter: Chemotherapie – neoadjuvant – NSCLC – Morbidität

Die thorakoskopische Lobektomie mit radikaler Lymphadenektomie im Leichenmodell

B. Hoksch, B. Ablaßmaier, M. Walter und J. M. Müller

Klinik und Poliklinik für Chirurgie, Charité, Campus Mitte Schumannstraße 20/21, 10117 Berlin

The Thoracoscopic Lobectomy with Radical Lymphadenectomy in a Cadaver Model

Summary. Background. Thoracoscopic lobectomy and its application in bronchial carcinoma is often criticized because of assumed incomplete lymph node dissection. Special concern has been voiced with respect to the oncological appropriateness of this procedure. For this reason the lymphadenectomy was investigated for radicality in a cadaver model.
Method. In a cadaver model (n = 21), the technique of the thoracoscopic radical hilar and mediastinal lymphadenectomy following a lobectomy was developed. A large thoracotomy was performed after the operation to evaluate the radicality of this technique.
Result. A complete lymphadenectomy was registered. No residual lymph nodes were found by the control-thoracotomy. Conclusion. A thoracoscopic lobectomy with radical lymphadenectomy can be accomplished according to current oncologic regulations.

Key words: Thoracoscopy – Bronchial carcinoma – Lobectomy – Lymphadenectomy

Zusammenfassung. Hintergrund: Der Einsatz thorakoskopischer Operationen beim Bronchialkarzinom ist an die Gewährleistung der Radikalität bei onkologischen Eingriffen gebunden. Ein onkologisches Grundproblem der thorakoskopischen Lobektomie stellt die mediastinale Lymphadenektomie dar. Die Fragestellung der Untersuchung lautete: Ist eine radikale Lymphadenektomie im Rahmen der thorakoskopischen Lobektomie möglich?
Material und Methodik: In einem Leichenmodell wurden 21 Leichen lobektomiert und einer radikalen Lymphadenektomie unterzogen. Anschließend erfolgte eine Thorakotomie um das anatomische Ausmaß der Resektion zu bestimmen.
Ergebnisse: Bei der Thorakotomie fanden sich keine Restlymphknoten der zu dissezierenden Lymphknotenstationen.
Schlußfolgerungen: Die thorakoskopische Lobektomie mit radikaler Lymphadenektomie kann den Anforderungen an eine onkologische radikale Resektion genügen und onkologisch adäquat durchgeführt werden.

Schlüsselwörter: Thorakoskopie – Bronchialkarzinom – Lobektomie – Lymphadenektomie

Spezifische Aspekte der Therapie von Thymustumoren

J. C. Rückert, H. Badakhshi, M. Walter, P. Rogalla, M. Dietel und J. M. Müller

Klinik für Allgemein-, Thorax-, Gefäß- und Viszeralchirurgie, Universitätsklinikum (Charité), Humboldt-Universität, Campus Mitte, Schumannstraße 20/21, 10117 Berlin

Specific Therapy for Tumors of the Thymus

Summary. Between January 1983 and September 1999, in a prospective study, 44 patients [32 women and 12 men, mean age 48.2 (31–78) years] underwent thymectomy (Thx) for a thymic tumor. Classification according to Masaoka was as follows: stage I n = 19, stage IIa n = 7, stage IIb n = 2 and stage III n = 4. Twelve patients had a thymic carcinoma (n = 9) or a carcinoid tumor (n = 3). R0 resection was achieved in 39 patients (88.6%). Perioperative mortality was one of 44 (2.3%). Recurrence rate amounted to 9.1% (four of 44). With a follow-up between 3 and 198 (median 37) months after Thx, the cumulative 5-year-survival rate was 78%, and the 10-year-survival rate 60% (Kaplan-Meier). Successful treatment of thymic carcinoma and carcinoid tumor requires an individualized multimodal therapy aiming at standardization.

Key words: Thymoma – Thymectomy – Classification – Results

Zusammenfassung. Von 1/1983 bis 9/1999 wurden in einer prospektiven Studie bisher 44 Patienten (32 Frauen, 12 Männer, mittl. Alter 48,2 (31–78) Jahre) mit einem Thymustumor einer Thymektomie (Thx) unterzogen. Nach Masaoka wurden 32 Thymome folgendermaßen klassifiziert: Stad. I 19, Stad. IIa 7, Stad. IIb 2, Stad. III 4. Zwölf Patienten hatten ein Thymuskarzinom (9) oder ein Karzinoid (3). Bei 39 Thx (88,6) konnte eine R0-Resektion erfolgen. Die perioperative Mortalität betrug 1/44 (2,3%). Die Rezidivrate betrug 9,1% (4/44). Bei einem Follow-up von 3 bis 198 (median 37) Monaten nach Thx betrugen die kumulativen Überlebensraten (ÜLR) nach 5 Jahren 78% und nach 10 Jahren 60% (Kaplan-Meier). Die erfolgreiche Behandlung von Karzinom und insbesondere Karzinoid des Thymus erfordert eine individuelle multimodale Therapie mit dem Ziel der Standardisierung.

Schlüsselwörter: Thymom – Thymektomie – Klassifikation – Ergebnisse

Ist die Rezidivchirurgie neuroendokriner Thymustumoren gerechtfertigt?

K. Cupisti, P. E. Goretzki, J. Winter, C. Dotzenrath, D. Simon und H.-D. Röher

Klinik für Allgemein und Unfallchirurgie, Heinrich-Heine-Universität, Moorenstraße 5, 40225 Düsseldorf

Is Recurrent Surgery in Neuroendocrine Thymus Tumors Justified?

Summary. Introduction. Neuroendocrine tumors of the thymus occur either sporadically or are MEN1-associated. They have a marked tendency to reoccur. Patients and results. Between 1984 and 1999, we identified 7 patients with a neuroendocrine tumor of the thymus (5 male, 2 female; age 19–58). Three cases were MEN1-associated. Three cases presented with Cushing's syndrome. A total of 16 operations were performed, and in 13 of these, macroscopic tumor clearance was achieved. There was no perioperative mortality. Adjuvant therapies (radiation, chemotherapy, octreotide, interferon) were of no conceivable value. Survival after resection was 3–14.5 years. Conclusion. Surgical intervention in patients with neuroendocrine tumor of the thymus appears to be beneficial even in cases of recurrent tumor. Due to the complexity of this rare entity, close cooperation between thoracic and endocrine surgeons is essential.

Key words: Neuroendocrine tumor of the thymus – MEN1 – Cushing's syndrome

Zusammenfassung. *Einleitung:* Neuroendokrine Tumoren des Thymus kommen sporadisch und MEN1-assoziiert vor. Charakteristisch ist ihre Neigung zu Lokalrezidiven. *Patienten und Ergebnisse:* Zwischen 1984 und 1999 wurden 7 Patienten mit einem neuroendokrinen Tumor des Thymus identifiziert (5 Männer, 2 Frauen, Alter 19–58 Jahre). In 3 Fällen lag ein MEN1-Syndrom vor. In 3 Fällen fand sich ein Cushing-Syndrom. Insgesamt erfolgten 16 Operationen. In 13 Fällen gelang eine makroskopische Tumorentfernung. Es gab keine perioperative Letalität. Adjuvante Zusatztherapien (Bestrahlung, Chemotherapie, Somatostatin, Interferon) waren von begrenztem Wert. Die Überlebenszeit nach Resektion betrug 3–14,5 Jahre. *Schluß-folgerung:* Die chirurgische Therapie ist auch im Falle eines Rezidivs gerechtfertigt. Das komplexe Krankheitsbild des neuroendokrinen Thymustumors erfordert eine enge Kooperation von Thorax- und endokriner Chirurgie.

Schlüsselwörter: neuroendokriner Thymustumor – MEN1-Syndrom – Cushing-Syndrom

Möglichkeiten der laparoskopischen Chirurgie am Zwerchfell

T. P. Hüttl, G. Meyer, R. Lang, T. Geiger und F. W. Schildberg

Chirurgische Klinik und Poliklinik, Universität München, Klinikum Großhadern, Marchioninistraße 17, 81377 München

Laparoscopic Surgery of the Diaphragm

Summary. Since 1991, four patients with traumatic diaphragmatic hernia were treated by laparoscopic direct suturing (two emergency, two elective procedures). Three Morgagni-Larrey hernias were closed by direct suturing in one case, and by using a mesh in the other cases. One extrahiatal hernia, due to congenital dysplasia of the left diaphragm combined with total pericardial aplasia, was also treated by direct suturing. Three patients with symptomatic paralyzed hemidiaphragm after open cardiothoracic surgery were treated by laparoscopic plication of the diaphragm. Intra- and postoperative course was uneventful in all cases (no conversion, operation-time: 80–240 min; blood loss: 0–200 ml). All patients remained asymptomatic within a median follow-up of 42 months. Therefore, we consider laparoscopic techniques as an effective alternative for treatment of these diseases.

Key words: Extrahiatal hernias – Traumatic diaphragmatic hernia – Laparoscopic surgery – Diaphragmatic plication

Zusammenfassung. Seit 1991 erhielten 4 Patienten mit traumatischer Zwerchfellruptur eine laparoskopische Direktnaht (2× akut binnen 24 h, 2× elektiv), von 3 Patienten mit Morgagni-Larrey-Hernien wurde je einer mittels Direktnaht, Marlex-Netz sowie Direktnaht und Netz versorgt. Ein Eingriff erfolgte bei Zwerchfelldysplasie und Pericardaplasie mit Hernierung des Magens. 3 Patienten mit Relaxatio diaphragmatica bei iatrogener Phrenicusparese nach cardiochirurgischen Maßnahmen erhielten eine Zwerchfellraffung. Die intra- und postoperativen Verläufe waren unkompliziert (keine Konversion, OP-Dauer: 80–240 min, Blutverlust: 0–200 ml). Sämtliche Patienten sind bei einer medianen Nachbeobachtung von 42 Monaten asymptomatisch und rezidivfrei. Wir sehen daher die laparoskopische Therapie dieser Krankheitsbilder als eine effektive und attraktive Alternative an.

Schlüsselwörter: extrahiatale Zwerchfellhernie – traumatische Zwerchfellruptur – laparoskopische Chirurgie – Zwerchfellraffung

Diagnostik und Therapie primär mediastinaler Keimzelltumoren

C. Müller, A. Gerl, H. Fürst und F. W. Schildberg

Chirurgische Klinik und Poliklinik, Klinikum Großhadern, Ludwig-Maximilians Universität, Marchioninistraße 15, 81377 München

Diagnosis and Therapy of Primary Mediastinal Germ Cell Tumors

Summary. A retrospective analysis of 21 male patients with primary mediastinal seminomateous (SGCT; n = 5), and non-seminomateous (NSGCT; n = 16) germ cell tumors was performed. Mean age in both groups was 26 years. Diagnosis was based on CT-scan, analysis of b-HCG and a-FP and biopsy specimen. In NSGCT – a combination of polychemotherapy containing Cis-Platin and consecutive resection of the remaining tumor – a cumulative 5-year-survival of 50% was achieved. In SGCT, 5-year-survival of 80% was observed after chemotherapy only (n = 1), radio-chemotherapy (n = 1) and chemotherapy followed by resection of the tumour (n = 3).

Key words: Germ cell tumours – Mediastinum

Zusammenfassung. Unter den malignen mediastinalen Tumoren haben extragonadale Keimzelltumoren (KZT) eine Inzidenz von 18%. Wir berichten über 21 Patienten mit primär mediastinalen seminomatösen (SKZT; n = 5) und nicht-seminomatösen (NSKZT; n = 16) KZT. Das mittlere Alter beider Patientengruppen betrug 26 Jahre. Die Diagnostik erfordert neben bildgebenden Verfahren (CT) eine frühzeitige Bestimmung der Tumormarker AFP und HCG sowie eine großzügige Probebiopsie. Durch Kombination einer Cisplatin-haltigen Polychemotherapie und anschließender Resektion des Residualtumors konnte bei den NSKZT eine kumulative 5-Jahres-Überlebensrate von 50% erreicht werden. Bei den SKZT betrug sie nach reiner Chemotherapie (n = 1), in Kombination mit Radiatio (n = 1) oder Resektion des Resttumors (n = 3) 80%.

Schlüsselwörter: Keimzelltumoren – mediastinal

Kinderchirurgie

Neue diagnostische und interventionelle Möglichkeiten

Dialysezugänge bei Kindern

W. D. Brittinger, E. U. Metzler, E. Mündlein, W. D. Twittenhoff und N. Konrad

Fachkrankenhaus Neckargemünd, Im Spitzerfeld 25, 69151 Neckargemünd

Angioaccess for Hemodialysis in Children

Summary. After introductory remarks, the different types of access for RDT, suitable in children, are described. These include surgical techniques, hemodynamic consequences and the frequency and nature of complications to be encountered. The longevity of, and indications for, the various access-types are also commented upon.

Key words: Children – Hemodialysis – Angioaccess

Zusammenfassung. Zunächst werden allgemeine Überlegungen über eine sinnvolle Shuntstrategie für dialysepflichtige Kinder aufgezeigt; anschließend werden die von uns ebenso wie von anderen entsprechenden Institutionen in erster Linie angewandten Anschlussvarianten an die künstliche Niere bei Kindern erwähnt. Zu erwartende Funktionsdauer, Differentialindikation, finden ebenso kurz Erwähnung wie die entsprechenden Operationstechniken.

Schlüsselwörter: Kinderdialyse – Hämodialyseshunt

Die Shuntchirurgie im Kindesalter stellt eigentlich keine besondere Subdisziplin der allgemeinen Shuntchirurgie dar. Kleinkalibrige Gefäße, wie sie beim Kind regelmäßig vorliegen, sind häufig auch beim Erwachsenen zu anastomosieren. Wir verwenden ein und das gleiche Mikroinstrumentarium sowie die gleiche 2- bis 3-fach vergrößernde Operationslupe. Außerdem sind alle beim Erwachsenen erfolgreich angewandten Shuntformen auch beim shuntbedürftigen Kind relevant. Die Größenverhältnisse der Shuntgefäße im Kindesalter dürfen also denjenigen, der allgemein Shuntchirurgie anbietet, nicht in Grenzbereiche des Leistungsvermögens manövrieren; sie sind vielmehr routinemäßig zu bewältigen; nur dann ist bei der aktuellen Shuntanlage eine sinnvolle Differentialindikation möglich. Abgesehen von den individuellen spezifischen Gegebenheiten des Patienten sind in eine solche sinnvolle Differentialindikation zwei grundsätzliche Überlegungen einzubeziehen:

Einmal die Überlegung nach der wahrscheinlichen Benutzbarkeit der nach der Shuntanlage sich entwickelnden Shuntvene und zweitens die Überlegung nach der Bedeutung der aktuellen Shuntanlage für später notwendig werdende Nachfolgeshunts. Die Benutzbarkeit des Shunt hängt vor allem von der Shuntvenengröße ab. Es ist nach unserer Meinung deshalb unberechtigt, zur Shuntanlage beim Kind das Operationsmikroskop zu fordern; diejenigen Gefäße, die nur mittels Mikroskop zu anastomosieren sind, sind praktisch irrelevant, weil nicht chronisch intermittierend zur Dialysebehandlung punktierbar. Allerdings muss man bei der Auswahl der Shuntvenen

Tabelle 1. Kumulative Überlebensquoten von Haemodialyseshunts (Primärshunts; bewertete Shuntgesamtzahl: 5189 zwischen 1978 und 1985)

Shuntart	Bewertete Anzahl	Intervall (Monate)	Überlebensquote (%)
Radialis-cephalica Fistel	1981	6	~83
peripherer Unterarm		12	~70
Seit-zu-End		24	~59
		36	~50
Radialis-cephalica Fistel	1102	6	~82
hoher Unterarm		12	~73
Seit-zu-End		24	~62
		36	~48
Ulnaris-basilica Fistel	483	6	~71
peripherer Unterarm		12	~60
Seit-zu-End		24	~47
		36	~34
Brachialis-basilica Fistel	412	6	~81
mit Hochlagerung der		12	~74
v. basilica, Oberarm		24	~36
		36	~31
e-PTFE-Schleife am Arm	914	6	~93
(a. brachialis-v. basilica)		12	~71
		24	~51
		36	~34
e-PTFE-Schleife am	297	6	~98
Oberschenkel		12	~80
(a. femoralis – v. saphena		24	~59
magna oder v. femoralis)		36	~38

im Kindesalter berücksichtigen, dass diese wesentlich dehnbarer sind als diejenigen des Erwachsenen und dementsprechend relativ kleinkalibrig zur Shuntanlage akzeptiert werden können. Die zweite grundsätzliche Überlegung bei der Shuntanlage, die nach der Bedeutung des aktuellen Shunts für Nachfolgeshunts, wird notwendig, da jede unserer Shuntvarianten natürlich auch im Kindesalter im statistischen Mittel nur eine Funktionsdauer von einigen wenigen Jahren bietet.

Die Tabelle 1 bietet einige Daten über die wahrscheinliche Funktionsquote einzelner Shuntarten. Es handelt sich um kumulative Funktionsquoten, die nach dem statistischen Programm SAS nach der Life-table-Analyse errechnet wurden für die in der linken Kolumne aufgeführten Shuntarten. Berücksichtigt wurden 5189 Primärshunts, die wir zwischen 1978 und 1985 an Kindern und Erwachsenen durchgeführt haben. Es handelt sich jeweils um Funktionsraten unabhängig von der Anzahl der reversiblen Funktionsstörungen, wie etwa beherrschbare Shuntentzündungen oder reversible thrombotische Verschlüsse. Es war überraschend festzustellen, wie ähnlich groß der Prozentsatz der einzelnen funktionierenden Shunts 1 Jahr bzw. 2 Jahre nach der Shuntanlage einzuschätzen ist. Deutliche Funktionsunterschiede sind erst nach 3 Jahren zu erwarten. So funktioniert etwa nach 3 Jahren die normale Arteria radialis/Vena-cephalica-Fistel bzw. die hohe Unterarmfistel zwischen Arteria radialis und Vena cephalica nach dieser Statistik noch in rund 50% der Fälle, während alle anderen von uns überprüften Shuntvarianten nur noch in gut 30% der Fälle funktionstüchtig waren. Insgesamt ist statistisch die Shuntfunktion nur mit einigen wenigen Jahren zu veranschlagen. Berücksichtigt man, dass viele unserer Patienten, gerade wenn sie bereits im Kindesalter dialysepflichtig werden, jahrzehntelang dialysepflichtig bleiben, also auf zahlreiche Shunts angewiesen sein werden, so wird man sich zu einem möglichst ökonomischen Verfahren bei der aktuellen Shunterstanlage disziplinieren. Grundsätzlich, aber ganz besonders bei Kindern, sollte die Planung des aktuellen Shunt in ein Konzept integriert sein, das später notwendig werdende Nachfolgeshunts berücksichtigt.

Tabelle 2. Gefäßzugänge bei Kindern (1974–1998; n = 912)

Altersgruppe:	I 2–5 Jahre $\Sigma = 71$		II 6–10 Jahre $\Sigma = 140$		III 11–15 Jahre $\Sigma = 386$		IV 15–18 Jahre $\Sigma = 317$	
Shuntart	Erst-anlage	Nachfolge-Shunt	Erst-anlage	Nachfolge-Shunt	Erst-anlage	Nachfolge-Shunt	Erst-anlage	Nachfolge-Shunt
BC-F_r*	8		79	6	236	40	130	70
BC-F_u*			13		17	16	23	12
BC-F_H*	4		3	18	18	32	4	39
BC-F_O*	1		2	2	2	9	2	10
GE-S_A*			3		4	1	13	11
GE-S_B*	53	5	11	3	9	2		3

* BC-F_r: Bresc.-Cimino-Fistel mit A. radialis; BC-F_H: Bresc.-Cimino-Fistel am hohen Unterarm; BC-F_u: Bresc.-Cimino-Fistel mit A. ulnaris; BC-F_O: Bresc.-Cimino-Fistel am Oberarm mit A. brachialis, GE-S_A: Gefäßersatzshunt am Arm; GE-S_B: Gefäßersatzshunt am Bein

Im Folgenden seien die von uns in erster Linie bei Kindern zur Anwendung gebrachten Shuntvarianten kurz besprochen. Zunächst zum Verteilungsmuster der einzelnen Shuntarten. Es entspricht den Daten in Tabelle 2, in der die von uns zwischen 1974 und 1998 bei Kindern angewandten Shuntvarianten erfasst sind. Relativ willkürlich wurden von uns 4 Altersgruppen unterschieden; man erkennt, dass bei den kleinen Kindern in Altersgruppe I aufgrund der kleinen Gefäßkaliber relativ häufig Gefäßersatzshunts am Oberschenkel zum Einsatz gebracht wurden. Wir haben bei dieser Klientel mit dieser Shuntform außerordentlich positive Erfahrungen sammeln können. Sie garantiert mit Abstand die längste störungsfreie Funktionsdauer aller im Kleinkindesalter zum Einsatz gebrachten Shunttypen. Bereits in Altersklasse II, also bei den Kindern zwischen 6 und 10 Jahren, streben wir als Shunterstvariante die Radialis-cephalica-Fistel in Handgelenksnähe an. Selbstverständlich wird dieser Shunttyp auch in den restlichen Altersgruppen vorwiegend als Primärshunt zum Einsatz gebracht. Der Gefäßersatzshunt am Arm spielt für uns in Gruppe II relativ häufig auch als Nachfolgeshunt eine Rolle; in Gruppe IV wird diese Shuntform dann häufig als Shunterstanlage gewählt.

Shuntformen aus körpereigenen Gefäßen

Häufigster Shunttyp im Erwachsenen- wie im Kindesalter weltweit ist die Radialis-cephalica-Fistel am Unterarm nach Brescia und Cimino [1]. Während bis Mitte der 80er Jahre diese Shuntarten vorwiegend in Seit-zu-Seit- bzw. End-zu-End-Nahttechnik zustande gebracht worden sind, kommt heute vorwiegend die arteriovenöse Seit-zu-End-Verbindung zum Einsatz. Es kommt im Laufe der Zeit bei dieser Nahttechnik zu einem unverhältnismäßig großen Shuntminutenvolumen dadurch, dass zu dem Radialisblut Blut aus dem Gebiet der Arteria ulnaris über die Hohlhandbögen in die Shuntvene einströmt. Es entsteht also ein Stealphänomen mit oft beträchtlicher Shuntminutenvolumenzunahme. Die duplexsonographische Untersuchung zeigt die charakteristische Strömungsumkehr im distal der Anastomose verlaufenden arteriellen Abschnitt. Trotz der relativ hohen shuntinduzierten Volumenbelastung kommt diese Nahtform in erster Linie deshalb zur Anwendung, weil bei diesem Nahtverfahren in aller Regel auch beim irreparablen thrombotischen Shuntverschluss die Arterie erhalten bleibt und für erforderlich werdende Nachfolgeshunts weiter zur Verfügung steht; im übrigen wird das Mehr an shuntbedingter Volumenbelastung oder Durchblutungseinschränkung vom kindlichen Organismus ohne klinische Relevanz toleriert.

Bei relativ vielen älteren Kindern ist die Vena basilica am Unterarm wesentlich besser entwickelt als die Vena cephalica. Sofern die Arteria ulnaris verfügbar ist, wird man bei dieser Kli-

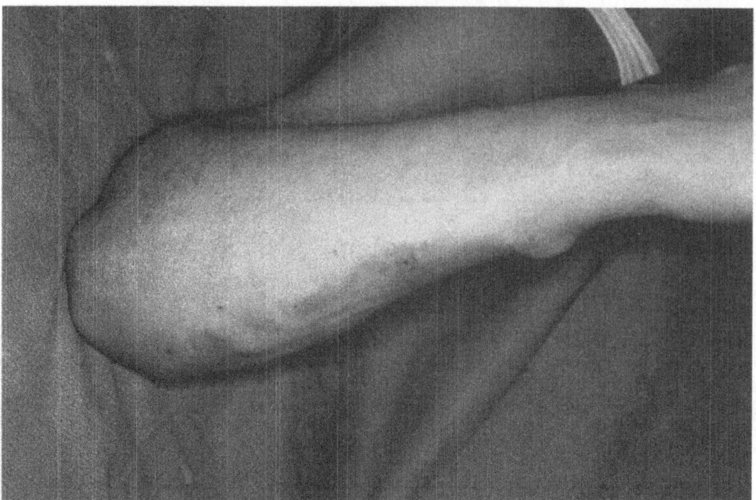

Abb. 1. Arterio-venöse Seit-zu-End-Fistel zwischen Arteria ulnaris und Vena basilica bei einem 12-jährigen Jungen, 3 Jahre nach Shuntanlage

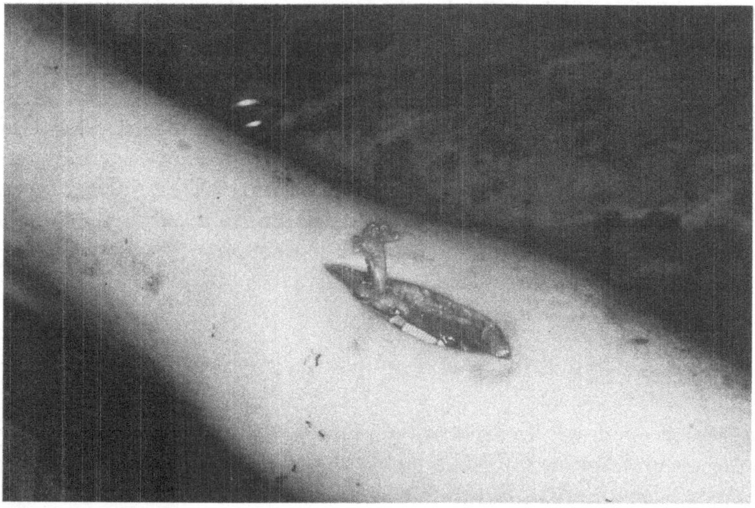

Abb. 2. Präparation der Vena anastomotica mit Stümpfen der in sie einmündenden Seitenäste

entel sinnvollerweise von vorneherein die End-zu-Seit-Anastomosierung der Vena basilica mit der Arteria ulnaris anstreben (Abb. 1).

Sofern periphere Gefäßbezirke nicht oder nicht mehr vorhanden sind, andererseits am oberen Unterarm bzw. im Cubita- oder Oberarmbereich geeignete Shuntvenen vorliegen, so empfiehlt sich entweder die sogenannte hohe Unterarmfistel oder aber die arterio-venöse Anastomosierung im Bereich der Ellenbeuge. Ich kann hier nicht die gesamte Palette der in der Ellenbogenregion in Frage kommenden Shuntvarianten vorstellen und möchte mich auf die Erwähnung zweier Shuntarten in diesem Bereich beschränken nämlich auf die hohe Unterarmfistel unter Verwendung der Vena anastomotica und den Oberarmshunt mit Verlagerung der Vena basilica.

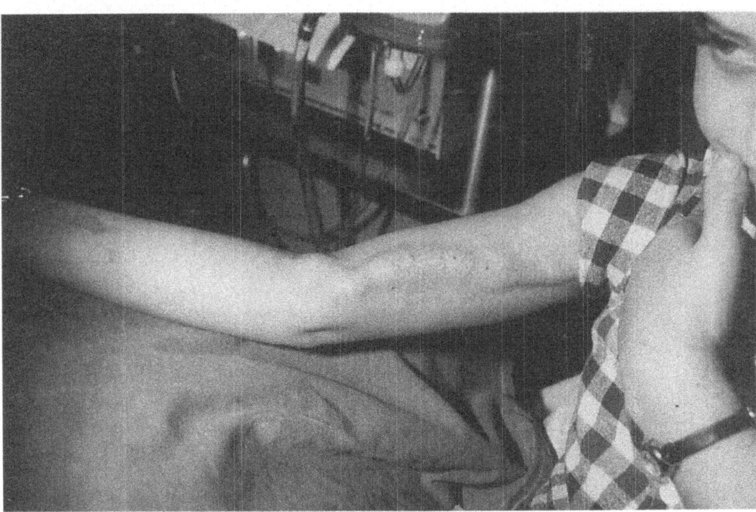

Abb. 3. Arterio-venöse Seit-zu-End-Fistel zwischen Arteria brachialis und Vena basilica mit Hochlagerung der Vena basilica über die Fascia brachii, 13 Jahre nach Operation

Die Vena anastomotica, Verbindungsvene zwischen den oberflächlichen und den tiefen Venen unterhalb der Ellenbeuge, ist zu einem außerordentlich wichtigen, weil meist unversehrten Anastomosierungsgefäß geworden. Je nach Topographie wird die Vene entweder mit dem proximalen Segment der Arteria radialis oder mit der Arteria brachialis anastomosiert. Man kann, wie es die Abb. 2 zeigt, die Präparation der Vena anastomotica nach dem Vorschlag von Graz und Mitarbeiter [2] in der Weise vornehmen, dass man die Vene zusammen mit etwa 4 mm langen Stümpfen der einmündenden Seitenäste gewinnt; diese Seitenstümpfe bilden, korrespondierend aufgeschnitten, einen sehr günstigen trompetenförmigen Patch zur Anastomosierung. Besonders für die Anlage von Sekundärshunts besitzt dieses Gefäß sehr große Bedeutung.

Eine weitere wichtige Shuntvariante bei älteren Kindern als Nachfolgeshunt stellt der sogenannte Oberarmshunt dar. Anastomosiert sind die Arteria brachialis mit der Vena mediana basilica bzw. der Vena basilica in Seit-zu-End-Technik. Um eine ausreichend große Punktionsstrecke der Vene zu erreichen, wird eine Hochlagerung der shuntblutführenden Vena basilica über die Fascia brachii in der inneren Bicepsfurche notwendig. Sinnvollerweise wird man diese Cubitalfistel mit Hochlagerung der Vene zweizeitig durchführen, um der Vene vor der Hochlagerung eine gewisse Entwicklungsmöglichkeit bezüglich Kaliber und Wandstabilität zu ermöglichen. Die Abbildung 3 zeigt eine solche Arteria brachialis/Vena mediana basilica Seit-zu-End-Fistelung mit Hochlagerung der Vena basilica etwa 13 Jahre nach der Operation.

Der Gefäßersatzshunt im Kindesalter unter Verwendung heterologer Materialien

Wie in Tabelle 2 schon belegt wurde, wählen wir für den Gefäßersatzshunt vorwiegend zwei Implantationsorte, nämlich den Oberarm und den Oberschenkel. Wir bevorzugen, wenn immer möglich, die schleifenförmige Gefäßersatzshuntvariante. Abbildung 4 zeigt den Gefäßersatzshunt am Oberarm mit der Arteria brachialis und der Vena basilica, jeweils End-zu-Seit anastomosiert. Bei etwas größeren Kindern wie auch bei Erwachsenen führen wir die Gefäßersatzshuntschleife über die Ellenbeuge; die Gefäßprothese wird in diesen Fällen vorwiegend am Unterarm punktiert. Die Abbildung 5 zeigt diese Modifikation. Gelegentlich haben wir den venösen Gefäßersatzshuntschenkel bei Kindern auch einmal mit der Vena jugularis interna verbunden, dann nämlich, wenn durch vorausgegangene Zentralvenenkatheterismen die Vena subclavia der Shuntseite

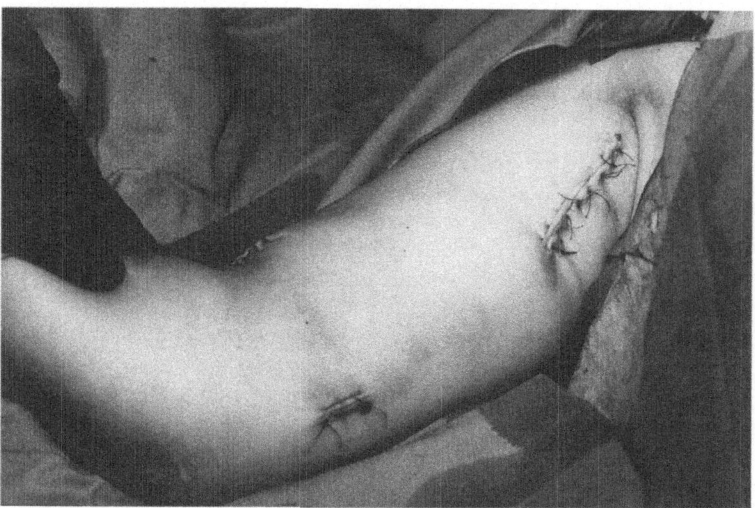

Abb. 4. Shuntschleife aus PTFE zwischen Arteria brachialis und Vena basilica, im Achselbereich anastomosiert bei einem 3-jährigen Kind

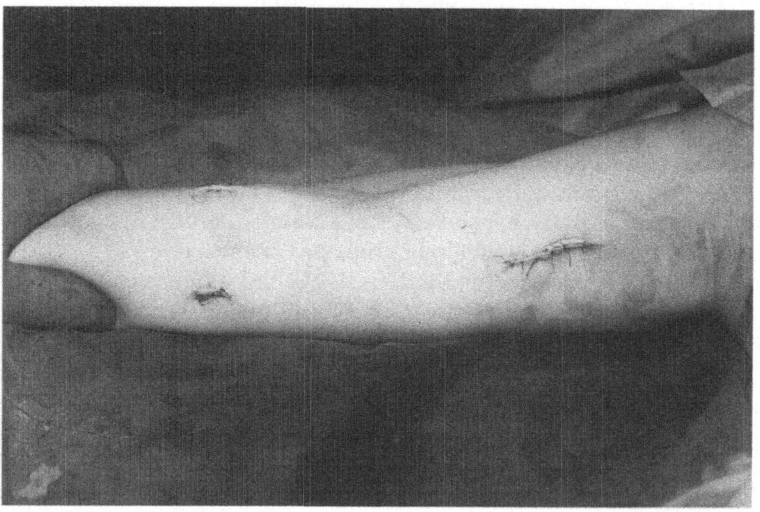

Abb. 5. Gefäßersatzshuntschleife zwischen Arteria brachialis und Vena basilica jeweils End-zu-Seit anastomosiert bei einem 5-jährigen Kind

thrombosiert war. Es waren dies meist Sekundärmaßnahmen, um trotz eingetretenen Shuntvenenverschlusses das Fortbestehen des Shunt zu ermöglichen.

Abbildung 6 zeigt den Gefäßersatzshunt am Oberschenkel, ebenfalls schleifenförmig im Subkutangewebe verlaufend bei End-zu-Seit-Anastomosierung mit der Arteria femoralis superficialis sowie der Vena saphena magna oder bei kleineren Kindern der Vena femoralis. Es wurde bereits darauf hingewiesen, dass wir besonders bei Kleinkindern diese Shuntvariante seit Jahren sehr erfolgreich zur Anwendung bringen. In aller Regel wird vom kindlichen Organismus auch diese Shuntform problemlos toleriert. Ganz ausnahmsweise kann sich allerdings, wie wir dies im Laufe der Jahre zweimal erleben mussten, ein unproportionales Längenwachstum des geshunte-

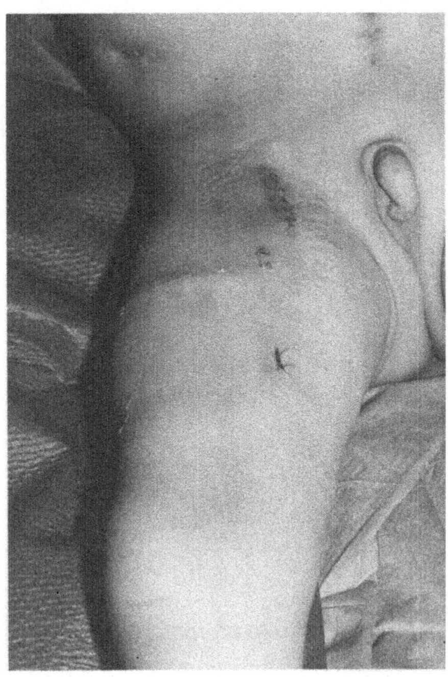

Abb.6. PTFE-Shuntschleife zwischen Arteria femoralis superficialis und Vena femoralis bei 3-jährigem Jungen

ten Beines entwickeln. Dieser potentiellen Komplikation ist demnach Aufmerksamkeit zu widmen, um bei den ersten Anzeichen den Shunt verschließen zu können.

Am Schluss dieses Überblickes sei noch einmal daran erinnert, dass die im statistischen Mittel nur relativ kurzen Funktionserwartungen der einzelnen Shuntformen, grundsätzlich aber ganz besonders im Kindesalter dazu verpflichten sollten, die aktuelle Shuntanlage innerhalb eines Shuntkonzeptes vorzunehmen, das erforderliche Nachfolgeshuntoperationen von vorneherein berücksichtigt. Um eine unter ökonomischen Gesichtspunkten richtige Differentialindikation treffen zu können, muss nicht nur der Shuntoperateur die gesamte Palette der gängigen Shuntvarianten kennen, sondern auch das behandelnde Zentrum, um mit allen potentiellen Shuntgefäßen schonend und bewahrend umgehen zu können.

Literatur

1. Brescia MJ et al. (1996) Chronic hemodialysis using venipuncture and as surgically created arteriovenous fistula. New Engl J Med 275: 1089
2. Gracz KC, Ing TS, Soung LS, Armburster KFW, Seim SK, Merkel FK (1977) Proximal forearm fistula for maintenance hemodialysis. Kidney Intern 11: 71–75

Tissue Engineering – gegenwärtiger Stand des Muskel-/Bindegewebsersatzes bei Kindern

G. H. Willital und A. K. Saxena

Klinik und Poliklinik für Kinder- und Neugeborenenchirurgie, Westfälische Wilhelms-Universität Münster, Albert-Schweitzer-Straße 33, 48149 Münster

Tissue Engineering – Present Status of Muscle and Connective Tissue Replacement in Children

Summary. Tissue-Engineering is defined as homologous tissue replacement. It is performed in the following steps: aquisition of a tissue, mechanical or enzymatical separation with the aim of gaining cells for future cell division and cell growth. These cells are then inseeded on a bioabsorbable matrix (scaffold). Scaffolds can be produced organ-specifically. The present status in Tissue-Engineering is the extracorporal growth of: smooth muscle cells for later re-transplantation and replacement of perirectal muscle layers, striated muscle cells for later homologous replacement of the levator/puborectalis muscle layers, and collagen tissue for replacement of the abdominal wall in cases of gastroschisis/ex-omphalos, respectively, and for replacement of the diaphragm/diaphragmatic hernias.

Key words: Tissue-Engineering – Organ replacement – Muscle replacement – Abdominal wall defects

Zusammenfassung. Tissue-Engineering ist definiert als körpereigener Gewebe- bzw. Organersatz. Tissue-Engineering besteht aus folgenden Einzelschritten: Durchführung von Gewebebiopsien, mechanische oder enzymatische Aufarbeitung des Gewebes mit dem Ziel der späteren Zellteilung und Zellvermehrung, Aufbringung dieser Zellen auf eine bioabbaubare Trägersubstanz (Scaffold). Die Infrastruktur dieses Scaffolds ist von Organ zu Organ unterschiedlich. Der gegenwärtige Stand des Tissue-Engineering bei Kindern ist die erfolgte Erstellung von glatten Muskelzellen für einen späteren Schließmuskelersatz, die Erstellung quergestreifter Muskelzellen als später homologer Ersatz der Levator- und der Puborektalismuskulatur, sowie die Erstellung von kollagenem Bindegewebe bei übergroßen Omphalozelen/Gastroschisis und angeborener Zwerchfelldefekte.

Schlüsselwörter: Tissue-Engineering – Organersatz – Schließmuskulatur, Bauchwandersatz

Status quo

Die Fortschritte bei der Organtransplantation, die heute das Überleben vierler Patienten gewährleisten, haben zu einem akuten Mangel an Spenderorganen geführt. Die Nachfrage steigt,

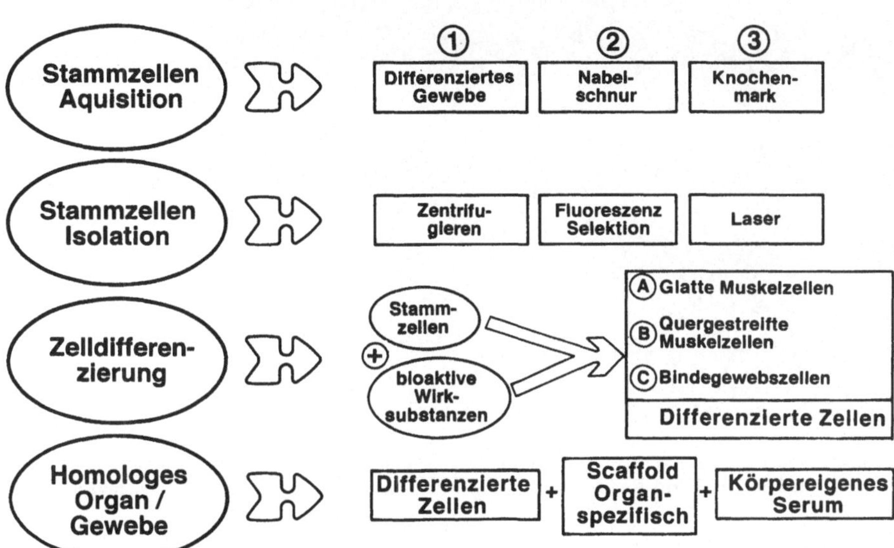

Abb. 1. Übersicht über den körpereigenen Organersatz durch Stammzellaquisition bei Kindern und Jugendlichen

die Spenderraten stagnieren, jährlich sterben Patienten, die bei Verfügbarkeit geeigneter Organe überlebt hätten.

Es gibt Kranke, die nicht von dem Ausfall ganzer Organe, sondern von einzelnem Gewebe oder Zelltypen von Organen betroffen sind. Es ist nun gelungen aus körpereigenem Gewebe Zellen zu isolieren, die sich extrakorporal vermehren und sich zu körpereigenen Zellverbänden weiterentwickeln [1, 5, 10]. Es ist auch gelungen pluripotente Zellen zu isolieren im Sinn von Stammzellen, die in der Lage sind sich zu unterschiedlichen Organen weiterzuentwickeln (Abb. 1). Es wurden auch Fortschritte dabei erzielt das Wachstum und die Differenzierung von Zellen durch geeignete Kulturbedingungen zu stimulieren, so daß 3-dimensionale Strukturen entstehen, eine Vaskularisierung des Gewebes erreicht wird oder die Bildung organspezifischer Strukturen stattfindet [2]. Auf der Basis dieses Wissens rückt die gezielte Nutzung des körpereigenen Entwicklungspotentials für therapeutische Ansätze in greifbare Nähe. Solche Behandlungsstrategien sind für Erkrankungen denkbar, die mit dem Ausfall von Organfunktionen (Schließmuskulatur, Bauchdecke, Zwerchfell, Langerhans'sche Zellen, endokrine Organe) verbunden sind.

Tissue Engineering ist ein biotechnologischer Forschungszweig mit einem hohen Anwendungspotential im Gesundheitswesen [15]. Die technologische Kompetenz resultiert dabei aus interdisziplinärer, vernetzter Forschung und Kooperation von Naturwissenschaftlern, Ingenieuren und Medizinern.

Ungeachtet des hohen Innovationspotentials beim Tissue Engineering sind die Möglichkeiten zu einer wirtschaftlichen Anwendung noch weitgehend ungenutzt. Die Entwicklung erfolgt in dreifacher Hinsicht:

a) im Bereich des Moleküldesigns: Entwicklung von neuen Methoden und Verfahren zur gezielten Herstellung von Wachstums- und Differenzierungsregulatorien von Zellen und Nährlösungen

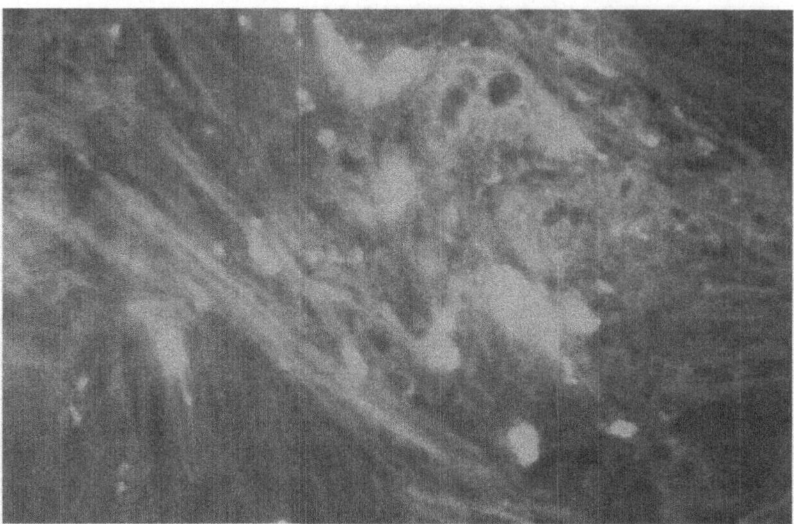

Abb. 2. Immunhistochemischer Nachweis von extrakorporal gezüchteten vitalen quergestreiften Muskelzellen mit FLM (fluorescent labelled microsphera)-Rhodamin Färbung, wobei sich das Zytoplasma entsprechend rot färbt

b) Zelldesignuntersuchungen humaner Zellen, was das Wachstum auf extrakorporalen Gewebeersatzsystemen betrifft und die sich daran anschließende Qualitätskontrolle der sich vermehrenden und wachsenden Zellverbände

c) Gewebe- und Organdesign, d. h. Entwicklung grundlegender Methoden für die Züchtung homologer, komplexer Gewebe auf sogenannten „Scaffolds" und deren Bioabbaubarkeit

Wir haben in einer ersten interdisziplinären kooperativen Untersuchungsserie quergestreifte Muskelzellen züchten können und den hierfür notwendigen Nachweis durch immunhistochemische Untersuchungen (α-sarcomeric actin Färbung und Desumin Färbung) erbracht (Abb. 2). Hierbei wurden histochemisch die Myoblasten nachgewiesen und stellen sich im histochemischen Bild als rot gefärbte Zellkonfigurationen dar. Es gibt Untersuchungen von A. Saxena aus denen ersichtlich ist, daß bei der Anzüchtung quergestreifter Muskulatur es innerhalb der Gewebeproben pluripotente Stammzellen gibt, die in der Lage sind sich erneut durch Teilung extrakorporal zu neuen Muskelzellen und Muskelverbänden zu entwickeln.

Basierend auf diesen Erkenntnissen haben wir dann gezielt weitere Untersuchungen durchgeführt zur Anzüchtung von extrakorporal wachsenden körpereigenem Bindegewebe und glatter Muskulatur [2, 3].

Gewebeaquisition – Gewebepräparation – Extrakorporales Zellwachstum

Eine Übersicht über die technischen Abläufe beim Tissue-Engineering gibt Abb. 3. Gewonnenes glattes Muskelgewebe bzw. Bindegewebe werden in dem Transportmedium DMEM (Dulbecco's Modified Eagles Medium) bei ca. 37 °C und 5% CO_2 [6, 11] steril in einem Transportbehälter isoliert aufbewahrt. Anschließend erfolgt eine mechanische Zerkleinerung des Gewebes auf unter 1 mm Größe und eine Inkubation des Gewebes über die Dauer von 3 Tagen. Alle zwei Tage erfolgt dann ein Mediumwechsel. Durch ein Zentrifugierverfahren (Bindegewebszellen und Muskelzellen) bzw. durch eine Flußzytometrie (getrennte Isolierung von Muskelzellen und Bindegewebszellen) werden dann diese unterschiedlichen Gewebszellformationen auf Trägersubstanzen (Matrixes/Scaffolds), die eine Bioabbaubarkeit in unterschiedlicher Schnelligkeit aufweisen, aufgebracht. Die hierfür notwendige Nährlösung besteht testweise aus Wachstumslösungen, die mit Serum versetzt werden [7].

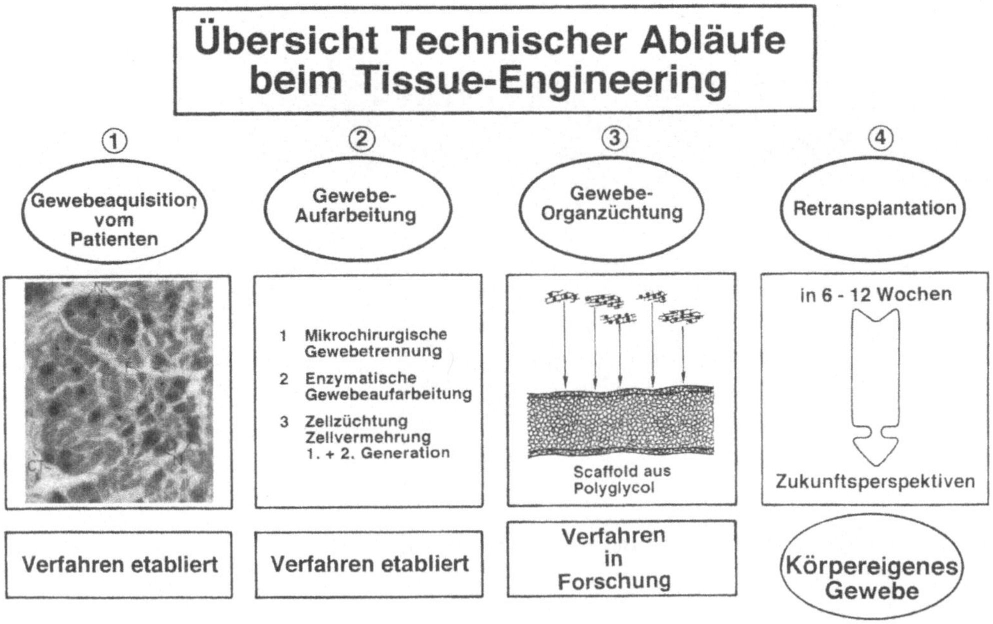

Abb. 3. Übersicht über die technischen Abläufe beim Gewebe- und Organersatz durch Tissue-Engineering anhand von 4 logistischen Arbeitsprogrammen

Qualitätskontrollen der extrakorporal wachsenden Zellen/Zellverbände

Zur Überprüfung des Wachstums von Zellen und Zellverbänden haben wir ein doppeltes Sicherheitskontrollsystem entwickelt auf der Basis der Morphologie und Biochemie:

a) Qualitätskontrolle im Hinblick auf die Zellmorphologie: Hierzu werden zunächst das Gewebeausgangsmaterial (z. B. Muskelzellen, Bindegewebszellen) isoliert, histologisch und elektronenmikroskopisch untersucht im Hinblick auf ihre Morphologie. Die sich dann teilenden und vermehrenden Zellen werden in einer Kontrolluntersuchungsserie den gleichen Untersuchungsbedingungen unterworfen, so daß hierbei ein entsprechender Vergleich möglich ist. Weichen die morphologischen Parameter der wachsenden Zellen von den ursprünglichen Zellen ab, so ist das extrakorporale Zellwachstum für die weitere Verwertung ungeeignet: Abbruch der Gewebezüchtung zur Gewebetransplantation ist dringend erforderlich.

b) Cytoprotein-analytische Untersuchungen [4]: Um eine genaue Überprüfung über die biochemischen Eigenschaften der wachsenden Zellen zu erzielen, wird anhand der Smart-Analytik eine Cytoproteinanalyse bei den extrakorporal wachsenden Zellen durchgeführt. Hierzu werden die wachsenden Zellen isoliert, der Zellinhalt von den festen Bestandteilen separiert und eine Cytoproteinanalytik durchgeführt. Weicht das extrakorporale Zellproteinmuster von dem Muster der Ursprungszellen ab, so ist auch hier ein atypisches Wachstum der Zellen zu verzeichnen, so daß diese Zellen für eine spätere Retransplantation nicht geeignet sind [4, 12].

Ergebnisse

Die zunächst ersten Anzüchtungsversuche für quergestreifte Muskulatur, glatte Muskulatur und Bindegewebe, in einer einschichtigen 2-dimensionalen Form, zeigen sowohl histologisch als auch

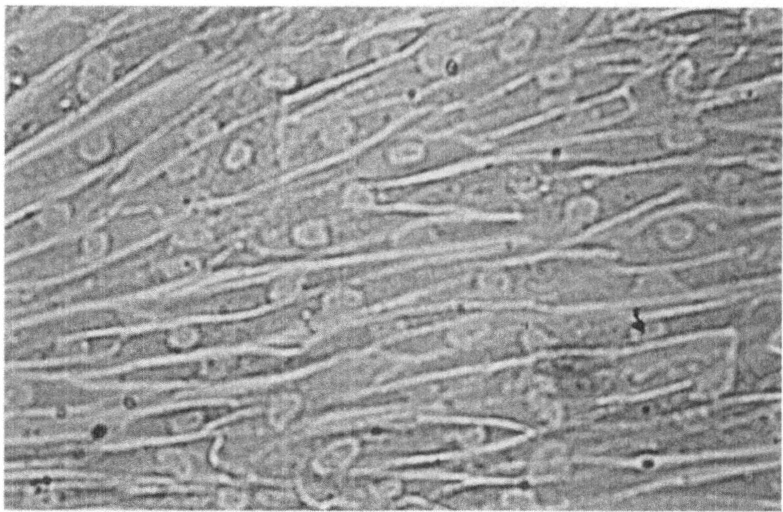

Abb. 4. Histologisches Bild von glatten Muskelzellen, die extrakorporal im Rahmen des Tissue Engineering gezüchtet wurden

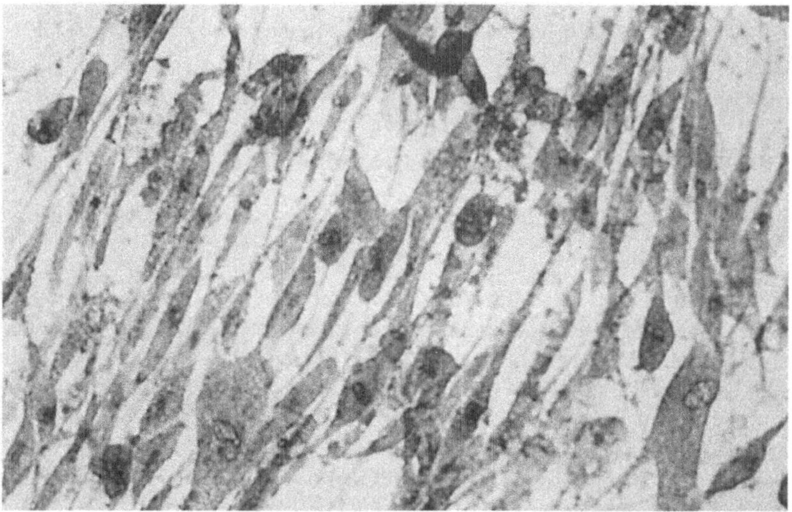

Abb. 5. Übersicht über Bindegewebszellverbände, die im Rahmen des Tissue Engineering gezüchtet wurden

histochemisch vitale Zellverbände (Abb. 4 und 5). Was die quergestreifte Muskulatur anbelangte, so konnte in einer interdisziplinären Untersuchungsserie (Abb. 1) bei einer Reizstromapplikation eine Kontraktion dieser Zellen und Zellverbände erzielt werden [8, 9].

Diskussion

1. Die hier vorgestellten Ergebnisse zeigen [13, 14], daß ein extrakorporales Wachstum von Muskelzellen und Bindegewebszellen möglich ist. Sie eröffnen die Möglichkeit der späteren Retransplantation zusammen mit interdisziplinären Untersuchungen der Matrix [13] bei Morphologieidentität und der Zytologieidentität [4].

2. Funktionsuntersuchungen wachsender quergestreifter Muskelzellen sind von A. Saxena durchgeführt worden, um die Kontraktilität und Vitalität dieser Zellen zu überprüfen und nachzuweisen [7, 8, 9].

3. Zukünftige histologische und elektronenmikroskopische Untersuchungen werden interdisziplinär durchgeführt und werden den Weg weisen im Hinblick auf die Bioabbaubarkeit der Scaffolds und die damit zusammenhängenden Indikationen zur Retransplantation.

4. Erforscht werden müssen weiterhin:

   a) Scaffoldinteraktionen mit Geweben

   b) Operationsindikationen durch Tissue-Engineering Organersatz bei angeborenen Defekten im Bereich der Bauchdecke, bei Zwerchfelldefekten und bei Schließmuskeldefizienten

   c) Bioreaktoren (Tissue-Engineering Inkubatoren), um adäquate extrakorporale körpereigene Gewebezüchtungen durchzuführen

5. Entwickelt werden müssen Speziallaboratorien, die diese Erkenntnisse der Forschung betriebswirtschaftlich umsetzen unter den Richtlinien der Ethikkommissionen

6. Technologietransfer des Organersatzes in Kooperation mit Institutionen der Scaffoldherstellung mit dem Ziel des Organersatzes bei Kindern und Jugendlichen, um später im Erwachsenenalter Schwerbehinderung, bleibende körperliche Schäden, Kuren und Arbeitsausfall sowie Umschulungen zu vermeiden.

Literatur

1. Atala A, Freeman MR, Vacanti JP, Shepard J, Retik AB (1993) Implantation in vivo and retrieval of artificial structures consisting of rabbit and human urothelium and human bladder muscle. J Urol 150 (2): 608–612

2. Cima LG, Vacanti JP, Vacanti C, Ingber D, Mooney D, Langer R (1991) Tissue engineering by cell transplantation using degradable polymer substrates. J Biomech Eng 113: 143

3. Dhawan J, Pam LC, Pavlath GK, Travis MA, Lanctot AM, Blau HM (1991) Systemic delivery of human growth hormone by injection of genetically engineered myoblasts. Science (Wash DC) 254: 1509

4. Emmer J, Meier C-M, Lehmann RR, Willital GH (1999) Morphologische und zytoprotein-analytische Darmwandveränderungen beim Megacolon (Poster). Deutscher Kinderchirurgentag Oktober 1999, München

5. Langer R, Vacanti JP (1993) Tissue Engineering. Science 260: 920

6. Neville C, Rosenthal N, McGrew M, Bogdanova N, Hauschka S (1997) Skeletal muscle cultures. Methods Cell Biol 52: 85

7. Rando TA, Pavlath GK, Blau HM (1995) The fate of myoblasts following transplantation into mature muscle. Expt Cell Research 220: 383

8. Saxena AK, Marler J, Benvenuto M, Willital GH, Vacanti J (1999) Skeletal Muscle Tissue Engineering using isolated myoblasts on synthetic biodegradable polymers: preliminary studies. Tissue Eng 5(6): 525–552

9. Saxena AK, Vacanti J, Willital GH (2000) Skeletal Muscle Tissue Engineering – In vivo studies. Pittsburgh Orthopedic Tissue Engineering Symposium, Pittsburgh. 2000 Apr 16–19

10. Saxena, AK (1997) Present status of Tissue-Engineering in Children. Boston, November 1997

11. Shinoka T, Breuer CK, Tanel RE, Zund G, Miura T, Ma PX, Langer R, Vacanti JP, Mayer JE (1995) Tissue engineering heart valves: valve leaflet replacement study in a lamb model. Ann Thorac 60: 5513–5516

12. Vacanti JP, Langer R (1999) Tissue-engineering: the design and fabrication on living replacement devices for surgical reconstruction and transplantation. The Lancet Molecular medicine 354: 32–34

13. Willital GH, Lehmann RR, Höcker H, Emmer J. Organersatz/Gewebeersatz bei Kindern und Jugendlichen unter Zuhilfenahme von Biomaterialien – ein Interdisziplinäres Forschungsprojekt

14. Willital GH, Saxena AK, Emmer J, Lehmann RR (1999) Gegenwärtiger Stand des Tissue-Engineering für chirurgische Indikationen bei Kindern (Poster). Kongress Deutsche Ges. f. Chirurgie, München 6.–10.04.1999

15. Willital GH, Lehmann RR (2000) „Chirurgie im Kindesalter". Spitta Verlag, Mai 2000

Korrekturabzug nicht eingegangen.

Kindertraumatologie

Das polytraumatisierte Kind

I. Marzi, H. Jakob und B. Kirn

Abteilung für Unfall-, Hand- und Wiederherstellungschirurgie, Chirurgische Universitätsklinik, 66421 Homburg/Saar

The Pediatric Polytrauma Patient

Summary. Multiple injuries in children are mostly caused by street traffic accidents. This retrospective study shows the characteristics of pediatric polytrauma patients, treated between 1990 and 1999, with an injury severity score ≥ 16. The most common injuries were fractures of the extremities (53.7%) and brain injuries (72.8%), followed by thoracic (30.2%) and abdominal (25.7%) trauma. About 40% of the children were intubated before admission to the hospital, and further ventilated after primary medical treatment. Most complications (28.7%) could be resolved, MOF and sepsis being the exceptions. The outcome was determined in up to 90% of children by the severity of head injury.

Key words: Children – Polytrauma – Injury severity – Distribution of injuries

Zusammenfassung. Die häufigste Ursache für kindliche Polytraumen sind Unfälle im Straßenverkehr. Die vorliegende retrospektive Studie über 10 Jahre zeigt die Charakteristika des kindlichen Polytraumas, das mit einem Injury-Severity-Score (ISS) ≥ 16 definiert wurde. Bei Kindern dominieren Extremitätenverletzungen (53,7%) und Schädelhirntraumata (72,8%), gefolgt von Thorax- (30,2%) und Abdomenverletzungen (25,7%). Präklinisch werden ca. 40% der Kinder intubiert und nach Primärversorgung im Schnitt 4,8 [± 0,56] Tage nachbeatmet. Die meisten Komplikationen (28,7%) waren reversibel, wobei MOV und Sepsis die Ausnahme darstellten. Das Outcome wird jedoch in bis zu 90% durch die Schwere des Schädelhirntraumas bestimmt.

Schlüsselwörter: Kinder – Polytrauma – Verletzungsschwere – Verletzungsmuster

Einleitung

In Deutschland werden laut statistischem Bundesamt (statistisches Jahrbuch 1997) jährlich 51 000 Kinder im Straßenverkehr verletzt. 12 000 dieser Kinder haben schwere Verletzungen, wobei ca. 850 Kinder an den Unfallfolgen versterben. Da es sich nur bei etwa 10% der in die Kliniken eingelieferten polytraumatisierten Patienten um Kinder handelt, existieren zum kindlichen Polytrauma bisher nur wenige Untersuchungen. Kinder unterscheiden sich jedoch sowohl pathophysiologisch als auch anatomisch – insbesondere was die Skelettentwicklung anbelangt – deutlich vom Erwachsenen und machen somit auch unterschiedliche Behandlungsstrategien erforderlich [1]. Hierbei ist die Primärbeurteilung der kindlichen Verletzungen sowohl für die einzuleitende Therapie als auch für die dauerhafte Prognose besonders wichtig. In dieser Studie wurden retrospektiv die Unfallmechanismen, Verletzungsmuster, Behandlungsstrategien und das Outcome der in der Universitätsklinik des Saarlandes in den letzten 10 Jahren behandelten polytraumatisierten Kindern untersucht. Ziel der Studie war es, die am häufigsten auftretenden Verletzungen aufzuzeigen und die sich hieraus ergebenden Behandlungskonzepte zu diskutieren.

Patienten und Methodik

Eingeschlossen in die Studie wurden zwischen 1990 und 1999 in den Universitätskliniken des Saarlandes behandelte polytraumatisierte Kinder und Jugendliche im Alter von 0–18 Jahren. Die Verletzungsschwere wurde nach der Abbreviated-Injury-Scale (AIS) beurteilt [2]. Aus der Summe der Quadrate der bei der AIS ermittelten 3 höchsten Punktwerte wurde der ISS ermittelt. Einschlußkriterium war ein ISS von ≥ 16 Punkten. In die Studie aufgenommen wurden damit auch isolierte Organverletzungen, wie z. B. bilateraler Hämatopneumothorax, Milzverletzung oder intracranielle Blutung, ab einem AIS-Wert von 4 Punkten. Die Primärbehandlung der Patienten erfolgte über den Schockraum der Abteilung für Unfallchirurgie. Nachfolgend wurden die Kinder auf den Intensivstationen der Chirurgie, Anästhesie, Kinderklinik und Neurochirurgie betreut. Den Aufnahmekriterien entsprachen insgesamt Daten von 136 Patienten.

Ergebnisse

Unter den 136 in die Studie einbezogenen Patienten waren doppelt so viele Jungen wie Mädchen (männlich:weiblich 91:45). Eine weitere Unterteilung der Kinder in 3 Altersgruppen ergab folgendes Bild: 30 Jungen und Mädchen in der Gruppe der 0- bis 5-jährigen, 35 in der Gruppe der 6- bis 12-jährigen und 71 in der Gruppe der 13- bis 18-jährigen.

Die dominierenden Unfallursachen in der Gruppe der 0- bis 5-jährigen Kinder waren Unfälle als Fußgänger (33,3%) und Stürze (43,3%). In der Altersgruppe von 6 bis 12 Jahren hielten sich die Verletzungshäufigkeiten bedingt durch Stürze (31,4%), Unfälle als Fußgänger (25,7%) und als Pkw-Insassen (25,7%) die Waage. Bei den 13- bis 18-jährigen spielten als Verletzungsursachen neben Pkw-Unfällen (35,2%) und Stürzen (26,8%) auch Mofa- und Motorradunfälle (21,1%) eine Rolle.

Die Unfallrettung erfolgte in 118 Fällen mit dem Notarzt; 53 der eingelieferten Kinder waren präklinisch intubiert. Die durchschnittliche Verweildauer auf der Intensivstation nach Primärversorgung betrug 11,1 ($\pm 1,49$) Tage, bei einer mittleren Intubationsdauer von 4,8 ($\pm 0,56$) Tagen. Die Dauer des gesamten stationären Aufenthaltes betrug im Mittel 22,8 ($\pm 1,77$) Tage. Die Gesamtletalität betrug 10%.

Die Einzelverletzungsschwere bezogen auf die Körperregionen wurde mit Hilfe der AIS bestimmt. Die Regionen Kopf, Thorax, Abdomen und Extremitäten waren jeweils etwa gleich schwer betroffen (AIS zwischen 3,2 und 3,6 Punkten), gefolgt von Gesicht und Körperoberfläche.

Die größte Verletzungshäufigkeit hatten Kopfverletzungen mit 72,8%, gefolgt von Verletzungen der Körperoberfläche mit 59,6% und Extremitätenfrakturen mit 53,7% (Tabelle 1).

Bei der Untersuchung der verletzten Körperregionen dominierten Zwei- und Dreifachverletzungen mit je 30,1% (Abb. 1).

Als häufigste Verletzung der Kinder und Jugendlichen imponierte das Schädelhirntrauma. Insgesamt 93 der untersuchten Kinder hatten eine Schädelverletzung, davon 22 eine offene. Primär oder im Verlauf der Behandlung konnte ein SHT I° (< 5 min Bewußtlosigkeit, Symptome innerhalb von 5 Tagen reversibel) in 14% der Fälle, ein SHT II° (Bewußtlosigkeit bis 30 min, Reversi-

Tabelle 1. Verletzungshäufigkeiten und Verletzungsschwere nach der Abbreviated Injury Scale (AIS)

AIS	n	%	MW	SEM
Kopf	99	72,8	3,54	0,13
Gesicht	47	34,6	2,42	0,12
Thorax	41	30,2	3,39	0,19
Abdomen	35	25,7	3,51	0,21
Extremitäten	73	53,7	3,27	0,12
Körperoberfläche	81	59,6	1,31	0,07

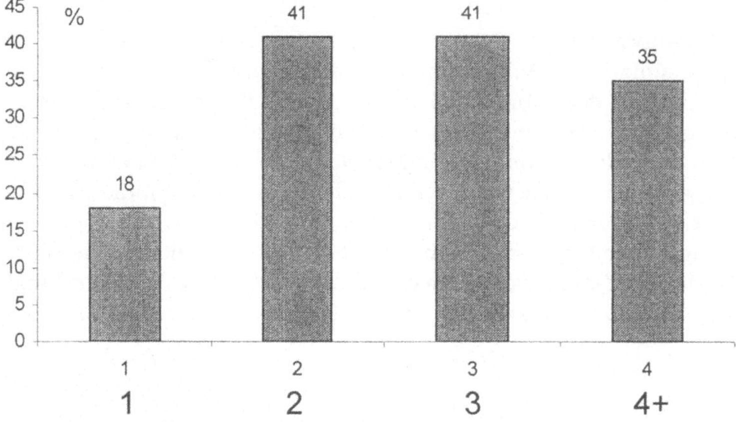

Abb. 1. Anzahl verletzter Körperregionen

bilität aller Symptome in 30 Tagen) in 5,9% und ein SHT III° (Bewußtlosigkeit > 30 min, Dauerschäden) in 8,1% der Fälle diagnostiziert werden. Intracranielle Blutungen traten bei 53, Schädelfrakturen bei 49 Kindern auf.

Thoraxverletzungen waren bei den 136 Kindern insgesamt 41mal beobachtet worden. Bei 21 Patienten bestand eine Thoraxwandverletzung, bei 7 eine intrathorakale Verletzung. Am häufigsten wurde ein Pneumothorax (21 Patienten) und eine Lungenkontusion (16 Patienten) beobachtet. Ein Hämatothorax wurde 9mal diagnostiziert. Seltenere Verletzungen waren Herzkontusion (2 Fälle) und Zwerchfellruptur (1 Fall).

Bei den Verletzungen des Bauchraumes wurden ausschließlich stumpfe Bauchtraumen (insgesamt 27 Kinder) beobachtet. Am häufigsten trat eine Milzruptur (10 Fälle), gefolgt von Nieren- (9 Fälle) und Darmverletzung (6 Fälle) auf. Zu den seltener aufgetretenen Verletzungen gehören Leberrupturen, Mesenterialverletzungen sowie Blasen- und Gefäßverletzungen.

Die Untersuchung des Gesichtsschädels und Stammskelettes ergab eine Dominanz von Mittelgesichts- (37 Kinder) und Wirbelsäulenverletzungen (27 Kinder). Das Becken war bei nur 14 der 136 behandelten Kinder betroffen.

Zu den insgesamt am häufigsten aufgetretenen Verletzungen gehörten Extremitätenfrakturen. Hierbei fiel bei den Kindern ein deutliches Überwiegen von Femurschaft- und Unterschenkelfrakturen auf, daneben auch Sprunggelenks- und Fußverletzungen.

Bei Betrachtung der oberen Extremität ergab sich kein spezifisches Verletzungsmuster. Die Frakturen verteilten sich relativ gleichmäßig auf die einzelnen Knochenabschnitte (Abb. 2).

Komplikationen verschiedenster Art sind bei 39 (= 28,7%) der 136 untersuchten Kinder dokumentiert (Tabelle 2). Die am häufigsten aufgetretenen Komplikationen waren Infektionen (21 Kinder), Stoffwechselentgleisungen (11 Kinder) und Pneumonien (9 Kinder).

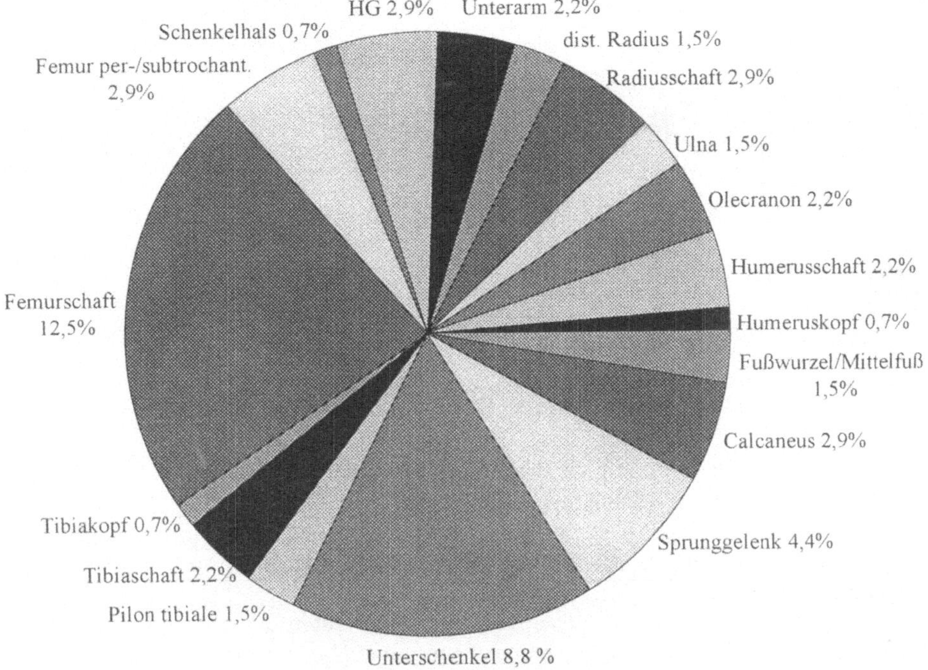

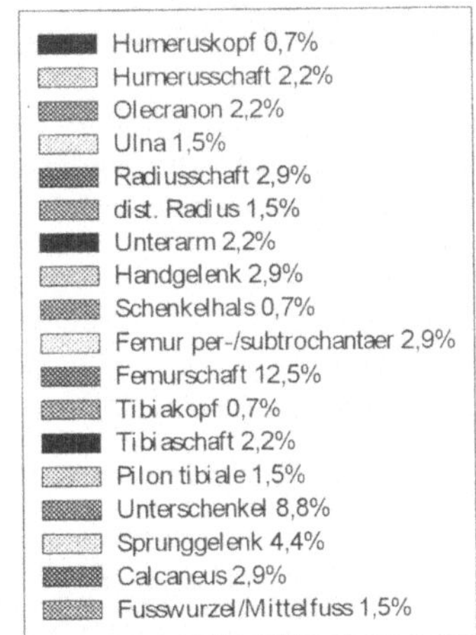

Abb. 2. Verteilungsmuster der Extremitätenverletzungen

Die Gesamtletalität betrug 10% (14 Patienten). Die wesentlichen Todesursachen waren: SHT (6 Kinder), hämorrhagischer Schock und Herz-/Kreislaufversagen (4 Kinder). ARDS, MOV, Sepsis und Rauchgasintoxikation traten nur in Einzelfällen auf.

Schlußfolgerungen

Polytraumatisierte Kinder verunfallen wie Erwachsene überwiegend im Straßenverkehr. Die notärztliche Primärversorgung und Intubationsrate unterscheidet sich nicht wesentlich von Erwachsenen. Auch das prinzipielle Verletzungsmuster erscheint gemäß der Untersuchung von

Tabelle 2. Komplikationen

	n	%
Kinder mit Komplikationen	39	28,7
Pneumonie	9	6,6
ARDS	4	2,9
MOV	1	0,7
Infektion	21	15,4
Sepsis	2	1,5
Stoffwechsel	11	8,1
Nierenversagen	2	1,5
Leberversagen	1	0,7
Koagulopathie	7	5,1
Thrombose/Embolie	6	4,4
Kompartmentsyndrom	1	0,7

Reichmann dem Erwachsenen prinzipiell ähnlich [3]. Dominierend schienen in unserer retrospektiven Untersuchung jedoch Schädelhirntraumata und Femurschaftfrakturen.

Die primäre Therapie umfasst nach den allgemeinen Prinzipien der Traumaversorgung die Versorgung von Organverletzungen, die Entlastung von Raumforderungen sowie Stabilisierung von Schaft- und offenen Frakturen [4].

Obgleich auch beim kindlichen Polytrauma in der vorgestellten Untersuchung systemische Komplikationen von Stoffwechselstörungen über Pneumonien bis hin zur Sepsis auftraten, waren diese jedoch im Gegensatz zu Erwachsenen in der Regel reversibel. Todesfälle infolge MOV und ARDS traten denn auch nur ausnahmsweise bei fast ausgewachsenen Kindern auf. Damit nehmen diese inflammatorischen Systemkomplikationen nicht den gleichen Stellenwert wie bei Erwachsenen ein [3].

Andererseits ergibt sich aus dem Verletzungsmuster und der nach Remmers höheren Letalität von Kindern im Pkw [5] und dem Grad der Schädelhirnverletzungen erneut die Forderung nach einer weiteren Optimierung aktiver und passiver präventiver Maßnahmen.

Literatur

1. Ford EG, Andrassy RJ (1994) Pediatric trauma. Initial assessment and management. W. B. Saunders Company, Philadelphia
2. Civil JD, Schwab W (1988) The Abbreviated Injury Scale, 1985 Revision: A Condensed Chart For Clinical Use. 28: 87–90
3. Reichmann I, Aufmkolk M, Neudeck F, Bardenheuer M, Schmit-Neuerburg KP, Obertacke U (1998) Vergleich schwerer Mehrfachverletzungen im Kindes- und Erwachsenenalter. Unfallchirurg 101: 919–927
4. Marzi I, Mutschler W (1996) Strategy of surgical management of polytrauma. Zentralbl.-Chir. 121(11): 950–962
5. Remmers D, Regel G, Neumann C, Pape H-C, Post-Stanke A, Tscherne H (1998) Das polytraumatisierte Kind. Ein retrospektiver Vergleich zwischen polytraumatisierten Kindern, Jugendlichen und Erwachsenen. Unfallchirurg 101: 388–394

Visionen und Realität:
Aufgaben und Bedarf des Faches Kinderchirurgie

Kinderchirurgische Realität und Visionen

A. M. Holschneider, B. Lesener und Z. Zachariou

Kinderchirurgische Klinik, Städtische Kliniken Köln, Amsterdamer Straße 59, 50735 Köln

Pediatric Surgery – Reality and Future

Summary. In the past two centuries, pediatric surgery has developed into a well-recognised independent surgical speciality, comparable with plastic surgery or thoracic and vascular surgery. About 550 members of the GAPS (German Association of Pediatric Surgery) annually treat about 2–3% of the 0–15-year-old children of the BRD. There are 83 Pediatric Surgical Centers. Most of them perform more than 2,000 operations each year. Three newer developments may influence the future of pediatric surgery: (1) demographic factors, due to a massive reduction in the reproduction rate from factor 1 to 0.59, (2) the new German national health care system called Strukturreform 2000, that permits only restricted care of patients under strong economic control of insurance costs and (3) the European regulations of the UEMS/EBPS that are superior to those of the Landesärztekammern, which necessitate urgent revision of the national rules.

Key words: Pediatric surgery – Reality – Future

Zusammenfassung. In den vergangenen 2 Jahrhunderten hat sich die Kinderchirurgie zu einem anerkannten unabhängigen Fachgebiet entwickelt, das mit der plastischen Chirurgie sowie der Thorax- und Gefäßchirurgie bezüglich Mitglieder-, Betten- und Abteilungszahl vergleichbar ist. Die Deutsche Gesellschaft für Kinderchirurgie verfügt über 550 Mitglieder, die jährlich 2–3% aller Kinder im Alter von 0–15 Jahren in der BRD behandeln. Es existieren 83 pädiatrische Zentren, von denen die Mehrzahl mehr als 2000 operative Eingriffe pro Jahr durchführen. 3 neuere Entwicklungen beeinflussen die Kinderchirurgie in der Zukunft: 1. Ein massiver Rückgang der Reproduktionsrate vom Faktor 1 auf 0,59, 2. die Veränderungen der Strukturreform 2000, mit ihren gerade für die Kinderchirurgie unklaren Folgen sowie 3. die Europäisierung der Weiter- und Fortbildung im Fachgebiet entsprechend den Richtlinien der UEMS/EBPS, die von den Landesärztekammern zwingend übernommen werden müssen.

Schlüsselwörter: Kinderchirurgie – Zukunftsaspekte

Einführung

Gerade jetzt zu Beginn des neuen Milleniums kommen auf unser Fachgebiet vielfältige Veränderungen und damit neue Aufgaben zu, die wir erkennen müssen, um in dem offener und härter werdenden medizinischen Wettbewerb bestehen zu können. Andernfalls drohen ein Leistungsgefälle zu andere europäischen Ländern, eine zunehmende Fremdbestimmung durch die Krankenkassen, die einen ungleichen Wettbewerb der Leistungserbringer nach rein wirtschaftlichen Gesichtspunkten forcieren und eine Fehlplanung des Bedarfs kinderchirurgischer Einrichtungen.

Eine Bestandsaufnahme der Kinderchirurgie ist daher ebenso dringend angezeigt wie Überlegungen für die Zukunft. Hierauf wurde bereits früher hingewiesen (Holschneider 1989).

Bestandsaufnahme

Die Deutsche Gesellschaft für Kinderchirurgie verfügt derzeit über 545 Mitglieder und 83 kinderchirurgische Einrichtungen, darunter 26 universitäre- und 57 nicht universitäre Abteilungen (Stand: März 2000). Beim BMG (Bundesministerium für Gesundheit, 1997) waren 1995 jedoch erstaunlicherweise 98 Kichi Zentren registriert, also mehr als der Deut. Ges. f. Kinderchir. offiziell bekannt sind (Daten des Gesundheitswesens 1997). Sie verfügten insgesamt über 3208 Betten. An diesen Kliniken wurden im selben Jahr 127 932 Patienten behandelt. Eine aktuelle, klärende Analyse unserer Gesellschaft ist auf Grund dieser Widersprüche dringend erforderlich.

In einer eigenen Untersuchung im Jahre 1997 wurden in 11 (14,3%) der befragten 77 Zentren mehr als 3000 Eingriffe/Jahr, in 22 (28,5%) mehr als 2000, – in 38 (49,3%) zwischen 1000 und 2000 – und in 6 (7,8%) kleinen Abteilungen unter 1000 Operationen pro Jahr durchgeführt (Holschneider 1997, Tabelle 1). Diese Verteilung und die Streuung der einzelnen Operationsdiagnosen ergaben, daß eine Gesamtausbildung in unserem Fach entsprechend dem Weiterbildungskatalog derzeit in etwa der Hälfte aller kinderchirurgischer Einrichtung in der vorgeschriebenen Zeit erfüllbar ist abhängig auch von der Zahl der dort arbeitenden FÄ.

Fast alle Abteilungen führen nach einer Umfrage von U. Hoffmann (1998) abdominalchirurgische, traumatologische, urologische und neonatologische Eingriffe durch, 58% Thoraxchirurgie und 48% Neurochirurgie. 86% der Kliniken betrieben laparoskopische Chirurgie, 62% Laserchirurgie. 85% sind von der BG zum § 6-Verfahren zugelassen und 71% versorgen schwer brandverletzte Kinder (Tabelle 2).

Die Kinderchirurgie ist kein kleines, zu vernachlässigendes „Teilgebiet" sondern mit anderen chirurgischen Fachgebieten wie der Plastischen Chirurgie oder Schwerpunkten wie der Thoraxchirurgie durchaus vergleichbar. So weist die KiChir in der Statistik des BGM mehr Abteilungen auf als die Plastische Chirurgie und Thoraxchirurgie, und eine deutlich höhere Fall- und Bettenzahl wie die Plast.Chir. bei etwa gleichgroßer Fallzahl wie die Thoraxchirurgie. Der Nutzungsgrad war wegen der kürzeren Verweildauer bei Kindern verständlicherweise niedriger. Die Kinderchirurgie ist somit entgegen Ansicht von Kollegen anderer Fachgebiete – insbesondere mancher Allgemeinchirurgen und Urologen – ein respektables Fachgebiet mit einer zwei Jahr-

Tabelle 1. Daten der Deutschen Gesellschaft für Kinderchirurgie, Stand: März 2000

545	Mitglieder
83	Kinderchirurgische Einrichtungen (BMG 1997: 98 Abtlg.) davon 26 Universitäre Abteilungen, davon 14 Ordinarate und 12 kleine Abteilungen
57	Nicht-Universitäre Einrichtungen, davon 21 große Kliniken, 36 kleine Abteilungen
256	FÄ, 152 Kichi Weiterbildungsass., 62 sonstige Ass. (PJ, Rotation, GÄ)
	(Umfrage Holschneider 1997, n = 71)
11	Zentren = mehr als 3000 Eingriffe/Jahr
22	Große Abteilungen = mehr als 2000 Eingriffe/Jahr
38	Mittlere Abteilungen: mehr als 1000 Eingriffe/Jahr
6	Kleine Abteilungen = unter 1000 Eingriffe/Jahr
3208	Gesamt Betten in der BRD (BMG 1997, Bezug auf 1995 bei 98 Abtlg.
127 932	Patienten/Jahr (BMG 1997)

Tabelle 2. Verteilung der operativen Eingriffe nach Hofmann, U., 1998 sowie Holschneider, A. M., 1997

Chirurgie	Regelmäßig	Selten	Nie
Abdominal Chirurgie	84%	14%	KA
Traumatologie	90%	8%	2%
Neonatologie	84%	14%	KA
Urologie	80%	15%	4%
Plastische Chirurgie	80%	16%	3%
Thorax Chirurgie	58%	39%	4%
Ausgewählte Neurochirurgie	48%	26%	26%

86% Laparaskopische Chirurgie
62% Laserchirurgie
85% Zulassung zum § 6 Verfahren
71% schwer brandverletzte Kinder
90% Pädiatrische/Kinderchirurgische Intensivstation

hunderte alten Tradition und einer sehr erfolgreichen Grundlagenforschung, gerade auch auf kinderurologischem Gebiet (Daten des Gesundheitswesens 1997, Statistisches Bundesamt 1998, Holschneider 1989).

Seit Ende der 80er Jahre verstärken sich jedoch Einflüsse, die zwar nicht spezifisch für die Kinderchirurgie sind, sondern betreffen alle medizinische Fächer gleichermaßen, und ganz besonders Berufsgruppen – nicht nur medizinische –, die sich schwerpunktmäßig mit Kindern beschäftigen. Diese Einflüsse bestehen 1. aus Veränderungen der Bevölkerungsentwicklung, 2. möglichen Folgen der Strukturreform 2000 und 3. der Globalisierung gesundheitspolitischer Maßnahmen unter dem Einfluß der EG und der von ihr eingesetzten UEMS. Vermehrte Schwangerschaftsabbrüche wegen angeborener Fehlbildungen hingegen hatte die Liberalisierung des § 18 bisher nicht zur Folge.

1. Demographische Überlegungen

Vergleicht man den Altersaufbau unserer Bevölkerung im Jahre 1970 mit den Veränderungen von 1980, so erkennt man einen Einbruch an der Basis der Bevölkerungspyramide. 1970 bestand noch eine breite Kinderpopulation. 1980 machte sich jedoch bereits der durch die Einführung der Antibabypille am Ende der 70er Jahre verursachte Pillenknick bemerkbar. Er hat dasselbe Ausmaß wie die Geburtenausfälle am Ende des 2. Weltkrieges, während der Weltwirtschaftskrise 1932 und durch den ersten Weltkrieg, hält jedoch unvermindert seit 3 Jahrzehnten an. Der Frauenüberschuß im Alter macht sich an der Spitze der Pyramide bemerkbar.

Bis 1980 war noch davon auszugehen, daß der Generationenvertrag, indem die arbeitende Bevölkerung die Renten der 60- bis 90-jährigen bestreitet, erfüllt werden kann. Inzwischen schiebt sich jedoch der Pillenknick in die Generation der 30-jährigen vor. Der Generationenvertrag ist nicht mehr erfüllbar zumal auch durch eine Familien-feindliche Politik die Bereitschaft Kinder zu bekommen abgenommen hat und die Frühverrentung zur Regel geworden ist (Abb. 1). Nach einer Hochrechnung des Instituts für Bevölkerungsforschung und Sozialpolitik der Univ. Bielefeld im Auftrag des Deutschen Bundestages (Birg et al. 1998) ist in den kommenden Jahrzehnten mit einer weiteren drastischen Abnahme der Bevölkerung und dabei zunächst der Kinder zu rechnen (Abb. 2).

Zwar werden von Birg auch Variationen hinsichtlich der Lebenserwartung, der Fertilität und des Wanderungssaldos nach Deutschland errechnet, aber auch bei einem Anstieg der Fertilität auf das Dreifache (1,6 gegenüber 0,59), einem Einwanderungssaldo von 225 000 Personen/Jahr ändert sich der Aufbau der Pyramide wenig. Selbst, wenn durch eine noch höhere Einwanderungsrate die Bevölkerung insgesamt mit 80 Mill. konstant gehalten würde, bliebe die Anzahl der unter 20-jährigen und damit die Zahl unserer potentiellen Patienten kleiner als heute.

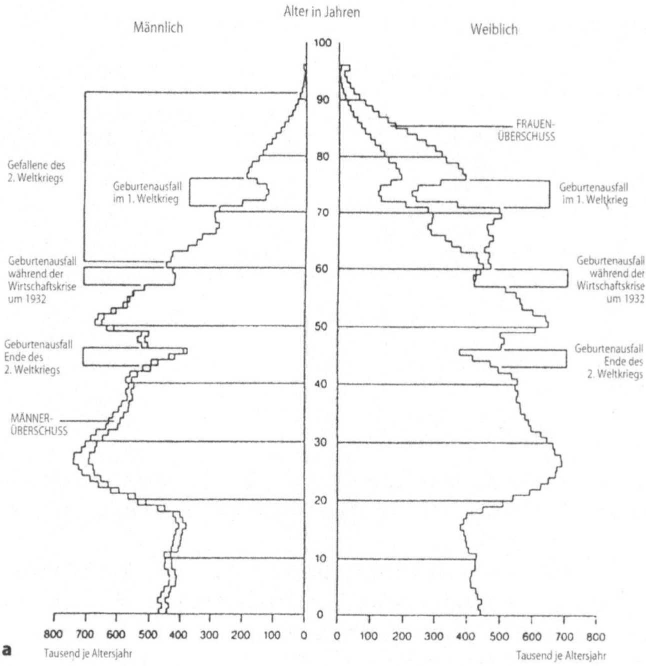

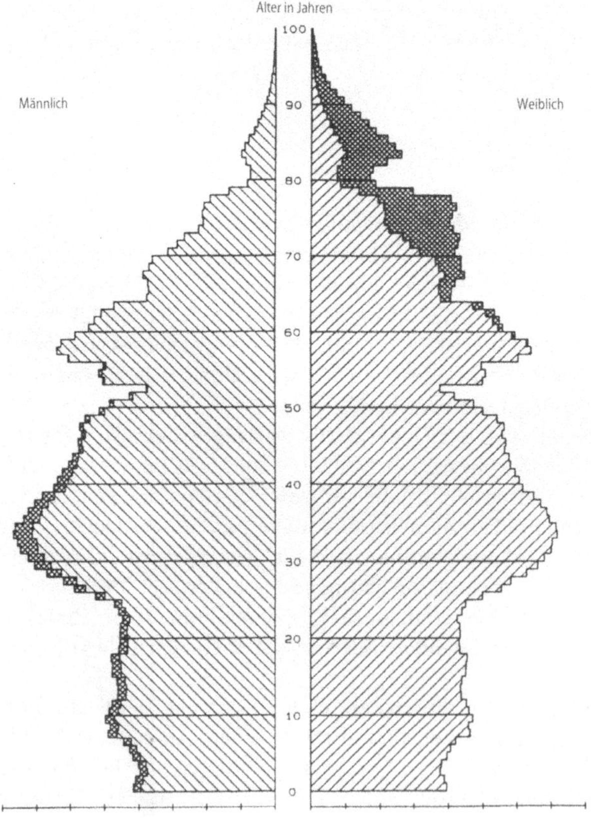

Abb. 1a, b. Entwicklung der Bevölkerungspyramide mit deutlicher Darstellung des Pillenknicks an der Basis, für den Zeitraum 1991–1997, aus: Daten des Gesundheitswesens, Ausgabe 1997, Band 91.
a Altersaufbau der Bevölkerung Deutschlands am 1. 1. 1991.
b Altersaufbau der Bevölkerung Deutschlands am 31. 12. 1997.
▓ Männer- bzw. Frauenüberschuß

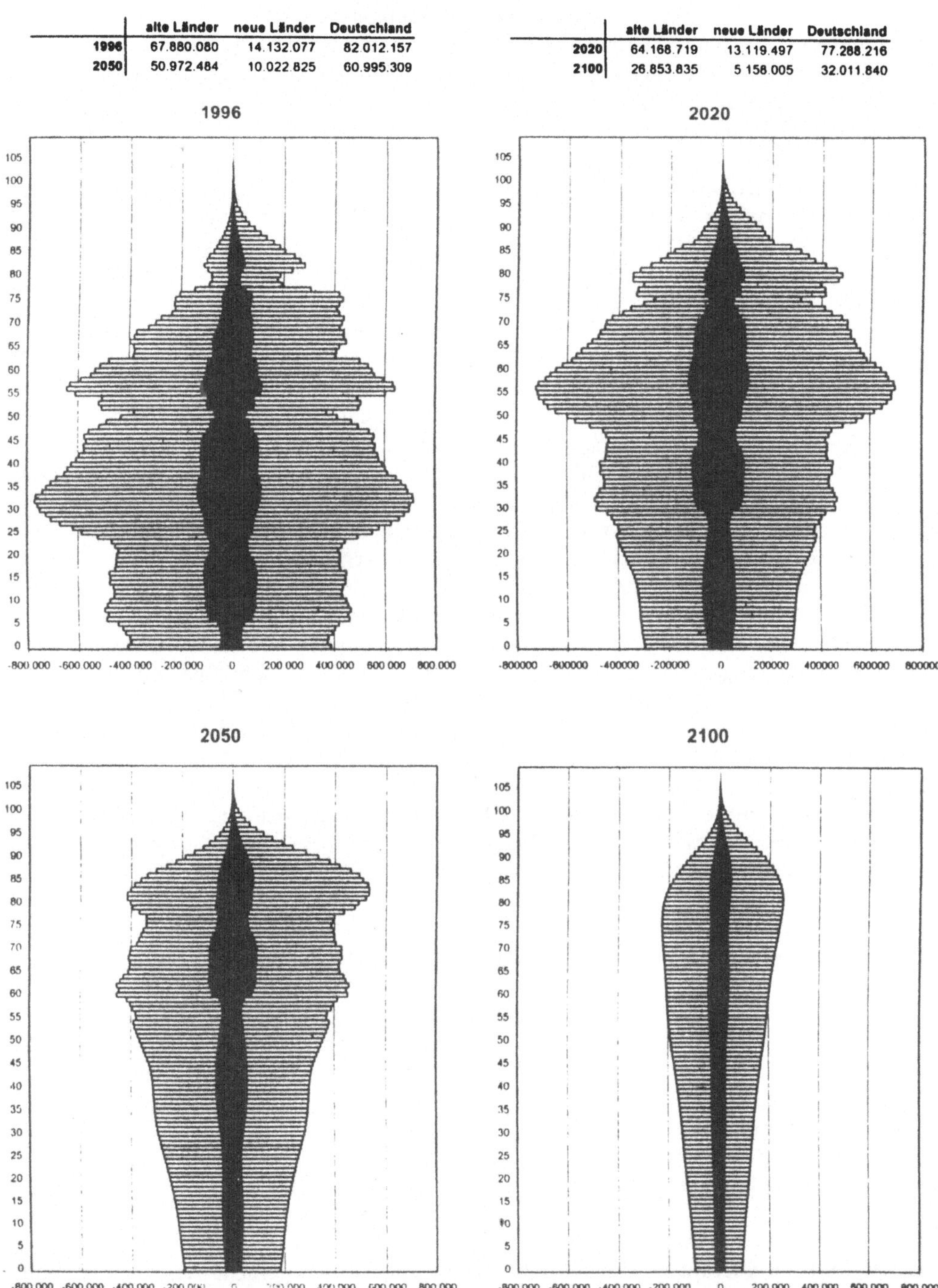

Abb. 2. Voraussichtliche Entwicklung der Bevölkerungspyramide in den Jahren 1995, 2020, 2050 und 2100 aus: Birg, H., 1998

Eine hohe Einwanderungsrate wird sich zwar zwangsläufig aus dem schnellen Wachstum der Weltbevölkerung und dem Fehlen von Arbeitskräften in unserem Land ergeben, aber es ist nicht zu erwarten, daß deren Reproduktionsrate von der heutigen abweicht. Nach Berechnungen des Landesamtes für Datenverarbeitung und Statistik des Landes Nordrhein Westfalen wird sich der Ausländeranteil in den Altersgruppen der 20- bis 40-jährigen schon bis zum Jahre 2010 auf 40–50% erhöhen, falls die Zahl der Einbürgerungen nicht stark steigt (Birg 1998). Diese Tatsache ist der Grund für die derzeitigen Diskussionen um die doppelte Staatsbürgerschaft oder die Green Card für Spezialisten. Die sich aus der zu erwartenden Wanderungsbewegung ergebenden sozialen und kulturellen Probleme sind nicht absehbar.

Untersucht man die Bevölkerungsentwicklung nach Altersgruppen in % so zeigt sich, daß noch 1939 23,8%, 1995 jedoch nur 16,2% der Bevölkerung unter 15 Jahre alt waren. Im internationalen Vergleich ergibt sich dasselbe Bild. Der Geburtenrückgang spiegelt sich besonders deutlich in der Netto-Reproduktionsrate lebend geborener Mädchen und Frauen im Alter von 15–50 Jahren. Sie sollte bei 1 liegen, wenn die vorausgegangene Frauengeneration eine gleich starke Mädchengeneration reproduziert, d. h. wenn jede gesunde Frau im Alter von 15–50 Jahren ein gesundes, zur Reproduktion fähiges Mädchen geboren hat. In Deutschland ist die Reproduktionsrate jedoch stark rückläufig und sank von 0,69 im Jahre 1990 auf 0,59 1995 ab. Seit 1980 gibt es demzufolge in Deutschland keinen Überschuß von lebend Geborenen mehr sondern einen Überschuß der Verstorbenen entsprechend dem Gipfel der Alterspyramide. Kein Wunder, daß die Rot-Grüne Koalition die spezielle Ausbildung zur Kinderkrankenschwester abschaffen möchte. Auch negative Auswirkungen auf Kinderkrippen, Kindergärten, Schulen sind bei dieser Fertilitätsrate absehbar. Aber natürlich auch ein Rückgang der Arbeitslosenzahlen.

Der Grund für den Geburtenrückgang ist jedoch nicht nur im Pillenknick zu suchen, sondern in Veränderungen unserer Gesellschaft überhaupt. So hat die Anzahl der Eheschließungen von 689 000 im Jahre 1960 auf 417 000 im Jahre 1998 abgenommen, während gleichzeitig die Anzahl der Ehescheidungen von 73 418 auf 192 416 zunahm! Das durchschnittliche Alter der Mütter bei Geburt ihres ersten Kindes lag 1961 bei 24,6 und liegt jetzt bei 28,1 Jahren. 1998 wurden nur noch 202 700 Kinder in intakten Familien, jedoch 222 350 von alleinstehenden Partnern erzogen. Die Anzahl der nicht ehelichen Geburten stieg von 1963 bis 1998 auf das Doppelte an. Alle diese Veränderungen führen natürlich auch zu einem Geburtenrückgang. Kein Wunder, daß das Land NRW bereits 1989 eine Reduzierung der Bettenzahl für diejenigen Medizinischen Einrichtungen erwogen hatte, die sich besonders mit Kindern beschäftigten (z. B. Pädiatrie – 26,5%, HNO – 26,3%, Geburtshilfe – 12,9%).

2. Zukünftiger Bedarf an kinderchirurgischen Zentren und Kinderchirurgen

Aus dem Altersüberhang der Bevölkerung ergibt sich zwangsläufig, daß die Relation 1 Kichi Zentrum:1 Mill. oder gar 1:1/2 Mill. Einwohner keine Gültigkeit mehr haben kann. Die Berechnung muß sich an dem Anteil der 0- bis 15-jährigen in der Bevölkerung orientieren, bei 16% sind das 13 Mill. Kinder. Laut BMG wurden davon im Jahre 1997 3% d. h. rund 400 000 stationär behandelt und von diesen 32,5% in kinderchirurgischen Abteilungen. Das sind 1% aller Kinder der BRD. Nimmt man einen gleich großen (oder doppelt so hohen) Anteil zusätzlich ambulant behandelter kinderchirurgischer Patienten dazu so erhöht sich der Anteil auf 2% (Tabelle 3).

Nach Rickham's o. g. Faustregel würde man in der BRD 81 Zentren benötigen. Berücksichtigt man jedoch den Kinderanteil in der Bevölkerung und eine angenommene Verteilung von 1000 Patienten/kinderchirurgische Praxis und 3000 Fällen/Zentrum, so kommt man zu der realistischeren Zahl von je 65 notwendigen Zentren 65 Praxen in der BRD. Noch realistischer ist wahrscheinlich in Zukunft eine Relation von 2 Mill. Kinder auf 1 Zentrum und damit 40 Abteilungen bei einer gleichzeitig stärkeren Zunahme der Anzahl niedergelassener Kinderchirurgen (Tabelle 4).

Tabelle 3. Berechnung der Notwendigkeit eines kinderchirurgischen Zentrums aufgrund der Daten des Gesundheitswesens 1997, der Bundesärztekammer Köln 1999 sowie der Umfragen der Deutschen Gesellschaft für Chirurgie durch Hofmann, U., 1998 und Holschneider, A. M., 1997

Bevölkerung	81 817 000 Millionen
Alter 0–15 Jahre (16%)	13 090 720 Millionen
Stationär behandelte Kinder gesamt	392 540 (3%)
Davon stat. in kinderchir. Abteilungen	127 932 (32,5%)
% stat. beh. KiChir. Kinder von 13 Mill.	1% (0,98%)
Stat. und Amb. behandelte Kinder in Kinderchir. Abteilungen und Praxen Geschätzt (×2) gesamt 260 000	= 2% aller Kinder der BRD

Tabelle 4. Berechnung der Notwendigkeit von Kinderchirurgischen Zentren und Praxen, Teil 2

Faustregel Rickham	1:1 Million: 81 Zentren 1:500 000: 162 Zentren
Bezug Anteil der Kinder an der Gesamtbevölkerung 1 Zentrum und 1 Praxis/200 000 Kinder	Bei 2% Kichi Patienten = 4000 Patienten z. B. 1000 Pat./Praxis, 3000 Pat./Zentrum
Bei 13 Millionen Kindern	65 Kichir. Praxen, 65 Zentren
REALISTISCHER NEUE FAUSTREGEL: 1 KINDERCHIR. ZENTRUM: 2 MILL. EINWOHNER	

Dies sollte bei der Ausbildung künftig berücksichtigt werden. Derzeit arbeiten in der BRD, je nach Umfrage, zwischen 256 und 308 FÄ für Kinderchirurgie (Lt BÄ 1998: 268 ges., davon 46 in Praxen, 61 weiblich, Bundesärztekammer Köln 1999). Selbst bei einem Erhalt dieses Bestandes und einer Lebensarbeitszeit nach dem FA-Examen von 25 Jahren dürften nach Berechnung des Instituts für Statistik der Univ. zu Köln nur 10 FÄ für Kinderchirurgie pro Jahr ausgebildet werden. Zur Zeit befinden sich jedoch nach der Umfrage von Zachariou 152 Ärzte in Weiterbildung. Von den 256 in Kliniken tätigen, bereits ausgebildeten FÄ sind nach Aussagen ihres Chefs 108 befähigt eine leitende Position in den ermittelten 83 Abteilungen zu übernehmen. 36 von ihnen seien ordinariabel, davon seien 22 fertig habilitiert, 10 älter als 50 Jahre und 12 jünger.

Es hat sich leider eingebürgert, die zuviel ausgebildeten Fachkräfte für die drastisch gestiegene Zahl paramedizinischer Aufgaben auszunützen. Aber sind Ärzte nicht zu teuer bezahlt für Aufgaben wie Dokumentation, Logistik, Sekretariatsarbeiten, EDV-Abwicklung, Schwesternunterricht, Qualitätssicherung? Es wird daher in der Zukunft mit einer Umstrukturierung der Krankenhäuser und gezielteren und Patienten orientierten Personaleinsatz zu rechnen sein, ebenso mit Zusammenlegungen von Abteilungen und weiteren Bettenkürzungen. Erste Pläne in dieser Richtung hat der Landesbetrieb Krankenhäuser Hamburg für seine 8 Kliniken kürzlich skizziert.

3. Gesundheitsstrukturgesetz 2000

Die Kinderkliniken werden jedoch nicht nur mit einer geringeren Patientenzahl, sondern auch mit einem stärkeren Wettbewerb unter erschwerten Arbeitsbedingungen rechnen müssen (Bruckenberger 1999, Norden 2000). Dies ist das erklärte Ziel des Strukturgesetzes 2000 mit seinen Änderungen im Sozialgesetzbuch V, dem Krankenhausfinanzierungsgesetz, in der Bundespflegesatzverordnung und in der GOÄ.

Die Fortschreibung der globalen Budgetierung bei vorgegebenen Veränderungsraten, und Budgetabzügen nach Fehlbelegungsprüfungen engen den finanziellen Rahmen weiter ein. Wie verhält man sich aber, wenn die problemloseren und kostengünstigeren kleinen und mittleren Eingriffe zunehmend in Praxen operiert werden, während die komplizierten und teuren Operationen dem Versorgungskrankenhaus verbleiben? Wenn die bis zum Jahre 2003 zu entwickelnden 605 Fallpauschalen dem niedergelassenen Kollegen und dem Schwerpunktkrankenhaus mit seinen höheren betrieblichen Auflagen und Vorhaltekosten in gleicher Weise vergütet werden?

Der den Katalog ambulant durchführbarer Operationen ergänzende neue Katalog sonstiger stationsersetzender Eingriffe, der auch die Tatbestände für die Durchführung einer Operation festlegen soll, wird den ungleichen Trend zum ambulanten operieren und damit zum Bettenabbau fördern.

Vergütungsabschläge verpflichten die Krankenhäuser sich an angeblich freiwilligen, verschärften und personalaufwendigen Qualitätssicherungsmaßnahmen (KTQ) zu beteiligen. Dieser Ausschuß für Kooperation für Transparenz und Qualität bindet sehr viel Arbeitskraft, die dann beim Operieren fehlt.

Wie wird der neue NUB-Ausschuß (Neuer Untersuchungs- und Bewertungs-Ausschuß) die Zweckmäßigkeit einer Behandlungsmethode definieren? Verfügen die Krankenkassen über kinderchirurgisch qualifizierte Prüfärzte? Dieser Ausschuß befaßt sich ja nicht nur mit der Frage ob neue, sondern auch ob bereits eingeführte Untersuchungs- und Behandlungsmethoden in einem Krankenhaus ausgeübt werden dürfen.

Welches sind die evidenzbasierten Leitlinien und Kriterien für Krankheiten, bei denen Hinweise auf unzureichende, fehlerhafte oder übermäßige Versorgung bestehen, die der neuen Koordinierungsausschusses festlegen wird?

Leistungen werden künftig nach dem international bereits eingeführten Prinzip der DRG's (Diagnosis Related Groups) abgerechnet. Bei diesem Vergütungssystem werden nicht mehr feste Größen vergütet sondern Relationen. Wie bewertet man aber Kinder in Relation zu Erwachsenen, wie die einzelnen Operationen zu einander? Wie werden konservative Fälle miteinander verglichen? Wie definiert man im konservativen Bereich überhaupt eine Leistung? Darüber hinaus sind DRG's definitionsgemäß nicht Leistungen sondern Diagnosen. Dem Krankenhaus werden daher nicht Leistungen sondern Diagnosen vergütet! Die Medizin wird zur staatlichen Zuteilungsmedizin für den genormten Patienten. Wie sich diese Zuteilung auf kleinere kinderchirurgische Abteilungen auswirken wird ist offen. In jedem Fall erscheinen die Spar-Zwangsmaßnahmen der Krankenkassen unverständlich, wenn gleichzeitig von einem im Jahre 1999 erwirtschafteten Überschuß von einer Milliarde Mark berichtet wird (Kölner Stadtanzeiger, März 2000).

4. UEMS Aktivitäten

Die Beschlüsse der UEMS werden vermutlich in den kommenden Jahren weiter Eingang in die nationalen Entscheidungen finden. So wird die kinderchirurgische Ausbildung Europa einheitlich standardisiert werden müssen, schon allein im Hinblick auf die erwähnte Wanderungsbewegung. Über einen Sockel allgemeinchirurgischer Ausbildung vor der Spezialisierung in Schwerpunkte wird bereits wieder nachgedacht. Analog der Vorstellungen der DGC könnte ich mir auch für das Fachgebiet Kinderchirurgie einen Sockel von 2 Jahren Basis Chirurgie, gefolgt von 1 Jahr Pädiatrie und 3–4 Jahren Kinderchirurgie vorstellen. In Europa wird nur in Deutschland keine Basischirurgie für den FA für KiChi verlangt! Hier wird sicher eine Gleichstellung erfolgen müssen. Das EBPS (European Board of Ped. Surgeons) hat bereits ein europäisches Facharztexamen für Kinderchirurgie institutionalisiert, das erstmals im Oktober vergangenen Jahres in Paris abgehalten wurde (Holschneider und Driller 1999, Carachi 1999). Seit 3 Jahren werden Qualitätskontrollen großer europäischer Kliniken, sog. Site visites, durchgeführt als Quality control and control of Pediatric Surgical Manpower. Unsere Klinik wurde im Januar diesen Jahres besucht. Ab 1. 1. 2000 sind detaillierte Weiterbildungsvorschriften für Fachärzte in Kraft getreten (Continuing Medical Education). Die Teilnahme an diesen Maßnahmen ist ebenso wie die Teilnahme an der KTQ freiwillig, die Ergebnisse werden jedoch veröffentlicht, um den Wettbewerb anzuregen. Die Qualitätszertifikate der Abteilungen müssen bei der KTQ alle 3, bei der UEMS alle 5 Jahre erneuert werden. Bei der KTQ drohen bei Nichtteilnahme finanzielle Abstriche, die Zertifikate des EACCME (European Accreditation Council on CME) führen zur Aufnahme im European Registry of Paediatric Surgeons und Mitgliedschaft des European Board of Pediatric Surgeons. Wir werden zu prüfen haben, ob die im europäischen Vergleich in Deutschland auf deutlich niedrigerem FA-Niveau gehandhabten Entscheidungsbefugnisse der einzelnen Landesärztekammern oder die von der Rot-Grünen Koalition beabsichtigte inflationäre Verteilung des Professorentitels bei Wegfall der Habilitation Bestand haben können.

Weitere Spezialisierung

Vor dem Hintergrund der Qualitätssteigerung wird jedoch bei den Landesärztekammern die Spezialisierung innerhalb der einzelnen Fachgebiete vorangetrieben. Für die Kinderchirurgie existieren in NRW seit diesem Jahr neben der fakultativen Weiterbildung spezieller kinderchirurgischer Intensiv- und Labormedizin auch eine Fachkunde für Sonographie der Bewegungsorgane, eine Fachkunde für Sonographie der Säuglingshüfte, für Ösophago-Duodeno-Gastroskopie, für die Sigmoideo-Coloskopie und eine Fachkunde kinderchirurgische Bronchoskopie (Rheinisches Ärzteblatt 1999).

Diese Fachkunden kann und sollte man nach dem normalen Facharztexamen erwerben. Die Schwerpunkte führen zu einer Auflockerung bisher streng fachgebundener Strukturen, zu Überschneidungen und zu einer möglicherweise unheilvollen Konkurrenz zwischen den Fachgebieten. Diese wird sich bei abnehmender Patientenzahl verschärfen und birgt die Gefahr in sich, daß Teile der Kinderchirurgie von anderen Fachgebieten aufgesogen werden. Diese Gefahr ist an Universitätskliniken besonders groß. Die Schwerpunktbildung kann aber auch eine Bereicherung sein.

Trotz aller dieser Fragen und möglichen Veränderungen ist die Zukunft der Kinderchirurgie in Deutschland alles anders als ungewiß, vorausgesetzt es gelingt die Existenz unseres Fachgebietes endlich im Bewußtsein der Eltern zu verankern, die chirurgisch kranken Kinder auch von Kinderchirurgen behandeln zu lassen und den unseligen Trend, daß jede Pädiatrische Klinik ihren eigenen Kinderchirurgen haben muß zu bremsen. Wünschenswert wäre eine Akzeptanz aller chirurgischer Fächer als gleichberechtigte Partner unter einem gemeinsamen Dach Chirurgie unter dem wie Hartel es formulierte Einzel- und Gruppeninteressen, berufliche Enttäuschungen und Traumen oder Kommerz und Claim-Abgrenzungen keinen Platz haben (Hartl 2000).

Literatur

Änderung der Weiterbildungsordnung für die nordrheinischen Ärztinnen und Ärzte vom 16. 7. 1999. Rheinisches Ärzteblatt 10: 64
Birg H, Flöthmann E-J, Frein TH, Ströker K (1998) Simulationsrechnungen zur Bevölkerungsentwicklung in den alten und neuen Bundesländern im 21. Jahrhundert. Materialien des Instituts für Bevölkerungsforschung und Sozialpolitik (IBS) der Universität Bielefeld, Band 45, Bielefeld 1998
Birg H (1998) Demographisches Wissen und politische Verantwortung. Überlegungen zur Bevölkerungsentwicklung Deutschlands im 21. Jahrhundert. Z. f. Bevölkerungswissenschaften 23: 221
Bruckenberger E (1999) Gesundheitsreform 2000 – dualistische Krankenhausplanung statt dualistische Krankenhausfinanzierung? Arzt und Krankenhaus 72: 359–363
Bundesärztekammer Köln (1999) Kinderchirurginnen/Kinderchirurgen nach Landesärztekammern und Tätigkeiten
Carachi R (1999) The UEMS specialist section in Pediatric Surgera. Eur. J. Pediatr. Surg. 9: 132–137
Daten des Gesundheitswesens Ausgabe 1997. Schriftenreihe des Bundesministeriums für Gesundheit Band 91. Nomos Verlagsgesellschaft Baden-Baden
Hartel W (2000) Mitteilungen der Deutschen Gesellschaft für Chirurgie
Hofmann U (1998) Deutsche Gesellschaft für Kinderchirurgie-Strukturumfrage 1998, Gesamtauswertung. Hannover 1998

Holschneider AM (1989) Tradition auf Zukunft der Kinderchirurgie. Teil II Der Kinderarzt 20: 408–410. Teil I
    20: 241–245
Holschneider AM (1997) Strukturanalyse Kinderchirurgischer Kliniken in Deutschland, Köln 1997, unveröffentlicht
Holschneider AM, Driller C (1999) Training in Pediatric Surgery in Europe. Eur. J. Ped. Surg. 9: 2–3
Norden G (2000) Die Reform ist da. Arzt und Krankenhaus 73: 4–7
Statistisches Bundesamt VIII A 1 und B Gesundheitswesen. Statistik-Zahlen für alle. Fachserie 1, R3 1998

Zu den Hauptvorträgen werden die folgenden FREIEN VORTRÄGE gehalten, die in Kurzfassung
angefügt werden.

Langzeitergebnisse des GÖR nach Ösophagusatresie aus elterlicher Sicht

Th. Doede und E. Michel

Klinik für Kinderchirurgie, Friedrich-Schiller-Universität, Bachstraße 18, 07740 Jena

Long-term Results of GER After Esophageal Atresia in Parent's View

Summary. Gastroesophageal reflux (GER) after esophageal atresia is common. There are only
a few long-term results in large patient populations, therefore we distributed questionnaires
to all parents of the self-help group KEKS. *Results.* In evaluation of all 201 questionnaires received up to 31 December 1998 (mean age 6.3 years), 57% of parents confirmed that their child
had GER. Twenty-two children were reported to have massive respiratory problems and 33
permanent growth disorders. Diagnostic preferences were endoscopy and pH metry. Eighty
eight children underwent drug therapy. Fundoplication was required in 58 children and only
seven parents would not give their permission for this treatment again.

Key words: Gastroesophageal reflux – Esophageal atresia – Child

Zusammenfassung. Der gastro-ösophageale Reflux (GÖR) nach Ösophagusatresie ist häufig.
Langzeitverläufe an größeren Patientenkollektiven jedoch fehlen weitgehend, deshalb Frage-
bögen-Versand an alle Eltern der Selbsthilfeorganisation KEKS e. V.
Ergebnisse: Auswertung aller 201 bis zum 31.12.1998 beantworteten Fragebögen. Alters-
durchschnitt 6,3 Jahre. 57% der Eltern bestätigen einen GÖR bei ihrem Kind, Atemprobleme
wurden 22mal, Gedeihstörungen 33mal als immer existent angegeben. Diagnostisch favorisiert wurden Endoskopie und pH-Metrie. 88 Kinder erhielten einen medikamentösen Therapieversuch. Bei 58 Kindern wurde eine Fundoplicatio erforderlich, 7 Eltern würden dies
nicht mehr machen lassen.

Schlüsselwörter: Gastro-ösophagealer Reflux – Ösophagusatresie – Kind

Sexuelle Funktion von Frauen und Männern nach Blasenekstrophie

Th. Doede, T. Nguyen und J. Waldschmidt

Klinik Kinderchirurgie, Friedrich-Schiller-Universität, Bachstraße 18, 07740 Jena

Sexual Function After Bladder Exstrophy in Females and Males

Summary. Expectation of life after bladder exstrophy has improved considerably, nevertheless, the long-term effects on sexual function are unknown. *Females*. Vita sexualis is declared to be good and normal, but often plastic enlargement of the introitus vaginae because of a stenosis is necessary before sexual intercourse begins. The indication of cesarean section has been discussed controversially. In ileum conduit, vaginal delivery is preferred. *Males*. Cosmetic results are also good. The possibility of ejaculation is more problematic. Often it can be performed, but only retrogradely or after some hours. Also, often, an oligospermia has been observed. The rate of paternity is discussed differently, but is never more than 50%.

Key words: Bladder exstrophy – Infertility – Pregnancy – Vita sexualis

Zusammenfassung. Die Lebenserwartung nach Blasenekstrophie hat sich entscheidend gebessert, die Langzeitergebnisse der sexuellen Funktion aber sind weitgehend unbekannt.
Frauen: Das Sexualleben wird meist als gut und normal angegeben, aufgrund einer Stenose des Introitus vaginae ist vor Aufnahme des Geschlechtsverkehrs oft eine Erweiterungsplastik erforderlich. Die Indikation zum Kaiserschnitt wird kontrovers beurteilt, bei Ileumkonduit meist die vaginale Entbindung bevorzugt.
Männer: Das kosmetische Ergebnis ist ebenfalls gut. Problematischer ist die Möglichkeit der Ejakulation. Meist kommt es zu einer solchen, aber nicht selten retrograd oder erst nach Stunden. Oft wird eine Oligospermie beobachtet. Die Vaterschaftsquote wird kontrovers diskutiert, aber nie über 50%.

Schlüsselwörter: Blasenekstrophie – Infertilität – Schwangerschaft – Vita sexualis

Indikation zur laparoskopischen Splenektomie im Kindesalter

K. Schaarschmidt, A. Kolberg-Schwerdt und M. Lempe

Kinderchirurgische Klinik Berlin-Buch, Karower Straße 11, 13122 Berlin

Indications for Laparoscopic Splenectomy in Childhood

Summary. Splenic injury is treated conservatively in more than 90% of cases, but hematologic indications for splenectomy are frequent in children. Laparoscopic splenectomy is an advanced endoscopic procedure in children, and we are the only German group performing it routinely. Between mid-1993 and 1999, all splenic surgery was performed by laparoscopy in Münster and Berlin-Buch. In 22 children aged 4–16 (17 severe spherocytosis, 5 ITP; size 9–26 cm), the spleen was removed laparoscopically through the umbilicus four times (18.2%), with 1–3 accessory spleens, and in four cases with simultaneous cholecystectomies. There were no major complications, with only one laparotomy due to camera defect and one cicatricial hernia. Better pediatric instruments and ultrasonic shears enabled operating times below 1 h (range 45–345 min: average 151.6 ± 79.2 min, but 94.1 ± 40.2 for the last 11), and partial splenectomy.

Key words: Laparoscopic Splenectomy – Children – Spherocytosis – Idiopathic thrombocytopenic purpura

Zusammenfassung. Die Splenektomie gehört beim Kind zu den anspruchsvollen laparoskopischen Eingriffen, bisher hat unsere Arbeitsgruppe als einzige deutsche die Splenektomie bei kinderhämatologischer Indikation zum Verfahren der Wahl entwickelt. 7/1993–99 wurden in Münster und Berlin-Buch alle Milzeingriffe laparoskopisch durchgeführt. Insgesamt wurden bei Kindern von 4–16 Jahren 22 Milzen) (17 Sphärocytose, 5 ITP, Milz 9–26 cm) transumbilical geborgen, 4 mit simultaner Cholecystektomie, bei 4 Kindern (18,2%) wurden 1–3 Nebenmilzen entfernt. Komplikationen waren: ein Verfahrenwechsel bei Kameradefekt und ein Narbenbruch. Die lap. Splenektomie ist bei uns seit 7/1993 als sichere Methode etabliert. Verbesserte Instrumente erlauben Operationszeiten unter 1 Stunde (45–345 Min. Mittelwert 151,6 ± 79,2 Min/94,1 ± 40,2 für die letzten 11 Milzen).

Schlüsselwörter: Laparoskopische Splenektomie – Kinder – Sphärozytose – ITP

Langzeitergebnisse nach Korrektur von Morbus Hirschsprung

P. N. M. A. Rieu, B. van Wieringen, R. Severijnen, F. van der Staak und C. Festen

Abteilung Kinderchirurgie, Universitätskrankenhaus St. Radboud Nijmegen, P. O. Box 9101, NL-6500 HB Nijmegen

Long-term Results in Morbus Hirschsprung

Summary. Between 1962 and 1999, we treated 184 patients with Morbus Hirschsprung. Of 61 patients aged 18 years and older, 44 patients (32 males und 12 females, mean age 22 years) were evaluated. Aganglionotic segment [short segment (< 3 cm)]: recto-sigmoid (n = 5); descending colon (n = 25); ascending colon (n = 9); total colon (n = 2): 3. Primary operation: Rehbein (n = 31); Duhamel (n = 6); Swenson (n = 2). Dilatations: five. *Results:* Constipation: 3/44 (6.8%) [Rehbein: 2/31 (6.4%)]; incontinence: 1/44 (2.3%) [Rehbein: 1/31 (3.2%)]; urinary incontinence: 0/44; impaired sexual function: 0/44; lasting relationships: 27/44, and 8/27 having children of their own. *Conclusion:* Long-term results after operative correction of Morbus Hirschsprung (mainly by Rehbein technique) are quite good, especially when compared with other operative methods.

Key words: Hirschsprung's disease – Rehbein

Zusammenfassung. Von 1962 bis 1999 haben wir 184 Patienten mit Morbus Hirschsprung behandelt. Von 61 Patienten 18 oder mehr Jahre konnten 44 Patienten (32 Männer und 12 Frauen, Durchschnittsalter 22 J.) evaluiert werden.
Niveau der Aganglionosis: short segment (< 3 cm): 5, Colon Recto-Sigmoideum: 25, Colon Descendens: 9, Colon Ascendens: 2, Totales Colon: 3. Primaire Operation: Rehbein: 31, Duhamel:

6, Swenson: 2, Dilatation: 5. *Ergebnisse:* Obstipation: 3/44 (6.8%) [Rehbein: 2/31 (6,4%)], Inkontinenz: 1/44 (2,3%) [Rehbein: 1/31 (3,2%)], Urinaire Inkontinenz: 0/44, gestörte sexuale Funktion: 0/44. Dauerhafte Beziehungen: 27/44 und 8/27 haben eigene Kinder. *Konklusion:* Langzeitergebnisse nach operativer Korrektur von Morbus Hirschsprung (meistens Rehbeintechnik) sind gut, sicher in Vergleich mit anderen Operationsverfahren.

Schlüsselwörter: Morbus Hirschsprung – Rehbein

Ergebnisse der Lebertransplantation im Kindesalter in Abhängigkeit vom transplantierten Lebervolumen

D. C. Broering, S. Orth, J. Kim, C. Hillert, C. E. Broelsch, K. Helmke, M. Burdelski und X. Rogiers

Abteilung für Hepatobiliäre Chirurgie, Universitätskrankenhaus Eppendorf, Martinistraße 52, 20246 Hamburg

Results After Pediatric Liver Transplantation Depend on the Transplanted Liver Volume

Summary. The minimum and maximum liver volumes that can be transplanted with acceptable risk are uncertain. One hundred and twelve first pediatric liver transplantations with available transplanted liver volume were analyzed. Based on the ratio of actual transplanted liver weight to standard liver weight, transplanted children were divided into three groups: "small-for-size" < 0.5 (S); "medium-for-size" 0.5–1.25 (M); "large-for-size" > 1.25 (L). There were 21 children in group S, 69 in group M and 21 children in group L. In the "small for size" group, there was a significant increase in arterial complications (18% S, 3% M, 0% L), and more primary non-function (18% S, 2.9% M, 9.5% L). Patient survival was not significantly different between the three groups. In cases of early indication for retransplantation, "small for size" liver transplantation has no effect on patient survival.

Key words: Liver transplantation – Pediatric – Small for size

Zusammenfassung. Bis heute ist unklar, welche Transplantatvolumina im Verhältnis zum Körpergewicht mit vertretbarem Risiko transplantiert werden können. 112 Ersttransplantationen wurden anhand des Quotienten aus transplantiertem Lebergewicht und dem Standardlebergewicht in drei Gruppen eingeteilt (Small = < 0,5; Medium = 0,5–1,25; Large = > 1,25). 21 Kinder wurden der S-Gruppe, 69 der M-Gruppe und 21 Kinder der L-Gruppe zugeordnet. In der Small for size-Gruppe traten signifikant mehr arterielle Komplikationen (18% S, 3% M, 0% L) und häufiger eine primäre Nichtfunktion (18% S, 2,9% M, 9,5% L) auf. Das Patientenüberleben der drei Gruppen unterschied sich nicht signifikant. Die „small for size"-Transplantation hat ein höheres Risiko für Transplantatverlust und Gefäßkomplikationen. Bei rechtzeitiger Indikation zur Re-LTX resultiert dies jedoch nicht in ein geringeres Patientenüberleben.

Schlüsselwörter: Lebertransplantation – Kinder – Small for Size

Lebertumoren im Kindesalter – Behandlungsergebnisse

R. Eberl, M. E. Höllwarth, E. Ch. Urban und St. A. Esenwein

Berufsgenossenschaftliche Kliniken Bergmannsheil, Chirurgische Universitätsklinik, Ruhr Universität Bochum, Bürkle-de-la-Camp-Platz 1, 44789 Bochum

Liver Tumors in Childhood – Results of Treatment

Summary. Central to the therapeutic regime of primary malignant liver tumors in childhood is complete surgical resection. Before the establishment of a multimodal therapy in the late 70s, this was in many cases just about possible in a limited way, with preoperative polychemotherapy. That especially holds true for the most common primary liver tumor in childhood, hepatoblastoma. During the last 20 years, 13 patients with hepatoblastoma (HEP) and another two with hepatocellular carcinoma (HCC) have been treated at the University Clinic for Child Surgery, and the Department of Pediatric Hemato-Oncology, Graz. Three of the 13 HEP patients died. In these cases, surgical resection was achieved after preoperative polychemotherapy. After R1 resection and postoperative polychemotherapy, tumor-recurrence resistant to therapy was found. Both patients with HCC died of non-resectable primary tumor, resistant to adjuvant therapy.

Key words: Liver tumors – Childhood – Resection – Results

Zusammenfassung. Im Zentrum der Therapie primärer maligner Lebertumore im Kindesalter steht die vollständige chirurgische Resektion. Vor Einführung einer multimodalen Therapie Ende der 70er Jahre mit präoperativer Polychemotherapie war dies in vielen Fällen nur eingeschränkt möglich. Dies gilt vor allem für den häufigsten primären Lebertumor im Kindesalter, dem Hepatoblastom. In den letzten 20 Jahren wurden an der Univ. Klinik für Kinderchirurgie und der Abteilung für Pädiatrische Hämato-Onkologie Graz 13 Patienten mit Hepatoblastom (HEP) und 2 weitere mit Hepatozellulärem Karzinom (HCC) behandelt. Von den 13 HEP-Patienten sind 3 verstorben, bei diesen war eine Tumorresektion erst nach präoperativer Polychemotherapie mit Tumorverkleinerung möglich. Nach R1-Resektion und postoperativer Polychemotherapie kam es zu einem therapieresistenten Tumorrezidiv. Beide HCC-Patienten verstarben an dem therapieresistenten inoperablen Primärtumor.

Schlüsselwörter: Lebertumoren – Kindheit – Resektion – Ergebnisse

Die unilaterale multizystische Nierendysplasie (MCDK) – Langzeitverlauf nach pränataler Diagnostik

F. Kirchmair, J. Gellermann, K. S. Heling und C. Tennstedt

Charité, Campus, Virchow-Klinikum, Klinik und Poliklinik für Kinderchirurgie, Augustenburger Platz 1, 13353 Berlin

The Unilateral Multicystic Dysplastic Kidney (MCDK) – Long-Term Prognosis After Prenatal Diagnosis

Summary. Introduction. The MCDK is a benign malformation with excellent long-term prognosis. Nephrectomy is no longer generally indicated. More than 75% of dysplastic organs become smaller during the first two years of life. Secondary complications are very rare. *Results.* In an overview of 110 patients with prenatally-assumed MCDK, diagnosis was confirmed in 84% postnatally. Thirty percent showed abnormalities in a voiding cystogram, mostly vesicoureteral reflux. Since 1990, we have observed 45 patients conservatively. Four cases underwent secondary nephrectomy due to bacteruria or hypertension. Thirty organs became smaller and 18 of them were completely involuted within 16.2 months. *Conclusions.* The long-term prognosis of MCDK is good. Due to high incidence of associated malformations, exact postnatal diagnostic is necessary. The rate of involutions is higher than 70%, but cannot be predicted individually.

Key words: Multicystic dysplastic kidney – Long-term prognosis – Reflux – Involution

Zusammenfassung. *Einleitung:* Die MCDK ist eine benigne Fehlbildung mit guter Langzeitprognose. Eine generelle Indikation zur Nephrektomie besteht nicht. Über 75% der belassenen Organe verkleinern sich im Verlaufe der ersten zwei Lebensjahre. Sekundäre Komplikationen sind selten. *Ergebnisse:* 110 Patienten mit pränataler Verdachtsdiagnose; 84% postnatal bestätigt. Im Miktionszysturethrogramm bei 30% pathologische Befunde, überwiegend vesikoureteraler Reflux. Seit 1990 45 Patienten konservativ verfolgt: In vier Fällen sekundäre Ektomie wegen Bakteriurien oder Hypertonus. 30 Organe mit Verkleinerungstendenz, 18 mit vollständiger Involution nach durchschnittlich 16,2 Monaten. *Schlußfolgerung:* Die Langzeitprognose bei MCDK ist gut. Die hohe Rate assoziierter Fehlbildungen zwingt zu subtiler postnataler Diagnostik. Die Involutionsrate liegt über 70%, kann jedoch für das einzelne Organ nicht vorhergesagt werden.

Schlüsselwörter: Multizystische Nierendysplasie – Langzeitprognose – Reflux – Involution

Langzeitergebnisse nach Ophalocele und Gastroschisis

M. M. Kaiser, F. Kahl und H. Halsband

Klinik für Kinderchirurgie, Universitätsklinik, Ratzeburger Allee 160, 23538 Lübeck

Omphalocele und Gastroschisis: Long-term Follow-up

Summary. Between 1970 and January 2000, 35 newborn with omphalocele (OC) and 31 with gastroschisis (GS) were operated on. The overall mortality rate was 20% (OC) and 12.9% (GS), respectively. After 1990, the rate was 0%. Comparison of the decades before and after 1990 was made. More consecutive operations were performed in 1970–1990, due to corrections of the abdominal wall and ileus, fistula or other congenital anomalies. Good and excellent long-term results reveal normal growth and development of the children, except those with severe handicaps. Improvements in operative techniques and neonatological care reduced mortality. Today, isolated GS and OC is no longer an indication for abortion. Severe concomitant deformities have been reduced by prenatal ultrasound and consecutive interruptions of pregnancy. A paediatric surgeon should be involved in prenatal consultations.

Key words: Omphalocele – Gastroschisis – Long-term results

Zusammenfassung. Zwischen 1970–1/2000 wurden 35 Neugeborene mit Omphalocele (OC) bzw. 31 mit Gastroschisis (GS) operiert. Die Letalität betrug 20% (OC) bzw. 12,9% (GS); nach 1990 traten keine Todesfälle mehr auf. Im Vergleich der Dekaden finden sich früher deutlich mehr Folgeoperationen aufgrund Bauchwand- und Narbenkorrekturen sowie Ilei, Fisteln und Begleitfehlbildungen. Schwere Behinderungen ausgenommen, wurden Defizite mit der Zeit ausgeglichen und die Kinder waren zu altersgemäßen Aktivitäten und Leistungen fähig. Die Langzeitergebnisse zeigen gute und sehr gute Ergebnisse. Verbesserte Operationsmethoden und Fortschritte der Neonatologie senkten die Letalität deutlich, so daß ein isolierter Bauchwanddefekt keine Indikation zur Interruptio darstellt. Durch die pränatale Diagnostik mit konsekutiver Interruptio treten schwere Begleitfehlbildungen kaum noch auf.

Schlüsselwörter: Omphalocele – Gastroschisis – Langzeitergebnisse

Operative Langzeitergebnisse nach kongenitalen Bauchwanddefekten

S. Simon, S. Kastl, H. Kissler, M. Göppl, R. Carbon und H. P. Hümmer

Kinderchirurgische Abteilung der Chirurgischen Universitätsklinik Erlangen, Maximiliansplatz 1, 91054 Erlangen

Long-term Results of Congenital Abdominal Wall Defects

Summary. Between 1974 and 1994, 95 neonates in our department underwent surgery for congenital abdominal wall defects (gastroschisis n = 53, omphalocele n = 42). Primary closure was achieved in 44% of the children, who showed the best prognosis. Omphalocele was burdened by higher rates of concomitant malformations and cardiac failures, whereas gastroschisis was burdened by septic complications. Disorders of intestinal passage seem to be rare. The frequencies of long-term disturbances of gastrointestinal and abdominal wall function are comparable to the results of other operative reconstructive methods. Abdominal wall hernia was the main indication for reoperations, treated by "secondary abdominal wall plasty", with excision or tightening of the former graft area. Intellectual development was delayed in patients with gastroschisis until the second year of life. Percentile ranks for height and weight were normal.

Key words: Abdominal wall defects – Long-term results

Zusammenfassung. Im Zeitraum 1974–1994 wurden 95 Neugeborene mit kongenitalen Bauchwanddefekten in unserer Abteilung operiert (Laparoschisis n = 53, Omphalocele n = 42). Der primäre Bauchwanddirektverschluß konnte bei 44% aller Kinder erzielt werden, welche die beste Prognose hatten. Omphalocelen waren häufig mit assoziierten Fehlbildungen und Herzfehlern kombiniert; bei der Laparoschisis dominierten septische Komplikationen. Gastrointestinale Passagestörungen scheinen selten zu sein. Langfristige gastrointestinale Störungen treten in einem Prozentsatz und Schweregrad auf, der vergleichbar mit anderen Rekonstruktionsverfahren ist. Hauptindikationen zur Reoperation war die sekundäre Bauchwandplastik bei Bauchwandhernien. Die geistige Entwicklung war bei vor allem bei Laparoschisis-Patienten bis zum 2. Lebensjahr verzögert. Größen- und Gewichtsverteilungen zeigten eine Normalverteilung.

Schlüsselwörter: Bauchwanddefekte – Langzeitergebnisse

Stellenwert der endorektalen Sonographie im Kindesalter

M. Löhnert, J. M. Doniec, P. Dohrmann und W. Mengel

Klinik für Allgemeine Chirurgie und Thoraxchirurgie, Christian-Albrechts Universität, Arnold-Heller-Straße 7, 24105 Kiel

The Valency of Endorectal Ultrasound in Childhood

Summary. From 1992 to 1997, 321 endorectal sonography (ERS) procedures were done in 84 children. Indication for ERS were assessment of integrity of the anal sphincter complex (21.1%), inflammatory diseases of the anorectum or surrounding tissue (28.1%), staging or follow-up in the case of pelvic tumors (43.6%) and ERS-based and -guided HDR-brachytherapy of anal or paraanal malignancies (1.2%). We detected sphincter damage in 12 children, which were all confirmed intraoperatively. In case of inflammatory disease, we detected 18 complete anal fistulas and 22 abscesses. In 12 children, they appeared to be intrapelvic abscesses. These abscesses were cured by ERS-guided transperineal abscess drainage. Staging and description/exclusion of rectal infiltration by pelvic tumors or exclusion of recurrences were confirmed in all cases by operation or clinical course. In two children (one 9-months-old girl with a rhabdomyosarcoma of the external sphincter and one 17-year-old boy with an anal canal cancer), were treated by an chemoradiation scheme including percutaneous radiation (45 Gy) and ERS-guided HDR-boost therapy (2 × 4 Gy). Both showed complete tumor remission and are free of disease up to now (follow-up 94 and 63 months) respectively. ERS is an effective and minimally invasive tool in diagnostic procedures of anorectal, perianal and perirectal diseases of childhood. In case of supralevatoric abscesses of anal malignancies, ERS offers the possibility of minimally-invasive therapeutic approaches.

Key words: Endorectal sonography – Afterloading therapy – Abscess drainage – Fecal incontinence – Diagnostics

Zusammenfassung. Von 1992 bis 1997 wurden bei 84 Kindern 321 endorektale Sonographien (ERS) durchgeführt. Indikationen waren die Kontinenzüberprüfung (21,1%), entzündliche anorektale Erkrankungen (28,1%). Staging oder Nachsorge von Tumoren des kleinen Beckens (43,6%) und ERS-basierte und gesteuerte Afterloading-Therapie von analen Malignomen (1,2%). Bei 12 Kindern wurde ein Sphinkterschaden entdeckt, der in allen Fällen intraoperativ bestätigt wurde. Bei 18 Kindern fanden wir Analfisteln, bei 22 Kindern einen Abszeß, in 12 Fällen supralevatorisch gelegen. Die supralevatorischen Abszesse wurden durch eine ERS-gesteuerte Drainageeinlage therapiert. Das Staging, die Beschreibung oder Ausschluß einer Rektuminfiltration durch einen intrapelvinen Tumor, bzw. Rezidivausschluß konnte in allen Fällen durch den intraoperativen Befund, bzw. den klinischen Verlauf bestätigt werden. Bei 2 Kindern (ein Mädchen, 9 Monate mit einem Rhabdomyosarkom des Sphinkter ani externus und ein Junge, 17 Jahre mit einem Analkanalkarzinom) erhielten eine konventionelle percutane Chemoradiatio bis 45 Gy, gefolgt von einem ERS-gesteuerten HDR-Boost von 2 × 4 Gy. Bei beiden wurde eine Vollremission erzielt, beide sind bis heute tumorfrei (Follow-up 94, bzw. 63 Monate).

Die ERS ist eine effektive und nur gering belastende Untersuchungsmethode bei anorektalen, perianalen und perirektalen Erkrankungen im Kindesalter. Bei supralevatorischen Abszessen oder analen Tumoren bietet sie darüber hinaus die Möglichkeit einer minimal-invasiven Therapieform.

Schlüsselwörter: Endorektale Sonographie – Afterloading Therapie – Abszeßdrainage – Stuhlinkontinenz

Langzeitergebnisse nach Korrektur tiefer Analatresie

F. Linke, M. Kessler, K. Mauerer und S. Hofmann v. Kapherr

Klinik und Poliklinik für Kinderchirurgie, Johannes Gutenberg-Universität, Langenbeckstraße 1, 55131 Mainz

Long-Term Results After Correction of Low-Type Anal Atresia

Summary. From 1971 to 1998, 123 children (82 girls and 41 boys) were operated for low-type anorectal malformation. Of these, 78 (63%) were seen for follow-up at an average of 9 years after the operation. Upon follow-up, 71 patients (91%) had achieved complete fecal continence, while 7 children (9%) were partially continent. Age at primary operation and method of primary operation had little impact on the development of continence. Among the seven children that were not fully continent, five required further operations (three of those after a primary cut-back procedure). A successful primary operation (anterior anoproctoplasty) was found to be the major determinant for later achievement of fecal continence. However, the evaluation of continence in a cohort of patients with corrected anal atresia needs to be compared with a healthy age-matched control group.

Key words: Low anorectal malformation – Continence – Follow-up

Zusammenfassung. Zwischen 1971 und 1998 wurden 123 Kinder (82 Mädchen, 41 Jungen) wegen einer tiefen anorektalen Agenesie operiert. Davon konnten 78 Patienten (63,4%) im Durchschnitt 9 Jahre nach der Operation nachuntersucht werden. 71 Patienten (91%) waren kontinent und 7 (9%) partiell inkontinent. Operationsalter und primäre Operationsmethode besaßen keinen Einfluß auf die Kontinenz. 5 der 7 Kinder mit partieller Inkontinenz wurden mehrfach operiert, dreimal nach Cut back. Entscheidend für die spätere Kontinenz der tiefen Analatresie ist der Erfolg der Primäroperation (anteriore Anorektoplastik). Die Beurteilung der Kontinenz nach tiefer Analatresie muß sich letztendlich an einer gesunden Kontrollgruppe messen.

Schlüsselwörter: Tiefe anorektale Malformation – Kontinenz – Nachuntersuchung

Behandlung therapierefraktärer Malignome des Kindes mittels Ganzkörper-Thermochemotherapie

R-B. Tröbs, L. Wild, Chr. Niemeyer, Chr. Greiner, F.-H. Kamprad, D. Körholz und J. Bennek

Klinik und Poliklinik für Kinderchirurgie, Universitätsklinikum Leipzig, Oststraße 21–25, 04317 Leipzig

41.8 °C Whole-Body Thermochemotherapy in Children with Refractory Malignant Tumors

Summary. Between 1962 and 1996, nine children and adolescents were treated with wholebody hyperthermia (WBH) in combination with anticancer chemotherapy. Patients were between 2 years 10 months and 20 years old. The patients suffered from Wilms' tumor ($n = 2$), embryonic rhabdomyosarcoma ($n = 2$), atypical Ewings' sarcoma ($n = 2$), renal cell carcinoma ($n = 1$), undifferentiated soft tissue sarcoma ($n = 1$) and neuroblastoma ($n = 1$). WBH was induced by extracorporal circulation using a modified hemodialyzer with heat exchanger. Anticancer chemotherapeutics were given during hyperthermia using conventional dosages. The following results were achieved: CR ($n = 2$), PR ($n = 3$), NC ($n = 2$), progression ($n = 1$). Two children (embryonic rhabdomyosarcoma, renal cell carcinoma) are long-term survivors with good quality of life.

Key words: Whole-body hyperthermia – Childhood – Thermochemotherapy

Zusammenfassung. Zwischen 1992 und 1996 wurden 9 Kinder und Jugendliche mittels Ganzkörperhyperthermie (41,8 °C, extrakorporale Zirkulation) behandelt. Das Alter der Patienten betrug zwischen 2 10/12 und 20 Jahren. Die Patienten waren an folgenden Tumoren erkrankt: atyp. Ewing-Sa (2), Nephroblastom (2), embryon. Rhabdomyosarkom (2), Nierenzell-Ca (1), Neuroblastom (1), nichtklass. Weichteilsarkom (1). Zytostatika wurden in konventioneller Dosierung unter Hyperthermie verabreicht. Wir erzielten folgende Ergebnisse: komplette Remission (2), partielle Remission (3), stable disease (2), Progression (1), nicht beurteilbar (1). Zwei Patienten (embr. RMS, Nierenzell-Ca) überleben mit guter Lebensqualität.

Schlüsselwörter: Ganzkörperhyperthermie – Kindesalter – Thermochemotherapie

Langzeitergebnisse von Kindern mit tiefen II.- und III.-gradigen Verbrennungen

V. Engel, F. Eble, A. Würfel und F. Linke

Klinik und Poliklinik für Kinderchirurgie, Klinikum der Johannes Gutenberg-Universität Mainz, Langenbeckstraße 1, 55131 Mainz

Long-Term Results After Second- and Third-degree Burns in Children

Summary. From our 20 years of experience with more than 200 children (total 608 children with severe burns), dermabrasion therapy offers certain diagnostic and therapeutic advantages as compared with conventional burn treatment. During dermabrasion, the presence of capillary bleeding indicates second-degree burns. Areas with deeper burns do not bleed, therefore allowing for a very early estimation of the severity of the burn. Since open-wound treatment follows dermabrasion, painful changes of wound dressings are omitted for about 5 days while losses of fluid, electrolytes and proteins from the wound are reduced. In children, Lorthioir's dermabrasion method represents a beneficial alternative to conventional burns treatment.

Key words: Dermabrasion – Burns treatment – Long-term results – Childhood

Zusammenfassung. Anhand unserer Erfahrung der letzten 20 Jahre mit mehr als 200 Kindern wies die Dermabrasio eindeutige diagnostische und therapeutische Vorteile im Vergleich zur konventionellen Verbrennungsbehandlung auf (insgesamt 608 Patienten mit schweren Verbrennungen). Während der Dermabrasio spricht der Nachweis einer kapillären Blutung für eine II.-gradige Verbrennung, hingegen sind nichtblutende Verbrennungsareale als tiefer einzuschätzen, mit dem Vorteil, das tatsächliche Verbrennungsausmaß zu einem sehr frühen Zeitpunkt zu erkennen. Neben den pathophysiologischen Vorteilen sprechen besonders die günstigen Langzeitergebnisse bei Verbrennungen über 10% der KOF gegenüber der konventionellen Therapie für die Abschleifmethode als primäre Behandlungsmethode der Wahl.

Schlüsselwörter: Dermabrasio – Verbrennungsbehandlung – Langzeitergebnisse – Kindesalter

Korrekturabzug nicht eingegangen.

Die elastisch stabile Markraumschienung bei Unterarmfrakturen im Kindesalter – Indikationen – Technik – Ergebnisse

P. Knorr und H.-G. Dietz

Kinderchirurgische Klinik, LMU München, Lindwurmstraße 4, 80337 München

The Elastic Stable Intramedullary Nailing of Forearm Shaft Fractures in Childhood – Indications, Technique und Results

Summary. Dislocated shaft-fractures of the forearm in childhood must be reduced in an exact position, as malpositions lead to reduced movement and are not subject to spontaneous correction. *Indications* for elastic stable intramedullary nailing: irreducible, primary instability, missing retention, refracture, I°–II° open fracture, combination of injury, multiple trauma patient and II°–III° dislocated radial head fracture. *Period.* January 1990 to August 1998. *Patients.* Ninety six children (age 2–17 years): 2× ulnar fractures AO 22-A1/0.2, 3× Monteggia's fractures AO 22-A1/0.3, 11× radial fractures AO 22-A2/0.1, 75× forearm shaft fractures AO 22-A3/0.2 and 5× radial head fractures AO 21-A2/0.2. There were four persistent deficits of supination (15°, 30°, 40°) as well as one of radial abduction (20°). *Complications.* There were two temporary irritations of the R. superficialis of the radial nerve, one iatrogenic traumatic injury of the R. profundus of the radial nerve, three perforations of a nail-end and one refracture.

Key words: Childhood – Fracture – Forearm – Osteosynthesis

Zusammenfassung. Bei dislozierten Unterarmschaftfrakturen im Kindesalter besteht die Notwendigkeit einer exakten achsengerechten Reposition und Retention, da Fehlstellungen keiner Spontankorrektur unterliegen und zu Bewegungseinschränkungen führen. *Indikation* zur elastisch stabilen Markraumschienung: Irreponibilität, primäre Instabilität, fehlende Retention, Refraktur, beidseitigen Frakturen, I°- und II°- offene Fraktur, polytraumatisierter Patient und III°-dislozierte Radiusköpfchenfraktur. *Zeitraum:* 1/90 bis 8/98, *Patienten:* 96 Kinder (Alter 2–17 Jahre). 2× Ulna AO 22/A1/0,2, 3× Monteggia AO 22-A1/0,3, 11× Radius AO 22-A2/0,1, 75× UA-Schaft AO 22-A3/0,2 und 5× Radiusköpfchen AO 21-A2/0,2. 4× persistierende Defizite der Supination (15°, 30°, 40°) sowie einmal der Radialabduktion (20°). *Komplikationen:* 2× passagere Irritation des R. superficialis n. rad., einmal eine iatrogene Schädigung des R. profundus n. rad., 3× Nagelperforation sowie einmal eine Refraktur.

Schlüsselwörter: Kind – Unterarm – Fraktur – Osteosynthese

Langzeitergebnisse nach operativer Versorgung kindlicher Wirbelsäulenverletzungen

U. Schmidt, M. Blauth und H. Tscherne

Unfallchirurgische Klinik, Medizinische Hochschule Hannover, Carl-Neuberg-Straße 1, 30625 Hannover

Long-Term Results After Surgical Treatment of Pediatric Spine Injuries

Summary. This is a follow-up of ten children (age 1.5–12 years) who underwent surgical treatment of cervical and lumbar spine injuries. All patients underwent a clinical and radiological follow-up after a mean time of 4¼ years following surgery. Six of 10 patients were able to return to previous activities, and eight patients were without pain. All fusions or fixations were healed. No implant-related complications were observed in patients (n = 3) with implants still in situ. In summary, long-term results show surgical treatment of spine injuries in children to be effective, and associated with low morbidity.

Key words: Pediatric spine injury – Long-term results

Zusammenfassung. Nachuntersucht wurden 10 Kinder, die in einem Alter von 1,5 bis 12 Jahren einer operativen Therapie von traumatischen Läsionen an der HWS oder LWS unterzogen wurden. Die klinische und radiologische Nachuntersuchung erfolgte im Mittel 4¼ Jahre nach der operativen Versorgung. Alle Fusionen oder Osteosynthesen kamen zur Ausheilung, implantatbedingte Komplikationen bestanden nicht. Die Rückenfunktion war bei 8 Patienten nicht oder nur leicht beeinträchtigt. 6 Patienten führten uneingeschränkt frühere Freizeitaktivitäten wieder durch. Langzeitergebnisse von größeren Patientenkollektiven sind jedoch erforderlich, um definitive Aussagen zu machen.

Schlüsselwörter: Langzeitergebnisse – kindliche Wirbelsäulenverletzungen

Die intraluminale Kolonmanometrie zur Abklärung angeborener Innervationsstörungen

L. M. Wessel[1], S. Krolop[1], K. Rippel[2], K. Becker[3], C. Kölbel[2] und K.-L. Waag[1]

[1] Kinderchirurgische Abteilung, Chirurgische Universitätsklinik, Im Neuenheimer Feld 110, 69120 Heidelberg
[2] I. Medizinische Klinik, Brüderkrankenhaus, 54292 Trier
[3] Institut für Versuchstierkunde, Universität Heidelberg, 69120 Heidelberg

Intraluminal Colonic Manometry for Clarification of Congenital Disorders of the Enteric Nervous System

Summary. Serious motility disorders in infancy such as Intestinal Neuronal Dysplasia (IND), are connected with disorders of the Enteric Nervous System (ENS). Clinical symptoms and morphological alteration of the ENS do not correlate with each other, so as to necessitate examinations for further clarification. In an experimental and clinical approach, colonic manometry was measured after a standardized record with a catheter with microtip transducer on eight probationers and 17 symptomatic children. The evaluation of the data was made visually and by computer analysis. The probationers showed a gastrocolonic answer in six out of eight cases. The standard value was 8–13 propulsions per h. All symptomatic children showed the circadian rhythm. The pathognomonic for motility disorders was a significant diminution (p < 0.001) of the propulsive activity compared to the probationers. Modulation of motility under procinetics could be verified.

Key words: Colonic manometry – Colonic motility – ENS (Enteric Nervous System) – IND (Intestinal Neuronal Dysplasia)

Zusammenfassung. Schwere Motilitätsstörungen im Kleinkindalter, wie die IND, hängen mit Störungen des ENS zusammen. Klinisches Erscheinungsbild und morphologische Veränderung des ENS korrelieren nicht miteinander, so daß Funktionsuntersuchungen zur weiteren Abklärung notwendig sind. Im experimentellen und klinischen Ansatz wurde nach einem standardisierten Protokoll die Kolonmanometrie mit Hilfe eines Halbleiterkatheters bei 8 Probanden und bei 17 symptomatischen Kindern gemessen. Die Auswertung der Daten erfolgte per Computeranalyse bzw. visuell. Die Probanden zeigten in 6/8 Fällen eine gastrokolische Antwort. Als Normwert konnten 8–13 Propulsionen/h ermittelt werden. Alle symptomatischen Kinder zeigten den zirkadianen Rhythmus. Pathognomonisch für die Störung war eine signifikante Abnahme (p < 0,001) der propulsiven Aktivität im Vergleich zur Probandengruppe. Die Modulation der Motilität unter Prokinetika ließ sich verifizieren.

Schlüsselwörter: Kolonmanometrie – Kolonmotilität – ENS (Enterisches Nervensystem) – IND (Intestinal Neuronale Dysplasie)

Distale Humerusfraktur im Kindesalter: Ergebnisse nach optimierter Spickdrahtosteosynthese

H.-P. Kerling, L. Kleine und E. Scola

Abteilung Unfallchirurgie, Nürnberger Straße 12, Klinikum Neumarkt, 92318 Neumarkt/Oberpfalz

Supracondylar Fractures of the Humerus in Children – Results After Optimized K-Pinning

Summary. The operative treatment of displaced supracondylar fractures of the humerus in children has a high rate of complications (approximately 20% varus deformity, 5–10% ulnar nerve injuries). To avoid such complications, we treat these fractures by radial approach, open reduction and crossed K-wire fixation. In this way, the fracture is visually reduced, with the k-wires in the humerus being a particular method to take care of the ulnar nerve. They are cut in a special technique to avoid an injury to the radial nerve during metal removement. Results are very good or good in 21 of 22 examined patients, according to the criteria of Flynn. There were no ulnar nerve injuries and no varus deformities.

Key words: Supracondylar fractures of the humerus – Complications – K-pinning

Zusammenfassung. Bei der Versorgung der dislozierten suprakondylären Oberarmfraktur im Kindesalter mit geschlossener Reposition und gekreuzter Spickdrahtosteosynthese besteht ein relativ hohes Komplikationsrisiko (ca. 20% Cubitus varus, 5–10% N. ulnarisschäden). Zur Vermeidung dieser Komplikationen versorgen wir die Fraktur durch offene Reposition über einen radialen Zugang und gekreuzte Spickdrahtosteosynthese. Hierbei wird die Fraktur unter Sicht reponiert und retiniert, die Spickdrähte in spezieller Weise unter Schonung des N. ulnaris eingebracht und die beiden Drähte differenziert gekürzt, um eine Verletzung des N. radialis bei der Metallentfernung zu vermeiden. Mit dieser Methode konnte bei 21 von 22 nachuntersuchten Patienten ein gutes oder sehr gutes Ergebnis nach den Kriterien von Flynn erzielt werden. N. ulnaris-Schäden oder Varusfehlstellungen wurden nicht gefunden.

Schlüsselwörter: Suprakondyläre Humerusfraktur – Komplikationen – Spickdrahtosteosynthese

Die deszendierende Markraumschienung zur Versorgung der kindlichen supracondylären Humerusfraktur: Erfahrung bei 22 Patienten

S. von Bismarck, J. Schleef und J. Mayr

Kinderchirurgische Universitätsklinik, Auenbruggerplatz 34, 8036 Graz, Österreich

Intramedullar Downward Pinning of Supracondylar Humerus Fractures in Children

Summary. Supracondylar fractures of the humerus account for the majority of elbow fractures in paediatric patients. Closed-reduction and percutaneous pinning is the treatment of choice in displaced fractures. The need for additional immobilisation, iatrogenic nerve injuries and fixed torsional deformities are known disadvantages of this technique. We present our experience and results from February to October 1999, using the Metaizeau-technique of pinning these fractures with two anterograd-inserted intramedullary rods in 22 children, aged 19 months to 11 years. Three weeks postoperatively, only three patients had a deficit of flexion or extension of the injured elbow between 30° and 60°. All other had a deficit of less than 30°. On follow-up, there was no torsional deformity greater than 15°, and no secondary nerve lesion.

Key words: Child – Intramedullary pinning – Fracture – Metaizeau technique

Zusammenfassung. Supracondyläre Humerusfrakturen sind die häufigsten Ellbogenverletzungen im Kindesalter. Geschlossene Reposition und perkutane Drahtspickung sind die Therapie der Wahl bei dislozierten Frakturen. Rotationsfehlstellungen und iatrogene Ulnarisläsionen sind bekannte Komplikationen der osteosynthetischen Versorgung. Wir beschreiben unsere Erfahrungen von Februar bis Oktober 1999 mit der von Metaizeau beschriebenen Methode der absteigenden Markraumschienung an 22 Kindern im Alter von 19 mon bis 11 a. Drei Wochen postoperativ wiesen 2 Kinder eine freie Beweglichkeit, 10 ein Streck- oder Beugedefizit von < 30° und 3 ein Streck- oder Beugedefizit von 30° bis 60° im Ellbogengelenk auf. Es traten keine Rotationsfehlstellungen > 15° und keine sekundären Nervenläsionen auf.

Schlüsselwörter: Kind – Fraktur – Markraumschienung – Metaizeau Technik

Interventionelles MRT in der Lasertherapie von kongenitalen vaskulären Fehlbildungen

D. Cholewa, F. Wacker, I. Mesecke-von-Rheinbaben und J. Waldschmidt

Kinderchirurgie, Universitätsklinikum Benjamin Franklin, FU Berlin, Hindenburgdamm 30, 12200 Berlin

Interventional Magnetic Resonance Imaging (MRI) in the Laser Therapy of Congenital Vascular Malformations

Summary. Forty children with deep extratruncular, infiltrating congenital vascular deformities underwent interstitial laser therapy with open Magnetic Resonance Imaging (MRI). Positioning of the puncture needle was excellent in all applications and thermomonitoring was successful in 90%. A reduction of the tumor volume was observed in 36 patients. The volume of the malformations was reduced on average by 76%. Clinical improvement was seen in 78% of the cases. Eight children are now without symptoms. MR-controlled interstitial Nd:YAG-1064 nm laser therapy has to be included as interactive management directly in the magnetic field in the differential treatment of complicated congenital vascular malformations

Key words: Vascular malformation – Laser – MRI – Thermomonitoring

Zusammenfassung. Wir behandelten 40 Kinder mit tiefen extratrunkulären, infiltrativ wachsenden kongenitalen vaskulären Fehlbildungen im offenen MRT mit Hilfe der interstitiellen Lasertherapie. Die Positionierung der Punktionsnadel war in allen Anwendungen exzellent. Ein Thermomonitoring gelang in 90% der Applikationen. Bei 36 Patienten fand sich eine Reduktion des Tumorvolumens. Die Fehlbildungen wurden auf ein Volumen von durchschnittlich 76% verkleinert. Eine klinische Verbesserung zeigte sich in 78% der Fälle. 8 Kinder sind jetzt beschwerdefrei. Die MR-kontrollierte interstitielle Nd:YAG-1064 nm Lasertherapie ist als interaktives Management direkt im Magnetfeld in der Differentialbehandlung von komplizierten kongenitalen vaskulären Fehlbildungen zu berücksichtigen.

Schlüsselwörter: Vaskuläre Fehlbildungen – Laser – MRT – Temperaturkontrolle

Korrekturabzug nicht eingegangen.

Blasenentleerungsstörung nach Korrektur von Analatresien

A. Schmedding, Ch. Lorenz, S. Birmelin, K. Heller und K. L. Waag

Kinderchirurgie, Klinikum Mannheim, Theodor-Kutzer-Ufer, 68167 Mannheim

Disorders of Bladder Emptying in Children After Correction of Imperforate Anus

Summary. Disorders of bladder emptying are well known after correction of anorectal malformations. Twenty seven patients with anorectal malformations were evaluated by questionnaire, ultrasound and flow study. Of these patients, 11 were referred for complete urodynamic investigation because of pathological findings in previous investigations. All 11 children showed neurovesical dysfunction. Four of them had a constellation of D+, U+. Our investigations show the importance of urologic screening after repair of anorectal malformations.

Key words: Imperforate anus – Bladder emptying

Zusammenfassung. Blasenentleerungsstörungen nach Korrektur von Analatresien sind seit längerem bekannt. Im Mannheimer und Frankfurter Patientengut wurden 27 Kinder mit operierter Analatresie mit Fragebogen, Ultraschall und Uroflow nachuntersucht. Von diesen Kindern wurden 11 Patienten einer urodynamischen Abklärung bei Auffälligkeiten in den Voruntersuchungen zugeführt. Alle 11 Kinder zeigten in der Urodynamik das Bild einer neurogenen Blasenentleerungsstörung. Davon 4 Patienten mit einer Konstellation D+, U+. Die Untersuchung zeigt die Bedeutung des urologischen Screenings nach Korrektur von Blasenentleerungsstörungen.

Schlüsselwörter: Analatresie – Blasenentleerungsstörung

Kombinierte statisch-dynamische MR-Urographie: Eine neue Methode zur umfassenden diagnostischen Abklärung von Harntransportstörungen im Kindesalter

W. K. Rohrschneider, J. Hoffend, B. Tönshoff, K. Möhring, R. Wunsch, J. H. Clorius und J. Tröger

Pädiatrische Radiologie, Radiologische Klinik, Universität Heidelberg, Im Neuenheimer Feld 153, 69120 Heidelberg

Combined Static-Dynamic MR-Urography – A New Method for the Complete Diagnostic Work-Up of Pediatric Urinary Tract Obstruction

Summary. In 46 children with urinary dilatation (14 duplex kidneys), static-dynamic MRU and diuretic renal scintigraphy were both performed. MRU consisted of a static sequence for the three-dimensional depiction of the urinary tract, and of a dynamic sequence after intravenous injection of Gd-DTPA for the determination of split renal function and urinary excretion. MRU provided excellent depiction of the complete urinary system with exact identification of the stenosis. Split renal function calculated with MRU showed a highly significant correlation with the corresponding values from scintigraphy. In duplex kidneys, MRU was superior to scintigraphy in determining partial organ function. Urinary excretion disturbance tended to be overestimated with MRU. This method appears to have particular value for an exact correlation of function and morphology.

Key words: MRU – Urinary tract obstruction – Duplex kidney – Kidney function

Zusammenfassung. Bei 46 Kindern mit Harnwegsdilatation (14 Doppelnieren) wurden statisch-dynamische MRU und Nierenszintigraphie durchgeführt. Die MRU besteht aus einer statischen Sequenz zur dreidimensionalen Darstellung der harnableitenden Wege und aus einer dynamischen Sequenz nach i.v.-Injektion von Gd-DTPA zur Bestimmung von seitengetrennter Nierenfunktion und Harnabfluß. Die MRU bildete das gesamte harnableitende System exzellent ab mit eindeutiger Stenoselokalisation. Die mit MRU errechnete Nierenfunktion korrelierte hochsignifikant zum jeweiligen szintigraphisch ermittelten Ergebnis. Bei den Doppelnieren war die MRU in der Ermittlung der Partialorganfunktion der Szintigraphie überlegen. Harnabflußstörungen wurden tendentiell überschätzt. Besondere Vorteile der Methode liegen in der exakten Korrelation von Funktion und Morphologie.

Schlüsselwörter: MRU – Harntransportstörung – Doppelniere – Nierenfunktion

Fort- und Weiterbildung im Internet

A. Schmedding, S. Holland-Cunz, L. M. Wessel und K. L. Waag

Kinderchirurgie, Klinikum Mannheim, Theodor-Kutzer-Ufer, 68167 Mannheim

Training on the Internet

Summary. The Internet has good conditions for medical training because of the possibilities to use multimedia. During recent years, more and more training sites have been established.

These sites contain medical books, so-called "virtual clinics" and lessons for diagnostics and therapy of virtual patients. Live broadcasts from operating theatres also take place. In paediatric surgery, there are few training opportunities on the internet. This needs to be expanded in future years.

Key words: Internet – Medical education – Pediatric surgery

Zusammenfassung. Das Internet bietet durch seine multimediale Technik ideale Voraussetzungen für die medizinische Fort- und Weiterbildung. Es sind daher in der letzten Zeit vermehrt Lehrmedien dort entstanden. Sie reichen von Lehrbüchern über sogenannte virtuelle Kliniken bis hin zu Diagnose- und Behandlungsübungen an virtuellen Patienten. Ebenfalls gibt es Angebote von Live-Übertragungen aus dem OP im Internet. Im kinderchirurgischen Bereich ist das Angebot bislang begrenzt und muß in den nächsten Jahren ausgebaut werden.

Schlüsselwörter: Internet – Medizinische Fortbildung – Kinderchirurgie

Extrahilärer mesenterico links portaler Shunt (Meso-Rex) zur Therapie der primären kindlichen Pfortaderthrombose

A. M. Stenger, D. C. Broering, C. Bloechle, M. Malagó, M. Burdelski und X. Rogiers

Abteilung für Allgemeinchirurgie, Chirurgische Klinik, Universitäts-Krankenhaus Eppendorf, Martinistraße 52, 20246 Hamburg

Extrahilar Mesenterico-Left Portal Shunt (Meso-Rex) as a Treatment for Primary Portal Vein Thrombosis

Summary. Extrahepatic portal vein thrombosis (PVT) requires surgical decompression. The efficiency of extrahilar mesenterico-left portal shunting with regard to restitution of portal liver perfusion was evaluated in children with primary PVT. Fourteen children with a mean age of four were suffering from PVT, characterized by the typical symptoms of portal hypertension (varicies 14/14 patients, gastro-intestinal bleeding 11/14 patients, hypersplenism 11/14 patients). A Meso-Rex bypass was successfully performed in ten of 14 cases. Hospital mortality was zero. Extrahilar mesenterico-left portal shunting was performed using jugular vein autografts (n = 7), supplemental venous allografts (n = 2) and umbilical vein autograft (n = 1). Sonographically-measured mean longitudinal spleen diameters were reduced from 15 to 12 cm. Mean postoperative portal venous flow was 25 cm/s, and the mean shunt diameter was 0.9 cm. During mean follow-up of 28 months, the shunt was patent in all patients. Extrahilar mesenterico-left portal shunting offers a safe and efficient treatment alternative in children suffering from extrahepatic PVT, avoiding porto-systemic shunt complications.

Key words: Portal vein thrombosis – Portal hypertension – Mesentericoportal Rex-Shunt

Zusammenfassung. Die Therapie der primären extrahepatischen Pfortaderthrombose (PVT) erfordert eine dauerhafte Dekompression. Eine kurative Therapieoption bietet die operative Anlage eines Meso-Rex-Shunt. 14 Kinder mit primärer PVT und Zeichen der portalen Hypertension (14/14 Varizen, 11/14 Gastrointestinale Blutung, 11/14 Hypersplenismus) wurden der Anlage eines Meso-Rex-Shunts zugeführt. Insgesamt konnte der Shunt bei 10 Kindern angelegt werden. Als Interponat wurde 7mal eine autologe V. jug. int. links, 2mal mit Verlängerung durch ein kryokonserviertes Homograft und einmal durch die autologe V. umbilicalis. Die Krankenhausmortalität lag bei null. Die Nachbeobachtungszeit betrug 28 Monate. Dopplersonographisch zeigte sich bei allen ein offener Shunt (Median: $\varnothing$ 0,9 cm, Fluß: 25 cm/sec). Die Milzgröße zeigte eine Größenreduktion von 15 auf 12 cm (Median). Die Anlage eines Meso Rex-Shunts bei extrahepatischer PVT bietet im Gegensatz zu konventionellen Shuntanlagen den Vorteil der kurativen Wiederherstellung des physiologischen Blutflusses. Hierdurch werden die Komplikationen portosystemischer Shuntoperationen vermieden.

Schlüsselwörter: Pfortaderthrombose – portale Hypertension – Mesentericoportaler Rex Shunt

Polytrauma im Kindesalter

M. Bardenheuer, T. Paffrath, D. Nast-Kolb und AG „Polytrauma" der DGU

Unfallchirurgie, Klinikum Mannheim, Theodor-Kutzer-Ufer 1–3, 68135 Mannheim

Polytrauma in Childhood

Summary. Three thousand, eight hundred and fourteen traumatized patients were recorded in the Trauma registry of the German Society of Trauma Surgery between 1993 and 1998, with an average Injury Severity Score (ISS) of 24.3 ± 14.2 points of these, 186 were children up to the age of 15 years, inclusive. The average ISS was 21.9 ± 15.5 points. Most children were traffic victims: 25.3% (motor)bikers, 19.9% pedestrians and 17.7% car passengers. In these children, 48.4% suffered from a severe craniocerebral trauma (AIS greater than 2 points for the head region). Mortality was 16.2%, 65.4% of them in the first 24 h, most of the deaths caused by severe head injury. Children needed shorter times of treatment (ventilation, ICU, hospital stay). Organ failure and sepsis were less frequent in children than in adults and 57.9% of children could be discharged home.

Key words: Children – Polytrauma – Lethality – Injury severity score

Zusammenfassung. Im Traumaregister der AG „Polytrauma" der Deutschen Gesellschaft für Unfallchirurgie wurden 3814 Patienten von 1993–1998 (durchschnittlicher Injury Severity Score, ISS: $24,3 \pm 13,2$ Punkte) erfaßt, davon 186 Kinder bis einschließlich 15 Jahre (ISS: $21,9 \pm 15,5$ Pkt.). Die Kinder verunfallten überwiegend im Straßenverkehr, 25,3% als Zweiradfahrer, 19,9% als Fußgänger, 17,7% als Fahrzeuginsassen. 48,4% der Kinder wiesen ein relevantes Schädel-Hirn-Trauma (SHT) auf (AIS > 2 Pkt. für die Region Kopf). 16,2% der Kinder verstarben, davon 65,4% in den ersten 24 Stunden, meist am SHT. Die Kinder zeigten kürzere Therapiezeiten (Beatmung, ICU, stat. Behandlung), seltener ein Organversagen oder eine Sepsis gegenüber gleich schwer verletzten Erwachsenen und wurden zu 57,9% nach Hause entlassen.

Schlüsselwörter: Kinder – Polytrauma – Letalität – Injury Severity Score

Erfahrungen mit dem Patientendaten-Managementsystem COPRA

K. Rothe, U. Pilz, U. Rolle, A. Schneider und J. Bennek

Klinik und Poliklinik für Kinderchirurgie, Universitätsklinikum Leipzig AöR, Oststraße 21–25, 04317 Leipzig

Experience with the Patient-Data-Management-System COPRA

Summary. The Computer Organized Patient Report Assistant (COPRA) has been developed as a joint venture between Heurich engineering and The University of Leipzig as a tool for intensive care units. COPRA includes a presentation manager, the ATROPOS data base, several interfaces and data analysis tools. The main task of the system is real-time transfer of patients data supplied by monitor and respirator, as well as the integration of paraclinical results, medication records and therapeutical and nursing issues. The presentation and documentation use different forms with a defined layout (e. g.: vital-, respiration-, nursing-protocol). Most user inputs can be performed by a single mouseclick or in short, pre-formed dialogs. Corrections and additional remarks remain possible. The system profed to be convenient, flexible and easy to use in daily clinical work.

Key words: Patient-data-management-system – Electronic documentation – Quality-assurance

Zusammenfassung. Das System COPRA entstand in enger Zusammenarbeit zwischen dem Ingenieurbüro Heurich und der Universität Leipzig für den Routinebetrieb einer ITS. COPRA umfasst den Präsentationsmanager, die Datenbank ATROPOS, Datenschnittstellen und Auswerte-Tools. Im Mittelpunkt des Systemkonzeptes steht die automatische Wertübernahme von Patientenmonitor und Respirator und die zeitliche Integration von Labordaten, Medikation sowie Therapie- und Pflegemaßnahmen. Die gesamte Dokumentation besteht aus einer Reihe von Formularen fester Größe (elektronische Tageskurve, Pflegeprotokoll, Beatmungsprotokoll). Die Eingabe per Mausklick eröffnet Sektionen des Formulars, die direkt beschrieben bzw. im Dialog vervollständigt werden. Die Funktionalität der Formularbeschreibungssprache gestattet Nachbesserungen und Erweiterungen.

Schlüsselwörter: Patientendaten-Management – Dokumentationshilfe – Qualitätssicherung

Plastische Chirurgie

Plastische Chirurgie bei Obesitas, Liposuktion

Möglichkeiten der Faltenunterspritzung in der Praxis des niedergelassenen Chirurgen

C. Neuhann-Lorenz

Krankenhaus des Diakoniewerkes München, Theatinerstraße 1, 80333 München

Options for Wrinkle Augmentation in Private Practice

Summary. In order to correct facial wrinkles, many different substances have been tested over the last decade. All biological materials that augment corial thickness – which is diminished below a wrinkle formation to approximately half its thickness – will inevitably be resorbed after a certain time, such as autologous materials like fat-transplants, facial and dermis transplants and processed autologous human collagen, as well as hyaluronic acid and bovine collagen. Lasting results can only be obtained by the use of non-resorbable synthetic substances such as Gortex or goldthreads, liquid silicone and PMMA-microspheres suspended in bovine collagen. Indications, possible complications, different methods for application and attainable results are demonstrated in selected case examples.

Key words: Facial wrinkles – Coriumaugmentation – Biological and synthetic substances – Methods – Complications – Results

Zusammenfassung. Zur anhaltenden Korrektur von Falten werden zunehmend zahlreiche Substanzen erprobt. Alle biologischen Stoffe, die die Dicke des Coriums verstärken, das ja im Bereich einer Falte um ca. die Hälfte seiner Stärke verringert ist, werden innerhalb einer gewissen Zeitspanne resorbiert. So z. B. autologe Materialien, wie Eigenfett, Korium- oder Dermistransplantate und Eigencollagen aber auch Hyaluronsäure und Rinder-Collagen. Bleibende Resultate lassen sich nur mit nicht resorbierbaren synthetischen Substanzen erzielen, wie u. a. Goretex-Fäden, Goldfäden, flüssiges Silikon und PMMA-Partikel in Collagensuspension. Indikationen, Kontraindikationen, Komplikationsmöglichkeiten, die unterschiedlichen Anwendungstechniken und die erzielbaren Resultate werden anhand ausgewählter Fallbeispiele demonstriert.

Schlüsselwörter: Gesichtsfalten – Augmentation im Corium – biologische und synthetische Materialien – Methoden – Komplikationen – Ergebnisse.

Zur anhaltenden Korrektur von Falten und anderen Hautdefekten wurden und werden zahlreiche verschiedene Substanzen erprobt und auf ihre Wirksamkeit getestet.

Alle biologischen Stoffe, die die Dicke des Coriums verstärken, das ja im Bereich einer Falte um ca. die Hälfte seiner Stärke verringert ist, werden innerhalb einer gewissen Zeitspanne an den

Lokalisationen resorbiert, an denen sie nicht natürlicherweise vorkommen. So z. B. Autologes Fett. Trotz der leichten Verfügbarkeit und der geringfügigen Nebenwirkungen (Ölzysten) sind die Resultate fragwürdig und jedenfalls nicht vorhersagbar bleibend, da ja nur ein geringer Prozentsatz der transferierten Zellen Anschluß an das subcutane Kapillarsystem findet und so überlebt. (Ersek 1991, Billings & May 1989) S. Coleman beschreibt nun seit einigen Jahren zwar mit einer hochzentrifugierten Eigenfettzubereitung und nach subcutaner Tunnellierung fächerförmigen Implantation der Fettzellen andauernde und reproduzierbare Resultate. Ob die Methode, die bei ausgeprägteren Fällen sehr gewebstraumatisierend wirkt, auch in anderen Händen so erfolgreich ist, muß erst noch abgewartet werden, da es ja auch bei den bisherigen Methoden der Eigenfettunterspritzung immer wieder subjektiv gute Ergebnisse gab, die von Patienten als andauernd beschrieben wurden.

Ähnlich sind auch Korium- und Dermistransplantate, sowie Eigencollagen, auch aufbereitetes, zu beurteilen, wobei das aufbereitete Eigencollagen natürlich keine allergene Potenz besitzt. Die 2-Zeitigkeit des Verfahrens ist jedoch einschränkend und eine längere Haltbarkeit als bei anderen biologischen Materialien ist auch nicht gewährleistet.

- Collagensuspensionen von Rindern (Kligman, Armstrong 1986) sind sicherlich das meistverwendete injizierbare Biomaterial zur Weichteilunterfütterung. Sie werden jedoch stets innerhalb einer gewissen Zeitspanne (3 Monate bis 1 Jahr) resorbiert (Matti, Nicole). Von verschiedenen Herstellern in verschiedenen Stärken = Konzentrationen angeboten (Resoplast®, Zyderm®, Zyplast® und andere) werden sie sehr weitverbreitet angewandt und zeigen auch in der Langzeitbeobachtung, die mit 15 Jahren überschaubarer Anwendungszeitspanne die meisten anderen Implantate bei weitem übertrifft, keine zusätzlichen Risiken oder Komplikationen, als die bekannten der allergenen Potenzen des Rindercollagens immer wieder trotz anfänglich guter Verträglichkeit und negativem Allergietest nach häufiger Anwendung, zu allergischen Hautreaktionen zu führen. Zudem werden, wenn auch selten, Hautnekrosenbildungen, bisher ausschließlich nach Zyplast im Glabellabereich, beschrieben.

Injizierbare Hyaluronsäure – (Hylaform®, Restylane® und andere) sind seit ca. 4 Jahren zugelassen und werden, da sie keinerlei allergene Potenzen aufweisen, zunehmend auch von Heilpraktikern und nichtärztlichen Laien injiziert. Die Resorption geht noch rascher (stets ca. maximal nach 3 Monaten) vonstatten. Zudem ist durch die Wasserbindungskapazität der Hyaluronsäure häufig die Schwellung initial größer als bei anderen Implantaten, z. B. Collagensuspensionen, was die Patientinnen gelegentlich trotz Aufklärung sehr schwer tolerieren, besonders wenn sie mit anderen Präparaten vergleichen. Aber auch nach Hyaluronsäureinjektion kann es zu nicht vollständig erklärbaren Spätreaktionen kommen, ganz ähnlich wie wir sie von anderen Implantaten kennen, wie ich Ihnen später noch demonstrieren werde. Besonders geeignet scheint sie mir zur Verwendung bei Allergikern, Patienten mit Immunerkrankungen und zur Auffüllung ganz oberflächlicher Faltendeformitäten zu sein, da sie auch wegen der dünneren Konsistenz unmittelbar intradermal eingesetzt werden kann – ähnlich den geringer konzentrierten bovinen Collagenzubereitungen.

Ein vollständig anderes Prinzip als die Auffüllung wird durch das als Verursacher des Botulismus bekannte Toxin des Chlostridium botulinum, dem stärksten bekannten Gift (Dysport®, Botox® verfolgt, um Falten mittels Injektion lokal zu behandeln. Es führt durch Blockade der Acetylcholinausschüttung zur chemischen Denervierung der Muskulatur. Die Haltbarkeitsdauer wird zwischen 3–5 Monaten angegeben. Als Nebenwirkungen besonders im periorbitalen Bereich kommen je nach Lokalisation der Injektionsstelle die Ptosis des Oberlides, Lagophthalmus, und bei zu tiefer Injektion im Unterlidbereich sogar ggf. die Lähmung des m. obl. inf. mit der entsprechenden vertikalen Diplopie vor. Bei sehr tiefen Falten und erhabenem Muskelbauch sinnvoll, wird als Dosierung 60–120 Einheiten pro Falte empfohlen – toxische Reaktionen sind bei Einhaltung der Dosierungsanleitungen nicht beschrieben. Bisher sind die beiden auf dem Markt erhältlichen Präparate zwar weit verbreitet, jedoch noch nicht für die Indikation der Faltenbehandlung zugelassen, wodurch rechtliche Problematiken nicht auszuschließen sind.

Bleibende Resultate aber lassen sich jedenfalls nur mit nicht resorbierbaren synthetischen Substanzen erzielen. Aus dieser klinischen Erfahrung ergibt sich die Notwendigkeit eines injizierbaren Materials, das einfach anzuwenden ist und bleibende Resultate bei minimalem Risiko gewährleistet.

Zu bisher gebräuchlichsten synthetischen Materialien zählen u. a.

– Goretex-Fäden, die sich durch sehr gute Verträglichkeit auszeichnen, und zufriedenstellende Resultate zur Lippenaugmentation ergeben, aber wenn sie zur Faltenbehandlung unter die Falte direkt intra- bzw. unmittelbar subcorial gelegt werden sind häufig die Implantatkonturen sichtbar oder sie führen zu Infekten durch ihren engen Kontakt mit den Talgdrüsenausführungsgängen und müssen daher nicht selten explantiert werden.
– Flüssiges Silikon, das neuerdings wieder verstärkt angeboten wird (PMS 350®, Vikomed) und EG-zertifiziert ist, kann zwar einfach und mit primär guten Ergebnissen unter Falten appliziert werden, aber zahlreiche Autoren berichten von den bekannten signifikanten Früh- und auch Spätkomplikationen, wie chronische Entzündungen, Verhärtungen und Migration. (Rees 1973, Zandi 1985, ETC.)

Acrylhydrogelfragmente in Hyaluronsäure (Dermalife®) – provoziert durch die unregelmäßig geformte Oberfläche der Kunststofffragmente, eine hohe Makrophagenaktivität, und könnte daher unkontrollierbare Gewebsreaktionen hervorrufen. Das Präparat ist seit ca. 2 Jahren auf dem Markt und kann daher noch nicht längerzeitig beurteilt werden.

Von den verschiedenen biokompatiblen synthetischen Implantaten, die schon seit Jahrzehnten in Gebrauch sind haben die PMMA-Microsphären (Palacos®) tierexperimentell die geringsten Gewebsreaktionen gezeigt. Neben den verschiedenen Stärken der bovinen Collagene (Zyderm I, Zyderm II und Zyplast) als resorbierbares Material hat sich in meiner Praxis die PMMA-Atelocollagen-Suspension als dauerhaftes Präparat zur Faltenunterspritzung am zuverlässigsten bewährt.

Artecoll® besteht zu 25% aus Microsphären PMMA, mit 30–40 µm Durchmesser, die in 75% Atelocollagen (Resoplast®) suspendiert sind.

Das Collagen wird im Lauf von 1–4 Monaten von den Makrophagen phagozytiert, während in der gleichen Zeit jede einzelne Mikrosphäre von Collagenfasern eingekapselt wird, das von körpereigenen Fibroblasten produziert wurden.

Pharmakologie: Artecoll® (1,0 ml) ist zusammengesetzt aus: 250 mg PMMA, Atelocollagen 3,5%, Lidocain Hydrochlorid 0,3%, Phosphatpuffer 2,7%, NaCl 0,3%, Aqua dest. 93,2%

Die PMMA-(Polymethyl-Methacrylat = Plexiglas), 1902 von dem deutschen Chemiker Otto Röhm synthetisiert)fraktion besteht aus 30–40 Mikron messenden gleichmäßigen Sphären, gewährleistet durch einen komplizierten Siebvorgang bei der Produktion. In Ultraschallbädern werden Staub und Unregelmäßigkeiten beseitigt, die Phagozytenaktivität hervorrufen könnten, die ja die Ursache für die Granulombildungen in den Anfangsjahren waren.

Die Allergierate des Atelocollagen liegt nach jüngeren Studien unter 0,1% – eine Allergietest vor der Anwendung wird daher vornehmlich aus juristischen Gründen empfohlen.

Zulassung

Das Produkt hat die EG-Marke „medical devices" seit 9/1996. In Kanada ist es vom Minister of Health zugelassen und in den USA sind derzeit multizentrische klinische Doppelblindstudien mit Collagen für die PreMarketApproval-Bewerbung im Gang.

Implantationstechnik

Wenn ein Patient noch nicht ganz sicher ist, ob permanente, z. B. Lippenvergrößerung gewünscht wird, sollte zunächst eine testmäßige Behandlung mit Collagen oder Hyaluronsäure empfohlen werden. Artecoll muß subdermal zwischen die Dermis und das subcutane Fettgewebe implantiert werden, und zwar so, daß die Nadel nie durch die Haut durchscheinend sichtbar wird. Mit einer 27-g-Nadel erfordert die Injektion von Artecoll größeren Druck als nur Collagen allein. Die Beimischung von PMMA erhöht die Viskosität der des Implantates erheblich. Die beste Verteilung unter einer Falte wird erreicht, indem die Injektionsnadel mehrmals vor- und zurückbewegt wird unter anhaltendem Druck. Bei der Erstinjektion ist eine Überkorrektur fast unmöglich, da die Verbindung zwischen Corium und s. c. Fettgewebe nur eine begrenzte Implantatmenge aufnehmen kann. Da Artecoll® seine gelartige Konsistenz bis zu 72 Std. beibehält, kann es entsprechend lang manipuliert werden, um gegebenenfalls Verformungen zu korrigieren. Man sollte den Patienten raten, ausgeprägte mimische Aktivität zu vermeiden – gelegentlich kann ein transparentes Pflaster über der neuimplantierten Stelle zur Ruhigstellung angewandt werden.

Um eine stärkere Auffüllung zu erreichen, kann nach einigen Monaten eine zweite oder sogar dritte Injektion erforderlich werden. Patienten mit extrem atrophischer Haut sind schlechte Kandidaten für Artecoll® – das Implantat kann auffällig bandartig oder knötchenartig sichtbar oder sogar tastbar sein. Grundsätzlich ist die Implantation von Artecoll aufgrund seiner höheren Viskosität diffizil und wegen der hohen Lernkurve nur in sehr geübten Händen erfolgreich.

Oberflächenanästhesie mit EMLA® ist meist ausreichend, um adäquate Schmerzerleichterung zu erreichen, – für die Lippenaugmentation kann eine Regionalanästhesie mit 2% Xylonest sinnvoll sein.

Resultate

Lemperle et al. werteten die Daten von 320 Patienten mit 950 subdermalen Implantaten in einer klinischen Studie aus, um objektive und subjektive Daten zu erhalten.

Von 515 Implantationen (beantwortete Fragebögen)

Implantationsorte waren

Nasolabialfalte	18%
Glabella	18%
Oberlippe	16%
Mundwinkel	11%
Perioralfalten	10%
Unterlippe	9%
Kinnfalte	4%
horizontale Stirnfalten	4%
Aknenarben	1%

Patienten beurteilten ihr Resultat

gut	38%
befriedigend	23%
kein Unterschied	8%
Verschlechterung	1,5%

Die Behandlung wiederholen würden 91%

Langzeitnebenwirkungen
wie Knötchenbildungen und anhaltende Rötungen 3,5%

Granulome, die bisher zu 0,01%

beim Hersteller gemeldet wurden, die nach 6 Monaten bis zu 2 Jahren nach der Injektion aufgetreten waren. Die meisten konnten durch intraläsionale Corticoidinjektionen zur Rückbildung gebracht werden.

Histologisch untersuchte Granulome zeigen Aktivität neuer Fibroblasten mit dicken Strängen von kollagenen Fasern wie bei einer hypertrophen Narbe, in die eine geringe Anzahl Fremdkörperreaktionen eingestreut sind. Knotenbildungen aufgrund injektionstechnischer Fehler und unregelmäßig verteiltem Artecoll sind dagegen sehr viel häufiger. In Bezug auf allergische Reaktionen war von 290 Patienten eine akute Reaktion bei einer Patientin, die 2 Jahre zuvor Collagen Zyderm®) bekommen hatte aufgetreten. Anhand einiger Fallbeispiele und Verläufe kann die Behandlung demonstriert werden.

Zusammenfassung

Die zunehmende Vielfalt der angebotenen Präparate zur injizierbaren Faltenbehandlung bedeutet wie stets, daß es das eine Ei des Kolumbus sicher nicht gibt – und so haben sich in meiner Praxis nach Abwägung der Vor- und Nachteile der verschiedenen vorgestellten Implantate zwei Präparate als am zuverlässigsten und einfachsten anwendbar erwiesen.

Artecoll® empfiehlt sich für tiefere und ausgeprägtere Faltenbildungen, und für ältere Patienten, die evtl. ggf. auch bereits Erfahrung mit anderen resorbierbaren Präparaten haben und für Patienten mit dickerer Haut. Im Gegensatz zu Collagen muß es streng subdermal ohne Überkorrektur injiziert werden. Die Biokompatibilität des PMMA ist durch viele experimentelle Studien über die Jahre nachgewiesen worden, aber Langzeitergebnisse können nicht berichtet werden. Die klinischen Erfahrungen mit der subdermalen Applikation erst seit 8 Jahren vorliegen. Die Ursache für die späte Entwicklung von Granulomen bei einigen wenigen Fällen – 9/100 000 – ist noch in ihrem Pathomechanismus nicht ganz geklärt. Auf der anderen Seite treten erythematöse Knoten gelegentlich auch nach Injektionen von reinem Collagen auf.

Bovine Collagensuspensionen in den verschiedenen Konzentrationen eignen sich besonders für Erstunterspritzungen, für zartere oberflächlichere Faltenbildungen und natürlich für Patienten, die sich nicht zu einer bleibenden Veränderung entschließen können. Bei beiden Präparaten sollte man bei der ersten Behandlung möglichst nur eine Ampulle injizieren, auch wenn der Lokalbefund ggf. höheren Mengen erforderlich machen würde. Auf diese Weise kann dem Patienten die Effektivität und subjektive Beurteilung am besten demonstriert werden. Die Akzeptanz der Patienten ist daher sehr hoch. Wie aber eben stets in der Plastischen Chirurgie, wird ein gut informierter und sein Einverständnis erklärender Patient, der immer erst bei einem 2. Besuch behandelt wird, realistische Erwartungen in ein mögliches positives Resultat, wie auch zu den seltenen, möglichen Nebenwirkungen haben.

Literatur

1. Keen M., Blitzer A, Aviv J et al. (1994) Botulinum toxin A for hyperkinetic facial lines; Results of a double-bind, placebo-controlled study. Plast Reconstr Surg. 94: 94
2. Kligman LH (1986) Photoaging: Manifestation, prevention and treatment. Dermatol Clin 4: 517
3. Kligman AM, Armstrong RC (1986) Histologic response to intradermal Zyderm and Zyplast (glutaraldehydecrosslinked) collagen in humans. J Dermatol Surg Oncol 12: 351–357
4. Lemperle G, Hazan-Gautier N, Lemperle M (1995) PMMA microsopheres (Artecoll) for skin and soft-tissue augmentation. Part II: Clinical investigations. Plast. Reconstr. Surg. 96: 627
5. Klein AW (1983) Implantation technics for injectable collagen. J Am Acad Dermatol 9: 224–228
6. Hinderer UT, Escalona J (1990) Dermal and subdermal tissue filling with fetal connective tissue and cartilage, collagen, and silicone: Experimental study in the pig compared with clinical results. A new technique of dermis mini-autograft injections. Aesthetic Plast Surg 14: 239
7. Blitzer A, Brin MF, Keen MS Aviv JE (1993) Botulinum toxin for the treatment of hyperfunctional lines of the face. Arch Otolaryngol Head Neck Surg 119: 1018

Laparoskopische Gastric banding-Operation:
Ein kleiner aber folgenschwerer Eingriff?

R. Weiner

Chirurgische Klinik, Krankenhaus Nordwest Frankfurt a. M., Steinbacher Hohl 2–26, 60488 Frankfurt a. M.

Laparoscopic Gastric Banding – A Minor Procedure with Major Effects?

Summary. Morbid obesity is a serious disease that is responsible for several co-morbid conditions. Body mass indices over 40 require surgical procedures, if diet programmes fail. Laparoscopic adjustable gastric banding (LAGB) is a more recently introduced gastric restrictive procedure that was designed to be a minimally invasive and reversible operation. With the necessary laparoscopic surgical experience, LAGB is a feasible, safe and simple procedure, with excellent postoperative results. However, there is a need for laparoscopic skills and experience. A single mistake may lead to life-threating complications. LAGB does not permanently modify the anatomy of the stomach, but maintains the natural continuity of the alimentary tract, while at the same time ensuring a steady weight reduction in morbidly obese patients. The fact that it can be applied laparoscopically is a significant advantage in this group of high-risk patients, with less pain, faster post-operative recovery, more rapid return to normal activities, no wound infections, no hernia-problems and, last but not least, better cosmetic results.

Key words: Obesity – Gastric banding – Risks – Success

Zusammenfassung. Adipositas ist eine weitverbreitete Krankheit, die für viele Folgeerkrankungen verantwortlich ist. Bei einem Körpermassenindex (BMI) von mehr als 40 kg/m² werden chirurgische Interventionen notwendig, wenn Diätmaßnahmen versagt haben. Das laparoskopische Gastric banding das minimal invasivste Operationsverfahren, welches gegenwärtig zur Verfügung steht. Mit entsprechender Erfahrung ist es ein sicheres und zuverlässiges Verfahren zur Gewichtsreduktion mit exzellenten postoperativen Ergebnissen. Der Chirurg muß jedoch über trainierte laparoskopische Fähigkeiten und Erfahrungen verfügen. Der kleinste Fehler kann zu lebensbedrohlichen Komplikationen führen. Die OP verändert nicht die Anatomie, so daß es nach Entfernung des Bandsystems voll reversibel ist. Die Tatsache, daß der operative Eingriff laparoskopisch ausgeführt werden kann, ist von großem Vorteil für die Risikogruppe der krankhaft Adipösen. Weniger Schmerzen, schnellere postoperative Erholung und Rückkehr zu normalen Aktivitäten, keine Wundinfektionen und Hernienprobleme und schließlich bessere kosmetische Ergebnisse zählen zu den Vorteilen gegenüber „offenen" Operationsverfahren.

Schlüsselwörter: Adipositas – Gastric banding – Risiken – Erfolge

Das Operationsverfahren der laparoskopischen Magenband-Implantationen verbreitet sich in Europa mit wachsender Geschwindigkeit. Die Unterscheidung der Verfahren, insbesondere zwischen steuerbarem und nicht-steuerbarem Magenband, hat in der internationalen Wissenschaft zum Gebrauch einheitlicher Abkürzungen geführt. Die laparoskopische Implantation des steuerbaren Magenbandes wird als LAGB (Laparoscopic Adjustable Gastric Banding) abgekürzt.

Die weitere Zunahme der Adipositas in der Bevölkerung hochentwickelter Industrieländer ist nur ein Aspekt, der die rasante Verbreitung der chirurgischen Behandlung bei morbiditärer Adipositas erklärt. In erster Linie sind das Versagen der konservativen Therapieverfahren und die neuen technischen Möglichkeiten der laparoskopischen Intervention entscheidende Triebkräfte. In Deutschland wurden in den zurückliegenden 3 Jahren mehr als 1500 Magenbänder implantiert. Die Population der Implantatträger nimmt mit Vergrößerung der Zahl beteiligter Kliniken rasant zu. Als Ursachen für die Verbreitung dieser Form der Adipositaschirurgie sind anzuführen:

1. Das Verfahren ist laparoskopisch ausführbar. 2. Die organischen Veränderungen sind prinzipiell reversibel. 3. Die Effizienz zur Reduktion der Körpermasse ist vergleichbar mit konkurrierenden herkömmlichen Verfahren, wie der vertikalen Gastroplastik. Wie jede operative Technik besitzt auch die Operationstechnik des GB ein charakteristisches Komplikationspotential.

Die Gastric-Banding-Operation unterscheidet sich jedoch von anderen minimal-invasiven Eingriffen in zweierlei Hinsicht:

Erstens: Aufgrund der technischen Anforderungen an laparoskopische Eingriffe bei extremer Adipositas existiert eine längere Lernkurve als bei anderen Standardverfahren. Die Komplikationsdichte ist in der Lernphase bei diesen Eingriffen besonders hoch. Komplikationen am gastroösophagealen Übergang sind prinzipiell lebensbedrohlich. Die korrekte und sichere Plazierung des steuerbaren Magenbandes erfordert besonderes Training und hohe Erfahrungen in der fortgeschrittenen laparoskopischen Operationstechnik. Operationsbedingte Todesfälle sind nur aufgrund von Unerfahrenheit aufgetreten.

Mit der raschen Zunahme der Patienten, die ein Magenband tragen, müssen sich die Chirurgen auch auf die Behandlung von typischen Komplikationen nach GB einstellen. Früh- und Spätkomplikationen sind im Vergleich zu herkömmlichen Verfahren seltener. Operationstechnisch bedingte Komplikationen sind die Magenperforation, die frühe Pouchdilatation, das Magenslipping, Infektionen des Implantates, die Bandarrosion und Defekte des Band- und Schlauchsystems. Eine unzureichende Gewichtsabnahme und die späte Pouchdilatation sind durch die unzureichende Compliance des Patienten verursacht. Die Rate der Reeingriffe hängt sowohl von der Patientenselektion als auch von der operativen Erfahrung des Operateurs ab. Erbrechen und die Unfähigkeit der Flüssigkeitszufuhr sind Symptome einer Stomaokklusion oder eines Slipping. Die sofortige Röntgendiagnostik mit anschließender „Entblockung" des Systems ist notfallmäßig vorzunehmen. Bei einer Pouchdilatation oder einem Slipping wird eine Magensonde in den Pouch plaziert. Läßt sich durch diese Maßnahmen keine Passage wieder herstellen, muß notfallmäßig die operative Korrektur erfolgen.

Letalität

Die operationsbedingte Letalität beträgt weniger als 0,01%. Es gibt nur 11 Literaturberichte und Mitteilungen auf Kongressen über Todesfälle nach LAGB (Tabelle 1). Weltweit wurden bis März 2000 mehr als 38 000 Magenbänder implantiert. Da operationstechnisch bedingte Todesfälle besonders häufig infolge von Magenperforationen in der Lernphase auftreten, ist mit einer gering höheren Dunkelziffer zu rechnen, da diese Fälle in der Regel nicht publiziert werden.

CAVE: Einzelberichte über letale Verläufe werden meist nur mündlich weitergegeben und das Operationsverfahren oftmals in der betreffenden Klinik eingestellt.

Damit sind bei den wenigen publizierten Fällen 50% der Todesfälle operationstechnisch und 50% durch allgemeine Komplikationen bedingt.

Tabelle 1. Todesfälle nach LAGB in wissenschaftlichen Mitteilungen (Publikationen und Vorträge)

Nr.	Ursache	Zeitpunkt nach LAGB	Autor
1	Magenperforation	10. Tag p.o.	Kunath et al., 1995
2	Lungenembolie	2. Tag p.o.	Doberty et al., 1997
3	Prader-Willi-Syndrom	45. Tag p.o.	Chelada et al., 1997
4	Magenperforation	k. A.	De Jong et al., 1998
5	kardiogener Schock	10 h p.o.	Paganini et al., 1998
6	Pouchnekrose	3. Tag p.o.	Zimmermann et al., 1998
7	Intoxikation (Medikamente)	7. Tag p.o.	Greenstein et al., 1999
8	Lungenembolie	3. Tag p.o.	Sileccia et al., 1999
9	Apnoe	2. p.o.	Suter et al., 1999
10	Lungenembolie	k. A.	Toppino et al., 1999
11	Magenperforation	k. A.	Toppino et al., 1999

Tabelle 2. Letalität nach LAGB (Originalarbeiten und Vorträge auf Weltkongressen)

Letalität	Fallzahl	BMI (Mittelwert)	Autoren
0,0%	10	39,7	Paganini et al., 1998
0,0%	71	42,6	Glättli et al., 1998
0,0%	66	42	Belachew et al., 1993
0,0%	267	43,7	Abu-Abeid et al., 1998
0,4%	224	45	Kunath et al., 1998
0,0%	140	k. A.	De la Garza et al., 1998
0,2%	650	43,0	Zimmermann et al., 1998
0,0%	105	43	Alvarez-Cordero et al., 1999
0,0%	30	48,6	Ashy u. Merdad, 1999
0,0%	123	44,2	Basso et al., 1999
0,0%	350	43	Belachew et al., 1999
0,0%	100	43,6	Chevallier et al., 1999
0,0%	500	43	Dargent, 1999
1,1%	91	44,7	De Jonge, 1999
0,0%	163	46,3	Doldi et al., 1999
0,0%	509	46,6	Favretti et al., 1999
0,3%	250	48,0	Greenstein et al., 1999
0,0%	45	44,4	Marinari et al., 1999
0,0%	86	45	Miller et al., 1999
0,0%	277	44,5	O'Brien et al., 1999
1,0%	100	44,3	Sileccia et al., 1999
0,0%	70	49,2	Stroh u. Schramm, 1999
0,7%	125	44,6	Suter et al., 1999
0,3%	674	44,9	Toppino et al., 1999
0,0%	184	47,8	Weiner et al., 1999
0,0%	65	42,1	Wiren et al., 1999

Oria (1999) hat in einer Medline-Analyse von 4850 Gastric-Banding-Operationen in 49 Publikationen aus 19 Ländern eine Letalität von 0,23% errechnet. Allerdings gingen auch 27% offene Implantation Eingang in die Analyse. Die von Sileccia et al. (1999) beschriebene Lungenembolie mit tödlichem Ausgang trat nach einer Konversion wegen technischer Probleme und einer verlängerten Operationszeit bei einem 27jährigen Patienten mit einem BMI von 57 auf (Tabelle 2).

Morbidität

3,5%–37,5% Morbidität, wenn Folgeerscheinungen mit eingerechnet werden, sie sich auf die Lebensqualität der Patienten auswirken (Weiner et al., 1999).

Die Gesamtmorbidität ist bei Patienten nach LAGB schwer zu definieren, da verfahrensspezifische gastroenterologische Nebenwirkungen mit dem Verfahren eintreten. Es sind daher nur Komplikationen durch das Band, Schlauch- und Portsystem, Wundheilungsstörungen und all-

Tabelle 3. Morbidität nach LAGB in der Literatur

Morbidität (%) Gesamt	lokal	systemisch	Autoren
9,8	2,8	7,0	Glättli et al., 1998
19,0	k. A.	k. A.	Kunath et al., 1998
9,0	9,0	k. A.	Zimmermann et al, 1998
26,2	26,2	k. A.	Belachew et al., 1999
8,0	8,0	k. A.	Dargent, 1999
11,0	11,0	k. A.	Chevallier et al., 1999
26,4	26,4	k. A.	De Jonge, 1999
12,8	12,8	k. A.	Favretti et al., 1999
15,6	15,6	k. A.	Greenstein et al., 1999
5,7	5,7	k. A.	O'Brien et al., 1999
8,0	8,0	k. A.	Sileccia et al., 1999
8,7	8,7	k. A.	Suter et al., 1999

k. A.: keine Angaben

Tabelle 4. Konversionsraten bei LAGB (chronologische Reihenfolge der Publikation)

Konversionsrate	Gesamtfallzahl	Autor
0,0%	30	Ashi u. Merdad, 1998
1,1%	267	Abu-Abeid et al., 1998
4,2%	71	Glättli et al., 1998
1,8%	277	O'Brien et al., 1999
1,6%	123	Basso et al., 1999
1,4%	350	Belachew et al., 1999
4,2%	320	Cadiere, 1999
9,0%	100	Chevallier et al., 1999
1,9%	500	Dargent, 1999
12,0%	91	De Jonge, 1999
9,8%	167	Doldi et al., 1999
2,3%	509	Favretti et al., 1999
2,6%	155	Paganelli et al., 1999
4,0%	100	Sileccia et al., 1999
15,7%	70	Stroh et al., 1999
3,2%	125	Suter et al., 1999
0,0%	204	Weiner et al., 1999
23,0%	30	Westling u. Gustavson, 1999
10,8%	65	Wiren et al., 1999 A

gemeine Komplikationen zu berücksichtigen. Die Zahlenangaben schwanken sehr (3,5–37,5%) und sind nicht nur vom Patientengut, sondern von der Technik und der Erfahrung des Operateurs abhängig.

In der Ära der offenen VGB und AGB wurden Anastomosenleckagen mit Peritonitis (1,6–2,3%), tiefe Venenthrombose (0,35%), Lungenembolie (0,03%), subphrenische Abszesse (0,09%) und Wundinfektionen von 5% gesehen (Benotti u. Forse, 1995).

Nur wenige Studien geben Daten zu Früh- und Spätmorbidität an. Die FDA-Studie beziffert die Operationsmorbidität auf 5,6% und die Spätmorbidität auf 15,6% (Tabelle 3).

Konversionsrate

In den Angaben zu den Konversionsraten wurden ausschließlich die erfolgreich in „offener" Technik abgeschlossenen Operationen berücksichtigt (Tabelle 4). Die Beendigung des Eingriffs als diagnostische Laparoskopie ohne Bandeinlage wurde nicht erfaßt. Die Konversionsraten zeigen einen deutlichen Lernkurven-Effekt. Sie sind bei laparoskopisch trainierten Chirurgen geringer als bei konventionell operierenden bariatrischen Chirurgen. Westling u. Gustavsson (1999) ha-

Tabelle 5. Reoperationsraten beim LAGB

Autoren	Jahr	OP	Follow-Up (Monate)	Reoperationsrate
Glättli et al.	1998	71	4,9 (1–16)	4,2%
Belachew et al.	1999	204	44	13,1%
Chevallier et al.	1999	100	14	7,0%
Dargent	1999	500	24	3,6%
De Jonge	1999	91	k. A.	19,7%
Gustavsson et al.	1999	342	k. A.	19,0%
Suter et al.	1999	125	24	6,4%
Toppino et al.	1999	674	24	5,7%
Weiner et al.	1999	204	18,5 (8–42)	7,4%
Wiren et al.	1999	65	24	9,2%

ben als erfahrene „konventionelle" Adipositaschirurgen bei ihren ersten 30 LAGB immerhin bei 7 Patienten eine Konversion durchführen müssen. Die Konversionen zeigen außerdem eine Abhängigkeit von der Patientenselektion in der Startphase der LAGB-Chirurgie. Frauen mit einem Körpergewicht bis zu 150 kg stellen einen idealen Einstieg in das LAGB dar, wogegen Männer eine höhere Komplikationsdichte und Konversionsrate aufweisen. Die Konversionsgründe reichen von Problemen bei der Anlage des Pneumoperitoneums (2/125: Suter et al., 1999), unübersichtlichen Verhältnissen bedingt durch eine Steatosis hepatis (3/125: Suter et al, 1999) bis zu Perforationen.

Einige Autoren haben bei schwierigen anatomischen Verhältnissen keine Konversion durchgeführt und den Eingriff als „inoperabel" bezeichnet und als „diagnostische Laparoskopie" abgebrochen. Favretti et al. (1999) haben bei 7 Patienten von insgesamt 509 diesen Entschluß gefaßt (1,4%).

Reoperationsrate

Die Reoperationsrate wird sehr unterschiedlich definiert. Es wurden ausschließlich Reoperationen, die sich auf Korrekturen im Band- und Portbereich erfaßt. LC wegen Gallensteinbildung und plastische Eingriffe wurden ausgeklammert. Die Reoperationsrate zeigt eine deutliche Abhängigkeit von der operationstechnischen Erfahrung des Operateurs (Tabelle 5).

Die Rate kann nach Einschätzung von Chirurgen, die persönlich mehr als 600 LAGB-Operationen ausgeführt haben, auf insgesamt bis zu 6,5% gesenkt werden (Zimmermann et al., 1998). Der häufigste Revisionsgrund ist das Slippage (Pouchdilatation) gefolgt von Korrekturen im Portsystem.

Eine niedrige Reoperationsrate von 6% und weniger kann nur erreicht werden, wenn mehrere hundert LAGB durch nur durch einen Operateur durchgeführt werden. Optimal sind mindestens 50 Eingriffe pro Jahr.

Zweitens: Die konsequente Patientenselektion und die lebenslange Nachbetreuung sind eine condition sine qua non für den Erfolg. Bei einer korrekten Bandlage (Risikofaktor Chirurg) und einer ausreichenden Compliance (Risikofaktor Patient) werden bei einer regelmäßigen Betreuung (Verpflichtung des Chirurgen) sehr gute Ergebnisse erzielt. Die Erfolgsraten liegen unter diesen Voraussetzungen bei über 96%.

Fazit: Die laparoskopische Gastric-banding-Operation ist ein minimal-invasiver Eingriff mit hohen Ansprüchen. Kleinste Fehler können lebensbedrohlich sein. Eine qualifizierte Anwendung eröffnet den Patienten jedoch eine neue Lebensqualität, verhindert und beseitigt Folgeerkrankungen der Adipositas und verlängert das Leben der Patienten. Eine ausreichende Qualifikation des Chirurgen auf dem Gebiet der Operationstechnik und der Betreuung der Adipositaspatienten ist unbedingt notwendig. Diese Fähigkeiten sollten zertifiziert werden.

Literatur beim Verfasser.

Oberschenkel- und Oberarmstraffung nach Gewichtsreduktion

R. Przybilski-Roch und J. Baetge

Klinik für Plastische- und Wiederherstellungs-Chirurgie am Bürgerhospital, Nibelungenallee 37–41, 60318 Frankfurt a. M.

Thigh Lift and Brachioplasty Following Weight Reduction

Summary. Before surgical treatment of a deformity at the upper and lower extremity takes place, the patient has to undergo significant weight reduction. Dermolipectomy in the upper-arm region was first described by Thorek, 60 years ago. It has remained an unpopular procedure ever since because the resulting scars remain visible for the rest of the patients lifetime and are difficult to hide. In 1952, Correa-Iturraspe first described a procedure to correct lipo-dystrophy in obese patients. Since then, multiple variants of the surgical technique have been published. During the past years, there has been a reduction in the use of Dermolipectomy at the upper and lower extremities in favor of an increase in performed liposuction.

Key words: Thigh lift – Brachioplasty – Weight reduction – Liposuction

Zusammenfassung. Vor einer Oberschenkel- und Oberarmstraffung sollte eine Gewichtsre-duktion erfolgen, um das erhöhte Operationsrisiko zu senken und das postoperative Ergeb-nis zu verbessern. Die Oberarmstraffung wurde vor ca. 60 Jahren von Thorek erstmals be-schrieben. Die zurückbleibende Narbe ist zeitlebens sichtbar, deshalb ist präoperativ eine aus-führliche Patientenaufklärung erforderlich. Seit Correa-Iturraspe 1952 erstmals die Ober-schenkelstraffung in der Literatur veröffentlichte, folgten multiple Variationen der Opera-tionstechnik. In den vergangenen Jahren ist ein Rückgang der Straffungsoperationen an den Extremitäten zu Gunsten eines Anstieges der Fettgewebsabsaugung zu verzeichnen.

Schlüsselwörter: Oberschenkel-, Oberarmstraffung – Gewichtsreduktion – Fettabsaugung

Fast die Hälfte der erwachsenen, deutschen Bevölkerung ist übergewichtig. Ca. 50 Milliarden DM werden jährlich für die Folgeerkrankungen bei Adipositas ausgegeben. Dies macht deutlich, daß es sich bei dieser als chronisches Leiden anzusehenden Erkrankung nicht allein um ein kosme-tisches Problem handeln kann. Vor der operativen Behandlung einer Deformität, einschließlich im Oberarm- und Beinbereich, sollte eine Gewichtsreduktion stehen, nicht zuletzt, um das er-höhte Operationsrisiko zu senken und das postoperative Ergebnis zu verbessern. In den Jahren 1983 bis 1999 wurden an unserer Klinik insgesamt 810 Straffungsoperationen mit Gewebereduk-tion vorgenommen. Es wurden hierbei 58 äußere und 32 innere operative Oberschenkelstraffun-gen, sowie 14 Oberarmstraffungen durchgeführt.

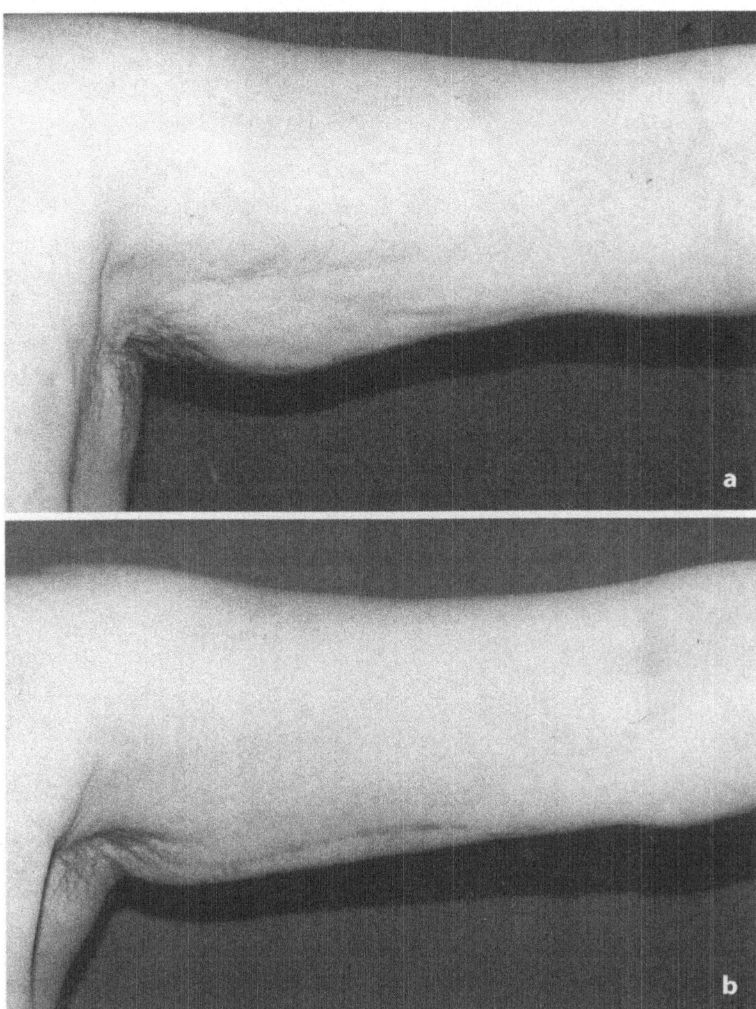

Abb. 1a, b

Thorek hatte bereits vor mehr als 60 Jahren eine operative Korrektur des weiblichen Armes beschrieben. Im Jahre 1954 nannten Correa Iturraspe und Fernandez erstmals eine ästhetische Brachioplastik in der südamerikanischen Literatur. Erst im Jahre 1975 beschrieb Pitanguy die operative Korrektur der Lipodystrophie der Oberarminnenseite und des lateralen Thorax.

Multiple Modifikationen der Operationstechnik wurden veröffentlicht, um vor allem die Operationsergebnisse im Sinne einer Verbesserung der deutlich sichtbaren Narbe zu erzielen. Die von der Axilla zum Ellenbogengelenk verlaufende Schnittführung wurde durch elliptische Excisionen oder aber durch axilläre Z-Plastiken unterbrochen. Juri beschrieb im Jahre 1979 die Verankerung des caudalen Wundrandes in der Axilla und entlastete damit die Narbe.

Im weiteren Verlauf beschrieb Lockwood 1991 das oberflächliche Fasziensystem am Körper und den Extremitäten.

Dieses oberflächliche Fasziensystem besteht aus zwei Faszienelementen, die das subcutane Fettgewebe des Oberarmes und das axilläre Fettgewebe miteinander verbinden und stützen. Kommt es zu einer Erschlaffung dieser Faszien, bildet sich die Ptosis der Oberarminnenhaut aus.

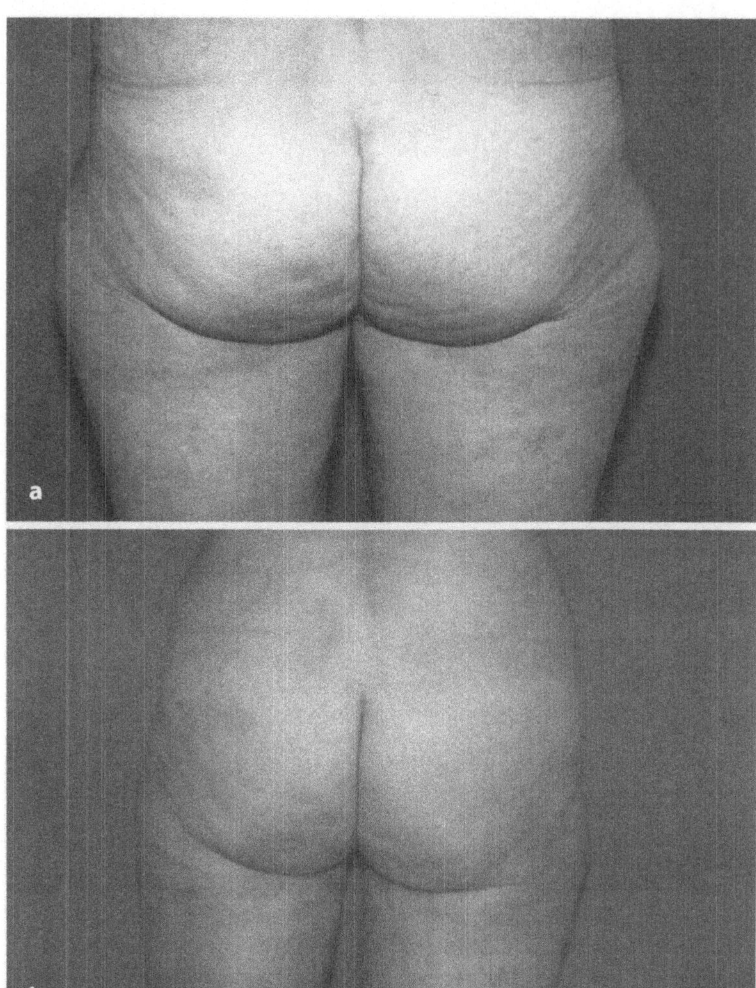

Abb. 2a, b

Anhand seiner anatomischen Untersuchungen modifizierte Lockwood seine Operationstechnik. Zunächst wird querverlaufend der Haut- und Fettgewebsüberschuß in der Axilla reseziert und das oberflächliche Fasziensystem der Oberarminnenseite an der axillären Faszie mit nichtresorbierbarem Nahtmaterial fixiert. Anschließend erfolgt die längsverlaufende Dermolipektomie. Durch diese Operationstechnik kann eine Verbesserung der Narbe erreicht werden.

Trotz dieser Modifikationen ist die Oberarminnenstraffung wegen der nach wie vor schlecht zu kaschierenden Narbe ein unpopulärer Eingriff geblieben.

Die ausführliche Patientenaufklärung vor der Operation ist auch deshalb Bedingung für einen zufriedenen Patienten postoperativ.

Die Schnittführung sollte genau angezeichnet und die resultierende Narbe erklärt werden. Wird die Oberarminnenhaut nach Gewichtsreduktion mit einer kurzen Narbe entfernt, ist der Preis, daß postoperativ ein gewisser Gewebeüberhang oberhalb des Ellenbogengelenkes zurückbleiben kann.

Wird von der Patientin eine längere Schnittführung und damit Narbenbildung akzeptiert, kann die Kontur des Armes besser modelliert werden. Die Narbe endet dann knapp oberhalb des Ellenbogengelenkes. Beim Tragen kurzer Ärmel kann diese Narbe sichtbar sein (Abb. 1a, b).

Nun zum Thema der Oberschenkelstraffung

Correa Iturraspe hat 1952 erstmals die Oberschenkelstraffung beschrieben. Auch hier wurden seitdem multiple Variationen der Schnittführung und Operationstechnik veröffentlicht.

Nach Möglichkeit sollte die Narbe unter der Badekleidung verschwinden, so daß nicht zuletzt durch die Änderung der Bademode auch die Schnittführung in den vergangenen Jahren variiert worden ist. Bei der Entwicklung der Operationsmethoden für die Oberschenkelstraffung sind Namen wie Lewis, Gillies, Farina und Baroudi zu nennen. Pitanguy hat im Jahre 1965 seine weitverbreitete Methode der Oberschenkelstraffung beschrieben.

Je nach Ausmaß des erschlafften Hautbezirkes, verläuft die Schnittführung von der Leistenbeuge um die Schenkeldammbeuge zur Infragluteafalte.

Mittels dieser Schnittführung kann die Dermolipektomie durchgeführt werden. Bei der Wundversorgung ist von großer Bedeutung, daß diese in drei Schichten erfolgt, damit keine eingefallenen Wundränder resultieren.

An der Oberschenkelinnenseite sollte die oberflächliche Faszie an den tiefen Faszienschichten verankert werden, um ein sekundäres Absinken der entstehenden Narben zu verhindern.

Findet sich außer einer Ptosis der Oberschenkelinnenhaut auch eine Reithosendeformität und Fettgewebsüberschuß, sollte neben der Oberschenkelinnenstraffung und Dermolipektomie auch eine Fettgewebsabsaugung durchgeführt werden (Abb. 2a, b).

Wünscht eine Patientin nach einer Straffung der Gesäßhaut modisch geschnittene Badewäsche zu tragen, sollte die Narbe auf das Gesäß verlagert werden, so daß die Narbe leichter kaschiert werden kann.

Die Komplikationsmöglichkeiten

Es muß berücksichtigt werden, daß sich an den Extremitäten eine schlechtere Durchblutung findet als am Stamm oder im Gesicht. Die Spannung der Wundränder darf nicht zu groß sein, da sehr leicht Nekrosen mit Gewebeverlust auftreten können. Großzügige Hautmobilisation ist zu vermeiden. Die Operationsindikation sollte sehr exakt gestellt werden und die Operationstechnik adäquat sein.

Korrekturen sind nach falscher Indikationsstellung und nach aufgetretenen Wundheilungsstörungen sehr schwierig, z. T. unmöglich.

Entstehen ausgedehnte Hautnekrosen, müssen zurückbleibende Defekte langwierig mit Spalthauttransplantaten gedeckt werden. Da das subcutane Fettgewebe fehlt und ausgedehnte Narbenzüge vorhanden sind, ist eine zufriedenstellende Korrektur nur selten möglich.

Eine jugendliche Patientin hatte sich einer Dermolipektomie bei Reithosendeformität unterzogen. Postoperativ fanden sich querverlaufende, tief eingezogene Narbenzüge an der Oberschenkelaußenseite, die die Patientin durch die Kleider kaum kaschieren kann. Verständlicherweise war die jugendliche Patientin mit dieser Deformität sehr unzufrieden. Da der Weichteilmantel nach ausgiebiger Resektion extrem straff ist, muß eine Korrekturoperation als äußerst problematisch angesehen werden.

Eine 53jährige Patientin hatte sich vor ca. 10 Jahren einer Dermolipektomie unterzogen. Postoperativ entstanden tief eingezogene Narben an den Oberschenkelaußenseiten mit ausgeprägter Asymmetrie und Reithosendeformität.

Die linke Seite war deutlich stärker als die rechte. Die Patientin konnte diese Deformität nur durch Tragen weiter Bekleidungsstücke kaschieren. Die Narben wurden ausgeschnitten, mit Dermisfettlappen aus der Umgebung unterlegt und in gleicher Operation eine Fettgewebsabsaugung vorgenommen (Abb. 3a, b).

In den vergangenen Jahren ist ein Rückgang bzw. eine Modifikation der Straffungsoperationen an den Extremitäten zugunsten eines Anstieges der Fettgewebsabsaugung zu verzeichnen.

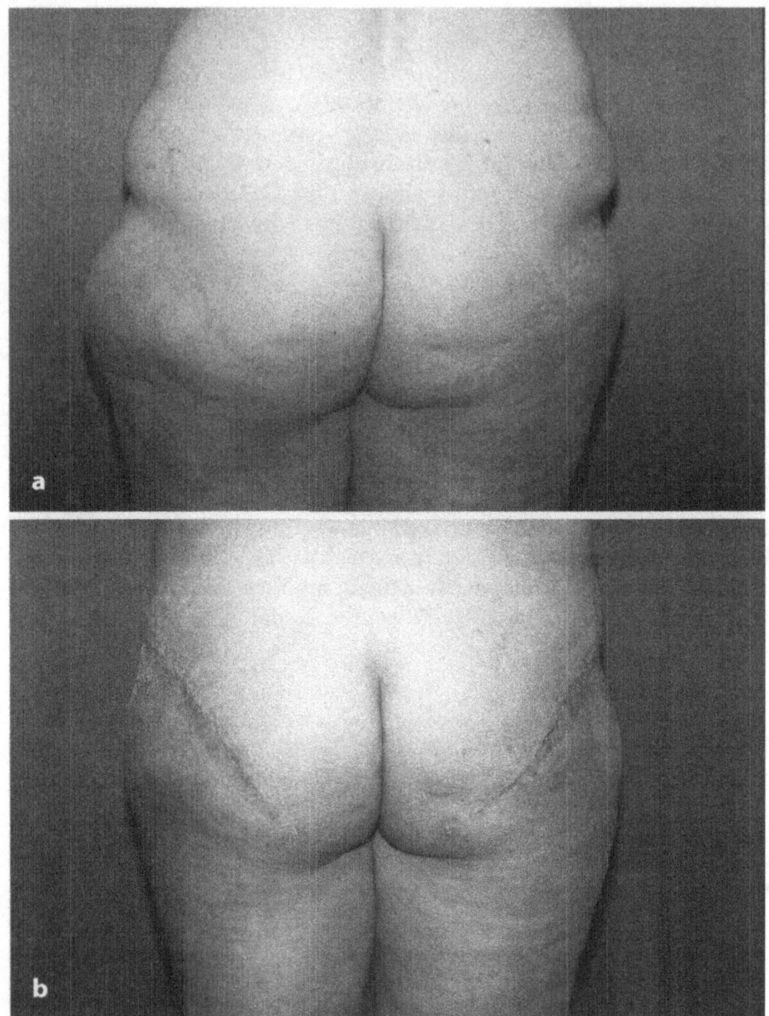

Abb. 3a, b

Schrudde hatte im Jahre 1972 das Kürettieren von Fettgewebe mit gynäkologischen Küretten erstmals beschrieben. Die erste, tiefe Fettgewebsabsaugung wurde 1977 von Illouz eingeführt.

Eine Weiterentwicklung bedeutete die Verwendung von dünnen Kanülen für die superfizielle Fettgewebsabsaugung die Gasparroti seit 1982 verwendet.

Postoperativ kann die entlastete Haut schrumpfen und eine anschließend notwendige Hautstraffung ist selten erforderlich. Diese verfeinerte Operationsmethode hat mittlerweile eine hohe Akzeptanz bei Plastischen Chirurgen und Patienten gefunden.

Ausgedehnte Liposuction bei Obesitas. Ein Therapieprinzip?

H. Lampe und M. Wolters

Gemeinschaftspraxis für Plastische Chirurgie, Oeder Weg 2–4, 60318 Frankfurt/M.

Extended Liposuction of Obesity: Therapy, Practial Report and Recommendations

Summary. To motivate an obese patient to reduce weight is a challenge for all surgeons. Often patients undergo frustrating diets or medical treatments to reduce their weight. For these patients, the last chance is a surgical treatment by liposuction to reach a visible result in a short time. This visible success after surgery is sometimes the key to change their eating habits and sporting activities, to develop a more controlled life. A second group of patients shows paradoxical distribution of fat tissue. For these patients, visible differences of body contours between belly, hips and thighs remain after weight loss. All of our 563 patients have benefited from liposuction. The most frequent complications were grooves, bumps and irregularities of surface. Transfusion of blood was necessary in seven cases. One heavy deep vein thrombosis with pulmonary embolism was successfully treated.

Key words: Liposuction – Obesity – Adipositas

Zusammenfassung. Um einen adipösen Patienten zum Abnehmen zu bewegen ist jedes Mittel recht. Oft haben diese Patienten verschiedenste frustrane Reduktionsdiäten oder auch medikamentöse Versuche unternommen um ihr Gewicht zu reduzieren. Für sie bleibt nur der Versuch durch eine Fettabsaugung, die schnell zu einem sichtbaren Erfolg führt, ihr Essverhalten zu ändern und den Einstieg in ein diszipliniertes Leben zu schaffen. Eine zweite große Gruppe dieser Patienten hat eine paradoxe Fettgewebsverteilung. Bei ihnen bleibt auch nach einer Reduktionsdiät der Unterschied in der Konfektionsgröße zwischen Stamm, Hüfte und Oberschenkel bestehen. Unsere 563 Patienten haben alle von der Liposuktion profitiert. Häufigste Komplikationen waren Rillen, Dellen und Asymmetrien. Erythrocytenkonzentrate mußten postoperativ siebenmal gegeben werden. Eine schwere Thrombose mit Lungenembolie wurde beherrscht.

Schlüsselwörter: Liposuktion – Obesitas – Adipositas

Plastische Chirurgen sind täglich mit adipösen Patienten konfrontiert. Sie suchen uns in der Hoffnung auf, durch operative Maßnahmen wie Liposuktion oder Dermolipektomien die häßlichen Folgen der Obesitas zu mildern. Liposuktion ist aus diesem Grunde mit zum häufigsten Eingriff in der Plastischen Chirurgie geworden und obwohl von Plastischen Chirurgen entwickelt, ist diese Methode mittlerweile von Dermatologen, von Gynäkologen, von Hals-Nasen-Ohrenärzten, von MKG Chirurgen und vielen anderen aufgegriffen worden. In anderen europäischen Ländern, z. B.

in Belgien saugen sogar Nichtmediziner wie Biologen das Fett ab. Daß dies nicht unerhebliche Komplikationen zur Folge hatte, muß einleuchten. Die Entwicklung der Technik in den letzten 20 Jahren verbindet sich im wesentlichen mit vier Plastischen Chirurgen: Yves-Gerard Illouz, der die „Nasse Methode" einführte und die Regionen des menschlichen Körpers auf die Möglichkeit der Fettreduktion durch Liposuktion genau untersuchte. Marco Gasparotti, der die Schichten, in denen abgesaugt wird, besser definierte und die superfizielle Fettabsaugung propagiert. Michele Zocchi, der die Ultraschallfettabsaugung entwickelte und durchsetzte. Er postuliert: „Die Ultraschallfettabsaugung beginnt dort, wo alle anderen Methoden enden." Louis Toledo hat als Brasilianer ein sinnliches und entspanntes Verhältnis zum Körper und so hat er den Begriff der Körperskulptur in die Liposuktion eingeführt. Wir selbst gehen im wesentlichen nach Gasparotti vor, das heißt, wir saugen das Fett superfiziell ab, es soll gelb und nicht mit Blut durchsetzt sein.

Trudy Vogt hat schon 1987 darauf hingewiesen, daß mit medikamentösen Methoden, sie benutzte das human Chorionic Gonadotropin, eine Fettabsaugung überflüssig werden kann. In der Zwischenzeit hat die Fettforschung weitere Medikamente entwickelt, z. B. das Sibutamin, oder das Orlistat, die dem Patienten das Abnehmen erleichtern sollen. Die meisten unserer Patienten haben diese Therapien hinter sich. Entweder haben sie zuwenig abgenommen, oder die Therapie abgebrochen, oder die Fettverteilung war so paradox, daß sie z. B. am Stamm, an der Brust, oder im Gesicht stark abnahmen, die Hüfte, oder die Oberschenkel aber keine ausreichenden Reduktionen zeigten. Diese paradoxen Probleme sind nur mit der Liposuktion zu beheben. Oft haben die Patienten am Stamm die Konfektionsgröße 36 oder 38 über den Hüften oder den Reithosen aber 40 oder 42. Nach einer Reduktionsdiät bleibt dieses Verhältnis aber weiter bestehen. Nur die Liposuktion verbessert diesen Befund. Wir haben in den letzten Jahren außerdem gelernt, daß jedes therapeutische Mittel recht ist, um den adipösen Patienten auf den Weg zur Reduktion zu bringen. Der Beginn dieser Entwicklung kann und ist auch oft eine Fettabsaugung. Die Frage ob die Liposuktion bei Übergewicht, Adipositas, oder bei massiver Adipositas ein Therapieprinzip ist, ist bei uns nach Abwägung des persönlichen Risikos des Patienten eindeutig mit Ja beant-

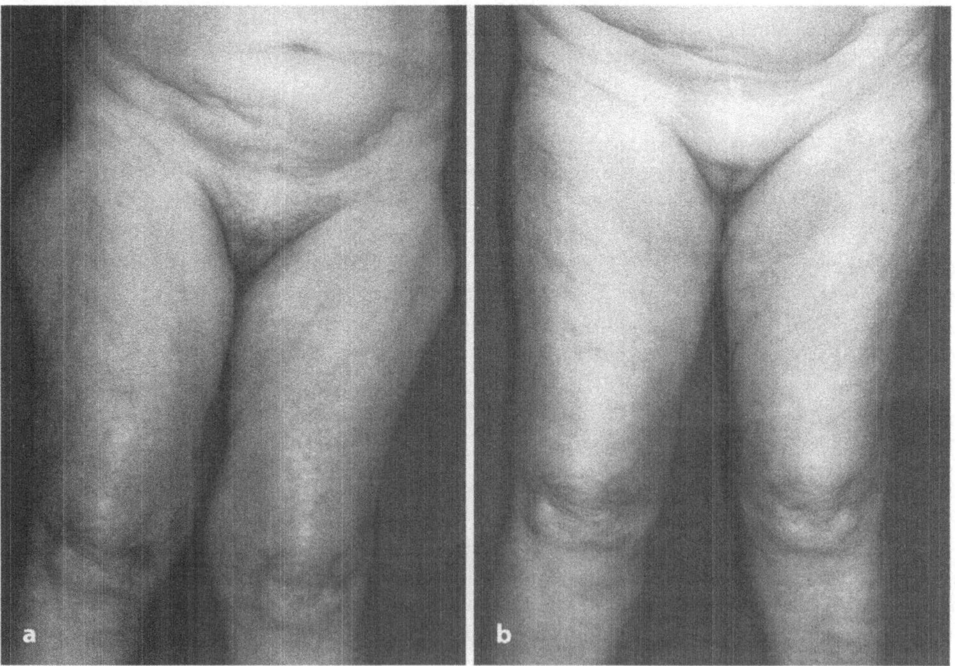

Abb. 1a,b. 72jährige Patientin, BMI: 31, Adipös. Abgesaugte Fettmenge in ml 2600. Trochanteren, Knieinnenseite u. Oberschenkelinnenseite. Nach dem Eingriff Konfektionsgröße am Stamm und an den Oberschenkeln gleich

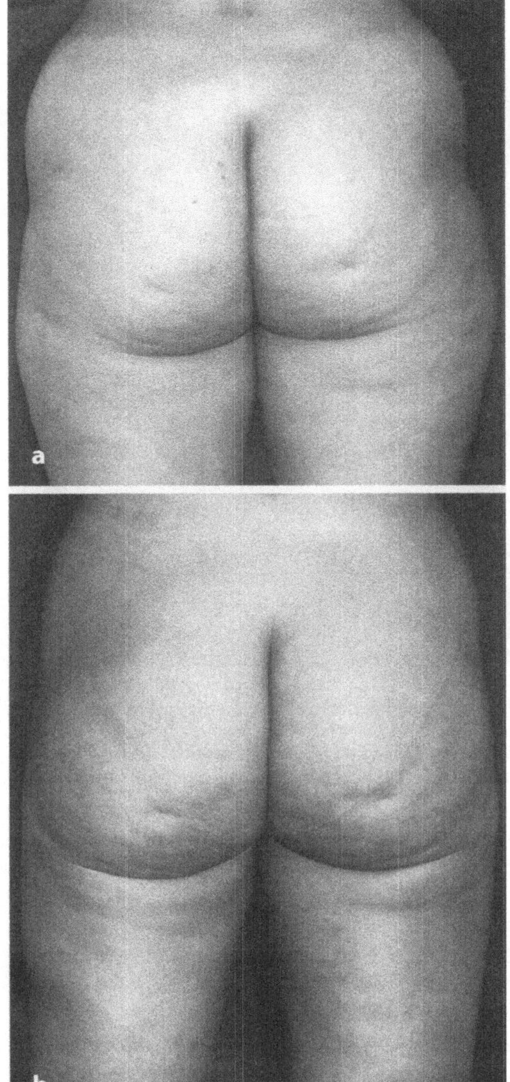

Abb. 2a, b. 26jährige Patientin, BMI 28, Übergewichtig. Abgesaugte Menge in ml 4300. Hüften Trochanteren, Oberschenkelinnenseiten. Nach dem Eingriff gleiche Konfektionsgröße am Stamm und an den Oberschenkeln. Prä OP 38, 42, Post OP 38, 38

wortet, zumal wir unsere potentiellen Patienten, wenn wir sie an Psychosomatische Kliniken vermittelten, oft zurückbekamen und zwar zur Operation (Abb. 1 und 2).

Seit zwei Jahren klassifizieren wir alle Patienten, die wir absaugen nach dem Body-Mass-Index. Das Ergebnis überraschte uns nicht, da wir aus der Erfahrung der täglichen Arbeit heraus erwartet haben, daß die Gruppe der Normal- und Übergewichtigen der Gruppe der Adipösen und massiv Adipösen entsprach (Abb. 3).

Bis	25 BMI	Normalgewicht	89
Bis	30 BMI	Übergewicht	193
Bis	35 BMI	Adipositas	187
Bis	60 BMI	massive Adipositas	94
(meist kombinierte Verfahren)			N = 563

BMI = Gewicht in kg : Körpergröße in cm^2

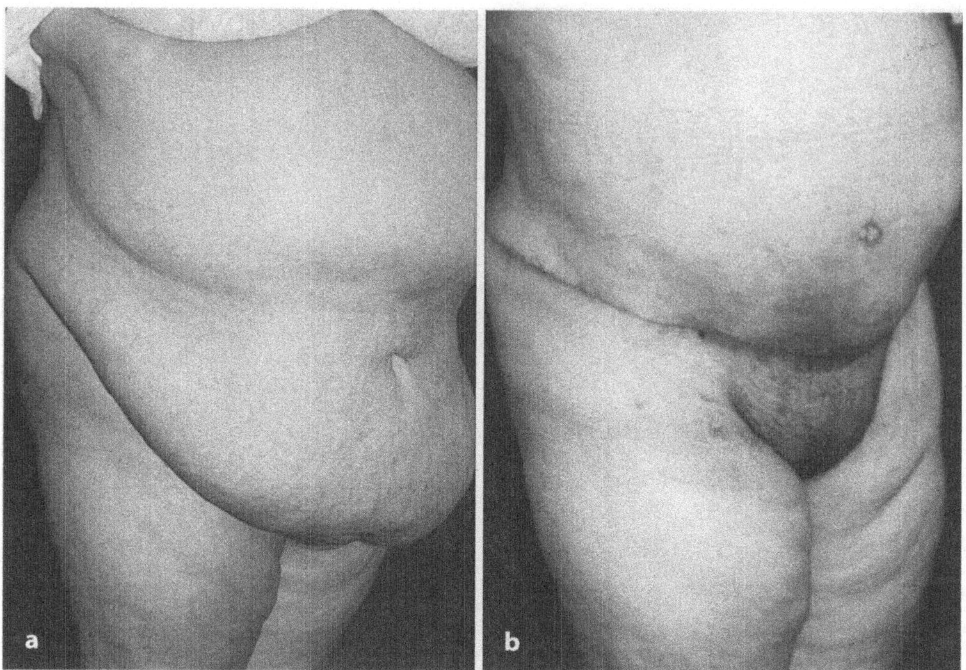

Abb. 3a, b. 63jährige Patientin, BMI 49, massive Adipositas. Kombinationsmethode aus Dermolipektomie und Fettabsaugung. Die Fettabsaugung des Ober- und Unterbauches macht die massive Mobilisation der vorderen Bauchwand bis zum Rippenbogen überflüssig. Dadurch werden Komplikationen wie lange Serombildung, sekundäre Wundheilungsstörungen und Nachblutungen erheblich reduziert. Abgesaugte Fettmenge 5000 ml, Resektionsgewicht 4600 g

Komplikationen

Die entscheidenden Komplikationen bei einer Liposuktion sind Rillen, Dellen und Asymmetrien. Serome sind bei der superfiziellen Tumeszenzmethode eher selten. Unser Eindruck ist, daß bei der Ultraschallmethode die in tieferen Schichten vorgenommen wird, Serome häufiger sind. Flächenhafte Hämatome sind nach der Benutzung von eng sitzenden Tape-Verbänden stark zurückgegangen. Die Zahl der Korrekturabsaugungen ist bei den Normal- und Übergewichtigen höher als bei den adipösen und massiv adipösen Patienten. Grund dafür ist, daß die Adipösen und massiv Adipösen Rillen, Dellen und Asymmetrien sehr viel eher übersehen, als die Normal- und Übergewichtigen, weil sie vom Eingriff mehr profitieren und weil ihre Hautverhältnisse auch vorher schlechter waren (Cellulitis!).

Postoperativ mußten wir siebenmal Erythrocytenkonzentrate bei einem HB-Abfall von 4–5 Punkten geben. Als schwerste Komplikation in unserem Patientengut trat eine massive Lungenembolie auf. Die Patientin mußte sich einer Lyse unterziehen, dabei kam es zu ausgedehnten Hämatomen im abgesaugten Areal (Bauch und Oberschenkel). Cardiovaskulär kam es zu einer Restitutio ad Integrum, auch das Ergebnis der Fettabsaugung war nach Monaten gut. Dieses Ergebnis veranlaßte uns zu einer Befragung unter unseren Kollegen in der Vereinigung der Deutschen Plastischen Chirurgen. Hier fanden sich bei ca. 17 000 Liposuktionen immerhin 9 schwere thromboembolische Komplikationen, 3 davon mit tödlichem Ausgang. Eine dieser Patientinnen wurde obduziert. Der Obduktionsbericht beschreibt unter anderem Fettembolien in der Endstrombahn der Lunge.

Die Fettabsaugung als Methode hat sich in den letzten 20 Jahren fest etabliert. Als kleine Zugabe, z. B. in der Allgemeinchirurgie nach einer Varizenoperation, die paradoxen Fettansammlungen im Bereich der Knieinnenseiten mit zu beseitigen, ist ein Vorteil für die Patienten. Wendet man aber die Fettabsaugung als Therapieprinzip bei Adipositas und Obesitas an und werden die Mengen des abgesaugten Fettes sehr groß, so sollten diese Eingriffe in der Hand des erfahrenen Plastischen Chirurgen bleiben, da diese Eingriffe nicht unerhebliche Risiken bergen.

Literatur

1. Dillerud E (1991) Suction Lipoplasty: A Report on Complications, Undesired Results, and Patient satisfaction Based on 3511 Procedures. Plastic and Reconstructive Surgery, August 1991
2. Illouz Y-G (1998) Klassische Fettabsaugung. Lemperle – Ästhetische Chirurgie 12/98
3. Gasparotti M (1998) Oberflächliche Fettabsaugung. Lemperle – Ästhetische Chirurgie 12/98
4. Vogt T (1987) Controversies in Plastic Surgery: Suction-Assisted Lipectomy (SAL) and the hCG (Human Chorionic Gonadotropin) Protocol for Obesity Treatment. Aest. Plast. Surg. 11: 131–156
5. Zocchi M (1996) Ultrasonic assisted lipoplasty: Technical refinements and clinical evaluations. Clin. Plast. Surg. 23: 575

Operative und perioperative Probleme bei Adipositas

V. Zumtobel, E. Rembs und D. Weyhe

Chirurgische Klinik, Ruhruniversität, St. Josef-Hospital, Gudrunstraße 56, 44791 Bochum

Influence of Obesity on Operative and Perioperative Problems

Summary. In general, surgery on obese patients (body mass index > 30 kg/m^2) is associated with increased direct risks such as wound infection, thromboembolism and pulmonary complications, and also with indirect risks such as hypertonus, coronary heart disease, metabolic disorders and alterations in immune function. In recent trials, the risk multiplicators were as follows: woundinfection (4), thromboembolism (3.5), pulmonary complications (3), hypertonus (5) and coronary heart disease, metabolic disorders and immune alterations (3), compared with normal body weight. Central obesity (waist-to-hip-ratio > 1) showed significantly higher risk factors than peripheral obesity. After weight loss to normal conditions, the indirect risks are especially estimated to continue in the long term.

Key words: Obesity – Operative risk factors – Perioperative risk factors

Zusammenfassung. Bei Adipositas (body mass index > 30 kg/m^2) lassen sich erhöhte direkte Operationsrisiken wie Wundheilungsstörungen, Thrombembolie, eingeschränkte Respiration von vermehrten indirekten Risiken wie Hypertonie, coronare Herzerkrankung, Stoffwechselstörungen und Immunsuppression unterscheiden. In großen klinischen Studien waren bei Adipösen Wundheilungsprobleme 4fach, Thromboembolieraten 3,5fach und respiratorische Probleme etwa 3fach gesteigert. Sie zeigten 5mal häufiger einen Hypertonus und 3mal häufiger coronare Herzerkrankungen und Stoffwechselstörungen mit Veränderungen im Immunstatus als Normalgewichtige. Eine zentrale Adipositas (Taille-Hüft-Verhältnis > 1) bedeutet ein wesentlich höheres Risiko als eine periphere Adipositas. Nach massivem Gewichtsverlust bleiben vor allem die indirekten Risikofaktoren langfristig bestehen.

Schlüsselwörter: Adipositas – operative und perioperative Risikofaktoren

Übergewicht und Adipositas sind global zunehmende Nebenbefunde im operativen Krankengut. Obwohl seit langem eine höhere perioperative Komplikationsneigung adipöser Patienten bekannt ist, gab es bisher nur wenig konkrete Daten zu diesem Problem. Mit der Offizialisierung des Body Mass Index (BMI) als wissenschaftlicher Messgröße für den körperlichen Fettansatz durch die WHO (Tabelle 1) wurden die Voraussetzungen vergleichender Risikostudien zwischen Menschen in unterschiedlichen Ernährungszuständen erheblich verbessert [10]. Darüber hinaus lässt die Unterscheidung zwischen zentraler oder viszeraler und peripherer Fettsucht anhand der WAIST-

Tabelle 1. WHO-Einteilung des Körpergewichts mittels Body Mass Index (BMI)

Bezeichnung	BMI kg/m²
Untergewicht	< 19
Normalgewicht	19–25
Übergewicht	25–30
Adipositas I	30–35
Adipositas II	35–40
Adipositas III	> 40

Tabelle 2. Erhöhte direkte und indirekte perioperative Risikofaktoren bei Adipositas

direkte Faktoren	indirekte Faktoren
Wundinfektion, Wunddehiszenz	Hypertonie
Venöse Thrombose, Thromboembolie	Koronare Herzerkrankung
Eingeschränkte Respiration	Zerebrovaskuläre Insuffizenz
	Stoffwechselstörungen
	Immunsuppression

HIP RATIO (WHR) sowie vor allem bei Männern die Bestimmung des sagittalen abdominalen Durchmessers weitere Differenzierungsmöglichkeiten zu [16].

Für eine adäquate Einschätzung eines perioperativen Gesamtrisikos bei Adipositas erscheint es zweckmäßig, direkte und indirekte Operationsrisiken zu unterscheiden (Tabelle 2).

Direkte Operationsrisiken

In unmittelbarem Zusammenhang mit einer Adipositas ergeben sich perioperativ erhöhte Raten von Wundinfektionen und Fasziendehiszenzen, von Thrombophlebitiden, venösen Thrombosen und Embolien sowie pulmonalen Komplikationen infolge eingeschränkter Respirationskapazität. Valide Aussagen zu Wundinfekt- und Fasziendehiszenzraten lassen sich nur anhand möglichst großer Fallzahlen standardisierter Eingriffe gewinnen. Sowohl seitens der Fallzahl als auch der Eingriffstandardisierung erscheinen hierzu coronarchirurgische Operationen mit medianer Sternotomie besonders geeignet. So fanden Birkmeyer und Mitarbeiter [1] im Rahmen der NORTHERN NEW ENGLAND STUDY GROUP bei 11 101 konsekutiven Patienten mit Coronarbypass-Operationen eine um den Faktor 2,8 erhöhte Rate an sternalen Wundinfektionen bei adipösen Patienten. Engelmann und Mitarbeiter [3] beschrieben fast 4fach erhöhte Infektraten bei Sternalwunden und Saphenaentnahmestellen bei Adipösen in einer retrospektiven Untersuchung an 5168 Patienten mit Coronargefäß- oder Herzklappenoperationen. In einer anderen klinischen Multicenterstudie an Patienten mit Herztransplantationen sahen Grady und Mitarbeiter [5] ein ca. 3fach erhöhtes Infektionsrisiko bei Adipositas. Ebenfalls etwa 3fach erhöhte Infektionsraten beobachteten Moro und Mitarbeiter [9] in einer prospektiven Multicenterstudie bei 2262 Thorax- und Abdominaleingriffen sowie Isrealsson und Mitarbeiter [6] und Sugerman und Mitarbeiter [13] in prospektiven Untersuchungen bei 1023 bzw. 968 Mittellinien-Laparotomien bei adipösen Patienten. Entsprechende Verhältnisse zeigte eine prospektive Kohorten-Studie von Medina und Mitarbeitern [8] an 497 Patienten mit abdominalen Hernienoperationen (Tabelle 3).

Da thromboembolische Komplikationen deutlich seltener sind als Wundinfekte, gibt es nur wenige Untersuchungen zu diesem Problem. Im Rahmen der NURSES' HEALTH STUDY wurden 112 822 primär gesunde Frauen zwischen 30 und 55 Jahren über 16 Jahre lang beobachtet. Adipöse Studienteilnehmerinnen erlitten während dieser Periode 2,9mal so häufig thromboembolische

Tabelle 3. Erhöhung der Wundinfektions- und Wunddehiszenzraten nach operativen Eingriffen bei adipösen (BMI > 30 kg/m^2) gegenüber normalgewichtigen Patienten

Autor	Jahr	n	Operationsbereich	Multiplikator
Birkmeyer	1998	11 101	Coronargefäße	2,8
Engelman	1999	5 186	Coronargefäße	4,8
Grady	1999	4 515	Herztransplantation	3,4
Moro	1996	2 262	Thorax und Abdomen	2,7
Isrealsson	1997	1 023	Abdomen	2,9
Sugerman	1996	968	Abdomen	3,1
Medina	1997	497	Bauchwandhernien	3,0

Tabelle 4. Erhöhte Thromboembolieraten bei adipösen (BMI > 30 kg/m^2) gegenüber normalgewichtigen Frauen

Autor	Jahr	n	Untersuchungsgut	Multiplikator
Goldhaber	1997	112 822	Pflegepersonal	2,9
Winkler	1998	520	gyn. Patientinnen	2,8
Nishikawa	2000	115	p. op. gyn. Patientinnen	4,5

Ereignisse wie normalgewichtige Studienteilnehmerinnen [4]. Eine Untersuchung an 520 nicht operierten gynäkologischen Patientinnen ergab ähnliche Verhältnisse [15]. Nach 115 Laparotomien wegen gynäkologischen Erkrankungen fanden Nishikawa und Mitarbeiter [12] ein 4fach erhöhtes Thromboembolierisiko bei Adipositas (Tabelle 4). Wenn bereits bei nicht operierten adipösen Patientinnen ein fast 3fach erhöhtes Thromboembolierisiko besteht, so kann das nach gynäkologischen Operationen beobachtete 4fach erhöhte Risiko sicherlich weitgehend auch für andere operative Eingriffe unterstellt werden.

Beeinträchtigungen der Lungenfunktion bei adipösen Patienten interessieren vor allem den Anästhesisten. In der anästhesiologischen Risikoeinschätzung rangiert die Adipositas direkt nach organisch bedingten Lungenveränderungen (COPD, Asthma, Lungenfibrose) und Nikotinabusus auf den vorderen Rängen [14] und wird anhand einer prospektiven Studie an 400 abdominaloperierten Patienten mit einem 2,8fach erhöhten Risiko eingeschätzt [2].

Indirekte Operationsrisiken

Zur Frage der Größenordnung und Bedeutung indirekter Risikofaktoren bei Adipositas gibt es eine Reihe von Verlaufsbeobachtungen mit großen Teilnehmerzahlen, von denen hier nur einige, am BMI orientierte angeführt werden sollen. Da keine entsprechenden operationsbezogenen Untersuchungen vorliegen, müssen als perioperative Orientierungshilfe zunächst die in den allgemeinen Verlaufsbeobachtungen ermittelten Zahlenwerte als Basisgrößen übernommen und im Zusammenhang mit einem Operationstrauma individuell eher höher eingeschätzt werden.

In mehreren Studien ließ sich klar herausstellen, dass die Adipositas ein unabhängiger cardiovaskulärer Risikofaktor ist (FRAMINGHAM-STUDIE, NURSES' HEALTH STUDY), wobei vor allem die Dauer der Adipositas bei der Genese der coronaren Herzkrankheit eine Rolle spielt. Nach Ausschluß anderer Risikofaktoren wie Nikotingenuss und Elimination anderer Todesursachen ergab sich beispielsweise in der NURSES' HEALTH STUDY (n = 111 868) ab einem BMI von 30 kg/m^2 eine 4fach erhöhte Sterblichkeitsrate gegenüber Normalgewichtigen. Ähnlich, aber weniger deutlich stieg in der GÖTEBORGSTUDIE (n = 792) auch das Risiko eines Apoplexes mit steigendem Körpergewicht bis zum knapp 3fachen Ausgangswert bei einem BMI von mehr als 30 kg/m^2 an (Tabelle 5).

Tabelle 5. Erhöhte indirekte Risikofaktoren bei Adipositas (modif. n. [16])

Quelle	Jahr	n	Risiko	Multiplikator
Nurses' Health Study	1995	111 868	koronarer Herztod	4,1
Göteborgstudie	1984	792	Apoplex	2,4
PROCAM-Studie	1993	17 434	Hypertonus	9,8
Nurses' Health Study	1990	111 868	Diabetes	7,9

Von den vielfältigen Präkursoren von coronarer Herzkrankheit und cerebrovaskulärer Insuffizienz seien nur die beiden wesentlichsten, die Hypertonie und der Diabetes mellitus Typ II angeführt. Während normalgewichtige Männer und Frauen beispielsweise in der PROCAM-STUDIE (n = 25 467) in 7% einen Hypertonus aufwiesen, betrug der Anteil bei Adipösen 50%, bei isolierter Auswertung der 7434 männlichen Teilnehmer 5% bzw. 47,8%. Ein Diabetes mellitus Typ II fand sich sowohl in der PROCAM-STUDIE als auch in der NURSES' HEALTH STUDY bis zu einem BMI von 30 kg/m² auf das 7- bis 8fache erhöht. Insgesamt zeigten 74% der Normalgewichtigen aber nur 22% der Adipösen keinen Risikofaktor. Adipöse hatten 3mal häufiger zwei, und mehr Risikofaktoren als Normalgewichtige. Unterschiede zwischen Männern und Frauen betrafen lediglich die Prävalenz der Risikofaktoren, nicht deren Abhängigkeit vom BMI [16].

Als zwanglose Folge der teilweise schweren Stoffwechselstörungen findet man bei Adipösen auch Veränderungen der Immunparameter i. S. von erhöhten Leukozyten- und Lymphozytensubpopulationen, erhöhter Monozyten- und Granulozytenphagozytoseaktivität sowie reduzierter Lymphozytenproliferationsfähigkeit, ohne dass deren Bedeutung bisher klar zugeordnet werden kann [11].

Insgesamt bietet der adipöse Patient oft eine Vielzahl an perioperativen Risikofaktoren und daraus resultierenden Komplikationsmöglichkeiten und bedarf deshalb einer besonders subtilen präoperativen Betreuung. Durch ernährungsgesteuerte oder operativ induzierte massive Gewichtsreduktionen lassen sich die direkten Risikofaktoren deutlich reduzieren [7], die indirekten Risikofaktoren müssen jedoch in Abhängigkeit der Dauer ihres Vorbestehens im wesentlichen als persistierend angesehen werden.

Literatur

1. Birkmeyer NJ, Charlesworth DC, Hernandez F, Leavitt BJ, Marrin CA, Morton JR, Olmstead EM, O'Connor GT (1998) Obesity and risk of adverse outcomes associated with coronary artery bypass surgery. Northern New England Cardiovascular Disease Study Group. Circulation 97: 1989–1994
2. Brooks-Brunn JA (1997) Predictors of postoperative pulmonary complications following abdominal surgery. Chest 111: 564–571
3. Engelman DT, Adams DH, Byrne JG, Aranki SF, Collins JJ jr, Couper GS, Allred EN, Cohn LH, Rizzo RJ (1999) Impact of body mass index and albumin on morbidity and mortality after cardiac surgery. J Thorac Cardiovasc Surg 118: 866–873
4. Goldhaber SZ, Grodstein F, Stampfer MJ, Manson JE, Colditz GA, Speizer FE, Willett WC, Hennekens CH (1997) A prospective study of risk factors for pulmonary embolism in women. JAMA 277: 642–645
5. Grady KL, White-Williams C, Naftel D, Costanzo MR, Pitts D, Rayburn B, Van Bakel A, Jaski B, Bourge R, Kirklin J (1999) Are preoperative obesity and cachexia risk factors for post heart transplant morbidity and mortality: a multi-institutional study of preoperative weight-height indices. Cardiac Transplant Research Database (CTRD) Group. J. Heart Transplant 18: 750–763
6. Israelsson LA, Jonsson T (1997) Overweight and healing of midline incisions: the importance of suture technique. Eur J Surg 163: 175–180
7. Martin LF, Tan TL, Holmes PA, Becker DA, Horn J, Bixler EO (1995) Can morbidly obese patients safely lose weight preoperatively? Am J Surg 169: 245–253
8. Medina M, Sillero M, Martinez-Gallego G, Delgado-Rodriguez M (1997) Risk factors of surgical wound infection in patients undergoing herniorrhaphy. Eur J Surg 163: 191–198
9. Moro ML, Carrieri MP, Tozzi AE, Lana S, Greco D (1996) Risk factors for surgical wound infections in clean surgery: a multicenter study. Italian PRINOS Study Group. Ann Ital Chir 67: 13–19

10. Must A, Spadano J, Coakley EH, Field AE, Colditz G, Dietz WH (1999) The disease burden associated with overweight and obesity. JAMA 282: 1523–1529
11. Nieman DC, Henson DA, Nehlsen-Cannarella SL, Ekkens M (1999) Influence of obesity on immune function. J Am Diet Assoc 99: 294–299
12. Nishikawa N, Kurabayashi T, Tomita M, Matsushita H, Aoki Y, Tanaka K (2000) Use of the abdominal wall fat index determined ultrasonographically for assessing the risk of post-operative pulmonary embolism. Int J Gynaecol Obstet 68: 241–247
13. Sugerman HJ, Kellum MJ jr, Reines HD, De Maria EJ, Newsome HH, Lowry JW (1996) Greater risk of incisional hernia with morbidly obese than steroid-dependent patients and low recurrence with prefascial polypropylene mesh. Am J Surg 171: 80–84
14. Sydow M (1999) Der pulmonale Risikopatient in der Anästhesie. Intensivmed 36: 17–21
15. Winkler UH (1998) Adipositas und thrombotische Gefäßerkrankungen. Zentralbl Gynäkol 120: 246–250
16. Wirth A (1997) Adipositas. Erhöhte Mortalität durch arteriosklerotische Folgekrankheiten und Karzinome. Internist 38: 214–223

Die infizierte Brandwunde

Transplantatverlust durch infizierte Brandwunden

G. Henckel-Donnersmarck und F. Hörbrand

Abteilung für Plastische Chirurgie, Zentrum für Schwerbrandverletzte, KH Bogenhausen, Englschalkingerstraße 77, 81925 München

Infection as a Cause of Split Skin Graft Loss

Summary. There are many reasons why skin grafts fail. Probably because of this there are only few publications dealing with infection as the only cause of graft loss. Contamination and colonisation of the burn wound may lead to bacteriaemia and in some cases to septicemia of the patient. It is widely accepted that bacteria, in concentrations greater than 10^5/gm of tissue are critical to the results of skin grafting. Even more important the seems to be quality of the bacteria. Coagulase + staphylococcus and special group A beta-haemolytic streptococcus almost always cause failure of the graft. Fungal or viral infection may also minimize the success of the skin graft. A combination of early surgery and preventive anti-infectious strategy helps to minimize transplantation losses.

Key words: Burns – Graft loss – Infection

Zusammenfassung. Die mikrobielle Kolonisation der Brandwunde, die zunächst superfiziell, dann penetrierend zu einer Invasion des Wundgrundes führt, ist nicht nur für die regenerativen Vorgänge im Wundbereich sondern sekundär durch Erreichen perivaskulärer Strukturen für den Gesamtorganismus folgenreich und endet häufig in einer generalisierten Sepsis. Allgemein geht man davon aus, daß eine Keimzahl von mehr als 10^5 Bakterien/g Gewebe zu einem Transplantatverlust führt. Die am häufigsten isolierten Keime sind Staphylococcus aureus und Pseudomonas aeroginosa. Auch Pilz- und virale Infektionen können einen infektbedingten Transplantatverlust bewirken. Beta-hämolysierende Streptokokken, insbesondere in der Gruppe A, bewirken mit einer hohen Rate Transplantatverluste. Die Kombination aus frühzeitiger chirurgischer Intervention und präventiver antimikrobieller Therapie haben zu einer Verringerung der infektbedingten Transplantatverluste geführt.

Schlüsselwörter: Brandverletzung – Transplantatverlust - Infektion

Der Transplantatverlust durch infizierte Brandwunden wird in der Literatur zwar häufig angesprochen, es liegen jedoch keine Daten vor, wie hoch der prozentuale Anteil an der gesamt-transplantierten Fläche ist. Dies hat zum einen wohl darin seine Ursache, daß es mannigfaltige Ursachen für einen Transplantatverlust gibt, so daß also die rein infektionsbedingte Verlustrate nur schwer abgeschätzt werden kann. Zum anderen sind die planimetrischen Untersuchungsverfahren qualitativ nicht ausreichend, um eine exakte Bestimmung durchzuführen.

Die mikrobielle Kontamination der Brandwunde erfolgt innerhalb von Stunden. Die endogene wird von der exogenen Kontamination unterschieden. Unter endogener Kontamination verstehen wir u. a. die Keimbesiedelung durch Keime aus dem Nasen-Rachen-Raum, die fäkale Selbstkontamination, generell die Kontamination durch patienteneigene Keime. Exogene Kontamination erfolgt durch Kontakt mit der Umwelt, insbesondere durch den Kontakt mit den helfenden Händen. Dieser Übertragungsweg ist der häufigste und kann, v. a. wenn es sich um eine nosokomiale Infektion mit multiresistenten Keimen handelt, zu schwerwiegenden Folgen führen. Die Abfolge Kontamination–Kolonisation–Invasion der Wunde kann nach Erreichen perivaskulärer Strukturen auch zur Bakteriämie bzw. zur folgenreichen Sepsis führen. Im allgemeinen erfolgt die primäre Kolonisation mit gram-positiven Bakterien, überwiegend Staphylococcus aureus, Staphylococcus epidermidis oder auch Streptokokken. Gegen Ende der ersten Behandlungswoche verändert sich das Keimspektrum in Richtung gram-negativer Keime mit dem Hauptexponenten Pseudomonas aeruginosa.

Auch Infektionen können den Boden für einen Transplantatverlust ebnen. Es handelt sich hier um verschiedene Candida Spezies, die jedoch überwiegend in den intertriginösen Körperpartien angesiedelt sind und hier einen Transplantatverlust mit bewirken können.

Virale Entzündungen, insbesondere durch Herpes-Viren, können zu einem erheblichen Epithel-Verlust führen. Es handelt sich überwiegend um Herpes simplex bzw. Zoster-Infekte, die durch die ausgeprägte Immunsuppression beim Schwerbrandverletzten begünstigt werden.

Wie anfangs erwähnt, gibt es mannigfaltige Gründe für einen Transplantatverlust. Hierbei sieht der Autor vornehmlich und an erster Stelle die mangelhafte Nekrektomie – also eine therapeutische Fehlleistung. Bereits an zweiter Stelle steht jedoch der infektionsbedingte Transplantatverlust. Weitere Gründe sind Scherkräfte, die auf die Transplantate wirken, wenn Mobilisation, Verbandswechsel oder auch krankengymnastische Übungsbehandlung ausgeübt werden, eine reduzierte Perfusion des Wundgrundes, wie z. B. durch Katecholamingabe, durch eine vorbestehende Mikroangiopathie, z. B. bei Diabetes mellitus, oder auch eine erhöhte Ödembildung. Diskutiert werden weiter ein relativer Fibrinmangel, der zu einer mangelhaften Adhärenz der Transplantate führt, die Immunsuppression des Patienten, der Wund-pH, welcher maßgeblich durch Keime verändert werden kann, und dergleichen mehr.

Die durch quantitative Keimzahlanalysen gewonnene Erkenntnis, daß die kritische Bakterienmenge auf der Verbrennungswunde bei 10^5 Mikroorganismen pro g liegt, wird durch einige Arbeiten der letzten 10 Jahre zumindest in Frage gestellt. Überwiegend wird bei diesen Arbeiten die Qualität der Mikroorganismen als auslösender Faktor für den Transplantatverlust als ausschlaggebend bezeichnet. Absolut deletär für das Transplantat sind übereinstimmend Streptokokken, hier insbesondere hämolysierende Streptokokken und hier wiederum die der Gruppe A. Obwohl die meisten dieser Arbeiten Streptokokken als Hauptproblem darstellen, ist aus eigener Erfahrung insbesondere der gram-negative Keim Pseudomonas aeroginosa in erheblichem Maße an Transplantatverlusten beteiligt.

Die Kombination aus frühzeitiger chirurgischer Intervention, präventiver antimikrobieller Therapie bestehend aus der Anwendung von Antiseptika, Antimykotika oder auch Virostatika, gegebenenfalls auch einer testgerechten lokalen Antibiotikatherapie und die Optimierung der intensivmedizinischen Therapie haben zu einer Verringerung der infektbedingten Transplantatverluste führen können. Hierbei muß berücksichtigt werden, daß einige Präparate, wie z. B. auch das Polyvidon-Jod, eine stark zytotoxische Wirkung zumindest bei In-vitro-Testung aufweisen, und somit trotz der erwiesenen und erwünschten bakteriziden und viroziden Wirkung nur mit Bedacht unter Abschätzung des Gesamtrisikos und bei stark verkeimten Wunden angewendet werden sollte. Die Kombination aus frühzeitiger chirurgischer Intervention, präventiver antimikrobieller Therapie und Optimierung der intensivmedizinischen Therapie haben zu einer Verringerung der infektbedingten Transplantatverluste geführt, ohne diese jedoch vollständig verhindern zu können.

Literatur beim Verfasser.

Infizierte Brandwunden: Risiko für den Schwerbrandverletzten

N. Pallua

Klinik für Plastische Chirurgie, Hand- und Verbrennungschirurgie, Pauwelsstraße 30, 52057 Aachen

Infected Burn Wounds: A Risk for Severely Burned Patients

Summary. Thermal injury of the skin often leads to bacterial invasion, resulting in sepsis and multi organ failure (MOF). For this reason, bacterial invasion plays a decisive role in the further clinical development of a burns patient. The most important therapy strategies are adequate initial treatment, chemotherapeutical control of infection and surgical excision. Surgical excision is of particular importance: due to direct and early necrectomy, plasma endotoxin levels are lowered and sepsis as well as mortality rate can be reduced. Therefore, immediate necrectomy, infectious therapy and wound coverage are causal surgical treatment strategies to reduce the risk of sepsis in burn patients.

Key words: Burn injury – Infection – Sepsis – Immediate necrectomy

Zusammenfassung. Nach ausgedehnter thermischen Schädigung der Haut kommt es häufig zu einer bakteriellen Invasion, welche zu Sepsis und Multiorganversagen führen kann. Diese Invasion ist daher maßgebliche Komponente des weiteren klinischen Verlaufes. Somit sind neben einer adäquaten Erstversorgung die Infektionskontrolle durch Chemotherapeutika und die operative Sanierung die wichtigsten Therapiestrategien. Einen besonderen Stellenwert nimmt die operative Sanierung ein: Durch Sofort- und Frühnekrektomie können sowohl die Sepsisrate als auch die Mortalitätsrate signifikant gesenkt werden, da diese zu einer deutlichen Reduktion des Plasma-Endotoxinspiegels führen. Somit stellt die sofortige Nekrektomie, die Infektionstherapie und die Defektdeckung die kausale chirurgische Behandlungsmethode zur Minderung des Sepsisrisikos bei Brandverletzten dar.

Schlüsselwörter: Verbrennung – Infektion – Sepsis – Sofortnekrektomie

Sozioökonomische Folgen verzögerter Brandverletztenbehandlung

G. Germann

Abteilung für Verbrennungen, Plastische und Handchirurgie, BG-Unfallklinik, Ludwig-Guttmenn-Straße 13, 67071 Ludwigshafen

Socioeconomic Cost of Delayed Burn Treatment

Summary. Delayed specialist therapy of burn victims not only leads to less favorable treatment results but also to an increase in duration of treatment and overall costs. A two-year analysis of all admissions to a level III burn center was performed. The data revealed an additional cost of delayed-admission patients (interval more than 24 h) of DM 25 000 on average. The data show that the average stay in the ICU was 6 days longer than that of patients who were immediately admitted after trauma. The results of this preliminary study demonstrate that early referral to specialised burn centers does not only allow the possibility of a better treatment result for the patient, but is also an act of socioeconomic consciousness.

Key words: Burn treatment – Socioeconomic cost

Zusammenfassung. Die verzögerte Behandlung von brandverletzten Patienten führt nicht nur zu schlechteren medizinischen Ergebnissen, sondern auch zu deutlich erhöhten Kosten. Am Beispiel einer 2-Jahres-Analyse eines Schwerverbranntenzentrums werden die durchschnittlichen Kosten für verspätet zugewiesene Patienten (Intervallgröße 24 Stunden) berechnet und an einzelnen Beispielen erläutert. Der Mehrkostenfaktor betrug bei dieser Analyse DM 25 000/pro Patient. Diese Zahlen einer präliminaren Analyse weisen eindrucksvoll auf die Wichtigkeit einer vorzeitigen Behandlung in spezialisierten Einrichtungen hin, um so neben einem verbesserten medizinischen Behandlungsergebnis auch volkswirtschaftlich bewusst zu handeln.

Schlüsselwörter: Verbrennungsbehandlung – sozioökonomische Folgen

Ausgedehnte Weichteildefekte an der Hand

Eingriffe zur Resensibilisierung nach Weichteildefekten der Hand

H. Menke und G. Germann

Abteilung für Verbrennungen, Plastische und Handchirurgie, BG Unfallklinik Ludwigshafen,
Plastische und Handchirurgie der Universität Heidelberg, Ludwig-Guttmann-Straße 13, 67071 Ludwigshafen/Rh.

Restoration of Sensibility in Soft Tissue Defects of the Hand

Summary. Restoration of sensibility remains an integral part of reconstruction of soft tissue defects, especially in the palmar area of the digits. The advantages of local flaps are well known from the face area. Further treatment modalities include the cross finger, thenar, and advancement flaps. To provide more extensive volar defects of the thumb or other fingers, heterodigital neurovascular pedicle island flaps are used, which are mobilized from the ulnar border of the middle or ring finger, or from the dorsum of the index finger. Neurotization to the thumb ulnar nerve can help to overcome the problem of new corticosensory orientation. A reliable alternative in severe extended soft tissue injuries remain free flaps (toe pulp neurosensory, mini wrap around, first web flap).

Key words: Palmar hand defects – Sensation – Neurovascular flaps – Trauma

Zusammenfassung. Die Wiederherstellung der Sensibilität ist integraler Bestandteil einer modernen Versorgung von Weichteildefekten vor allem im palmaren Fingerbereich. Die Vorteile lokaler Lappenplastiken sind v. a. aus dem Gesichtsbereich bekannt. Weitere Möglichkeiten sind Cross-Finger-, Thenar- und Vorschiebelappen. Bei größeren Defekten im palmaren Fingerbereich werden heterodigitale neurovaskuläre Insellappen vom ulnaren Rand des Mittel- oder Ringfingers, alternativ vom dorsalen Zeigefingerbereich eingesetzt. Die Neurotisation, meist an den ulnaren Fingernerv des Daumens, kann das Problem der corticosensorischen Umorientierung überwinden helfen. Ausgedehntere Defekte erfordern den Einsatz freier Lappenplastiken (neurovaskulärer Zehenpulpa-, wrap around-, oder Interdigitalfaltenlappen).

Schlüsselwörter: palmare Handdefekte – Sensibilität – neurovaskuläre Lappen – Trauma

Die normale Hand und Greiffunktion erfordert eine ungestörte Empfindung und die Fähigkeit in der Hand gehaltene Gegenstände ohne Blickkontakt zu unterscheiden, der taktilen Gnosis. Eine intakte Sensibilität der Hand ist daher für ihre volle Funktionsfähigkeit unverzichtbar. An keiner Körperregion ist diese so gut ausgeprägt wie an den Fingern, v. a. der palmaren Fingerbeere. Die normale Unterscheidungsfähigkeit beträgt hier 3–6 mm.

Die Wiederherstellung der Sensibilität ist daher integraler Bestandteil einer modernen Versorgung von Weichteildefekten, vor allem im palmaren Fingerbereich. Für eine sensible Unterscheidung besonders wichtige Gebiete sind [18]:

- die ulnar-palmare Greiffläche des Daumenendgliedes und des distalen Grundgliedes,
- die radiale palmare Fläche des End- und Mittelgliedes der Finger II–IV, und
- die ganze ulnare palmare Fläche des Kleinfingers.

Entsprechend des Aufteilungsgebietes der sensiblen Handversorgung im palmaren Bereich handelt es sich v. a. um durch den N. medianus versorgte Areale.

Vorgehen bei Nervendefekten

Kurzstreckige Nervendefekte sollten innerhalb von 3 Wochen mit *Nerventransplantaten* versorgt werden (Spender N. cutaneus antebrachii medialis und lateralis, N. interosseus post., N. suralis). Defekte bis zu 5 mm können auch mit einem Venenkonduit überbrückt werden, das der Ausheilung als Leitschiene dient [4].

Lokale Lappenplastiken

Bei zusätzlichen Weichteildefekten steht heute eine ganze Reihe von Deckungsverfahren zur Verfügung, die einen sensiblen Weichteilverschluß ermöglichen.

Lokale Lappenplastiken erfüllen die Anforderungen an eine Defektdeckung in idealer Weise, wie dies vor allem aus der Gesichtschirurgie bekannt ist. Bei gleicher Hautqualität kann im Rahmen eines einzeitigen Vorgehens eine sensible Wundbedeckung erfolgen. Die Innervation erfolgt über den Lappenstil.

Abhängig von der Defektgröße gelangen Verschiebe-, Rotations-, Translation- und Dehnungslappenplastiken zur Anwendung. Diese lokalen Lappenplastiken sind für kleinere Defekte geeignet und vergrößern das Trauma im eigentlichen Defektbereich. Bekannt sind u. a. VY-Plastiken, erstmals an der medialen Fingerkuppe von Tranquili-Leali und an der lateralen Fingerkuppe von dem Frankfurter Chirurgen Geisendörfer eingesetzt [21, 6] und im Daumenbereich der Moberg-Lappen mit seinen vielfältigen Variationen [16] sowie der Thenarlappen [5]. Lediglich bei den Dehnungs- oder Vorschiebelappenplastiken ist eine definierte nervale Versorgung, die bei der Präparation bewußt geschont wird, vorhanden. Trotzdem ist die Sensibilität auch nach den anderen Deckungsverfahren hoch. Hierbei muss auf die Problematik einer objektivier- und reproduzierbaren Sensibilitätserhebung hingewiesen werden. Meist wird die statische 2-Punkte-diskrimination verwendet.

Neurovaskuäre Insellappen

Mehr intuitiv und in Unkenntnis des Prinzips axialer Lappenplastiken entwickelte Hilgenfeldt einen Lappen zur Defektdeckung im Fingerbereich, der die geltenden Längen-/Breitenverhältnisse der Random-pattern-Lappen verließ, und den Deckungsbereich regionaler Lappen beträchtlich erweiterte [10].

Die Weiterentwicklung führte zu heterodigitalen Insellappen [14, 7]. Im Hinblick auf mögliche Spenderareale ist darauf hinzuweisen, dass die sensible Versorgung auch auf der ulnaren Seite der Finger II–IV vergleichbar ist und damit mögliche Spender zur Verfügung stehen. Die Entnahme erfolgt üblicherweise von der ulnaren distalen Seite eines (Mittel- oder) Ringfingers, d. h. einer weniger bedeutsamen Sensibilitätsregion, um eine wichtigere Region zu ersetzen.

Die Verlagerung eines Insellappens innerhalb eines Versorgungsgebietes, i. d. R. des N. medianus, ist einer Umsetzung aus dem Ulnarisgebiet vorzuziehen (Abb. 1). Alternativ kann ein dorsaler Insellappen der Langfinger, meist dem Zeigefinger (selten Daumenrücken) verwendet wer-

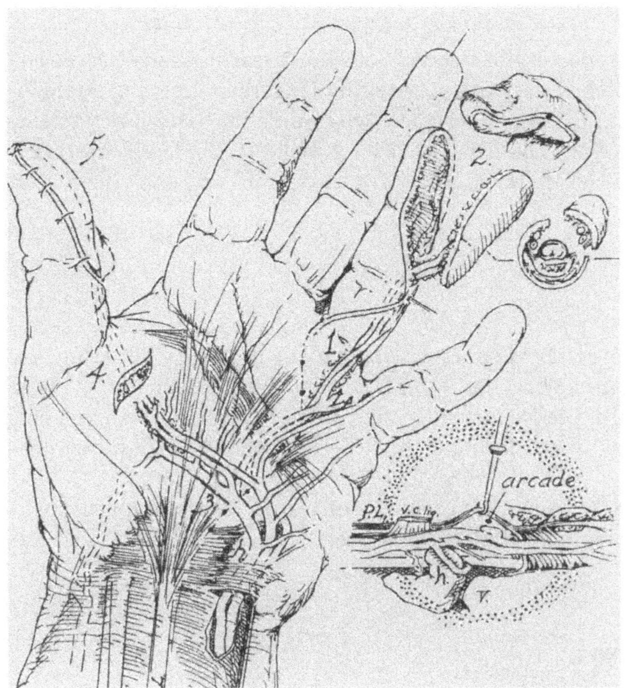

Abb. 1. Darstellung des Littler-Lappens von der ulnaren Seite des Ringfingers zur palmaren Defektdeckung am Daumen. Aus: Markley JM, Littler JW: The composite neurovascular skin island graft in surgery of the hand. In: Atlas of the Hand Clinics. 3 (2), S. 59–79, 1998; Hrsg. Levin LS, Germann G. WB Saunders Philadelphia

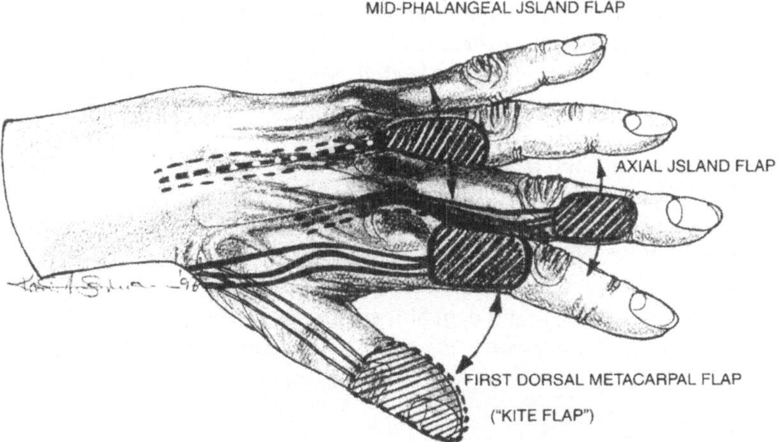

Abb. 2. Darstellung des antegraden dorsalen Insellappen. Aus: Germann G, Levin LS: Intrinsic flaps in the hand: New concepts in skin coverage. Techn Hand Surg 1: 38–61, 1997

den, v. a. bei kombinierter Ulnaris- und Medianusverletzung. Die Versorgung erfolgt über die dorsalen Metacarpalarterien. Allerdings ist die Hauttextur und Verteilung der sensorischen Rezeptoren abweichender als bei Verwendung palmarer heterodigitaler Insellappen. Diese weisen auch einen größeren Aktionsradius auf, verursachen aber ein größeres Trauma im palmaren Handbereich.

Retrograde digitale oder metacarpale Insellappen werden zur Defektdeckung im sensibel bedeutsamen palmaren Bereich seltener eingesetzt (Abb. 2).

Indikation und Kontraindikation

Die Indikation für neurovaskuläre Lappen ergibt sich bei Sensibilitätsverlust nach Nervenverletzung, Verlust des taktilen Weichgewebes, nach osteoplastischer Fingerverlängerung oder Fingertransplantation. Absolute Kontraindikationen bestehen bei Trauma im Bereich des versorgenden Gefäßstieles und peripherer AVK, relative bei Diabetes mellitus, Bindegewebserkrankungen, verminderter Sensibilität im Hebebereich, Bewegungseinschränkung und einem Alter über 45 Jahren.

Komplikationen

Die corticosensorische Umorientierung ist bei Erwachsenen schwierig und langwierig (Jugendliche frühestens 12–18 Monate, Erwachsene bis 8 Jahre), einem Phänomen, dem in der Literatur nur wenig Aufmerksamkeit zuteil wird. Die Neuorientierung entfällt bei Anschluß an den entsprechenden Fingernerven. Allerdings ist der Erfolg einer Nervenkoaptation auch mit zunehmendem Lebensalter begrenzt.

Zu den möglichen unangenehmen Nebenwirkungen gehören, v. a. bei den Dehnungslappenplastiken, Kälteintoleranz, Narbeninstabilität, Hyperästhesie, verminderte Sensibilität und Nageldeformität.

Freie neurovaskuläre Lappenplastiken

Die Verfeinerung mikrochirurgischer Techniken erlaubt auch den freien Gewebstransfer von neurovaskulären Insellappen aus dem Fußbereich als freier Pulpalappen [15], onychokutanem „wraparound"-Lappen [17], Zehenzwischenfaltenlappen oder freiem dorsalen Insellappen [20]. Der nervale Anschluß erfolgt an den N. medianus proximal einer Verletzung.

Dem Vorteil, intaktes Gewebe aus einem unverletzten Bereich zu verwenden und den Deckungsbereich zu erweitern, steht der höhere technische Aufwand und das höhere Risiko eines Lappenverlustes gegenüber.

Tabelle 1 gibt Ergebnisse neuerer Publikationen wieder.

Es zeigt sich, daß die Wiedererlangung der lokalen Sensibilität gemessen an der 2PD auch mit lokalen Lappenplastiken sehr gut zu erzielen ist. Die 2PD ist bei neurovaskulären Lappenplastiken nach lokalem Anschluß der Nerven offenbar besser. Dies entspricht auch der lokalen Sensibilität nach mikrochirurgisch angeschlossenen freien Lappenplastiken.

Im eigenen Krankengut (n = 36) konnten mit dem Moberg-Lappen auch unter Notfallbedingungen gute Ergebnisse erzielt werden [3]. 75% der Patienten hatten eine vergleichbare oder so-

Tabelle 1

Verfahren	Defekt	2PD (mm)	n	Follow-up	Autor
Thenarlappen	D 2, 3	6,5	20	21 Monate	2
Venkataswami	v. a. D 2, 3	3–6	25	8 Wochen	12
Moberg	D 1	5	13	81 Monate	8
Moberg	D 1	75% SW +/=	36	27 Monate	3
Littler IL	D 1	<6–8	17	>1 Jahr	11
Kite-flap	D 1	11	33/5	8 Monate	20
Retrograde IL	D 2–4	10 (6[a])	44	5 Monate	9
Plantaris med.	Dist. Phalanx	5	6		13
„wrap around"	D 1	10	12	32 Monate	1
„wrap around"	D 1	6–10	13	27 Monate	19

IL Insellappen; *SW* Semmes-Weinstein
[a] nach Nervenkoaptation

gar bessere Sensibilität im Vergleich zur Gegenseite. Bei den neurovaskulären Insellappen favorisieren wir den Kite-Flap, der in unseren Händen (n = 38) sowohl vom Hebedefekt und der Sicherheit als auch der erzielbaren Sensibilität überzeugte [20]. In fünf Fällen wurde er auch frei mikrochirurgisch angeschlossen.

Fazit

Sensible Ersatzoperationen stellen in der Hand des erfahrenen Handchirurgen einen Eingriff dar, die den Gebrauchswert bei sensibel eingeschränkten Zonen steigern. Indikationen sind vor allem Gefühlsdefizite am palmaren Daumen und Zeigefinger. Insellappen aus einem vom N. medianus versorgten Areal sind ulnarisinnervierten vorzuziehen. Die Wahl des Verfahrens erfolgt im Sinne einer schrittweisen Therapieeskalation. Diese führt von lokalen Lappenplastiken bei kleineren Defekten, über neurovaskuläre Insellappenplastiken bis hin zu mikrovaskulär angeschlossenen transponierten Lappen.

Literatur

1. Adani R, Cardon LJ, Castagnetti C, Pinelli M (1999) Distal thumb reconstruction using a min wrap-around flap from the great toe. J Hand Surg 24B: 4: 437–442
2. Barbato BD, Guelmi K, Romano SJ, Mitz V, Lernerle JPB (1996) Thenar flap rehabilitated: A review of 20 cases. Ann Plast Surg 37: 135–139
3. Baumeister S, Menke H, Tränkle M, Germann G (2000) Lokale Möglichkeiten zur Defektdeckung am Daumen. 117. Kongreß der Deutschen Gesellschaft für Chirurgie, Berlin 2.–6. 5. 2000
4. Chiu D, Stauch B (1990) A prospective clinical evaluation of autogenous vein grafts used as a nerve conduit for distal sensory defects of 3 cm or less. Plast Reconstr Surg 928–934
5. Gatewood A (1926) A plastic repair of finger defects without hospitalization (Letter). JAMA 87: 1479
6. Geissendörffer H (1943) Beitrag zur Fingerkuppenplastik. Zbl Chir 70: 1107–1108
7. Foucher G, Braum JB (1979) A new island flap transfer from the dorsum of the index to the thumb. Plast Reconstr Surg 63: 28–31
8. Foucher G, Delaere O, Citron N, Molderez A (1999) Long-term outcome of neurovascular palmar advancement flaps for distal thumb injuries. Br J Plast Surg 52: 64–68
9. Han S-K, Lee B-I, Kim W-K (1998) The reverse digital artery island flap: Clinical experience in 120 fingers. Plast Reconstr. Surg 101: 1006–1011
10. Hilgenfeldt O (1950) Operativer Daumenersatz. Enke, Stuttgart 1950
11. Kumta SM, Yip KM, Pannozzo A, Fong SL, Leung PC (1997) Resurfacing of thumb-pulp loss with a heterodigital neurovascular island flap using a nerve disconnection/reconnection technique. J Reconstr microsurg 13: 2, 117–122
12. Lanzetta M, Mastropasqua B, Chollet A, Brisebois (1995) Versatility of the homodigital triangular neurovascular island flap in fingertip reconstruction. J Hand Surg 20B: 824–829
13. Lee WPA, May JW Jr (1992) Neurosensory free flaps to the hand. Hand Clin 8: 465
14. Littler W (1953) The neurovascular pedicle method of digital transposition for reconstruction of the hand. Plast Reconstr Surg 12: 303–319
15. May JJ, Chait LA, Cohen et al. (1977) Free neurovascular flap from the first web of the foot in hand reconstruction. J Hand Surg 2A: 387
16. Moberg E (1955) Transfer of sensation. J Bone Jt Surg 37-A: 299
17. Morrison WA, MacLeod AM (1980) Thumb reconstruction with a free neurovascular wrap-around flap from the big toe. J Hand Surg 5: 575
18. O'Brien B (1965) Neurovascular pedicle transfer in the hand. Aust NZJSurg 35: 1
19. Tränkle M (1999) Podiumsdiskussion „Fingerkuppe und Fingernagel", 20. Symposium der DAH, Hannover 20.–23. 10. 1999
20. Tranquilli-Leali LE (1935) Riconstruzione dell'apice delle falangi ungeali mediante autoplastica volare peduncolata per scorrmento. Infort Traum Lavorno 1: 186–193

Dupuytren'sche Kontraktur. Indikation zur Operation

P. Haußmann

Handchirurgische Abteilung, DRK-Klinik Baden-Baden, Lilienmattstraße 5, 76530 Baden-Baden

Dupuytren's Contracture. Indications for Operative Treatment

Summary. The indication for operative treatment of Dupuytren's Contracture is always relative and never urgent. It depends (in decreasing importance) on the individual disability (in daily life, in occupational and in recreational activities), on the capacity (intelligence, age, associated diseases) and willingness (lack of time, indolence, nicotine or alcohol abuse) for postoperative handtherapy. It also depends on progression (rapid or slow, arrest), on the type of the hand (supple or indurated skin and soft tissue, sympathetic tone), on the course after previous operations (infection, skin necrosis, dystrophy, legal problems), on the localization (MP joint, PIP joint, thumb) and on the extent of the contracture (state of joint contracture, involvement of one or several fingers).

Key words: Dupuytren's Contracture – Indications for operative treatment

Zusammenfassung. Die Indikation zur Operation bei Dupuytren'scher Kontraktur ist immer relativ und nie dringlich. Sie richtet sich (in absteigender Wertigkeit) nach der individuellen Behinderung (im täglichen Leben, im Beruf, bei Freizeitaktivitäten), nach der Fähigkeit (Intelligenz, Lebensalter, Begleiterkrankungen) und Bereitschaft (Zeitmangel, Bequemlichkeit, Alkohol- oder Nikotinabhängigkeit) zur postoperativen Übungsbehandlung, nach der Progredienz (rasche oder langsame Zunahme, Stillstand), nach dem Handtyp (indurierter oder lockerer Weichteilmantel, vegetative Reizerscheinungen), nach dem Verlauf nach früheren Operationen (Infekt, Hautnekrose, Dystrophie, juristische Probleme), nach der Lokalisation (Fingermittelgelenke, Fingergrundgelenke, Daumen) und dem Ausmaß (Streckdefizit, Befall eines oder mehrerer Finger) der Kontraktur.

Schlüsselwörter: Dupuytren'sche Kontraktur – Indikation zur Operation

Einleitung

Die Dupuytren'sche Kontraktur ist eine gutartige, selten schmerzhafte, meist fortschreitende, manchmal schubweise verlaufende, fibroproliferative Erkrankung der Hand unbekannter Ursache. Eine ursächliche Behandlung mit dem Ziel, die Erkrankung zu beseitigen, ist deshalb nicht möglich. Aus diesem Grunde kann jede Behandlung, ob konservativ oder operativ, nur symptomatisch sein. Nach einer Behandlung ist ein Wiederauftreten der Krankheitserscheinungen entweder am Ort der Behandlung oder an anderer Stelle im Sinne eines Rezidives oder einer Ausbreitung grundsätzlich immer möglich.

Die Krankheitserscheinungen, die entweder für sich alleine oder häufiger in Verbindung miteinander Anlaß zu einer Behandlung geben, sind die fibromatotischen Knoten und Stränge sowie deren Auswirkungen auf die Beweglichkeit der Finger, auf den Zustand der Haut, auf die örtliche Schmerzempfindlichkeit und auf das Aussehen der Hand.

Die operative Behandlung der Dupuytren'schen Kontraktur ist technisch anspruchsvoll, zeitaufwendig und komplikationsträchtig. Postoperativ ist eine konsequente krankengymnastische Weiterbehandlung unabdingbar. Der Heilverlauf ist oft langwierig und schwierig. Die sich daraus ergebenden Ausfallzeiten bei Erwerbstätigen und die entsprechenden sozioökonomischen Kosten sind erheblich.

Ausgehend von diesen Grundvoraussetzungen und vor diesem Hintergrund muß die Indikation zur Operation gestellt werden.

Da es sich bei der Dupuytren'schen Kontraktur um eine immer gutartige und nie bedrohliche Erkrankung handelt, ist auch die Operationsindikation immer relativ und nie dringlich. Sie muß immer auf den Einzelfall abgestimmt sein und zahlreiche Gesichtspunkte, unter anderem auch die persönliche Erfahrung und Überzeugung des Operateurs, berücksichtigen.

Individuelle Behinderung

Das Ausmaß der individuellen Behinderung des Patienten durch die Erkrankung ist das wichtigste Kriterium für die Operationsindikation, wobei sich diese Behinderung sowohl im täglichen Leben, z. B. beim Händereichen zur Begrüßung, beim Anziehen eines Handschuhs oder Waschen des Gesichts, als auch im Beruf, z. B. bei der Handhabung von Werkzeugen, beim Bedienen von Maschinen oder Tastaturen, als auch bei Freizeitaktivitäten, z. B. beim Klavierspiel oder sonstigem Instrumentalspiel, auswirken kann.

Postoperative Übungsbehandlung

Wenn solche Behinderungen vom Patienten nicht spontan angegeben werden, besteht für mich zunächst keine Operationsindikation, da die wesentliche Motivation für eine konsequente Mitarbeit in der postoperativen Übungsbehandlung fehlt. Diese ist das nächstwichtige Indikationskriterium. Die Fähigkeit zur postoperativen Übungsbehandlung kann durch eine mangelhafte geistige Leistungsfähigkeit, durch das Lebensalter und durch Begleiterkrankungen beeinträchtigt sein. Doch nicht jeder, der zur postoperativen Übungsbehandlung fähig ist, ist auch bereit dazu. Mancher hat dafür keine Zeit oder glaubt, keine Zeit zu haben, für andere ist die Nachbehandlung zu aufwendig, zu anstrengend oder einfach lästig und wieder andere lassen sich nur allzu gerne von den mühsamen Bewegungsübungen durch ihre meist offensichtliche Nikotin- oder häufig verdeckte Alkoholabhängigkeit abhalten.

Krankheitsverlauf vor der Operation

Der bisherige Verlauf der Erkrankung ohne Behandlung ist ein weiterer Gesichtspunkt, der bei der Operationsindikation berücksichtigt werden muß. Dieser kann manchmal nach den anamnestischen Angaben des Patienten abgeschätzt, aber viel besser durch eigene Kontrolluntersuchungen mit Messung und Dokumentation des Streckdefizits in jährlichem Abstand objektiviert werden. Dadurch läßt sich eine rasche oder langsame Zunahme der Kontrakturen oder der (meist nur vorübergehende) Stillstand der Erkrankung nachweisen.

Genauso wichtig ist der Befund und der Verlauf nach früheren Operationen. Intraoperative Komplikationen, wie Verletzungen der Gefäß-Nervenbündel oder der Ringbänder sowie postoperative Komplikationen, wie Hautnekrose, Infekt oder Dystrophie, beeinflussen die Indikation zur Operation an sich oder die zu einem bestimmten alternativen Operationsverfahren, wie Lappenplastik, Arthrodese oder Fingeramputation. Juristische Auseinandersetzungen nach früheren (meist andernorts durchgeführten) Operationen sollten Anlaß sein, zu versuchen, sich mit dem Voroperateur in Verbindung zu setzen, bevor man endgültig zur Operationsindikation Stellung nimmt.

Handtyp

Für die Prognose des Heilverlaufes und damit für die Operationsindikation spielt der sog. Handtyp, d. h. die Form und die Weichteilbeschaffenheit der Hand eine wichtige Rolle. So ist bei groben, quadratischen Händen mit induriertem Weichteilmantel eher mit einem protrahierten postoperativen Ödem mit nachfolgender Weichteilfibrose und entsprechender Bewegungseinschränkung zu rechnen, als bei schlanken Händen mit lockerer und geschmeidiger Weichteilbedeckung. Vegetative Reizerscheinungen, wie Hyperhidrosis, Akrozyanose oder Neigung zu Raynaud-Anfällen sind prognostisch ungünstige Zeichen hinsichtlich einer postoperativen Reflexdystrophie.

Zustand der Haut

Die Beschaffenheit der Haut kann die Indikation zur Operation beeinflussen, wenn sich bei starker oder lange bestehender Beugekontraktur Mazerationen in den Hohlhandfurchen oder Zwischenfingerfalten entwickelt haben. Hier muß entweder die Operation aufgeschoben werden, bis die Dermatitis durch eine Lokalbehandlung abgeheilt ist oder es muß ein zweizeitiges operatives Vorgehen gewählt werden, indem zunächst die Stränge in der Hohlhand durchtrennt werden, damit die Dermatitis überhaupt behandelt werden und später die Radikaloperation folgen kann.

Lokalisation des Kontrakturgewebes

Die Lokalisation der Knoten und Stränge spielt für die Indikation und den Operationszeitpunkt eine wichtige Rolle. So kann bei einem Kontrakturstrang in der ersten Interdigitalfalte oder am Daumen mit der Operation durchaus noch zugewartet werden, da die durch den Strang bedingte Behinderung meist gering ist. Die Beugekontraktur eines Fingergrundgelenkes muß nicht so bald wie möglich beseitigt werden, da die Erfolgsaussichten einer späteren Operation wegen der fehlenden Verkürzung der Seitenbänder noch genauso gut sind. Anders verhält es sich bei einer Beugekontraktur der Mittelgelenke. Hier sollte mit der Operation nicht lange zugewartet werden, da sich bei weiterer Zunahme der Beugestellung sowohl die Seitenbänder, als auch die palmare Platte verkürzen. Nicht selten ist dann eine aufwendige Arthrolyse erforderlich, die ihrerseits Ursache für eine spätere durch Gelenkkapselvernarbungen bedingte Beugekontraktur sein kann. Besonders häufig ist dies am Kleinfinger der Fall.

Form des Kontrakturgewebes

Die Form des Kontrakturgewebes sollte ebenfalls bei der Operationsindikation berücksichtigt werden. So sprechen scharf begrenzte, vorspringende, sehnenähnliche Stränge für faserreiches, zellarmes Kontrakturgewebe mit ruhender oder geringer Proliferationstendenz. In diesen Fällen ist das funktionelle Behandlungsergebnis zumeist gut und die Rezidivneigung gering.

Flächenhafte, unregelmäßig verteilte, manchmal livide verfärbte und druckempfindliche Knoten, oft kombiniert mit sog. Fingerknöchelpolstern und/oder einer Plantarfibromatose sprechen für zellreiches Kontrakturgewebe mit erhöhter Proliferationstendenz, die durch einen operativen Eingriff noch verstärkt werden kann. Die Neigung zu Rezidiven und zur Ausbreitung auf bisher nicht erkrankte Handabschnitte ist erhöht.

Beugekontraktur

Das Ausmaß der Beugekontraktur allein hat für die Operationsindikation eine geringere Bedeutung als die bisher erwähnten Gesichtspunkte. Sofern diese nicht schon die Operationsindikation rechtfertigen, kann man als groben Anhaltspunkt eine alleinige Beugestellung der Fingergrundgelenke von 60 Grad und mehr und allein der Mittelgelenke von 30 Grad und mehr als Operationsindikation ansehen.

Lebensalter und Allgemeinzustand

Das Lebensalter und der Allgemeinzustand alleine beeinflussen die Operationsindikation wie bei jedem anderen Wahleingriff, wo im Wesentlichen anästhesiologische Gesichtspunkte eine Rolle spielen.

Geschlecht

Ob das Geschlecht die Prognose und damit die Operationsindikation beeinflußt, vermag ich nicht zu beurteilen. Die oft geäußerte Ansicht, daß das Behandlungsergebnis bei Frauen schlechter sei als bei Männern, kann ich nicht bestätigen, vorausgesetzt die vorgenannten Gesichtspunkte wurden berücksichtigt.

Ästhetik

Das Aussehen der an Dupuytren'scher Kontraktur erkrankten Hand, das möglicherweise von Frauen häufiger bemängelt wird als von Männern, stellt für sich alleine keine Operationsindikation dar.

Schmerzen

Schmerzen bei Dupuytren'scher Kontraktur sind immer ein Warnzeichen und haben meist andere Ursachen, nach denen gesucht werden muß, wie begleitende Nervenkompressionssyndrome, Tendovaginose, Arthrose der Fingergerlenke oder der Halswirbelsäule. Das Kontrakturgewebe selbst ist nicht schmerzempfindlich, da es keine entsprechenden Rezeptoren enthält. Indirekt kann es Schmerzen hervorrufen durch entzündliche Begleitreaktion der Haut über aktivem, stark proliferierendem Kontrakturgewebe oder durch einen harten Knoten an einer druckbelasteten Stelle in der Hohlhand. Nur dieser stellt bei Beeinträchtigung eine Operationsindikation dar.

Schlußfolgerungen

Eine **eindeutige** Operationsindikation besteht bei störender funktioneller Beeinträchtigung durch gut abgegrenzte, knotige Stränge, unabhängig vom Ausmaß der Kontraktur, außerdem bei

nachgewiesen progredienter Beugekontraktur, vor allem der Fingermittelgelenke auch ohne aktuelle Behinderung, sowie bei Mazeration der Haut bei fortgeschrittener Kontraktur.

Fraglich ist die Operationsindikation, wenn der Patient trotz Beugekontraktur nicht behindert ist, wenn der Weichteilmantel derb und unnachgiebig ist oder wenn flächenhafte, unscharf
begrenzte, multiple Knoten vorliegen.

Keine Operationsindikation besteht bei Schmerzen (Ausnahme s. o.), bei asymptomatischen
Knoten oder Strängen, bei ausschließlich ästhetischer Beeinträchtigung und bei offensichtlicher
Kooperationsunfähigkeit, aus welchen Gründen auch immer.

Grundsätzlich soll die Indikation zur Operation der Dupuytren'schen Kontraktur nicht über-
stürzt gestellt werden. Der Operateur sollte möglichst den Vorteil einer nicht dringlichen Operation nutzen und den Krankheitsverlauf durch Kontrolluntersuchungen beobachten. Dadurch
bietet sich ihm auch die Gelegenheit, sich ein Bild von der Persönlichkeit des Patienten zu machen und dieser kann zu seinem künftigen Operateur ein Vertrauensverhältnis aufbauen, was sowohl die Motivation verstärkt, als auch zumindest das subjektive Behandlungsergebnis günstig
beeinflußt.

Literatur beim Verfasser.

Dupuytren'sche Kontraktur – Alternative Therapie

H. Piza-Katzer und M. Rhomberg

Universitätsklinik für Plastische und Wiederherstellungschirurgie, Anichstraße 35, 6020 Innsbruck, Österreich

Dupuytren's Disease – Alternative Therapy

Summary. We report about surgical and non-surgical alternative procedures for Dupuytren's disease. Surgical procedures are resection of tissue only-distal of the flexion crease of the hand, and Z-plasties of the skin including the Dupuytren's cord, to lessen tension. Non-surgical procedures may be enzymatic by injection of trypsin-hyaluronidase-lidocaine, superoxiddismutase and collagenase. Other non-surgical procedures are vitamine E, steroids, gamma-interferon, radiation, ultrasonic therapy and shock wave therapy. The results of all these therapies must be seen in comparison to the natural course of the disease. Non-surgical alternative procedures are effective only if they are applied in early stages of the disease.

Key words: Surgical alternative – Non-surgical alternative – Early stage of Dupuytren's disease – Natural course of disease

Zusammenfassung. An chirurgischen Alternativmaßnahmen werden die auf dem formalgenetischen Konzept beruhende Resektion des lediglich distal der queren Hohlhandfurche liegenden pathologischen Gewebes, als auch die Unterbrechung des Längszuges durch Z-Plastiken der Dupuytren'schen Stränge, erwähnt. Im weit größeren Spektrum der konservativen Maßnahmen berichten wir über die Ergebnisse der enzymatischen Therapie mit Trypsin-Lidocain-Hyaluronidase, Superoxiddismutase und Kollagenase, über die orale Applikation von Vitamin E, die lokale Anwendung von Kortikosteroiden und Gamma-Interferon, sowie über die Ergebnisse der Strahlentherapie, Ultraschall- und Stoßwellenbehandlung. Der Therapieerfolg muß immer im Vergleich zum natürlichen Krankheitsverlauf gesehen werden. Insbesondere bei den konservativen Alternativmaßnahmen sind die besten Ergebnisse im Frühstadium zu erzielen.

Schlüsselwörter: Chirurgische Alternative – konservative Alternative – Frühstadien der Dupuytren'schen Kontraktur – natürlicher Krankheitsverlauf

An Alternativmaßnahmen bei der Behandlung der Dupuytren'schen Kontraktur muß prinzipiell zwischen chirurgischen und konservativen differenziert werden, wobei die konservativen Maßnahmen bei weitem überwiegen.

Eine **chirurgische** Alternativmaßnahme beruht auf dem Konzept der Bindegewebsneubildung, dem sogenannten formalgenetischen Konzept [9]. Daraus leitet sich ein limitiertes Operationsverfahren ab, bei welchem die pathologisch veränderten Fasern distal der queren Hohlhandbeugefurche reseziert und die Palmaraponeurose selbst belassen wird. Von 95 so operierten Patienten wurden 72 einer Nachuntersuchung nach einem Beobachtungszeitraum von mehr als 5 Jahren unterzogen. In 47% zeigten sich erkrankungsfreie Hände, in 29% ein geringes Fortschreiten der Erkrankung. Rezidive mit befriedigender Funktion waren in 14% und Rezidive mit schlechter Funktion in 10% aufgetreten.

Bei einer weiteren chirurgischen Alternativmaßnahme wird im Bereich der distalen queren Hohlhandfurche eine Z-Plastik der Haut unter Miteinbeziehung von Subkutangewebe und Dupuytren'schem Strang durchgeführt [14]. Eine zweite solche Z-Plastik wird zusätzlich im Fingergrundgelenksbereich bei einem zentral über der proximalen Phalange verlaufenden Strang gemacht. Läuft der Strang seitlich, so wird die Z-Plastik der Hohlhand mit einer Fasziektomie des Fingers kombiniert. Kontrakturen des PIP-Gelenks werden durch Fasziotomien gelöst. Z-Plastiken benachbarter Finger müssen wegen Gefährdung der Durchblutung eventuell in einer zweiten Operation durchgeführt werden. Durch diese Maßnahmen soll es neben der Kontrakturlösung zu einer Spannungsverminderung und zu einer Aufweichung der Stränge kommen. Von 38 operierten Patienten wurden 16 nach einem Intervall von zwei Jahren nachuntersucht. Lediglich in einem Fall wurde ein Rezidiv festgestellt. Sämtliche Beugekontrakturen in den Grundgelenken wurden korrigiert.

An **konservativen** Maßnahmen finden sich in der Literatur viele Arbeiten über diverse *enzymatische Therapien*:

Bassot [1] führte 1969 an 34 Patienten eine Injektion von Hyaluronidase, Trypsin, Lidocain, Alpha-Chymotrypsin und Thiomucase in den Dupuytren'schen Strang durch. 15 Minuten später wurde die Kontraktur aufgedehnt, dann für 48 Stunden eine Gipsschiene angelegt, gefolgt von einer intensiven Bewegungstherapie. Über Nachbeobachtungszeit und Langzeitergebnisse liegen keine Informationen vor.

Hueston [4] injizierte lediglich Hyaluronidase, Trypsin und Lidocain, dehnte nach 15 Minuten die Gelenke auf, legte eine Gipsschiene für 2–5 Tage an, gefolgt von Bewegungstherapie. Auch über diese 12 Patienten wurden keine Ergebnisse publiziert.

McCarthy [8], welcher dieselbe enzymatische Mischung wie Hueston verwendete, berichtet bei 14 Patienten nach einer Beobachtungszeit von 6,5 Jahren über eine 50%ige Rezidivrate bereits nach 2–3 Jahren. Neuerkrankungen finden sich in 30% der Fälle. Als Komplikationen sind in vier Fällen lokale Schwellungen und in einem Fall als Folge einer Infektion eine Fingeramputation zu berichten.

Bei der intralaesionalen Kollagenaseinjektion [5] ist präoperativ unbedingt eine Sonographie zur Tiefenbestimmung der Beugesehnen zur Vermeidung einer Injektion in die Sehnen durchzuführen. Hurst führte bei den ersten 35 Patienten eine Dosissteigerung von 300 bis 9600 IE durch, injizierte dann bei weiteren 29 Patienten jeweils 10 000 IE. Die Kollagenase ist im Bereich der MP-Gelenke in 0,25 ml, im Bereich der PIP-Gelenke in 0,20 ml NaCl und CaCl verdünnter Lösung anzuwenden. Die Behandlung wird ambulant durchgeführt, die Wirkungsdauer beträgt vier Tage. Nach einer Woche wird mit den Bewegungsübungen begonnen, ein Streckquengel ist nachts für weitere vier Monate zu tragen. Nach einer Nachbeobachtungszeit von neun Monaten wurden die Ergebnisse im Bereich der MP-Gelenke in 90%, jene im Bereich der PIP-Gelenke in 66% als exzellent beschrieben. Die in sieben Fällen aufgetretenen Rezidive wurden erfolgreich durch Reinjektionen behandelt.

Superoxiddismutase (Orgotein) [17] ist ein Cu-Zn haltiges Enzym. Der Wirkungsmechanismus beruht auf der Inaktivierung der Superoxidradikale. Die Injektion erfolgt einmal wöchentlich in einem Gemisch von 1:1 mit Xylanest 1%. Die Therapiedauer ist mit 12 Wochen festgesetzt. Von den therapierten 24 Patienten wurden 22 nach einem Intervall zwischen 2,5 und 3,25 Jahren nachuntersucht. Zu einer Progression der Erkrankung mit Streckdefizit (27%) und Verdickung/Verhärtung der Knoten (14%) war es in 41% der Fälle gekommen. In 32% war eine Regression mit Verkleinerung und Weicherwerden der Stränge und Knoten zu beobachten, in 27% blieb der Befund unverändert.

In einer Studie über Dimethylsulfoxid von Vuopala [16] war keinerlei Unterschied gegenüber dem natürlichen Verlauf der Erkrankung ersichtlich.

Neben den enzymatischen Therapien kommen des weiteren folgende nichtoperative Alternativmaßnahmen zur Anwendung:

Vitamin E: Steinberg [13] berichtete bereits 1951 über seine Ergebnisse mit Vitamin E. Er empfahl initial die Einnahme von 600 mg Vitamin E/Tag, die Erhaltungsdosis wurde mit 50 mg/Tag angegeben. Die Ergebnisse dieser Studie waren umstritten. Dahmen [2] stellte drei Patienten mit Beobachtungszeiträumen von 3, 11 und 20 Jahren vor. Diese hatten jeweils 100–200 mg Vitamin E täglich eingenommen. Im Stadium 1 konnte damit ein Fortschreiten der Erkrankung über diese langen Beobachtungszeiträume hinweg verhindert werden. Sobald jedoch die Einnahme unterbrochen wurde, stellten sich subjektive Beschwerden ein. Der Behandlungserfolg dürfte altersabhängig sein.

Kortikosteroide können sowohl intraläsional als auch perkutan angewendet werden [15]. Eine Besserung konnte lediglich im Stadium 1 nachgewiesen werden, fortgeschrittene Stadien hingegen zeigten sich therapieresistent.

Gamma-Interferon: 1993 wurden Ergebnisse über die lokale Anwendung von Gamma-Interferon publiziert [12]. Die Injektion von 200 µg erfolgte zweimal wöchentlich über vier Wochen unter oraler antiphlogistischer Abschirmung direkt in die Stränge und Knoten an Händen und Füßen. Es wurden lediglich Patienten im Stadium 1 behandelt, die Nachbeobachtungszeit betrug nur vier Monate. Während dieser Zeit kam es zu einem Sistieren der subjektiven Symptome und zu einer Rückbildung der Hautveränderungen. Als Nebenerscheinungen traten in 50% grippeartige Symptome mit Kopfschmerzen, subfebrilen Temperaturen und Myalgien auf. Histologisch war eine verminderte Aktinfilamentproduktion ersichtlich.

Radiotherapie: In einer großen Studie an 142 Patienten wurde eine Orthovolt-Radiotherapie mit 3 Gy/Tag über fünf Tage, mit einer Wiederholung nach sechs Wochen durchgeführt [6]. In 49% bestand ein Stadium 1 nach Iselin, in 51% ein höheres Stadium. 57 Patienten wurden mit einer Beobachtungszeit von fünf Jahren nachkontrolliert. In 77% zeigten sich eine Rückbildung oder eine Stabilität der Erkrankung, in 23% war es zu einer Progression gekommen. Neuerkrankungen wurden in 14% festgestellt. Als Nebenwirkungen fanden sich Erytheme (43%), Dermatitiden (10%) und Atrophien sowie Fibrosen der Haut (13%). Zu einer Tumorinduktion war es während dieser fünf Jahre nie gekommen.

Die *Ultraschalltherapie* wurde in einer Studie an 8 Patienten [7] in jedem Stadium der Dupuytren'schen Kontraktur angewendet, auch als adjuvante Therapie postoperativ. Die Behandlungen mit 1 MHz- und 3 MHz-Schallköpfen wurden einmal wöchenlich für jeweils 4–10 Minuten im Wasserbad durchgeführt. Insgesamt waren 3–12 Behandlungen erforderlich. In den meisten Fällen wurde ein Weicherwerden der Knoten, eine Kontrakturminderung und eine Schmerzlinderung beobachtet. Die besten Ergebnisse erzielte man in Frühstadien, in einzelnen Fällen bestand eine Therapieresistenz. Insbesondere wurde auf die Vermeidung von passiven Bewegungen wegen der dabei entstehenden Gewebsmikrotraumen und der dadurch verzögerten Wiederherstellung hingewiesen.

Vor drei Jahren wurde anläßlich eines Kongresses über die ersten Ergebnisse der Dupuytrenbehandlung mittels *Stoßwellentherapie,* welche sich auf dem Feld der Urologie und Orthopädie bereits etabliert hat, berichtet [3]. Von den 25 Patienten mit Befall der Hände und 15 Patienten mit Befall der Füße konnte jedoch nicht über einen signifikanten Therapieerfolg berichtet werden.

Nicht direkt als alternative Therapie, jedoch als **zur Operation vorbereitende, alternative Maßnahmen** finden noch zwei Publikationen Erwähnung:

Messina [10] führt mittels Fixateur externe eine kontinuierliche Dehnungstherapie der kontrakten Finger durch. Damit soll einerseits bei schwerer Kontraktur eine gewisse Hautdehnung zur Vermeidung späterer Hautnekrosen oder Einbringen von Hauttransplantaten erzielt, andererseits eine mögliche Fingeramputation vermieden werden. Dieser invasive Dehnungserfolg kann auch durch die intermittierende pneumatische Extension ohne Operation erzielt werden [11].

Zusammenfassung

Es stehen eine Vielfalt von alternativen, chirurgischen und konservativen Therapien bei dieser doch recht häufigen Erkrankung zur Verfügung. Bei den chirurgischen alternativen Möglichkeiten muß die Operationsmethode von A. Meinel überdacht und in einer prospektiven Untersuchung geprüft werden. Bei den konservativen Methoden fällt auf, daß sie alle im frühen Stadium der Erkrankung ihre Anwendung fanden, das heißt jedoch, daß der spontane Verlauf nicht oder nur kaum Berücksichtigung fand. Da jeder Therapieerfolg unabhängig vom natürlichen Verlauf der Erkrankung erfaßt werden muß, sollte auch hier eher prospektiv in einem fortgeschrittenen Stadium der Dupuytren'schen Erkrankung eine Studie erfolgen.

Literatur

1. Bassot J (1969) Traitement de la maladie de Dupuytren par exerese pharmaco-dynamique bases physio-biologiques. Technique. Statistique de 34 interventions. Gazette des Hopitaux 16:557
2. Dahmen G, Kerckhoff F (1966) Möglichkeiten und Grenzen der konservativen Behandlung der Dupuytrenschen Kontraktur. Med Mschr 20:297
3. Heist (1997) Kongreßbeitrag London
4. Hueston JT (1971) Enzymatic Fasciotomy. Hand 3:38
5. Hurst LC, Badalamente MA (1999) Nonoperative treatment of Dupuytren's disease. Hand Clinics 15:97
6. Keilholz L, Seegenschmiedt MH, Born AD, Sauer R (1997) Radiotherapie im frühen Stadium des Morbus Dupuytren. Strahlenther Onkol 173:27
7. Markham DE, Wood MR (1980) Ultrasound for Dupuytren's Contracture. Physiotherapy 66:55
8. McCarthy DM (1992) The long-term results of enzymatic fasciotomy. J Hand Surg 17B:356
9. Meinel A (1999) Morbus Dupuytren: Neue Aspekte zu Formalgenese und Operationsprinzip. Handchir Mikrochir Plast Chir 31:339
10. Messina A, Messina J (1993) The continuous elongation treatment by the TEC device for severe Dupuytren's contracture of the fingers. Plast Reconstr Surg 92:84
11. Piza-Katzer H, Herczeg E, Aspek R (2000) Präoperative intermittierende pneumatische Extensionsbehandlung bei Dupuytrenscher Kontraktur im Stadium III und IV. Handchir Mikrochir Plast Chir 32:33
12. Pittet B, Rubbia-Brandt L, Desmouliere A, Sappino AP, et al. (1994) Effect of gamma-interferon on the clinical and biologic evolution of hypertrophic scars and Dupuytren's disease: An open pilot study. Plast Reconstr Surg 93:1224
13. Steinberg CL (1946) The new method of treatment of Dupuytren's contracture, a form of fibrositis. Med Clin North America, Pediatrica 221
14. Thurston AJ (1987) Conservative surgery for Dupuytren's contracture. J Hand Surg 12B:329
15. Viljanto JA (1973) Dupuytren's contracture: A review. Seminars in Arthritis and Rheumatism 3:155
16. Vuopala U, Kaipainen W (1971) DMSO in the treatment of Dupuytren's contracture. A therapeutic experiment. Acta Rheum Scand 17:61
17. Weinzirl G, Flügel M, Geldmacher J (1993) Fehlen der Effektivität der alternativ nichtchirurgischen Behandlungsverfahren bei Morbus Dupuytren. Chirurg 64:492

Dupuytrensche Kontraktur – Postoperative Behandlung und Ergebnisse

H. Krimmer

Klinik für Handchirurgie, Rhönklinikum, Salzburger Leite 1, 97616 Bad Neustadt/Saale

Dupuytren's Contracture – Postoperative Treatment and Results

Summary. Postoperative mobilization and control following release of Dupuytren's contracture represents a main part of the final postoperative result. Early mobilization, especially for complete extension in the PIP-joint, is essential. In case of severe preoperative contracture in the PIP-joint (more than 60°), static and dynamic splinting should be regarded as general treatment to prevent early contracture.

Key words: Dupuytren – Postoperative treatment – Splinting – PIP-contracture

Zusammenfassung. Die postoperative Überwachung und konsequente Nachbehandlung ist für das Ausheilungsergebnis nach Operation einer Dupuytrenschen Erkrankung unverzichtbar. Der frühzeitigen Mobilisierung mit dem Ziel der aktiven Streckung insbesondere im Mittelgelenk kommt entscheidende Bedeutung zu. Bei ausgeprägten Beugekontrakuren des Mittelgelenkes von mehr als 60° sollte grundsätzlich eine Schienenbehandlung mit statischer und dynamischer Anordnung für die Streckung durchgeführt werden.

Schlüsselwörter: Dupuytren – postoperative Behandlung – Schienen – Mittelgelenkskontraktur

Das Ziel der postoperativen Behandlung nach operativer Entfernung des Kontrakturgewebes besteht in erster Linie darin, das intraoperativ zugewonnene Bewegungsausmaß aufrechtzuerhalten und einer erneuten frühzeitigen Kontraktur vorzubeugen. Hämatombildung in der Hohlhand, anhaltende Schwellungszustände, hypertrophe Narbenbildung und überschießende Schmerzreaktionen bis zur sympathischen Reflexdystrophie können die postoperative Mobilisierung stören und zu erneuter Beugekontraktur führen. Um ein gutes klinisches Ergebnis zu erzielen ist daher neben der sorgfältigen Indikationsstellung und operativen Technik eine postoperative Verlaufskontrolle mit konsequenter Analyse und Behandlung dieser Störfaktoren von entscheidender Bedeutung.

Probleme und therapeutisches Konzept

Hämatom

Ein Hämatom der Hohlhand das über Organisation und Resorption aufgelöst wird kann den Heilverlauf erheblich verzögern. Diese Gefahr besteht kaum wenn lediglich distal der

Hohlhandfurche operiert oder die Hohlhandinzision nach McCash offengelassen wird. Bei sehr ausgedehnter Präparation in der Hohlhand mit primärem Wundverschluss muß daher entsprechend Vorbeugung getroffen werden. Die alleinige Plazierung einer Redondrainage mit lockerem Verband ist oft nicht ausreichend, da sie nicht selten thrombosiert und so erneute Blutungen in der postoperativen Phase infolge Bewegung nicht ausreichend drainiert werden. Bewährt hat sich hier ein kontinuierlicher Kompressionsverband bis zum zweiten postoperativen Tag, der aus Stahlwolle in der Hohlhand und einer dorsalen Gipsschiene besteht. Hierdurch ist eine gleichmäßige Kompression gewährleistet und zusätzlich werden die Finger in der jetzt gewünschten Streckung gehalten. Besondere Aufmerksamkeit muß auch dem rechtzeitigen Absetzen von Thrombocytenaggregationshemmern, in erster Linie Acetylsalicylsäure, gewidmet werden. Dies sollte mindestens eine Woche vor dem geplanten Eingriff erfolgen und gegebenenfalls durch einen speziellen Gerinnungstest kontrolliert werden.

Schwellung – Bewegungsstörung – Schienenbehandlung

Nach Abnahme des Verbandes am zweiten postoperativen Tag sollte mit krankengymnastischer Übungsbehandlung begonnen werden. Neben der intraoperativ erzielten Streckung, die vom Operateur unbedingt dokumentiert werden sollte, darf die Beugung im weiteren Verlauf nicht vernachlässigt werden, da in der Regel der Faustschluss präoperativ ungestört möglich war. Durch konsequentes Üben in aufrechter Position kann das Gewebsödem erheblich reduziert werden. Anhaltende Schwellungen können durch Kühlen, sofern keine arteriellen Störungen bestehen, und dosierte Kompression angegangen werden. Ein Kompressionshandschuh sollte erst in der späteren Phase in Erwägung gezogen werden, wenn die Wundverhältnisse stabil sind. Hierbei muss unbedingt ein Kompressionspolster in die Hohlhand eingearbeitet werden um einen guten Sitz zu gewährleisten.

Ist eine aktive Streckung vor allem im Mittelgelenk nur unzureichend möglich und besteht die Tendenz zur erneuten Beugekontraktur sollte frühzeitig eine Schienenbehandlung erfolgen. Bewährt hat sich eine statische Lagerungsschiene, die in der Hohlhand abgestützt wird und somit den Finger im Mittelgelenk in der maximal möglichen Streckung hält (Abb. 1). Zeichnet sich ein längerer Verlauf ab sollte zusätzlich eine dynamische Schiene im Wechsel getragen werden (Abb. 2).

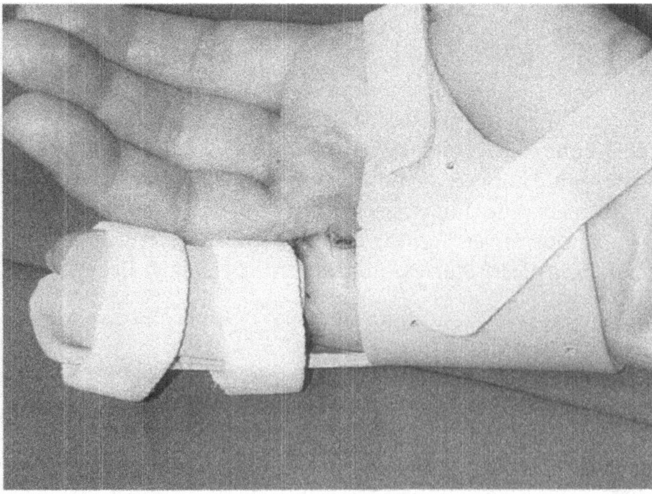

Abb. 1. Statische Lagerungsschiene zur Streckung im PIP-Gelenk

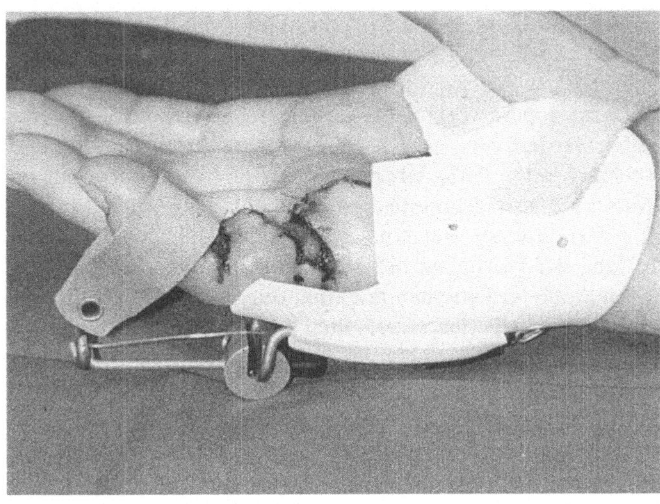

Abb. 2. Dynamische Lagerungsschiene zur Streckung im PIP-Gelenk

Hypertrophe Narbenbildung

Neben allgemeiner Wundpflege mit ausreichender externer Fettversorgung der meist sehr trockenen Haut, kann hier eine Silikonfolie ab ca. dritter bis vierter Woche angewandt werden. Diese wird entsprechend dem Narbenverlauf zurechtgeschnitten und kontinuierlich über zwei bis drei Monate getragen, wobei eine Erneuerung alle ein bis zwei Wochen erforderlich wird. Über der lokalen Narbenmassage sollte die eigentliche Krankengymnastik nicht vernachlässigt werden. Ergänzend kann sofern zur Verfügung auch Ultraschall angewandt werden. Trotz allem sollte der natürliche Verlauf der Narbenbildung nicht vergessen werden, der in der Mehrzahl über ein halbes Jahr dauert und auch physiologisch nach dieser Zeit zu einer Erweichung der Narbe führt.

Algodystrophie

Eine überschießende Schmerzreaktion geht mit ausgeprägten Bewegungsstörungen einher. Durch den frühzeitigen Beginn mit Krankengymnastik und der Behandlung des Gewebsödems kann einer Heilentgleisung bis zur sympathischen Reflexdystrophie bzw. nach der neuen Nomenklatur, einem chronischen regionalen Schmerzsyndrom, in vielen Fällen vorgebeugt werden. Ist jedoch eine Mobilisierung wegen des in den Vordergrund rückenden Schmerzes kaum mehr möglich und wird als Leitsymptom ein Brennschmerz angegeben, müssen zusätzliche Maßnahmen der Schmerztherapie eingesetzt werden. Medikamentös sollten Analgetika aus der Opioidklasse verordnet werden, da reine Antiphlogistika meist keine Wirkung zeigen. Ist dies nicht ausreichend kann durch Stellatumblockaden ergänzt durch lokale Opioidgaben an den Grenzstrang (GLOA) oder auch Guanethidinblockaden der circulus vitiosus aus Schmerz, Bewegungsstörung und Schwellung unterbrochen werden. In sehr ausgeprägten Situationen ist in der Initialphase um eine Bewegungstherapie zu ermöglichen befristet auch der Einsatz eines Plexuskatheters zu erwägen.

Ergebnisse

Für die Beurteilung postoperativer Ergebnisse nach Dupuytrenscher Kontraktur ist die präoperative Ausgangssituation entscheidend. Da zahlreiche Variablen wie Ausmaß der Erkrankung,

Operationszeitpunkt, operative Technik und Aggressivität der Erkrankung von Bedeutung sind, ist eine Vergleichbarkeit größerer Gruppen schwierig. Ein besonderes Problem stellt die fortgeschrittenen Kontraktur des Mittelgelenkes dar. Welche Verbesserung der Streckung kann hier erwartet werden und inwieweit kann die intraoperativ erreichte verbesserte Streckung postoperativ bis zur Ausheilung aufrechterhalten werden.

In einer retrospektiven Untersuchung mit 51 Patienten, bei denen eine Beugekontraktur im PIP-Gelenk von mehr als 60°, im Mittel 72°, vorlag, konnte die Beugekontraktur um 35° auf 27° reduziert werden. Bei einem Drittel der Patienten war eine ergänzende Schienenbehandlung durchgeführt worden. Zur Überprüfung der Wertigkeit der Schienenbehandlung und der Arthrolyse wurden in einer prospektiven Studie 52 Patienten mit einer durchschnittlichen Beugekontraktur von 74° im Mittelgelenk erfasst. Alle Patienten erhielten zusätzlich eine Schienenbehandlung. Hierdurch konnten die Ergebnisse auf jetzt noch im Mittel 17° nachweisbare Beugekontraktur verbessert werden. Die Ergebnisse von 13 Patienten nach Arthrolyse unterschieden sich nicht von den Patienten ohne Arthrolyse. Allerdings war hier intraoperativ nach Resektion des Kontrakturgewebes vor Arthrolyse noch eine Beugekontraktur von ca. 50° nachweisbar, während bei den übrigen Patienten bereits nach Resektion des Dupuytrengewebes das Mittelgelenk nahezu frei streckbar war. Als Konsequenz führen wir bei ausgeprägten Mittelgelenkskontrakturen über 60° grundsätzlich eine postoperative Schienenbehandlung durch. Besteht intraoperativ nach Resektion des Kontrakturgewebes noch eine Beugekontraktur von mehr als 20°, wird eine Arthrolyse vorgenommen.

Weiterführende Literatur

1. Beyermann K, Jacobs C, Lanz U (1999) Severe contractures of the proximal interphalangeal joint in Dupuytren's disease: Value of capsuloligamentous release. Hand Surg 4:57–61
2. Hueston JT (1991) Unsatisfactory results in Dupuytren's contracture. Hand Clin 7:759–763
3. Mullins PA (1999) Postsurgical rehabilitation of Dupuytren's disease. Hand Clin 15:167–174

Dupuytrensche Kontraktur – Rezidiveingriffe

U. Lanz

Klinik für Handchirurgie, Salzburger Leite 1, 97616 Bad Neustadt

Dupuytren's Contracture – Recurrences

Summary. Whereas surgical treatment of expansions of Dupuytren's contracture is relatively simple as it is performed in an unscarred area, true recurrences represent a major challenge. The risk of nerve and artery injury is high. Arthrolysis may often be necessary, as are plastic measurements to elongate contracted or scarred skin. Transpositional flaps from the dorsolateral aspect of the proximal phalanx, besides multiple Z-plasties, have proven to be very effective. Fusion of the proximal interphalangeal joint not only corrects the flexion contracture of a finger but will also prevent further relapses. Amputations should be the last line of defence. If unavoidable, ray resections should be preferred, using the filleted skin to cover defects in the palm. Recurrences are best prevented by a carefully planned and executed primary surgical procedure.

Key words: Dupuytren's contracture – Recurrency – Arthrolysis – Skin flaps – Arthrodesis

Zusammenfassung. Während Eingriffe zur Beseitigung von Ausweitungen der DK relativ harmlos sind, operiert man doch im unvernarbten Gebiet, stellen Eingriffe bei echten Rezidiven eine Herausforderung dar. Das Risiko von Gefäß- und Nervenläsionen ist groß. Arthrolysen können ebenso erforderlich sein, wie hautplastische Maßnahmen. Bewährt hat sich das Einschwenken eines Transpositionslappens von der Dorsolateralseite des Grundgliedes. Eine Arthrodese des Mittelgelenkes in funktionsgünstiger Stellung stellt eine dauerhafte Rezidivprophylaxe dar. Eine Fingeramputationen sollte vermieden werden und, wenn nicht zu umgehen, als Strahlresektion ausgeführt werden. Der ausgehülste dorsale Hautmantel wird zur Defektdeckung in der Hohlhand verwendet. Am besten ist es jedoch Rezidiveingriffe durch eine sorgfältig geplante und gründliche Erstoperation zu vermeiden.

Schlüsselwörter: Dupuytrensche Kontraktur – Rezidiv – Arthrolyse – Hautlappen – Arthrodese

Das Wiederauftreten von funktionsbehindernden Gelenkkontrakturen an einer Hand, die schon einmal oder gar mehrmals wegen einer Dupuytrenschen Kontraktur operiert worden war, gehört zu den großen Herausforderungen in der Handchirurgie. Narbengewebe läßt die Präparation der Gefäßnervenbündel ungleich schwieriger werden, als bei einem Ersteingriff.

Zu unterscheiden ist zwischen einem echten Rezidiv, also dem Wiederauftreten von Kontraktursträngen in einem Gebiet, das bereits operiert worden war, und einer Ausweitung der Fi-

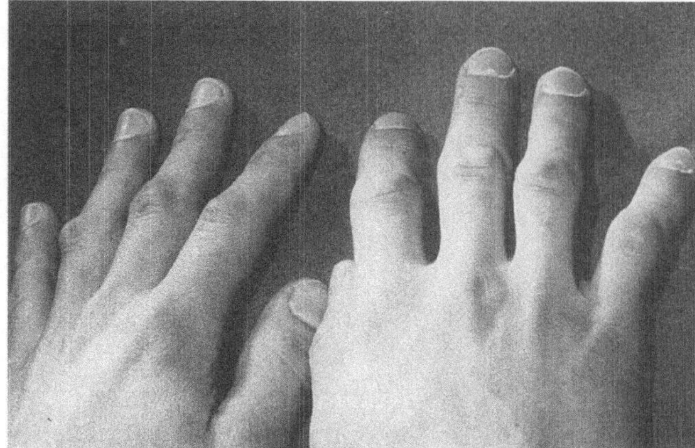

Abb. 1. Knöchelpolster über den Mittelgelenken der Finger als Zeichen einer ausgeprägten Disposition zur DK

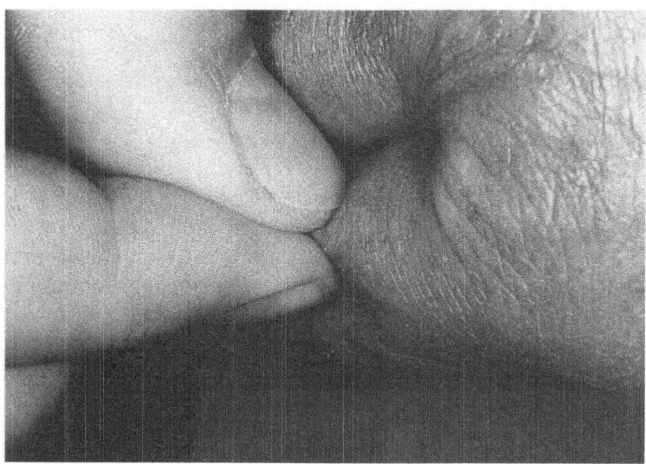

Abb. 2. Kneiff-Test nach Wintsch. Straffe Hautverhältnisse an den Fingern lassen einen ungünstigen Heilverlauf nach Operation einer DK befürchten

bromatose in einem bis dahin unberührten Bereich. Die Ausweitung, die Progression, gestaltet sich dabei operationstechnisch wesentlich einfacher. Nur die Grenzgebiete zum voroperierten Gebiet verlangen wegen der hier vorliegenden Narbe erhöhte Aufmerksamkeit.

Indikationsstellung

Bei der operativen Therapie eines Rezidives der DK muß man sich vor Augen halten, daß es eine Heilung im eigentlichen Sinne nicht geben kann. Durch keine der heute bekannten Maßnahmen ist nämlich die Disposition zur Entwicklung der palmaren Fibromatose zu beeinflussen. Operativ können nur die mechanisch behindernden Stränge entfernt werden.

Die Disposition zur DK kann sehr unterschiedlich ausgeprägt sein: ein isolierter Kontrakturstrang in einem Fingerstrahl, umgeben von locker verschieblicher Haut, stellt dabei das eine Extrem des Spektrums dar. Das andere Extrem zeigt multiple Knotenbildungen mit Befall aller Finger, auch des Daumens und des Zeigefingers, mit straffer, wenig verschieblicher Haut. Im letzteren Fall ist an eine vollständige Entfernung des Kontrakturgewebes nicht zu denken. Zeichen eines solchen Kontrakturtypes können Knöchelpolster, knotige Verdickungen über der Streckseite der Mittelgelenke sein (Abb. 1) oder straffe Hautverhältnisse, bei denen sich keine Hautfalte

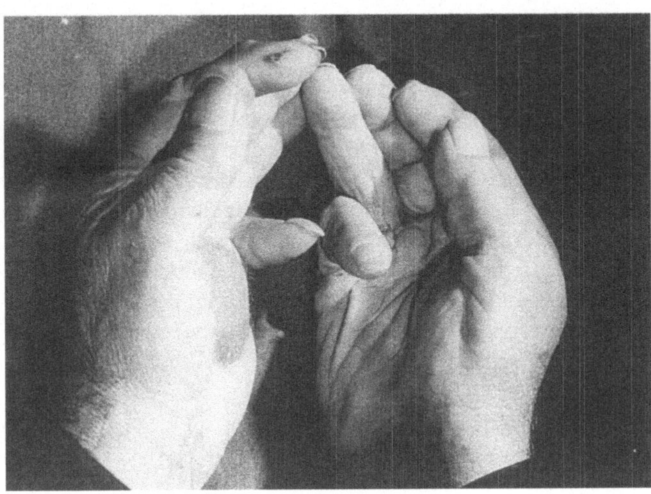

Abb. 3. Multiple Kontrakturstränge in beiden Händen bei
einem starken Raucher. Bei einer
Voroperation war ein Hautdefekt
in der Hohlhand mit einem gestielten Lappen gedeckt worden

von der Streckseite der Grundglieder abheben läßt (Abb. 2, Wintsch, persönliche Mitteilung). In einem solchen Fall ist die Indikation zu einem Rezidiveingriff besonders sorgfältig zu stellen, da ein Wiederauftreten von Gelenkkontrakturen sehr wahrscheinlich ist und man einer solchen Hand möglichst wenig operative Eingriffe zumuten sollte.

Schließlich ist bei der Indikationsstellung noch auf Allgemeinerkrankungen und sonstige Begleitumstände zu achten. Die Abb. 3 zeigt ein typisches Beispiel von Händen, die nach Möglichkeit nicht operativ angegangen werden sollten: bei einem Raucher finden sich multiple Kontrakturstränge. Wenn gar nicht zu umgehen, sollten an diesen Händen nur einfachste Maßnahmen eingesetzt werden.

Operative Maßnahmen

Exzision des Kontrakturgewebes

Die Exzision des Kontrakturgewebes als einzige Maßnahme wird bei echten Rezidiven selten ausreichend sein, im Gegensatz zu Ausweitungen. Bei letzteren sind es die Grenzgebiete zu dem voroperierten Gebiet, die infolge von Narbenbildung Schwierigkeiten bereiten können.

Bei voroperierten Händen muß man immer auf Überraschungen gefaßt sein: Neurome der Fingernerven zeugen von einer Durchtrennung dieser Struktur bei der Voroperation. Gefühlsstörungen sollten schon vor einem Eingriff bekannt und dokumentiert sein. Auch muß mit dem Patienten besprochen werden, wie eine alte Nervendurchtrennung angegangen werden soll. Liegt die Läsion nicht zu lange zurück, sollte eine Nervenrekonstruktion mit Interposition eines autologen Transplantates erwogen werden. In seltenen Fällen stellt auch der Verlust des Ringbandsystem der Beugesehnen ein schwerwiegendes Problem dar. Die Rekonstruktion von Ringbändern in Kombination von Entfernung von Kontrakturgewebe läßt sich nur schwer in einem postoperativen Behandlungskonzept vereinen. Häufig sind bei Rezidiveingriffen die Gefäßnervenbündel im Narbengewebe verbacken. Eine sorgfältige Neurolyse und Arteriolyse unter Einsatz von optischen Vergrößerungshilfen (Lupe oder Mikroskop) ist immer erforderlich. Zu beachten ist, daß die Arterie unter diesen Bedingungen noch verletzlicher ist als der Nerv.

Arthrolyse

Auch nach Exzision des Kontrakturgewebes bleibt bei Rezidiven häufig eine Beugekontraktur der Mittelgelenke zurück. Eine Arthrolyse ermöglicht fast immer eine vollständige Streckfähigkeit dieser Gelenke. Sie besteht zunächst aus Resektion der Hautligamente (Grayson und Cleland), der queren Inzision der Beugesehnenscheide, der Durchtrennung der Zügelbänder *(Check rein-Ligaments)* und schließlich der Exzision der akzessorischen Kollateralbänder. Sollte nach diesen Schritten die passive Streckfähigkeit der Mittelgelenke immer noch nicht vollständig sein, so können die palmare Platte vollständig entfernt und die Kollateralbänder eingekerbt werden. Fast immer ist es hierdurch möglich, die volle Streckfähigkeit des Mittelgelenkes zu erreichen. Probleme der Fingerdurchblutung durch zu sehr gestreckte Arterien verbieten es jedoch in Einzelfällen die volle Streckung in der postoperativen Phase zu halten.

Hautplastische Maßnahmen

In vielen Fällen sind Rezidive der Dupuytrenschen Kontraktur an den Fingern mit einer Hautverkürzung kombiniert. Im günstigsten Fall läßt sich diese durch eine Längsinzision mit nachfolgenden mehrfachen Z-Plastiken korrigieren. Häufig ist jedoch durch die Voroperation ein solches Vorgehen nicht möglich. Hier hat sich der Transpositionslappen von der Dorsolateralseite des Grundgliedes bewährt. Er muß bereits bei der Schnittführung eingeplant werden. Die Schnittführung beinhaltet eine annähernd quere Inzision in Höhe der Grundgliedbeugefurche, die nach Strecken des Mittelgelenkes klafft. Diese Hautlücke wird mit dem Transpositionslappen verschlossen, sein Hebedefekt entweder mit Vollhaut von der Ulnopalmareseite der Handgelenksbeugefurche oder mit Spalthaut, entnommen von der Ulnarseite des proximalen Unterarmes, gedeckt. Ein klinisches Beispiel zeigt die Abb. 4. Freie Hauttransplantate sind dort einsetzbar, wo der Wundgrund ein problemloses Anheilen verspricht. Freiliegende Beugesehnen oder Nerven, deren äußeres Epineurium entfernt werden mußte, sind hierzu nicht geeignet.

Aufwendigere Hautplastiken, wie Crossfingerläppchen, sollten die Ausnahme bleiben, da sie die postoperativ unerläßlichen Bewegungsübungen behindern.

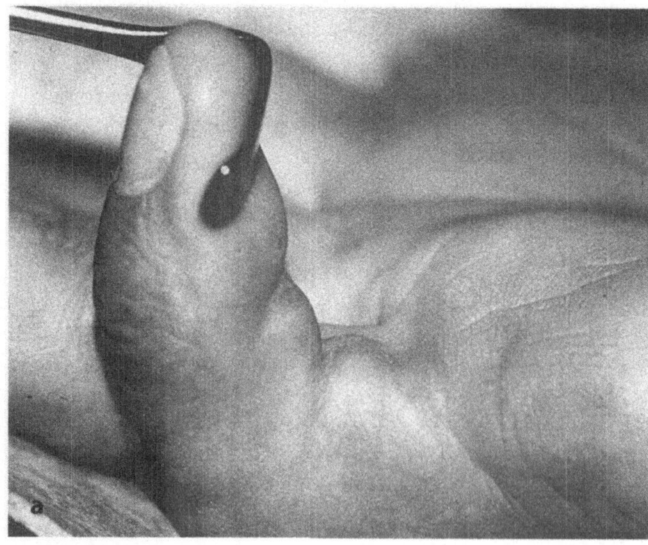

Abb. 4a

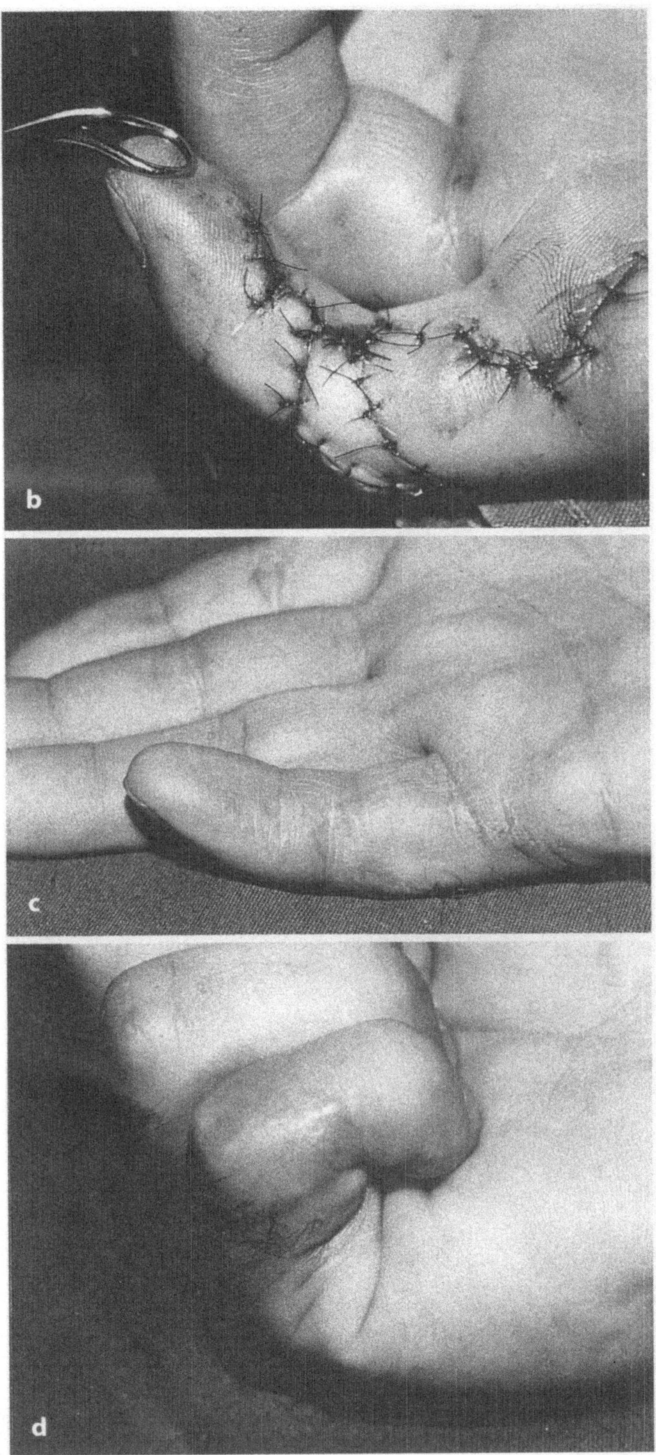

Abb. 4a–d. Rezidiv einer Dupuytrenscher Kontraktur am Kleinfinger. **a** Präoperativer Befund. **b** Transpositionslappen von der dorso-ulnaren Seite des Grundgliedes zur Hautverlängerung. **c** und **d** Postoperatives Ergebnis

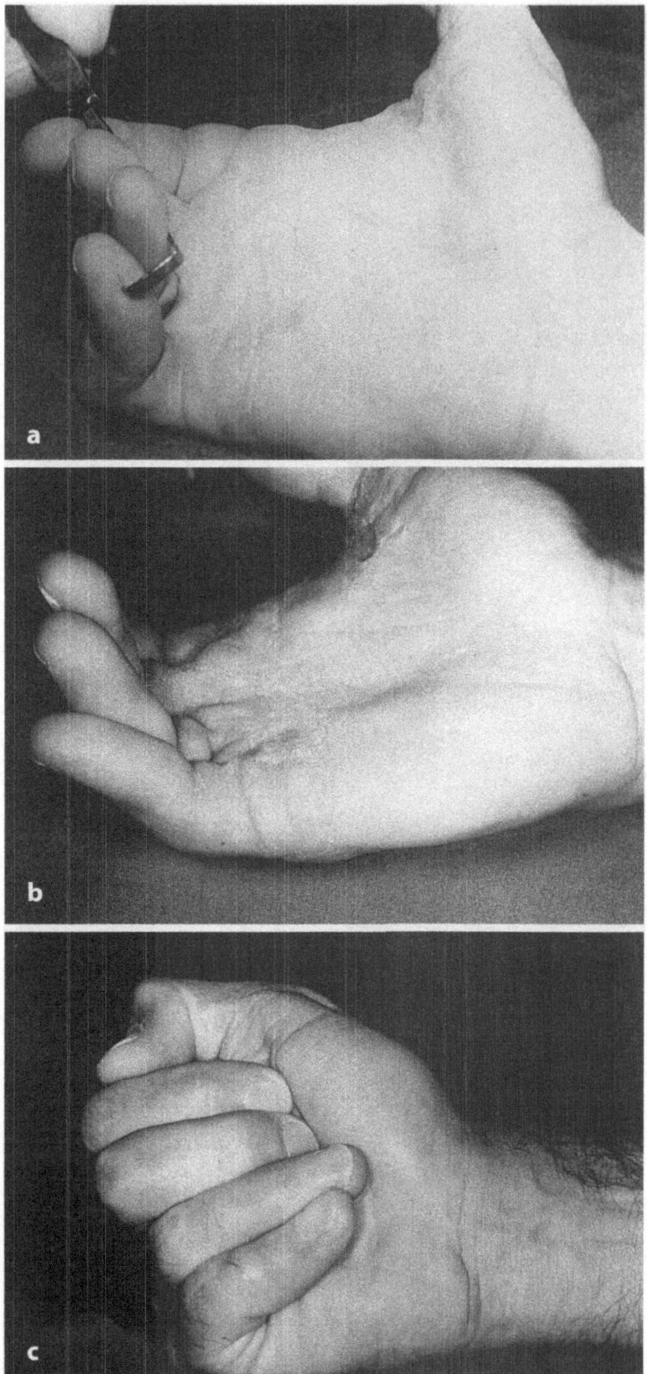

Abb. 5a–c. Arthrodese der Fingermittelgelenke als Rettungsoperation bei Rezidiven der Dupuytrenschen Kontraktur. a Beugekontraktur der PIP-Gelenke IV und V von 100 Grad. b und c Funktionszustand nach Arthrodese der PIP-Gelenke

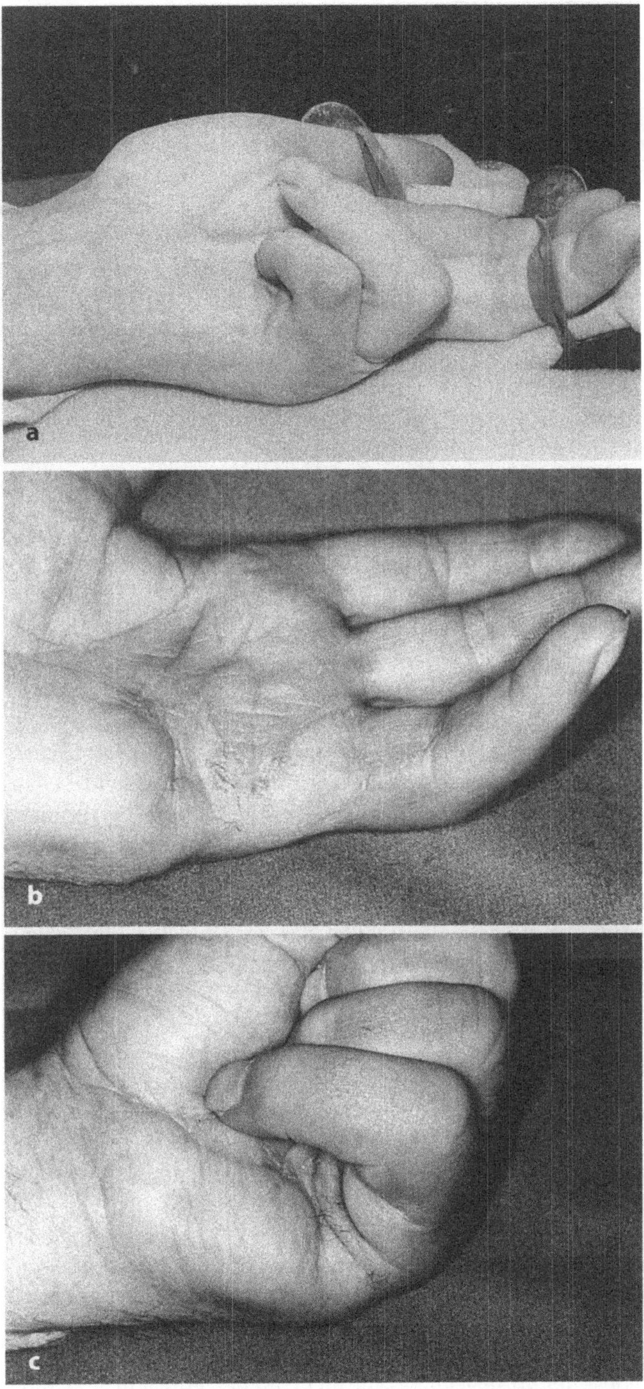

Abb. 6a–c. **a** Strahlresektion bei Dupuytrenscher Kontraktur – Rezidiv. Die gestörte Trophik des V. Fingers verbietet eine erhaltende Operation. **b** und **c** Funktionszustand nach Strahlresektion. Die ausgehülste Haut des V. Strahles ist zur Defektdeckung der Hohlhand verwendet

Rettungsoperationen

Arthrodese des Mittelgelenkes

Als sichere Maßnahme bei wiederholten Rezidiven kann die operative Versteifung des Fingermittelgelenkes in funktionell günstiger Position empfohlen werden (Abb. 5). Bei diesem Eingriff wird das Eingehen auf der Palmarseite des Fingers, bei dem die Gefäße und Nerven einer hohen Verletzungsgefahr ausgesetzt sind, vermieden. Da das Kontrakturgewebe auf der Beugeseite nicht entfernt wird, muß eine Kürzung des Skeletts vorgenommen werden. Dabei sollte man die Streckaponeurose etwa um den gleichen Betrag wie das Skelett kürzen. Die Arthrodese vermeidet die Verletzungsgefahr der Versorgungsstrukturen des Fingers. Zum anderen bringt sie rasch eine deutliche Funktionsverbesserung mit sich, in dem sie die starken Kontrakturen im Mittelgelenk beseitigt. Auf lange Sicht hat die Mittelgelenksversteifung noch einen bemerkenswerten Effekt auf das Kontrakturgewebe auf der Beugeseite, das zunehmend weicher wird. Diese Tatsache beleuchtet die Pathogenese der Dupuytrenschen Kontraktur: die Rückbildung des Kontrakturgewebes nach einer Arthrodese ist der Beweis dafür, daß zur Entwicklung von Kontraktursträngen der mechanische Reiz beweglicher Gelenke nötig ist, die Entwicklung der Kontraktur also eine Reaktion bei einer besonderen Disposition darstellt. Mit Arthrodesen der Mittelgelenke können Finger gerettet werden, deren ausgeprägte Kontraktur auf keine andere Weise mit vertretbarem Risiko angegangen werden könnte.

Strahlresektion

Mit der Indikation zur Amputation eines Fingers bei Rezidiv einer DK sollte man äußerst zurückhaltend sein. An den dabei durchtrennten Fingernerven bilden sich Neurome, die besonders häufig bei Patienten mit der Veranlagung zur DK schmerzhaft werden. Eine sichere Prävention ist nicht möglich. Die Amputation eines Fingers stellt deshalb nur die letzte Möglichkeit dar, einen durch ausgeprägte Kontraktur funktionell störenden Finger zu beseitigen.

In jedem Fall ist eine Strahlresektion der Amputation in Höhe des Grundgliedes oder Mittelgelenkes vorzuziehen. Dabei kann der dorsale Hautmantel des ausgehülsten Fingers zur Deckung von Hautdefekten in der Hohlhand verwendet werden (Abb. 6). Zum Glück läßt sich die Amputation durch andere Maßnahmen, insbesondere durch die Arthrodese des Mittelgelenkes, fast immer vermeiden.

Schlußfolgerung

Die operative Behandlung eines echten Rezidives der Dupuytrenschen Kontraktur stellt eine Herausforderung dar. Die operative Entfernung des Kontrakturgewebes ist ungleich schwieriger und risikoreicher als bei einer Erstoperation. Bei der Indikationsstellung muß die Ausprägung der Disposition zur DK ebenso in die Überlegung mit einbezogen werden, wie Allgemeinerkrankungen und sonstige Begleitumstände. Bei der Entfernung des Kontrakturgewebes muß man auf vorbestehende Nervenschäden und deren Reparatur vorbereitet sein. Arthrolysen sind häufig erforderlich, ebenso plastische Maßnahmen zur Hautverlängerung. Als relativ einfach Rettungsoperation empfiehlt sich die Arthrodese des Mittelgelenkes, die nicht nur den Finger in eine funktionell günstige Position bringt, sondern auch eine wirksame Rezidivprophylaxe darstellt. Die Amputation eines Fingers sollte tunlichst vermieden werden und, wenn schon unumgänglich, als Strahlresektion ausgeführt werden. Am besten ist es jedoch einen Rezidiveingriff dadurch zu vermeiden, daß schon die Erstoperation sorgfältig geplant und gründlich durchgeführt wird.

Literatur beim Verfasser.

Tissue-Engineering für verschiedene Indikationen in der Plastischen und Unfallchirurgie

G. B. Stark, D. J. Schaefer, A. Bach, T. J. Galla und J. Borges

Abteilung Plastische und Handchirurgie, Universitätsklinikum Freiburg, Hugstetterstraße 55, 79106 Freiburg

Tissue Engineering for Various Indications in Plastic and Trauma Surgery

Summary. As a new area of biomedical research, Tissue-Engineering offers the possibility to reconstruct tissue defects with living tissuegenic substitutes. Cultured keratinocytes, suspended in fibrin as cell carrier, are already used in the treatment of chronic wounds. The concept of transplanting autologous proliferating, non-differenciated stem cells for histeoconduction and -induction was proven. Gene transfer can be a tool for control of cell proliferation, differentiation and synthesis of extracellular matrix. Biogenic matrix materials were superior to synthetic biomaterials in the creation of bone, muscle, cartilage, fat, nerve and urothelial constructs, as well as capillary structures.

Key words: Tissue – Engineering – Matrix – Stem cells – Gene transfer

Zusammenfassung. Tissue Engineering bietet als neues biomedizinisches Forschungsgebiet die Aussicht Gewebedefekte durch vollwertige und lebende Gewebekonstrukte zu rekonstruieren. Zur Behandlung von chronischen Geschwüren werden kultivierte Keratinozyten in Fibrin als Zellträger eingesetzt. In dem Konzept der Histeokonduktion und -induktion hat sich Transplantation proliferierender, nicht-differenzierter Stammzellen bewährt, die im Defekt auf Wachstumsfaktoren reagieren, differenzieren und fest integriert werden können. Durch Gentransfer kann eine weitere Steuerung der Proliferation, Differenzierung und Gewebesynthese erfolgen. Biogene Matrixmaterialien haben sich in der Herstellung von Knochen-, Muskel-, Knorpel-, Fett-, Nerven- und Urothelkonstrukten sowie Kapillarsystemen den synthetischen Materialien als überlegen erwiesen.

Schlüsselwörter: Tissue Engineering – Matrix – Stammzellen – Gentransfer

Einleitung

Tissue Engineering ist ein neues interdisziplinäres biomedizinisches Forschungsgebiet, welches Material- und Biowissenschaften mit der klinischen Forschung zur Entwicklung lebender Substitute von Gewebedefekten vereinigt. Hierbei können die Nachteile der gängigen therapeutischen Verfahren zum Gewebeersatz, wie die autogene und allogene Transplantation oder die Verwendung von Alloimplantaten vermieden oder reduziert werden:

- Die Verwendung autogener Zellen schließt eine immunologische Reaktion und Infektübertragung aus,
- die Vermehrung der Zellen ex vivo ermöglicht die Minimierung der Biopsiemenge und Verringerung der Morbidität der Spenderstelle,
- die Synthese von extrazellulärer Matrix des Gewebes ermöglicht eine feste Integration in den Defekt ohne Risiko der Implantatlockerung und
- die Verwendung präformierter Biomaterialien ermöglicht die ex vivo Gestaltung von dreidimensionalen Konstrukten zum Einsatz von komplexen Gewebedefekten.

Essentiell ist hierbei das Verständnis von interzellulären Aktionen, der Signaltransduktion durch Wachstumsfaktoren und die Auswahl von biokompatiblen Matrixmaterialien. Die Gentherapie ist die logische Ergänzung auf molekularbiologischer Ebene zur Induktion von Regenerationsprozessen. In Abhängigkeit des zu ersetzenden Gewebes werden histeogene Zellen auf Biomaterialien mit unterschiedlichen physikalischen, biologischen, chemischen und strukturellen Eigenschaften gebracht. Klinische Anwendung finden bereits Tissue Engineering Produkte zur Haut und Knorpelkonstruktion.

Tissue Engineering

Voraussetzung für Tissue Engineering ist die Isolierung und Selektion von organotypischen Zellen aus kleinen Gewebebiopsien sowie deren *ex vivo* Proliferation durch Zellkulturtechniken. Im nächsten Schritt erfolgt die Applikation der Zellen als Suspension auf geeignete Biomaterialien. Grundlegende Interaktionen zwischen den verwendeten Zellen und den Matrixmaterialien sind die Adhäsion auf der Oberfläche des Materials, die Proliferation und Differenzierung zu gewebebildenden Zellen. Diese Konstrukte werden *ex vivo* in Organkulturen gezüchtet und anschließend in Gewebedefekte implantiert. Die Züchtung autogener Zellen muß dabei nach den Richtlinien des Arzneimittelgesetzes unter GMP-Bedingungen erfolgen.

Stammzellen

Stammzellen sind pluripotente Zellen, die einer stetigen Replikation unterliegen. Ihre Subpopulationen differenzieren unter Einfluß von Wachstumsfaktoren zu spezifischen mesenchymalen Geweben. Die Lebenszeit der ausdifferenzierten Zellen ist verkürzt. Die Verwendung von undifferenzierten Vorläuferzellen hat sich gegenüber dem Einsatz von ausdifferenzierten Gewebekonstrukten bewährt, da die Zellen auf Wachstumsfaktoren im Gewebedefekt noch reagieren, proliferieren und extrazelluläre Matrix synthetisieren können. So neigen z. B. ausdifferenzierte „sheet grafts" mit mehrtägigen Keratinozytenschichten in der Behandlung von Brandverletzten zur Blasenbildung und Instabilität. Einzelzellsuspensionen von proliferierenden Keratinozyten hingegen entwickeln in vivo ein Epithel und rekonstituieren eine Basalmembran zur festen Verbindung und Stabilität der neuen Haut. Die Population an Stammzellen nimmt mit dem Alter und bei chronischen Erkrankungen ab. Somit ergibt sich in diesen Situationen die Notwendigkeit der ex vivo Vermehrung histeogener Zellen, um Gewebedefekte durch Transplantation ausreichend zu füllen.

Gentransfer

Eine logische Ergänzung des Tissue Engineering ist die Gentherapie. Hierbei werden Gensequenzen von Wachstumsfaktoren entweder durch einen ex vivo oder in vivo Ansatz durch virale Vektoren oder non-virale Methoden als Plasmide in die Zellen geschleust. Nach erfolgreicher

Transfektion exprimieren die Zellen über einen bestimmten Zeitraum das gewünschte Polypeptid. In eigenen Arbeiten wurden Keratinozyten, Osteo- und Chondroblasten, Schwannzellen und Endothelzellen durch Lipofektion mit Wachstumsfaktoren transfiziert. Es zeigte sich eine transiente Sekretion des Faktors mit therapeutischen Effekten auf die Proliferation der Zellen. Mit Hilfe des Gentransfers von Wachstumsfaktoren kann die Steuerung der Gewebeproliferation und -differenzierung insbesondere der Neovaskularisation von Gewebekonstrukten durch Angiogenes erfolgen. In jedem Fall muß eine Transformation der Zellen durch die gentechnologische Manipulation ausgeschlossen werden. Die Exprimierung des gewünschten Faktors soll kontrollierbar sein und nur über eine kurze Zeit wirken, um überschießende Reaktionen zu vermeiden.

Biomaterialien

Die verwendeten biogenen oder synthetischen Biomaterialien haben in Abhängigkeit des zu ersetzenden Gewebes verschiedene chemische, biologische, physikalische und strukturelle Anforderungen zu erfüllen. Generell sind offenporige Materialien mit interkonnektierenden Poren von 100–200 µm Durchmesser in Verwendung, die in einer bestimmten dreidimensionalen Form vorgefertigt werden können. Besondere Indikationen ergeben sich für visköse Materialien, die Zellen aufnehmen und sich nach Transplantation in situ durch physikalische oder biologische Transformation verfestigen. Sie können entweder minimal-invasiv appliziert oder in den Defekt modelliert werden.

Die biogenen Materialien entsprechen in ihrer chemischen Zusammensetzung zum Teil dem Grundgewebe (Kollagen, Hydroxylapatit, Hyaluronsäure, Fibrin), sind bioabbaubar und biokompatibel. Ihre Ultrastruktur erlaubt in der Regel eine gute Adhäsion der Zellen auf ihrer Oberfläche. Synthetische Materialien wie z. B. Polymilchsäurezucker oder Calciumphosphat, können in ausreichender Menge zur Verfügung stehen, bergen nicht das Risiko einer Infektionübertragung, initiieren jedoch häufig Entzündungsreaktionen während des Degradationsprozesse. In vitro Testmethoden sind notwendig, die zur Auswahl stehenden Materialien hinsichtlich ihrer Biokompatibilität, Degradation, Zelladhäsion und biomechanischen Eigenschaften in Screeningverfahren zu prüfen.

Eigene Untersuchungen zeigten eine gegenwärtige Überlegenheit der biogenen Materialien bei der Knorpel- und Knochenneubildung, sowie Herstellung von Muskel-, Nerven- und Fettkonstrukten.

Gewebekonstrukte

Nach Auswahl der geeigneten Biomaterialien für bestimmte Indikationen und Isolierung der gewebetypischen Zellen erfolgt in vitro die Herstellung der Konstrukte. Verschiedene Applikationsverfahren stehen zur Verfügung. Einzelsuspensionen werden durch einfaches Seeding auf die Matrixmaterialien gespritzt, durch Unterdruckverfahren in das Material eingesaugt oder in Bioreaktoren durch Rotation aufgenommen. Besondere Indikationen ergeben sich für die Suspendierung der Zellen in viskösen Gelen. Das jeweilige Applikationsverfahren hängt von den Eigenschaften des Materials ab. Es sollte mit hoher Effizienz die Anhaftung der Zellen gewährleisten. Zum Ausschluß eines Zellverlustes durch Nichtanhaftung, Lösung von der Materialoberfläche oder mechanische Zerstörung der Zellen werden Vitalitätstests durchgeführt. Nach unterschiedlich langer in vitro-Züchtung stehen die Konstrukte zur Implantation zur Verfügung. Dabei besteht der kritische Punkt im Transfer aus dem in vitro Milieu in die in vivo Situation unter Gewährleistung des Überlebens der Zellen durch kontrollierte Reduktion des Metabolismus und Ernährung durch Diffusion. Nicht-vaskularisierte Gewebe wie Haut und Knorpel sind hierdurch zu versorgen. Komplexe Gewebe erfordern eine rasche Neovaskularisation, um an die Blutversorgung angeschlossen zu werden. Nach der Implantation übernehmen die Zellen ihre Funktion und regenerieren organotypisches Gewebe unter Abbau des Trägermaterials. Im Idealfall geht die Degradierung der Matrix mit einem Ersatz durch das von den Zellen synthetisierte organotypische Gewebe einher.

Beispielhaft werden folgende Gewebekonstrukte genannt, die in vitro und in vivo zur Gewebekonstruktion führen können. Primäre humane Chondrozyten synthetisieren in Kollagenvliesen eine neue Knorpelmatrix aus Kollagen Typ 2, welche im ektopen Tiermodell Knorpelgewebe bilden, das den biomechanischen Eigenschaften hyalinen Gelenkknorpels sehr nahe kommt. Humane Osteoblasten die aus mesenchymalen Stammzellen gewonnen werden, bilden auf autoklavierter humaner Spongiosa bereits in vitro neues Osteoid und bilden in vivo neues Knochengewebe. Muskelzellen organisieren sich in vitro zu Myofibrillen mit spontanen Kontraktionen. Durch Kombination von Geweben können z. B. osteochondrale Konstrukte zum Gelenkersatz hergestellt werden.

Derzeit ist eine komplette ex vivo-Konstruktion von komplexen Geweben oder Organen aufgrund der erforderlichen Vaskularisation und der komplexen Organisation verschiedener Zelltypen und Gewebe nicht erreichbar. Es wird vielmehr das Konzept einer in vivo-Histeogenese verfolgt, wobei regenerationsfähige Vorläuferzellen in geeigneten Trägermaterialien implantiert werden und in situ auf die lokalen Zytokine im Mikromilieu des Defektes reagieren. Somit wird das genetische Programm der Zellen zur Regeneration induziert und das neugebildete Gewebe kann unter der biomechanischen und physiologischen Belastungssituation in vivo integriert werden.

Perspektiven

Derzeit werden pluripotente Stammzellen oder gewebetypische Vorläuferzellen zur Geweberekonstruktion verwendet. Omnipotenten oder quasi-totipotente embryonale Stammzellen (ES) können eine Quelle für Stammzellen der endo-, mes- und ektodermalen Linie sein, so daß aus einer Zelle mehrere Gewebe generiert werden können. Komplizierte Organe, die aus mehreren Geweben bestehen, könnten sich durch unterschiedliche Differenzierung von ES durch einen sequentiellen Differenzierungsprozess zu spezialisierten Progenitorzellen entwickeln. Intensive Studien zum Verhalten von Stammzellen ex vivo, dem Verlust der Kontaktinhibition, ihrer De- und Redifferenzierungsfähigkeit sind jedoch notwendig.

Es besteht die Notwendigkeit zur Entwicklung spezialisierter oder „intelligenter" Biomaterialien, die als Hybride komplexe Gewebestrukturen histeokonduktiv nachahmen oder durch Einbindung von Wachstumsfaktoren Regenerationsprozesse histeoinduktiv steuern können.

Schlußfolgerung

Tissue engineering basiert als eine interdisziplinäre, angewandte Wissenschaft zur Wiederherstellung einer defekten Organfunktion auf der Basis der chirurgischen Erfahrungen mit Heilungsvorgängen und der Fortentwicklung klassischer Transplantationstechniken. Wichtige Prinzipien sind die Implantation von Biomaterialien mit zum einen induktiven Proteinen bzw. deren Gensequenzen oder zum anderen histeogenen Zellen. Beide Prinzipien haben ihre Indikationen.

Dabei werden folgende Thesen berücksichtigt. In der Embryonalentwicklung entstehen Gewebe aus Progenitorzellen, die zu extrazellulärer Matrix bildenden Zellen differenzieren. Diese Matrix besteht im wesentlichen aus Kollagen, Hyaluronsäure, Proteoglykanen und Fibronectin. Sequentielle Signaltransduktionsprozesse steuern die Reifung der Gewebe. Diese Gewebe werden remodelliert und in ihrer molekularen und zellulären Zusammensetzung mit dem Alter modifiziert. Kein Gewebe besteht aus phänotypisch gleichen Zellen.

Daraus ergibt sich eine Theorie zur Geweberekonstruktion, bei der proliferierende Progenitorzellen in biologischen Trägermaterialien in einen Gewebedefekt gebracht werden, so daß sie sich dreidimensional orientieren, auf die Signalstoffe in vivo reagieren und zu gewebebildenden Zellen differenzieren können. Somit wird der natürliche Heilungsprozess aus Chemotaxis, Migration und Reparation nachvollzogen.

Da die Geweberegeneration ein komplexer, mehrschrittiger, multifaktorieller und koordinierter Prozess in komplexen chirurgischen Situationen ist, müssen dabei viele Faktoren, Komponenten und Parameter berücksichtigt und variiert werden. Diese Indikationen werden von dem erfahrenen Chirurgen gestellt und die in interdisziplinärer Kooperation hergestellten Konstrukte unter Berücksichtigung der physiologischen Regenerationsvorgänge und chirurgischen Transplantationstechniken implantiert.

Literatur

Patrick CW, Mikos AG, McIntire LV (1998) Frontiers in Tissue Engineering. Oxford: Pergamon
Rennekamppff HO, Kiessig V, Hansbrough JF (1996) Research Review: Current concepts in the development of cultured skin substitutes. J Surg Res 62: 288–295
Skalak R, Fox C (1988) Preface in Tissue Engineering. A.R. Liss, New York
Stark GB, Kaiser HW, Horch R, Kopp J, Spilker G (1995) Cultured autologous keratinocytes suspended in fibrin glue (KFGS) with allogenic overgraft for definitive burn wound coverage. A case report: Eur J Plast Surg 18: 267–271
Stark GB, Horch R, Tanczos E (1998) Biological Matrices and Tissue Reconstruction. Heidelberg: Springer-Verlag

Therapiestrategie beim schwergradigen Ablederungstrauma der Hand

G. Fromberg und A. Schmidt

Abteilung für Plastische-, Hand- und rekonstruktive Mikrochirurgie, BG-Unfallklinik Murnau, Prof.-Küntscher-Straße 8, 82418 Murnau

Treatment Strategy in Severe Degloving Injury of the Hand

Summary. In rare, ideal situations, a severe degloving injury of the hand can be treated by revascularization of the avulsed tissue. As this is impossible in most cases, a replacement has to be chosen that reconstructs form and function of the hand in the shortest possible time. Planned debridements every 1–2 days create optimal conditions for the final complete reconstruction, which should be possible within the first week. The earliest possible replacement of soft tissue and bone is the best protection against chronic infection, and is superior to many secondary procedure stages over months. There is no need for a free-flap transfer under emergency conditions. It can be performed under better logistic conditions within the first week after trauma, without adverse effect on the final result.

Key words: Degloving hand-injury – Serial debridements – Early free-flap reconstruction

Zusammenfassung. Das Schwere Ablederungstrauma kann im Idealfall durch Revaskularisation des abgelederten Gewebes behandelt werden. Da dies meist nicht möglich ist, muß ein Ersatz gewählt werden, der möglichst schnell Form und Funktion der Hand wiederherstellt. Programmierte Debridements alle 1–2 Tage schaffen optimale Bedingungen für eine Rundumversorgung, die innerhalb einer Woche möglich sein sollte. Ein früher definitiver Weichteil- und Knochenersatz ist der beste Schutz vor chronischer Infektion. Er ist zahlreichen Sekundäreingriffen unbedingt vorzuziehen. Ein freier Lappentransfer unter Notfallbedingungen ist nicht erforderlich, sondern kann unter besseren logistischen Bedingungen in der ersten Woche nach dem Unfall erfolgen, ohne negative Auswirkung auf das Resultat.

Schlüsselwörter: Ablederungstrauma – programmiertes Debridement – Frührekonstruktion

Eine Ablederungsverletzung der Hand ist als schwergradig zu bezeichnen, wenn der Verlust von Fingern oder der Untergang größerer Hautareale droht, was wiederum die darunter liegenden Strukturen funktionell und vital bedroht.

Diese Verletzung ist mit simplen Hauttransplantaten oder kleinen lokalen Lappenplastiken allein nicht zu behandeln.

Seriendebridements über mehrere Wochen und lange verzögerter Wundverschluß waren früher die Regel und führten über eine chronische Ödemphase und superinfiziertes Granulationsgewebe häufig zu Gelenkversteifungen und Sehnenverwachsungen.

Die heutigen Möglichkeiten der Mikrochirurgie erlauben es, einen solchen Verlauf zu vermeiden.

Unfallmechanismen

Durch Ringe, Armbänder, um Hand oder Finger geschlungene Seile oder Zügel kommt es zu einer zirkulären Avulsion von Weichteilen.

Alle Arten von Walzen, Zahnradmechanismen, Rührwerken, Pressen, Fahrzeugreifen bzw. durch den Versuch, die Hand zu befreien, verursachen eine tangentiale Abscherung von Gewebe.

Die Prognose einer ausgedehnten Ablederungsverletzung ist besonders ungünstig wenn hohe Druck- und Temperaturentwicklung im Spiel sind bzw. eine massive Kontamination mit Schmutz, Öl, Farbe etc. stattgefunden hat.

Solche Verletzungen gehen in der Regel über das reine Decollement hinaus, bei dem die Haut mit der Fettgewebsschicht abgeledert wird, die darunter liegenden Strukturen aber intakt bleiben.

Richtungweisend für die Qualität des Ausheilungsergebnisses wird die Gründlichkeit der Versorgung am Unfalltag sein. Diese umfasst:

- die Entfernung von Schmutz, Fremdmaterial, sicher nicht durchbluteten Gewebes, egal, wie viele Stunden dies dauern mag. Der erste Aspekt der Verletzung kann irreführend sein, besonders bei Verletzung durch heiße Pressen und sonstige schwere Quetschverletzungen,
- die ausgiebige Spülung mit Ringerlösung oder NaCl, der Wert von Zusätzen ist nicht bewiesen,
- ggf. die vorübergehende Deckung mit Schaumstoffvakuumversiegelung, künstlichem Hautersatz oder feuchten sterilen Tüchern,
- die Kompartmentspaltung ist zu erwägen, bes. wenn eine schwere Quetschung vorlag,
- eine ausreichende Drainage,
- die Vermeidung einschnürender Verbände,
- die Ruhigstellung in der Ödemphase, dann frühzeitige Mobilisation.

Häufig wird die Ansicht vertreten, Hautlappen sollten nach gründlichem Debridement tieferer Schichten zurückgenäht werden, da das Überleben nicht mit letzter Sicherheit vorausgesagt werden kann. Das stimmt zwar, aber die Schlußfolgerung ist insofern nicht akzeptabel, als die nachfolgende Hautnekrose der Sepsis Vorschub leistet und die Rekonstruktion tieferer Strukturen gefährdet.

Grenzwertig vitale Haut multipliziert die Heilungszeit, verzögert die Mobilisation, begünstigt Ödem und Fibrose und bleibt letztendlich induriert und auf der Unterlage adhärent.

Falls fraglich durchblutete Lappen dennoch zurückgenäht werden, sollte dies unbedingt ohne Spannung erfolgen, da sie dann eine größere Überlebenschance haben als wenn sie auf Originaldimension ausgespannt werden.

Eine endgültige Entscheidung über die Hautvitalität fällt erst nach operativer Exploration:

- nach Stabilisierung aller Frakturen
- nachdem alle torsions- und kompressionsbetroffenen Gefäße frei von Spasmus sind
- nachdem abgerissene Gefäße anastomosiert worden sind und flow zeigen
- nachdem 10 min nach Öffnen der Blutleere abgewartet wurden.

Je nach Ausdehnung des Schadens muß das Debridement entsprechend der genannten Richtlinien alle 24 bis 48 Stunden wiederholt werden, bis das Ausmaß des zu deckenden Defektes feststeht.

Die optimale Therapie der ausgedehnten Ablederungsverletzung ist die erfolgreiche Revaskularisation (Adani 1998) des abgelederten Gewebes. Häufig findet sich im abgelederten Gewebe jedoch keine anschlußfähige Arterie. Dann ist eventuell eine Reperfusion durch Anschluß einer proximalen Arterie an eine Vene im abgelederten Gewebe möglich (Hsu 1996). Auf diese Weise kann ein typisches Decollement vom Handgelenk bis zum PIP-Gelenk durch eine einzelne AV-Anastomose gerettet werden.

Somit wird am Ende des Unfalltages festzustellen sein ob der Erhalt des abgelederten Gewebes gelungen ist.

Falls eine Wiederherstellung der Durchblutung nicht durchführbar ist, gilt es, einen Ersatz zu wählen, der möglichst schnell Form und Funktion der Hand wiederherstellt.

Die Vielfalt der heute verfügbaren Lappenplastiken erhöht die Erwartungshaltung des Patienten und die Anforderungen an den behandelnden Chirurgen.

Es reicht nicht mehr aus, einen Defekt irgendwie zu schließen, sondern zahlreiche Kriterien wollen berücksichtigt werden, insbesondere bei einer kosmetisch und funktionell so anspruchsvollen Lokalisation wie der Hand.

Bei der Wahl zu berücksichtigen sind:

Die Lokalisation des Defektes und die damit verbundenen unterschiedlichen Anforderungen an die Hautmobilität der Rekonstruktion:

beugeseitig fixieren bindegewebige Septen die dicke Haut der Hohlhand an der darunter liegenden Faszie und erlauben wenig Gleitbewegung. Fenster in diesen Strukturen bestehen in Höhe der distalen Hohlhandfurche. Bei Ablederungen in dieser Höhe kommt es häufig zum Abriß von Gefäßnervenbündeln.

Auf der Streckseite bestehen besonders hohe Anforderungen an Beuge- und Streckexkursion und Toleranz gegenüber Scherkräften.

Die Notwendigkeit einer sensiblen Rekonstruktion, die Dicke und Belastbarkeit des Lappens, die Verwachsungstendenz mit benachbartem Gewebe, evtl. erforderliche Sekundäreingriffe, die Hebedefektmorbidität und schließlich evtl. auch die Farbe des rekonstruierten Gewebes sollten ebenfalls bedacht werden.

Gestielte Lappen

Unter den zur Auswahl stehenden gestielten Lappen kommt am häufigsten der radiale bzw. ulnare Unterarmlappen zur Anwendung sowie der Leistenlappen. Vorteil der gestielten Lappen ist die schnelle Präparation ohne Notwendigkeit von Mikroanastomosen. Ein Nachteil insbesondere der genannten Unterarmlappen ist die Ödemneigung bei Stromumkehr und der Verzicht auf eine Hauptarterie bei ohnehin schon erheblich geschädigter Extremität.

Keineswegs antiquarisch ist der Leistenlappen. Er ist gerade bei multimorbiden oder mehrfachverletzten Patienten nicht selten die Therapie der Wahl. Trotz der 3wöchigen Fixierung der Hand kann in dieser Zeit krankengymnastische Übungsbehandlung stattfinden.

Freie Lappen

Sofern keine Kontraindikation besteht, bevorzugten wir die Deckung mit freier Lappenplastik. Aus einer großen Palette von Verfahren kann dasjenige gewählt werden, das die oben genannten Kriterien am besten erfüllt.

Am häufigsten kommen zum Einsatz: der laterale Oberarmlappen, der Parascapularlappen, der M. latissimus dorsi, meist als Minilatissimus mit funktionell am Rücken belassenem Rest.

Eine Auswahl seltener Indikationen sind die folgenden freien Lappen:

M. rectus abdominis
Leistenlappen
Temporalisfaszie mit Spalthaut
Omentum mit A. und V. gastroepiploica dextra als Stiel (Pshenisnov 1994)

Instep-Lappen (Ninkovic 1996)
arterialisierter venöser Lappen aus Unterarm oder Unterschenkel (Woo 1996)
A. dorsalis pedis-Lappen

Eine freie Lappentransplantation unter Notfallbedingungen ist nicht erforderlich. Sie kann unter besseren logistischen Bedingungen innerhalb der ersten Woche nach dem Unfall stattfinden, ohne negative Auswirkungen auf das Ergebnis (Godina 1996). Mit der Lappenplastik erfolgt ggf. die Knochenverpflanzung, Nervenkabeltransplantation oder Sehnentransplantation. Ziel ist hierbei die verbesserte Durchblutung der Defektzone, die Vermeidung von Infektion und von Folgeeingriffen sowie die frühe Mobilisierung.

Zusammenfassend ist die schwere Ablederungsverletzung der Hand durch programmierte Debridements mit endgültiger Rundumversorgung innerhalb der ersten Woche nach Unfall durch ein mikrochirurgisch erfahrenes Team zu behandeln. Falls in der erstversorgenden Klinik die logistischen Voraussetzungen nicht bestehen sollten, ist innerhalb der ersten Tage nach dem Unfall ausreichend Zeit für eine Kontaktaufnahme mit der nächstgelegenen mikrochirurgisch tätigen Abteilung für die Planung der abschließenden Versorgung.

Literatur

Ninkovic M, Wechselberger G, Schwabegger A, Anderl H (1996) The instep free flap to resurface palmar defects of the hand. Plast Reconstr. Surg. 97: 1489–1493
Pshenisnov K, Minachenko V, Sidorov V, Hitrov A (1999) The use of island and free flaps and crush avulsion and degloving hand injuries. J Hand Surg 19A(6): 1032–1037
Woo SH, Jeong JH, Seul JH (1996) Resurfacing relatively large skin defects of the hand using arterialized venous flaps. J Hand Surg 21B(2): 222–229
Hsu WM, Wie F-Ch, Lin Ch-H, Chen H-Ch, Chuang Ch-Ch, Chen H-T (1996) The salvage of a degloved hand skin flap by arteriovenous shunting. Plast Reconstr Surg 98(1): 146–150
Godina M (1986) Early Microsurgical reconstruction of complex trauma of the extremities. Plast Reconstr Surg 78(3): 285–292
Adani R, Busa R, Castagnetti C, Castagnini L, Caroli A (1998) Replantation of degloved skin of the hand. Plast. Reconstr. Surg. 101(6): 1544–1551

Weichteil- und Knochentumoren der Extremitäten

Indikation zur gestielten Fernlappenplastik oder Muffplastik

P. F. Graf

Abteilung für Plastische und Wiederherstellungschirurgie, Klinikum rechts der Isar, Ismaninger Straße 11, 81675 München

Indications for Distant Pedicled Flaps for Upper Extremity Soft Tissue Reconstruction

Summary. The defect, donor site and individual considerations are important aspects that may influence the indication for free or distant pedicled flaps. The position and complexity of the defect, and the vascularity of the arm have to be examined. Postoperative donor site morbidity, especially after free-flap transfer, may have a further influence on the indication. Finally, the patient's wishes and conditions, as well as hospital facilities, must be discussed.

Key words: Flaps – Upper extremity – Soft tissue defects – Free flaps

Zusammenfassung. Der Defekt, der Spenderbezirk und individuelle Aspekte beeinflussen die Indikationsstellung für freie bzw. gestielte Fernlappenplastiken. Die Lage oder Komplexität des Defektes, aber auch die Durchblutungsverhältnisse am Arm müssen hierbei berücksichtigt werden. Die zu erwartende Morbidität des Spenderbezirkes kann ferner die Indikationsstellung beeinflussen. Schließlich hat sich die Verfahrenswahl nach dem Zustand des Patienten, seinen Wünschen, aber auch räumlichen, personellen und zeitlichen Gegebenheiten zu richten.

Schlüsselwörter: Lappenplastik – Mikrochirurgie – Weichteildefekt – obere Extremität

Einleitung

Große, posttraumatische Hautweichteildefekte an der oberen Extremität mit freiliegenden Sehnen, Nerven oder Knochen können gewöhnlich nicht mit Hauttransplantaten oder lokalen Lappenplastiken gedeckt werden. In diesen Fällen müssen die Defekte entweder mit gestielten Fernlappenplastiken oder mit freien, mikrovaskulären Lappenplastiken rekonstruiert werden. Gestielte Fernlappenplastiken zur Defektdeckung an der oberen Extremität werden heute meist am Stamm (Leistenlappen, Bauchhautlappen) und selten am kontralateralen Oberarm gehoben. Demgegenüber stehen heute eine Vielzahl von freien, mikrovaskulären Lappenplastiken, die an den unterschiedlichsten Stellen des Körpers entnommen werden können.

Die erfolgreiche, in der Klinik weitestgehend etablierte Ausführung mikrovaskulärer Anastomosen hat dazu geführt, dass die Technik der mikrovaskulären Gewebetransplantation zur Defektdeckung an der Hand vielerorts präferiert wird. Unter diesem Gesichtspunkt erscheint gerade heute, im Zeitalter der Mikrochirurgie, eine kritische Analyse der Indikationen für gestielte Fernlappenplastiken zur Defektrekonstruktion an der oberen Extremität von Bedeutung.

Patienten

15 Patienten, mit großen Hautweichteildefekten an der oberen Extremität, welche konsekutiv eine gestielte Fernlappenplastik zur Defektrekonstruktion erhalten haben, wurden dahingehend analysiert, warum eine Fernlappenplastik und kein mikrovaskulärer Lappen zur Defektdeckung gewählt wurde.

Es handelte sich um 14 Männer und eine Frau mit einem Durchschnittsalter von 29,3 Jahren (2–59 Jahre). Die Unfallmechanismen waren:

– Quetschverletzung   9 Patienten
– Skelettierungsverletzungen   3 Patienten
– Amputationen (Hand, Weichteile) 3 Patienten

Durchschnittlich wurden pro Patient 5,9 Operationen (3–9 Operationen) ausgeführt (Debridements, Lappentransfer, Lappentrennung, Lappenausdünnung, Zehentransplantationen, Sehnentransplantationen, etc.).

Die durchschnittliche stationäre Gesamtbehandlungsdauer der Patienten betrug 101,3 Tage (22–159 Tage).

Ergebnisse

Drei Aspekte beeinflußten maßgeblich die Indikationsstellung für eine gestielte Fernlappenplastik [1]:

Der Defekt
Die Entnahmestelle
Individuelle Gesichtspunkte

Der Defekt

Sowohl gestielte Fernlappenplastiken als auch mikrovaskuläre Lappen können zur Deckung großer oder tiefer Defekte verwendet werden. Unter bestimmten Bedingungen erscheint uns jedoch die Verwendung von Fernlappenplastiken vorteilhafter:

1. Ist eine zweite mikrovaskuläre Gewebetransplantation geplant (z. B. Zehentransplantation) so hat die Hautweichteilrekonstruktion mit gestielter Fernlappenplastik den Vorteil, dass hierzu keine Spendergefäße an der Hand oder am Arm verwendet werden müssen. Ein zweizeitiges Vorgehen ist unseres Erachtens hier empfehlenswert.
2. Liegen mehrere Hautweichteildefekte auf unterschiedlicher Höhe der Extremität vor, so kann auch hier eine gestielte Fernlappenplastik in vielen Fällen einfacher und eleganter zur Defektrekonstruktion verwendet werden.
3. Sind die potentiellen Anschlußgefäße für mikrovaskuläre Lappen an der Extremität von schlechter Qualität (z. B. pAVK, Chemotherapie, o. ä.) so erscheint die gestielte Fernlappenplastik in ihrer Ausführung häufig risikoärmer.

Die Entnahmestelle

Die Hebedefektmorbidität mancher mikrovaskulärer Lappenplastiken ist beträchtlich und kann zu chronisch rezidivierenden Problemen führen. In einer großen Sammelstudie wurde beispielsweise über eine Gesamtmorbidität an der Hebestelle von 20% berichtet [2]!

Demgegenüber weist der am häufigsten verwendete gestielte Fernlappen, der Leistenlappen, eine sehr geringe Hebedefektmorbidität auf [3].

Individuelle Gesichtspunkte

Selbstverständlich müssen in die Verfahrenswahl stets individuelle Gesichtspunkte einbezogen werden. Dazu gehören:
- Individuelle Erfahrung des Chirurgen mit mikrochirurgischen Techniken
- Lokale Verhältnisse und Ausstattung des Krankenhauses bzw. OP-Saales
- Wunsch und Zustand des Patienten

Diskussion

In den meisten Fällen können ausgedehnte Hautweichteildefekte an der oberen Extremität in gleicher Weise entweder mit freien mikrovaskulären Gewebetransplantaten oder mit gestielten Fernlappenplastiken gedeckt werden. Optimalerweise sollte die Verfahrenswahl individuell für den jeweiligen Patienten unter Berücksichtigung sämtlicher Gegebenheiten (Defekt, Hebedefekt, individuelle Aspekte) getroffen werden.

Unter bestimmten Bedingungen allerdings erscheinen auch heute, im Zeitalter mikrochirurgischer Gewebetransplantationen, konventionelle Methoden wie der gestielte Fernlappen überlegen zu sein.

Literatur

1. Graf P, Steinau HU, Ingianni G, Biemer E (1991) The pros and cons of distant pedicled flaps for upper extremity trauma reconstruction in the era of microvascular surgery. European Journal of Plastic Surgery 14: 288–293
2. Colen SR, Shaw WW, McCarthy JG (1986) Review of the morbidity of 300 free flap donor sites. Plastic Reconstructive Surgery 77: 948–953
3. Graf P, Biemer E (1992) Morbidity of the groin flap transfer: are we getting something for nothing? British Journal of Plastic Surgery 45: 86–88

Knochentumoren und tumorähnliche Läsionen die keiner operativen Behandlung bedürfen (sog. „Leave me Alone Lesions")

H.-G. Willert und A. Enderle

Orthopädische Universitätsklinik, Robert-Koch-Straße 40, 37075 Göttingen

Bone Tumors and Tumor-Like Lesions not Requiring Surgery (So Called „Leave me Alone Lesions")

Summary. Usually, bone tumors and tumor-like lesions have to be operated on, in order to secure the diagnosis by biopsy or remove the lesion. As an exception to this rule, a few benign tumors and tumor-like lesions do not require surgery, either because the exact diagnosis can be made by x-ray and/or it is known that the lesion usually heals without further operative treatment. Our report deals with these bone alterations that do not necessarily require surgery.

Key words: Benign bone tumors – Tumor-like lesions – Bone lesions not requiring surgery – „Leave me alone lesions"

Zusammenfassung. Gewöhnlich erfordern Knochentumoren und tumorähnliche Erkrankungen des Skeletts einen operativen Eingriff, um entweder bioptisch die Diagnose zu sichern, oder um den Herd zu entfernen. Einige dieser Läsionen machen dabei eine Ausnahme, indem eine Operation nicht erforderlich ist, da entweder eine exakte Diagnose durch das Röntgenbild und eventuell zusätzliche, andere bildgebende Verfahren zweifelsfrei möglich sind, oder ihre Tendenz zur spontanen Heilung auch ohne Behandlung bekannt ist. Wir berichten über eine Reihe solcher Veränderungen, die nicht unbedingt einer chirurgischen Maßnahme bedürfen.

Schlüsselwörter: Gutartige Knochentumoren – tumorähnliche Veränderungen – Knochenläsionen ohne erforderliche Operationen

Bei Knochentumoren und tumorähnlichen Knochenveränderungen ist in der Regel ein operativer Eingriff erforderlich um die Diagnose durch Biopsie zu sichern oder um die Läsion zu entfernen. Unter bestimmten Voraussetzungen kann es durchaus fortschrittlich und sogar innovativ sein weniger zu tun. Bei einigen Knochentumoren und tumorähnlichen Veränderungen kann nämlich auf eine chirurgische Intervention verzichtet werden. Wenn diese Veränderungen durch klinische Untersuchung und bildgebende Verfahren sicher diagnostiziert werden können, ist auch eine Biopsie nicht erforderlich, allerdings unter der Voraussetzung, daß

628

Tabelle 1. Knochentumoren und tumorähnliche Veränderungen ohne zwingende operative Behandlung

Gutartige Knochentumoren	Tumorähnliche Knochenveränderungen
Ohne Biopsie diagnostizierbar	
Wirbelhämangiom	Juvenile Knochenzyste
Verkalkendes Enchondrom	Kalkaneuszyste
Enchondrom der Phalangen	Nichtossifizierendes Fibrom
Kortikalisdesmoid	(fibröser Kortikalisdefekt)
(periostales Desmoid)	Knocheninsel
Osteochondrom	Vertebra plana
(kartilaginäre Exostose)	Intramedullärer Knocheninfarkt
	Streßfraktur
	Apophysenabriß
	Myositis ossificans
	Fibröse Dysplasie (polyostisch)
Nur durch Biopsie diagnostizierbar	
Skeletthämangiomatose	Eosinophiles Granulom
Periostales Chondrom	(außer Vertebra plana)
	Fibröse Dysplasie (monostisch)
	Osteofibröse Dysplasie

die Läsion gutartig ist und man unter Umständen eine Ausheilung ohne weitere Behandlung erwarten kann.

Andere gutartige Knochentumoren und tumorähnliche Veränderungen können allerdings nur durch eine Biopsie sicher diagnostiziert werden (Tabelle 1). Im folgenden werden wir uns auf die beispielhafte Besprechung von gutartigen Knochentumoren und tumorähnlichen Veränderungen beschränken, die *ohne Biopsie diagnostizierbar* sind.

Das *verkalkende Enchondrom* ist ein **gutartiger Tumor** der langen Röhrenknochen. Er stellt in der Regel einen Zufallsbefund dar in Form eines meta-diaphysär oder epiphysär gelegenen Herdes, der durch eine stippchenförmige Verkalkung charakterisiert ist. Eine Nuklidanreicherung in einem Enchondrom ist kein Hinweis auf Malignität.

Differentialdiagnostisch ist das verkalkende Enchondrom gegen den Knocheninfarkt abzugrenzen. Dieser zeigt eher eine girlandenförmige, sklerosierende Begrenzungslinie, die mit der benachbarten Spongiosa oder Kortikalis in Verbindung steht. Beim verkalkenden Enchondrom ist eine solche Verbindung der Kalkstippchen mit dem umgebenden Knochen nicht vorhanden. Selbst wenn röntgenologisch eine eindeutige Entscheidung, ob es sich um einen Infarkt oder ein kalzifiziertes Chondrom handelt, nicht getroffen werden kann, ist eine Biopsie nicht erforderlich, da für beide das gleiche Procedere gilt. Auch eine Ausräumung des Herdes ist nicht angezeigt. Röntgenologische Verlaufskontrollen sind jedoch anzuraten, je näher ein solches Chondrom sich am Stamm des Skeletts befindet, da bei dieser Lokalisation die Malignisierungstendenz mit zunehmendem Alter wächst. Auch beim Auftreten von Schmerzen, oder beim Nachweis von Osteolysen im Bereich der Verkalkung, muß an eine maligne Entartung gedacht werden. Die weitere Abklärung bedarf dann einer Biopsie.

Für das *Osteochondrom* (oder *kartilaginäre Exostose*) ist typisch der metaphysäre oder meta-diaphysäre Sitz, die mehr oder weniger breite knöcherne Basis, die abgerundete oder nasenförmige Vorwölbung über die kortikale Kontur und die Modellierungsstörung und Verbreiterung der betreffenden Metaphyse, eventuell mit Wachstumsstörung der benachbarten Epiphysenfuge. Eine Vergrößerung der Exostose während des Skelettwachstums ist nicht ungewöhnlich. An der Grenze zwischen knöchernem Stiel und der Knorpelkappe befindet sich eine modifizierte Wachstumsfuge, die im Wachstumsalter szintigraphisch an dieser Stelle strichförmig anreichert. Eine röntgenologisch unruhige und unregelmäßige Oberflächenkontur entspricht der Ossifikationsfront der Wachstumsfuge. Die in der Regel symptomlos verlaufende Knochenprotuberanz, wie groß sie auch sein mag, bedarf weder einer Biopsie noch einer operativen Behandlung, solange sie keine funktionellen Störungen verursacht.

Schmerzen nach Abschluß des Wachstums können vor allem bei stammnahen Sitz und verbunden mit erneutem Wachstum eine maligne Entartung signalisieren, dies bedarf dann einer bioptischen Abklärung und chirurgischen Intervention.

Eine klassische, ohne Biopsie diagnostizierbare **tumorähnliche Knochenveränderung** ist die *Kalkaneuszyste*. Sie ist eine typische Läsion, die sich auf der Röntgenaufnahme des Fersenbeines dreieckig darstellt und zwischen den sichtbaren Spongiosatrajektorien lokalisiert ist. Eine solche Zyste kann beträchtliche Größe erreichen (im Zentrum bedeutet eine fleckige Verkalkung, daß es sich wahrscheinlich um ein infarziertes Lipom handelt). In der Regel stellt auch diese Läsion einen Zufallsbefund dar. Eine operative Behandlung ist nur ausnahmsweise erforderlich, da sich die Zyste zwischen den tragenden Knochentrajektorien befindet.

Das *nichtossifizierende Fibrom* mit seinem exzentrischen, metaphysären Sitz und einer Osteolyse mit girlandenförmiger, sklerosierender Randstruktur ist im Röntgenbild mit Sicherheit zu diagnostizieren. Nichtossifizierende Fibrome kommen gelegentlich gleichzeitig an den schnellwachsenden Enden verschiedener Röhrenknochen vor und sind meist Zufallsbefunde.

Die Läsion zeigt eine Selbstheilungstendenz. Die Wachstumsfuge wächst von dem knöchern ausheilenden, kortikalisnahen Herd weg und es kommt im Verlauf der modellierenden Verschmälerung der Metaphyse zur Verkleinerung der Läsion, die sogar völlig aus dem Knochen „ausgestoßen" werden kann. Mit dem Skelettwachstum kommt es auch zu einer Größenzunahme des Herdes, welche nicht mit einem autonomen Tumorwachstum oder Malignität verwechselt werden darf. Aufgrund des charakteristischen röntgenologischen Bildes ist eine Biopsie nicht erforderlich und die Selbstheilungstendenz verbietet geradezu eine operative Behandlung.

Die klassische *Myositis ossificans localisata*, die durch ein mehr oder weniger starkes Trauma ausgelöst wird, erweckt vor allem zu Beginn ihrer Entstehung nicht selten den Verdacht auf ein Osteosarkom, denn anfangs kommt es zu einer rasch zunehmenden Ossifikation, was Tumorwachstum vortäuschen kann.

Bevor die Läsion im Röntgenbild sichtbar wird, stellt sich bereits eine erhöhte Aktivität in der Szintigraphie ein. Im weiteren Verlauf nimmt die Läsion an ihrer Peripherie an Knochendichte zu und grenzt sich am Rande scharf ab, während das Zentrum weniger knochendicht ist. Die Schichtung des „Ossikels" in sklerosierte Peripherie und Zentrum von deutlich geringerer Dichte ist das diagnostische Merkmal, welches die Myositis ossificans vom Osteosarkom differenzieren läßt, das an seiner Peripherie eher unscharf und weniger knochendicht in die Umgebung ausläuft.

Auch die Myositis ossificans ist eine selbstheilende Veränderung. Nach Ausreifung des Knochens wird dieser zum Teil oder ganz wieder resorbiert und eine operative Behandlung ist nicht erforderlich. Wenn erhebliche Beschwerden bestehen, kann eine operative Entfernung angezeigt sein. Dies sollte dann aber erst nach Ausreifung der Läsion geschehen, um ein Rezidiv zu vermeiden.

Wir haben gezeigt, daß es Läsionen gibt, die im Röntgenbild mit Sicherheit zu diagnostizieren sind und somit keiner Biopsie und nachfolgenden histologischen Untersuchung bedürfen. Die Frage Innovation oder Fortschritt ist leicht zu beantworten. Um solche Erkenntnisse praktisch anzuwenden, ist kein neues technisches Gerät erforderlich, sondern nur die Wiederbesinnung auf bereits längst vorhandene Erfahrungen. Dadurch können unnötige Eingriffe und Belastungen für den Patienten und das Budget vermieden werden. Ein Fortschritt für alle Beteiligten!

Grundsätzlich gilt, daß jede Erscheinung am Skelett, wenn sie zum ersten Mal diagnostiziert wird und die kleinste Unsicherheit in der Diagnostik besteht, weiterer röntgenologischer Kontrollen bedarf. Eine Verlaufsbeobachtung ist durchaus auch langzeitig in größeren Abständen erforderlich, um z.B. einen Wandel in der Dignität der Erkrankung festzustellen. Dies gilt besonders für die stammnahen kartilaginären Exostosen und Chondrome. Nach Abschluß des Wachstums stabilisieren sich in der Regel die aufgezeigten Veränderungen und werden nicht mehr größer. Nimmt aber nach Wachstumsabschluß eine solche Läsion wiederum an Größe zu oder bereitet sie nach vorheriger Symptomlosigkeit Schmerzen, ist eine röntgenologische Diagnostik unabdingbar. Sollte sich dabei eine Veränderung gegenüber früheren Untersuchungen zeigen, muß der Herd bioptisch abgeklärt werden.

Literatur

1. Enderle A, Willert H-G (1994) Knochentumoren und tumorähnliche Läsionen die keiner operativen Behandlung bedürfen (sog. „Leave me Alone Lesions"). Osteologie 3(1): 3–21

Ästhetisch-plastische Indikationen der Laserchirurgie

Lokaltherapie nach Laserablation

C. Neuhann-Lorenz

Krankenhaus des Diakoniewerkes München, Theatinerstraße 1, 80333 München

Topical Treatment After Laserdermabrasion

Summary. CO2- or Erbium-laserdermabrasion is a highly-effective alternative to chemical or mechanical methods for treatment of superficial facial wrinkles, other superficial age-related skin deficiencies or acne scars. Crucial for a satisfying outcome of the treatment is the post-operative therapy – topical as well as patient guidance and surveillance of up to 3 months. Three consecutive stages can be defined: (1) The first week, with two therapeutical options: open skin care or occlusive treatment with sterile foils; (2) week 2 to week 6, after both methods with topical antibiotic, antiinflammatory, hydrating skin care and antiredness ointments (synchroline), education for camouflage together with symptomatic treatment of eventual complications, and (3) weeks 6–12, with emphasis on hydration, sunprotection, evtl. hyperpigmentation treatment and ongoing camouflage instructioning.

Key words: CO2 Laser dermabrasion, importance of postop. treatment – 3 Stages – Patient guidance

Zusammenfassung. Die Ablation der Gesichtshaut, mit CO2- oder Erbium-Lasern zur Behandlung oberflächlicher Rhytidosis, altersbedingter Veränderungen, oder auch von Aknenarben stellt eine hocheffiziente Alternative zur chemischen oder mechanischen Dermabrasio dar. Der Therapieerfolg ist in hohem Maß von der postoperativen Behandlung abhängig, sowohl von der Lokaltherapie als aber auch von der Patientenführung bis zu 3 Monaten postoperativ. Die Behandlung gliedert sich in 3 Phasen: Die 1. Woche postop. mit offener Salbenbehandlung oder occlusiver Folienabdeckung. Ab der 2. bis 6. Woche liegt der Schwerpunkt der Nachbehandlung nach beiden Methoden in antibiotischer, pflegender und evtl. antiphlogistischer Applikation topischer Dermatika, der symptomatischen Behandlung eventueller Komplikationen, dem Sonnenschutz und der Camouflage. Von der 6.–12. Woche wird normale Hautpflege, Prophylaxe von Hyperpigmentierungen, weiterhin Sonnenschutz und evtl. Camouflage empfohlen.

Schlüsselwörter: Ablation der Gesichtshaut mit CO2 Laser, postop. Behandlung – 3 Stadien – Patientenführung

Mit der Dermabrasio durch den ultragepulsten CO2-, Erbium- oder der kombinierten Lasersysteme lassen sich genau steuerbare und in der Tiefe gut vorhersagbare Ergebnisse der oberflächlichen Hautglättung, -straffung und Verbesserung der Faltenbildung im Gesicht erreichen.

Die Methode ist unblutig, erfordert in den meisten Fällen nur lokale Anästhesie und ist bis ins hohe Alter in bezug auf die vitalen Funktionen risikoarm durchführbar. Im Vergleich mit den Techniken der chemischen oder mechanischen Dermabrasio kann mit dem Laser zusätzlich zur oberflächlichen Hautglättung eine bleibende Straffung im Bereich des Coriums erreicht werden, wenn die Energie, Dichte und Frequenz der Pulse je nach Hautdicke entsprechend gewählt werden. Hier und wohl auch in der exakten und reproduzierbaren Steuerbarkeit der Technik liegt der entscheidende Vorteil der Methode. Ein wesentlicher und nicht zu vernachlässigender Nachteil liegt aber bei den hohen Kosten – die Preise für die Spitzengeräte liegen zwischen 100 000 und 200 000 DM, bei jährlichen Unterhaltungskosten bis DM 15 000. Die Geräte zur mechanischen Dermabrasio kosten dagegen ohne großen Wartungsbedarf zwischen 5000 und 10 000 DM und die chemischen Agenzien wie Trichloressigsäure oder Phenol sogar eher nur Pfennigbeträge. Zudem ist die postoperative Phase für die Patienten nach Laserdermabrasio meist schwieriger zu tolerieren und sicher – je nach Eindringtiefe langwieriger und unangenehmer als nach den chemischen Peelings – zumindest soweit es die Phase der postoperativen Hautrötung betrifft.

Die Steuerung und der Erfolg der postoperativen Behandlung beginnt, wie häufig in der ästhetischen Chirurgie – aber vor Laserdermabrasio ganz besonders – vor dem Eingriff mit der schonungslosen Aufklärung über den Ablauf der Heilung, speziell für die ersten 6 Wochen postoperativ am besten unter Anwendung von Bildmaterial.

Die Patienten, die den Arzt aufsuchen mit dem Ziel schöner zu werden, müssen wissen, daß sie in den ersten 10–14 Tagen, je nach Ausmaß der behandelten Areale, geradezu monströs aussehen werden. In den folgenden 4 Wochen wird die Haut nur sehr langsam abblassen und in einigen Fällen sogar bis zum Ablauf von 3 Monaten gerötet bleiben. Die Hautoberfläche ist auch bei regelrechtem Verlauf schuppend, zeigt häufig Milien und Einschlußzysten und ein unruhiges, leicht irritierbares Hautbild mit gelegentlichen Erosionen. Von der 6. bis zum 12. Woche beruhigt sich das Hautbild meistens, aber um unauffällig für die Umgebung zu sein, müssen die Patienten in jedem Fall noch camouflieren.

Eine deutliche Besserung des Hautbildes und die erfolgreiche Straffung ist in dieser Phase jedoch fast immer sichtbar – womit dann natürlich auch die Akzeptanz der Behandlung und des vorübergehenden Zustandes steigt. Ab dem 3. Monat postoperativ sind selbst die skeptischsten Patienten nach meiner Erfahrung trotz des mühsamen Verlaufes vom Ergebnis überzeugt.

Die Lokalbehandlung nach der Laserdermabrasio gliedert sich demnach auch in die folgenden 3 Abschnitte:

unmittelbar postoperativ 10–14 Tage	die Phase der Wundheilung
2.–6. Woche	die Phase der frühen Hautpflege und Stabilisierung
6.–12. Woche	die Phase der Langzeithautpflege

Unmittelbar postoperativ stehen 2 Möglichkeiten zur Verfügung:

– die Occlusionsbehandlung mit steriler durchsichtiger Folie und
– die offene Salbenbehandlung

Ich wende nach anfänglicher Erprobung beider Methoden nur noch die geschlossene Folienabdeckung an, da meine Patienten in großer Mehrzahl ambulant betreut werden und mit dieser Behandlung nicht so häufige Verbandswechsel benötigen. Die Behandlung ist generell vollständig schmerzfrei – die Folie wird unter sterilen Kautelen gewechselt, wenn sie sich gelöst hat oder die Fibrinexsudation zu starken Verkrustungen am Rande der Folie geführt hat.

Op.-Tag:	Folie
2. Tag postop.	Kontrolle – evtl. Folienwechsel
4. Tag postop.	Folienwechsel

| 7. Tag postop. | Entfernung der Folie und Beginn der offenen Salbenbehandlung mit Panthenol an den epithelisierten Stellen und Antiobiose (Gentamycinsalbe) an den ggf. offenen Arealen. |

Die Patienten wenden diese Behandlung selbst an und waschen mit lauwarmem Wasser vorsichtig die behandelte Region 2× tgl. – ggf. sogar mit Essigwasser um den pH-Wert der Haut anzugleichen und Schmerzen zu vermeiden.

12.–14. Tag postop. Frühhautpflege

Beginn mit Synchroline dazu zusätzliche Hyaluronsäurepräparate zur Wasserbindung, täglich Sonnenschutzbehandlung und symptomatische Behandlung der unterschiedlichen Beschwerden. Bei Spannungs- und Trockenheitsgefühl fettende Squalane-Präparate evtl. auch Panthenolsalbe. Beginn mit Make-up und grün-brauner Camouflage 15.–42. Tag postop. 2wöchentliche Kontrollen oder bei Bedarf Lokaltherapie wie ab 6. Wo.–3. Monat begonnen. Dauerhautpflege evtl. beginnende Hyperpigmentierung mit Hydrochinonpräparaten (Pigmanorm® o. ä.), Synchroline, Sonnenschutz.

Ab dem 3. Monat normale Hautpflege, Synchroline Terproline – funktioniert gleichzeitig als Precursor und stimuliert die Bildung makromolekularer Strukturen, wie Hyaluronsäure, Fibronektin und Collagen. Es verbessert die biomechanischen und viskoelastischen Eigenschaften der Haut durch die aktiven Substanzen: Asiatsäure aus Hydrocotylenextrakt, Acetylglucosamin, Glykopeptide des Fibronektin und Prolinlinolea. Spilker et al. zeigten in einer Studie an 52 Patienten ein deutlich früheres Abblassen der postop. Rötung durch Einsatz von Terproline vor und nach Laserablatio der Haut.

Zusammenfassend ist jedoch der wichtigste Bestandteil der Nachbehandlung nach der Laserablatio die ständige Bereitschaft für den Patienten, der in den ersten 2 Wochen extrem verunsichert ist und an den Erfolgsaussichten der Behandlung stark zweifelt, irrespektiv wie genau die Aufklärung über die postoperative Phase zuvor war. Rötungen über den 8. Monat hinaus habe ich in meinem Patientengut nicht gesehen und nur in einem Fall therapieresistente Hyperpigmentierungen.

Literatur

1. Alster TS, Apfelberg DB (1996) Cosmetic Laser Surgery. New York: John Wiley & Sons
2. Cotton J, Hood AF, Gonin R, Deeson WH, Hanke CW (1996) Histologic evaluation of preauricular and postauricular human skin after high-energy short pulsed carbon dioxide laser. Arch Dermatol 132: 425
3. Fitzpatrick RE, Goldman MP (1995) Advances in carbon dioxide laser surgery. Clin Dermatol 13: 35
4. Schoenrock LD, Chernoff WG, Rubach BW (1995) Cutaneous Ultra Pulse laser resurfacing of the eyelids. Int J Aesthetic Restorative Surg 3: 31
5. Yang CC, Chai CY (1995) Animal study of skin resurfacin using the UltraPulse carbon dioxide laser. Ann Plast Surg 35: 154

Die Laserbehandlung von Keloiden und hypertrophen Narben

H. Tilkorn, M. König und V. Schwipper

Abteilung für Gesichts- und Plastische Chirurgie, Fachklinik Hornheide, Dorbaumstraße 300, 48157 Münster/W.

Laser Treatment of Keloids and Hypertrophic Scars

Summary. Laser treatment has been an additional and successful therapy for more than 10 years. In over 3 years of experience with the Nd-YAG-Laser (fd Nd-YAG 532 nm, the Nd-YAG 1064 nm), 489 patients (112 with keloids and 377 with hypertrophic scars), were treated at the Fachklinik Hornheide, University of Muenster. In keloids, no change for the worse has been observed. These results are very encouraging. The Nd-YAG Laser causes a photothermocoagulation in the nutritive blood vessels that leads to an inflammatory intravascular reaction and obliteration of the vessels, causing a fibrotic transformation of the tissue. Only fresh reddish keloids or hypertrophies are suitable for any kind of laser treatment. Itching and pains improve immediately. The scars turn soft during the first steps of treatment.

Key words: Keloids – Hypertrophic Scars – Nd-YAG-Laser

Zusammenfassung. Der Laser bietet eine zusätzliche wirkungsvolle Behandlung nun schon seit über 10 Jahren. In mehr als 3jähriger Erfahrung mit dem Nd-YAG-Laser (fd Nd-YAG 532 nm und dem 1064 Nd-YAG 1064 nm) wurden 489 Patienten – 112 mit Keloiden und 377 mit hypertrophen und geröteten Narben in der Fachklinik Hornheide an der Universität Münster/W. behandelt. Bei den *Keloiden* wurde in keinem Fall eine Verschlimmerung durch die Behandlung beobachtet. Diese Ergebnisse sind sehr ermutigend. Der Nd-YAG-Laser bewirkt eine Photokoagulation der nutritiven Blutgefäße, die zu einer inflammatorischen intravasculären Reaktion und so zu einer Obliteration der Gefäße und zu einer bindegewebigen Schrumpfung des Gewebes führen. So sind nur die frischen, noch roten wulstigen Narben für die Lasertherapie geeignet. Juckreiz und Schmerzen bessern sich schon sofort zu Beginn der Behandlung.

Schlüsselwörter: Keloide und hypertrophe Narben – Nd-YAG-Laser

Die Narbe ist die Handschrift des Chirurgen. Eine wulstig entstellende Narbe ist eine Belastung für den Patienten, wie aber auch für den behandelnden Arzt. Eine chirurgische Behandlung einer wulstigen Narbe kann entweder nutzlos sein, oder den Befund sogar verschlimmern, wenn nicht sorgfältig unterschieden wird ob es sich bei dem vorliegenden entstellenden Befund um eine hypertrophe Narbe oder um ein echtes Keloid handelt.

Der Begriff Keloid wurde 1806 von Alibert [1, 2] geprägt. Nach wie vor ist die klinische Beurteilung einer wulstigen Narbe die einzige diagnostische Möglichkeit zwischen einer Narbenhypertrophie und einem echten Keloid zu unterscheiden.

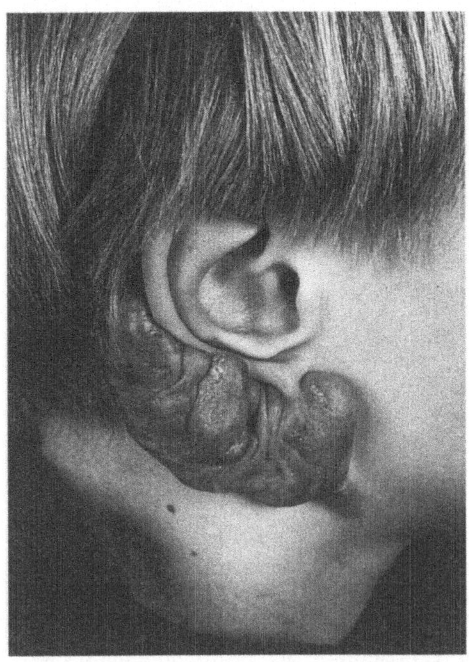

Abb. 1. Monströses Keloid nach mehrfacher rein chirurgischer Behandlung

Bei beiden handelt es sich um eine Wucherung des Bindegewebes, die am Anfang rötlich, juckend, zum Teil auch schmerzhaft sein kann, wobei bei einer Narbenhypertrophie ein Narbenwulst nicht über die Grenze der Wunde hinausgeht. Eine Narbenhypertrophie hat die Tendenz zu einer langsamen, spontanen Rückbildung. Ein echtes Keloid zeichnet sich dadurch aus, daß sie eine Bindegewebswucherung ist, die deutlich mit krebsscherenartigen Ausläufern über die Grenze der Wunde hinausgeht. Das Keloid hat eine schlechte Prognose, wächst langsam und hat keine Rückbildungstendenz. Während eine Narbenhypertrophie durch chirurgische Maßnahmen und konservative Therapien deutlich gebessert werden kann, wird ein Keloid sehr häufig durch chirurgische Maßnahmen allein wesentlich verschlechtert [8]. Die alleinige Operation wird daher von einigen Autoren mit Recht als Kunstfehler bezeichnet (Abb. 1).

Das Hauptproblem ist die hohe Rezidivrate beim Keloid. Dies zeigt sich auch in den vielen verschiedenen Therapieempfehlungen. Neben der Behandlung mit elastischen Druckverbänden, der intraläsionalen Injektion von Cortison, 5-Fluourazil, Methotrexat, der Kryochirurgie und dem Silikon [10, 13, 14, 15] hat sich die Laserbehandlung [6, 9, 16] in den letzten 10 Jahren als sehr vielversprechend herausgestellt.

Wirkmechanismus

In der Behandlung der hypertrophen wulstig geröteten Narben ist der gepulste Farbstoff-Laser aufgrund seiner koagulativen Wirkung der geeignete Laser [3, 4]. Durch die Energie des Farbstoff-Lasers wird percutan eine selektive Fotothermokoagulation der nutritiven Narbengefäße hervorgerufen; dies führt dann sekundär zu einer Narbeninvolution, die sich klinisch in der Reduktion des Pruritus, einem Abblassen des Gewebes und Reduzierung des Volumens manifestiert. Inwieweit direkte thermische Effekte auf das zur Sklerose umgewandelte Kollagengewebe sowie

Änderungen in der Zytokinausschüttung eine Rolle spielen, ist momentan Gegenstand klinischer Untersuchungen.

Für die Behandlung der hypertrophen und Keloidnarben kommen die ablativen Lasersysteme wie die CO_2-Laser oder Erbium-YAG-Laser [5,7,11,12] nur bedingt in Frage, da mit den abtragenden Lasern bei beiden Narbenformen das Risiko einer Verschlimmerung im Rahmen einer protrahierten Wundheilung durch deutlich verlängerte Reepithelialisierungszeiten sehr stark gegeben ist. Grundsätzlich sind frische Keloide und Hypertrophien wegen der stärkeren Randvaskularisierung besser geeignet für diese Therapien als alte, abgeblasste, sklerosierte, nicht mehr aktive Narbenformen.

Die Frequenz gedoppelt Nd YAG-Laser (532 nm fd Nd YAG und der 1064 nm Nd YAG) haben sich im Therapiekonzept unserer Klinik sehr bewährt. Bei Narben in einer Schichtdicke bis 1,5 cm wird die Laserenergie perkutan unter Kühlung der Haut mittels einer Kühlküvette appliziert. In der sich direkt an die laserchirurgische Intervention anschließenden Ödemphase wird dann zusätzlich basal eine Kortisonkristallsuspension intraläsional injiziert, um antiproliferativ und antiinflammatorisch zu arbeiten. Diese sog. „sandwich-Therapie" zeigte in unseren Patientengruppen gegenüber einer Monotherapie ein um 42% verbessertes Ansprechen.

Bei Narben, die dicker sind als 1 bis 1,5 cm ist die interstitielle Applikation der Laserenergie mittels einer 400 µm barefiber mit dem 1064 nm Nd-YAG die Therapie der Wahl.

Den Wirkmechanismus bildet die interstitielle Narbenvaporisation, wobei das Narbengewebe in unterschiedlichen Ebenen und Richtungen unter digitaler Temperaturkontrolle der Oberfläche reduziert wird. Einzelne, an der Narbenoberfläche zu verifizierende Gefäße mit hohem flow werden alternativ perkutan mit dem 1064 nm Nd-YAG unter kontinuierlicher Eiswürfelkühlung oder mit dem 532 nm fd Nd-YAG long pulse green koaguliert.

Ist eine intraläsional chirurgische Narbenmassenreduktion möglich, sollte man sehr frühzeitig nach Abschluß der primären Wundheilung mit der Lasertherapie beginnen. Die Therapie umfaßt meist, je nach Ausdehnung und Dicke der Narbe 4–8 Sitzungen in einem Intervall von etwa 4–6 Wochen.

In 98% der Fälle kann die Behandlung ambulant und ohne Narkose durchgeführt werden. Zur Analgesie und Vermeidung von oberflächlichen thermisch induzierten Hautläsionen ist die Anwendung einer Kühlküvette für den fd Nd YAG 532 oder der Eisapplikation für den 1064 nm Nd YAG notwendig. Bei großflächigen Narben sollte vorher, etwa $^1/_2$ Stunde eine anästhesierende Salbe (Emla) aufgetragen werden.

Wie bemerkt der Patient das Ansprechen der Behandlung?

Schon bei der ersten Behandlung empfinden die meisten Patienten ein Nachlassen des Juckreizes und ein Weicherwerden der Narbe. Häufig lassen auch die gelegentlich beklagten Schmerzen sofort deutlich nach.

Eigene Erfahrungen

In jetzt mehr als 3-jähriger Anwendung der Lasertherapie wurden insgesamt 498 Patienten behandelt, 112 mit echten Keloiden und 377 mit hypertrophen Narben. Bei den Keloiden ist in 84% eine Normalisierung der Farbe und in etwa 70% eine Rückbildung des Narbenwulstes zu erreichen.

Bei den hypertrophen Narben reduzierte sich erwartungsgemäß das Erythem zu 94%, eine Regression konnte in 90% der Fälle im Rahmen der klinischen Nachuntersuchungen festgestellt werden.

Bei keinem Patienten wurde ein Progress unter dem obigen Therapiekonzept bemerkt.

Die Behandlung umfaßte 4–10 Sitzungen in 4- bis 6wöchentlichen Abständen. Zwischen den Behandlungen ist die Applikation von Silikon-Folie oder Silikon-Creme zu empfehlen.

Bei den Keloiden ist eine Nachkontrolle in 1–2monatigen Abständen über einen Zeitraum von 2–3 Jahren angezeigt, um ein Rezidiv rechtzeitig zu erkennen und dann mit der Behandlung fortzufahren.

Nachbehandlung

Eine spezielle Nachbehandlung ist nicht erforderlich. Nach der Behandlung kann eine typisch blau livide Verfärbung auftreten, die im Durchschnitt nach 12–24 Stunden wieder verschwindet. Neben der prophylaktischen Anwendung von Silikon ist eine spezielle Behandlung der Narben nicht erforderlich. Bei Narben an sonnenexponierter Haut ist eine Anwendung von Creme mit hohem Sonnenschutzfaktor zur Vermeidung von Pigmentverschiebungen anzuraten. Dieser Sonnenschutz soll über einen längeren Zeitraum, 3–6 Monate, durchgeführt werden. Bei der Anwendung der perkutanen Laserapplikation sind Komplikationen, insbesondere bei sorgfältiger Beachtung der Hautkühlung mit der Kühlküvette oder dem Eis nicht zu erwarten, wohingegen die Anwendung der interstitiellen Laserbehandlung mit der 400 µm barefiber sorgfältig und mit großer Erfahrung durchgeführt werden muß, um hier die thermische Reaktion und damit die nekrotische Gewebsirritation zu vermeiden. Diese Behandlung setzt viel Erfahrung und Sorgfalt voraus, sie ist jedoch bei den alten und großflächig dicken Narben über 1,5 cm die wirkungsvollste Therapie in Kombination mit der transcutanen Anwendung des Argon-Lasers oder fd Nd YAG 532 Lasers.

Fallbeispiele

1. Bei dem 10jährigen Jungen wurde im Alter von 6 Jahren eine Ohranlegeplastik vorgenommen. Die dann auftretenden Narbenwucherungen wurden jeweils nur operativ entfernt. Es kam dadurch zu einer ständigen Verschlimmerung des Befundes. Das Bild zeigt die von Alibert beschriebenen krebsscherenartigen Narbenwucherungen über die Grenze der Narben hinaus, typisches Keloid. Hier wurde eine Narbenmassenreduktion vorgenommen, Cortison-Kristallsuspension in die Wunde injiziert und nach Wundheilung sofort eine fd ND-YAG 532 nm-Therapie in etwa 4- bis 6wöchentlichen Abständen durchgeführt. Zwischen den Laserbehandlungen wird eine Silgel-Folie angewendet. Seit 1 Jahr ist es so zu keinem erneuten Rezidiv gekommen (Abb. 1).
2. Das 3jährige Mädchen litt stark unter den schmerzhaft juckenden hypertrophen Narbenarealen nach Verbrühungen 3. Grades. Nach 4 Behandlungen mit dem fd ND YAG 532 nm war es zu einer schmerzfreien, nicht mehr juckenden Abflachung der Narbenplaques gekommen (Abb. 2 und 3).
3. Eine Exzision eines kleinen Naevus auf der Schulter führte zu diesem ausgeprägten, derben Keloid. Unter der Behandlung mit dem ND YAG-Laser und der zweimaligen Injektion von jeweils 0,5 ml Kortison Kristallsuspension im Sinne einer „Sandwich-Therapie" kam es nach 6 Sitzungen zu einem völligen Abflachen des Keloids. Dieses Ergebnis ist jetzt seit 2 Jahren konstant (Abb. 4, 5 und 6).

Schlußbemerkung

In der konservativen Behandlung der hypertrophen Narben und insbesondere der Keloide haben die Farbstoff-Laser eine wesentliche Verbesserung der Therapie gezeigt und sind als wichtiger Bestandteil der Keloidbehandlung anzusehen. Zudem können der Juckreiz, Schmerzen und

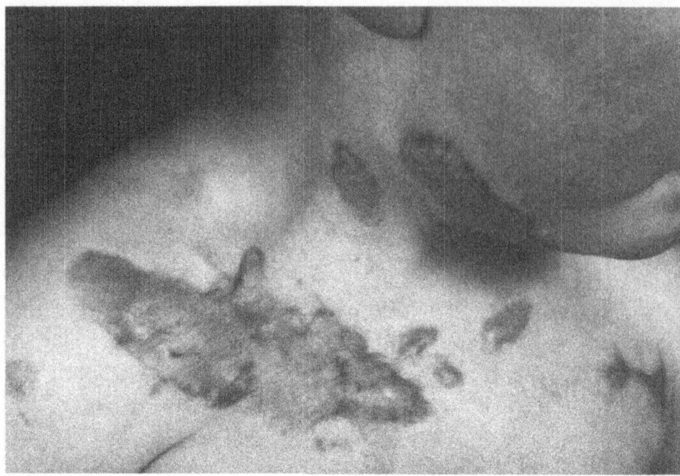

Abb. 2. Juckend schmerzhafte Narbenhypertrophien nach Verbrühungen 3. Grades bei einem 3-jährigen Mädchen

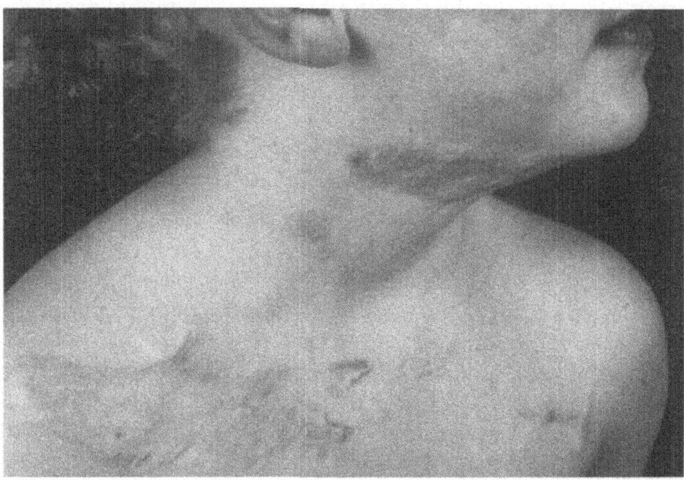

Abb. 3. Deutlich gebesserter Befund nach 4maliger ambulanter Behandlung mit dem fd ND YAG-Laser 532 nm. Schmerzen und Juckreiz waren schon nach der zweiten Behandlung gemildert

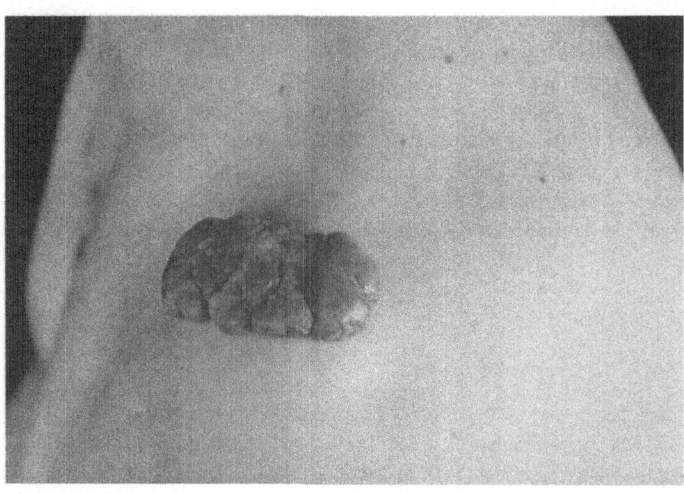

Abb. 4. Altes Keloid nach Exzision eines kleinen Naevus auf der Schulter

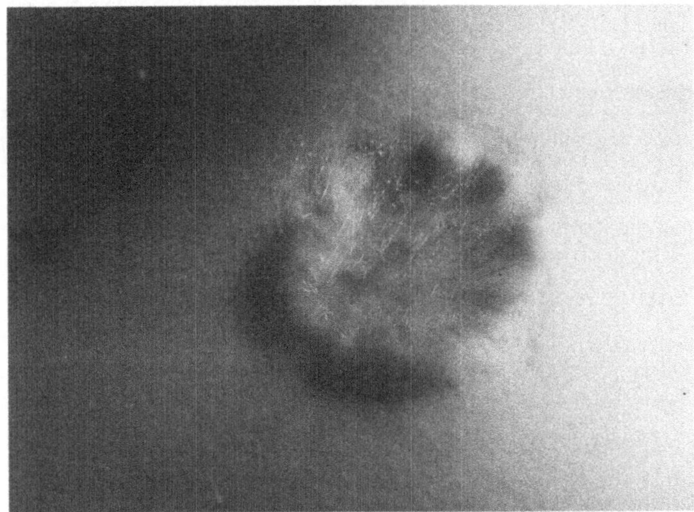

Abb. 5. Zustand nach 3 ambulanten Behandlungen mit dem ND YAG-Laser und Kortison-Kristallsuspension als „Sandwich-Therapie"

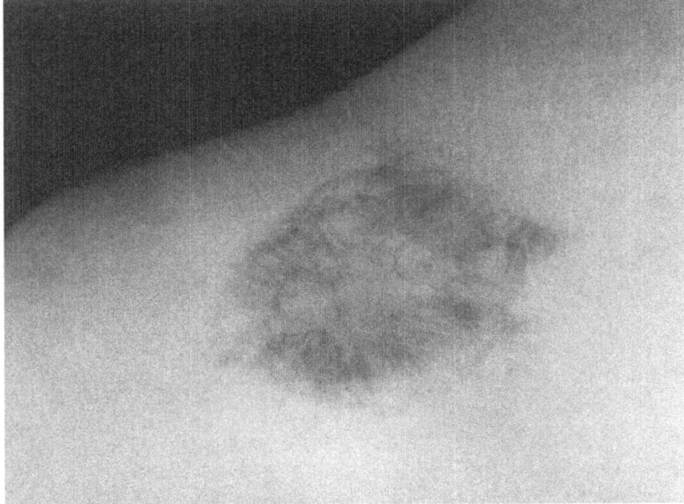

Abb. 6. Endgültiges Ergebnis nach 7maliger ambulanter Laser-Behandlung

auffällige Rötungen von Narbenhypertrophien und frischen, dehiszenten Narben sehr erfolgreich gebessert werden. Das Risiko einer Verschlimmerung des Ausgangsbefundes ist bei fachgerechter Anwendung nicht zu erwarten.

Literatur

1. Alibert JLM (1806) Descriptions des Maladies de la Peau observées à l'hopital Saint Louis et exposition des meilleures méthodes suives pour leur traitment. Barrois làiné et fils. Paris, p. 113
2. Alibert JLM (1817) Quelques recherches sur la chèloide. Mém. Soc. Médicale d'Emulation. p. 744
3. Abergel RP (1984a) Nonthermal effects of Nd-YAG laser on biological functions on human fibroblasts in culture. Laser Surg Med 3: 279–284
4. Abergel RP, Meeker CA, Dwyer RM (1984b) Laser treatment of keloids: A clinical trial and in vitro study with Nd-YAG laser, 291–295
5. Apfelberg DB, Maser MR, Lash H, Rivers JL (1984) Preliminary results of Argon and carbon dioxid laser treatment of keloid scars. Laser Surg Med 4: 283–290

6. Alster TS (1994) Improvement of erythematous and hypertrophic scars by the 585 nm flashlamp-pumped pulsed dye-laser. Ann Plast Surg 32: 186–190
7. Apfelberg DB, Maser MR, White DN (1989) Failure of carbon dioxide laser excision of keloids 9: 382–388
8. Berman B, Bieley HB (1995) Keloids. J Am Acad Dermat 33(1): 117–123
9. Dierickx C, Goldmann MP, Fitzpatrick RE (1993) Laser treatment of erythematous/hypertrophic and pigmented scars in 26 patients. Plast Reconstr Surg 95: 84–89
10. Gold MH (1993) Topical silicon gel sheeting in the treatment of hypertrophic scars and keloids. A dermatologic experimentation. J Dermatol Surg Oncol 19: 988–992
11. Henderso DL, Cromwell TA (1981) Argon and carbon dioxid laser treatment of hypertrophic and keloid scars. Laser Surg Med 3: 271–277
12. Norris JE (1991) The effect of carbon dioxid surgery on the recurrence of keloids. Plast Reconstr Surg 87: 44–49
13. Ohmori S (1988) Effectiveness of silastic sheet coverage in the treatment of keloid scars/hypertrophic scars. Asth Plast Surg 12(2): 95–99
14. Perkins K, Davey RB, Wallis KA (1982) Silicon gel: A new treatment for burn scars and contractures. Burns 9: 201–204
15. Quinn KJ (1987) Silicon gel in scar treatment. Burns 13: 933–944
16. Scharschmidt D, Aldermissen B, Philipp C, Berlien H-P (1998) Prinzipien in der Laserbehandlung von Narben und Keloiden. Journal DGPW 7–9

Mamma

Brusterhaltende Therapie beim kleinen Mammakarzinom

J. Fahlke, K. Ridwelski und H. Lippert

Klinik für Allgemein-, Viszeral- und Gefäßchirurgie, Otto-von-Guericke Universität Magd., Medizinische Fakultät, Leipziger Straße 44, 39120 Magdeburg

Breast-Saving Therapy in Small Brest Cancer

Summary. Today, the therapy of breast cancer is indicated by the individualization of the procedure, in which the extent of the operative intervention is determined in line with dependence of clinical and histopathological results, and the wishes of the patients. The current surgical strategies are indicated by a further reduction of radicalness in the operative procedure, and a patient-obtained strategy adapted to the individual risk. Goals of the reduction in radicalness are discussed with the example of sentinel lymph node detection. Furthermore, the significance of the patient's age for estimating the risk local recurrence after breast-preserving therapy is discussed. However, there are still limits in reducing surgical radicalness of therapy of small breast cancer. That has to be taken into account in an adequate therapeutical concept.

Key words: Small breast cancer – Operative procedure – Sentinel lymph node – Patient's age

Zusammenfassung. Die Therapie des kleinen Mammakarzinoms ist heute gekennzeichnet durch die Individualisierung des Vorgehens, wobei das Ausmaß des operativen Eingriffs in erster Linie vom klinischen und histopathologischen Befund und vom Wunsch der Patientin bestimmt wird. Die aktuellen chirurgischen Strategien sind gekennzeichnet durch einen weiteren Verzicht auf Radikalität im operativen Vorgehen und durch eine dem individuellen Risiko angepaßte patientenbezogene Entscheidungsfindung. Eckpunkte der Einschränkung der Radikalität werden am Konzept des Sentinel Lymphknotens diskutiert. Als Beispiel für eine individuelle risikoadaptierte Entscheidungsfindung wird die Bedeutung des Patientenalters für die Abschätzung des Risikos der Entwicklung eines lokalen Rezidivs diskutiert. Bei allen Bemühungen, die chirurgische Radikalität weiter einzuschränken, gibt es nach wie vor Grenzen für das brusterhaltende Operieren.

Schlüsselwörter: Kleines Mammakarzinom – Operationstechnik – sentinel Lymphknoten – Patientenalter

Unter einem kleinen Mammakarzinom werden üblicherweise T1-Karzinome mit einer maximalen Größe von 2 cm bezeichnet. Liegt bei der Gesamtheit der Mammakarzinome die 10-Jahres-Überlebensrate bei 40%, so haben demgegenüber Frühstadien (pT1, pN0, M0) mit etwa 80% 10-Jahres-Überlebenszeit doch eine relativ günstige Prognose [2]. Aus diesem Grund ist es für den

Operateur gerade beim kleinen Mammakarzinom wichtig, durch eine adäquate Operationsstrategie diese gute Prognose nicht durch auftretende Rezidive zu gefährden. Die chirurgischen Strategien bei der Behandlung des primär operablen Mammakarzinoms haben sich in den letzten Jahrzehnten grundlegend gewandelt. Das kommt vor allen Dingen durch einen Verzicht auf Radikalität im Rahmen des brusterhaltenden Therapiekonzeptes zum Ausdruck, was insgesamt mit keiner Abnahme im Gesamtüberleben einherging. Die Therapie des kleinen Mammakarzinoms ist heute gekennzeichnet durch die Individualisierung des Vorgehens, wobei das Ausmaß des operativen Eingriffs in erster Linie vom klinischen und histopathologischen Befund und vom Wunsch der Patientin bestimmt wird [9]. Das brusterhaltende Operieren hat dieselben Langzeitüberlebensraten wie die modifizierte radikale Mastektomie bei Patienten mit einem Mammakarzinom im Stadium I und II [3, 12]. Aber nicht alle Frauen mit einem kleinen Mammakarzinom sind optimale Kandidaten für ein brusterhaltendes Vorgehen, sowohl unter dem Gesichtspunkt der lokalen Kontrolle als auch des optimalen kosmetischen Ergebnisses. Daher ist es wichtig, vernünftige Selektionskriterien für das eine oder andere Verfahren anzuwenden, um ein äquivalentes operatives Ergebnis sowohl nach Mastektomie als auch nach brusterhaltendem Vorgehen zu erzielen.

1. Vorgehen bei der brusterhaltenden Operation

In Allgemeinanästhesie erfolgt (eventuell nach präoperativer mammographisch oder sonographisch gestützter Markierung eines nicht tastbaren Tumors) ein bogenförmiger Hautschnitt im Verlauf der Langer'schen Hautlinien die Excision des suspekten Tumors sicher im Gesunden. Modifikationen der Schnittführung, wie radiär oder horizontal verlaufende Schnitte sollten wegen kosmetisch ungünstiger Narben nicht durchgeführt werden.

Um bei einem eventuell doch mikroskopisch nicht sicher als frei zu befundenden Schnittrand die Möglichkeit der Nachresektion zu haben, erfolgt zur sicheren Orientierung am Präparat für den Pathologen die dreidimensionale Markierung des Operationspräparates, z. B. mittels Fäden unterschiedlicher Länge oder Farbe. Dann wird das Präparat zur histologischen Schnellschnittuntersuchung eingesandt, die Patientin verbleibt in Narkose. Bei nichttastbaren Tumoren, die präoperativ mammographie- oder sonographiegestützt markiert wurden empfehlen die meisten Arbeitsgruppen die Präparateradiographie, um zu dokumentieren, daß der Tumor im Präparat enthalten ist.

Der Pathologe untersucht das Präparat, der Befund beantwortet diese Fragen:

- Benigner oder maligner Tumor?

Bei einem malignen Tumor:

- Schnittränder tumorfrei, wie groß ist der minimale Sicherheitssaum?
- Invasives oder nichtinvasives Karzinom?
- Wie groß ist der Tumor in seiner maximalen Ausdehnung?

In Abhängigkeit vom Ergebnis der Schnellschnittuntersuchung und entsprechend dem Aufklärungsgespräch wird die weitere Operationsstrategie festgelegt. Bei einer benignen Veränderung erfolgt der Wundverschluß eventuell nach Einlegen einer Redondrainage und der Eingriff wird als diagnostische Exstirpation beendet. Läßt sich die Dignität im Schnellschnitt durch den Pathologen nicht klären und ist der Tumor sicher im Gesunden entfernt, wird der Eingriff ebenfalls, ggf. nach Nachresektion eines fraglich freien Schnittrandes, zunächst beendet und die definitive Histologie abgewartet.

Bei invasiven Karzinomen und Entschluß zum brusterhaltenden Vorgehen schließt sich nach Tumorexstirpation im Gesunden die axilläre Lymphknotenentfernung an. Zunächst wird nach Markierung der brustwandnächsten Stelle der Tumorhöhle mit einem Titanclip zur Fokussierung der Strahlentherapie und ggf. der Einlage einer Redondrainage die Operationswunde verschlossen, wobei auf ein kosmetisch günstiges Ergebnis zu achten ist. Zur Lymphknotenexstirpation wird über einen 3–4 cm langen Hautschnitt parallel zum Musculus pectoralis major in die Axilla eingegangen. Der Hautschnitt kann auch quer zum Pectoralis major in der Mitte der Axilla erfolgen. Man erhält bei diesem Zugang mitunter eine bessere Übersicht. Nachteilig ist jedoch die höhere Rate von Narbenkontrakturen mit Bewegungseinschränkung im Schultergelenk. Als obere Begrenzung wird der Unterrand der Vena axillaris präpariert. Unter Schonung des thoracodorsalen Gefäß-Nervenbündels, sowie des Nervus thoracicus longus und nach Möglichkeit des Nervus intercostobrachialis wird das gesamte axilläre Fettgewebe mit den darin enthaltenen Lymphknoten des Level 1 und 2 entfernt. Der Level 1 (untere Axilla) umfaßt die Lymphknoten lateral des lateralen Randes des M. pectoralis minor. Der Level 2 beinhaltet die Lymphknoten zwischen dem medialen und lateralen Rand des M. pectoralis minor und die interpectoralen (Rotter-)Lymphknoten. Wesentlich ist, daß die Exzision der axillären Lymphknoten nicht nach kranial der Vena axillaris fortgesetzt wird. Dadurch werden dorsal mündende Lymphbahnen erhalten und somit wird dem Entstehen von späteren Armlymphödemen vorgebeugt. Es muß die Exstirpation aller im Level 1 und 2 enthaltenen Lymphknoten erfolgen, damit dem Pathologen, wie international gefordert, mindestens 10, in der Regel aber 20 Lymphknoten zur histologischen Begutachtung zur Verfügung stehen. Es schließt sich die Palpation der Lymphknoten im Level III, medial des medialen Randes des M. pectoralis minor, an. Suspekte Lymphknoten werden exstirpiert. Anschließend wird die Axilla gespült und es wird für mindestens 4–5 Tage eine Redondrainage zur Ableitung sich ansammelnder Lymphe eingelegt und die Wunde mit einer Intracutannaht verschlossen.

Die Kontraindikationen zum brusterhaltenden Vorgehen beim kleinen Mammakarzinom sind in Tabelle 1 dargestellt.

Die aktuellen chirurgischen Strategien sind gekennzeichnet durch 1. einen weiteren Verzicht auf Radikalität im operativen Vorgehen und 2. durch eine dem individuellen Risiko angepaßte patientenbezogene Entscheidungsfindung.

Tabelle 1. Kontraindikationen zum brusterhaltenden Operieren beim kleinen Mammakarzinom

- inkomplette Tumorresektion (auch nach Nachresektion)
- multizentrisches Karzinom
- inflammatorisches Karzinom
- extensive intraductale Komponente (EIC)
- keine postoperative Strahlentherapie möglich

2. Das Konzept der „Sentinel Lymphknotenexstirpation" als Beispiel für die weitere Einschränkung der Radikalität

Tumorgröße und axillärer Lymphknotenstatus sind neben dem Hormonrezeptorstatus die wichtigsten Prognosefaktoren beim Mammakarzinom. Therapeutische Entscheidungen basieren nach wie vor auf dem Vorhandensein oder Fehlen axillärer Lymphknotenmetastasen. Alle verfügbaren alternativen Untersuchungsmethoden wie die klinische und radiologische Untersuchung versagen beim Vorliegen von Mikrometastasen und haben sich beim Staging der Axilla als ungeeignet erwiesen. Derzeit wird daher die Exstirpation der Lymphknoten im Level I und II im Rahmen der Operation von invasiven Mammakarzinomen empfohlen [10]. Die Nachteile der axillären Lymphknotenexstirpation bestehen vor allen Dingen in dem Auftreten des auch beim sorgfältigsten Operieren nicht zu vermeidenden postoperativen Lymphödems.

Während in der NSABP-06-Studie gezeigt werden konnte, daß Patientinnen mit axillären Lymphknotenmetastasen von einer Lymphknotenausräumung durch eine Verlängerung des sowohl rezidivfreien als auch Gesamtüberlebens profitieren, konnte für nodal negative Patientinnen ein solcher Vorteil nicht nachgewiesen werden.

Obwohl in den letzten Jahrzehnten große Anstrengungen unternommen wurden, die Radikalität bei der chirurgischen Behandlung des Primärtumors zu reduzieren, blieb die Vorgehensweise gegenüber den axillären Lymphknoten nahezu unverändert. Die These des sentinel Lymphknotens postuliert, daß der Lymphabstrom aus der Umgebung des Primärtumors über einen einzigen ersten Lymphknoten, den sogenannten sentinel Lymphknoten, in das regionale Lymphabstromgebiet erfolgt. Gelingt es nun, diesen Lymphknoten zu identifizieren und ist dieser histologisch tumorfrei, so müssen auch die übrigen regionären Lymphknoten tumorfrei sein. Eine axilläre Lymphknotenausräumung braucht also nur noch bei tumorbefallenem sentinel Lymphknoten zu erfolgen. 1994 berichteten Giuliano und Mitarbeiter erstmals über ihre Erfahrungen mit dieser Methode beim Mammakarzinom [4]. In einer unlängst publizierten Arbeit konnten Turner und Mitarbeiter zeigen, daß bei histopathologischer Untersuchung des sentinel Lymphknotens nach HE-Färbung und Verwendung immunhistochemischer Methoden in 98% der Fälle korrekte Rückschlüsse vom sentinel Lymphknoten auf das gesamte regionäre Lymphabstromgebiet der Axilla möglich sind [11]. Der sentinel Lymphknoten wurde hierbei nach zuvoriger peritumoraler Applikation von lymphgängigem radioaktiv markierten Technecium gezielt mit einer Gammasonde transkutan aufgesucht und exstirpiert. Mit Hilfe dieser Methode dürfte es in Zukunft möglich werden, vorab die Patienten ohne Lymphknotenbefall zu identifizieren, um ihnen die axilläre Lymphknotenausräumung zu ersparen [1]. Bei positivem Metastasennachweis im sentinel Lymphknoten ist eine axilläre Lymphknotenausräumung jedoch weiterhin zumindest so lange indiziert, bis die Frage ihrer therapeutischen Bedeutung abschließend geklärt ist, da die genaue Anzahl der befallenen Lymphknoten bei der Festlegung einer adjuvanten Therapie derzeit durchaus mitentscheidend ist. Es müssen also die Langzeitergebnisse der iniziierten prospektiven randomisierten Studien abgewartet werden. Erst dann wird sich mit hinreichender Sicherheit entscheiden, ob in Zukunft das Staging der axillären Lymphknoten durch die weniger invasive Technik der sentinel Lymphknotenentfernung ersetzt werden kann. Bis dahin kann eine alleinige Diagnostik der axillären Metastasierung durch sentinel Lymphknoten-Detektion entsprechend einer bisher publizierten Empfehlung bei Patienten mit einem Primärtumor unter 2 cm mit klinisch unauffälligen Lymphknoten verantwortet werden, sofern Operateur und Nuklearmediziner zumindestens 100 derartige Operationen mit anschließender axillärer Lymphknotendissektion vorgenommen haben und der dabei aufgetretene Fehler unter 5% lag. Die Patientin muß in diesen Verzicht auf eine Axilladissektion nach vollständiger Aufklärung über das Risiko nicht detektierter Lymphknotenmetastasen einwilligen [6].

3. Individuelles risikoadaptiertes Vorgehen am Beispiel des Patientenalters

Das Patientenalter ist ein reproduzierbarer Risikofaktor für das Auftreten eines lokalen Rezidivs. Es konnte gezeigt werden, daß dieses mit zunehmendem Alter abnimmt [7, 8]. Tabelle 2 zeigt, daß bei brusterhaltend operierten Patientinnen, die jünger als 35 Jahre sind, das Risiko für die Ent-

Tabelle 2. Häufigkeit (%) des Auftretens eines lokalen Rezidivs nach BET in Abhängigkeit vom Lebensalter der Patientinnen [14]

| | Lokalrezidive | |
| | Alter | |
	< 35 Jahre	> 35 Jahre
Marsaille Cancer Inst.	18,4	10,5
Harvard Joint Center of Rad. Th.	24	10,5
Univ. of Pennsylvania	18,8	7,2
NSABP-06	23,7	7,3
Milan Cancer Inst.	9,5	4,0

wicklung eines Lokalrezidivs extrem hoch ist. Sicherlich muß dem entgegen gehalten werden, daß gerade auch jüngere Patientinnen häufiger von aggressiven Karzinomen (Hormonrezeptor neg., entdifferenziert wachsend, Nachweis von Gefäßinvasionen und einer EIC) betroffen sind. Trotzdem konnte nachgewiesen werden, daß auch bei fehlender EIC das Risiko der Entwicklung eines lokalen Rezidivs in dieser Patientengruppe besonders hoch ist [5].

Ein Alter unter 35 Jahren ist derzeit für unsere Arbeitsgruppe keine Kontraindikation zum brusterhaltenden Operieren. Treten aber weitere Risikofaktoren für das Auftreten eines lokalen Rezidivs hinzu, wird die Brusterhaltung mit der Patientin sehr kritisch besprochen und sie über das doch deutlich erhöhte in-Brust-Rezidivrisiko mit den daraus resultierenden Konsequenzen aufgeklärt.

Zusammenfassend läßt sich feststellen, daß auch beim kleinen Mammakarzinom die operative Therapiestrategie individuell patientenbezogen und risikoadaptiert erfolgen muß. Die zu erwartenden Resultate der derzeit laufenden Studien zur Chemoprävention des Mammakarzinoms werden sicherlich die chirurgischen Strategien in der Zukunft weiter verändern. Trotzdem bleiben auch zum jetzigen Zeitpunkt weiterhin Fragen zum optimalen Management des kleinen Mammakarzinoms unbeantwortet.

Literatur

1. Büchels HK, Wagner T, Vogt H (1997) Mammacarcinomstaging mittels Sentinel-Lymphadenektomie. Chirurg 68:1258–1261
2. Fahlke J, Lippert H (1999) Chirurgie der Mamma. Zentralbl Chir. 124 (2): W7–17
3. Fisher B, Redmont C, Poisson R, Margolese R, Wolmark N, Wickerham L, Fisher E, Deutsch M, Caplan R, Pilch Y (1989) Eight Year Results of a Randomized Clinical Trial Comparing Total Mastectomy and Lumpectomy with or without Irradiation in the Treatment of Breast Cancer. N Engl J Med 320:822–828
4. Giuliano AE, Kirgan DM, Guenter JM, Morton DL (1994) Lymphatic mapping and sentinel Lymphadenectomy for breast cancer. Ann Surg 220:391–401
5. Harris JR, Rect A (1991) Conservative surgery and radiotherapy. In: Harris JR, Hellman S, Henderson IC, Kinne DW. Breast diseases, 2nd edn. Lippincott, Philadelphia 388–419
6. Hohenberger P, Reuhl Th, Markwardt J, Schlag PM (1998) „Sentinel node detection" beim Mammakarzinom. Chirurg 69:708–716
7. Kurtz JM (1993) Factors which predict breast relapse. Recent Results Cancer Res 127:137–150
8. Kurtz JM (1996) How to Predict the Risk of Local Relapse in the Preserved Breast. Recent Results Cancer Res 140:263–272
9. Lippert H, Fahlke J (1998) Chirurgische Strategien bei der Behandlung des Mammakarzinoms. Zentralbl Chir. 123 Suppl 5:75–80
10. NIH Consensus (1992) Development Conference. Treatment of early stage breast cancer. J Natl cancer Instt 11:1–5
11. Turner RR, Ollila DW, Krasne DC, Giuliano AE (1997) Histopathologic Validation of the Sentinel Lymph Node Hypothesis for Breast Carcinoma. Ann Surg 226:271–278
12. Veronesi U, Luini A, Galimberti V, Zurrida S (1994) Conservation approach for the management of stage I/II carcinoma of the breast: Milan Cancer Institute trials. World J Surg 18:70–75

Brusterhaltende Therapie vers. Ablatio

K. Jaeger, C. Rudde-Teufel und J. Ladra

Chirurgische Klinik, Marienhospital Brühl, Mühlenstraße 21–25, 50321 Brühl

Breast-Sparing Surgery Versus Mastectomy

Summary. Indications and results of breast-sparing surgery and mastectomy with immediate reconstruction are discussed, with 423 personal cases listed. We found 39% multicentric and multifocal carcinomas. This leads to a severe reduction in possibilities for breast-sparing surgery.

Key words: Breast-sparing surgery – Mastectomy – Results

Zusammenfassung. Indikationsstellung und Ergebnisse der brusterhaltenden Therapie und der Ablatio mit Sofortrekonstruktion werden anhand 423 eigener Fälle geschildert. 39% multifokal, multizentrischer Karzinome führen zu einer deutlichen Minderung der brusterhaltenden Therapie.

Schlüsselwörter: Brusterhaltende Therapie – Ablatio – Resultate

Das häufigste Malignom der Frau, das Mamma-Carcinom, gehört zum verlorenen Terrain westdeutscher Chirurgen.

Aus der ursprünglich von Ungeheuer ausgehandelten Teilung der Patienten zwischen Chirurgie und Gynäkologie wurde ein Totalverlust dieses Krankengutes.

Eine uns benachbarte Universitätsklinik listet im Rechenschaftsbericht ihrer Eingriffe an der weiblichen Brust im Zeitraum von 2 Jahren und 8 Monaten eine Tumorexzision und 2 Mastektomien auf.

Wir haben nicht nur die Patientinnen verloren, sondern uns auch noch aus der Diskussion verabschiedet.

Mit Leidenschaft widmen wir uns den eigentlich inkurablen Krankheitsbildern wie Oesophagus- und Pankreascarcinomen in immer wiederkehrenden Diskussionen. Das Mamma-Carcinom, einen Tumor, der früh entdeckt (T1 a–b, < 1 cm) eine 20-Jahre-Überlebenschance von 92% aufweist, haben wir aus den Augen verloren.

Veronesi berichtet 1987 über immer früher entdeckte Mamma-Carcinome. Vor 20 Jahren wurden noch 5–10% T1-Carcinome entdeckt, Ende der 80er Jahre waren es bereits 30–50%. Zeitgleich wurde die Chemo-, Radio- und Hormontherapie immer differenzierter ausgebaut.

Dieser zunehmenden Früherkennung und der qualifizierteren Adjuvanztherapie stehen mächtig steigende Mortalitätsraten gegenüber, die nicht mit einer numerischen Zunahme der am Mamma-Carcinom erkrankten Frauen erklärbar ist.

Tabelle 1. Kontraindikationen zur brusterhaltenden Therapie

- ductales Ca mit ausgedehnten intraductalen Anteilen (> 25%)
- nicht sicher im Gesunden zu entfernendes Ca
- inflammatorisches Ca, Sarkom
- Multizentrizität bzw. Multifokalität
- weiterbestehende Schwangerschaft
- Patientin jünger als 35 Jahre

Arbeitsgruppe „Mammacarcinom", Onkologischer Schwerpunkt Bonn

Tabelle 2. Eigenes Krankengut

Operation	Anzahl	%
Ablatio und Sofortrekonstruktion	242	57,2
Ablatio ohne Sofortrekonstruktion	121	28,6
Brusterhaltend	49	11,6
Palliative Tumorentfernung	11	2,6
Summe	423	100

Zahlen hierzu stehen uns aus dem Freistaat Bayern zur Verfügung:

1977 verstarben hier 1884 Patienten. 1990 stieg die Zahl der Toten auf 2539. Im mitteleuropäischen Vergleich ist die Brustkrebssterblichkeit in Deutschland am höchsten. Sie stieg von 5483 im Jahre 1952 auf 14 891 im Jahre 1990.

Parallel mit dieser Zunahme der Absterberate entwickelte sich die brusterhaltende Therapie und greift immer mehr um sich.

Wir sehen eine mögliche Korrelation zwischen beiden Tendenzen.

Im folgenden soll über 423 primäre Mammakarzinome, die von August 1989 bis zum 31.12.1999 am Marienhospital in Brühl operiert wurden, berichtet werden.

Die Eingriffe wurden von 3 Operateuren durchgeführt.

Tabelle 1 schildert die Kontraindikationen zur brusterhaltenden Therapie, die streng eingehalten wurden. Diese Tabelle wurde unter Mitarbeit des Autors vom Onkologischen Arbeitskreis Bonn erarbeitet.

Tabelle 2 listet das eigene Krankengut auf. 11,6% der Patientinnen wurden brusterhaltend therapiert, 57,2% mit einer Ablatio und einer Sofortrekonstruktion mit einem Gewebeexpander behandelt. Einer der entscheidenden Gründe gegen eine brusterhaltende Therapie war die hohe Anzahl multizentrischer oder multifokaler Tumore. Die in der Literatur mitgeteilten Multizentrizitätzahlen schwanken zwischen 9 und 75%. Bei unseren 423 primären Mammakarzinomen fanden wir 146 = 34,5% multizentrisch, multifokale Tumore. Diese Karzinome waren allesamt invasiv, Carcinomata in situ sind nicht miterfaßt. Von diesen 146 Patientinnen hatten 53 ein in unterschiedlichen Quadranten gelegenes multizentrisches Karzinom. Eine große Anzahl hiervon waren okkult und wurden erst durch den Pathologen entdeckt. Aus diesen Gründen führen wir vor jeder brusterhaltenden Therapie ein Magnetresonanz-Tomogramm beider Brüste durch, um sicher eine Multizentrizität oder Multifokalität auszuschließen. Neben der Vorsicht bezüglich der Multifokalität führen wir eine sorgfältige axilläre Dissektion durch. Im Schnitt wurden in unserem Krankengut 12,7 Lymphknoten des Levels I und II entfernt. Zum Thema der axillären Dissektion liegen uns objektive Zahlen des Onkologischen Schwerpunktes Köln vor. Von 1993 bis 1999 war die chirurgische Abteilung des Marienhospitals eine von 36 Kliniken, die ihre Mammakarzinom-Patientinnen in den Onkologischen Schwerpunkt einbrachten. Leider wurde diese Initiative von den Krankenkassen aus Kostengründen (es ging um 1,5 Millionen DM) nicht mehr gefördert und kam zum Erliegen.

Abbildung 1 listet die Anzahl der entnommenen Lymphknoten auf. Auffällig ist, dass in unserem Kollektiv bei 10% der Patientinnen keine Lymphknoten entfernt wurden. Es handelte sich

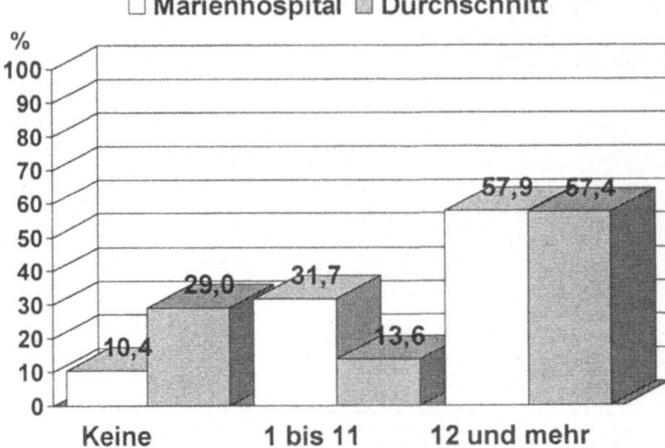

Abb. 1. Statistik der Jahre 1993–1997. Anzahl untersuchte Lymphknoten: Vergleich der Abteilung zu allen behandelnden Abteilungen

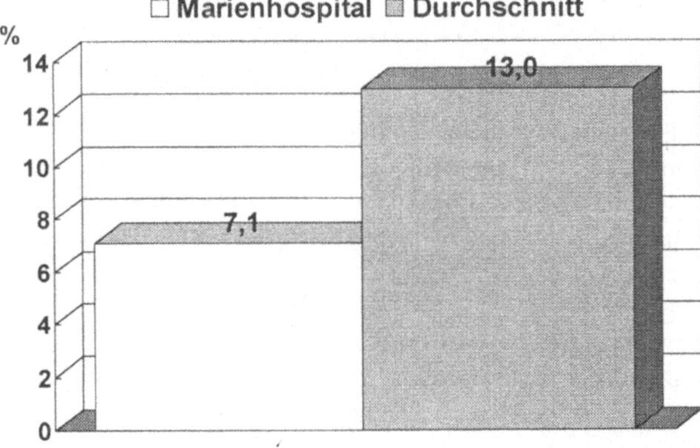

Abb. 2. Statistik der Jahre 1993–1997. Verstorbene Patientinnen: Vergleich der Abteilung zu allen behandelnden Abteilungen

Tabelle 3. 5 Rezidive nach 242 Mammaamputationen mit Sofortrekonstruktion

OP	Stadium	Multizentrisch Multifokal	Tumortyp
94	pT1a N0 G2		duktal
90	pT2 N0 G2		lob. duktal
95	pT2 N1 G2–3	multifokal	duktal
93	pT2 N1 G2–3	multizentrisch	duktal
95	pT3 N2 G2	multizentrisch	lob. duktal

dabei um Patientinnen, die entweder bereits lymphadenektomiert waren oder bei denen aufgrund eines hohen Lebensalters oder einer zu großen Begleitmorbidität keine Lymphknoten entfernt wurden. Bei den 35 konkurrierenden Kliniken waren das 29%.

Harder berichtet 1995 nach brusterhaltender Therapie über 2,8% Lokalrezidive beim T1 No-Tumor und 8,5% beim T1 N1-Tumor, 5,3% beim T2 No-Tumor und 9,3% beim T2 N1-Tumor. Viele in der Literatur mitgeteilte Rezidivquoten nach brusterhaltender Therapie sind zweistellig. Im eigenen Krankengut finden sich bei 242 Ablationen mit Sofortrekonstruktionen ganze 5 Lokalrezidive aller Tumorstadien (Tabelle 3). Eine junge Frau mit einem T1a No G2-Karzinom entwickelte rasch mehrere kutane Rezidive. Ansonsten fällt bei den höheren Tumorstadien auf, dass es sich ausschließlich um duktale Zellbilder und um viele multizentrische multifokale Tumoren handelt. Bei unseren 49 brusterhaltend behandelten Patientinnen sahen wir kein Lokalrezidiv.

Zur Mortalität liegen uns ebenfalls Zahlen aus dem Onkologischen Arbeitskreis Köln vor. In unserem Kollektiv verstarben 7% der eingebrachten Patientinnen, bei den 35 konkurrierenden Kliniken lag die Mortalität nahezu doppelt so hoch bei 13% (Abb. 2).

Diskussion

Vor dem Hintergrund steigender Mortalitäten bei immer früher entdeckten Mammakarzinomen und immer raffinierteren Adjuvanzverfahren gilt es, über die Rolle der Chirurgie beim häufigsten Krebs der Frauen nachzudenken. Die Meinung von Herrn Prof. Kaufmann, Universitäts-Frauenklinik Heidelberg, die Chirurgie „wird in Zukunft die eigentliche adjuvante Therapie des Mammakarzinoms sein", können wir nicht teilen. Radio- und Chemotherapie haben noch nie ein metastasiertes Mammakarzinom geheilt und können und dürfen – wie bei allen anderen Tumoren immer postuliert – eine insuffiziente Chirurgie nicht ersetzen. Eine klare Indikationsstellung und eine saubere chirurgische Therapie sind die absoluten Voraussetzungen für eine Heilung.

Wehren möchte ich mich gegen den vielfach benutzten Begriff des „generalisierten Krankheitsbildes" beim Mammakarzinom. Die brillante Prognose des früh entdeckten Mammakarzinoms widerspricht dieser Einstufung. Vergleichbar gute Überlebensquoten erzielen wir bestenfalls beim papillären Schilddrüsenkrebs.

Gerade für das Mammakarzinom wäre eine flächendeckende Qualitätssicherung zu fordern. Neben der qualifizierten Untersuchung des Präparates durch den Pathologen wären eindeutige Stellungnahmen hinsichtlich des operativen Vorgehens hilfreich und wünschenswert. Eine entsprechende Empfehlung der Deutschen Gesellschaft für Pathologie steht aus. Insgesamt ist die brusterhaltende Therapie ein riskantes und kritisch einzusetzendes Verfahren, das seinen Wert nur dann behält, wenn Chirurg, Pathologe und Radiologe kompetent sind und vor allem zusammenarbeiten und im Einzelfall zu einer klaren Indikationsstellung kommen. Außenseitermethoden und außerhalb von Studien wahllos durchgeführte innovative Eingriffe schaden den Patientinnen und dem Ruf der brusterhaltenden Therapie.

Literatur

Becker N (1995) Europäische Krebsatlasprojekte. Dtsch Ärztebl 92: 1577

Dupont Lampert V, Zuber M, Laffer U, Almendral A, Landmann C, Harder F (1995) Lokale Behandlung des Mamma-Karzinoms. Wann ist eine brusterhaltende Therapie nicht geeignet? Zentralbl Chir 120: 551–555

Grabau DA, Jensen M-B, Blichert-Toft M et al. (1998) The importance of surgery and accurate axillary staging for survival in breast cancer. Eur J Surg Oncol 24: 499–507

Jaeger K, Rudde-Teufel C, Ladra J (2000) Fehler und Gefahren bei der brusterhaltenden Therapie Chirurgische Allgemeine 1: 130–134

Kaufmann M (1995): Mammacarcinom behandeln. Werden die Chirurgen von der Chemotherapie überholt? Medical Tribune v. 18. 10., S 510

Kinne DW (1993) Controversies in primary breast cancer management. Am J Surg 66: 5102–5108

Levy SM, Haynes LT, Herberman RB et al. (1992) Mastectomy versus breast conservation surgery: mental health effects at long-term follow-up. Comments in: Health Psychol 11: 347–348

Lippert H (1998) Praxis der Chirurgie. (Zielke A, Rothmund M: Endokrine Organe). Thieme, Stuttgart, S 399–449

Margolese RG (1994) Roundtable: Breast-preserving therapy versus mastectomy and immediate reconstruction. 2nd European Congress on Senology, Wien

Onkologischer Schwerpunkt Köln (1998) Statistik der Jahre 1993–1997. Mammatumoren, Follow-up je Abteilung und in Relation zu den behandelnden Abteilungen. Köln

Paterok EM, Nendorf M, Rosenthal H (1993) Lebenserwartung bei klinisch okkultem Brustkrebs. Untersuchung von Vergleichskollektiven seit 1975. Geburtsh Frauenheilkd 53: 326–332

Peterson CG (1988) The treatment of breast cancer II: A 20-year follow-up and reappraisal of the en bloc principle. Arch Surg 123: 1059–1062

Rosen PP, Fracchia AA, Urban JA et al. (1995) "Residual" mammary carcinoma following simulated partial mastectomy. Cancer 25: 739–747

Sautter-Bihl ML, Bamberg M (2000) Das Mammakarzinom: Systemerkrankung oder lokales Problem. Neue Ergebnisse beleben eine alter Kontroverse. Dtsch Ärztebl 97: A-38–44

Weitere Literatur beim Verfasser.

Hautmantelerhaltende Mastektomie

C. J. Gabka und C. Kim

Praxis für Plastische Chirurgie, München-Nymphenburg, Böcklinstraße 1, 80638 München

Skin-Preserving Mastectomy

Summary. Complete skin preservation in modified radical mastectomy, in combination with immediate breast reconstruction, enables superior aesthetic appearance. The technique consists of a periareolar and axillary approach for mastectomy and axillary dissection. Reconstruction is performed either by free TRAM/DIEP flap, or latissimus dorsi myocutaneous flap with silicon-prosthesis. The nipple-areola-complex is replaced by a small skin island from the flap, and the volume by either autogenous tissue or implant. The results from 56 patients (5 bilateral) are encouraging. The rate of local recurrences was low (1/61 reconstructions; mean median follow-up = 27 months).

Key words: Breast cancer – Immediate reconstruction – Periareolar approach

Zusammenfassung. Der komplette Erhalt der Brusthaut bei der modifiziert radikalen Mastektomie ermöglicht in Kombination mit einer Sofortrekonstruktion hervorragende ästhetische Ergebnisse. Die Technik umfaßt einen periareolären und axillären Zugang für die Mastektomie und Axilladissektion. Die Rekonstruktion erfolgt durch einen freien TRAM-/DIEP-Lappen oder M. latissimus dorsi-Lappen mit Silikonimplantat. Da nur die Mamille entfernt wurde, reicht eine kleine Hautinsel, um die Brustform zu rekonstruieren. Der Drüsenkörper wird durch körpereigenes Gewebe oder ein Implantat ersetzt. Die Ergebnisse von 56 auf diese Weise behandelten Patientinnen (5 bilateral) sind ermutigend. Die Lokalrezidivrate ist mit 1,6% niedrig (1/61 Rekonstruktionen; mittlerer Nachbeobachtungszeitraum = 27 Monate).

Schlüsselwörter: Mammakarzinom – Sofortrekonstruktion – perimamillärer Zugang

Einleitung

Im Rahmen der Sofortrekonstruktion der Brust hat sich die hautsparende Mastektomie in den letzten Jahren immer mehr durchgesetzt. Daß dieses Vorgehen nicht mit einer erhöhten Rate von Lokalrezidiven einhergeht, belegen mehrere Untersuchungen [1–3]. Allerdings ist der Begriff der hautsparenden Mastektomie nicht hinreichend definiert. Die meisten Autoren meinen damit eine ovaläre Umschneidung der Areola unter Einschluß der Tumorlokalisation, so daß ein mehr oder weniger großer Anteil der Brusthaut mitreseziert wird. Zwar kann durch Ersatz dieser Hautspindel

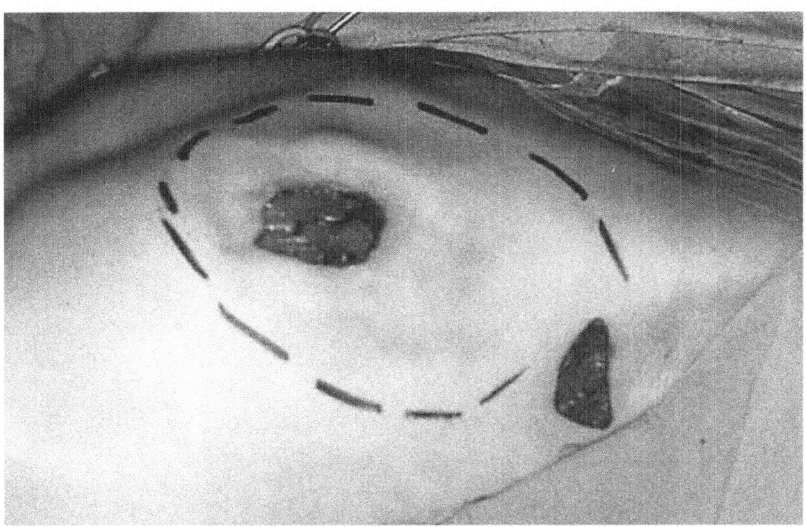

Abb. 1. Intraoperativer Situs: Durch perimamillären und axillären Zugang ist die Mastektomie und Axilladissektion unter komplettem Erhalt der Brusthaut möglich

ein akzeptables Rekonstruktionsergebnis erreicht werden, allerdings verbleibt durch das verschiedene Hautkolorit und die Hauttextur häufig ein deutlich sichtbares Narbenbild.

Ein wesentlicher Vorteil bietet demgegenüber der rein perimamilläre Zugang für die Mastektomie, da die *gesamte* Brusthaut erhalten wird, also auch die Haut über dem ehemaligen Tumorsitz [6]. Durch die Sofortrekonstruktion mit Eigengewebe vom Unterbauch oder Haut-Muskel-Lappen vom Rücken (mit Implantat) wird die entfernte Mamille und das Brustvolumen ersetzt. Die entstehende zirkuläre Narbe wird durch die spätere Mamillenrekonstruktion vollkommen verdeckt.

Methoden

Hautmantelerhaltende Mastektomie

Die perimamilläre Mastektomie entspricht einer modifiziert radikalen Mastektomie mit dem Unterschied der Hauterhaltung (Abb. 1). In beiden Fällen ist es wichtig, daß der Drüsenkörper knapp unterhalb der Haut entfernt wird. Nach der Mastektomie wird das Drüsengewebe gewogen, um einen Anhalt für das notwendige Rekonstruktionsgewicht zu bekommen. Die Ausleuchtung des Operationsfeldes durch ein Kopflicht bietet wesentliche Erleichterung bei der genauen Präparation.

Rekonstruktion

Für die Sofortrekonstruktion ist die entfernte Mamille durch eine kleine Hautinsel und das Volumen des resezierten Drüsenkörpers zu ersetzen.

Methode der Wahl ist der Eigengewebsersatz mit Gewebsüberschuß vom Unterbauch – als TRAM (transverse rectus abdominis muscle)- oder DIEP (deep inferior epigastric perforator)-Lappen. Hier wird auf dem Lappen eine kleine Hautinsel für die entfernte Mamille erhalten. Die restliche Haut wird entfernt. Das Fettgewebe des Lappens ist ein idealer Ersatz für den Drüsenkörper (Abb. 2).

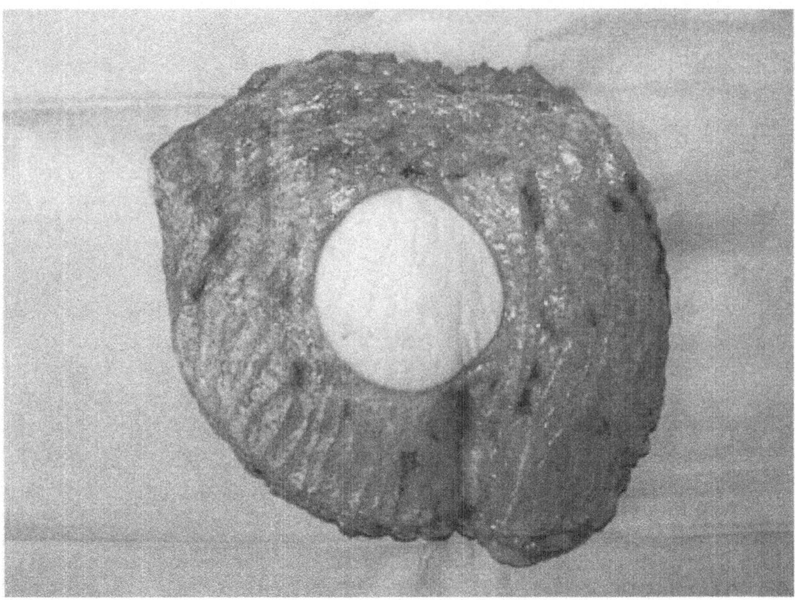

Abb. 2. Intraoperativer Situs: Freier TRAM-Lappen zur Sofortrekonstruktion der Brust

Alternativ wird bei schlanken Patientinnen der M. latissimus dorsi Haut-Muskel-Lappen eingesetzt. Hier reicht eine kleine Hautinsel für den Mamillenersatz. Als Volumenersatz verwenden wir in der Regel ein Silikonimplantat, das durch die Auskleidung der Brusthaut mit dem großflächigen Muskel ein sehr gutes Lager findet.

Ergebnisse

Seit 1995 wurden im eigenen Krankengut 56 Patientinnen (fünf bilaterale Rekonstruktionen) mit diesem Verfahren operiert, davon 16 mit einem intralobulären oder intraduktalen Prozeß und 45 mit invasiven Tumoren (pT1/pT2). Adjuvante Therapiemaßnahmen wurden entsprechend des jeweiligen Risikoprofils eingeleitet. Eine Nachbestrahlung erfolgte in keinem Fall.

Als Rekonstruktionsmethode der Wahl diente der Eigengewebeersatz vom Unterbauch (TRAM/DIEP flap; n = 33). Bei 28 Patientinnen wurde ein M. latissimus dorsi Haut-Muskel-Lappen mit kleiner Hautinsel in Verbindung mit Implantat verwendet. Bei zwei Patientinnen kam es zu einem Lappenverlust nach DIEP-flap. Weitere, insbesondere eine adjuvante Therapie verzögernde Komplikationen waren nicht zu verzeichnen.

Die ästhetischen Ergebnisse waren gut bis exzellent (Abb. 3 und 4).

Bei einer mittleren Nachbeobachtungszeit von derzeit 27 Monaten (1–62 Monate) sind zwei Patientinnen verstorben; eine Patientin ist an Fernmetastasen erkrankt; ein lokoregionäres Rezidiv wurde beobachtet.

Diskussion

Im Gegensatz zur hautsparenden Mastektomie wird bei der modifiziert radikalen Mastektomie mit perimamillärem Zugang auch die Haut ventral des Tumors belassen. Daher kann die Indikation zu diesem Vorgehen nur bei solchen Patientinnen gestellt werden, bei denen mit ausrei-

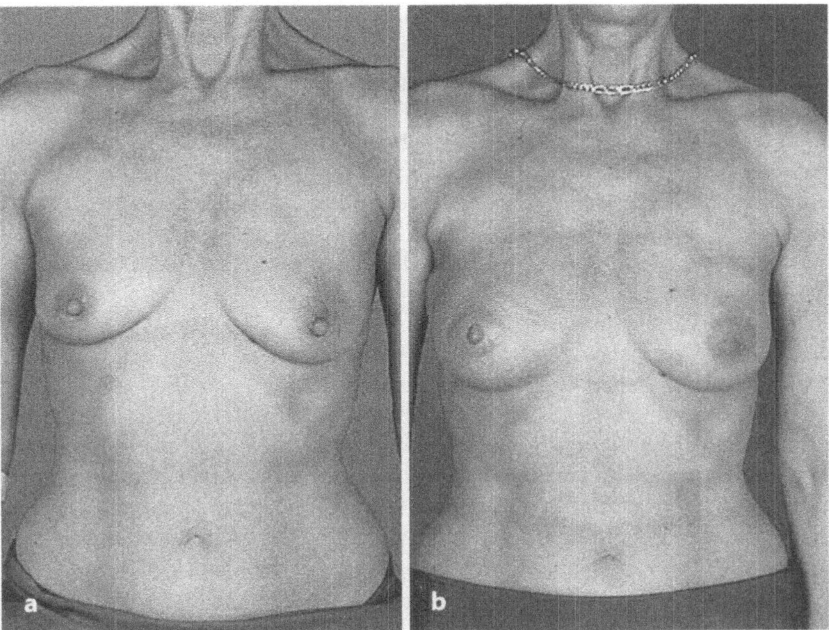

Abb. 3. 62jährige Patientin mit 0,9 cm durchmessendem invasiv duktalen Mammakarzinom rechts. **a** präoperativ, **b** 6 Monate nach perimamillärer modifiziert radikaler Mastektomie und Sofortrekonstruktion mittels M. latissimus-Lappen rechts und Augmentation links

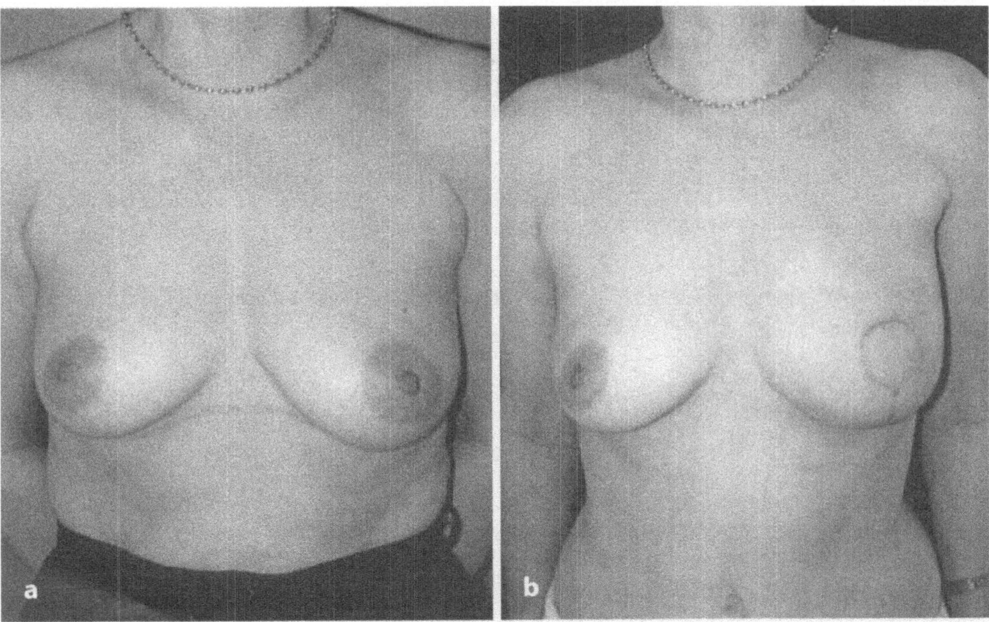

Abb. 4. 45jährige Patientin mit 1,6 cm durchmessendem invasiv duktalen Mammakarzinom und ausgedehntem DCIS links. **a** präoperativ, **b** 6 Wochen nach perimamillärer modifiziert radikaler Mastektomie und Sofortrekonstruktion durch TRAM-Lappen

chender Sicherheit tumorfreie Resektionsränder nach ventral erreicht werden können. Dann ist auch nicht mit einer Erhöhung der Lokalrezidivrate zu rechnen.

Kroll hat vergleichende Untersuchungen bei hautsparender und konventioneller Mastektomie durchgeführt, die keine erhöhte Lokalrezidivrate bei hautsparendem Vorgehen zeigten, was auch von anderen Autoren bestätigt wurde [1–3]. Allerdings wurde hier die ehemalige Biopsiestelle bzw. die Haut über dem Tumor mitreseziert.

Die in dieser Untersuchung festgestellte Lokalrezidivrate von 1,6% scheint zu bestätigen, daß die gesamte Hautmantelerhaltung keinen Nachteil für die Patientin darstellt, auch wenn der Nachbeobachtungszeitraum von 27 Monaten noch kurz ist. Der statistische Gipfel der Lokalrezidiventwicklung liegt allerdings bei 24 Monaten, so daß davon auszugehen ist, daß die hier festgestellte Rate sich nicht drastisch erhöhen wird.

Der Vorteil der Hautmantelerhaltung liegt in der vereinfachten Rekonstruktion der Brustform; denn diese wird im wesentlichen durch den Hautmantel definiert. Durch Einsetzen einer Hautinsel in den Bereich der entfernten Mamille und Volumenersatz durch eigenes Fettgewebe oder ein Implantat sind die Voraussetzungen für ein sehr gutes Reonstruktionsergebnis gegeben [4–6]. Da die Narbe sich auch noch an der natürlichen Grenze zwischen Areolahaut und Brusthaut befindet, kann diese im Verlauf der Zeit durch die Mamillenrekonstruktion mit Tätowierung des Mamillenhofes noch weiter verdeckt werden. Auch nachfolgende Korrektureingriffe sind bei diesem Vorgehen seltener notwendig und weniger aufwendig, da in der Regel bereits primär eine gute Brustformung gelingt.

Unter Beachtung strenger Indikationskriterien ermöglicht die perimamilläre Mastektomie mit Sofortrekonstruktion hervorragende ästhetische Ergebnisse ohne Erhöhung des onkologischen Risikos.

Literatur

1. Kroll SS, Khoo A, Singletary SE, Ames FC et al. (1999) Local recurrence risk after skin-sparing and conventional mastectomy: a 6-year follow-up. Plast Reconstr Surg 104(2): 421–425
2. Toth BA, Forley BG, Calabria R (1999) Retrospective study of the skin-sparing mastectomy in breast reconstruction. Plast Reconstr Surg 104(1): 77–84
3. Simmons RM, Fish SK, Gayle L et al. (1999) Local and distant recurrence rates in skin-sparing mastectomies compared with non-skin-sparing mastectomies. Ann Surg Oncol 6(7): 676–681
4. Hidalgo DA (1998) Aesthetic refinement in breast reconstruction: complete skin-sparing mastectomy with autogenous tissue transfer. Plast Reconstr Surg 102(1): 63–70; discussion 71–72
5. Slavin SA, Schnitt SJ, Duda RB et al. (1998) Skin-sparing mastectomy and immediate reconstruction: oncologic risks and aesthetic results in patients with early-stage breast cancer. Plast Reconstr Surg 102(1): 49–62
6. Gabka CJ, Maiwald G, Bohmert H (1998) Immediate breast reconstruction for breast carcinoma using the periareolar approach. Plast Reconstr Surg 101(5): 1228–1234

Zu den Hauptvorträgen werden die folgenden FREIEN VORTRÄGE gehalten, die in Kurzfassung angefügt werden.

Adjustierbare Magenbänder führen zu einer Veränderung der Ösophagusmotilität

H. Weiss, H. Nehoda, F. Aigner und G. J. Wetscher

Allgemeine Chirurgie, Univ. Innsbruck, Anichstraße 35, 6020 Innsbruck, Österreich

Treatment of Morbid Obesity with Laparoscopic Adjustable Gastric Banding Affects Esophageal Motility

Summary. Laparoscopic adjustable gastric banding – which is an effective treatment of morbid obesity – has significant impact on esophageal motility. Laparoscopic adjustable gastric banding (Swedish band) was performed in 43 morbidly-obese patients. Preoperatively, and 6 months postoperatively, all patients were assessed for reflux symptoms such as heartburn and regurgitation, undergoing pre- and postoperative barium-swallow, endoscopy, esophageal manometry and 24-h esophageal pH-monitoring. Laparoscopic adjustable gastric banding provides a sufficient antireflux barrier and therefore prevents pathologic gastroesophageal reflux, but impairs relaxation of the lower esophageal sphincter.

Key words: Obesity – Adjustable gastric banding – Gastroesophageal reflux disease – Esophageal motility

Zusammenfassung. Die laparoskopische adjustierbare Magenbandanlage ist eine effektive Methode zur Behandlung krankhafter Fettsucht, hat aber Einfluss auf die ösophageale Motilität. Wir führten an 43 morbid adipösen Patienten diesen Eingriff durch. Präoperativ und 6 Monate postoperativ wurden alle Patienten nach Refluxsymptomen befragt und einer Röntgen-Schluckpassage, Gastroskopie, ösophagealen Manometrie und 24-Stunden-pH-Metrie unterzogen. Die laparoskopische adjustierbare Magenbandanlage führt zu einer suffizienten Antirefluxbarriere und verhindert somit pathologischen gastroösophagealen Reflux, aber stört gleichzeitig die Relaxation des unteren Ösophagussphinkters.

Schlüsselwörter: Obesitas – adjustierbare Magenbandanlage – gastroösophagealer Reflux – ösophageale Motilität

Morbid obesity – 6 Thesen gegen das Gastric banding

C. Engel, P. Weißenbach und J. Kelm

Chirurgische Abteilung, Krankenhaus Neunkirchen, Brunnenstraße 20, 66538 Neunkirchen

Morbid Obesity – Six Theses Against Gastric Banding

Summary. (1) The pouch in the fornix of the stomach produces no feeling of satiation, but early vomiting. (2) The majority of pouch complications are caused anatomically – therefore they are unavoidable. (3) The current technique creates no pouch, but a subcardial stenosis with widening of the gastro-esophageal vestibulum. (4) The technique replaces the anatomical-physiological fundamentals of surgery. (5) The risks of this operation have been underestimated or belittled. Long-term results are not yet known. (6) The implied reversibility and simplicity of the operation may lead to a lack of apprehension by patient – and surgeon.

Key words: Subcardial stenosis – Rate of complications – Late results – Indication

Zusammenfassung. 1) Die Pouch-Konstruktion im Fornix ventriculi verschafft dem Patienten kein frühes Sättigungsgefühl, sondern frühzeitiges Erbrechen. 2) Die meisten Pouchkomplikationen sind morphologisch-anatomisch begründet – somit unvermeidbar. 3) Die aktuelle Technik kreiert keinen Pouch, sondern eine subcardiale Stenose mit Erweiterung des oesophagogastralen Vestibulum. 4) Technik ersetzt das anatomisch physiologische Fundament der Chirurgie. 5) Die Risiken des Eingriffs werden unterschätzt oder bagatellisiert. Spätergebnisse des Eingriffs sind nicht bekannt. 6) Die Suggestiv-Wirkung der Reversibilität und der Leichtigkeit des Eingriffs senkt die Hemmschwelle beim Patienten – und Arzt.

Schlüsselwörter: Subcardiale Stenose – Komplikationsrate – Spätfolgen – Indikation

Die Mikrozirkulation der Brandwunde und ihre Beeinflussung mit GCSF

F. W. Peter, P. M. Vogt, T. Mühlberger und H. U. Steinau

Klinik für Plastische Chirurgie, Bergmannsheil, Postfach 10 02 50, 44702 Bochum

The Burn Wound and its Microcirculation. The Effects of GCSF

Summary. A burn wound consists of zones of necrosis, stasis and hyperemia. In an experimental study, we investigated their microcirculation, leukocyte behavior and possible effects of GCSF. Results. (1) The zones of necrosis and stasis increased significantly over time (i.e. after 24 h). GCSF had no negative effect. (2) Leukocyte rolling and sticking increased significantly over time. Again, GCSF had no negative effect. Conclusions. (1) The increase of burn trauma over time occurs also at the microcirculatory level. (2) GCSF does not deteriorate the microcirculation of the burn wound and might, regarding its systemic beneficial effects, improve outcome. (3) Leukocyte activity is determined by the burn trauma, not by GCSF.

Key words: Burn injury – Microcirculation – Leukocyte behavior – GCSF

Zusammenfassung. Eine Brandwunde besteht aus den Zonen der Nekrose, der Stase und der Hyperämie. Wir haben in einer tierexperimentellen Studie ihre Mikrozirkulation, das Verhalten der Leukozyten sowie den Einfluss von GCSF untersucht. Ergebnisse: 1. Die Nekrose- und die Stasezone nahmen über 24 h signifikant zu. GCSF hatte keinen negativen Einfluss. 2. Leukozytenrollen und -anhaften nahmen über 24 h signifikant zu. GCSF hatte keinen negativen Einfluss. Schlüsse: 1. Der Nachbrenneffekt mit Zunahme der Nekrose- und Stasezone findet auch auf mikrozirkulatorischer Ebene statt. 2. GCSF verschlechtert nicht die Mikrozirkulation der Brandwunde und könnte zusammen mit den bekannten günstigen systemischen Effekten die Gesamtprognose verbessern. 3. Die Hauptdeterminante für die Leukozytenaktivität ist das Verbrennungstrauma, nicht GCSF.

Schlüsselwörter: Brandwunde – Mikrozirkulation – Leukozytenverhalten – GCSF

Potentielle Nebenwirkungen lokaler Antiseptika zur Oberflächenbehandlung bei Schwerbrandverletzten

H. Menke, M. Pelzer, M. Koschnick, T. Raff und G. Germann

Abteilung für Verbrennungen, Plastische und Handchirurgie, BG-Unfallklinik, Plastische und Handchirurgie der Universität Heidelberg, Ludwig-Guttmann-Straße 13, 67071 Ludwigshafen

Safety of Antiseptic Treatment with Octenidine Dihydrochlorid in Severe Burn Victims

Summary. A new antiseptic agent with octenidine dihydrochlorid and phenoxyethanol was used in 20 patients with severe burn injury to exclude possible side effects. No local intolerance was observed, even after repeated use of this agent. There were no side effects in 13 differnt parameters of blood chemistry or hemogram. A minor part of phenoxyethanol was absorbable, and after oxydation to phenoxyacid, excreted by the kidney (mean urine concentration 175 ppm).

Key words: Severe burn victim – Plastic surgery – Antisepsis

Zusammenfassung. In einer prospektiven Untersuchung wurde bei 20 Schwerbrandverletzten ein neues Antiseptikum aus Octenidinhydrochlorid und Phenoxyethanol (Octenisept®) zur Oberflächenbehandlung eingesetzt, um mögliche Nebenwirkungen zu erfassen. Bei keinem Patienten traten auch nach wiederholter Anwendung lokale Unverträglichkeitsreaktionen auf. Präparateinduzierte Effekte oder Hinweise auf eine Abhängigkeitsstruktur der kontrollierten 13 laborchemischen und hämatologischen Parameter von der Präparateanwendung ergaben sich nicht. Ein geringer Teil der Phenoxyethanol wurde absorbiert und nach Oxidation zu Phenoxyessigsäure renal ausgeschieden. Hinweise für potentielle negative immunmodulatorische Effekte sind aus einem humanem Vollblutmodell (Harke et al.) nicht bekannt.

Schlüsselwörter: Schwerverbrannte – Plastische Chirurgie – Antiseptika

Ergebnisse nach subtotalen und totalen Makroamputationen an der oberen Extremität – Rechtfertigt das Ergebnis den therapeutischen Aufwand?

L. Kleinschmidt, R. Hierner, U. Rohde und A. Berger

Klinik für Plastische, Hand- und Wiederherstellungschirurgie, Schwerverbrannten Zentrum der Medizinischen Hochschule Hannover, Krankenhaus Oststadt, Podbielskistraße 380, 30659 Hannover

Results of Subtotal and Total Macroamputations of the Upper Extremity – Is it worthwhile?

Summary. The rate of survival after macroreplantation is 76–96%. The functional result depends on localisation, age of patient and type of injury. A "functional extremity" can be reconstructed in 27.5% cases of amputation at the level of the shoulder, in 32% at the level of the upper arm, in 38% at the proximal forearm and in 80% at the distal forearm. The patients with replantation are mostly very contented. The rate of late reamputation is 0.75–8.5%. The advantage of replantation is the reconstruction of a extremity with at least partial sensibility and motoric function, that is prepotent to every prosthesis. The higher costs, more operations and longer time out of work, as compared with amputation, are justified because of the better resultant quality of life.

Key words: Macroamputation – Replantation – Functional extremity

Zusammenfassung. Die Überlebensrate des Replantates nach Makroreplantationen beträgt abhängig von Unfallmechanismus und Ischämiedauer zwischen 76–96%. Das funktionelle Ergebnis ist abhängig von der Lokalisation, Patientenalter, Art und Ausmaß der Verletzung. Mit einer „funktionellen Extremität" ist im Bereich der Schulter in 27,5, des Oberarms in 32%, des proximalen Unterarms in 38% und des distalen Unterarms in 80% zu rechnen. Im eigenen Patientengut und auch in der Literatur wird eine hohe subjektive Patientenzufriedenheit angegeben. Die Rate später Reamputationen beträgt 0,75–8,5%. Der Vorteil der Replantation an der oberen Extremität besteht in der Rekonstruktion einer sensiblen Extremität mit motorischer Teilfunktion, die jeder heute verfügbaren Prothese überlegen ist. Die höheren Kosten, größere Anzahl an notwendigen Operationen, längere postoperative Nachsorge und Arbeitsunfähigkeit nach Rekonstruktion verglichen mit der Amputation sind wegen der signifikant besseren durchschnittlichen Lebensqualität dieser Patienten gerechtfertigt.

Schlüsselwörter: Makroamputation – Replantation – funktionelle Extremität

Erste Erfahrungen mit Clip-Anastomosen bei der Anlage von Cimino-Brescia-Fisteln am Handgelenk

B. Kortmann, J.-Chr. Kröger und W. D. Schareck

Klinik für Chirurgie, Universität Rostock, Schillingallee 35, 18055 Rostock

Preliminary Results of Radio-Cephalic Fistulae Created with VCS-clips

Summary. Patients in need of vascular access for dialysis were propectively randomized into two groups: anastomosis created with prolene 6/0 suture (s; n = 13) and clips (c; n = 15). There were no significant differences in operation time (c: 50 min; s: 55 min) or complications (bleeding, infections). After median follow-up of 18 months, there were no significant differences in primary patency (c: 11/15; s: 10/13) or median flow (c: 480 ml/min; s: 400 ml/min). Despite the higher costs of clip anastomosis, there is no evident advantage of creating fistulae with clips.

Key words: AV-fistulae – Radio-cephalic – Clips

Zusammenfassung. Patienten zur Erstanlage einer AV-Fistel am Handgelenk wurden prospektiv randomisiert: Handnaht Prolene 6/0 (h, n = 13) gegen VCS-Clips (c, n = 15). Es ergaben sich keine Unterschiede bezüglich Komplikationen (Blutung, Infektion) oder OP-Dauer (c: 50 min; h: 55 min). Nach einer medianen Beobachtungszeit von 18 Monaten zeigten sich keine signifikanten Unterschiede bei primärer Offenheitsrate (c: 11/15; h: 10/13) oder medianen Flußvolumina (c: 480 ml/min; s: 400 ml/min). Bei wesentlich höheren Kosten ist kein wesentlicher Vorteil für die Herstellung einer Anastomose durch Clips zu erkennen.

Schlüsselwörter: AV-Fistel – Handgelenk – Clips

Therapeutische Strategien bei der Behandlung extraabdomineller Desmoide

K.-J. Walgenbach, M. Voigt, C. Andree und R. E. Horch

Abteilung Plastische und Handchirurgie, Chirurgische Universitätsklinik Freiburg, Hugstetterstraße 55, 79106 Freiburg

Therapeutic Strategies in Treatment of Extraabdominal Desmoid Tumors

Summary. Introduction. Desmoids are benign lesions with locally infiltrative and destructive character. They can appear abdominally and extraabdominally. *Methods.* Following complete diagnostic procedures including MRI, a radical resection of the tumors is performed, followed by a plastic surgical reconstruction. Depending on the intraoperative findings, intra- or postoperative radiation therapy or a tamoxifen therapy are added. *Results.* From 1996–1999, nine operations were performed on six patients. In all cases, an Ro-situation was achieved. The perioperative mortality was 0%. Three patients were treated postoperatively with radiation therapy. A tamoxifen therapy was performed once. *Discussion.* Due to restricted success of chemotherapy and radiation, a radical resection is the standard procedure in the treatment of extraabdominal desmoids. Large defects have to be reconstructed using plastic surgery procedures. To reduce recurrent disease, intra- or postoperative radiation therapy should be performed.

Key words: Desmoid tumors – Surgical treatment – Radiation therapy

Zusammenfassung. Desmoidtumoren sind benigne Tumoren mit allerdings lokal infiltrativen und destruierendem Wachstum, die abdominell und extraabdominell auftreten können. *Methodik:* Nach umfassender Diagnostik erfolgte die radikale Resektion der Tumoren sowie die plastische Rekonstruktion. Je nach Befund schloß sich eine intra- oder postoperative Radiatio oder eine Tamoxifentherapie an. *Ergebnisse:* Von 1996 bis 1999 wurden 9 Operationen an 6 Patienten durchgeführt. Bei allen Eingriffen konnte eine Ro-Situation erreicht werden. Die perioperative Mortalität lag bei 0%. Bei drei Patienten erfolgte eine intra- bzw. postoperative Radiatio. Einmal wurde eine Tamoxifentherapie vorgenommen. *Diskussion:* Aufgrund der begrenzten Erfolgsraten von Chemotherapie und Radiatio muß das oberste Ziel bei der Therapie von Desmoidtumoren die radikale Resektion sein. Dies macht teils aufwendige Rekonstruktionen notwendig. Wenn möglich sollte zur Verringerung der Rezidivrate eine intra- oder postoperative Radiatio erfolgen.

Schlüsselwörter: Desmoidtumoren – radikale Resektion – Radiatio

Korrekturabzug nicht eingegangen.

Ein hochmaligner Weichteiltumor auf der Basis einer genetischen Translokation: Der primitive neuroektodermale Tumor (PNET)

T. Zimmermann, R. Blütters-Sawatzki, K. Flechsenhar und W. Padberg

Klinik für Allgemein- und Thoraxchirurgie, Justus-Liebig-Universität, Rudolf-Buchheim-Straße 7, 35385 Gießen

The Primitive Neuroectodermal Tumor (PNET): A Malignant Soft Tissue Tumor Basing on a Genetic Translocation

Summary. The primitive neuroectodermal tumor (PNET) is an extremely aggressive soft tissue neoplasm occurring in children and adolescents. It originates from pluripotent cells of the neural crest as a result of a balanced reciprocal translocation t(11;22)(q24;q12). We reviewed our therapeutical experiences with a multidisciplinary approach, combining chemotherapy, surgery and radiation therapy in compliance with the soft tissue protocol (CWS) from The German Society of Pediatric Oncology. Between 1986 and 1998, we treated 13 (median age, 15 years) patients. In five patients, the PNET originated from the chest wall, and in eight patients from the paravertebral and retroperitoneal region. Five patients died after 20 months on average, while the remaining eight patients are in full remission after 15, 26, 52, 65, 80, 84, 85 and 125 months. In conclusion, as the first stage of therapy, chemotherapy is mandatory to avoid a mutilating surgical procedure and intraoperative tumor cell dissemination.

Key words: PNET – Soft tissue neoplasm – CWS

Zusammenfassung. Molekulare Aspekte in der Pathogenese chirurgischer Erkrankungen gewinnen zunehmend an Interesse. Vor diesem Hintergrund analysierten wir unsere Erfahrungen in der Therapie des PNET, eines Tumors, der aus einer reziproken Translokation t(11;22)(q24;q12) pluripotenter Zellen der Neuralleiste resultiert. Die Behandlung dieses seltenen, bevorzugt bei Kindern und jungen Erwachsenen auftretenden Tumors integriert Chemotherapie, Chirurgie und Strahlentherapie entsprechend dem Protokoll der Kooperativen Weichteilsarkomstudie (CWS). Zwischen 1986 und 1998 behandelten wir 13 Patienten (Durchschnittsalter 15 Jahre). Bei 5 Patienten nahm der Tumor seinen Ursprung von der Thoraxwand, bei 8 Patienten paravertebral/retroperitoneal. 5 Patienten verstarben nach durchschnittlich 20 Monaten, 8 Patienten leben in Vollremission nach 15, 26, 52, 65, 80, 84, 85 und 125 Monaten. Wir folgern, daß bei PNET eine präoperative Chemotherapie obligatorisch ist, um verstümmelnde Eingriffe und eine intraoperative Tumoraussaat zu vermeiden.

Schlüsselwörter: Weichteiltumor – PNET – CWS – genetische Translokation

Vor dem Hintergrund der Sentinel-Lymphonodektomie: Eine 20-Jahres-Bilanz der elektiven Lymphknotendissektion beim Extremitäten- und Körperstamm-Melanom

T. Zimmermann, S. Andresen, H. Schmitt und W. Padberg

Klinik für Allgemein- und Thoraxchirurgie, Justus-Liebig-Universität Gießen, Rudolf-Buchheim-Straße 7, 35392 Gießen

The Value of Elective Lymph Node Dissection in Malignant Melanoma of Extremities and the Trunk: An Analysis in View of the Sentinel-Lymph Node Biopsy

Summary. The sentinel-lymph node biopsy is increasingly displacing the elective lymph node dissection (ELND). Because of this, we analyzed the prospectively collected data of our 683 patients, in whom we performed a ELND for malignant melanoma of the trunk and extremities. The 5-year-survival rate of all patients was 75% for all patients, 87% for stage I disease, 86% for stage II and 47% for stage III. Concerning our results, only a few of our patients profited from ELND, namely the patients with clinically-obvious metastases that could be detected and survival could be achieved, i.e. 29 of all 650 electively-dissected patients (2 of 7 T2N1-, 18 of 56 T3N1- and 9 of 38 T4N1-patients). We regard this limited efficacy as an argument that ELND should be displaced by the sentinel-lymph node biopsy.

Key words: Malignant melanoma – ELND – Sentinel-lymph node biopsy

Zusammenfassung. Die Sentinel-Lymphonodektomie verdrängt zunehmend die elektive Lymphknotendissektion (ELND). Vor diesem Hintergrund analysierten die prospektiv erhobenen Daten der 650 Patienten, bei denen wir zwischen 1979 und 1998 wegen eines Körperstamm- oder Extremitäten-Melanoms der Stadien I (T2) bis III eine elektive Dissektion durchführten. Die 5-Jahres-Überlebensrate für das Gesamtkollektiv betrug 75%, im Stadium I 87%, Stadium II 86% und Stadium III 47%. Unsere Analyse zeigte, daß letztlich nur wenige Patienten von der ELND profitierten. Es waren dies diejenigen Patienten, bei denen durch die Dissektion klinisch okkulte Metastasen entfernt wurden und die überlebten, nämlich insgesamt 3 von 7 T2N -, 18 von 56 T3N- und 9 von 38 T4N1-Patienten. Diese geringe Effizienz ist für uns ein Argument, die ELND durch die Sentinel-Lymphonodektomie zu ersetzen.

Schlüsselwörter: Malignes Melanom – ELND – Sentinel-Lymphonodektomie

Das Schwannom, seltene Diagnose mesenchymaler Tumore – eine Fallserie

F. Meyer, T. Manger und H. Lippert

Klinik für Chirurgie, Universitätsklinikum, Otto-von-Guericke-Universität, Leipziger Straße 44, 39120 Magdeburg

The Schwannoma, a Rare Diagnosis of Mesenchymal Tumors – A Case Series

Summary. The aim of the study was, starting with a retrospective analysis of the spectrum of mesenchymal tumors (n = 461; 10-year-period), to summarize our own practical experiences with nerval sheath tumors ("schwannomas"). A case series of six patients (1.3%) with schwannomas is presented: one at the mediastinal-transdiaphragmatic region, one at the aboral esophagus, three in the retroperitoneal space and one in the right calf. Tumor resection for histological evaluation (intraoperatively and by subsequent immunohistochemistry and tumor grading) and cure is the recommendable guideline. The predominating benign nerval sheath tumors can be cured despite partially severe additional findings (coincidence with other diseases, tumor adherence), whereas malignant nerval sheath tumors often show a fatal outcome due to high frequency of impossible curative resection and high recurrence rate.

Key words: Nerval sheath tumor – Schwannoma – Mesenchymal tumor – Case series

Zusammenfassung. Das Ziel der Studie bestand darin, ausgehend vom Operationsspektrum mesenchymaler Tumore (n = 461; 10-Jahreszeitraum) eine Fallserie von 6 Nervenscheidentumoren (1,3%) vorzustellen (1× mediastinal-transdiaphragmal-retroperitoneal, 3× retroperitoneal, 1× am aboralen Ösophagus, 1× am rechten Unterschenkel), die die anspruchsvollen Erfordernisse bei Diagnostik, Differentialdiagnose und Therapie widerspiegelt. Tumorfreilegung zur Histologie (obligatorische Schnellschnittdiagnostik mit folgendem Tumor-Grading und Immunhistochemie) und Resektion sind die empfohlenen Richtlinien. Während bei den überwiegend benignen „Schwannomen" trotz teilweise erschwerender Zusatzbefunde (u. a. Koinzidenz, Adhärenz oder Ummauerung) Heilung zu erreichen ist, sind maligne Schwannome aufgrund häufig unmöglicher Ro-Resektionen und einer hohen Rezidivrate von fatalem „Outcome" belastet.

Schlüsselwörter: Nervenscheidentumor – Schwannom – mesenchymaler Tumor – Fallserie

Ist der Extremitäten-Erhalt bei Weichgewebssarkomen an Unterschenkel und Fuß onkologisch gerechtfertigt? – Ergebnisse einer retrospektiven Analyse

P. M. Vogt, J. R. Vollmer, H.-H. Homann, T. Mühlberger, D. Hebebrand und H.-U. Steinau

Klinik für Plastische Chirurgie und Schwerbrandverletzte, Handchirurgie-Zentrum, Referenz-Zentrum für Gliedmaßentumoren, BG-Kliniken, Bergmannsheil, Ruhr-Universität Bochum, Bürkle-de-la-Camp-Platz 1, 44789 Bochum

Plastic Surgical Reconstruction After Radical Resection of Soft Tissue Sarcomas of the Lower Limb and Foot – Is Limb Preservation an Oncologically-Safe Procedure?

Summary. The oncological safety of limb preservation in patients suffering from soft tissue sarcomas of the lower limb and foot was analyzed in 85 patients (1990–96), out of a total of 742 patients resected for soft tissue sarcomas (1990–1999). Primary amputation was necessary in two patients. In all other cases, limb preservation was facilitated by radical resection and plastic surgical reconstruction. Mean patient survival was 132 months, 10-year-survival probability was greater than 60% and the rate of local recurrence was 6.3%. It is concluded that limb preservation after resection of soft tissue sarcomas, employing the full spectum of reconstructive techniques in the lower limb and foot, is an oncologically-safe approach leading to an improved quality of life for these patients.

Key words: Soft tissue sarcoma – Lower limb/foot – Limb preservation

Zusammenfassung. Die Frage der onkologischen Sicherheit des Extremitätenerhaltes bei den seltenen Weichteilsarkomen (WTS) an Unterschenkel und Fuß wurde 1999 in einer retrospektiven Analyse von n = 85 (1990–1996) in unserer Klinik erstmals wegen WTS radikal resezierten und rekonstruierten Patienten (gesamt n = 742, 1990–1999) untersucht. Bei 83 von 85 Patienten war der funktionelle Erhalt der Gliedmaßen oder eines Fuß-Stumpfes auch in modifizierter Form möglich. Die mittlere Überlebenszeit betrug 132 Monate, mit einer 10-Jahres-Überlebenswahrscheinlichkeit von > 60% und einer Lokalrezidivrate von nur 6,3%. Der Extremitätenerhalt unter Anwendung des gesamten Spektrums rekonstruktiv-plastischer Verfahren erlaubt bei WTS an Unterschenkel und Fuß eine funktionsverbessernde Therapieform ohne Kompromisse bei der onkologischen Sicherheit.

Schlüsselwörter: Weichteilsarkome – Unterschenkel/Fuß – Extremitätenerhalt

Herzchirurgie

Der multimorbide herzkranke Patient – Eine interdisziplinäre Herausforderung

D. E. Birnbaum

Klinik und Poliklinik für Herz-, Thorax und herznahe Gefäßchirurgie, Klinikum der Universität,
Franz-Josef-Strauß-Allee 11, 93053 Regensburg

Cardiac Surgery in Multimorbid Patients: An Interdisciplinary Challenge

Summary. Demographics of cardiothoracic surgical patients, technical possibilities in cardiac surgery and economic realities do influence our considerations for indication and strategy of cardiac surgery. The increasing age of the large cardiac surgical patient population plays a major role not only in individual decisions of multimorbidity, but also in economical and social considerations. For these kind of high-risk patients, it is demonstrated that cardiac surgery can fulfil the expectation of reaching, to a tangible extent, the general criteria of an ability to benefit. Further acknowledgement demands analyses concerning limits of financial resources and of ethical discussions, in view of an increasing awaveness of the costs of technical medicine on humanity.

Key word: Heart surgery – multimorbidity – aging – public health

Zusammenfassung. Überlegungen zur Operationsindikation als auch zur Entwicklung der Operationsstrategien sind aktuell bestimmt von einem Wandel in der Bevölkerung, den beruflichen Möglichkeiten der Herzchirurgie und den wirtschaftlichen Gegebenheiten. Das zunehmende Alter spielt bei den ärztlichen Abwägungen bei Multimorbidität herzchirurgisch Kranker quantitativ eine besonders wichtige Rolle. Für diesen Patienten läßt sich zeigen, daß durchaus eine globale „ability to benefit" besteht. Zur unveränderten Sicherung der medizinischen Versorgung werden weitere Analysen gefordert, die der Versorgungskrise im Gesundheitswesen aber auch der Ethikdiskussion bei zunehmenden Mißtrauen gegen eine fortschrittliche und technische Medizin Rechnung tragen.

Schlüsselwörter: Herzchirurgie – Multimorbidität – Alter – Versorgungskrise

Obwohl das Thema der Multimorbidität immerwährend aktuell ist, ist derzeit zu beobachten, daß der herzchirurgisch Kranke bei gleichzeitig komplexem Krankheitsgeschehen Anlaß gibt, heute besonders und sogar in der Öffentlichkeit darüber nachzudenken. Das Hinterfragen der Handhabungen bei multimorbiden Patienten ist durch drei Gründe aktuell veranlaßt, über die ich im folgenden ausführen möchte:

- der Wandel in der Bevölkerung
- die Veränderungen – oft schnellebige – der Möglichkeiten unserer beruflich chirurgischen Methoden
- neue ärztliche ungewohnte Funktionen mit Verantwortlichkeiten.

1. Verschiebung des Alters herzchirurgisch kranker Patienten

Analog dem heute erreichbaren höheren Lebensalter der Bevölkerung hat sich auch das mittlere Alter herzchirurgisch Kranker über einem ca. 20-jährigen Zeitverlauf von anfangs ca. 50 auf inzwischen 65 Jahre verschoben (1). Der Alterungsprozeß, der unweigerlich mit einer kontinuierlichen Abnahme der Belastbarkeit zusammengeht, bedingt postoperativ mindestens Funktionsstörungen wenn nicht Ausfälle einzelner Organsysteme. Dazu zeigt die Abb. 1, daß Patienten, bei denen Komplikationen im Alter auftreten, im Durchschnitt deutlich älter sind. Inwieweit die beim alten Patienten mitgebrachten Organanfälligkeiten tatsächlich im Einzelfall auch altersbedingt (im Sinne einer Abnutzung) erklärbar sind oder als Folge des meist seit Jahren bestehenden Herzfehlers betrachtet werden müssen, ist nicht pauschal zu beurteilen. Sollte sich aber eines Tages nachweisen lassen, daß – wie Herzchirurgen häufig vermuten – die mangelnde Belastungstoleranz als Folge eine chronisch anhaltenden Herzschadens zu betrachten ist, wären durch vorausgegangene Falschbehandlungen die präventiven Chancen für eine Herzoperation mit sicherem und günstigem Ausgang verspielt worden.

Zu diesen Überlegungen wird eine Analyse über alte Patienten dargestellt (2): Aus einem Dreijahreskollektiv von insgesamt 2363 Patienten dieser herzthoraxchirurgischen Klinik wurden 164 Patienten herausgefunden, die folgende Bedingungen erfüllt haben:

- Älter als 75 Jahre (im Mittel 78,6 ± 2,7 Jahre)
- plus Präsenz mindestens eines Komorbiditätsfaktors
- AOK-versichert.

Die Komorbiditätsfaktoren dieser Patienten verteilten sich in der Häufigkeit

- Hypertonus 50%
- Diabetes mellitus 24%
- Niereninsuffizienz 22%

- AVK 15%
- COPD 9%
- Malignome 9%
- florider Infekt 5%

Die am Herzen operierten Patienten wurden 16 und 31 Monate nach der Herzoperation nachuntersucht. Die Abb. 2 zeigt den Profit durch die chirurgische Behandlung in Form der Steigerung der Lebensqualität gemessen am NYHA-Status, Abb. 3 den Profit gemessen am sozialen Zustand und die Abb. 4 die Überlebenschance, bezogen auf eine bayerische, altersentsprechende Normalbevölkerung. Bezeichnenderweise sind 40% aller Patienten des Kollektivs unter den Kriterien einer Notfallsituation (gemäß den Kriterien der nationalen Arbeitsgemeinschaft für Qualitätssicherung in der Herzchirurgie an der Landesärztekammer Nordrhein) operiert worden. Dieser Anteil ist sehr hoch und zwar im Mittel dreimal höher als im Gesamtkollektiv aller beob-

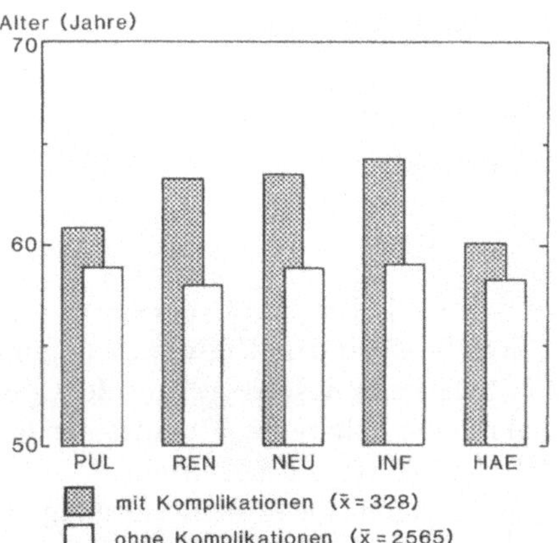

Abb. 1. Verteilung des mittleren Alters von insgesamt 2893 Patienten zum Zeitpunkt einer Herzoperation mit oder ohne Auftreten von organbezogenen Komplikationen (*PUL* = pulmonale, *REN* = renale, *NEU* = neurologische, *HAE* = hämatologische Komplikationen, *INF* = Infektion)

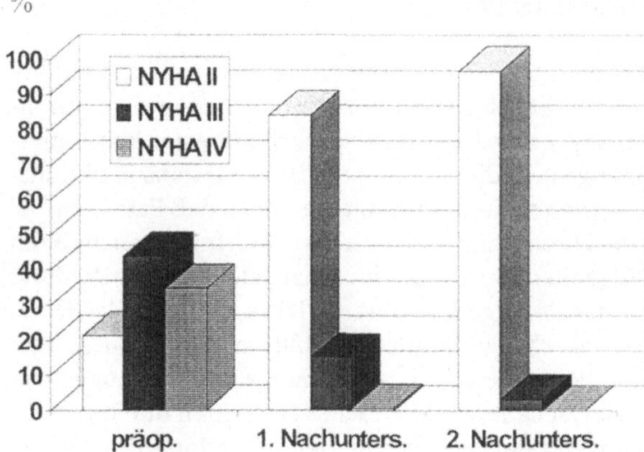

Abb. 2. Profit von alten Patienten durch eine Herzoperation gemessen an der physischen Belastbarkeit (NYHA-Stadium)

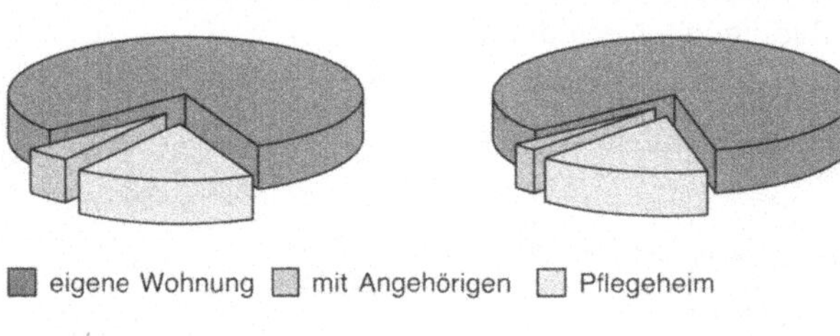

Abb. 3. Profit von alten Patienten durch eine Herzoperation gemessen an der häuslichen bzw. sozialen Integration

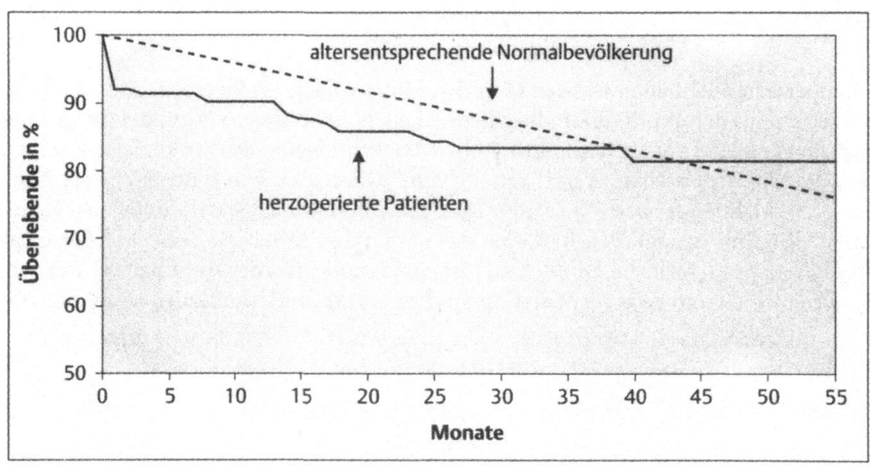

Abb. 4. Überleben von alten Patienten nach einer Herzoperation (Kaplan-Mayer) im Vergleich zum Überleben der altersentsprechenden Normalbevölkerung

achteten Patienten. Ebenso ist die Letalität der Patienten dreimal höher sowohl bei der Operation im Notfall als auch im Elektivverfahren (12% unter Notfall-, 6% unter elektiven Bedingungen). Dies läßt vermuten, daß subjektive Kriterien zu einer Entscheidungsverzögerung der Operationsindikation bei den Hochrisikopatienten geführt hat mit der Folge einer bedeutsamen Risikoerhöhung mit allen daraus ableitbaren, also auch wirtschaftlichen Konsequenzen.

Gemeinsam mit der AOK Regensburg wurde bei diesen Patienten eine Kostenermittlung für die stationäre Behandlung durchgeführt. Demnach entstanden Kosten für den einzelnen Patien-

Risk Stratification for Adverse Economic Outcome in Cardiac Surgery

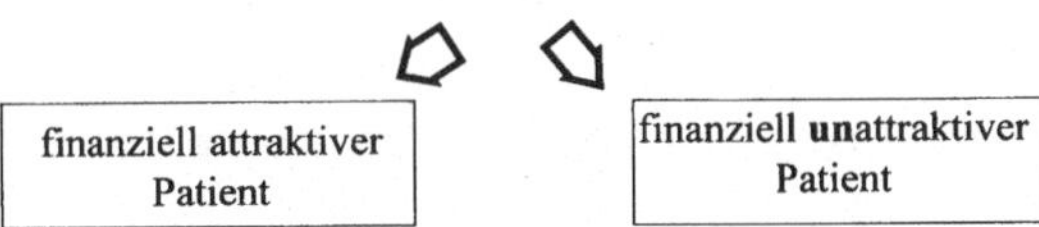

<table>
<tr><td>finanziell attraktiver
Patient</td><td>finanziell unattraktiver
Patient</td></tr>
</table>

⇨ Risikoprofildarstellung
⇨ Vergütung nach Detailleistung
⇨ Out-come Darstellung
⇨ weg von der rein periop. Kostenerhebung

Abb. 5. Damit unter der ökonomischen Bedrohung die Behandlung auch risikoreicher Patienten unabhängig von merkantilen Gesichtspunkten gesichert werden kann, ist die Durchführung der aufgelisteten Maßnahmen notwendig

ten im Verlaufe der 12 Monate vor der Operation in Höhe von 13.906,– DM. Dem stehen gegenüber für den Zeitraum von 12 Monaten postoperativ unter Einbeziehung der Rehabilitation Kosten in Höhe von 4.141,– DM. Die stationäre Behandlung zur Operation incl. aller Kosten betrug 39.349,– DM pro Patient. Werden daraus die Kosten von zwei Patienten mit einer mehr als 3-monatigen stationären Behandlung eliminiert, bleiben durchschnittliche Kosten für die komplette chirurgische Behandlung von 32.656,– DM/pro Patient übrig. Daraus läßt sich folgern, daß spätestens drei Jahre nach der Operation eine Kosteneinsparung von fast 10.000,– DM/pro Jahr und operiertem Patienten erzielt werden könnte. Die „ability to benefit" aus Gründen der Gesundheitskosten ist somit ab diesem Zeitpunkt gesichert.

2. Veränderungen bei den Möglichkeiten der Berufshandlungen

Neben den Herausforderungen durch den Kranken selbst bieten die technischen Entwicklungen der Medizin Möglichkeiten, den Beruf zu perfektionieren, aber auch neue Konfliktsituation. Die heutigen medizinischen Technologien in der Hand des Herzchirurgen wie Dialyse, mechanische Ventilation, technische Antriebsaggregate des Kreislaufs u. ä. haben zweifelsfrei eine bessere Überlebensqualität erreicht, als es früher möglich war. Für viele andere aber haben diese Technologien zu einer armseligen Lebensqualität gereicht. In der Regel wird darüber nicht oder nicht viel berichtet, um so mehr wächst ein Mißtrauen gegen eine technisch geprägte Medizin und damit die Sorge um den Verlust humaner Elemente. Daraus erfährt der Begriff Ethik Hochkonjunktur und der Arzt ist herausgefordert im Bewußtsein darüber, daß allein er es ist, der weiß, was für den Kranken gut und richtig ist. Die Gesundheitspolitik muß den Arzt dabei unterstützen, damit die Medizin nicht zur Ware und der Patient zum Kunden wird (3). Die Verbindung zwischen medizinischem Risiko und Ökonomie hat vor allem im überseeischen Raum längst Dimensionen angenommen, wie sie in Abb. 5 dargestellt sind.

3. Neue ungeübte Verantwortlichkeiten des Arztes

Grundlage der Diskussion um eine Risikostratifizierung ist die sog. Krise der medizinischen Versorgung, die nicht Halt macht bei der Entscheidung, wirtschaftliche Maßstäbe an einem hilflosen Kranken anzulegen. Dieser Komplex ist beim multimorbiden Patienten besonders evident, ihm ist deshalb diese Vortragsserie gewidmet, und er bedeutet eine Herausforderung der heutigen Herzchirurgie. Die Gründe für die sog. Krise sind hinreichend bekannt. Es sind dies:

- Die Ausgaben laufen aus dem Ruder (vielmehr sind es die Einnahmendefizite, die die Ausgaben nicht mehr zulassen).

- Eine Bedarfsausweitung erfolgt aufgrund der vorausgenannten Ansprüche der Bevölkerung.
- Die Angebote der Medizin und des Gesundheitssektors als eine Wachstums- und Zukunftschance drohen mit einer neuen Einordnung und Kompetenzvermischung unserer Tätigkeit.

Das medizinisch Notwendige als solidarisch finanzierbares steht gegenüber den Leistungen geringerer oder unsicherer Wirksamkeit, welches der Eigenverantwortung überantwortet werden soll. Hier wird von uns Rationalität und Wirtschaftlichkeit abverlangt, dort das Angebot einer Anbieter-Kundenbeziehung einzugehen. Dies leitet über zum Begehren einer Prioritätenskala (4). Sie ist inzwischen der ausgehandelte Kompromiß aus der Rationierungsdiskussion. Rationierung heißt, daß die notwendige oder zweckmäßige medizinische Maßnahme aus finanziellen Gründen – offen oder verborgen – vorenthalten wird. Die notwendige medizinische Leistung erfordert Präzisierung, denn wenn die Rationierung unvermeidlich ist, dann ist die absolut notwendige medizinische Leistung so lange wie möglich zu schützen. Dies impliziert die Feststellung, Prioritäten auf alle Fälle einer Rationierung vorauszuschicken. Grundlage jeder weiteren Diskussion auf diesem Sektor bildet demzufolge die epidemiologische und gesundheitswissenschaftliche Analyse von Morbidität, Mortalität und Versorgungsrealität. Dabei besteht zweifelsfrei eine Beziehung zwischen Priorisierung und evidenzbasierter Medizin. Die Forderung nach der klinischen evaluativen und nach einer Versorgungsforschung impliziert, daß Diagnostik, Therapie und prognostische Prüfung auf Effektivität und Effizienz durch kontrollierte Studien erfolgen muß. Diese selbstverständlich bedürfen im Gegenzug der Erwartung einer ausreichenden Finanzierung und einer schnellen Bürokratie, damit das sich rasch ändernde Krankheitspanorama und neue Verfahrensweisen nicht übersehen werden bzw. durch unkontrollierte Einführung oder einer Verarbeitung nach industriellen Muster Fuß fassen.

Die Priorisierung muß auf zwei Säulen basieren:

1. Auf der Datenlage. Dafür ist das gebündelte Expertenwissen zuständig und nicht die individuelle Präferenz am freien Markt. Qualität und Leitlinien als die aktuell herausragenden Hauptbesprechungsthemen fordern individuelle Heilversuche, impulsieren aber nicht zu klinischen Studien. Dies findet Ausdruck am Beispiel, daß nur 1% Lungenkrebskranker in klinischen Studien registriert sind (5).
2. Die zweite Säule ist die Forderung nach der Versorgungsforschung. Hierzu meldet sich die neue hochgejubelte Disziplin der Gesundheitswissenschaft zu Wort. Das entspricht dem internationalen, vor allem überseeischen Trend. Ministerien stützen mit riesigen Geldsummen nationale Forschungsverbünde als Einrichtung von public health mit der Zielsetzung des Forschungsergebnistransfers in die Versorgungspraxis und der Politikberatung. Zu hinterfragen wäre, wo public health – Aktivitäten angesichts einer halben Million Todesfälle an Kardiovaskular- und Krebskrankheit jährlich in der europäischen Gemeinschaft verbleiben oder: was ist deren Haltung zur Tatsache eines europäischen Budgets von 1,1 Milliarden Euro zur Subventionierung des Tabakanbaus gegenüber einem Ausgabenbudget von gerade einmal nur 40 Millionen Euro für medizinische Forschungsprojekte (6)?

Wie beruhigend ist es für den Ärztestand, daß es das moderne Gebiet der Gesundheitswissenschaft gibt, welches hoffentlich auch ernst gemeint die pekuniären Verantwortlichkeiten in sozialer und politischer Primärkompetenz übernimmt. Die individuelle Sorge um den multimorbiden, auch herzkranken Patienten kennt keinen Preis. Sie ist es, welche die Primärkompetenz des Arztes einfordert. Dieser hat sich gegen die Gefahr, den ärztlichen Auftrag gegenüber seinem Patienten im Sinne einer Staatsräson zu vernachlässigen, zu wehren. Erst in zweiter Linie ist er auch Anwalt für das allgemeine Gesundheitswesen.

Unter diesen Überlegungen gilt für den alten, risikobehafteten Patienten, daß eine Herzoperation selbst unter dem hohen Risiko die Erwartung an „ability to benefit" eindeutig erfüllen kann. Ist für ihn die Meßlatte einer Priorisierungsliste anzulegen, dann gilt, daß das erhöhte Risiko bei herzchirurgischer Krankheit zu einem beträchtlichen Umfang durch die vorausgegangene Vernachlässigung des präventiven Gedankens der Operationsindikation bedingt ist. Dieses bedarf insgesamt einer Evaluierung mit wissenschaftlicher Methode und fachkompetenter Beurteilung.

Literatur

1. Datenbank Herzzentrum Bad Krozingen, 79189 Bad Krozingen und Klinik und Poliklinik für Herz-, Thorax- u. herznahe Gefäßchirurgie der Universität Regensburg, 93042 Regensburg
2. Aebert H, Merk J, Fleige C, Birnbaum D (1999) Herzchirurgie bei alten Patienten im Spannungsfeld von Lebensqualität und Kosten. Gesundheitsökonomie und Qualitätsmanagement 4:136
3. Wolff H (1999) Ethische Fragen einst und jetzt. Der Chirurg BDC, 38:239
4. Prioritäten in der medizinischen Versorgung im System der Gesetzlichen Krankenversicherung (GKV) (2000) Müssen und können wir uns entscheiden? Zentrale Kommission zur Wahrung ethischer Grundsätze in der Medizin. DÄB 1997:786
5. Hossfeld DK (2000) Zur Stellung der deutschen Onkologie in Europa. DÄB 1997:545
6. Internationaler Public Health-Kongreß Freiburg 2000

Herzchirurgische Eingriffe bei begleitender Gefäßerkrankung

A. Moritz und M. Scherer

Klinik für Thorax-, Herz- und thorakale Gefäßchirurgie, Klinikum der J. W. Goethe Universität, Theodor-Stern-Kai 7, 60596 Frankfurt/Main

Cardiac Surgery in Patients with Coexisting Peripheral Vascular Disease

Summary. The coexistence of carotid artery stenosis, abdominal aortic aneurysm and other peripheral vascular diseases with coronary artery disease often occurs in patients requiring open heart surgical procedures. An incidence (1–8%) of neuoropsychological dysfunction, and (1–3%) of stroke has been reported after operations using cardiopulmonary bypass. A symptomatic or asymptomatic severe carotid stenosis increases the risk of stroke after open heart surgery. The simultaneous carotid endarterectomy during cardiopulmonary bypass in patients with a carotid artery stenosis greater than 70% have been discussed. The results are controversial. While the simultaneous procedure is recommended by some authors (mortality 2,3–5,4%, neurological complications 1,6–8%), other authors are sceptical. A higher prevalence of cardiovascular disease in surgical patients increases the risk after elective or urgent resection of abdominal aortic aneurysm (AAA). Early mortality of AAA surgery decreased from 4,2% to 2,9%. If a patient presents with both severe coronary artery disease and a large AAA, a combined procedure may be recommended (mortality 8%). The patient with coronary artery disease and coexisting peripheral vascular disease is a challenge for the surgeon. The surgical procedure staged, or combined, should be individual recommended.

Zusammenfassung. Patienten mit einer operationswürdigen Herzerkrankung haben auch klinisch relevante periphere Gefäßstenosen und aneurysmatische Gefäßveränderungen. Am meisten davon betroffen sind Patienten mit einer koronaren Herzkrankheit, die häufig unter einer generalisierten Arteriosklerose leiden. Die Anwendung der Herz-Lungen-Maschine bei den meisten herzchirurgischen Operationen korreliert mit postoperativen neurophysiologischen Dysfunktionen (Inzidenz 1–8%) bzw. Apoplex. (1–3%). Eine symptomatische aber auch asymptomatische hochgradige Carotisstenose stellt ein Risiko für einen Hirninfarkt dar. Im Rahmen eines herzchirurgischen Eingriffes scheint dieses Risiko noch zu steigen, so daß eine simultane Carotis-Thrombendarteriektomie bei Patienten mit einer Stenose > 70%, auch wenn keine Symptome vorliegen diskutiert wird. Die Ergebnisse sind jedoch kontrovers. Während einige Arbeitsgruppen für einen simultanen Eingriff plädieren (Mortalität 2,3–5,4%, neurologische Komplikationen 1,6–8%), wird von anderen Autoren die Indikation zur synchronen Operation zurückhaltender gestellt. Vorhandene kardiovaskuläre Erkrankungen steigern das Risiko bei elektiven bzw. notfallmäßigen Bauchaortenaneurysma-Resektionen (BAA). Die Frühletalität bei elektiver BAA-Resektion konnte durch primäre operative Beseitigung kardiovaskulärer Erkrankungen von 4,2% auf 2,9% reduziert werden. Besteht bei den

Patienten mit einem BAA eine hochgradige Symptomatik und gleichzeitig eine symptomatische KHK bzw. eingeschränkte linksventrikuläre Funktion ist auch ein Simultaneingriff gerechtfertigt (Letalität 8%). Der multimorbide herzchirurgische Patient ist einer Herausforderung für jeden Chirurgen und die Indikation für Simultaneingriffe bzw. vorangestellte Eingriffe sollte individuell gestellt werden.

Die Arteriosklerose ist eine multifokale Erkrankung der Gefäße mit unterschiedlicher Häufung einzelner Krankheitskombinationen. Obwohl bei vielen Patienten eine Erkrankungsregion überwiegt, ist mit einem simultanen Auftreten mehrerer Manifestationsorte der Erkrankung bei einem Patienten zu rechnen. Während 70% der Patienten mit einem operationswürdigen Bauchaortenaneurysma (BAA) eine symptomatische und in mehr als der Hälfte der Fälle auch behandlungsbedürftige koronare Herzerkrankung (KHK) haben, zeigen nur 5% aller zur Bypass-Operation kommenden Patienten ein meist asymptomatisches Bauchaortenaneurysma.

Eine Kombination von Stenosen der supraaortischen hirnversorgenden Arterien mit einer koronaren Herzerkrankung mit liegt zwischen 35–40% (13).

50% der Patienten mit einer therapiebedürftigen peripheren arteriellen Verschlußkrankheit (pAVK) haben gleichzeitig eine koronare Herzerkrankung (6, 7).

Aus der Sicht des Herzchirurgen stellt sich die Frage, ob eine operationswürdige koronare Herzerkrankung, die gleichzeitig mit einer symptomatischen Erkrankung anderer Gefäße vergesellschaftet ist, ein simultanes bzw. ein zweizeitiges Vorgehen erfordert. Die derzeitigen Literaturergebnisse lassen die Antwort noch offen.

Koronare Herzerkrankung und Carotisstenosen

Die Anwendung der Herz-Lungen-Maschine (HLM) im Rahmen eines herzchirurgischen Eingriffs ist mit einem Schlaganfallrisiko von 0,9–6% und einem Durchgangsyndrom in 4,5–11,6% der Fälle vergesellschaftet.

Neben den patientenunabhängigen Ursachen wie Hypoperfusion während der HLM, Gas und Partikeln aus dem HLM-System spielen die patientenabhängigen Risikofaktoren eine wichtige Rolle. Engelmann et al fanden als Risikofaktoren für neurologische Komplikationen nach Bypass-Operation: Erkrankungen der Hirngefäße, pAVK, Diabetes mellitus, Niereninsuffizienz, präoperativer Myokardinfarkt und Alter über 70 Jahre mit einer Inzidenz zwischen 3,2–6,4% und einer odds ratio zwischen 1,5–2,5%. Die perioperative Risikofaktoren sind postoperatives Low output Syndrom und Vorhofflimmern (4). Eine symptomatische bzw. angiologisch oder dopplersonografisch nachgewiesene hochgradige Carotisstenose stellt ein Risiko für einen Hirninfarkt dar. Im Rahmen eines herzchirurgischen Eingriffes scheint dieses Risiko noch zu steigen. Eine Carotisstenose von mehr als 70% erhöht das Apoplex-Risiko auf 11,9%. Dagegen scheint das Schlaganfall-Risiko bei einer Stenose der A. carotis interna von weniger als 70% nicht zu steigen (4). Eine simultane Carotis-Thrombendarteriektomie bei Patienten mit einer Stenose > 70%, auch wenn keine Symptome vorliegen wird diskutiert. Die Ergebnisse sind jedoch kontrovers. Während einige Arbeitsgruppen für einen simultanen Eingriff plädieren, wird von anderen Autoren die Indikation zur synchronen Operation zurückhaltender gestellt. Unter der Anwendung der HLM besteht bei einer gleichzeitigen symptomatischen Carotisstenose die Gefahr der zerebralen Minderperfusion und das Apoplex-Risiko steigt auf 15% (5). Wird zuerst die Carotisthrombendarteriektomie (Carotis TEA) durchgeführt liegt das Myokardinfarkt-Risiko bei 1–17% (9).

Die Ergebnisse eines herzchirurgischen Vorgehens ohne Carotis TEA bei bestehender hämodynamisch relevanter Carotisstenose sind in der Tabelle 1 zusammengefaßt. Bei einem Simultaneingriff liegt die Spanne für neurologische Defizite zwischen 1,36 und 12%, für die Mortalität zwischen 0,86 und 10% (5). Ein Durchgangssyndrom wurde bei 17% der Patienten beobachtet. Berger et al verglichen das kombinierte und das zweizeitige Vorgehen miteinander. Ein Apoplex

Tabelle 1

	Apoplex %	Mortalität %
Instabile AP und Carotisstenose		
Menhigan 1977	17,2	13,8
Hertzer 1978	15,0	12,6
HS-Stenose und Carotisstenose		
Schwartz 1982	16,0	11,0
KHK und Carotisstenose bds.		
Reul 1972	14,2	9,2
Mehigan 1977	20,3	11,0
Hertzer 1978	7,4	6,9

hatten 6,0% der Patienten mit einem kombinierten Vorgehen aber nur 3,2% der Patienten mit einem zweizeitigen Vorgehen, die Mortalitätsrate lag bei 4,7 bzw. 2,9%.

Die Durchführung eines Simultanangriffs scheint bei einer symptomatischen Carotisstenose größer 70% und eine angiographisch nachgewiesene Carotisstenose größer 90% gerechtfertigt zu sein (5). Außerdem sollte ein Simultaneingriff bei einer hämodynamisch wirksamen Stenose der A. carotis interna und gleichzeitig bestehende instabile Angina pectoris, diffuse KHK und Hauptstammstenose (10) durchgeführt werden.

Die bisherigen Literaturergebnisse lassen keine eindeutige Aussage zu, ob ein simultan oder ein zweizeitiges Vorgehen bei gleichzeitiger hämodynamisch wirksamer Carotisstenose und operationswürdiger KHK bessere Ergebnisse mit sich bringt. Abhängig von der eigenen Erfahrung und dem klinischen Zustand des Patienten sollte die Indikation individuell gestellt werden.

Koronare Herzerkrankung und Bauchaortenaneurysma

Die KHK ist immer noch eine Hauptursache für die peri- und postoperative Letalität nach elektiver Resektion eines BAA. Bei 20–73% der Patienten besteht präoperativ eine KHK in unterschiedlichem Schweregrad. In der Literatur wird nach elektiver BAA-Resektion eine kardiale Komplikationsrate von 2,4–13,4% und eine kardial bedingte Letalität von 1,6–15% angegeben (3). Die 5-Jahre Überlebensrate liegt nach den Angaben von Hollier und Ruby bei 67–77%, die Mortalität kardialer Ursache bei 38–47%. Die operative Revaskularisation zweizeitig oder simultan ist deswegen bei den meisten Patienten indiziert. Bei einem zweizeitigen Vorgehen liegt die Mortalität bei 10,5% und die Morbidität bei 47,0% (1). Ein hoch symptomatisches BAA und gleichzeitig symptomatische KHK bzw. eingeschränkte linksventrikuläre Funktion erlauben teilweise kein zweizeitiges Vorgehen. Ein Simultaneingriff scheint für diese Gruppe von Patienten die bessere Option zu sein. In einer Gruppe von 29 Patienten mit einem Simultaneingriff lag die Mortalität bei 8,0%, die Morbidität bei 52,2% und die 3-Jahre Überlebensrate bei 84,9% (1). Die Unterschiede zwischen den Gruppen, das Risiko betreffend, scheinen nicht signifikant zu sein. Ein zweizeitiges Vorgehen ist bei den Patienten mit operationswürdigem BAA und symptomatischer KHK gerechtfertigt. Patienten mit hoch symptomatischem BAA und symptomatischer KHK sollten einem Simultaneingriff unterzogen werden.

Koronare Herzerkrankung und periphere arterielle Verschlußkrankheit

Die therapiebedürftige pAVK stellt ein hohes Risiko für eine Bypass-Operation dar. Besonders bei den Patienten mit einem postoperativen Low output Syndrom wird eine teilweise schwere Beinischämie beobachtet. Die Folgen sind Extremitätenverlust bzw. Reperfusionsintoxikation mit häufigem letalem Ausgang. Etwa 50% der Patienten mit einer pAVK haben eine therapiebedürftige KHK. Die Frühmortalität bei den Patienten mit periphervaskulären Operationen ohne vorangegangenen Bypass-Operation liegt bei 2,0%, mit vorangegangenen Bypass-Operation bei 0,8% (5, 6). Bei einem Simultaneingriff liegt die Mortalität bei 4% (10). Ein zweizeitiges Vorgehen mit einem vorangegangenen herzchirurgischen Eingriff scheint wesentlich risikoärmer für den Patienten zu sein. Klinische Beobachtungen zeigen, daß bei einem kleinen Kollektiv von Patienten die vorangestellte periphere Revaskularisation von Vorteil sein kann. Somit kann das postoperative Risiko des Extremitätenverlustes bzw. der Reperfusionsintoxikation minimiert werden.

Schlußfolgerung

Der multimorbide herzchirurgische Patient ist einer Herausforderung für jeden Chirurgen und die Indikation für Simultaneingriffe bzw. vorangestellte Eingriffe sollte individuell gestellt werden.

Literatur

1. Autschbach R, Falk V, Walther T, Vettelschoß M, Diegeler A, Dalichau H, Mohr FW (1995) Simultaneous coronary bypass and abdominal aortic surgery in patients with severe coronary disease-indication and results. Eur J Cardio-thorac Surg 9:678–684
2. Borger MA, Fremes SE; Weisel RD, Cohen G, Rao V, Lindsay TF, Naylor CD (1999) Coronary Bypass and Carotid Endarterectomy: Does a Combined Approach Increase Risk? A Metaanalysis. Ann Thorac Surg 68:14–21
3. Busch T, Sirbu H, Aleksic I, Schorn B, Zenker D, Dalichau H (1998) Inzidenz und Bedeutung kardiovaskulärer Therapie von der operativen Therapie des Bauchaortenaneurysmas. Z Herz-, Thorax-, Gefäßchir 12:135–139
4. Engelmann 1999, Kongreßbericht
5. Fritz KH, Rosada B, Wiebalk A, Weiß T, Laczkovics AM (1999) Retrospektive Analyse bei Patienten mit synchroner Carotis-thrombendarteriektomie und koronarer Revaskularisation. Z Herz-, Thorax-, Gefäßchir 13:1–7
6. Hertzer NR, Beven EG, Young JR, O'Hara PJ, Ruschhaupt WF, Graor DA, Dewolfe VG, Maljovec LC (1984) Coronary artery disease in peripheral vascular patients. A classification of 1000 coronary angiograms and results of surgical management. Ann Surg Feb Vol 199 Issue 2 P 223–233
7. Hertzer NR, Young JR, Beven EG, O'Hara PJ, Graor RA, Ruschhaupt WF, Maljovec LC (1984) Coronary artery disease in peripheral vascular patients. A classification of 1000 coronary angiograms and results of surgical management. Ann Surg 199:223–233
8. Hollier LH, Plate G, O'Brien PC et al. (1984) Late survival after abdominal aortic aneurysm repair: influence of coronary artery disease. J Vasc Surg 1:290–299
9. Jones EL, Craver JM, Michalik RA, Murphy DA, Guyton RA, Bone DK, Hatcher CR, Reichwald NA (1984) Combined carotid and coronary operations: When are they necessary? J Thorac Cardiovasc Surg 87:7–16
10. Minami K, Sagoo S, Breymann T, Fassbender D, Schwerdt M, Körfer R (1988) Operative strategy in combined coronary and carotid artery disease. J Thorac Cardiovasc Surg 95:303–309
11. Reul GJ, Cooley DA, Duncan JM, Frazier OH, Ott DA, Livesay JJ, Walker WE (1986) The effect of coronary bypass on the outcome of peripheral vascular operations in 1093 patients. J Vasc Surg 3:788–798
12. Ruby ST, Whittemore AD, Couch NP, Collins JJ, Cohn L, Shemin R, Mannik JA (1985) Coronary artery disease in patients requiring abdominal aortic aneurysm repair. Ann Surg 201:758–764
13. Schlosser V, Hetzel A (1990) Simultane Carotis TEA and ACVB. Wann indiziert? Langenbecks Arch Chir Suppl II (Kongreßbericht 1990) 571–575

Darmischämie nach Herzchirurgie

H. H. Scheld, St. Klotz, N. Roeder und J. Rötker

Klinik und Poliklinik für Thorax-, Herz- und Gefäßchirurgie, Universität Münster, Albert-Schweitzer-Straße 33, 48129 Münster

Gut Ischemia After Open Heart Surgery

Summary. Gastrointestinal complications after open heart surgery are rare but they carry a significant mortality. We analysed the incidence and risk factors for gastrointestinal complications among 5595 consecutive patients. To prove the concept of impaired gastrointestinal perfusion during cardiopulmonary bypass, we measured bloodflow in the superior mesenteric artery in an animal model and found that gastrointestinal bloodflow was not impaired, but oxygen consumption was increased. Using early mesentericography, we detected non-occlusive mesenteric ischemia in 80% of patients, who did not show regular bowel movements, despite maximal conservative treatment in the first few days after open heart surgery. Non-occlusive mesenteric ischemia was treated by infusion of papaverine. Mortality was reduced from 44% to 12.5% in these patients.

Key words: Heart surgery – Non-occlusive mesenteric ischemia

Zusammenfassung. Gastrointestinale Komplikationen nach Operationen am offenen Herzen sind selten jedoch mit einer hohen Sterblichkeit behaftet. Ausgehend von der Analyse der Häufigkeit und der prädisponierenden Risikofaktoren für die Entstehung einer gastrointestinalen Komplikation nach Operationen mit der extrakorporalen Zirkulation zeigten unsere tierexperimentellen Untersuchungen, daß die Durchblutung des Gastrointestinaltraktes nicht vermindert ist, jedoch eine relative Ischämie auftritt durch einen gesteigerten Sauerstoffverbrauch im Gastrointestinaltrakt. Durch eine frühzeitige Mesenterikographie bei Patienten, deren Darmtätigkeit trotz konservativer Maßnahmen sich nicht regelrecht einstellt, konnte bei 80% dieser Patienten eine non-occlusive mesenteriale Ischämie nachgewiesen werden, die durch die Infusion von Papaverin therapiert werden konnte. Die Sterblichkeit konnte von 44 auf 1,25 Prozent reduziert werden.

Schlüsselwörter: Herzchirurgie – non-occlusive mesenteriale Ischämie

Einleitung

Gastrointestinale Komplikationen (GIK) nach Operationen am offenen Herzen sind selten jedoch mit einer erheblichen Sterblichkeit behaftet (1–3). Wenn eine Darmischämie vorliegt versterben zwischen 1/2 und 1/3 dieser Patienten (4). Circa 10% aller Todesfälle nach Operationen mit der extrakorporalen Zirkulation beruhen auf einer gastrointestinalen Komplikation oder sind mit ihr vergesellschaftet.

Zur Lösung dieses Problems haben wir zunächst die Häufigkeit gastrointestinaler Komplikationen in unserem Krankengut analysiert und die Risikofaktoren für gastrointestinale Komplikationen bestimmt. Ausgehend von Beobachtungen, daß die Konzentration von Katecholaminen und Angiotensin II insbesondere während eines nichtpulsatilen kardiopulmonalen Bypasses erhöht sind (5–8) wurde in der Literatur die Vermutung geäußert, daß die Darmperfusion während der extrakorporalen Zirkulation reduziert ist. Dieses Konzept einer verminderten Darmperfusion wurde durch den Befund gestützt, daß der mittels intraluminaler Tonometrie gemessene pHi im Gastrointestinaltrakt während extrakorporaler Zirkulation sinkt (9–10). Wir haben deshalb in einem Großtierversuch an erwachsenen Schweinen die Darmperfusion und den Sauerstoffverbrauch im Gastrointestinaltrakt während einer extrakorporalen Zirkulation bestimmt und histologische Veränderungen der Darmmukosa untersucht.

Ausgehend von den unbefriedigenden Behandlungsergebnissen nach eingetretener Ischämie des Darmes haben wir unser Behandlungskonzept dahingehend revidiert, frühzeitig eine Mesenterikographie durchzuführen, wenn trotz konservativer Maßnahmen eine regelrechte Darmtätigkeit in den ersten 2–4 Tagen postoperativ nicht einsetzt.

Methoden und Ergebnisse

Bei 5595 konsekutiven Herzoperationen mit extrakorporaler Zirkulation im Zeitraum 1993–1997 traten 59 gastrointestinale Komplikationen (1,05%) auf. Es handelte sich um 3472 Bypassoperationen (71%) mit 24 GIK (Inzidenz 0,6%), 1175 Herzklappenoperationen (21%) mit 16 GIK (Inzidenz 1,31%), 112 Herztransplantationen (2%) mit 7 GIK (Inzidenz 6,25%), 50 Implantationen von linksventrikulären Unterstützungsherzen (1%) mit 9 GIK (Inzidenz 16,07%) und 280 anderen Operationen (5%) mit 3 GIK (Inzidenz 1,07%). 36 (0,6%) Patienten hatten eine Darmischämie oder einen paralytischen Ileus. 35 Patienten wurden laparotomiert und 32 erhielten eine Darmresektion und/oder eine Zoekalfistel. 16 (44%) Patienten verstarben.

Als wesentliche Risikofaktoren für das Auftreten eines gastrointestinalen postoperativen Ereignisses fanden sich eine Ejektionsfraktion des Herzens von < 50%, ein erhöhter enddiastolischer Druck im linken Herzen, die Durchführung der Operation als Notfalloperation, eine Bypasszeit > 100 Minuten, die Anlage einer intraaortalen Ballonpumpe und ein postoperatives Low-output-Syndrom (s. Tabelle 1). Patienten mit einem postoperativen gastrointestinalen Ereignis verstarben 10 mal häufiger als Patienten ohne ein solches Ereignis.

Die Untersuchung der Darmdurchblutung im Großtierversuch bei einer extrakorporalen Zirkulation von 180 Minuten und einem Bypassfluß von 2,4 l/min/m² Körperoberfläche zeigte überraschenderweise keinen Anhalt für eine Verminderung der gastrointestinalen Perfusion (s. Abb. 1). Abbildung 1 zeigt, daß die Durchblutung gemessen in der Arteria mesenterica superior im Vergleich zur bis auf die extrakorporale Zirkulation gleich behandelten Kontrollgruppe sogar anstieg. Gleichzeitig nahm der Sauerstoffverbrauch und die Sauerstoffausschöpfung während

Tabelle 1. Risikofaktoren für gastrointestinale Komplikationen nach Operationen mit extrakorporaler Zirkulation

Risikofaktor	relatives Risiko	95% Konfidenz-Intervall
Ejektionsfraktion < 50%	2,6	1,3– 5,9
EDP[a] > 15 mmHg	2,6	1,2– 5,0
Notfall Operation	2,6	1,5– 4,7
Bybasszeit > 100 Minuten	3,2	1,7– 5,8
IABP[b] Anlage	5,8	3,1–11,1
Low-output-Syndrom	15,1	8,3–27,0

[a]EDP: enddiastolischer Druck im linken Herzen; [b]IABP: intraaortale Ballonpumpe

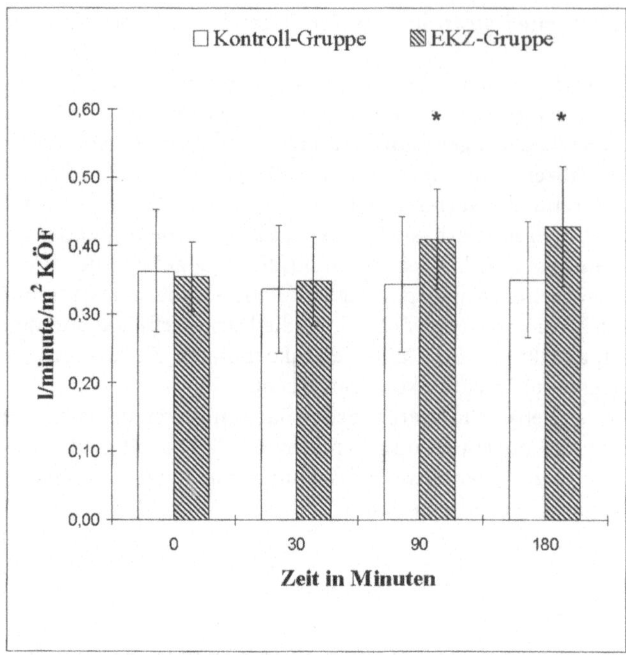

Abb. 1. Bluflußindex (ml/minute/m² Körperoberfläche) bei extrakorporaler Zirkulation (EKZ-Gruppe) in der Arteria mesenterica superior und in der Kontrollgruppe. KÖF: Körperoberfläche, *: p < 0,05 versus Ausgangswert

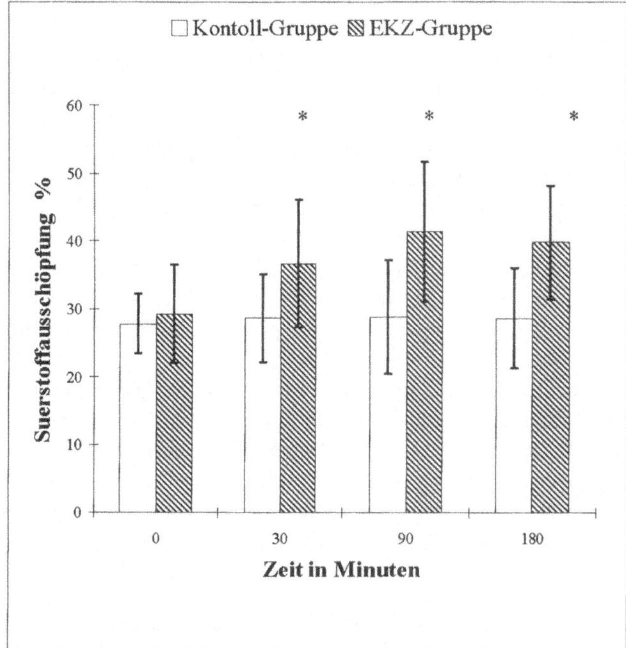

Abb. 2. Sauerstoffausschöpfung in Prozent (O_2 A.m.s. – O_2 V.m.s./O_2 A.m.s. × 100) (A.m.s.: Arteria mesenterica superior; V.m.s.: Vena mesenterica superior). *: p < 0,05 versus Ausgangswert und Kontroll-Gruppe

der extrakorporalen Zirkulation zu (s. Abb. 2). Die Untersuchung der histologischen Veränderungen der Darmschleimhaut nach 180 Minuten extrakorporaler Zirkulation zeigte ein Ödem der Darmzotten, eine Abschilferung der Epithelzellen insbesondere im Bereich der Jejunumzotten und eine intraluminale Ansammlung von Eiweiß (s. Abb. 3).

Die Analyse der tierexperiementellen Untersuchungen ergab zusammenfassend den Befund, daß zwar die mesenteriale Durchblutung während der extrakorporalen Zirkulation nicht ver-

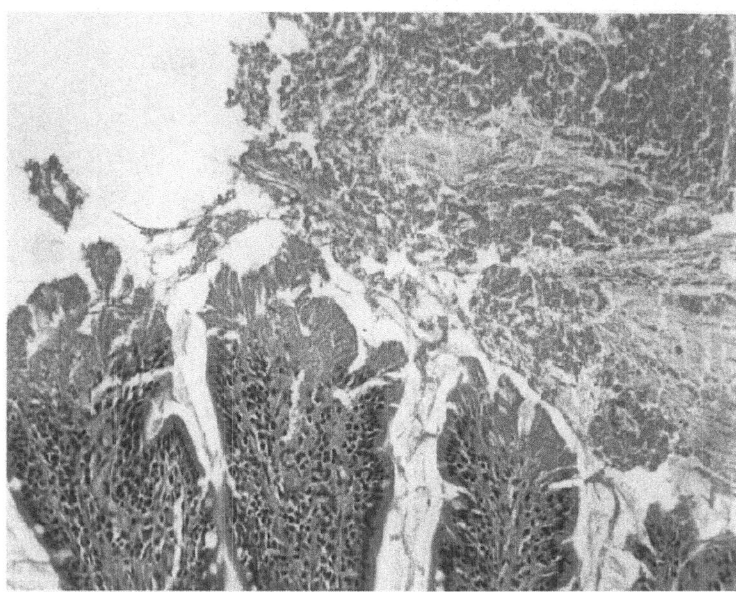

Abb. 3. Jejunalzotte nach 180 Minuten extrakorporaler Zirkulation

mindert sondern sogar erhöht war im Vergleich zur Kontrollgruppe, daß aber der mesenteriale Sauerstoffverbrauch und die Sauerstoffausschöpfung während der extrakorporalen Zirkulation signifikant anstiegen im Sinne einer relativen Ischämie.

Die Analyse der Patientendaten hatte gezeigt, daß gastrointestinale Ereignisse im postoperativen Verlauf in der Mehrzahl der Fälle (61%) durch eine Darmischämie oder einen Ileus bedingt waren und daß diese Ereignisse mit einer hohen Sterblichkeit einhergingen. In keinem Fall lag eine Thrombose oder ein embolischer Verschluß der mesenterialen Strohmbahn vor und die Ilei waren ausschließlich paralytischer Natur. Es handelte sich somit um eine non-occlusive mesenteriale Ischämie.

Die klinischen Zeichen der non-occlusiven mesenterialen Ischämie sind fehlende Darmgeräusche, Auftreibung des Abdomens und Schmerzen. Laborchemische Zeichen sind ein Anstieg der Leukozyten, eine Erhöhung der Transaminasen und eine Laktatazidose. Die Abdomenübersichtsaufnahme ist gekennzeichnet durch eine Distension der Darmschlingen und das Auftreten von Gas in der Darmwand. Diese Zeichen sind anfangs vieldeutig und erst im Endstadium – also zu spät – diagnostisch wegweisend. Dies gilt insbesonders für analgosedierte und beatmete Patienten auf der Intensivstation. Angiographisch ist die non-occlusive mesenteriale Ischämie gekennzeichnet durch eine Verengung der mesenterialen Strombahn, eine Rarefizierung des Gefäßbaumes, fehlende Kollateralen und durch eine verminderte und/oder verzögerte Darstellung der intramuralen Gefäße.

Wir sind deshalb seit Mitte 1998 dazu übergegangen, bei Patienten, die trotz konservativer Maßnahmen keine regelhafte Darmtätigkeit nach einer Operation am offenen Herzen entwickelten, regelhaft eine Mesenterikographie vorzunehmen. Als konservative Maßnahmen zur Darmstimulation werden routinemäßig als physikalische Maßnahmen die Kolonmassage, die Sphinkterdehnung und ein Einlauf eingesetzt. Alle Patienten erhalten regelhaft 3 × 10–20 mg Lactulose und 3 × 20 mg Cisaprid. Wenn diese Maßnahmen nicht erfolgreich sind, erhalten die Patienten eine Infusion mit 3 mg Neostigmin und 3 mg Dexpanthenol sowie Cerulitid in einer Dosierung von 0,002 mg/KgKG/Minute. Die Indikation zur Mesenterikographie sehen wir als gegeben an, wenn trotz dieser konservativen Maßnahmen eine weitere Distension des Abdomens auftritt und Darmgeräusche nicht regelhaft einsetzen, so daß von einer Paralyse ausgegangen werden muß.

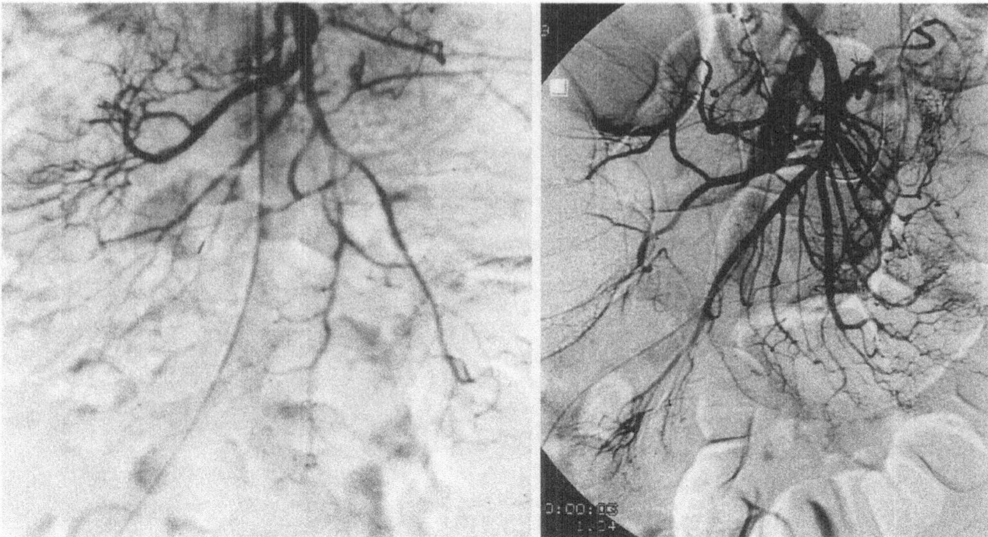

Abb. 4. Auf der linken Seite ist das typische Bild einer non-occulsiven mesenterialen Ischämie zu sehen. Die mesenterialen Gefäße sind rarefiziert und die Arkaden sind nicht ausreichend perfundiert. Über einen im Rahmen der Mesenterikographie belassenen Katheter wurde anschließend Papaverin infundiert. Als Ergebnis zeigte sich in der Kontrollangiographie rechts eine wiederhergestellte Perfusion mit Darstellung der Darmarkaden

Bei insgesamt 16 Patienten wurde im Zeitraum 07.1998–11.1999 der Verdacht auf eine Mesenterialischämie geäußert. Bei 1860 konsekutiven Operationen am offenen Herzen in diesem Zeitraum entspricht das einer Incidenz von 0,86%. Es handelte sich um 12 Patienten mit einer Bypassoperation, 3 Patienten mit einer Herzklappenoperation und einem Patienten der transplantiert wurde. Das mittlere Alter der Patienten betrug 72 Jahre, 13 waren männlich und 3 weiblich. Die intraoperative Herzstillstandszeit betrug im Mittel 78 Minuten. Zwei Patienten waren zum Zeitpunkt der Mesenterikographie am Respirator. In 10 Fällen fand sich eine massive non-occlusive mesenteriale Ischämie, vier mal eine mittelgradige Ischämie und in zwei Fällen war die Mesenterikographie ohne pathologischen Befund. Eine mesenteriale Embolie oder Thrombose war in keinem Fall nachweisbar. In 88% der Fälle konnte mit Hilfe der Mesenterikographie eine non-occlusive mesenteriale Ischämie bestätigt und diagnostiziert werden (s. Abb. 4). Dementsprechend erhielten 14 Patienten eine Infusion von Papaverin über den belassenen Mesenterialkatheter. Im Mittel wurden 50,2 mg Papaverin pro Stunde über im Mittel 40 Stunden infundiert. Behandlungsbedürftige Nebenwirkungen oder Komplikationen traten nicht auf. 11 Patienten entwickelten unter dieser Therapie eine regelrechte Darmtätigkeit. 4 Patienten mußten trotz dieser Maßnahmen laparotomiert werden. Dies bedeutet, daß die Rate an Laparotomien deutlich auf 25% gesenkt werden konnte. Nur zwei Patienten (12,5%) sind im Rahmen eines Multiorganversagens verstorben.

Zusammenfassung

Eine sich entwickelnde Darmischämie nach einer Operation am offenen Herzen ist selten. Ihre Bedeutung erlangt sie durch die sich aus der Ischämie ergebenden in der Mehrzahl deletären Folgen. Bisher verstarben nach Angaben in der Literatur und unseren eigenen Erfahrungen in den zurückliegenden Jahren annähernd die Hälfte dieser Patienten. Die klinischen, laborchemischen und radiologischen Befunde sind in der Regel vieldeutig und erst im Endstadium – also zu spät – diagnostisch wegweisend.

Bei einem Verdacht auf eine mesenteriale Ischämie, d. h. wenn trotz aller konservativen Maßnahmen eine regelrechte Darmtätigkeit sich innerhalb der ersten 2–4 Tage postoperativ nach einer Operation am offenen Herzen nicht einstellt, das Abdomen gebläht ist und Darmgeräusche fehlen, sollte mit Hilfe der Mesenterikographie die Verdachtsdiagnose verifiziert werden, was nach unseren Erfahrungen in circa 90% der Fälle gelingt. Über den belassenen Mesenterialkatheter wird dann bei Vorliegen einer non-occlusiven mesenterialen Ischämie Papaverin infundiert, was in 80% aller Fälle zu einer Restitution der Darmtätigkeit und damit zur Behebung des Problems führte. Durch die Anwendung dieser Maßnahmen konnte die Sterblichkeit bei Darmischämie nach Eingriffen am offenen Herzen unter Anwendung der extrakorporalen Zirkulation in unserem Krankengut von 44 Prozent auf 12,5 Prozent gesenkt werden.

Literatur

1. Christenson JT, Schmuziger M, Maurice J, Simonet F, Velebit V. (1994) Gastrointestinal complications after coronary artery bypass grafting. J Thorac Cardiovasc Surg 108(5):899–906
2. Lazar HL, Hudson H, McCann J, Fonger JD, Birkett D, Aldea GS, Shemin RJ (1995) Gastrointestinal complications following cardiac surgery. Cardiovasc Surg 3:341–344
3. Tsiotos GG, Mullany CJ, Zietlow S, van Heerden JA (1994) Abdominal complications following cardiac surgery. Am J Surg 167(6):553–557
4. Wallwork J, Davidson KG (1980) The acute abdomen following cardiopulmonary bypass surgery. Br J Surg 67:410–412
5. Firmin RK, Boulos P, Allen P, Lime RC, Lincoln LCR (1985) Sympathoadrenal function during cardiac operations in infants with the technique of surface cooling, limited cardiopulmonary bypass, and circulatory arrest. J Thorac Cardiovasc Surg 90:729–735
6. Minami K, Körner MM, Vyska K, Kleesiek K, Knobl H, Körfer R (1990) Effects of pulsatile perfusion on plasma catecholamine levels and hemodynamics during and after cardiac operations with cardiopulmonary bypass. J Thorac Cardiovas Surg 99:82–91
7. Tylor KM, Bain WH, Russel M, Brannan JJ, Morton IJ (1979) Peripheral vascular resistance and angiotensin II levels during pulsatile and nonpulsatile cardiopulmonary bypass. Thorax 34:594–598
8. Taylor KM, Bain WH, Morton JJ (1980) The role of angiotensin II in the development of peripheral vasoconstriction during open-heart surgery. Am Heart J 100:935–937
9. Fiddian Green RG (1990) Gut mucosal ischemia during cardiac surgery. Semin Thorac Cardiovasc Surg 2(4):389–399
10. Gaer JA, Shaw AD, Wild R, Swift RI, Munsch CM, Smith PL, Taylor KM (1994) Effect of cardiopulmonary bypass on gastrointestinal perfusion and function. Ann Thorac Surg 57(2):371–5

Zu den Hauptvorträgen wurden die folgenden FREIEN VORTRÄGE gehalten, die in Kurzfassung angefügt werden.

Intestinale Ischämie nach Herzoperationen mit extrakorporaler Zirkulation

B. Luther, H. D. Schulte, M. Klein, K. Özen, W. Sandmann und E. Gams

Klinik für Gefäßchirurgie und Nierentransplantation, Heinrich-Heine-Universität, Moorenstraße 5, 40225 Düsseldorf

Intestinal Ischemia in Cardiac Surgery

Summary. Retrospective chart study between 1992 and 1999; n = 7319 ECC-Operations; n = 25 patients developed intestinal infarction, incidence 0.34%; control population of n = 104 patients as a representative sample; Relative risk factors: advanced age, diuretics, Ca-Channel blockers, ACE-Inhibitors, peripheral arterial occlusive disease, diabetes, long duration of ECC and aortic cross-clamping, intra- and postoperative hypotension < 60 mmHg arrhythmia, tachycardia, high dose catecholamines, and complications during initial operation; Reasons for ischemia: 40% non occlusive mesenteric ischemia (NOMI), 100% mortality rate. Difficulties: unclear deterioration of the general condition; long diagnostic interval; insecure surgical therapy. Conclusions: if there is evidence for intestinal ischemia immediately do angiographic diagnostics; if NOMI occurs, use selective pharmacoperfusion (-lavage) and/or resection of nonvital bowel.

Key words: Cardiovascular surgery – Mesenterial infarction – Nonocclusive ischemia

Zusammenfassung. Retrospektive Studie von 1992–1999, 7319 HLM-Operationen, 25 Patienten mit po. Darminfarkt, Inzidenz 0,34%. Kontrollgruppe n = 104 als repräsentative Stichprobe. Rel. Risiken: hohes Alter, Diuretika, Ca-Antagonisten, ACE-Hemmer, pAVK, Diab. mell., lange EKZ u. Aortenabklemmzeit, intra- u. po. Hypotonie < 60 mmHg, Arrhythmie, Tachykardie, Katecholaminbedarf, Komplikationen des Ersteingriffs. Ischämieursache 40% NOD – 100% Letalität. Besonderheiten: unklare Verschlechterung des AZ, langes diagn. Intervall, unsichere chir. Therapie. Schlußfolgerungen: Bei Verdacht sofort Angiographie, bei NOD ia. Pharmakospülperfusion u. Resektion avitaler Darmabschnitte.

Schlüsselwörter: Herzchirurgie – Mesenterialinfarkt – nichtokklusive Ischämie

Chirurgische Therapie der Infektiösen Endokarditis – Verbesserte Ergebnisse bei Hochrisikopatienten

S. M. Tugtekin, K. Matschke, M. Knaut, V. Gulielemos und S. Schüler

Herz- und Kreislaufzentrum, TU Dresden, Fetscherstraße 76, 01307 Dresden

Surgical Therapy of Infective Endocarditis – Improved Results in High-Risk Patients

Summary. Between February 1996 and March 2000, 124 patients (pts) were surgically treated for infective endocarditis, including 19 pts with prosthetic valve endocarditis, 17 pts with destruction of the aortic root, 31 pts with preoperative neuroembolic events and 64 pts in NYHA class III or IV. The perioperative survival rate was 91.8% and 85.4% and 84.6% in the 12 and 48 month of follow-up, respectively. Mortality was significantly higher in pts. With prosthetic valve endocarditis combined with septic shock. We conclude that pts with infective endocarditis and high-risk factors can be surgically treated with excellent short- and long-term clinical results. This indicates early and aggressive surgical therapy in this patients group.

Key words: Infectious endocarditis – High-risk patients

Zusammenfassung. Zwischen 2/96 und 3/00 wurden 124 Patienten (Pat) wegen einer infektiösen Endokarditis chirurgisch behandelt, darunter 19 Pat. mit Prothesenendokarditis, 17 Pat. mit Destruktion der Aortenbasis und 31 Pat. mit präoperativ neuroembolischen Ereignis, sowie 64 Pat. Im NYHA Stadium III oder IV. Die perioperative Überlebensrate lag bei 91,9%, im 12 bzw. 48 Monate Follow up bei 85,4% bzw. 84,6%. Eine signifikante höhere Letalität fand sich bei Pat. mit Prothesenendokarditis und begleitendem spetischen Schock. Zusammenfassend ergibt sich das Pat. mit infektiöser Endokarditis und Hochrisikofaktoren mit guten klinischen Ergebnissen chirurgisch therapiert werden können, was ein aggressives und frühes chirurgisches Vorgehen rechtfertigt.

Schlüsselwörter: Infektiöse Endokarditis – Hochrisikopatienten

Korrekturabzug nicht eingegangen.

Haben Patienten mit einem Morbus Werlhof bei herzchirurgischen Eingriffen ein erhöhtes perioperatives Risiko für Blutungskomplikationen?

S. Christiansen, M. Schneider, K. Redmann, N. Roeder, H.-H. Scheld und C. Schmid

Klinik und Poliklinik für Thorax-, Herz- und Gefäßchirurgie, Universität Münster, Albert-Schweitzer-Straße 33, 48149 Münster

Are Patients with Werlhof's Disease at Increased Risk of Bleeding Complications when Undergoing Cardiac Surgery with Extracorporeal Circulation?

Summary. It is generally assumed that patients with Werlhof's disease (WD) are at increased risk of bleeding complications when undergoing cardiac surgery with extracorporeal circulation. Therefore, we compared 10 patients with WD (8 males, 2 females; 40–75 years old) undergoing coronary artery bypass grafting, with 50 patients without WD. Diagnosis, age, gender, ejection fraction, number of distal anastomosis and body-mass-index were used as matching criteria. Mean number of platelet counts was significantly lower and transfusion requirement significantly enhanced in the WD-group. Total drainage loss was almost identical. One patient of each group suffered from a bleeding complication requiring reexploration. Patients with WD may possibly undergo cardiac surgery without a markedly enhanced risk of bleeding complications, despite a greater than usual transfusion requirement and significantly lower mean platelet counts perioperatively.

Key words: Werlhof's disease – Cardiac surgery – Operative risk – Bleeding complications

Zusammenfassung. Um zu überprüfen, ob Patienten mit einem Morbus Werlhof (MW) bei herzchirurgischen Eingriffen mit der Herz-Lungen-Maschine ein erhöhtes perioperatives Risiko für Blutungskomplikationen haben, verglichen wir 10 Patienten mit einem MW (8 Männer, 2 Frauen, 40–75 Jahre alt), bei denen eine aortokoronare Bypass-Operation durchgeführt wurde, mit 50 Patienten ohne MW unter Verwendung der Matchkriterien Diagnose, Alter, Geschlecht, Ejektionsfraktion, Anzahl der distalen Anastomosen und Body-Mass-Index. Die statistische Auswertung zeigte, daß perioperativ die mittleren Thrombozytenzahlen der MW-Patienten signifikant niedriger und der Transfusionsbedarf signifikant erhöht war. Die Drainagenfördermenge war in beiden Gruppen annähernd gleich. Bei jeweils einem Patienten aus beiden Gruppen kam es zu einer revisionspflichtigen Nachblutung. Trotz perioperativ signifikant niedrigerer Thrombozytenzahl und signifikant erhöhtem Bedarf an Blutprodukten können MW-Patienten ohne deutlich erhöhtes perioperatives Risiko für Blutungskomplikationen operiert werden.

Schlüsselwörter: M. Werlhof – Herzchirurgie – Operationsrisiko – Blutungskomplikationen

Koronarchirurgie bei Malignomanamnese – Retrospektive Analyse und Risikostratifizierung

M. Kupferschmidt, S. Just und B. Schubel

Herzzentrum Bernau, Klinik für Herzchirurgie, Ladeburger Straße 17, 16321 Bernau

Coronary-surgery at History of Cancer – Retrospective Analysis and Risk Stratification

Summary. In the time period 1995–1998, 2794 bypass-surgical-patients were operated in our clinic. Of these, 128 (4.3%) had an anamnesis of cancer. Most frequent cancers had been prostatic- and kidney-cell-carcinoma, by 25 different cancer-types. It followed retrospective perioperative analysis and a complete follow-up with a average time of 28.75 months (10–59 months). The results shows obvious declarations and allow risk-contemplations for heart-surgical patients. In the perioperative course, there were statistically significant advanced rates of infections and wound-healing-disturbances. The 30-day mortality was higher. Over a longer time-course, the 128 patients showed an average 10% worse survival-rate compared with the standard-CABG-patients, of which especially patients with cystic cancer have a bad 3-year-survival-rate

Key words: Coronary surgery – Cancers – Risk stratification

Zusammenfassung. Im Zeitraum 1995–1998 wurden in unserer Klinik 2794 Patienten bypass-chirurgisch versorgt. 128 (4,3%) Patienten hatten eine Malignomanamnese. Häufigste Tumoren waren die Prostata- und das Nierenzellkarzinom, wobei insgesamt 25 verschiedene Tumorarten zu beobachten waren. Es erfolgte die retrospektive perioperative Analyse und ein 100%-iges Follow-up mit einer Durchschnittszeit von 27,73 Monaten (11–60).
Die Ergebnisse zeigen eindeutige Aussagen und lassen eine indikationsrelevante Risikobetrachtungen für herzchirurgische Patienten zu. Im perioperativen Ablauf weist das Gesamtklientel statistisch signifikant höhere Raten an Infektionen und Wundheilungsstörungen auf. Die 30-tages Mortalität war ebenfalls deutlich erhöht. Im Langzeitverlauf zeigen die 128 Patienten eine durchschnittlich 10% schlechtere Überlebensrate als die Standard-CABG-Patienten, wobei vor allem Patienten mit Blasen-Karzinomen eine schlechte 3-Jahresüberlebensrate besitzen.

Schlüsselwörter: Koronarchirurgie – Malignome – Risikostratifizierung

Langzeitergebnisse nach operativem Ductusverschluss bei extrem Frühgeborenen (FG) auf der Neugeborenen-Intensivstation

P. Göbel, M. Kabus, J. Dinger, N. Lorenz, D. Roesner und A. Schmidt

Universitätsklinikum C. G. Carus, TU Dresden, Klinik und Poliklinik für Kinderchirurgie, Fetscherstraße 74, 01307 Dresden

Long-Term Results After Surgical Closure of a PDA (Patent Ductus Arteriosus) in Extremely Premature Infants on a Neonatal Intensive Care Unit

Summary. In the period from April 1983 to December 1999, we performed 108 surgical ligations of PDA on extremely immature preterm infants. The mean birth weight was 1050 g. The mean gestational age was 27.6 weeks Of the children, 58.3% had been pretreated with indomethacin. Before introduction of exogenous surfactant therapy, the letality was 36%. After the introduction of surfactant therapy in 1990, it decreased to 13.8%. Sixty four (78%) of the 82 living children could be reexamined. The following results were found: (1) 13 children had severe neurologic defects, (2) In 8 children, a paresis of the left vocal cord was diagnosed, (3) In 1 child, a treatment requiring scoliosis as a result of the thoracotomy was found. Forty eight children were discharged with a treatment requiring BPD. None of them needed treatment any longer when they started school. We consider intracerebral hemorrhages of grade III to be contraindications for a surgical ligation of a PDA.

Zusammenfassung. Im Zeitraum von April 1983 bis Dezember 1999 führten wir 108 Ductusligaturen bei extrem unreifen Frühgeborenen durch. Das mittlere Geburtsgewicht betrug 1050 g. Das mittlere Gestationsalter war 27,6 Wochen. 58,3% der Kinder waren mit Indomethazin vorbehandelt. Vor Einführung der Surfactant – Therapie betrug die Letalität der operierten Kinder 36%. Nach Einführung der Surfactant-Therapie im Jahre 1990 fiel sie auf 13,8%. Von den 82 lebenden Kindern konnten 64 (78%) nachuntersucht werden. Folgende Befunde wurden erhoben: 1. 13 Kinder hatten schwere neurologische Defekte. 2. Bei 8 Kindern wurde eine Stimmbandparese links festgestellt. 3. Bei keinem Kind wurde als Thorakotomiefolge eine behandlungsbedürftige Skoliose festgestellt. Von 48 Kindern, die mit einer behandlungsbedürftigen BPD entlassen wurden, war bei dem Eintritt in die Schule bei keinem Kind eine Therapie der BPD mehr erforderlich. Hirnblutungen dritten und vierten Grades sehen wir als Kontraindikation für eine Ductusligatur.

Schlüsselwörter: Frühgeborenes – Langzeitergebnisse – Ductus ateriosus Botalli – Ductusligatur

Intrakardial gespeichertes EKG in einem neuen Schrittmachersystem. Erste klinische Erfahrungen

M. Scherer, K. Ezziddin, H.-G. Olbrich und A. Moritz

Klinik für Thorax-, Herz- und thorakale Gefäßchirurgie, Klinikum der J. W. Goethe Universität, Theodor-Stern-Kai 7, 60590 Frankfurt/Main

Storage of Intracardiac Electrograms in Pacing Systems: a New Tool in Arrhythmia Diagnosis

Summary. Most pacing systems offer advanced counters and histograms to report atrial or ventricular arrhythmias, but do not provide any means to verify the adequacy of these counts. The DISCOVERY and PULSAR pacing systems offer the possibility to store up to 20 episodes with a total of 80 s of EGM. Different events detected by the pacemaker can be selected to initiate the EGM storage: atrial arrhythmia, ventricular tachycardia, non-sustained ventricular or even patient triggered activation. Eighty seven patients had a DISCOVERY or PULSAR pacing system implanted. The stored EGMs were activated in all of the patients at predischarge. The stored EGMs were retrived at the 1 month follow-up. One month after implantation, 88% of the patients had at least one episode stored in the pacemaker. In total, 192 stored EGMs were retrived. In 12 cases among this subset, the stored EGMs revealed additional clinically-important information, such as undersensing (two cases), noise sensing (eight cases), multiple PVCs (one case), cause of death (one case). Stored EGMs provide a new powerful method to collect clinically-relevant information for pacemaker patients and to verify appropriate programming of the pacing system.

Key words: Pacing systems – Stored EGM – Atrial arrhythmia – Ventricular tachycardia

Zusammenfassung. Die meisten antibradykarden Systeme bieten erweiterte diagnostische Speicher zur Erfassung atrialer bzw. ventrikulärer Rhythmusstörungen. Jedoch fehlte bisher zur Validierung dieser gespeicherten Ereignisse ein intrakardialer EKG-Speicher. Die DISCOVERY und PULSAR Schrittmachersysteme haben die Möglichkeit bis zu 20 intrakardiale Episoden mit einer Gesamtdauer von 80 Sekunden zu speichern. Die Aktivierung des Speichers erfolgt durch Vorhofarrhythmien, ventrikuläre Tachykardien, oder kann durch den Patienten selbst ausgelöst werden. Bei 87 Patienten wurde ein DISCOVERY oder ein PULSAR Schrittmacher implantiert. Die EKG-Speicher wurden bei allen Patienten kurz nach Implantation aktiviert und nach 1 Monat abgerufen. Einen Monat nach der Implantation zeigten 88% der Patienten in den abgespeicherten intrakardialen EKGs mehr als eine Arrhythmie-Episode. Insgesamt wurden 192 EKG's gespeichert. In 12 Fällen erbrachten die intrakardialen EKGs zusätzliche klinisch relevante Informationen: undersensing (2), oversensing (8), multiple ventrikuläre Extrasystolen (1), Kammerflimmern als Todesursache (1). Intrakardiale EKG-Speicher bieten eine neue wertvolle diagnostische Möglichkeit, um klinisch relevante Arrhythmien und Schrittmacherdysfunktionen zu erkennen.

Schlüsselwörter: Antibradykare Systeme – intrakardiales EKG – Vorhofarrhythmien – Ventrikuläre Tachykardien

Allgemeine Themen

Historische Sitzung

Transatlantischer chirurgischer Transfer (1850–2000) – Erfahrungsaustausch oder Einbahnstraße?

M. Trede

Chirurgische Klinik, Klinikum Mannheim, Nodlerstraße 1a, 68529 Mannheim

Transatlantic Surgical Transfer (1850–2000) – Exchange or One-Way Street?

Summary. In spite of isolated spectacular achievements in the emerging United States, the transfer of surgical ideas crossed the Atlantic mainly from east to west in the years 1850 to 1914. With the First World War and its sequelae, the direction of this transfer began to change. National Socialism, expulsion of some of the best surgeons and the Second World War, led to the nemesis and isolation of German surgery. Since 1945, almost all of the new developments come from America to Europe, although most of the initiating ideas still emanate from Europe. Today, globalization has also taken hold of surgery.

Key words: Surgical history – Surgical training

Zusammenfassung. Trotz einzelner hervorragender Pionierleistungen in den jungen Vereinigten Staaten lief der Transfer von chirurgischen Ideen und Grundlagenwissen zwischen 1850 und etwa 1914 überwiegend über den Atlantik von Ost nach West. Durch den 1. Weltkrieg und seine Folgen begann sich diese Strömung umzukehren. Der Nationalsozialismus mit dem 2. Weltkrieg und Vertreibung einiger der besten führte zur (vorübergehenden) Nemesis und Isolation der deutschen Chirurgie. Während seit 1945 (fast) alle Neuerungen von Amerika nach Europa kommen, stammen die grundlegenden Ideen hierzu immer noch überwiegend aus Europa. Die Globalisierung hat jetzt auch die Chirurgie ganz ergriffen.

Schlüsselwörter: Geschichte der Chirurgie – Weiterbildungsfragen

Mein Thema ist nicht neu.
Jeder Chirurg, ob von drüben oder hüben, weiß genau, was er sich unter diesem Titel vorzustellen hat; oder er meint es zu wissen:

Bis zum 1. Weltkrieg lief der Transfer von Ideen überwiegend von Ost nach West. Der Strom lernbegieriger Chirurgen hingegen, pilgerte in umgekehrter Richtung – übrigens im Schneckentempo auf hoher See (New York – Bremen: 14 Tage!) (Abb. 1).

Seit dem 2. Weltkrieg fliegen die neuesten Errungenschaften von West nach Ost – inzwischen online, ohne dass sich der Chirurg überhaupt noch von seinem Arbeitsplatz hinwegzubewegen hätte.

Beginnen wir mit dem Land der unbegrenzten Möglichkeiten. Vor 150 Jahren ist das Bild des Medizinerstandes in der amerikanischen Öffentlichkeit auf einem Tiefpunkt angelangt. Die Welle

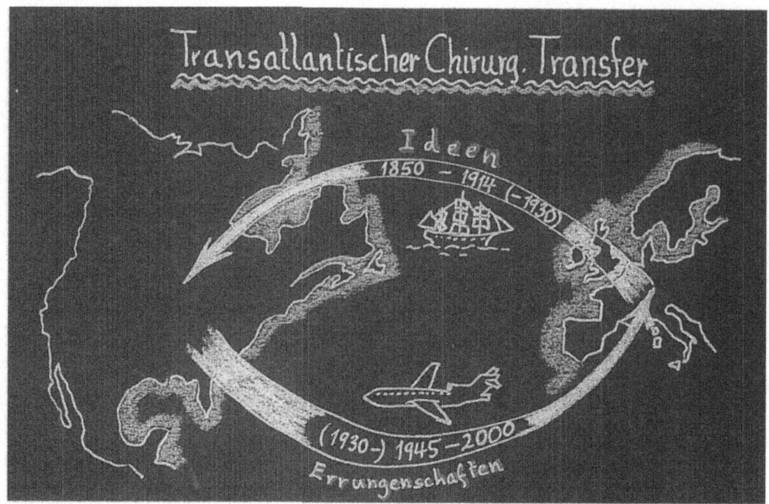

Abb. 1. Transatlantischer Chirurgischer Transfer von Ideen und Errungenschaften (1850–2000)

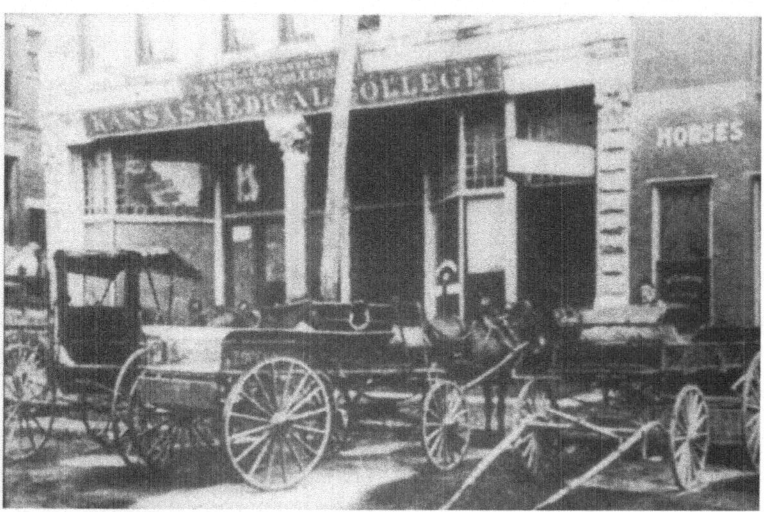

Abb. 2. Kansas Medical College, Topeka um 1850

der Einwanderer stellt das junge Land vor das schier unlösbare Problem eines Ärztemangels. Es wird pragmatisch gelöst:

Überall entstehen private sogenannte „Proprietary Medical Schools". Bis 1900 zählt man 400 von ihnen (Churchill 1947). Selbsternannte Lehrer (Fistel- und Bruchoperateure) vermitteln ihre empirisch-praktischen Kenntnisse einer kaum vorgebildeten Hörerschar in Bruchbuden (wie dieser in Topeka, Kansas) – gegen beachtliche Gebühren (Rutkow 1998) (Abb. 2).

Für die Lehrer ist es ein einträgliches Geschäft. Die Schüler ziehen nach 1–2 Jahren solcher Unterweisung (nur lectures!, kein Labor, nicht einmal ein Krankenbett) mit einem Diplom ins Land. Einige von ihnen erreichen traurige Berühmtheit – nicht mit dem Skalpell, nein, mit dem Revolver: Doc Holliday, z. B. in Tombstone, Arizona (Zu unserer Ehrenrettung: Er war nur „Dental Surgeon" und auf seinem Grabstein wird ihm immerhin bescheinigt; „He died in bed") (Abb. 3).

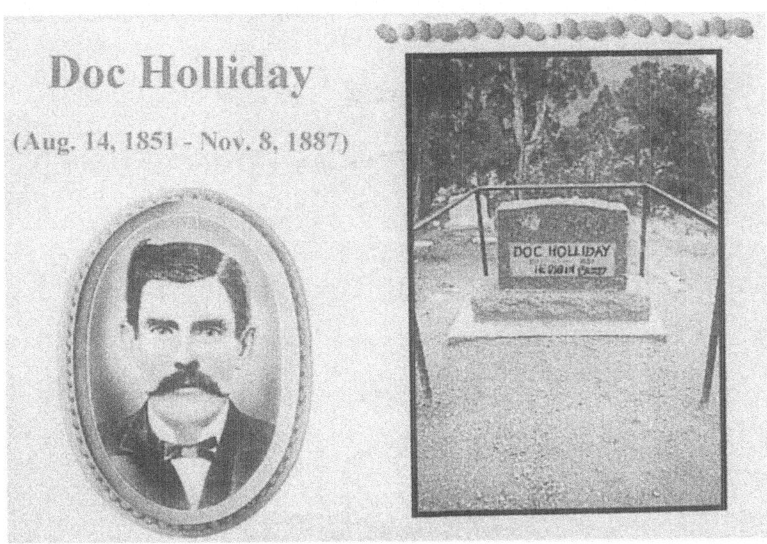

Abb. 3. Doc Holliday und sein Grabstein

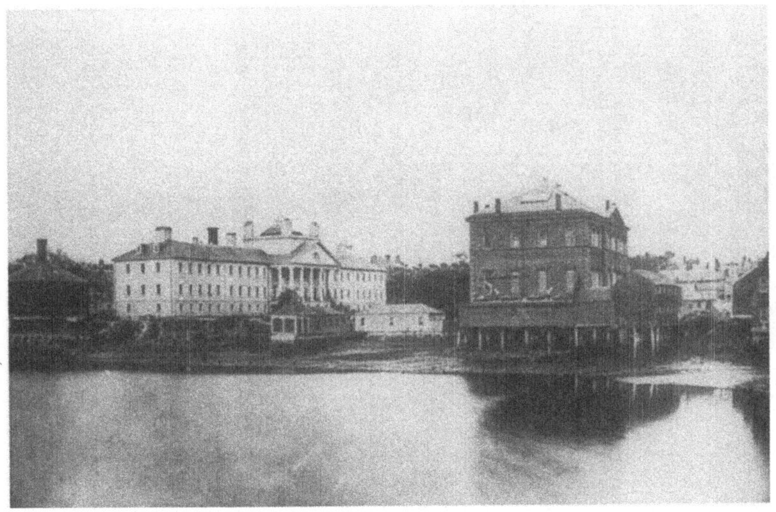

Abb. 4. Das Massachussetts General Hospital in Boston

Dabei waren die Bedingungen an den 5 Universitäten des Riesenlandes kaum besser. James White, der sein Medizinstudium 1853 am Massachussetts General Hospital in Boston (Abb. 4) beginnt, berichtet: „Die Eintrittskarten zu den Vorlesungen wurden durch einen Geschäftsagenten verkauft. Sie erstreckten sich über 3 Wintermonate und wurden alljährlich wiederholt. Es gab kein Labor. Kein Student blickte jemals durch ein Mikroskop oder berührte etwa ein Reagenzglas. Nach 2 Jahren galt es eine absurde mündliche Prüfung vor den Professoren zu bestehen. Mein chirurgisches Examen beschränkte sich auf die Frage: „Well, White, what would you do for a wart?" (Na, White, was würden Sie bei einer Warze tun?") (White, 1914) (Abb. 5).

Umso bemerkenswerter sind einzelne Pioniertaten – wie die erste erfolgreiche Ovareotomie im Dezember 1809 von Ephraim McDowell in einer Blockhütte in Kentucky (Abb. 6) – oder

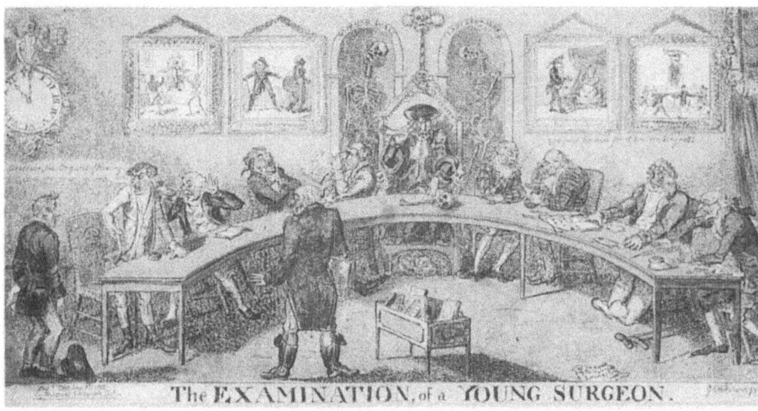

Abb. 5. Die Prüfung eines jungen Chirurgen, 1811 von George Cruikshank

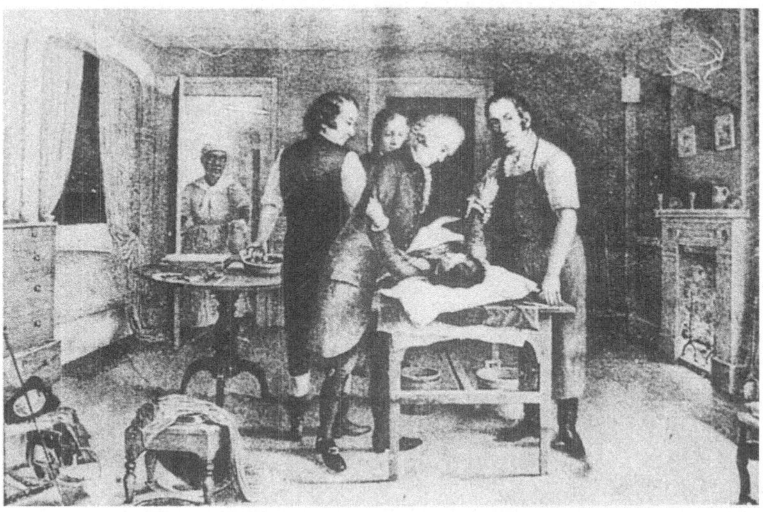

Abb. 6. Dr. Ephraim McDowell bei der ersten erfolgreichen Eierstockzystenentfernung im Dezember 1809; Zeichnung von Dr. Alban Goldsmith

die erste Demonstration einer Äthernarkose im Oktober 1846 durch William Morton im selben Amphitheater (heute „Ether Dome" genannt), in dem James White seine Vorlesungen hörte (Abb. 7).

Kein Wunder, dass dieser motivierte Student seine Weiterbildung woanders sucht. Dort wo inzwischen die Chirurgie auf naturwissenschaftlicher Basis gelehrt wird. Er fährt 1856 über den Atlantik – nach Europa.

In Deutschland weht im Gefolge der Befreiungskriege eine Aufbruchsstimmung über das ganze Land. Noch ist es zwar kein „*ganzes*". Aber vielleicht ist es dieser Umstand, der zwar Industrialisierung und Kolonisation (wie sie etwa von England aus gingen) behindert – dafür aber geistige Kräfte an den Universitäten des Landes freisetzt. In fast jedem Fürstentum werden sie gegründet, beflügelt vom Humboldt'schen Ideal der Einheit von Forschung und Lehre; in der Medizin – namentlich der Chirurgie – gepaart mit klinischer Praxis (Warren 1978) (Abb. 8).

Die Studenten werden an strengen Gymnasien vorgebildet. Das Medizinstudium basiert auf den Grundlagen von Anatomie, Physiologie, Chemie und Pathologie.

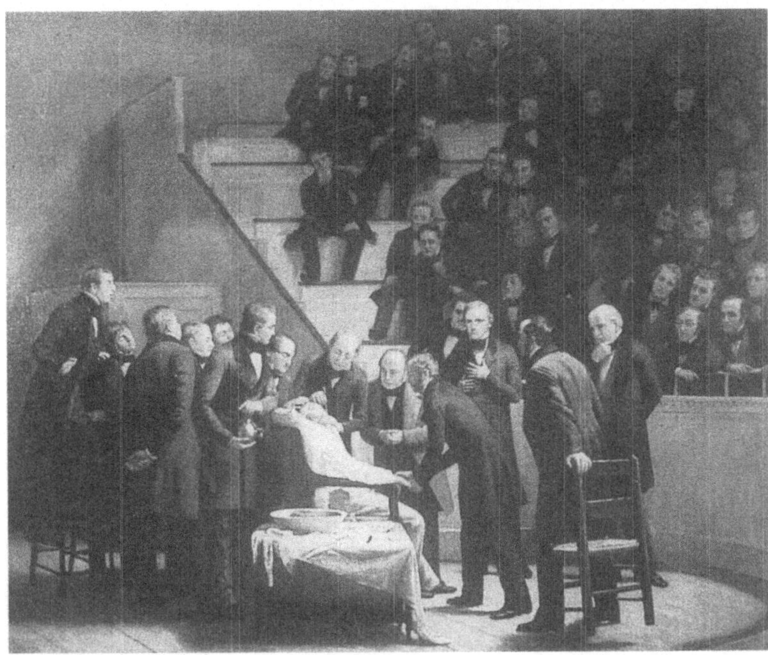

Abb. 7. Erste öffentliche Demonstration einer Operation unter Narkose am 16. Oktober 1846 im Massachussetts General Hospital; Gemälde von Robert Hinckley

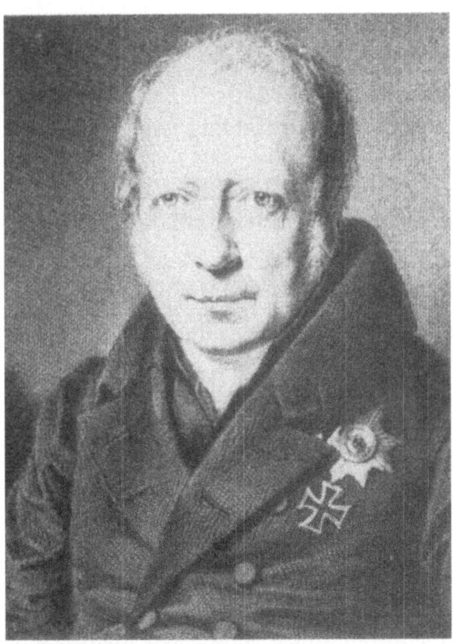

Abb. 8. Wilhelm von Humboldt

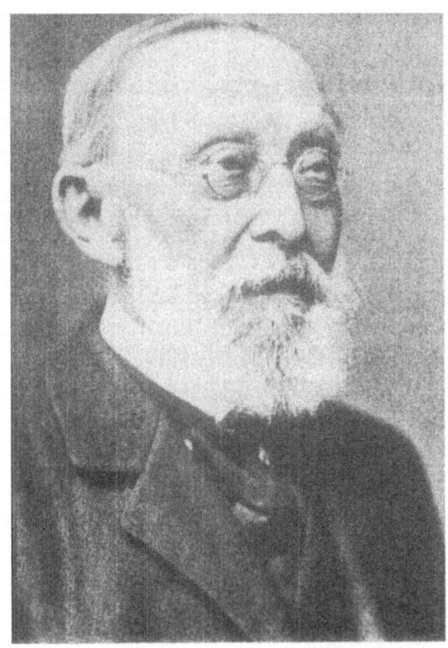

Abb. 9. Rudolf Virchow

Dies ist die Zeit, als Rudolf Virchow (Abb. 9) durch seine Lehre von der Zellular-Pathologie (1858) eine völlig neue Sicht der Krankheiten entwickelt. Mit routinemäßigen Obduktionen führt er die „Qualitätssicherung" ein.

690

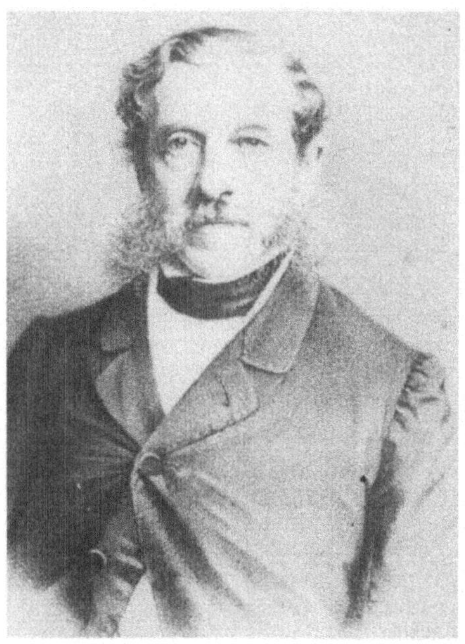

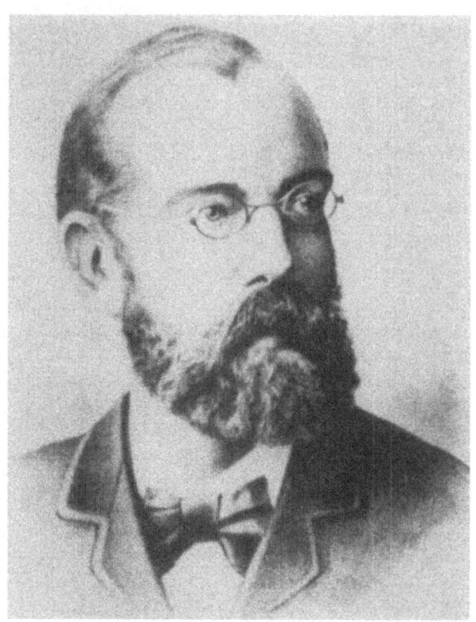

Abb. 10. Bernhard von Langenbeck   **Abb. 11.** Robert Koch

In dieser Zeit setzt Bernhard von Langenbeck (Abb. 10) drei Meilensteine:

1. Das System einer akademischen chirurgischen Weiterbildung, als Grundstein für das, was wir heute „chirurgische Schulen" nennen (1848);
2. Das „Archiv für Klinische Chirurgie" (1860); die erste chirurgische Zeitschrift, die lückenlos bis zum heutigen Tage erscheint – wenn auch unter anglisierter Aufmachung. (Auch das ist ein Stück transatlantischen Transfers).
3. Die Deutsche Gesellschaft für Chirurgie (1872), die erste nationale Chirurgenvereinigung, die mit ihrem Jahreskongress ein halbes Jahrhundert lang Treff- und Mittelpunkt der Chirurgenwelt wird.

In dieser Zeit begründet Robert Koch (Abb. 11) die Bakteriologie (1877) und liefert so den wissenschaftlichen Beweis für das, was Pasteur vermutet und worauf Lister seine bahnbrechende Methode der Antisepsis aufgebaut hatte.

Obgleich Joseph Lister mit seinem Karbol-Spray den Geruch des Eiters aus den Operations- und Krankensälen (zumindest in Glasgow und Edinburgh) verbannte (Abb. 12), wurde seine „verrückte Art von Sauberkeit" über 10 Jahre lang im eigenen Land (und übrigens genauso in Amerika) mit Mißachtung und Spott bedacht.

In Deutschland dagegen wird die Methode noch im selben Jahr der ersten Veröffentlichung im Lancet (1867) begeistert aufgenommen.

„Warum gerade in Deutschland?" fragte William Halsted Jahre später und gab selbst die Antwort:

„Ich glaube es liegt am naturwissenschaftlichen Weiterbildungssystem der Chirurgen in Deutschland" (Halsted, zit. b. Chruchill (1947). Heute würden wir sagen, es war eben „evidence-based medicine" damals schon – und nicht erst heute, da dieses transatlantische Schlagwort in aller Munde ist.

Nach seiner Rückkehr aus Europa beginnt der schon erwähnte Dr. James White (Abb. 13) einen Kreuzzug gegen die amerikanischen Mißstände. Ich zitiere aus seiner berühmten Ansprache vor der Harvard Fakultät im November 1870:

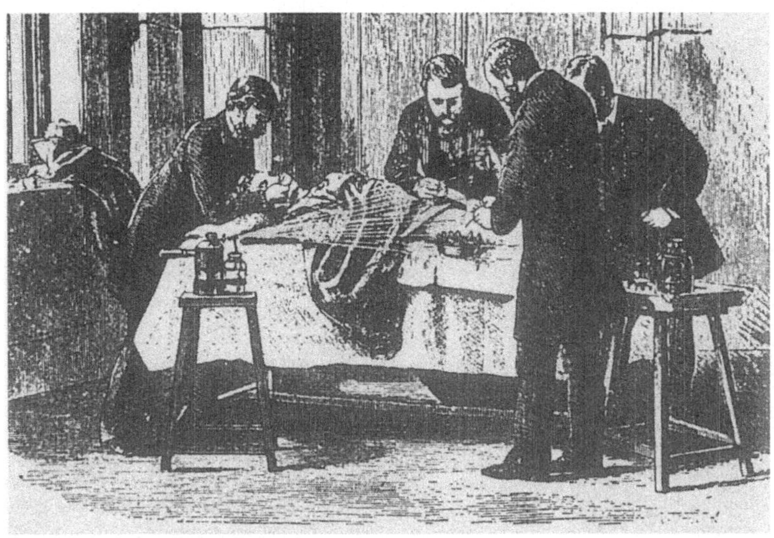

Abb. 12. Anwendung von Joseph Lister's Carbol-Spray

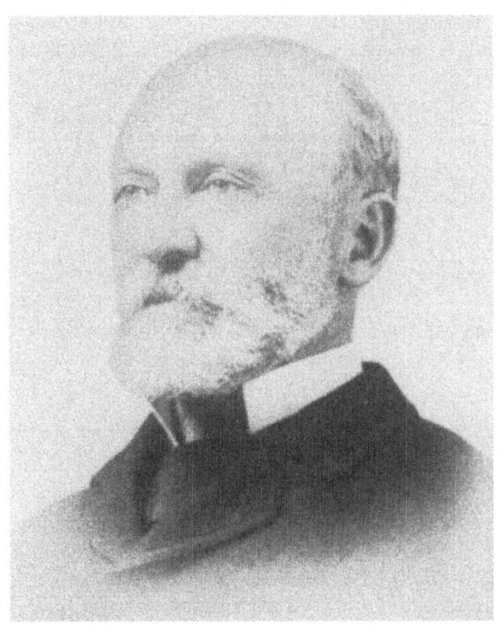

Abb. 13. Dr. James White

„ 9/10 aller neuen und wichtigen Errungenschaften der Physiologie, Pathologie und medizinischen Chemie sind das Produkt deutscher Hände und Köpfe und sie wurden der Welt in ihrer Sprache vermittelt" (White 1914).

Vor kurzem hat Modlin versucht, den transatlantischen Vergleich naturwissenschaftlicher Produktivität in Zahlen zu gießen (Abb. 14) (was ebenso problematisch ist, wie das Spiel mit dem „impact factor") (John u. Modlin, 1993). Immerhin lassen diese Zahlen (Germany 46: USA 13) eine Überlegenheit erahnen, die bis zum 1. Weltkrieg anhält.

	Percentage of medical discoveries	
	1850 to 1899	1900 to 1926
Germany	46	30
U.S.A.	13	33
Great Britain	10	12

See reference 15.

Abb. 14. Ein Vergleich wissenschaftlicher „Produktivität" zwischen Deutschland, USA und Großbritannien von 1850 bis 1926; John K.-D., Modlin I. M. (1993), Surg. Gynecol. & Obstet. 177:622

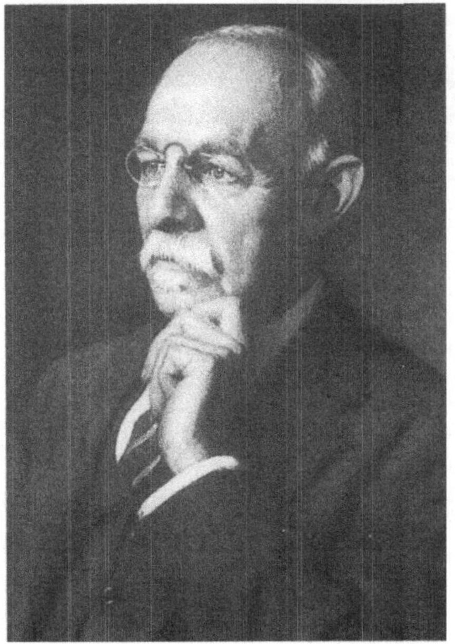

Abb. 15. William Halsted

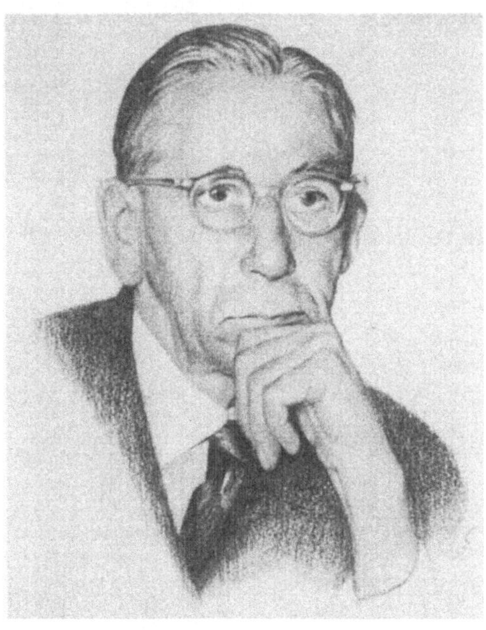

Abb. 16. Nicolai Guleke

Als Reaktion auf White's Rede beschließt die Harvard Medical School ihr Curriculum zu reformieren (1871). Aber so wie die Anforderungen steigen, fällt die Zahl der Studienbewerber um mehr als 40% (!). Harvard bleibt hart und innerhalb weniger Jahre schwenken andere Universitäten auf dieselbe Linie ein.

Mehr noch: Ab jetzt gilt die Weiterbildung amerikanischer Chirurgen als unvollständig, ohne 1 bis 2 „Wanderjahre" an deutschsprachigen Universitätskliniken.

In Wien wird eine American Medical Association gegründet, wo man sich trifft, Kurse vermittelt und Professoren zu Vorträgen einlädt. Der Club überlebt bis zum „Anschluss".

Henry Hun gibt einen „Guide to American Medical Students in Europe" heraus und empfiehlt Wien für die klinische, Deutschland für die Laborarbeit. (Nebenbei rät er, sich unbedingt einen Studentenausweis zu besorgen, denn dann habe man ggf. Anspruch auf Unterbringung im Studentenkarzer und nicht in einem jener dunklen Stadtgefängnisse).

Im Zeitraum 1870 bis 1914 fahren schätzungsweise 15.000 amerikanische Ärzte über den Atlantik (Bonner 1963).

Der später einflußreichste unter ihnen ist William Halsted (Abb. 15). Nach seiner Rückkehr (im Herbst 1880) setzt er mit unbändigem Arbeitseifer all das um, was er bei Billroth, von Bergmann, Thiersch, Volkmann und Esmarch gelernt hatte (Cameron 1997). Sein weitreichendster

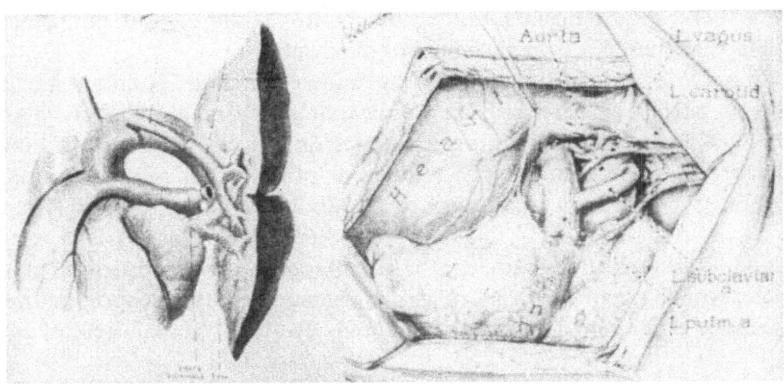

Abb. 17. Arterio-pulmonale Fistel; links nach Jeger (1913), rechts nach Blalock Taussig (1944)

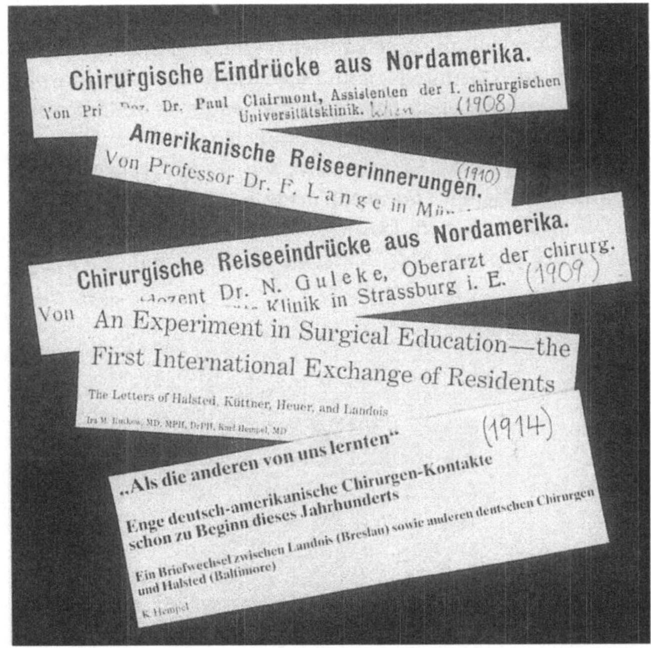

Abb. 18. Titelblätter verschiedener transatlantischer Reiseberichte

Beitrag zur amerikanischen Chirurgie – das „Surgical Residency Training System" – gilt als Paradigma des transatlantischen Transfers.

„Es war unser Bestreben, so weit wie möglich den deutschen Plan zu übernehmen …", sagte Halsted in seiner vielbeachteten Rede 1904 in Yale (Halsted 1904). Und 10 Jahre später schrieb er: „Ich weiß, dass ich die Erfolge, die mir im Berufsleben vergönnt waren, hauptsächlich Deutschland verdanke …" (Halsted 1915, zit. b. Rutkow 1978).

Seine großzügige Bescheidenheit ehrt ihn. Aber gerade mit Halsted – dieser Zentralfigur amerikanischer Chirurgie – beginnt eine Umkehr der transatlantischen Strömung. Zumindest pilgern seit der damaligen Jahrhundertwende Chirurgen in beide Richtungen, um zu lehren und zu lernen. Und was hätten die Deutschen nicht damals schon alles von ihren amerikanischen Kollegen lernen können?! Zur zwei Beispiele: 1909 berichtet der damalige Oberarzt Guleke (Abb. 16), dass „in Amerika … die Narkose … als gleichwertiger Eingriff gilt, der von besonderen narcotiser-Aerzten, die ausschließlich Narkose machen durchgeführt wird" (Guleke 1909). Ein halbes Jahrhundert vergeht, bevor sich diese Einsicht auch bei uns durchsetzt.

Im selben Jahr erhält der Wiener Ernst Jeger Anregungen im legendären Labor von Alexis Carrell in New York, die er, zurück an der Breslauer Klinik weiterentwickelt (Schober 1984). Sein 1913 erschienenes Buch über „Die Chirurgie der Blutgefäße und des Herzens" ist eine Fundgrube für Organtransplantationen und experimentelle Bypässe, wie dieser, der erst 40 Jahre später als Blalock-Taussig Operation zur klinischen Anwendung kommt (Abb. 17) (Jeger 1913).

So gab es schon damals lesenswerte Reiseberichte (Clairmont 1908, Guleke 1909, Lange 1910), wie wir sie heute aus den „Mitteilungen" kennen. Und es gab regelrechte Austauschprogramme für Assistenten – wohlgemerkt damals noch in *beiden* Richtungen (Abb. 18) (Rutkow 1987, Hempel 1992).

Leider versinken diese hoffnungsvollen Ansätze zusammen mit der „Lusitania" im Atlantik. Mit dem 1. Weltkrieg und der darauf folgenden Inflation und Depression beginnt eine Abkühlung, die gerne aus Übersichtsreferaten, wie diesem, ausgespart wird. Chauvinismus gab es auf beiden Seiten. Deutsche Chirurgen wurden 14 Jahre lang von der Societé Internationale de Chirurgie ausgeschlossen (Allgöwer 1997). Zwar gilt in den 20-er und 30-er Jahren ein „Wanderjahr" in Deutschland noch immer als Bonus im Curriculum amerikanischer Chirurgen. Aber die Besucher treten selbstbewusster auf. Sie haben auch Grund dazu und ihre Kritik ist unüberhörbar.

Der Begriff „Geheimrat" wird mit abschätzigem Spott (übrigens bis heute) verwendet, wenn es um die Kritik am hierarchischen Aufbau deutscher Universitätskliniken geht. „Ich hatte unheimliche Geschichten über Sauerbruch's Verhaltensweisen gehört", schreibt etwa Churchill (Abb. 19), Mitbegründer der amerikanischen Thoraxchirurgie in seinem „Wanderjahr", „z. B. dass er ein Buch in seinem Operationssälen hat, in das sich amerikanische Besucher eintragen sollen. Damit unterschreiben sie die Behauptung, dass Deutschland keine Schuld am Kriege trage" (Churchill 1990, Borst 1992).

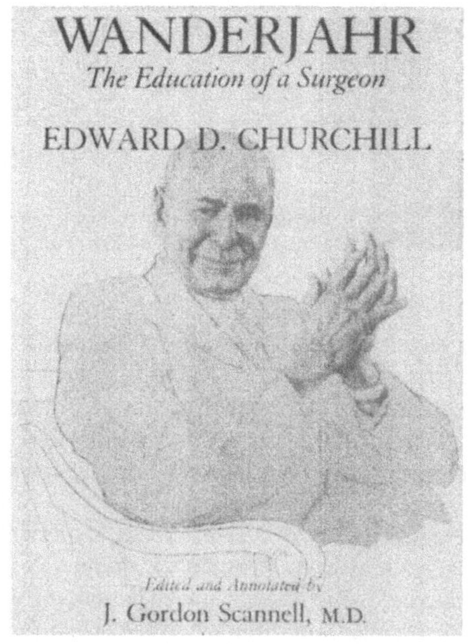

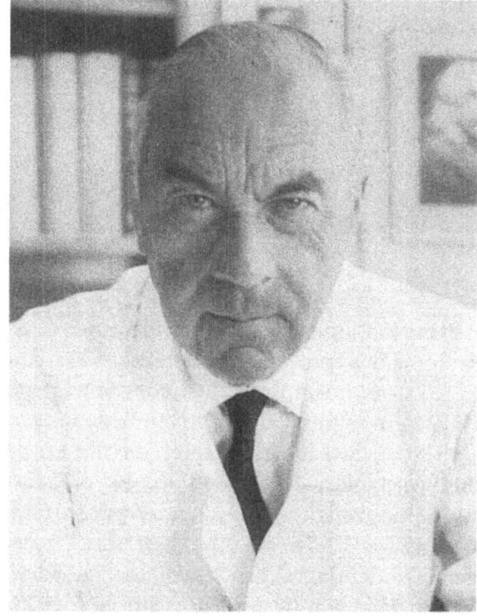

Abb. 19. Titelblatt von Edward Churchill's Buch „Wanderjahr"

Abb. 20. Rudolf Nissen

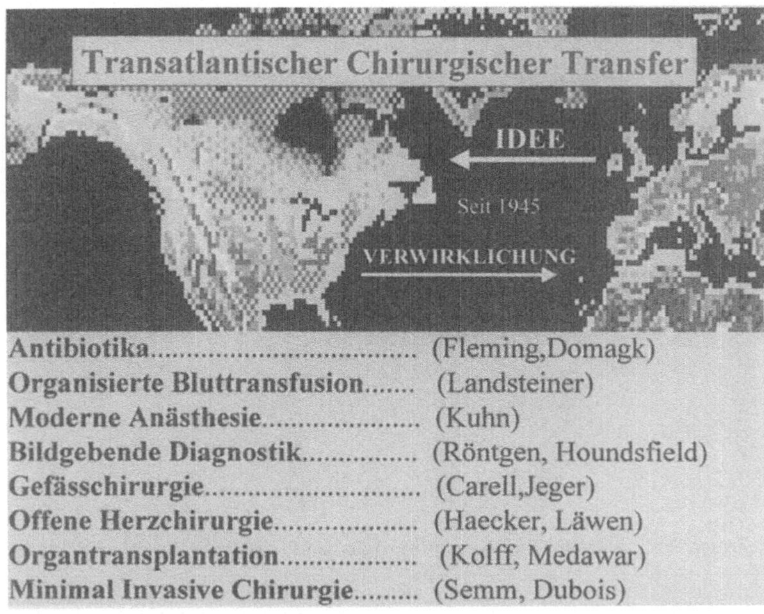

Abb. 21. Transatlantischer chirurgischer Transfer von Ideen (aus Europa) und deren Verwirklichung (in den USA) seit 1945

Die Kehrseite – aus deutscher Sicht – kommentiert Rudolf Nissen (Abb. 20), als loyaler Oberarzt Sauerbruch's und absolut integerer Zeitzeuge, wenn er zwar von „liebenswürdigen, gern gesehenen Gästen" spricht; aber sich doch an deren „Konkurrenzmethoden untereinander" stört und an den „verschiedenen Spielarten des amerikanischen Antisemitismus" (Nissen 1969).

Der verlorene Weltkrieg mit den darauf folgenden Kränkungen, die fatale Selbstüberschätzung ihrer prominentesten Vertreter und schließlich der Nationalsozialismus mit Vertreibung einiger der Besten (unter ihnen Nissen), all dieses bewirkte die Nemesis und Isolation der deutschen Chirurgie.

Die Hegemonie (nicht nur in der Chirurgie natürlich) ging über den Atlantik nach Amerika (Abb. 21). Alle die Neuerungen, die unser Fach inzwischen revolutionierten sind von drüben zu uns zurückgekommen. Ich sage „zurück", weil die erste zündende Idee oft doch aus dem alten Europa stammt.

Dieser Aspekt des Transfers ist jüngste Geschichte – wir befinden uns noch mittendrin. Das Verdienst unser Land aus der Isolation heraus und in Reichweite dieser Errungenschaften gebracht zu haben, gebührt weitsichtigen Männern und großzügigen Organisationen auf beiden Seiten des Atlantik.

Stellvertretend für viele nenne ich Fritz Linder (Berlin und Heidelberg) und William Longmire (Los Angeles) (Abb. 22). Longmire und seine Mitarbeiter führten seit 1950 erste Whipple'sche und später offene Herzoperationen in Deutschland durch (Longmire 1983, Borst 1985). Linder konnte über 20 Jahre lang jeweils einen Assistenten für ein Forschungsjahr nach UCLA delegieren.

Zu den hilfreichen Organisationen, die den Transfer junger Chirurgen unterstützen, zählen neben staatlichen, wie DFG und DAAD auch private, wie die Ventnor Foundation von Hilton Read (Linder 1968), von der übrigens unser Präsident vor fast 40 Jahren selber profitierte. Schürmann hat den großen Wert eines solchen Forschungsaufenthaltes in den USA nach Maß und Zahl analysiert (Schürmann 1998). Es bleibt aber festzustellen, dass es sich um eine „Einbahnstraße" han-

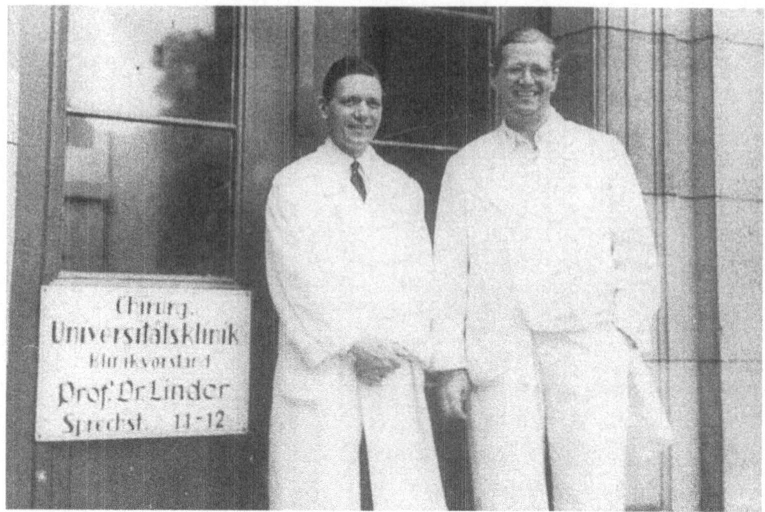

Abb. 22. William P. Longmire Jr. und Fritz Linder am Eingang zur Chirurgischen Klinik der Freien Universität Berlin im Westend Krankenhaus

delt. Ein wirklicher Austausch existiert nicht (Seiler 1998). Das liegt nicht (nur) an der amerikanischen Überlegenheit, sondern mehr noch an den unterschiedlichen Weiterbildungssystemen und an Sprachproblemen.

Vor über 90 Jahren berichtet Clairmont über die „Klage der Amerikaner …, dass ihre Arbeiten von der medizinischen Welt Europas … fast vollkommen ignoriert werden" (Clairmont 1908). 50 Jahre später erklärt Evarts Graham seinen Prioritätsirrtum (es ging darum, ob er (1933) oder Nissen die erste Pneumonektomie durchgeführt habe) damit, dass Nissen's Veröffentlichung 1931 in einer „obskuren" chirurgischen Zeitschrift erfolgt sei (Nissen 1969). Er meinte damit, das „Zentralblatt für Chirurgie"(!).

Heute beeilen wir uns gleich in anglo-amerikanischen Zeitschriften zu publizieren (des impact factors wegen) – oder wir drucken deutsche Archive in englischer Sprache. Sollen wir das bedauern? Ich glaube, es ist zu spät dazu. Die Globalisierung hat längst auch unser Fach ergriffen. Der Atlantik hat seine Schuldigkeit getan. Er trennt uns nicht mehr wirklich. Und wenn unsere Patienten heute davon profitieren, soll es uns nur recht sein.

Literatur

1. Allgöwer M, Troehler U (1996) History of the International Society of Surgery (ISS), Sociétè Internationale de Chirurgie (SIC). In: SIC Membership Directory, S 39
2. Bonner TN (1963) American Doctors and German Universities. Univ of Nebraska Press, Lincoln
3. Borst HG (1985) Hands across the ocean. J Thorac Cardiovasc Surgery 90:477–489
4. Borst HG (1992) Das Wanderjahr von Edward D. Churchill. Langenbecks Arch Chir 377:195–203
5. Cameron JL (1997) William Steward Halsted. Ann Surg 225:445–458
6. Churchill ED (1947) Address of the President. Science and humanism in surgery. Ann Surg 126:1–16
7. Churchill ED (1990) Wanderjahr. The Education of a Surgeon. Watson, Mass, USA
8. Clairmont P (1908) Chirurgische Eindrücke aus Nordamerika. Wiener Klin Wschr 30:1100–1166
9. Guleke N (1907/8) Chirurgische Reiseeindrücke in Nordamerika. 1. Münch Med Wschr 2321–2324, 2. Münch Med Wschr 2380–2383, 3. Münch Med Wschr 2426–2428
10. Halsted WS (1904) The training of a surgeon. Johns Hopkins Hosp Bull 15:267
11. Hempel K (1992) Als die anderen von uns lernten. Enge deutsch-amerikanische Chirurgen-Kontakte schon zu Beginn dieses Jahrhunderts. 1. BDC 31: Teil 1: 1–12, 2. BDC 31: Teil 2: 16–36, 3. BDC 31: Teil 3: 45–50
12. Jeger E (1913) Die Chirurgie der Blutgefäße und des Herzens, Berlin 1913. Nachdruck Springer Verlag, Berlin 1973
13. John K-D, Modlin IM (1993) A brief historical perspective and a comparison of the current systems of surgical training in Great Britain, Germany and the United States of America. Surg, Gynecol & Obstet 177:622–632

14. Lange F (1910) Amerikanische Reiseerinnerungen. Münch Med Wschr 1404–1409
15. Linder F (1968) American-German Relations in Surgery. Joint Meeting 1968, Springer Verlag
16. Longmire WP (1983) Langenbecks Arch f Chir 361 (Kongressbericht 1983) S 15
17. Nissen R (1969) Helle Blätter, dunkle Blätter. Dtsch Verlag, Stuttgart 1969
18. Rutkow IM (1978) William Stewart Halsted and the Germanic influence on education and training programs in surgery. Surg, Gynecol & Obstet 147:602–606
19. Rutkow IM, Hempel K (1988) An experiment in surgical education – the first international exchange of residents. Arch Surg 123:115–121
20. Rutkow IM (1998) American Surgery – An Illustrated History. Lippincott-Raven, Philadelphia, New York
21. Schober KL (1984) Das chirurgische Erbe: Tragische Chirurgenschicksale. Ernst Jeger (1981–1915). Zentralbl Chir 109:1394–1402
22. Schürmann G, Anthoni C, Fischer R-J, Hinte P, Senninger N (1998) Der Forschungsaufenthalt im Ausland im Berufsweg des akademischen Chirurgen. Langenbecks Arch Chir Suppl II (Kongressbericht), 836–839
23. Seiler CM, Esch W, Hohmann K, Senninger N (1998) Die Weiterbildung zum Facharzt für Chirurgie in den USA – Aspekte für den jungen deutschen und amerikanischen Arzt. Langenbecks Arch Chir Suppl II (Kongressbericht) 840–846
24. Warren R (1978) Reflections on nineteenth century German medicine. Am J Surg 135:461–468
25. White JC (1914) Sketches from my life. Riverside Press, Cambridge

Ist Geschichte noch zeitgemäß?

H. W. Schreiber

Chirurgische Universitätsklinik Hamburg, Martinistraße 52, 20246 Hamburg

Is History Still Up-to-date?

Summary. Man lives in momentary sequence. He can understand his life only after reflection on the past. But he must have a future orientation. As such, he needs a compass i.e. the experience of history. There is no research without some experience, neither in procedure or results. Nothing begins with zero in the world. Anyone who repudiates the past is a legionary of the present. He fortuitously exists in the world.

Key words: History – Economics of future

Zusammenfassung. Der Mensch lebt, von Augenblick zu Augenblick. Verstehen kann er sein Leben nur im Blick zurück. Aber er muß in die Zukunft leben. Deshalb braucht der Mensch einen Kompass, d. h. die Erfahrung der Geschichte. Es gibt keine Forschung ohne irgendeine Erfahrung weder im Ansatz noch im Ergebnis. Auf der Welt beginnt nichts bei 0. Wer die Vergangenheit leugnet, ist ein Legionär des Augenblicks, er weilt nur zufällig auf der Welt.

Schlüsselwörter: Geschichte – Zukunftsökonomie

Die aktuellen Tagesnachrichten erfahren wir durch die Zeitung. Unsere Aufmerksamkeit gilt unseren speziellen Arbeits- und Forschungsgebieten. Die Kommunikationstechnik war noch nie so dicht und so perfekt wie heute. Damit ist unser Tag ausgefüllt. Also: Wie und wozu noch Geschichte? Ist das nicht ein Steinbruch, ein Abbruchunternehmen? Warum soll sich das lohnen?

Die Meinungen sind nicht neu. Sie müssen keine Symptome eines Traditionsbruches, nicht die eines Antihistorismus sein, eher Nebelschwaden gegenüber einer strapazierten intellektuellen Reizbarkeit.

Solche Enthaltsamkeit ist heute Folge einer Verdrängung durch den rasch wachsenden Anspruch der imperialen Entwicklung der Technik, der Informations- und Kommunikationstechnologie und vor allen der Naturwissenschaften mit Konjunktur der Biotechnologie. (W. Frühwald, W. Gerok, P. Koslowski, E.-L. Winnacker). 2000 ist das Jahr der Physik! Bedeutung, Ausmass wie Schnelligkeit der aktuellen Fortschritte ist mit den früheren Entwicklungsstufen der Kultur wie dem Seßhaftwerden, dem Ackerbau, der Viehzucht, den Schulen, der Druckschrift, der Brille, der Uhr und der jüngeren anhaltenden industriellen Evolution seit 200 Jahren nur bedingt vergleichbar. Im Strom der modernen Entwicklungen wird die Beliebigkeit der Zeitnutzung verkürzt und Prognosen unsicherer. Es gilt K. R. Poppers Theorem: „Wir wissen nicht, was morgen ist, sonst müßten wir es heute schon wissen." Der ehrfurchtsvoll zitierte Satz galt immer schon.

Nur jetzt können bedrohliche Dimensionen gemeint sein. Die Entwicklungen betreffen den Menschen und sein Leben selbst. Wir möchten auf eine bessere Welt bauen. Aber es gibt Ängste um die Zukunft der Menschheit. R. Nissen schrieb schon 1964: „Wer garantiert, daß mit derartigen Methoden – gemeint ist die Biotechnologie – nicht nur größere und wohlschmeckende Früchte und nützlichere Tiere, sondern auch Spezialmaschinen gezüchtet werden, daß die Genetik nicht eines Tages zur fürchterlichen Kriegswaffe wird, mit der man ganze Völker für alle Zeiten verkrüppeln oder versklaven kann?" Um wieviel mehr müßten solche Befürchtungen beeindrucken unter den Möglichkeiten einer „fortschrittlichen" Gentechnik, der Nanotechnologie und Robotik und unter der phantastischen Vorstellung, daß Gene als Blaupausen des Menschen zum nicht mehr kontrollierbaren Rohstoff werden. Der Mensch könnte es dann soweit bringen, daß er seine Spezies gefährdet und die Schöpfung ablöst.

Solche Aussichten sind absolute Indikationen der Besinnung auf die Geschichte und auf die Sinnfrage des Menschen in der Welt.

Es geht hier nicht um eine Kritik an die Technik an sich. Kranker und Arzt sind von richtig angewandter Technik abhängig. Ohne sie wären Standard, Fortschritt, Sicherheit und auch Menschlichkeit dramatisch gemindert. Es geht um die Bewahrung ihrer dienenden Funktion und ihrer individuellen Justierung durch die ethisch orientierten Humanwissenschaften. Unter solchen Voraussetzungen kann die Technik gar nicht gut genug sein.

Vermieden werden müssen eine technisch distanzierte Professionalisierung, der Imperialismus einer apparativen Vernunft und die Gefahr einer neuen technologischen Mystifikation. (J. Weizsäcker). Es liegt am Menschen selbst, ob er ein homo faber oder ein homo fabricatus wird (H. Tielicke). Der Technik und der Menschlichkeit ist eine global wirksame Verpflichtung, wie es der Eid des Hippokrates für Ärzte und die Medizin darstellt oder eine ethische Grammatik zu wünschen.

Es gibt nicht nur Ängste ob möglicher ungezügelter Techniken. Schwerer, weil akuter und infektiöser, ist der Wandel unserer Werteordnung zu radikalere Toleranz, Individualismus mit paradoxer Egalisierung, schwindendem Gemeinsinn, asozialem Produkt- und Profitdenken u. ä. m. Der kranke Mensch kann diese Trends ebenso wenig mitmachen, wie dies der Arzt vermag. Der radikale Wertewandel der Meinungsvielfalt ist mehr als ein Modewandel, er muß weltanschaulich verstanden werden. In einer Zeit eines weitreichenden Pluralismus wird manches gültig oder möglich. Aber manches wie z. B. die Menschlichkeit gegenüber älteren Mitbürgern, läuft in einer Ökonomiegesellschaft Gefahr, auch gleichgültig zu werden.

Hierzu eine Einblende: Wir beobachten einen auffällig stärkeren Besuch von Museen, Kathedralen und Baudenkmälern früherer Epochen (14).

Was suchen die Besucher? Das, was sie sonst vermissen. Das ist das, was beständig ist, das nicht korrodiert. Eben das findet man in den Leistungen der Vergangenheit, und das ist sichtbare Geschichte.

Was ist Geschichte?

Die Geschichte beginnt als selbständige Disziplin im Laufe des 18. Jahrhunderts. Johann Martin Chladenius gebrauchte 1752 erstmals den Begriff „Geschichtswissenschaft." Das 19. Jahrhundert braucht uns in Deutschland die großen Geschichtswissenschaftler wie Niebuhr, Ranke, Mommsen, Droysen, Treitschke u. a. 1991 waren in der BRD – ohne neue Länder – 1600 hauptamtliche Historiker an den Universitäten tätig. (Zitiert nach L. Gall, 1995)

Geschichte sind nicht nur Epochen. Geschichte geschieht immer schon heute (H. Schipperges). Jeder Tag ist der Schüler des vorausgehenden Tages. Wir werden uns dieser Realität nicht bewußt. Die Fakten stehen fest, interpretationsfähig bleibt das Zwischenfeld (3).

700

Die Geschichte steht übermächtig da. Sie wird als Last und lästig empfunden. Sie scheint uns zu erdrücken. Man möchte sie und zugleich die Alten abschütteln. Man fängt lieber selbst neu an und stellt sich der gängigen Konjunktur der Gegenwartsarroganz.

Geschichte ist die große Bühne. Hier gibt es keine Rollen. Das Spiel ist kein Spiel, es ist das Leben selbst. Es gibt nur Premieren. Die Geschichte macht mit der Erinnerung „Es war …" dem Menschen klar, daß das Leben ein Imperfekt, ein immerwährendes Werden ist [17]. Historischen Sinn haben, bedeutet: Gegenwart und Geschichte studieren und darin sich selbst sehen und Vergleichen. Historie steht im Dienst des Lebens, nicht umgekehrt. Geschichte betrifft Geschehnisse und Menschen die Geschehen veranlassen. Geschichtsschreibung ist empirische Quellenforschung und zugleich Deutung der Geschehnisse (3).

„Der Spruch der Vergangenzeit ist immer ein Orakelspruch, nur als Baumeister der Zukunft, als Wissende der Gegenwart, werden wir ihn verstehen." (Fr. Nietzsche)
Wir fragen die Geschichte meist zur zögerlich und anfallsweise ab. Aber wer einmal ihren Reichtum, Denken, Visionen, Erfolge, Arbeiten und Haltungen der Alten erfahren hat, wird den Dialog mit der gespeicherten Erfahrung und die Ökonomie solcher Arbeit schätzen. Es gibt gar warnende Stimmen, die sagen, wer etwas Neues entdecken möchte, sollte die Geschichte meiden. Es könnte da seine originären Ideen schon gedruckt vorfinden. Manches Neue ist das vergessene Alte. Geschichte ist der unerschöpfliche Fundus von Geschehnissen und von Erfahrung.

Was ist Erfahrung?

Erfahrung heißt: Etwas durch Fahren selbst wahrnehmen. Eindrucksvolle Wahrnehmungen bleiben haften. Sie können Erinnerungen werden. Erinnerungen werden zur Basis einer Erfahrung. Für ärztliches Handeln ist Erfahrung allein ebenso wie Wissenschaft allein unzulängliche Grundlage. Erfahrung und Wissenschaft bilden jeweils nur gemeinsam in wechselseitiger Ergänzung und in logischer Umsetzung die Grundlage praktischer Tätigkeit. (W. Gerok)

C. F. v. Weizäcker schreibt dazu:
„Unsere Wissenschaft – das heißt die Naturwissenschaft – ist empirisch eingerahmt. Nur soweit Erfahrung möglich ist, ist Naturwissenschaft möglich.

Erfahrung heißt, daß man aus der Vergangenheit für die Zukunft, aus dem Faktischen für das Mögliche lernt."

Dabei folgt er I. Kant mit der Annahme, daß die notwendigen Sätze der Naturwissenschaft diejenigen sind, welche die Bedingungen der Möglichkeit von Erfahrung formulieren.

Für die wissenschaftliche Forschung in der Medizin gibt es keine völlig neue Gegenwart. Jede Idee hat ihre eigene Anamnese. Jedes Ergebnis wird mit der Frage konfrontiert: „Kann das sein?" „Kann das so sein?" Erfahrung ist in unserem Alltag das Aktionsfeld, das sich zwischen der Überlieferung durch den Lehrer, dem Lehrbuchwissen und der Wirklichkeit am Krankenbett oder am Operationstisch ausspannt.

Weil dies im Detail jeweils unterschiedlich ist, bleibt jeder Eingriff eine Premiere: vonseiten des Kranken, seiner Befunde, der operativen Technik, des Operateurs, des Anästhesisten, des Pflegepersonals und allfälliger Umstände!

Ein kurzes Anschauungsgut: R. Nissen schrieb 1964: „Es scheint zu den chirurgischen Privilegien zu gehören, falsche historische Aussagen zu machen.

Unsere Leitlinien erfreuen sich unterschiedlicher Sympathien. Es hat sie immer schon gegeben. Diodorus von Sizilien berichtet aus Ägypten, daß es für die chirurgische Behandlung bzw. für das Verhalten der Chirurgen gesetzlich vorgegebene Leitlinien gab. Sie stützten sich auf schriftlich verfaßte Erfahrungen der älteren Kollegen. Es lohnt sich, diese Texte zu lesen.

„Auf den Feldzügen sowie auf Reisen innerhalb der Landesgrenzen werden Alle ohne weitere Vergütung ärztlich behandelt, denn die Ärzte beziehen ein Gehalt von Staatswegen, und bei der Cur halten sie sich an die gesetzlich vorgeschriebenen Behandlungsweise, welche von zahlreichen und berühmten Ärzten der älteren Zeit verfaßt wurde. Wenn sie nun bei Befolgung der Regeln dieses heiligen Buches nicht im Stande sind die Leidenden zu retten, so sind sie gegen jede Beschuldigung sichergestellt, haben sie aber gegen die Vorschrift gehandelt, so kann auf Todesstrafe gegen sie erkannt werden, wobei der Gesetzgeber von der Ansicht ausging, daß nur selten einer umsichtiger sein werden, als das auf vieljährige Beobachtung gegründete und von den trefflichsten Meistern zusammengestellte Heilverfahren." (Gurlt, T., Geschichte der Chirurgie I, 6, 1898)

Epochale Ankündigungen imponieren immer, auch wenn sie nicht zutreffen (19, 20).

„Die Hauptarbeit ist getan und für unsere Nachfolger bleibt nur eine kärgliche Nachlese." So E. Küster 1901 über die Urologie. Der Tenor dieser Sätze ist uns gar nicht so fremd! Warnungen galten durch alle Zeit so auch heute als Zeichen abgeklärter Erfahrung: „Die Eingeweide werden dem klugen und menschlich empfindenden Chirurgen für immer verschlossen sein." So J. Erichsen 1874 in London. Sieben Jahre später resezierte Th. Billroth den distalen Magen.

L. v. Rydygier führte 1881 die erste Magenresektion wegen Geschwür erfolgreich durch. Die Redaktion der Berliner Med. Wochenschrift schrieb in einer Fußnote dazu „Hoffentlich auch die letzte."

„Es sind Zeichen vorhanden, daß wir auf diesem Gebiet, der Thoraxchirurgie, unserer Kunst einen Punkt erreicht haben, über den hinaus wir kaum noch vordringen können." So St. Paget, London, 1986. 1901 erfolgte die erste intrathorakale Ösophagotomie wegen Fremdkörper durch E. Enderleen, 1913 die erste transthorakale Ösophagusresektion durch F. Thorek.
Hypotheken der Versäumnisse wiegen schwer.

1876 schrieb G. Fischer über den Krebs: „Jene Fundamentalsätze, in denen wir mit unseren Vorfahren übereinstimmen, sind folgende: der Krebs ist anfangs ein rein örtlich Übel, – es muß deshalb so früh als möglich – und ganz vollständig entfernt werden –. Es ist für den Chirurgen heilbar, – die Exstirpation gewährt die einzige Aussicht auf Erfolg; – Arzneimittel helfen nicht."

1882 forderte Th. Billroth für die chirurgische Behandlung des Magenkarzinoms: Belehrung der Bevölkerung, Aufklärung der Patienten, operative Vorbereitung der Patienten, Entfernung des gesunden Gewebes mit samt dem Neoplasma – nicht umgekehrt, Festlegung von Sicherheitsgrenzen, Dokumentation der Befunde, Nachuntersuchung der Operierten (1b).

Dies und weitere Programme wurden erst in unserer Zeit wirklich anerkannt und systematisch praktiziert. Es sind die bislang gültigen Prinzipien der Frühdiagnose und der Frühoperation.

Der Gastrektomierte wurde erst Ende der 50er Jahre dank eines adäquaten großen Ersatzreservoirs von den diffamierenden Begriffen wie Magenkrüppel, der Vita minima u. ä. m. befreit.

Aus einer größeren Gruppe von Pionieren sei hier auf den außerordentlich begabte Österreicher E. Jeger genannt.

Er war Schüler von A. Carrel in New York und bei H. Küttner in Breslau. 1913 brachte er 31-jährig ein Buch über kardiovaskuläre Chirurgie (bei Hirschwald Berlin) heraus. Darin konnte man über den autologen venösen Arterienersatz lesen, über die Blalock-Taussig-Anastomose, die Transplantation der Niere, den arteriellen Bypass und die erfolgreiche Replantation eines fast total abgetrennten rechten Oberarms. F. Linder nannte ihn respektabel im Kontext mit Carrel bei den Nobel-Preisträgern der Chirurgie. Jeger starb 1915 tragisch in russischer Kriegsgefangenschaft in Tomsk an den Folgen einer Cholera (16).

Auch diese Ideen wurden erst später entdeckt und umgesetzt.

Etwa bis in die 50er Jahre des vorigen Jahrhunderts konnte man von namenhaften Internisten hören:

Wer ein rasches akademisches Ende erleben möchte, müsse sich mit dem gastroduodenalen Ulkus befassen.

Dann kam die Vagotomie mit verschiedenen Techniken auf.

Jetzt haben wir den Helicobacter auf der Anklagebank.

Wir müssen uns fragen, war die Vagotomie ein Irrweg?

Hatte G. E. Konjetzny diese Bakterien nicht schon 1927 gesehen und richtig eingeschätzt? Was hatte er versäumt?

Zur originären Idee gehören zwei Prämissen.

1. Man muß etwas sehen, was möglichst vor aller Augen liegt und

2. Man muß dem Neuen einen Namen geben.

Letztes hatte Konjetzny versäumt.

So betraten B. I. Marshall und I. A. Armstrong mit dem Campylobacter 1985 das Feld.

Die Anzahl der Ulkusoperationen wurde deutlich weniger.

Die Problemvermessung ist noch nicht völlig klar.

Endoskopische Biopsien wurden bereits 1882 von J. v. Mikulicz durchgeführt und wenig später so Karzinome diagnostiziert.

Es folgten einige Jahre später Endo-Fotos.

Diese Möglichkeiten wurden von den Chirurgen bis in die 60er Jahre und darüber hinaus kaum akzeptiert, im Gegenteil auch bekämpft.

Der Endoskopie wurde der Einzug in die Chirurgie nicht leicht gemacht. Die Anerkennung als chirurgische Methode wurde nach wie vor trotz CAE aus verschiedenen Gründen – wider alle Vernunft – nur zögerlich akzeptiert.

R. Nissen schrieb 1956 im Kontext zum Mythos der großen Zahl: „Ich wage zu behaupten, eine Frage, die nicht mit 20 Fällen, auch nicht mit 2000 zu klären ist. Es bedurfte nicht 20 Unterbindungen des offenen Ductus Botalli, um zu wissen, daß es eine gute Operation ist. Und nach 20 portokavalen Anastomosen wurde offensichtlich, daß sie keine gute Operation ist. 2000 werden dieses Urteil nicht ändern" (18).

R. Nissen hatte recht und behielt im Prinzip recht. Aber es gab – so sah es Nissen seinerzeit auch – noch keine adäquate Alternative zur Therapie der Varizenblutung.

Wie schwer es ein hochverdienter Pionier haben kann, erfuhr C. Langenbuch als er die erste erfolgreiche Cholezystektomie vor dem 12. Deutschen Chirurgen Kongreß 1883 vorstellte. Er bemerkte u. a. die Gallenblase wird entfernt, weil sich hier die Steine bilden.

Am Ende des Referates gab es kein standing ovation.

Der Vorsitzende Bernhard von Langenbeck rief den nächsten Redner auf.

Nach diesen historischen Splitter stellen sich viele Fragen,
die wichtigste ist:
„Was versäumen bzw. verkennen wir jetzt?"

Wir möchten auch wissen, wie die Alten gearbeitet haben.
Welche Regeln sie kannten und befolgten.
Wie sie zu Erfolgen kamen. Wie sie Unglücke erlebten.
Wir müssen die Ursachen ihrer Mißerfolge und ihrer Fehler kennen,
weil wir sie nicht wiederholen wollen.
Wir möchten wissen, wie sie mit den Kranken,
wie sie miteinander umgingen, wie ihr Leben aussah,
wie stand es um ihre soziale Verantwortung,
wie war ihr Platz in der Gesellschaft?
(s. dazu z. B. B. E. Kern „Theodor Billroth zum 150 Geburtstag",
und R. H. Rudlege, „Theodor Billroth, A century later").

Die Geschichte birgt immer noch nicht gehobenes Wissen.
Ethische Stopsignale sind unverändert gültig.
Der Arzt ist Botschafter des Lebens,
sonst müßte man ihn fürchten.

Wir hören heute, die Chirurgie sei Nutznießer der Naturwissenschaften.
Dies trifft zu. Es ist kein Vorwurf; es kann in der Kompetenzverteilung nicht anders sein!
Wir können diese Hinweise gut anhören.
Wir verfügen hier über große historische Investitionen.

Die Chirurgie vollzog als erste Disziplin den Paradigmawechsel zur naturwissenschaftlichen
Medizin, indem sie den anatomischen Gedanken von Giovanni Morgagni, erste Ansätze zur
Biostatistik von René Descartes und die Mathematik von Daniel Bernoulli in ihr Lehrgut auf-
nahm.

Die Chirurgie hat zur Grundlagenforschung wesentlich beigetragen. Jean Louis Petit, von der So-
cieté St. Come, erkannte die Bedeutung dieser Bezugsgrößen.
Die Chirurgie erfuhr in der pathologischen Anatomie einen objektiven Bezugswert.
Über das Einbringen der Zahl kam sie zur Realerfahrung, zur deduktiven Logik und damit zur
Wirklichkeit (26).

1743 kam die Chirurgie durch ein Dekret Ludwig des XV. in die Universität bzw. Akademie zu
Paris zurück. Ludwig erklärte die Chirurgie für eine „Wissenschaftliche aller Ehren werte
Kunst."
Um diese Zeit hatte es schon Diskussionen über Lehrstühle für theoretische Medizin und Chir-
urgie und Prüfungen, um Unterricht am Krankenbett gegeben, wenig später folgte die Begrün-
dung der Habilitation.

Als C. Schlatter 1897 in Zürich die erste totale Magenresektion durchführte, fand er diese Operation
weniger ob der gelungenen Technik mitteilenswert, sondern wegen des Weiterlebens ohne Magen.
Ähnlich lagen die postoperativen Verhältnisse bei den großen Eingriffen z. B. an den Gallenwe-
gen, an der Bauchspeicheldrüse und am Darmrohr.
Die chirurgischen Eingriffe waren Indikationen aus Notsituationen.
Sie wurden zu Schrittmachern der naturwissenschaftlichen Grundlagenforschung. Die Aufzäh-
lung der Dokumentation solcher chirurgischer Investitionen ist groß!
Wir sollten das alles wissen und unsere Nachbarn auch!

Auf unserer Guthabenseite möchte ich zwei weitere historische Zitate anführen (19, 20).

1870 schilderte James White die Unterrichtsform in der Harvard Medical School so:
„Neun Zehntel von allem, was neu und wichtig ist in Physiologie und medizinischer Chemie, ist der Welt in deutscher Zunge gegeben worden."

In Erinnerung an Friedrich v. Müller schrieb E. D. Churchill (1952).
„Der Einfluß der deutschen Wissenschaft auf die amerikanische Medizin war ein langer und langsamer Prozeß, der ungefähr in der Mitte des 17. Jahrhunderts begann und bis in die zweite Dekade dieses Jahrhunderts anhielt. Er kam zum Ausdruck in dem fieberhaften Enthusiasmus von Ärzten, die von einem Studienaufenthalt in Deutschland zurückkommend, verantwortliche Universitätsstellen erhielten. Der endgültige Effekt, den die deutsche Wissenschaft auf Struktur und Art von amerikanischer Medizin und Chirurgie hatte, war gewaltig."

Ein Resumée

Der Mensch lebt von Augenblick zu Augenblick
in der Einbahnstraße der Zeit, nicht einer, sondern in seiner Zeit.
Verstehen kann er sein Leben und seine Arbeit nur im Blick zurück.
Aber er muß in die Zukunft leben.
Deshalb braucht der Mensch einen Kompass.
Und eben diesen liefert die Erfahrung oder Information aus der Geschichte. Überdies braucht der Mensch Lehrer und Vorbilder.
Er verläßt die Schule, seine Schule, eine Schule nie.

Es gibt keine Forschung ohne irgendeine Erfahrung weder im Ansatz noch im Ergebnis.
Auf der Welt beginnt nichts bei Null.
Man kann sich aus der Geschichte nicht abmelden.
Wer die Vergangenheit leugnen möchte
und am Pflock des Augenblicks festmacht,
ist auch ein Legionär des Augenblicks.
Er weilt nur zufällig auf der Welt und so erlebt er sie auch!

Am 5. August 1879 schrieb Prof. Th. Billroth, Wien, an Prof. W. Baum in Göttingen:

„Ich kann Ihnen gar nicht sagen, wie dankbar ich Ihnen bis, daß Sie gleich beim Beginn meiner Studien den historischen Sinn und die höchste Achtung vor unseren Vorfahren in mir geweckt haben. Es gibt nichts, was mehr vor Überhebung unserer Leistung schützt, als wenn man sich immer nur im Rahmen des Ganzen denkt. Es gibt jetzt so viele Leute, auch unter unseren Besten, die glauben, sie haben die ganze Chirurgie erfunden, und mit denen sich nur verkehren läßt, wenn man ihnen dies a priori zugibt. Die Geschichte der Wissenschaften macht keine Sprünge.
Wenn einer sich einbildet, er habe einen großen Sprung getan, so muß er ihn gewiß zu dreiviertel wieder zurücktun.
Eine solche kritische Zersetzung zerstört freilich unsere schönsten Illusionen, doch bewahrt sie uns auch vor Selbstüberschätzung und Stagnation."

Dieser zeitlos gültige Text zeigt uns die Geschichte abermals als den großen Souffleur auf der Bühne des Lebens. Ein Dialog ist immer lohnend, ist doch Historie und das Grundbuch unseres Wissens und Gewissens. Darüber hinaus vermag uns die Geschichte vor Unbesonnenheiten und vor der Wiederholung von Fehlern zu schützen. An der Wende vom 19. zum 20. Jahrhundert mit dem Nachlass von zwei Weltkriegen, mehrere Revolutionen, sogenannte Reformen und unsäglichem Leid in Europa haben solche historischen Lehrgespräche, da wo sie indiziert waren, nicht stattgefunden. Eine globale Wiederholung von solcher Unvernunft könnte allen Fortschritt zum Wohle der Menschheit abermals in Frage stellen.

Wenn der Kirchenlehrer Th. V. Aquin sagt, der Mensch sei zur Fortsetzung der Schöpfung mitberufen, dann kann damit nur die Vervollkommnung des Menschen und sein Leben in der von ihm geschaffenen Kultur in der Natur gemeint sein (1a).

Die Antwort auf die eingangs gestellte Frage „Ist Geschichte noch zeitgemäß" ist eindeutig: Geschichte ist immer zeitgemäß. Wer die Vergangenheit mißachtet handelt wider die Vernunft und Klugheit. Er weilt nur zufällig in der Gegenwart, fährt mit Abblendlicht in die Zukunft und spürt ihr Wetterleuchten nicht.

Literatur

1a. Zit. n. MD Chenu: Thomas von Aquin in Selbstzeugnissen u. Bilddokumenten, aus dem Französischen on OM Pesch, 1991, Rowohlt, Reinbek.
1b. Billroth Th (1882) Die allgemeine chirurgische Pathologie. Therapie 10. Aufl. bearbeitet von A. v. Winiwarter, Reimer, Berlin
2. Billroth Th Brief an Prof. Baum, Göttingen in Georg Fischer, Hahn'sche Buchhandlung, S 1894–1995, Hannover
3. Burckhardt J (1988) Historische Fragmente, aus dem Nachlass ges. von E. Dürr, Greno, Nördlingen
4. Fischer G (1978) Chirurgie vor 100 Jahren (über das 18. Jahrhundert) Nachdruck Springer
5. Frühwald W (1997) Zeit der Wissenschaft, Forschungskultur an der Schwelle zum 21. Jahrhundert, Dumont, Köln
6. Gall L (1995) Aufklären – Vergegenwärtigen – Orientieren. Die Aufgaben der Geschichtswissenschaft. Forschung und Lehre 7: 377–379
7. Gerok W (1987) Wissenschaft und Erfahrung als Grundlagen der Medizin. Therapiewoche 44: 159
8. Gurlt E (1898) Geschichte der Chirurgie, Bd I, 6 Olms, Hildesheim 1964: Nachdruck der Ausgabe Berlin 1898
9. Jonas H (1990) Technik, Medizin und Ethik, Zur Praxis des Prinzips Verantwortung, Insel, 3. Aufl. Insel, Frankfurt
10. Kern E (1979) Theodor Billroth zum 150. Geburtstag Dtsch Med Wschr 104: 643–645
11a. Konjetzny GE, Puhl H (1927) Über die Bedeutung der Gastritis und Duodenitis für die Entstehung des Magen- und Duodenalgeschwürs. Med Klinik 22: 986–989
11b. Koslowski P (1988) Die postmoderne Kultur, Beck, München
12. Langenbuch C (1883) Demonstration eines Falles von Exstirpation der Gallenblase. Verh Dtsch Ges Chir 12: 98
13. Linder F (1988) Nobel-Preisträger in der operativen Medizin, Chirurg 59: 300–305
14. Lübbe H (1992) Im Zug der Zeit, Springer, Berlin, Heidelberg etc
15. Marshall BJ, Armstrong JA (1985) Glancy Attempt to fulfill Koch's postulates for pyloric Campylobacter. Med J Aus 142: 436–439
16. Mikulicz I von (1881) Über Gastroskopie und Ösophagoskopie Wien, Med Presse 22: 1404
17. Nietzsche Fr (1964) Unzeitgemäße Betrachtungen, Kröner, Stuttgart
18. Nissen R (1956) Vom ärztlichen Denken und Handeln, Deutsche Kliniker über die Medizin unserer Zeit. Thieme, Stuttgart
19. Nissen R (1974) Randbemerkungen zur ärztlichen besonders der chirurgischen Berufsausführung. Huber, Bern, Stuttgart, Wien
20. Nissen R (1978) Fünfzig Jahre erlebter Chirurgie, Schattauer, Stuttgart, New York
21. Popper KR (1969) Das Elend des Historizismus, 2. Aufl. Tübingen
22. Rudledge, RH (1995) Theodor Billroth: A century later Surgery 118: 36–43
23. Schipperges H (1970) Moderne Medizin im Spiegel der Geschichte, Thieme, Stuttgart
24. Schipperges H (1982) Der Arzt von morgen, Severin u. Siedler, Berlin
25. Schipperges H (1976) Die Medizin in der Welt von morgen, Econ, Düsseldorf, Wien
26. Schreiber HW (1983) Ansprache des Präsidenten, Kongressband 3–10
27. Schriefers H Leidwesen Mensch im Krankheitsbegriff, Krankheitsforschung, Krankheitswesen, Wissenschaftl. Festsitzung der Heidelberger Akademie der Wissenschaften zum 80. Geburtstag von W. Doerr, Springer, Heidelberg 195
28. Weizsäcker C Fr von (1971) Der Garten des Menschlichen, Hanser 3. Aufl. Hanser, München, Wien
29. Winnacker E-L (1999) Gentechnologie – Erwartungen und Chancen in H. Schmidt, Erkundungen – Beiträge zum Verständnis unserer Welt. Dtsch Verlagsanstalt Stuttgart

Das chirurgische Wunddébridement.
Von der Darstellung Carl Reyhers in der Wundbehandlung des 19. Jahrhunderts zur heutigen Bedeutung in der modernen Wundtherapie

M. Lehnhardt, D. Hebebrand, K. Maslowski und H. U. Steinau

Klinik für Plastische Chirurgie und Schwerbrandverletzte, Handchirurgiezentrum, BG-Kliniken Bergmannsheil-Universitätsklinik, Ruhr-Universität Bochum, Bürkle-de-la-Camp-Platz 1, 44789 Bochum

Surgical Wound Débridement. Carl Reyher (1846–1890) Great Russian Army Surgeon: His Demonstration of the Role of Débridement in Gunshot Wounds

Summary. To Carl Reyher (1846–1890) – a young Russian army surgeon of the late nineteenth century – goes much credit for establishing débridement on a scientific basis. After a visit to Listers clinic, acquainting himself with antiseptic wound management, Reyher was the first to make a controlled study of débridement in contaminated gunshot wounds. He was able to show that the combination of primary débridement and antiseptic treatment lowered mortality from gunshot injuries from over 66% to under 20%. Although published in more than 16 papers and presented at international congresses, Reyher's contribution was completely overlooked and not appreciated. It was in World War I that the Inter Allied Surgical Conference officially endorsed primary excision with delayed wound closure as the rule for treatment of gunshot wounds (Inter-Allied Surgical Conference, Paris 1917).

Key words: Débridement – Antiseptic treatment

Zusammenfassung. Carl Reyher (1846–1890), russischer Militärchirurg des späten 19. Jahrhunderts, bis heute selbst unter Chirurgen weitestgehend unbekannt, konnte durch die aktive Teilnahme an mehreren großen Kriegen seiner Zeit umfangreiche Erfahrungen im Umgang mit Kriegsverletzungen sammeln. Nach Besuchen bei Lister in Edinburgh mit den Prinzipien der Antisepsis vertraut, zeigte Carl Reyher erstmalig in überlieferten, prospektiv-randomisierten Studien die Vorteile der Kombinationsbehandlung von Antisepsis, dem chirurgischen Wunddebridement und einem verzögerten Wundverschluß nach Schußverletzungen auf (Verringerung der Sterberate von 66% auf unter 20%). Obwohl in über 16 Publikationen beschrieben und auf internationalen Kongreßen vorgestellt, dauerte es bis zum Ende des ersten Weltkrieges, bevor die Behandlungsprinzipien des chirurgischen Wunddebridements allgemeine Akzeptanz fanden (Inter-Allied Surgical Conference, Paris 1917).

Schlüsselwörter: Débridement – Antisepsis

Die Entfernung von Fremdkörpern aus Wunden ist so alt wie die Chirurgie selbst. Die Prophylaxe und Behandlung begleitender Infektionen stellt jedoch bis heute ein großes Problem bei pe-

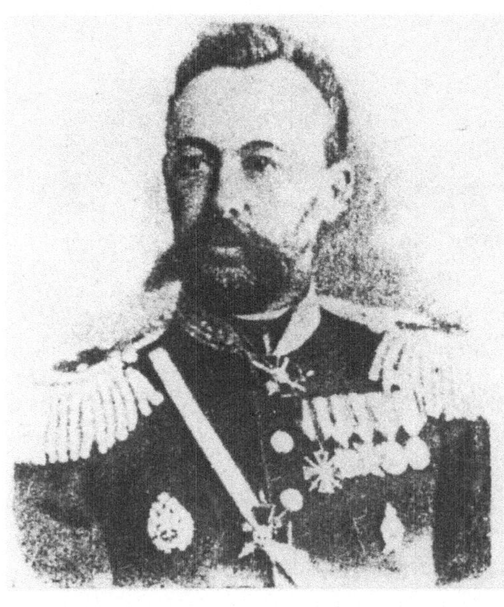

Abb. 1. Carl Reyher (1846–1890)

netrierenden Verletzungen dar. Die Fremdkörperentfernung in Kombination mit Hitzeverödungen z. B. durch heiße Eisen oder siedendes Öl war das früheste Prinzip der Behandlung solcher Wunden. Ambroise Pare empfahl bereits 1579 neben der Fremdkörperentfernung die weite Exzision, Reinigung und zweizeitig, also erst nach erneuter Revision, den Wundverschluß und gilt damit als Erstbeschreiber des chirurgischen Wunddébridements. Pare's Theorien wurden jedoch über Jahrhunderte allgemein nicht akzeptiert: „warum eine bereits bestehende Wunde noch vergrößern?" Carl Reyher (1846–1890), ein russischer Militärchirurg des späten 19. Jahrhunderts, bis heute selbst unter Chirurgen weitgehend unbekannt, konnte durch die aktive Teilnahme an mehreren großen Kriegen seiner Zeit umfangreiche Erfahrungen im Umgang mit Kriegsverletzungen sammeln. Nach Besuchen bei Lister in Edinburgh mit den Prinzipien der Antisepsis vertraut, zeigte Carl Reyher erstmalig in überlieferten, prospektiv-randomisierten Studien die Vorteile der Kombinationsbehandlung von Antisepsis, dem chirurgischen Wunddebridement und einem verzögerten Wundverschluß auf (Verringerung der Sterberate von 66% auf unter 20%). Débridement stammt aus dem Französischen von débrider (abzügeln, abschneiden) und beschreibt ursprünglich in seiner medizinischen Bedeutung die Wundöffnung bzw. die Erweiterung einer bestehenden Wunde zur besseren Drainage. Erst in der Zeit von Hippokrates (ca. 460 bis 377 v. Chr.) bis hin zu Celsus (ca. 30 v. Chr. Bis 50 n. Chr.) wurde vor allem die Entfernung von Fremdmaterial und abgestorbenem Gewebe aus Wunden als Débridement bezeichnet (Woolsley 1951). Mit dem 14. Jahrhundert kam es, bedingt durch die weite Verbreitung von Schießpulver und Schußwaffen und den dadurch hervorgerufenen komplexen Schußwunden zu einer neuen Ära der Wundbehandlung. Man verließ sich nicht mehr mit pflegender Sorgfalt auf die natürlich ablaufenden Wundheilungsvorgänge, sondern bediente sich mehr und mehr aggressiver Vorgehensweisen, um die Wunden zur Heilung zu bringen. Die Entfernung von Fremdkörpern aus Wunden in Kombination mit Hitzeverödungen z. B. durch heiße Eisen oder siedendes Öl (cautery) war ein frühes Prinzip der Behandlung solcher Wunden und stellte darüber hinaus bis ins 16. Jahrhundert einen weit verbreiteten Versuch der Infektionsprophylaxe dar. Die Ergebnisse waren verheerend. Débridement als Begriff erscheint erstmals in Schriften Ambroise Paré's (1510–1590). In seiner überlieferten, damals wie heute viel beachteten und oft zitierten Monographie über die Wundbehandlung (The workers of that famous chirurgion Ambrose Paré) lehnt Paré die bis zu diesem Zeitpunkt angewandte Methode der Hitzeverödung von Wunden ab, „unterscheide sie doch nicht

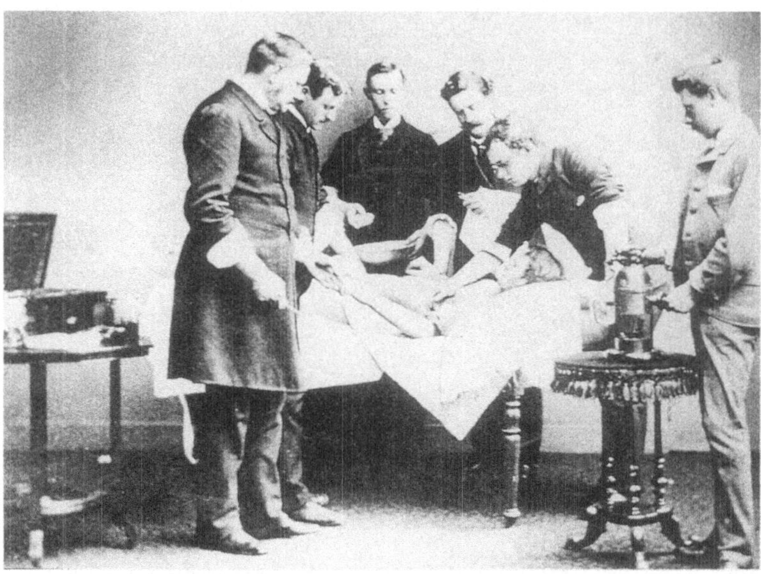

Abb. 2. Das Prinzip der Antiseptik nach Joseph Lister

zwischen vitalem- und avitalem Gewebe" (Pare 1634). Paré's Empfehlungen führten wieder zu schonenderen Behandlungsverfahren.

Carl Karlowitsch Reyher (siehe Abb. 1) stammt aus einer alten schwedischen Familie, welche sich über mehrere Generationen im russischen Dienst befand. Am 23. Oktober 1846 als ältester Sohn von sieben Geschwistern geboren, genoß er eine pedantische und strenge Erziehung. Nach Abschluß des Gymnasiums studierte Reyher ab 1865 an der medizinischen Fakultät der Universität Dorpat, wo er 1870 approbierte. Bereits in diesem Jahr zog er als Militärarzt erstmals in den Krieg. Unter Prof. Heine arbeitet er in Berlin, dem er nach Ende des Krieges nach Nancy folgt. 1872 kehrt er nach Dorpat zurück, hier erhält er unter Prof. Ernst von Bergmann seine chirurgische Ausbildung. Im Juni 1873 hospitiert Reyher in der Klinik von Prof. Joseph Lister in Edinburgh, um das von ihm entwickelte Antiseptische Prinzip kennenzulernen. Louis Pasteur war durch seine Forschungsarbeiten zum Prozeß der Gärung zu der Überzeugung gekommen, dass Wundeiterungen und viele Krankheiten durch Mikroben verursacht werden. Im Februar 1874 erhielt Pasteur einen Brief von Lister. Dieser beglückwünschte ihn zu seinen Entdeckungen. Gleichzeitig dankte ihm Lister, dass er es ihm durch seine Forschungen ermöglicht habe, ein wirksames Schutzsystem, das Antiseptische Verfahren zu entwickeln. Lister hatte, wie viele seiner Kollegen beobachtet, daß offene Verletzungen oft in einer tödlichen Sepsis endeten, während z. B. geschlossene Frakturen das Leben überhaupt nicht gefährdeten. Joseph Lister kommt der Verdienst zu, als erster Kliniker aus Pasteur's Beobachtungen praktische Konsequenzen gezogen zu haben. Um die, nach derzeitiger Überzeugung vor allem in der Luft enthaltenden Keime von den Wunden fernzuhalten bzw. bereits in der Wunde enthaltene Keime zu vernichten, führte er 1867 den mit dem Desinfektionsmittel Karbolsäure getränkten Wundverband sowie die intraoperativ und während Verbandwechsel genutzte Carbolverneblung ein. Während einer Operation wurde so heftig Karbol zerstäubt, „daß Patient, Operateur und Assistenten buchstäblich im Karboldunst badeten" (siehe Abb. 2).

Reyher, welcher früh das von Lister begründete Prinzip der Antisepsis als innovativ erkannte, besuchte diesen 1874 in Edinburgh. Hier erkannte er schnell den dramatischen Erfolg dieser Behandlungsweise, einer Kombination aus Carbolverneblung und antiseptischem Verband. Um sich jedoch nicht von subjektiven Einschätzungen und Erfahrungswerten leiten zu lassen, einem Prinzip dem z. B. Paré noch konsequent folgte, verglich Reyher die Therapieresultate Lister's mit denen seines Vorgängers Syme. Reyher resümierte Listers Behandlungserfolge als „nie zuvor dagewesen" und berichtete noch im gleichen Jahr auf dem Kongreß der Deutschen Gesellschaft für Chirurgie darüber (Reyher 1874). Carl Reyher zeigte erstmalig in überlieferten, vergleichenden Studien die Vorteile der Listerschen Therapie. Reyher, mit dem Wissen über die von Pasteur gerade entdeckten Bakterien als Auslöser von Wundinfektionen und der Erfahrung der Vermeidung dieser Infektionen durch Lister's antiseptische Therapiemaßnahmen ausgestattet, wurde in mehreren großen Kriegen seiner Zeit als Militärchirurg mit mehreren Tausend Schußverletzungen konfrontiert. Die größten Fallzahlen erfasst er im serbischen Krieg von 1876 sowie im russisch-türkischen Krieg 1878, wo er als Militärchirurg in führenden Positionen eingesetzt ist. Insbesondere den Einsatz in diesen beiden Kriegen nutzt Reyher neben vielen anderen logistischen Innovationen wie die schnelle operative Versorgung vor Ort zur Anwendung der Kombination aus primärem Wunddébridement, antiseptischem Wunddressing und sekundärem Wundverschluß. Interessanterweise will ihn sein Lehrer und Vorbild Ernst von Bergmann nicht in diesen Krieg ziehen lassen, tritt aber nur wenige Wochen nach Reyher selbst ein. Auch Bergmann versucht Antiseptik und Primärdébridement anzuwenden, muß jedoch aufgrund schlechter Ergebnisse abbrechen.

Gegen Ende des 19. Jahrhunderts liegt die Sterberate nach Schußverletzungen mit nachfolgender Wundinfektion und Sepsis bei durchschnittlich 66% (Pirogoff 1964). Nach gängiger Meining war im Rahmen der Erstbehandlung jede Schusswunde noch auf dem Kriegsfeld digital zu exlorieren.

In den beiden wichtigsten Publikationen, welche aus der Erfahrung dieser Kriege resultierten (Die antiseptische Wundbehandlung in der Kriegschirurgie (1878), Über primäres Wunddébridement in der Kriegschirurgie (1881)) konnte Reyher unter Anwendung seiner Methoden einen Rückgang der Sterberate nach Schußverletzungen von 66% auf unter 20% verzeichnen. Reyher demonstriert in diesen Beiträgen kontrollierte, prospektive Studien, welche den Vorteil eines frühen/primären Wunddébridements in Kombination mit antiseptischem Wundmanagement belegen. Er propagiert dabei nach erfolgter Entfernung allen Fremdmaterials und weiter Exzision aller nekrotischen Gewebsanteile die offene Wundbehandlung. Reyher näht die Wunden postoperativ nicht zu, sondern appliziert lediglich okklusive Wundauflagen und wartet die sekundäre Wundheilung durch Granulation ab. Er hält die Anwendung der Antiseptik in der Kriegschirurgie für rationell und lehnt die prinzipielle Wundsondierung, insbesondere mit dem Finger, ab. Schussverletzungen unterteilt er in konservativ zu behandelnde und solche, welche ein Débridement erfordern. Dieses führt er grundsätzlich primär durch und bezeichnet es als Präventivmaßnahme.

Trotz der eindeutigen Statistiken gelang es Reyher nicht, führende Militär- und Zivilchirurgie seiner Zeit von dieser Vorgehensweise zu überzeugen. So propagiert Friedrich Esmarch weiterhin sein bewährtes Prinzip im Umgang mit Schußwunden: „Nicht anfassen" (Wangesteen 1972). Reyher's Beiträge werden sowohl innerhalb des Kongresse, auf denen sie vorgetragen wurden (Verhandlungen der Deutschen Gesellschaft für Chirurgie, 3 (2):164–184 (1874), Archiv für klin. Chirurgie, 712–727, 1876 (Herausgeber B. von Langenbeck, Berlin, 1876), Int. Medical Congress, Copenhagen 1881; 7th International Congress of Medicine, London 1881; 1st French Congress of Surgery; Paris 1885) als auch in den nachfolgenden Kongreßberichten annähernd ignoriert (Wangensteen 1973).

Für Bergmann galt seit seiner Erfahrung im russisch-türkischen Krieg, in welchen er kurze Zeit nach Reyher eintrat, jedes Projektil als steril und die frische Schussverletzung als keimfrei. Das Primärdébridement lehnte er deshalb ab. Spätere Untersuchungen bewiesen das Gegenteil. Bergmanns Vorstellung, dass Wundinfektionen nur sekundär entstehen und deshalb die Qualität des primären Verbandes das Schicksal des Verletzten entscheide, hielt sich bis zu Beginn des Ersten Weltkrieges als Dogma. Zweifler wurden geharnischt zurechtgewiesen. Bezüglich Reyhers Person äußerte Bergmann später den überlieferten Satz: „Ich nährte eine Schlange an meiner Brust" (Wangensteen 1973).

20 Jahre später demonstriert Friedrich in seinen Studien erstmals, daß der optimale Zeitpunkt für das primäre Wunddébridement innerhalb der ersten 6 Stunden liegt (Friedrich 1898). 40 Jahre später, während einer Konferenz der „alliierten Chirurgen des 1. Weltkrieges" in Paris (1917), spricht man sich erstmals öffentlich für die primäre Exzision mit verzögertem Wundverschluß als Behandlungsprinzip bei Schußverletzungen und offenen Frakturen aus. Auch zu diesem Zeitpunkt gibt es noch Verfechter des „primären Wundverschlusses". Bis in die Gegenwart ist Carl Reyher selbst unter Chirurgen weitgehend unbekannt. Eine Würdigung seiner Beiträge zur Versorgung offener, potentiell infizierter Wunden durch ein kontrolliertes Wunddébridement hat es nie gegeben. Aus dem Jahre 1973 stammt von Wangensteen die einzige, gelistete Publikation, welche die Pionierleistung Reyher's herausstellt (Wangensteen 1973).

Literatur

Friedrich PL (1898) Die aseptische Versorgung frischer Wunden…, Arch f Klin Chir 57: 288–310
Paré A (1634) The workers of that famous chirurgion Ambrose Paré. Trans by Th. Johnson, London, Cotes & Young, pp 408–425
Pirogoff N (1964) Grundzüge der allgemeinen Kriegschirurgie. Verlag von F. C. W. Vogel, Leipzig
Reyher C (1874) Über die Lister'sche Wundbehandlung. Verhandlungen der Deutschen Gesellschaft für Chirurgie, 3 (2): 164–184
Reyher C (1876) Antiseptische und offene Wundbehandlung. Archiv für klinische Chirurgie, Herausgeber: B. von Langenbeck 19: 712–727
Reyher C (1878) Die antiseptische Wundbehandlung in der Kriegschirurgie, Sammlung klin Vorträge (Chirurgie 45) 1207–1262
Reyher C (1881) Über primäres Debridement von Schusswunden, 7th International Medical Congress, Transactions, London 2: 587–597
Wangensteen OH, Wangensteen SD (1973) Carl Reyher (1846–1890), great Russian military Surgeon: His demonstration of the role of debridement in gunshot wounds and fractures. Surgery 74 (5): 641–649
Woosely JH (1951) Debridement. Am J Surg, July 179–182

Die Bedeutung der Qualitätssicherung in Entwicklungsländern – klinische und wissenschaftliche Aspekte

P. Langenscheidt und P. Mues

Allgemeine Chirurgie, Universitätsklinik des Saarlandes, Kirrberger Straße, 66421 Homburg

The Relevance of Quality Assurance in Surgical Services in Developing Countries – Clinical and Scientific Aspects

Summary. In developing countries, the term quality does not automatically relate to the most advanced of all possible performances, but to the most appropriate course of action under difficult and remote conditions. The application of a sufficient quality assurance system suffers under weak documentation and poor communication structure, as well as under limited financial resources. Three studies relating to quality of surgical care are introduced and reasons for inefficiency are discussed. The studies indicate that measures leading to the detection of serious faults resulting in appropriate interventions are well-accepted by the local staff, and may contribute to improvements in surgical care.

Key words: Developing countries – Africa – Quality assurance – Surgery

Zusammenfassung. In Entwicklungsländern bedeutet Qualität nicht automatisch Einsatz der fortschrittlichsten Methoden, sondern derjenigen, die an die schwierigen Bedingungen am besten angepaßt sind. Die Einführung von Qualitätssicherungsmaßnahmen wird durch Probleme im Bereich der Dokumentation und Kommunikation sowie durch äußerst beschränkte finanzielle Mittel erschwert. Drei Studien zur Qualität chirurgischer Versorgung werden dargestellt und diskutiert. Es zeigte sich, dass Maßnahmen zur Aufdeckung gravierender Mängel, die zu geeigneten Interventionen Anlaß geben, von dem lokalen Personal akzeptiert werden und zu einer Verbesserung der chirurgischen Versorgung beitragen können.

Schlüsselwörter: Entwicklungsländer – Afrika – Qualitätssicherung – Chirurgie

Das Instrumentarium eines römischen Chirurgen in Bingen – Ein Rückblick auf die Chirurgie vor 2000 Jahren

K.-M. Heidecker

Holzhauserstraße 23, 55411 Bingen am Rhein

The Instruments of a Roman Surgeon in Bingen – A Brief Retrospect on Surgery 2000 Years Ago

Summary. The instruments of a Roman surgeon dating back to the second century A. D. indicate that Roman doctors used numerous instruments, that we also use today in the same form, but made of other materials. They include scalpels with interchangeable steel-blades, anatomical and surgical tweezers, hooks, probes, sharp spoons and chisels. The Roman encyclopaedist, A. C. Celsus, describes exactly operations in accident and septic surgery, and operations of inguinal hernia, hydrocele and varicose veins. A complete set for trepanation of the skull is a part of the Bingen discovery also. The ancient skulls draw attention to the successful treatment of serious head injuries and osteomyelitis.

Key words: Roman surgical instruments in Bingen

Zusammenfassung. Das Instrumentarium eines römischen Chirurgen aus dem 2. Jhdt. n. Chr. läßt erkennen, daß römische Ärzte zahlreiche Instrumente verwendeten, die wir heute in gleicher Form, nur aus anderem Material gebrauchen. Dazu gehören Skalpelle mit auswechselbaren Stahlklingen, chirurg. und anatom. Pinzetten, Haken, Sonden, scharfe Löffel und Meißel. Der römische Enzyklopädist A. C. Celsus beschreibt genau, daß die Chirurgen damit unfallchirurgische, septische und Eingriffe vornahmen, die wir zu den aseptischen zählen, wie Hernien-, Hydrocelen- u. Varizenoperationen. Zum Binger Fund gehört ein vollständiger Set zur Schädeltrepanation, die bei schweren Schädeltraumen u. Osteomyelitis der Schädelknochen erfolgreich durchgeführt wurde, wie Schädelfunde beweisen.

Schlüsselwörter: Römisches Chirurgeninstrumentarium in Bingen

Die ungeheuren Fortschritte der Chirurgie in den letzten 150 Jahren wären nicht möglich gewesen ohne ein in Jahrhunderten von gut beobachtenden Ärzten gesammeltes Erfahrungswissen. So möchte ich Sie 2000 Jahre zurück entführen und Rückschau halten auf den ärztlichen Wissensstand bei den Römern.

Wenden wir uns zunächst dem zu, was Archäologen am ehesten finden: metallische Instrumente der Ärzte. Von keiner historischen Periode bis hin zur europäischen Renaissance wissen wir über ärztliche Instrumentarien so gut Bescheid wie über die der römischen Kaiserzeit, also die Zeit vom 1. bis 3. Jahrhundert nach Christus. In dieser Periode war es insbesondere in Gallien und Germanien Brauch, Ärzten einige Instrumente oder seltener ganze Instrumentarien mit ins Grab zu geben. Bis 1996 waren 101 solcher Arztgräber publiziert. Unsere Kenntnisse werden ergänzt durch Funde in pompejanischen Arzthäusern, in Valetudinarien und anderen Orten. Antike Literatur, besonders die detaillierten Operationsbeschreibungen von Aulus Cornelius Celsus (1), der etwa von 30 vor bis 50 nach Christus in Rom lebte, geben uns klare Vorstellungen, was Ärzte vor 2000 Jahren wußten und was sie mit diesen Instrumenten machten.

Der umfangreichste, geschlossene Instrumentenfund mit 67 Einzelteilen wurde vor 75 Jahren in Bingen am Rhein geborgen. Beim Ausbau einer Straße stieß man auf einem römischen Urnenfriedhof mit mehr als 120 Gräbern, darunter ein Arztgrab, das auf Grund der Beifunde in die Zeit um 100 bis 150 n. Chr. einzuordnen ist (2). Die Instrumente lagen alle in dieser großen Bronzeschüssel, die zum Auffangen des Blutes beim Aderlaß verwendet wurde. Einer anderen Form von Flüssigkeitsentlastung dienten drei Schröpfköpfe, die an einem Ständer aus Weinreben aufgehängt wurden. Zum Binger Fund gehören 13 Skalpelle mit Bronzegriffen und auswechselbaren Stahlklingen verschiedener Form, chirurgische und anatomische Pinzetten, scharfe Löffel, spitze und stumpfe Wundhaken, ein Satz von Meißeln für die Knochenchirurgie. Diese eindeutig chirurgischen Instrumente berechtigen zur Aussage, daß der Binger Arzt ein Chirurg gewesen ist, obwohl sich keine Inschrift bei dem Grab fand. Es gab damals schon den Medicus chirurgus und Spezialisten für Frauenheilkunde, sowie für einzelne Operationen wie Blasenstein- und Staroperationen.

Der Vergleich von 10 antiken mit 10 heutigen Instrumenten läßt erkennen, daß die Instrumente vor 2000 Jahren im wesentlichen die gleiche Form hatten wie heute. Geändert hat sich nur das Material, damals Bronze und Eisen, heute V4A-Stahl.

Was machten die Chirurgen mit diesen Instrumenten?

Ein wichtiges Gebiet waren Verletzungen und ihre Folgen: die Behandlung von Wunden, Beseitigung von Fremdkörpern, wie Pfeilspitzen und Steinen, Behandlung von Biß-, auch von Schlangenbißwunden. Man reponierte Luxationen, extendierte, reponierte Frakturen und fixierte sie mit Schienen. Ober- und Unterschenkelbrüche wurden in Hohlschienen ruhig gestellt. Es war bekannt, daß man eine Fraktur nach der Einrichtung in Ruhe lassen müsse. Celsus schreibt: „Wenn der Verband oft gewechselt und die Bruchstücke oft bewegt wurden, heilen die Knochen nicht (3).“

Ein weiteres Gebiet war die septische Chirurgie. Abscesse, Furunkel, Karbunkel (4) forderten Incisionen oder den Einsatz von Glüheisen, die man auch zur Zerstörung von Geschwülsten und zur Blutstillung einsetzte. Celsus riet bei Operationen Blutungen zu vermeiden und deshalb auf Gefäße zu achten, sie zu präparieren und nötigenfalls zu unterbinden.

Man wagte sich auch an Operationen bei Tumoren, an Leisten- und Nabelbrüche, Hydro- und Varicocelen, Varizen und Haemorrhoiden. Zwar kannte man Sterilität und Antibiotica nicht, aber man wußte, daß solche Operationen nicht ausgeführt werden dürfen bei Patienten in schlechtem Allgemeinzustand und mit Entzündungen der Haut, wie Impetigo und Pusteln (5). Operationen in der Bauchhöhle wurden wegen der regelmäßig nachfolgenden Infektion nur als Notoperationen bei perforierenden Verletzungen und beim Kaiserschnitt vorgenommen, der wegen der Infektion regelmäßig für die Mutter tödlich endete.

Etwas ganz Besonderes an dem Binger Fund ist ein vollständiges Instrumentarium zur Schädeltrepanation, bestehend aus zwei leicht konischen Trepanen mit zentralem, herausnehmbaren Führungsdorn, einer Andruckschale, einem zusammenklappbaren, fiedelbogenartigen Antriebsinstrument und einem gewinkelten Hebel zum Heben von Imprimaten.

Im Kampf Mann gegen Mann mit Schwert, Streitaxt, Morgenstern oder Keule wurde der Kopf trotz Helmschutz häufig verletzt. Dann waren unfallchirurgische Eingriffe erforderlich. Ich habe beim Studium der antiken Literatur keinen Hinweis dafür gefunden, daß man trepaniert hätte, um böse Geister aus dem Kopf heraus zu lassen, wie immer wieder in der Laienpresse zu lesen ist. Celsus, beschreibt ganz klar die Indikation zu solchen Operationen: wenn nach einer Kopfverletzung Erbrechen, Blutungen aus Nase und Ohren, Verlust der Sprache, Lähmungen, Krämpfe und Bewußlosigkeit auftraten, dann mußte man ohne bildgebende Verfahren nach einem Schädelbruch suchen. Den antiken Ärzten waren auch die intracranielle Blutung und der Contre coup bekannt (6). Bei Verdacht auf Schädelbruch wurde eine genaue Anamnese erhoben, Wunden am Kopf wurden sorgfältig inspiziert und mit Sonden ausgetastet. Wenn keine Wunde vorhanden war, so sollte der Arzt am verdächtigen Ort eine X-förmige Wunde setzen, die Wundränder auseinanderziehen und Splitter entfernen. Wenn eine Impressionsfraktur gefunden wurde, so sollte er im stehengebliebenen Knochen einen Querfinger neben der Fraktur mit dem Trepan ein Loch ins Schädeldach bohren (7). Nach vorsichtiger Ablösung der Dura von der Tabula interna wurde dann der Hebel eingesetzt und das Imprimat gehoben, wie die Demonstration am Modell zeigt. Wenn die Dura, Schutzbarriere gegen Infektionen, intakt war, bestanden gute Heilungschancen für solche Eingriffe. Daß Operationen mit solchen Instrumenten ausgeführt wurden, belegen Schädelfunde, wie der eines ca. 30-jährigen keltischen Kriegers aus dem 3. bis 2. Jahrhundert vor Chr., gefunden in Katzelsdorf/Nieder-Österreich (8).

Nach dem Bericht von Celsus und genauen röntgenologischen und histologischen Untersuchungen an trepanierten Schädeln (9) war auch die Osteomyelitis der Schädelknochen eine Indikation zur Trepanation. Sie muß nach diesen Arbeiten im Altertum nicht selten gewesen sein. Celsus empfiehlt bei der Osteomyelitis nekrotisches Knochengewebe mit scharfem Löffel, Meißeln und Trepan bis in gesundes, durchblutetes Knochengewebe hin wegzunehmen, ein noch heute gültiger Grundsatz bei der Osteomyelitis. Nicht immer wurde dabei ein Loch durch alle Schädelschichten gebohrt. Mitunter reichte es den Knochen auszumulden, wie Forschungen von W. M. Pahl an ägyptischen Schädelfunden belegen.

Daß Trepanationen ohne Narkose und ohne Sterilität ausgeführt, überlebt wurden, beweisen über achthundert trepanierte Schädel aus der Zeit von 10 000 vor bis 1 000 nach Chr.(10). Bei Patienten, welche die Operation überlebten, waren die Ränder der Trepanationsöffnung abgerundet und überwachsen, wie hier bei diesem Schädel aus Hausneindorf bei Quedlinburg, der zeitlich zwischen 2 300 bis 1 600 v. Chr. einzuordnen ist. Sogar in heutiger Zeit gibt es noch Menschen, die mit steinzeitlichen Methoden trepaniert werden und solch eine Operation in einem hohen Prozentsatz überleben. Das bezeugen die Untersuchungen von R. Meschig (11), die er in den 80er Jahren bei den Kisii in Ostkenia durchführte. Sie wurden kürzlich in der Fernsehsendung Terra X dokumentiert.

Die Chirurgen in römischer Zeit hatten keine sichere Möglichkeit Schmerzen auszuschalten, Infektionen wirksam zu bekämpfen und sie wußten nichts von Sterilität. Dennoch besaßen sie schon ein erstaunliches Erfahrungswissen, das ihnen beachtliche ärztliche Leistungen ermöglichte.

Literatur

1. Aulus Cornelius Celsus (1906) Über die Arzneiwissenschaft, übersetzt von E. Scheller, 2. Auflage Hgb. W. Frieboes Druck u. Verlag von Friedrich Vieweg & Sohn, Braunschweig
2. Como J (1925) Das Grab eines römischen Arztes in Bingen, Germania, Heft 3, S 52-162
3. Celsus AC, s. o. Buch VIII, Kap 10, 7; S 465
4. Celsus AC, s. o. Buch V, Kap 28, S 287
5. Celsus AC, s. o. Buch VII, Kap 14, S 397
6. Celsus AC, s. o. Buch VIII, Kap 4, S 444 ff
7. Celsus AC, s. o. Buch VIII, Kap 4, S 444 ff
8. Urban O, Teschler-Nicola M, Schulz M (1985) Arch Austriaca Bd 69, 13-104
9. Pahl WM (1993) Altägyptische Schädelchirurgie; Gustav Fischer Verlag Jena
10. Karoly L (1964) Die vor- und frühgeschichtlichen Trepanationen in Europa; Homo 15, S 200-218
11. Meschig R (1983) Zur Geschichte der Trepanation unter Berücksichtigung der Schädeloperationen bei den Kisii im Hochland Westkenias, Triltsch Verlag, Düsseldorf

Zu den Hauptvorträgen wurden die folgenden FREIEN VORTRÄGE gehalten, die in Kurzfassung angefügt werden.

Grundzüge der historischen Entwicklung der Chirurgie vom Handwerk zur Wissenschaft vom 17. bis zum 19. Jahrhundert

M. Sachs

Klinik für Allgemein- und Gefäßchirurgie, Klinikum der Johann Wolfgang Goethe-Universität Frankfurt am Main, Theodor-Stern-Kai 7, 60590 Frankfurt am Main

The Development of Surgery from a Trade to a Science Between the Sixteenth to Nineteenth Centuries

Summary. The development of surgery in Germany, from a trade to a science progressed in four major steps:

(1) In the sixteenth century, the surgeon known as a "Wound Doctor" was a member of a guild known as *Barbiere* or *Bader*. The education and final examination of the surgical journeyman was conducted by the masters of the guild without any governmental control.

(2) In the seventeenth century, the examination of the surgeon was held in the presence of public officers (*Physici*). With these provisions, the government hoped to raise the level of the surgeon's education with the guidance of medical edicts such as Kurbrandenburg of 1685.

(3) The increasing demand for properly educated military surgeons known as "*Feldscher*" in the eighteenth century, led to a governmentally organized education of the surgeons in newly founded surgeons schools (Berlin 1724, Breslau 1773, Dresden 1748, Vienna 1785) which were independent of the universities. Not until of the end of the eigtheenth century, was an independent field of surgery established at German universities.

(4) Since the closure of the surgeon schools in the mid of ninetheenth century, the required education to become a surgeon could only be received after the successful completion of medical studies at an accredited university.

Key words: History of surgery – History of medicine

Zusammenfassung. Die Entwicklung der Chirurgie vom Handwerk zur Wissenschaft verlief im deutschen Sprachraum in 4 Schritten:

1.) Im 16. Jhdt. war der Wundarzt (Chirurg) Angehöriger einer Innung (Barbiere bzw. Bader). Die Ausbildung und die Abschlußprüfung der Chirurgiegesellen fand ohne staatliche Kontrolle vor den Innungsmeistern statt.

2.) Im 17. Jhdt. wurde die Prüfung der Wundärzte in Gegenwart studierter Amtsärzte (*Physici*) abgelegt. Mit diesen Maßnahmen hofften die Regierungen, das Niveau der Chirurgenausbildung zu heben (z. B. Kurbrandenburgisches Medizinaledikt von 1685).

3.) Der zunehmende Bedarf von gut ausgebildeten Feldschern (Militärchirurgen) im 18. Jhdt. Führte zu einer staatlich organisierten Ausbildung der Wundärzte in neugegründeten Chirurgenschulen (Berlin 1724, Breslau 1773, Dresden 1748, Wien 1785), die unabhängig von den Universitäten waren.

4.) Erst seit dem Ende des 18. Jhdts. wurden an den deutschen Universitäten Ordinariate für Chirurgie eingerichtet. Seit Schließung der Chirurgenschulen in der Mitte des 19. Jhds. konnte die Ausbildung zum Chirurgen nur *nach* Abschluß eines Medizinstudiums an einer Universität abgeleistet werden.

Schlüsselwörter: Chirurgie – Geschichte der Chirurgie – Medizingeschichte

Richard von Volkmann (1830–1889) und seine Chirurgie an der Universität in Halle

W. Hach und V. Hach-Wunderle

Institut für Gefäßmedizin, Zeil 51, 60313 Frankfurt am Main

Richard von Volkmann (1830–1889) and His Surgical Work at the University in Halle

Summary. Richard von Volkmann is one of the great personalities of German surgery. He single-mindedly introduced Lister's method of antisepsis. He devoted his attention primarily to emergency and reconstructive surgery and was responsible for several important inventions and discoveries, including Volkmann's pelvic rest for hip bandages, Volkmann's chair to neutralise scoliosis, Volkmann's splint and Volkmann's triangle. Volkmann's distraction method, wound drainage and the concepts of ischaemic muscle contracture, stress deformity and aseptic traumatic fever were also developed at the Volkmann Hospital in Halle. It was here too, that local anesthesia made its breakthrough.

Key words: von Volkmann, Richard – History of medicine – Emergency surgery – Antisepsis

Zusammenfassung. Richard von Volkmann gehört zu den großen Persönlichkeiten der deutschen Chirurgie. Er führte das Lister'sche Verfahren der Antisepsis mit aller Konsequenz ein. Im besonderen widmete er sich der Unfall- und Wiederherstellungschirurgie. Auf ihn gehen wichtige Erfindungen und Entdeckungen zurück. So sind das Volkmann'sche Bänkchen für die Hüftverbände und der Volkmann'sche Sitz zum Ausgleich der Skoliose, die Volkmann'sche Schiene und das Volkmann'sche Dreieck mit seinem Namen verbunden. Die Volkmann'sche Distraktionsmethode und Wunddrainage, die Begriffe der ischämischen Muskelkontraktur, der Belastungsdeformität oder des aseptischen Wundfiebers entstammen ebenfalls der Volkmann'schen Klinik. In Halle gelangte auch die Lokalanästhesie zum Durchbruch.

Schlüsselwörter: Volkmann Richard von – Medizingeschichte – Unfallchirurgie – Antisepsis

Klinische Studien: Konzeption, Durchführung, Ergebnisrelevanz und Umsetzung (European Session)

Hämoglobin Ersatzlösungen: Aktueller Stand

H.-C. Pape, K. Grimme und H. Tscherne

Unfallchirurgische Klinik, Medizinische Hochschule, Carl-Neuberg-Straße 1, 30625 Hannover

Artificial Oxygen Carriers – Current Status of Clinical Applications

Summary. Artificial oxygen carriers have potentially positive properties as far as the availability, storage, and feasibility for the acute trauma situation is concerned. It may also be effective for blood-saving in elective surgery. Since the early 1990s, the first clinical studies for artificial oxygen carriers have been performed. Some of the concerns, however, included side effects due to the lack of purity of hemoglobin-derivatives, especially due to immunologic alterations. One clinical study proved a certain blood-saving effect in elective operations. In contrast, another clinical study for acute trauma patients had to be stopped because of unacceptable side effects. To date, a benefit of artificial oxygen carriers is not proven and has to be further evaluated in clinical trials.

Key words: Artificial oxygen carriers – Clinical trials

Zusammenfassung. Künstliche Sauerstoffträger werden als nützliche blutsparende Medikamente für Elektivoperationen und in der traumatologischen Akutsituation diskutiert. Allerdings wurde auch die Möglichkeit immunologischer Nebenwirkungen in Betracht gezogen: bisher sind nur wenige klinische Studien verfügbar – eine zeigte lediglich einen gewissen blutsparenden Effekt bei Elektivoperationen, eine andere multizentrische Studie, betreffend die akut – traumatologische Notfallsituation musste aufgrund unakzeptabler Nebenwirkungen abgebrochen werden. Weitere Klinische Studien erscheinen dringend notwendig, um die Wirksamkeit dieser Medikamente nachzuweisen.

Schlüsselwörter: Künstliche Sauerstoffträger – klinische Studien

Künstliche Sauerstoffträger sind in den letzten Jahren zunehmend in das Interesse klinischer Anwender gerückt. Die Gründe hierfür sind einleuchtend: Einerseits ist gerade das Risiko der Übertragung viraler Infektionen durch Fremdblut gehäuft diskutiert worden, andererseits ist die Gewinnung, Aufbereitung und Lagerung dieser Produkte mit hohem personellen und finanziellem Aufwand behaftet. Desweiteren bieten künstliche Produkte eine deutlich bessere Haltbarkeit. Insbesondere scheint sich für die Zukunft ein Mangel der Verfügbarkeit an humanen Blutprodukten abzuzeichnen. Desweiteren müssen vor dem Hintergrund der gesetzlich vorgeschriebenen Sparmassnahmen die zur Gewinnung und Lagerung anfallenden hohen Kosten berücksichtigt werden. Diese Kosten treffen auch für Eigenblutspenden zu, welche außerdem Elektiv-Operatio-

Tabelle 1

Agens	Handelsname	Status
α-α Diaspirin	HemAssist®	Studie abgebrochen
Glutaraldehyd	PolyHeme®	Studien fortlaufend
Intra- und intermolekulares x-linking mit O-Raffinose	Hemolink®	Studien fortlaufend
Fluorocarbonemulsion	Fluosol®	I. Generation Cave: NW!
AF 0104 Fluorocarbonemulsion	Perflubron®	II. Generation Studie fortlaufend
Perfluorodichlorooctan	Oxyfluor®	II. Generation

nen vorbehalten sind. Demzufolge könnte vornehmlich der Trauma-Patient von diesen nicht blutgruppenspezifischen und jederzeit erhältlichen Lösungen profitieren (1).

Grundsätzlich kann zwischen Fluorocarbonemulsionen und modifizierten Hämoglobin-Lösungen unterschieden werden (s. Tabelle 1). Jedoch sind bisher noch bei den meisten Lösungen Nebenwirkungen zu beklagen, die vor allem die Toxizität (Niere, Leber, Gerinnung), eine Steigerung des kolloidosmotischen Drucks, Komplementaktivierung und einen Verlust intraerythrozytärer Enzyme betreffen. Eine klinische Studie mit α-α Diaspirin wurden wegen erhöhter Mortalität in der Studiengruppe abgebrochen. Zwar haben beispielsweise modifizierte Hämoglobinlösungen durch genetische und chemische Stabilisierung ihre Nephrotoxizität weitgehend eingebüßt, jedoch erzeugen sie in ihrer Eigenschaft als NO-Scavenger weiterhin eine ausgeprägte Vasokonstriktion. Das $Fe2+$ der Häm-Gruppe bindet in diesem Fall die NO-Moleküle der Endothelzellen. Durch Endothelin-Rezeptor-Antagonisten lässt sich dieser Effekt weitgehend verhindern (Tabelle 1).

Bisher ist eine prospektiv – randomisierten Studie in 1999 publiziert worden, die bei elektiven orthopädischen Operationen einen positiven Effekt zeigte. Allerdings bestanden dieser lediglich in einer Verzögerung des Zeitpunktes bis zum Erreichen der Grenze des Transfusionsbedarfes (2). In einem Editorial comment wurde so auch an verschiedenen Aspekten Kritik geübt – zum Einen wurde an dem Kriterium für den Endpunkt „Transfusionsbedarf" gezweifelt, zum Anderen wurde angemahnt, daß die Studie keinen Vergleich zwischen einer neuen Therapie und dem bisherigen „goldenen Standard" darstellt (3). Bezüglich anderer klinischer Studien ist zu bemerken, daß beispielsweise eine mit erheblichem Aufwand begonnene multizentrische Untersuchung (Haemassist-Fa. Baxter) zur Wirksamkeit bei der Primärversorgung von Traumapatienten aufgrund unerwarteter Nebenwirkungen abgebrochen werden musste.

Fazit

Zum jetzigen Zeitpunkt ist noch nicht an eine Routineeinsatz in der klinischen Medizin zu denken. Allerdings ist zu hoffen, daß weitere Verbesserungen innerhalb der nächsten Jahre den Weg in hierfür ebnen werden.

Literatur

1. Pape H-C, Meier R, Sturm JA (1999) Physiologic changes following infusion of Colloids or Crystalloids. J Intensive Care, pp 47–53
2. Spahn DR, van Brempt R, Theilmeier G et al. (1999) PFC emulsion delays blood transfusions in orthopedic surgery. Anesthesiology 91:1195–1208
3. Perfluorochemical "blood substitutes" (1999) Anesthesiology 91:1185–1187

Operationshäufigkeiten in Deutschland – Ergebnisse einer Studie des Bundesministeriums für Gesundheit *

C. Ohmann[1], M. Wildner[2], O. Sangha[2], U. Müller[3], S. Paech[1] und F. Seidel[4]

[1] Koordinierungszentrum für Klinische Studien und Funktionsbereich Theoretische Chirurgie, Klinik für Allgemein- und Unfallchirurgie, Heinrich-Heine-Universität, Moorenstraße 5, 40225 Düsseldorf
[2] Bayerischer Forschungsverbund Public Health – Öffentliche Gesundheit, München
[3] I + G Gesundheitsforschung GmbH & Co., Nürnberg
[4] Klinik für Allgemein- und Unfallchirurgie, Heinrich-Heine-Universität, Moorenstraße 5, 40225 Düsseldorf

Operation Frequencies in Germany.
Results of a Study for the German Ministry of Health

Summary. The Ministry of Health requested the Surgical Research Section of the German Society of Surgery, I + G Gesundheitsforschung and the Bavarian Research Public Health Cooperative to perform a survey of surgery frequency in Germany. On the basis of the German hospital statistics (Krankenhausstatistik-Verordnung), data of external surgical quality assurance and the Diagnosis and Therapy Index (DTI), operation rates were established referring to the whole republic as well as to the districts, the variations between districts were estimated and influencing factors examined. Due to the unsatisfactory quality of data, the validity of results is limited. However, considerable regional variance was found especially for herniotomy, cholecystectomy and appendectomy. A consistent influencing factor was the east-west gradient for herniotomy, cholecystectomy and appendectomy. Thus, the results of the study are primarily useful for hypothesis generation and should be validated in prospective studies.

Key words: Operation frequency – Regional variability – Utilization research – Population-based studies

Zusammenfassung. Im Auftrag des Bundesministeriums für Gesundheit wurden durch die Sektion Chirurgische Forschung der Deutschen Gesellschaft für Chirurgie, I + G Gesundheitsforschung und Bayerischer Forschungsverbund Public Health eine Untersuchung zu Operationshäufigkeiten in Deutschland durchgeführt. Mit Hilfe der Krankenhausstatistik-Verordnung, den Daten der Externen Qualitätssicherung in der Chirurgie und dem Diagnose- und Therapieindex (DTI) wurden bundesweite und kreisbezogene Operationsraten für Deutschland ermittelt, Variationen zwischen Kreisen bestimmt und Einflussfaktoren untersucht. Aufgrund der unzureichenden Datengrundlage ist die Validität der Daten eingeschränkt. Dennoch konnten beträchtliche regionale Variationen vor allen Dingen bei der Leistenhernienoperation, Cholecystektomie und Appendektomie gefunden werden. Ein kon-

---

* Projekt im Auftrag des Bundesministeriums für Gesundheit

sistenter Einflussfaktor war der Ost-West-Gradient bei Leistenhernienoperation, Cholecystektomie und Appendektomie. Die in der Studie erarbeiteten Aussagen dienen primär der Hypothesengenerierung und sollten nun in neuen prospektiven Untersuchungen validiert werden.

Schlüsselwörter: Operationshäufigkeit – regionale Variabilität – Versorgungsforschung – populationsbasierte Studien

Einleitung

Seit Jahrzehnten wird international eine beträchtliche Variabilität der regionalen Operationshäufigkeit beobachtet. Als Einflussfaktoren werden patienten-, arztbezogene und versorgungsstrukturbedingte Faktoren diskutiert. Anfang der siebziger Jahre wurden die methodischen Grundlagen einer flächendeckenden populationsbasierten Untersuchung regionaler Operationshäufigkeiten zwischen kleinen geographischen Einheiten durch Verwendung moderner epidemiologischer und statistischer Verfahren in Form der sogenannten Small-Area-Analyse geschaffen (1). Seither wurde eine Vielzahl von Studien durchgeführt, die überwiegende Mehrheit in Nordamerika. In Reviews (2) und in aktuellen Untersuchungen (3) wurde nachgewiesen, dass das Problem der Variabilität chirurgischer Eingriffe in unverändertem Ausmaß vorhanden ist. In Deutschland gibt es zu diesem Thema kaum adäquate Untersuchungen. Die vorliegenden Studien beschäftigen sich z. B. mit zeitlichen Veränderungen von operativen Behandlungsfällen oder mit der Variabilität von Operationen in Subpopulationen (4, 5).

Aus diesem Grunde hat das Bundesministerium für Gesundheit ein Projekt initiiert und finanziert mit dem Ziel, regionale Unterschiede bei Operationshäufigkeiten in Deutschland zu untersuchen. Eine Einführung in das Thema ist in (6) dargestellt, die Methodik und die Ergebnisse der Studie werden im Detail in (7) präsentiert. Die vorliegenden Publikation enthält eine Zusammenfassung des Projektes.

Methodik

Es handelt sich um ein Verbundprojekt der drei Partner Sektion Chirurgische Forschung der Deutschen Gesellschaft für Chirurgie (Gesamtprojektleitung), des Bayerischen Forschungsverbundes Public Health und von I + G Gesundheitsforschung GmbH & Co. Der Projektleitungsgruppe zur Seite gestellt wurde eine Arbeitsgruppe der Sektion Chirurgische Forschung und eine unabhängige externe Beratergruppe mit Fachleuten aus dem In- und Ausland. Das Projekt wurde in der Zeit von November 1997 bis Juni 1999 durchgeführt.

Als kleinste mögliche zu untersuchende regionale Einheit wurde der Landkreis bzw. die kreisfreie Stadt (kurz: Kreis) definiert. Als primäre Untersuchungszeiträume wurden die Jahre 1995 und 1996 festgelegt. Für die Auswahl der zu untersuchenden Eingriffe wurden folgende Kriterien berücksichtigt: Häufigkeit und ökonomische Bedeutung des Eingriffs, zu erwartende Variabilität der Indikationsstellung und Datenverfügbarkeit. In die Untersuchung wurden die in Tabelle 1 dargestellten Tracereingriffe einbezogen. In einem nächsten Schritt wurden die potentiellen Datenquellen definiert, die einschlägige Angaben über die regionale Häufigkeit operativer Eingriffe und den zugehörigen Problemkontext enthalten (Tabelle 2). Die Eignung der potentiellen Datenquellen für das Projekt wurde anhand der Kriterien Verfügbarkeit, Regionalisierbarkeit, Vergleichbarkeit, Verknüpfbarkeit, Form der Datenhaltung, Repräsentativität und zeitliche Nähe evaluiert.

Als Prinzip für die Analyse wurde der Wohnort des Patienten (Wohnortprinzip) verwendet. Für die gewählten Tracereingriffe wurden indirekt altersstandardisierte Raten der Operationshäufigkeiten für die einzelnen Kreise ermittelt. Die Operationsraten wurden auf 10.000 Einwoh-

Tabelle 1. Untersuchte Tracereingriffe	**Tabelle 2.** Evaluierte Datenquellen
Leistenhernienoperation	Diagnose- und Therapieindex (DTI)
Cholecystektomie	Ambulante Leistungsdaten (§ 295, SGBV)
Appendektomie	Ambulante Qualitätssicherungsdaten (§ 115 b, SGBV)
Operation bei Schenkelhalsfraktur	Stationäre Leistungsdaten (§ 301, SGBV)
Hüfttotalendoprothese	Leistungsdaten Privatpatienten
Arthroskopie	Diagnosestatistik, Krankenhausstatistik-Verordnung
Tonsillektomie	Externe Qualitätssicherung
Hysterektomie	Qualitätssicherung, Sonderentgelte/Fallpauschalen
	Literaturstudien

ner des jeweiligen Kreises bezogen. Die beobachteten altersstandardisierten Raten wurden tabellarisch wiedergegeben und kartographisch dargestellt. Die Daten der Jahre 1995 und 1996 wurden miteinander verglichen. Zur Beurteilung der Streuung der Op-Raten wurde der Extremalquotient und die Poisson-Verteilung herangezogen. Wegen der Limitierung der Datengrundlage wurde auf umfangreiche statistische Tests zu geographischen Unterschieden verzichtet. Aufgrund der Datenlage konnten nur wenige Einflussfaktoren analysiert werden. Bei den patientenbezogenen Faktoren musste die Analyse auf Alter und Geschlecht beschränkt werden, arztbezogene Daten standen nicht zur Verfügung. Die Strukturdaten umfassten die Allgemeinarzt-, Vertragsarzt-, Krankenhausbetten- und Rehabilitationsbettendichte. Darüber hinausgehende Daten standen nicht zur Verfügung. Der Einfluss dieser Faktoren auf die Operationshäufigkeit wurde mit Hilfe einer linearen Regressionsanalyse (univariat, multivariat) untersucht.

Ergebnisse

Für die Kalkulation von kreisbezogenen Operationsraten konnten nur die Krankenhausstatistik-Verordnung (ICD 3-stellig) und die Daten der Externen Qualitätssicherung Chirurgie herangezogen werden. Darüber hinaus konnte der Diagnostik- und Therapieindex (DTI) der Firma I + G Gesundheitsforschung zur Berechnung von bundesweiten, aber nicht nach Kreisen spezifizierten Operationshäufigkeiten verwendet werden. Obwohl größere Anstrengungen unternommen wurden, konnten die übrigen Datenquellen zur Berechnung regionaler Operationshäufigkeiten nicht herangezogen werden, da sie entweder nicht verfügbar waren oder nicht verfügbar gemacht werden konnten. Aus der Datenquelle Krankenhausstatistik-Verordnung kann u. a. das Alter, die Diagnose nach ICD (3-stellig), die Operation im Zusammenhang mit der Hauptdiagnose und der Wohnort des Patienten entnommen werden, jedoch nicht die Verschlüsselung der durchgeführten Operation nach ICPM. Für das Projekt wurde die 10%ige Stichprobe des Statistischen Bundesamtes akquiriert. Da die Krankenhausstatistik-Verordnung keine direkte Codierung der Eingriffe enthält, ist sie für eine Untersuchung von regionalen Operationshäufigkeiten nur dann und nur bedingt geeignet, wenn eine Diagnose die Art des Eingriffs determiniert und umgekehrt der Eingriff vorwiegend nur bei dieser Diagnose durchgeführt wird. Dies war in dem Projekt annähernd für die Leistenhernienoperation, die Cholecystektomie, die Appendektomie und die Operation bei Schenkelhalsfraktur der Fall. Die Daten der Externen Qualitätssicherung verschiedener Ärztekammerbereiche stellen die einzige Datenquelle dar, die über Informationen hinsichtlich Indikation und Risikofaktoren verfügt. Wegen des fehlenden Wohnortes des Patienten konnte jedoch nur ein Behandlungsortbezug, nicht aber ein Wohnortbezug hergestellt werden. Durch den fehlenden Wohnortbezug ist die Aussagekraft der Externen Qualitätssicherung für wohnortbezogene Operationsraten gering, da zum einen eine erhebliche Migration zwischen Kreisen besteht (Wohnsitz in einem Kreis, Operation in einem anderen Kreis), andererseits zuverlässige und vollständige Migrationszahlen im Projekt nicht verfügbar gemacht werden konnten. Im Rahmen der Auswertung mit dem Diagnose- und Therapieindex DTI wurden Daten von 18.000 Patienten aus den Jahren 1995 bis 1997 herangezogen.

Tabelle 3. Operationsraten

Tracereingriff	Krankenhaus Statistikverordnung		DTI Operationsrate/ 10 000[2]	Externe Qualitätssicherung Operationsrate/ 10 000[3]
	ICD	Operationsrate/ 10 000[1]		
Operation bei Leistenhernie	550	16	30	16–22[4]
Cholecystektomie	574-575	14	30	17–22[4]
Appendektomie	540-543	15	25	15[5]
Operation bei Schenkelhalsfraktur	820	8	17	3– 6[4]

[1] Mittelwert der indirekt altersstandardisierten kreisbezogenen Raten
[2] Operationsrate für Bundesrepublik Deutschland basierend auf den alten Bundesländern, Durchschnitt 1995–1997
[3] Mittelwert der kreisbezogenen Raten
[4] Nordrhein, Westfalen-Lippe, Sachsen
[5] Baden-Württemberg

Mit den Daten konnten bundesweite Operationsraten ermittelt werden sowie die Zusammenhänge zwischen ICD-Diagnosen und Eingriffen wegen dieser Diagnosen hergestellt werden. Diese Information war zur Beurteilung der Daten der Krankenhausstatistik-Verordnung von besonderer Bedeutung.

Tabelle 3 enthält einen Auszug aus den Ergebnissen. Die bundesweite Operationsrate nach dem DTI lag für die vier präsentierten Tracereingriffe erheblich über dem Mittelwert der indirekt altersstandardisierten kreisbezogenen Raten aus der Krankenhausstatistik-Verordnung. Die Raten der Externen Qualitätssicherung lagen für die Leistenhernie und für die Cholecystektomie zum Teil deutlich über denen der Krankenhausstatistik-Verordnung. Bei der Schenkelhalsfraktur war die Operationsrate nach DTI etwa doppelt so hoch wie nach der Krankenhausstatistik-Verordnung. Die durchschnittliche Rate der Externen Qualitätssicherung hingegen lag niedriger als bei der Krankenhausstatistik-Verordnung. Daten für die übrigen Tracerindikationen wurden ebenfalls ermittelt, sind jedoch aus methodischen Gründen mit größeren Fehlerquellen behaftet und werden in dieser Zusammenfassung nicht berücksichtigt (7). Die Streuung der kreisbezogenen Raten für die genannten vier Tracereingriffe war zum Teil beträchtlich. Für das Jahr 1996 wurden beispielsweise die folgenden 5% bzw. 95% Perzentile bezogen auf die kreisbezogenen Operationshäufigkeiten (pro 10 000 Einwohner) ermittelt: Leistenhernienoperation 5,2 bis 27,6, Cholecystektomie 3,4 bis 26,4, Appendektomie 2,8 bis 29,4 und Schenkelhalsfraktur 1,6 bis 14,8. Mit Hilfe der Poissonverteilung konnte nachgewiesen werden, dass die Variationen bei der Schenkelhalsfraktur eher zufällig sind, währenddessen bei der Leistenhernienoperation, der Appendektomie und der Cholecystektomie von systematischen Unterschieden ausgegangen werden kann.

Beispielhaft ist die kartographische kreisbezogene Darstellung der altersstandardisierten Raten der wegen Affektion der Gallenblase (ICD 574, 575) operierten Patienten (Indikator für Cholecystektomie) für 1996 dargestellt (Abb. 1). Es ergibt sich ein zwischen Ost- und West-Deutschland unterschiedliches Verteilungsmuster. In der multivariaten Regressionsanalyse konnte für die Leistenhernienoperation, die Cholecystektomie und die Appendektomie ein Ost-West-Gradient als Einflussfaktor ermittelt werden. Dabei ergaben sich im Durchschnitt höhere Operationsraten für die Cholecystektomie und die Appendektomie im Osten Deutschlands, dagegen eine niedrigere mittlere Rate für die Leistenhernienoperation in den neuen Bundesländern. Als weitere, wenn auch nicht durchweg konsistente Einflussfaktoren wurde ein Nord-Süd-Gradient für die Leistenhernienoperation (Zugehörigkeit zu einem der nördlichen Bundesländer im Sinne einer niedrigeren Rate) und die Vertragsarztdichte (höhere Dichte an Vertragsärzten im Sinne einer niedrigeren Rate) und Krankenhausbettendichte (eine höhere Dichte an Krankenhausbetten im Sinne einer höheren Rate) bei der Appendektomie ermittelt.

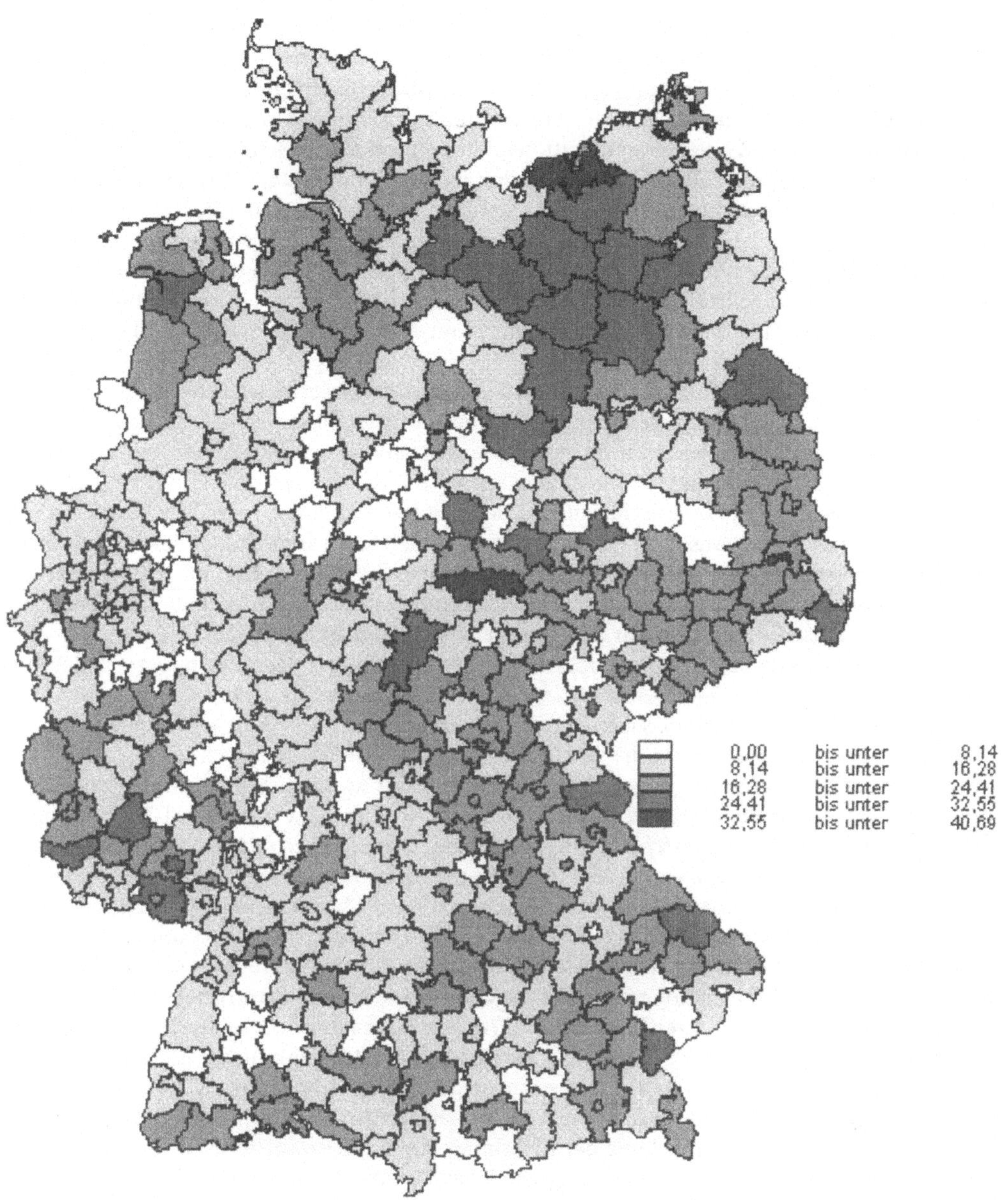

Abb. 1. Kartographische kreisbezogene Darstellung der altersstandardisierten Raten der wegen Affektionen der Gallenblase (ICD 574, 575) operierten Patienten für 1996 (pro 10 000 Einwohner) (ermittelt aus der Krankenhaus-statistik-Verordnung)

Diskussion

Die durchgeführte Untersuchung konnte wegen der unzureichenden Datenlage und fehlender relevanter Erklärungsvariablen nur begrenzte Ergebnisse zur regionalen Variabilität der Operationsraten liefern (7). Zahlreiche Datenquellen stehen nicht zur Verfügung oder werden nicht verfügbar gemacht. Die letztendlich im Projekt betrachteten drei Datenquellen, der Diagnose- und Therapieindex (DTI), die Krankenhausstatistik-Verordnung und die Externe Qualitätssicherung haben individuelle Stärken und Schwächen. Der DTI untersucht eine repräsentative Stichprobe, erlaubt damit die Schätzung bundesweiter Operationsraten für einzelne Eingriffe, jedoch keine Untersuchung von geographischen Variationen. Diese sind prinzipiell mit der Krankenhausstatistik-Verordnung möglich, wesentliche Einschränkungen ergeben sich jedoch durch die Beschränkung auf eine durchgeführte Operation im Rahmen einer dreistelligen ICD-Diagnose und durch Defizite in der Verschlüsselung des Merkmals „Operation: ja/nein". Die Daten der Krankenhausstatistik-Verordnung sind für eine Untersuchung von regionalen Häufigkeiten nur dann und nur bedingt geeignet, wenn eine Diagnose die Art des Eingriffs bestimmt und umgekehrt der Eingriff vorwiegend nur bei dieser Diagnose durchgeführt wird. Bei der Externen Qualitätssicherung ist die Aussagekraft durch den fehlenden Wohnortbezug für das Projekt eingeschränkt. Dies fällt umso mehr ins Gewicht, da zuverlässige und vollständige Migrationszahlen nicht verfügbar gemacht werden können.

Trotz aller methodischen Einschränkungen wird aus den dargestellten Daten ersichtlich, dass zum einen regionale Unterschiede in der Operationshäufigkeit bestehen und dass zum anderen Einflussfaktoren für diese Variation diskutiert werden müssen. Zwischen den Kreisen wurden zum Teil beträchtliche regionale Unterschiede festgestellt, die in Form von Karten und Tabellen dokumentiert wurden. Systematische Unterschiede konnten im Sinne eines Ost-West-Gradienten gefunden werden, in Ansätzen ergaben sich punktuell auch Einflüsse anderer strukturbedingter Variablen. Die Tatsache, dass bei der Schenkelhalsfraktur nur eine im Rahmen des Zufalls erklärbare Variation und keine Einflussfaktoren gefunden werden konnten, bestätigt mit Blick auf die internationale Literatur die grundsätzliche Validität des Modells.

Aus der Untersuchung ergeben sich mehrere Schlussfolgerungen. Besondere Bedeutung kommt der Verbesserung der Datengrundlage zu. Mit Hilfe der vorhandenen Datenquellen können langfristig keine validen Aussagen erarbeitet werden. Hier bieten sich unterschiedliche Ansatzpunkte an, zum einen könnte die Verschlüsselung von Operationen nach ICPM in die Krankenhausstatistik-Verordnung aufgenommen werden, zum anderen könnten die § 301 Daten krankenversicherungsübergreifend verfügbar gemacht werden. Eine weitere valide Datenquelle ließe sich auch mittelfristig durch eine Ergänzung der Daten der Externen Qualitätssicherung erreichen, wobei hier die Erfassung des Patientenwohnortes notwendig wäre. Eine diesbezügliche Erweiterung der Datensammlung wurde an einigen Stellen bereits vorgenommen (z.B. Ärztekammer Westfalen-Lippe). Zu fordern ist unbedingt die Erfassung adäquater ambulanter Daten sowie der Auf- und Ausbau von Strukturdatenbanken bezogen auf Regionen wie etwa Kreise. Erforderlich sind etwa Informationen zur Chirurgendichte sowie zur chirurgischen Bettendichte. An dieser Stelle sollte betont werden, dass das Problem nicht nur in der fehlenden Datengrundlage liegt, sondern auch in der mangelnden Möglichkeit der Ausschöpfung von Daten, die prinzipiell vorhanden sind. Hier sollten Verbesserungen geschaffen werden. Ein nächster Schritt sollte in der Initiierung von Modellprogrammen und Studien zur Versorgungsforschung liegen. In diesem Sinne wird die Bekanntmachung der Richtlinien des Bundesministeriums für Bildung und Forschung und der Spitzenverbände der gesetzlichen Krankenkassen zur Stärkung und Förderung der Versorgungsforschung (10. 3. 2000) ausgesprochen positiv aufgenommen. Gegenstand der Förderung sind Behandlungsvariationen in Deutschland, die Versorgungsverläufe bei multimorbiden älteren Patienten und bei Patienten mit starker Inanspruchnahme des Versorgungssystems. Ansatzpunkte für weitere Untersuchungen könnten die Coronarangiographie, die Bypassoperation, die Carotis-TEA, die laparoskopische Cholecystektomie, die Prostatektomie, die Hysterektomie, Sektio, die Arthroskopie und die Wirbelsäurenchirurgie sein. Bei diesen Krankheitsbildern wird in der Literatur über eine erhebliche Variation berichtet. Bei adäquater Datenlage und ausreichender Förderung von Forschungsaktivitäten auf diesem Gebiet ist zu erwarten, dass ein mehrfacher Nutzen aus einer regionalen Verfügbarkeit von Operationsraten abgeleitet werden kann. Anwendungsbereiche könnten die Gesundheitsberichterstattung auf internationaler, Bundes-, Länder- oder Kreisebene, aber auch die Qualitätssicherung ärztlichen Handelns sein. Die Untersuchung regionaler Operationshäufigkeiten und deren Einflussfaktoren kann Hinweise auf eine Über-, Unter- oder Fehlversorgung bei bestimmten Eingriffsarten liefern. Es sollte im Interesse der Chirurgen liegen zu erfahren, ob operative Eingriffe nicht nur den medizinischen Notwendigkeiten und Patientenbedürfnissen entsprechen, sondern auch unangemessen oder willkürlich erfolgen und unnötige Operationen durchgeführt werden. Durch geeignete Qualitätssicherungsaktivitäten könnten Über-, Unter- und Fehlversorgungen minimiert werden. Dies setzt jedoch eine erhebliche Intensivierung der populationsbasierten Versorgungsforschung voraus.

Danksagung

Dem Bundesministerium für Gesundheit wird für die Initiierung und Finanzierung des Projektes „Operationshäufigkeiten in Deutschland – Ergebnisse einer bundesweiten Untersuchung" gedankt (217-43794-1/74).
Wir danken der Sektion Chirurgische Forschung der Deutschen Gesellschaft für Chirurgie, der externen Beratergruppe, den Ärztekammern Nordrhein, Westfalen-Lippe, Baden-Württemberg und Sachsen sowie allen Institutionen und Personen, die das Projekt aktiv unterstützt haben.

Literatur

1. Wennberg JE (1973) Small area variations in health care delivery. Science 182:1102–1108
2. Shaheen PP, Clark JP, Williams D (1987) Small area analysis: a review and analysis of the North American literature. J Health Politics, Policy and Law 12:741–809
3. Birkmeyer MD, Sharp SM, Finlayson SRG, Fisher ES, Wennberg JE (1998) Variation profiles of common surgical procedures. Surgery 124:917–923
4. Weber I (1998) Rückgang operativer Behandlungsfälle in Krankenhäusern: Operationsbedürftige Patienten werden vermehrt in Arztpraxen versorgt. Zusammenfassung Chirurg BDC 37:314–316
5. Swart E, Wolff C, Klas P, Deh S, Robra B-P (2000) Häufigkeit und kleinräumige Variabilität von Operationen. Chirurg 71:109–114
6. Seidel F, Ohmann C, Paech S (1999) Operationshäufigkeiten in Deutschland. Deutsche Gesellschaft für Chirurgie – Mitteilungen, S 98–101
7. Das Bundesministerium für Gesundheit (2000) Operationshäufigkeiten in Deutschland – Ergebnisse einer bundesweiten Untersuchung. Projekt im Auftrag des Bundesministeriums für Gesundheit. Band 129. Schriftenreihe des Bundesministeriums für Gesundheit. NOMOS Verlagsgesellschaft, Baden Baden

Qualitätskriterien Onkologischer Studien

Th. Lehnert

Sektion für Chirurgische Onkologie, Chirurgische Universitätsklinik, Im Neuenheimer Feld 110, 69120 Heidelberg

Quality Criteria for Oncological Studies

Summary. The quality of randomized trials is relevant for their respective evidence grade. Studies involving operative treatment must aim at precise description of procedures and high surgical quality. The overall quality of studies can be described in terms of planning, statistical analysis and presentation using sum scores.

Key words: Randomized trials – Quality

Zusammenfassung. Für die Bewertung des Evidenzgrades randomisierter Studien spielt auch die Studienqualität eine Rolle. Insbesondere chirurgische Therapiestudien müssen auf eine exakte Beschreibung und hohe Qualität der Therapie achten. Die Studienqualität in Planung, Auswertung und Präsentation kann mit Hilfe von Summenscores beschrieben werden.

Schlüsselwörter: Randomisierte Studien – Qualitätssicherung

Ziel aller klinischen Studien ist letztlich die Verbesserung therapeutischer Entscheidungen. Dabei kommt den verschiedenen Studientypen eine unterschiedliche Beweiskraft zu (Tabelle 1). Die höchsten Evidenzgrade werden nach diesem Schema den Metaanalysen und randomisierten Studien zugeordnet während die Zuverlässigkeit nicht randomisierter Vergleichsstudien, wie z.B. Fall-Kontroll-Studien und Kohorten-Studien, deutlich geringer eingeschätzt wird [1]. Problematisch wird die Umsetzung von Studienergebnissen in klinische Behandlungskonzepte, wenn Metaanalysen oder randomisierte Untersuchungen zu unterschiedlichen oder widersprüchlichen Ergebnissen kommen. Diese Situation tritt immer wieder auf, beispielhaft seien Untersuchungen über den Einfluß der Eigenblutspende auf die Prognose des colorektalen Carcinomes oder der Chemoembolisation für die Prognose des hepatocellulären Carcinomes genannt.

Tabelle 1. Evidenzgrade

I	Metaanalyse	mehrere randomisierte Studien
II	randomisierte Studie	Phase III
III	Vergleichsstudien ohne Randomisierung	Fall-Kontroll-Studie Kohorten-Studie
IV	despriptive Studien ohne Vergleich	Phase II – Fallserien
V	klinische Erfahrung	wichtig!

Am Soc Clin Oncol JCO 1999; 17: 1312–1321

Eine mögliche Erklärung für solche widersprüchlichen Befunde randomisierter Studien könnte in der unterschiedlichen Qualität der Studien liegen. Die Qualitätsanalyse randomisierter Studien muß dabei mehrere Aspekte berücksichtigen: die Studienplanung, d. h. im wesentlichen das Studienprotokoll, die Durchführung der Studie und letztlich auch die Auswertung und Präsentation der Studienergebnisse.

Im *Studienprotokoll* müssen Ein- und Ausschlußkriterien, therapeutische Intervention, Definition der Kontrollgruppe, Randomisationsmethode, Fallzahlschätzung mit Angabe des Signifikanzniveaus und des nachzuweisenden Unterschiedes exakt beschrieben sein. Ein wesentliches Qualitätsmerkmal ist auch das Führen eines Patientenlogbuches, in dem alle Patienten mit der betreffenden Diagnose verzeichnet werden. So kann kontrolliert werden, wieviele und aus welchen Gründen Patienten nicht in die Studie aufgenommen wurden.

Entscheidend für die Aussagekraft der Studie ist auch die Wahl einer geeigneten Kontrollgruppe. Solange die Wirksamkeit einer Therapieform (z. B. adjuvante Chemotherapie) nicht eindeutig nachgewiesen ist, verbietet es sich, zwei verschiedene Therapievarianten (z. B. verschiedene Chemotherapeutika) miteinander zu vergleichen und dabei auf einen unbehandelten Kontrollarm zu verzichten. Es gibt viele Beispiele, die belegen, daß Patienten wegen schlecht geplanter Studien völlig unnötig belastenden Therapien unterzogen wurden. Auch bei der Planung von 'Nachfolgestudien' muß immer wieder geprüft werden, ob der Verzicht auf eine unbehandelte Kontrollgruppe schon gerechtfertigt ist. Das kritische Vorgehen der Schweizerischen Arbeitsgemeinschaft Klinische Krebsforschung (SAKK) ist hier als besonders sorgfältig herauszustellen. Die Studien 4081 und 4087 der SAKK zur adjuvanten Chemotherapie des colorektalen Carcinomes geben den eindrucksvollen Beweis, daß der zu frühe Verzicht auf unbehandelte Kontrollgruppen zu folgenschweren Fehleinschätzungen führen kann.

Bei der *Studiendurchführung* ist – gerade wenn chirurgische Therapien teil des Behandlungsplanes sind – auf die Qualität der Behandlung und auf den Ausbildungsstand der Therapeuten zu achten. Unsere klinische Erfahrung, daß Ausbildung, Übung und Erfahrung die Ergebnisse der chirurgischen Behandlung bestimmen, wird in zahlreichen Untersuchungen bestätigt [2–4]. Vor diesem Hintergrund wurde zum Beispiel in der ACASS Studie zur Operationsindikation bei asymptomatischer Carotisstenose gefordert, daß die teilnehmenden Chirurgen definierte Mindestanforderungen in der perioperativen Schlaganfalls- und Mortalitätsrate erfüllen [5].

Die geplante Studiendauer muß in Zukunft als ein wesentliches Qualitätsmerkmal angesehen werden, da die Gefahr besteht, daß bei zu langer Studiendauer die Studienergebnisse nicht mehr relevant sind. So wurde z. B. 1979 eine randomisierte Studie begonnen, in der beim Dickdarmileus das zweizeitige Vorgehen mit dem dreizeitigen Vorgehen verglichen wurde. Diese Studie konnte erst 1995 abschliessend veröffentlicht werden, zu einem Zeitpunkt, als schon das einzeitige Vorgehen mit primärer Kontinuitätsresektion als bevorzugtes Verfahren anerkannt war [6]. Auch im Hinblick auf immer kürzere medizinische Produktzyklen, die einen schnellen Wandel im Umfeld einer Studie zur Folge haben, ist die schnelle Abwicklung einer Studie wünschenswert. Gerade bei onkologischen Studien steht dem oft die notwendige Nachbeobachtungszeit entgegen. Hier sollte man nicht der Versuchung erliegen, verläßliche und relevante Endpunkte wie z. B. das Überleben, durch früher ableitbare Surrogatparameter zu ersetzen. Die breite Unterstützung einer Studie mit vielen teilnehmenden Zentren kann helfen, die Rekrutierungsphase kurz zu halten und auf diese Weise Zeit zu gewinnen. Die Studienorganisation in Holland ist hier vorbildlich: innerhalb von nur drei Jahren gelang es über 1000 Patienten in eine randomisierte Rektumcarcinomstudie aufzunehmen. Die Teilnahme vieler Zentren hat zwar den theoretischen Nachteil, daß vielleicht die Qualität der Therapie etwas unterschiedlich ausfällt. Dieses Problem ist aber durch eine exakte Dokumentation zu erfassen. Dagegen hat es den Vorteil, daß die Studienergebnisse dann auch in der Breite anwendbar sind. Studienergebnisse die nur von einer Spezialistengruppe erzielt werden, können nicht ohne weiteres extrapoliert werden. So gilt die aus der ACASS-Studie abgeleitete Indikation zur operativen Therapie der asymptomatischen Carotisstenose nur für Chirurgen, deren perioperative Komplikationsrate sehr gering ist. Ähnli-

728

Tabelle 2. Qualitäts-Score randomisierter Studien. Palliative Chemoembolisation des hepatocellulären Carcinoms

		Signifikanzniveau	Qualitäts Score
Li 1995	TACE	<0.01	0,15
Lai 1986	±	n.s.	0,27
Raoul 1994	131 Jod	<0.01	0,44
Pelletier 1990	±	n.s.	0,64
Bruix 1998	±	n.s.	0,69
Madden 1993	±	n.s.	0,72
Groupe d'etude 1995	±	n.s.	0,83

che Modelle sind für spezialisierte Eingriffe in der onkologischen Chirurgie wie z. B. erweiterte Hemihepatektomien oder collare Oesophagusresektionen denkbar.

Selbstverständlich ist auch die sorgfältige Analyse der erhobenen Daten, vorzugsweise in enger Kooperation mit einem Biometriker, entscheidend für die Qualität der Studie. Unter den vielen Gesichtspunkten, die hier beachtet werden müssen sei nur auf zwei häufige Schwachpunkte hingewiesen: es sollte in allen Therapiestudien immer auch eine intention-to-treat Analyse vorgelegt werden, um z. B. einen Bias durch Verweigerung oder Abbruch einer nebenwirkungsintensiven Behandlung zu erfassen. Wird in der Studie ein signifikanter Unterschied nicht nachgewiesen, so ist anzugeben, wie hoch das Risiko ist, einen solchen tatsächlich vorhandenen Unterschied übersehen zu haben (posterior β-estimate).

Diese vielen unterschiedlichen Einzelaspekte der Studienqualität können summarisch mit Scoresystemen bewertet werden, welche die Planung, Durchführung und Präsentation von Studien berücksichtigen. Systematische biometrische Untersuchungen haben gezeigt, daß verschiedene Summenscores mit unterschiedlichen Einzelparametern sehr robuste Ergebnisse liefern, auch einfache scores mit wenigen Items scheinen brauchbare Einschätzungen der Studienqualität zu ergeben. Ebenso ist der Interobserver-Error bei der Anwendung der scores gering.

Ein solcher Summenscore wurde exemplarisch auf randomisierte Studien zur palliativen Chemoembolisation des hepatocellulären Carcinoms angewandt. Der maximale score für optimale Studienqualität beträgt 1, während kleinere Werte Abstriche an der Studienqualität bedeuten. Zwei von sieben Studien beschreiben eine signifikante Verlängerung der Überlebenszeit nach Chemoembolisation, doch liegt ihr Qualitätsscore relativ niedrig, während die vier Studien mit den höchsten Qualitätsscores keinen Überlebensvorteil durch Chemoembolisation nachweisen konnten (Tabelle 2). Demgegenüber konnte eine Analyse von Studien zur adjuvanten Chemotherapie des colorektalen Carcinomes feststellen, daß qualitativ hochwertige Studien eine Verbesserung der 5-Jahres-Überlebensrate um durchschnittlich 5 Prozent berichten, während Studien mit niedrigeren Qualitätsscores nur eine Verbesserung um 2 Prozent fanden [7]. Diese Befunde unterstreichen, daß die Beziehung zwischen Behandlungseffekt und Studienqualität in jedem Fall neu geprüft werden muß. Die Annahme, daß bei geringer Studienqualität eher über einen positiven Behandlungseffekt berichtet wird, hat keine allgemeine Gültigkeit [8].

Der Vergleich mit unseren europäischen Nachbarn zeigt heute, daß die Akzeptanz randomisierter Studien sowohl bei Ärzten als auch bei Patienten in Deutschland verbesserungswürdig ist. Die Qualitätsanforderungen an randomisierte klinische Studien sind weitgehend definiert. Eine hohe Qualität der Studienprotokolle, z. B. ausgewiesen durch das Gütesiegel der Deutschen Krebsgesellschaft, ist die Voraussetzung für die Verbesserung unserer Studienkultur.

Literatur

1. Desch C, Benson AB, Smith TJ, Flynn PJ, Krause C, Lprinzi CL, Minsky BD, Petrelli NJ, Pfister DG, Somerfield MR (1999) Recommended Colorectal Cancer Surveillance Guidelines by the American Society of Clinical Oncology. J Clin Oncol 17:1312–1321

2. Harmon JW, Tang DG, Gordon TA, Bowman HM, Choti MA, Kaufman HS, Bender JS, Duncan MD, Magnuson TH, Lillemoe KD, Cameron JL (1999) Hospital volume can serve as a surrogate for surgeon volume for achieving excellent outcomes in colorectal resection. Ann Surg 230:404–11
3. Holm T, Johansson H, Cedermark B, Ekelund G, Rutqvist LE (1997) Influence of hospital- and surgeon-related factors on outcome after treatment of rectal cancer with or without preoperative radiotherapy. Br J Surg 84:657–63
4. Porter GA, Soskolne CL, Yakimets WW, Newman SC (1998) Surgeon-related factors and outcome in rectal cancer. Ann Surg 227:157–67
5. Executive Committee for the Asymptomatic Carotid Atherosclerosis Study (1995) Endarterectomy for asymptomatic carotid artery stenosis. JAMA 273:1421–8
6. Kronborg O (1995) Acute obstruction from tumour in the left colon without spread. A randomized trial of emergency colostomy versus resection. Int J Colorectal Dis 10:1–5
7. Dube S, Heyen F, Jenicek M (1997) Adjuvant chemotherapy in colorectal carcinoma: results of a meta-analysis. Dis Colon Rectum 40:35–41
8. Moher D, Pham B, Jones A, Cook DJ, Jadad AR, Moher M, Tugwell P, Klassen TP (1998) Does quality of reports of randomised trials affect estimates of intervention efficacy reported in meta-analyses? Lancet 352:609–13

Die Bedeutung der Qualitätssicherung in Entwicklungsländern – klinische und wissenschaftliche Aspekte

P. Langenscheidt und P. Mues

Chirurgische Klinik, Universität des Saarlandes, Kirrberger Straße, 66421 Homburg

The Relevance of Quality Assurance in Surgical Services in Developing Countries – Clinical and Scientific Aspects

Summary. In developing countries, the term quality does not automatically relate to the most advanced of all possible performances, but to the most appropriate course of action under difficult and remote conditions. The application of a sufficient quality assurance system suffers under weak documentation and poor communication structure, as well as under limited financial resources. Three studies relating to quality of surgical care are introduced and reasons for inefficiency are discussed. The studies indicate that measures leading to the detection of serious faults resulting in appropriate interventions are well-accepted by the local staff, and may contribute to improvements in surgical care.

Key words: Developing countries – Africa – Quality assurance – Surgery

Zusammenfassung. In Entwicklungsländern bedeutet Qualität nicht automatisch Einsatz der fortschrittlichsten Methoden, sondern derjenigen, die an die schwierigen Bedingungen am besten angepaßt sind. Die Einführung von Qualitätssicherungsmaßnahmen wird durch Probleme im Bereich der Dokumentation und Kommunikation sowie durch äußerst beschränkte finanzielle Mittel erschwert. Drei Studien zur Qualität chirurgischer Versorgung werden dargestellt und diskutiert. Es zeigte sich, dass Maßnahmen zur Aufdeckung gravierender Mängel, die zu geeigneten Interventionen Anlaß geben, von dem lokalen Personal akzeptiert werden und zu einer Verbesserung der chirurgischen Versorgung beitragen können.

Schlüsselwörter: Entwicklungsländer – Afrika – Qualitätssicherung – Chirurgie

Chirurgische Qualitätssicherung in westlichen Industrienationen bsaiert auf dem Vergleich zwischen Kliniken hinsichtlich ihrer personellen und instrumentellen Ausstattung (structure), der Arbeitsabläufe (processing) und ihrer Ergebnisse (outcome). Die Voraussetzung für ein solches vergleichendes Verfahren ist eine relative Homogenität der medizinischen Einrichtungen. In den Entwicklungsländern, insbesondere im subsaharischen Afrika, bestehen jedoch erhebliche Divergenzen hinsichtlich des Potentials der einzelnen Krankenhäuser untereinander und der Gesundheitsversorgungssysteme gegenüber dem internationalen Standard. Die Ursachen hierfür sind komplex, vor allem aber ökonomischer, politischer und kultureller Natur. Die Einrichtung repräsentativer Universitäts- und Lehrkrankenhäuser in den Metropolen führt zu erheblichen Ungleichheiten in der Verteilung der ohnehin limitierten Ressourcen. Eine Versorgung der peripheren Regionen wird nach einem WHO Konzept durch den Ausbau von Distriktkrankenhäusern angestrebt, deren Funktionsfähigkeit in der Praxis jedoch durch Mangel an minimalen Voraussetzungen, wie der Präsenz qualifizierten Personals, kontinuierlicher Wasser- und Elektrizitätsversorgung und der Verfügbarkeit von Medikamenten, Verbands- bzw. Nahtmaterial eingeschränkt ist. Diese Mangelsituation führte zur Entwicklung der Strategie sogenannter „angepasster" Behandlungsmethoden, die sich durch niedrige Kosten, geringes Risiko und einfache Erlernbarkeit auszeichnen. Der rationelle Einsatz solcher auch unter schwierigen Bedingungen einsetzbaren Verfahren wird somit zu einem spezifischen Qualitätskriterium für die chirurgische Versorgung in Entwicklungsländern. Berichte über Qualitätssicherung in Entwicklungsländern beziehen sich meist auf Maßnahmen in einzelnen Kliniken (1,2). Systematische und vergleichende Erhebungen fehlen. Der Durchführung von Evaluation, Intervention und Kontrolle stehen erhebliche logistische Probleme entgegen: Neben fehlenden Finanzmitteln und unzureichender Infrastruktur mangelt es an einer systematischen Dokumentation von Krankendaten, an administrativer Autorität, Akzeptanz externer Kontrollen durch die Mitarbeiter sowie an der Zuverlässigkeit der erhobenen Daten. Externe Evaluationen durch Geberorganisationen wie der Deutschen Gesellschaft für Technische Zusammenarbeit und dem Deutschen Entwicklungsdienst beschränken sich daher meist auf die Erhebung struktureller Qualitätsparameter.

Mit dem Ziel der Erfassung und Verbesserung chirurgischer Leistungen wurden von einer Arbeitsgruppe der chirurgischen Klinik der Universität des Saarlandes drei Studien zur Qualitätssicherung in peripheren Krankenhäusern afrikanischer Entwicklungsländer initiiert: 1994 erfolgte eine Untersuchung der perioperativen Hygienemaßnahmen am Beispiel von fünf Distriktkrankenhäusern im westafrikanischen Benin. Basierend auf der Methode der nicht-standardisierten Beobachtungen wurde eine Kategorisierung von insgesamt 77 hygienerelevanten Arbeitsabläufen nach den Kriterien: „akzeptabel", „insuffizient" sowie „gefährlich" vorgenommen. Lediglich 15% der Abläufe entsprachen einem akzeptablen Standard, 46% mußten als insuffizient und 39% als hochriskant eingestuft werden. Diese Beobachtungen korrelieren mit einer Rate tiefer postoperativer Wundinfektionen zwischen 10 und 14%. Eine gemeinsam mit den Mitarbeitern durchgeführte Ursachenanalyse ergab lediglich in 17% der als nicht akzeptable eingestuften hygienebezogenen Maßnahmen fehlende oder defekte Apparaturen, wie zum Beispiel funktionsuntüchtige Autoklaven. Unkenntnis des Personals wurde in 33% ermittelt. 50% der Fehler mußten auf mangelndes Hygienebewußtsein zurückgeführt werden, das heißt, die Maßnahmen wurden trotz intakter Ausrüstung nicht korrekt durchgeführt. Hieraus wurde abgeleitet, dass das Wissen um die Notwendigkeit der Einhaltung von Hygienevorschriften keine hinreichende Voraussetzung für die tatsächliche Umsetzung in der Praxis darstellt. Die Beobachtung einer hohen Appendektomierate in einer Universitätsklinik im nördlichen Madagaskar (über 6000 Appendektomien in zehn Jahren, 65% der operativen Aktivität der chirurgischen Abteilung) war Anlaß für eine Untersuchung zur Treffsicherheit der präoperativen Diagnostik. Im Laufe von drei Monaten wurden 165 unter der Diagnose einer akuten Appendizitis entfernte Wurmfortsätze präpariert und im Institut für Pathologie der Universität des Saarlandes untersucht. Lediglich bei 15% der Präparate konnten Zeichen einer akuten Entzündung gefunden werden. Die negative Appendektomierate lag in dem Beobachtungszeitraum bei 85% (Tabelle 1). Bei einem Kostenauf-

Tabelle 1. Negative Appendektomieraten in Madagaskar im internationalen Vergleich

	Appendektomien pro 100.000 Einw./Jahr	Negative Appendektomierate in %
Madagaskar	510	84,2
Schweden	167	30,5
USA	260	14,7

Tabelle 2. Auswahl der im Rahmen der Qualitätssicherungsstudie Lindi/Mtwara erhobenen Parameter

Struktur	Verlauf	Ergebnis
Personal	Datendokumentation	Komplikationen
Operationssaal	Sterilisationsverfahren	Mortalität
Sterilisation	Indikationsstelung	Todesursachen
Wasser- und Elektrizitätsversorgung	Anästhesie	Aufenthaltsdauer
	Operationsmethoden	Kosten
Betten	Postoperative Betreuung	
Instrumentarium	Transfusionen	
Röntgen/Sonographie	Wartung	

Tabelle 3. Komplikations- und Mortalitätsraten bezogen auf die Anzahl der Operationen über zwölf Monate Beobachtungszeitraum im Vergleich dreier tansanischer Distriktkrankenhäuser

	Krankenhaus			
	I	II	III	Tot.
Gesamtzahl Operationen/Jahr	735	756	436	1927
Intraoperative Komplikationen (%)[a]	6,0	8,5	9,3	7,2
Postoperative Komplikationen (%)[a]	16,1	18,4	15,8	16,7
30 Tage Mortalität	2,2	2,0	1,8	2,1

[a] Unterschiede statistisch signifikant (z-test, p = 0,043)

Tabelle 4. Häufigkeit perioperativer Bluttransfusionen und Hämoglobinbestimmungen (Hb) bei 1927 Operationen in drei Distriktkrankenhäusern im südlichen Tansania (in %)

	Krankenhaus			
	I	II	III	Tot.
Transfusionen	9	4	21	10,0
Autotransfusion	2	33	4	7,7
präoperatives Hb	59	7	19	37,0
postoperatives Hb	15	9	7	12,2
Hb-Bestimmung bei durchgeführter Transfusion	89	41	23	59,0

wand von ca. 50 Dollar pro Eingriff führten die nicht idizierten Appendektomien zu einem vermeidbaren jährlichen Aufwand von ca. 30.000 Dollar, bezogen auf den Einzugsbereich der betreffenden Klinik (4). Die in diesen Untersuchungen offenkundig gewordenen und verbesserungsfähigen Qualitätsdefizite führten zu der Konzeption einer umfassenden Qualitätssicherungsstudie unter Einbeziehung von zehn Kliniken der Regionen Mtwara und Lindi im südlichen Tansania. Während der 1997 begonnenen Evaluation konnte nach intensiver Vorbereitung und unter Einbeziehung der in den beteiligten Kliniken tätigen Kollegen eine hohe Akzeptanz der Maßnahme erreicht werden, die sich in einem Rücklauf der umfangreichen Datenerhebungsbögen (Tabelle 2) von über 85% manifestierte. Die bisher für drei der Kliniken vorliegende Auswertung der Ergebnisparameter von 1927 innerhalb eines Jahres registrierten Eingriffe (Tabelle 3) zeigt eine Komplikationsrate von 23,9%, wobei intraoperativ schwere Blutungen mit 1,8% postoperativ Wundheilungsstörungen mit 12,5% die häufigsten Ereignisse darstellten. Zwischen einzelnen Kliniken sowie verschiedenen Operateuren konnten signifikante Unterschiede hinsichtlich Komplikations- bzw. Mortalitätsrate festgestellt werden. Die Analyse der Sterbefälle zeigte in 27% potentiell vermeidbare Ursachen.

Ein interessanter Teilaspekt sei vor dem Hintergrund einer regionalen HIV-Durchseuchung von 5,6% hervorgehoben: Tabelle 4 zeigt die Häufigkeit perioperativer Bluttransfusionen dreier

Kliniken sowie die getroffene Maßnahmen zur Sicherung der Transfusionsindikation (prä-, intra- und postoperative Hämoglobinbestimmung). Hier fanden sich erhebliche Unterschiede sowohl bei der Häufigkeit der Gabe von Fremdblut als auch bei der Durchführung der für HIV-negative Patienten sicheren Methoden der Autotransfusion. Die Interventionsphase wurde im März 2000 mit der Präsentation der bisherigen Ergebnisse und deren Diskussion unter den Vertretern der beteiligten Abteilungen eingeleitet. Allein aus der Darstellung der vergleichenden Daten ergab sich eine intensive Diskussion und Ursachenanalyse hinsichtlich erkannter Defizite, verbunden mit einer hohen Bereitschaft zur Ergreifung adäquater Maßnahmen. Die kontinuierliche Datenerhebung wird Rückschlüsse auf deren Effektivität ermöglichen.

Die Relevanz von Qualitätssicherungsmaßnahmen in peripheren Krankenhäusern afrikanischer Entwicklungsländern wird durch die dargestellten Studien untermauert. Gerade unter den schwierigen und von Mangel an Ressourcen gekennzeichneten Bedingungen ist durch geeignete Intervention eine Steigerung der Effizienz und Optimierung der chirurgischen Ergebnisse zu erwarten. Neben ethischen und finanziellen Aspekten können aus der systematischen Datenerhebung epidemiologische Erkenntnisse über die regionale Verbreitung chirurgischer Erkrankungen gewonnen werden. Die Einbeziehung des lokalen Personals im Sinne einer internen Qualitätssicherung ist die Basis für eine breite Akzeptanz der Maßnahmen. Finanzielle, administrative und infrastrukturelle Probleme können, wie das Beispiel der Studie in Südtansania zeigt, überwunden werden. Vorläufige Kostenanalysen dokumentieren ein hohes Rationalisierungspotential bei konsequenter Umsetzung der Korrekturmaßnahmen. Qualitätssicherung ist somit ein geeignetes Instrument zur Verbesserung der chirurgischen Versorgung auch in Entwicklungsländern und sollte bei zukünftigen Projektplanungen von vornherein als integraler Bestandteil konzipiert und umgesetzt werden.

Literatur

1. Watters DAK (1993) Quality assurance in surgery: surgical audit in the developing world. PNG Med J 36:120–125
2. Watters DAK, Bern C, Echun DA, Ahmed A (1991) Audit of ‚surgery in general' in a African teaching hospital. J. R. Coll. Surg. Edinb. 36:402–404
3. Hilger S, Langenscheidt P, Feifel G (1994) Untersuchungen zur chirurgischen Hygiene in fünf Distriktkrankenhäusern in Benin. Mitt Österr Ges Tropenmed Parasitol 16:99–106
4. Langenscheidt P, Lang C, Püschel W, Feifel G (1999) High rates of appendicectomy in a developing country: An attempt to contribute to a more rational use of surgical resources. Eur J Surg 165:248–252

Die Entwicklung von evidence-basierten Leitlinien am Beispiel des Rektumkarzinoms

Th. Junginger, A. Heintz, A. Terzic, K. Ketterer, H. Rieske und J. Beardi

Klinik und Poliklinik für Allgemein- und Abdominalchirurgie, Joh. Gutenberg-Universität, Langenbeckstraße 1, 55101 Mainz

The Development of Evidence-Based Guidelines Concerning Rectal Cancer

Summary. The guidelines of the German Society of Surgenons for treatment of colorectal cancer, developed by experts, were compared to the evidence-based-guidelines from Scotland. There were no differences between these guidelines. The content of the evidence-based-guidelines mostly rests upon the opinion of experts, only a small number of guidelines are based on randomized prospective trials. Even though different methods were used for the development of the respective guidelines, the results were comparable. The aim of guidelines must be to attain a high quality of medical treatment with feasible standards incorporated within the development of guidelines.

Key words: Guidelines – Evidence-based-medicine – Colorectal cancer

Zusammenfassung. Die aufgrund eines Konsensus der von den beteiligten Experten entwickelten Leitlinien der Deutschen Gesellschaft für Chirurgie wurden mit den Evidence-based Leitlinien zum kolorektalen Karzinom von Schottland verglichen. Dabei zeigte sich eine weitgehende Übereinstimmung der Inhalte. Die Inhalte der EBM-Leitlinien beruhten meist auf Expertenmeinungen und nur wenige Empfehlungen sind durch randomisierte Studien begründet. Bei unterschiedlicher Methodik zur Entwicklung von Leitlinien gleichen sich die Ergebnisse. Die Erstellung von Leitlinien muß mit vertretbarem Aufwand erfolgen, damit das Ziel – die Verbesserung der Behandlungsqualität nicht verloren geht.

Schlüsselwörter: Leitlinien – Evidence-based-Medizin – Kolorektales Karzinom

Zu den Hauptvorträgen werden die folgenden FREIEN VORTRÄGE gehalten, die in Kurzfassung angefügt werden.

Ist Lebensqualität auf der Chirurgischen Intensivstation evaluierbar? Eine klinische Kooperationsstudie Pflege – Arzt

T. R. Neubert, T. Bohrer, E. Freyenhagen und M. Rothmund

Klinikum der Philipps-Universität Marburg, Zentrum für Operative Medizin, Intensivstation I1, Baldingerstraße, 35033 Marburg

Is Evaluation of Quality of Life Possible on a Surgical Intensive Care Unit? A Study of Clinical Cooperation Between Nurse and Physician

Summary. In this pilot study for validating the instrument for an ICU Quality of Life assessment, the data of 34 patients were analyzed. Relevant quality data of objective viewpoint such as personal situation, the cost of treatment and medical interventions were recorded. This was related to the subjective opinion of the patients, gained from a 41 question interview about their opinion of the structure and organisation of the ICU, and especially about their physical, social and emotional feelings. The evaluation of questions concerning the acceptance of medical-therapeutic interventions and psychological/physical presentness, shows a feeling dynamics in dependency to the period of staying on the ICU, and in dependency to age. The question about pain, as one of the substantial quality of life criteria, gives cause for discussion regarding pain therapy. Single results concerning pain, sleep and other kinds of behavior should be modified and adjusted to the needs of the patients in the ICU setting.

Key words: ICU – Quality of life

Zusammenfassung. In der vorliegenden Studie wird in Kooperation von Pflegepersonal und Arzt zunächst die Frage nach Erhebungsinstrumenten für die Evaluierung von Lebensqualität, dann aber auch betriebs-wirtschaftliche Konsequenzen und Umsetzung der aus der Studie resultierenden Bedürfnisse des Patienten in die tägliche Pflegepraxis diskutiert. Es werden qualitätsrelevante Daten aus objektiver Perspektive, wie Vitalfunktionen, Schwere der Erkrankung aber auch Personalsituation, Behandlungsaufwand und besondere Interventionen mit in einem Interview erfragten Subjektivdaten der Patienten in Beziehung gesetzt. Einzelergebnisse bezüglich des Schmerz- und Schlafempfindens bez. kritisierter Handlungsweisen werden vom Behandlungsteam weitaus negativer eingeschätzt geben aber direkt stationsintern Anlaß zu Strategieänderungen in der Behandlung und im allgemeinen Stationsablauf.

Schlüsselwörter: Intensivstation – Krankenpflege – Lebensqualität – Kooperationsstudie

Effekte der Wechsellagerung in Abhängigkeit vom Therapiebeginn

M. Walz, G. Möllenhoff und G. Muhr

BG-Klinik Bergmannsheil, Chirurgische Universitätsklinik, Bürkle-de-la-Camp-Platz 1, 44789 Bochum

Effects of Prone Positioning-Dependent on Start of Therapy

Summary. Changing prone and supine positioning has become a more commonly-used therapy in pulmonary failure. It can be differentiated between primary (starting during the first

36 h after trauma, PA) and secondary (SA) use. Are the clinical effects of positioning related to the time starting this therapy? Studying data of 304 patients (PA: n = 212, SA: n = 92), PA shows a shorter duration until prone positioning could be stopped (7.4 vs 12.1 days) and a lower mortality (9.4% vs 18.5%). Even mortality of patients with ARDS was reduced by early commencement (10.6% vs 18.5%). Incidence of ARDS was lowered dramatically in the PA-group (0.6%), the most important effect. The early, prophylactic use of changing prone and supine positioning leads to a faster improvement in impaired oxygenation. In patients with initially normal lung function, posttraumatic pulmonary failure could be avoided in nearly all patients by early prone positioning.

Key words: Pulmonary failure – Prone positioning – Primary therapy

Zusammenfassung. Die wechselnde Bauch- und Rückenlagerung hat in der Therapie des Lungenversagens an Bedeutung gewonnen. Wir unterscheiden die primäre (Start innerhalb der ersten 36 Stunden nach Trauma, PA) von der späteren, sekundären Anwendung (SA). Unterscheiden sich die Effekte in Abhängigkeit vom Therapiebeginn? Die Auswertung der Verläufe von 304 Patienten (PA: n = 212, SA: n = 92) ergab für die PA eine kürzere Anwendungsdauer (7.4 vs. 12.1 d) und eine niedrigere Mortalität (9.4% vs. 18.5). Auch die Letalität des ARDS war bei frühzeitigem Therapiebeginn geringer (10.6% vs. 18.5%). In der PA-Gruppe zeigte sich eine mit 0.6% drastisch gesenkte Inzidenz des ARDS als wesentlichster Effekt. Die frühzeitige, prophylaktische Anwendung der Wechsellagerung führte zur rascheren Verbesserung der gestörten Oxygenierung und konnte bei Patienten mit initial noch nicht wesentlich beeinträchtigter Lungenfunktion eine Verschlechterung nahezu immer verhindern.

Schlüsselwörter: Lungenversagen – Bauchlagerung – Therapiebeginn

Evaluation eines Qualitätsmanagementsystems in der klinischen Versorgung schwerverletzter Patienten

S. Ruchholtz, C. Waydhas, T. Paffrath und D. Nast-Kolb

Klinik für Unfallchirurgie, Universitätsklinikum Essen, Hufelandstraße 55, 45122 Essen

Evaluation of a Quality Management System for the Treatment of Severely Injured Patients

Summary. A quality management system (QMS) for the treatment of severely injured patients was validated at the University of Essen. The elements of the QMS were: (1) documentation, (2) 20 criteria for the assessment, (3) statistical analysis and (4) quality circle. From May 1998 to September 1999, a cohort of 447 patients (ISS; 22 ± 17) was treated. The impact of the QMS was assessed in four periods of 4 months. The quality circle met eight times. For the improvement of the process, 16 long-term changes were introduced. In 60% (n = 12) of the 20 assessment criteria, significant improvements were detected. Overall mortality was diminished from 17% in the first, to 10% in the last observation period. Conclusion. The study revealed that the quality of early therapy of severely injured patients was significantly improved by implementation of a quality management system.

Key words: Multipe injury – Quality management – Clinical treatment

Zusammenfassung. Im Mai 1998 wurde ein Qualitätsmanagement (QM)-System für die Schwerstverletztenversorgung im Universitätsklinikum Essen eingeführt. Die Implementierung basierte auf: 1. Dokumentation 2. 20 Beurteilungskriterien 3. Statistischer Analyse. 4. Qualitätszirkel (QZ). Im Zeitraum von 5/1998 bis 9/1999 wurden 447 Pat. (ISS von 22 ± 17) behandelt. Die Beurteilung erfolgte anhand von 4 Quartalen (4 Monate). Es erfolgten insgesamt 8 QZ-Treffen, 16 Veränderungen wurden eingeführt. 60% (n = 12) der 20 Beurteilungskriterien konnten deutlich optimiert werden. Die Letalität ging von 17% im ersten auf 10% im letzten Quartal zurück. Schlußfolgerung: Durch Implementierung des interdisziplinären QM-Systems wurde die Schwerverletztenversorgung in Bezug auf die Effektivität der Behandlung deutlich verbessert.

Schlüsselwörter: Schweres Trauma – Qualitätsmanagement – Klinische Behandlung

Die operative Regeltherapie des Magencarcinoms in deutschen nichtuniversitären Kliniken – eine bundesweite Umfrage zur Versorgung in der Breite

A. Schmidt-Matthiesen, E. Bank-Weis und A. Encke

Klinik für Allgemein- und Gefäßchirurgie, J. W. Goethe-Universität, Theodor-Stern-Kai 7, 60590 Frankfurt/M.

The Reality of Gastric Cancer Surgery in German Non-University Surgical Departments – A Nationwide Inquiry

Summary. Methods. A questionnaire consisting of 25 questions was developed and sent out with an explanatory letter to 683 non-university surgical departments. The topic was the regular surgical procedure for gastric cancer. Anonymity was ensured. The deadline for acceptance of the filled-out form was 1 July 1998.
Results. Three hundred and sixty (52.7%) clinics answered. The median of patient capacity was 80, of cases per year 17.5 and of surgeons operating on gastric cancer, 3. For intestinal types of cancer, 17.8% regularly perform total gastrectomies, 57.8% subtotal gastrectomies. A splenectomy de principe is performed in 14.5%. Compartment I + II is being dissected in 75% of the clinics, in the case of a total gastrectomy, another 20% dissect parts of compartment III. In cases of a subtotal resection, 15% dissect only compartment I. The reconstruction is 75% ROUX-Y. Pouch reconstructions are performed in 20%. The median hospital mortality is 3% (0–20%), median insufficiency rate of esophagus anastomosis 3% (0–20%). The department structures did not influence these figures.

Key words: Gastric cancer – Treatment reality – Quastionnaire

Zusammenfassung. Methode: Es wurde mehrschrittig ein Fragebogen mit 25 Fragen nach dem Regelvorgehen entwickelt, zu beantworten durch Ankreuzen oder (selten) Freitext. Er wurde anonym mit Anschreiben an ungeteilte Kliniken ab 80 bzw. an allgem./visceralchir. Abt. ab 50 Betten verschickt. Stichtag war der 1. 7. 98.
Ergebnisse: 360 Fragebögen wurden ausgewertet (Rücklaufquote 52,7%). Im Median haben die Kliniken 80 Betten, operieren 17,5 Magencarcinome/Jahr durch 3 Operateure. Beim intest. Typ im unteren 1/3 führen 17,8% der Kliniken eine Gastrektomie aus, 57,8% eine 4/5-Resektion. Prinzipielle Splenektomie praktizieren 14,5%. Bei Gastrektomie dissezieren 75% die

Komp. I + II, weitere ca. 20% (Teile von) III. Bei Resektionen räumen 15% nur Komp. I aus. 75% rekonstruieren nach ROUX. Pouches legen 20% an. Hospitalletalität wird mit 0–20%, im Median bei 3% angegeben, die Insuffizienz an der Ösophagusanastomose mit 0–20%, Median 3%. Zahl von Betten, Fällen, Operateuren ist ohne Einfluß.

Schlüsselwörter: Magencarcinom – Versorgungsrealität – Umfrage

Peri- und postoperative Longitudinalbeobachtung der Lebensqualität bei Magencarcinompatienten mit Gastrektomie

A. Schmidt-Matthiesen und R. Weidmann

Klinik für Allgemein- und Gefäßchirurgie, J. W. Goethe-Universität, Theodor-Stern-Kai 7, 60590 Frankfurt/M.

Quality of Life in Gastric Cancer Patients with Total Gastrectomy: A Peri- and Postoperative Longitudinal Evaluation

Summary. The questionnaire by Eypasch 1990-1993 was supplemented by gastrectomy-related symptoms. Patients with curative total gastrectomy/Roux-reconstruction answered the questions preoperatively, at discharge and after 3 and 6 postoperative months. The questions were of dual structure, first inquiring whether a specific item (general, psychic, social or physical domain) is present and, if so, the degree it affects quality of life (QOL). Noncurative resection, recurrency, postoperative complications and incomplete questionnaires were exclusion criteria. Fifteen male and 7 female patients with a median age of 62.5 years remained for evaluation. Results. The results show the prevalence of each item and its influence on QOL. The items of the module "psychic" showed a prevalence of 60% preoperatively, but 33% 6 months postoperatively. The prevalence of the "physical" items increased from less than 30% to 50% 6 months postoperatively. The "social" items changed from 35% to less than 20% in the same period. The degree by which the specific item affected QOL increased continously from preoperation to 6 months postoperatively by 30–50%. Low QOL is associated with a high prevalence of gastrectomy-related symptoms.

Key words: Quality of life – Longitudinal evaluation – Total gastrectomy – Gastric cancer

Zusammenfassung. Methode: Der Fragebogen nach Eypasch 1990/1993 wurde um wenige gastrektomietypische Symptome ergänzt und Pat. mit kurativer Gastrektomie/Roux präop., 2 Wochen, 3 und 6 Mon. postop. vorgelegt. Es wird das Vorhandensein eines Items (psych., soziale, allgem., somat. Domäne) erfragt und dann die LQ-Beeinträchtigung. Postop. Komplikationen, Tumorrezidiv und unvollständige Fragebögen erwirkten den Ausschluss. 15 Männer und 7 Frauen konnten ausgewertet werden, der Altersmedian war 62,5 Jahre. Ergebnisse: Zu unterscheiden sind die Prävalenz einzelner Items und der bei deren Vorhandensein empfundenen LQ Einschränkung. Während präop. die Items des Moduls 'psychisch' eine Prävalenz von fast 60% hatten, die nach 6 Monaten auf 33% abfällt, ist die Prävalenz der 'somatischen' Items präop. < 30% auf < 50% nach 6 Mon. fallend. Die Prävalenz 'sozialer' Items ist präop. bei 35%, nach 6 Mon. bei < 20%. Das Ausmaß, zu dem die bejahten Items die LQ beeinträchtigen, nimmt von präop. bis 6 Mon. postop. um 30–50% zu. Dieses war eng mit gastrektomietyp. Symptomen verbunden.

Schlüsselwörter: Lebensqualität – Longitudinalstudie – Gastrektomie – Magencarcinom

Tele- und computerassistierte Chirurgie

Telemedizinische Netzwerke

M. Hünerbein

Klinik für Chirurgie und Chirurgische Onkologie, Robert Rössle Klinik, Charité, Lindenberger Weg 80, 13122 Berlin

Telemedicine Networks

Summary. The application of telemedicine, particularly in surgery, offers enormous benefits since communication is an essential part of medical practice. The need to improve the management of medical informations is critical because of the explosion of medical knowledge and the need for cost reduction. Telemedicine offers new possibilities for clinical, research and teaching activities. Relevant, up-to-date scientific information is instantly available for analysis and interaction. Such network systems require integrated hardware and software to provide network access, videoconferencing and data transmission. The authors review the issue of digital communications as well as its potential application to Telemedicine.

Key words: Telemedicine – Surgery – Network - Communication

Zusammenfassung. Die steigende Komplexität der medizinischen Therapiekonzepte und der zunehmende Kostendruck erfordern in der Medizin einen schnellen Informationsfluß auch zwischen entfernten Instituten, Telemedizinische Netzwerke bieten die Chance einer schnellen und qualitativ hochwertigen Datenübermittlung im Rahmen von Telekonsultationen oder Telekonferenzen. Die verschiedenen Anwendungsgebiete der Telemedizinischen Netzwerke lassen für die Zukunft Vorteile im Hinblick auf Kostenreduktion, Qualitätssicherung und Kompetenzsteigerung erwarten. Die Akzeptanz der Telemedizin ist jedoch von der Qualität und Zuverlässigkeit der Netzwerke sowie von der Verfügbarkeit entsprechender Datenübertragungsmodule abhängig.

Schlüsselwörter: Telemedizin - Netzwerk - Chirurgie - Kommunikation

Die heute so aktuellen Stichworte Kostenreduktion, Qualitätssicherung und Kompetenzsteigerung werden im medizinischen Bereich oft mit dem Begriff Telemedizin in Verbindung gebracht. Um den steigenden Anforderungen an die Medizin gerecht zu werden ergibt sich somit auch in der Chirurgie die Notwendigkeit entsprechende telemedizinische Netzwerke und entsprechende Anwendungsgebiete zu etablieren. Es stehen inzwischen verschiedene Systeme für den Datentransfer zur Verfügung, die sich sowohl in Ihrer Leistungsfähigkeit als auch im Hinblick auf die Kosten deutlich unterscheiden. Mittels ISDN kann eine Datenübermittlung in einer Geschwindigkeit von 128 kBit/sec erfolgen, was für die Übermittlung von Standbildern z. B. im Rahmen einer Telekonsultation ausreichend sein kann. Für den Transfer von dynamischer Information, wie

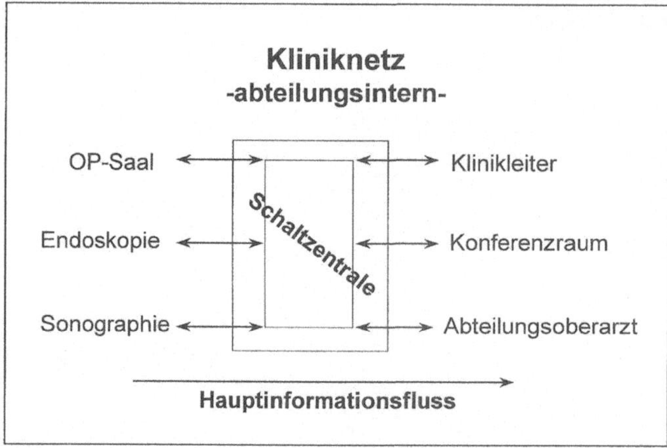

Abb. 1

es im Rahmen von Telekonferenzen notwendig wird, ist jedoch der asynchrone Transfer Mode (ATM) vorzuziehen (622MBit/sec). Hier können die Daten nicht nur in chronologischer Folge, sondern auch parallell zueinander übermittelt werden. Für eine Telekommunikation mit entfernten Partner lässt sich natürlich auch eine Sattelitenverbindung nutzen (34MBIT/sec.). Hohe Anforderungen an das Kommunikationssystem sind insbesondere für die Telepräsenz zu fordern, die im allgemeinen mit der Telechirurgie gleichgesetzt wird. Neben der Übermittlung von visueller und ggf. taktiler Information, ist hier eine Interaktion eines Partners mit notwendig. Für einen sicheren und effektiven Einsatz Telemedizinischer Netzwerke sind folgende Kriterien zu erfüllen.

effektive Datenakquisition
hohe Übertragungsqualität
hohe Systemstabilität
ausreichender Datenschutz

Unter diesen Prämissen haben wir in unserer Klinik ein hausinternes Netz und mehrere Verbindungen mit anderen Instituten der Charité etabliert. Das hausinterne Netz besteht aus einer Schaltzentrale über welche die Information aus den Funktionsbereichen (OP, Endoskopie und Sonographie) an die entsprechenden Kompetenzträger d. h. Klinikleiter bzw. Funktionsoberarzt sowie an ein Auditorium in einen Konferenzraum weitergeleitet werden können. Der Hauptinformationsfluß geht dabei natürlich in Richtung der Konsultierten (Abb. 1). Es wurden hierfür verschiedene Übertragungsmodule entwickelt die sowohl den o. g. Systemkriterien als auch den täglichen klinischen Notwendigkeiten Rechnung tragen. Im OP-Saal können Bilder der Gesamtsituation über eine 3D-Raumkamera übertragen werden. Informationen über den OP-Situs werden über eine zentral in der OP-Leuchte fixierte OP-Kamera, die ferngesteuert ist, gewonnen. Dieses System berücksichtigt zum einen die Platzknappheit im OP, zum anderen die Sterilitätsanforderungen. Im Rahmen der minimal invasiven Chirurgie kann ebenso wie bei der Videoendoskopie die Bildinformation mit den vorhandenen Systemen digitalisiert und übermittelt werden. Einen besonderen Stellenwert für die intraoperative Navigation besitzt der Ultraschall. Das von uns etablierte Ultraschall-Modul besteht aus einer voll digitalen 3D-Ultraschalleinheit. Hier erfolgt schon die Datenakquisition mit größter Präzision über das „digital beamforming". Eines standardisiertes Datenformat wird durch einen dreidimensionalen Ultraschall-Datensatz gewährleistet, der durch einen motorisierten Schwenk des Transducers im Schallkopf aufgenommen wird. Die Volumendaten können in der Zentraleinheit weiterverarbeitet werden oder Informationsverlust im DICOM Format weitergeleitet werden. Mit einer entsprechenden Software (Sonoview) kann die Weiterverarbeitung der Daten an jedem Netzwerk PC erfolgen (Abb. 2).

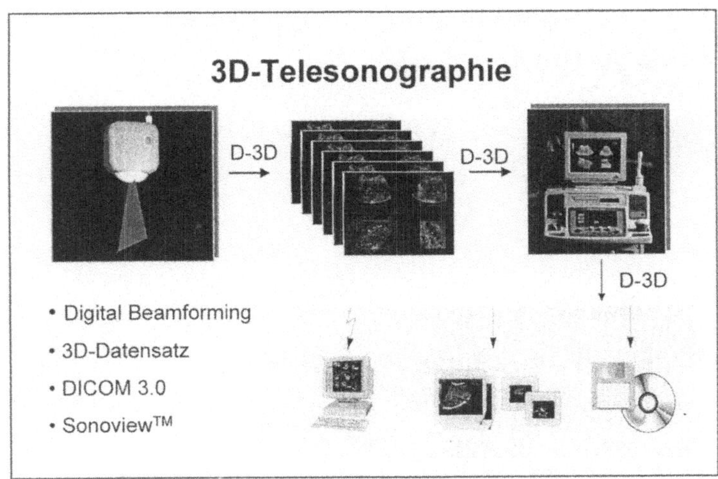

Abb. 2

Aufgrund der besonderen Situation der Universitätskliniken in Berlin hat sich für unsere Belange auch eine externe Netzanbindung als sinnvoll erwiesen. Das Universitätsklinikum Charité beinhaltet drei räumlich getrennte Standorte, Campus Mitte, Campus Virchow Klinikum und Campus Buch, einem Haus mit drei verschiedenen Standorten in Berlin. Die Robert-Rössle-Klinik (Campus Buch) ist ein onkologisches Zentrum, in dem verschieden multimodale Therapiekonzepte zur Behandlung von Tumorpatienten eingesetzt werden. Aufgrund dieser spezialisierten, interdisziplinären Konzeption ist eine enge Kommunikation mit anderen Instituten unbedingt notwendig. Das Interesse an Fort- und Weiterbildungen ist im Hinblick auf die sich ständig im Fluß befindlichen onkologischen Therapiekonzepten und deren hohe klinische Relevanz groß. Die drei Standorte der Charité wurden inzwischen miteinander vernetzt. Externe Verbindungen sind sowohl über direkte Verbindung wie ISDN und ATM als auch über Satellit durchführbar.

Unsere Erfahrungen sowohl mit dem hausinternen als auch mit dem externen Netzwerk sind positiv. Es bestehen aber noch verschiedene Probleme bei der Nutzung telemedizinischer Netzwerke, die noch gelöst werden müssen. In diesem Zusammenhang müssen der übertragungsbedingte Informationsverlust, Datenschutz, Akzeptanz durch die Ärzte und Abrechnungsmodalitäten genannt werden. Es ist jedoch zu hoffen, daß sich unter dem bestehenden Erwartungsdruck hier mittelfristig Lösungen finden. Eine vermehrte Nutzung der verschiedenen Anwendungsmöglichkeiten Telemedizinischer Netzwerke in der Chirurgie ist nicht nur wünschenswert, sondern auch im Rahmen der engeren interdisziplinären Kooperation und besseren Verzahnung der ambulanten und stationären Patientenversorgung unumgänglich.

Literatur

Lenzen H, Meier N, Bick U (1997) Telemedicine. Possibilities and perspectives Radiologe 37(4): 294-8
Schlag PM, Moesta KT, Rakovsky S, Graschew G (1999) Telemedicine: the new must for surgery. Arch Surg 134(4): 1216-21
Weissauer W, Feussner H (1998) Teleconsultation in surgery-basic conditions and future significance. Chirurg 69(10): suppl 311-3

Perioperative Medizin:
Kooperation zwischen Chirurgie und Anästhesie

Rationelle präoperative Diagnostik – aus chirurgischer Sicht

J. Kussmann

I. Chirurgische Abteilung am Allgemeinen Krankenhaus Wandsbek, Alphonsstraße 14, 22043 Hamburg

Preoperative Evaluation – The Surgeon's View

Lassen Sie mich meinen Beitrag ganz im Sinne der Kooperation zwischen Chirurgie und Anästhesie mit einer anästhesiologischen Publikation beginnen: Vogt und Henson aus Rochester haben 1997 eine prospektive Querschnittsstudie veröffentlicht, in der sie bei Elektivpatienten unter Berücksichtigung der ASA Klassifikation die von den Chirurgen angeordneten präoperativen Untersuchungen bewertet haben (10). Im Mittel wurden von den Anästhesisten 72,5% der von den Chirurgen angeordneten bzw. durchgeführten Untersuchungen als „nicht indiziert" bewertet. Trotz einiger methodischer Unzulänglichkeiten erscheint diese Arbeit bemerkenswert. Zeigt sie doch, daß Indikation und Bewertung präoperativer Diagnostik in der täglichen Praxis subjektiv und damit durch gute Argumente veränderbar sind. Die Diskrepanz in der Einschätzung – die ich im übrigen in der täglichen Praxis und bei zahlreichen Veranstaltungen auch schon mit anderen Vorzeichen erlebt habe – ist Hinweis auf ein beachtliches Veränderungspotential, das wir gemeinsam nutzen müssen.

Zunächst zur Begriffsbestimmung der rationellen präoperativen Diagnostik aus chirurgischer Sicht: die präoperative Diagnostik beginnt *nachdem* die Indikation zur Operation gestellt ist. Sie dient *ausschließlich* der Operationsvorbereitung und hat damit 2 klar umrissene Aufgaben:

1. Erkennung von Risikofaktoren, die für den jeweiligen Eingriff relevant sind und
2. Bereitstellung von Informationen für eine bestmögliche Operationsplanung.

Da es in dieser Sitzung um die perioperative Kooperation zwischen Chirurgen und Anästhesisten geht möchte ich meine Ausführungen auf die Risikoevaluation fokussieren. Risikofaktoren lassen sich in dispositionelle und expositionelle Faktoren einteilen. Grundlage für die Ermittlung des dispositionellen Risikos ist die Anamnese und die klinische Untersuchung. Die Relevanz dieser Faktoren ergibt sich erst aus einer gemeinsamen Betrachtung von Disposition und Exposition. So ist beispielsweise eine COPD im Zusammenhang mit einer geplanten Leistenbruchoperation in Lokalansästhesie wenig bedeutsam. Vor einer Ösphagektomie hingegen kann die obstruktive Lugenerkrankung sehrwohl für die Entscheidungsfindung relevant sein. Die Relevanz des potentiellen Risikofaktors muß dann mit darüber entscheiden, ob eine über die Anamnese und die klinische Untersuchung hinausgehende Diagnostik erfolgen sollte. Ziel dieser ergänzenden Diagnostik ist die weitere, messbare Risikoreduktion. Damit ist auch der Endpunkt definiert, an dem wir den Erfolg präoperativer Diagnostik messen können und messen müssen. Im klinischen Alltag beeinflussen zahlreiche andere Faktoren das Ausmaß dessen, was wir tatsächlich an diagnostischen Maßnahmen präoperativ für unabdingbar halten (Tabelle 1). Ein gutes Beispiel

Tabelle 1. Weitere Faktoren, die den Umfang der präoperativen Diagnostik bestimmen

- Empfehlungen („Schule")
- vermeintlicher Wunsch des mitbehandelnden Kollegen
- medico-legale Befürchtungen
- leichte Verfügbarkeit apparativer Diagnostik
- potentieller Nutzen

Tabelle 2. Standardisierte Anamnese zur Erfassung einer erhöhten Blutungsbereitschaft

- Verlängerte Blutungszeit? (Verletzung, Menstruation, Zähneputzen, Nasenbluten)
- Ungewöhnliche Hämatome?
- Postoperative Blutungskomplikationen?
- Erhöhte Blutungsbereitschaft in der Familie?
- Begleiterkrankungen (Leber, Niere)?
- Medikamente?

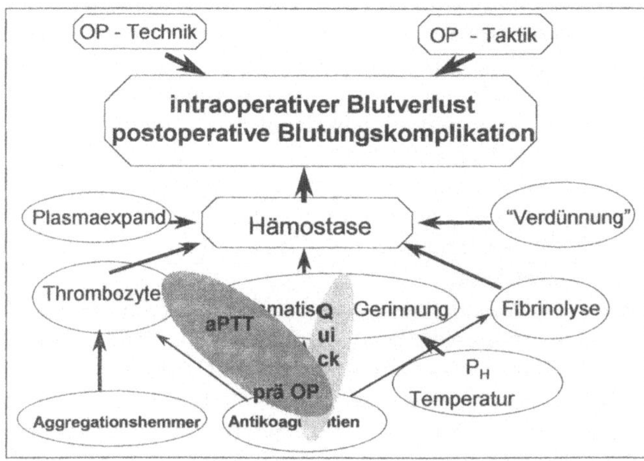

Abb. 1. Von den für die perioperative Blutungskomplikation verantwortlichen Faktoren wird nur ein kleiner Teil durch die präoperative Bestimmung von Quick-wert und APTT erfaßt

für die aus diesen Determinanten resultierende, oft wenig rationale Diagnostik ist unsere präoperative Gerinnungs-Routine mit der Bestimmung von Quick-Wert und APTT:

- Zurückgehend auf eine Empfehlung von Deutsch keinen Patienten zu einer Operation zuzulassen, bei dem nicht eine gewisse minimale Blutgerinnungsdiagnostik durchgeführt wurde (2),
- begünstigt durch die leichte Verfügbarkeit der Gerinnungsautomaten,
- ausgehend von der Vorstellung, daß unsere Anästhesisten sowieso ohne diese Werte keine Narkose machen,
- und aus Furcht, bei Unterlassung gerichtlich belangt zu werden

ist diese Gerinnungs-Routine aus den meisten Kliniken nicht mehr wegzudenken. Suchman (9) glaubt auch zu wissen warum: „Der Chirurg fühlt sich einfach sicherer, wenn ein normaler Gerinnungsbefund in der Akte abgeheftet ist".

Wenn wir nicht belegen können, daß die routinemäßige präinterventionelle Bestimmung von Quick-Wert und APTT das Risiko perioperativer Blutungskomplikationen zu senken imstande ist, dann hat diese Routine nichts mit rationeller präoperativer Diagnostik zu tun sondern ist lediglich ein Ritual.

In der Tat gibt es bis heute keine einzige Studie die zeigt, daß die regelhafte präoperative Gerinnungsanalytik die Inzidenz postoperativer Blutungskomplikationen beeinflussen kann. Im Gegenteil: Zahlreiche retrospektive (5) und auch 2 prospektive Untersuchungen (3, 4) bescheinigen diesen Tests ausgesprochen schlechte statistische Kennwerte gemessen am Endpunkt der Blutungskomplikation. Dies ist nicht verwunderlich, da die Prävalenz postoperativer Blutungskomplikationen sehr gering ist und sich 90% aller Blutungskomplikationen bei Routine-Operationen bei normalen präoperativen Gerinnungsbefunden ereignen. Darüber hinaus erfassen wir mit der Messung von Quick und PTT nur einen kleinen Ausschnitt der für die Blutungskomplikation relevanten Größen (Abb. 1).

Eine strukturierte Eigen- und Familienanamnese (Tabelle 2) hat hingegen einen deutlich höheren Stellenwert für das Erkennen eines erhöhten Blutungsrisikos. In einer prospektiven Studie konnten wir zeigen, daß nicht die Routine-Gerinnung sondern die Anamnese die relevanten Gerinnungsstörungen identifiziert hat (3). Begreifen wir Anamnese und klinische Untersuchung als Basis für die Indikation gerinnungsanalytischer Untersuchungen und berücksichtigen darüber hinaus das expositionelle Risiko so können wir im Sinne einer rationellen präoperativen Diagnostik vielen Patienten mit unauffälliger Anamnese und Routineeingriffen unser „Gerinnungs-Ritual" ersparen. Mit dem eingesparten Geld lassen sich dann die Spezialuntersuchungen finanzieren, die bei hohem individuellen Risiko oder hohem expositionellen Risiko eine präoperative Korrektur des Hämostasepotentials ermöglichen.

Im N Eng J Med wurde kürzlich eine für unsere Belange wegweisende Studie publiziert (8). Bei ambulant in LA mit Sedierung am Katarakt operierten Patienten wurde in der Interventionsgruppe ganz auf eine zusätzliche apparative Diagnostik verzichtet, wenn sich aus der Anamnese und der körperlichen Untersuchung keine Hinweise auf neu aufgetretene Erkrankungen ergaben, die auch ohne eine geplante Operation der weiteren Abklärung bedurft hätten. Die andere Gruppe erhielt das bisher übliche Routine-Diagnostik-Paket: 12 Kanal EKG, Blutbild, Elektrolyte, Harnstoff, Kreatinin und Glucose-Bestimmung. Bei insgesamt fast 20 000 untersuchten Patienten war das Outcome, gemessen an infra- und postoperativen Komplikationen, in beiden Gruppen gleich. Anamnese und körperliche Untersuchung sind bei dieser Klientel im Sinne einer rationalen präoperativen Diagnostik ausreichend.

Dieser Studienansatz erscheint mir deshalb so wertvoll, weil er den Weg aus unserem diagnostischen Dilemma weist, das viel Geld und personelle Ressourcen bindet: die Definition von Patientengruppen, bei denen die ärztlichen Basisfertigkeiten Anamnese und klinische Untersuchung ausreichende Informationen für die optimale Betreuung liefern. Während einer Veranstaltung in Bonn sagte mir ein Kollege vor wenigen Wochen hierzu: „Bei der zunehmenden Personalknappheit im Krankenhaus wird für Sie das Erheben einer ordentlichen Anamnese zunehmend schwieriger. Da werden sie noch einmal froh sein um jeden Laborwert." Natürlich hat der Kollege zum Teil recht. Wenn wir aber konsequent auf die im Sinne einer rationellen Diagnostik überflüssigen Labor- und Röntgenuntersuchungen verzichten, hätten die Laborärzte und Radiologen genügend Zeit, uns bei den Anamnesen zu unterstützen.

Was können wir heute im Sinne der Kooperation zwischen unseren Fachgebieten gemeinsam tun: Auf der Ebene der Fachgesellschaften brauchen gemeinsame evidencebasierte Empfehlungen zur präoperativen Diagnostik. Dort wo die Evidenz fehlt müssen wir Studien bei relevanten Patientenkollektiven planen und vorantreiben. Sind die Empfehlungen erstellt müssen wir dafür sorgen, daß sie nicht nur zur Kenntnis genommen sondern auch verstanden und umgesetzt werden. Obwohl der Wert der apparativen Routinediagnostik niemals durch wissenschaftliche Studien belegt wurde hat sich deren Notwendigkeit in den Köpfen doch so etabliert, daß wir viel Überzeugungskraft brauchen werden, um unseren aufgeblasenen diagnostischen Apparat wieder auf das Sinnvolle und Notwendige zu reduzieren. Inzwischen haben 3 Studien zeigen können, daß der diagnostische Aufwand nach der faktischen Etablierung von Leitlinien tatsächlich messbar zurückgeht (1, 6, 7). Die Auszeichnung der angeforderten Untersuchungen mit den aktuellen Preisen, die an die erbringende Institution zu zahlen sind, waren hingegen wenig hilfreich.

In unserem Haus hat sich die Anbindung eines erfahrenen Anästhesisten an die Station zur prä-stationären Versorgung bewährt. Hier kann man gemeinsam für den als gefährdet identifizierten Patienten die weiteren Schritte planen. So kann ein Absetzen vom OP-Programm wegen fehlender Untersuchungen in aller Regel vermieden werden. Sinnvoll erscheint mir auch die Teilnahme eines Anästhesisten an den täglichen Indikationskonferenzen, dem letzten Nadelöhr vor dem OP-Saal.

Lassen Sie mich zusammenfassen:
Rationelle Präoperative Diagnostik hat 2 klar umrissene Aufgaben: Erkennen relevanter Risikofaktoren und Bereitstellen von Informationen für die bestmögliche Operationsplanung. In die-

sem Sinne ist das auf der Röntgen-Thoraxaufnahme vor einer Hernien-Operation bei einem ansonsten gesunden Patienten entdeckte Bronchial-Karzinom sicher ein glücklicher Zufall aber keineswegs ein Beleg für eine rationale präoperative Diagnostik. Es sei denn, der Patient hätte einen über 4 Wochen persistierenden trockenen Reizhusten, wäre Raucher oder hätte eine auffällige Familienanamnese.

Nicht nur aus ökonomischen Gründen müssen wir uns von der Vorstellung verabschieden, daß ein beständig steigender Aufwand auch notwendigerweise mit einem Anstieg des Nutzens verbunden ist. Ebenso müssen wir uns davor hüten aus Gründen der Kostensenkung unseren Aufwand soweit zu reduzieren, daß das optimale Ergebnis nicht mehr zu erreichen ist. Oder um mit Albert Einstein zu sprechen: „Alles sollte so einfach wie möglich gemacht werden, aber nicht einfacher".

Literatur

1. Capdenat SM et al (1998) Description of adaptation of national guidelines and of active feedbach for rationalising preoperative screening in patients at low risk from anaesthetics in a French university hospital. Qual Health Care 7:5–11
2. Deutsch E (1967) Störungen der Blutgerinnung. In: Brandt G, Kunz H, Nissen R (eds) Intra- und postoperative Zwischenfälle. Bd I. Thieme, Stuttgart
3. Heinke T, Kussmann J (2000) Der präoperative Gerinnungsstatus – was ist notwendig? Hämostaseologie 20:90–92
4. Houry S, Georgaac C, Hay JM, Fingerhut A, Boudet MJ (1995) A prospective multicenter evaluation of preoperative hemostatic screening tests. Am J Surg 170:19–24
5. Kussmann J, Koller M, Heinke T, Rothmund M (1997) Bedeutung des präoperativen Gerinnungsstatus für die Abschätzung des Blutungsrisikos in der Allgemeinschirurgie. Chirurg 684–8
6. Larocque BJ, Maykut RJ (1994) Implementation of guidelines for preoperative laboratory investigations in patients scheduled to undergo elective surgery. Can J Surg 37:397–401
7. Mancuso CA (1999) Impact of new guidelines on physicans' ordering of preoperative tests. J Gen Intern Med 14:166–72
8. Schein OD, Katz J, Bass EB, Tielsch JM, Lunomski LH, Feldman MA, Petty BG, Steinberg EP (2000) The value of preoperative medical testing before cataract surgery. Study of medical testing for cataract surgery. N Eng J Med 342:168–75
9. Suchman AL. Mushlin Al (1986) How well does the activated Partial Thromboplastin Time predict postoperative hemorrhage? JAMA 256:750–753
10. Vogt AW, Henson LC (1997) Unindicated preoperative testing: ASA physical status and financial implications. J Clin Anesth 9:437–41

Perioperatives „Managementcenter" aus anästhesiologischer Sicht

W. F. Dick

Klinik für Anästhesiologie, Klinikum der Johannes-Gutenberg-Universität Mainz, Langenbeckstraße 1,
55131 Mainz

Perioperative Management Center: The Anesthesiologist's Perspective

Summary. The term „perioperative medicine" describes areas of medical activity for the period starting several days preoperatively, to long beyond the treatment in the PACU. Components of perioperative medicine from the anesthesiologist's perspective are among others: (1) the preoperative assessment unit, (2) the preoperative holding area, (3) the anesthesia induction unit, (3) the operating room, (5) the PACU, (6) the shock/emergeny unit, (7) the intensive observation/intesive care unit, (8) the postoperative pain team, and (9) the improved integration of physician and nurse activities.

Key wods: Perioperative medicine – Anesthesiology – Pain treatment

Zusammenfassung. „Perioperative Medizin" beschreibt medizinische und organisatorische Tätigkeitsfelder, die – aus Sicht des Anästhesisten – bis zu mehrere Tage vor einem operativen Eingriff beginnen und ggf. noch weit über die Versorgung des Patienten in der PostAnaesthesiaCareUnit hinausreichen. Komponenten eines perioperativen Managementcenters sind aus anästhesiologischer Sicht u. a.: 1. die Anästhesiesprechstunde, 2. die unmittelbar präoperative „Holding Area", 3. die Anästhesieeinleitungseinheit, 4. der Operationssaal/Notfalloperationssaal, 5. die PostAnaesthesiaCareUnit, 6. der Schockraum, 7. die Wach-und/oder Intensivstation, 8. die Allgemeinstation, 9. bessere Integration von ärztlicher und pflegerischer Tätigkeit.

Schlüsselwörter: Perioperative Medizin – Anästhesie – Schmerztherapie – Management

„Kommuniktionsmängel zwischen den Fachgebieten gefährden den Patienten beim Zusammenwirken mehrerer Ärzte."Deshalb …bedarf es zum Schutze des Patienten einer Koordination der beabsichtigten Maßnahmen, um Risiken auszuschließen, die sich aus der Unverträglichkeit der von den beteiligten Fachgebieten vorgesehenen Methoden und Instrumente ergeben können,, so postulierte der BGH in einem aktuellen Urteil aus dem Jahre 1999 (2). Diese Aussage wird untermauert durch Ergebnisse einer Umfragestudie, die wir – ähnlich der englischen CEPOD-Studie vor einigen Jahren in der Bundesrepublik durchgeführt haben (5). Der Terminus „Perioperative Medizin" – wurde von anästhesiologischer Seite zwischen 1995–1996 in den USA in die Diskussion eingebracht (1, 3, 8). Anlässlich des DAK 1997 beschäftigte sich auch in Deutschland ein interdisziplinär zusammengesetztes Panel mit diesem Problemkomplex (7).

„Perioperative Medizin" beschreibt demnach medizinische und organisatorische Tätigkeitsfelder, die – aus Sicht der Anästhesisten – bis zu mehrere Tage vor einem operativen Eingriff beginnen und ggfs. noch weit über die Versorgung des Patienten in der PostAnaesthesiaCareUnit (früher Aufwachraum) hinausreichen in die Intensiveinheit, die sog. Step Down Unit und die Allgemeinstation. In diesem Sinne lassen sich Aufgaben und Ziele eines „Perioperativen Managementcenters" aus anästhesiologischer Sicht u. a. folgendermassen charakterisieren:

1. Gemeinsame Verbesserung der prä- und postoperativen Risikoanalyse (inklusive Monitoring) und der Information des Patienten
2. Verbesserung und Ökonomisierung der prä- und postoperativen Behandlung (inklusive Medikation, Schock- und Infusionstherapie)
3. Ökonomisierung der Operationsplanung und der Abläufe im Op-saal
4. Verbesserung der Betreuung in der PACU und Optimierung der (prä- und) postoperativen Schmerztherapie
5. Steigerung der Effektivität und zugleich bessere Nutzung limitierter Ressourcen
6. Reduktion von perioperativen Morbidität und Mortalität sowie
7. Optimierung der Lebensqualität der Patienten.

Wenn man von einem gemeinsam betriebenen perioperativen Management-„Center" oder besser -Konzept ausgeht, könnte die anästhesiologische Seite u. a. folgende Komponenten einbringen:

1. die Anästhesiesprechstunde/-ambulanz
2. die präoperative „Holding-Area"
3. die Anästhesieeinleitungseinheit
4a. die anästhesiologische Ausstattung der Operations-/Notfalloperationseinheit
4b. Op-Management-Erfahrung
5. die PostAnaesthesiaCareUnit
6. die Intensiveinheit der Anästhesie
7. ggfls Die Mitwirkung auf der Wach-und/oder Intensivstation der Operativen Medizin
8. ggfls die Mitwirkung (Schmerztherapie) auf der Allgemeinstation im Schmerzteam
9. Verbesserte Integration von ärztlicher und pflegerischer Tätigkeit

Zu den einzelnen Faktoren

Die Anästhesie-Sprechstunde ist ein essentieller Baustein zur organisatorischen Bewältigung der zeitgerechten und adäquaten präoperativen Voruntersuchung und ggfs Vorbehandlung; sie ist inzwischen weitgehend etabliert.

Präoperative Holding-Ärea und Einleitungseinheit könnten – personelle Kapazitäten vorausgesetzt – zur zeitgerechten Vorbereitung des Patienten, zur versetzten Narkoseeinleitung und damit zur Erhöhung des „Patienten-Turnovers" beitragen.

OP-Zeit und Anästhesiezeit sind personal- und damit konstenintensiv. Die Elimination von Organisationsdefiziten könnte die Effektivität deutlich steigern, wie einschlägige Untersuchungen zeigen (4, 6).

Im Bereich der Kardioanästhesie ist seit geraumer Zeit der Begriff der Fast-Track-Anästhesie geläufig; diese Anästhesiekonfiguration spart Intensivmedizinische Kapazität bei gutem Outcome. Möglich geworden ist diese Entwicklung zugleich durch die intraoperative Betreuung der Patienten mit modernen Verfahren (Kombination von balanzierter Allgemeinanästhesie mit Regionalanästhesietechniken) und Medikamenten wie kurzwirksamen Hypnotika, Analgetika, Relaxantien-Betablocker etc. zur Stressreduktion, vegetativen Abschirmung, Vermeidung akzidenteller Wachheitszustände, intraoperativem Beginn der perioperativen Schmerztherapie etc. Zur Fast Track Philosopie gehören unabdingbar PACU-Management, Management der Wach- und Intensiv- sowie Allgemeinstationen. Die PACU als Stellwerk eines OP management – kann Fast

Track nur garantieren, wenn die angeschlossenen Infrastrukturen adäquat funktionieren (z. B. Aufzüge, Personal, innerklinischer Transport etc.).

Schmerztherapie

Ein sanfter Übergang aus der intraoperativen in die postoperativen Phase vermittelt dem Patienten das Gefühl einer optimalen und vor allem schmerzarmen Betreuung, das für seine Zufriedenheit von entscheidender Bedeutung ist. Das perioperative Schmerzteam ist aus unserer Sicht eine weitere Komponente eines Perioperativen Management Konzeptes. Bekanntlich kann die perioperative Schmerztherapie nach verschiedenen Modalitäten organisiert werden. Entscheidend ist, dass sie kompetent und im gegenseitigen Einvernehmen nach dem Vertrauensgrundsatz optimal wahrgenommen wird. In dieses Konzept kann jedes Fachgebiet seine Kompetenz im wohlverstandenen Interesse des Patienten einbringen.

Zusammenfassung

Ein „perioperatives Managementcenter-Konzept" ist eine Herausforderung für die Zukunft; es kann interdisziplinär die Versorgung des Patienten entscheidend verbessern und zudem ökonomisieren

- durch zeitgerechte und adäquate Risikoanalyse und Medikation,
- Aufklärung-Information,
- Interdisziplinäre Koordination der Fachgebietsaufgaben,
- Gemeinsames OP-Management
- postoperative Risikoanalyse, Prävention postoperativer Komplikationen und ggf. adäquate Medikation
- optimale Schmerztherapie

Literatur

1. Alpert CC, Convoy JM, Roy RC (1996) Anaesthesia und Perioperative Medicine. Anesthesiology 84: 712–15
2. Bundesgerichtshof 26.1.1999 VI ZR 376/97
3. Deutschman CS, Traber KB 1996 Evolution of Anesthesiology. Anesthesiology 85: 1–3
4. Dexter F, Macario A, Traub RD, Hopwood M, Lubarsky DA (1999) An Operating Room Scheduling Strategy to Maximize the Use of Operating Room Block Time: Computer Simulation of Patient Scheduling an Survey of Patients Preferences for Surgical Waiting Time. Anesth Analg 89: 7–20
5. Fichtner K, Dick W (1997) Erhebungen zur kausalen perioperativen Mortalität. Anästhesist 46: 419–427
6. Mazzei WJ (1999) Maximizing Operating Room Utilization: A Landmark Study. Anesth Analg 89: 1–2
7. Perioperative Medizin (1997) Suppl „Der Anästhesist" 2: 46
8. Saidman LG (1995) What I have learned from 9 years and 9000 papers. Anesthesiology 83: 191–197

Rationelle präoperative Diagnostik – Aus anästhesiologischer Sicht

B. Zwissler

Ludwig-Maximilians-Universität München, Klinik für Anaesthesiologie, Marchionistraße 15, 81377 München

Preoperative Evaluation – The Anesthesiologist's View

Summary. Preoperative testing – from the anesthesiologist's point of view – should: (a) allow the estimation of perioperative risk of anesthesia and surgery, (b) identify medical problems relevant to anesthesia and (c) minimize the risk by optimizing peroperative therapy. Increasing economic constraints have led to a critical reevaluation of the cost-benefit ratio of preoperative testing in the last few years. It has become obvious that routine preoperative 'screening' tests (e.g. ECG, chest X-ray, lab) may be completely avoided in many patients with uneventful medical history and normal physical examination without increasing their perioperative risk. Furthermore, the patient's exercise capacity, as well as the type or duration of surgery, have been clearly identified as independent predictors of perioperative (cardiac) risk. The following contribution summarizes current recommendations and algorithms regarding preoperative testing.

Key words: Anesthesia – Perioperative risk – Preoperative evaluation

Zusammenfassung. Die präoperative Diagnostik verfolgt aus Sicht des Anästhesisten drei wesentliche Ziele: Sie soll dazu beitragen, (a) das Operations- und Anästhesierisikos abzuschätzen, (b) anästhesierelevante medizinische Probleme zu identifizieren und (c) das hierdurch entstehende perioperative Risiko durch Optimierung der präoperativen Therapie zu minimieren. Wachsende ökonomische Zwänge haben zur Folge, daß der zur Erreichung dieser Ziele erforderliche Aufwand an präoperativer Diagnostik in zunehmendem Maße einer kritischen Kosten-Nutzen-Analyse unterzogen wird. Dies hat in den vergangenen Jahren zu einer Abkehr vom System des 'Routine-Screenings' und hin zu einer individuell begründbaren, rationalen Diagnostik geführt. Im folgenden Beitrag werden die derzeit aktuellen Überlegungen, Empfehlungen und Algorithmen zur präoperativen Diagnostik aus anästhesiologischer Sicht dargestellt.

Schlüsselwörter: Anästhesie – perioperatives Risiko – präoperative Diagnostik

Einführung

Die präoperative Diagnostik verfolgt aus Sicht des Anästhesisten drei wesentliche Ziele: Sie soll dazu beitragen, (a) das Operations- und Anästhesierisiko für den individuellen Patienten abzuschätzen, (b) anästhesierelevante medizinische Probleme zu identifizieren und (c) das hierdurch entstehende perioperative Risiko durch Optimierung der präoperativen Therapie zu minimieren. Wachsende ökonomische Zwänge haben zur Folge, daß der zur Erreichung dieser Ziele erforderliche Aufwand an präoperativer Diagnostik in zunehmendem Maße einer kritischen Kosten-Nutzen-Analyse unterzogen wird. Dies hat in den vergangenen Jahren zu einer Abkehr vom System des 'Routine-Screenings' und hin zu einer individuell begründbaren, rationalen Diagnostik geführt. Im folgenden Beitrag werden die derzeit aktuellen Überlegungen, Empfehlungen und Algorithmen zur präoperativen Diagnostik aus anästhesiologischer Sicht dargestellt.

Basisdiagnostik

Anamnese und körperliche Untersuchung stellen nach wie vor die unverzichtbare Grundlage jeglicher präoperativen Diagnostik dar. Sie allein geben Aufschluss über Notwendigkeit sowie Art und Umfang aller weiterführenden Maßnahmen [1]. Der Anspruch an die Qualität der Untersuchung sowie die klinische Erfahrung des Untersuchers ist daher hoch, steht jedoch häufig im Widerspruch zur klinischen Realität (Untersuchung durch PJ, AIP ohne nachfolgende Kontrolle). Anamnese und Untersuchung müssen strukturiert erfolgen, sorgfältig dokumentiert werden und sollten inhaltlich zwischen Anästhesist und den jeweiligen chirurgischen Partnern abgesprochen sein. Nur auf diese Weise kann sichergestellt werden, dass alle relevanten Befunde (z. B. besteht anamnestisch oder klinisch eine Blutungneigung? Weist der Patient Risikofaktoren für eine KHK auf?) bereits bei der Erstuntersuchung erhoben und so unnötige Verzögerungen des Operationstermins infolge einer verspätet eingeleiteten, weiterführenden Diagnostik vermieden werden.

An die Durchführung zusätzlicher technischer Untersuchungen müssen strenge Maßstäbe angelegt werden. So sind nur Massnahmen indiziert, die eine gegebene klinische Fragestellung mit ausreichender Sensitivität und Spezifität beantworten (z. B. hat der Patient eine Koronare Herzkrankheit?) und deren Ergebnis das anästhesiologische Vorgehen beeinflußt (z. B. Auswahl des Narkoseverfahrens, Umfang des erforderlichen perioperativen Monitorings). Auch muß sichergestellt sein, daß die sich aus einer Untersuchung ergebenden therapeutischen und diagnostischen Konsequenzen vom Patienten in Kauf genommen werden (z. B. Durchführung einer Herzkatheter-Untersuchung bei Vorliegen einer pathologischen Myokardszintigraphie). Schließlich muß auch der potentielle Nutzen einer Untersuchung deren Risiko überwiegen (z. B. Informationsgehalt des Röntgenbildes vs. Strahlenbelastung).

Die kritische Analyse der Literatur hinsichtlich o. g. Kriterien rechtfertigt derzeit folgende Empfehlungen [2, 3]:

Laboruntersuchungen sind aus anästhesiologischer Sicht als präoperative Routinediagnostik bei anamnestisch und klinisch unauffälligen Patienten nicht zwingend erforderlich [2]. Zwar wird vielerorts auch beim 'gesunden' Patienten die Bestimmung von Hämoglobin, Kalium, Kreatinin, Blutzucker, GPT und g-GT ('kleines Labor') als sinnvoll angesehen. Der Nutzen eines solchen präoperativen Labor-'Screenings' ist jedoch durch Daten nicht belegt. Dies gilt auch für die routinemäßige Bestimmung von Gerinnungswerten (Quick, PTT, Thrombozytenzahl) vor rückenmarksnaher Regionalanästhesie bei Patienten mit anamnestisch und klinisch fehlender Blutungsneigung. Derzeit in der Diskussion ist die Notwendigkeit, vor Eingriffen mit vernachlässigbarem Blutungsrisiko eine Blutgruppenbestimmung durchzuführen.

Anästhesierelevante Informationen im Elektrokardiogramm (EKG) finden sich selbst bei internistischen Patienten in weniger als 1% der Fälle. Die Durchführung eines EKG ist daher im Rahmen der präoperativen Routinediagnostik nicht erforderlich [2]. Die Untersuchung wird derzeit lediglich bei Männern > 45 Jahren, bei Frauen > 55 Jahren oder bei Vorliegen einer kardialen Erkrankung bzw. von Risikofaktoren für eine Koronare Herzkrankheit [1] als sinnvoll angesehen. Von Interesse ist in diesem Zusammenhang eine aktuelle Untersuchung bei 19.557 Patienten (Durchschnittsalter: 74 Jahre), die sich einer Katarakt-Operation in Regionalanästhesie unterziehen mussten. Die perioperative Morbidität und Letalität war in dieser Studie identisch unabhängig davon, ob präoperativ ein Routine-Screening (EKG, Hämoglobin, Elektrolyte, Harnstoff, Kreatinin, Glucose) durchgeführt wurde oder nicht [4].

Anästhesierelevante Informationen im Thoraxröntgenbild finden sich bei Patienten unter 40 Jahren in weniger als 2% der Fälle, bei Patienten > 60 Jahren jedoch in 19% der Fälle. Die Anfertigung eines Thoraxröntgenbildes ist daher im Rahmen der präoperativen Routinediagnostik meist nicht erforderlich. Die Untersuchung gilt derzeit lediglich bei Patienten > 60 J. oder bei Patienten mit vorbestehender bzw. fraglicher kardiopulmonaler Erkrankung als indiziert [2].

Erweiterte Diagnostik

Sowohl für die Abschätzung des perioperativen Risikos als auch in Bezug auf das unmittelbare anästhesiologische Vorgehen stehen pulmonale und kardiovaskuläre Vorerkrankungen der Patienten im Vordergrund. Ähnlich wie im Bereich der 'Screening-Tests' hat auch die Indikationsstellung für eine erweiterte präoperative Diagnostik in den vergangenen Jahren einen Paradigmenwechsel erfahren. Während früher bei klinischem Verdacht (z. B. auf das Vorliegen einer KHK) die Diagnose vor einer Operation in jedem Fall gesichert oder aber ausgeschlossen werden mußte, erfolgt dies heute erst nach kritischer Abwägung des kardialen Risikos der geplanten Operation bzw. der individuellen Leistungsfähigkeit des Patienten (s. u.). Der von Anästhesisten gerne zitierte Satz: 'Es gibt zwar kleine Operationen, aber keine kleinen Narkosen' muß damit zumindest hinsichtlich des Aufwands für die präoperative Evaluation relativiert werden. Klar ist, dass eine bevorstehende Operation nicht unbegründet Anlaß für die Durchführung eines erweiterten 'Gesundheits-Checks' sein darf. Im folgenden soll vor diesem Hintergrund auf den aktuellen Stellenwert der erweiterten präoperativen Diagnostik eingegangen werden.

Lungenfunktionsprüfung

In der Vergangenzeit konnten zahlreiche klinische Prädiktoren für eine erhöhte perioperative pulmonale Morbidität und Letalität identifiziert werden. Der wichtigste Prädiktor ist hierbei die Art und Dauer des operativen Eingriff (z. B. Thorax, oberer Gastrointestinaltrakt, Operationen > 3 h). Nikotinabusus, vorbestehende COPD, und ASA-Klassifikation > 2 korrelieren ebenfalls signifikant mit pulmonalen Komplikationen [5]. Im Gegensatz dazu ist es bis heute nicht gelungen, einen verlässlichen Zusammenhang zwischen den Ergebnissen der Lungenfunktionsprüfung (z. B. $FEV_1 < 70\%$ oder $PaCO_2 > 45$ mmHg) und der Inzidenz pulmonaler Komplikationen herzustellen [5]. Die Durchführung einer Lungenfunktionsprüfung oder Blutgasanalyse im Rahmen der präoperativen Diagnostik wird daher heute auch vor größeren chirurgischen Eingriffen nicht mehr empfohlen. Eine Indikation ergibt sich lediglich bei Patienten mit schwerer Lungener-

Tabelle 1. Klinische Prädiktoren des kardialen Risikos (nach [3])

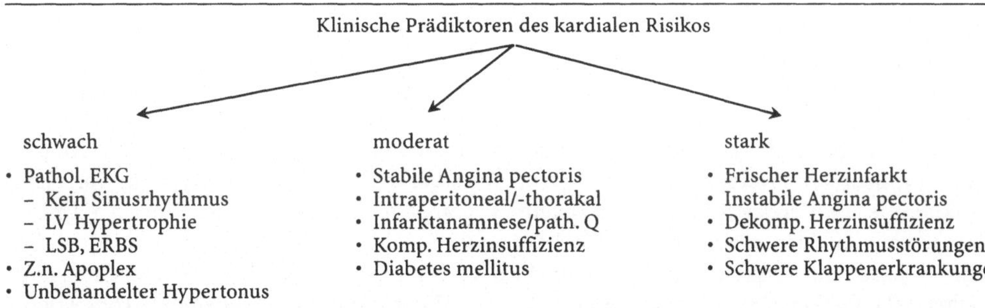

schwach	moderat	stark
• Pathol. EKG	• Stabile Angina pectoris	• Frischer Herzinfarkt
– Kein Sinusrhythmus	• Intraperitoneal/-thorakal	• Instabile Angina pectoris
– LV Hypertrophie	• Infarktanamnese/path. Q	• Dekomp. Herzinsuffizienz
– LSB, ERBS	• Komp. Herzinsuffizienz	• Schwere Rhythmusstörungen
• Z.n. Apoplex	• Diabetes mellitus	• Schwere Klappenerkrankungen
• Unbehandelter Hypertonus		

Tabelle 2. Kardiales Risiko unterschiedlicher operativer Eingriffe (nach [3])

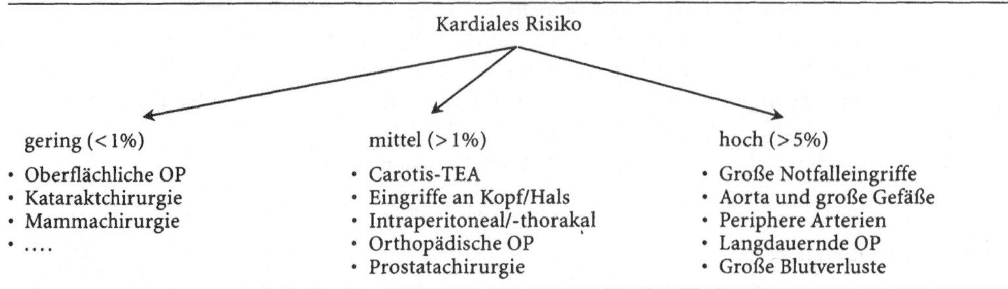

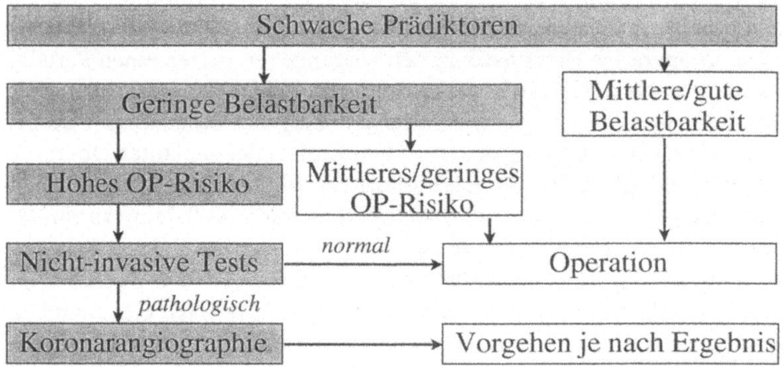

Abb. 1. Strategie der präoperativen kardialen Diagnostik bei Patienten mit schwachen kardialen Prädiktoren (vgl. auch Tabelle 1; nach [3])

krankung vor einem großen operativen Eingriff, zur Kontrolle einer antiobstruktiven Therapie sowie vor lungenresezierenden Eingriffen [5].

Erweiterte kardiovaskuläre Diagnostik

Für die Durchführung einer erweiterten kardiovaskulären Diagnostik (z. B. Ergometrie, Echokardiographie, Myokardszintigraphie, Herzkatheter) bei Patienten mit fraglicher kardiovaskulärer Vorerkrankung (insbesondere KHK) existieren heute differenzierte Algorithmen, in die neben kardialen Risikofaktoren ('Prädiktoren') in erster Linie die individuelle Belastabrkeit des Patienten sowie Art und Dauer des chirurgischen Eingriffs eingehen [3, 6].

Demnach unterscheidet man heute zwischen Patienten mit schwachen, moderaten oder starken klinischen Prädiktoren für eine kardiale Erkrankung (Tabelle 1), zwischen Operationen mit niedrigem, mittlerem und hohem kardialen Risiko (Tabelle 2) sowie zwischen Patienten mit geringer, mittlerer und guter körperlicher Belastbarkeit. Hieraus läßt sich für jeden Patienten die Notwendigkeit einer weiterführenden, über Ruhe-EKG, Röntgenthorax und Labor hinausgehenden präoperativen kardialen Diagnostik in einem einfachen Algorithmus ablesen (Abb. 1, 2 und 3).

So benötigt beispielsweise ein Patient mit stabiler, medikamentös gut eingestellter Angina pectoris ('moderater Prädiktor') und mittlerer Belastbarkeit (>1 Stockwerk gehen) vor einer Thorakotomie (mittleres kardiales Risiko) keine Ergometrie oder andere nicht-invasive Untersuchungen zur Abklärung des aktuellen Ischämierisikos (Abb. 2). Andererseits wäre jedoch bei einem Patienten mit Linksschenkelblock im EKG ('schwacher Prädiktor') und schlechter körperlicher Belastbarkeit, der sich einer Operation an der Bauchaorta unterziehen muß (hohes kar-

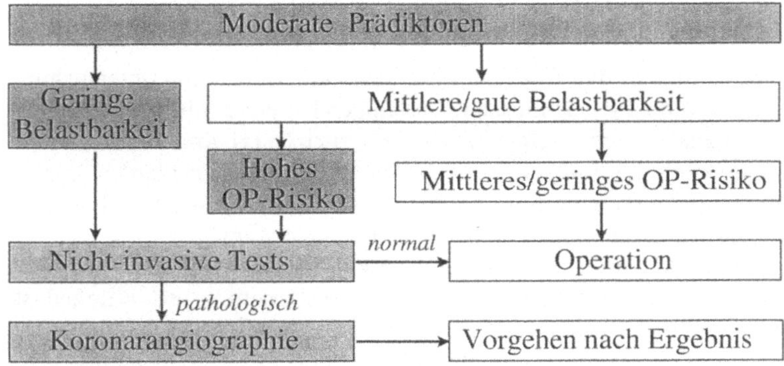

Abb. 2. Strategie der präoperativen kardialen Diagnostik bei Patienten mit moderaten kardialen Prädiktoren (vgl. auch Tabelle 1; nach [3])

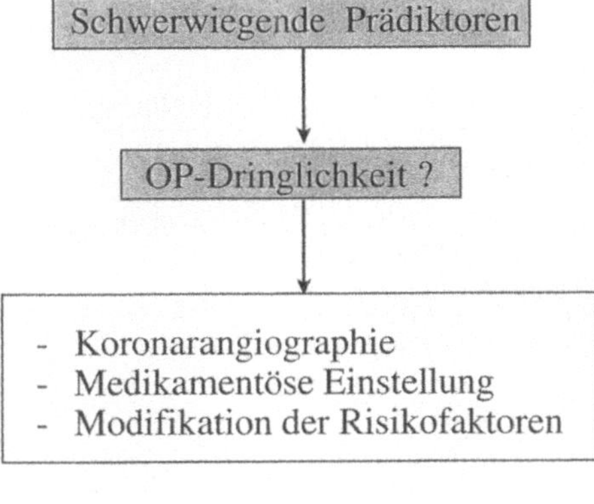

Abb. 3. Strategie der präoperativen kardialen Diagnostik bei Patienten mit schwachen kardialen Prädiktoren (vgl. auch Tabelle 1; nach [3])

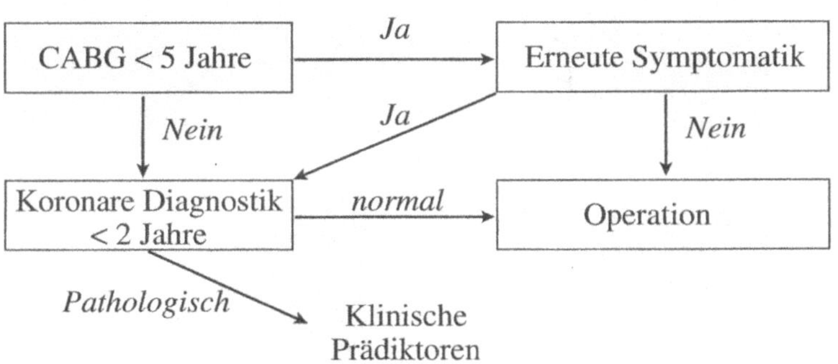

Abb. 4. Strategie der präoperativen Ischämiediagnostik bei Patienten nach aortokoronarer Bypass-Operation (CABG) (nach [3])

diales Risiko) in jedem Fall eine weiterführende Diagnostik indiziert (Abb. 1). Liegen bei einem Patienten schwerwiegende klinische Prädiktoren vor, so muß zunächst die Dringlichkeit der Operation geprüft werden. Wenn immer möglich sollten sich diese Hochrisiko-Patienten vor der Operation einer invasiven kardialen Diagnostik und ggf. Therapie unterziehen (Abb. 3).

Ein Sonderfall liegt dann vor, wenn sich ein Patient innerhalb der letzten 5 Jahre einer koronaren Revaskularisation unterzogen hat. In diesem Fall kann der Patient bei Beschwerdefreiheit sofort operiert werden. Ist erneut eine Symptomatik aufgetreten, sollte entsprechend den Handlungsrichtlinien in Abb. 4 verfahren werden [3].

Zusammenfassung

Zusammenfassend läßt sich feststellen, daß eine über Anamnese und körperliche Untersuchung hinausgehende präoperative Diagnostik bei klinisch unauffälligen Patienten von wenigen, meist mit dem Alter assoziierten Ausnahmen abgesehen nicht erforderlich ist [2]. Andererseits ist unbestritten, dass bei gegebener klinischer Indikation und in Abhängigkeit vom geplanten Eingriff eine weiterführende Diagnostik konsequent durchgeführt werden muss. Im Bezug auf die kardiale Diagnostik existieren hierfür heute konkrete diagnostische Algorithmen.

Inwieweit eine individuelle und damit rationale Diagnostik im Hinblick auf die unbestrittenen Vorteile fester Ablaufschemata in der präoperativen Routinevorbereitung auch rationell ist, wurde bislang nur unzureichend untersucht. Aufgabe der Anästhesie ist es, im Verbund mit den operativen Partnern Strukturen zu schaffen, die eine rationale und rationelle Diagnostik ermöglichen. Der vielerorts bereits erfolgten Einrichtung sog. Anästhesieambulanzen könnte in diesem Zusammenhang zunehmende Bedeutung zukommen.

Literatur

1. Zwissler B, Weiss M, Peter K (1998) Anästhesie bei Herzerkrankungen; In: Herzerkrankungen und Interventionsmöglichkeiten (Hrsg Unger F). Springer-Verlag Berlin Heidelberg New York, p 488–514
2. Wilhelm W, Larsen R (1997) Präoperative Einschätzung für Narkosen. Anästhesist 46: 629–639
3. ACC/AHA Guidelines (1996) Circulation 93: 1280–1317
4. Schein OD, Katz J, Bass EB, Tielsch JM, Lubomski LH, Feldman MA, Petty BG, Steinberg EP (2000) The value of routine preoperative medical testing before cataract surgery. New Engl J Med 342: 168–175
5. Smetana GW (1999) Preoperative pulmonary evaluation. New Engl J Med 340: 937–944
6. Strom C, Kilger E, von Scheidt W, Peter K (1998) Der Stellenwert der Echokardiographie in der präoperativen Diagnostik bei kardialen Risikopatienten vor nicht-herzchirurgischen Eingriffen. Anästhesist 47: 903–911

„Perioperatives Managementcenter" aus chirurgischer Sicht

K. Schönleben

Chirurgische Klinik, Klinikum der Stadt Ludwigshafen gGmbH, Bremserstraße 79, 67063 Ludwigshafen/Rh.

Perioperative Managementcenter from the Surgeon's Perspective

Summary. While caring for his patient, the surgeon must be actively involved in the diagnostic and therapeutic management during any phase of his attendance. A surgeon who allows himself to become limited to the scalpel misunderstands the meaning of surgery. Neglect due to indifference will result in loss of competence. Incompetent partners will lose significance in the interdisciplinary regimen. In addition, the requisites for continuing education in surgery may not be fulfilled. Harmonic concepts of cooperation considering the interest of both disciplines may be established – adapted to the hospital's concept of operation – on friendly terms. There is no place for an institutionalized perioperative management center. The interdisciplinary concepts of our hospital will be presented.

Key words: Perioperative management – Interdisciplinary concepts

Zusammenfassung. Der Chirurg muß beim chirurgisch Erkrankten (zu therapierenden) Patienten den diagnostischen/therapeutischen Duktus in jeder Phase der Betreuung aktiv mitgestalten und mitbestimmen. Wer sich als Chirurg auf die Arbeit mit dem Skalpell reduzieren läßt, verkennt das Selbstverständnis dieses Faches. Unterlassungen aus Bequemlichkeit werden durch Kompetenzverlust bestraft. Inkompetente Partner verlieren im interdisziplinären Regime an Bedeutung. Zudem könnte den chirurgischen Weiterbildungsforderungen dann substantiell nicht mehr entsprochen werden. Stimmige und die Interessen beider Disziplinen berücksichtigende Kooperationskonzepte lassen sich – angepaßt an die Klinikstruktur – einvernehmlich herstellen. Ein institutionalisiertes „perioperatives Managementcenter" ist nicht erforderlich. Die interdisziplinären Konzepte aus der eigenen Klinik werden vorgestellt.

Schlüsselwörter: Perioperatives Management – Interdisziplinäre Konzepte

Die Ressourcenknappheit im Gesundheitswesen diktiert – auch gesetzlich gefordert – daß wir in unsere ärztlichen Bemühungen Rationalisierungsmaßnahmen zur Ökonomisierung unserer Tätigkeit einflechten müssen. Will die Effizienz unserer Patientenbetreuung nicht leiden, bedarf es nicht nur einer straffen Organisation, sondern auch einer zielgerichteten Operation aller beteiligten Therapeuten.

Gerne werden Prinzipien aus der Industrie, wie „schlanke Produktion" und „Outsourcing" auch für unser Fach gefordert, u. a. weil man dem Chirurgen unterstellt, daß seine Zeit und Kraft durch das Operieren selbst und zusätzlich durch Erlernen neuer Techniken sowie durch Einarbeitung in sich abzweigende fachliche Subspezialitäten konsumiert wird. Fürsorglich entließe man uns deshalb gerne nicht nur aus Organisationspflichten, sondern auch aus Aufgaben der Krankenversorgung, wie Intensivmedizin, Schmerztherapie, perioperative Ernährung, Notarztwesen etc.

Diese wohlwollende Umarmung kann das Selbstverständnis unseres Faches aber ersticken. Unsere Maxime muß sein, daß der Chirurg beim chirurgisch erkrankten (zu therapierenden) Patienten, den diagnostischen und therapeutischen Duktus in jeder Phase der Betreuung aktiv mitgestaltet und mitbestimmt.

Wer sich als Chirurg auf die Arbeit mit dem Skalpell reduzieren läßt, gefährdet seine Patienten, indem er Anderen – chirurgisch weniger Kundigen – die fachspezifische Vorbereitung und Nachbetreuung überläßt. Unterlassungen aus Bequemlichkeit werden durch Kompetenzverlust bestraft. Inkompetente Partner verlieren im interdisziplinären Regime an Bedeutung. Zudem könnte den chirurgischen Weiterbildungsforderungen dann substantiell nicht mehr entsprochen werden.

Es besteht kein Zweifel darüber, daß der Chirurg in Anbetracht der zunehmenden Spezialisierung und allgemeinen Wissenserweiterungen nicht mehr völlig autonom und autark agieren kann. Er ist, um patientenorientiert, effektiv und ökonomisch arbeiten zu können, auf die fachgebietsübergreifende Kooperation angewiesen. Sein wichtigster Partner ist – wie am Operationstisch auch – der Anaesthesist.

In dieses natürliche und organisch gewachsene Kooperationspotential wird offensichtlich wenig Vertrauen für die Zukunft gelegt, denn sonst müßten die Sirenengesänge für ein „perioperatives Managementcenter" ungehört verhallen. Warum das nicht der Fall ist, mag verschiedene Gründe haben:

1. Es ist Innovatives aus Amerika, was bei uns – nicht immer ganz kritisch – aufgegriffen wird.
2. Es ist die Möglichkeit, eine starke Position zu schaffen, die als Institution autark und dirigistisch agieren kann.

Die Notwendigkeit für eine solche Institution in unserem Gesundheitswesen möchte ich in Abrede stellen. In Amerika benötigt man ein „perioperatives Managementcenter", weil es Kliniken unseres Zuschnitts kaum gibt. Dort dominiert das Belegarztsystem, wobei an manchen Kliniken 50 und mehr chirurgische Consultants ihre eigenen Patienten in Kurzzeit durchschleusen müssen. Es mag sein, daß wir diesem Prinzip näherkommen müssen, wenn unseren neuen Gesetzen folgend, ambulante Operationszentren in unsere Kliniken integriert werden. Solche ambulanten Zentren müssen aber – schon aus Gründen der Kostendeckung – organisatorisch aus dem stationären Betrieb ausgegliedert werden. Man darf davon ausgehen, daß sich durch die ambulante Chirurgie der Bestand an stationären Patienten um rund 30% verringern wird. Für die restlichen 70% der Patienten brauchen wir aber kein institu-tionalisiertes perioperatives Managementcenter – wir brauchen ein adäquates perioperatives Management! Das muß keine Institution sein, sondern eine Ablauforganisation, die aus einer fachgebietsrespektierenden Kooperation zwischen Anaesthesie, Chirurgie und Pflege resultiert.

Die Zielkriterien müssen Effizienz und Ökonomisierung unserer Tätigkeit, aber auch der Patientenkomfort sein. Diese sind zu erreichen durch

- aufgabengeteilte, aber gleichzeitige Patientenversorgung an einem Ort.
- Vermeidung überflüssiger oder gar doppelter Diagnostik.
- Verkürzung der Liegedauer durch Planung von Stationsbelegung, Intensivplätzen und OP-Kapazität.
- Kostendämpfung durch solche Rationalisierungseffekte.
- Last not least tragen solche Maßnahmen zur Zufriedenheit von Patienten sowie ärztlichem und nichtärztlichem Personal bei.

Zweifelsohne ist es schwierig, dafür ein ubiquitär gültiges Patentrezept auszustellen. Örtliche und strukturelle Besonderheiten sind von Bedeutung. Wichtigste Voraussetzung ist eine „gute Atmosphäre", um die gemeinsam gewollte gute Absicht umsetzen zu können.

An der Chirurgischen Klinik des Klinikums der Stadt Ludwigshafen am Rhein gGmbH haben sich folgende Organisationsabläufe bewährt:

1. Patientenaufnahme

Die Belegungsplanung unterliegt der bettenführenden Chirurgischen Klinik. Von Hausärzten zur elektiven Operation angemeldete Patienten erhalten möglichst sofort einen Termin in unserer Indikations- und Aufnahmeambulanz. Chirurg (Facharzt) *und* Anaesthesist nehmen die Aufnahmeuntersuchung vor. Pflegekategorien werden festgelegt. Ist die OP-Indikation gestellt, erfolgen Aufklärung durch Chirurgen und Anaesthesisten, die Festlegung evtl. noch durchzuführender präoperativer Diagnostik/Therapie und die Kategorisierung für ambulante Operation, kurzzeitstationären Aufenthalt oder längerdauernde stationäre Behandlung. Der Zeitpunkt der Einbestellung wird entsprechend Belegungsplan und operativem Planungskonzept festgelegt.

Beim direkt stationär eingewiesenen Patienten erfolgt die gemeinsame Untersuchung am Aufnahmetag. Dem individuellen Krankheitsbild und dem individuellen Zustand des Patienten folgend, werden dabei fachbezogen Art und Umfang der weiteren Diagnostik und präoperativen Therapie festgelegt. Die Sparsamkeit für Anordnungen ist dabei oft direkt proportional der Erfahrung der Untersucher (Tabelle 1).

Tabelle 1. OP-Vorbereitung (stat. eingewiesener Pat.)

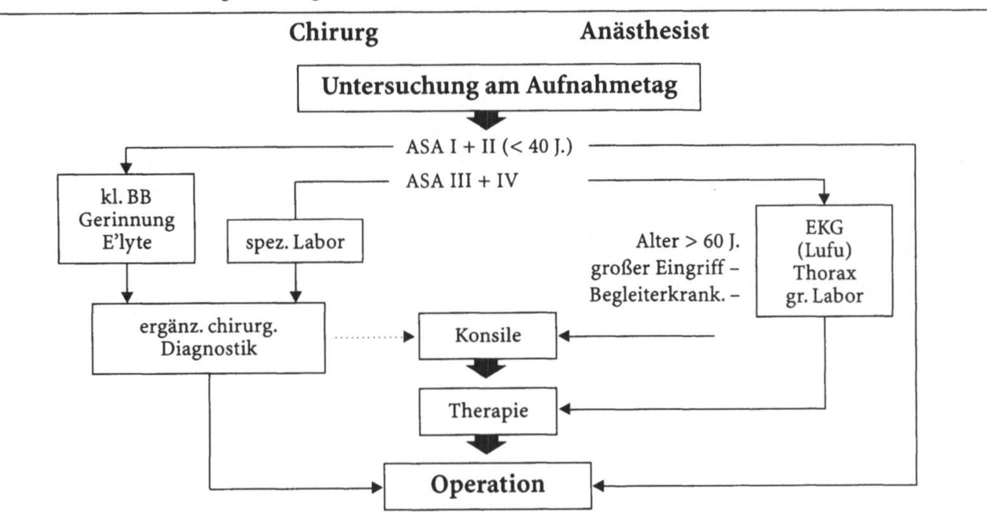

2. Operationsplanung

Die am „grünen Tisch" aufgestellten Tages- und Wochenpläne für den Operationsbereich sind in einer Akutklinik leider nur selten exakt einzuhalten, auch wenn Art und Anzahl der Operationen nach Plan vorgegeben sind. Die aktuelle Weite des „Nadelöhrs OP-Kapazität" bestimmen viele Faktoren:

- Personalkapazität im pflegerischen und ärztlichen Bereich.
- Verfügbarkeit und Funktion des technischen Gerätes.
- Vor allem aber die Imponderabilität „Management akuter Notfälle", die zwingend aktuelle Änderungen erfordert.

In diesen Fällen kommt die Kooperationsbereitschaft zwischen schneidenden Fächern, Anaesthesie und Pflegedienst wirklich auf den Prüfstand. Gerne akzeptieren wir den mobilen Organisator des anaesthesiologischen Betriebes im Zentral-OP als unparteiischen Koordinator und sachlichen Vermittler.

3. Intensivbetreuung

Die Intensivbetreuung sehen wir als echte interdisziplinäre Aufgabe, was bei uns dadurch harmonisiert wird, daß wir über eine chirurgische „Intermediate Care Station" verfügen. Das Gemeinsame sind der Assistentenaustausch, die gemeinsamen täglichen Visiten durch die Klinikdirektoren und deren Vertreter, die gemeinsame Therapiefestlegung und Indikationsabsprache. Dennoch bleibt eine fachspezifische Aufgabenverteilung: Auf der einen Seite Kontrolle und Therapie der Vitalparameter, auf der anderen Seite Verantwortung für und Durchführung von Maßnahmen, die das chirurgische Krankheitsbild erfordern. Je nach Beatmung oder Nichtbeatmung, Schwere des Krankheitsbildes, aber auch aus belegungstechnischen Gründen werden die Patienten zwischen den beiden Stationen ausgetauscht.

4. Schmerztherapie

Auch das empfindliche Problem „Schmerztherapie" läßt sich pragmatisch lösen. Wir Chirurgen müssen eingestehen, daß wir dieses therapeutische Moment in der Vergangenheit sträflich vernachlässigt haben und müssen anerkennen, daß die Anaesthesie darin wirklich Fortschrittliches geleistet hat. Dennoch aber darf es kein autonomes und autarkes Wirken des anaesthesiologischen Schmerzdienstes auf den chirurgischen Stationen geben. Der Schmerz ist oft Teil der chirurgischen Erkrankung und somit auch ein richtungsweisendes Symptom. Seine Behandlung muß aus diesen Gründen auch der Kontrolle chirurgischer Therapieführung unterliegen. Wir haben deshalb auch auf den Stationen tägliche Indikationsabsprachen zwischen Chirurgen und Schmerzdienst der Anaesthesisten festgelegt. Die allgemeine Schmerztherapie besorgt der Chirurg. Der Anaesthesist kümmert sich auch aus forensischen Gründen um die kathetergestützte Schmerztherapie (z. B. über Periduralkatheter). Gerne gestehen wir Chirurgen ein, daß wir aus dieser Kooperation schon viel gelernt haben. Die Handhabung der pumpengesteuerten PCA wird in kollegialer Absprache besorgt.

Über die Beteiligung am Schmerzdienst hinausgehende Tätigkeiten auf chirurgischen Stationen werden durch die Kollegen der Anaesthesie nicht wahrgenommen.

Am Notarztbetrieb des Klinikums sind Internisten, Anaesthesisten und Chirurgen gleichermaßen beteiligt.

Die hier kurz geschilderten Eckpunkte der anaesthesiologisch-chirurgischen Kooperation funktionieren seit Jahren harmonisch. Ihre Funktion wird garantiert durch kollegiale Zusammenarbeit bei den Gemeinsamkeiten und getrennte Aktivitäten im rein fachspezifischen Bereich. Es verbindet das Bewußtsein, daß Chirurgie und Anaesthesie im perioperativen Management „auf Gedeih und Verderb" miteinander verbunden sind. „Verderb" resultierend aus Inkompetenz, Kooperations- und Organisationsdefiziten, Abteilungsegoismus und Profilierungsnot konterkariert patientendienliche und ökonomische ärztliche Versorgung. „Gedeih" dagegen garantieren gute Ausbildung, der Austausch von Wissen und Erfahrung, also das gegenseitige Lernen voneinander, die gemeinsame Nutzung von Funktionseinheiten, die unbedingte Kooperationsbereitschaft und schließlich der Grundsatz des gegenseitigen Vertrauens.

Zu den Hauptvorträgen wurden die folgenden FREIEN VORTRÄGE gehalten, die in Kurzfassung angefügt werden.

Erste Erfahrungen mit neuen Hämodialyseportsystem LifeSite™

T. Gebauer, T. Bürger, Z. Halloul und H. Lippert

Klinik für Allgemein-, Viszeral- und Gefäßchirurgie, Otto-von-Guericke Universität Magdeburg,
Leipziger Straße 44, 39120 Magdeburg

First Experience with the New Subcutaneous Hemodialysis Device – LifeSite

Summary. Permanent indwelling catheters are used with increasing frequency for hemodialysis. Until recently, hemodialysis using vascular access via subcutaneous device was not available. The novel LifeSite system was designed for hemodialysis. In our 73-year-old woman, we placed two silicone cannulas (12 French) under general anesthesia, and a supra-inguinal incision via a partially thrombosed external iliac vein into the inferior vena cava. The LifeSite device was placed subcutaneously in the right lower abdomen. The first hemodialysis started after implantation of devices with blood flow rates between 260 and 300 ml/min. The benefits are, that maximal flow rates of 450–480 ml/min and laminar flow rates can be achieved. Further on, a standard 14-gauge needle can be inserted through the skin into the LifeSite valve's internal metal taper seal. In our opinion, the new LifeSite is an alternative for hemodialysis.

Key words: Hemodialysis – Subcutaneous device

Zusammenfassung. Permanente Kathetersysteme weisen eine steigende Tendenz in der Implantation und Durchführung der Hämodialyse auf. Bisher gab es jedoch noch kein subcutan implantierbares Portsystem. Erst seit kurzem gibt es das neue LifeSite™ Hämodialyseportsystem. Bei einer 73 jährigen Patientin plazierten wir in Allgemeinanästhesie und einer suprainguinalen Inzision zwei 12 French Silikon Katheter via teilthrombosierter V. iliaca ext. in die V. cava inf. Die Portsysteme selbst wurden im rechten Unterbauch plaziert. Die erste Dialyse konnte unmittelbar nach Implantation mit Flußraten von 260 bis 300 ml/min durchgeführt werden. Vorteile sind maximale Flußraten von 450–480 ml/min und laminare Flußraten. Weiterhin ist die Punktion des Portsystems mit einer 14 Gauge Dialysenadel möglich. Nach unserer Meinung ist das neue LifeSite™ System eine Alternative zur Durchführung der Dialyse.

Schlüsselwörter: Hämodialyse – subcutanes Portsystem

Beurteilung und chirurgische Behandlung der Heparin-induzierten Thrombozytopenie

P. Kujath und C. Eckmann

Klinik für Chirurgie, Universitätsklinikum Lübeck, Ratzeburger Allee 160, 23538 Lübeck

Assessment and Surgical Treatment of Heparin-Induced Thrombocytopenia

Summary. Heparin-induced thrombocytopenia (HIT) type II is a severe complication of heparin application. We reviewed our data concerning surgical treatment of HIT type II between

January 1992 and June 1999. After diagnosis, heparin was withdrawn and replaced by danaparoid (up to June 1996), and hirudin (since July 1996). Vessel occlusion was treated primarily by thrombectomy. In case of re-occlusion, bypass surgery was performed. Twenty patients were operated for vessel occlusion (n = 12 arterial, n = 5 venous, n = 3 arterial and venous occlusion). All patients had unfractionated heparin in their history. Twenty thrombectomies and 7 bypass operations were performed. After unsuccessful thrombectoy, bypass surgery is necessary because of the destruction of the endothelium of the original vessel.

Key words: Heparin-induced thrombocytopenia – Surgical treatment

Zusammenfassung. Die Heparin-induzierte Thrombozytopenie (HIT) ist eine Komplikation der Heparingabe. In einer retrospektiven Analyse wurden sämtliche Fälle von HIT Typ II zwischen Januar 1992 und Juni 1999 aufgearbeitet. Nach Diagnosestellung wurde Heparin abgesetzt und durch Danaparoid (bis Juni 1996) bzw. Hirudin (Seit Juli 1996) ersetzt. Ein Gefäßverschluß wurde primär thrombektomiert. Arterielle Re-Verschlüsse wurden mittels Bypasschirurgie behandelt. 20 Patienten wurden wegen eines Gefäßverschlusses operiert (n = 12 arterieller, n = 5 venöser, n = 3 arterieller und venöser Verschluß). Alle Patienten wiesen in ihrer Anamnese die Gabe unfraktionierten Heparins auf. 20 Thrombektomien und 7 Bypaßoperationen wurden durchgeführt. Nach erfolgloser Thrombektomie besteht u. E. die Indikation zur Bypasschirurgie.

Schlüsselwörter: Heparin-induzierte Thrombozytopenie – Chirurgische Therapie

Tissue Engineering

Poröse Strukturen aus abbaubaren, elastischen Polymeren für das Tissue Engineering

A. Lendlein und U. Ridder

Institut für Technische und Makromolekulare Chemie und Deutsches Wollforschungsinstitut an der RWTH Aachen e. V., Veltmanplatz 8, 52062 Aachen

Porous Structures Based on Degradable Elastic Polymers for Tissue-Engineering

Summary. Important components in tissue-engineering are biodegradable porous scaffolds, on which cells can be seeded. Based on a new family of degradable polymers with high elasticities, porous structures can be obtained. Porosity, wall-thickness and pore sizes can be varied depending on the processing parameters. In addition, mechanical properties and degradation rate of the polymer are adjustable. In this way, it is possible to produce scaffolds that are tailor-made for specific applications.

Key words: Scaffolds – Biodegradable – Tissue-engineering – Biomaterial

Zusammenfassung. Eine wichtige Komponente des Tissue Engineerings besteht in biodegradierbaren, porösen Polymergerüsten (scaffolds), auf welchen Zellen angesiedelt werden können. Basierend auf einer neuen Familie abbaubarer, hochelastischer Polymere können poröse Strukturen hergestellt werden. In Abhängigkeit der Herstellungsparameter sind Porosität, Wandstärke und Porendurchmesser variierbar. Desweiteren lassen sich die mechanischen Eigenschaften und die Abbaugeschwindigkeit des Polymers einstellen. Somit ist die Herstellung maßgeschneiderter scaffolds möglich.

Schlüsselwörter: Polymergerüst – bioabbaubar – Tissue Engineering – Biomaterial

Bei Tissue Engineering handelt es sich um einen interdisziplinären Ansatz, der die Herstellung von funktionellem, lebendem Gewebe zum Ziel hat, welches einem Patienten im Rahmen der rekonstruktiven Chirurgie transplantiert werden kann [1, 2]. Dieses neue Gewebe wird dabei aus lebenden Zellen gebildet, die auf eine Matrix oder einen porösen Träger aufgebracht werden. Das Polymergerüst (scaffold) soll die dreidimensionale Struktur des Gewebes vorgeben und abgebaut werden, während die Zellen einwachsen [3].

Um degradierbar zu sein, müssen Biomaterialen unter physiologischen Bedingungen spaltbare Bindungen enthalten. Eine Möglichkeit besteht in der Verwendung hydrolytisch spaltbarer Bindungen, z. B. Ester- oder Anhydridbindungen. Der hydrolytische Abbau hat zum Vorteil, daß die Abbaugeschwindigkeit maximal unabhängig vom Ort der Implantation ist, da Wasser überall vorhanden ist. Im Gegensatz dazu ist die Konzentration an Enzymen lokal sehr unterschiedlich. Während die Spaltungsgeschwindigkeit einer hydrolysierbaren Bindung durch ein Enzym gege-

Tabelle 1. Kommerziell erhältliche, resorbierbare Nahtmaterialien [4]

Handelsname	Polymer
Dexon®	Polyglycolid
Maxon®	Poly(glycolid-*co*-trimethylencarbonat)
Monocryl®	Poly[glycolid-*co*-(ε-caprolacton)]
PDS®	Poly(p-dioxanon)
Vicryl®	Poly[glycolid-*co*-(L-lactid)]

Abb. 1. Cyclische Diester und Lactone. *1* – Diglycolid, *2* – L,L-Dilactid, *3* – p-Dioxanon, *4* – ε-Caprolacton

benenfalls erhöht werden kann, gibt es auch Bindungen, deren Spaltungsgeschwindigkeit streng enzymatisch kontrolliert ist.

Eine wichtige Gruppe von resorbierbaren Biomaterialien sind Poly(α-hydroxycarbonsäuren), die beispielsweise als resorbierbare chirurgische Nahtmaterialien eingesetzt werden (vgl. Tabelle 1, [4]).

Poly(α-hydroxycarbonsäuren) sind aliphatische Polyester, die im allgemeinen mittels Ringöffnungspolymerisation von Lactonen oder cyclischen Diestern synthetisiert werden (vgl. Abb. 1).

Für die Biodegradation von Polymeren gibt es zwei Mechanismen: der Abbau in der Masse (engl. Bez.: bulk degradation) und der Oberflächenabbau (engl. Bez.: surface erosion). Beim Abbau in der Masse diffundiert das Wasser schneller in die Polymermatrix als der Abbau des Polymers erfolgt. Die hydrolysierbaren Bindungen in der gesamten Polymermatrix werden gleichmäßig gespalten. Daher nimmt die mittlere Molmasse des Polymers homogen ab. Im Fall eines Oberflächenabbaus ist hingegen die Diffusionsgeschwindigkeit von Wasser in die Polymermatrix kleiner als die Hydrolysegeschwindigkeit der spaltbaren Bindungen. Der Abbau findet daher in einer dünnen Oberflächenschicht statt, während die Molmasse des Polymers im Bulk unverändert bleibt. Der Oberflächenabbau ist also ein heterogener Prozeß, dessen Geschwindigkeit von der Form des Probekörpers (z. B. Größe der Oberfläche) abhängt [4].

Das Abbauverhalten der Poly(α-hydroxycarbonsäuren) entspricht einem Abbau in der Masse. Der Abbauprozeß läßt sich in drei Teilschritte unterteilen. Im ersten Schritt nimmt das Polymer Wasser auf und quillt geringfügig. Einige Esterbindungen werden bereits gespalten. Es findet jedoch noch kein Masseverlust statt. Im zweiten Teilschritt nimmt die mittlere Molmasse deutlich ab. Bei der Spaltung der Esterbindungen entstehen Carbonsäuregruppen, die die Hydrolyse autokatalysieren. Schließlich verliert das Polymer seine mechanische Stärke. Der dritte Schritt ist durch den Masseverlust der Polymerprobe charakterisiert, der bei Unterschreitung einer kritischen Molmasse einsetzt. Im Fall von Poly(ε-caprolacton) liegt diese kritische Molmasse bei etwa 5000 g/mol. Gleichzeitig verringert sich die Geschwindigkeit der Molmassenabnahme. Der Abbau des Implantats wird vervollständigt, indem oligomere und niedermolekulare Fragmente im umliegenden Medium gelöst werden. Die gelösten Polymerfragmente werden zu den freien Hydroxycarbonsäuren hydrolysiert [4].

Gegen Ende des Abbaus kann es zur Bildung kristalliner Polymerpartikel kommen. Diese können von Zellen phagozytiert werden, insofern sie eine geeignete Partikelgröße aufweisen [4].

Während die Abbaugeschwindigkeit und das Abbauverhalten der bisher vorgestellten Polymersysteme einstellbar sind, können die mechanischen Eigenschaften dieser Materialien nur ein-

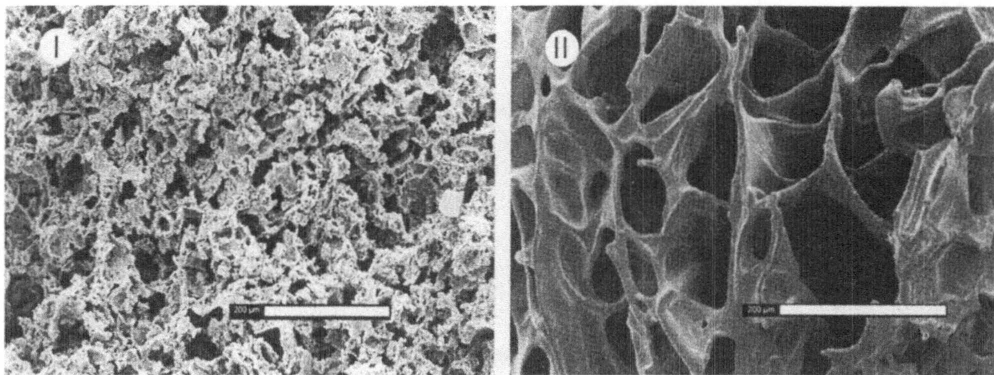

Abb. 2. Rasterelektronenmikrokopische Aufnahmen poröser Polymergerüste (scaffolds): *(I)* dargestellt mittels Salt Leaching Verfahren. *(II)* dargestellt mittels thermisch induzierter Phaseninversionstechnik. Die *weißen Balken* entsprechen einer Länge von 200 μm

geschränkt variiert werden. Die Homopolymere der α-Hydroxycarbonsäuren sind hochkristallin und fest. Die Bruchdehnungen sind um den Faktor 10–50 kleiner als bei Poly(ethylenterephtalat). Für die Herstellung von Fäden sind die mechanischen Eigenschaften ausreichend. Die Copolyester aus Diglycolid und Dilactiden sind mit Ausnahme der Copolymere mit hohem Glycolidanteil amorph. Ist ihr Glasübergang T_g höher als die Gebrauchstemperatur, sind die Materialien glasig und fest. Bei tiefem T_g sind die Copolymere flüssig-viskos.

Als Erweiterung der beschriebenen Polymersysteme wären elastische, zähe Materalien wünschenswert. Ein Konzept zur Realisierung dieser Anforderung sind phasensegregierte Multiblock-copolymere. Ein Segment sollte dabei kristallisierbar sein und dem Material als physikalische Vernetzungseinheit die gewünschte Festigkeit verleihen. Das zweite Segment sollte amorph sein, einen möglichst tiefen Glasübergang aufweisen und damit für die Elastizität verantwortlich sein. Solche Polymere können mittels Co-Kondensation von zwei verschiedenen telechelen Oligoestern oder Oligoetherestern als Makrodiole mit einer niedermolekularen, bifunktionellen Verknüpfungseinheit hergestellt werden [5]. Verwendet man als Verknüpfungseinheit ein Diisocyanat, so erhält man Copolyesterurethane, ein Disäuredichlorid ergibt Copolyester und Phosgen führt zu Copolyestercarbonaten.

Aus diesen neuen Multiblock-copolymeren wurden mit dem thermisch induzierten Phasenseparationsverfahren (TIPS) bzw. der Salt Leaching-Methode poröse Polymergerüste (scaffolds) hergestellt (Abb. 2) [6]. Dabei können Porosität, Wandstärken sowie Porendurchmesser gezielt eingestellt werden. Somit ist eine Vielzahl unterschiedlicher scaffolds basierend auf abbaubaren, elastischen Polymeren für das Tissue Engineering zugänglich, die für spezifische Anwendungen maßgeschneidert werden können.

Literatur

1. Langer RS, Vacanti JP (1993) Science 260: 920–926
2. Langer RS, Vacanti JP (1995) Scientific American 273: 130–133
3. Lanza RP, Langer RS, Chick WL (1996) Principles of tissue engineering, Academic Press, Austin
4. Lendlein A (1999) „Polymere als Implantatmaterialien" Chemie in unserer Zeit 5: 279–295
5. Lendlein A, Neuenschwander P, Suter UW (1998) „Tissue-compatible multiblock-copolymers controllable in degradation rate, and mechanical properties for medical applications", Macromol Chem Phys 199: 2785–2796
6. Ridder U (1998) Diplomarbeit, RWTH Aachen

Hepatozyten-Tissue Engineering und Bioreaktoren für hybride Leberunterstützungssysteme

I. M. Sauer, J. C. Gerlach und P. Neuhaus

Allgemein-, Viszeral- und Transplantationschirurgie, Charité-Campus Virchow, Augustenberger Platz 1, 13353 Berlin

Hepatocyte tissue-Engineering and Biofactors for Liver Support

Summary. A biofactor for hybrid liver support, reflecting the specific micro- and macroenvironment of parenchymal cells and non-parenchymal cells of the liver sinusoidal cells, was developed. Three-dimensionally woven, but indenpendently perfused capillary membrane systems form repetitive subunits and integrate decentralized oxygenation. The cells spontaneously reestablish to aggregates that immobilize themselves between the membranes. Utilizing a hepatocyte-enriched mixed pig liver cell suspension, functional studies proved cell metabolism to be stable over several weeks. The culture model developed, and subsequent bioreactor constructions stimulate 500 g inoculated pig liver cells to spontaneously rearrange by themselves. The bioreactors were used in eight patients as a bridge to liver transplantation. All patients tolerated the procedure well, stabilized during application, survived transplantation and were discharged from the hospital.

Key words: Hybrid liver support – Tissue-engineering – Biofactor – acute liver failure

Zusammenfassung. Ein auf Kapillarmembranen basierender Bioreaktor wurde entwickelt. Die verwendeten Kapillarsysteme bilden dreidimensionale Strukturen, an denen und zwischen denen sich die Zellen organisieren können. Wie im natürlichen Organ werden viele kleine identische Kapillareinheiten für wenige Zellen geschaffen, die näherungsweise der physiologischen Einheit des Leberlobulus entsprechen. Zur Gewinnung von Hepatozyten in Ko-Kultur mit primären Endothelzellen wurde eine kombinierte Isolationsmethode für beide Zelltypen entwickelt. Die Zellen (ca. 500 g pro Bioreaktor) formieren sich im Bioreaktor zu lebergewebsähnlichen Strukturen. Das System wurde für klinische Studien entwickelt und an acht Patienten erfolgreich bei Patienten im Leberausfallkoma im Sinne des Bridging der Wartezeit zur Verfügbarkeit eines Transplantates bzw. zur Lebertransplantation eingesetzt.

Schlüsselwörter: Leberversagen – Hybride Leberunterstützung – Bioreaktor – Tissue engineering

Hybride Systeme bestehen aus einer Kombination von biologisch aktiven Zellen die in sogenannten Bioreaktoren kultiviert werden. Von hybriden Leberunterstützungssystemen (LUS) spricht man, sofern Hepatozyten in Bioreaktoren verwendet werden und diese in herkömmlichen Plasmaperfusionssysteme integriert sind. Angestrebt wird die extrakorporale Nutzung der biologischen Funktionen von isolierten Leberzellen: Detoxifikation, Metabolismus, Synthese sowie die Regulation dieser Prozesse.

Unterschiedliche Konzepte einer hybriden Leber, deren Funktion für einzelne Reaktionen in vitro erfolgreich nachweisbar war, wurden von verschiedenen Arbeitsgruppen entwickelt. Ausgangspunkt war der Einsatz von metabolisierenden Untereinheiten der Leber, wie z. B. Lebersegmente, isolierten Leberzellen in Suspension oder isolierten Leberenzymen. Dazu wurden diese Untereinheiten entweder direkt mit Probandenblut in Kontakt gebracht, oder durch eine Membran bzw. einen Plasmaseparator vom Probandenblut getrennt. Kawamura et al (1), Kimura et al. (2), Koshino et al. (3), Nosé et al. (4) und Soyer et al. (5) verwendeten Leberstückchen von 4–5 Kubikmillimetern in Suspension. Die Zellen innerhalb der Würfel zeigten jedoch durch verminderte Sauerstoffzufuhr relativ kurzfristig Nekrosen, da sie von ihren normalen vaskulären Verbindungen getrennt waren.

Die Verwendung einzelner Zellen, die nach enzymatischer Isolierung in Ihrer Struktur intakt bleiben, wenn sie in Bioreaktoren kultiviert werden, erscheint eher erfolgsversprechend. Prinzipiell ist die Verwendung von Hepatomzellen (6,7), auch für hybride Leberunterstützungssysteme denkbar. Da aber hier noch wesentliche Fragen der Zellfunktionen und der Metastasierungssicherheit ungeklärt sind, wird im Folgenden ein Schwerpunkt auf primär isolierte Hepatozyten gelegt. Diese Primärzellen müssen vor jeder Nutzung in einem Bioreaktor frisch aus einem Spenderorgan isoliert werden.

Isolierung von primären Hepatozyten

Die bisher angewandten Methoden der Isolation von Hepatozyten lassen sich in mechanische, chemische und enzymatische Methoden unterteilen. Rein mechanische wie chemische Methoden ergeben jedoch für hybride Systeme ungenügende Zellzahlen. Ein wesentlicher Fortschritt war die enzymatische Collagenase-Isolation durch Berry und Friend mit einer in-situ Rezirkulationsperfusion (8). Seglen (9) stellte eine Zweischritt-Perfusionsmethode vor, die derzeit für die Rattenleber als Standardmethode gilt.

Für die Isolierung von Hepatozyten aus Großtierlebern wurden durch uns Untersuchungen mit dem Ziel der Bereitstellung ausreichender Zellmengen für LUS durchgeführt (10), um eine Methode der Hepatozytenisolation aus Schweinelebern (11) und aus Humanlebern zu etablieren. Da für einen Einsatz in Bioreaktoren Ko-Kulturen mit primären Endothelzellen aus der für die Hepatozytenisolation verwendeten Leber von Interesse sind, wurde eine kombinierte Isolationsmethode für beide Zelltypen entwickelt (12).

Kultur von Hepatozyten in vitro

Erste Techniken der Hepatozytenkultur nutzten bis in die siebziger Jahre die sogenannte Suspensionskulturtechnik, bei der die Zellen schwimmend im Kulturmedium gehalten wurden. In dieser Technik verlieren die Zellen ihre Fähigkeit zu externem Metabolismus jedoch schon nach wenigen Stunden (13, 14).

In der Grundlagenforschung wurde seitdem die Bedeutung der Adhäsion der Zellen an ein Substrat dargestellt. Hierzu wurde die sogenannte Adhäsionskulturtechnik entwickelt, bei der Hepatozyten an ein Substrat, beispielsweise an Zellkulturflaschenkunststoff in Adhäsion gebracht werden (15). In dieser Technik wurden verschiedene Untersuchungen zur Verbesserung des Zellverhaltens durchgeführt. Diese Techniken, die biologische Adhäsionsfaktoren (16) oder Bindegewebsmatrix (17) verwendeten, Kulturmedienzusammensetzung mit Hormonen (18) oder Wachstumsfaktoren (19) optimierten sowie eine Ko-Kulturtechnik (20) mit Nichtparenchymzellen einführten, ermöglichten eine Aufrechterhaltung des externen Metabolismus von Hepatozyten über mehrere Tage in vitro.

Die Anwendung von isolierten Hepatozyten unter Ausschluß des Gefäßssystems, der Gallenwege und des Bindegewebes der heterologen Leber, bietet den Vorteil einen Kontakt des Patientenblutes bzw. Plasmas mit metabolisch inaktiven Elementen des fremden Gewebes zu vermeiden. Immunologische Nebenwirkungen der Therapie können so vermindert werden.

Durch die Trennung der Hepatozyten von Patientenblutzellen mittels einer semipermeablen Membran sollen zelluläre immunologische Komplikationen dem fremden Gewebe gegenüber vermieden werden.

Stange und Mitzner (21) verkapselten zur Immunisolation einzelne Hepatozyten mit synthetischen Membranen. Die Verkapselung von Zellen bietet interessante Ansätze in der Konstruktion von Bioreaktoren, bzw. der Leberzellperfusionssysteme selbst. Ob die Lebenszeit solcher Zellen durch die Verkapselung eingeschränkt wird, ist noch offen.

Durch Einbettung der Hepatozyten in ein Kollagensandwich konnten Koebe et al. (22) sowie Bader et al. (23) eine deutliche Verbesserung der Zellultrastruktur in vitro ermöglichen. Nyberg et al. wenden diese Methode mit Kapillarmembranen an (24). Die Kultur von Zellen ohne die Verwendung künstlicher Adhäsionssubstrate gelang Koide et al. mittels eines Aggregatkulturmodells (25).

Bioreaktoren für die Hepatozytenkultur

Bioreaktoren erlauben eine technische Umsetzung von Leberzellkulturmodellen für eine Nutzung der Zellleistungen in größerem Maßstab. Eine erste Bioreaktorkonstruktion wurde 1972 von Knazek (26, 27), vorgestellt; hier wurden semipermeable Kapillarmembranen sowohl für den Stoffaustausch als auch für die Zelladhäsion verwendet. Mit primären Hepatozyten gilt diese Konstruktion als Stand der Technik. Aus den genannten Kulturmodellen haben verschiedene Arbeitsgruppen Bioreaktoraufbauten konstruiert, die eine Nutzung der Kulturmodelle auch mit größeren Zellmengen erlauben. So wurde eine Anwendung von Microcarrier-Kulturen zwischen Kapillaren (28) ermöglicht. Die Verwendung der Zelladhäsion an Membranen (29) gestattet die Adaptation des Bioreaktormodells von Knazek. Das Sandwichkulturmodell wurde ebenfalls als Bioreaktorkonstruktion weiterentwickelt (30). Nyberg (31) verwendete hierzu kollagengefüllte Kapillarmembranen, in denen die Hepatozyten kultiviert wurden. Die Spheroid-Aggregatkultur wurde ebenfalls für Bioreaktoren nutzbar gemacht (32).

Tierexperimentelle Erprobung von Bioreaktoren

Die Einbindung der entwickelten Bioreaktoren in hybride Leberunterstützungssysteme ermöglichte erste tierexperimentelle Studien zum Einsatz einer hybriden Therapie im akuten Leberversagen. Verschiedene Tiermodelle wurden dabei verwendet. So wurden Vergiftungsmodelle mit Paracetamol (33,34) oder Galaktosamin (35) vorgestellt. Chirurgische Modelle wie die Hepatektomie wurden seltener angewandt. Die Versuche wurden am Schwein (36), am Hund (37, 38) und an der Ratte (39, 40, 41) durchgeführt. Die Studien zeigen, daß die hybriden Systeme auch für klinische Dimensionen realisierbar sind. Typische biochemische Leberleistungen konnten immer nachgewiesen werden.

Humaneinsatz von hybriden Leberunterstützungssystemen

Ein erster Humaneinsatz von Bioreaktoren in Leberunterstützungssystemen wurde 1987 von Matsumura et al. (42) mit primären Kaninchenhepatozyten an einem Patienten einmalig erfolgreich durchgeführt. In einer kontrollierten klinischen Studie wurde von Margulis et al. (43, 44) 1989 ein hybrides Leberunterstützungssystem, basierend auf Schweinehepatozyten in Suspension und einer intermittierenden Inkubation in Plasma, an 59 Patienten im Leberausfallkoma im Vergleich zu 67 Patienten einer Kontrollgruppe eingesetzt. Dieses Verfahren führte zu einer Verbesserung der Überlebensrate von 63% im Vergleich zu 41% in der Kontrollgruppe. Weitere klinische Einsätze sind von Neuziel et al. (45) unter Verwendung von Microcarrierkulturen zwischen Kapillarmembranen und von Sussmann et al. (46) unter Verwendung einer Hepatomzellinie auf Kapillarmembranen in den USA beschrieben worden. Beide Arbeitsgruppen verwenden Reaktoren aus modifizierten Dialysemodulen.

Die bisher vorgestellten klinischen Einsätze sind entweder technisch überholt – wie das Verfahren von Margulis – oder aber die Ergebnisse sind statistisch nicht abgesichert. Dennoch läßt sich festhalten, daß einerseits der neurologische Status der Patienten zu verbessern war und andererseits über Nebenwirkungen der Therapie im Sinne von akuten Reaktionen unter Systemanschluß oder chronische Folgen der Therapie nicht berichtet wurde.

Eigenes Modell

Ziel der eigenen Arbeiten war die Entwicklung eines Zellkulturmodells, welches einerseits Lösungen für die Probleme der unphysiologischen Kulturbedingungen bietet, und in welchem andererseits die bisherigen Ergebnisse der Hepatozytenforschung, wie Perfusionsmediumverbesserungen, Biomatrixverwendung und Ko-kultivierung mit Nichtparenchymzellen und die Aggregatkulturtechnik (47) integriert sind. Als Ergebnis dieser Arbeiten konnte ein Leberzellkulturmodell mit Charakteristika entwickelt werden, die auf der Verwendung von dreidimensional verwebten Kapillarmembranen basieren (48).

Die verwendeten Kapillarsysteme bilden dreidimensionale Strukturen, an denen und zwischen denen sich die Zellen organisieren können (49). Wie im intakten Organ werden viele kleine identische Kapillareinheiten für wenige Zellen geschaffen, die näherungsweise der physiologischen Einheit des Leberlobulus entsprechen. Die Kapillaren sind so gebündelt, daß sie unabhängig voneinander unterschiedliche Funktionen erfüllen können. Diese dreidimensionale Verwebung der Kapillaren ermöglicht anatomische Bedingungen ähnlich denen im Lebersinus: eine unabhängige Mediumzufuhr (portalvenöser Blutfluß), die Sauerstoffversorgung (50) (arterieller Blutfluß) und die Kohlendioxidentsorgung sowie ein unabhängiger Mediumausstrom (Lebervenen) sind so möglich. Die Kapillaren werden mit Biomatrix beschichtet, um die Mikroumgebung der Zellen zu verbessern. Die Zellen werden so analog zu den physiologischen Verhältnissen im Leberlobulus perfundiert: Das Patientenplasma gelangt über ein eigenes Kapillarbett dezentral zu den Zelleinheiten, es strömt aus den Kapillaren entlang der Zellen in die Zellkompartments des Reaktors. Über ein unabhängiges Kapillarsystem wird jeweils denzentral aber parallel Sauerstoff zu den Zellen und Kohlendioxyd von den Zellen transportiert (51). Das Plasma gelangt nach dem Stoffaustausch mit den Zellen in ein weiteres unabhängiges Kapillarbett, wird dort gesammelt und fließt aus dem Reaktor heraus. Mit einem weiteren unabhängigen Kapillarsystem wird ein ebenfalls dezentral angelegtes Ko-Kultur-Kompartment geschaffen.

In vitro Studien mit den entwickelten Reaktoren zeigen einen im Vergleich zu herkömmlichen Systemen verlängerten Metabolismus der Zellen (52). Wegen der Bedeutung des Aminosäurestoffwechsels im Leberausfallkoma wurde insbesondere der Aminosäure- und Ketosäuremetabolismus dargestellt (53, 54). Der verlängerte Erhalt von Hepatozytenfunktionen in den Bioreaktoren wurde auf eine weitgehende Reorganisation der Zellen zu lebergewebsähnlichen Strukturen zurückgeführt (55).

Ausblick

Ein hybrides Leberunterstützungssystem für den Betrieb von Bioreaktoren unter extrakorporaler Patientenblutperfusion wurde für klinische Studien entwickelt und an acht Patienten mit Leberausfallkoma erfolgreich im Sinne eine Überbrückung der Wartezeit bis zur Lebertransplantation eingesetzt.

Obwohl wesentliche Fortschritte in der Entwicklung hybrider LUS zu verzeichnen sind, hat sich bisher keines der genannten Kulturmodelle für Bioreaktorkonstruktionen durchgesetzt.

Unabhängig vom klinischen Einsatz sollte die Entwicklung von Bioreaktoren für die Hepatozytenkultur auch für weitere Anwendungszwecke wie für die Multiplizierung gentechnologisch veränderter Hepatozyten vor einer therapeutischen Retransplantation bei angeborenen Stoffwechseldefekten (56) und für die Weiterentwicklung von Alternativmethoden zu Tierversuchen in der Pharmakologie und Toxikologie vorangetrieben werden. Hierzu kann die chirurgische Forschung wertvolle Beiträge liefern.

Literatur

1. Kawamura A, Takahashi T, Kusumoto K, Kyuuno K, Kumagai F, Kushida T, Saji H, Matsushita M, Meguro J, Tsuburaya T, Kakita A, Nakanishi Y, Kuraoka Y, Sakao N (1985) The development of a new hybrid hepatic support system using frozen liver pieces. Jpn J Artif Organs4/1: 253–257
2. Kimura K, Gundermann KJ, Lie TS (1980) Hemoperfusion over small liver pieces for liver support. Artif Organs 4: 297–301
3. Koshino I, Castino F, Yoshida K, Carse C, Kambic H, Scheucher K, Kretz AP, Malchelsky PS, Nosé Y (1975) A biological extracorporal metabolic device for hepatic support. ASAIO Transactions 21: 492
4. NoséY, Koshino I, Castino F, Yoshida K, Carse C, Kambic H, Scheucher K, Kretz AP, Malchelsky PS (1975) Further assessment of liver tissue materials for extracorporeal hepatic assist. In: Artificial Liver Support. R. Williams, I. M. Murray-Lyon, eds Pitman Medical Puplishing Company, London 202–213
5. Soyer T, Lempinen M, Eiseman B (1973) In vitro extracorporeal liver slices and cell suspensions for temporary hepatic support. Ann Surg 177: 393–401
6. Wolf CFW, Munkelt BE (1975) Beilirubin conjugation by an artificial liver composed of cultured cells and synthetic capillaries. ASAIO Transactions 21: 16–27
7. Sussman NL, Chong MG, Koussayer T, He DE, Shang TA, Hartwell H, Whisennhand, Kelly JH (1992) Reversal of fulminant hepatic failure using an extracorporeal liver assist device. Hepatology 16: 60–65
8. Berry MN und Friends DS (1969) High-Yield Preparation of Isolated Rat Liver Parenchymal Cells. J. Cell Biol 43: 506–520
9. Seglen PO (1972) Preparation of Rat Liver Cells. Experimental Cell Research 74: 450–454
10. Gerlach J, Brombacher J, Courtney JM, Neuhaus P (1993) Nonenzymatic versus enzymatic hepatocyte isolation from pig livers for large scale investigation of liver cell perfusion systems. Int J Artif Org 16: 677–681
11. Gerlach J, Klöppel K, Schön MR, Brombacher J, Courtney JM, Unger J, Neuhaus P (1993) Comparison of pig hepatocyte isolation using intraoperative perfusion without warm ischemia and isolation of cells from abattoir organs after warm ischemia. Artif Org 17: 950–953
12. Gerlach J, Brombacher J, Klöppel K, Schnoy N, Neuhaus P (1994) Comparison of Four Methods for Mass Hepatocyte Isolation from Pig and Human Livers. Transplantation 57: 1318–1322
13. Reid LM, Jefferson DM (1984) Culturing hepatocytes and other differentiated cells. Hepatology 4: 548–559
14. Gerlach J, Schauwecker HH, Klöppel K, Tauber R, Müller Ch, Bücherl ES (1989) Use of hepatocytes in adhesion and suspension cultures for liver support bioreactors. Int J Artif Org 12: 788–793
15. Gjessing R, Seglen PO (1980) Adsorption, simple binding and complex binding of rat hepatocytes to various invitro substrata. Exp Cell Res 129: 239–240
16. Rubin K, Golderg A, Höök M, Öbrink B (1978) Adhesion of rat hepatocytes to collagen. Exp Cell Res 117: 127–135
17. Roijkind M, Gatmaitan Z, Mackensen S, Giambrone MA, Ponce P, Reid LM (1980) Connective tissue biomatrix: Its isolation and utilisation for long term cultures of normal rat hepatocytes. J Cell Biol 87: 225–263
18. Leffert HL, Koch KS (1982) Hepatocyte growth regulation by hormones in chemically defined media: A two signal hypothesis. In: Growth of cells in hormonally defined media. Sato GH, Sirbasku AA (Eds) Cold Spring Harbor, NY, Cold Spring Laboratory 597–613
19. Koch KS, Lu X, Brenner DA et al. (1990) Mitogens and hepatocyte growth control in vivo and in vitro. In Vitro Cell Dev Biol 26: 1011–1023
20. Clement B, Gugen-Guillouzo C, Campion JP et al (1984) Long term co-cultures of adult human hepatocytes with rat liver epithelial cells: Modulation of albumin secretion and accumulation of extracellular material. Hepatology 4: 373–380
21. Stange J, Mitzner S, Dautzenberg H, Ramlow W, Knippel M, Steiner M, Ernst B, Schmidt R, Klinkmann H (1993) Prolonged biochemical and morphological stability of encapsulated liver cells – a new method. Biomater Artif Cells Immobilization Biotechnol 21(3): 343–352
22. Dunn JCY, Yarmush ML, Koebe HG, Tompkins RG (1989) Hepatocyte function and extracellular matrix geometry: Long-term culture in a sandwich configuration. The FASEB Journal Vol 3 174–177
23. Dunn JCY, Yarmush ML, Koebe HG, Tompkins RG (1989) Hepatocyte function and extracellular matrix geometry: Long-term culture in a sandwich configuration. The FASEB Journal Vol 3 174–177

24. Nyberg SL, Russel A, Shatford, Madhusudan V, Preshwa, White JG, Cerra FB, Hu WS (1993) Evaluation of a hepatocyte-entrapment hollow fiber bioreactor: A potential bioartificial liver. Biotechnology and Bioengineering 41:193–203
25. Koide N, Sakagucci K, KoideY (1990) Formation of multicellular spheroids composed of adult rat hepatocytes in dishes with positive charged surfaces and under other nonadherent environments. Exp Cell Res 186:227–23
26. Knazek RA Gullino PM, Kohler PO, Dedrick RL (1972) Science 178:65–67
27. Knazek RA, Kohler PO, Gullino PM (1979) Exp Cell Res 84:251–254
28. Rozga J, Williams F, Ro MS, Neuzil DF, Giorgio TD, Backfisch G, Moscioni AD, Hakim R, Demetriou AA (1993) Development of a bioartificial liver: Properties and function of a hollow-fiber module inoculated with liver cells. Hepatology 17:258–26
29. Jauregiou HO, Naik, S, Solomon BA, Duffy RL, Lipski M, Galetti PM (1983) Attachment of adult rat hepatocytes to modified Amicon XM-50 membranes. ASAIO Transactions 19:698–702
30. Yanagi K, Ookawa K, Mizuno S, Ohshima N (1989) Performance of a new hybrid artificial liver support system using hepatocytes entrapped within a hydrogel. ASAIO Transactions 35/3:570–572
31. Shatford RA, Nyberg SL, Payne WD, Hu WS, Cerra FB (1991) A hepatocyte bioreactor as a potential bioartificial liver: Demonstration of prolonged tissue-spezific functions. In: Gere MA. Surgical Forum XLII, Chicago 54–5
32. Takabatake H, Koide N, Tsuji T (1991) Encapsulated multicellular speroids of rat hepatocytes produce albumin and urea in a spouted bed circulating culture system. Artif Org 15:474–480
33. Kelly JH, Koussayer T, He DE, Chong MG, Shang TA, Hartwell H, Whisennand, Sussman NL (1992) An improved model of acetaminophen-induced fulminant hepatic failure in dogs. Hepatology 15:392–335
34. Sussman NL, Chong MG, Koussayer T, He DE, Shang TA, Hartwell H, Whisennhand, Kelly JH (1992) Reversal of fulminant hepatic failure using an extracorporeal liver assist device. Hepatology 60–65
35. Jauregui HO (1991) Treatment of hepatic insufficiency based on cellular therapies. Artif Org 14:321–32
36. Filipponi F, Fabbri LP, Marsili M, Falcini F, Benassai C, Nucera M, Romagnoli P (1991) A new surgical model of acute liver failure in the pig: Experimental procedure and analysis of liver injury. Eur. Surg Res 23:58–64
37. Uchino J, Tsuburaya T, Kumagai F, Hase T, Hamada T, Komai T, Funatsu A, Hashimura E, Nakamura, K, Kon T (1988) „A hybrid bioartificial liver composed of multiplated hepatocyte monolayers" ASAIO Transactions 34:972–977
38. Kelly JH, Koussayer T, He DE, Chong MG, Shang TA, Hartwell H, Whisennand, Sussman NL (1992) An improved model of acetaminophen-induced fulminant hepatic failure in dogs. Hepatology 15:329–335
39. Arnaout WS, Moscioni AD, Barbour RL, Demetriou AA (1990) Development of bioartificial liver: Bilirubin conjugation in gunn rats. Journal of Surgical Research 48/4:379–382
40. Demetriou A et al. (1986) New method of heaptocyte transplantation and extracorporeal liver support. Annals of Surgery, Vol 204 259–271
41. Shnyra A, Bocharow A, Bochkova N, Spirov V (1991) Bioartificial liver using hepatocytes on biosilon microcarriers: Treatment of chemically induced acute hepatic failure in rats. Artif Org 15(3):189–197
42. Matsumura KN, Guevara GR, Huston H, Hamilton WL, Rikimaru M, Yamasaki G, Matsumura MS (1987) Hybrid bioartificial liver in hepatic failure: Preliminary clinical reports. Surgery, No 1 101:99–103
43. Margulis MS, Erukhimov EA, Andreiman LA, Kuznetsov KA, Viksna LM, Kuznetsov AI, Devyatov VV (1990) Hemoperfusion through suspension of cryopreserved hepatocytes in a treatment of patients with acute liver failure. Research in Surgery 2:99–102
44. Margulis MS, Erukhimov EA, Andreiman LA (1989) Temporary organ substitution by hemoperfusion through suspension of active donor hepatocytes in a total complex of intensive therapy in patients with acute hepatic insufficiency. Resuscitation 18:85–94
45. Neuziel DF, Rozga J, Moscioni AD, Ro MS, Hakim R, Arnaoult WS, Demetriou AA (1993) Use of a novel bioartificial liver in a patient with acute liver insufficiency. Surgery 113:340–343
46. Sussman NL, Kelly JH (1993) Improved liver function following treatment with an extracorporeal liver assist device. Artif Org 17:43–45
47. Gerlach J, Klöppel K, Müller C, Schnoy N, Smith M, Neuhaus P (1993) Hepatocyte aggregate culture technique for bioreactors in hybrid liver support systems. Int J Artif Org 16(12):843–846
48. Gerlach J, Neuhaus P (1994) Culture model for primary hepatocytes. In Vitro Cell. Dev Biol 30A:640–642
49. Gerlach J, Smith M, Neuhaus P (1994) Hepatocyte culture between woven capillary systems – a microscopy study. Artif Org 18:226–230
50. Gerlach J, Klöppel K, Stoll P, Vienken J, Müller Ch. Schauwecker HH (1990) Gas supply across membranes in liver support bioreactors. Artif Org 14(5):328–333
51. Gerlach J, Klöppel K, Stoll P, Vienken J, Müller Ch, Schauwecker HH (1990) Gas supply across membranes in liver support bioreactors. Artif Org 14:328–333
52. Gerlach J, Encke J, Hole O, Müller C, Courtney J, Neuhaus P (1994) Hepatocyte culture between three dimensional arranged biomatrix-coated independent artificial capillary systems and sinusoidal endothelial cell coculture compartments. Int J Artif Org 17:301–306
53. Fuchs M, Gerlach J, Unger J, Encke J, Smith M, Neuhaus P, Riedel E (1994) a-Keto acid metabolism by hepatocytes cultured in a hybrid liver support bioreactor. Int J Art Org 17:554–558
54. Fuchs M, Gerlach J, Unger J, Encke J, Smith M, Neuhaus P, Riedel E (1994) Amino and metabolism by hepatocytes in a hybrid liver support bioreactor (rapid communication). Int J Art Org 17:663–670
55. Gerlach J, Schnoy N, Encke J, Müller C, Smith M, Neuhaus P (1995) Electron microscopy studies on a hepatocyte culture model with woven multicompartment capillary systems. Hepatology 22:546–552
56. Anderson KD, Thompson JA, DiPietro JM, Montgomery KT, Reid LM, Anderson WF (1989) Gene expression in implanted rat hepatocytes following retroviral mediated gene transfer. Somatic Cell and Molecular Genetics 15/3 (1989) 215–227

Tissue-Engineering für verschiedene Indikationen in der Plastischen und Unfallchirurgie

G. B. Stark, D. J. Schaefer, A. Bach, T. J. Galla und J. Borges

Abteilung Plastische und Handchirurgie, Universitätsklinikum Freiburg, Hugstetterstraße 55, 79106 Freiburg

Tissue-Engineering for Various Indications in Plastic and Trauma Surgery.

Summary. As a new area of biomedical research, Tissue-Engineering offers the possibility to reconstruct tissue defects by living tissuegenic substitutes. Cultured keratinocytes suspended in fibrin as cell carrier are already used in the treatment of chronic wounds. The concept of transplanting autoious proliferating, non-differenziated stem cells for histeoconduction and -induction was proven. Gene transfer can be a tool for control of cell proliferation, differentiation and synthesis of extracellular matrix. Biogenic matrix materials were superior to synthetic biomaterials in the creation of bone, muscle, cartilage, fat, nerve and urothelial constructs as well as capillary structures.

Key words: Tissue Engineering – Matrix – Stem cells – Gene transfer

Zusammenfassung. Tissue Engineering bietet als neues biomedizinisches Forschungsgebiet die Aussicht Gewebedefekte durch vollwertige und lebende Gewebekonstrukte zu rekonstruieren. Zur Behandlung von chronischen Geschwüren werden kultivierte Keratinozyten in Fibrin als Zellträger eingesetzt. In dem Konzept der Histeokonduktion und -induktion hat sich Transplantation proliferierender, nicht-differenzierte Stammzellen bewährt, die im Defekt auf Wachstumsfaktoren reagieren, differenzieren und fest integriert werden können. Durch Gentransfer kann eine weitere Steuerung der Proliferation, Differenzierung und Gewebesynthese erfolgen. Biogene Matrixmaterialien haben sich in der Herstellung von Knochen-, Muskel- Knorpel-, Fett-, Nerven- und Urothelkonstrukten sowie Kapillarsystemen den synthetischen Materialien als überlegen erwiesen.

Schlüsselwörter: Tissue Engineering – Matrix – Stammzellen –Gentransfer

Einleitung

Tissue Engineering ist ein neues interdisziplinäres biomedizinisches Forschungsgebiet, welches Material- und Biowissenschaften mit der klinischen Forschung zur Entwicklung lebender Substitute von Gewebedefekten vereinigt. Hierbei können die Nachteile der gängigen therapeutischen Verfahren zum Gewebeersatz, wie die autogene und allogene Transplantation oder die Verwendung von Alloimplantaten vermieden oder reduziert werden:

- Die Verwendung autogener Zellen schließe eine immunologische Reaktion und Infektübertragung aus,
- die Vermehrung der Zellen ex vivo ermöglicht die Minimierung der Biopsiemenge und Verringerung der Morbidität der Spenderstelle,
- die Synthese von extrazellulärer Matrix des Gewebes ermöglicht eine feste Integration in den Defekt ohne Risiko der Implantatlockerung und
- die Verwendung präformierter Biomaterialien ermöglicht die ex vivo Gestaltung von dreidimensionalen Konstrukten zum Ersatz von komplexen Gewebedefekten.

Essentiell ist hierbei das Verständnis von interzellulären Aktionen, der Signaltransduktion durch Wachstumsfaktoren und die Auswahl von biokompatiblen Matrixmaterialien. Die Gentherapie ist die logische Ergänzung auf molekularbiologischer Ebene zur Induktion von Regenerationsprozessen. In Abhängigkeit des zu ersetzenden Gewebes werden histeogene Zellen auf Biomaterialien mit unterschiedlichen physikalischen, biologischen, chemischen und strukturellen Eigenschaften gebracht. Klinische Anwendung finden bereits Tissue Engineering Produkte zur Haut und Knorpelrekonstruktion.

Tissue Engineering

Voraussetzung für Tissue Engineering ist die Isolierung und Selektion von organotypischen Zellen aus kleinen Gewebebiopsien sowie deren ex vivo Proliferation durch Zellkulturtechniken. Im nächsten Schritt erfolgt die Applikation der Zellen als Suspension auf geeignete Biomaterialien. Grundlegende Interaktionen zwischen den verwendeten Zellen und den Matrixmaterialien sind die Adhäsion auf der Oberfläche des Materials, die Proliferation und Differenzierung zu gewebebildenden Zellen. Diese Konstrukte werden ex vivo in Organkulturen gezüchtet und anschließend in Gewebedefekte implantiert. Die Züchtung autogener Zellen muß dabei nach den Richtlinien des Arzneimittelgesetzes unter GMP-Bedingungen erfolgen.

Stammzellen

Stammzellen sind pluripotente Zellen, die einer stetigen Replikation unterliegen. Ihre Subpopulationen differenzieren unter Einfluß von Wachstumsfaktoren zu spezifischen mesenchymalen Geweben. Die Lebenszeit der ausdifferenzierten Zellen ist verkürzt. Die Verwendung von undifferenzierten Vorläuferzellen hat sich gegenüber dem Einsatz von ausdifferenzierten Gewebekonstruktionen bewährt, da die Zellen auf Wachstumsfaktoren im Gewebedefekt noch reagieren, proliferieren und extrazelluläre Matrix synthetisieren können. So neigen z. B. ausdifferenzierte „sheet grafts" mit mehrlägigen Keratinozytenschichten in der Behandlung von Brandverletzten zur Blasenbildung und Instabilität. Einzelzellsuspensionen von proliferierenden Keratinozyten hingegen entwickeln in vivo ein Epithel und rekonstituieren eine Basalmembran zur festen Verbindung und Stabilität der neuen Haut. Die Population an Stammzellen nimmt mit dem Alter und bei chronischen Erkrankungen ab. Somit ergibt sich in diesen Situationen die Notwendigkeit der ex vivo Vermehrung histeogener Zellen, um Gewebedefekte durch Transplantation ausreichend zu füllen.

Gentransfer

Eine logische Ergänzung des Tissue Engineering ist die Gentherapie. Hierbei werden Gensequenzen von Wachstumsfaktoren entweder durch einen ex vivo oder in vivo Ansatz durch virale Vektoren oder non-virale Methoden als Plasmide in die Zellen geschleust. Nach erfolgreicher Transfektion exprimieren die Zellen über einen bestimmten Zeitraum das gewünschte Polypeptid. In eigenen Arbeiten wurden Keratinozyten, Osteo- und Chondroblasten, Schwannzellen und Endothelzellen durch Lipofektion mit Wachstumsfaktoren transfiziert. Es zeigte sich eine transiente Sekretion des Faktors mit therapeutischen Effekten auf die Proliferation der Zellen. Mit Hilfe des Gentransfers von Wachstumsfaktoren kann die Steuerung der Gewebeproliferation und -differenzierung insbesondere der Neovaskularisation von Gewebekonstrukten durch Angiogenese erfolgen. In jedem Fall muß eine Transformation der Zellen durch die gentechnologische Manipulation ausgeschlossen werden. Die Exprimierung des gewünschten Faktors soll kontrollierbar sein und nur über eine kurze Zeit wirken, um überschießende Reaktionen zu vermeiden.

Biomaterialien

Die verwendeten biogenen oder synthetischen Biomaterialien haben in Abhängigkeit des zu ersetzenden Gewebes verschiedene chemische, biologische, physikalische und strukturelle Anforderungen zu erfüllen. Generell sind offenporige Materialien mit interkonnektierenden Poren von 100–200 μm Durchmesser in Verwendung, die in einer bestimmten dreidimensionalen Form vorgefertigt werden können. Besondere Indikationen ergeben sich für visköse Materialien, die Zellen aufnehmen und sich nach Transplantation in situ durch physikalische oder biologische Transformation verfestigen. Sie können entweder minimal-invasiv appliziert oder in den Defekt modelliert werden.

Die biogenen Materialien entsprechen in ihrer chemischen Zusammensetzung zum Teil dem Grundgewebe (Kollagen, Hydroxylapatit, Hyaluronsäure, Fibrin), sind bioabbaubar und biokompatibel. Ihre Ultrastruktur erlaubt in der Regel eine gute Adhäsion der Zellen auf ihrer Oberfläche. Synthetische Materialien wie z. B. Polymilchsäurezucker oder Calciumphosphat, können in ausreichender Menge zur Verfügung stehen, bergen nicht das Risiko einer Infektübertragung, initiieren jedoch häufig Entzündungsreaktionen während des Degradationsprozesses. In vitro Testmethoden sind notwendig, die zur Auswahl stehenden Materialien hinsichtlich ihrer Biokompatibilität, Degradation, Zelladhäsion und biomechanischen Eigenschaften in Screeningverfahren zu prüfen.

Eigene Untersuchungen zeigten eine gegenwärtige Überlegenheit der biogenen Materialien bei der Knorpel- und Knochenneubildung, sowie Herstellung von Muskel-, Nerven und Fettkonstruktion.

Gewebekonstrukte

Nach Auswahl der geeigenten Biomaterialien für bestimmte Indikationen und Isolierung der gewebetypischen Zellen erfolgt in vitro die Herstellung der Konstrukte. Verschiedene Applikationsverfahren stehen zur Verfügung. Einzellsuspensionen werden durch einfaches Seeding auf die Matrixmaterialien gespritzt, durch Unterdruckverfahren in das Material eingesaugt oder in Bioreaktoren durch Rotation aufgenommen. Besondere Indikationen ergeben sich für die Suspendierung der Zellen in viskösen Gelen. Das jeweilige Applikationsverfahren hängt von den Eigenschaften des Materials ab. Es sollte mit hoher Effizienz die Anhaftung der Zellen gewährleisten. Zum Ausschluß eines Zellverlustes durch Nichtanhaftung, Lösung von der Materialoberfläche oder mechanische Zerstörung der Zellen werden Vitalitätstest durchgeführt. Nach unterschiedlich langer in vitro-Züchtung stehen die Konstrukte zur Implantation zur Verfügung. Dabei besteht der kritische Punkt im Transfer aus dem in vitro Milieu in die in vivo Situation unter Gewährleistung des Überlebens der Zellen durch kontrollierte Reduktion des Metabolismus und Ernährung durch Diffusion. Nicht-vaskularisierte Gewebe wie Haut und Knorpel sind hierdurch zu versorgen. Komplexe Gewebe erfordern eine rasche Neovaskularisation, um an die Blutversorgung angeschlossen zu werden. Nach der Implantation übernehmen die Zellen ihre Funktion und regenerieren organotypisches Gewebe unter Abbau des Trägermaterials. Im Idealfall geht die Degradierung der Matrix mit einem Ersatz durch das von den Zellen synthetisierte organotypische Gewebe einher.

Beispielhaft werden folgende Gewebekonstrukte genannt, die in vitro und in vivo zur Geweberekonstruktion führen können. Primäre humane Chondrozyten synthetisieren in Kollagenvliesen eine neue Knorpelmatrix aus Kollagen Typ 2, welche im ektopen Tiermodell Knorpelgewebe bilden, das den biomechanischen Eigenschaften hyalinen Gelenkknorpels sehr nahe kommt. Humane Oestoblasten die aus mesenchymalen Stammzellen gewonnen werden, bilden auf autoklavierter humaner Spongiosa bereits in vitro neues Osteoid und bilden in vivo neues Knochengewebe. Muskelzellen organisieren sich in vitro zu Myofibrillen mit spontanen Kontraktionen. Durch Kombination von Geweben können z.B. osteochondrale Konstrukte zum Gelenkersatz hergestellt werden.

Derzeit ist eine komplette ex vivo-Konstruktion von komplexen Geweben oder Organen aufgrund der erforderlichen Vaskularisation und der komplexen Organisation verschiedener Zelltypen und Gewebe nicht erreichbar. Es wird vielmehr das Konzept einer in vivo-Histeogenese verfolgt, wobei regenerationsfähige Vorläuferzellen in geeigneten Trägermaterialien implantiert werden und in situ auf die lokalen Zytokine im Mikromilleu des Defektes reagieren. Somit wird das genetische Programm der Zellen zur Regeneration induziert und das neugebildete Gewebe kann unter der biomechanischen und physiologischen Belastungssituation in vivo integriert werden, um die organotypische Funktion zu übernehmen.

Perspektiven

Derzeit werden pluripotente Stammzellen oder gewebetypische Vorläuferzellen zur Geweberekonstruktion verwendet. Omnipotenten oder quasi-totipotenten embryonalen Stammzellen (ES) können eine Quelle für Stammzellen der endo-, mes- und ektodermalen Linie sein, so daß aus einer Zelle mehrere Gewebe generiert werden können. Komplizierte Organe, die aus mehreren Geweben bestehen, könnten sich durch unterschiedliche Differenzierung von ES durch einen sequentiellen Differenzierungsprozess zu spezialisierten Progenitorzellen entwickeln. Intensive Studien zum Verhalten von Stammzellen ex vivo, dem Verlust der Kontaktinhibition, ihrer De- und Redifferenzierungsfähigkeit sind jedoch notwendig. Es besteht die Notwendigkeit zur Entwicklung spezialisierter oder „intelligenter" Biomaterialien, die als Hybride komplexe Gewebestrukturen histeokonduktiv nachahmen oder durch Einbindung von Wachstumsfaktoren Regenerationsprozesse histeoinduktiv steuern können.

Schlußfolgerung

Tissue engineering basiert als eine interdisziplinäre, angewandte Wissenschaft zur Wiederherstellung einer defekten Organfunktion auf der Basis der chirurgischen Erfahrungen mit Heilungsvorgängen und der Fortentwicklung klassischer Transplantationstechniken. Wichtige Prinzipien sind die Implantation von Biomaterialien mit zum einen induktiven Proteinen bzw. deren Gensequenzen oder zum anderen histogenen Zellen. Beide Prinzipien haben ihre Indikationen.

Dabei werden folgende Thesen berücksichtigt. In der Embryonalentwicklung entstehen Gewebe aus Progenitorzellen, die zu extrazellulärer Matrix bildenden Zellen differenzieren. Diese Matrix besteht im wesentlichen aus Kollagen, Hyaluronsäure, Proteoglykanen und Fibronectin. Sequentielle Signaltransduktionsprozesse steuern die Reifung der Gewebe. Diese Gewebe werden remodelliert und in ihrer molekularen und zellulären Zusammensetzung mit dem Alter modifiziert. Kein Gewebe besteht aus phänotypisch gleichen Zellen.

Daraus ergibt sich eine Theorie zur Geweberekonstruktion, bei der proliferierende Progenitorzellen in biologischen Trägermaterialien in einen Gewebedefekt gebracht werden, so daß sie sich dreidimensional orientieren, auf die Signalstoffe in vivo reagieren und zu gewebebildenden Zellen differenzieren können. Somit wird der natürliche Heilungsprozess aus Chemotaxis, Migration und Reparation nachvollzogen.

Da die Geweberegeneration ein komplexer, mehrschrittiger, multifaktorieller und koordinierter Prozess in komplexen chirurgischen Situationen ist, müssen dabei viele Faktoren, Komponenten und Parameter berücksichtigt und variiert werden. Diese Indikationen werden von dem erfahrenen Chirurgen gestellt und die in interdisziplinärer Kooperation hergestellten Konstrukte unter Berücksichtigung oder physiologischen Regenerationsvorgänge und chirurgischen Transplantationstechniken implantiert.

Literatur beim Verfasser.

Es folgt ein FREIER VORTRAG in Kurzfassung.

Kontinuitätswiederherstellung ausgedehnter zirkulärer Weichteildefekte im Bereich der Extremitäten durch Transplantation autologer Fibroblasten und Keratinozyten auf dreidimensionalen Hyaluronsäureestergerüsten

D. A. Hollander, S. Krämer, P. Konold und J. Windolf

Klinik für Unfall- und Wiederherstellungschirurgie, Johann Wolfgang Goethe-Universität, Theodor Stern-Kai 7, 60590 Frankfurt/M.

Extensive Traumatic Soft Tissue Loss – Reconstruction by Transplantation of Autologous Fibroblasts and Keratinocytes on Three-dimensional Hyaluronic Acid Ester Scaffolds

Summary. Development of cultured dermis consisting of autologous fibroblasts on three-dimensional hyaluronic acid ester scaffolds for primary reconstruction of extensive soft tissue defects represents a promising innovation from a clinical, as well as a histological point of view. In all treated patients, good vascularized stable tissue with proliferating fibroblasts and dermal extracellular matrix components was visible. These dermal equivalents create perfect conditions for taking of the autologous keratinocyte grafts. Within 4 weeks of keratinocyte transplantation, the wounds were covered with thin epithelium. Patient comfort was sufficient, change of dressings was uncomplicated and final optical results acceptable.

Key words: Tissue-engineering – Hyaluronic acid – Cultured skin equivalent

Zusammenfassung. Der Aufbau von in vitro gezüchteter Dermis, bestehend aus autologen Fibroblasten auf dreidimensionalen Hyaluronsäureestergerüsten zur primären Defektauffüllung ausgedehnter tiefer Weichteilverletzungen stellt sowohl aus histologischer als auch aus klinischer Sicht eine vielversprechende Alternative zu herkömmlichen Methoden dar. Es zeigt sich bei allen Patienten innerhalb einer Woche ein stabiles, sehr gut durchblutetes Gewebe mit proliferierenden Fibroblasten und Komponenten dermaler Extrazellulärmatrix, welches für das Angehen des später zur applizierenden Keratinozytentransplantates optimale Voraussetzungen bietet. Nach der Hautzelltransplantation waren die Defekte bei allen Patienten innerhalb von 4 Wochen mit sichtbarem Epithel bekleidet.

Schlüsselwörter: Tissue engineering – Hyaluronsäure – Hautkultur

Perspektiven der Forschungsförderung und -politik

Wissenschaftliche Zusammenarbeit mit der Industrie

M. Heberer

Forschungsabteilung Chirurgie, Universitätsklinik Basel, Kantonsspital, Spitalstraße 21, 4031 Basel, Schweiz

Scientific Cooperation Between Surgery and Industry

Summary. Scientific cooperation between surgery and industry is common practice, but not always successful. Objectives, environmental conditions, cultural differences and terms of cooperation between the partners need to be analyzed. Amongst others, the following critical success factors should be considered to date. (I) Partnership between industry and science must be based on global excellence of both partners. This requires focus of research rather than diversification, which used to be characteristic for academic research. (II) Synergy of know-how and skills is a primary prerequisite for successful cooperation. In contrast, financial support from the industry partner is no priority. Third party support of industry-science-partnerships can be obtained, and the underlying review process most likely increases project quality and efficiency.

Key words: Partnership – Industry cooperation – Financial planning – Research focus

Zusammenfassung. Wissenschaftliche Zusammenarbeit zwischen Industrie und Medizin ist tägliche Praxis, aber nicht immer werden alle Erwartungen erfüllt. Unterschiede in Zielsetzung und Rahmenbedingungen sowie kulturelle Verschiedenheit der Partner bedürfen der Analyse. Daraus resultieren folgende kritische Erfolgsfaktoren: (I) Erfolgreiche Zusammenarbeit zwischen Industrie und Wissenschaft basiert heute auf globaler Wettbewerbsfähigkeit beider Partner; die medizinische Seite kann dieses Ziel nur durch konsequente Schwerpunktbildung in der Forschung erreichen. (II) Synergien von Methoden und Fähigkeiten sind entscheidend. Die finanzielle Unterstützung durch den Industriepartner ist sekundär, zumal die Projektqualität durch externe Beurteilung beim gemeinsamen Einwerben von Drittmitteln gefördert wird.

Schlüsselwörter: Industrie – Forschung – Zusammenarbeit – Schwerpunktbildung

Wirtschaft und Medizin können von wissenschaftlicher Zusammenarbeit profitieren. 90% aller Pharma- und Chemieunternehmen unterhalten deshalb Beziehungen zu Universitäten [1]: 59% der in einer Untersuchung der Arbeitsgruppe von D. Blumenthal befragten Unternehmen gaben an, universitäre Forschung auch finanziell zu unterstützen.

Allerdings haben sich die Rahmenbedingungen in den letzten Jahren verändert: Globalisierung auf Seiten der Industrie und zunehmender wirtschaftlicher Druck auf Seiten der Medizin. Deshalb lohnt eine Analyse der aktuellen Situation.

Inhalte der Zusammenarbeit

Inhaltlich geht die Zusammenarbeit zwischen Industrie und Chirurgie heute weit über die klassischen Themen der Entwicklung von Medikamenten, Verbrauchsmaterial und medizinischen Geräten hinaus und schliesst insbesondere die Bio- und die Informationstechnologie ein. Während die Biotechnologie noch den Bereich traditioneller medizinischer Kernkompetenz betrifft, beispielsweise die Entwicklung von Impfstoffen und Gewebeersatz (*tissue engineering*), betritt die Zusammenarbeit von Medizin und Industrie in der Informationstechnologie Grenzgebiete: Neben Telemedizin und medizinischer Kommunikation sind Kooperationen mit der Industrie zu Fragen von Führung und Organisation sowie zum Wissensmanagement entwickelt und notwendig [2].

Formen der Zusammenarbeit

Es können unterschiedliche Formen der Zusammenarbeit abgegrenzt werden:

- Sponsoring bedeutet die Förderung weitgehend freier Forschung. Lediglich das Forschungsgebiet ist in der Regel für den Sponsor von Interesse.
- Partnerschaftliche Zusammenarbeit ist durch ein gemeinsames Projekt mit einem inhaltlichen und methodischen Beitrag jedes Partners gekennzeichnet. Die Forschungsressourcen können aus Eigenmitteln der Partner, aus Cash-Leistungen der Industriepartner oder als Förderung beider Partner durch Dritte, beispielsweise durch die Europäische Kommission, bereitgestellt werden.
- Die Kunden-Lieferanten-Beziehung bedeutet Geld gegen Leistung: Dabei kann sowohl die Medizin als auch die Industrie die Rolle des Kunden einnehmen. Bei der pharmazeutischen Auftragsforschung ist der Industriepartner der zahlende Kunde. In Gerätebau, Bio- und Informationstechnologie nimmt oft der medizinische Partner diese Position ein.

Diese Überlegungen sind praxisrelevant: Beispielsweise wird in der Forschungsabteilung des Departements Chirurgie der Universität Basel die Infrastruktur der drei Forschungsgruppen Onkologie, Tissue Engineering und Management neben universitären und privaten Ressourcen wesentlich von staatlichen Forschungsfördermitteln getragen: Schweizerische Nationalfonds, Krebsliga, Europäische Kommission und Kommission für Technologie und Innovation spielen eine Rolle. Dabei kommt der Partnerschaft mit der Industrie in allen Forschungsgruppen wesentliche Bedeutung zu [2].

Die Forschungsgruppe Onkologie brauchte zur Herstellung rekombinanter Viren für eine Tumorvakzination beim malignen Melanom eine in der Schweiz nicht verfügbare GMP-Produktionsstätte. Der Industriepartner wurde in Großbritannien gefunden, die Kosten für die Produktion vom Schweizerischen Nationalfonds übernommen. Zwischen dem universitären und dem industriellen Partner besteht somit eine Kunden-Lieferanten-Beziehung, wobei der universitäre Partner in diesem Falle als Kunde auftritt.

Die Forschungsgruppe *Tissue Engineering* arbeitet in einem internationalen Konsortium mit 2 Firmen und 3 Universitäten zusammen. Im Rahmen dieses von der Europäischen Kommission geförderten Projekts werden Herstellung und Funktion osteochondraler Interfaces in vitro getestet. Sowohl die Industriepartner als auch die Universitäten beziehen Mittel für das gemeinsame Forschungsprogramm, ein Beispiel also für die Drittmittelfinanzierung einer wissenschaftlichen Kooperation von Industrie und Universität.

Die Forschungsgruppe Management kooperiert im Bereich Informationstechnologie mit der Industrie. Die bundesstaatliche Kommission für Technologie und Innovation in Bern unterstützt diese Partnerschaft mit einem schweizerischen Telekommunikationsunternehmen und zwei Softwarehäusern. Im Rahmen dieses Projekts fliessen die staatlichen Mittel ausschliesslich an den

Universitätspartner, eine weitere Variante der partnerschaftlichen Zusammenarbeit mit Finanzierung von dritter Seite.

Typisches Merkmal aller aufgezählten Kooperationen sind inhaltliche Beiträge von Industrie und Medizin. Sponsoring spielt eine untergeordnete Rolle.

Potential der Zusammenarbeit

Professor Rudolf Pichlmayr hat am Deutschen Chirurgenkongress 1997 grundsätzlich wichtige Aussagen zur „Forschungskooperation mit der Industrie aus Sicht der Chirurgie" gemacht [3]: Er ging dabei von ethischen Grundwerten aus, zu denen sich Medizin und Industrie gleichermassen bekennen: Beide seien an einer Verbesserung prophylaktischer, diagnostischer und therapeutischer Verfahren sowie der Gesundheit des Menschen interessiert.

Ferner wurde bedeutendes Synergiepotential der Zusammenarbeit von Industrie und Chirurgie festgestellt: Breit angelegtes pathophysiologisches Interesse und produktfokussierte Industrieforschung könnten einander ergänzen; dem Bedarf an Forschungsförderung stehe das Förderpotential der Industrie gegenüber.

Aber auch trennende Faktoren wurden diskutiert: Die medizinische Forschung in Deutschland sei durch hohe Regulierungsdichte, durch zunehmenden klinischen Leistungsdruck und durch mangelhafte Forschungsstrukturen belastet. – Die Industrie hingegen richte sich zunehmend ausschliesslich auf wirtschaftliche Ziele aus.

Diese Entwicklung erschwere Forschungskooperationen und habe dazu geführt, dass von den 10 weltweit umsatzstärksten gentechnologischen Produkten keines in Europa entwickelt wurde. Abgeleitet wird die Forderung nach einem „Bündnis für Forschung", um den Standort Deutschland zu stärken.

Paradigmenwandel

Diese Folgerungen müssen heute vor dem Hintergrund tiefgreifender wirtschaftlicher Veränderungen überprüft werden:

1. Plan und Kontrolle der Wirtschaftssysteme wurden sehr weitgehend von Markt und Marktmacht abgelöst. Klaus von Dohnanyi beschreibt diese Entwicklung in seinem 1997 erschienenen Buch „Im Joch des Profits" [4]: „Orwells düstere Vision einer Herrschaft des *grossen Bruders* .. wird täglich widerlegt. Wir werden nicht von *Big Brother* überwacht, die grossen *Big Brother* Staaten brechen vielmehr zusammen... Der Bruder Markt ist viel grösser als Orwells politischer Big Brother." Mensch, Staat und Wirtschaftssysteme kommen heute an der Macht des Marktes nicht vorbei.

2. Der Wandel vom regionalen zum globalen Wirtschaften ist ein weiteres Schlüsselphänomen unserer Zeit: Unternehmen arbeiten, forschen und kooperieren weltweit dort, wo sich Vorteile bieten. Realisieren die Unternehmen solche Vorteile nicht, so geraten sie selbst in Schwierigkeiten. Deshalb muss auch die Zusammenarbeit mit einem medizinischen Kooperationspartner der Industrie Vorteile bieten, und zwar nicht länger im nationalen sondern im internationalen Masstab.

3. Die Entwicklung von der Industrie- zur Wissensgesellschaft ist ein weiteres Schlüsselphänomen unserer Zeit:
   - In der Wissensgesellschaft sind nicht länger die materiellen Produktionsgüter sondern die Mitarbeiter und deren Kenntnisse die wesentlichen Erfolgsfaktoren.
   - Produkte und Dienstleistungen werden nicht mehr unabhängig vom Kunden gestaltet: Vielmehr müssen Kunden aufgrund ihres Wissens in den Dienstleistungsprozess integriert werden.

- Ferner werden in der Wissensgesellschaft unternehmensübergreifende Netzwerke, also Partnerschaften, wichtiger als die unternehmensinternen Strukturen.

Markt, Globalisierung und Wissensgesellschaft sind Schlüsselphänomene unserer Zeit. Im Ergebnis sinkt die Autonomie von Unternehmungen – Kliniken und Forschungsinstitute eingeschlossen – und steigt die Notwendigkeit zur Zusammenarbeit.

Unternehmenskultur

Eine Voraussetzung erfolgreicher Zusammenarbeit ist gegenseitiges Verstehen. Schon in der Unternehmenskultur bestehen wesentliche Unterschiede zwischen Medizin und Industrie, die bei einer partnerschaftlichen Zusammenarbeit berücksichtigt werden müssen:

- Der Gemeinnützigkeit der Kliniken steht die Gewinnorientierung der Industrie gegenüber.
- Die kommunikationsorientierte Kultur der wissenschaftlichen Medizin unterscheidet sich von der patentorientierten Industriekultur. In der medizinischen Welt wird Fortschritt über rasche Veröffentlichungen kommuniziert. In der industriellen Welt wird die Nutzung von Forschungsresultaten durch Patent und Geheimhaltung geschützt.
- In der Medizin findet sich meist eine individuelle Projektverankerung in der Person des Projektleiters. Dieser hat das Projekt meist initiiert und die Ressourcen persönlich beschafft. Für das Industrieprojekt ist hingegen die strategische Projektverankerung charakteristisch: Personelle, apparative und finanzielle Ressourcen sind über die Unternehmensstrategie abgesichert.
- Ferner basiert die akademische Forschung zumeist auf breitem Interesse an einem Arbeitsgebiet, welches Forscher langfristig, manchmal lebenslang verfolgen. Für die Industrie ist hingegen die auf ein neues Produkt oder auf eine innovative Dienstleistung fokussierte Forschung typisch.

Die kulturellen Unterschiede zwischen Medizin und Industrie sind als Risikofaktoren der Zusammenarbeit beachtenswert.

Wissen und Fähigkeiten

Aber auch Wissen und Fähigkeiten von Industrie und Medizin sind in weiten Teilen komplementär:

In der Medizin sind Wissen und Kenntnisse patienten-, pathophysiologie- und grundlagenorientiert. In der Industrie hingegen finden sich produkt- und produktionsorientierte Kenntnisse sowie Wissen zu Ökonomie und Management.

Die Unterschiede in Kultur und Know-How bedeuten Risiken und Chancen gleichermassen: Nicht selten scheitert die Zusammenarbeit von Medizin und Industrie am mangelnden Verständnis der wechselseitigen Voraussetzungen und am Fehlen klarer Vereinbarungen. In der Definition gemeinsamer Ziele und der konsequenten Nutzung komplementärer Potentiale liegt hingegen die grosse Chance der Zusammenarbeit.

Perspektiven

Bislang wurde zur Stärkung des Standorts ein nationales Bündnis für Forschung gefordert. Heute verlangen Wettbewerb und Globalisierung vor allem eine Effizienzsteigerung der Forschung. Die besten Forscher sind als Partner der Industrie gesucht und umgekehrt. Es gilt also, die Hausarbeiten zu erledigen, um Forschungsqualität und Forschungseffizienz zu optimieren.

Mit dem Ziel der Effizienzsteigerung müssen wir die traditionell breite Projektpalette der klinischen Forschung aufgeben und glaubwürdige Forschungsschwerpunkte definieren. Dabei muss sich die Erkenntnis durchsetzen, dass ein Schwerpunkt vor allem durch das definiert wird, was man **nicht** macht.

Statt nationaler Kooperationen müssen heute die Forschungspartner weltweit gesucht werden. Selbstverständlich schliesst dies eine Zusammenarbeit mit der heimischen Industrie keineswegs aus: Aber eben nur, wenn Inhalte und Synergiepotentiale dies sinnvoll machen.

Wir sollten ferner industrielle Forschungsförderung nicht als Substitut staatlicher Mittel akzeptieren: Eine gemeinsame Projektförderung ist eine bessere Lösung, weil weniger Abhängigkeit resultiert und inhaltliche Synergien realisiert werden. Fördermöglichkeiten stehen seitens EC, BMBF oder KTI zur Verfügung.

Letztlich müssen seitens der klinischen und universitären Forschung fehlende Managementexpertise und mangelnder Kapitalzugang kompensiert werden. Dazu können Dienstleistungen universitätsnaher Schnittstellenorganisationen in Anspruch genommen werden.

Schlussfolgerungen

1. Internationale Wettbewerbsfähigkeit unserer Forschung muss eine prioritäres Ziel sein. Die Bildung von Forschungsschwerpunkten ist ein wesentliches Mittel auf diesem Weg. Denn Schwerpunktbildung stärkt Forschungsqualität und Forschungseffizienz. Damit steigt die Attraktivität als Kooperationspartner.
2. Bei der Partnerwahl hat die Erschliessung von Synergiepotentialen Priorität gegenüber finanzieller Unterstützung durch den Industriepartner. Primär müssen Wissen und Fähigkeiten für eine erfolgreiche Zusammenarbeit gebündelt werden; die Frage der Finanzierung muss sekundär und unabhängig gelöst werden.
3. Voraussetzung von Prozess- und Ergebniseffizienz der Zusammenarbeit sind transparente Projektstrukturen und die Gestaltung einer emanzipierten Partnerschaft: Ersteres kann durch die Vereinbarung eines Forschungs- und Geschäftsplans, letzteres durch die Projektfinanzierung von dritter Seite erreicht werden. Dass die Finanzierung aus dritter Hand in der Regel einen Beurteilungsprozess auslöst und damit die Qualität des Forschungsvorhabens fördert, ist ein erwünschter Nebeneffekt.

Die Zusammenarbeit von Industrie und Medizin ist aufgrund unterschiedlicher Kulturen, unterschiedlicher Ziele und unterschiedlichen Wissens schwierig und nicht immer erfolgreich. Sie bietet dann Chancen, wenn Synergien der komplementären Potentiale gesucht und bewusst genutzt werden.

Literatur

1. Blumenthal D, Causino N, Campbell E, Louis KS (1996) Relationships between academic institutions and industry in the life sciences – an industry survey. N Engl J Med 334: 368–373
2. Heberer M (1999) Was gibt es Neues in der Chirurgischen Forschung; in Messmer K, Witte J (Hrsg): Was gibt es Neues in der Chirurgie? Landsberg, Ecomed Verlagsgesellschaft 1–31
3. Pichelmayr R (1997) Forschungskooperationen mit der Industrie aus Sicht der Chirurgie. Langebecks Arch Chir Supp II (Kongressbericht) (1997) 352–357
4. Dohnanyi Kv (1997) Im Joch des Profits. Stuttgart, Deutsche Verlags-Anstalt, S. 170

Chirurgie im 21. Jahrhundert: Andere Herausforderungen – neue Strategien zur Risikovermeidung

M. Müschenich und A. Ekkernkamp

Unfallkrankenhaus Berlin, Warener Straße 7, 12683 Berlin

Surgery in the Twenty First Century: Different Challenges – New Strategies in Risk-Prevention

Summary. Surgery in the twenty first century means a new challenge in risk-management. Future strategies will have to cope with new dimensions concerning speed and complexity. The success in minimizing risks is therefore determined by the ability to identify and analyze complications as fast as possible and react without delay. This kind of real-time strategy requires special conditions such as interdisciplinary conferences, a high-level IT-structure, digital radiology and knowledge-management-based systems to evaluate complications and risk-associated processes.

Key words: Surgery – Risk-management – Real-time strategy – Knowledge-management

Zusammenfassung. Die Chirurgie im 21. Jahrhundert bringt neue Risiken für Arzt und Patient. Gefragt sind Strategien der Risikovermeidung, die insbesondere die Komplexität und Geschwindigkeit des zukünftigen Spektrums der Leistungserbringung berücksichtigen. Entsprechend müssen zukunftsfähige Risk-Management Konzepte so ausgelegt sein, daß auf die Identifikation und Analyse von Fehlern und Komplikationen eine verzögerungsfreie Reaktion erfolgen kann. Als strukturelle Voraussetzungen für ein erfolgreiches Risk-Management gelten, neben interdisziplinären Konferenzen, das Vorhalten modernster Informations- und Kommunikationstechnologie, die Anwendungen der digitalen Radiologie sowie die EDV-gestützte Komplikationserfassung.

Schlüsselwörter: Risk-Management – Informations- und Kommunikationstechnologie – EDV-gestützte Komplikationserfassung

1. April 2000 – Dies ist das Geburtsdatum meines Sohnes – ein neuer Patient des 21. Jahrhunderts also.

www.mueschenich.de – Und das ist die Internet-Adresse meines Sohnes.

Hier können Sie ein Foto von ihm sehen, Größe und Geburtsgewicht erfahren. Sollten Sie über das geeignete password verfügen, werden Sie aber auch nachlesen können, daß er per Kaiserschnitt entbunden wurde und am 12. Lebenstag infolge eines Ileus laparotomiert werden mußte. Sie können dann den OP-Bericht einsehen und selbstverständlich werden Sie auch den

Röntgenbefund finden, der zur Diagnose führte. Eine Seite weiter erscheint das Ergebnis einer Echokardiographie. In den nächsten Wochen werden Sie informiert werden über den Verlauf von Größe, Gewicht und Kopfumfang.

In Zukunft wird das leidige Suchen nach dem Impfausweis entfallen, da alle Impfungen nebst Terminen eingetragen werden und zudem eine Erinnerungsfunktion die fälligen Impfungen anmahnt. Sollten die aktuellen Empfehlungen zu Impfungen im Kindesalter geändert werden, sichert ein Link zur Ständigen Impfkommission den Informationsfluß. Sollte sich also mein Sohn z. B. im Urlaub in Übersee oder in einigen Jahren auch nur auf Klassenfahrt in Süddeutschland in die Obhut eines fremden Arztes begeben müssen, stehen alle relevanten Informationen per Mausklick oder über das Mobiltelefon bereit.

So entsteht eine internet-basierte Lebens-Krankenakte. Heute vielleicht noch eher ungewöhnlich – in Zukunft ganz sicher ein Standard.

Der Weg in die Zukunft beginnt natürlich in der Gegenwart. In einer Gegenwart, in der der Gesetzgeber sich die Stärkung der Patientenrechte auf die Fahne der Gesundheitsreform 2000 geschrieben hat. Und hier ist der Tenor eindeutig: Patientinnen und Patienten – so der Originalton von Frau Bundesgesundheitsministerin Fischer am 07. Dezember 1999 in Berlin vor der Arbeitsgemeinschaft der Verbraucherverbände – Patientinnen und Patienten werden in Deutschland wohlmeinend und väterlich betreut, jedoch nicht als selbstbestimmte und selbstverantwortliche Menschen gesehen. Die Botschaft lautet: Patienten in Deutschland benötigen dringend Beistand – nicht etwa medizinischen, sondern vielmehr Rechtsbeistand. Folgerichtig suchte man mit der Reform 2000 Verbündete für die Patienten und hat Sie mit den Krankenkassen gefunden. Diese können nunmehr offiziell den Versicherten bei der Verfolgung von Schadensersatzansprüchen unterstützen.

Auch für die Gutachterkommissionen und Schlichtungsstellen scheint Frau Fischer nicht allzuviel übrig zu haben. Bescheinigt Sie hier doch der Ärzteschaft, Kritikunfähigkeit im gegenseitigen Umgang und fordert im Umkehrschluß eine Reorganisation des Schlichtungswesens. Zusätzlich einbezogen werden sollen die Krankenhausgesellschaften, die Krankenkassen, sowie Patientenvertreter und Aufsichtsbehörden. Nun mehren sich allerdings auch in der Ärzteschaft die kritischen Stimmen. Diese sehen in dem zunehmenden Einfluß der Krankenhausträger und der Haftpflichtversicherer auf die Schlichtungsverfahren eine Konterkarierung des eigentlichen Prinzips der Schlichtung – nämlich die außergerichtliche Einigung zwischen Arzt und Patient. Die Absichten des Gesundheitsministeriums scheinen aber gerade **dem** exakt entgegenzulaufen. Das Arztrecht und Arzthaftungsrecht werden geprüft und die Entwicklung eines eigenen Patientenschutzgesetzes ist angekündigt.

Das also sind die **offensichtlichen** Signale der Gegenwart. Weniger offensichtlich, trotzdem allerdings nicht weniger brisant sind die Überlegungen, die angeblich nur auf die Finanzierung der Krankenhausleistungen ab 2003 zielen. Unter dem Stichwort „Pauschaliertes Entgeltsystem" brüten die Experten, welcher Art der Systematik anzuwenden sein wird. Werden die amerikanischen DRGs, wie ursprünglich angedacht, das Rennen machen oder doch eher die französische oder australische Variante. Letztendlich wird der Umgang mit der neuen Vergütungsform aber zur Frage des Überlebens für Krankenhaus und Ärzte. Wenn wir einer Zukunftsstudie der Wirtschaftsprüfungsgesellschaft Arthur Andersen glauben schenken, wird das Deutsche Krankenhauswesen bis zum Jahr 2015 um 30 bis 40% schrumpfen. Dieser gerne auch als Konzentrationsprozess bezeichnete Vorgang wird sich nur schwerlich über das Versenden von Schließungsbescheiden durch die Länderbehörden durchsetzen lassen. Ein viel probateres Mittel ist die Selbstliquidation der Häuser. Und damit avanciert das pauschalierte Entgeltsystem zu einem Werkzeug par excellence. Krankenhäuser, Abteilungen oder vielleicht auch nur die Abteilungsleiter, die es nicht schaffen, qualitative und damit wirtschaftliche Zielvorgaben zu erreichen, werden liquidiert. Und zwar vom eigenen Träger, der dann mit großer Wahrscheinlichkeit auch Betreiber einer Krankenhauskette sein wird. Die genannte Studie kommt nämlich zu dem Schluß, daß die überlebenden Kliniken im Jahr 2015 überwiegend in der Hand von rund 50 Krankenhausketten sein werden.

Und da Krankenhausketten wachsen wollen, wird bei der Übernahme einer Klinik sicher nicht nur die Bausubstanz geprüft, sondern auch solche Determinanten wie die Rate an Komplikationen, Haftpflichtfällen und Schadensersatzansprüchen. Möglicherweise bleibt den Trägern ja auch gar nichts anderes übrig. Denn die angestrebten Einkaufsmodelle – eine Krankenkasse kauft bestimmte Behandlungskapazitäten ein – erfordern Auswahlkriterien. So wird bei der Wahl zwischen zwei konkurrierenden Kliniken nicht nur der Preis entscheidend sein, sondern die Auswahl der Klinik wird über spezielle Markerkriterien wie beispielsweise die Schadens- bzw. Komplikationsbilanz erfolgen. Und solche Patienten, die nicht über ein Einkaufsmodell ihrer Krankenkasse in einem Vertragskrankenhaus zwangshospitalisiert werden, die schauen einfach ins Internet: Dort sehen sie dann – vielleicht unter der Internet-Adresse www.keinrisiko.de – für die benötigte Fachabteilung eine vergleichende Aufstellung zehn verschiedener Krankenhäuser – fein säuberlich sortiert nach der Anzahl der Fachärzte pro belegtem Bett oder der Anzahl an Gallenblasen-Operationen pro Woche. Und mit Sicherheit findet der geneigte Patient eine Internet-Seite, auf der für jedes Krankenhaus eine Risikoklassifikation existiert. Dies ist nur ein Schritt weiter gedacht als das, was uns die Stiftung Warentest oder der focus bereits präsentiert haben. So wird die Komplikationsstatistik zum internen Steuerungsinstrument werden. Nicht mehr allein die tägliche Belegung, die Ausgaben für Personal und Sachmittel oder gar der Verbrauch an Blutprodukten werden interessant sein. Die Verwaltung Ihrer Klinik wird Sie verantwortlich machen für die durch Komplikationen verursachten Mehrbelegungstage ohne Kostendeckung. Außerdem wird der entsprechende Anteil der Haftpflichtversicherungsprämie auf Ihre Kostenstelle gebucht. **Internes Risikocontrolling** sozusagen. Und schon eignen sich der hinterlistige Rechtsanwalt, der zu anspruchsvolle Patient oder der realitätsverlustige Gutachter nur noch sehr begrenzt als Feindbild.

Was also ist zu tun, um Risiken zu minimieren?

Gefragt ist echtes Risk-Management. Und das hat mit der Begehung der Rettungsstelle durch einen sich auf der Suche nach Dienstanweisungen befindlichen Rechtsassessor sehr wenig zu tun. Gefragt ist eine zukunftsfähige Kultur der medizinischen Leistungserbringung auf der Basis allgemeinen Risikobewußtseins. Und so gehören verschiedenen Maßnahmen in einen quasi virtuellen Katalog:

- **Second Opinion** – Wer sich scheut, die Zweite Meinung des Kollegen von nebenan zu erfragen, der wird zukünftig technisch keine Probleme haben, Anfragen um die halbe Welt zu schicken. Noch haben **wir** die Chance die Second Opinion freiwillig und von einem Kollegen **unserer** Wahl einzuholen. Nutzen wir diese Chance nicht, müssen wir vielleicht demnächst einen uns vollkommen unbekannten Mitarbeiter des MDK fragen.
- **Qualitätsmanagement** – so lästig die Begrifflichkeit der Qualität mittlerweile manchem erscheinen mag, Qualität wird nicht nur im SGB V sondern auch im SGB VII als zentrales Steuerungsmoment gesehen werden. Warum soll der Qualitätsmanager nicht Chirurg sein?
- Zur **Fehlerkultur**: mit der zunehmenden Komplexität unserer Welt können wir nur fertig werden, wenn wir mit Fehlern genauso professionell umgehen, wie mit unserem Klinikalltag. Und das bedeutet, daß wir Strukturen schaffen müssen, die es uns ermöglichen Fehler zu identifizieren – und unverzüglich abzustellen. Und Dank der Vernetzung mit anderen Zentren möglichst ein für allemal im gesamten Netzwerk.
- Auch intelligent genutzte **Technik** kann der Schlüssel zur Risikovermeidung sein. Krankenhausneubauten in Schweden, England, den USA und auch in Berlin verfügen über eine vollständig digital arbeitende Radiologie. Das bedeutet nicht nur einen ubiquitären Zugriff auf alle Röntgenbilder, sondern stellt darüber hinaus sicher, daß alle gefertigten Bilder auch wirklich demonstriert werden – unabhängig vom Operateur oder dem Versicherungsstatus des Patienten. Die großflächige Projektion der Bilder ermöglicht dabei nicht nur das Erkennen auch kleinster Details, sondern ist auch für ein Krankenhaus in seiner Ausbildungsfunktion eigentlich mittelfristig unverzichtbar.

- Stichwort **Komplikationsmanagement** – hier heißt es, aus Komplikationen zu lernen und das Wissen verzögerungsfrei präventiv zu nutzen. Die Organisationsform der Wahl beim Komplikationsmanagement ist die interdisziplinäre Fallbesprechung von Problempatienten. Solche Veranstaltungen müssen innerhalb eines Krankenhauses institutionalisiert werden. Die Darstellung der Fälle hat nach einem festgelegten Schema zu erfolgen und kann so neben dem kurativen auch präventiven Aspekten gerecht werden. Selbstverständlich gehört auch die
- **EDV-gestützte Komplikationserfassung** dazu – Ein Chefarzt sollte in Zukunft auf Knopfdruck erfahren können, wo seine Abteilung steht, wenn es um Komplikationen geht. Wenn Sie als Arzt ein solches System nicht einführen werden, macht es bald vermutlich Ihr Träger für – vielleicht aber auch gegen – Sie.

Wenn wir jetzt also in die nahe Zukunft geblickt haben, so lassen Sie mich zum Abschluß einen Blick auf die Innovationen der ferneren Zeit werfen: Dabei scheint eines immer klarer zu werden: Mit dem Stichwort Innovation verbinden wir heute im Gesundheitswesen zwar am ehesten die Segnungen der Pharmakologie, der Gentechnik und der Anwendung neuer Werkzeuge – also gewissermaßen der Hardware-Applikationen. Die entscheidenden Innovationen allerdings werden im Bereich der Software zu finden sein.

Wir stehen erst am Anfang der Informationsgesellschaft. Dank World Wide Web und immer kostengünstigerer Speichermedien wächst die Menge und Komplexität neuer Informationen gewissermaßen exponentiell. In Großunternehmen sind Datenmengen im zweistelligen Terabyte-Bereich ebensowenig eine Seltenheit, wie 50–100 E-Mails pro Person und Tag, die es neben der täglichen Post wahrzunehmen und zu beantworten gilt. Unvorstellbare Mengen an Informationen werden tagtäglich bewegt. Die Firma AdForce, ein US-amerikanischer Online-Anbieter von Anzeigen-Services versendet Tag für Tag 500 Millionen Anzeigen online und plant eine Erweiterung auf mehr als 20 Mrd. Anzeigen/Monat.

Während heute noch die Telefonleitungen überwiegend zum Telefonieren genutzt werden, erwarten Telekommunikationsexperten, daß noch in diesem Jahrzehnt mehr als 99% der Kapazitäten – seien es Kabel oder Funksignale – zur Weiterleitung von Daten genutzt werden. So wird die Kommunikation weitgehend verzögerungsfrei – die Experten sprechen von Echtzeit. Zeitschriften auf dem Postweg zu verschicken oder das Versenden von Telefaxen wird bald nur noch ein Relikt vergangener Tage sein.

Was bedeutet diese Entwicklung für die Risikobetrachtung in der Medizin?

Auf der einen Seite sind wir Mediziner immer Echtzeit-Arbeiter gewesen – nichts anderes wird beim Schockraum-Management verlangt. Auf der anderen Seite halten es viele Kollegen durchaus für ausreichend, sich über die wöchentliche Lektüre von Fachzeitschriften oder den jährlichen Besuch von Kongressen auf dem Laufenden zu halten. Das wird zukünftig sicher nicht ausreichen. Denn es ist abzusehen, daß der Begriff der Echtzeit in die Beurteilung der ärztlichen Leistungs- und Sorgfaltspflicht eingehen wird. **Agieren** entsprechend dem aktuellen Stand der Medizinischen Wissenschaft wird dann bedeuten, daß der Operateur bevor er die Indikation zur OP stellt, sich noch einmal schnell die aktuellen Daten auf den Schirm seines Computers holt und erst dann eine Empfehlung für diese oder jene Behandlungsmethode ausspricht. Der Dokumentationsflut wird eine Informationswelle folgen.

Vermutlich werden wir neue Strukturen schaffen müssen. Vielleicht werden wir die Informationsbeschaffung outsourcen. Dienstleister können dann dafür sorgen, daß die neuesten Studien, Daten und evidence-based-medicine gecheckten Informationen allmorgentlich – wie der tägliche Pressespiegel – zur Ansicht bereitliegen. Interne Datenmanager werden entsprechend der tagesaktuellen Diagnoseliste die Informationen dann zu den Ärzten und Therapeuten weiterleiten.

Wie also lautet die Botschaft?

Wenn wir uns den Herausforderungen des 21. Jahrhunderts stellen wollen, müssen wir auch wie Ärzte des 21. Jahrhunderts agieren. Dazu allerdings müssen wir uns einmischen in die Gestaltung der Zukunft, müssen die Entwicklungen, die wir nicht verhindern können – oft auch nicht verhindern wollen – mit unserer Fachkompetenz begleiten. Denn das größte Risiko dokumentiert sich nicht über das Schreiben eines Staatsanwaltes oder den Streit mit dem Krankenhausträger. Das größte Risiko ist ein Zeitgeist, der an unserer primären ärztlichen Kompetenz zweifelt. Zweifel wird gesät, es ist an uns, dieser Saat den Nährboden zu entziehen. Und wie wir das machen können, haben wir heute nicht das erste mal gehört…

Literatur beim Verfasser.

Der Chirurg als Sachverständiger – Auftrag, Aufgaben und Grenzen

C.-M.Stegers

Leopoldstraße 10, 44147 Dortmund

The Surgeon as Expert Witness – Role, Responsibilities and Limitations

Summary. The role of medical expert opinion is not to replace primarily legal findings. In the case of vague legal terms that require interpreting, its role is to take a position on medical aspects only. Medical staff, who must be identified by name, are only allowed to take on well-defined part assignments. It is not sufficient for a member of staff – without stating the part assignment that was delegated to him – and the appointed expert so sign the expert opinion, adding the additional remark „Approved on the basis of own examination and own judgement.“

Key words: Expert opinion – Obligation to draw up a report personally – Points of law – Delegating to members of staff

Zusammenfassung. Das medizinische Sachverständigengutachten soll nicht primär rechtliche Erkenntnis ersetzen. Bei ausfüllungsbedürftigen unbestimmten Rechtsbegriffen soll er nur zu den medizinischen Bestandteilen Stellung beziehen. Namhaft zu machende ärztliche Mitarbeiter dürfen nur definierte Teilleistungen übernehmen. Es reicht nicht, wenn der Mitarbeiter, ohne die delegierten Teilleistungen anzugeben und der bestellte Sachverständige ergänzt um den Zusatz „Einverstanden aufgrund eigener Untersuchung und Beurteilung“ die Expertise unterzeichnen.

Schlüsselwörter: Sachverständigengutachten – Pflicht zur persönlichen Erstellung – Rechtsfragen – Delegation auf Mitarbeiter

I.

Probleme der Rechtsanwendung sind Probleme der Tatsachen wie des Regelwerks. Definierten Rechtsfolgen wie der Gewährung einer weiteren Heilbehandlung, einer Rehabilitationsmaßnahme, einer Rente oder anderen Leistungen der sozialen Sicherung und nicht zuletzt Ersatzleistungen aufgrund gesetzlicher Haftpflichtbestimmungen geht die Feststellung gesundheitlicher Beeinträchtigungen und deren Auswirkungen auf die verschiedenen Lebensbereiche voraus.

Für das rechtliche Erkenntnisverfahren bedeutet dies zweierlei:

1.   Urteile ergehen im Namen und nicht durch das Volk; sie werden von medizinischen Laien gesprochen, dürfen aber nicht laienhaft sein. Deshalb muss medizinischer Sachverstand für die

juristische Erkenntnis mobilisiert werden. Dabei entspricht die Auswahl des Gutachtens den Gebietseinteilungen der Medizin[1].

2. Das Gutachten hat als Beweismittel dienende, keine entscheidende Funktion und sich demnach materiellrechtlichen wie verfahrensrechtlichen Vorgaben zu unterwerfen. Diese können in den verschiedenen Rechtsgebieten divergieren. So beantwortet das Recht z. B. Kausalitäts- bzw. Zurechnungsfragen nicht immer einheitlich. Im Strafrecht wird für die Feststellung der Schuld- und Rechtsfolgetatsachen in der Hauptverhandlung der sogenannte Strengbeweis (§§ 244–256 StPO) verlangt. Dabei genügt die persönliche Gewissheit des Richters, der – unter Umständen sachverständig beraten – zu der Auffassung gelangt eine bestimmte Tatsache sei mit einem der Lebenserfahrung nach ausreichendem Maß an Sicherheit, dem gegenüber vernünftige Zweifel nicht mehr aufkommen, festzustellen[2]. Weder im Rahmen des strafprozessualen Strengbeweises wird eine „mathematische Gewissheit[3] verlangt, noch bedarf es eines solchen Nachweises im Zivilrecht. Sowohl im Strafrecht als auch im Zivilrecht gilt die freie richterliche Beweiswürdigung (§ 261 StPO bzw. § 286 ZPO).

Für das Zivilrecht hat der Bundesgerichtshof[4] in der Entscheidung aus dem Jahre 1977 ausgeführt, dass es sich bei der erforderlichen Überzeugung des Tatrichters von der Wahrheit nicht um eine absolute oder unumstößliche Gewissheit oder eine an „Sicherheit grenzende Wahrscheinlichkeit" handeln müsse, sondern nur um einen für das praktische Leben brauchbaren Grad von Gewissheit, der Zweifeln Schweigen gebietet, ohne sie völlig auszuschließen. Es muss sich dabei um vernünftige Zweifel handeln oder um praktische Zweifel und nicht um solche theoretischer Art. Für die Begutachtung empfiehlt es sich den Topos von der „an Sicherheit grenzenden Wahrscheinlichkeit" zu meiden. Dieser Begriff stammt eher aus dem Strafrecht und ist dem zivilen Haftungsrecht fremd. Ohnehin suggeriert er eine „statistisch-methodische" Sicherheit, die häufig wegen fehlender vergleichbarer Fälle, nicht eingelöst wird.

Unterschiede zwischen strafrechtlichen und zivilrechtlichen Anforderungen an das Beweismaß zeigen sich bei den Verletzungen. Während im Strafrecht die Rechtsfolgen mit der erwähnten vernünftige Zweifel ausschließenden Sicherheit festgestellt werden müssen und andernfalls der Satz „in dubio pro reo" gilt, unterscheidet sich im zivilen Haftungsrecht das Beweismaß danach, ob es um eine primäre Verletzung oder um weitere Auswirkungen der Erstverletzung geht.

Für die primäre Verletzung bedarf es im Zivilrecht einer praktische Zweifel ausschließenden Sicherheit, um die Verletzung dem schadensstiftenden Ereignis zurechnen zu können. Bei den weiteren körperlichen und seelischen Folgen braucht dies jedoch nur mit einer überwiegenden Wahrscheinlichkeit[5] zu sein. Dabei ist der Richter in seiner Überzeugungsbildung frei. Diese Pro-

---

[1] Diese ergeben sich im wesentlichen aus der jeweiligen Weiterbildungsordnung. Überschneidungen sind möglich. Solche sind nicht ausgeschlossen innerhalb der operativen Fächer, sind aber eher anzutreffen bei sozialmedizinischen Fragen oder solchen der Rehabilitation. Rechtsmedizinische Begutachtungen sind im wesentlichen begrenzt auf die Kausalitätsfrage im Rahmen von strafrechtlichen Ermittlungen, insbesonders die Ermittlung der Todesursache. Insoweit sind sie auch für Versicherungsfragen bedeutsam. In der Regel befasst sich die Rechtsmedizin jedoch nicht mit Fragen der privaten oder gesetzlichen Versicherung oder gar mit Fragen des medizinischen Standards im Arzthaftpflichtfall.

[2] BGH, VRS 24, 207, 210; NStZ 88, 236; OLG Celle, NJW 1976, 2030

[3] Kleinknecht/Meyer-Großner, Strafprozessordnung, 43. Aufl. 1997, RN 2 zu § 261 StPO

[4] Urt. v. 18.04.1997 – VIII ZR 286/75 –, VersR 1977, 721 m.w. N.; BGH, Urt. v. 09.05.1989 – VI ZR 286/88 –, MedR 1989, 240 (242); BGH, Urt. v. 26.10.1993 – VI ZR 155/92 –, NJW 1994, 801 (802); Kullmann, NJW 1994, 1698, 706

[5] Hierzu: OLG Hamm, Urt. v. 09.09.1993 – 6 U 58/89 –; NJW-RR 1994, 481 ff (482): „Es geht bei der zwischen den Parteien streitigen Frage um die Ermittlung des Kausalzusammenhanges zwischen dem – hier unstreitigen – Haftungsgrund und dem eingetretenen Schaden, also um die sog. haftungsausfüllende Kausalität. (in concreto: Die Tatsache des HWS-Schleudertraumas war unstreitig. Um die Frage des Dauerschadens wurde gestritten, d. Verf.) Deren Feststellung richtet sich nicht wie die der haftungsbegründenden Kausalität, also des Zusammenhanges zwischen schädigendem Verhalten und Rechtsgutverletzung nach den strengen Anforderungen des § 286 ZPO, sondern nach § 287 ZPO. In diesem Bereich genügt für die Überzeugungsbildung je nach Lage des Einzelfalles eine höhere oder deutlich höhere Wahrscheinlichkeit (vgl. BGH, NJW 1970, 1970; NJW-RR 1987, 339). Daher darf eine an Sicherheit grenzende Wahrscheinlichkeit, die etwa gar den besonders strengen medizinisch-wissenschaftlichen Kriterien Stand hält, nicht verlangt werden; vielmehr kann durchaus genügen, dass für die Kausalität eine überwiegende Wahrscheinlichkeit spricht (vgl. BGH, NJW 1992, 3298). Diese Maßstäbe, die nicht nur für die Frage des Kausalzusammenhanges gelten, sondern – wenn der Haftungsgrund nach dem strengen Maßstab des § 286 ZPO ►

blematik kann sich bei der Begutachtung von Weichteildistorsionen an der Halswirbelsäule her konkretisieren, wenn neben der erwiesenen Erstverletzung weitere Folgen z. B. dauernde Schmerzen, Depressionen oder ähnliche Krankheitsbilder geltend gemacht werden.

Schadenersatzforderungen zielen auf Naturalrestitution und wenn diese nicht möglich ist auf eine entsprechende Leistung in Geld. Die Lehre von der wesentlichen Teilursache gibt es nur im Sozialrecht, während das Zivilrecht auf adäquate Ursachen abstellt und im Strafrecht alle möglichen Ursachen – zunächst einmal – gleichwertig sind.

Der Leistungsumfang in der Sozialversicherung zumal der gesetzlichen Unfallversicherung ist weitgehend katalogisiert. Was folgt aus dem bisher Gesagten für die gutachterliche Tätigkeit?

Der Sachverständige muss seiner Expertise die rechtlichen Vorgaben zugrunde legen. Ist ihm nicht bewusst, auf welchem Rechtsgebiet er sich bewegt, gibt er also eine Antwort, ohne den rechtlichen Hintergrund der Frage zu kennen, läuft er Gefahr Fehlleitungen zu induzieren. Auch die juristischen Auftraggeber sind sich dieser Fehlerquelle nicht stets bewusst, transformieren solchermaßen entstandene medizinische Ausführungen in Recht und mitunter will der Gutachter es nachher alles ganz anders gemeint haben.

Solche Missverständnisse werden durch unklare medizinische Ausführungen, fehlende Gegenüberstellungen von Für und Wider, kurzum Argumentations- und Darstellungsmängel begünstigt.

Beweisbeschlüsse zielen auf Feststellungen im Einzelfall, während Gesetze abstrakt generell formuliert sind.

Zwar darf der Gutachter einen Auftrag nicht eigenmächtig abändern. Er soll aber erforderlichenfalls Gutachten auf weiteren Gebieten, Zusatzuntersuchungen des Probanden und die Beiziehung von Krankenunterlagen aus früheren Behandlungen anregen, falls dies zur Klärung beitragen könnte.

Er muss bedenken, dass der Auftraggeber als medizinischer Laie bisweilen nicht in der Lage ist, mit seiner Fragestellung die medizinische Problematik zu erfassen oder gar sämtliche entscheidungserheblichen medizinischen Befundtatsachen vorzugeben.

Ist sich der Gutachter seiner Funktion als Berater des Entscheidungsträgers bewusst und beachtet, dass er einerseits nach bestem Wissen und Gewissen ohne Ansehen der Person objektiv gutachten muss, andererseits aber eine eigenmächtige Abänderung des Auftrages nicht gestattet ist, so muss er eine Ergänzung des Auftrages anregen.

Die zugleich im Sozialgerichtsprozess geltenden Bestimmungen der Zivilprozessordnung sehen daher auch eine Verständigung ggf. sogar einen Erörterungstermin zur Vorbereitung der an den Gutachter zu richtenden Fragen vor (§§ 404 a I – II i. V. m. 407 a III ZPO) vor. Für außergerichtliche Tätigkeit gilt das sinngemäß. Ein Gutachten gewinnt mit der Qualität der Fragestellung. Die Kompetenzaufteilung zwischen rechtsanwendendem Auftraggeber und sachkundigem Gutachter lässt sich einhalten, wenn sich beide vergegenwärtigen, dass eine medizinische Expertise die rechtliche Erkenntnis nicht ersetzen soll, sondern nur ein Mittel hierzu ist.

Aufgabe des Experten ist es vielmehr dem Auftraggeber das für die Beantwortung der entscheidungserheblichen Beweisfragen notwendige medizinische Fachwissen zu vermitteln.

Dabei kann es sich um Erfahrungssätze aus der medizinischen Wissenschaft und Praxis, um Tatsachen des Einzelfalles und auch um Schlussfolgerungen handeln, soweit letztere medizinischer Art sind. Er darf dabei auch weitere Erkenntnismittel, z. B. Zeugenaussagen berücksichtigen.

---

festgestellt ist – auch für die Frage, ob überhaupt und in welchem Ausmaß weitere Schäden vorhanden sind, werden mitunter von medizinischer Seite verkannt. Bisweilen legen auch medizinische Sachverständige bei der Frage nach unfallbedingten Folge- bzw. Dauerschäden einen zu strengen Maßstab an, der der gesetzlichen Beweiserleichterung des § 287 ZPO nicht gerecht wird. Vor allem dann, wenn ein Sachverständiger bei der Beauftragung hierfür nicht ausreichend instruiert worden ist, bedarf ein Gutachtenergebnis, in dem der Kausalzusammenhang zwischen Primärschädigung und späterem Schaden verneint wird, einer besonders kritischen Würdigung hinsichtlich des Beweismaßstabes."
Siehe auch Grifka et al: „Diagnostik und Therapie bei Beschleunigungsverletzungen der Halswirbelsäule, DÄBl 1998, 95: B-131–134; Lemcke H.: "Das HWS-Schleudertrauma„, NZV 1996, 341; H.-D. Wedig: "Aktuelle Rechtsprechung zur Kausalitätsfrage bei HWS-Beschleunigungsverletzungen„, in: T. Graf Baumann, H. Lohse-Busch (Hrsg.), Weichteildistorsionen der oberen Halswirbelsäule, Berlin, Heidelberg, New York u. a. 1997, 218 ff.

788

Während es ohne weiteres einleuchtet, dass ein medizinischer Sachverständiger zu Fragen des Verschuldens oder nach dem Bestehen bestimmter Vorschriften[6] keine Stellung nehmen darf, treten dennoch immer wieder Überschneidungen zwischen Tat- und Rechtsfragen auf.

Gerade bei Zusammenhangsfragen kommt es vor, dass der Sachverständige eher naturwissenschaftlich orientiert ist, während der Jurist sich vom Schutzzweck der Norm leiten lässt, Verfahrensregeln anwenden muss und eine gewisse Wertung einfließen lässt.

Manchmal reicht zur Beantwortung von Rechtsfragen allerdings nicht die bloße sachverständige Feststellung medizinischer Fakten. Fragen krankheitsbedingter Arbeitsunfähigkeit oder die nach ihrer Dauer lassen sich nicht allein dadurch beantworten, dass der Sachverständige dem Richter die medizinische Diagnose mitteilt, vielmehr muss der Gutachter zugleich aufgrund seiner fachlichen Qualifikation Schlussfolgerungen im Hinblick auf die Leistungsfähigkeit des Probanden ziehen oder vorläufig hypothetisch nachzeichnen.

Zwar handelt es sich bei den Begriffen wie „Gesundheitsschaden", „Invalidität" oder „Grad der Behinderung" um Rechtsbegriffe, die zudem je nach Rechtsgebiet verschieden definiert sein können. Deren medizinische Bestandteile sind jedoch ohne Gutachten kaum zu klären. Dabei ist die Verwendung von Rechtsbegriffen durch medizinische Gutachter problematisch, weil deren korrekter Gebrauch nicht stets vorausgesetzt werden kann. Mitunter werden auf diese Weise Sicherheiten oder auch Unsicherheiten suggeriert, die nicht vorliegen bzw. auf die es nicht ankommt. Dieses Problem aufzufangen ist Aufgabe des juristischen Auftraggebers.

Sachverständige Feststellungen müssen überzeugend sein und der Überprüfung standhalten. Letztlich kommt es freilich nicht auf die Überzeugung des Sachverständigen, sondern auf diejenige des Richters an.

Da eine Vielzahl unbestimmter Rechtsbegriffe wesentlich durch ihre medizinischen Bestandteile ausgefüllt wird, neigen manche Juristen zu einem gewissen „Kompetenzparasitismus"[7], indem sie die Beantwortung von Rechtsfragen unzulässigerweise an den medizinischen Sachverständigen weiter reichen. Das ist die Kehrseite ihres medizinischen Unverstandes.

Der Sachverständige sollte die Beantwortung von Rechtsfragen jedoch zurückweisen und nur an der Klärung medizinischer Vorfragen mitwirken.

Medizinisch juristische Doppelbegriffe oder Anhaltspunkte für die Gutachtertätigkeit im Schwerbehindertenrecht und sozialen Entschädigungsrecht sollten den Gutachter nicht von seiner Funktion als fachkundiger Berater des Entscheidungsträgers bezogen auf die Fakten des konkreten Falles abbringen.

Je mehr er sich auf seine beratende Funktion beschränkt und nicht versucht, sich an die Stelle des Auftraggebers zu setzen, desto mehr trägt er zu einer dem Leitbild des Gesetzgebers entsprechenden Entscheidung bei. Vereinfacht gesagt: Der Sachverständige begutachtet medizinische Fakten, begründet und stellt Prognosen, schlussfolgert fachbezogen. Das Gesetz stellt normative Vorgaben und den Verfahrensrahmen zur Verfügung, innerhalb dessen rechtliche Erkenntnisse gewonnen und Streitfragen entschieden und beigelegt werden.

II.

Der Sachverständige ist nicht befugt, den Auftrag auf einen anderen zu übertragen (§ 707 a II, 1 ZPO). Das aus gutem Grund:
Bei ihm erwartet der Auftraggeber eine besondere fachliche Eignung und forensische Erfahrung. Jeder Sachverständige muss damit rechnen, bei einer anschließend mündlichen Verhandlung ein-

---

[6] So stellte z. B. das LG Kaiserslautern – 3 O 151/96 – im Beweisbeschluss vom 14.07.1999 die (Rechts-)Frage nach dem Bestehen einer bestimmten Vorschrift über die Vorhaltung einer Anästhesiologie bei Betrieb einer geburtshilflichen Abteilung.
[7] Mit diesem pointierten Begriff will Oehler, ZRP 1999, 285 ff (287) auf eine Tendenz zu einer „verkehrten Welt" aufmerksam machen, in der Experten in Unkenntnis der Gründe, die zu ihrer Befragung geführt haben, Entscheidungen treffen, ohne eigentlich dafür berufen und qualifiziert zu sein, weil sie außerhalb ihres Fachgebietes eben nicht kompetent sind.

gehend zu seinem schriftlichen Gutachten befragt und mit neuen Fakten konfrontiert zu werden. Zeugenaussagen sind zusätzlich zu berücksichtigen, weshalb er mit dem gesamten Streitstoff vertraut und in der Lage sein muss spontane Antworten auf komplexe Fragestellung zu geben.

Diesen Erwartungen kann der Sachverständige nicht entsprechen, welcher große Teile des Gutachtens, nämlich

- die Nachbefundung von Aufzeichnungen bildgebender Verfahren und Kurven
- die körperliche Untersuchung des Probanden
- die Aufbereitung und Zusammenfassung vorhandener Krankenunterlagen
- Würdigung eines Vorgutachtens
- die Ausarbeitung des unterschriftsreifen Entwurfs

auf einen anderen Arzt, der möglicherweise seine Weiterbildung[8] noch nicht abgeschlossen hat, überträgt, selbst nur noch ein kurzes Abschlussgespräch mit dem Patienten führt, und die Expertise unterzeichnet. Sicherlich sind die Recherche in Bibliotheken und Datenbanken oder Schreibdienste ohne weiteres delegationsfähig, da dies „Hilfsdienste von untergeordneter Bedeutung" (§ 407 a II, 2 ZPO) sind. Problematisch erscheint jedoch bereits eine anamnestische Befragung, körperliche Untersuchung des Probanden durch Mitarbeiter oder gar die Delegation der Auswertung von Krankenakten und damit eine medizinische Beurteilung auf Basis von Fakten, die Mitarbeiter zusammengefasst haben.

Hierdurch können sich Verschiebungen und Qualitätsmängel einschleichen. In jedem Falle ist der Anteil des Mitarbeiters, soweit es sich nicht um die erwähnten untergeordneten Hilfsdienste handelt, exakt anzugeben und dieser namhaft zu machen (§ 407 a II, 2 ZPO) oder besser noch zuvor das Einverständnis des Auftraggebers über den beabsichtigten zu delegierenden Anteil einzuholen. Es reicht nicht, wenn der bestellte Sachverständige und der Mitarbeiter das Gutachten unterzeichnen, ohne den delegierten Anteil klar und unmissverständlich anzugeben.

Ein Sachverständiger, der das Werk selbst mit einer formelhaften Wendung (z. B. „einverstanden aufgrund eigener Überzeugungsbildung") unterzeichnet, Krankenunterlagen, Befundberichte, Formularberichte und Vorgutachten, kurzum den Streitstoff nicht persönlich durchdrungen hat, das Gutachten nicht konzipiert, sondern lediglich einen Entwurf unterschrieben hat, ist gleichsam Sachverständiger vom Hörensagen. Es tut weder sich, der Ärzteschaft, noch der Rechtspflege einen Gefallen. Das Bundesverwaltungsgericht und der Bundesgerichtshof haben diesen laxen Umgang, bei dem die wissenschaftliche Auswertung dem Gehilfen übertragen wird, gerügt[9].

In diesem Zusammenhang fallen zwei Unsitten auf:
Zum einen weisen mitunter Kopfbogen, Diktatzeichen und angegebene Bankverbindung auf die wahre Indentität des Autors hin, während der bestellte Sachverständige mit der Wendung „einverstanden aufgrund eigener Untersuchung und Beurteilung"[10] die Verantwortung und – man muss anfügen – auch die strafrechtliche Verantwortung mit übernimmt.

Das OLG Zweibrücken[11] will es genügen lassen, wenn der tatsächlich tätig gewordene Sachverständige identifiziert ist, er die volle Verantwortung übernommen hat und an der wissenschaftlichen Qualifikation des tatsächlichen Gutachters keine Zweifel angebracht sind. Eine arbeitsteilige Mitwirkung zwischen bestelltem Sachverständigen und Oberarzt hat das Oberlandesgericht Frankfurt/Main akzeptiert und der Bundesgerichtshof in einem Nichtannahmebe-

---

[8] Da die Erstellung von medizinischen Sachverständigengutachten integraler Bestandteil der ärztlichen Tätigkeit ist, wird auch hier „Facharztstandard" darzubieten sein. Die nachträgliche Ernennung eines Assistenzarztes anstelle des ursprünglich bestellten Leitenden Arztes verstößt gegen das Auswahlermessen. BVerwG NJW 1984, 2645 ff
[9] BGH, VersR 1972, 927, 929; BVerwG, NVwZ 1993, 771
[10] akzeptiert von: OLG Koblenz, Urt. V. 05.02.1999 – 10 U 518/98 – VersR 2000, 339 für den Fall, dass ein gerichtlicher Sachverständiger einen Assistenzarzt zu „einzelnen Untersuchungen" heranzieht.
[11] OLG Zweibrücken, Urt. v. 27.10.1998 – 5 U 5/98 – Arzt R 1999, 336

schluss bestätigt.[12] Der Sachverständige hatte in der mündlichen Anhörung die Arbeitsteilung erläutert und darüber hinaus unmissverständlich klar gestellt, dass es sich um sein Gutachten handele und er hierfür gerade stehe. Die Arbeitsteilung sah wie folgt aus:

- Die Anamneseerhebung erfolgte durch den Oberarzt nach vorheriger Besprechung mit dem Sachverständigen;
- Beteiligung des Sachverständigen an der Exploration bis eine Meinungsbildung möglich war;
- Besprechung des Ergebnisses;
- Schriftliches Konzept durch den Oberarzt;
- Überarbeitung des Konzeptes durch Oberarzt und Sachverständigen;
- Abschließendes Diktat durch Oberarzt.

Wegen des dialogischen Prinzips zwischen Oberarzt und bestelltem Sachverstädigen wird man im zuletzt genannten Fall eher einen Gewinn an Qualität erzielen können. Es besteht in einer Art Rückversicherung, was wiederum der Objektivierung dient. Diese Art der organisierten Mitarbeit des Oberarztes steht einer eigenverantwortlichen Gutachtenerstattung durch den gerichtlich zum Sachverständigen bestellten Chefarzt nicht entgegen. Unterzeichnet ein Sachverständiger ein vom ärztlichen Mitarbeiter erstelltes Gutachten jedoch lediglich mit dem Vermerk „einverstanden", so wird dahingegen nicht deutlich, dass er die volle Verantwortung übernimmt und hierzu auch in der Lage war[13]. Wissenschaftliche Auswertung der Arbeitsergebnisse bleibt Pflicht des Sachverständigen, während der ärztliche Mitarbeiter nach Weisung und unter Aufsicht tätig wird.[14]

Zum anderen lässt die Zivilprozessordnung es zu, den bestellten Sachverständigen auszuwechseln (§ 360 S. 1 ZPO). Auf diese Weise billigen manche Gerichte nachträglich aus Praktibilitätsgründen einen Pflichtverstoß des Sachverständigen. Das schriftliche Gutachten ist dann schon gefertigt.

Die Partei, deren Erwartung es nicht entsprach, treibt dann der Gedanke um, der ursprünglich zum Sachverständigen bestellte Gutachter hätte vielleicht aufgrund seiner besonderen Qualifikation und Erfahrung andere Akzente gesetzt oder wäre gar zu einem anderen Ergebnis gelangt. Die dargestellten Probleme ließen sich in des insgesamt vermeiden, wenn man zum persönlichen Gutachten erstellen, von untergeordneten Hilfsdiensten abgesehen, zurückkehren würde.

III.

Der Gutachter ist zur Neutralität verpflichtet. Daher hat er vor Aufnahme seiner Tätigkeit zu prüfen, ob Besorgnis zur Befangenheit bestehen könnte. Eine Selbstablehnung ist bei verwandtschaftlichen oder persönlichen Beziehungen möglich.

Auch kann eine ständige Geschäftsbeziehung des Sachverständigen zu einer Partei als Ablehnungsgrund anerkannt werden[15].

Eine Tätigkeit als Sachverständiger scheidet außerdem aus, wenn der Gutachter im gleichen Rechtsstreit früher tätig war[16] oder er sich in derselben Sache bereits für eine Partei geäußert hat[17].

Der Sachverständige muss jede Tendenz zur Einseitigkeit vermeiden. Er darf nicht Alternativen aufbauen oder Lücken suchen, um sie dann einseitig zu werten. Er läuft Gefahr, wegen Besorgnis der Befangenheit abgelehnt zu werden, wenn er Parteivortrag vorsätzlich und einseitig würdigt. Er muss sich an die Fakten des Falles halten und sie im Lichte seiner Erfahrung

---

[12] OLG Frankfurt/M., Urt. v. 16.12.1992 – 13 U 223/89 –; BGH, NA-Beschl. v. 05.10.1993 – VI ZR 18/93 –, VersR 1994, 610 f.

[13] BVerwG NJW 1984, 2645 ff;

[14] BVerwG NVwZ 1993, 771; BGH NJW 1985, 1400;

[15] OLG Celle, NJW-RR 1996, 1086

[16] BSG SGb 1958, 487

[17] BGH, NJW 1965, 2017

und Fachkunde würdigen. Hingegen darf er Zweifel artikulieren und Anhaltspunkte hierfür liefern.

Neutralität offenbart sich durch Transparenz. Deshalb kann es nicht schaden, wenn ein medizinischer Sachverständiger vor Aufnahme seiner Tätigkeit zu bestehenden beruflichen, persönlichen oder sonstigen Verbindungen zu einer der Parteien Stellung nimmt. Prävention tut auch der Rechtspflege gut.

IV.

Das medizinische Sachverständigengutachten soll nicht primär rechtliche Erkenntnis ersetzen. Bei ausfüllungsbedürftigen unbestimmten Rechtsbegriffen hat der Gutachter nur zu deren medizinischen Bestandteilen Stellung beziehen. Namhaft zu machende ärztliche Mitarbeiter dürfen nur definierte Teilleistungen übernehmen. Es reicht nicht, wenn der Mitarbeiter, ohne die delegierten Teilleistungen anzugeben und der bestellte Sachverständige ergänzt um den Zusatz „Einverstanden aufgrund eigener Untersuchung und Beurteilung" die Expertise unterzeichnen.

Die klarste Lösung besteht darin, sich auf die Leitvorstellung des Gesetzgebers nämlich die Verpflichtung Gutachten – von untergeordneten Hilfsdiensten – z.B. Schreibarbeiten abgesehen – persönlich zu erstellen, zu verständigen.

Klinische Forschung 2000

B. Konze-Thomas

Deutsche Forschungsgemeinschaft, Kennedyallee 40, 53175 Bonn

Clinical Research 2000

Summary. In a recent publication on „Clinical Research" of the Deutsche Forschungsgemeinschaft, recommendations have been given to improve the situation of clinical research at medical schools in Germany. The publication analyzed the deficits in clinical research as structural deficits: lack of career development plans for younger medical scientists, a heavy burden in patient care, insufficient time for research and finally, insufficient training in clinical research, especially in patient-oriented clinical research. The publication listed several recommendations directed towards the universities, politicians and research organisations to improve clinical research in Germany.

Key words: Clinical research – Recommendations

Zusammenfassung. In einer kürzlich veröffentlichten Denkschrift „Klinische Forschung" weist die Deutsche Forschungsgemeinschaft auf die unbefriedigende Situation der Klinischen Forschung in Deutschland hin und macht Vorschläge zu ihrer Verbesserung. Es werden die Gründe für diese Situation ausführlich erörtert, z. B. strukturelle Mängel bezüglich des wissenschaftlichen Nachwuchses, der klinischen Belastung, und der Ausbildungsdefizite, insbesondere bei der patienten-orientierten Forschung. Zur Behebung dieser Defizite werden in der Denkschrift Empfehlungen gegeben, die sich sowohl an die Hochschulen, an die Politik, aber auch an die Forschungsförderorganisation selbst richten.

Schlüsselwörter: Klinische Forschung – Empfehlungen

Die Deutsche Forschungsgemeinschaft hat im letzten Jahr eine Denkschrift [1] zur Klinischen Forschung veröffentlicht, zu den Problemen Stellung genommen und Vorschläge zur Verbesserung der Situation gemacht. Trotz unbestreitbarer Erfolge in vielen Aspekten der klinischen Forschung gibt es nach wie vor Defizite, die in der Denkschrift ausführlich diskutiert werden. Ausdrücklich wird darauf verwiesen, daß die finanziellen Rahmenbedingungen für die klinische Forschung befriedigend sind, daß vielmehr die Struktur der klinischen Forschung an vielen Stellen zu wünschen übrig läßt. Insbesondere mangelt es an einer „Institutionalisierung" der klinischen Forschung, während eine solche für die Lehre und die Krankenversorgung gegeben ist. Als deutliche

---

[1] Denkschrift Klinische Forschung, Deutsche Forschungsgemeinschaft, 1999; Wiley-VCH-Verlag, DFG-Homepage: http://www.dfg.de

Defizite werden hier die fehlende Intensität der Ausbildung zur Forschung, die mangelnde wissenschaftliche Schwerpunktsetzung innerhalb der Fakultäten und die nicht immer leistungsabhängige Verteilung der Ressourcen aus den Beiträgen der Länder definiert. Am Beispiel der „pro forma" Forschung wird aufgezeigt, wie finanzielle Mittel ohne wissenschaftlichen Erkenntnisgewinn verbraucht werden. Als besonders gravierend werden die Defizite im Bereich der patienten-orientierten Forschung bezeichnet. Die Deutsche Forschungsgemeinschaft zeichnet in der Denkschrift Lösungsmöglichkeiten auf, die zur Verbesserung der Situation mittel- und langfristig beitragen können. Diese Vorschläge richten sich an die Wissenschaftler in den Kliniken, an die Fakultäten, die Hochschulen und an die Geldgeber. Zahlreiche Vorschläge richten sich an die DFG selbst, um mit den zur Verfügung stehenden Mitteln eine effizientere Förderung in der klinischen Forschung erreichen zu können. Die Senatskommission für Klinische Forschung der DFG berät zur Zeit über die Umsetzung der Vorschläge innerhalb der Programme der DFG.

In der Denkschrift werden die folgenden Punkte ausführlich diskutiert:

Defizite der klinischen Forschung und deren Ursachen

- Institutionalisierung der klinischen Forschung
- Institutionalisierung der Ausbildung zur Forschung
- leistungsorientierte Verteilung der Ressourcen aus den Zuführungsbeträgen der Länder für die klinische Forschung innerhalb der Medizinischen Fakultäten
- Forschungsprofile und gezielt gesetzte Forschungsschwerpunkte
- Personal- und Organisationsstruktur der Universitätskliniken
- *„Pro-Forma*-Forschung"
- Defizite bei der patientenorientierten klinischen Forschung

Die klinische Forschung kann verbessert werden, wenn die dafür notwendigen Voraussetzungen geschaffen werden. Dies bedeutet, daß die klinische Forschung institutionalisiert werden muß, so:

- daß klinische Forschung auch innerhalb der Kliniken zu einer hauptamtlichen Tätigkeit wird,
- daß die Ausbildung der wissenschaftlichen Nachwuchses für klinische Forschung verbessert wird,
- daß Professorenstellen zunächst zeitlich befristet und erst nach Evaluation in eine Dauerstelle überführt werden,
- daß die Budgets für klinische Forschung überschaubar ausgewiesen und nach leistungsbezogenen Kriterien verteilt werden,
- daß das Flächenangebot für Forschungslaboratorien und deren zeitgemäße Ausstattung verbessert wird.

In die Bewertung von Förderanträgen könnten in Zukunft als Kriterien einfließen:
- welche Anstrengungen eine Medizinische Fakultät zur Verbesserung der klinischen Forschung auch im Sinne einer wissenschaftlichen Profilbildung unternimmt,
- inwieweit das Forschungsprofil (z. B. die am Ort befindlichen Sonderforschungsbereiche) bei Neuberufungen berücksichtigt wird,
- ob es eine interne Qualitätskontrolle (z. B. Forschungskommission) zur Verteilung der Mittel aus dem Zuführungsbetrag gibt,
- welchen Stellenwert die Forschung in einer Institution hat, belegbar durch Freistellungs- und Rotationsprogramme für junge Wissenschaftler, durch das Vorhandensein von Laborflächen und deren Ausstattung, durch Entsendung und Rückkehr von Stipendiaten in das und aus dem Ausland, und durch ein wissenschaftliches Profil ausgewiesen durch Forschungsergebnisse.

Poster

Viszeralchirurgie

Kolon/Rektum Onkologie

Operatives Vorgehen nach neoadjuvanter Radiochemotherapie beim Rektumkarzinom

J. Mellert, A. Pflugradt, M. Küchenmeister, R. Fietkau und U. T. Hopt

Chirurgische Universitätsklinik, Schillingallee 35, 18055 Rostock

Sphincter Preservation After Neoadjuvant Radiochemotherapy in Rectal Cancer

Summary. The aim of this study was to evaluate the rate of sphincter preservations after neoadjuvant radiochemotherapy (RCT) in advanced T3/T4 rectal carcinomas which were thought to be not RO-resectable. Between January 1996 and May 1999, RCT was performed in 16 out of 178 patients with rectal carcinoma. Fourteen of these patients were operated on. The rate of abdominoperineal exstirpations was 17.4% in all patients, after RCT sphincter preservation was performed by intershpincteric resection with colo-anal anastomosis in 5/14 patients, and anterior resection completed in 3/14 patients. In six patients, abdominoperineal exstirpation was necessary (43%). In 13/14 patients, Ro-resection was possible in primarily-predicted (not Ro-resectable) locally-advanced rectal carcinomas. In more than 57% of these patients, sphincter preservation was possible.

Key words: Rectal carcinoma – Radiochemotherapy – Sphincter preservation

Zusammenfassung. Patienten mit fortgeschrittenen T3/T4 Rektumkarzinomen, die als primär irresektabel angesehen wurden, wurden hinsichtlich des operativen Vorgehens nachuntersucht. Zwischen 1/1996 und 5/1999 erfolgte bei 16 von 178 Patienten mit einem Rektumkarzinom die neoadjuvante Radiochemotherapie (RCT). Bei 14 dieser Patienten war anschliessend die Resektion möglich. Die Rate an abdomino-perinealen Exstirpationen lag im Gesamtkrankengut bei 17,4%, nach RCT war der Sphinktererhalt mittels intersphinkterer Resektion und coloanaler Anastomose bei 5/14 und mittels anteriorer Resektion bei 3/14 Patienten möglich, bei 6 Patienten erfolgte die abdomino-perineale Exstirpation (43%). Bei 13/14 Patienten war die Ro-Resektion möglich, bei 57% der Patienten konnte eine sphinktererhaltende Operation durchgeführt werden.

Schlüsselwörter: Rektumkarzinom – Radiochemotherapie – Sphinktererhalt

Neoadjuvante Radio-/Chemotherapie des lokal fortgeschrittenen, resektablen Rektumkarzinoms (cT3M0). Eine unizentrische Phase-II-Studie

H. Nekarda, F. Zimmermann, R. Stepan, M. Werner, W. Bauer, K. Ott, U. Fink, H. J. Dittler, M. Molls und J. R. Siewert

Chirurgische Klinik, Technische Universität München, Klinikum rechts der Isar, Ismaninger Straße 22, 81675 München

Neoadjuvant Radiation-/Chemotherapy of the Resectable Local Advanced Adenocarcinoma of the Rectum (cT3M0). An Unicentric Phase-II-Trial

Summary. We investigated the feasibility, morbidity and response rate of a neoadjuvant radiation-/chemotherapy treatment in primary resectable rectal cancer patients. Of 154 patients (7/97–12/99), 58 presenting a cancer 0–15 cm from anal verge (staged uT3 and cMo, age ≤ 75 years), received radiation (45 Gy; 1.8 SD) combined with a continous 5-FU-therapy (250 mg/m^2). After 4–6 weeks, resection was performed (TME: 0–10 cm av.). Sixty nine percent were treated per protocol, 88% received 50% of CTX and radiation was stopped only in one patient at 39 Gy. Histologic examination revealed a response rate of 34%, and 14% had a pCR. The rate of "downsizing" was 37%. Comparing with a historic patients group (n = 116), the number of node-negative patients was higher (70% vs 57%), and the rate of rectal exstirpation lower (distal part: 70% vs 87%). The rate of complications was higher in resected patients (45% vs 30%), and exstirpated patients (81% vs 57%). This treatment is safe and should be used in a phase-III-trial.

Key words: Rectum cancer – Neoadjuvant treatment – Phase-II-trial

Zusammenfassung. Wir evaluierten die Praktikabilität, Morbidität und Tumoransprechrate einer neoadjuvanten Radio-/Chemotherapie beim primär resektablen Rektumkarzinom. 58 von 154 Ptn. (7/97–12/99) mit einem Adenokarzinom 0–15 cm ab ano, uT3, cMo, ≤ 75 J. wurden mit 45 Gy (ED 1,8; 3-Felderbox) bestrahlt und erhielten kontinuierlich 5-FU (250 mg/m^2 KO). Nach 4–6 Wochen wurde die Resektion (bis 10 cm ab ano: TME) durchgeführt. In 69% war die Vorbehandlung vollständig. 88% erhielten mehr als 50% der CTX, bei einem Ptn. wurde die RTX bei 39 Gy abgebrochen. Histologisch fand sich in 34% ein „Response" (pCR: 14%). Ein „Downsizing" fand sich in 37%. Gegenüber einem historischen Vergleichskollektiv (n = 116) zeigte sich zwar eine größere pNo-Rate (70% vs 57%) und geringer Exstirpationsrate (distalen 1/3: 70% vs 87%), aber auch eine höhere Komplikationsrate (Resektion: 45% vs 30%; Extirpation: 81% vs 57%). Die Therapie ist sicher und soll Basis für eine Phase-III sein.

Schlüsselwörter: Rektumkarzinom – Neoadjuvante Therapie – Phase-II-Studie

10-Jahres-Ergebnisse der Hemicolektomie links mit systematischer Lymphadenektomie bei Colon- und Rektumcarcinom

H.-F. Weiser, B. Johannes und H. J. C. Klaue

Diakoniekrankenhaus Rotenburg, I. Chirurgische Klinik für Allgemein-, Viszeral- und Thoraxchirurgie, Elise-Averdieck-Straße 17, 27356 Rotenburg/Wümme

Results of a 10-year-follow-up of Left Sided Hemicolectomy with Systematic Lymphadenectomy for Colon and Rectum Carcinoma

Summary. The necessary extention of lymphadenectomy during curative resection for colon- or rectum carcinoma is still controversial. In a retrospective analysis of 364 patients who were operated in our hospital between 1988 and 1998 (left-sided colon- or rectum carcinoma with the standard radical lymphadenectomy from the pancreas corpus into the pelvis including high ligation of the arteria mesenterica inferior), we found a mean of 30 lymph nodes. The complication rates were 2.6% mortality, 8.4% anastomosis leakage and 2.6% postoperative bleeding. The 10-year-survival rate was 51%, the adjusted 10-year-survival rate 71%. The survival benefit of up to 19% for the different tumor stages, compared with the German study group for colorectal cancer, justifies the standard radical lymphadenectomy.

Key words: Colon carcinoma – 10-year-survival rate – Systematic lymphadenectomy

Zusammenfassung. Das Ausmaß der Lymphadenektomie bei der kurativen Resektion von Colon-/Rektumcarcinomen wird kontrovers diskutiert. Die retrospektive Analyse der zwischen 1988 und 1998 an unserer Klinik an einem linksseitigen Colon- oder Rektum-Ca. operierten Patienten, bei denen standardmäßig die Lymphadenektomie vom Pankreasunterrand auf der Aortenvorderwand unter radikulärem Absetzen der A. mesent. inf. über die Iliacalgabel hinaus bis ins kleine Becken durchgeführt wurde, zeigte im Mittel bei den insg. 364 Patienten 30 pathologisch untersuchte N. ly. Die Komplikationsraten (2,6% Letalität, 8,4% Anastomoseninsuffizienzen, 2,6% Nachblutungen) lagen im Literaturdurchschnitt. Die 10-Jahres-Gesamtüberlebensrate (JÜR) unseres Patientengutes betrug 51%, die korrigierte 10-JÜR 71%. Der Überlebensvorteil von bis zu 19% gegenüber dem von der SGKRK dokumentierten Patentengut rechtfertigt aus unserer Sicht die standardmäßige radikale Lymphadenektomie.

Schlüsselwörter: Colon-Carcinom – 10-Jahres- Überlebensrate – systematische Lymphadenektomie

Psychoonkologische Bedeutung der Tumornachsorge beim kolorektalen Karzinom

O. Hansen, C. Mikkelsen und W. Stock

Marien-Hospital, Rochusstraße 2, 40479 Düsseldorf

Psycho-Oncologic Meaning of Cancer Follow-Up in Colorectal Carcinoma: Support for the Patient or Additional Stress?

Summary. Method. In a prospective study, different strains in patients with colorectal cancer after elective resection were measured at two different times (day of follow-up, interval between two follow-ups). As a measurement tool, we used a valid questionnaire from Herschbach (1987) with 38 items. Results. Over a period of 15 months we interviewed 113 patients. At least half of the patients were afraid of feeling helpless (61%) and anxious about progression of the disease (50%). Highly significantly patients, being interviewed referring follow-up, were afraid of a worsening of the disease 31% (P ≤ 0,001). At time of follow-up, the fear of dying decreased to 32% and the fear from pain reduced to 41% (P = 0.1). Half of the patients suffered from nervousness at both times of measurement. Social behavior means a burden in daily life for the patients, because they can do less than before the disease, at time of follow-up, only 45% (P ≤ 0,01). Conclusion. The follow-up has a patient-support function, because the greatest strains caused by disease are anxieties and psychic strains, and the greatest fear of cancer progression is significantly reduced.

Key words: Psycho-oncologic support – Follow-up – Colorectal surgery

Zusammenfassung. In einer prospektiven Studie wurden verschiedene Belastungen bei Patienten nach elektiven Resektionen bei kolorektalen Karzinomen zu zwei verschiedenen Zeitpunkten (am Tag der Nachsorge, im Intervall zwischen zwei Nachsorgeterminen) gemessen. Als Meßinstrument diente ein valider Fragebogen von Herschbach (1987) mit 38 Items. Ergebnisse: Über einen Zeitraum von 15 Monaten wurden 113 Patienten befragt. Mindestens die Hälfte der Patienten hat im Alltag Angst vor Hilflosigkeit (61%) und vor einer Ausweitung der Erkrankung (50%). Hochsignifikant weniger Patienten, die anläßlich der Nachsorge befragt wurden, haben Angst vor einer Ausweitung der Erkrankung 31% (p ≤ 0,001). Anläßlich der Nachsorge sinkt die Angst vor dem Tod auf 32% und die Angst vor Schmerzen auf 41% (p = 0,1). Die Hälfte der Patienten leidet zu beiden Zeitpunkten unter Nervosität. Im Bereich Sozialverhalten belastet vor allem in Alltag ca. 15% der Patienten, daß sie weniger unternehmen können als vor der Erkrankung, anläßlich der Nachsorge sind es nur 4% (p ≤ 0,01). Schlußfolgerung: die Nachsorge hat eine den Patienten stützende Funktion zu haben, da sie die stärksten Belastungen durch die Erkrankung, Ängste und psychische Belastungen und insbesondere die Angst vor der Ausweitung einer Erkrankung signifikant verringert.

Schlüsselwörter: Psychoonkologische Unterstützung – Tumornachsorge – Kolorektale Chirurgie

Kolon/Rektum

UltraCision® oder Hochfrequenzstrom in der transanalen endoskopischen Mikrochirurgie (TEM)? – Vorteile eines neuen Verfahrens

C. Langer, P. Markus, T. Liersch, L. Füzesi und H. Becker

Georg-August-Universität Göttingen, Robert-Koch-Straße 40, 37075 Göttingen

UltraCision or High-Frequency Knife in Transanal Endoscopic Microsurgery (TEM)? – Advantages of a New Procedure

Summary. The potential advantages of dissection by ultrasound using UltraCision (UC), compared with conventional high-frequency surgery (HF) were investigated retrospectively in 55 patients after transanal endoscopic microsurgery (TEM) because of rectal carcinoma in 20 cases (15 pT1, 3 pT2, 2 pT3), and 35 rectal adenomas >2 cm. Thirteen patients (8 adenomas, 5 carcinomas) were operated with UltraCision (Ethicon, Norderstedt, Germany) and 42 patients (27 adenomas, 15 carcinomas) with conventional high-frequency electrocautery. In both groups, all tumors were completely resected (Ro). Altogether, we found 9 complications (16.3%), seven after HF and two after UC usage. In three cases (5.4%), surgical reintervention was necessary, exclusively after HF resection, not after UltraCision use. Five tumor recurrences (9%) appeared, only in the HF group.

Key words: Rectal tumor – TEM – UltraCision

Zusammenfassung. Die potentiellen Vorteile der Ultraschalldissektionstechnologie in Form des UltraCision®-Gerätes (UC) gegenüber der konventionellen Hochfrequenzstrom-Chirurgie (HF) wurden retrospektiv bei 55 Patienten nach transanaler endoskopischer Mikrochirurgie (TEM) wegen 20 Rektumkarzinomen (15×pT1, 3×pT2, 2×pT3) und 35 Rektumadenomen >2 cm überprüft. 13 Patienten (8 Adenome, 5 Karzinome) wurden mit dem UltraCision®-Gerät (Ethicon®, Deutschland, Norderstedt) und 42 Patienten (27 Adenome, 15 Karzinome) unter Einsatz der konventionellen Hochfrequenz-Elektrokoagulation operiert. In beiden Gruppen konnten sämtliche Tumoren histologisch Ro reseziert werden. Es traten insgesamt 9 Komplikationen (16,3%) auf, 7 nach HF-, 2 nach UC-Einsatz. Die insgesamt 3 chirurgisch revisionspflichtigen Komplikationen (5,4%) fanden sich ausschließlich nach HF-Resektionen, keine nach Einsatz des UltraCision®-Gerätes. Insgesamt 5 Rezidive (9%) entfielen ebenfalls nur auf die HF-Gruppe.

Schlüsselwörter: Rektumtumor – TEM – UltraCision

Untersuchungen zu Mikrosatelliten-Instabilitäten bei Colitis ulcerosa

H. Uhlig, U. Göbel, R. Kasperk, R. Büttner und V. Schumpelick

Chirurgische Universitätsklinik und Poliklinik, RWTH Aachen, Pauwelsstraße 30, 52074 Aachen

Microsatellite Instabilities in Ulcerative Colitis

Summary. Epithelial dysplasias in ulcerative colitis (UC) are considered as precursors of colorectal cancer. In recent years, microsatellite instabilities (MSI) have proved to possess prognostic relevance in a variety of tumors. We evaluated the specificity of MSI in patients suffering from UC. Twenty four patients [400 samples] with highly dysplastic UC underwent surgical treatment of total proctocolectomy and ileal pouch-anal anastomosis (IPAA). Sections of different colonic location and dysplasia were studied by PCR analysis of BAT26 MSI, as the most important marker in colonic cancer. Highly dysplastic samples were also analysed to MSI of the loci BAT25, D5S346, D17S250 and D2S123 using multiplexPCR. Our primary results strongly indicate that ulcerative colitis – as a first step towards malignancy – does not have MSI in the way colorectal cancer does. We think it difficult to use MSI as a prognostic marker for probability of malignant deterioration in UC.

Key words: Ulcerative colitis – Microsatellite instabilities – Malignant deterioration

Zusammenfassung. Patienten mit Colitis Ulcerosa (CU) haben ein bis zu 50% erhöhtes Risiko an einer malignen Entartung der dysplastischen Kolonschleimhaut zu erkranken. Mikrosatelliten-Instabilitäten (MSI) werden als mögliche Ursache bzw. genetische Prädisposition für das CU assoziierte Kolonkarzinom betrachtet. Bei 24 Patienten, die im Rahmen der chirurgischen Therapie kolektomiert und mit einer IPAA versorgt wurden untersuchten wir 400 segmentale Gewebeproben auf die BAT26 MSI. Hochgradig dysplastische Proben wurden zusätzlich auf die MSI der Genorte BAT25, D5S346, D17S250 und D2S123 mittels Multiplex PCR untersucht. Bei keiner der getesteten Proben konnte sowohl in der PCR wie auch in der Multiplex PCR eine gravierende MSI mit Basenverlust nachgewiesen werden. Wir halten die MSI als prognostischen Marker einer malignen Entartung bei CU zur Zeit für zu unsicher.

Schlüsselwörter: Colitis Ulcerosa – Mikrosatelliten-Instabilität – Maligne Transformation

Ist die perkutane Abszessdrainage bei M. Crohn sinnvoll?

J. Sauer, Th. Böttger, Ch. Düber, S. Demian und Th. Junginger

Loreley-Kliniken, Hospitalgasse, 55430 Oberwesel

Is Percutaneous Abscess Drainage Reasonable for Patients with Morbus Crohn?

Summary. The occurrence of abscesses in patients with Morbus Crohn is common, whereby the standard therapy is surgical drainage. We examined the effectiveness of CT-guided percutaneous abcess drainage. From April 1990 to April 1999, 20 patients had an abcess drawn-off using drainage. In 9 of 10 cases without evidence of an enteral fistula, the percutaneous drainage was sufficient. The drain was removed after 4 days. No complications occurred due to insertion of the drainage. In 4 of 10 cases where there was evidence of enteral stenoses and fistulae, the percutaneous drainage was sufficient; six patients were laparotomized. CT-guided percutaneous abcess drainage is a complication-poor method to drain an intraabdominal, retroperitoneal or pelvic abscess in patients with Morbus Crohn, thereby avoiding an emergency surgical procedure.

Key words: Morbus Crohn – Percutaneous abcess drainage – Therapy

Zusammenfassung. Das Auftreten von Abszessen bei M. Crohn ist häufig, Standardtherapie ist die operative Drainage. Wir überprüften die Effektivität der CT-gestützten perkutanen Abszeßdrainage. Von 4/90 bis 4/99 wurde bei 20 Patienten der Abszeß mittels Drainage abgeleitet. Ohne Nachweis einer enteralen Fistel, war die perkutane Drainage in 9 von 10 Fällen ausreichend, die Drainage wurde nach 4 Tagen entfernt. Komplikationen traten aus der Drainageanlage nicht auf. Bei Nachweis von enteralen Stenosen und Fisteln war die perkutane Drainage nur in 4 von 10 Fällen ausreichend, 6 Patienten wurden laparotomiert. Die CT-gestützte perkutane Abszeßdrainage ist eine komplikationsarme Methode, mit der es bei M. Crohn gelingt, einen intraabdominellen, retroperitonealen oder pelvinen Abszeß abzuleiten und so einen Notfalleingriff zu vermeiden.

Schlüsselwörter: Morbus Crohn – perkutane Abszessdrainge – Therapie

Kontinenz, Blasen- u. Sexualfunktion nach tiefer anteriorer Rektumresektion

R. Bittner, F. Marschall, B. Leibl und K. Kraft

Klinik für Allgemein- und Viszeralchirurgie, Marienhospital Stuttgart, Böheimstraße 37, 70199 Stuttgart

Continence, Urinary and Sexual Function After Anterior Rectal Resection

Summary. This study analyzes the relationship between fecal continence and preservation of urinary and sexual function after an anterior rectal resection. Concerning the vegetative functions, 121 patients were interviewed by a questionnaire. The minimal interval to operation was 2 years. After resection, 20% of patients reported urinary dysfunction and 26% sexual dysfunction, while 83% showed fecal continence. There is a significant relationship between fecal continence, urinary and sexual function: 12% of the patients with fecal continence suffered from urinary dysfunction (versus 38% of fecally-incontinent patients). Only 21% of those persons with good fecal continence experienced a worsening sexual life (vs 57%). The preservation of these related functions by complete autonomic nerve-sparing operation is an important factor for the success of an anterior rectal resection.

Key words: Anterior rectal resection – Continence – Urinary function – Sexual function

Zusammenfassung. In der vorgestellten Studie wird der Zusammenhang zwischen den drei vegetativen Funktionen Kontinenz, Blasen- und Sexualfunktion nach anteriorer Rektumresektion analysiert. Hierzu wurden 121 Patienten mit einem Mindestabstand von 2 Jahren zur Operation befragt. 20% litten postoperativ unter dauerhaften Miktionsstörungen und 26% erlebten eine Verschlechterung ihres Sexuallebens. Insgesamt galten 83% als kontinent. Es konnte ein signifikanter Zusammenhang dieser Funktionen gezeigt werden: von den kontinenten Patienten litten 12% unter Miktionsstörungen (vs. 38% der Inkontinenten) sowie 21% unter einer Verschlechterung des Sexuallebens (vs. 57%). Der Erhalt dieser funktionellen Einheit durch perioperative Schonung autonomer Nervengeflechte trägt wesentlich zur Lebensqualität nach anteriorer Resektion bei.

Schlüsselwörter: Anteriore Rektumresektion – Kontinenz – Blasen- u. Sexualfunktion

Versorgung von Parakolostomiehernien mittels intraperitonealer Netzeinlage – Operation nach SUGARBAKER

S. Stelzner, G. Hellmich und K. Ludwig

Krankenhaus Dresden-Friedrichstadt, Städtisches Klinikum, Klinik für Allgemein- und Abdominalchirurgie, Friedrichstraße 41, 01067 Dresden

Repair of Paracolostomy Hernias with Intraperitoneal Mesh – Sugarbaker's Procedure

Summary. Paracolostomy hernias represent the most common complication after colostomy surgery, occurring in approximately 30% of all patients. Due to their often huge size, the repair is technically difficult and frequently accompanied by complications and recurrance. The method of intraperitoneal mesh repair and lateralization of the colon presented by Sugarbaker (1980) offers the advantages of sufficient strengthening of the ventral abdominal wall, of an aseptic technique and the chance of simultaneous treatment of other hernias. We present 11 patients operated on according to Sugarbaker. The hernial orifice was closed usually with a 30×20 cm gore patch that was fixed with few traction sutures, brought separately through the abdominal wall and buried in the subcutaneous tissue. In the follow-up, we saw two recurrences, one of them being small, asymptomatic and without tendency to enlargement. In conclusion, we can say that a considerable improvement was achieved in 90.9% of our patients after surgery performed in the manner described here.

Key words: Paracolostomy hernia – Mesh repair – Hernial repair

Zusammenfassung. Parakolostomiehernien stellen mit ca. 30% die häufigste Komplikation nach Anlage eines künstlichen Dickdarmausganges dar. Aufgrund ihrer meist ausgeprägten Größe ist die operative Versorgung schwierig sowie oft rezidiv- und komplikationsbelastet. Die von SUGARBAKER 1980 inaugurierte Methode der intraperitonealen Netzeinlage unter Lateralisierung des Darmes bietet die Vorteile einer suffizienten Verstärkung der ventralen Bauchdecke bei aseptischer Operation und die Möglichkeit der Behandlung von simultan bestehenden Narbenbrüchen. Wir stellen 11 Patienten vor, welche nach dem o. g. Verfahren operiert wurden. Die Bruchpfortendeckung erfolgte in der Regel mit einem 30×20 cm Gore Patch, welches mit separat ausgestochenen und subkutan versenkten Ausziehnähten fixiert wurde. Im Follow-up zeigte sich bei zwei Patienten ein Rezidiv, wobei eins klein, stationär und subjektiv ohne Symptomatik war. Schlußfolgernd läßt sich sagen, daß bei 90,9% unserer Patienten mit der vorgestellten Methode eine erhebliche Verbesserung ihrer Beschwerden erzielt werden konnte.

Schlüsselwörter: Parakolostomiehernie – Netzplastik – Hernienversorgung

Der Schrudde-Olivari Transpositionslappen zur Therapie des Sinus pilonidalis

K.-P. Riesener, M. Rau, J. Breitkreutz und V. Schumpelick

Chirurgische Universitätsklinik, RWTH Aachen, Pauwelsstraße 30, 52074 Aachen

Schrudde Olivari Transposition Flap in the Treatment of Pilonidal Sinus

Summary. The question of plastic closure of the operative defect in surgical therapy of pilonidal sinus is still under discussion. Between 1983 und 1998, we operated on 315 patients. A transposition flap according to Olivari and Schrudde was used in 185 patients (group I), excision alone in 106 patients (group 2) and simple closure in 24 patients (group 3). Postoperative hospital stay was delayed in group 1 (12 ± 5 days versus 9 ± 6 days), but wound healing was completed in the majority of patients during their hospital stay. Wound infection was the major cause of morbidity in these patients. The rate of recurrences was comparable among the groups (12% vs 18%). In our experience, wound closure using the transposition flap technique leads to favorable results and early reconvalescence after excision of pilonidal sinus.

Key words: Sinus pilonidalis – Transposition flap technique

Zusammenfassung. In der Therapie des Sinus pilonidalis stellt sich die Frage, ob ein plastischer Verschluß des Exzisionsdefektes zu einer Verbesserung der Resultate führt. Zwischen 1983 und 1998 wurden 315 Patienten mit einem Sinus pilonidalis operiert. Bei 185 Patienten erfolgte eine Lappenplastik nach Schrudde-Olivari (Gruppe 1), bei 106 Patienten die einfache Excision (Gruppe 2) und bei 24 Patienten die primäre Naht (Gruppe 3). Die postoperative stationäre Verweildauer war in Gruppe 1 mit 12 ± 5 Tagen gegenüber 9 ± 6 Tagen in Gruppe 2 und 3 verlängert. Die Wundheilung war in Gruppe 1 bei Entlassung in der Regel abgeschlossen. Häufigste Komplikation war hier die Wundinfektion. Die Rezidivhäufigkeit war vergleichbar (12 vs. 18%). In unserer Erfahrung führt die plastische Defektdeckung beim Sinus pilonidalis zu guten Ergebnissen und rascher Abheilung.

Schlüsselwörter: Sinus pilonidalis – Schwenklappenplastik

Pankreas

Kombinationstherapie mit Gemcitabine, 5-FU und Folinsäure bei inoperablem Pankreaskarzinom, eine klinische Phase-II-Studie

J. M. Langrehr, H. Oettle, D. Arnold, M. Glanemann, H. Riess und P. Neuhaus

Chirurgische Klinik, Charité, Campus Virchow-Klinikum, Augustenburger Platz 1, 13353 Berlin

Phase-II-Study with Gemcitabine, 5-FU and Folinic Acid for Patients with Advanced Pancreatic Carcinoma

Summary. Gemcitabine und 5-FU are active agents in pancreatic cancer. Following our phase I study, we started a multicenter phase II trial with Gemcitabine (1000 mg/m^2; 30 min) in combination with Folinic Acid (200 mg/m^2; 2 h) and 5-FU (750 mg/m^2; 24 h), which was given on days 1, 8, 15 and 22 followed by a break of two weeks on an outpatient basis. Patients remaind on study until disease progression. Nineteen consecutive chemonaive patients (stage III/IV, 1/18) have been enrolled so far. The median age was 59 years [46–70], median Karnofsky PS 90% [80–90]. The regimen was well-tolerated. Median progression-free survival is currently 9+ [2 to 14+] months. Our results indicate that this combination is feasible, effective and of low toxicity in advanced pancreatic cancer.

Key words: Advanced pancreatic cancer – Gemcitabine – 5-FU – Folinic acid

Zusammenfassung. Zur Überprüfung der Effektivität und der Toxizität der Kombination Gemcitabine (1000 mg/m^2; 30 min), Folinsäure (200 mg/m^2; 2 h) und 5-FU (750 mg/m^2; 24 h), führten wie eine ambulante, multizentrische Phase-II-Studie durch. Behandelt wurde an den Tagen 1, 8, 15 und 22 (2 Wochen Pause) und bis zur Progression der Erkrankung. Wir schlossen 19 konsekutive Patienten im Stadium III/IV (1/18) mit einem medianen Alter von 59 Jahren [46–70] und einem medianen Karnofsky PS von 90% [80–90] ein. Die Kombination wurde gut vertragen, das mediane Progression-freie Überleben beträgt zur Zeit 9+ [2 bis 14+] Monate. Unsere Ergebnisse zeigen, daß die Kombination von Gemcitabine, Folinsäure und 5-FU bei der Behandlung des fortgeschrittenen Pankreaskarzinoms sicher und effektiv ist.

Schlüsselwörter: Pankreaskarzinom – Gemcitabin – 5-FU – Folinsäure

Pankreasresektionen bei gutartigen Erkrankungen – Bericht über 82 Patienten

H. Witzigmann, O. Pridöhl, D. Uhlmann, T. Rhein, F. Geißler und J. Hauss

Klinik für Abdominal-, Transplantations- und Gefäßchirurgie, Universität Leipzig, Liebigstraße 20a, 04103 Leipzig

Pancreatic Resection in Benign Diseases – A Report of 82 Patients

Summary. Between January 1994 and March 2000 in 82 patients with benign diseases (24 females, 58 males; median age 55 years), pancreatic resections were performed. Kausch-Whipple OP (KW) (n = 38), duodenum preserving pancreas resection (DEPKR) (n = 30), left hemipancreatectomy (n = 4), corpus resection (n = 6) and pancreas tail resection (PSR) (n = 4) were performed. Histological examination revealed chronic pancreatitis (62 patients, 75%), benign endorcine tumours (n = 4), cystic adenomas (n = 8), benign distal common bile duct stenosis (n = 3) and tubular papillary adenomas (n = 2). In 3 patients with a therapy-resistent upper gastrointestinal bleeding, a KW OP was performed. One patients died after an emergency operation (PSR) due to pulmonary embolism. In seven cases, a second operation was necessary. In seven patients , pancreatic fistulas were treated non-surgically. Only six patients (7.3%) showed a deterioration of glycometabolism after an expanded pancreatic resection. After DEPKR, the glycometabolism was normal.

Key words: Pancreas resection – Benign diseases

Zusammenfassung. Von 1/94 bis 3/00 wurden bei 82 Pat. (medianes Alter 55 J.) wegen gutartiger Erkrankungen Pankreasresektionen durchgeführt. Es wurden 38 Kausch-Whipple-OP's (KW), 30 duodenumerhaltende Pankreaskopfresektionen (DEPKR), 4 Hemipankreatektomien links, 6 Korpusresektion und 4 Pankreasschwanzresektionen durchgeführt. Die histologische Aufarbeitung ergab: chronische Pankreatitis (62 Pat., 75%), benigne endokrine Tumoren (n = 4), Zystadenome (n = 8), benigne distale Choledochusstenose (n = 3), tubuläre Papillenadenome (n = 2). Bei 3 Pat. wurde eine therapierefraktäre obere Gastrointestinalblutung durch ein KW-OP saniert. Perioperativ verstarb 1 Pat. nach notfallmäßiger PSR an einer Lungenembolie, und bei 7 Pat. traten relaparatomiepflichtige Komplikationen auf. 6 Pat. (7,3%) mit ausgedehnten Resektionen zeigten eine Verschlechterung des Glukosestoffwechsels. Nach DEPKR kam es bei keinem Pat. zur Verschlechterung des Glukosestoffwechsels.

Schlüsselwörter: Pankreasresektion – gutartige Erkrankungen

Thrombin beeinflußt die Adhäsion von Pankreaskarzinomzellen an extrazelluläre Matrixproteine und Endothelzellen

C. Rudroff, S. Striegler, M. Schilli und J. Scheele

Klinik für Allgemeine und Viszerale Chirurgie, FSU Jena, Bachstraße 18, 07743 Jena

Thrombin Stimulates the Adhesion of Pancreatic Cancer Cells to Extracellular Matrix and Endothelial Cells

Summary. Thrombin induces the intracellular signalling cascade and proliferation on pancreatic cancer in vitro. In this study, stimulation of pancreatic cancer cells with thrombin increases adhesion to extracellular matrix proteins and endothelial cells. This effect is mediated by the thrombin receptor PAR 1. The adhesive properties of tumor cells represent a crucial step in progression and metastasis of cancer. Thrombin induces adhesion to both extracellular matrix proteins and endothelial cells in experimental pancreatic cancer. The results strengthen the thesis of thrombin's role in cancer progression

Key words: Pancreatic cancer – Thrombin – Endothelial cells – Extracellular matrix

Zusammenfassung. Das Gerinnungsenzym Thrombin induziert am Pankreaskarzinom in vitro die intrazelluläre Signalkaskade und wirkt proliferativ. Die Stimulation von Pankreaskarzinomzellen mit Thrombin führt zu einer signifikanten Steigerung der Adhäsion an extrazelluläre Matrixproteinen und Endothelzellen. Diese Effekte werden über den PAR 1 Rezeptor vermittelt. Das Adhäsionsverhalten von Tumorzellen ist ein entscheidender Faktor bei der Progression und Metastasierung. Thrombin induziert die Adhäsion von Pankreaskarzinomzellen an extrazelluläre Matrixproteine und Endothelzellen in vitro. Die vorliegenden Ergebnisse unterstützen die These, daß Thrombin eine bedeutsame Rolle bei der Progression des Pankreaskarzinoms spielt.

Schlüsselwörter: Pankreaskarzinom – Thrombin – Endothelzellen – Extrazelluläre Matrix

Die postoperative enterale Ernährung verstärkt die Magenentleerungsstörung nach Whipple-Operation

H. Friess, M. E. Martignoni, K. Ketterer und M. W. Büchler

Klinik für Viszerale und Transplantationschirurgie, Inselspital, Universität Bern, 3010 Bern, Schweiz

Higher Incidence of Delayed Gastric Emptying After Enteral Nutrition in Patients Following Whipple Resection

Summary. In a period of 30 months, 64 patients underwent a classical (n = 27) or pylorus-preserving (n = 37) Whipple resection. Thirty patients received enteral and 32 patients no-enteral nutrition. Delayed gastric emptying occurred significantly more frequently in patients with enteral than in patients with no-enteral nutrition. Patients in the enteral nutrition group had a nasogastric tube for a significant longer period and stayed longer in the hospital than patients in the no-enteral nutrition group. There were no differences in the frequency of other postoperative complications between patients with enteral and no-enteral nutrition. In patients undergoing a Whipple resection, enteral nutrition is associated with a higher frequency of delayed gastric emptying with no advantages regarding other postoperative complications. Therefore, enteral nutrition should be restricted to specific indications and should not be given routinely after Whipple resection.

Key words: Delayed gastric emptying – Whipple resection – Enteral nutrition – Postoperative complications

Zusammenfassung. In einem Zeitraum von 30 Monaten wurde bei 64 Patienten eine klassische (n = 27) oder eine pylorus-erhaltende Whipple Operation (n = 37) vorgenommen. 62 Patienten wurden in die Untersuchung eingeschlossen. 30 Patienten erhielten enterale

Ernährung (intraop. Jejunalsonde), bei 32 Patienten wurde keine enterale Ernährung gegeben. Eine Magenentleerungsstörung war signifikant häufiger bei Patienten mit enteraler als bei Patienten ohne enterale Ernährung. Patienten mit enteraler Ernährung benötigten die Magensonde länger und die Hospitalisationsdauer war signifikant länger als bei Patienten ohne enterale Ernährung. Die postoperative Komplikationsrate war in beiden Patientengruppen nicht unterschiedlich. Die frühpostoperative enterale Ernährung nach Whipple Operation ist mit einer höheren Magenentleerungsstörungsrate assoziiert. Daher sollte die enterale Ernährung bei diesen Eingriffen auf spezifische Indikationen beschränkt werden und nach Whipple OP nicht routinemäßig gegeben werden.

Schlüsselwörter: Magenentlerungsstörung – Whipple Operation – Komplikationen

Das Radikalitätsprinzip bei zystischen Pankreastumoren; Langzeiterfahrungen mit 74 Patienten

M. Siech, A. Formentini B. Schmidt-Rohlfing, T. Mattfeldt und H. G. Beger

Chirurgische Klinik I, Universität Ulm, Steinhoevelstraße 9, 89075 Ulm

Principles of Resection in Cystic Pancreatic Tumors – Long-Term Results in 74 Patients

Summary. Cystic tumors of the pancreas are rare and therefore the surgical treatment differs among authors. In order to develop a concept (radical – organ-preserving) we evaluated the long-term follow up of 74 patients treated between 1986 and 1999 (median 34.5 months postoperatively). In benign tumors we preferred a local resection (duodenum-preserving pancreatic head resection n = 10; spleen-preserving pancreatic left resection n = 11; segmental resection n = 7; partial left resection n = 12). There was no hospital mortality, the reoperation rate was 5%. There was one recurrence after mucinous cystadenoma – all other patients with benign tumors are recurrence-free.

Key words: Cystadenoma – IPMT – Local resection

Zusammenfassung. Die chirurgische Therapie von zystischen Pankreastumoren ist aufgrund ihrer Seltenheit in der Literatur uneinheitlich und reicht vom konservativen Zuwarten bei serösen Zystadenomen bis zur Empfehlung der regelmäßigen totalen Pankreatektomie beim IPMT. In einer Studie zur Erarbeitung eines Therapiekonzeptes (radikal oder organsparend) haben wir 73 der von 1986 bis 1999 behandelten 74 Patienten mit zystischen Pankreastumoren in regelmäßigen Abständen (derzeitiger Median 34,5 Monate) nachgesorgt. Bei eindeutig benigner Erkrankung wurde ein lokales Behandlungsverfahren (Duodenumerhaltende Pankreaskopfresektion n = 10; milzerhaltende Pankreaslinksresektion n = 11; sparsame Pankreaslinksresektion n = 12; Pankreassegmentresektion (n = 7) durchgeführt.

Schlüsselwörter: Zystadenome – IPMT – lokale Resektion

Gangokklusion des Pankreasrestes nach Pankreaskopfresektion

G. La Guardia und F. Martin

II. Chirurgische Abteilung, Regionalkrankenhaus, 39100 Bozen, Italien

Pancreatoduodenectomy with Wirsung duct Occlusion

Summary. The aim of this study is to evaluate the clinical results and complications concerning the pancreatic remnant after pancreatoduodenectomy with Wirsung duct occlusion. A consecutive series of 97 patients without mortality operated in the last decade, were regularly followed by ultrasound examination and CT-scan. No operative mortality occurred. Two events could be evidenced after this kind of operation: (a) the presence of an asymptomatic fluid collection at the side of the pancreatic section with spontaneous absorption in 20 cases, (b) the occurence of a pancreatic fistula in 18 patients (18.5%). In three cases a fistulojejunostomy was required.

Key words: Pancreatoduodenectomy – Wirsung occlusion – Pancreatic fistula

Zusammenfassung. Von 1990 bis 1999 wurde bei 97 Patienten eine partielle Duodenopankreatektomie durchgeführt. Eine Pankreatikojejunostomie wurde nie angelegt. Das Gangsystem des Pankreasrestes ist immer mittels Injektion eines schnellverhärtenden Kunstharzes okkludiert worden. Der postoperative Verlauf war gekennzeichnet von:
a) *Flüssigkeitsansammlung um die Pankreasresektionsfläche.*
   In 20 Fällen bildete sich diese spontan zurück.
b) *der Entwicklung einer Pankreasfistel bei 18 Patienten (18,5%).*
   In 12 Fällen wurde dabei eine Flüssigkeitsansammlung wie in a) nachgewiesen.
In 15 Fällen bildeten sich die Fisteln, durchschnittlich nach 45 Tagen, spontan zurück. Bei 3 Patienten mußte die Fistel nach 4–5 Monaten ins Jejunum abgeleitet werden. In keinem Fall kam es zu einem septischen Verlauf. Die operative und postoperative Letalität war gleich Null.

Schlüsselwörter: Pankreaskopfresektion – Gangokklusion – Pankreasfistel

Schnittstellen der Viszeralchirurgie

Kooperation im chirurgischen und anästhesiologischen Alltag am Beispiel des postoperativen Schmerzmanagements

B. König, M. Betzler und I. Kiss

Alfried Krupp von Bohlen und Halbach Krankenhaus, Alfried Krupp Straße 21, 45117 Essen

Postoperative Pain Management is an Example of Effective Cooperation Between Surgeons and Anesthesists

Summary. Postoperative pain of relief by means of thoracic epidural anesthesia is a good example of effective cooperation between surgeons and anesthesists beyond theatre work. The prospective study included 221 patients undergoing abdominal or vascular surgery and receiving intra- and postoperative epidural infusion (Bupivacain 0.1255 + 1 µg Sufentanil) for 4 to 6 days. On the first postoperative day, 10% of patients recorded mild pain (VAS-Scale, 10–30 points), on the third day only 5%. Gut motility was restored in 60% of the cases on third postoperative day, and in 90% on the fourth day. Serious anesthesiological complications did not occur. Therefore, this procedure can be judged safe and effective.

Key words. Postoperative pain – Thoracic epidural anesthesia – Cooperation between surgeons and anesthesists

Zusammenfassung. Die postoperative Schmerztherapie mittels thorakaler Periduralanästhesie setzt eine gute Kooperation zwischen der chirurgischen und anästhesiologischen Disziplin voraus. In einer prospektiven Studie wurden 221 Patienten mit großen viszeral- und gefäßchirurgischen Eingriffen, welche zur intra- und postoperativen Schmerztherapie eine thorakale Periduralanästhesie (Bupivacain 0,125% + 1 µg Sufentanil) über 4–6 Tage erhielten, untersucht. Am ersten postoperativen Tag gaben 10% der Patienten leichte Schmerzen (VAS-Score 10–30 Punkte) und am dritten Tag nur noch 5% milde Beschwerden (VAS bis 10) an. Die Darmmotilität war bereits am dritten Tag bei 60%, am vierten Tag bei 90% der Patienten auskultierbar. Schwere katheterinduzierte Komplikationen ergaben sich nicht. Somit ist festzustellen, daß die thorakale Periduralanästhesie ein sicheres und effektives Verfahren zur postoperativen Schmerztherapie darstellt.

Schlüsselwörter: postoperativer Schmerz – thorakale Periduralanästhesie – Kooperation zwischen Chirurgen und Anästhesisten

Kooperation zwischen Chirurgie und Anästhesie – Effektivität der perioperativen epiduralen Analgesie nach ausgedehnten Thorax- und Oberbaucheingriffen

P. Schneider, J.-P. Ritz, A. Kopf, U. Aden und H. J. Buhr

Chirurgische Klinik und Poliklinik I, Universitätsklinikum Benjamin Franklin, Freie Universität Berlin, Hindenburgerdamm 30, 12200 Berlin

Cooperation Between Surgery and Anesthesia – The Effectiveness of Perioperative Epidural Analgesia After Extensive Thoracic and Epigastric Surgery

Summary. From March 1998 to August 1999, high throacic epidural anesthesia (bupivacaine 0.125%, fentanyl 4 µg/ml) was performed in 168 patients [median 69, (21–79) years], who underwent extensive thoracic and abdominal surgery. The catheter indwelling time was a median of 6.0 (1–12) days. The course of epidural analgesia was complication-free in 79.1%. Inhomogenous analgesia led to discontinuation in 10 cases (6%). Catheter-related complications included dislocatin (n = 12), intolerable paresis (n = 11), obstruction (n = 2), skin irritation (n = 2) and lack of compliance (n = 6). Bronchoscopic aspiration of secretion was required in only three patients (1.7%). No infection, vigilance disorders or epidural hematomas were observed. The pain score was very good or good in 91.6%, and moderate or poor for 8.4%. Routine epidural analgesia led to good or very good pain reduction in almost all patients and is associated with a low complication rate.

Key words: Pain management – Epidural analgesia – Thoracic surgery

Zusammenfassung. Seit 3/98 bis 8/99 wurde bei 168 Patienten, median 69 (21–79) Jahre mit ausgedehnten thorakalen und abdominellen Eingriffen eine hochthorakale kontinuierliche Epiduralanästhesie durchgeführt (Bupivacain 0,125%, Fentanyl 4 µg/ml). Die Katheter-Liegedauer betrug im Median 6,0 (1–12) Tage. Der Verlauf der Epiduralanalgesie war in 79,1% problemlos. Eine inhomogene Analgesie führte in 10 Fällen zum Abbruch (6%). Katheterbedingte Komplikationen waren Dislokation (n = 12), intolerable Parese (n = 11), Obstruktion (n = 2), Hautrötung (n = 2) und mangelnde Compliance (n = 6). Bei nur 3 Pat. (1,7%) wurde eine bronchoskopische Sekretabsaugung erforderlich. Infektion, Vigilanzstörung oder epidurales Hämatom wurden nicht beobachtet. Der Schmerz-Score erbrachte bei 91,6% ein sehr gutes bzw. gutes, bei 8,4% ein mäßiges bzw. ein ungenügendes Resultat. Die routinemäßige Durchführung einer epiduralen Analgesie führt zu einer guten bis sehr guten Schmerzreduktion bei fast allen Patienten und ist mit einer niedrigen Komplikationsrate verbunden.

Schlüsselwörter: Schmerztherapie – Epiduralanästhesie – Thoraxchirurgie

Rationale Arzneimitteltherapie bei kritisch kranken Patienten: Praktisches Vorgehen auf der Intensivstation

D. Böhm und A. Kirschbaum

Klinik für operative Intensivmedizin, Krankenhaus Nordwest, Steinbacher Hohl 2–26, 60488 Frankfurt/M.

Rational Pharmacotherapy of Critically Ill Patients: A General Approach in the ICU

Summary. Critically ill patients are characterized by serious physiological and metabolic derangements, as well as organ dysfunction. These factors alter the pharmacokinetics of drugs administered and have a profound influence on the therapeutic index. Therefore, individual dose-finding is of utmost importance. Consideration should be given to the following: individual patients needs; detailed knowledge of the pharmcokinetic profile of the drugs; estimation of pharmacokinetic parameters such as clearance and volume of distribution, ideal body weight (lean body mass), adjustment of drug elimination according to the Dettli-Normogramm, drug monitoring; computer-based dosing program and contact with the clinical pharmacologist. With the above points in mind, complex pharmacotherapy can be safe, effective and economical.

Key words: Pharmacotherapy – Critically ill patients – Pharmacokinetic

Zusammenfassung. Kritische Kranke zeigen schwere Veränderungen physiologischer und metabolischer Reaktionen sowie Organdysfunktionen. Diese Faktoren beeinflussen die Pharmakokinetik der Medikamente und führen zu einer Variabilität zwischen Dosis und Wirkung, somit zu toxischen Nebenwirkungen oder zur Unwirksamkeit. Eine Dosisindividualisierung ist unerläßlich. Berücksichtigung der individuellen Patientensituation; detaillierte Kenntnisse der Medikamente anhand von pharmakokinetischen Profilen; Einschätzung pharmakokinetischer Parameter wie Clearance und Verteilungsvolumen, ideales Dosierungsgewicht (lean body mass), Anpassung der Elimination nach dem Dettli-Normogramm; Drug monitoring; computergestützte Dosisprogramme; Kooperation mit dem klinischen Pharmazeuten. So wird die komplexe Pharmakotherapie auf der Intensivstation sicher, effektiv und ökonomisch.

Schlüsselwörter: Arzneimitteltherapie – Kritische Kranke – Pharmakokinetik

Managing MRSA – Maßnahmen zur Eradikation und Prävention am Patientengut einer chirurgischen Intensivstation

S. A. Esenwein, T. Ambacher, E. Kollig, R. Eberl, C. Müller und G. Muhr

Berufsgenossenschaftliche Kliniken Bergmannsheil, Chirurgische Universitätsklinik, Ruhr-Universität Bochum, Bürkle-de-la-Camp-Platz 1, 44789 Bochum

Managing MRSA – Measures of Eradication and Prevention in Patients at a Surgical Intensive Care Unit

Summary. Presence and spread of methicillin-resistant *staphylococcus aureus* (MRSA) strains has become a worldwide problem. Intensive care medicine, long-term intubation, nasogastric tubes, intravascular devices, urinary catheters, expansive surgical wounds, drains and changing of antibiotics applied during therapy are associated with higher rates of MRSA infections. During a period of 12 months, each sample contaminated with pathogenic germs of all intensive care patients from our hospital has been evaluated. If MRSA-positive findings occurred isolation of the patient was performed. In addition, antiseptic handwashing, waring a gown, disposable gloves, a face mask and a cap whilst treating the patient was applied. If nasal colonization was detected, application of mupirocin nasal ointment was performed. Skin disinfection of contaminated areas was done using Octinedin-solution as an antiseptic detergent. Because of the consequent hygiene management as described, incidence of MRSA infection was reduced from 19.8% in the beginning, to 11.2% in the first quarter of 1999.

Key words: MRSA – Methicillin – *Staphylococcus aureus* – Antibiotic drug resistance

Zusammenfassung. Das Auftreten und die Verbreitung von Methicillin-resistenten Staphylococcus aureus (MRSA)-Stämmen ist zu einem weltweiten Problem geworden. Intensivtherapie, Langzeitintubation, Magensonde, Venenverweilkatheter, Urinkatheter, großflächige chirurgische Wunden, Drainagen und im Therapieverlauf wechselnde Antibiotikaregimes sind mit erhöhten Raten an MRSA-Infektionen assoziiert. In einem 12monatigen Zeitraum wurden alle mit pathogenen Keimen kontaminierte Proben der intensivmedizinisch behandelten Patienten unserer Klinik ausgewertet. Bei Vorliegen eines MRSA-positiven Befundes erfolgte die Durchführung von Patientenisolierung, Kittelpflege, hygienischer Händedesinfektion, Tragen von Handschuhen, Mundschutz und Haube. Bei Besiedlung des Nasen-Rachenraums erfolgte die Gabe von Mupirocin-Nasensalbe. Kontaminierte Hautareale wurden einmal täglich mit Octenidin-Lösung gewaschen. Aufgrund konsequenter Anwendung der geschilderten Hygienemaßnahmen konnte die Inzidenz der MRSA-Isolationshäufigkeit von ursprünglich 19,8% auf 11,2% im 1. Quartal 1999 reduziert werden.

Schlüsselwörter: MRSA – Methicillin – Staphylococcus aureus – Antibiotikaresistenz

Intraabdominelle Mehrfachverletzungen in der chirurgischen Therapie des Lebertraumas

A. Pollok, M. Kraus, T. Lehnert und C. Herfarth

Chirurgische Klinik, Ruprecht-Karl-Universität Heidelberg, Kirschnerstraße 1, 69120 Heidelberg

Multiple Intra-Abdominal Injuries in the Surgical Treatment of the Liver-Trauma

Summary. From 1981–1998 170 liver-injured patients were laparotomized emergently in our clinic. The median age of the patients was 28 years. Of these, 151 patients (89%) suffered a blunt trauma, and 31 patients (11%) suffered a penetrating injury. The total lethality rate was 39% (n = 66). 19 patients (11%) died in tabula. Fifty eight per cent (n = 88) of the patients, who did not die in tabula, suffered associated intra-abdominal injuries. The organs of the upper abdomen (spleen, mesentery, pancreas) were most frequently involved. The severity of the liver trauma (Flint-classification) does not correlate with the number of associated intra-abdominal injuries. The severity of the liver trauma (Flint-classification) and the severity of the total associated injuries (injury severity score) are significant parameters of lethality. The number of the associated intra-abdominal injuries does not correlate with the lethality rate.

Key words: Liver traum – Multiple intra-abdominal injuries – Lethality

Zusammenfassung. Von 1981–1998 wurden in unserer Klinik 170 Patienten mit Leberverletzungen notfallmäßig laparotomiert. Das mediane Alter der Patienten betrug 28 Jahre. 151 Patienten (89%) erlitten ein stumpfes Trauma, 31 Patienten (11%) erlitten eine penetrierende Verletzung. Die Gesamtletalität betrug 39% (n = 66), 19 Patienten (11%) verstarben in tabula. Bei 58% (n = 88) der nicht in tabula Verstorbenen lagen intraabdominelle Begleitverletzungen vor. Die Oberbauchorgane (Milz, Mesenterium, Pankreas) waren am häufigsten betroffen. Der Schweregrad der Leberverletzung (n.Flint) korreliert nicht mit der Anzahl intraabdomineller Begleitverletzungen. Der Schweregrad der Leberverletzung (n.Flint) und des Gesamt-Begleittraumas (Injury Severity Score) sind signifikante Letalitätsparameter. Die Anzahl der intraabdominellen Begleitverletzungen korreliert nicht mit der Letalität.

Schlüsselwörter: Lebertrauma – intraabdominelle Mehrfachverletzungen – Letalität

Die Hohlorganverletzung des polytraumatisierten Patienten – ein diagnostisches Problem?

P. Decker, A. Viehöfer, D. Decker und A. Hirner

Chirurgische Universitätsklinik Bonn, Sigmund-Freud-Straße 25, 53105 Bonn

Bowel Injury in Multiple Trauma Patients – A Diagnostic Problem?

Summary. Introduction. The management of patients with blunt abdominal trauma has changed during the last decade. Nowadays, free fluid in the abdomen is no longer an indication for immediate explorative laparotomy. Therefore, the diagnosis of bowel injuries may be delayed. Own procedure. From 1989 until 1994 free abdominal fluid diagnosed by sonography was an indication for immediate explorative laparotomy. Since 1995, only hemodynamically unstable patients with free abdominal fluid, patients with bowel injuries diagnosed by CT scan, patients with peritonitis and patients with increased values of lipase, amylase, γ-GT and AP in the puncture fluid underwent laparotomy. Results. Seventeen patients with blunt abdominal trauma were treated in the first study period, 10 in the second period. With the proposed diagnostic modalities used in the second period of our study – with restrictive indication for laparotomy – all bowel injuries could be diagnosed and sufficiently treated within 24 h.

Key words: Polytrauma – Bowel injury – Diagnostic procedure

Zusammensetzung. Einleitung: Das Management des Patienten mit stumpfen Bauchtrauma hat sich in den letzten Jahren deutlich gewandelt. Nachgewiesene freie Flüssigkeit stellt heute per se keine Indikation zur explorativen Laparotomie mehr dar. Daher könnten Hohlorganverletzungen möglicherweise verspätet erkannt werden.
Eigenes Vorgehen: Von 1989 bis 1994 stellte der sonographische Nachweis von freier Flüssigkeit eine Indikation zur explorativen Laparotomie dar. Seit 1995 stellen Indikationen zur Laparotomie lediglich der instabile Patient mit freier Flüssigkeit, die Hohlorganperforations-

nachweis im CT, ein akutes Abdomen und erhöhte Werte von Lipase, Amylase, γ-GT und AP im Punktat der freien Flüssigkeit dar.

Ergebnisse: Im ersten Zeitabschnitt wurden 17, im zweiten 10 Patienten mit Hohlorganverletzungen versorgt. Mit Hilfe des diagnostischen Algorithmus konnten – bei zurückhaltender Indikation zur Laparotomie – alle Hohlorganverletzungen im zweiten Zeitabschnitt innerhalb von 24 Std. diagnostiziert und therapiert werden.

Schlüsselwörter: Polytrauma – Hohlorganverletzung – Diagnostik

Das Abdominaltrauma und die Organ Injury Scale (OIS) – Bedeutung für den klinischen Verlauf nach Polytrauma

M. Grotz, H. C. Pape, M. v. Griensven, H. Baur und H. Tscherne

Unfallchirurgische Klinik, Medizinische Hochschule Hannover, Carl-Neuberg-Straße 1, 30625 Hannover

Blunt Abdominal Trauma and the Organ Injury Scale (OIS) – Importance for the Posttraumatic Course after Multiple Trauma

Summary. This clinical study was set up to evaluate complications and mortality of multiple trauma patients with blunt abdominal trauma. The severity of organ injury (OIS) was correlated with the posttraumatic course of these patients. A total of 342 patients with 835 injuries of intraabdominal organs were included (age: 32.3 years, PTS: 41.8 points). Of these 229 patients, (67%) developed 569 complications. The overall mortality rate was 40.9%. The severity of organ injury (liver, spleen) showed a positive correlation with the incidence of complications, as well as with the mortality rate. A rising injury severity of the spleen led to late complications (ARDS, MOF). Hemorrhagic shock (early death) was associated with an increased injury severity of the liver. Thus, for assessment of prognosis of multiple trauma patients with blunt abdominal trauma, exact grading of severity of intraabdominal injury should be performed during the primary laparotomy.

Key words: Multiple trauma – Abdominal injury – Organ injury scale (OIS)

Zusammenfassung. Ziel dieser klinischen Studie war es, Komplikationen und Letalität bei polytraumatisierten Patienten mit laparotomiepflichtigem stumpfen Bauchtrauma zu dokumentieren. Die Organverletzungsschwere (OIS) sollte mit dem posttraumatischen Verlauf korreliert werden. Insgesamt konnten 342 Patienten mit 835 Organverletzungen untersucht werden (Alter: 32,5 Jahre, PTS: 41,8 Punkte). 229 (67%) der Patienten entwickelten 569 Komplikationen, die Gesamtletalität betrug 40,9%. Die Schwere der intraabdominellen Organverletzung (Leber/Milz) zeigte eine positive Korrelation zur Inzidenz von Komplikationen sowie zur Letalität. Mit zunehmender Milz-Verletzungsschwere treten häufiger späte Komplikationen (ARDS, MOV), mit zunehmender Leber-Verletzungsschwere häufiger ein hämorrhagischer Schock (früher Tod) auf. Zur Abschätzung der Prognose sollte bei der Primärlaparotomie polytraumatisierter Patienten eine genaue Schweregradeinteilung der intraabdominellen Organverletzung vorgenommen werden.

Schlüsselwörter: Polytrauma – Abdominalverletzung – Organ Injury Scale (OIS)

Einfluß thorakaler Verletzungen auf das Polytrauma

C. H. Schick, T. Horbach, H. Weber und H. Rupprecht

Abteilung für Allgemeinchirurgie, Chirurgische Universitätsklinik, Krankenhausstraße 12, 91054 Erlangen

The Influence of Thoracic Injury in Polytraumatized Patients

Summary. From 1840 polytraumatized patients treated between 1978 and 1998, 865 (53%) had suffered an additional thoracic injury. In a retrospective sutdy, we analzyed the influence of the thoracic trauma. Without thoracic injury, 14% of patients died, but 27% with additional thoracic trauma. Rip fractures and diapragmatic rupture did not influence lethality, but 44% of patients with esophageal, and 86% with aortic ruptured died. The combination of thoracic and abdominal injury showed increased letahlity (36%) due to abdominal bleeding. Severeness of injury and systolic blood pressure (sBP) on arrival in the hospital were the most sensitive prognostic markers. Severely injured patients with sBP < 80 mmHg showed a doubling of lethality compared to the sBP > 80 mmHg-group. Consequently, we recommend treatment of volume deficiency by high-volume infusion therapy, in combination with early endotracheal intubation and chest tube treatment.

Key words: Polytrauma – Thoracic trauma – Prognosis – Lethality

Zusammenfassung. Von 1840 im Zeitraum von 1978 bis 1998 behandelten Polytraumpatienten hatten 865 (53%) ein begleitendes Thoraxtrauma erlitten, dessen prognostischer Einfluß retrospektiv untersucht wurde. Mit einer Thoraxverletzung lag die Sterblichkeit bei 27% der Fälle, im Gegensatz zu 14% ohne Thoraxtrauma. Rippenfrakturen und Zwerchfellrupturen zeigten keinen wesentlichen Einfluß auf die Sterblichkeit, jedoch 44% der Ösophagusverletzten und 86% der Patienten mit Aortenruptur starben. Die Kombinationen von thorakaler und abdomineller Verletzung führten in 36% der Fälle zum Tode. Neben der Verletzungsschwere war der systolische Blutdruck (sBP) bei Eintreffen in der Klinik der sensibelste prognostische Parameter, mit bis zur doppelten Letalität bei sPB < 80 mmHg versus sPB > 80 mmHg bei Schwerstverletzten. Wir fordern präklinisch eine ausreichende Volumenzufuhr sowie eine frühzeitige Intubation und eine großzügige Versorgung mit Thoraxdrainagen.

Schlüsselwörter: Polytrauma – Thoraxtrauma – Prognose – Lethalität

Abdominalverletzungen bei polytraumatisierten Patienten

M. Ziesche, T. Manger, D. Kunzmann und F. Hoffmann

Klinikum Frankfurt (Oder), Klinik für Chirurgie, Müllroser Chaussee 7, 15236 Frankfurt (Oder)

Multiple Trauma and Abdominal Injury

Summary. In 406 cases of patients with multiple trauma (from 1995 to 1999), 18% of these patients (n = 73) suffered from an abdominal injury. In cases of an abdominal trauma, the fatality rate was 27%. In 30% of liver injuries (n = 33) we chose an conservative treatment, but in injuries of graduation III – V according to Moore, we chosed operative treatment with an liver packing (60%). The fatality rate of liver injuries was 27%. A splenectomy was necessary in 50% of spleen injuries (n = 32). Preservation was possible in 25% and conservative treatment in 25%. The fatality rate was 19%. In all cases of kidney injuries, conservative treatment was possible (n = 13). Injuries of the GI-tract (n = 9) or pancreas (n = 3) were seldom and were connected with graduation III and IV of the Hannover Polytrauma Score.

Key words: Multiple trauma – Liver injury – Spleen injury

Zusammenfassung. Von 406 polytraumatisierten Patienten (1995–1999) wiesen 73 Patienten (18%) eine abdominale Verletzung auf. Die Letalität der polytraumatisierten Patienten mit Abdominaltrauma lag bei 27%. 30% der Leberverletzungen (n = 33) konnten konservativ therapiert werden. Lebertraumen der Schweregrade III – V nach Moore wurden zu 50% mit einem „Packing" versorgt. Die Letalität der Leberverletzungen lag bei 27%. 50% der Patienten mit Milzverletzungen (n = 32) mussten splenektomiert werden. Ein Organerhalt war bei 25% der Patienten möglich. 25% der Patienten wurden konservativ therapiert. Die Letalität der Milzverletzungen lag bei 19%. Nierenverletzungen konnten ausnahmslos konservativ behandelt werden. Hohlorganverletzungen (n = 9) und Pankreasläsionen (n = 3) waren seltene Verletzungsfolgen.

Schlüsselwörter: Polytrauma – Leberverletzung – Milzverletzung

Bedeutung der Laparoskopie beim Abdominaltrauma

J. Kluge, F. Marusch, A. Koch und I. Gastinger

Carl-Thiem-Klinikum, Thiemstraße 111, 03048 Cottbus

The Importance of Laparoscopy in Abdominal Trauma

Summary. In the majority of abdominal injuries, the results obtained with a combination of imaging procedures provide the basis for deciding on how to proceed with subsequent treatment. In patients with stable cardiovascular status in whom the result of imaging procedures are uncertain, the important additional information provided by laparoscopy is capable of preventing unnecessary laparotomies. In suitable cases, it is possible to reliably treat certain lesions using simple laparoscopic techniques. Rather than being a rival modality in the area of diagnosis and treatment, laparoscopy represents an expansion of the diagnostic/therapeutic concept.

Key words: Laparoscopy – Blunt and penetrating abdominal trauma

Zusammenfassung. Bei der Mehrzahl der Abdominalverletzungen wird durch den kombinierten Einsatz der bildgebenden Verfahren die Entscheidung bezüglich des weiteren therapeutischen Vorgehens getroffen. Die Laparoskopie kann hinsichtlich der Vermeidung negativer Laparotomien beim kreislaufstabilen Patienten und nicht eindeutigen Ergebnissen der bildgebenden Diagnostik wichtige Zusatzinformationen liefern. Es ist möglich, in geeigneten

Fällen bestimmte Läsionen durch einfache laparoskopische Techniken sicher zu versorgen. Die Laparoskopie ist kein konkurrierendes Verfahren in Diagnostik und Therapie, sondern eine Erweiterung im Diagnostik- und Behandlungskonzept.

Schlüsselwörter: Laparoskopie – stumpfe und penetrierende Bauchtraumen

Gefäßchirurgische Techniken in der Viszeralchirurgie – die VCS-Clip-Anastomose zur Rekonstruktion von A. hepatica-Ästen

W. D. Schareck, O. Drognitz, A. Schmialek, B. Kortmann, K. Rösler und U. T. Hopt

Chirurgische Universitätsklinik Rostock, Schillingallee 35, 18059 Rostock

Vascular Surgical Techniques in Abdominal Surgery – The VCS-Clip-Anastomosis of the Hepatic Artery in Liver Transplantation

Summary. At the Surgical Department in Rostock since 1996, in 39 liver transplantations in 35 patients, it was necessary to reconstruct the arterial vessels in nine cases. The technique for reconstruction is supposed to be quick and safe. In two cases, the anastomosis of an atypical right hepatic artery to the site of the gastroduodenal artery was performed using VCS-Clips. This technique showed in both cases good long-term results and the anastomosis could be checked with X-ray of the abdomen was well as CT-scan. Anastomosing with VCS-Clips is more expensive than conventional suture. This technique, however, has the advantages of a shorter time to perform the anastomosis, the possibility of growth and maybe better long-term results as the intimal layer is not injured.

Key words: Hepatic anastomosis – Liver transplantation – VCS-Clips

Zusammenfassung. An der Chirurgischen Universitätsklinik Rostock wurden seit 1996 bei 9 von insgesamt 39 Lebertransplantationen an 35 Patienten Rekonstruktionen durchgeführt. Diese sollen schnell und sicher vorgenommen werden. In 2 Fällen wurden die Rekonstruktionen durch Anastomosierung einer kurzen zusätzlichen rechten Art. hepatica dextra an den Abgangsbereich der Art. gastroduodenalis mittels VCS-Clips vorgenommen. Diese Technik zeigte sehr gute Langzeitergebnisse, die sich röntgenmorphologisch gut darstellen ließen. Diese Technik ist zwar teurer als die herkömmliche Naht, bietet aber die Vorteile des Größenwachstums, der kürzeren OP-Zeit und der fehlenden Intimaverletzung mit möglicherweise dadurch bedingten besseren Langzeitergebnissen.

Schlüsselwörter: Arteria hepatica Anastomose – Lebertransplantation – VCS-Clip-Anastomose

Das Diktat der Ökonomie oder effektives Abrechnungsmanagement in der Chirurgie

E. Rembs, K. H. Bauer und V. Zumtobel

Chirurgische Klinik, Ruhr-Universität Bochum, St. Josef-Hospital, Gudrunstraße 56, 44791 Bochum

The Dictate of Economy or Effective Accounting Management in Surgery

Summary. These days, even a hospital has to face political and economic challenges. An analysis of recent years shows increasing bureaucracy and an accumulation of non-justified objections of the insurances against our correct accounts. We believe express settling of the account according to the applicable to be good practice. Appropriate accounting with the help of exact coding, efficient data management and an experienced surgeon (in corresponding with the insurance), as well as rigorous demanding of justified claims via am improved reimbursement ensures system, the economic livelihood of the hospital for the welfare of patients and employees.

Key words: Economy – Reimbursement – Management

Zusammenfassung. Auch das Krankenhaus muß sich heute den aktuellen politischen und wirtschaftlichen Herausforderungen stellen. Die Analyse der letzten Jahre zeigt eine zunehmende Bürokratisierung und Häufung von -unberechtigten- Einsprüchen von Seiten der Kostenträger gegen unsere korrekten Rechnungen. U. E. gehört es jedoch zu den Spielregeln, daß der Leistungserbringer seine Kosten gemäß der geltenden Vorschriften zeitnah bezahlt bekommt. Optimale Abrechnung durch exakte Codierung, leistungsstarke EDV und Einsatz des Chirurgen (Schriftwechsel mit den Krankenkassen) sowie rigoroses Einfordern der berechtigten Forderungen sichern über die Erlösoptimierung die wirtschaftliche Existenz des Krankenhauses zum Wohle der Patienten und der Mitarbeiter.

Schlüsselwörter: Ökonomie – Abrechnung – Management

Hepatobiliäre Chirurgie

Strategie und Ergebnisse der chirurgischen Therapie bei zystischer Echinokokkose

C. Ruf, E. Kohlberger, G. Ruf und E. H. Farthmann

Hugstetterstraße 55, 79106 Freiburg i. Br.

Surgical Treatment of Echinococcus Granulosus

Summary. In this retrospective trial, we analyzed the data of 36 patients with hydatid disease. Of these, 70% came from Mediterranean countries, 30% from Germany. Independent risk factors for this disease were contact with wild animals and dogs. Ninety seven per cent of patients showed a diseased liver, and one a diseased spleen. The patients were treated with different surgical procedures: pericystectomy 77.8%, hemihepatectomy right 8.3%, left 5.6% and liver segment resections 5.6%. The local recurrence rate was 0%. Abscesses appeared in 8.3%, wound infection in 8.3% and bilioma in 5.5%. The lethality rate was 2.7%. In summary, morbidity and lethality justify the surgical treatment strategy.

Zusammenfassung. In einer retrospektiven Studie wurden 36 Patienten mit zystischer Echinokokkose hinsichtlich Einzugsgebiet, Risikofaktor und chirurgischer Morbidität und Letalität analysiert. 70% kamen aus Mittelmeerländern, 30% aus Deutschland. Hundehaltung oder Wildtierexposition waren unabhängige Risikofaktoren. 97% der Patienten zeigten einen Leberbefall, ein Patient einen Milzbefall. Bei 77,8% war eine einfache Perizystektomie möglich. Eine Hemihepatektomie rechts war bei 8,3% erforderlich, links bei 5,6%. Lebersegmentresektionen wurden bei 5,6% durchgeführt. Die Lokalrezidivrate lag bei 0%. Die häufigsten Komplikationen waren Abszess (8,3%), Wundinfekt (8,3%), und Biliom (5,5%). Die Mortalität lag bei 2,7% (Sepsis). Schlußfolgernd läßt sich feststellen, daß Morbidität und Letalität die chirurgische Therapie rechtfertigen.

Extramucöse Clip-Rekonstruktion per VCS-Stapler nach iatrogener Gallenwegsdurchtrennung

M. Birth, J. Gerberding, Ch. Wohlschläger, A. C. Feller und H. P. Bruch

Klinik für Chirurgie, Medizinische Universität zu Lübeck, Ratzeburger Allee 160, 23538 Lübeck

Extramucosal Clip Reconstruction Using the VCS-Stapler Following Iatrogenic Bile Duct Transsection

Summary. The poor long-term results of end-to-end reconstruction following iatrogenic bile duct transsection, with a stricture-rate up to 78%, explain the search for alternative anastomosis techniques. The application of VCS-clips in an animal study permitted the technical realization of a tension-free, everted anastomosis with an exact approximation of the mucosal edges. Doppler-flowmetry demonstrates an improved circulation in the anastomotic region compared with hand suture. All pigs showed a complication-free postoperative period without signs of anastomotic leakage or stenosis (follow-up: 6 months). At histological examination, there were smooth and intact mucosal surfaces in all pigs and only very mild fibrosis and inflammation. The potential advantage of the VCS-clip-technique is the non-penetrating tissue approximation with optimal contact of the mucosal layers that does not compromise the blood flow.

Key words: Iatrogenic bile duct injuries – Biliary anastomosis – VCS-clips – Biliary stricture

Zusammenfassung. Die Langzeitergebnisse der primären End-zu-End-Anastomose nach iatrogenen Gallenwegsdurchtrennungen sind mit einer durchschnittlichen Strikturrate von bis zu 78% schlecht und erklären die Suche nach alternativen Anastomosierungstechniken. Die Verwendung von VCS-Clips erlaubte im Tierversuch die problemlose technische Durchführung einer spannungsfreien, evertierenden Gallengangs-Anastomose mit exakter Schleimhautadaptation ohne wesentliche Lumeneinengung. Dopplerflowmetrisch ließ sich in der Anastomosenregion eine im Vergleich zur Handnaht verbesserte Durchblutung aufzeigen. Alle Tiere boten bis zu 6 Monaten p.o. keinerlei Komplikationen, insbesondere keine klinischen/laborchemischen Zeichen einer Anastomoseninsuffizienz oder -stenose. Histopathologisch fanden sich ein glatter Schleimhautüberzug und nur eine diskrete Bindegewebsbildung im Anastomosenbereich.

Schlüsselwörter: Iatrogene Gallenwegsläsionen – biliäre Anastomose – VCS-Clips – Gallengangsstenose

Chirurgische Therapieverfahren bei Tumoren der Papilla Vateri

L. Mirow, J. Fahlke, K. Ridwelski, M. Pross und H. Lippert

Klinik für Chirurgie, Otto-von-Guerike-Universität Magdeburg, Leipziger Straße 44, 39112 Magdeburg

Surgical Treatment of Tumors of the Papilla of Vater

Summary. The diagnostic dilemma in tumors of the Papilla of Vater is shown if we consider that a rate of 30–60% of the preinterventionaly-saved adenomas already contain carcinoma.

From January 1994 to March 2000, 25 patients were treated with neoplasm of the Ampulla duodeni. Using these patients as an example we demonstrate our diagnostic and therapeutic procedure according to the recommendations of Stolte. Therefore, all patients are treated by endoscopy with 5–10 forceps-biopsies. In the case of malignancy and adenoma of less than 1 cm, the operation according to Whipple is the only therapeutic option. If histological results shows signs of an adenoma with diameter smaller than 1 cm, the treatment by transduodenal ampullectomy with reinsertion of D. choledochus and pancreaticus is possible. The intraoperative diagnosis of a carcinoma is followed also in Whipple's operation.

Key words: Tumors of the Papilla of Vater – Excision of ampulla – Whipple's operation

Zusammenfassung. Die diagnostische Schwierigkeit bei Tumoren der Papilla Vateri wird deutlich, da in zuvor histologisch gesicherten Adenomen 30–60% Karzinome gefunden werden. In der Zeit von Januar '94 bis März 2000 wurden 25 Patienten mit einer Neubildung im Bereich der Papille operativ behandelt. Anhand dieses Patientengutes stellen wir unser diagnostisches und therapeutisches Konzept (mod. Stufenschema nach Stolte) vor. Danach sind aus den Tumoren mindestens 5–10 Forcepsbiopsien zu entnehmen. Bei nachgewiesener Malignität ist die Operation nach Kausch-Whipple die einzige therapeutische Option, ebenso beim Adenom > 1 cm. Hat ein Adenom einen Durchmesser unter 1 cm, besteht die Möglichkeit zur transduodenalen Ampullenektomie mit Reinsertion von D. choledochus und pancreaticus, welcher sich bei intraoperativem Malignitätsnachweis wiederum die Whipple-OP anschließt.

Schlüsselwörter: Tumoren der Papilla Vateri – Ampullektomie – Kausch-Whipple-OP

Die Bedeutung des Cytokeratinmarkers CK 7 für die Diagnose und Prognose des intrahepatischen Adenocarcinoms unbekannter Ätiologie

C. Hillert, D. Broering, M. Gundlach, H. Herbst und X. Rogiers

Abteilung für Hepatobiliäre Chirurgie, Universitätskrankenhaus Eppendorf, Martinistraße 52, 20246 Hamburg

Relevance of Cytokeratin-Marker CK 7 for Diagnosis and Prognosis of Intrahepatic Adenocarcinoma of Unknown Primary

Summary. Once intrahepatic adenocarcinoma without primary is diagnosed, differentiation between cholangiocarcinoma (CCC) and metastatic adenocarcinomas of unknown primary can be difficult. To examine the influence of CK 7 on diagnosis and prognosis, we investigated the course of 53 patients. After conventional histological classification (CCC = 74%, n = 39; unknown = 26%, n = 14), the expression of CK 7 was evaluated (positive = 83%, n = 44; negative 17%, n = 9). Comparing the postoperative course of both groups, we found no significant difference in survival. The 2-year-survival was 30%. A secondary tumor manifestation could not be documented. The preoperative management has shown strong resistance to exclude an extrahepatic primary. CK 7 increases the sensitivity of histological diagnosis of CCC without prognostic relevance.

Key words: Unknown primary – Cholangiocarcinoma – Cytokeratin – CK 7

Zusammenfassung. Trotz neuer immunhistochemischer Verfahren fällt beim intrahepatischen Adenocarcinom die Differenzierung zwischen Cholangiocellulärem Carzinom (CCC)

und Metastase ohne Primariusnachweis schwer. Die Bedeutung von CK 7 für die Diagnose und Prognose wird bei 53 Patienten überprüft. Alle Histologien wurden konventionell klassifiziert und dann retrospektiv auf CK 7-Expression nachuntersucht (positiv = 83%, n = 44; negativ 17%, n = 9). Die mittleren Überlebenszeiten der einzelnen Gruppen unterschieden sich nicht signifikant. Das 2-Jahres-Gesamtüberleben betrug 30% ohne das ein extrahepatischer Primarius auftrat. Das präoperative Management bietet eine hohe diagnostische Sicherheit zum Ausschluß extrahepatischer Primärtumoren. CK 7 erhöht die Sensitivität der Diagnose des CCC ohne signifikante prognostische Relevanz.

Schlüsselwörter: Unbekannter Primarius – Cholangiocelluläres Carcinom – Cytokeratin – CK 7

Expression von p27 korreliert mit dem Tumorstadium hepatozellulärer Karzinome

A. Tannapfel, D. Grund, A. Katalinic, D. Uhlmann, F. Geißler, J. Hauss, F. Köckerling und Ch. Wittelind

Institut für Pathologie, Universitätsklinikum Leipzig, Liebigstraße 26, 04103 Leipzig

Decreased Expression of p27 Protein is Associated with Advanced Tumor Stage of Hepatocellular Carcinoma

Summary. In-situ hybridization and immunohistochemistry were performed on a series of 203 curatively (Ro-) resected hepatocellular carcinomas, and in corresponding non-cancerous liver tissue, for the detection of the cell cycle inhibitor p27. Whereas p27 mRNA was expressed homogeneously in all carcinomas examined, the p27 protein was found in varied amounts. The labelling index (LI) of p27 protein was significantly lower in advanced stages of the disease (P < 0.001, $\chi^2 = 24.7$), and in the case of multiple tumor nodules (P < 0.001, $\chi^2 = 9.3$). We conclude that evaluation of p27 in hepatocellular carcinoma is a useful predictor of stage of disease and may have clinical significance e.g. in predicting optimal therapeutic regimes.

Key words: p27 – Hepatocellular carcinoma – UICC-stage – Prediction

Zusammenfassung. Wir untersuchten die Expression des Zyklin-abhängigen Kinase-Inhibitors p27 an 203 kurativ (Ro-) resezierten hepatozellulären Karzinomen mittels *in-situ* Hybridisierung und immunhistochemisch. p27-mRNA konnte in allen hepatozellulären Karzinomen nachgewiesen werden, p27-Protein jedoch in unterschiedlichen Mengen. Eine verminderte Proteinexpression korreliert mit einem fortgeschrittenen Tumorstadium (p < 0.001, $\chi^2 = 24.7$). Darüber hinaus fand sich eine signifikant verringerte p27-Expression in multiplen Tumoren (p < 0.001, $\chi^2 = 9.3$). Die Untersuchung von p27 an Biopsien könnte somit von prädiktivem Wert bei der Beurteilung der lokoregionären Tumorausdehnung sein.

Schlüsselwörter: p27 – Hepatozelluläres Karzinom – UICC-Stadium – Prädiktion

Vorhersage der Prognose von Patienten mit Lebertumoren unter intraarterieller Chemotherapie durch Thymidylatsynthasebestimmung und Chemosensitivitätstestung

M. Kornmann, K. H. Link, K. D. Danenberg, P. V. Danenberg und H. G. Beger

Abteilung Allgemeine Chirurgie, Universität Ulm, Steinhövelstraße 9, 89075 Ulm

Thymidylate Synthese Quantitation and Chemosensitivity Testing Can Predict Outcome of Patients with Liver Tumors Receiving Arterial Infusion Chemotherapy

Summary. Thymidylate synthase (TS) is a key enzyme of DNA synthesis and is targeted by fluoropyrimidines (FPs). High TS levels correlate with PF resistance. Chemoresistance to FPs and other agents also correlates with in vitro chemosensitivity testing (HTCA). The aim of this study was to evaluate the accuracy of TS and chemosensitivity testing, to predict the outcome of patients (pts) with various liver tumors receiving FP-based hepatic arterial infusion (HAI). Twenty-eight pts (62%) were stratified as sensitive, 17 pts (38%) as resistant. Sensitive pts (61%) were 5.2-fold more likely to respond to HAI than resistant pts (12%, P = 0,0036) and had a longer median survival (26 months, range: 3–81) than resistant pts (15 months, range: 3–43, P = 0,0127). TS mRNA quantitation and chemosensitivity testing may be useful to select patients with liver tumors that profit from HAI.

Key words: Thymidylate synthase – Livertumor – Regional chemotherapy

Zusammenfassung. Thymidylatsynthase (TS) ist ein Schlüsselenzym der DNA-Synthese und wird durch Fluoropyrimidine (FPs) gehemmt. Hohe TS korreliert mit FP-Resistenz. Chemoresistenz korreliert auch mit in vitro Chemosensitivitätstestung (HTCA). Ziel dieser Studie war die Untersuchung der Wertigkeit der Kombination aus TS- und HTCA-Testung zur Vorhersage der Prognose von Patienten (Pts) mit verschiedenen Lebertumoren, die FP-basierte regionale Therapie (HAI) erhalten. 28 Pts (62%) wurden als sensitiv stratifiziert, 17 Pts (38%) als resistent. Sensitive Pts (61%) sprachen 5,2-mal häufiger auf HAI an als resistente PTs (12%, p = 0,0036) und zeigten ein längeres medianes Überleben (26 Monate, Spanne 3–81) als resistente Pts (15 Monate, Spanne 3–43, p = 0,0127). TS- und HTCA-Testung scheinen geeignet für die Vorhersage von Patienten zu sein, die von HAI profitieren können.

Schlüsselwörter: Thymidylatsynthase – Lebertumor – regionale Chemotherapie

Temperaturgradient und histologische Veränderungen bei der tierexperimentellen Kryotherapie der Leber

J. K. Seifert[1], C.-D. Gerharz[2], F. Mattes[1], F. Nassir[1], Ch. Beil[1] und Th. Junginger[1]

[1]Klinik für Allgemein- und Abdominalchirurgie, Johannes Gutenberg-Universität, Langenbeckstraße 1, 55101 Mainz
[2]Institut für Pathologie, Heinrich Heine-Universität, Moorenstraße 5, 40225 Düsseldorf

Temperature Gradient und Histological Changes in an Animal Model of Hepatic Cryotherapy

Summary. Hepatic cryolesions were produced in 22 pigs following laparotomy using 8 mm-AccuProbe cryoprobes. The temperature was measured at different distances from the probe, iceball sizes were measured and histology of the cryolesions was investigated at 24 h and 1 week. Different freeze-thaw cycles were used: (a) single freeze (20 min), (b) double freeze (20 min), (c) single freeze (40 min), (d) single freeze (20 min), with Pringle maneuver. Mean iceball sizes at the end of the freeze cycle were 59 mm (a), 78 mm (b), 75 mm (c) and 75 mm (d). The mean diameter of the zone within the iceball where a temperature of –40 °C or lower was achieved was 37 mm (a) and 46 mm (b – d). Histologically, apoptosis was seen within almost all of the frozen area after 24 h, with a narrow zone of apoptosis and haemorrhage in the periphery. There were no differences in the histological changes between the groups. At 1 week, secondary necrosis resulted whereever a temperature of –15 °C or less was achieved.

Key words: Liver – Cryotherapy – Histology – Temperature

Zusammenfassung. Bei 22 Schweinen wurden Kryoläsionen mit 8 mm-AccuProbe Kryosonden erzeugt. Die Temperatur in unterschiedlichen Abständen von der Kryosonde und die Eisballdurchmesser wurden gemessen und die Kryoläsionen nach 24 h und 1 Woche histologisch untersucht. Unterschiedliche Gefrier-Auftauzyklen wurden angewendet: a: Einfaches Einfrieren (20 min); b: Doppeltes Einfrieren (20 min); c: Einfaches Einfrieren (40 min); d: Einfaches Einfrieren (20 min) & Pringle Manöver. Die mittleren Eisballdurchmesser am Ende der Einfriervorgänge waren 59 mm (a), 78 mm (b), 75 mm (d). Die mittleren Durchmesser der Zone wo eine Temperatur von ≤ –40 °C erzielt wurde war 37 mm (a) und 46 mm (b – d). Histologisch zeigte sich Apoptose in fast der gesamten Kryoläsion, wobei in einem schmalen Randsaum zusätzlich Hämorrhagie auffiel. Es bestanden keine histologischen Unterschiede zwischen den einzelnen Gruppen. Nach 1 Woche zeigte sich sekundäre Nekrose wenn eine Temperatur von ≤ – 15 °C erzielt wurde.

Schlüsselwörter: Leber – Kryotherapie – Temperatur – Histologie

Mögliche Risiken des Pringle-Manövers in der Leberchirurgie – klinische und experimentelle Ergebnisse

K.-P. Riesener, R. Kasperk, G. Matziolis, B. Kosterhalfen und V. Schumpelick

Chirurgische Universitätsklinik, RWTH Aachen, Pauwelsstraße 30, 52074 Aachen

Possible Risks Following Pringle's Maneuvre in Liver Surgery – Clinical and Experimental Results

Summary. In 122 patients with hepatic metastases and 60 patients with HCC, perioperative laboratory tests were worked up with regard to the duration of warm ischemia (Pringle maneuvre). Additionally, a standardized rat experiment was performed using hepatic warm ischemia of 15 and 30 min duration. Our clinical results demonstrated an influence of the Pringle maneuvre (> 30 min) on hepatic cellular integrity (transaminase level) and transport function (bilirubin level). Mortality and morbidity of the patients were not significantly influenced. The animal experiments showed comparable laboratory results. Additionally, a decrease in ICG-elimination from the blood and secretion into the bile indicating an impaired hepatic function was detectable. Consequently, the Pringle maneuvre should be avoided in patients during major hepatic resections with resulting limited parenchymal reserve.

Key words: Hepatic resection – Ischemia – Liver function tests – Indocyanine green

Zusammenfassung. Bei 122 Patienten mit sekundären und 60 Patienten mit primären Lebertumoren wurden perioperative Laborparameter unter Berücksichtigung des Pringle-Manövers erfaßt. Außerdem wurde ein standardisiertes Rattenexperiment zur Warmischämie der Leber durchgeführt. Unsere klinischen und experimentellen Untersuchungen zeigten einen Einfluß des Pringle-Manövers auf die zelluläre Integrität (Transaminasen) und die Transportfunktion (Bilirubin) der Leber bei einer Dauer von mehr als 30 Minuten. Letalität und Morbidität wurden nicht meßbar beeinflußt. Die Rattenexperimente zeigten außerdem eine Verminderung der ICG-Elimination aus dem Blut und Sekretion in die Galle nach 30-minütiger Ischämie als Zeichen der gestörten Leberfunktion. Als Konsequenz sollte das Pringle-Manöver insbesondere bei ausgedehnten Resektionen vermieden werden.

Schlüsselwörter: Leberresektion – Ischämie – Leberfunktionstests – Indocyaningrün

Hernien

Beurteilung der Beeinflussung der Bauchwandintegrität nach abdominalchirurgischen Eingriffen mittels 3-D-Stereographie – was bringt die Laparoskopie?

M. Stumpf, U. Klinge, D. Schubert und V. Schumpelick

Klinik und Poliklinik für Chirurgie, Universitätsklinikum, RWTH Aachen, Pauwelsstraße 30, 52074 Aachen

Assessment of Surgical Trauma After Abdominal Operations with Three-Dimensional Stereography – Advantages for Laparoscopy?

Summary. Different surgical approaches were compared, regarding their influence on abdominal wall mobility, using three-dimensional stereography. Three-dimensional stereography is a noninvasive optical method of measuring surface areas. Different parameters like radius and curvature are calculated. We compared patients after laparoscopic and open surgery. Each group consists of 30 patients. We found better results concerning radius and curvature after laparoscopy, compared with open surgical procedures. The method allows detection of functional disturbances of the abdominal wall. Our results show a better postoperative restitution of the abdominal wall mobility compared with open surgical approaches.

Key words: Three-dimensional stereography – Abdominal wall mobility – Laparoscopy

Zusammenfassung. Mit Hilfe der 3-D-Stereographie werden verschiedene chirurgische Zugangswege im Hinblick auf ihre postoperative Beeinflussung der Bauchdeckenmobilität untersucht. Die 3-D-Stereographie ist eine nichtinvasive optische Methode zur Oberflächenerfassung mit der verschiedene Vergleichsparameter wie Radius und Krümmung berechnet werden können. Jeweils 30 Patienten nach laparoskopischen und konventionellen Eingriffen wurden miteinander verglichen. Eine deutlich raschere Normalisierung der Bauchdeckenbeweglichkeit in der Gruppe der laparoskopisch operierten Patienten wurde gesehen. Durch die 3-D-Stereographie besteht die Möglichkeit funktionelle Störungen der Bauchdeckenbeweglichkeit zu objektivieren. Unsere Ergebnisse zeigen Vorteile der Laparoskopie im Hinblick auf die Erhaltung der Integrität der Bauchdecken gegenüber der stärker traumatisierenden konventionellen Laparotomie.

Schlüsselwörter: 3-D-Stereographie – Bauchdeckenmobilität – Laparoskopie

Auswirkungen des lockeren Faszienverschlusses auf die Entwicklung von Bauchnarbenbrüchen im Tierversuch

J. Höer, Ch. Töns, A. Stargard, A. Oettinger und V. Schumpelick

Chirurgische Universitätsklinik, RWTH Aachen, Pauwelsstraße 30, 52074 Aachen

Effects of Loose Fascial Closure on Incisional Hernia Development in Rats

Summary. High suture tension has a negative influence on the mechanical strength of laparotomy incisions. The effects of loose fascial closure and the technical factors determining the development of incisional hernias and eventration have not been evaluated. In Wistar rats, median laparotomies were closed with continuous 5*0 polypropylene sutures using Foleycatheters with a diameter of 2.4, 4.8 and 7.2 mm as distance holders. After 28 days, the quality of the scar formation was evaluated using pneumoperitoneum, microangiography and light microscopy. Up to a catheter diameter of 4.8 mm (suture material surplus 21%) the laparotomies healed without hernia formation, while 7.2 mm diameter distance holders led to the formation of eventrations in all animals. We have to define tissue-specific suture tension optimums to reduce incisional hernia incidence.

Key words: Suture tension – Incisional hernia – Laparotomy closure – Microangiography

Zusammenfassung. Hohe Nahtspannung beim Laparotomieverschluß führt zu Entwicklung einer mechanisch schwächeren Narbe. Der Einfluß niedriger Fadenspannungen auf die Wundheilung und die auslösenden Faktoren für Narbenhernienentwicklung bzw. Eventration sind nicht bekannt. An Wistar-Ratten wurden Medianlaparotomien fortlaufend mit 5*0 Polypropylene verschlossen, wobei Foley-Katheter mit 2.4, 4.8 und 7.2 mm Durchmesser als Abstandhalter dienten. Nach 28 Tagen erfolgte die Nachuntersuchung mittels Pneumoperitoneum, Mikroangiographie und Histologie. Bis zu einem Durchmesser von 4.8 mm (Fadenüberschuß 21%) war die Wundheilung ungestört. Bei 7.2 mm Kathetern traten in allen Fällen Eventrationen auf. Die Ergebnisse unterstreichen die Notwendigkeit der Ermittlung eines gewebespezifischen Nahtspannungsoptimums.

Schlüsselwörter: Nahtspannung – Narbenhernie – Laparotomieverschluß – Mikroangiographie

Narbenhernien nach Lebertransplantation

H. Janssen, U. Dahmen, F. W. Eigler und C. E. Broelsch

Klinik für Allgemeine- und Transplantationschirurgie, Uniklinik Essen, Hufelandstraße 55, 45147 Essen

Incisional Hernia in Liver Transplantation

Summary. The cause of incisional hernias in patients after liver transplantation (LTx; n = 516) and liver resections (n = 533) was retrospectively investigated. The following factors in both groups were evaluated: age, incidence of abdominal surgery before and after liver surgery, diabetes mellitus, adipositas, tumor disease, wound infection, postoperative rejection episodes and time between incisional hernia operation and the last previous abdominal intervention. In LTx, the incidence of incisional hernias was 3,5%, whereas in liver resection the incidence was 1,9%. The difference in time between incisional hernia operation and previous last abdominal intervention were statistically highly significant ($P < 0.001$) with longer time in LTx-patients. All other investigated parameters revealed no difference. Incisional hernias are more common in LTx than in liver resection. Immunosuppression, and the high incidence of postoperative rejection episodes (67%) with additional steroid therapy, could explain this difference.

Key words: Incisional hernia – Liver transplantation – Liver resection

Zusammenfassung. Retrospektiv wurden Faktoren untersucht, die Ursache für die Entstehung von Narbenhernien nach einer Lebertransplantation (LTx) im Vergleich zur Leberteilresektion waren. Zwischen 01/90 und 09/99 wurden über eine Oberbauchlaparotomie 516 Pat. lebertransplantiert bzw. 533 Pat. leberteilreseziert. Verglichen wurden Patientenalter, Häufigkeit von abdominalen Operationen vor/nach Leberoperation, Diabetes, Adipositas, Tumorerkrankung, Wundinfekte, postop. Abstoßungsepisoden und der Zeitraum zwischen Hernienoperation/letzte Operation davor. Die Häufigkeit von Narbenhernien nach LTx lag bei 3.5% und nach Leberteilresektion bei 1.9%. Der Zeitraum zwischen Hernienoperation/letzte Operation davor unterschied sich hochsignifikant ($p < 0.001$). Alle anderen Parameter zeigten keinen Unterschied. Narbenhernien treten häufiger nach LTx als nach Leberteilresektion auf. Ursache könnte die Immunsuppression und hohe Inzidenz von Abstoßungsepisoden (67%) mit zusätzlicher Cortisongabe sein.

Schlüsselwörter: Narbenhernien – Lebertransplantation – Leberteilresektion

Ist eine zurückhaltende Operationsindikation bei Leisten- oder Femoralhernie des älteren Patienten gerechtfertigt?

C. H. Fürstenberg, Ch. Peiper, Ch. Töns und V. Schumpelick

Chirurgische Universitätsklinik, RWTH Aachen, Pauwelsstraße 30, 52074 Aachen

Is a Reserved Operation Indication with Inguinal or Femoral Hernia of the Older Patient Justified?

Summary. The incarceration of a hernia is still considered as a life-threatening status. The risk of an incarceration for older humans is 33%. A cardiopulmonary complication was responsible in 12.5% of the older patients, compared to 0% for the younger patients, for a prolonged postoperative process. Postoperatively, three (12.5%) of the older patients died as a consequence of cardiopulmonary complication after hernia incarceration (relative risk of 12,5). Due to the small number of cases orienting with the bilaterally accurate Fisher-Test, a significance of $P < 0.05$ can be shown. Today, emergency intervention by hernia incarceration is not inevitably connected with an increased lethality. With a generally increased risk of postoperative complications, an increased risk exists for more serious complications with lethal process for patients in an advanced age. A reserved operation indication for older patients with hernias is not justified according to our data.

Key words: Hernia – Incarceration – Complications – Lethality

Zusammenfassung. Die Inkarzeration einer Hernie gilt nach wie vor als lebensbedrohlicher Zustand. Das Risiko einer Inkarzeration für alte Menschen liegt bei 33%. Eine kardiopulmonale Komplikation war bei 12,5% der älteren Patienten im Gegensatz zu keinem der jüngeren Patienten für einen prolongierten postoperativen Verlauf verantwortlich. Postoperativ verstarben 3 (12,5%) der älteren Patienten an den Folgen einer kardiopulmonalen Komplikation nach Inkarzeration (relatives Risiko von 12,5). Aufgrund der geringen Fallzahl läßt sich orientierend mit dem zweiseitigen exakten Fisher-Test eine Signifikanz von $p < 0{,}05$ zeigen. Der Notfalleingriff bei Hernieninkarzeration ist heute nicht zwangsläufig mit einer erhöhten Letalität verbunden. Bei einem allgemein erhöhtem Risiko postoperativer Komplikationen besteht ein erhöhtes Risiko für schwerwiegendere Komplikationen mit letalem Verlauf bei Patienten im fortgeschrittenem Alter. Eine zurückhaltende Operationsindikation für ältere Patienten mit Hernienleiden ist aufgrund unserer Daten nicht gerechtfertigt.

Schlüsselwörter: Hernie – Inkarzeration – Komplikationen – Letalität

Korrekturabzug nicht eingegangen.

Belastung der Leistenregion nach Shouldice-Reparation unter standardisierten Bedingungen

Ch. Peiper, K. Junge, A. Bühner und V. Schumpelick

Chirurgische Universitätsklinik, RWTH Aachen, Pauwelsstraße 30, 52057 Aachen

Stress of the Inguinal Region After Shouldice Repair Under Standardized Conditions

Summary. Inguinal tensile strength between the base of the inguinal ligament and the lateral edge of the rectus sheath, after approximation of both structures as a simulation of the Shouldice repair, was recorded in seven adult uncastrated male pigs during coughing, electrically-stimulated contraction of the rectus and the oblique abdominis muscles, upright position and pneumoperitoneum. Coughing increases the stress for the repair by 4.95 N, muscular contraction by 0.72 N, upright position by 1.59 N and pneumoperitoneum by 2.48 N. The low stress for the inguinal region induced by muscular contraction is explained by the force vector and the muscular insertion, which do not endanger the repair.

Key words: Shouldice – Stress – Tensile strength – Animal experimental model

Zusammenfassung. Bei 7 ausgewachsenen unkastrierten Hausschweinebern wurden die inguinalen Spannungskräfte zwischen der Basis des Leistenbandes und dem lateralen Rand der Rektusscheide nach Adaptation beider Strukturen als Simulation der Shouldice-Reparation beim Husten, bei elektrisch stimulierter Kontraktion von M. rectus abd. und M. obliquus abd., bei aufrechter Körperhaltung sowie nach Anlage eines Pneumoperitoneums gemessen. Husten belastete die Shouldice-Reparation mit 4.95 N, reine Muskelkontraktion mit 0,72 N, aufrechte Körperhaltung mit 1,59 N und Pneumoperitoneum mit 2.48 N. Die geringe Belastung durch die Muskelkontraktion ist dadurch begründet, daß die Bauchdeckenmuskulatur sowohl aufgrund ihrer Zugrichtung als auch wegen ihrer Ansatzpunkte die Hernienreparation nicht gefährden kann.

Schlüsselwörter: Shouldice – Belastung – Spannungskräfte – Tierversuch

Früh- und Spätergebnisse nach offener Netzimplantation (Stoppa-Verfahren) zur Behandlung von Leistenhernienrezidiven und großen irreponiblen Skrotalhernien

A. Halim und A. Köfüncü

AK Barmbek, Zentrum für Visceralchirurgie, Rübenkamp 148, 22291 Hamburg

Early and Late Results After Mesh-Implantation (Stoppa-Procedure) for Treatment of Groin Hernias and Fixed Scrotal Hernias

Summary. The preperitoneal approach with implantation of a mesh graft (dacron and prolene) was applied in 44 patients with recurrent hernias, and in 47 patients with primary hernias. (Thirty eight had bilateral primary hernias). In total, 153 hernias were repaired. Complications. Hematoma, fluid collections, wound infections, intraabdominal adhesions and recurrences occurred in 11 (7.18%) of the patients. Conclusions. The preperitoneal implantation of a mesh graft is a safe and reliable procedure for treatment of recurrent groin hernias and fixed scrotal hernias, when an laparoscopic repair is not possible due to anasthesiologic reasons. The rate of infection is low.

Key words: Groin hernias – Scrotal hernia – Preperitoneal implantation of mesh graft – Bilateral

Zusammenfassung. Die Reparation von Rezidivleistenhernien und großen irreponsiblen Skrotalhernien mit Netzimplantation nach Stoppa (zunächst Dacron, dann Prolene) wurde bei 44, bzw. 47 Pat. mit primären, davon mit 38 doppelseitigen Hernien vorgenommen. Insgesamt wurden 120 Hernien operiert. Komplikationen: Hämatome, Wundinfektionen, intraabdominelle Adhäsionen des Netzes und Rezidive wurden bei 11 Patienten (7.18%) beobachtet. Folgerung: Das Verfahren hat eine niedrige Rezidivrate und bei Verwendung von Prolenenetzen eine niedrige Infektionsrate. Es eignet sich zur Versorgung großer irreponibler Skrotalhernien, wenn eine endoskopische Operation aus anästhesiologischen Gründen nicht möglich ist.

Schlüsselwörter: Rezidivleistenhernien – Skrotalhernien – präperitoneale Implantation von Kunstoffnetzen – doppelseitige Hernie

Korrekturabzug nicht eingegangen.

Postoperative Komplikationen und Beschwerden nach Mesh-Implantation zur Hernien-Reparation

G. Welty, M. Stumpf, U. Klinge und V. Schumpelick

Chirurgische Klinik, Klinikum RWTH Aachen, Pauwelsstraße 30, 52074 Aachen

Postoperative Complications and Complaints After Mesh Implantation for Incisional Hernia Repair

Summary. In this study, patients received different mesh-modifications with distinct amounts of polypropylene at various pore sizes for incisional hernia repair. The study protocol included clinical and ultrasound examination and 3D-stereography. Between 1991 and 1999, 152 patients were subjected to a heavy-weight mesh (Marlex/-Atrium), and 83 to a low-weight mesh (Vypro) implantation in sublay position. Our findings demonstrate that hematoma incidence and recurrences correspond to surgical technique, while seroma incidence and volumes correlated to the amount and surface-area of the implanted polymer. Side effects comprising paraesthesia and restriction of the abdominal wall mobility were significantly decreased or ameliorated in patients receiving low-weight large-pore meshes. The use of low-weight large-pore meshes is advantageous on patients' clinical outcome and quality of life and, therefore, should be recommended for incisional hernia repair.

Key words: Incisional hernia – Polypropylene-mesh – 3D-stereography

Zusammenfassung. In dieser Studie wurde der postoperative Verlauf von Patienten, die verschiedene Polypropylennetze zur Narbenhernienreparation erhielten, verglichen. Das Studienprotokoll beinhaltete die klinische, sonographische und 3D-stereographische Untersuchung. Zwischen 1991 und 1999 wurden bei 152 Patienten schwergewichtige, kleinporige (Marlex®/Atrium®) und bei 83 Patienten leichtgewichtige, großporige Netze (Vypro®) in Sublay-Position implantiert. Die Ergebnisse zeigten eine Abhängigkeit der Hämatom- und Rezidivinzidenz von der chirurgischen Technik, während Beschwerden wie Parästhesien bzw. eine Einschränkung der Bauchdeckenbeweglichkeit und Seromhäufigkeit- bzw. -größe mit der Materialmenge des Mesh korrelierten. Leichtgewichtige, großporige Netze sind demnach vorteilhaft für den postoperativen Verlauf und die Lebensqualität des Patienten und sollten bevorzugt bei der Narbenhernienreparation eingesetzt werden.

Schlüsselwörter: Narbenhernie – Polypropylen-Netz – 3D-Stereographie

Ist die Qualitätssicherung Leistenhernie in Westfalen-Lippe valide?

C. M. Seiler, U. Schulte, M. Wenning, H.-W. Hense, St. Paech und N. Senninger

Klinik und Poliklinik für Allgemeine Chirurgie, Westfälische Wilhelms-Universität Münster, Waldeyerstraße 1, 48149 Münster

How Accurate Are the Results of Quality Assessment in Inguinal Hernia in Westfalia-Lippe?

Summary. In a retrospective study, 310 patients with an inguinal hernia operated between 1 January 1993 and 31 December 1997 were documented, again using the standardized quality sheet of the Medical Association of Westfalia-Lippe. In the same period, only 193 patients were reported to the Medical Association (64%). There are no clinically-relevant and statistically-significant differences between the groups concerning patients data (structure), localization and number of hernias, concomitant diseases, anesthesia procedure, operation technique and time, complications and hospital stay. The number of operations for recurrent hernias was 24.4%, 3.3% more than reported. The results of the central documentation for hernias in Westfalia-Lippe are accurate.

Key words: Inguinal hernia – Validity study – Quality assessment

Zusammenfassung. In einer retrospektiven Studie wurden die Daten von 310 Patienten die vom 01.01.1993 bis 31.12.1997 an einer Leistenhernie operiert wurden erneut blind nach dem

Qualitätssicherungsbogen der Ärztekammer Westfalen-Lippe dokumentiert. Der anschließende Abgleich mit den 193 Datensätzen, die bei der Ärztekammer für die Klinik im gleichen Zeitraum vorlagen (64%), zeigte keine statistisch signifikanten und klinisch relevanten Unterschiede zwischen den Gruppen. Patientenstruktur, Leistenhernienverteilung, Begleiterkrankungen, Anästhesieverfahren, Operationsverfahren und -dauer, Komplikationen und Liegezeit waren fast gleich. Die Anzahl der Rezidivoperationen lag bei 24,4% in der Klinik, 3,3% höher als bei der Ärztekammer. Die Daten der Qualitätssicherung Leistenhernie sind valide.

Schlüsselwörter: Leistenhernie – Validitätsstudie – Qualitätssicherung

Explantation von Marlex®-Mesh aufgrund erheblicher Einschränkung der Bauchwandbeweglichkeit

C. H. Fürstenberg, U. Klinge, G. Welty, B. Kosterhalfen und V. Schumpelick

Chirurgische Universitätsklinik, RWTH Aachen, Pauwelsstraße 30, 52074 Aachen

Explantation of Marlex-Mesh Due to Serious Reduction of Abdominal Wall Mobility

Summary. Incisional hernia repair often requires the use of mesh materials. However, there are risks associated with the implantation of these alloplastic materials. Local wound complications and painful restriction of abdominal wall mobility have been described, the latter of which can lead to a completely stiff abdomen. Correlation of the nature of the alloplastic material used, with specific wound complications has not yet been adequately characterized. Animal experiments suggest that pore size and average area weight of the mesh materials used have a considerable influence on the rate of complications. We describe a 56-year-old patient with severe reduction of abdominal wall mobility due to preperitoneal implantation of a Marlex-mesh as part of a large incisional hernia repair four years previously.

Key words: Incisional hernia – Complications – Marlex – Vypro

Zusammenfassung. Bei der Narbenhernienreparation ist die Verwendung von Mesh Materialien unerläßlich. Die Implantation dieser alloplastischer Materialien birgt jedoch auch Risiken. Neben lokalen Wundkomplikationen werden schmerzhafte Bewegungseinschränkungen bis hin zur völligen Bauchdeckenversteifung beschrieben. Der Zusammenhang zwischen Art des implantierten Fremdmaterials und spezifischen Komplikationen ist derzeit nicht hinreichend bekannt. Porengröße und durchschnittliches Flächengewicht der verwendeten Netz-Materialien scheinen jedoch von Einfluß auf die Komplikationsrate zu sein. Wir berichten über einen 56jährigen Patienten mit Bauchwandversteifung und ausgeprägter Bewegungseinschänkung als Folge eines bei ausgedehnter Narbenhernie 4 Jahre zuvor präperitoneal implantierten Marlex®-Mesh.

Schlüsselwörter: Narbenhernie – Komplikationen – Marlex® – Vypro®

Korrekturabzug nicht eingegangen.

Netzverstärkter Repair grosser Narbenhernien nach Rives: Morbidität und Frühresultate

A. Wildisen, R. Stouthandel, K. Mohler und M. von Flüe

Chirurgische Klinik A, Kantonsspital Luzern, 6000 Luzern 16, Schweiz

Prosthetic Rives Hernioplastic Repair of Giant Incisional Hernias of the Abdominal Wall: Morbidity and Early Results

Summary. Vertical incisions run perpendicular to the aponeurotic fibers of the abdominal wall and so lead to retraction of wound edges by tension and abdominal pressure with the risk of formation of incisional hernias. Different techniques of incisional hernia repairs are known. We report our experience with the technique of Rives in 45 patients. (1) We recommend the submuscular placement of a prosthesis (sublay), (2.) the large overcovering of the hernial orifice and (3.) finally, the application of tension using wall-transfixing sutures. This procedure, with 85% good to excellent results, leads to a medial approach of the rectus muscles with re-establishment of physiological wall tension.

Key words: Incisional hernias – Sublay mesh – Prosthetic tension repair

Zusammenfassung. Vertikale Inzisionen stehen senkrecht zu den aponeurotischen Fasern der Bauchdecke, so dass durch Zug und intraabdominalen Druck es zur Retraktion der Bauchdeckenmuskulatur nach lateral kommen kann mit dem Risiko einer Narbenhernienbildung. Verschiedene Narbenhernien-Repairtechniken werden beschrieben. Wir berichten über unsere Erfahrungen mit der Technik nach Rives bei 45 Patienten: 1. empfehlen wir die submuskuläre Netzplazierung (sublay), 2. die weite Überlappung der Bruchlücke mit dem Netz und 3. die Verspannung des Netzes durch separate, transabdominale Fixationsnähte. Dieses Vorgehen mit 85% guten bis sehr guten Resultaten führt zu einer Medialisierung der Rectusmuskelbäuche mit Wiederherstellung der physiologischen Bauchdeckendehnbarkeit.

Schlüsselwörter: Narbenhernie – Sublay-Netzprothese – Netzverspannung

Die Narbenhernie-Notwendigkeit einer Risikofaktorenanalyse für die Verfahrenswahl in der Therapie

J. Burghardt, P. Youssef, A. Hunsicker, H. Thielemann und I. K. Schumacher

Unfallkrankenhaus Berlin, Warener Straße 7, 12683 Berlin

Incisional Hernia-Necessity of Risk Factor Analysis for the Choice of Adequate Surgery

Summary. Incisional hernias are, at about 10%, one of the most frequent complications after laparotomy. We report a retrospective analysis of 89 patients with 105 hernias, who were operated on between January 1988 and December 1996 by a standard Mayo-procedure (92%). Recurrence-rate was evaluated by clinical examination. The mean follow-up was 4.9 (2.2–9.8) years with a follow-up rate of 58.4%. The overall recurrence rate was 32.7%. According to these results, a risk factor analysis appears to be necessary to determine the surest technique in the repair of incisional hernia.

Key words: Incisional hernias – Mayoduplication – Risk factors

Zusammenfassung. Narbenhernien bilden mit ca. 10% eine der häufigsten Komplikationen in der Abdominalchirurgie. 89 Patienten mit insgesamt 105 Narbenhernien bzw. Hernienrezidiv wurden im Zeitraum 1/88–12/96 in unserer Klinik überwiegend mit der Mayo-Plastik (92%) versorgt. In einer mittleren Follow-up-Zeit von 4,9 (2,2–9,8 J) Jahren entwickelten von 52 nachuntersuchten Patienten (Follow-up 58,4%) 9 ein oder mehrere Rezidive. Dies entspricht einer Gesamtrezidivrate von 32,7%. Aufgrund dieser Ergebnisse erscheint uns eine Risikofaktorenanalyse für die Verfahrenswahl in der Therapie von Narbenhernien notwendig.

Schlüsselwörter: Narbenhernien-Fasziendopplung-Risikofaktoren

Koloproktologie

Therapie des Rektumprolaps – Ergebnisse der Multicenterstudie „Laparoskopische Kolorektale Chirurgie"

H. Scheuerlein, C. Schneider, H. Scheidbach, W. Hohenberger und F. Köckerling

Klinikum Hannover – Siloah, Chirurgische Klinik und Zentrum für Minimal Invasive Chirurgie, Roesebeckstraße 15, 30449 Hannover

Treatment of Rectal Prolapse – Results of the Multicentric Study "laparoscopic colorectal surgery"

Summary. Within the framework of a multicentre study, 144 patients underwent an operation for rectal prolapse. In the majority of patients, a sigmoid resection with subsequent suture-fixation was performed. In 5% of the patients, conversion to an open procedure became necessary. In 119 cases, an anastomosis was carried out (laekage rage: 2.5%). In 5.5% of patients, intraoperative complications occurred, in 12.5% postoperative surgical complications arose and in 18% general postoperative complications. The mortality rate was 0.7%. We conclude that the importance of the laparoscopic approach is increasing, and that all the procedures commonly employed using open surgical modality can also be performed via the laparoscope, with lower or comparable intra-operative and postoperative complication rates.

Key words: Rectal prolapse – Laparoscopic surgical

Zusammenfassung. Im Rahmen einer Multicenterstudie wurden 144 Patienten wegen eines Rektumprolaps operiert. Beim Großteil der Patienten wurde eine Sigmaresektion mit anschließender Nahtfixation vorgenommen. Bei 5% der Patienten wurde auf ein offenes Vorgehen konvertiert. Bei 119 Patienten wurde eine Anastomosierung durchgeführt (Anastomoseninsuffiziensrate: 2.5%). Bei 5.5% der Patienten kam es zu intraoperativen Komplikationen, bei 12.5% zu postoperativen chirurgischen Komplikationen und bei 18% zu allgemeinen postoperativen Komplikationen, die Letalität betrug 0.7%. Wir schlußfolgern, daß der laparoskopische Zugangsweg zunehmende Bedeutung erlangt und daß alle in der offenen Chirurgie gebräuchlichen Verfahren bei einer geringeren oder vergleichbaren intra- und postoperativen Komplikationsrate auch laparoskopisch umgesetzt werden können.

Schlüsselwörter: Rektumprolaps – laparoskopische Chirurgie

Die Rolle der Chirurgie in der Behandlung des Analkarzinoms

Th. Löffler, Ch. Fleege, E. O. M. Hassenstein und H. Bockhorn

Steinbacher Hohl 2–26, 60488 Frankfurt am Main

The Role of Surgery in Treatment of Anal Cancer

Summary. Standard therapy of anal cancer is combined radiochemotherapy. From 104 patients treated in the Krankenhaus Nordwest, Frankfurt, between 1986 and 1999, 45 patients (43%) obtained surgical therapy because of persisting tumor or recurrency. Over 70% of these patients were in a progressed level of tumor stadium. In order to achieve a survival rate higher than 80% as propagated in the US and UK, surgical follow-up must be given a higher importance.

Key words: Anal cancer – Radiochemotherapy – Surgical follow-up

Zusammenfassung. Standardtherapie des Analkarzinoms ist die kombinierte Radiochemotherapie. Von 104 Patienten, die von 1986 bis 1999 im Krankenhaus Nordwest Frankfurt an einem Analkarzinom behandelt wurden, wurden 45 Patienten (43%) wegen eines Rezidivs oder persistierenden Tumors chirurgisch behandelt. Zum Operationszeitpunkt befanden sich über 70% der Patienten in einem fortgeschrittenen Tumorstadium. Um eine wie im angloamerikanischen Sprachraum propagierte 5-Jahres-Überlebensrate von über 80% zu erreichen, muß die chirurgische Nachsorge wieder einen höheren Stellenwert einnehmen.

Schlüsselwörter: Analkarzinom – Radiochemotherapie – Chirurgische Nachsorge

Evaluierung von Sensitivität, Spezifität und Treffsicherheit der analen Endosonographie (EUS) bezüglich Vorhersagbarkeit einer komplikationslosen chirurgischen Spaltung transsphinktärer Analfisteln

C. Isbert, A. J. Kroesen, C. T. Germer und H. J. Buhr

Chirurgische Klinik I, Universitätsklinikum Bejamin Franklin, Hindenburgdamm 30, 12200 Berlin

Evaluation of Sensitivity, Specificity and Accuracy of Anal Endosonography (EUS) in the Prediction of an Uneventful Fistulotomy of Transsphincteric fistulae

Summary. The aim of this study was to evaluate the sensitivity, specificity and accuracy of anal endosonography (EUS) in the prediction of a uneventful fistulotomy of transsphincteric fistulae. Twenty five patients with transsphincteric fistulae underwent EUS preoperatively. Fistulae were classified by Parcs and additionally determined as „fissionable" and „not fissionable". Assessment of anal sphincter dysfunction was carried out using vector volume manometry. Surgeons were blinded to endosonographic pattern. Procedures included fistulotomy (n = 9), seton placement (n = 11) and endorectal advancement flap (n = 5). Accuracy of EUS in the prediction of a uneventful fistulotomy was 84% as measured by surgical procedure, and 96% as measured by postinterventional incontinence.

Key words: Endosonography – Accuracy – Transsphincteric – Fistula

Zusammenfassung. Ziel der Studie war es, die Sensitivität, Spezifität und Treffsicherheit der analen Endosonographie (EUS) bezüglich der Vorhersagbarkeit einer komplikationslosen Spaltung transsphinktärer Analfisteln zu evaluieren. 25 Patienten mit transsphinktärer Analfistel wurden präoperativ anal endosonographiert. Die Klassifizierung der Fistel erfolgte nach Parks, wobei die Determination in „spaltbar" und „nichtspaltbar" erfolgte. Prä- und postinterventionell wurde die Kontinenzleistung mittels 3-D-Vektorvolumenmanometrie erhoben. Der Operateur war bezüglich der EUS geblindet. Bei 9 Patienten erfolgte eine chirurgische Spaltung, bei 16 Patienten wurde die Fistel fadendrainiert (n = 11) oder plastisch gedeckt (n = 5). Die Treffsicherheit der EUS bezüglich der Vorhersagbarkeit einer komplikationslosen Spaltung betrug 84% gemessen an der intraoperativen Entscheidung und 96% gemessen an der Inkontinenzrate.

Schlüsselwörter: Endosongraphie – Treffsicherheit – Transsphinktär – Analfistel

Korrekturabzug nicht eingegangen.

Hämorrhoidektomie mit dem Circular Stapler – Vergleich mit den konventionellen Verfahren

G. Staude

Enddarm-Zentrum, B2, 15, 68159 Mannheim

Circular Stapler Operations in Proctology – A New Method for Hemorrhoidectomy – Comparison with Conventional Methods

Summary. There are several possible alternatives for the surgial treatment of anal prolapse. Since 1993, there has been the further option of treating anal and mucosal prolapses with a circular stapler, as developed by A. Longo. This operation appears to be technically simple. It enables marked gains in time for the operation itself, for hospitalization and absence from work. Post-operative pain is reduced and the complication rate lower. Early results do not differ from those of the alternative forms of treatment. We analyzed 1099 stapler operations from 1 year (German experience: 8 different centers, retrospective evaluation). In a prospective study in 1999, we carried out a 3-arm, prospective, randomized cohort study to evaluate 100 hemorrhoidectomies, each by the circular stapler, Segment resection according to Milligram-Morgan and anoplasty according to Parks or Fansler-Arnold.

Key words: Circular stapler – Hemorrhoidectomy – Anal prolapse operation

Zusammenfassung. Für das operative Vorgehen beim Analprolaps stehen konkurrierende Möglichkeiten zur Verfügung. 1993 ist von Longo die Hämorrhoiden- und Mukosaprolaps-Operation mit dem Circular Stapler inauguriert worden. Dieses Verfahren erscheint technisch einfach. Es ergeben sich deutliche Zeitvorteile bei der Operation, der Hospitalisation und der Arbeitsunfähigkeit. Der postoperative Schmerz ist geringer und die Komplikationsrate niedriger. Die Frühergebnisse unterscheiden sich nicht von denen der alternativen Verfahren. Wir analysierten 1099 Stapler Operationen eines Jahres (Deutsche Multicenter-Studie: 8 Kliniken, retrospektiv). In einer prospektiven, randomisierten, dreiarmigen Kohortenstudie verglichen wir 1999 jeweils 100 eigene Hämorrhoidektomien mit dem Stapler, dem plastischen Eingriff nach Parks oder Fansler-Arnold und Milligam-Morgan.

Schlüsselwörter: Circular Stapler – Hämorrhoidektomie – Analprolapsoperation

Endokrine Chirurgie

Morbiditätsanalyse zum oligo-/asymptomatischen primären Hyperparathyreoidismus

K. Nitschmann, F. Willeke, U. Hinz, E. Klar und Ch. Herfarth

Chirurgische Universitätsklinik Heidelberg, Im Neuenheimer Feld 110, 69120 Heidelberg

Surgical Results of Therapy for Oligo-Asymptomatic Primary Hyperparathyroidism

Summary. The indication for surgery of the asymptomatic pIIPT is controversial. The aim of our study was an operation risk analysis for patients with primary operation vs reoperation. The patients having non-typical manifestation of hyperparathroidism were prospectively classified as oligo-/asymptomatic. Between 1 January 1988 and 31 December 1999, 137 asymptomatic patients were treated. Of these, 76.7% had had no collar surgery before, 17.5% had had a strumaresection and 5.8% had had a permanent hyperparathyroidism. Postoperative normalization of the calcium blood level was measured in 95.6% of the treated patients. The operation risk factor analysis showed an increased risk of getting recurrent laryngeal nerve pulsy, hemorrhage or permanent hyperparathyroidism only for patients with a reoperation. Indication for resurgery should be retested. Surgery for patients with asymptomatic pHPT can be performed with an low operation risk.

Key words: Hyperparathyroidism – Asymptomatic – N. laryngeus recurrent pulsy – Operation risk

Zusammenfassung. Bei asymptomatischen pHPT wird die Indikation zur Operation kontrovers diskutiert. Das Ziel unserer Untersuchung war es, eine Operationsrisikoanalyse für Patienten mit Ersteingriff vs. Reeingriff durchzuführen. In einer prospektiven Studie wurden alle Patienten als oligo-/asymptomatisch eingestuft, die keine Organmanifestation des pHPT aufwiesen. Im Zeitraum zwischen 01.01.88 und 31.12.99 führten wir bei 137 asymptomatischen Patienten mit einem pHPT einen operativen Eingriff durch. Bei 76,7% erfolgte ein kollarer Ersteingriff, 17,5% waren strumareseziert und bei 5,8% lag ein persistierender pHPT vor. 95,6% der Patienten zeigten eine Normalisierung des Serumkalziumspiegels. Die Risikofaktorenanalyse wies nur für den zervikalen Reeingriff ein erhöhtes Operationsrisiko für eine Recurrensparese, Nachblutung oder Persistenz auf. Hier sollte die Operationsindikation nur unter besonderen Kautelen erfolgen (N. Recurrens-Monitoring). Patienten mit einem asymptomatischen pHPT können mit einem geringen Operationsrisiko prophylaktisch therapiert werden.

Schlüsselwörter: Hyperparathyreoidismus, asymptomatischer – Recurrensparese – Operationsrisikoanalyse

Die minimal invasive Chirurgie der Nebenschilddrüse und der Schilddrüse

F. Fasolini, P. Miccoli, P. Berti, G. Materazzi, C. Bendinelli und P. Conte

Università degli Studi, Cattedra di Endocrinochirurgia, U. O. Chirurgia II, Ospedale Universitario S. Chiara, Via Roma 67, 56100 Pisa, Italien

Minimally-Invasive Surgery of the Parathyroid and the Thyroid Gland

Summary. Between February 1997 and April 2000, minimally-invasive parathyroidectomy (MIVAP) was performed on 140 patients (Pts.) with adenoma, and minimally-invasive thyroidectomy (MIVAT) was performed on 64 Pts. with small nodular goitre. For MIVAP, the mean operation-time was 54 (15–180)min; 12 cases (8.5%) had to be converted; recurrent laryngeal nerve palsy occurred in two cases (1.4%), hypocalcemia in six cases (4.3%); 115 pts. (82%) were discharged on the first day postoperatively. For MIVAT, the mean operation-time was 80 (35–130)min; three cases (4.7%) had to be converted; recurrent laryngeal nerve palsy occurred in one case (1.6%); 56 pts. (88%) were discharged on the second day postoperatively. For selected indications, MIVAP and MIVAT are procedures with very good functional and cosmetic results.

Key words: Minimally-invasive surgery – Parathyroid gland – Thyroid gland

Zusammenfassung. Zwischen 02/97 und 04/00 wurde bei 140 Pat. mit Nebenschilddrüsen-adenom eine minimal invasive Parathyreoidektomie (MIVAP) und bei 64 Pat. mit kleinen Knotenstruma eine minimal invasive Thyreoidektomie (MIVAT) vorgenommen. Bei der MI-VAP betrug die mittlere OP-Dauer 54 (15–180)Min; 12 Fälle (8.5%) mussten konvertiert werden; eine Recurrensparese trat 2x (1.4%) auf, eine Hypokalzämie 6x (4.3%); 115 Pat. (82%) wurden am 1. postop. Tag entlassen. Bei der MIVAT betrug die mittlere OP-Dauer 80 (35–130)Min; 3 Fälle (4.7%) mussten konvertiert werden; eine Recurrensparese trat 1x (1.6%) auf; 56 Pat. (88%) wurden am 2. postop. Tag entlassen. Die MIVAP und die MIVAT erfreuen sich für spezielle Indikationen sehr guter funktioneller und kosmetischer Ergebnisse.

Schlüsselwörter: Minimal invasive Chirurgie – Nebenschilddrüse – Schilddrüse

Totale Parathyreoidektomie ohne Autotransplantation beim tertiären Hyperparathyreoidismus

S. Ockert, A. Richter, J. Jonescheit, P. Schnülle, F. v. d Woude und S. Post

Universitätsklinikum, Chirurgische Klinik, 68135 Mannheim

Total Parathyroidectomy Without Autotransplantation in Tertiary Hyperparathyroidism

Summary. Total parathyroidectomy with autotransplantation is the standard procedure in tertiary hyperparathyroidism. The parathyroidectomy without autotransplantation was abandoned for adynamic metabolic condition. However, the comparison of treatment after parathyroidectomy of 39 patients (18 patients with, and 21 without autotransplantation) of the

Klinikum Mannheim showed distinct advantages of the procedure without autotransplantation. There was no recurrent hyperparathyroidism and parathormone analysis showed residual levels of secretion. The laboratory parameters showed normal values (calcium substitution in patients without autotransplantation). After total parathyroidectomy, patients without autotransplantation showed a significant improvement (P < 0.0001) in quality of life.

Key words: Hyperparathyroidism – Total parathyroidectomy – Autotransplantation

Zusammenfassung. Bei der Behandlung des tertiären Hyperparathyreoidismus gilt die totale Parathyreoidektomie mit Autotransplantation als Standardverfahren. Eine Parathyreoidektomie ohne Autotransplantation wird aufgrund einer möglichen adynamen Stoffwechsellage abgelehnt. Vergleichende Auswertungen eines Kollektivs von 39 Patienten nach totaler Parathyreoidektomie (18 mit und 21 ohne Autotransplantation) am Klinikum Mannheim zeigten jedoch deutliche Vorteile des Verfahren ohne Autotransplantation. Es kam zu keinem Rezidivhyperparathyreoidismus, die Parathormonwerte zeigten peristierende Spiegel trotz totaler Resektion. Die Laborparameter waren in beiden Gruppen normwertig (Kalium-Substitution bei der Gruppe ohne Autotransplantation). Bezüglich der Lebensqualität nach totaler Parathyreoidektomie zeigte sich eine signifikante Verbesserung (p < 0,0001) bei der Gruppe ohne Autotransplantation.

Schlüsselwörter: Hyperparathyreoidismus – totale Parathyreoidektomie – Autotransplantation

Identifizierung des nicht-rekurrierenden Nervus laryngeus inferior mittels intraoperativem Neuromonitoring

M. Brauckhoff, K. Dorsch, J. Ukkat, Ph. Nguyen-Thanh und H. Dralle

Klinik für Allgemeinchirurgie, Martin-Luther Universität Halle-Wittenberg, Ernst-Grube-Straße 40, 06097 Halle/S.

Identification on Nonrecurrent Inferior Laryngeal Nerve by Intraoperative Neuromonitoring

Summary. Identification of a nonrecurrent inferior laryngeal nerve occuring in 0,5% of cases could be difficult. In nine cases of a nonrecurrent inferior laryngeal nerve on the right side, we describe the advantage of intraoperative neurostimulation with caudocranial technique of dissection in thyroid surgery. Selective stimulation of cranial and caudal parts of the vagus nerve should lead to direct location of a nonrecurrent inferior laryngeal nerve, if there was a positive cranial signal and no caudal signal. Using intraoperative neurostimulation, we emphasize the simplicity in identification of a nonrecurrent inferior laryngeal nerve. Technical limits exist in the situation of simultaneous recurrent and nonrecurrent fasciciles of the inferior laryngeal nerve, which we found in one case.

Key words: Nonrecurrent laryngeal nerve – Intraoperative neurostimulation – Selective vagus nerve stimulation

Zusammenfassung. Die Indentifikation eines nicht-rekurrierenden Nervus laryngeus inferior, der mit einer Häufigkeit von 0,5% vorkommt, bereitet of Schwierigkeiten. Bei neun Fällen eines rechtsseitigen Nervus laryngeus inferior non recurrens beschreiben wir die Vorteile der intraoperativen Neurostimulation bei der kaudokranialen Präparationstechnik in der Schilddrüsenchirurgie. Durch selektive kraniale und kaudale Stimulation des Nervus vagus kann bei intaktem kranialem und fehlendem kaudalen Signal auf einen nicht-rekurrierenden Nervenverlauf geschlossen und gezielt nach einem direkt aus dem zervikalen Nervus vagus austretenden Nervus laryngeus inferior gesucht werden. Durch den Einsatz der intraoperativen Neurostimulation konnte die Identifikation des Nervus laryngeus inferior non recurrens vereinfacht werden. Die Grenze dieser Technik liegt bei gleichzeitigem Vorkommen rekurrierender und nicht-rekurrierender Faszikel, was wir bisher einmal beobachtet haben.

Key word: Nervus laryngeus inferior non recurrens – intraoperative Neurostimulation – selektive Vagusstimulation

Gibt es beim primären Hyperparathyroidismus eine erhöhte Inzidenz differenzierter Schilddrüsenkarzinome?

K. Cupisti, C. Dotzenrath, P. E. Goretzki, D. Simon und H.-D. Röher

Klinik für Allgemein und Unfallchirurgie, Heinrich-Heine-Universität, Moorenstraße 5, 40225 Düsseldorf

Is There an Increased Incidence of Differenciated Thyroid Carcinoma in Patients with Primary Hyperparathyroidism?

Summary. Introduction. The incidence of differenciated thyroid carcinoma in patients with primary hyperparathyroidism (pHPT) varies between 3.5 to 21% in different studies. Patients and results. Between April 1986 and December 1999, 963 patients were operated on for pHPT. In 390 patients (40%), a simultaneous goiter resection was performed. Twenty one papillary and 4 follicular thyroid carcinomas were diagnosed, 21 of these being incidental findings. The incidence of differenciated thyroid carcinoma in patients with unsuspected multinodular goiter was 4.8% in our patients. Conclusion. The incidental finding of differenciated thyroid carcinoma amounts to 5.4% in pHPT patients with simultaneous goiter resection. Before the pHPT-operation, an evaluation of the thyroid by ultrasound is obligatory to be able to treat benign and malignant thyroid pathology simultaneously with the pHPT.

Key words: Primary hyperparathyroidism – Differentiated thyroid carcinoma – Coincidence

Zusammenfassung. Einleitung. In verschiedenen Untersuchungen liegt die Inzidenz differenzierter Schilddrüsenkarzinome bei Patienten mit primärem Hyperparathyreoidismus (pHPT) zwischen 3,5 und 21%. Patienten und Ergebnisse: Zwischen 4/86 und 12/99 wurden 963 Patienten mit pHPT operiert. Bei 390 Patienten (40%) erfolgte gleichzeitig eine Schilddrüsenresektion. Es fanden sich 21 papilläre und 4 follikuläre Schilddrüsenkarzinome, darunter 21 Zufallsbefunde. Die Inzidenz differenzierter Schilddrüsenkarzinome bei Patienten mit benignen Schilddrüsenerkrankungen lag im eigenen Krankengut bei 4,8%. Schlußfolgerung: Die Inzidenz zufällig entdeckter differenzierter Schilddrüsenkarzinome liegt bei pHPT-Patienten mit simultaner Schilddrüsenresektion bei 5,4%. Vor pHPT-Operation ist eine Sonographie der Schilddrüse obligat, um benigne und maligne Schilddrüsenerkrankungen gleichzeitig mitbehandeln zu können.

Schlüsselwörter: primärer Hyperparathyreoidismus – differenziertes Schilddrüsenkarzinom – Coinzidenz

Spielt die Art der Rezidivprophylaxe für die Schilddrüsenmorphologie nach erfolgter Schilddrüsenresektion eine entscheidende Rolle? Eine prospektive, sonografisch kontrollierte Studie

P. Harrer, L. Barbera und V. Zumtobel

Chirurgische Klinik am St. Josef-Hospital, Ruhr-Universität Bochum, Gudrunstraße 56, 44791 Bochum

Does Medication to Prevent Recurrent Goiter Play an Important Role for Tissue Morphology After Surgery? Prospective, Sonographic Study

Summary. Seventy four patients were followed up for 5 years after thyroid resection. To prevent recurrent goiter, one group (n = 37) received 100 µg L-thyroxine daily, whereas the second group (n = 37) were treated with a combination of 100 µg L-thyroxine and 100 µg iodide per day. After 6 months, the prophylaxis was continued with 200 µg iodide in both groups. In the group that received iodide in the early postoperative phase, less focal lesions of the tissue (which were left), were sonographically seen (21.6% vs 32.4%), and the average thyroid volume was reduced from 11.6 ml (3 months postoperatively) to 9.8 ml (60 months postoperatively). Thus, a high positive effect of the iodide given early postoperatively, on the integrity of the thyroid tissue after surgery, was noted.

Key words: Prophylaxis of recurrent goiter – Iodide – thyroid sonography

Zusammenfassung. Über einen Zeitraum von 5 Jahren wurden 74 Patienten nach erfolgter Schilddrüsenteilresektion nachuntersucht. Zur Rezidivprophylaxe erhielt eine Gruppe (n = 37) 100 µg L-Thyroxin tgl., während die zweite Gruppe (n = 37) eine Kombination aus 100 µg L-Thyroxin und 100 µg Jodid bekam. Nach sechs Monaten wurde die Rezidivprophylaxe in beiden Gruppen mit 200 µg Jodid fortgesetzt. In der Gruppe, die bereits in der frühpostop. Phase Jodid erhalten hatte, konnten sonographisch weniger fokale Parenchymveränderungen nachgewiesen werden (21.6% vs. 32.4%) bzw. war eine Volumenreduktion des Restgewebes von durchschnittlich 11.6 ml (3 Mon. postop.) auf 9.8 ml (60 Mon. postop.) zu finden, so dass sich ein deutlich positiver Effekt des Jodids, früh postop. verabreicht, auf die Gewebeintegrität des Restparenchyms zeigen ließ.

Key words: Rezidivprophylaxe – Jodid – Schilddrüsensonografie

Ist die Rate der Schädigung des N. laryngeus recurrens in der Strumachirurgie von der Darstellung des Nerven abhängig?

J. Loick, K. D. Rupp, E. Brune und G. Hohlbach

Chirurgische Klinik, Universitätsklinikum, Marienhospital Herne, Hölkeskampring 40, 44625 Herne

Is the Intraopertive Exposure of the Recurrent Laryngeal Nerve in Surgery of the Thyroid Gland Associated with a Decrease of Nerve Palsy?

Summary. To answer the question of whether an intraoperative exposure of the recurrent laryngeal nerve (RLN) causes a decrease of the rate of postoperative RLN-palsy, we retrospectively evaluated 1556 patients who underwent resection of the thyroid gland due to a benign disease. In the group of patients with an intraopertive exposure (67%), we saw a significantly lower relative risk of permanent nerve palsy, than in the non-exposed group (32.8%). There was no significant difference in the relative risk of a transient nerve palsy. Following these results, we conclude that a mandatory exposure of the RNL should be performed for resections of the thyroid gland.

Key words: Thyroid surgery – Recurrent laryngeal nerve palsy – Risk factors

Zusammenfassung. Zur Klärung der Fragestellung, ob durch eine obligate Darstellung des N. Laryngeus recurrens (NLR) eine Verminderung der postoperativen NLR-Pareserate erreicht werden kann, führten wir eine retrospektive Untersuchung an 1.556 Patienten durch, die einer Schilddrüsenresektion wegen eines benignen Leidens unterzogen wurden. In der Gruppe der Patienten, bei denen eine Darstellung erfolgte (67%) war das relative Risiko einer persistierenden Nervenläsion mit 0.006 gegenüber 0.027 in der Gruppe, in der keine Darstellung erfolgte (32,8%) signifikant niedriger. Ein signifikanter Einfluß auf die Entwicklung einer passageren Nervenläsion konnte nicht nachgewiesen werden. Aufgrund der Ergebnisse bei den persistierenden Paresen ist eine obligate Darstellung des NLR bei resezierenden Schilddrüseneingriffen zu fordern.

Schlüsselwörter: Schilddrüsenchirurgie – Recurrensparese – Risikofaktoren

Therapie des anaplastischen Schilddrüsenkarzinoms – 15 Jahre retrospektiv

R. Diller, S. Schimanski, I. Braun-Anhalt und N. Senninger

Klinik für Allgemeinchirurgie, Westfälische Wilhelms-Universität, Waldeyerstraße 1, 48149 Münster

Therapy of Anaplastic Thyroid Carcinoma – A 15-year Retrospective

Summary. From 1983 to 1998, 26 patients were operated for anaplastic thyroid carcinoma [average age 66 years, m : f = 1 : 1.1; mean tumor size 9 (3–20) cm]. Mean survival time (s.t.): 8 (± 7) months; after complete tumor resection (R0): 14 (± 6) months, leaving microscopic tumor remnants (R1): 8.7 (± 4) months, in the case of large tumor remnants (R2) 6 (± 7) months (n.s.). Postoperative therapy was percutanous radiation (62%), additional radio iodine (23%) and 2x chemotherapy with no differences in s.t. In the case of distant metastases, s.t. was 1.5 ± 1 month, without metastases 9 ± 5 months (P < 0.001). S.t. (without metastases) after R0- or R1-resection was 11 (± 4) months, compared with 5 (± 4) months in R2-situation (P < 0.05). Death was due to pulmonary complications (> 60%) and local problems (21%). Local tumor extent and distant metastases often allow only a palliative treatment. In the absence of distant metastases, a curative approach might be beneficial concerning s.t. and reduction of local complications.

Key words: Anaplastic thyroid carcinoma – Operation

Zusammenfassung. 1983–1998 wurden 26 Patienten bei anaplastischem Schilddrüsencarcinom operiert (Durchschnittsalter: 66 J., m : f = 1:1,1, Tumordurchmesser 9 (3$\geq$20) cm). Die Überlebenszeit (ÜLZ) betrug 8 (± 7) Monate; nach R0-Resektion: 14 (± 6) Monate, bei R1-Re-

sektion: 8,7 (± 4) Monate, bei großem Tumorrest (R2): 6 (± 7) Monate (n.s.). Postop. Therapie: Strahlentherapie (62%) ergänzt durch Radiojod (23%), 2x Chemotherapie mit jeweils ähnlichen ÜLZ. Bei Metastasierung war die ÜLZ kürzer (1,5 ± 1 Monat) (p < 0,001) als ohne (9 ± 5
Monate). Die ÜLZ (ohne Fernmetastasen) bei R1- oder R0-Resektion war 11 (± 4) Monate versus 5 (± 4) Monate in einer R2-Situation (p < 0,05). Todesursache waren pulmonale Komplikationen (> 60%) und lokale Probleme (21%). Tumorausdehnung und Metastasierung lassen
oft nur palliative Maßnahmen zu, ein lokal kurativer Ansatz kann bei fehlender Fernmetastasierung bzgl. ÜLZ und Reduktion lokaler Probleme einen Benefit bringen.

Schlüsselwörter: anaplastisches Schilddrüsenkarzinom – Operation

Prospektive klinische Beobachtungsstudie zum Stellenwert eines Neuromonitoring des Nervus laryngeus recurrens

M. Kunath, A. Koch, F. Marusch, P. Horschig und I. Gastinger

Chirurgische Klinik, Carl-Thiem-Klinikum Cottbus, Thiemstraße 111, 03048 Cottbus

Identification of the Recurrent laryngeal Nerve by Intraoperative Neuromonitoring

Summary. Our study results collected from 617 patients who underwent thyroid surgery with intraoperative neuromonitoring for identification of the recurrent laryngeal nerve showed a primary side-related paresis rate of 2.6% for the entire cohort. In 58% of these cases, the post-operatively diagnosed recurrent laryngeal nerve paresis turned out to be reversible. For our investigations we used the "Neurosign 100" (Fa. Inomed GmbH, Teningen) consisting of a stimulation circuit and an electromyographic record with a deriving lead transligamentally placed through the circothyroid membrane. Intraoperative neuromonitoring with the purpose of identification of the recurrent laryngeal nerve is an easily usable, safe and reliable method which spares long-distance preparation and the associated risks.

Key words: Recurrent laryngeal nerve paresis – Neuromonitoring – Thyroid gland

Zusammenfassung. Nach Operation von 617 Patienten unter Anwendung des intraoperativen Neuromonitoring zur Identifikation des N. laryngeus recurrens ergab sich eine primäre sei-tenbezogene Rekurrenspareserate von 2,6% für das Gesamtkollektiv, wobei sich bislang 58% der postoperativ diagnostizierten Paresen rückläufig zeigten. Es wurde das System „Neuro-sign 100" (Fa. Inomed GmbH, Teningen) eingesetzt, das aus einem Stimulations- und einem Ableitungsschaltkreis mit transligamentärer Applikation der differenten Elektrode besteht. Das Neuromonitoring erwies sich als eine leicht zu handhabende, sichere und schonende Me-thode, die es gestattet, den Nerven eindeutig zu identifizieren, ohne ihn durch langstreckige Freilegung den Risiken einer Präparation auszusetzen.

Schlüsselwörter: Rekurrensparese-Neuromonitoring – Schilddrüse

Minimal-invasive Chirurgie

Hydro-Jet assistierte, laparoskopische Cholecystektomie – Entwicklung eines neuen Verfahrens

H. Shekarriz, A. Comman, C. G. Bürk und H.-P. Bruch

Chirurgische Klinik, Universitätsklinikum Lübeck, Ratzeburger Allee 160, 23538 Lübeck

Hydro-Jet-Assisted Laparocopic Cholecystectomy – Development of a New Procedure

Summary. The purpose of this study was to evaluate a new dissection technique using a high-pressure water-pick (HJ) and a new dissection probe for laparoscopic cholecystectomy (CHE). After the experimental development of the method in an animal model, the procedure was evaluated in a randomized prospective study. Results: shorter operating time (78 vs 83 min.), reduction of gallbladder perforation: 10% vs 30%, intraoperative bleedings: 0 vs 5%. The use of HJ for CHE has clear advantages over the conventional technique. The HJ results in a selective dissection of tissue preserving vessels for ligation. The dissection can be performed in a relatively bloodless field, due to the continuous water flow which allows a clear view for the operator.

Key words: Laparoscopic cholecystectomy – Water-jet surgery – Hydro-Jet

Zusammenfassung. Das Ziel der Studie war die Entwicklung und Evaluation einer neuen Dissektionstechnik unter Anwendung eines Hochdruckwasserstrahls (HJ) zur laparoskopischen Cholecystektomie (CHE). Nach Entwicklung am Tiermodell wurde das Verfahren in einer randomisierten Studie evaluiert. Ergebnisse: Abkürzung der OP-Zeit (78 vs 83 min), Reduktion der Gallenblasenperforation (10% vs 30%) und intra-OP Blutungen (0 vs 5%). Der Einsatz des HJ zur CHE hat klare Vorteile gegenüber dem konventionellen Verfahren. Es ermöglicht eine selektive Dissektion der Schichten unter Erhalt der vaskulären Strukturen. Daraus und aus dem stetigen Spüleffekt des kontinuierlichen Wasserstrahls ergibt sich ein annähernd blutfreies Operationsfeld.

Schlüsselwörter: laparoskopische Cholecystektomie – Wasserstrahlchirurgie – Hydro-Jet

Laparoskopisches Gastric Banding – 4-Jahres-Analyse

R. Weiner, D. Wagner, R. Blanco-Engert und H. Bockhorn

Chirurgische Klinik, Krankenhaus Nordwest Frankfurt a. M., Steinbacher Hohl 2–26, 60488 Frankfurt a. M.

Laparoscopic Gastric Banding – A 4-year-Analysis

Summary. Laparoscopic adjustable gastric banding (LAGB) is a more recently introduced gastric restrictive procedure that was designed to be a minimally invasive and reversible operation. Four hundred and twenty seven patients (339 females, 88 males) with a mean body mass index of 49.6 kg/m^2 (range 36–79) were operated. Under general anesthesia, a LAP-band was implanted laparoscopically, using the pars flaccida-technique. The pouch size comprised 15 cc in all cases. The conversion rate was 0%. Mean operating-time: 54.2 min (range: 45–175), mortality: 0%. Mean hospital stay was 5 days (range 4–6 days). Mean excess weight loss 16% in 4 weeks, 23% with 3 months, 31% in 6 months, 58% in 1 year and 78% in 4 years. Patient's Satisfaction Index was 97.6%. With the necessary laparoscopic surgical experience, LAGB is a feasible, safe, and simple procedure with excellent postoperative results.

Key words: Obesity – Gastric banding – Results

Zusammenfassung. Das laparoskopische Gastric banding ist ein restriktiver Mageneingriff, der minimal invasiv ausgeführt werden kann. 427 Patienten (339 Frauen, 88 Männer) mit einem mittleren BMI von 49,6 kg/m^2 (Bereich: 36–79) wurde operiert. Unter Allgemeinnarkose wurde ein LAP-Band in der Pars-flaccida-Technik implantiert. Die Pouchgröße wurde in allen Fällen auf 15 ml kalibriert. Die Konversionsrate betrug 0%. Die mittlere Operationszeit betrug 54,2 min (Bereich 45–175 min). Letalität: 0%. Die Verweildauer betrug 5 Tage (Bereich 4–6 Tage). Die mittlere Excess-weight-loss betrug 16 % in 4 Wochen, 23% in 3 Monaten, 31% in 6 Monaten, 58% in einem Jahr und 78% in vier Jahren. Der Zufriedenheitsindex der Patienten war in 97,6% gut und sehr gut. Mit der notwendigen Erfahrung ist das Gastric Banding ein sicheres, einfaches und zuverlässiges Verfahren mit exzellenten postoperativen Ergebnissen.

Schlüsselwörter: Adipositas – Gastric banding – Ergebnisse

Bedeutung der laparoskopischen Op-Technik in der colorektalen Chirurgie

L. Köhler

Chirurgische Klinik, Kreiskrankenhaus Grevenbroich – St. Elisabeth, von-Werth-Straße 5, 41515 Grevenbroich

The Significance of Laparoscopic Colorectal Surgery

Summary. It was our aim to evaluate the significance of laparoscopic colorectal surgery. All elective colorectal operations (n = 312) during a 4-year-period were prospectively evaluated. Of 237 (76%) patients who were operated laparoscopically, 138 suffered from carcinoma, and

105 curative and 33 palliative resections were performed. The conversion rate was 13%. Mortality was low (1.5%). Reconvalescence was quick and morbidity low (wound infection 14%, anastomotic leakage 4.2%, first bowel movement 3.3 days postoperatively, hospital stay 8.7 days postoperatively). In the curative group, 13.9 (4–49) lymph nodes were resected. Proximal and distal resection margins were sufficient [15.6 (6–25); was 5.8 (2–14) cm, respectively.] Nine patients developed a tumor recurrence. Port metastasis was not observed.

Key words: Laparoscopy – Colorectal Ca – Diverticulitis

Zusammenfassung. Ziel war, die Wertigkeit laparoskopischer Techniken in der colorektalen Chirurgie zu bestimmen. Alle elektiven OPs wurden (n = 312) prospektiv erfaßt. 237 (76%) Pat. wurden laparoskopisch assistiert operiert. 138 Pat. litten an einem Karzinom. 105 Pat. wurden curativ reseziert, 33 palliativ. Die Umsteigerate war 13%. 4 Pat. (1,5%) verstarben postoperativ, 14% entwickelten eine Wundheilungsstörung. Eine Insuffizienz trat bei 4,2% auf. Die Rekonvaleszenz war rasch, der erste Stuhlgang trat nach 3,3 Tagen auf. Die Krankenhausverweildauer betrug 8,7 (4–67) Tage. Bei den curativ resezierten Pat. wurden 13,9 (4–49) Lymphknoten entfernt. Proximaler und distaler Resektionsabstand waren mit 15,6 (6–25) bzw. 5,8 (2–14) cm ausreichend. 9 Pat. entwickelten ein Tumorrezidiv. Portmetastasen wurden nicht beobachtet.

Schlüsselwörter: Laparoskopie – colorektales Carcinom – Divertikulitis

Wie sicher ist die laparoskopische Sigmaresektion (Poster Viszeralchirurgie – Minimal Invasive Chirurgie)

C. Schneider[1], H. Scheidbach[1], W. Hohenberger[2] und F. Köckerling[1]

[1]Klinikum Hannover - Siloah, Roesebeckstraße 15, 30449 Hannover
[2]Klinik und Poliklinik, Universität Erlangen, Krankenhausstraße 12, 91054 Erlangen

How Safe is Laparoscopic Resection of the Sigmoid? – Results of the Multicentre Study "Laparoscopic Colorectal Surgery"

Summary. Between 1 August 1995 and 1 January 2000, a total of 2383 patients were recruited to the laparoscopic colorectal surgery study of the German-speaking countries. In 1236 (51.9%) of these patients, a sigmoid resection was carried out. The most common indication for sigmoid resection was diverticulitis (813 patients; 56.8%). Most anastomoses were constructed as a laparoscopic-assisted procedure, using a transanal stapler (1071; 86.7%) or were sutured by hand outside the abdominal cavity (105; 9.7%). Postoperatively, 1023 (82.8%) patients had no complications. In 34 patients (2.7%), an anastomosis leak developed; 14 (1.1%) of these patients had to undergo revision surgery, while the remaining 20 patients were managed by conservative means. Overall, laparoscopic sigmoid resection is a safe intervention, irrespective of the indication for surgery, and has a low rate of intraoperative and postoperative complications.

Key words: Laparoscopic sigmoid resection

Zusammenfassung. Seit dem 1.8.1995 bis zum 1.1.2000 konnten im Rahmen der Multicenterstudie „Laparoskopische Kolorektale Chirurgie" insgesamt 2383 Patienten erfaßt werden. Bei 1236 (51,9%) dieser Patienten wurde eine Sigmaresektion durchgeführt. Die häufigste Indikation zur Sigmaresektion war die Divertikulitis (813 Patienten; 56,8%). Anastomosiert wurde überwiegend durch laparoskopisch assistiertes transanale Stapling (944; 87,2%) oder durch Handnaht vor der Bauchdecke (105; 9,7%). Postoperativ blieben 893 Patienten (82,5%) komplikationslos. Bei 28 Patienten (2,6%) kam es zur Ausbildung einer Anastomoseninsuffizenz. 11 dieser Patienten mußten operativ revidiert werden (1,0%), bei den anderen 17 kam die Insuffienzenz durch konservative Maßnahmen zur Ausheilung. Insgesamt stellt die laparoskopische Sigmaresektion unabhängig von der Operationsindikation einen sicheren Eingriff mit einer niedrigen intra- und postoperativen Komplikationsrate dar.

Schlüsselwörter: Laparoskopische Sigmaresektion

Korrekturabzug nicht eingegangen.

Ergebnisse einer prospektiven Doppelblindstudie zur Evaluierung von laparoskopischer Sonographie versus Computertomographie bei der Erfassung von Leberherden im Rahmen der Operation kolorektaler Karzinome

H. Kessler, J. W. Milsom, B. L. Jerby, J. C. Hale, B. R. Herts und C. M. O'Malley

Chirurgische Universitätsklinik, Krankenhausstraße 12, 91054 Erlangen und The Cleveland Clinic Foundation, A 111, 9500 Euclid Ave., Cleveland, OH 44195, USA

Results of a Prospective Blinded Comparison of Laparoscopic Ultrasonography Versus Contrast Enhanced Computerized Tomography for Liver Assessment in Patients Undergoing Colorectal Carcinoma Surgery

Summary. The aim of the study was to prospectively and blindly compare intraoperative laparoscopic ultrasonography (LUS) to preoperative contrast-enhanced computerized tomography (CCT) in detecting liver lesions in colorectal cancer patients. All LUS evaluations were performed by one of two radiologists who were blinded to the CT results. In 43 of the 77 patients, both the LUS and CT scan were negative for liver lesions. In 34 patients, a total of 130 lesions were detected by LUS, CT, or both. All 53 detectable liver cysts were verified in LUS, but only 40 of them in CT scan. Of 25 liver hemangiomas, 19 were seen in LUS and 12 in CT scan. LUS identified two patients with metastases who had negative preoperative CCT. Overall, of 130 detectable benign and malignant liver lesions, 123 were found in LUS (95%), and 101 (78%) in CT scan. LUS of the liver should be considered for routine use during laparoscopic oncologic colorectal surgery.

Key words: Liver lesions – Laparoscopic ultrasound – Computer tomography – Colorectal cancer

Zusammenfassung. Ziel der Studie war es, in einer prospektiven Doppelblindstudie die Qualität von laparoskopischer Sonographie (LS) und kontrastmittel-verstärkter Computertomographie (CT) bei der Entdeckung von Lebermetastasen kolorektaler Karzinome zu vergleichen. Alle LS-Untersuchungen erfolgten durch 2 Radiologen, die die CT-Ergebnisse nicht kannten. Bei 43 von 77 Patienten fanden sich keinerlei Läsionen in LS und CT. Bei 34 Patienten fanden sich 130 Leberherde in LS, CT oder beiden. Alle 53 Leberzysten waren durch LS nachweisbar, nur 40 im CT. Von 25 Leberhämangiomen wurden 19 in der LS, 12 im CT gesehen. Durch LS konnten 2 Patienten mit Lebermetastasen identifiziert werden, deren CT unauffällig war. Insgesamt waren von 130 Leberherden 123 (95%) bei der LS und 101 (78%) im CT sichtbar. Die LS der Leber ist zur Metastasensuche bei laparoskopischen kolorektalen Operationen geeignet.

Schlüsselwörter: Leberherde – laparoskopische Sonographie – Computertomographie – kolorektales Karzinom

Varia

Bedeutung der komplettierenden Nachresektion nach unradikalem Ersteingriff für das Überleben von Patienten mit Weichteilsarkom der Extremität

P. Würl, U. Eichfeld, H. Taubert, A. Meye und M. Schönfelder

Chirurgische Klinik und Poliklinik I, Universität Leipzig, Liebigstraße 20a, 04103 Leipzig

Prognostic Relevance of Completing Second Resection After Unradical First Operation in Patients with Soft Tissue Sarcoma of the Extremity

Summary. In a chort of 45 patients with soft tissue sarcoma of the extremity, we prospectively investigated the relevance of completing a second resection after an insufficient first operation (follow-up 10–57 months, median 29). In the primary radical resection group (n = 32), nine patients died during the observation period (28.1%). After completing the second resection, 7 of 13 died (53.9%). These results support the demand to transfer patients with the suspicion of a soft tissue sarcoma to surgical center.

Key words: Soft tissue sarcoma – Prognosis – Type of resection

Zusammenfassung. An 45 R0-resezierten Patienten mit einer Nachbeobachtungszeit von 10–57 Monaten (Median 29%) mit Weichteilsarkom der Extremitäten wurde prospektiv die Bedeutung der Nachresektion nach unradikalem Ersteingriff untersucht. Von 32 Patienten mit primär radikaler OP verstarben im Nachbeobachtungszeitraum 9 (28,1%), unter den Patienten mit einer komplettierenden Nachresektion war der Anteil fast doppelt so hoch (n = 7 von 13; 53,9%). Hieraus leitet sich die Empfehlung ab, Patienten mit dem Verdacht auf ein Weichteilsarkom zur Vermeidung von Sekundäreingriffen primär an ein Zentrum zu überweisen.

Schlüsselwörter: Weichteilsarkom – Radikalität – Prognose

Die Aussagekraft eines Bewertungssystems (STI-Score) für nekrotisierende Weichteilinfektionen

C. Eckmann, P. Kujath und H.-P. Bruch

Klinik für Chirurgie, Universitätsklinikum Lübeck, Ratzeburger Allee 160, 23538 Lübeck

The Prognostic Value of a Scoring System (STI-Score) for Necrotizing Soft Tissue Infections

Summary. In order to determine the severity and prognosis of life-threatening severe soft tissue infections (NSTI), a systematic approach is necessary. All patients with NSTI treated between May 1990 and June 1998 were retrospectively analyzed under the aspect of a soft tissue infection (ST)-Score. The scoring system was based on predisposing diseases, local factors and systemic factors in a weighting system with a scale from zero to six. The score was compared with the APACHE II-Score. Of 55 patients treated, 13 died (23.6%). For a 0.50 predicted risk, the specifity was 91%, the sensitivity 59%. The score differed significantly between survivors and nonsurvivors from the second day of determination onwards (P < 0.05). The STI-Score allows a rapid determination of the extent of disease in patients with NSTI, and indicates the prognosis accurately.

Key words: Necrotizing soft tissue infections – APACHE II-Score

Zusammenfassung. Zur Beurteilung des Schweregrades und der Prognose nekrotisierender Weichteilinfektionen (NSTI) sind standardisierte Bewertungssysteme erforderlich. Retrospektiv wurden alle zwischen Mai 1990 und Juni 1998 behandelten Patienten mit NSTI mittels eines Weichteilinfektionsscores (STI-Score) beurteilt, der auf prädisponierenden, lokalen und systemischen Faktoren beruht. Die Skala reicht von 0 bis 6. Die Ergebnisse wurden mit dem APACHE II-Score korreliert. 55 Patienten wurden behandelt, von denen 13 verstarben (23,6%). Die Spezifität lag bei 91%, die Sensitivität bei 59%. Der STI-Score unterschied signifikant zwischen Verstorbenen und Überlebenden vom 2. Tag der Bestimmung an (APACHE II-Score: 6. Tag). Der STI-Score erlaubt eine rasche Bestimmung des Ausmasses der Erkrankung bei NSTI.

Schlüsselwörter: Nekrotisierende Weichteilinfektionen – APACHE II-Score

Korrekturabzug nicht eingegangen.

Modellversuch „Operative Onkologie": Ergebnisse 1,5 Jahre nach Einführung onkologischer Fallpauschalen

D. Henne-Bruns, P. Boll, J. Marxsen, C. Krauss und H. Rüschmann

Klinik für Allgemeine Chirurgie und Thoraxchirurgie, Universitätsklinikum Kiel, Arnold-Heller-Straße 7, 24105 Kiel

"Operative Oncology": Results 1.5 Years After Introduction of Comprehensive Prices for Oncological Operations

Summary. In 1996, the project „Operative Oncology" was initiated in order to guarentee a realistic financing of oncological operations. Between 1 April 1998 and 31 December 1999, 643

patients have been processed according to the 19 different calculated price categories, which also include perioperative psycho-oncological support and disseminated tumor cell evaluation. The analysis of treatment costs shows that the evaluated comprehensive prices are realistic to finance high-quality oncological operations.

Key words: Comprehensive prices – Oncological operations

Zusammenfassung. Um eine realistische Finanzierung großer onkologischer Operationen zu gewährleisten, wurde 1996 das Projekt „Operative Onkologie" initiiert. Vom 1.4.98–31.12.99 wurden inzwischen 643 Patienten entsprechend der vereinbarten 19 Fallpauschalen abgerechnete, wobei diese Fallpauschalen neben der operativen Behandlung einen Betrag zur Durchführung psychoonkologischer Betreuung sowie Mikrometastasendiagnostik enthalten. Die aktuelle Kostenanalyse zeigt, daß die Fallpauschalen realistisch kalkuliert wurden und die entstandenen Kosten decken.

Schlüsselwörter: Onkologische Operationen – Fallpauschalen

CO$_2$ Endoskopie – alte Erkenntnisse von neuem Nutzen

M. Kraus, A. Comman, M. Reinhardt und H.-P. Bruch

Universitätsklinikum Lübeck, Klinik für Chirurgie, Ratzeburger Allee 160, 23538 Lübeck

CO$_2$ Endoscopy – Former Knowledge in a New Perspective

Summary. Originally, CO$_2$ endoscopy was used for safety reasons for avoidance of intracorporal explosive reactions during high-frequency use for polypectomy. In modern surgery, the effect of the fast gas resorption of CO$_2$ has a new role during intraoperative procedures. Intraoperative, intraluminal procedures can be done extensively and without disturbing changes in situs views of the operating team. Also, extensive perioperative procedures become possible. CO$_2$ endoscopy is available without great capital expenditure. Our studies show no significant changes in the acid-base balance. The experiences were gathered from more than 200 outstanding, intraoperative procedures.

Key words: CO$_2$ endoscopy – Intraoperative endoscopy – Preoperative procedures

Zusammenfassung. Ursprünglich diente CO$_2$ bei Coloskopien mit Polypektomie als Schutz zur Vermeidung explosiver Reaktionen unter Hochfrequenzanwendung. In der modernen Chirurgie kommt dem Effekt der schnellen Resorption von CO$_2$ im Rahmen der intraoperativen Diagnostik eine neue Bedeutung zu. Hierdurch können intraoperative, intraluminale Darstellungen umfassend und störungsfrei ohne Situsveränderungen durchgeführt werden. Auch eine umfassende Diagnostik unmittelbar perioperativ wird möglich. CO$_2$ Endoskopien sind ohne nennenswerten Investitionsaufwand durchführbar. Durchgeführte Blutgasanalysen bestätigen die Verträglichkeit ohne signifikante Kompromitierung des Säure-Basen Haushalts. Eine Erfahrung an über 200 außergewöhnlichen intraoperativen Anwendungen liegt vor.

Schlüsselwörter: CO$_2$ Endoskopie – Intraoperative Endoskopie – präoperative Diagnostik

Korrekturabzug nicht eingegangen.

Chirurgische Strategie und Prognosefaktoren bei gastrointestinalen Stromatumoren

S. Eggstein, C. Wilmanns, A. Schmitt-Gräff, J. Hezel, G. Ruf und E. H. Farthmann

Chirurgische Universitätsklinik Freiburg, Abteilung für Allgemeine Chirurgie mit Poliklinik, Hugestetter Straße 55, 70106 Freiburg

Surgical Strategy and Prognostic Factors for Gastrointestinal Stromal Tumors

Summary. Biological behavior and prognosis of gastrointestinal stromal tumors (GIST) are known to be variable. GIST comprise benign tumors as well as metastasizing malignomas. In this study, pathohistological parameters and follow-up of 26 patients with GIST were analyzed retrospectively, in order to identify prognostic factors. A tumor diameter greater than 4 cm was shown to be associated with a higher rate of tumor recurrence (Fisher's exact test, $P = 0.024$). The same was true for an increased index of proliferation as determined by MIB-1-antibody directed against Ki-67 ($P = 0.0031$). Therefore, the MIP-1 index seems to be a suitable prognostic factor.

Key words: Gastrointestinal stromal tumor – MIB-1

Zusammenfassung. Klinisches Merkmal gastrointestinaler Stromatumoren (GIST) ist das variable biologische Verhalten, welches von benignen Zufallsbefunden bis zu metastasierenden Tumoren reicht. In dieser Arbeit wurden klinischer Verlauf und pathohistologische Parameter von 26 Patienten retrospektiv untersucht mit dem Ziel, Prognosefaktoren zu definieren. Das Risiko eines Tumorrezidives war bei Tumoren > 4 cm signifikant ($p = 0{,}024$) erhöht. Ein erhöhter Proliferationsindex gemessen mit dem Anti-Ki-67-Antikörper MIB-1 war bei MIB-1 > 3 auch mit einer signifikant ($p = 0{,}0031$) gesteigerten Rezidivrate assoziiert. Der MIB-1 Index erscheint daher zur Abschätzung der Prognose geeignet.

Schlüsselwörter: Gastrointestinaler Strumatumor – MIB-1

Perioperative parenterale Substitution von Omega-3-Fettsäuren: Veränderung der zellvermittelten und humoralen Immunantwort?

O. Hansen und W. Stock

Marien-Hospital, Rochusstraße 2, 40479 Düsseldorf

Perioperative Substitution of Omega-3-fatty acid: Changes in Immune Response?

Summary. Method. In a prospective randomized double-blind study, omega-3-fatty acid substance (20 g in 500 ml solution), during a 5-day postoperative period with complete parenteral nutrition in patients with elective surgical resection, was compared with usual MCT/LCT-fat emulsions. Results. The tolerance of omega-3-fatty acid solution ($n = 30$) was comparable with the standard solution ($n = 30$); the routine lab parameter in mean showed over 5 days in both groups no difference (P > 0.05). The cell-mediated immune reactivity reduced in the control group from 8 ± 2 to a score of 6 ± 1. In the control group, the score reduced strongly from 12 ± 3 to 8 ± 2 (P = 0.2). The single recall-antigene showed no group-specific differences in the pre- and postoperative score. The IgM in both groups reached preoperative value (185.8 vs 196.3) on the sixth postoperative day. The IgG showed a similar course. Conclusion. The parenteral substitution of omega-3-fatty acids in postoperative nutrition after gastric and intestine resections showed, in comparison with the standard MCT/LCT-fatty acid solutions, a lower weakening of the cell- and humoral-mediated immune system. The therapeutic effect with an increase of the immune response is not recognized in the applied concentration. Nevertheless, the application of fish oil as a physiologic, immunneutral substance in perioperative nutrition is an amelioration of the so far applied negative immune modulating lipids.

Key words: Omega-3-fatty acid – Parenteral nutrition

Zusammenfassung. Methode. In einer prospektiven randomisierten doppelbinden Studie wurde das omega-3-fettsäurenhaltige Prüfpräparat (20 g auf 500 ml Lösung) im Rahmen einer 5-tägigen postoperativen vollständigen parenteralen Ernährung elektiver chirurgischer Patienten im Vergleich mit einer handelsüblichen MCT/LCT-Fettemulsion als Kontrolle angewandt. Ergebnisse. Die Verträglichkeit der omega-3-fettsäurehaltigen Lösung (n = 30) war der Standardlösung (n = 30) vergleichbar; die Routinelaborparameter zeigten im Mittel über 5 Tage in beiden Gruppen keine Unterschiede (p > 0,05). Die zellvermittelte Immunreaktivität verringerte sich in der Prüfgruppe von 8 ± 2 auf einen Score von 6 ± 1. In der Kontrollgruppe sank der Score deutlicher von 12 ± 3 auf 8 ± 2 (p = 0,2). Die einzelnen Recall-Antigene zeigten keine gruppenspezifischen Unterschiede im prä- und postoperativen Score. Das IgM erreichte sowohl in der Verum- als auch in der Kontroll-Gruppe seinen präoperativen Wert (185,8 vs 196,3) am 6. postop. Tag. Das IgG zeigte einen ähnlichen Verlauf. Schlußfolgerung. Die parenterale Substitution von omega-3-Fettsäuren in der postoperativen Ernährung nach Magen-Darmresektionen zeigt im Vergleich zur Standard-MCT-LCT-Fettlösung eine geringere Schwächung des zell- und humoral-vermittelten Immunsystems. Eine therapeutische Wirkung mit Steigerung der Abwehrlage ist in der angewandten Konzentration nicht zu erkennen, jedoch ist die Applikation der Fischöle als physiologische, immunneutrale Substanz in der perioperativen Ernährung eine Verbesserung der bisher verabreichten negativ immunmodulierenden Lipide.

Schlüsselwörter: Omega-3-Fettsäuren – Parenterale Ernährung

Erste Ergebnisse der Abdominelle Stop-Flow-Perfusion (ASFP). Ein regionales Chemotherapiekonzept für nichtresektable abdominelle Tumormanifestationen

U. Pohlen, G. Berger, M. Jung und H. J. Buhr

Universitätsklinikum Benjamin Franklin, Chirurgische Klinik I, Hindenburgdamm 30, 12200 Berlin

First Results of Abdominal Stop-Flow Perfusion (ASFP)

Summary. Currently there are no effective therapeutic concepts for the treatment of non-resectable primary and secondary abdominal tumors. Regional treatment methods are a promising approach. In the stop-flow technique, an external abdominal circulatory support device with a low-flow rate is used to perform regional chemotherapy under hypoxic conditions. The common femoral artery and vein were intubated using a 12F balloon catheter with two lumina. The catheters were occluded below the diaphragm in the aorta and the vena cava. The leg vessels were occluded distally, using blood-pressure cuffs. An arteriovenous shunt, assisted by a roller pump with a flow rate of 100 ml/min, was inserted. After administering cytostatic drugs, perfusion took place for 20 min under hypoxic conditions. A total of 80 patients have been treated since June 1993. Patients with peritoneal carcinosis, inoperable local recurrences or primary tumors had the following median survival times: colon/rectum, 377 days (n = 50); stomach, 250 days (n = 7); pancreas, 212 days (n = 7); gallbladder, 88 days (n = 5), leiomyosarcoma, 273 days (n = 3); ovary, 302 days (n = 3); mamma, 165 days (n = 2).

Key words: Stop-Flow-Infusion – Regional chemotherapy – Peritoneum carcinoma

Zusammenfassung. Für die Behandlung nichtresektabler primärer, sekundärer intra- und extraperitoneal lokalisierter abdominaler Tumore stehen zumeist keine wirkungsvollen Therapiekonzepte zur Verfügung. Einen vielversprechenden Ansatz stellen regionale Therapieverfahren dar. Mit der Stop-flow-Technik läßt sich ein externer abdomineller Teilkreislauf mit niedriger Flußrate zur Durchführung einer regionalen Chemotherapie unter Hypoxiebedingungen realisieren. 80 Patienten mit verschiedenen fortgeschrittenen Tumorentitäten wurden seit 6/93 therapiert. A. und F. femoralis com. wurden freigelegt und jeweils mit einem doppellumigen 12F-Ballonkatheter intubiert. Unter Röntgenkontrolle wurden die Katheter unterhalb des Zwerchfells in der Aorta und V. cava geblockt. Nach distal erfolgte die Blockung der Beingefäße mit Oberschenkelblutdrucksperrmanschetten. Arterieller und venöser Katheter wurden über eine Rollerpumpe mit einer Flow-Rate von 100 ml/min kurzgeschlossen. Nach Gabe der Zytostatika erfolgte unter hypoxischen Bedingungen über 20 min die Perfusion. Für Patienten mit Peritonealkarzinose oder inoperablem Lokalrezidiv bzw. Primärtumor ergaben sich folgende medianen Überlebenszeiten: Kolon/Rektum 377 d (50 Patienten), Magen 250 d (7), Pankreas 212 d (7), Gallenblase 88 d (5), Leiomyosarkom 273 d (3), Ovar 302 d (3), Mamma 165 d (2).

Schlüsselwörter: Stop-Flow-Infusion – Regionale Chemotherapie, Peritonealkarzinose

Präoperative Diagnostik – was ist sinnvoll?

G. Stöhr, W. Weyland, F. Schulze und H. Becker

Klinik für Allgemeinchirurgie, Georg-August-Universität, Robert-Koch-Straße 40, 37075 Göttingen

Preoperative Management – Which Parts are Useful?

Summary. Simply on the basis of complete medical history and accurate physical examination, the preoperative condition of patients for elective surgery can be predicted in more than 90% of cases. Screening of asymptomatic patients for evaluation of perioperative morbidity is not suitable and has an extremely high cost-benefit ratio. Further invasive work-up or treatment of false positive results may cause harm to the patients. Specific tests should be ordered following individual decisions to optimize the preoperative condition of the patient, especially for ASA-class III. The interdisciplinary outpatient premedication of asymptomatic patients for elective surgery is very comfortable for patients, and suitable for evaluate the patient's specific perioperative risk and to reduce costs and length of in-hospital treatment.

Key words: Perioperative risk – Preoperative management – Outpatient premedication

Zusammenfassung. Routine-Screeningtests mit einer extrem ungünstigen Kosten-Nutzenrelation sind bei asymptomatischen Patienten nicht zu einer präoperativen Risikoevaluation geeignet. Anamnese und klinische Untersuchung durch einen erfahrenen Untersucher sind wegweisend hinsichtlich Einschätzung der Allgemeinbefindlichkeit und des perioperativen Risikos. Spezifische Tests mit zu erwartender klinischer Relevanz sollten gezielt durchgeführt werden. Eine interdisziplinäre ambulante Prämedikation trägt zu einer individuellen Risikoeinschätzung und Operationsvorbereitung, einer signifikanten Kostensenkung und Verkürzung der Liegedauer bei.

Schlüsselwörter: Perioperatives Risiko – präoperative Operationsvorbereitung – ambulante Prämedikation

Ergebnisse der Vakuumversiegelung in der Versorgung komplizierter Wunden der vorderen Bauchwand

F. Pfeffer, M. Sass, A. Pietsch und U. T. Hopt

Abteilung für Allgemeine-, Thorax- und Gefäßchirurgie, Universität Rostock, Schillingallee 35, 18055 Rostock

Results of Vacuum Sealing in the Treatment of Complicated Wounds of the Abdominal Wall

Summary. Vacuum sealing (VAC) is a new dressing technique. Results for abdominal wall wounds have not been reported. Thirty two patients with complicated wounds were studied. Twenty eight patients were treated with VAC (1–8 sealings), four patients were treated without VAC. Average wound size at entry was 29 cm^2 (4–7 ^{2}). Out of 28 wound, 21 treated with VAC healed during the observation period. Median healing duration was 51 days. Mean wound size reduction during the first 30 days was ten times faster during VAC, compared with treatment without VAC (1.18 ± 0.43 vs 0.11 ± 0.33 cm^2/day; $P < 0.0001$). VAC leads to much faster wound size reduction and conditioning of the wound-ground, compared with standard therapy (NaCl-gauze, alginate). It can, therefore, be recommended in the therapy of complicated abdominal wounds.

Key words: Wound treatment – Vacuum sealing technique – Abdominal wall wounds

Zusammenfassung. Die Vakuumversiegelung (VAC) ist ein neues Verbandssystem. Die Ergebnisse in der Behandlung komplizierter Bauchwandwunden sind bislang nicht überprüft. Es wurden 32 Patienten mit sekundär heilenden Bauchwunden untersucht. 28 Patienten wurden mit VAC (1–8 Versiegelungen) und 4 ohne VAC behandelt. Mittlere Wundgrösse zu Beginn: 29 cm^2 (4–77 cm^2). 21 von 28 Wunden heilten während der Beobachtung ab. Die mittlere Wundflächenreduktion innerhalb der ersten 30 Behandlungstage war mit VAC zehnmal schneller als ohne VAC (1.18 ± 0.43 vs 0.11 ± 0.33 cm^2/Tag; $p < 0.0001$). VAC führt zu deutlich schnellerer Verkleinerung der Wundfläche und Konditionierung des Wundgrundes verglichen mit Standardtherapie (NaCl-Gaze, Alginat). VAC ist deshalb eine effektive Ergänzung in der Behandlung abdominalchirurgischer Problemwunden.

Schlüsselwörter: Wundbehandlung – Vakuumversiegelung – Bauchwandwunden

Wundversorgung mit Vakuumversiegelung in der Allgemeinchirurgie

C. H. Schick, T. Horbach, H. Weber und W. Hohenberger

Chirurgische Universitätsklinik, Krankenhausstraße 12, 91054 Erlangen

Vacuum Sealing Technique in the Treatment of Wound Infection After General Surgery

Summary. Impairment of wound-healing in abdominal and perineal wounds after general surgery was treated by a vacuum sealing technique (VST). Wound cavities were filled with polyvinyl alcohol foam with embedded drainage tubes and covered by transparent vapor transmitting polyurethane film. A negative pressure of 60 to 80 kPa was established. Fifty five patients with infection of the laparotomy wound, and 35 patients with perineal wound infection underwent the procedure. Wound closing time (WCT) of laparotomy wounds was reduced from 92 days (median) in conventionally-treated wounds to 29 days under VST. In perineal wounds, WCT was reduced from 131 to 35 days. In these wounds, the treatment time per week was reduced from 10.5 hours (average) to 1.5 hours, costs of dressing meaterial were reduced from 70 Euro to 25 Euro per week. The vacuum sealing technique is a simple and costeffective method in the treatment of wound-healing impairment in general surgery.

Key words: Vacuum sealing – wound-healing impairment – Abdominal wound – Perineal wound

Zusammenfassung. Wundheilstörungen (WHS) abdomineller und sakraler Wunden nach allgemeinchirurgischen Eingriffen wurden mit Vakuumversiegelungstechnik (VVS) behandelt. In die Wundhöhlen wurde ein Polyvinylalkoholschwamm mit eingebetteten Drainagen eingebracht, das Wundgebiet mit einer Polyurethanfolie abgeschlossen und ein Unterdruck von 60 bis 80 Kpa angelegt. 55 Patienten mit abdomineller und 35 Patienten mit sakraler Wundheilungsstörung wurden behandelt. Die Wundverschlußzeit (WVZ) nahm im Median bei Laparotomiewunden von 92 auf 29 Tage ab. Bei sakralen Wunden reduzierte sich die WVZ von 131 auf 35 Tage. Bei sakralen Wunden konnte der wöchentliche Pflegezeitaufwand im Mittel von 10,5 auf 1,5 Stunden reduziert werden. Die Kosten für Verbandsmaterialien nahmen von 70,- Euro auf 25,- Euro pro Woche ab. Die VVS ist eine einfach zu handhabende, kosteneffektive Methode zur Behandlung von WHS in der Allgemeinchirurgie.

Schlüsselwörter: Vakuumversiegelung – abdominelle Wundheilungsstörung – sakrale Wundheilungsstörung

Effizientes patientenorientiertes Schmerzmanagement an einer chirurgischen Klinik durch Integration von Ärzten/innen, Pflegepersonal und Krankenpflegeschule

O. Kremer und E. Eypasch

Chirurgische Klinik, Malteser Krankenhaus St. Hildegardis, Bachemer Straße 29–33, 50931 Köln

Efficient Pain Management in a Surgical Hospital Through the Interaction Among Doctors, Nursing Staff and Nursing Schools

Summary. Of all patients surgically attending 30% – 75% are suffering from strong up to the strongest pains. The objective of the study was to develop efficient, improved management of pain through the interaction among doctors, nursing staff and nursing schools. Two series of 100 consecutive patients each were compared before and after the establishment of fixed criteria for improved therapy against pains in the clinic's every day life. The results show a significant and relevant reduction of pain intensity and frequency. As an additional result, accompanying vegetative symptomes (nausea/vomiting) decreased. A significantly higher level of comfort of patients could be reached.

Key words: Pain management – Surgery – Patient comfort

Zusammenfassung. 30% – 75% aller chirurgisch betreuten Patienten leiden während ihres stationären Aufenthalts unter starken bis stärksten Schmerzen. Ziel der Studie war die Entwicklung eines effizienten verbesserten Schmerzmanagements durch Interaktion von Ärzten/Innen, Pflegepersonal und Krankenpflegeschule. Es wurden 2 Serien von je 100 konsekutiven Patienten vor und nach Etablierung fester Konzepte im klinischen Alltag zur verbesserten Schmerztherapie verglichen. Die Ergebnisse zeigten eine signifikante und relevante Reduktion der Schmerzintensität und -frequenz. Darüber hinaus resultierte eine Abnahme der vegetativen Begleitsymptomatik. Es konnte ein deutlich erhöhter Patientenkomfort erzielt werden.

Schlüsselwörter: Schmerzmanagement – Chirurgie – Patientenkomfort

Plastische Chirurgie

Lokale Möglichkeiten der Defektdeckung am Daumen

S. Baumeister, H. Menke, M. Tränkle und G. Germann

Abteilung für Verbrennungen, Plastische und Handchirurgie, Plastische und Handchirurgie der BG-Unfallklinik Ludwigshafen, Ludwig-Guttmann-Straße 13, 67071 Ludwigshafen/Rh.

Local Possibilities to Cover Soft Tissue Defects of the Thumb

Summary. The palmar advancement flap of the thumb (Moberg-flap) serves to cover soft tissue defects of the distal thumb. Thirty six Moberg flaps were operated between January 1995 and August 1999. The results were analyzed retrospectively, as well as by follow-up examinations. Defects up to a maximal length of 2 cm were covered successfully. In order to cover a larger defect, modifications such as z-plasties, burrow-triangles, VY-plasties and modifications after Dellon or O'Brien, as well as IP-joint flexion can be used. Of all patients 26%, demonstrated a reduced sensitivity. The reduction of active range of motion was mainly due to a loss of hyperextension in the IP-joint without functional deficits. Our results show that the Moberg-flap is a safe procedure, even as a first-line treatment to cover distal thumb defects without loss of sensitivity or functional reductions, or reductions in average range of motion or strength.

Key words: Moberg flap – Thumb

Zusammenfassung. Die palmare neurovaskuläre Dehnungslappenplastik nach Moberg dient der Deckung von Defekten an der Daumenkuppe. 36 Moberglappen wurden zwischen Januar 1995 und August 1999 durchgeführt. Die Ergebnisse wurden retrospektiv und durch Nachuntersuchungen analysiert. Defekte bis maximal 2 cm konnten erfolgreich gedeckt werden. Zur Erweiterung der Mobilisierungsstrecke nach distal stehen Modifikationen wie z-Plastiken, Burrow-Dreiecke, VY-Plastik sowie Modifikationen nach Dellon oder O'Brien oder IP-Gelenk Beugung zur Verfügung. 26% der Patienten zeigten eine Einschränkung der Sensibilität. Die Beweglichkeitseinschränkung bezieht sich im wesentlichen auf einen Verlust der Hyperextension im IP-Gelenk ohne funktionelle Beeinträchtigung. Die Lappenplastik nach Moberg stellt insbesondere auch in der Primärversorgung ein sicheres Deckungsverfahren dar mit Sensibilitätserhalt ohne funktionelle Bewegungs- oder Krafteinschränkung.

Schlüsselwörter: Moberg Lappen – Daumen

Differentialtherapie in der Versorgung von ausgeprägten Weichteilverletzungen an der Hand

M. Voigt, R. E. Horch, C. Andree, K.-J. Walgenbach und G. B. Stark

Abteilung Plastische Chirurgie, Universitätsklinik Freiburg, Hugstetterstraße 55, 79106 Freiburg

Differential Therapy in Severe Soft Tissue Injuries of the Hand

Summary. For treatment of severe soft tissue injuries of the hand, we use the distally-based dorsal interosseus artery flap in clean wounds (size 12×6 cm). In cases of larger defects or traumatisized soft tissue, the free rectus abdominis muscle flap with split thickness coverage is the standard procedure. From 1993 until 1999, 26 patients were treated with soft tissue defects of the hand (defect size 4×4 cm – 29×6 cm). None of the flaps failed. In two cases of free flaps, and in one case of the interosseus artery flap, a secondary wound healing at the split thickness site occured. No further procedure was necessary. A wound closure was achieved in all the cases. Neither osteitis or any other complications such as secondary infection occurred. No shortening of bone was necessary. The interosseus posterior artery flap is the treatment of choice in middle-size soft tissue defects of the hand when the wrist region is not afflicted. The advantage is the retention of the main vessels of the forearm. If the defect is larger, one needs a flap with a long pedicle and a superior vascular potential. Such a solution is the free rectus abdominis muscle flap covered with a split thickness skin graft. With this flap, one is able to place the anastomosis proximal to the zone of injury. The alternatives are too small, or have a pedicle which is too short for a more proximal anastomosis.

Key words: Hand injury – Soft tissue replacement – Interosseus flap – Free rectus abdominis flap

Zusammenfassung. Für ausgedehnte Weichteildefekte an der Hand setzen wir als fasziokutanen Lappen bei nicht bis wenig verschmutzten und nicht kontusionierten Wunden von einer Größe bis zu 12×6 cm den distal gestielten dorsalen Interosseuslappen ein, wenn die dorsale Handgelenksregion nicht beteiligt ist. Bei größeren, verschmutzen und kontusionierten Wunden kommt der freie Rektus Abdominis Lappen mit Spalthautdeckung zur Anwenung. Von 93–99 wurden 26 Patienten mit mittelgroßen (min. 4×4 cm) bis großen (max. 29×9 cm) Weichteldefekten an der Hand behandelt. In der gesamten Serie kam es zu keinem Lappenverlust. Wundheilungsstörungen traten bei 2 freien Lappen im Bereich der Spalthauttransplantation und bei den Interosseus Lappen einmal auf, die ohne weiteren Eingriff sekundär abheilten. In allen Fällen konnte die Wunde verschlossen werden, weitere Komplikationen wie Osteitis oder Wundinfekte traten nicht auf. Knochen mußte nicht sekundär weiter gekürzt werden. Bei mittelgroßen Weichteildefekten 12×6 cm, die die Handgelenksregion nicht mit einschließen, wird der dorsale Interosseuslappen eingesetzt. Der Vorteil des Interosseuslappens besteht darin, daß seine Durchblutung nicht auf eine der beiden Hauptarterien der oberen Extremität angewiesen ist. Bei größeren Defekten wird der freie Rektus abdominis Lappen mit Spalthautdeckung eingesetzt. Dieser erlaubt die Anastomose proximal der Verletzungszone zu platzieren. Die Alternativen haben eine für die zu deckenden Wunden zu geringe Größe und der Gefäßstiel dieser Lappen ist für eine weit proximale Anastomose zu kurz.

Schlüsselwörter: Handverletzung – Weichteilersatz – Interosseuslappen – freier Rectuslappen

Korrekturabzug nicht eingegangen.

Das Konzept der Ersatzteilchirurgie im Management ausgedehnter Defekte der Hand

M. Küntscher, M. Tränkle, D. Erdmann und G. Germann

Abteilung für Verbrennungen, Plastische- und Handchirurgie, Plastische- und Handchirurgie der Universität Heidelberg, BG Unfallklinik Ludwigshafen, Ludwig-Guttmann-Straße 13, 67071 Ludwigshafen

The Concept of „Spare Part" Surgery for Defect Coverage of the Hand

Summary. Between 1994 and 1999, 24 finger fillet flaps were performed in 22 patients. Nine defects of the hand and 13 of the same or adjacent fingers were covered. The average size of defect was 18 cm². There are two basically different indications for fillet flaps. On one hand, tissue of amputed or otherwise discarded limbs, or parts of those, can be harvested to avoid additional donor site morbidity. On the other hand, a fillet flap can be raised from an intact limb. The indications for this type are frequently huge, otherwise defects are not covered, e.g. after excision of malignant tumor. The first indication, which represents the original concept of „Spare Part" Surgery, usually applies to defect coverage of the hand. The advantage of palmar fillet flaps is they provide sensate coverage. Therefore, before every amputation, it should be considered whether „spare parts" can be harvested to cover defects at adjacent sites.

Key words: Fillet flaps – Hand

Zusammenfassung. Von 1994 bis 1999 wurden insgesamt 24 Filetlappenplastiken der Finger bei 22 Patienten durchgeführt. Es wurden 9 Defekte an der Hand sowie 13 am gleichen oder Nachbarfingern gedeckt. Die durchschnittliche Defektgröße betrug 18 mc². Die Indikation zur Filetlappenplastik besteht in zwei grundsätzlich unterschiedlichen Situationen. Zum einen kann Gewebe von ohnehin amputierten oder „amputationsgeweihten" Extremitäten(-teilen) gewonnen werden, um eine zusätzliche Spendermorbidität zu vermeiden. Die zweite, seltenere Situation ist gegeben, wenn eine intakte Extremität oder Teile davon zur Defektdeckung genutzt werden. Die Indikation hierfür sind riesige, sonst nicht beherrschbare Defekte (z. B. nach Tumorextirpation). Für die Defektdeckung an der Hand trifft meist die erste Indikation zu. Die palmaren Fingerfilets haben den Vorteil der sensiblen Defektdeckung. Prinzipiell sollte vor jeder Amputation geprüft werden, ob „Ersatzteile" zur Defektdeckung an anderer Stelle genutzt werden können.

Schlüsselwörter: Filetlappen – Hand

Ergebnisse nach kompletter Degloving-Verletzung der Hand

A. Berger, R. Hierner und L. Kleinschmidt

Klinik für Plastische, Hand- und Wiederherstellungschirurgie, Schwerverbrannten Zentrum, Medizinische Hochschule Hannover, Podbielskistraße 380, 70659 Hannover

Long-term Results After Complete Degloving Injury of the Hand

Summary. Between 1981 and 1996, weight patients with a complete degloving injury of the hand were treated. A mean of five operations was mecessary to reconstruct basic hand function. All patients retain protective sensibility at the finger level. Mean active range of motion at the MP-joint level is about Ex/Felx 0–10–60°. However, remaining PIP-joints show significant stiffness. Although basic grip patterns could be reconstructed, tip pinch was not possible in any patient due to short fingers. In spite of the hugh donor site defect at the abdomen, all patients would accept the operation again as opposed to hand amputation. Two patients wear an esthetic Pillet prosthesis. In all patients, a functional result could be achieved using the abdominal flap technique. However, the major inconvenience is missing surface sensibility, which can only be reconstructed parially, using neuro-microvascular free-flap transfer techniques.

Key words: Hand – Degloving – Soft tissue

Zusammenfassung. Im Zeitraum von 1981 bis 1996 haben wir 8 Patienten mit einer Avulsion der Haut im gesamten Handbereich versorgt. Mit durchschnittlich 5 Operationen eine ausreichende Handfunktion wiederhergestellt werden. Alle Patienten gaben eine Schutzsensibilität mit der Möglichkeit der Zuordnung des Fingers an. Bei durchschnittlich mäßiger Beweglichkeit im MP-Gelenkbereich (Ex/Flex: 0–10–60°) bestand eine deutliche Einschränkung im Bereich der PIP-Gelenke. Obwohl Grobgreiffunktionen von allen Patienten durchgeführt werden konnten, waren die Feingriff-Funktionen stark eingeschränkt. Alle nachuntersuchten Patienten würden sich wieder für eine derartige Rekonstruktion und gegen eine primäre Handamputation entscheiden. 2 Patienten tragen bei gesellschaftlichen Anlässen eine ästhetische Prothese nach Pillet. Hauptnachteil aller Rekonstruktionen derartiger Verletzungen ist die mangelnde Oberflächensensibilität, welche nur durch mikrochirurgische Operationen an Teilen der Hand wiederhergestellt werden kann.

Schlüsselwörter: Hand – Avulsion – Weichteile

Freie und gestielte Lappenplastiken zur Thoraxwandrekonstruktion

T. Kantelhardt, H. Stützle, S. Deiler und W. Stock

Abteilung für Plastische u. Handchirurgie, Chirurgische Klinik u. Poliklinik Innenstadt, Ludwig-Maximilians-Universität, Nußbaumstraße 20, 80336 München

Free and Pedicled Flaps for Coverage of Chestwall Defects

Summary. Large chestwall defects after tumor resection or radiation therapy often result in acute or chronic infections. Over 5 years, we successfully treated 37 patients with 23 soft-tissue defects and 14 combined bone and soft-tissue defects, with 24 pedicled and two free latissimus-dorsi-flaps, and 8 free and 3 pedicled TRAM-DIEP-flaps. As complications, we had two malperfusions by thrombosis of the flap-vessels, which could be resolved by revision and new anastomosis. Besides that, we saw seven partial flap-necrosis healing by secondary intention. Despite slightly more complications, we consider the TRAM/DIEP flap as the flap of choice for breast-reconstruction, whereas the latissimus-dorsi-flap is a safe and reliable instrument for all sorts of chestwall defects.

Key words: Chestwall defects – Latissimus flap – TRAM/DIEP flap

Zusammenfassung. Ausgedehnte Thoraxwanddefekte nach Tumorresektion oder nach aggressiver Bestrahlungstherapie stellen behandelnden Arzt und Patienten wegen der resultierenden Früh- und Spätinfekte vor erhebliche Probleme. Wir haben in 5 Jahren bei 37 Patienten insgesamt 23 reine Weichteildefekte und 14 kombinierte Knochen-Weichteildefekte mit 24 gefäßgestielten und 2 freien Latissimuslappen sowie mit 8 freien und 3 gestielten TRAM-/DIEP-flaps erfolgreich gedeckt. Die 2 Minderperfusionen durch Thrombosen der Lappengefäße konnten durch Anastomosenneuanlage behoben werden. Daneben waren 7 Lappenteilnekrosen mit Sekundärheilung zu verzeichnen. Der TRAM/DIEP-flap ist trotz geringgradig mehr Komplikationen beim Mammaaufbau dem Latissimuslappen vorzuziehen.

Schlüsselwörter: Thoraxwandrekonstruktion – Latissimuslappen – TRAM-flap

Der Einsatz der Vakuumversiegelung innerhalb eines multimodalen Therapiekonzeptes beim diabetischen Fuß

I. Klempien, R. Keller, A. Comman, G. Langner, C. Eckmann, P. Kujath und H.-P. Bruch

Klinik für Chirurgie, Universitätsklinikum Lübeck, Ratzeburger Allee 160, 23538 Lübeck

Vacuum Assisted Closure in the Treatment of Diabetic Foot Lesions

Summary. The initial treatment-concept for infected diabetic foot is the surgical treatment of the infection. The subsequent wound management is quite difficult and very often major amputations become necessary. We treated a 50-year-old patient with a long history of diabetes and atherosclerosis suffering from a phlegmona of the foot (amputation of 3 digits and radical debridement). There were no granulations within 4 weeks after revascularization (femoro-popliteal venous bypass). The vacuum treatment was used for 5 weeks after that. The dorsal wound area was closed and plantar were healthy with granulation beds all over. A meshed skin graft was placed and held in place for 5 days with a vacuum dressing. This procedure lead to wound closure after 8 days. Conclusion. The vacuum therapy system is very effective in accelerating the rate of granulation and supports the healing of skin grafts.

Key words: Diabetic foot – Vacuum assisted closure – Wound management – Meshgraft transplantation

Zusammenfassung. Beim infizierten diabetischen Fuß steht die chirurgische Behandlung der Infektsituation im Vordergrund. Die anschließende Wundbehandlung gestaltet sich oft frustran und endet häufig in einer Major-Amputation. Ein 50jähriger Patient mit pAVK und Diabetes mellitus wurden wegen einer Vorfußphlegmone offen amputiert (2.–4. Zehe, Spaltung der Phlegmone). 4 Wochen nach Anlage eines femoropopliealer (III) Venenbypass zeigten sich keine Granulationen. Nach 5 Wochen Vakuumversiegelung war die dorsale Wunde verschlossen, plantar fanden sich ausgeprägte Granulationen. Die daraufhin aufgebrachten Spalthauttransplantate heilten vacuumassistiert nach 8 Tagen vollständig ein. Schlußfolgerung: Die Vakuumversiegelung unterstützt Wundkonditionierung und Hauttransplantateinheilung und ergänzt so das multimodale Therapiekonzept des infizierten diabetischen Fusses.

Schlüsselwörter: Diabetischer Fuß – Vakuumversiegelung – Wundmanagement – Spalthauttransplantation

Indikation und Grenzen des Suralislappens bei der Deckung von Weichteildefekten am distalen Unterschenkel und Fuß

T. Kantelhardt, H. Stützle, S. Deiler und W. Stock

Abeitlung für Plastische u. Handchirurgie, Chirurgische Klinik und Poliklinik Innenstadt, Ludwig-Maximilians-Universität, Nußbaumstraße 20, 80336 München

Indications and Risks of the Distally-Based Suralis-Island-Flap for Coverage of Soft-Tissue Defects of the Distal Lower Leg and Foot

Summary. Since its introduction 4 years ago in our department, we used the distally-based suralis-island-flap for the coverage of middle-size defects at the lower leg and foot. In our first 18 flap transfers, 12 were successful, but we also saw two total and four partial flap necrosis. Analysis of the complications showed operative problems resolving in arterial and venous malperfusion, mainly by the compression of the vascular axis by torsion or tunneling underneath the skin. This can be avoided by including the overlying skin in the pedicle. The flap necrosis mainly occurred in patients with vascular risk factors, i.e. arterial occlusive disease or CREST-syndrome. Therefore, we can recommend the suralis-island-flap only in patients without risk-factors.

Key words: Suralis-island-flap – Complications – Indications

Zusammenfassung. Seit seiner Einführung an unserer Abteilung vor 4 Jahren wird der distal gestielte Suralisinsellappen zur Defektdeckung am distalen Unterschenkel und Fuß bei mittleren Defekten eingesetzt. Nach Ausweitung des Indikationsspektrums nach den anfänglichen Erfolgen kam es bei den 18 nachuntersuchten Lappen zu 2 Total- und 4 Lappenteilnekrosen. Die Analyse der Komplikationen ergab operationstechnische Schwierigkeiten, die hauptsächlich in der Stielkompression mit konsekutiver venöser und arterieller Stauung zu sehen sind und durch Integration einer breiten Hautbrücke ohne Stieltunnelung zu umgehen sind. Die Totalnekrosen sahen wir bei Patienten mit Risikofaktoren, z. B. mit pAVK oder CREST-Syndrom. Daher können wir den Lappen nur für Nichtrisikopatienten empfehlen.

Schlüsselwörter: Suralisinsellappen – Komplikationen – Indikation

Bilaterales Elastofibroma dorsi

M. Funke, S. Allert und A. Berger

Klinik für Plastische, Hand- und Wiederherstellungschirurgie, Medizinische Hochschule Hannover, Podbielskistraße 380, 30659 Hannover

Bilateral Elastofibroma dorsi

Summary. Elastofibroma dorsi is an uncommon, slow-growing tumor of the connective tissue. It appears in elderly individuals, typically in the subscapular region. Two cases of elastofibroma dorsi are presented, diagnosed in a 76-year-old woman and in a 59-year-old man, both with bilateral subscapular tumor massess. Tumor extirpation was performed, and patients left hospital free of symptoms. We suggest, once the diagnosis of elastofibroma has been established, that complete excision is the usually-preferred treatment.

Key words: Elastofibroma dorsi – Surgery – Connective tissue

Zusammenfassung. Das Elastofibroma dorsi ist ein seltener, langsam wachsender Bindege-webstumor. Es tritt vorwiegend bei älteren Personen auf, typischerweise in der Subskapular-region. Es werden zwei Fälle von Elastofibroma dorsi vorgestellt, die bei einer 76jährigen Frau und bei einem 59jährigen Mann diagnostiziert wurden und jeweils als subskapulare Tumor-formationen auffielen. Die Tumorextirpation wurde durchgeführt und die Patienten konnten symptomfrei entlassen werden. Wir erachten die vollständige chirurgische Extirpation der Tumoren als die Therapie der Wahl, sobald die Diagnose eines Elastofibroms gestellt wurde.

Schlüsselwörter: Elastofibroma dorsi – Chirurgie – Bindegewebe

Untersuchungen zur antibakteriellen Wirksamkeit von Lavasept im Vergleich zu Mafenid bei Verbrennungswunden: Erste Ergebnisse

T. Mückley, F. Lassner, M. Becker und N. Pallua

Klinikum der RWTH Aachen, Pauwelsstraße 30, 52074 Aachen

Evaluation of the Therapeutic Effectiveness of Topical Antiseptics Lavasept and Mafenid in Burn Injury

Summary. The management of burn injuries requires regular change of dressings with topi-cal antiseptics. In this study, Mafenid 5% and Lavasept 0.2% were used to evaluate their ther-apeutic effectiveness. The application of antiseptics as solution helps with daily wound in-spection as it prevents the formation of so-called pseudoschar. Effective action of Mafenid and Lavasept against gram-negative micro-organisms could be confirmed with our results. There was no evidence of any deep-wound infection in the eschar-biopsies. The microbial growth range from wound surfaces, with the exception of more frequent Pseudomonas in the Lavasept-group, was comparable. Unwanted side-effects through the use of Lavasept or Ma-fenid did not occur. An inhibitory influence on cellular growth was demonstrated for both antiseptics in cell cultures.

Key words: Burn injury – Antiseptics – Wound healing

Zusammenfassung. Bei den Verbandwechseln von Verbrennungspatienten wurden die loka-len Antiseptika Mafenid® 5% und Lavasept® 0,2% eingesetzt und deren therapeutischer Ef-fekt evaluiert. Die Anwendung der Antiseptika als wässrige Lösung erleichtert die Wundin-spektion indem es zu keiner sog. Pseudoscharausbildung kommt. Eine gute Wirkung von Ma-fenid® und Lavasept® gegen gramnegative Keime konnte bestätigt werden. In den Eschar-Biopsien wurden keine Kriterien für eine tiefe Wundinfektion festgestellt. Das mikrobiologi-sche Keimspektrum der Wundoberfläche war, mit Ausnahme von gehäuften Pseudomonas-Nachweisen in der Lavasept®-Gruppe, vergleichbar. Unerwünschte Nebenwirkungen traten durch die Anwendung der Antiseptika nicht auf. Ein hemmender Einfluß auf das Zellwachs-tum konnte in Keratinozytenkulturen für beide Präparate nachgewiesen werden.

Schlüsselwörter: Verbrennung – Antiseptika – Wundheilung

Die Anwendung der ultraschallgestützten Aspirationslipektomie in der Brustchirurgie – klinische und histologische Untersuchungen

K.-J. Walgenbach, T. J. Galla, M. Voigt und G. B. Stark

Abteilung Plastische und Handchirurgie, Chirurgische Universitätsklinik Freiburg, Hugstetterstraße 55, 79106 Freiburg

The Use of Ultrasonic-Assisted Lipectomy in Breast Surgery – Clinical and Histological Studies

Summary. Introduction. The now more comonly used ultrasonic assisted lipectomy (UAL), is also used in breast surgery. Methods. From 1997 to 1999 UAL was used in 45 patients with mamma reduction plasty as an additional procedure before resection, and in 36 patients with gynecomasty, here in combination with a subcutaneous mastectomy. From ten patients with mammaplasty, biopsies were taken and histologically evaluated. Results. In all patients, a cosmetically good or excellent result could be achieved. No significant seromas or hematomas have been observed. Histologically, a destruction of the cellular structure of the fat cells was detected. In contrast, to a large extent, the breast tissue was intact. Discussion. UAL was successfully used in all patients. UAL allows better forming and modeling of the treated area. The breast tissue, however, is not affected by UAL.

Key words: Ultrasonic-assisted lipectomy – Breast surgery

Zusammenfassung. Einleitung. Durch die zunehmende Verbreitung der ultraschallgestützten Aspirationslipektomie (UAL) findet dieser Technik auch Anwendung in der Mammachirurgie. Methodik. Im Zeitraum von 1997–1999 wurde die UAL bei 45 Patientinnen mit Mammareduktionsplastik als zusätzliche Maßnahme vor der Resektion und bei 36 Patienten mit Gynakomastie, hier in Kombination mit einer subcutanen Mastektomie angewandt. Von 10 Patienten mit Mammareduktionsplastik, wurden Biopsien entnommen und histologisch aufgearbeitet. Ergebnisse. Bei allen Patienten konnte ein kosmetisch zufriedenstellendes oder sehr zufriedenstellendes Ergebnis erzielt werden. Es traten keine punktions- oder drainagewürdigen Serome oder Hämatome auf. Histologisch zeigte sich eine starke Zerstörung der zellulären Struktur der Fettzellen, das Drüsengewebe war weitestgehend intakt. Diskussion. Die Anwendung der UAL ermöglicht eine bessere Formung und Modellierung des zu behandelnden Areals. Der Drüsenkörper bleibt dagegen von der UAL verschont.

Schlüsselwörter: Ultraschall-gestützte Aspirationslipektomie – Mammachirurgie

Korrekturabzug nicht eingegangen.

Ultraschall-assistierte Lipoplastik: eine Analyse von 209 Fällen

H. Hofheinz, C. Hertl und R. R. Olbrisch

Klinik für Plastische Chirurgie, Florence Nightingale Krankenhaus, Kaiserswerther Diakonie, Kreuzbergstraße 79, 40489 Düsseldorf

Ultrasound-Assisted Lipoplasty: An Analysis of 209 Cases

Summary. Since 1 January 1998, we prospectively analyzed technical parameters, complications and serial pain assessment in all patients receiving ultrasound-assisted lipoplasty (UAL) treatment. Pre- and postoperative hemoglobin und various parameters of fat and protein metabolism were measured. In 10 patients, we performed in vivo testing for free radicals in UAL-produced fat emulsion, using the Thiobarbituric Acid Reactive Substances-Assay. No clinically significant effect on hemoglobin, serum fat or proteins, even after megasuction, was seen. Furthermore, no statistically significant increase of lipid peroxidation products after 5 min of ultrasound treatment could be detected. There were no major postoperative complications. Based on our experience with this method, and on the data we found, we believe that UAL is a safe, effective and user-friendly method or body contouring. Further investigations will follow.

Key words: Ultrasound-assisted Lipoplasty – Lipidperoxidation – Complications

Zusammenfassung. Seit 1.1.1998 werden an unserer Klinik bei allen Patienten mit UAL-Behandlung technische Parameter, Komplikationen und Schmerzverlauf prospektiv erfasst. Daneben wird der Einfluss der UAL auf Hämoglobin und verschiedene Parameter des Fett- und Eiweißstoffwechsels untersucht. Bei 10 Patienten erfolgten in-vivo Analysen bezüglich freier Radikale (Thiobarbituric Acid Reactive Substances Assay). Es zeigte sich kein signifikanter Effekt auf Hb, Serum-Lipide und -Proteine, selbst nach Megasaugungen. Es konnte kein signifikanter Anstieg der Lipidperoxidationsprodukte bis 5 min. Ultraschallbehandlung gemessen werden. Es traten keine schweren postoperativen Komplikationen auf. Anhand der uns vorliegenden Erfahrungen und Daten halten wir die UAL für eine sichere, effektive und damit verbesserte Methode der Körperformung. Weitere Untersuchungen folgen.

Schlüsselwörter: Ultraschall-assistierte Lipoplastik – Lipidperoxidation – Komplikationen

Operative Behandlung der benignen symmetrischen Lipomatose Launoise-Bensaude

B. Reichert, J. Greb und M. Schrader

Plastische Chirurgie, Medizinische Universität, Ratzeburger Allee 160, 23538 Lübeck

Surgical Treatment of Benign Symmetric Lipomatosis Launois-Bensaude

Summary. Symmetrically-appearing, fatty, subcutaneous accumulations are found in the cervical region, trunk and extremities. Donhauser (1991) classified type I (Madelung's neck), pseudoathletic type II and gynacoid type III. The first manifestations appear between 35 and 60 years. There is a high coincidence with alcohol abuse. Dietetic measures and conservative treatment are without effect, and therefore the treatment of choice is surgical. Dermolipectomy is useful, if surplus skin needs to be resected. Otherwise, the tumescent technique for liposuction is performed. Several procedures are required: 3.8 operations in type I and II, 1.2 in type III (33 patients treated between 1990 and 1999). Complications usually are due to infections. In excessive cases, the risk of such complications is considerably increased.

Key words: Lipomatosis – Multiple symmetrical – Surgery – Operative methods

Zusammenfassung. Die subcutanen Fettgewebsansammlungen finden sich zervikal, nuchal, am Oberkörper und an den Extremitäten, jeweils in symmetrischer Ausprägung. Nach Donhauser (1991) unterscheidet man den lokalisierten Typ I (Madelung-Fetthals) von pseudoathletischem (II) und gynäkoidem Typ III. Erstmanifestation häufig erst in der 4. bis 6. Dekade. Es besteht eine hohe Koinzidenz mit Alkoholmißbrauch. Diätetische oder andere konservative Maßnahmen bleiben ohne Effekt, die Behandlung der Wahl ist chirurgisch. Die Dermolipektomie erlaubt ergänzende modellierende Korrekturen bei Hautüberschuß. Ansonsten steht die Lipexhairese in der Tumeszenztechnik im Vordergrund. Die Behandlung erfordert ein mehrzeitiges Vorgehen: bei den Typen I und II 3,8 Eingriffe, bei Typ III 1,2 (33 Pat., 1990–99). Komplikationen sind zumeist durch Infekte bedingt. Bei exzessivem Ausgangsbefunden besteht ein erheblich gesteigertes Komplikationsrisiko.

Schlüsselwörter: Multiple symmetrische Lipomatose – Chirurgische Methoden

Die Rolle eines subjektiven „outcome-score" bei der Bewertung unterschiedlicher Amputationsverfahren

B. Karle, M. Wittemann und G. Germann

Abteilung für Verbrennungen, Plastische und Handchirurgie, BG Unfallklinik Ludwigshafen, Ludwig-Guttmann-Straße 13, 67071 Ludwigshafen

The Role of a Subjective Outcome Score to Evaluate Different Amputations on the Hand

Summary. Eighty seven patients with ray amputation, and 19 patients with amputation of the proximal phalanx were enrolled into the study and examined with respect to hand strength and the esthetic result after amputation. Postoperative functional outcome and clinical symptoms were evaluated with the DASH-questionnaire. The results showed that patients with amputation of the proximal phalanx mainly demonstrated a higher satisfaction in the DASH-questionnaire and a lesser loss of strength postoperatively. The esthetic aspect was rated better after ray amputation. Significant difference was seen only in parts of the DASH-questionnaire. Not only the function of the hand, but also postoperative quality of life, esthetic result, sex and occupation of the patient should be considered when the indication for ray amputation or amputation of the proximal phalanx is pending.

Key words: Ray amputation – Amputation proximal phalanx – Hand function – DASH-questionnaire

Zusammenfassung. Es wurden insgesamt 87 Patienten mit Amputation eines Fingerstrahls und 19 Patienten mit Grundgliedamputation eines Langfingers nachuntersucht. Verglichen wurde Kraft und Ästhetik der operierten Hand sowie die postoperative subjektive Zufriedenheit der Patienten in Bezug auf Funktion und Symptomatik der operierten Hand anhand des DASH-Fragebogens. Dabei zeigten Patienten mit Grundgliedamputation bei den Kraftmessungen und beim DASH-Fragebogen überwiegend bessere Ergebnisse, während die Ästhetik der operierten Hand von Patienten mit Strahlamputation besser bewertet wurde. Ein signifikanter Unterschied bestand dabei nur in Teilbereichen des DASH-Fragebogen. Bei der Entscheidung über die Höhe der Amputation sollten nicht nur die Funktion der Hand, sondern auch die subjektive Zufriedenheit, Ästhetik, Geschlecht und Beruf des Patienten einen Einfluß haben.

Schlüsselwörter: Strahlamputation – Grundgliedamputation – Handfunktion – DASH-Fragebogen

Verbesserung der Perfusion nach Gewebetransfer durch Gewebsplasminogenaktivator

B. D. Krapohl, M. Siemionow, J. E. Zins, H.-G. Machens, B. Reichert und P. Mailänder

Plastische Chirurgie, Handchirurgie, Zentrum für Schwerbrandverletzte, Medizinische Universität Lübeck, Ratzeburger Allee 160, 23538 Lübeck

Tissue-Plasminogen Activator Improves Perfusion After Tissue Transfer

Summary. In this study, we investigated the effect of t-PA on the thrombogenic insult caused by an inverted arterial suture. Twenty-four male rats were divided into four groups. In group I, the cremaster muscle was isolated on its neurovascular pedicle as an end organ flap. In group II, after muscle dissection, a thrombogenous inverted suture was performed at the ipsilateral common iliac artery. Following the inverted suture, t-PA was infused locally in group III and vehicle only was administered in group IV. After 24 h, the cremaster was prepared for intravital microscopy in all four groups. Following inverted suture, capillary perfusion was significantly reduced from 6.23 (group I) to 1.50 (group II) capillaries per visual field. t-PA treatment following inverted suture (group III) led to a significant restoration of capillary perfusion from 1.50 (group II) and 2.50 (group IV) to 6.00 (group III) capillaries per visual field. By maintaining capillary perfusion, t-PA may increase muscle flap survival rates.

Key words: Tissue-plasminogen activator – Intravital microscopy – Rat cremaster model – Muscle perfusion

Zusammenfassung. In dieser Studie wurde die Wirkung von t-PA auf die Perfusion von Muskellappen nach thrombogenem Reiz evaluiert. 24 männliche Ratten wurden in vier Gruppen mit je sechs Tieren unterteilt. In Gruppe I wurde der Cremaster als gestielter Muskellappen isoliert. In Gruppe 2 folgte der Muskeldissektion eine semizirkuläre thrombogene invertierende Naht an der ipsilateralen A. iliaca communis. Gruppe 3 erhielt nach der invertierenden Naht lokale intraaterielle t-PA-Infusion und Gruppe 4 ausschließlich Infusion des Vehikels. Nach 24 Stunden wurden in allen Gruppen die hämodynamischen Parameter, in den Muskellappen mittels intravitaler Mikroskopie gemessen. Nach invertierender Naht nahm die Kapillarperfusion signifikant von 6,23 (Gruppe 1) auf 1,50 (Gruppe 2) perfundierte Kapillaren je Gesichtsfeld ab. Nach t-PA Applikation wurde die Kapillarperfusion signifikant wiederhergestellt von 1,50 (Gruppe 2) und 2,50 (Gruppe 4) auf 6,00 (Gruppe 3). Durch Erhaltung der kapillären Perfusion vermag t-PA die Überlebensrate von Muskellappen zu erhöhen.

Schlüsselwörter: Gewebsplasminogenaktivator – intravitale Mikroskopie – Ratten-Cremaster-Modell – Muskelperfusion

Kallusdistraktion bei malignen Knochentumoren – welche Indikation, welche Technik – was kann sie leisten?

R. Baumgart, P. Thaller, L. Schweiberer und W. Mutschler

Klinikum Innenstadt, Chirurgische Klinik und Poliklinik, Ludwig-Maximilians-Universität München, Nußbaumstraße 20, 80336 München

Distraction Osteogenesis for Malignant Bone Tumors – Indications, Technique. What is the Potential?

Summary. Prognosis of malignant bone tumors has improved decisively during the last years, above all due to the considerable success of chemotherapy and also by refined MRT diagnosis. Overall complete surgical removal of the tumor remains the essential part of the treatment concept. The reconstruction of the bony defect with allogene bone grafts, as well as with usage of prothesis, represent unsatisfactory solutions. In our clinic, a total of 12 patients (six during and six after chemotherapy) were treated with the distraction osteogenesis method after resection of malignant bone tumors. The transport of the segment was carried out automatically, either with a traction-wire in combination with an external fixateur, or with a fully-implantable intramedullary nail. In all cases, bony reconstruction was possible to bridge the defect gap (10 to 18 cm distance). The method takes a lot of time, but the regenerate is biologically and mechanically of high value. In salvaging the patient's own joint, we found good functional outcome.

Key words: Distraction osteogenesis – Malignant bone tumors – Joint-Salvage

Zusammenfassung. Die Prognose maligner Knochentumore hat sich in den letzten Jahren vor allem durch die beachtlichen Erfolge der Chemotherapie und auch der verfeinerten MRT-Diagnostik entscheidend verbessert. Die vollständige chirurgische Entfernung des Tumors im Gesunden ist weiterhin essentieller Bestandteil des Behandlungskonzeptes. Bei der Rekonstruktion stellen sowohl allogener Knochen als auch Prothesen diesbezüglich unbefriedigende Lösungen dar. An unserer Klinik wurden insgesamt 12 Patienten (6 während und 6 nach Chemotherapie) nach Resektion maligner Knochentumore mit der Kallusdistraktionsmethode behandelt. Der Segmenttransport erfolgte vollautomatisch entweder mit einem Zugseil in Kombination mit einem externen Fixateur oder mit einem vollimplantierbaren Distraktionsmarknagel. In allen 12 Fällen konnte eine knöcherne Überbrückung der Defektstrecke (10–18 cm) erreicht werden. Die Methode ist zeitaufwendig, das Regenerat ist aber biologisch und mechanisch hochwertig. Bei Erhalt des eigenen Gelenkes resultiert ein gutes funktionelles Ergebnis.

Schlüsselwörter: Kallusdistraktion – maligne Knochentumore – Gelenkerhalt

Herzchirurgie

Inflammatorische Reaktionen auf die mediane Sternotomie und die Herz-Lungen-Maschine in der chirurgischen Behandlung der koronaren Eingefäßerkrankung – Eine prospektiv randomisierte Studie zwischen der konventionellen und minimal-invasiven Technik

V. Gulielmos, H.-M. Dill, M. Eller, S. Thiele, M. Menschikowskie und S. Schüler

Herz- und Kreislaufzentrum Dresden, Fetscherstraße 76, 01307 Dresdnen

Inflammatory Response to Median Sternotomy and Cardiopulmonary Bypass in the Surgical Treatment of Single Vessel Disease – A Prospective Randomized Study Between Conventional and Three Minimally-Invasive Surgical Techniques

Summary. Cardiopulmonary bypass (CPB), used in conventional coronary surgery, is combined with inflammatory response. In a prospective randomized study including 40 patients, we investigated which trigger (CPB or surgical access) is responsible for which inflammatory parameter. The following techniques were used: technique 1 – CPB and median sternotomy (MS), technique 2 – CPB and lateral minithoracotomy (LMT), technique 3 – beating heart and MS, technique 4 – beating heart and LMT. The use of CPB is combined with more cardiac damage (CK-MB, Troponin T), leads to more stress (Homovanillic acid) and also stimulates inflammatory parameters (IL-10). Minithoracotomy was identified as a source of inflammatory response (IL-6, C-reactive Protein). The biochemical changes didn't influence clinical outcome.

Key words: Minimally-invasive surgery – Inflammatory response – Cardiopulmonary bypass – Median sternotomy

Zusammenfassung. Die Herz-Lungenmaschine (HLM) führt in der konventionellen Koronarchirurgie zu inflammatorischen Reaktionen. Eine prospektiv randonisierte Studie mit 40 Patienten sollte klären welcher Trigger (HLM oder chirurgischer Zugang) für welche inflammatorischen Parameter verantwortlich ist. Folgende Operationstechniken wurden verwendet: Technik 1 – HLM und mediane Stenotomie (MS), Technik 2 – HLM und laterale Minithorakotomie (LMT), Technik 3 – am schlagenden Herzen und MS, Technik 4 – am schlagenden Herzen und LMT. Der Einsatz der HLM ist mit größerem Herzmuskelschaden (CK-MB, Troponin T) verbunden, löst eine störkere Streßreaktion (Homovanillinsäure) aus und stimuliert inflammatorische Parameter (IL-10). Die Minithorakotomie wurde als ein Auslöser der Immunantwort (IL-6, C-reaktives Protein) identifiziert. Die biochemischen Veränderungen beeinflußten das klinische Ergebnis nicht.

Schlüsselwörter: minimalinvasive Chirurgie – inflammatorische Reaktion – Herz-Lungenmaschine – mediane Sternotomie

Technik der Omentumplastik bei der septischen Sternumdehiszenz

H. Stöltzing, J. Noetzel, K. Hellberg und K.-P. Thon

Abteilung für Allgemein-, Viszeral- und Unfallchirurgie, Robert-Bosch-Krankenhaus, Auerbachstraße 110, 70376 Stuttgart

Septic Sternal Dehiscence: Treatment by Omentoplasty

Summary. Chronic septic sternal dehiscence may develop in about 0.1–0.2% of cardiosurgical operations. Operation technique. Careful debridement. Small upper abdominal incision, preparation of the greater omentum. Transposition of the omental flap in the sternal defect. Abdominal closure with regard to the vascular supply of the flap. Primary thoracic wound closure covering the omental flap. Results. An omentoplasty was performed in seven patients with chronic sternal defects. Primary wound healing, as well as healing of the sternal infection, could be achieved in each patient. Two patients needed an abdominal cicatriceal hernia repair months later. Conclusion. Omentoplasty is a safe and usually successful operation in septic sternal dehiscence after heart surgery. Therefore, this elegant, technically-easy operation should find wider application in appropriate cases.

Key words: Septic sternal dehiscence – Omentoplasty

Zusammenfassung. Nach ca. 0,1–0,2% aller kardiochirurgischen Ops tritt eine chronische septische Sternumdehiszenz auf. Operationstechnik. Sorgfältiges Debridement. Kleine Oberbauchlaparotomie, Präparation des Omentum majus. Transposition des Netzlappens in den Defekt. Laparotomieverschluß unter Beachtung des Netzstieldurchtritts. Primärer Wundverschluß vor dem Netzlappen. Ergebnisse. Bei 7 Pat. wurde eine Omentumplastik durchgeführt. In allen Fällen kam es zur primären Wundheilung und Ausheilung der Sternumosteitis. Bei 2 Pat. wurde später eine Oberbauchnarbenhernie saniert. Schlußfolgerung. Bei der septischen Sternumdehiszenz nach kardiochirurgischen Eingriffen ist die Omentumplastik ein sicheres Operationsverfahren mit hoher Erfolgsrate. Die Kenntnis der relativ einfachen Operationstechnik sollte daher weitere Verbreitung finden.

Schlüsselwörter: Septische Sternumdehiszenz – Omentumplastik – Sternumosteitis

Die Reoperation nach aortokoronaren Bypässen bei multimorbiden Patienten

F. Dalladaku, M. Wanner, C. Beller, S. Bauer, T. Schröder und J. Ennker

Herzzentrum Lahr/Baden, Hohbergweg 2, 77933 Lahr

Reoperative Coronary Bypass Surgery in Multimorbid Patients

Summary. The indication for reoperative aortocoronary bypass surgery (ACB) in multimorbid patients requires a thorough analysis. Literature reports mortality due to reoperative-ACB of 5–7%. In the Heart Institute of Lahr/Baden, the lethality in 115 reoperated patients between

January 1995 and December 1996 was 2.7%. By the intraoperative use of arterial grafting material, consequent application of ante- and retrograde cardioplegia, the liberal application of intraaortic counterpulsation (IABP) and the postoperative employment of modern intensive care medicine – consisting of a highly-trained medical and nursing staff and the application of new techniques such as early percutaneous tracheostomy, early use of continous-veno-venous hemofiltration and permanent monitoring of hemodynamics – the lethality of reoperated ACB-patients decreased significantly to 0.58% from January 1997 until December 1999.

Key words: Multimorbid patient – Aortocoronary reoperation

Zusammenfassung. Die Indikationsstellung für eine aortokoronare (ACB) Rezidivoperation muß bei multimorbiden Patienten sehr sorgfältig gestellt werden. Die RE-ACVB Operation zeigt in der Literatur eine Mortalität zwischen 5–7%. Im Herzzentrum Lahr/Baden lag die Letalität bei 115 reoperierten im Zeitraum 1995 bis 1996 bei 2,7%. Durch intraoperative Verwendung von arteriellen Grafts, konsequenter Anwendung von ante- und retrograder Blutkardioplegie, liberalem Einsatz der intraaortalen Gegenpulsation sowie postoperativ durch neuzeitliche intensivmedizinische Maßnahmen wie frühzeitige Dilatationstracheotomie bei langzeitbeatmeten Patienten und umgehende veno-venöse Hämofiltration, engmaschiges hämodynamisches Monitoring und hohe Pflegestandards konnte die Letalität bei 171 reoperierten Bypasspatienten im Zeitraum von 1997 bis 1999 auf 0,58% gesenkt werden.

Schlüsselwörter: multimorbider Patient – aortokoronare Reoperation

Entfernung von Schrittmacherelektroden mit mechanischen Extraktionshilfen

F. Redling, H. Bushnaq, H. S. Hofmann und R. E. Silber

Klinik für Herzchirurgie Karlsruhe GmbH, Franz-Lust-Straße 30, 76185 Karlsruhe

Pacemaker Lead Extraction Using Stylet Systems

Summary. Extraction of infected or defect pacemaker electrodes becomes more and more important. All lead extractions using stylets at Martin-Luther-University Halle-Wittenberg, Cardiothoracic Surgery Unit, were retrospectively examined. In 32 patients (19 m, 13 f), mean age 60.5 ± 20.3 years (range 5–84 years), pacing lead extraction was performed under general anesthesia. Mean implantation duration was 6.5 ± 3.6 years (range 0.5–15 years). Thirty three leads (82%; 6 atrial leads, 27 ventricular leads) were completely or nearly completely extracted. In six cases (18%; 2 atrial leads, 4 ventricular leads) extraction was not possible due to hemodynamic instability (n = 2), tissue adhesions (n = 2) or mechanical lead problems (n = 2). Complications were rare, so we think mechnical lead extraction using stylet systems is effective and safe in experienced hands.

Key words: Pacemaker – Pacemaker lead – Lead extraction

Zusammenfassung. Die Entfernung infizierter, defekter oder funktionsloser Schrittmacherelektroden gewinnt immer größere Bedeutung. Wir untersuchten retrospektiv alle Elektrodenentfernungen mit mechanischen Extraktionssystemen an der Klinik für Herz- und Thoraxchirurgie der Martin-Luther-Universität Halle-Wittenberg. Bei 32 Patienten (19 m, 13 w) mittleres Alter 60,5 ± 20,3 Jahre (5–84 Jahre) wurde die Elektrodenentfernung in Allgemeinnarkose durchgeführt. Die mittlere Implantationsdauer der Elektroden betrug 6,5 ± 3,6 Jahre (0,5–15 Jahre). 33 Elektroden (2%, 6 atriale, 27 ventrikuläre) konnten (fast) vollständig entfernt werden. Bei 6 Elektroden (18%, 2 atrialen, 4 ventrikulären) gelang die Extraktion aufgrund hämogynamischer Instabilität (n = 2), Verwachsungen (2) oder mechanischer Elektrodenprobleme (2) nicht. Die Komplikationsrate war niedrig. Wir halten die Elektrodenentfernung mit mechanischen Extraktionssystemen für eine sichere und effektive Methode.

Schlüsselwörter: Schrittmacher – Elektrode – Elektrodenextraktion

Eine prospektiv randomisierte Vergleichsstudie zwischen konventioneller und drei minimal-invasiv-chirurgischen Techniken zur Behandlung der koronaren Eingefäßerkrankung

V. Gulielmos, H.-M. Dill, M. Eller, S. Thiele, S. Spitzer und S. Schüler

Herz- und Kreislaufzentrum Dresden, Fetscherstraße 76, 01307 Dresden

A Prospective Randomized Comparison Between Conventional and Three Minimally-Invasive Surgical Techniques for the Treatment of Single Vessel Disease

Summary. Minimally-invasive surgical (MIS) techniques in cardiac surgery promise reduced perioperative trauma providing good surgical results. The MIS techniques avoid median sternotomy and/or cardiopulmonary bypass. We randomized 40 patients with single vessel disease into three groups for the MIS techniques (group 1 - cardiopulmonary bypass (CPB) and lateral minithoracotomy (LMT), group 2 - beating heart and median sternotomy (MS), group 3 - beating heart and LMT and one group for the conventional technique (CPB and MS). All patients survived, and there were no differences in the time of hospitalization. Minithoracotomy is related to less postoperative blood loss. Patients receiving median sternotomy procedures had better postoperative lung function. Neither use of CPB or surgical access influences surgical outcome in this rather less-morbid patient group.

Key words: Minimally-invasive surgery – Median sternotomy – Minithoracotomy – Cardiopulmonary bypass

Zusammenfassung. Minimal-invasiv-chirurgische (MIC) Techniken versprechen in der Herzchirurgie eine Reduktion des operativen Traumas mit gleich gutem chirurgischen Ergebnis. Die MIC Techniken zeichnen sich durch die Vermeidung der medianen Sternotomie (MS) bzw. der Herz-Lungenmaschine (HLM) aus. Es wurden 40 Patienten mit koronarer Eingefäßerkrankung randomisiert und mit drei MIC Techniken (Technik 1 - HLM und laterale Minithorakotomie (LMT), Technik 2 - ohne HLM und MS, Technik 3 - ohne HLM und LMT) oder mit der konventionellen Technik (HLM und MS) operiert. Alle 40 Patienten überlebten die Operation. Es gab keine Unterschiede bezüglich der Hospitalisierungszeit. Die Eingriffe mit LMT sind mit geringeren Drainagemengen verbunden. Die MS geht mit einer besseren postoperativen Lungenfunktion einher. Weder der Einsatz der HLM noch der chirurgische Zugang beeinflussen das chirurgische Ergebnis in dieser relativ wenig morbiden Patientengruppe.

Schlüsselwörter: minimalinvasive Chirurgie – mediane Sternotomie – Minithorakotomie – Herz-Lungenmaschine

Postoperative Kinetik und diagnostische Aussagekraft der Laktatkonzentration nach koronarchirurgischen Eingriffen mit HLM

A. A. Peivandi, M. Dahm, G. Hafner, S. Guth, A. H. Loos und H. Oelert

Herz-, Thorax- und Gefäßchirurgie, Universitätsklinik Mainz, Langenbeckstraße 1, 55131 Mainz

Kinetic and Diagnostic Value of Lactate Concentration in Serum After CABG Surgery with ECC-A Clinical Prospective Study

Summary. Objective. To prospectively determine kinetics and diagnostic value of serum lactate after CARG with ECC. Methods. One hundred and fifteen patients (63.9 ± 10.2 years; EF $56.3 \pm 15.4\%$) undergoing elective CABG. Serum lactate measured preoperatively and 1, 6, 12, 24, 48 and 120 h after declamping. CRP and leukocytes counts determined preoperatively, day 1, 2 and 5. Results. No patient developed mesenteric ischemia but n = 25 lactic acidosis (max. lactate > 5 mmol/l) with its peak 12 h after declamping (median = 6.2 mmol/l) and return to normal after 12 h. A positive correlation between postoperative lactate, leukocytes (P = 0.001/0.015; 1/24 h after declamping) and duration of reperfusion (P = 0.029) and intubation (P = 0.026) was found. Patients with lactic acidosis showed significantly higher incidence of septiformic instability (P = 0.002). Conclusion. Lactic acidosis is frequently encountered after CABG, is short-lasting and does not imply mesenteric ischemia.

Key words: Lactic acidosis – CABG – Mesenteric ischemia

Zusammenfassung. Zielsetzung. Prospektive Ermittlung von Kinetik und diagnostischem Wert des Serumlaktats nach koronarem Bypass (ACB). Material und Methodik. 115 Patienten (63.9 ± 10.2 J) mit ACB. Laktatbestimmung prä-op, 1, 6, 12, 24, 48 und 120 h nach Aortenabklemmung und vor CRP und Leukozytenzahl prä-op, am 1, 2. und 5. post-op Tag. Ergebnisse. Bei 22% der Patienten post-op Laktatspiegel über 5 mmol/l (Laktazidose) mit Maximum nach 12 h (X_{Med} = 6.2 mmol/l) und Normalisierung innerhalb von 12 Std. Positive Korrelation zwischen Laktat und Reperfusion (p = 0.029) und Leukozytenzahl (p = 0.001/0.015). Bei Laktazidose post-op vermehrt septiformer Kreislauf (P = 0.002). Schlußfolgerung. Ein passagerer Laktatanstieg ist häufig nach ACB mit ECC, dauert kurz mit guter Prognose. Initial erhöhte Laktatkonzentration sind häufig mit septiformen Kreislaufbildern vergesellschaftet ohne abdominelle Ischämie.

Schlüsselwörter: Laktazidose – koronarchirurgische Eingriffe – abdominelle Ischämie

Präparation der IMA mittels Argon Force GSU System

M. Laß, S. Geidel und J. Ostermeyer

Abteilung für Herzchirurgie, Allgemeines Krankenhaus St. Georg, Lohmühlenstraße 7–9, 20099 Hamburg

Is It Helpful to Use the Argon Force GSU System for IMA Preparation?

Summary. From June 1996 to May 1998, 142 patients (mean age 57.7; 39–72 years); 121 male, 21 female) underwent preparation of the LIMA for bypass surgery. The mammarian pedicle was mobilized by cutting the tissue with the Argon Force cauter, including vessels and sidebranches without use of clips. The LIMA was used in 136 patients (94.4%). Mean duration of preparation time was 17.7 min (12–25). We did not see any infarction, unusual blood loss or wound infection due to this new method. Histological examination did not show any pathologic alteration of the mammarian wall. We concluded that using the Argon Force GSU System is a reliable and time-saving method.

Key words: Mammarian preparation – Argon Force GSU System

Zusammenfassung. Von Juni 96 bis Mai 98 wurden 142 Patienten (Alter 57,7/39–72 Jahre) (121 Männer/21 Frauen zur Bypassoperation die LIMA präpariert. Der Mammariapedicle wurde mit dem Argon Force Kauter direkt mobilisiert indem das Gewebe und die Seitenäste durchtrennt wurden, ohne Hämoclips zu verwenden. Die LIMA wurde in 136 Fällen verwendet (94,4%). Die Präparationszeit betrug 17,7 min (12–25 min). Es traten keine perioperativen Infarkte auf, wir sahen keine erhöhte Blutungsneigung und keine Wundinfektion. Wir konnten zeigen, daß die Anwendung des Argon Force GSU Systems eine verläßliche und zeitsparende Methode ist.

Schlüsselwörter: Mammaria-Präparation – Argon Force GSU System

Wie sollen Herztransplantations (HTX)-Kandidaten mit einer Heparin-induzierten Thrombozytopenie vom Typ II (HIT II) antikoaguliert werden?

S. Christiansen, U.-R. Jahn, J. Meyer, H. Van Aken, H.-H. Scheld und D. Hammel

Klinik und Poliklinik für Thorax-, Herz- und Gefäßchirurgie, Universität Münster, Albert-Schweitzer-Straße 33, 48149 Münster

How Should Candidates for Cardiac Transplantation Suffering from Heparin-Induced Thrombocytopenia Type II (HIT II) Be Anticoagulated?

Summary. We report on an alternative anticoagulation management in 4 HIT II-positive candidates for cardiac transplantation, as anticoagulation with danaparoid-sodium (DS) or r-hirudin is associated with a greater risk of bleeding complications or thromboembolic events. Patients 1 and 2 underwent LVAD-implantation with DS. Patient 1 suffered from a fatal thrombosis despite effective anticoagulation, and patient 2 underwent twelve reexplorations for bleeding complications despite a normalized coagulation status. Tests for HIT-antibodies were negative in patients 3 and 4, so that heparin was used for LVAD-implantation and cardiac transplantation. Postoperative anticoagulation was done with DS or r-hirudin. Only one reexploration was necessary for a cardiac tamponade, thromboembolic events did not occur. If preoperative tests for HIT-antibodies are negative and postoperative anticoagulation is done with DS or r-hirudin, it may be possible to perform LVAD-implantation and cardiac transplantation with heparin to reduce the risk of bleeding complications or thromboembolic events.

Key words: Heparin-induced thrombocytopenia type II – Cardiac transplantation – Left ventricular assist device – Anticoagulation

Zusammenfassung. Wir berichten über eine alternative Antikoagulationsmethode anhand von 4 HIT II-positiven HTX-Patienten, da die Antikoagulation mit Orgaran oder Refludan häufiger zu Nachblutungen oder Thromboembolien (TE) führt. Bei 2 Patienten wurde Orgaran zur LVAD-Implantation bzw. HTX eingesetzt. Bei Patient 1 kam es trotz effektiver Antikoagulation zu einer letalen Thrombose. Bei Patientin 2 waren bei normalisiertem Gerinnungsstatus 12 Revisionen wegen Nachblutungen erforderlich. Die Patienten 3 und 4 waren vor der LVAD-Implantation und HTX HIT-Antikörper-negativ, so daß intraoperativ mit Heparin und postoperativ mit Refludan oder Orgaran antikoaguliert wurde. Es kam nur zu einer revisionspflichtigen Perikardtamponade, TE traten nicht auf. Wenn präoperativ keine HIT-Antikörper nachweisbar sind und die Antikoagulation postoperativ auf Orgaran oder Refludan umgestellt wird, können sowohl LVAD-Implantationen als auch die HTX zur Senkung des TE- bzw. Nachblutungs-Risikos möglicherweise mit Heparin durchgeführt werden.

Schlüsselwörter: Heparin-induzierte Thrombozytopenie Typ II – Herztransplantation – Links-Herz-Unterstützungs-System – Antikoagulation

Thoraxchirurgie

Thorakoskopische Behandlung des Pleuraempyems im Kindesalter

D. Cholewa, J. Waldschmidt, L. Stroedter und A. Kischkel

Kinderchirurgie, Universitätsklinikum Benjamin Franklin, Freie Universität Berlin, Hindenburgdamm 30, 12200 Berlin

Thoracoscopic Treatment of Pleural Empyema in Children

Summary. Between 1994 and 1999, nine children underwent thoracoscopy for purulent fluid accumulation in the pleural space. Five children were immunodeficient. There were three fibropurulent infections and six in stage III. Thoracoscopy was terminated when the rinsing fluid was clear and all areas of the lungs could be visualized and were freely expandable. The mean operating time was 70 (40–150) min. One child required an intraoperative blood transfusion. A conversion was not necessary in any of the cases. The siphon drainage was removed after 3 (2–6) days on average. Thoracoscopic decortication can also be performed in advanced stages. We recommend it for empyema with septa, or where drainage does not lead to complete decongestion of the lungs.

Key words: Thoracoscopy – Pleural empyema – Childhood

Zusammenfassung. Von 1994 bis 1999 thorakoskopierten wir neun Kinder wegen einer eitrigen Flüssigkeitsansammlung im Pleuraraum. Dreimal lag ein fibropurulentes Stadium vor, sechsmal das Stadium III. Die Thorakoskopie wurde beendet, wenn die Lunge in allen Bereichen einsehbar und frei expandierbar war und eine klare Spülflüssigkeit vorlag. Die mittlere Operationszeit betrug 70 (40–150) Minuten. Die intraoperative Blutgabe war bei einem Kind erforderlich. Eine Konversion war in keinem Fall nötig. Die Bülau-Drainagen wurden nach durchschnittlich 3 (2–6) Tagen entfernt. Eine thorakoskopische Dekortikation ist auch in fortgeschrittenen Stadien möglich. Wir empfehlen sie beim Empyem, wenn Septen nachgewiesen werden oder die Drainage nicht zur vollständigen Entfaltung der Lunge führt.

Schlüsselwörter: Thorakoskopie – Pleuraempyem – Kindesalter

Korrekturabzug nicht eingegangen.

Die thorakoskopische Talkumpleurodese – eine effektive Behandlungsmethode des malignen Pleuraergusses

G. Brünagel, P. Decker und A. Hirner

Klinik und Poliklinik für Allgemein-, Viszeral-, Thorax- und Gefäßchirurgie, Universität Bonn, Sigmund-Freud-Straße 25, 53105 Bonn

Thoracoscopic Talcum Pleurodesis (TTP) – Effective Treatment of Malignant Pleural Effusion

Summary. The aim of the palliative therapeutic procedure should be a fast, efficient and pain-free treatment of the malignant pleural effusions. Since 1995, the results of malignant pleural effusion treatment were analyzed retrospectively in 40 patients [23 men, 17 women; mean age 60 (21–89) years] who had undergone video-assisted TTP. The most frequent origin of malignant pleural effusion was breast cancer, followed by bronchial carcinoma and metastatic colorectal cancer. A precondition for TTP was the verification of a malignant pleural effusion by cytology. Following TTP, one patient suffered from pneumonia, treated successfully with antibiotics, and one recurrent disease occurred. Three patients died due to their severe primary malignancy. Average hospitalization was 7 days (3–14). TTP is the standard procedure in palliative treatment of malignant pleural effusion; the recurrency rate is low and the technique minimally invasive.

Key words: Pleural effusion – Thoracoscopic talcum pleurodesis

Zusammenfassung. Das palliative Therapieziel sollte eine schnelle, effektive und schmerzlose Beseitigung der Pleuraergüsse sein. Seit 1995 wurden bei 40 Patienten retrospektiv (23 Männer, 17 Frauen; durchschnittliches Alter 60 (21–86)) die Ergebnisse der videoassistierten thorakoskopischen Talkumpleurodese (TTP) analysiert. Häufigste Genese der malignen Pleuraergüsse waren das Mammacarcinom, gefolgt von dem Bronchialcarcinom und dem metastasiertem colorectalen Carcinom. Voraussetzung zur TTP war zuvor die Verifizierung der malignen Pleuraergüsse mittels einer Cytologie. Komplikationen: eine Pneumonie, welche antibiotisch behandelt werden konnte; ein Rezidiv. Drei Patienten starben postoperativ aufgrund ihrer fortgeschrittenen Grunderkrankung. Die durchschnittliche Liegezeit betrug 7 Tage (3–14). Die TTP stellt zur palliativen Behandlung maligner Pleuraergüsse das therapeutische Verfahren der Wahl dar, die Rezidivrate ist gering (2,5%) und das Verfahren wenig invasiv.

Schlüsselwörter: Pleuraerguss – thorakoskopische Talkumpleurodese

Korrekturabzug nicht eingegangen.

Ursachen und Behandlungsergebnisse bei Pleuraempyemen

B. Passlick, W. Sienel, J. Ehrly und O. Thetter

Klinik für Thoraxchirurgie, Asklepios Fachkliniken München-Gauting, Robert Koch Allee 2, 82131 Gauting

Treatment and Outcome of Primary and Secondary Empyema Thoracis

Summary. The present retrospective study involved 106 consecutive adult patients treated for primary or secondary empyema thoracis between 1994 and 1996. Operations were performed on 54 (50.9%) patients. Operative approaches were anterolateral thoracotomy (n = 43) and thoracoscopy (VATS, n = 11). Surgery was necessary in most cases of coincidental broncho-pleural fistulas (P = 0.04), posttraumatic empyemas or detection of staphylococcus areus, pseudomonas species or mycobacterium tuberculosis. The long-term follow-up, with a median follow-up duration of 2 years, revealed recurrent empyemas in 4.5% of all patients. Treatment plans for empyema thoracics should include drainage of the empyema by tube thoracostomy, VATS and traditional techniques such as decortication or open thoracostomy. For patients with reduced operability, installation of fibrinolytic agents should be considered as an alternative treatment option.

Key words: Empyema thoracis – VATS – Fibrinolytics – Follow-up

Zusammenfassung. In den Jahren 1994–1996 wurden an unserer Klinik 106 Patienten wegen eines Pleuraempyems behandelt. Bei 54 (50,9%) Patienten wurde eine operative Therapie in offener (n = 43) oder minimalinvasiver Technik (n = 11) durchgeführt. Eine Operation war insbesondere dann notwendig, wenn eine bronchopleurale Fistel (p = 0,04) vorlag, Staph. aureus oder Pseudomonas nachgewiesen wurde oder es sich um ein posttraumatisches, postoperatives oder tuberkulöses Empyem handelte. Nach einer medianen Beobachtungszeit von 2 Jahren war bei 4,5% der Patienten ein Rezidiv-Empyem aufgetreten. Die Behandlung des Pleuraempyems erfordert einen differenzierten Therapieplan, der die gezielte Drainage und Spülung des Empyems, die medikamentöse Eröffnung von Sekretverhalten bei Patienten mit eingeschränkter funktioneller Operabilität, die VATS und traditionellen Operationstechniken beinhalten sollte.

Schlüsselwörter: Pleuraempyem – VATS – Fibrinolyse – Langzeitergebnisse

Maligne tracheobronchiale Stenosen: endoskopische Therapie mittels Laser und Stentversorgung

F. W. Spelsberg, J. Reinmiedl, R. Merkle und F. W. Schildberg

Chirurgische Klinik, Klinikum Großhadern, Ludwig-Maximilians-Universität, Marchioninistraße 15, 81377 München

Endoscopic Treatment of Malignant Tracheobronchial Stenosis with Laser and/or Stent Application

Summary. Between January 1993 and August 1999, 80 patients (pat.) with malignant tracheobronchial stenosis were treated with laser or stent. Thirty nine were treated with Nd:Yag Laser only (1–8 times, 86 total). Large tumors were treated several times. In all pat., bronchoscopy was performed regularly. Location: trachea 16 pat., main bronchus 13, both main bronchus 3, lobar br. 7 (up to 95% stenosis). Primary tumor: 12 BC, 16 metastatic (kidney, colon, sarcoma, hcc, ovar, hypopharynx); 11 tracheal infiltrations (5 thyroid, 3 laryngeal, 2 esophageal, 1 mediastinal, 1 tracheal); mean follow-up 128 days (1–1007). Forty nine stents were implanted in 41 pat. (covered or uncovered): 32 tracheal stents, 17 bronchial stents (21 additional laser applications); mean follow-up 185 days (1–1577). Even almost-complete malignant occlusions could be treated successfully.

Key words: Trachea – Laser – Stent – Bronchoscopy

Zusammenfassung. 1/93–8/99 wurden 80 Pat. mit inoperablen malignen Stenosen des Tracheobronchialsystems behandelt. Bei 39 Pat. wurden nur mit dem Nd:YAG Laser (im Mittel 2,1 Laserungen) behandelt (1–8 Sitzungen, gesamt 86). Bei großem Tu erfolgte die Abtragung in mehreren Sitzungen, alle Pat. wurden regelmäßigen Kontroll-BS zugeführt. Betroffen waren: Trachea bei 16 Pat., Hauptbr. bei 13, beide Hauptbr. bei 3, 1 Lappenbr. bei 7, Stenosegrad bis 95%. Primärtumor: 12 BC/BC-Rezidiv, 16 Metas (Niere, Colon, Sarkom, HCC, Ovar, Hypopharynx), 11 Trachealinfiltrationen von außen (5 SD-, 3 Larynx-, 2 Ö-, 1 Mediastinal-, 1 Tracheal-Ca), mittl. Nachbeobachtung 128 d (1–1007). 41 Pat. wurden mit 49 Stents versorgt (covered oder uncovered wallstents), 32 Stents wurden in der Trachea, 17 Stents in Haupt- oder Lappenbr. implantiert, ergänzt durch 21 Laserungen, mittl. Nachbeobachtung 185 d (1–1597). Endoskopisch konnten auch höchstgradige inoperable maligne Stenosen rekanalisiert werden.

Schlüsselwörter: Trachea – Laser – Stent – Bronchoskopie

Benigne tracheobronchiale Stenosen: endoskopische Therapie mittels Laser und Stentversorgung

J. Reinmiedl, F. W. Spelsberg, C. Müller und F. W. Schildberg

Chirurgische Klinik, Klinikum Großhadern, Ludwig-Maximilians-Universität, Marchioninistraße 15, 81377 München

Endoscopic Treatment of Benign Tracheobronchial Stenosis with Laser and/or Stent Application

Summary. Between December 1992 and August 1999, 39 patients (pat.) with benign tracheobronchial stenosis were treated endoscopically (44 wall stents, 35 laser applications). Between January 1991 and February 1999, lung transplantation was performed in 98 patients (58 sLTX, 40 dLTX; 138 donor lungs). Anastomotic stenosis occurred in 12 of 138 anastomoses in 11 patients (four pat. laser, three pat. uncovered wall stents, four pat. laser plus stent); mean follow-up 443 days (22–1795). Two pat. with anastomotic leakage were treated with covered wall stents. Thirteen pat. who developed tracheal stenosis after tracheostomy were treated [11 wall stents, nine laser applications; mean follow-up 423 days (2–2112)]. Uncovered wall stents were implanted in nine pat. with goiter; mean follow-up 509 days (29–2026). Benign tracheobronchial stenosis after lung transplantation, or tracheostomy or goiter, was successfully treated with Nd:YAG laser therapy and or wall stent application.

Key words: Trachea – Laser – Stent – Bronchoscopy

Zusammenfassung. 12/92–8/99 wurden 39 Pat. wegen benigner tracheobronchialer Stenosen endoskopisch behandelt (44 Wallstents, 35 Laserungen). Es wurden 138 Lungenflügel bei 98 Pat. transplantiert (sLTX 58 Pat., dLTX 40 Pat.). Es traten bei 12/138 Anastomosenstenosen auf: 4 Pat wurden versorgt nur mit Nd:YAG-Laser (6 Sitzungen), 3 Pat. mit 4 uncovered Wall-Stents, 4 Pat. Stent + Laser (12 Laserungen, 7 Stents); mittl. Nachbeobachtung 443 Tage (22–1795). 2 Pat. mit Anastomoseninsuffizienz erhielten beschichtete Wall-Stents. Bei Z.n. Tracheostoma wiesen 13 Pat. eine Stenose der Trachea auf (11 Pat. mit Wall-Stents bei Malazie; 9 Pat. mit Laser bei Granulationen; 1–7 Sitzungen, mittlere Nachbeobachtung 423 Tage (2–2112). 9 Pat. mit benignen Schilddrüsenerkrankungen: 9 unbeschichtete Wall-Stents, mittlere Nachbeobachtung 509 Tage (29–2026). Nd:YAG-Laser und/oder Stentversorgung ermöglichen eine gute Kontrolle benigner Stenosen nach LTX, Tracheostoma oder bei Trachealkompression.

Schlüsselwörter: Trachea – Laser – Stent – Bronchoskopie

Lungenmetastasenresektion beim Schilddrüsenkarzinom – ein sinnvoller chirurgischer Therapieansatz?

S. Piltz, G. Meimarakis, F. W. Schildberg und H. Fürst

Chirurgische Klinik und Poliklinik, Klinikum Großhadern, Ludwig-Maximilians-Universität München, Marchioninistraße 15, 81377 München

Pulmonary Resection of Metastatic Thyroid Carcinoma – A Valuable Approach?

Summary. The value of surgical resection of pulmonary metastases in patients suffering from thyroid carcinoma is unclear. In the last 19 years, 13 patients underwent throacotomies for complete resection that resulted in a survival rate of 73% at 5 and 24% at 10 years. All patients were pretreated (chemotherapy, irradiation and/or radio-iodine). Three other patients were resected incompletely. Univariate analysis showed a better prognosis for complete resection (median survival time 90.2 vs 6.1 months; $P < 0.001$) and a disease-free interval less than 24 months (94.6 vs 41.1 months; $P < 0.05$). Compared with reported results, the five-year-survival rate of the surgically-treated patients corresponds to patients treated with non-operative methods only. Therefore, the indication for pulmonary resection should be thoroughly evaluated.

Key words: Thyroid carcinoma – Pulmonary metastases – Survival – Prognosis

Zusammenfassung. Der Stellenwert der operativen Entfernung von Lungenmetastasen beim Schilddrüsenkarzinom ist bisher nur unzureichend evaluiert worden. In den letzten 19 Jahren wurden 13 Patienten mit kurativem, drei weitere mit nicht kurativem Anspruch throakotomiert. Alle Patienten erhielten im Krankheitsverlauf eine Vorbehandlung (Chemotherapie, Bestrahlung, Radiojod). Das 5-Jahresüberleben betrug 73%, das 10-Jahresüberleben 24%. Die univariate Analyse ergab eine hochsignifikant bessere Prognose für radikal operierte Patienten (medianes Überleben 90,2 vs. 6,1 Monate; $p < 0,001$) und für ein tumorfreies Intervall von weniger als 24 Monaten (94,6 vs. 41,1 Mon.; $p < 0,05$). Verglichen mit Literaturmitteilungen entspricht das 5-Jahresüberleben der operierten Patienten in etwa dem der nicht-operativ behandelten Patienten. Die Indikation zur Metastasenresektion sollte daher streng gestellt werden.

Schlüsselwörter: Schilddrüsenkarzinom – Lungenmetastasen – Überleben – Prognose

Erweiterte Thymusresektionen bei fortgeschrittenen Thymustumoren

T. Schneider, K. Dressler, C. Kugler und H. Dienemann

Chirurgische Abteilung, Thoraxklinik-Heidelberg GmbH, Amalienstraße 5, 69126 Heidelberg

Extended Thymectomy for Advanced Thymoma

Summary. Thymomas progress slowly and require extended resection treatment in advanced stages. Thymectomy is the preferred treatment in Masaoka stage III tumors, whereas treatment in stage IV is a controversial issue. Forty five extended resections have been analyzed. Thymectomy was combined with resection of lung parenchyma (n = 28), pericardium (n = 33), phrenic nerve (n = 11), vestibule (n = 1), thoracic vessels (n = 14), pleura (n = 24), diaphragm (n = 5), thoracic duct (n = 1), and chest wall (n = 2). After resection of stage III thymomas, adjuvant irradiation was performed. After resection of stage IV combined irradiation/chemotherapy was used. Median survival of our patients (stage III: 77.4 months, stage IV: 50.5 months) clearly exceeds results in literature achieved after biopsy followed by chemotherapy. It is evident that patients with advanced thymoma profit from resection within a multimodality concept, even in those cases where only tumor reduction is obtained.

Key words: Thymoma – Extended thymectomy

Zusammenfassung. Thymustumore sind langsam wachsende Geschwülste, die in fortgeschrittenen Stadien erweiterte Resektionen notwendig machen. Im Stadium III nach Masaoka wird die Resektion favorisiert, das Vorgehen im Stad IV wird kontrovers diskutiert. Retrospektiv wurden 45 erweiterte Resektionen erfasst. Die Eingriffe wurden durch Resektionen an Lunge (28), Pericard (33), N. phrenicus (11), Vorhof (1), thorakalen Gefäßen (14), Pleura (24), Diaphragma (5), D. thoracicus (1) und Thoraxwand (2) erweitert. Im Stadium III folgte eine Radiotherapie, im Stadium IV eine komb. Radio-Chemotherapie. Das mittlere Überleben unserer Patienten (Stad III: 77,4 Mon., Stad IV: 50,5 Mon.) liegt deutlich über dem in der Literatur beschriebenen nach Biopsie und Chemotherapie. Es zeigte sich, daß Patienten mit fortgeschrittenem Thymustumor im Rahmen eines multimodalen Therapiekonzeptes von einer Resektion profitieren, selbst wenn nur eine Tumorreduktion erreicht werden kann.

Schlüsselwörter: Thymom – erweiterte Thymusresektion

Gefäßchirurgie

Die lokale transarterielle Lysetherapie bei Pfortader- und Mesenterialvenenthrombose: Eine erfolgversprechende Alternative zu herkömmlichen Therapieverfahren

G. Antoch, O. Hansen, N. Taleb, T. Heinz und W. Stock

Marien-Hospital Düsseldorf, Rochusstraße 2, 40479 Düsseldorf

Local Transarterial Thrombolysis in Portal and Mesenteric Vein Thrombosis: A Promising Alternative to Conventional Therapy

Summary. Introduction: Little is known about the therapeutic option of transarterial thrombolysis in patients with portal and mesenteric vein thrombosis. We report the case of a 35-year-old patient with subacute onset of portal and superior mesenteric vein thrombosis, who was treated with thrombolysis via a catheter placed in the superior mesenteric artery. Method: After transfemoral placement of the catheter in the superior mesenteric artery, thrombolysis with 100.000 I. U. of urokinase/h was carried out. After six days of treatment, the portal and superior mesenteric veins were completely recanalized, so that thrombolysis could be discontinued. There were no complications noted during the treatment. Conclusion: Transarterial thrombolysis proves to be a promising alternative to conventional therapeutic options in patients with portal and mesenteric vein thrombosis.

Key words: Transarterial thrombolysis – Portal vein thrombosis – Mesenteric vein thrombosis – Urokinase

Zusammenfassung. Einleitung: Über die Möglichkeit einer transarteriellen Thrombolyse bei Pfortader- und Mesenterialvenenthrombose ist bislang wenig bekannt. Wir berichten über einen 35-jährigen Patienten mit subakutem Verlauf der Erkrankung, der über einen in der A. mesenterica superior gelegenen Katheter thrombolysiert wurde. Methode: Nach Punktion der A. femoralis communis und Vorschieben des Katheters in die A. mesenterica superior erfolgte die transarterielle Thrombolyse mit 100.000 I. E. Urokinase/h. Nach 6 Tagen waren V. portae und V. mesenterica superior komplett rekanalisiert, so daß die Lysetherapie beendet wurde. Komplikationen traten während der Behandlung nicht auf. Schlußfolgerung: Bei Pfortader- und Mesenterialvenenthrombose bietet die transarterielle Thrombolyse eine erfolgversprechende Alternative zu herkömmlichen Therapieverfahren.

Schlüsselwörter: Transarterielle Thrombolyse – Pfortader, V. mesenterica superior – Urokinase

Endoskopische Perforansdissektion: Komplikationsarm bei venösen Ulcera cruris?

H. Raestrup, S. Coerper, M. Witte, M. Schaeffer, K. Manncke und H. D. Becker

Abteilung für Allgemeinchirurgie, Universitätsklinikum, Hoppe-Seyler-Straße 3, 72076 Tübingen

Subfascial Endoscopic Perforator Surgery (SEPS): Without Complications in Venous Ulcer Patients?

Summary. From January 1996 to February 2000, 73 patients with venous ulcers (history of 6 to 480 months) were treated by SEPS. All additionally received retrograde endoscopic fasciotomy. In 54 patients with a follow-up of more than 6 months, none of 21 preoperatively-healed ulcers became recidivist. Out of 33 patients with ulcers resistant to any former therapy, 21 healed. The complication rate was low, with three prolonged healings at site of endoscopic entry, three hyposensitivities and one deep vein thrombosis (10%; all treated conservatively), and one infection in the endoscopic channel.

Key words: Vein surgery – Perforator – Venous ulcer

Zusammenfassung. Von 1/96 bis 2/00 wurden 73 Patienten mit venösen Ulcera (Anamnese 6 bis 480 Monate) mit endoskopischer subfascialer Perforansdissektion (ESDP) am Unterschenkel behandelt, alle kombiniert mit retrograder Fasciotomie. Bei 54 Patienten, bei denen die Nachbeobachtung länger als 6 Monate betrug, trat bei 21, bei denen Ulcera bereits vor ESDP abgeheilt waren, kein Rezidiv auf. 21 von 33 bisher therapieresistenten Ulcera heilten im Anschluß nach ESDP. Die Komplikationsrate bei 73 Patienten war niedrig. Es traten 3 Wundheilungsstörungen an der Endoskopeintrittsstelle auf, 3 Sensibilitätsstörungen und 1 tiefe Beinvenenthrombose (10%, alle konservativ behandelt), sowie 1 Abszeß im Endoskopiekanal.

Schlüsselwörter: Varizen – Perforansdissektion – Ulcus venosum

Intraoperative Kombination aus operativer und endovaskulärer Therapie in der femoro-poplitealen Etage: Langzeitergebnisse über 5 Jahre

F. Verrel, C. Wolfertz, G. Küffer und B. Steckmeier

Chirurgische Klinik und Poliklinik, Klinikum der Universität München Innenstadt, Nußbaumstraße 20/ Pettenkoferstraße 8a, 80336 München

Long-term Results of Combined Femoro-Popliteal Endovascular Procedures and Proximal Surgical Revascularisation

Summary. In cases of inguinal arterial occlusion combined with stenosis or short occlusion of the distal femoral and/or popliteal artery, inguinal patchplasty with subsequent intraoperative angioplasty provides an alternative to implantation of a femoropopliteal bypass. We report the long-term results of a total of 75 patients who underwent inguinal patchplasty combined with either distal ballon dilatation (n = 58), Simpson-atherectomy (n = 12) or angioplasty with dynamic rotation (n = 12). The average observation period was 26 months. The primary patency rate according to Kaplan-Meier after 1, 12, 36 and 60 months respectively was: 94%, 68%, 62% and 56% for distal ballon dilatation; 100%, 92%, 73% and 73% for Simpson-atherectomy and 100%, 83%, 66% and 50% for angioplasty with dynamic rotation. The combined procedures as presented here provide patency rates comparable to that of femoropopliteal bypass with decreased invasivity, whereby the option for bypass implantation at a later point remains open.

Key words: Combined procedures – Inguinal patchplasty – Endovascular therapy – Femoropopliteal

Zusammenfassung. Bei Femoralisgabelverschlüssen mit additiven Stenosen oder kurzen Verschlüssen der femoro-poplitealen Strombahn bieten sich Kombinationsverfahren aus Femoralispatchplastik und intraoperativer Angioplastie als Alternative zu alleiniger Patchplastik oder femoro-poplitealer Bypassanlage an. Von 2/87 bis 6/94 wurden bei 75 Patienten eine Femoralispatchplastik mit 58 Dilatationen (ITA), 12 Simpson-Atherektomien (SA) und 12 Rotationsangioplastien (DR) kombiniert. Die mittlere Nachbeobachtungszeit betrug 26 Monate. Die primären Offenheitsraten (n. Kaplan-Meier) betrugen für die Kombination aus Patchplastik und ITA nach 1, 12, 36 und 60 Monaten 94%, 68%, 62% und 56%, bei Anwendung der SA 100%, 92%, 73% und 73% und bei der DR 100%, 83%, 66% und 50%. Die vorgestellten Kombinationsverfahren zeigen bei geringerer Invasivität vergleichbare Langzeitergebnisse wie bei femoro-poplitealer Bypassanlage, welche als Option zu einem späteren Zeitpunkt gegeben bleibt.

Schlüsselwörter: Kombinationsverfahren – Fermolarispatchplastik – endovaskuläre Therapie – femoro-popliteal

Indikation zur Stentgraft-Therapie an der Aorta descendens

R. Scharrer-Pamler, X. Kapfer, K.-H. Orend und L. Sunder-Plassmann

Abteilung für Thorax- und Gefäßchirurgie, Chirurgische Universitätsklinik Ulm, Steinhövelstraße 9, 89075 Ulm

Endovascular Grafts for Treating Thoracic Aortic Aneurysms and Dissections

Summary. Between July 1995 and April 2000, 35 patients underwent endovascular treatment of the thoracic aorta. In 19 patients (age 52–87 years), an aortic aneurysm was treated. In eight cases, an emergent endovascular repair was performed. Five patients revealed a perigraft endoleak, each treated by additional stentgraft implantation. One patient died postoperatively due to a multiorgan failure. Seven patients with a chronic type-B dissection were successfully treated by endovascular sealing of the entry. Again, four patients with an acute traumatic rupture of the descending aorta were treated by stentgraft repair. One polytraumatized patient died postoperatively due to a liver insufficiency. Endovascular repair of the descending aorta is a safe and effective procedure with big advantages, especially for elderly and multimorbid patients.

Key words: Descending aorta – Stentgraft – Aneurysm – Dissection

Zusammenfassung. Im Zeitraum von 7/95 bis 4/2000 erfolgte bei 35 Patienten eine stentgestützte Rekonstruktion an der Aorta descendens. Bei 19 Patienten (Alter 52–87 Jahre) lag ein thorakales Aortenaneurysma vor. Hierbei erfolgte in 8 Fällen im Stadium der Ruptur eine notfallmäßige Versorgung. Bei 5 Patienten konnte ein Perigraft-Leak durch Überstentung verschlossen werden. 1 Patient verstarb postop. am Multiorganversagen. Bei 7 Patienten mit chron. Typ B-Dissektion konnte das Entry erfolgreich durch den Stentgraft versiegelt werden. 4 Patienten wurden bei einer akuten traumatischen Aortenruptur erfolgreich mit Stentgraft versorgt. Ein polytraumatisierter Patient verstarb postop. am Leberversagen. Die endovaskuläre stentgestützte Rekonstruktion an der thorakalen Aorta stellt ein sicheres und effektives Verfahren dar, mit vielen Vorteilen speziell für ältere und multimorbide Patienten.

Schlüsselwörter: Aorta descendens – Stentgraft – Aneurysma – Aortendissektion

Die sek. aorto-intestinale Fistel – diagnostische und therapeutische Probleme

J. Remig, A. Viehöfer, G. Layer und A. Hirner

Klinik und Poliklinik für Allgemein-, Viszeral-, Thorax- und Gefäßchirurgie, Rheinische Friedrich-Wilhelms-Universität, Sigmund-Freud-Straße 25, 53105 Bonn

Secondary Aortoenteric Fistulae – Diagnostic and Therapeutic Problems

Summary. With an incidence of 0.04 to 3%, secondary aortoenteric fistulae are rare. However, they present catastrophic complications in reconstructive aortic surgery. We conducted a retrospective study. From 1989–99, 12 patients with secondary AIF were treated in our hospital. The lethality was 44%, and the primary operation was on average 40 months prior to the occurrence of AIF. Operative mistakes in primary diagnostics and therapy were analyzed. We were able to diagnose an AIF radiologically in only half of the patients. With a medical history of aortic surgery and gastro-intestinal bleeding, an explorative laparotomy should be performed early. In case of difficulties in closing the retroperitoneum, one should perform an omentum plasty in elective, as well as in emergency aortic surgery.

Key words: Aortoenteric – Fistula – Diagnostics – Omentum

Zusammenfassung. Mit einer Inzidenz von 0,04–3% sind sekundäre aorto-intestinale Fisteln seltene, aber katastrophale Komplikationen in der rekonstruktiven Aortenchirurgie. Wir untersuchten unser Krankengut retrospektiv. Von 1989–99 wurden 12 Patienten mit 16 sekundären AIF operiert. Die Letalität betrug 44%, die Primäroperation lag im Mittel 40 Monate zurück. Operative Fehler bei der Primärversorgung und bei der Diagnostik wurden analysiert. Der sichere Nachweis einer sekundären AIF gelang nur in der Hälfte der Fälle. Bei Patienten mit anamnestisch bekanntem Aortenersatz und gastrointestinaler Blutung muss die Indikation zur explorativen Laparotomie großzügig gestellt werden. Bei schwierigem Verschluss des Retroperitoneums ist von der Omentumplastik sowohl in der elektiven als auch in der Notfallchirurgie Gebrauch zu machen.

Schlüsselwörter: aortointestinal – Fistel – Diagnostik – Omentum

Aktuelle Blutersatztherapie in der elektiven Aortenchirurgie

B. Cerff, K. Prenzel, M. Gawenda und J. Brunkwall

Klinik für Visceral- und Gefäßchirurgie, Schwerpunkt Gefäßchirurgie, Josef-Stelzmann-Straße 9, 50931 Köln

Actual Blood-Substitution-Therapy in Elective Aortic Surgery

Summary. Introduction. Twenty five to fifty percent of all patients who undergo elective aortic surgery because of arterial obstructive disease (PAOD) or aortic abdominal aneurysm (AAA) need a blood-substitution-therapy (BET). Methods for BET are intraoperative cell-saver, homologous and autologous blood donation (EBS). Under law in force, all patients have to be given the advice to use EBS. Problem. How is BET in elective aortic surgery actually represented? Patients/Methods. Retrospective analysis, period from 1 January 1998 to 30 August 1999, n = 63 patients; mean age 67 [range 47–86] years; m : f = 57 : 6; PAOD in 26 and AAA in 37 cases. Results. Of all patients, 51.6 percent need a BET. Cell-saver- and homologous-banked-blood are most frequently used (n = 18). Homologous-banked-blood and cell-saver-blood in combination did not reduce the amount of banked-blood significantly (2.2 units with cell-saver: 2.3 units without cell-saver). Ten patients wished to try EBS, but only six had the possibility in absence of atherogenic risk factors. In fact, three patients were retransfused.

Key words: Blood-substitution – Aortic surgery – Autologous blood donation

Zusammenfassung. Einleitung. Patienten, die sich bei arteriellem Verschlußleiden (PAOD) oder abdominellem Aortenaneurysma (AAA) einem elektiven Eingriff an der Bauchaorta unterziehen müssen, benötigen in 25–50% eine Blutersatztherapie (BET). Für die BET stehen der cell-saver, die Fremdblut- und Eigenblutgabe zur Verfügung. Allen Patienten muß nach rechtlicher Vorgabe zur Eigenblutspende (EBS) geraten werden. Fragestellung. Wie stellt sich die gegenwärtige BET bei elektiver Aortenchirurgie dar? Methodik/Patienten. Retrospektive Analyse, Untersuchungszeitraum vom 01.01.98–30.08.99. n = 63.3 Pat., mittleres Alter 67 [range 47–86] Jahre, m : f = 57 : 6. PAOD in 26 und AAA in 37 Fällen. Ergebnisse. 51,6% der Patienten benötigen eine BET. Fremdblutkonserven und der cell-saver kommen am häufigsten zur Anwendung (je n = 18). Bei Pat., die cell-saver und Fremdblut erhielten (n = 5) konnte die Konservenzahl nicht signifikant reduziert werden (2,2 mit cell-saver: 2,3 ohne cell-saver). Von 10 Pat., die eine EBS wünschten, konnten lediglich 6 bei fehlenden kardio-pulmonalen Risikofaktoren tatsächlich spenden, 3 wurden retransfundiert.

Schlüsselwörter: Blutersatztherapie – Aortenchirurgie – Eigenblutspende

Wundinfektionen in der Karotischirurgie – eine Analyse der Früh- und Spätfolgen

A. Ommer, H. Böhner und W. Sandmann

Klinik für Gefäßchirurgie und Nierentransplantation, Heinrich-Heine-Universität Düsseldorf, Moorenstraße 5, 40225 Düsseldorf

Wound Infections in Carotid Surgery – an Analysis of Early- and Long-time Results

Summary. Within the years 1990 to 1999, we found 21 wound infections (0.9%) in 2261 carotid operations. These patients were treated operatively in 16 cases (0.7%) and conservatively in five cases (0.2%). The distribution of the clinical neurological symptoms and the risk factors corresponded similarly to the data of all patients. Standard surgical technique for primary treatment consisted of carotid thrombendarterectomy with veinpatch-closure. The operative revision, including drainage, took place 13 ± 8 days after the first intervention. Microbiological findings were staphylococcus spec. in most cases. Postoperatively one patient developed an ipsilateral stroke and two showed asymptomatic carotid occlusion. In long term follow-up, we found one asymptomatic high-grade and one low-grade recurrent carotid stenosis. There was no correlation between infection and the age or risk factors of the patient, the duration of the operation and the method of operative treatment. An influence on the long term result was not found.

Key words: Carotid artery – wound infection – long-time result

Zusammenfassung. In den Jahren 1990 bis 1999 fanden wir bei 2261 Karotisoperationen 21 Wundinfektionen (0,9%). Diese Patienten wurden in 16 Fällen (0,7%) operativ und in 5 (0,2%) konservativ behandelt. Die Verteilung der klinischen neurologischen Stadien und der Risikofaktoren entsprach dem Gesamtkrankengut. Standardoperation war die Thrombendarteriektomie mit Venenpatch. Die operative Revision mit Saug-Spül-Drainage erfolgte im Mittel nach 13 ± 8 Tagen. Mikrobiologisch zeigte sich in den meisten Fällen Staphylococcus spec. Postoperativ fand sich einmal eine ipsilaterale Ischämie und zweimal ein asymptomatischer Frühverschluß. Im Follow-up zeigten sich zwei asymptomatische Rezidivstenosen. Es konnte kein Zusammenhang zwischen einem Wundinfekt einerseits und dem Alter oder Risikofaktoren des Patienten, der OP-Dauer und dem Operationsverfahren andererseits festgestellt werden. Ein Einfluß auf das Langzeitergebnis fand sich nicht.

Schlüsselwörter: A. carotis – Wundinfekt – Langzeitergebnisse

Korrekturabzug nicht eingegangen.

Perkutane transluminäre Angioplastie und konventionelle gefäßchirurgische Revaskularisation bei Angina abdominalis

P. Langenscheidt, M. Köhler und I. Mahmoud

Chirurgische Klinik der Universität des Saarlandes, Kirrberger Straße, 66421 Homburg

Percutaneous Transluminal Angioplasty and Conventional Vascular Surgery in Abdominal Angina

Summary. Aim. Assessment of the value of percutaneous transluminal anigoplasty (PTA) for treatment of chronic mesenteric occlusion, on the basis of five patients with abdominal angina. Results. Two patients were free of symptoms after PTA of the superior mesenteric artery (SMA). One patient received combined interventional (coeliac trunk) and open (SMA) revascularization. In two cases, PTA was not feasible for technical reasons (SMA not selectable, ostial stenosis, stenosis including proximal branches of SMA). Conclusion. Primary PTA of mesenteric occlusion can be helpful, but may not always be successful. Therefore, conventional surgical methods remain relevant.

Key words: Abdominal angina – Percutaneous transluminal angioplasty

Zusammenfassung. Ziel. Beurteilung der Wertigkeit der perkutanen transluminären Angioplasie (PTA) bei der Behandlung des chronischen mesenterialen Verschlußsyndroms anhand von fünf Patientinnen mit Angina abdominalis. Ergebnis. Symptomfreiheit nach PTA der art. mesent. sup. (AMS) in zwei Fällen, 1 × kombinierte PTA des Truncus und Reimplantation der AMS, in zwei Fällen offene Revaskularisation bei Scheitern der PTA (AMS nicht sondierbar, ostiale Stenose, Einbeziehung der proximalen AMS Abhänge in die Stenose). Schlußfolgerung. Die PTA der Mesenterialarterien ist sinnvoll, jedoch nicht immer durchführbar. Konventionelle Verfahren behalten ihren Stellenwert.

Schlüsselwörter: Angina abdominalis – perkutane transluminäre Angioplastie

Strategien zur erfolgreichen Therapie beim Popliteaaneurysma

A. Hoffmann, H. Rupprecht und B. Drummer

Klinikum Hof, Eppenreuther Straße 9, 95032 Hof/Bayern

Strategies for Successful Therapy of Popliteal Aneurysm

Summary. Symptomatic popliteal aneurysms are a challenge for the interdisciplinary teamwork between radiologists and vascular surgeons. A combined diagnostic and therapeutic strategy can prevent the high primary amputation rates of former times. We retrospectively analyzed the cases we have seen since 1968 (n = 32), and performed a follow-up to evaluate long-term patency rates. We try to describe the current optimal therapy as found in the latest literature. One typical case report is provided.

Key words: Popliteal aneurysm – Thrombolysis – Venous interposition

Zusammenfassung. Symptomatische Popliteaaneurysmata sind eine Herausforderung für die interdisziplinäre Zusammenarbeit zwischen Radiologen und Gefäßchirurgen. Eine gemeinsame diagnostische und therapeutische Strategie kann die hohen primären Amputationsraten früherer Zeiten verhindern. Wir haben unser Krankengut seit 1968 (n = 32) retrospektiv analysiert und nachuntersucht um die Langzeitergebnisse zu erfassen. Es wird versucht, anhand der aktuellen Literatur die derzeit optimale Therapie darzustellen. Anhand eines aktuellen Falles wird außerdem ein typischer Verlauf dokumentiert.

Schlüsselwörter: Popliteaaneurysma – Thrombolyse – Veneninterponat

Die Eversions Endarteriektomie der Arteria carotis interna als Simultaneingriff in der Herzchirurgie

U. Huberts, F. Banica, I. Farah und H. Greve

Klinik für Herz- und Thoraxchirurgie, Klinikum Krefeld, Lutherplatz 40, 47805 Krefeld

Combined Eversion Endarteriectomy of the Internal Carotid Artery and Cardiac Surgery

Summary. From April 1996 to April 1999, 46 patients underwent eversion endarteriectomy of the internal carotid artery and simultaneous cardiac surgery. Indication for the operation was a neurological deficit or previous transient ischemic attacks. In the case of asymptomatic carotid stenosis, indication was a stenosis greater than 70%. Coronary artery bypass grafting was performed in 42 patients, four underwent aortic value replacement. Mean cross-clamping of the internal carotid artery was 18.5 minutes (range 13–29 min.). There was no intra- or perioperative stroke. Simultaneous eversion endarteriectomy is a safe and rapid method for operating on a stenosed internal carotid artery in patients undergoing cardiac surgery.

Key words: Eversion – Endarteriectomy

Zusammenfassung. Im Zeitraum 4/96 bis 4/99 wurde bei 46 Patienten simultan im Rahmen herzchirurgischer Eingriffe eine Eversionsendarteriektomie der Arteria carotis interna durchgeführt. Operationsindikationen stellten wir bei erlittenem neurologischem Defizit und stattgehabten TIA's. Bei fehlender neurologischer Symptomatik wurde die Indikation bei signifikanten Stenosen über 70% gestellt. Bei 42 Patienten wurde simultan eine aortokoronare Bypassoperation und bei 4 Patienten ein Aortenklappenersatz durchgeführt. Die mittlere Abklemmzeit der Arteria carotis interna betrug 18,5 Minuten (13–29 min.). Peri- und postoperativ kam es zu keiner neuaufgetretenen neurologischen Symptomatik. Die Eversionsendarteriektomie der Arteria carotis interna ist eine sichere und schnelle Methode eine Carotisstenose im Rahmen herzchirurgischer Eingriffe zu desobliterieren.

Schlüsselwörter: Eversion – Endarteriektomie

Ergebnisse bei locoregionaler Lyse bei tiefer Beinvenenthrombose

M. Skupin, M. Scherb, R. Palaskali, N. Saddekni und U. Blum

Klinik für THG-Chirurgie, Reinhard Nieter Krankenhaus, Friedrich Paffrath Straße 100, 26389 Wilhelmshaven

Results with Loco-Regional Fibrinolytic Therapy of Deep Vein Thrombosis

Summary. From February 1994 to February 2000, 59 patients with deep vein thrombosis were treated with loco-regional lysis. The application of 20 mg alteplase in 4 h per day, in combination with heparinization, was given in 6.7 cycles per patient (mean value). Complete recanalization resulted in 23% of the patients, and a partial recanalization in 59% with more than 50% of primarily closed deep veins. Complications were observed in six patients (10.2%). Two patients with local bleeding and three patients with a pulmonary embolism occurred. No patient died. According to our data, we conclude that loco-regional lysis represents an effective method in the treatment of deep vein thrombosis and it is intended to be better than heparin treatment alone. The risk is minimized and the treatment is simple.

Key words: Thrombosis of deep veins – Loco-regional thrombolysis – Alteplase

Zusammenfassung. Von 2.94 bis 2.00 wurden 59 Patienten mittels locoregionaler Lyse behandelt. Die Lyse wurde im Mittel über 6,7 Tage durchgeführt mit jeweils 20 mg Alteplase pro Tag über vier Stunden sowie begleitender Heparinisierung. Hierdurch konnte eine komplette Rekanalisierung in 23% sowie eine partielle ≥50% der primär verschlossenen Venenanteile in 59% erzielt werden. Komplikationen traten bei 6 Pat. (10,2%) auf, mit 2 geringfügigen Blutungen und 6 Pat. mit Atemnot, wobei bei 3 Pat. eine Lungenembolie nachgewiesen werden konnte. Todesfälle waren keine zu verzeichnen. Aufgrund unserer Ergebnisse sind wir der Meinung, daß die locoregionale Lysetherapie eine adäquate Behandlung der tiefen Venenthrombose darstellt und aufgrund ihrer geringen Komplikationsrate gegenüber der alleinigen symptomatischen Behandlung mit niedermolekularen Heparinen und Kompression favorisiert werden sollte.

Schlüsselwörter: Phlebothrombose – Thrombolyse – Locoregionale Lyse – Alteplase

Interdisziplinäres Konzept zur definitiven Versorgung von Problemwunden bei kritischem Gefäßstatus

F. Rösken, F. Z. Dagtekin, B. Steckmeier, W. Stock und W. Mutschler

Plastische Chirurgie und Handchirurgie, Chirurgische Klinik Innenstadt, Ludwig-Maximilians-Universität, Nussbaumstraße 20, 80336 München

Strategy for Definitive Closure of Critically-Perfused Wounds

Summary. Chronic wounds combined with impaired blood perfusion still represent a serious problem in wound care. Most of the patients in our wound outpatients clinic are elderly people with vascular disorders, and more than one underlying disease. Therefore, we established, in cooperation with radiologists, vascular and plastic surgeons, an adjusted treatment strategy. The first step includes exact examination followed by a redevelopment of sufficient tissue perfusion. After clear improvement of blood circulation, wound preconditioning is performed by regular wound care, complemented, if necessary by specific methods such as hyperbaric oxygenation or vacuum therapy. Finally, the aim of this regime is to achieve an adequate wound area for definitive wound closure. The presented conception embodies, in our opinion, an interesting treatment strategy in modern wound care.

Key words: Wound healing – Tissue perfusion – Treatment strategy

Zusammenfassung. Nach wie vor stellt die Versorgung von Defektwunden bei schlechtem Gefäßstatus eine häufig schwer zu lösende Aufgabe in der Chirurgie dar. In unserer Problemwundensprechstunde stellen sich gehäuft multimorbide Patienten mit chronischen Defektwunden bei fortgeschrittener pAVK vor. Zur definitiven Behandlung dieser Weichteildefekte wurde in Zusammenarbeit der Fachrichtungen Radiologie, Gefäßchirurgie und Plastische Chirurgie ein interdisziplinäres Behandlungskonzept etabliert. Am Beginn der Behandlung steht die gefäßchirurgische Sanierung. Darauf aufbauend erfolgt nach Wundkonditionierung die streng befundorientierte plastisch-chirurgische Defektdeckung. Das hier vorgestellte interdisziplinäre Vorgehen stellt ein an unserer Klinik gut etabliertes Konzept zur Behandlung chronischer Problemwunden dar. Durch die enge Zusammenarbeit der beteiligten Disziplinen ist es möglich die therapeutische Bandbreite zu erweitern und somit eine auf den Patienten optimal zugeschnittene Therapie anbieten zu können.

Schlüsselwörter: Chronische Wunde – Wundsprechstunde – Gefäßsanierung – Defektdeckung

Der Austausch infizierter Gefäßprothesen durch Homografts

R. Seiler, R. Perkmann, B. W. Hochleitner, Th. Tauscher, H. Biedermann und G. Fraedrich

Klinische Abteilung für Gefäßchirurgie, Universitätsklinik für Chirurgie, Anichstraße 25, 6020 Innsbruck, Österreich

Replacement of Infected Vascular Grafts with Arterial Homografts

Summary. Introduction. Graft infection represents a life-threatening complication in vascular surgery. The use of arterial homografts has been proposed as another therapeutic option. Methods. Since 1997, fresh arterial homografts have been implanted in seven patients. Four patients had an aorto-iliac graft infection and two patients presented with infected femoropopliteal grafts without the opportunity for autologous reconstruction. The series also includes a patient with Behcet's disease and an aneurysm of the subclavian artery. Results. Two patients died postoperatively: one with bleeding complications, one with acute myocardial infarction. In the follow-up period, there was one early bypass occlusion that could be treated successfully by a patch plasty. The patient with the subclavian reconstruction was treated by coiling and stenting. Conclusion. Arterial homografts present an effective alternative in the treatment of infected vascular grafts.

Key words: Homograft – Graft infection

Zusammenfassung. Einleitung. Die Protheseninfektion stellt eine oft lebensbedrohliche Komplikation in der Gefäßchirurgie dar. Vereinzelt wird deshalb die Verwendung von Homografts durchgeführt. Methodik. Zwischen 1997 und 1999 wurde bei 7 Patienten ein Homograft implantiert. Bei 4 lag eine aorto-iliakale Infektion vor, in 2 Fällen ein femoro-poplitealer Protheseninfekt ohne autologe Rekonstruktionsmöglichkeit. Bei einer Patientin lag ein Aneurysma spurium der A. subclavia bei Mb. Behect vor. Ergebnisse. Ein Patient verstarb an einer Arrosionsblutung, ein weiterer an kardialem Versagen, ein Bypassverschluß wurde durch eine Patchplastik der distalen Anastomose versorgt. Die Subclaviarekonstruktion mußte durch interventionelle Methoden behandelt werden. Schlußfolgerungen. Die Verwendung von Homografts als Ersatzmaterial von infizierten Gefäßprothesen stellt sich als vielversprechende Alternative gegenüber extraanatomischen Bypassverfahren dar, wenn keine autologe Rekonstruktion möglich erscheint.

Schlüsselwörter: Homograft – Protheseninfektion

Ist eine Shuntdrosselung wegen peripherer Minderperfusion erfolgversprechend?

J.-St. Müller, T. Bürger, Z. Halloul und F. Meyer

Klinik für Chirurgie, Universitätsklinikum Otto-von-Guericke-Universität, Leipziger Straße 44, 39120 Magdeburg

Is Shuntbanding a Favorable Method in Cases of Peripheral Ischemia?

Summary. The aim of the study was to evaluate the diagnostic and therapeutic management, as well as operative results, for revisions of peripheral ischemia after autologous av shunt placement. Between 1993 and 1998, 1653 av shunt operations for hemodialysis were performed. In 21 patients, surgical revision was required because of peripheral ischemia of the hand. In 12 patients, the shunt was ligated. Seven times shunt banding using a PTFE cuff was executed. In two subjects, plication (longitudinal lumen-occluding suture) was performed. In cases of shunt volumes ≤ 250 ml/min (determined with perioperative Duplex ultrasonography), the av shunt was ligated. With higher perfusion rates, shunt banding was favored. In one case, there was a recurrent ischemia peripheral to the av shunt. The data of duplex ultrasonography showed a high variability.

Key words: av shunt – Peripheral ischemia – Duplex ultrasonography – Revision

Zusammenfassung. Das Ziel der Studie bestand in der Darstellung unseres diagnostischen und therapeutischen Vorgehens sowie der Ergebnisse nach operativer Korrektur einer peripheren Minderperfusion nach autologer av-Shuntanlage. Von 1993–1998 wurden in unserer Einrichtung 1653 av-Shunts zur Hämodialyse angelegt. Bei 21 Patienten musste wegen einer erheblichen Minderperfusion der Hand eine Shuntrevision erfolgen. Als operative Verfahren wurde 12 mal die Shuntligatur, 7 mal eine Shuntdrosselung mittels PTFE-Manschette und bei 2 Patienten Matratzennähte durchgeführt. Ergab die präoperative Duplexmessung ein Flußvolumen ≤ 250 ml/min wurde der Shunt ligiert, bei deutlich erhöhtem Fluß eine Drosselung bei intraoperativer Kontrollmessung vorgenommen. In einem Fall kam es zu einem Rezidiv der Minderperfusion. Die Duplexmessungen wiesen eine hohe Streubreite auf.

Schlüsselwörter: Av-Shunt – Minderperfusion – Duplexsonographie – Revision

Korrekturabzug nicht eingegangen.

Risikofaktoren eines diabetischen Rezidivulcus

M. Schäffer, S. Coerper, M. Witte und H.-D. Becker

Allgemeine Chirurgie, Chirurgische Klinik, Hoppe-Seyler-Straße 3, 72076 Tübingen

Risk Factors for Recurrent Diabetic Foot Ulcers

Summary. Risk factors leading to recurrent diabetic ulcer disease are unknown. Fifty six patients with a healed diabetic ulcer were investigated. Mean age was 65, 15 were female, 41 male. Mean diabetes duration was 17 years. After 3 to 75 months, there were recurrent ulcers in 60.7% of the patients. The mean rate of ulcer recurrency was 15% per year, within the first 4 years following ulcer healing. Of the recurrent ulcers, 29% were at the same location as the primary lesion. Multivariate analysis demonstrated that preexisting long-term complications of diabetes, and a previous minor amputation of a toe and a metatarsal head, increased the risk of recurrent ulcer disease.

Key words: Wound healing – Diabetes – Prognostic factors

Zusammenfassung. Die Risikofaktoren, die zu einem Rezidiv des diabetischen Fußsyndroms führen sind unbekannt. 56 Patienten mit einem abgeheilten Ulcus wurden einer Nachuntersuchung unterzogen. Das mittlere Alter der Patienten betrug 65 Jahre, 15 waren weiblich, 41 männlich. Die mittlere Diabetesdauer betrug 17 Jahre. Nach 3–75 Monaten belief sich die Gesamtrezidivrate auf 60,7%. Die mittlere Rezidivrate betrug 15% pro Jahr in den ersten 4 Jahren nach Abheilung. 29% der Rezidivulcera befanden sich an der selben Lokalisation wie die Primärläsion. Die Multivarianzanalyse zeigte, daß vorbestehende Langzeitkomplikationen eines Diabetes und eine vorausgegangene Minoramputation am Fuß das Risiko für ein Rezidivulcus signifikant erhöhen.

Schlüsselwörter: Wundheilung – Diabetes – Prognosefaktoren

Risikofaktoren für postoperative Durchgangssyndrome bei gefäßchirurgischen Patienten

H. Böhner, F. Schneider, A. Gabriel, R. Friedrichs und W. Sandmann

Klinik für Gefäßchirurgie und Nierentransplantation, Heinrich-Heine-Universität Düsseldorf, Moorenstraße 5, 40225 Düsseldorf

Risk Factors for Postoperative Delirium After Vascular Surgery

Summary. One hundred and fifty five patients were examined by a surgeon and a psychiatrist before, and at least 7 days after surgery. Postoperative delirium was diagnosed according to the American Psychiatric Society criteria (DSM IV). Sixty one patients (39.4%) developed postoperative delirium. Patients undergoing aortic surgery (48.2%), and those with distal bypass procedures (50.0%), developed it more frequently than those undergoing carotid surgery (17.4%). Further risk factors were preoperative psychiatric abnormalities, even if they were clinically inapparant, a history of vascular surgery and a more severe intraoperative course, expressed by minimal hemoglobin, need for cristalloid volume or transfusions and minimal intraoperative temperature.

Key words: Vascular surgery – Risk factors – Postoperative delirium

Zusammenfassung. 155 Patienten wurden präoperativ und postoperativ für zumindest 7 Tage chirurgisch und psychiatrisch untersucht. Ein Durchgangssyndrom wurde nach den Kriterien der Amerikanischen Gesellschaft für Psychiatrie (DSM IV) diagnostiziert. 61 Patienten (39,4%) entwickelten ein Durchgangssyndrom, wobei Patienten mit aortalen Operationen (48,2%) und infrainguinalen Operationen (50%) häufiger Durchgangssyndrome entwickelten als solche mit Carotisoperationen (17,4%). Weitere Risikofaktoren waren eine präoperative psychiatrische Auffälligkeit, auch wenn diese klinisch nicht apparent war, eine gefäßchirurgische Voroperation und ein komplizierter intraoperativer Verlauf gemessen an minimalem Hb-Wert, Volumen- und Transfusionsbedarf sowie minimaler intraoperativer Temperatur.

Schlüsselwörter: Gefäßchirurgie – Risikofaktoren – Durchgangssyndrom

Unfallchirurgie

Komplikationsrate nach DHS bei instabilen pertrochantären Frakturen

G. Taeger, C. Schmid, R. Zettl, L. Schweiberer und D. Nast-Kolb

Klinik und Poliklinik für Unfallchirurgie, Universitätsklinikum Essen, Hufelandstraße 55, 45122 Essen

Complications Following DHS-Osteosynthesis in Instable Trochanteric Fractures

Summary. Trochanteric fractures associated with osteopenia and locomotive disorders occur in geriatric patients. Immediate mobilization and minimal surgical trauma are necessary for a successful treatment. Complications and surgical trauma of osteosynthesis with DHS were evaluated in 122 patients with 57 stable (A1), and 65 instable trochanteric fractures (A2 and 3). With a mean of 75.5 years in age and osteopenia in 81%, fractures were caused by uncontrolled falls. Time of surgery lasted significantly longer in instable fractures (108 vs 77 min), and blood-loss was higher in osteosynthesis of these fractures (370 vs 260 ml). Local complications (7%), such as infection, failure of osteosynthesis etc., occurred only in instable fractures. The incidence of common complications such as pneumonia, thromboembolic disorder, myocardial problems and death – based on similar preoperative morbidity (ASA 2.5) in both groups – was higher in instable fractures (29 vs 9%). In conclusion, osteosynthesis of instable trochanteric fractures should be performed with less invasive (intramedullary) procedures.

Key words: Throchanteric fractures – Complications – DHS

Zusammenfassung. Pertrochantäre Frakturen mit Osteopenie und Lokomotionsstörung sind typische Altersfrakturen. Sofortige Belastbarkeit und kleines Operationstrauma sind Voraussetzung zum Therapieerfolg. Bei 122 DHS-Osteosynthesen 57 stabiler (A1) und 65 instabiler Frakturen (A2, A3) wurden Operationstrauma und Komplikationen vergleichend untersucht. Bei 75,5 Jahren Durchschnittsalter und fortgeschrittener Osteopenie bei 81% waren über 97% der Frakturen durch unkontrollierte Stürze verursacht. Sowohl die Operationszeiten (77 vs 108 min) als auch der Blutverlust (260 vs 370 ml) unterschieden sich zuungunsten der instabilen Frakturen signifikant. 7% lokale Komplikationen (Osteosyntheseversagen, Infektion) traten nur bei instabilen Frakturen auf. Bei gleichem präoperativen Risikoprofil (ASA 2,5) waren nach Osteosynthesen instabiler Frakturen 29% allgemeine Komplikationen (Pneumonie, Thrombose, myokardial, Exitus) aufgetreten gegenüber 9% bei stabilen Frakturen. Daher sollten bei instabilen Frakturen schonendere Verfahren (intramedullär) den Vorzug erhalten.

Schlüsselwörter: pertrochantäre Frakturen – Komplikationen – DHS

Behandlung instabiler trochanterer Frakturen – von der Kondylenplatte zum proximalen Femurnagel

E. Schwab, F. Maurer, T. Krackhardt und K. Weise

Berufsgenossenschaftliche Unfallklinik, Schnarrenbergstraße 95, 72076 Tübingen

Operative Treatment of Unstable Trochanteric Fractures – from Condylar Plating to Intramedullary Nailing

Summary. For the treatment of unstable trochanteric fractures, an implant that allows full weight bearing is necessary. Condylar plating that has been used in recent years has a high complication rate. Intramedullary implants allow full weight bearing. In a 3-year-period, 161 trochanteric fractures were treated with a proximal femoral nail (PFN), and followed-up for at least 4 months. The results showed a decrease in operation time, postoperative morbidity and complication rate of the PFN, as well as earlier full weight bearing and reduced hospital stay, in comparison with the 95° condylar plate. Functional results using a trauma hip score were also better.

Key words: Trochanteric fracture – Oestosynthesis – Intramedullary implant – Condylar plate

Zusammenfassung. Die operative Versorgung instabiler trochanterer Frakturen des alten Menschen erfordert ein Implantat, das Vollbelastung erlaubt. Bei der früher verwendeten Kondylenplatte war dies nur bei hoher Komplikationsrate möglich. In einem 3-Jahres-Zeitraum wurden 161 trochantere Frakturen mit einem proximalen Femurnagel (PFN) versorgt und prospektiv nachuntersucht. Hierbei ergab sich eine deutlich verminderte Operationszeit, geringere postop. Morbidität und Komplikationsrate bei frühzeitiger Vollbelastbarkeit und verkürztem Krankenhausaufenthalt sowie deutlich bessere Ergebnisse im Trauma Hüftscore gegenüber der früher verwendeten 95°-Kondylenplatte.

Schlüsselwörter: Trochantere Frakturen – Osteosynthese – Kondylenplatte – Intramedulläre Stabilisierung

Chirurgische Therapie bei Mehrfachfrakturen des Femur

C. Lange, U. Heuschen und P. J. Meeder

Mönchebergstraße 50, 34125 Kassel

Surgical Therapy of Multiple Femoral Fractures

Summary. Multiple fractures of the femor are rare. In the years 1992–97, we saw 51 patients, divided into three groups [proximal and shaft fracture (n = 36), distal and shaft fracture (n = 4), multiple shaft fracture (n = 11)]. Many of them had a polytrauma. There are problems of diagnostics and therapy. You have to strictly follow the standard diagnostic, which is an X-ray of the whole femor with both bordering joints. There is no standard surgical treament but more than 60 possibilities, requiring flexibility of the surgeon. The moment of surgical treatment should be early (day-one-surgery). You see clearly the tendency to intramedullary systems. The early problems are infection and delay of bone healing. The late examination shows, in spite of the complex injury, good results.

Key words: Femoral fracture – Multiple fractures – Osteosynthesis

Zusammenfassung. Mehrfachfrakturen des Femur sind selten. Von 1992 bis 1997 wurden 51 Patienten behandelt, die 3 Gruppen zugeordnet werden konnten (proximale und Schaftfraktur n = 36, distale und Schaftfraktur n = 4, 2-Etagen-Schaftfraktur n = 11). Ein hoher Anteil ist polytraumatisiert. Probleme ergaben sich für Diagnostik und Therapie. Dem diagnostischen Standard von Röntgen mit Ganzaufnahme des Femur mit anliegenden Gelenken ist unbedingt zu folgen. Es gibt kein standardisiertes OP-Verfahren. Bei über 60 denkbaren Versorgungsmöglichkeiten wird vom Operateur große Flexibilität gefordert. Dabei sollte der Zeitpunkt der operativen Versorgung früh liegen (Day-One-Surgery). Es zeigt sich eine deutliche Tendenz zu intramedullären Verfahren. Im Frühverlauf sind die Probleme Infektion und verzögerte Bruchheilung. Auch bei der Nachuntersuchung zeigen sich trotz oft komplexer Verletzungen gute Ergebnisse.

Schlüsselwörter: Femurfraktur – Mehrfachfraktur – Osteosynthese

Therapie der ipsilateralen Femurfraktur bei einliegender Totalendoprothese

J. Buchholz[1], F.-X. Huber[1], L. Herzog[1], P.-J. Meeder[1] und G. Muhr[2]

[1]Chirurgische Universitätsklinik, Kirschnerstraße 1, 69120 Heidelberg
[2]Universitätsklinikum Bergmannsheil, Bürkle-de-la-Camp-Platz 1, 44789 Bochum

Therapy of the Ipsilateral Femoral Fracture in Patients with Total Hip Replacement

Summary. We analyzed 102 patients (1981–1995) with ipsilateral femoral fracture. Seventy one patients (mean age 65) were reevaluated after a mean of 4.5 years. The ipsilateral fracture after total hip replacement is a rare, though devastating event for the patient affected. A thorough evaluation of therapeutic options is required, considering the type of fracture and the device used. In A and B 1 (modified Johansson-classification) fractures, conservative treatment is advised. Removal of the prosthetic device and employment of a revision prosthesis is indicated in type B 2 fractures. Type C fractures should be treated with plate osteosynthesis and autologous spongiosa, though in case of reloosening, a revision prosthesis is the means of choice.

Key words: Ipsilateral – Femoral – Fracture – Endoprosthesis

Zusammenfassung. Wir untersuchten 102 Patienten (1981–1995) mit Femurfraktur bei ipsilateraler Hüftgelenksendoprothese. 71 Patienten (Durchschnittsalter 65 Jahre) konnten im Schnitt 4,5 Jahre nach erfolgter Behandlung nachuntersucht werden. Die periprothetische Fraktur nach Hüftgelenksendoprothese ist zwar eine auf die gesamte Zeit bezogene seltene, jedoch für den betroffenen Patienten stets schwerwiegende Komplikation. Bei den Frakturtypen A und B 1 stellten wir die Indikation zur konservativen Behandlung. Hauptindikation für den Prothesenwechsel mit Übergang auf die Revisionsprothetik stellt der Frakturtyp B 2 dar. Eindeutig empfehlen wir die Versorgung der Frakturtypen C bei fest verankerter Prothese mit einer Plattenosteosynthese und autologer Spongiosa. Im Falle der Lockerung sollte eine Explantation der Hüftendoprothese und Implantation einer Revisionsprothese durchgeführt werden.

Schlüsselwörter: periprothetisch – Femurfraktur – Endoprothese

Kindliche Femurschaftfraktur – Behandlung mit der elastischen Markraumschienung als Methode der Wahl?

E. Kollig, F. Kutscha-Lissberg, S. Esenwein und G. Muhr

BG Kliniken Bergmannsheil, Bürkle-de-la-Camp-Platz 1, 44789 Bochum

Femoral Shaft Fracture in Children – Treatment with Intramedullary Elastic Rodding?

Summary. Fracture of the femoral shaft is a common lesion in children. Whereas conservative treatment has lost value during recent years, operative treatment is presently more favoured. ORIF with plating or closed reduction and external fixation are estimated to be no longer adequate in children. Prevot's method of elastic intramedullary rodding seems to be a superior alternative. In a 3 year period, 15 children with a fracture of the femoral shaft were consecutively treated in our institution with closed reduction and intramedullary stabilization by titanium elastic nails (TEN). The youngest patient was 3-years-old, the oldest child 14 years. Very proximal and distal fractures were also included. In two cases of a near to hip-fracture, only an additional plaster cast was necessary. On average, all fractures healed without change of method within 7 weeks to full weight bearing. Titanium elastic nails proved to be a minimally-invasive and safe stabilization device for femoral shaft fractures in children.

Key words: Children – Femoral fracture – Intramedullary stabilization

Zusammenfassung. Die Femurschaftfraktur des Kindesalters stellt eine häufige Verletzung vor. Während die konservative Behandlung in den letzten Jahren erheblich an Bedeutung verloren hat, werden heute zunehmend operative Behandlungsformen favorisiert. Die offene Reposition mit der Plattenosteosynthese wie auch die geschlossene Einrichtung mit anschließendem Fixateur externe gelten inzwischen nicht mehr als kindgerecht. Als Alternative ist die elastische Markraumschienung nach Prevot anzuführen. In einem Dreijahreszeitraum wurden in unserer Institution 15 Kinder von 3 bis 14 Jahren mit einer Femurschaftfraktur mittels geschlossener Reposition und intramedullärer Stabilisierung durch elastische Titannägel versorgt (TEN). Eingeschlossen wurden auch die gelenknahen Schaftbrüche. Eine kurzzeitige zusätzliche Gipsbehandlung wurde nur bei 2 hüftnahen Brüchen angewandt. Alle Frakturen heilten im Durchschnitt innerhalb von 7 Wochen zur vollen Belastbarkeit aus.

Schlüsselwörter: Kindliche Femurfraktur – elastische intramedulläre Markraumschienung

„Patientenkarriere" nach koxaler Femurfraktur

R. Wagner, T. R. Blattert, Ch. Weißer und A. Weckbach

Unfallchirurgische Abteilung, Chirurgische Universitätsklinik Würzburg, Josef-Schneider-Straße 2, 97080 Würzburg

Patients' Fate Following Hip Fractures

Summary. One hundred and nine patients (age: 18–94 years, median 75 years) were treated for 112 extraart. hip fractures by means of "sliding screw-nail implants". Time to follow-up was 1 year. Thirty nine patients could be discharged home, and 27 were transferred into another hospital. Of the latter, 14 were discharged back home secondarily, nine were transferred into nursing homes and 4 died. Twenty five patients were transferred into rehabilitation units, of whom 20 were discharged home and five transferred into nursing homes. Nine patients residing in nursing homes at the time of injury were sent back postoperatively. Nine patients died during postoperative care in the surgical unit. Three months postoperatively, 11.9% of patients had died of all causes (6 months: 16.5%, 12 months: 23.8%). Eighty two patients (75.0%) were eventually able to return into their same social surroundings, in which they had lived pretraumatically.

Key words: Femoral neck fractures – Rehabilitation – Socioeconomic factors

Zusammenfassung. 109 Pat. (Alter: 18–94 J., Median: 75 J.) mit 112 extraartikul. koxalen Femurfrakturen wurden mit einem „Gleitschrauben-Nagel-System" operiert und ihr weiteres Schicksal bis zum Ende des ersten postop. Jahres verfolgt. Nach Hause entlassen wurden 39 Pat., in andere Kliniken verlegt 27 Pat., wovon 14 sekundär nach Hause gingen, 9 in Alten/Pflegeheime verlegt wurden und 4 verstarben. In Reha-Kliniken verlegt wurden 25 Pat., wovon 20 nach Hause entlassen und 5 in Alten-/Pflegeheime transferiert wurden. Eine postop. Rückverlegung in Alten-/Pflegeheime erfolgte bei 9 von dort zugewiesenen Pat. 9 Pat. verstarben während des chirurg. stationären Aufenthaltes. Die kumulierte Absterberate betrug 11,9% (3 Mte.), 16,5% (6 Mte) und 23,8% (12 Mte.). Insgesamt kehrten 82 Pa. (75,0%) in ihr prätraumat. Sozialgefüge zurück.

Schlüsselwörter: koxale Femurfraktur – Rehabilitation – sozioökonomische Faktoren

Behandlung der distalen Radiusfraktur – Kirschnerdraht, Platte oder Fixateur externe, gibt es eine optimale Behandlungsmethode?

L. Schütz, R. H. Gahr, C. Sparwasser und F. Unger

Städtisches Klinikum „St. Georg", Zentrum für Traumatologie mit Brandverletztenzentrum, Delitzscher Straße 141, 04129 Leipzig

Treatment of the Distal Radius Fracture – K-wire, Plate or Fixateur externe. Is an Optimal Treatment Available?

Summary. To evaluate our results, we investigated patients with distal radius fractures who were treated operatively. Within 2 years, we treated 236 patients, and from these, 150 could be examined. From patients treated with a plate, only two were examined, so they were excluded. The average age was 55.83 (female 62.9 and male 41.7 years; 97 A-, 22 B- and 97-fractures were treated). The examination showed that according to functional and radiologic results, there had been good results with both operational approaches.

Key words: Distal radius fracture – Osteosynthesis – Comparison

Zusammenfassung. Die innerhalb von zwei Jahren mit einer Radiusfraktur operativ versorgten Patienten wurden retrospektiv nachuntersucht und unter radiologischen und klinischen Gesichtspunkten bewertet. Von den 236 in zwei Jahren operativ versorgten Patienten konnten 69% = 150 Patienten, nachuntersucht werden. Von den 236 Patienten waren bei 20 Patienten die Frakturen mit einer Platte stabilisiert worden, wobei nur 2 zur Nachuntersuchung erschienen, daher wurde die Plattenosteosynthese von der weiteren Betrachtung ausgeschlossen. Das Durchschnittsalter der 216 Patienten betrug 55,83 Jahre (weiblich 62,9 Jahre, männlich 41,7 Jahre, 97 A-, 22 B- und 97 C-Frakturen). Die Bewertung unter funktionellen und radiologischen Gesichtspunkten zeigte im Vergleich, daß bei beiden Osteosyntheseverfahren gute Ergebnisse zu erzielen waren.

Schlüsselwörter: Distale Radiusfraktur – Osteosynthese – Vergleich

Ist eine primär konservative Therapie der Radiusköpfchenfraktur vom Typ Mason 3 gerechtfertigt?

J. Korner, H. Lill, S. Katscher, T. Engel, P. Verheyden und C. Josten

Klinik für Unfall- und Wiederherstellungschirurgie, Universität Leipzig, Liebigstraße 20a, 04103 Leipzig

Is a Primary Conservative/Functional Approach in the Treatment of Mason-Type 3 Fractures Justified?

Summary. A retrospective study was performed in 21 patients with a Mason type 3 radial head fracture. The purpose was to determine if a primary conservative/functional approach (n = 5) is justifiable, compared to primary radial head resection (n = 13) or prosthesis (n = 3). In contrast to patients treated by primary radial head resection or prothesis, patients treated by conservative/functional means achieved only moderate and poor results according to the Leipzig Elbow Score. However, all these patients were secondarily treated by radial head resection because of persisting pain and diminished range of motion in pronation/supination. On the basis of these results, a primary definitive surgical treatment with radial head resection or prosthesis should be carried out. In concert with the recommendations in the literature, primary conservative treatment necessitating secondary radial head resection is not justified.

Key words: Radial head fracture – Mason type 3 – Treatment – Results

Zusammenfassung. Im Rahmen einer retrospektiven Studie galt es zu klären, ob eine primäre konservativ/funktionelle Therapie bei Mason 3-Frakturen gerechtfertigt ist. Es wurden 21 Patienten nachuntersucht, von welchen 5 primär konservativ/funktionell versorgt wurden. In 13 Fällen wurde eine primäre Radiusköpfchenresektion und in 3 Fällen ein prothetischer Ersatz des Radiusköpfchens vorgenommen. Im Gegensatz zu den primär durch Resektion oder Prothese versorgten Patienten, erreichten primär konservativ versorgte Patienten im Leipziger Ellenbogen-Score ausschließlich mäßige und schlechte Ergebnisse. In allen Fällen wurde eine sekundäre Radiusköpfchenresektion notwendig. Auf der Grundlage dieser Ergebnisse muß im Einklang mit den Ergebnissen in der Literatur eine primäre definitive chirurgische Versorgung durch Resektion oder Prothese gefordert werden.

Schlüsselwörter: Radiusköpfchenfraktur – Mason 3 – Behandlung – Ergebnisse

Micro-CT Untersuchungen von Fragmenten aus der distalen Radiusfrakturzone

C. Heiss, A. Mohr, M. Pausch, E. Schneider und R. Schnettler

Klinik und Poliklinik für Unfallchirurgie, Justus-Liebig-Universität Giessen, Klinikstraße 29, 35385 Giessen

Micro-CT Investigations of Fragments from the Fracture Zone of the Distal Radius

Summary. The aim of this study was to represent the structural analysis of fragments from the fracture zone of the distal radius by different age of patients with Micro-CT measurements. The osteoporotic fragments indicated a reduction of trabecular number (Tb.N), trabecular thickness (Tb.Th) and trabecular bone volume (BV/TV). However, trabecular spacing (Tb.Sp) was significantly higher ($P < 0.05$). Differences in measures of trabecular bone pattern factor (TBPf) and bone perimeter (B.Pm) were not recorded. Microfractures of the non-osteoporotic fragments predominated at the trabecular interconnections and in the middle of thick trabecular bone structure. Compared to non-osteoporotic fragments, microfractures of the osteoporotic fragments were shown at the smallest diameter of the trabecular bone structure, and the trabecular interconnections.

Key words: Distal radius fracture – Histomorphometry – Micro-CT – Microfractures

Zusammenfassung. Ziel der Arbeit war die Darstellung der Histomorphometrie von Fragmenten aus der distalen Radiusfrakturzone bei Patienten unterschiedlichen Alters durch Micro-CT Untersuchungen. Im Vergleich zu den nicht porotischen konnte bei den osteoporotischen Fragmenten eine Reduktion der trabecular number (Tb.N), der trabecular thickness (Tb.Th) und des trabecular bone volume (BV/TV) beobachtet werden. Dagegen zeigte die trabecular spacing (Tb.sp) eine signifikante Erhöhung ($p < 0.05$). Bei Betrachtung des trabecular bone pattern factor (TBPf) und des bone perimeter (B.Pm) konnten keine Unterschiede aufgezeigt werden. Die nicht porotischen Fragmente wiesen überwiegend Mikrofrakturen an Aufzweigungen sowie in der Mitte dicker Trabekel auf. Die Frakturen der osteoporotischen Fragmente konnten dagegen im schmalsten Anteil und an den Aufzweigungen beobachtet werden.

Schlüsselwörter: Distale Radiusfraktur – Histomorphometrie – Micro-CT – Mikrofrakturen

Technik und Ergebnisse der offenen Reposition und K-Drahtosteosynthese dislozierter kindlicher suprakondylärer Humerusfrakturen über einen isolierten radialen Zugang

F. Siemers, F. Neudeck, L.-C. Olivier und U. Obertacke

Klinik für Plastische Chirurgie, Handchirurgie, Intensiveinheit für Schwerbrandverletzte, Medizinische Universität zu Lübeck, Ratzeburger Allee 160, 23538 Lübeck

Open Reduction and k-Wire Fixation of Supracondylar Humeral Fractures in Children via a Single Lateral Approach. Technique and Results

Summary. Many ways of treatment have been described for supracondylar humeral fractures in children. Open reduction via a lateral single approach seems not to be very popular. This procedure makes it possible to reduce the fracture anatomically, free the fragments from soft tissue that was interposed within the fracture fragments and release the hematoma. Between 1987 und 1995, 55 children were treated via a single lateral approach. The mean follow-up interval in 52 cases (94.6%) was 4 years (4.3–96.2 months). According to the criterias of Flynn, 47 children (90.4%) reached excellent or good results with motion loss of less than 10 degrees, or a carrying angle loss of less than 10 degrees.

Key words: Supracondylar humeral fracture – Open reduction – Lateral approach

Zusammenfassung. Für die operative Therapie dislozierter suprakondylärer Humerusfrakturen im Kindesalter sind verschiedenen Operationstechniken angegeben. Die offene Reposition über eine isolierte lateralen Inzision ist nicht weit verbreitet. Dieses Verfahren ermöglicht eine anatomische Reposition unter Sicht, die Entfernung von eingeschlagenem Periost aus dem Frakturspalt, sowie eine Entlastung des Frakturhämatomes. Zwischen 1987 und 1995 wurden 55 Kinder nach diesem Verfahren behandelt. Die klinischen Nachuntersuchungen von 52 Kindern (94,6%) erfolgten nach durchschnittlich 4 Jahren (4,3–96,2 Monate). Nach den Beurteilungskriterien von Flynn hatten 47 Kinder ein sehr gutes bzw. gutes Gesamtergebnis (90,4%) mit einer Bewegungseinschränkung < 10 Grad. Nur 5 Kinder hatten Achsabweichungen bis maximal 10 Grad, ohne funktionelle Einbußen.

Schlüsselwörter: Suprakondyläre Humerusfraktur – offene Reposition – lateraler Zugang

Poster session Unfallchirurgie I

R. Eisele, E. Weikert, M. Schwamborn und L. Kinzl

Abteilung für Unfall-, Hand- und Wiederherstellungschirurgie, Universität Ulm, Steinhövelstraße 9, 79075 Ulm

Surgical Management of Complex Infantile Foot Injuries

Summary. Vaccum sealing improves the operative treatment of complex infantile foot injuries. This is true in cases of compartment syndrome, as well as in soft tissue defects. Reconstructive soft tissue repair during the emergency treatment is then seldom necessary. For the traumasurgeon, the presented strategy of acute skeletal stabilization and secondary soft tissue repair, allows a maximum of skeletal reconstruction possibilities.

Key words: Infantile foot injuries management

Zusammenfassung. Durch die Möglichkeit der aufgeschobenen Weichteilsanierung mittels Vacuumversiegelung wird die primär ossäre Versorgung von komplexen kindlichen Fußverletzungen insbesondere bei Weichteildefekten und Kompartmentsyndrom entscheidend erleichtert. Die primäre simultane plastische Versorgung erscheint selten erforderlich. Speziell in der Kindertraumatologie erlaubt diese Strategie der Versorgung ein Maximum an Rekonstruktionsmöglichkeiten in der Hand des Unfallchirurgen.

Schlüsselwörter: Kindliche Fußverletzung Management

Die Pneumonie als Komplikation bei Polytraumapatienten*

J. Andermahr, H. J. Helling, T. Hensler, A. Greb, E. Neugebauer und K. E. Rehm

Klinik und Poliklinik für Unfall-, Hand- und Wiederherstellungschirurgie der Universität zu Köln, Joseph-Stelzmannstraße 9, 50931 Köln

Pneumonia as Complication in Trauma Patients

Summary. Serum samples (Il-6, Il-10, TNFp55 and p75) were taken from 74 multiple trauma patients (ISS: 27.5) every 6 h during the first 24 h, then on day 2–10, 14, 21 and 28 after trauma. Thirty five per cent of patients developed pneumonia during the first fortnight. Most pneumonias presented within the first five days. Fifty percent (n = 19) of the 38 patients presenting with thorax trauma (ISS: 34) suffered from posttraumatic pneumonia. Of the 36 (ISS: 20) patients presenting without chest injury, only 19% (n = 7) developed pneumonia (χ^2-Test: $\alpha < 0.05$). Twenty five of 38 cases with thorax trauma were prophylactically given antibiotics, 13 were not. Despite prophylaxis, 56% developed pneumonia; in patients without antibiotic prophylaxis only 38%. There was an increase in Il-6, Il-10, TNFp55 und p75 receptors during pneumonia. Antibiotic prophylaxis in those with thorax trauma did not prevent pneumonia in over 50% of cases. Il-6, Il-10, TNFp55 and p75 cannot fully be of use in predicting impending pneumonia as they reach a peak only shortly after clinical manifestation.

Key words: Severe injury – Pneumonia – Interleucin – TNF Receptor

Zusammenfassung. Von 74 Polytraumapatienten (ISS: 27,5 ± 8,9) wurden Il-6, Il-10, TNFp55 and p75 innerhalb der ersten 24 h 6-stündig, danach am Tag 2–10, 14, 21 und 28 analysiert. 35% der Patienten entwickelten eine Pneumonie innerhalb der ersten 14 Tage. Von 38 Patienten mit Thoraxtrauma (ISS 34 ± 10) erlitten 50% (n = 19) posttraumatisch eine Pneumonie, von den 36 Patienten ohne Thoraxtrauma (ISS 20 ± 7,5) bekamen mit 19% (n = 7) signifikant weniger eine Pneumonie (χ^2-Test: $\alpha < 0,05$). Von den 38 Patienten mit Thoraxtrauma erhielten 25 eine AB-Prophylaxe (ISS 35 ± 10) und 13 (ISS 32 ± 10) keine. Trotz AB-Prophylaxe entwickelten 56%

---

* Gefördert durch AO/ASIF Research Commission (98-A24) und BMBF (FKZ 01 KO 9517)

eine Pneumonie; die Patienten ohne AB-Prophylaxe nur zu 38%. Das Il-6, -10 und die TNFp55 und p75 Rezeptoren zeigten einen Anstieg während der Pneumonie. Il-6 und -10 zeigten am ersten Pneumonietag einen Peak. Die AB-Prophylaxe kann in über 50% eine Pneumonie nicht verhindern. Il-6, -10, TNFp55 und p75 kommen als prädiktive Faktoren für eine drohende Pneumonie nicht in Frage.

Schlüsselwörter: Polytrauma – Pneumonie – Interleukin – TNF Rezeptor

Die indirekte Zwerchfellruptur – Unfallmechanismus und Begleitverletzungen

D. Pantelis, M. Wolff, B. Heinz und A. Hirner

Klinik und Poliklinik für Allgemein-, Viszeral-, Thorax- und Gefäßchirurgie, Rheinische Friedrich-Wilhelms-Universität, Sigmund-Freud-Straße 25, 53105 Bonn

Blunt Diaphragmatic Rupture – Trauma Mechanism and Associated Injuries

Summary. Indirect diagraphmatic ruptures (DR) are acquired complete splits of the diaphragm after blunt trauma and occur in 1–5% of massively traumatized patients. Diagnosis is often difficult. Certain trauma mechanisms and associated injuries may suggest the existence of DR. Our retrospective study (17 patients; 1993–1999) shows an interesting combination of pelvic fractures and the use of safety belts (64%). Right-sided injuries were relatively common (35%), thus a "protective function of the liver" does not exist. A DR can be overlooked in ventilated patients until extubation. It should be excluded in every severely traumatised patient, most efficiently by computed tomography with oral contrast. Access by laparotomy is preferable because intraabdominally-associated injuries occur frequently.

Key words: Diaphragmatic rupture – Trauma mechanism – Diagnosis – Therapy

Zusammenfassung. Indirekte Zwerchfellrupturen (ZR) sind erworbene, komplette Durchtrennungen des Diaphragmas nach stumpfer Gewalteinwirkung und treten bei etwa 1–5% aller polytraumatisierten Patienten auf. Die Diagnose ist nicht immer einfach, bestimmte Unfallmechanismen und Verletzungsmuster könnten jedoch auf das Vorliegen einer ZR deuten. Auffällig war bei unserer retrospektiven Analyse (17 Fälle, 1993–1999) die Kombination mit Beckenfrakturen und Gurtträgern (64%). Rechtsseitige ZR (35%) waren häufig, eine „Schutzfunktion der Leber" liegt also nicht vor. Bei beatmeten Patienten kann der Riss bis zur Extubation unentdeckt bleiben. Bei komplexen Polytraumen sollte eine ZR immer ausgeschlossen werden, am sichersten durch eine CT mit oraler KM-Gabe. Der Zugang sollte wegen der häufigen Begleitverletzungen von abdominell erfolgen.

Schlüsselwörter: Zwerchfellruptur – Unfallmechanismus – Diagnose – Therapie

Inflammatorische und hämostas. Veränderungen bei Operationen der unteren Extremität – Evaluation der Systembelastung

H.-C. Pape[1], M. van Griesven[1], M. Groth[1], M. Bartels[2], R. E. Schmidt[2] und H. Tscherne[1]

Unfallchirurgische Klinik, Medizinische Hochschule Hannover, Carl-Neuberg-Straße 1, 30625 Hannover

Inflammatory Changes After Lower Extremity Surgery – Systemic Burden

Summary. In 34 polytraumatized patients (PTFF), and in 28 patients with an isolated femoral fracture (IFF), primary unreamed intra-medullary nailing for stabilization of a femoral shaft fracture was performed. In 22 patients, an elective uncemented total hip arthroplasty was inserted (THA). In 21 patients, an isolated ankle fracture (AF) was acutely stabilized. From central venous blood, perioperative inflammatory mediators were evaluated. The inflammatory response induced by femoral nailing is biochemically comparable with uncemented total hip arthroplasty. In polytrauma patients, increases were measured that occurred in addition to those induced by the initial trauma.

Key words: Systemic inflammatory response – Interleukin-6 – Blunt multiple trauma – Primary fracture fixation – Femoral nailing

Zusammenfassung. Bei 34 Polytraumapatienten (PTFF) und 28 Patienten mit isolierter Femurfraktur (IFF) wurde eine primäre unaufgebohrte Marknagelung durchgeführt, bei 22 weiteren Patienten, eine elektive unzementierte Hüftprothese implantiert (THA), und bei 21 Kontrollpatienten wurde eine isolierte Sprunggelenksfraktur (AF) akut stabilisiert. Perioperativ wurden inflammatorische Mediatoren (Il-6, TNF-Alpha) und Gerinnungsparameter (F1 + 2, Fibrinspaltprodukte) bestimmt. Die inflammatorische Reaktion war bei Marknagelung vergleichbar mit einer Hüftprothese; bei Polytrauma pfropfte sich der Stimulus auf die traumainduzierte Freisetzung dieser Parameter auf.

Schlüsselwörter: systemische inflammatorische Antwort – Interleukin-6 – Polytrauma – Marknagelung des Femur

Die Dehnbarkeit, nicht aber die Zugstärke, vermindert die Belastbarkeit genähter Achillessehnenrupturen bei langandauernder Immobilisation

D. Palmes, A. Joist, A. Ladas, HU. Spiegel und A. Probst

Abteilung Chirurgische Forschung, Klinik und Poliklinik für Allgemeine Chirurgie, Westfälische Wilhelms-Universität Münster, Waldeyerstraße 1, 48149 Münster

Tensile Strength, but Not Load To Failure, Decreases the Mechanical Stability of Sutured Achilles Tendons After Long-Lasting Immobilisation

Summary. The aim of the study was the biomechanical investigation of healing tendons after postoperative mobilization and immobilization. After the suture of dissected Achilles tendons of the mouse, the degree of postoperative mobilization was controlled by a cerclage between the calcaneus and the bifurcation of tibia and fibula. At defined timepoints, load to failure [N], stretch [mm] and tendon stiffness [N/mm] (n = 7 per timepoint) were investigated. The mobilized tendons reached the physiological load to failure earlier than immobilized tendons. The tensile strength of immobilized tendons was significantly above that of healthy tendons. Therefore, immobilized tendons reached only 50% of the physiological tendon stiffness. The mechanical *restitutio ad integrum* caused by mobilization of the healing tendon, depends mainly on the restoration of the tensile strength, but not on the load to failure.

Key words: Tendon healing – Mobilization – Biomechanics – Mouse

Zusammenfassung. Die biomechanischen Veränderungen während der Heilung postoperativ belasteter und ruhiggestellter Sehnen sollen bis zur funktionellen Restitutio ad integrum beobachtet werden. Nach der Naht von durchtrennten Achillessehnen der Maus wurde die Bewegung des oberen Sprunggelenkes durch eine Cerclage zwischen Kalkaneus und tibiofibularer Gebel kontrolliert. Zugstärke [N] und Dehnung [mm] und Steifheit [N/mm] (je n = 7 pro Zeitpunkt) wurden zu definierten Zeitpunkten bestimmt. Mobilisierte Sehnen erreichen signifikant früher die physiologische Zugstärke und Dehnbarkeit als immobilisierte Sehnen. Die Dehnung bleibt bei Immobilisation signifikant oberhalb der gesunder Sehnen. Dadurch erreichen diese Sehnen nur die Hälfte der physiologischen Steifheit. Die mechanische Restitutio ad integrum der mobilisierten Sehne wird also nicht durch die Zugstärke, sondern vielmehr durch eine hohe Dehnbarkeit bestimmt.

Schlüsselwörter: Sehnenheilung – Mobilisation – Biomechanik – Maus

Die Rolle der Magnetresonanztomographie (MRT) zur Darstellung biodegradierbarer Implantate (DBI) und deren Degradation

B. Evers, T. Solbach, A. Ignatius, S. Meiners, L. Claes, H. Gerngroß und W. Bähren

Abteilung Chirurgie, Bundeswehrkrankenhaus, Oberer Eselsberg 40, 89081 Ulm

The Role of Magnetic Resonance Imaging for Visualization of Biodegradable Implants and Their Degradation

Summary. The purpose of this prospective study was to evaluate the role of magnetic resonance imaging (MRI) for visualization of biodegradable implants (BDI) and their degradation. SR-polyglycolic acid (SR-PGA)-screws were used to treat eight ankle fractures and one humerus fracture in nine patients. Poly-DL-lactid rods (PDLLA) were applied in nine patients with radial head fractures and evaluated with MRI (1.5 Tesla). In all cases, size and localization of the BDI could be adequately depicted with MRI. While SR-PGA screws showed increasing heterogeneity, no significant changes were observed for PDLLA rods throughout a follow-up interval of 18 months. MRI proved to be an adequate non-invasive procedure for monitoring the size and localization of BDI, while for the first time, signs of degradation of SR-PGA screws could be demonstrated.

Key words: Biodegradable implants – PGA – PLA – Magnetic resonance imaging

Zusammenfassung. Ziel der prospektiven Studie war die Rolle der MRT zur Darstellung von BDI im Bereich der Extremitäten und deren Abbau zu untersuchen. Dazu wurden SR-polyglycolic acid (SR-PGA)-Schrauben zur Versorgung von 8 Sprunggelenks- und 1 Humerusfraktur bei 9 Patienten sowie Poly-DL-lactid-Stifte (PDLLA) bei 9 Patienten mit Radiusköpfchenfrakturen verwendet und mittels MRT (1,5 Tesla) nachuntersucht. In allen Fällen ließen sich Lage und Größe der BDI mittels MRT nachweisen. Während SR-PGA-Schrauben zunehmende Heterogenität aufwiesen, erschienen PDLLA-Stifte bis zu 18 Monaten postop. unverändert. Die MRT erwies sich als geeignetes Verfahren zur nichtinvasiven Darstellung von Größe und Lokalisation von DBI, wobei erstmals Zeichen der Degradation von SR-PGA-Schrauben mittels MRT nachgewiesen werden konnten.

Schlüsselwörter: Biodegradierbare Implantate – PGA – PLA – Magnetresonanztomographie

Wertigkeit der Navigation in der Tumorchirurgie der BWS

M. Arand, E. Hartwig, L. Kinzl und F. Gebhard

Abteilung für Unfallchirurgie, Hand- und Wiederherstellungschirurgie, Universitätsklinik Ulm, Steinhövelstraße 9, 89075 Ulm

Spinal Navigation in Tumor Surgery of the Thoracic Spine

Summary. The use of CT-based spinal navigation has been improving the accuracy of pedicle screw placement in tumors of the thoracic spine. Our CT-based navigation system lead to central instrumentation of 12 from 14 possible pedicles. In one patient, spinal navigation had to be stopped due to a non-achievable matching. The additional time spent on navigation takes actually about 45 min on average. Intraoperatively, the performance of the spinal navigation system is advantageous in terms of better detection of the encroachment. Very important in the instrumentation of any vertebra is its intact lamina and spinous process for accurate fixation of the data reference base.

Key words: CAOS – CAS – Navigation – Tumor

Zusammenfassung. Die Verwendung der CT-basierten spinalen Navigation hat zur Erhöhung der Genauigkeit von Pedikelschraubenplatzierungen geführt. Mit Hilfe unseres Navigationssystems wurden 12/14 Schrauben zentral im Pedikel platziert. In einem Patient konnte bei einem zu instrumentierendem Wirbel kein Matching erzielt werden. Der Zeitbedarf für die Navigation beträgt derzeit ca. 45 min. Die intraoperative Performance des Systems zeigt Vorteile bei der Identifikation des Tumors und bei der Dekompression. Voraussetzung für die Instrumentierung eines Wirbels ist jedoch die Unversehrtheit der Bögen und Dornfortsätze für eine akkurate Fixation der Referenzierungsbasis.

Schlüsselwörter: CAOS – CAS – Navigation – Tumor

Traktionsradiographie als Screeningmethode zur Diagnostik der SL-Dissoziation

G. Boehringer, M. Schaedel-Hoepfner und L. Gotzen

Unfallchirurgische Klinik, Universität Marburg, Baldingerstraße, 35033 Marburg

Traction Radiographs as Screening Diagnosis for Scapholunate Instability

Summary. The gold standard for diagnosis of scapholunate instability in radius fracture is the arthroscopy. The study of Fortems et al., which gave bad results, has a methodological error. The traction was achieved by fingers 2–4. In 20 patients with acute radius fracture, we achieved a traction of 5 kg on the thumb alone, after reduction of the fracture. The sensitivity of the traction radiographs were equal to the MRT. Therefore, we recommend tractions radiographs as a screening method for SL-instability. The technical and financial input is much less than MRT, and the diagnostical output is about the same.

Key words: Traction radiographs – SL-instability – Radius fracture – Screening

Zusammenfassung. Der Goldstandard der Diagnostik der akuten scapholunären Dissoziation bei Radiusfrakturen ist die Handgelenksarthroskopie. Die in der Literatur gefundene Untersuchung (Fortems et al.) mittels Traktionsradiographie war entmutigend. Bei dieser Studie wurde ein methodischer Fehler gefunden, die Traktion wurde über die Finger 2–4 ausgeübt. Bei 20 Patienten mit frischen repositionspflichtigen Radiusfrakturen wurde nach der Reposition die Extensionsvorrichtung auf den Daumen alleine umgesetzt und eine Traktionsaufnahme mit 5 kg Zug durchgeführt. Es zeigte sich eine gleich hohe Sensitivität der Traktionsradiographie verglichen mit der MRT. Beim heutigen technischen Standard der MRT ist aufgrund des geringeren technischen und finanziellen Aufwandes die Traktionsradiographie der MRT als Screeningverfahren vorzuziehen.

Schlüsselwörter: Traktionsradiographie – SL-Dissoziation – Radiusfraktur – Screening

Kinderchirurgie

Langzeitergebnisse nach Korrektur der vorderen Brustwand

A. Zerche und E. Gottschalk

Kinderchirurgie, Klinikum Erfurt, Nordhäuser Straße 74, 99089 Erfurt

Long-term Results After Repair of Anterior Pectus Wall Deformities

Summary. We report our experiences with operative treatment of pectus excavatum and carinatum in 52 cases, operated from 1980 to 1995. The main criterion for operation were the psychological problem of children with pectus deformities. Repair was performed with subperichondral resection of the abnormal parasternal cartilage, as well as transversal and longitudinal osteotomy of anterior sternum. We used substernal stabilisators for 3–4 years in pectus excavatum, which was not necessary in pectus carinatum. We achieved excellent cosmetic outcome in 26 cases, good in 16 and moderate in seven cases. Three times we observed relapse of pectus excavatum deformities with two reoperations and good results.

Key words: Results – Pectus excavatum – Carinatum

Zusammenfassung. Wir berichten unsere Erfahrungen mit der operativen Behandlung von Trichter- und Kielbrüsten in 52 Fällen, die von 1980–1995 operiert wurden. Hauptkriterium für die Operation waren psychologische Probleme der Kinder. Die Korrektur erfolgte mittels subperichondraler Resektion der anormalen parasternalen Rippenknorpel sowie longitudinaler und transversaler Osteotomie der vorderen Sternumlamelle. Wir setzten substernale Stabilisatoren für 3–4 Jahre bei Trichterbrüsten ein. Bei Kielbrüsten waren diese nicht notwendig. Wir verzeichneten exzellente kosmetische Ergebnisse in 26 Fällen, gute in 16 und zufriedenstellende in 7 Fällen. Dreimal beobachteten wir ein Rezidiv. Zweimal wurde reoperiert, mit gutem Ergebnis.

Schlüsselwörter: Ergebnisse – Trichterbrust – Kielbrust

Langzeitergebnisse nach funktioneller Rekonstruktion der Blasenexstrophie

U. Friedrich und R. Vetter

Klinik für Kinderchirurgie des Klinikums, Nordhäuser Straße 74, 99089 Erfurt

Long-Term Results of Functional Reconstruction in Bladder Exstrophy

Summary. The Erfurt Clinic of Paediatric Surgery obtained long-term experiences of 12 children suffering from this severe malformation. Six boys and 6 girls covered an age range of 6 to 22 years. Primary functional reconstruction was performed in all cases. Finally, diversion by an ileum- and colon-conduit followed only in two children. Pelvic osteotomy, bladder and epispadia repair, as well as urethral elongation, were carried out without complications in early infancy. The patients have no infectious complaints and present a satisfying urinary continence. In general, the consultation of organic specialists is in demand in border areas of paediatric surgery.

Key words: Bladder exstrophy – Functional reconstruction – Long-term results

Zusammenfassung. Die Klinik für Kinderchirurgie Erfurt verfügt über Langzeitergebnisse von 12 Kindern mit dieser schweren Fehlbildung. 6 Jungen und 6 Mädchen umfassen ein Alter von 6 bis 22 Jahren. Die funktionelle Rekonstruktion wurde in allen Fällen durchgeführt. Bei 2 Kindern machten sich ein Ileum- und Colonconduit erforderlich. Die Beckenosteotomie, Blasen- und Epispadiekorrektur sowie Urethraelongation wurden im frühen Kindesalter ohne Komplikationen ausgeführt. Die Patienten haben keine Infektion und zeigen eine befriedigende Urinkontinenz. Generell ist in den Grenzgebieten der Kinderchirurgie die Konsultation des Organspezialisten zu fordern.

Schlüsselwörter: Blasenexstrophie – Funktionelle Rekonstruktion – Langzeitergebnisse

Nachuntersuchung beim adrenogenitalen Syndrom (AGS)

J. Engert und P. Dettmer

Kinderchirurgische Klinik, Ruhr-Universität Bochum, Marienhospital Herne, Widumerstraße 8, 44627 Herne

Follow-up Examination of Congenital Adrenal Hyperplasia (CAH)

Summary. Because of reports about late results in vaginal enlargement plasties – shrinking particularly of the vaginal introitus in 25% – we started a follow-up examination of 41 patients with CAH who underwent vaginal enlargement plasty between May 1979 and May 1995. Nearly always, this operation was combined with the selective exicision of the corpora cavernosa and plasty of the vulva, as well as the construction of the labia minora and majora and the neo-praeputium clitoris. In 21.9% of the patients, a relative "stenosis" of the vaginal introitus was mentioned, particularly shrinking of the vaginal introitus never arose. The stenosis was the result of the hypoplastic vagina and increased degree of masculinization (Prader IV and V) and/or of an insufficiently large pediculated perineal skin flap, as well as an insufficient opening of the small bored distal vagina (50% stenosis). An early one-stage reconstruction of clitoris, vulva and vagina is preferred.

Key words: Congenital adrenal hyperplasia – Vaginal enlargement plasty – Stenosis of the vaginal introitus – Early onestage reconstruction

Zusammenfassung. Da Vaginalerweiterungsplastiken hinsichtlich ihrer Spätergebnisse immer noch als problematisch bezeichnet werden – Schrumpfungen des Introitus vaginae in bis zu 25% – führten wir bei 41 Patientinnen mit AGS und Z. n. Vaginaleingangsplastik Nachuntersuchungen durch. Fast immer erfolgte auch die Klitorisschaftreduktion und Vulvaplastik sowie die Konstruktion kleiner und großer Labien und des Praeputium clitoridis. Bei 21,9% der Patientinnen zeigte sich eine relative „Stenose" des Vaginaleinganges. Schrumpfungen im Sinne von Vernarbungen wurden nicht beobachtet. Die Stenose war eher Folge der hypoplastischen Vagina bei zunehmender Ausprägung der Virilisierung (Prader IV und V) und/oder eines zu klein dimensionierten, dammwärts gestielten Hautlappens bei nicht ausreichender Eröffnung des kleinkalibrigen distalen Vaginalanteils (50% Stenosen). Eine frühzeitige, einzeitige funktionell und psychosexuell befriedigende Korrektur im Säuglingsalter ist möglich und anzustreben.

Schlüsselwörter: adrenogenitales Syndrom – Vaginalerweiterungsplastik – Stenosierung des Vaginaleinganges – frühe einzeitige Rekonstruktion

Posterolateral oder vertikal-axillär?
Postoperative Ergebnisse nach Thorakotomie beim Kind

S. Scholz und K.-L. Waag

Klinik für Kinderchirurgie, Universitätsklinik Mannheim, Theodor-Kutzer-Ufer 1–3, 68167 Mannheim

Posterolateral or Vertical-Axillary? Postoperative Results After Thoracotomy in Children

Summary. *Introduction.* Two groups of patients were compared for cosmetic or functional long-term results after vertical-axillary or posterolateral thoracotomy for congenital or pediatric problems. *Materials and Methods.* All patients were evaluated regarding cosmesis, muscle deformities, function of the shoulder girdle, winged scapula, asymmetry of the thorax, scoliosis, vital capacity and, in teenage girls, asymmetry of the breasts. Children with congenital musculoskeletal anomalies were excluded. *Results.* Children after vertical-axillary incision presented with significantly less sequelae regarding muscle atrophy and function of the shoulder girdle. Most significant differences were seen in winged scapulae (due to atrophy of the scalenus anterior muscle) and atrophy of the latissimus dorsal muscle. In one of three teenage girls with posterolateral incision, the scar extended into the breast and caused asymmetry. There were no differences in vital capacity between the two groups. *Discussion.* In the pediatric age group, the vertical-axillary thoracotomy provides adequate intraoperative exposure and preserves muscle function, combined with excellent cosmesis compared to the posterolateral incision. We recommend it as the standard approach for thoracic diseases in children and newborns.

Key words: Thoracotomy – Pediatric – Vertical-axillary – Posterolateral

Zusammenfassung. Einleitung. Zwei Patientenkollektive nach vertikal-axillärer oder posterolateraler Thorakotomie im Säuglings- oder Kindesalter wurden bezüglich kosmetischen und funktionellen Ergebnissen vergleichend gegenübergestellt. *Material und Methoden.* Alle Patienten wurden retrospektiv bezüglich kosmetischem Ergebnis, Schulterdeformität und -hochstand, Schulterbeweglichkeit, Scapula alata, Thoraxasymmetrie, Skoliose, Lungenfunktion und, bei älteren Mädchen, Mammaasymmetrie beurteilt. Patienten mit begleitenden relevanten muskuloskeletalen Fehlbildungen wurden ausgeschlossen. Ergebnisse. Der vertikalaxilläre Zugang war aus kosmetischer Sicht aufgrund der verdeckten Schnittposition bei deutlich reduzierten Einschränkungen der Brustwand- und Schultergürtelfunktion deutlich überlegen. Ein Mädchen wies nach posterolateraler Inzision eine Asymmetrie der Brust durch Narbenzug auf. Postoperative Differenzen bei der Vitalkapazität bestanden nicht. Schlußfolgerung. Bei Säuglingen und Kindern bietet die vertikal-axilläre Thorakotomie intraoperativ eine hervorragende Übersicht und erhält die Funktion von Schultergürtel- und Brustwandmuskulatur bei unvergleichlich besserem kosmetischem Ergebnis gegenüber dem posterolateralen Zugangsweg.

Schlüsselwörter: Thorakotomie – Kinder – vertikal axillär – posterolateral

Zur Validierung sonographischer Meßdaten bei fibularer Bandläsion im Kindesalter

G. Gräfe und K. Gräfe

Klinik und Poliklinik für Kinderchirurgie, Universität Leipzig, Oststraße 21–25, 04317 Leipzig

The Impact of Ultrasonographic Diagnosis of Fibular Ligament Lesions in Children

Summary. Aim. This prospective study will compare two methods to determine the grade of instability of the upper ankle joint in children after fibular ligament lesion: ultrasonography and X-ray technique. Method. To assess the grade of instability of the upper ankle joint, the X-ray technique measures the opening of the interarticular space (angle between tibia and talus) under a defined stress. Sonography determines changes in the distance between well-defined bone marks along the ligament under manual stress. Results. Regression analysis showed a high linear correlation within the values found in both methods. With ultrasonography, we also found significantly different values between stable and instable ankle joints. Conclusion. Ultrasound findings are complementary to those obtained with X-ray technique.

Key words: Fibular ligament lesion – Functional arthrosonography

Zusammenfassung. Studienziel. Diagnostische Wertigkeit der funktionellen Arthrosonographie am OSG. Methode. Röntgenologisch wurde die laterale Aufklappbarkeit des oberen Sprunggelenkes unter definierter Streßbelastung bestimmt, sonographisch konnten streßbedingte Distanzveränderungen zwischen definierten Knochenpunkten im Bandverlauf als Maß der Instabilität am oberen Sprunggelenk gemessen werden. Ergebnisse. Mathematisch konnte durch Regressions- und Korrelationsberechnungen für oben genannte Parameter ein starker linearer Zusammenhang nachgewiesen werden. Sonographische Meßwerte stabiler und instabiler Sprunggelenke unterscheiden sich signifikant. Schlußfolgerung. Die sonographische Funktionsdiagnostik am oberen Sprunggelenk im Kindesalter liefert der Röntgenuntersuchung vergleichbare Ergebnisse.

Schlüsselwörter: Fibulare Bandverletzung – Funktionelle Arthrosonographie

Einsatz kanülierter Schrauben im Rahmen der Minimal-Invasiven Osteosynthese (MIO)

U. Bühligen und J. Bennek

Klinik und Poliklinik für Kinderchirurgie, Universitätsklinikum Leipzig AöR, Oststraße 21–25, 04317 Leipzig

Use of Cannulated Screws During Minimally-Invasive Osteosynthesis (MIO)

Summary. Between January 1995 and December 1999, 143 patients aged 5 to 16 years with fractures of long tubular bones have been treated operatively at the Department of Pediatric Surgery, University of Leipzig. We put cannulated screws in 107 cases at the elbow (n = 42), and at the distal tibia (n = 65). The repositioning result is tested with the first fixed wire. The self-drilling and self-cutting screws allow an easy way of application, and the guide-wire guarantees a safe placement. A percutaneous procedure is made possible more often by MIO. The diameter of the screws, the length of the threads and the length of the shaft are well-adapted to the infancy.

Key words: Cannulated screws – Guide wire – Minimally-Invasive osteosynthesis – Childhood

Zusammenfassung. Von 01/95 bis 12/99 wurden an der Klinik für Kinderchirurgie des Universitätsklinikum Leipzig AöR 143 Patienten im Alter von 5 bis 16 Jahren mit Frakturen der langen Röhrenknochen operativ behandelt. Wir setzten in 107 Fällen am Ellenbogen (n = 42) und der distalen Tibia (n = 65) kanülierte Schrauben ein. Das Repositionsergebnis wird durch den zuerst fixierenden Draht geprüft. Die selbstbohrenden und selbstschneidenden Schrauben erlauben eine einfache Applikationsweise, der Führungsdraht garantiert eine sichere Plazierung. Ein percutanes Vorgehen wird durch die MIO häufiger möglich. Schraubendurchmesser, Gewindelängen und Schaftlängen sind gut an die Größenverhältnisse des Kindesalters adaptiert.

Schlüsselwörter: Kanülierte Schrauben – Führungsdraht – minimal invasive Osteosynthese – Kindesalter

Botulinus Typ A zur Behandlung der Bizeps-Trizeps Ko-Kontraktion bei geburtstraumatischen Läsionen des Plexus brachialis

R. Hierner, Z. L. Shen, L. Kleinschmidt und A. Berger

Klinik für Plastische, Hand- und Wiederherstellungschirurgie, Schwerverbrannten Zentrum der Medizinischen Hochschule Hannover, Podbielskistraße 380, 30659 Hannover

Botulinum toxin Type A for the Treatment of Biceps/Triceps Co-contraction on Obstetrical Brachial Plexus Lesions

Summary. Six children (2–4 years) presenting severe biceps-triceps co-contractions after nerve regeneration (spontaneous regeneration three cases, early microsurgical reconstruction three cases) of an obstetrical brachial plexus lesion were treated with local injections of 25–50 mouse units (Dysport®) botulinum toxin type A at two sites of the triceps muscle. The average time of treatment took 8 to 12 months. There was no recurrence of co-contraction in any of the patients after an 18 months follow-up. Moreover, no severe complications could be seen in our group. Our results early indicate that repeated intramuscular injections of botulinum toxin A into the triceps results in a lasting – at least 18 months – reduction of imbalance between triceps and biceps activity, with the possibility of adequate elbow flexion (M4 power) with hand-to-mouth movement.

Schlüsselwörter: Botulinum – Brachial plexus – Obstetrical – Muscle

Summary. 6 Kinder mit massiver Bizeps-Trizeps Ko-Kontraktion nach Regeneration (3× Spontanregeneration, 3× Regeneration nach frühzeitiger mikrochirurgischer Rekonstruktion) bei geburtstraumatischer Läsion des Plexus brachialis wurden mit intramuskulärer Injektion von 24–50 MU (Dysport®) Botulinus Toxin A behandelt. Die durchschnittliche Behandlungsdauer betrug 8–12 Monate. Nach einem Untersuchungszeitrum von mindestens 18 Monaten trat bei keinem Patienten eine erneute funktionell störende Bizeps-Trizeps Ko-Kontraktion auf. Bei keinem Patienten traten Komplikationen auf. Die Ergebnisse zeigen, daß durch mehrmalige intramuskuläre Injektion von Botulinus Toxin in den Trizeps die Bizeps-Ko-Kontraktion nachhaltig derart vermindert werden kann, daß eine adäquate Ellenbogenbeugung mit dem Kraftgrad M4 zur Ausführung einer Hand-zu-Mund Bewegung möglich wird.

Schlüsselwörter: Botulinus Toxin – Plexus brachialis – geburtstraumatisch – Muskel

Zellinien solider pädiatrischer Tumore exprimieren die heparinbindenden Wachstumsfaktoren Pleiotrophin und Midkine

W. Barthlen, D. Flaadt, R. Girgert, C. Knabbe, G. Zugmaier und P. Schweizer

Abteilung Kinderchirurgie, Universität Tübingen, Hoppe-Seyler-Straße 3, 72076 Tübingen

Expression of Heparin-Binding Growth Factors Pleiotrophin and Midkine in Pediatric Tumor Cell-Lines

Summary. Malignant cells stimulate their own growth and induce neoangiogenesis by expression and secretion of the heparin-binding growth factors pleiotrophin (PTN) and midkine (MK). We examined their expression on the mRNA and protein level on cell-lines of neuro-, nephro- and hepatoblastomas. We found MK mRNA in the truncated form to be expressed by all cell-lines, but PTN mRNA only by the neuroblastoma cells. The secretion of the PTN protein showed the same pattern as the mRNA expression.

Key words: Pleiotrophin – Midkine – Tumor cell-lines

Zusammenfassung. Durch Expression und Sekretion der heparinbindenden Wachstumsfaktoren Pleiotrophin (PTN) und Midkine (MK) stimulieren maligne Zellen auto- und paracrin sowohl das eigene Wachstum als auch die Neoangiogenese. Wir haben ihre Expression auf mRNA- und Protein-Ebene bei Neuro-, Nephro- und Hepatoblastom-Zellinien untersucht. Midkine mRNA wurde in der trunkierten Form bei allen Zellinien, Pleiotrophin mRNA nur bei den Neuroblastomzellen nachgewiesen. Die Sekretion des PTN-Proteins entsprach der mRNA Expression.

Schlüsselwörter: Pleiotrophin – Midkine – Tumorzellinien

Allgemeine Themen

Zertifizierung und Qualitätsmanagement

Die Zertifizierung einer chirurgischen Klinik nach DIN EN ISO 9001 – ein Erfahrungsbericht

K. Barop und R. Linder

Klinik für Chirurgie und Unfallchirurgie, Klinikum Neustadt, Kiebitzberg 10, 23730 Neustadt

Certification of a Department of Surgery According to DIN EN ISO 9001 – Experience Reported

Summary. The process of certification according to DIN EN ISO 9001 as experienced in a department of surgery in the course of certification of an entire hospital is described. The most important step is the implementation of a quality assurance system based on the 20 elements of the ISO standard, which in turn is used as the basis for the structure of the working procedures and their descriptions in the process instructions. As an example, a cross-matrix of working procedures against ISO elements is presented, and one process in the department of surgery is described in the form of a flowchart. Approximately 30 months elapsed between the start of planning and when the certificate was granted.

Key words: Certification – DIN EN ISO 9001 – Department of surgery – Quality management

Zusammenfassung. Es wird der Zertifizierungsprozeß einer chirurgischen Klinik nach DIN EN ISO 9001 im Rahmen der Zertifizierung eines ganzen Krankenhauses beschrieben. Die wichtigsten Schritte sind die Implementierung eines Qualitätsmanagementsystems, welches an den 20 Elementen der ISO-Norm ausgerichtet ist und nach denen sich die Struktur der Arbeitsprozesse und deren Beschreibung in Verfahrensanweisungen richtet. Es werden beispielhaft eine Kreuzmatrix von Arbeitsprozessen gegen die ISO-Elemente und die Beschreibung eines Prozesses der chirurgischen Klinik in Form eines Flowcharts dargestellt. Vom Anfang der Planung bis zur Erteilung des Zertifikates vergingen ca. 30 Monate.

Schlüsselwörter: Zertifizierung – DIN EN ISO 9001 – Chirurgische Klinik – Qualitätsmanagement

Welche Vor- und Nachteile bieten normgerechtes Qualitätsmanagement und Zertifizierung?

M. Ziegler, A. Hirner und A. Ekkernkamp

Klinik und Poliklinik für Allgemein-, Viszeral-, Thorax- und Gefäßchirurgie, Rheinische Friedrich-Wilhelms-Universität Bonn, Sigmund-Freud-Straße 25, 53127 Bonn

Advantages and Problems of Quality Management and Certification According to ISO 9000

Summary. Quality in health care is not a matter of good luck, but results from fulfilling prior-defined criteria by control. There are several established procedures such as ISO 9000, EFQM, JCAHO and MBA. Worldwide, the most widely-used method is ISO 9000, but not as much in health care as in industrial production. The reason is that realization is hindered by the mis-understanding of some quite technical terms, the idea of patients as customers and the 20 elements. These are judged by the principle of all-or-nothing. This does not increase motivation for further steps of improvement. The evaluation of the results of medical treatment is super-seded by the judgement of the processes. In these matters, the revised ISO 9000 : 2000 will bring important improvements.

Key words: Quality management – ISO 9000 – EFQM – JCAHO

Zusammenfassung. Qualität ist kein Zufallsprodukt, sondern bedeutet das Erfüllen vorher festgelegter Kriterien durch gezielte Steuerung. Dazu eignen sich mehrere etablierte Verfahren, z. B. DIN EN ISO 9000 ff., EFQM, JCAHO, MBA etc. Weltweit die meiste Anwendung hat das Qualitätsmanagement nach ISO 9000 ff. gefunden, allerdings im Gesundheitswesen nicht auf so breiter Basis wie in der Industrie. Das hat seinen Grund in einigen Problemen, die die Umsetzung erschweren: Die technische Ausdrucksweise, der missverständliche Kundenbegriff und der an den 20 Elementen orientierte Ansatz. Diese werden bisher nach dem Alles-oder-Nichts-Prinzip beurteilt. Dadurch wird die Motivation zur weiteren schrittweisen Verbesserung nicht gefördert. Die Wertung der Ergebnisse medizinischer Behandlung steht gegenüber der der Abläufe zu sehr im Hintergrund. Durch die Verabschiedung der überarbeiteten Normenreihe 9000 : 2000 werden diese Kritikpunkte allerdings bald weitgehend hinfällig.

Schlüsselwörter: Qualitätsmanagement – DIN EN ISO 9000 ff. – Zertifizierung

Zum Zusammenhang von Fallzahl und Ergebnisqualität

M. W. Wenning, K. Hupe, I. Scheuer, N. Senninger, R. Smektala und Th. Windhorst

Ärztekammer Westfalen-Lippe, Gartenstraße 210, 48147 Münster

The Volume-Outcome Relationship

Summary. Data of 27,000 patients with hip fractures and 89,000 patients undergoing chole-cystectomy, from the external quality assurance database at the chamber of physicians of Westfalia-Lippe were analyzed for the relationship between volume and outcome, specified as lethality and morbidity. Based on a risk-adjusted analysis, the following hypotheses can be formed: Good outcome is more likely in high-volume hospitals. However, among the group of small-volume hospitals, there were some with excellent results. Therefore, it is not possible to infer good quality from high volume alone. No threshold for good results can be calculated from the data. Good outcome depends on different factors. Low volume can be compensated by other factors. Measuring volume alone is no substitute for measuring quality of care.

Key words: Volume – Outcome – Hip fracture – Cholecystectomy

Zusammenfassung. 27.000 Datensätze zur Schenkelhalsfraktur und 89.000 Datensätze zur Cholezystitis/-lithiasis bei der externen Qualitätssicherung Chirurgie der Ärztekammer Westfalen-Lippe wurden auf den Zusammenhang zwischen Fallzahl und Ergebnisqualität bezüglich der Qualitätsindikatoren Letalität und postoperative Komplikationen hin untersucht. Eine risikoadjustierte Analyse mit multipler logistischer Regression läßt folgende Hypothesen zu: In Kliniken mit hoher Fallzahl ist ein gutes Behandlungsergebnis wahrscheinlicher. Auch unter den Kliniken mit kleiner Fallzahl finden sich solche mit ausgezeichneter Behandlungsqualität, ein Rückschluß allein von der Fallzahl auf die Behandlungsqualität ist nicht zulässig. Ein Schwellenwert, eine Anzahl mindestens zu erbringender Operationen, läßt sich aus dem vorliegenden Datenmaterial nicht bestimmen. Da ein gutes Behandlungsergebnis von vielen Einflüssen abhängt, kann eine geringe Fallzahl durch andere Faktoren kompensiert werden. „Fahlzahl" ist kein Ersatzkriterium für Ergebnisqualität.

Schlüsselwörter: Fallzahl – Ergebnisqualität – Schenkelhalsfraktur – Cholezystektomie

Arbeitsplatz Chirurgie: Auswirkungen politischer und wirtschaftlicher Veränderungen im klinischen Alltag

W. Wyrwich

Leopoldina-Krankenhaus gGmbH, Gustav-Adolf-Straße 8, 97422 Schweinfurt

The Surgical Field of Work – Effects of Political and Economic Changes on Daily Life in the Clinic

Summary. Political and economic constraints have led to a reduction both in hospital beds and length of patient stay, and to a much higher work-load for employees. The increase of medical and administrative work-load is proven by results of a poll. With implementation of the "GKV-Gesundheitsreformgesetz 2000" hospitals are being placed under even greater economic pressure. With its interference with such German laws as the "KHG", "BPflV" and SGB V", controlling instruments like "DRG's", "Case-mix-Index" and "Base-Rate" are introduced, and will lead to complete transparency of all hospitals.

Schlüsselwörter: Health – Legislation – DRG's – Case-mix-Index

Zusammenfassung. Politische und wirtschaftliche Zwänge haben in den vergangenen Jahren zu einem Abbau von Krankenhausbetten, Verkürzung der Verweildauern und einer weit stärkeren Belastung des ärztlichen Dienstes geführt. Die Zunahme der Arbeitsbelastung und der

Verwaltungstätigkeit wurde in einer Umfrage unter den Beschäftigten nachgewiesen. Mit Verabschiedung des GKV-Gesundheitsreformgesetz 2000 geraten die Krankenhäuser noch stärker unter wirtschaftlichen Druck: Die Eingriffe in das KHG, die BpflV und das SGB V führen über die Steuerungsinstrumente „DRG's", „Case-mix-Index" und „Base-Rate" zu einer völligen Transparenz aller Krankenhäuser.

Schlüsselwörter: Gesundheitsgesetzgebung – DRG's – Case-mix-Index

Einflüsse von Managed Care auf die Chirurgie

Ch. Schmidt, J. Levin-Scherz, F. Reibe und B. Güntert

Klinik für Allgemeine Chirurgie und Thoraxchirurgie, Universität Kiel, Arnold Heller Straße 7, 24105 Kiel

Effects of Managed Care (MC) on Surgery

Summary. The German Health Care System has financial difficulties. High unemployment and demographic changes have led to a smaller budget for health insurers. Increased use of resources and technical escalation among providers are responsible for rising costs of health care delivery. Health Maintainance Organizations (HMO) in the USA have managed to lower costs through various tools, especially in outpatient surgery, where costs have been rising rapidly over the last 5 years. This was due to a growing number of providers and a larger number of procedures. Intensive Care Management, – preauthoriztion for costly procedures and special risk arrangements with provider units – have, among other means, contributed to decreased costs in surgery. As a matter of fact, bed occupancy rates have dropped to an average of 55% in academic medical centers. The majority of procedures have been shifted from inpatient to outpatient surgery. Scenarios like these are very likely to change the face of The German Health Care System in the near future.

Key words: Managed care – Surgery – German health care system

Zusammenfassung. Das deutsche Gesundheitssystem steckt in einer Finanzierungskrise. Die hohe Arbeitslosigkeit und demographische Veränderungen haben zu verringerten Einnahmen der Versicherer geführt. Vermehrte Inanspruchnahme von Leistungen und die technische Eskalation unter Anbietern führten dagegen zu höheren Ausgaben. Health Maintainance Organisationen (HMO) in den USA haben gezeigt, daß durch eine Reihe von Maßnahmen, insbesondere im Bereich der Chirurgie, wo extreme Kostensteigerungen zu finden waren, Einsparungen möglich sind. Case Management, „Vorab-Genehmigungen" teurer Eingriffe und spezielle vertragliche Gewinnbeteiligungen mit Anbietern haben, neben anderen Maßnahmen, zu deutlichen Einsparungen geführt. Als Folge sank die Bettenauslastung akademischer Einrichtungen auf 55% im Durchschnitt und die Mehrzahl der Eingriffe wurde in ambulante Zentren verlagert. Zukunftsmodelle dieser Art werden das Gesicht des deutschen Gesundheitssystems nachhaltig verändern.

Schlüsselwörter: Managed Care – Chirurgie – Gesundheitssystem Deutschland

Computerunterstützte telemedizinische Operationsassistenz – Darstellung und Bewertung neuer Möglichkeiten am Beispiel einer japanisch-deutschen Kooperation

M. Ziegler, G. Quade, A. Hirner, M. P. Baur, A. Hattori, Y. Urano und N. Suzuki

Klinik und Poliklinik für Allgemein-, Viszeral-, Thorax- und Gefäßchirurgie, Rheinische Friedrich-Wilhelms-Universität Bonn, Sigmund-Freud-Straße 25, 53127 Bonn

Computer-Assisted Telematic Aid in Operations – Presentation and Evaluation of New Methods Through Japanese-German Cooperation

Summary. Tele- and computer-assisted surgery has to solve three main problems: to integrate preoperative diagnostic results, secure transmission between the participants and provide visual and tactile information for all actors. In spring 1999, the Medical Faculty of Bonn University cooperated in a project with the Jikei University School and Waseda University (Tokyo, Japan) to show the possibilities of planning and performing operations virtually, even over continents. At present the primary aim is to show the technical solutions to problems. But in the future, we can expect telematic computer-assisted operations to be useful in remote areas. Virtual operations will also gain importance as a tool for training and simulation in surgery, even in countries with highly-developed health care systems.

Key words: Computer-assisted surgery – Tele-assisted surgery – Simulator for operations

Zusammenfassung. Tele- and computerassistierte Chirurgie muss drei Hauptprobleme lösen: Erstens die Integration der Ergebnisse diagnostischer Vorbereitungen, zweitens die sichere Überbrückung der Distanz zwischen den Beteiligten sowie drittens die Bereitstellung visueller und taktiler Informationen für alle Akteure. Im Frühjahr 1999 hat die Medizinische Fakultät der Universität Bonn als Partner an einem Projekt der Jikei University School und der Waseda University (Tokyo/Japan) mitgewirkt, bei dem die Möglichkeiten virtueller Operationsplanung und -assistenz auch transkontinental über ISDN dargestellt werden konnten. Aus heutiger Sicht steht bei derartigen Demonstrationen noch eher die technische Machbarkeit im Vordergrund. In Zukunft nützlich werden solche Systeme für Gebiete mit nicht ausreichend dichter medizinischer Versorgung und durch die gebotenen Trainings- und Simulationsmöglichkeiten, die auch für Länder mit hochentwickeltem Gesundheitssystem interessant sind.

Schlüsselwörter: Telemedizin – computerunterstütze Operationsassistenz – Operationssimulator

Das onkologische Zentrum als Katalysator chirurgischen Qualitätsmanagements in der Region

P. M. Schlag, E. Noack und I. Hoffmann

Robert-Rössle-Klinik, Charité, HU-Berlin, Lindenberger Weg 80, 13125 Berlin

The Role of Cancer Center in the Advancement of Regional Quality Management in Surgical Oncology

Summary. Among the various responsibilities of a cancer center, the establishment of uniform regional quality management is a major challenge. The entity of rectal cancer was used to clarify whether, under the direction of a cancer centre, the quality of surgical and multimodal treatment could be dynamically influenced within a German county (i.e. implementation of guidelines in Berlin-Brandenburg). Between 1995 and 1999, 1072 patients from 32 hospitals were prospectively recruited. Data on diagnostics, surgery and adjuvant treatment were accured, continuously interchanged and evaluated in regular expert discussions. Data analysis produced variations among the participating hospitals regarding diagnostic procedures applied (i.e. preoperative ultrasound) and treatment management (i.e. sphincter-preserving surgery, adjuvant treatment in cT4 tumours). Stepwise implementation of the guidelines is practical. The dynamic direction of quality management within a country is feasible.

Key words: Quality control – Oncological treatment – Multidisciplinary treatment

Zusammenfassung. Zu den Aufgaben eines onkologischen Zentrums (OZ) gehört es, ein aktives regionales Qualitätsmanagement durchzusetzen. Am Beispiel des Rektumkarzinoms soll geklärt werden, ob unter Leitung eines OZ eine dynamische Qualitätsbeeinflussung der chirurgischen und multimodalen Therapie (Umsetzung von Leitlinien) in einer Region (Berlin-Brandenburg) möglich ist. Von 1995–1999 wurden aus 32 Kliniken 1072 Patienten erfasst (Prospektive Erhebung medizinischer Daten aus Diagnostik, chirurgischer und Zusatztherapie, sowie kontinuierliche Datenrückspiegelung und Fachdiskussion. Die Datenanalysen ergaben Variationen zwischen den Kliniken hinsichtlich Diagnostik (Präop. Endosonographie) und Therapiemanagement (Sphinktererhaltende OP, Zusatztherapie bei cT4). Eine Umsetzung der Leitlinien kann schrittweise erreicht werden. Die Dynamische Qualitätsbeeinflussung in der Region ist prinzipiell möglich.

Schlüsselwörter: Qualitätskontrolle – onkologische Forschung – multidisziplinäre Forschung

Video

Viszeralchirurgie

Hernien

Reparation großer Narbenhernien mittels nicht resorbierbarer Netze in Sublay-Technik

R. Kasperk, U. Klinge und V. Schumpelick

Chirurgische Universitätsklinik, RWTH, Pauwelsstraße 30, 52074 Aachen

Repair of Large Incisional Hernias with Non-Absorbable Meshes in the Sublay Position

Summary. The repair of large incisional hernias nowadays requires the use of non-absorbable meshes. Preoperatively, exclusion of cardiopulmonary risks and a weight reduction are essential. During the operation, any adhesions between intestine and sac have to be divided and the space between rectus muscle and posterior rectus sheath developed. The peritoneal cavity is closed at the posterior rectus sheath level, which occasionally requires the use of parts of the sac. Upon this plane the mesh is fixed (strictly avoiding any direct contact with the intestine), which has to be overlapped by healthy muscle for the least 6 cm in all directions. Rectus muscle and fascia are closed over the mesh. Modern meshes with reduced polypropylene content and wider pores minimise mesh complications.

Key words: Incisional hernia – Repair – Alloplastic meshes – Complications

Zusammenfassung. Die Reparation großer Narbenhernien erfordert nach heutigem Kenntnisstand den Einsatz nicht resorbierbarer Kunststoffnetze. Eine optimale Patientenvorbereitung mit kardiopulmonaler Abklärung und ggf. Gewichtsreduktion ist obligat. Im Rahmen der Präparation werden jegliche Adhäsionen zwischen Darm und Bruchsack gelöst und zirkulär der Raum zwischen M. rectus und hinterer Rektusscheide dargestellt. Die Peritonealhöhle wird auf dem Niveau der hinteren Rektusscheide, ggf. unter Nutzung von Bruchsackanteilen verschlossen. Auf diese Schicht und unter strikter Vermeidung eines direkten Kontaktes mit dem Darm wird das nicht resorbierbare Netz plaziert, wobei auf eine allseitige mindestens 6 cm weite Überlappung des Netzes durch gesunde Muskulatur/Faszie zu achten ist. Die Muskelfaszienschichten werden ventral des Netzes mittels fortlaufender Naht verschlossen. Moderne Netze mit erheblich reduziertem Polypropylenanteil und großer Maschenweite minimieren die Komplikationen des eingebrachten Fremdmaterials.

Schlüsselwörter: Narbenhernie – Reparation – alloplastische Netze – Komplikationen

Perioperatives Management bei der Versorgung von monströsen Hernien

F. Hoch und G. Müller

Chirurgische Klinik, Caritaskrankenhaus, Uhlandstraße 7, 97980 Bad Mergentheim

Perioperative Management for Repair of Massive Incisional Hernias

Summary. The surgical repair of massive incisional hernias must be considered as a difficult procedure. Surgical techniques based on the use of prosthetic materials shows better results. However, a considerable rate of complications and recurrence is documented. The video shows standardized perioperative management combined with a modified technique after Chevrel. After more than 100 large and massive hernias, we have seen less than 10% complications and recurrence since 1990.

Key words: Giant hernia – Hernia repair – Perioperative management – Mesh

Zusammenfassung. Die operative Versorgung monströser Bauchwandhernien stellt hohe Anforderungen an den Chirurgen. Die Rekonstruktionsergebnisse sind durch den Einsatz von alloplastischem Material deutlich besser geworden. Die Anzahl der postoperativen Komplikationen und die Rezidivrate ist immer noch relativ hoch. Das Video zeigt ein standardisiertes perioperatives Management, kombiniert mit einer modifizierten Operationstechnik nach Chevrel. Seit 1990 haben wir mehr als 100 große und monströse Hernien versorgt und konnten die Komplikations- und Rezidivrate auf unter 10% senken.

Schlüsselwörter: Monströse Hernien – Hernienoperation – perioperatives Management – Netzplastik

Verschluß von Bauchwandhernien mittels einer Netz-Onlay-Technik

Ch. Hottenrott

Ginnheimer Straße 3, 60487 Frankfurt

Mesh Onlay Technique in Large Abdominal Wall Hernias

Summary. The video shows the exact technique of tension-free repair of large incisional hernias, without opening the hernia sack, in an easy, highly-efficient manner. In contrast to in- and sublay techniques, this procedure is less invasive, less painful, needs shorter hospital stay and results in a lower recurrence rate. The results with over 200 of our own patients correspond with those in the literature.

Key words: Incisional hernias –Mesh repair – Onlay technique – Results

Zusammenfassung. Dieser Film zeigt die exakte Technik eines Netz-Onlay-Verschlusses von großen Bauchwandhernien. Dabei wird ein spannungsfreier Verschluß ohne Eröffnung des Bruchsackes bevorzugt. Wichtig ist die weite Überlappung des Fascienränder, sowie die vorschriftsmäßige Fixation. Dieser Eingriff ist im Vergleich zu In- und Sublaytechniken weniger invasiv, weniger schmerzhaft, z. T. in Lokalanaesthesie und ambulant möglich und bedarf einer kürzeren Verweildauer im Krankenhaus. Die Ergebnisse bei über 200 eigenen Patienten korrelieren mit den Angaben der Literatur. Das Verfahren ist generell anwendbar, neigt lediglich zu Serombildungen und zeigt praktisch keine Kontraindikation.

Schlüsselwörter: Bauchwandhernien – spannungsfreier Netzverschluß – Onlay-Technik – Ergebnisse

Shouldice-Technik

J. Petermann

Klinikum der Ernst-Moritz-Arndt-Universität, Klinik und Poliklinik für Chirurgie, Friedrich-Loeffler-Straße 23b, 17487 Greifswald

Shouldice-Method

Summary. Preparation of the fascia transversalis under preservation of nerval structures and by resection of the hernia sac and fasciotomy from the inner inguinal ring to the tuberculum. Continuous suture between linea alba and fascia transversalis distal margin, up to the inner inguinal ring. Backwards fixation of the proximal margin on the distal tractus ileopubicum. Fixation of the medial abdominal muscle part on the inguinal ligament by the third and fourth suture. Monofilament polypropylene non-absorbale suture, size 0. Distance between stitches 0.6–0.7 cm.

Key words: Hernia repair – Shouldice-method

Zusammenfassung. Bei Schonung nervaler Strukturen und Abtragen des Bruchsackes Darstellen der F. transversalis. Spaltung derselben vom inneren Leistenring bis zum Tuberculum. Fortlaufende Nahtreihe zwischen Linea alba und caudalem Rand der F. transversalis zum inneren Leistenring mit rückführender Nahtreihe der cranialen Lefze auf das caudale Lager (Tr. ileopubicum). Fixierung der medialen Bauchdeckenmuskulatur in der 3. und 4. Nahtreihe fortlaufend an das Leistenband. Nahtmaterial monofil, nicht resorbierbar. Polypropylenfaden Stärke Null. Stichabstand 0,5–0,7 cm.

Schlüsselwörter: Hernienreparation – Methode nach Shouldice

Magen

Gastrektomie mit systematischer Lymphadenektomie en bloc zur Behandlung des Magenkarzinoms

Th. Böttger

Allgemein- und Abdominalchirurgie, Universitätsklinik Mainz, Langenbeckstraße 1, 55101 Mainz

Gastrectomy with Lymphadenectomy for Treatment of Gastric Cancer

Summary. The video shows the surgical technique of a gastrectomy with lymphadenectomy.

Key words: Gastrectomy – Lymphadenectomy – Gastric cancer

Zusammenfassung. Im Video wird die Gastrektomie mit systematischer Lymphadenektomie en bloc zu Behandlung des Magenkarzinoms gezeigt.

Schlüsselwörter: Gastrektomie – Lymphadenektomie – Magenkarzinom

Die Technik der laparoskopischen Antireflux-Operation nach Thal

B. Schaeff, V. Paolucci und K. Heller

Klinikum der Johann Wolfgang Goethe Universität, Klinik für Allgemeinchirurgie, Theodor-Stern-Kai 7, 60590 Frankfurt/M.

Laparoscopic Thal Fundoplication in Children

Summary. The laparoscopic Thal procedure consists of a retroesophageal hiatal plastic and a hemifundoplication. Four 5 mm trocars are used. After preparation of the hiatus and mobilization of the distal esophagus, a retroesophageal hiatal plastic with 2–3 non-resorbable sutures is performed. The procedure is completed by mobilization of the spleen and hemifundoplication in a two-row technique.

Key words: Laparoscopic – Thal – Procedure – Children

Zusammenfassung. Die Thal Operation beinhaltet eine Hiatusplastik, sowie eine Hemifundoplikatio. Es werden vier 5 mm Trokare verwandt. Nach Darstellen des Hiatus erfolgt die retroösophageale Hiatusplastik mit 2–3 nicht resorbierbaren Nähten, anschließend wird die Milz mobilisiert und eine 2-reihige Hemifundoplikatio angeschlossen. Zur Vermeidung einer paraösophagealen Hernie wird dabei der Ösophagus am Peritoneum fixiert.

Schlüsselwörter: Laparoskopische Antirefluxoperationen – Thal – Kind

Prospektiv-randomisierte Auswertung des aboralen Pouch, einer neuen Art von Magenersatz nach Totalgastrektomie

Ö. P. Horváth, L. Cseke und K. Kalmár

Chirurgische Klinik, Medizinische Universität Pécs, Ifjúság u. 13, 7621 Pécs, Ungarn

Prospective Randomized Evaluation of Aboral Pouch – A New Type of Gastric Substitute After Total Gastrectomy

Summary. The aboral pouch for gastric replacement was introduced after total gastrectomy. A prospective, randomized study was designed to compare the body weight, nutritional parameters, carbohydrate and fat absorption, GI passage and quality of life of patients with this new pouch to patients with simple Roux-en-Y. The aboral pouch is constructed under the mesocolon as an antiperistaltic side-to-side anastomosis, between the Roux limb and the Y limb, measuring 15 cm in length. Until recently, 44 patients had entered the study. Twenty-five of them underwent pouch construction, and 19 patients with a simple Roux-en-Y reconstruction served as controls. Our preliminary data suggest a slight superiority of aboral pouch over simple Roux-en-Y, according to most of the measured parameters, resulting in significant differences in immunglobulin-M level, serum cholesterol level, lipid absorption and quality of life.

Key words: total gastrectomy – aboral pouch – absorbtion – nutrition

Zusammenfassung. Die Autoren haben nach Totalergastrectomie den sog. aboralen Pouch als Ersatzmagen eingeführt und eine prospectiv-randomizierte Studie angebahnt mit der Zielsetzung, Körpergewicht, Ernährungsparameter, Kohlenhydrat- und Fettabsorbtion, Magen- und Darmpassage, weiterhin Lebensqualität dieser Patienten mit derjenigen, die nur mit einer einfachen Roux-en-Y Ösophagojejunostomie behandelt worden sind, zu vergleichen. Der aborale Pouch wird retrokolisch, antiperistaltisch side-to-side zwischen Roux- und Y-Schenkel in einer Länge von etwa 15 cm ausgestaltet. Bis jetzt wurden 44 Patienten in die Studie aufgenommen. An 25 Patienten wurde eine Pouch-Bildung vorgenommen, während 19 Kranke, mit einfacher Roux-en-Y Reconstruction als Kontrolle dienten. Laut präliminären Angaben scheint der aborale Pouch in Bezug auf die meistern Meßwerte der einfachen Roux-en-Y Anastomose überlegen zu sein, sogar mit einem signifikanten Unterschied im Immunglobulin-M und Cholesterin-Spiegel des Serum, weiterhin betreffs Fettabsorbtion und Lebensqualität.

Schlüsselwörter: Totalgastrektomie – aboraler Pouch – Absorption – Ernährung

Die laparoskopische Sigma-Resektion

O. Schoeb, B. Schwarzenbach, M. P. Grillet und J. Traber

Chirurgische Klinik, Spital Limmattal, Urdorferstrasse 100, 8952 Schlieren, Schweiz

Laparoscopic Sigmoid Resection

Summary. The video presents the laparoscopic technique of a completely intra-abdominally performed resection and reanastomosis of the sigmoid. The technique consists of a standard procedure with high ligation of the inferior mesenteric vein, dissection of the inferior mesenteric artery and preservation of the nerval plexus. The operation is mainly performed using ultracision. The distal resection is performed with Endo GIA and the upper end of the bowel is prepared using a laparoscopic purse string suture device (EPR 18/70). The specimen is removed though a 5 cm McBurney Incision. So far, 102 resections have been performed using this technique, with low morbidity (three percent), a conversion rate of two percent and leakage of the anastomosis in one percent, with a mean operating time of 200 minutes.

Key words: Laparoscopic colon resection – Laparoscopic anastomosis

Zusammenfassung. Das Video präsentiert eine spezielle Technik der laparoskopischen Sigma-Resektion mit kompletter intraabdominaler Anlage der Anastomose. Es wird eine Standardresektion durchgeführt mit hoher Ligatur der Vena mesenterica inferior, Dissektion der Arteria mesenterica inferior und Freilegen der Aorta unter Schonung der vegetativen Nervenbahnen. Die distale Absetzung erfolgt mit Hilfe eines Endo-GIA, die Reanastomosierung mit dem Einsatz des laparokopischen Tabaksbeutelnaht-Instrumentariums (EPR 18/70). Bis jetzt wurden 102 Resektionen mit geringer Morbidität (3%) und niedriger Konversionsrate (2%) und niedriger Anastomoseninsuffizienzrate (1%) durchgeführt. Die Präparatbergung erfolgte über eine kleine Inzision über Mac Burney, die durchschnittliche Operationszeit betrug 200 Minuten, der durchschnittliche postoperative Spitalaufenthalt neun Tage (5–32).

Schlüsselwörter: Laparoskopische Sigmaresektion – Laparoskopische Anastomosentechnik

Laparoskopische Resektion bei der Sigmadivertikulitis

D. Wolken, B. Voggenreiter, H. Stöltzing und K. P. Thon

Abteilung für Allgemein-, Viszeral- und Unfallchirurgie, Robert-Bosch-Krankenhaus, Auerbachstraße 110, 70376 Stuttgart

Laparoscopic Resections in Sigmadiverticulitis

Summary. Since September 1997, we performed 42 laparoscopically-assisted resections of the sigmoid in 27 women and 15 men (average age of 64 years). Conversion to an conventional procedure was necessary in 8% of the cases. So far, neither an insufficiency of the anastomosis or a lethal outcome has occurred. In one patient, a revision of the trocar incision due to bleeding was required. Besides the relevance of an improved cosmetic result, shorter hospital stay, faster rehabilitation and decreased postoperative pain have to be regarded as advantages of laparoscopic procedures. With increasing experience in laparoscopy, even operation times decrease. The video demonstrates our results, as well as the technical procedure. Conclusion. Laparoscopically-assisted resections in diverticulitis of the sigmoid can be performed with good results.

Key words: Laparoscopic resection – Diverticulitis

Zusammenfassung. Seit 9/97 haben wir insgesamt 42 lap. assistierte Sigmaresektionen bei 27 Frauen und 15 Männern mit einem Durchschnittsalter von 64 Jahren durchgeführt. Die Konversionsrate lag bei 8%, eine Anastomoseninsuffizienz trat bisher nicht auf, kein Patient verstarb. In einem Fall mußte aufgrund einer Nachblutung an der Trokareinstichstelle revidiert werden. Neben dem eindeutigen kosmetischen Vorteil bestechen beim laparoskopischen Vorgehen die kürzere Liegedauer, schnellere Rekonvaleszenz und die geringeren postoperativen Schmerzen. Die etwas längeren Operationszeiten beim lap. Verfahren gleichen sich mit zunehmender Erfahrung denen der offenen Op an. Neben der technischen Durchführung wird im Video im einzelnen auf die Ergebnisse eingegangen. *Schlußfolgerung:* Laparoskopisch assistierte Resektionen sind auch bei der Sigmadivertikulitis mit guten Ergebnissen durchführbar.

Schlüsselwörter: Sigmadivertikulitis – laparoskopische Resektion

Laparoskopische Chirurgie des Dünn- und Dickdarms bei Komplikationen des Morbus Crohn

H. Kessler, T. Sonoda, R. Sim und J. W. Milsom

Chirurgische Universitätsklinik, Krankenhausstraße 12, 91054 Erlangen und The Mount Sinai Medical Center, 1 Gustave L. Levy Place, New York, NY 10029, USA

Laparoscopic Surgery of Small and Large Bowel in Complicated Crohn's Disease

Summary. Until now, laparoscopic techniques in Crohn's disease have been applied mainly in enterostomies or uncomplicated ileocecal resections. Over a period of 9 month, nine patients with complications of the disease such as multiple small bowel strictures and fistulae to bladder, vagina, perineum or other bowel segments were indication for surgery. Three of these complicated cases had had previous ileocecal resection. All procedures were completed laparoscopically: three cases of ileocecal resection and additional strictureplasties for up to seven strictures in a single patient, six cases of ileocecal resection combined with sigmoid colectomies for entero-enteric fistulae (4), or with bladder repair for ileovesical fistulae (2). Overall, there were no intraoperative complications. One patient had to be reoperated conventionally on the fourth postoperative day for small bowel obstruction caused by intestinal wall injury. Laparoscopic intestinal surgery in Crohn's disease is feasible and safe not only for cases with bowel resection alone, but also for patients with several complications such as strictures and multiple fistulae.

Key words: Crohn's disease – Complications – Laparoscopic surgery

Zusammenfassung. Bisher beschränkte sich die Anwendung laparoskopischer Techniken beim Morbus Crohn im wesentlichen auf Enterostomien und einfache Ileocoecalresektionen. Über 9 Monate hinweg wurden 9 Patienten mit Komplikationen wie multiplen Dünndarmstrikturen und Fisteln zu Blase, Vagina, Perineum und anderen Darmabschnitten operiert. Drei dieser komplizierten Fälle hatten Ileocoecalresektionen in der Vorgeschichte. Alle Eingriffe wurden laparoskopisch beendet: drei Patienten mit Ileocoecalresektion und zusätzlicher Strikturoplastik wegen bis zu 7 Strikturen und 6 Fälle von Ileocoecalresektion kombiniert mit Sigmaresektion wegen enteroenteraler Fisteln (4) oder Blasenübernähung wegen ileovesicaler Fisteln (2). Intraoperative Komplikationen traten nicht auf. Ein Patient mußte konventionell am 4. Tag wegen Dünndarmileus verursacht durch eine Darmwandläsion reoperiert werden. Laparoskopische Darmresektionen bei Morbus Crohn sind damit auch bei Patienten mit mehreren Komplikationen wie Strikturen und multiplen Fisteln sicher durchführbar.

Schlüsselwörter: Morbus Crohn – Komplikationen – laparoskopische Chirurgie

Laparoskopisch assistierte Proktokolektomie, Pouchbildung und ileo-pouch-anale Anastomose – Operationsplanung und systematisches Vorgehen

H. Kessler, T. Sonoda, R. Sim und J. W. Milsom

Chirurgische Universitätsklinik, Krankenhausstraße 12, 91054 Erlangen und The Mount Sinai Medical Center, 1 Gustave L. Levy Place, New York, NY 10029, USA

Laparoscopic-Assisted Restorative Proctocolectomy, Pouch Formation and Ileo-Pouch-Anal Anastomosis – Operative Design and Systematic Approach

Summary. During recent years, the spectrum of indications of laparoscopic colorectal surgery have been extended remarkably by the development of new instruments and techniques. Today, even such invasive procedures as restorative proctocolectomy with pouch formation can be performed laparoscopically. After time-saving primary ligation of the large vascular bundles of inferior mesenteric, ileocolic and middle colic arteries, the colon is mobilized laterally, step by step. The omentum is taken down from both sides. Especially during dissection of the rectum in the area of the pelvis, better visualization by applying laparoscopic techniques becomes evident. The specimen is removed over a 6 to 8 cm Pfannenstiel incision. After that, the ileum J-pouch is constructed and connected with the anorectal canal close to the dentate line, using a circular stapler in double-stapling technique. In 28 patients, the median time of hospitalization was 8 days (4–10).

Key words: Laparoscopic surgery – Total proctocolectomy – Pouch formation

Zusammenfassung. In den vergangenen Jahren konnte durch Weiterentwicklung von Instrumenten und Technik das Indikationsspektrum der laparoskopischen Darmchirurgie erheblich erweitert werden. Auch ausgedehnte Eingriffe wie die restaurative Proktokolektomie mit Pouchbildung sind möglich geworden. Nach zeitsparender primärer Ligatur der großen Gefäßbündel der A. mes. inf., A. ileocolica und A. colica media wird das Colon schrittweise lateral ausgelöst. Das große Netz wird von beidseits lateral abpräpariert. Besonders bei der Dissektion des Rektums kommt die bessere Visualisation im Bereich des kleinen Beckens bei laparoskopischem Vorgehen zur Geltung. Über einen knappen Pfannenstielschnitt werden das Präparat entfernt und der Ileum-J-Pouch konstruiert. Die pouch-ileo-anale Anastomose wird in der Doppel-Stapler-Technik von transanal aus angelegt. Bei 28 Patienten betrug die mediane Länge des Klinikaufenthalts 8 Tage (4–10).

Schlüsselwörter: Laparoskopische Chirurgie – totale Proktokolektomie – Pouchbildung

Laparoskopische transperitoneale Adrenalektomie

A. M. Stenger, C. Bloechle, J. Kahl und J. R. Izbicki

Abteilung für Allgemeinchirurgie, Chirurgische Klinik, Universitäts-Krankenhaus Eppendorf, Martinistraße 52, 20246 Hamburg

Transperitoneal Laparoscopic Adrenalectomy

Summary. Operative access to the adrenal may take different routes to the retroperitoneum. The transperitoneal laparoscopic approach offers the advantage of a minimally invasive procedure combined with the opportunity to inspect adjacent abdominal organs. The operative technique is demonstrated in two patients with asymptomatically-growing adrenal tumors. The operation is performed in the supine position with legs spread. For the left adrenalectomy, trocars are placed in the epigastrium, periumbilical, in the left upper abdomen and in the left lateral position. After dissection of the gastrosplenic ligament, the retroperitoneum is incised lateral to the left diaphragmatic crus, which allows dissection of the retroperitoneal sheet and resection of the left adrenal gland. For the right adrenalectomy, trocars are placed again in the epigastrium, periumbilical, in the right upper abdomen and in the right lateral position. After elevation of the right hepatic lobe, the retroperitoneum is incised from medial to lateral, and the right adrenal is resected. The adrenal tumors are extracted after placement in a plastic bag. Standardized technique of adrenalectomy allows safe resection of the adrenals and rapid recuperation of the patient.

Key words: Adrenal tumor – Transperitoneal laparoscopic adrenalectomy

Zusammenfassung. Die operativen Zugangswege zur Nebenniere (NN) sind wegen der besonderen Lage im Retroperitoneum vielfältig. Der transperitoneale laparoskopische Zugang bietet den Vorteil des minimalinvasiven Verfahrens des Patients verbunden mit der Möglichkeit der Inspektion der abdominellen Nachbarorgane. Die Operationstechnik wird an 2 Patienten mit asymptomatischen größenprogredienten NN-Tumoren vorgestellt. Die Operation erfolgt auf dem Pereyatisch mit gespreizten Beinen. Für die linke Adrenalektomie werden die Trokare im Epigastrium, umbilical, im linken Mittelbauch und in der linken Flanke eingebracht. Nach Durchtrennung des Lig. gastrolienale und der Eröffnung des Retroperitoneums lateral des linken Zwerchfellschenkels erfolgt die Darstellung sowie Auslösung der NN. Für die rechte NN werden Trokare im Epigastrium, umbilical, im rechten Mittelbauch und in der rechten Flanke eingebracht. Das Retroperitoneum wird subhepatisch von medial nach lateral eröffnet und die rechte NN ausgelöst. Die Extraktion der Präparate erfolgt im Bergebeutel. Die standardisierte Technik der transperitonealen Adrenalektomie ermöglicht die sichere Entfernung der erkrankten NN mit schneller Rekuperation der Patienten.

Schlüsselwörter: Nebennierentumoren – transperitoneale laparoskopische Adrenalektomie

Leberchirurgie

Leberresektion in Strasbourg

D. Jaeck and P. Bachellier

Centre de Chirurgie Viscérale et de Transplantation, Hôpital Universitaire de Hautepierre,
Avenue Moliére, 67098 Strasbourg Cedex, France

Liver Resection in Strasbourg

Summary. Between 1982 and 1999, 950 liver resections were performed on our department (Department of Visceral Surgery and Transplantation, Hautepierre Hospital, Strasbourg). Abdominal approach and ultrasound exploration were used routinely. A policy of "à la carte" clamping was followed, according to the size and location of the tumor(s) (Pringle maneuver, lobar vascular exclusion, selective clamping). Selective clamping of the hepatic veins was used in cases of large lesions or lesions with connections to the major hepatic veins or inferior vena cava. Intermittent clamping was used in cases of cirrhotic or steatotic livers (15 min: 5 min) and, in cases of normal parenchyma, when clamping was expected to last more than 30 to 40 min. The main indication for hepatectomy was, in our experience, resection for colorectal metastases; uni or bilobar, as a first procedure or for iterative resection, sometimes after portal embolization. Overall mortality after liver resection has decreased regularly during the last 10 years to less than 1% in 1999. The video presented shows a case of hilar cholangiocarcinoma (Klatskin tumor) treated by en-bloc resection of the common bile duct and confluence, segments IV, V and I as well as an extended lymphadenectomy followed by a biliary Roux-en-Y reconstruction procedure.

Key words:

Between 1982 and 1999, 950 liver resections were performed in our department (**Hautepierre Hospital – Strasbourg**) (figure 1). In all cases, we have used the **abdominal approach**, mainly through a bilateral subcostal incision. However, during the last three years, we favored more often the so-called "J incision" which involves a median laparotomy from the xiphoid cartilage, curving towards the right from the middle of the xipho-umbilical line and extending laterally to the right as far as the posterior axillary line below the 10th rib. This approach avoids the development of a weak point of the abdominal wall where the bilateral subcostal incision crosses the midline. It is also useful in reducing the incidence of postoperative respiratory complications. We currently use the Kent retractor, as well for liver resection as for liver transplantation, which allows an excellent view and can be modified during the operation by the surgeon himself.

Surgical and **ultrasound exploration** is performed as a first step before starting mobilization of the liver. As soon as the type of resection has been decided the hepatic ligaments are divided: round ligament, falciform and triangular ligaments. The hepatic pedicle is dissected in order to

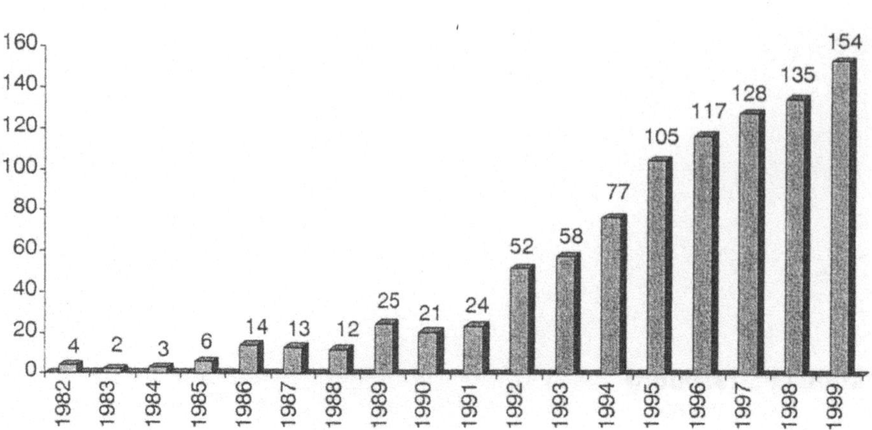

Fig. 1. Evolution of number of hepatectomies (n = 950)

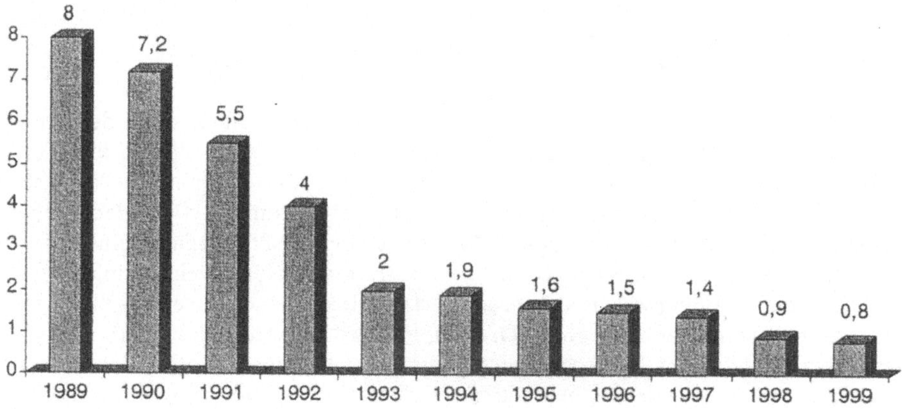

Fig. 2. Mortality after hepatectomy

prepare a possible Pringle maneuver; the inferior vena cava is exposed below and above the liver. We always try to avoid as much as possible any bleeding. During the last three years, less than 30% of our patients received blood transfusion. **Portal trial clamping (PTC) (Pringle maneuver) and total vascular exclusion (TVE)** are most efficient in ensuring hemostatic effect but lead to warm ischemia of the remnant liver. **Lobar vascular occlusion** (LVO) results in increased blood loss but avoids warm ischemia. We use TVE for patients with large lesion (≥ 10 cm) or lesions with connections to the major hepatic veins or inferior vena cava. We also try as often as possible to avoid vena cava clamping and to use a **selective clamping** of the hepatic veins. In fact some other parameters are also taken in account to determine the type and length of clamping such as age and cardiovascular associated disease, quality of liver parenchyma (steatosis...). Our policy is to choose the type of clamping best adapted to each patient, following an **"à la carte" clamping**. For anatomical segmentectomies (Following Couinaud's classification) – resection of a single hepatic segment of several segments – we use identification and selective clamping of the vascular pedicles. For instance, in the right liver, dissection and clamping of the paramedian arterial and portal branches leads to an ischemic demarcation of the right paramedian sector (segments 5 and 8); the same maneuver with the right lateral arterial and portal branches leads to an ischemic demarcation of the right lateral sector (Segments 6 and 7).

We always use **intermittent** clamping in case of cirrhotic or steatotic livers (15 minutes / 5 minutes) and also in case of normal parenchyma when clamping will last more than 30 to 40 minutes. In some easy cases (minor hepatectomies) we try to avoid completely any clamping as we learnt to do when harvesting left liver lobe for living-relate-liver transplantation. **Parenchymal section** is usually performed together with ultrasound dissection and Kelly-fracture. Hemostasis combines ligatures, sutures, absorbable clips and also bipolar as well as argon coagulation. We perform routinely a test with injection of serum and methylene-blue through a transcystic catheter in order to suture and close any bile leak which could be responsible for post operative morbidity (biloma, sub-phrenic abcess).

In our experience, the main indication for hepatectomy is resection of colorectal metastases, uni or bilobar, as a first procedure or for iterative resection, sometimes after portal embolization. Overall mortality after liver resection decreased during the last 10 years to less than 1% in 1999. With the control of hemorrhage, the quality of underlying liver parenchyma has emerged as one of the main prognostic factor in outcome of major liver resections.

The **video** presented showed a case of **hilar cholangiocarcinoma** (Klatskin tumor) treated by en-bloc resection of the common bile duct and confluence, segments IV, V and I, as well as an extended lymphadenectomy followed by a biliary Roux-en-Y reconstruction procedure.

Kinder- und Viszeralchirurgie

Endoskopisch kontrollierte endopuborektale Enddarmrekonstruktion bei anorektalen Fehlbildungen

C. M. Meier und G. H. Willital

Kinderchirurgische Universitätsklinik, Westfälische Wilhelms- Universität Münster, Albert-Schweitzer-Straße 33, 48149 Münster

Endoscopically-Controlled Endopuborectal Reconstruction Technique for Anal Atresia

Summary. Reconstruction of supralevatory anal atresia is performed by abdomino-perineal pull-through procedures. The disadvantage of this procedure is that the puborectal sling and the levator muscle cannot be visualized. The presented operative technique combines abdomino-perineal pull-through with intraoperative endoscopy. This enables one to locate the puborectal sling and levator muscle, as well as the internus / externus muscle layers by diaphanoscopy. A pull-through through the center of the anal sphincter complex is possible. The results in 59 children treated in this way, when compaired to conventional pull-through, show 22% better continence staging.

Key words: Reconstruction – Supralevatory anal atresia – Pull-through – Endoscopy

Zusammenfassung. Die Rekonstruktion supralevatorischer Analatresien erfolgt durch eine abdomino-perineale Rekonstruktion. Nachteil dieses Verfahrens ist, daß die Puborektalis- und Levatormuskulatur bislang nicht optisch identifiziert werden konnte. Das vorgestellte Operationsverfahren kombiniert die abdomino-perineale Rekonstruktion mit intraoperativer Endoskopie. Durch die Diaphanoskopie des Endoskoplichtes kann die Puborektalis- und Levatormuskulatur nun optisch dargestellt werden. Nach Identifizierung des Internus/Externus-Komplexes mit dem Faraday'schen Strom kann ein Durchzug durch das Zentrum des Sphinkters erfolgen. Die Ergebnisse bei 59 Patienten zeigten im Vergleich zum konventionellen Verfahren eine um 22 Prozent bessere Kontinenzlage.

Schlüsselwörter: Rekonstruktion – supralevatorische Analatresie – Durchzugsoperation – Endoskopie

Dynamische MR-Defäkographie in der Diagnostik von Beckenbodenstörungen

A. Fürst[1], M. Rentsch[1], L. Hutzel[1], C. Paetzel[2], M. Lenhard[2] und K.-W. Jauch[1]

[1]Klinik und Poliklinik für Chirurgie und [2]Institut für Röntgendiagnostik Klinikum der Universität, Franz-Josef-Strauss-Allee 11, 93042 Regensburg

Dynamic MRI-Defecography in Pelvic Floor Disorders

Summary. *Objectives.* The value of dynamic MRI was investigated in an attempt to clarify the anatomical and pathophysiologic background of defecation disorders. *Methods.* The investigation was performed on a 1.5 Tesla MRI (Magneton Symphony, Siemens, Erlangen). The rectum was filled with Gd-DTPA solution. Images were obtained with the patients supine at rest and during straining in the sagittal plane in a frequency of one image/sec (true FISP). *Results.* Structures of the pelvic floor and the action of the pelvic organs during straining could be clearly demonstrated in dynamic MRI-defecography. Rectoceles, intussusceptions, uterovaginal descent, enteroceles, cystoceles and anorectal dyssynergia were detected. In many cases a combined pelvic floor disorder was found. *Conclusion.* Dynamic MRI-defecography is a useful diagnostic tool in functional disorders of the pelvic floor.

Key words: Dynamic MRI – Defecography – Pelvic floor – Proctology

Zusammenfassung: *Einleitung:* Wir untersuchten mittels dynamischer Magnetresonanztomographie die pathophysiologischen Vorgänge des Beckenbodens bei einem proktologischen Patientengut. *Methode:* Die Untersuchung führten wir an einem 1,5 Tesla MR-Gerät durch (Magneton Symphony, Fa. Siemens, Erlangen). Das Rektum wurde mit einer Gd-DTPA-Gel-Mischung gefüllt. In einer Bildfrequenz von 1 Aufnahme/sec wurde der Beckenboden in sagittaler Bildebene sowohl in Ruhe als auch während des Preßmanövers aufgezeichnet. *Ergebnis:* Die dynamische MR-Defäkographie konnte die Beckenbodenstrukturen eindeutig visualisieren und die Dynamik der Beckenbodenorgane während des Preßvorganges eindrucksvoll darstellen. In bisher unbekannter Klarheit stellten sich Rektozelen, Intussuszeptionen, Deszensusformen von Uterus und Vagina, Enterozelen, Zystozelen und anorektale Dyssynergien dar. *Schlußfolgerung:* Die dynamische MR-Defäkographie eignet sich hervorragend als bildgebende Diagnostik der Beckenbodenorgane und deren Pathologie.

Schlüsselwörter: Magnetresonanztomographie – Defäkographie – Beckenboden – Proktologie

Der offene Erstzugang in der Laparoskopie und seine Alternativen

M. Kästel und M. Pliess

Klinik für Abdominal-, Thorax- und Endokrine Chirurgie, Klinikum Nord, Prof.-Ernst-Nathan-Straße 1, 90419 Nürnberg

Primary Open Access in Laparoscopy and Alternative Procedures

Summary. Primary access to the abdomen in laparoscopic surgery has to be standardized, especially because of our ambitions to perform laparoscopy in patients with oncological diagnoses as well: as an emergency procedure, or after prior-performed abdominal surgery. The broad variety of circumstances and the increasing number of laparoscopic procedures creates a necessity to find a safe, primary access that is feasible in all cases. In the video, the use of Verres needle and different sharp trocares in a variety of techniques is compared with the conventional open incision. We prefer the open procedure, because open incision through peritoneum and fascia is always feasible, less risky than other techniques and makes closure easier at the end of the procedure. The length of incision does not differ from the other techniques, and operation time here is even shorter after some experience. Pros and cons are discussed.

Key words: Laparoscopic surgery – Primary access – Open incision

Zusammenfassung. Der Erstzugang zum Abdomen in der Laparoskopie erfordert eine Standardisierung, vor allem wegen der Bemühungen, laparoskopische Techniken auch in Fällen mit malignen Tumoren, als Notfalloperation oder nach abdominellen Voroperationen durchzuführen. Die Vielfalt dieser Begleitumstände und die allgemein steigende OP-Anzahl macht es notwendig, einen sicheren und immer gleich anwendbaren Erstzugang zu finden: im Video werden die Anwendung der Verres-Nadel und diverser Trokare mit dem offenen Erstzugang verglichen. Wir bevorzugen das offene Verfahren, da der offene Zugang durch Faszie und Peritoneum immer machbar und risikoärmer ist, den späteren Verschluß erleichtert, die Inzisionslänge gleich und die OP-Zeit für diesen Teil nach einiger Übung eher kürzer ist. Für und Wider der Methoden werden diskutiert.

Schlüsselwörter: Laparoskopische Chirurgie – Erstzugang – offene Inzision

Computerassistierte Chirurgie

M. Arand, F. Gebhard und L. Kinzl

Abteilung für Unfallchirurgie, Hand- und Wiederherstellungschirurgie, Universitätsklinik Ulm, Steinhövelstraße 9, 89075 Ulm

Computer-Assisted Surgery

Summary. The video is divided into three topics, visualization, navigation and robotics. It provides information about actual developments in this field. In the section visualization, a head mounted display is shown. With this system, endoscopic, thoracoscopic and laparoscopic pictures can be generated into the surgeon's eye. In the section navigation, the actual state of evolution of navigating systems is described and examples of spinal and pelvic CT-based navigation are demonstrated. In the last chapter, robotics, information is presented concerning implantation of the femoral shaft endoprosthesis in total hip replacement.

Key words: CAOS – CAS – Navigation – Robotics

Zusammenfassung. Das Video ist in die drei Bereiche **Visualisierung, Navigation** und **Robotics** aufgeteilt. Im Rahmen der **Visualisierung** erfolgt die Darstellung eines bildverarbeitenden Helmsystemes, mit dessen Hilfe endoskopische, thorako- und laparoskopische sowie weitere bildgebende Informationen in das Auge des Chirurgen eingespielt werden können. Im

Abschnitt **Navigation** wird auf den aktuellen Entwicklungsstand bei der unfallchirurgischen Behandlung von Patienten eingegangen, die spinale und pelvine CT-gestützte Navigation wird anhand von Beispielen im OP gezeigt. Im letzten Teil wird auf die **roboter**-gestützte Chirurgie am Beispiel der Schaftimplantation (TEP) eingegangen.

Schlüsselwörter: CAOS – CAS – Navigation – Roboter

Thorax- und Viszeralchirurgie

Video: Thymus, Zwerchfell, Pankreas

Laparoskopischer Verschluß einer großen posterolateralen Zwerchfellhernie (Bochdalek)

B. Muff und U. R. Neff

Chirurgische Abteilung, Spital Bülach, Spitalstraße, 8180 Bülach, Schweiz

Laparoscopic Surgery on a Postero-Lateral Diaphragmatic Hernia in An Adult

Summary. Congenital postero-lateral diaphragmatic hernia, also known as Bochdalek hernia, is the most common congenital hernia of the diaphragm in infants. In contrast, these hernias are rare in adults. We report the case of a 27-year-old female patient with a symptomatic Bochdalek hernia operated on laparoscopically. The video demonstrates the laparoscopic reposition of the herniated organs and suture of the diaphragm.

Key words: Bochdalek hernia – Diaphragmatic hernia – Laparoscopic surgery

Zusammenfassung. Die lumbokostalen, angeborenen, nach Bochdalek benannten Zwerchfellhernien finden sich hauptsächlich im Kindesalter und sind beim Erwachsenen äußerst selten. Wir berichten über eine 27-jährige Frau mit dem eindrücklichen Befund der Verlagerung von Teilen des Magens, der linken Kolonflexur, der Dünndarmschlingen und der Milz in den linken Thoraxraum. Es wird die Diagnostik, die laparoskopische Reposition und Zwerchfellnaht im einzelnen dargestellt. Das laparoskopische Verfahren zeichnet sich gegenüber dem offenen durch gute Uebersicht, geringen Schmerzmittelverbrauch und kurze Hospitalisation aus.

Schlüsselwörter: Bochdalek'sche Hernie, Zwerchfellhernie, Laparoskopische Chirurgie

Korrekturabzug nicht eingegangen.

Videoassistierte transzervikale Thymektomie: Technische Aspekte

S. Fischer, S. Cassivi und S. Keshavjee

Division of Thoracic Surgery, Toronto General Hospital, 55 Harbour Square # 2116, Toronto, ON, Canada, M5J 2LI

Video-Assisted Transcervical Thymectomy: Technical Aspects

Summary. Thymectomy has become an accepted treatment modality for patients with myasthenia gravis. Currently available results indicate relevant improvement of myasthenic symptoms in approximately 95% of patients, and total remission of symptoms in approximately 50% of patients following thymectomy. At our institution, the video-assisted transcervical thymectomy is the technique of choice for removal of the thymic gland in patients without thymoma. We believe that this procedure is less invasive than other approaches such as sternotomy or hemisternotomy. This contributes to the short postoperative hospital stay of 2 days in the mean. This movie focuses especially on the topographic location and surgical dissection of the thymic gland, other anatomical structures close to the gland, the resection of the entire organ and the wound closure.

Key words: Thymectomy – Thoracoscopy – Myasthenia gravis

Zusammenfassung. Die Thymektomie gilt heute als ein akzeptiertes Therapieverfahren zur chirurgischen Behandlung der Myasthenia Gravis. Die zur Zeit vorliegenden Ergebnisse zeigen eine relevante Verbesserung der myasthenischen Symptomatik bei nahezu allen Patienten und eine komplette Remission der Symptome in etwa 50% der Patienten nach Thymektomie. In unserer Klinik ist die videoassistierte transzervikale Thymektomie die Methode der Wahl zur Entfernung der Thymusdrüse bei Patienten ohne Thymom, weil sie im Vergleich zur Sternotomie oder Hemisternotomie patientenschonender ist. Dieses spiegelt sich auch in den kurzen postoperativen Krankenhausaufenthalten von durchschnittlich 2 Tagen wieder. In diesem Video wird besonderes Augenmerk auf die Auffindung der Thymusdrüse, die Präparation des Thymus, die ‚enge‘ anatomische Lage zu benachbarten Strukturen, die Resektion des kompletten Organs sowie den Wundverschluß gerichtet.

Schlüsselwörter: Thymektomie – Thoracoskopie – Myasthenia Gravis

Die Technik der thorakoskopischen Thymektomie

J. C. Rückert, M. Walter und J. M. Müller

Klinik für Allgemein-, Thorax-, Gefäß-, und Viszeralchirurgie, Universitätsklinikum, Charite, Humboldt-Universität, Campus Mitte, Schumannstraße 20/21, 10117 Berlin

The Technique of Thoracoscopic Thymectomy

Summary. According to the rules of 'good clinical practice', the technique of thoracoscopic thymectomy (tThx) for myasthenia gravis (MG) has been developed. The concept was followed in a human cadaver study of technical performance, adequate radicality and optimal access (left or right). A prospective clinical study with 20 patients developed a standardized technique of complete tThx that is prospectively compared to Thx by extended median sternotomy. In the video, complete tThx, with special preparation of eight locations potentially containing ectopic tissue is shown. With adequate radicality, the improvement rates of MG are equal to Thx by extended median sternotomy. The tThx permits the optimal solution of the contradiction between the wish for minimal invasiveness of Thx and the necessity of its radicality.

Key words: Thymectomy – Thoracoscopy – Operative technique – Myasthenia gravis

Zusammenfassung. Nach den Regeln der 'Good clinical practice' wurde die thorakoskopische Thymektomie (tThx) bei Myasthenia gravis (MG) entwickelt. Dem Konzept folgte eine humane Leichenstudie zur technischen Durchführung, adäquaten Radikalität und dem optimalen Zugang (links oder rechts). Eine prospektive klinischen Studie an 20 Patienten führte zur standardisierten Technik einer kompletten tThx, die in einer prospektiv-randomisierten Studie mit der Thx durch erweiterte mediane Sternotomie verglichen wird. Im Video wird die komplette tThx mit besonderer Präparation von 8 Lokalisationen potentiell ektopen Thymusgewebes gezeigt. Bei adäquater Radikalität entsprechen die Besserungsraten der MG denen nach erweiterter medianer Sternotomie. Die tThx erlaubt die Lösung des Widerspruches zwischen Wunsch nach minimaler Invasivität der Thx und Notwendigkeit ihrer Radikalität.

Schlüsselwörter: Thymektomie – Thorakoskopie – Operationstechnik – Myasthenia gravis

Laparoskopische Exstirpation intramuraler Tumoren des Ösophagus und der Kardia

M. J. Lausen, M. Sanches und G. Klass

Klinik f. Allgemein- u. Viszeralchirurgie, Mathias-Spital, Frankenburgstraße 31, 48431 Rheine

Laparoscopic Exstirpation of Intramural Tumors of the Esophagus and Cardia

Summary. Intramural benign tumors of the distal esophagus and the cardia can usually be cured by enucleation. The disadvantage of conventional surgery is the discrepancy between the operative trauma of the incision and the limited procedure of the enucleation. The video presents the success-ful laparoscopic removal of a 95×40×35 mm measuring leiomyoma at the esophageal-gastric junction. The laparoscopic approach can be recommended as another beneficial indication, in addition to gastroesophageal reflux disease or achalasia.

Key words: Cardia – Leiomyoma – Laparoscopy

Zusammenfassung. Intramurale gutartige Tumoren des distalen Ösophagus und der Kardia sind kurativ durch eine Enukleation resezierbar. Bei konventionellem Vorgehen steht das Trauma des operativen Oberbauchzuganges in deutlicher Diskrepanz zum tatsächlichen Eingriff. Das Video präsentiert die laparoskopische Enukleation eines mit 95×40×34 mm recht großen Leiomyoms des ösophago-gastralen Überganges. Neben Refluxkrankheit und Achalasie stellen gutartige Tumoren der Wand des distalen Ösophagus und der Kardia eine weitere ideale Indikation minimal invasiver Verfahren dar.

Schlüsselwörter: Kardia – Leiomyom – Laparoskopie

Unfall- und Plastische Chirurgie

Implantationstechnik des proximalen Femurnagels (PFN)

E. Schwab, T. Krackhardt, F. Maurer und K. Weise

Berufsgenossenschaftliche Unfallklinik, Schnarrenbergstraße 95, 72076 Tübingen

Technique of Implantation of the Proximal Femoral Nail (PFN)

Summary. Inter- and subtrochanteric fractures have a rising incidence especially among elderly people and need operative treatment. By using intramedullary stabilization procedures, postoperative rehabilitation has been improved with lower complication rates. The video shows the standard application of the proximal femoral nail (PFN) using an extension table. The closed anatomic reduction of the fracture is mandatory for a successful implantation. The importance of the correct entry point — lateral of the tip of the greater trochanter — and the positioning of the guide wires for the femoral neck screws are emphasized, as well as the control by image intensification.

Key words: Proximal femoral fracture – Osteosynthesis – Intramedullary implant

Zusammenfassung. Per- und subtrochantere Femurfrakturen gehören zu den am häufigsten operativ zu versorgenden Frakturen, insbesondere beim alten Menschen. Durch die Entwicklung intramedullärer Stabilisierungsverfahren kann die Rehabilitation deutlich verbessert werden. Im Video wird die Standardanwendung eines proximalen Femurnagels auf dem Extensionstisch demonstriert. Die anatomische Reposition der Fraktur ist Voraussetzung für die korrekte Implantation. Daneben wird die Bedeutung des Eintrittspunktes lateral der Trochanterspitze sowie die Reihenfolge und Positionierung der Führungsdrähte für die Schrauben im Schenkelhals hervorgehoben, wobei die korrekte radiologische Kontrolle mit dem Bildverstärker entscheidend ist.

Schlüsselwörter: Pertrochantere Fraktur – Subtrochantere Fraktur – Osteosynthese – Intramedulläre Stabilisierung

Computersimulation für das Training der endoskopischen Karpaldachspaltung

S. Allert, K. H. Wolf, J. Nuthmann, T. Lison, A. Berger und D. P. Pretschner

Klinik für Plastische, Hand- und Wiederherstellungschirurgie, Podbielskistraße 380, 30659 Hannover

Virtual Reality as a Training Method for Endoscopic Carpal Tunnel Release

Summary. Interactive 3-D computer-based simulators containing a static and dynamic element represent a new way of surgical training for endoscopic carpal tunnel release. Stacked cross-sectional images of the hand which give a detailed 2-D view of anatomic structures provide a 3-D data volume. Threshold-based segmentation serves as a method for obtaining major anatomical structures. The volume-based model is transformed into a surface-based one, and small or thin anatomic structures are added by CAD-modeling-based methods. This model leads to correct dimensions of anatomic structures and realistic 3-D models. It is possible to simulate the deformation and division of tissue under the influence of surgical procedures. Further work needs to be done to achieve a hand model capable of simulating individual variations of normal and pathological anatomy, as well as complications.

Key words: Endoscopic carpal tunnel release – Virtual reality – Simulation

Zusammenfassung. Ein neuer Ansatz für das Training der endoskopischen Karpaldachspaltung sind interaktive 3D-Computersimulatoren, die neben einer statischen eine dynamische Komponente beinhalten. Aus zweidimensionalen Schnittbilduntersuchungen (MRT, CT) der Hand wird ein 3D-Modell rekonstruiert (volume rendering). Durch neuronale Netzwerke (Neuro-Fuzzy-Systeme) wird die Simulierung von Manipulationen) an Geweben im Modell ermöglicht. Die notwendige haptisch-kinästhetische Kraftrückkoppelung des virtuellen endoskopischen Instrumentariums erfolgt mittels Force-feedback-Geräte. Beim Prototypen des 3D-Simulators für die endoskopische Karpaldachspaltung ist die Position des Messers im Raum jederzeit auf einem Monitor erkennbar. In weiteren Entwicklungsschritten sollen Möglichkeiten individueller Variationen und auch Komplikationen integriert werden.

Schlüsselwörter: Endoskopische Karpaldachspaltung – Virtuelle Realität – Simulation

Der Brustaufbau mit dem freien mikrochirurgischen Unterbauch-Perforator-Lappen. Operative Technik des DIEP-Lappens

A. Peek, K. Exner, N. Kania und I. Morakis

Klinik für Plastische, Hand und Wiederherstellungschirurgie, Markus Krankenhaus, Wilhelm-Epstein-Straße 2, 60431 Frankfurt a. M.

Breast Reconstruction with des Free Deep Inferior Epigastric Perforator Flap. Operative Technique of the DIEP Flap

Summary. The new state of the art in breast reconstruction is the free microsurgical perforator flap. The DIEP flap is ideally suited, because of its high success rate, excellent aesthetic results and lowest donor site morbidity. As only fatty subcutaneous tissue and skin are transferred from the abdomen, a most natural breast can be reconstructed. The postoperative appearance of the donor site corresponds to an abdominoplasty without sequelae to the rectus abdominis muscles. The presented film shows the macro- and microsurgical operative technique of this breast reconstruction in detail, gives an overview of the results attainable and discusses the experience after 65 free DIEP flaps.

Key words: Autologous breast reconstruction – Free DIEP flap

Zusammenfassung. Neuer Standard in der Brustrekonstruktion werden zunehmend die freien mikrochirurgischen Perforatorlappen. Der DIEP-Lappen ist in idealer Weise geeignet, da er eine sehr hohe Erfolgsrate, exzellente ästhetische Ergebnisse und die niedrigste Spendermorbidität garantiert. Da nur subkutanes Fettgewebe und Haut vom Unterbauch transplantiert wird, kann eine völlig natürliche Brust wiederhergestellt werden. Das postoperative Erscheinungsbild des Spenderareals entspricht dem einer Bauchstraffung, ohne Schädigung des rectus abdominis Muskels. Der vorgestellte Film zeigt die makro- und mikrochirurgische operative Technik dieser Brustrekonstruktion bis in die Einzelheiten, gibt einen Überblick über die erzielbaren Ergebnisse und diskutiert die Erfahrungen nach 65 freien DIEP-Lappen.

Schlüsselwörter: autologe Brustrekonstruktion – freier DIEP-Lappen

Berufs- und Gesundheitspolitik (gemeinsam mit dem BDC)

Zukünftige Struktur und Management des Krankenhauses und der chirurgischen Praxis

Universitätschirurg

N. Haas und G. Linczak

Charité, Campus Virchow-Klinikum, Abteilung für Unfall- und Wiederherstellungschirurgie, Augustenburger Platz 1, 13353 Berlin

University Surgeon

Summary. Constantly decreasing government subsidies, the permanent pressure of cost-saving and a new DRG-system to arrive soon, underline the importance of identifying and utilizing the scope of financial flexibility. The provision of supramaximal treatment, as well as achieving proper apprenticeship and research performance, means a high amount of fixed costs. Therefore, it will be necessary to design these scopes in a creative manner. The development of decentralized structures at university hospitals, with responsibility for their own budgets lying directly with the performing departments, as well as medical controlling systems are required. In the future, this should be achieved by giving incentives to the university surgeons where the extent of the budget depends on directly-measurable clinical success and continuous evaluation of performed apprenticeship and research activity.

Key words: University hospital – Decentralized medical controlling – Supramaximal treatment – Quality management

Zusammenfassung. Angesichts kontinuierlich abnehmender Staatszuschüsse, andauerndem Kostendruck und bald einem völlig neuen DRG-Entgeltsystem wird es zunehmend wichtiger, vorhandene Spielräume zu identifizieren und unter Berücksichtigung von Lehre und Forschung, sowie der hohen Vorhaltungskosten für die Supramaximalversorgung gestalterisch zu nutzen. Die Entwicklung dezentraler Strukturen an Universitätskliniken mit der Budgetverantwortung unmittelbar in den leistungserbringenden Bereichen, sowie ein effektives Medizin-Controlling weisen den Weg. Die schon lange nicht mehr zeitgemäßen Hierarchiestrukturen sind aufzubrechen. Dabei sollten Leistungsanreize künftig auf der Grundlage des direkt meßbaren klinischen Erfolgs und einer kontinuierlichen Evaluation in Forschung und Lehre gesetzt werden, wobei die strategische Ausrichtung allein durch die leitenden Universitätschirurgen zu verantworten sind.

Schlüsselwörter: Universitätsklinik – dezentrales Medizin-Controlling – Supramaximalversorgung – Qualitätsmanagement

Angesichts kontinuierlich abnehmender Staatszuschüsse, dem andauernden Kostendruck und bald auch mit einem völlig neuen Entgeltsystem wird es zunehmend wichtiger, vorhandene Spielräume zu identifizieren. Diese sind unter Berücksichtigung von Lehre und Forschung, sowie der hohen Vorhaltungskosten für die Supramaximalversorgung gestalterisch zu nutzen. Die Entwicklung dezentraler Strukturen an Universitätskliniken, gekoppelt mit der Budgetverantwortung unmittelbar in den leistungserbringenden Bereichen, sowie ein effektives Medizin- *und* Kosten-Controlling weisen den Weg dazu.

Die stufenweise durchgeführte Gesundheitsreform in den 90er Jahren hat mit leistungsabhängigen Erlösformen zu kürzeren Verweildauern geführt. Die Folge waren Mengenausweitungen und damit eine deutliche und fortschreitende Leistungsverdichtung. Budgetdeckelungen bewirkten jedoch, daß die zunächst mit der Reform erwünschten Effekte weitgehend neutralisiert wurden.

Die mit der Reform einhergehende erheblich ausgeweitete Dokumentationspflicht insbesondere für Abrechnungszwecke hat dann zur Einrichtung vernetzter Datenverarbeitungsstrukturen und zu einem verstärkten zentralen Controlling geführt. Allerdings wurde durch das Festhalten an einer nicht mehr zeitgemäßen Aufbauorganisation in drei voneinander unabhängigen Hierarchiesäulen mit ärztlichem Dienst, Pflegedienst und Verwaltungsdienst versäumt, die zur Erreichung eines Optimums an Behandlungsqualität bei gleichzeitiger Wirtschaftlichkeit notwendigen Maßnahmen zu ergreifen.

Die selbstherrliche Art, in der die einzelnen Berufsgruppen mehr auf den Machterhalt als den gemeinsamen Erfolg in der therapeutischen und wirtschaftlichen Zielerreichung eines Hauses setzten, ist zu beenden.

Das Gesamtbudget eines Klinikums sollte künftig in Teilbudgets aufgeteilt werden, die in die alleinige Verantwortung der leistungserbringenden Fachabteilungen übergehen. Der Chefarzt wird den wirtschaftlichen Erfolg oder Mißerfolg seines Bereichs zu verantworten haben.

Allerdings werden die Kostenträger auf absehbare Zeit Budgetausweitungen nicht zulassen. Jedes Krankenhaus kann sich glücklich schätzen, wenn die jährlichen Pflegesatzvereinbarungen das Vorjahresergebnis erreichen. Da durch den medizinischen Fortschritt zugleich neue und in aller Regel teurere Verfahren eingeführt werden, wird es nach Ausschöpfung aller Kostendämpfungspotentiale für die Chirurgie an Universitätskliniken entsprechend unserer Versorgungsstufe nur noch den Weg geben, insgesamt weniger, aber zunehmend kompliziertere Fälle mit entsprechenden Verweildauern zu behandeln.

Unsere Erwartung an das künftige DRG-System ist deshalb, daß entsprechend der Fallschwere über die Bewertungsrelationen und Kostengewichte ein hohes Maß an Verteilungsgerechtigkeit erreicht werden muß.

Zugleich muß im Universitätsklinikum als Stätte ärztlicher Weiterbildung im Case-Mix eine ausreichende Anzahl Fälle aus dem gesamten Behandlungsspektrum der Fachdisziplin erhalten bleiben, ohne daß wir deshalb in wirtschaftliche Bedrängnis geraten.

Um es unmißverständlich auszudrücken: als Universitätskliniken haben wir neben der Lehre eine ganz klare Weiterbildungsverpflichtung. Es ist zu beobachten, daß Krankenhäuser zunehmend nur noch Fachärzte beschäftigen wollen, und noch möchte jedes größere Krankenhaus habilitierte Chefärzte verpflichten. Diese werden fast ausschließlich in den Universitätskliniken ausgebildet und brauchen dort selbstverständlich auch ihren Gestaltungsspielraum in der Forschung. Mit dem seit Jahren immer knapper kalkulierten Personal werden Lehre und speziell Forschung aber zunehmend schwieriger.

Forschung wird aber auch zusätzlich behindert, wenn nicht unmöglich, wenn die im internationalen Vergleich restriktiven gesetzlichen Regelungen im Tierversuchbereich nicht abgebaut werden. Bei der Mittelvergabe muß mit der unsinnigen Fixierung auf Impact-Faktoren Schluß gemacht werden. Auch mit dem Unfug, eingeworbene Drittmittel aus dem Industriesektor als Soft-Money krass unterzubewerten, sollte aufgehört werden.

Wenn der Abbau in Lehre und Forschung weiterhin so voranschreitet, wird dies in naher Zukunft unübersehbare Folgen nach sich ziehen: in der Lehre bei der Qualität und Ausbildung der Studenten, der Ärzte von morgen. Und ohne Forschung gibt es keinen Fortschritt, keine Leaderfunktion in der chirurgischen Medizin und auch nicht in der Medizintechnik.

Vom Arbeitszeitgesetz möchte ich gar nicht erst anfangen: Um die Betriebsbereitschaft zu gewährleisten und damit sich die fachärztliche Weiterbildungszeit nicht ins Endlose verlängert, werden wir der Wahrnehmung jeder Fürsorgepflicht gegenüber unseren Mitarbeitern beraubt und zu illegalen Verhaltensweisen gezwungen.

Die Aufwendungen für Forschung und Lehre, für die Weiterbildung und die Supramaximalversorgung unterscheiden eine Universitätsklinik von anderen Kliniken: die klare Forderung an die Selbstverwaltung lautet, daß eine strukturbezogene Komponente vorgesehen wird und für die der Allgemeinheit bereit gestellten Leistungen entsprechende Zuschläge gezahlt werden müssen. Zum gleichen Ergebnis kam im vergangenen Jahr auch eine im Auftrag der Deutschen Krankenhausgesellschaft von der Beratungsfirma KPMG durchgeführte Studie. Immerhin unterstreicht auch das Bundesgesundheitsministerium, daß trotz der mit der Gesundheitsreform 2000 gestiegenenen Einflussrechte der Krankenkassen darauf zu achten ist, daß leistungsbereite und effiziente Häuser eine leistungsbezogene Vergütung erhalten.

Andererseits werden chirurgische Fachabteilungen die Fälle künftig nicht mehr ohne jegliche Steuerung annehmen können. Der Versorgungsauftrag und die individuellen ärztlichen Berufskarrieren führen zur Bildung von Schwerpunkten bzw. Kernkompetenzen. Wir sollten uns nicht scheuen, zur langfristigen Sicherung einer bestmöglichen Behandlung und ihrer Bezahlbarkeit ein an unseren Patienten und Einweisern orientiertes Marketing einzuführen. Die geforderte Verzahnung der Behandlungsketten kann in diesem Fall bedeuten, die eigenen Kernkompetenzen mit anderen Krankenhäusern abzustimmen und unnötige Konkurrenz zu vermeiden. Aber auch hier muß ich warnen, daß die stärkere Besinnung auf Kernkompetenzen nicht etwa zur Ausgrenzung ganzer Patientengruppen oder zum Ausbau von Monopolstellungen mißbraucht wird. Die Fortbildung muß über sinnvolle Kooperationen gewährleistet bleiben, die dann durch intelligente Rotationsstrukturen zu ergänzen sind.

Wie eingangs ausgeführt, ist in die durch Technologienutzung begonnene Umstrukturierung der Personaleinsatz umfassend einzubeziehen. Es muß Schluß sein mit der Ausnutzung von Assistenzärzten als Lückenbüßer für alle zusätzlichen Anforderungen, die erst der Gesetzgeber auf die Krankenhäuser und anschließend die Krankenhausverwaltungen auf die klinischen Abteilungen abwälzen: Müssen wir nicht feststellen, daß der Wissensstand unserer Mitarbeiter zunehmend in Folge der beschriebenen Leistungsverdichtung und der ständig zunehmenden Dokumentationsaufgaben leidet?

Gerade die Dokumentationsprozesse, die nach Einführung eines DRG-Systems mehr denn je zu Erfolg oder Mißerfolg beitragen werden, müssen durch fachlich qualifizierte Mitarbeiter im Stationsalltag genauso wie im Medizincontrolling einer Abteilung unterstützt werden. Damit kommen Universitätsklinika nicht umhin, das bisher zentral angesiedelte Controlling-Knowhow und bestimmte Verwaltungsausgaben in die leistungserbringenden Bereiche hinein zu dezentralisieren, wie auch der Wissenschaftsrat in seinen Empfehlungen 1999 hervorhob.

Dabei gewinnen die Aufgaben des Klinikmanagements eine immer größere Bedeutung. Wir können hier den Ergebnissen der Arbeitsgruppe Hochschulmedizin bei der KMK 1999 nur zustimmen: Dem eingeleiteten Wandel von behördlich strukturierten Institutionen hin zu unternehmensorientierten Wirtschaftsbetrieben können die Vorschriften des bisherigen Besoldungsrechts nicht ausreichend Rechnung tragen. Ich gehe noch ein Stück weiter und sage: nur die Leistung, die honoriert wird, wirkt als Stimulus zu Effizienz, Innovation und Erfolg.

Für die strategische Ausrichtung einer Klinik jedoch können nur die leitenden Universitätschirurgen selbst verantwortlich sein, auch ohne daß die zweite Führungsebene durch gesonderte Vertragsgestaltung und eher synergie-hinderliche eigene Leistungsstrategien einbezogen wird, wie es die Arbeitsgruppe der KMK vorschlug. Es muß erreicht werden, daß bis hin zum unerfahrendsten Assistenzarzt *jeder* Mitarbeiter einer Klinik ein Kostenbewußtsein entwickelt. Es ist höchste Zeit, daß schon unsere Studenten die naturwissenschaftlichen und praktischen Grundlagen kombiniert mit ethischen, EDV-technischen *und* betriebswirtschaftlichen Basics erlernen. Neben diesen Herausforderungen für die Lehre bedeutet das in der klinischen Praxis: Unmittelbar im Verantwortungsbereich des leitenden Universitätschirurgen ist ein wirkungsvolles Controlling und ein patientenorientiertes Qualitätsmanagement zu realisieren. Nur so können Kostendämpfungspotentiale und die erlöswirksame Nutzung spezifischer Kernkompetenzen voll ausgeschöpft werden.

Sie sehen, meine Damen und Herren, wir stehen heute mitten in einem grundlegenden Wandel in Klinik, Lehre und Forschung. Es ist höchste Zeit, die unwirtschaftlichen Hierarchiestrukturen aufzubrechen und überflüssige Restriktionen zu beseitigen. Leistungsanreize sollten künftig auf der Grundlage des direkt meßbaren klinischen Erfolgs und einer kontinuierlichen Evaluation in Forschung und Lehre gesetzt werden, und Aufgaben, Kompetenzen und Verantwortung sind zukunftsweisend dort zu bündeln, wo die Leistung erbracht wird.

Literatur beim Verfasser.

Management-Strukturen im Klinikum Bernburg

P. Löbus

Klinikum Bernburg, Kustrenaer Straße 98, 06406 Bernburg

Management Structures at Bernburg Clinical Complex

Summary. In order to maintain medical, economic and ethical requirements, hospitals, as an economic enterprise, are in need of innovative processes of organization and efficient structures in administration. Network thinking is required to guarantee extensive communication in all fields to master the daily tasks of management. Appropriate skills in management, competence at overlapping sections, real-time controlling, as well as personal motivation determine quality and success. By the example of the Bernburg Clinical Complex, a feasible and in itself logical management structure is demonstrated. The newly developed infrastructure has been adjusted to the current requirements, with medical attendance to indication ranking first.

Key words: Management – Communication – Controlling – Infrastructure

Zusammenfassung. Zur Wahrung von medizinischen, ökonomischen und ethischen Erfordernissen benötigt das „Wirtschaftsunternehmen" Krankenhaus innovative Organisationsabläufe und effiziente Verwaltungsstrukturen. Für eine umfassende Kommunikation in allen Ebenen ist vernetztes Denken erforderlich, um die tägliche Managementaufgaben zu beherrschen. Geeignete Führungsinstrumente, Kompetenz in den Schnittstellen, Realtime – Controlling sowie persönliche Motivation bestimmen Qualität und Erfolg. Am Beispiel des Klinikums Bernburg wird eine praktikable und in sich schlüssige Leitungsstruktur dargestellt. Die geschaffene Infrastruktur wurde den aktuellen Erfordernissen angepaßt, in der eine indikationsgerechte Versorgung des Patienten die Zentralstellung einnimmt.

Schlüsselwörter: Management – Kommunikation – Controlling – Infrastruktur

Die Krankenhauslandschaft Deutschlands erlebt augenblicklich einen Systemwandel von erheblicher Tragweite.

Zur Wahrung von medizinischen, ökonomischen und ethischen Erfordernissen sowie zur Bewältigung aller gesetzlichen Rahmenbestimmungen benötigt das „Wirtschaftsunternehmen" Krankenhaus innovative Organisationsabläufe und effiziente Verwaltungsstrukturen mit kurzen Reaktionszeiten bzw. Informationswegen. Für eine umfassende Kommunikation in allen Ebenen ist vernetztes, systemübergreifendes Denken Grundvoraussetzung, um die täglichen Managementaufgaben zu beherrschen.

Geeignete Führungsinstrumente, Kompetenz in den Kommunikations-Schnittstellen, zeitnahes Controlling sowie persönliche Motivation bestimmen Qualität und Erfolg.

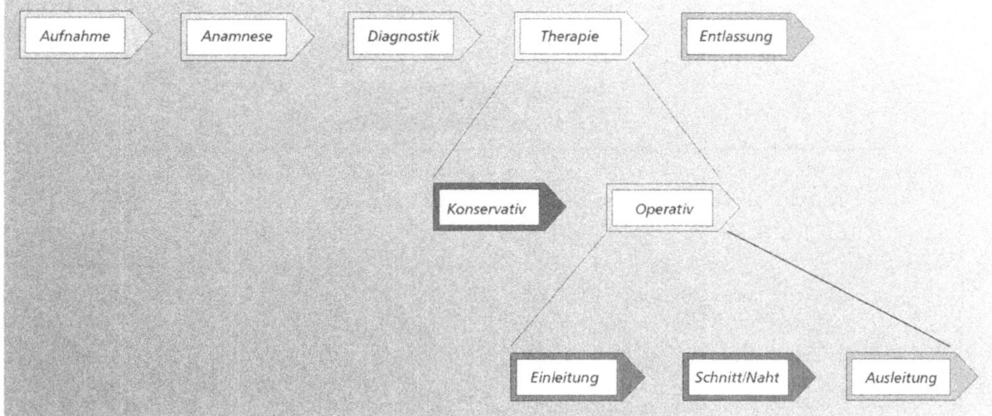

Abb. 1. Übergeordneter Geschäftsvorgang einer Krankenhaus-Behandlung

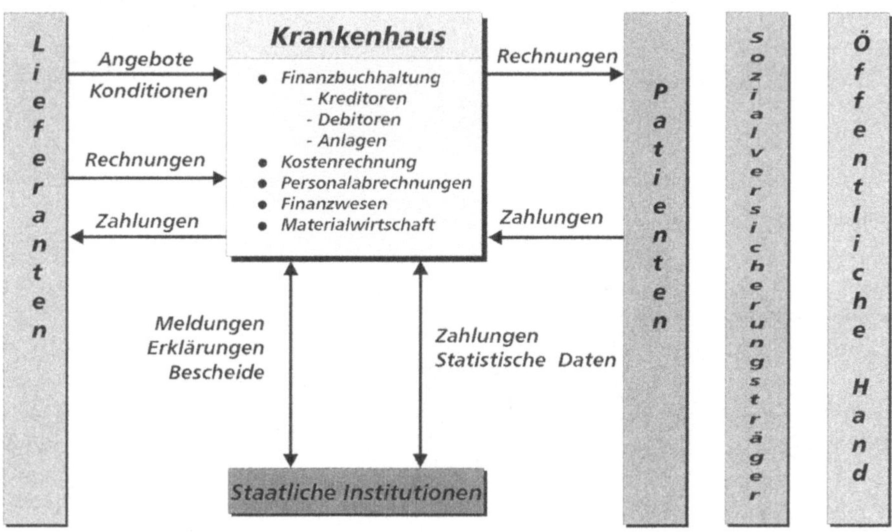

Abb. 2. Geschäftsbeziehungen im Unternehmen Klinikum

Das Klinikum Bernburg befindet sich in öffentlich rechtlicher Trägerschaft und dient der Akutversorgung in einem klinischen Einzugsgebiet von ca. 120 000 Einwohnern. Als akademisches Lehrkrankenhaus der Martin-Luther-Universität Halle-Wittenberg widmet es sich darüber hinaus der Weiterbildung im ärztlichen und mittleren medizinischen Dienst.

Den Ansprüchen einer modernen Gesundheitseinrichtung folgend wurde im Klinikum eine leistungsgerechte und zukunftssichere Unternehmensstruktur aufgebaut. Dabei garantiert ein schlanker Verwaltungsaufbau nicht nur die Umsetzung betriebswirtschaftlicher Prinzipien sondern auch den kreativen Handlungs- und Entscheidungsfreiraum aller Verantwortungsträger zur Erfüllung der Unternehmensziele. Diese wiederum sind integrativer Bestandteil des im Klinikum Bernburg gemeinsam entwickelten Leitbildes. Darauf soll jedoch an dieser Stelle nicht näher eingegangen werden.

Grundlagen für den Aufbau einer wirksamen Leitungsstruktur bildeten neben den üblichen Geschäftsvorgängen im Krankenhaussektor, die Ablauforganisation im gesamten Patientenbetreuungsprozeß.

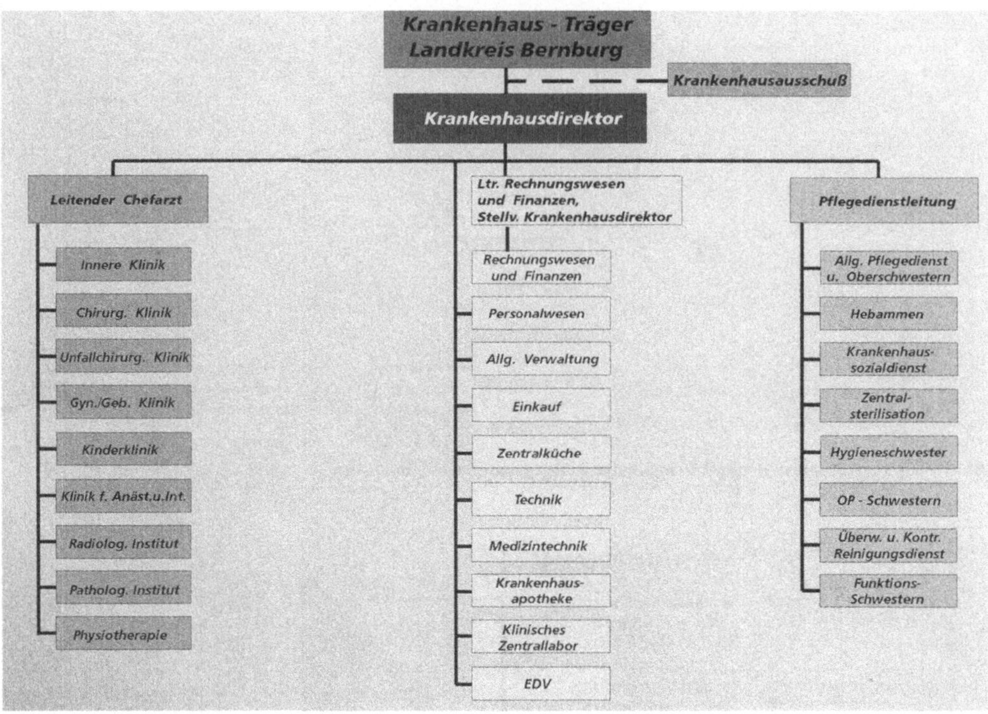

Abb. 3. Organigramm Leitungsstruktur

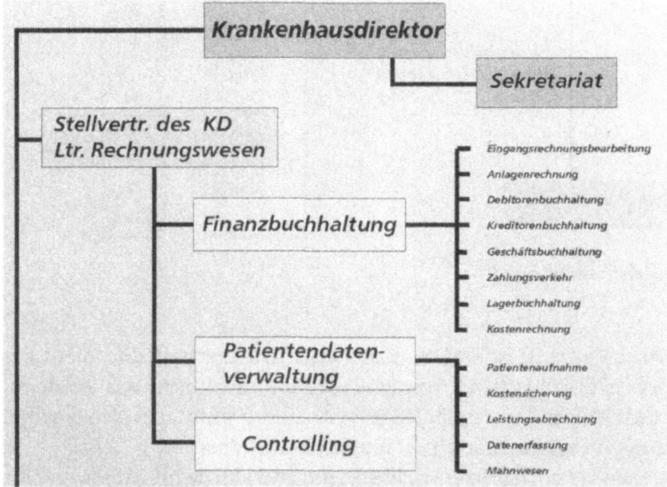

Abb. 4. Leitungsstruktur und Controlling

Die nachfolgenden Grafiken sollen in vereinfachter Form den übergeordneten Geschäftsvorgang einer Krankenhausbehandlung bzw. die Geschäftsbeziehungen im Unternehmen verdeutlichen (Abb. 1 und 2).

Ausgehend von diesen Rahmenbedingungen einschließlich der Berücksichtigung optimaler Kommunikationswege sowohl in den vertikalen als auch den horizontalen Organisationsebenen, hat sich die als Organigramm abgebildete Leitungsstruktur in allen bisherigen Situationen bestens bewährt (Abb. 3).

Soll-Ist-Vergleich Kostenstelle:Chirurgie	laufender Monat			Kosten des lfd. Jahres		
	Soll	Ist	Abweichung	Soll	Ist	Abweichung
medizinischer Bedarf - Arzneimittel - Verbandsmittel - Röntgenbedarf - Laborbedarf - etc.						
gesamter medizinischer Bedarf						
Leistungen von - Instituten (Radiologie, Pathologie, Labor, Funktionsdiagnostik) - Blutkonserven - Apotheken - etc.						
Summe Leistungen						
Wirtschaftsbedarf Verwaltungsbedarf						
Gesamtsumme						

Abb. 5. Controlling – Grundgerüst einer monatlichen Kostenstellenübersicht. (Aus: Der Arzt als Manager. Urban & Schwarzenberg, München, 1996)

Kostenstelle:Chirurgie FP / SE - Nr.	Anzahl		Ist - BT	Ist - VD	NVD	Preis	Erlöse Ist
	Soll	Ist					
02.01 02.02 10.01 12.01 12.02 12.03 . . 14.03							
			Zwischensumme FP				
01.01 02.01 . . . 12.10 12.11 12.12 12.13							

Abb. 6. Controlling – FP/SE

Insbesondere sind die sich dabei klar abzeichnenden Aufgaben, Zuständigkeits- und Verantwortungsbereiche hervorzuheben, die sich bei Bedarf beliebig in Untergruppen aufzweigen lassen. Darüber hinaus ermöglicht diese Übersicht leicht die Ableitung von Tätigkeitsmerkmalen sowie Arbeitsplatzbeschreibungen.

Zuverlässige und zeitnahe Führungs- und Entscheidungshilfen (Führungsinformationssystem FIS) bilden die elementaren Instrumente des modernen Klinikmanagements. Dem be-

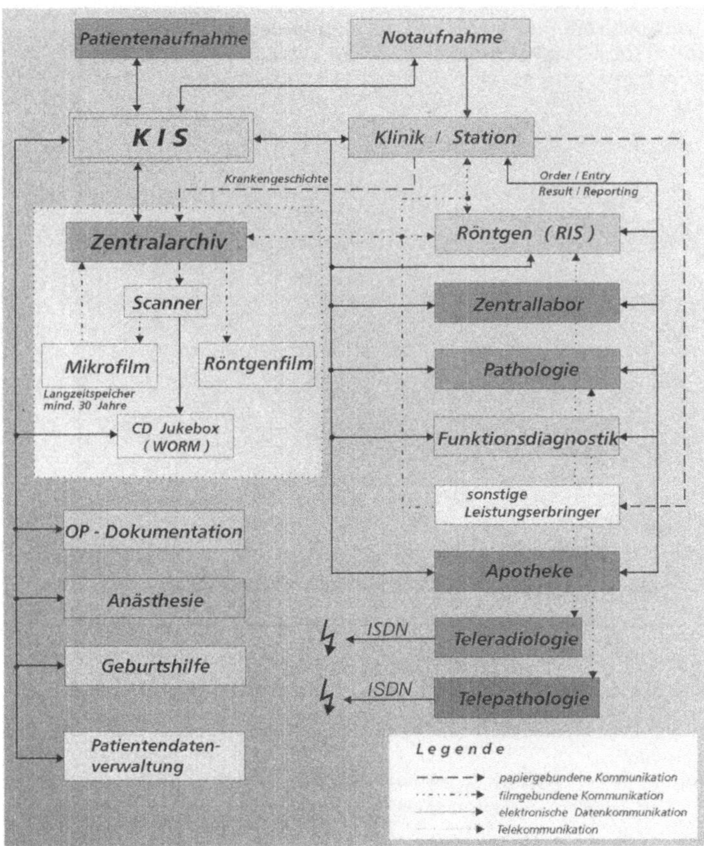

Abb. 7. Workflow – Patientendaten

trieblichen Controlling kommt dabei eine Schlüsselstellung zu. Das Controlling ist im Rechnungswesen angesiedelt, bedient sich aber dennoch sämtlicher Betriebsdaten im Rahmen der Budgetüberwachung (Abb. 4).

Mittels der vom Controlling verdichteten Daten informiert die Geschäftsleitung alle Kostenstellenverantwortlichen zur Ertrags- und Aufwandssituation sowie zum Soll / Ist-Stand des internen Budgets. Nachfolgend dargestellte Übersichtstabellen sollen dem Leser einen allgemeinen Einblick in die Informationsstruktur des Controlling vermitteln (Abb. 5 und Abb. 6).

Informationsempfänger sind neben den zuständigen Chefärzten und Abteilungsleitern auch die in Verantwortung stehenden Oberärzte sowie Stationsärzte.

Innovative IT-Strukturen steuern den Datenfluß und stellen somit die Betriebsfunktion des Krankenhausinformationssystems (KIS) in elektronischer bzw. papiergebundener Form sicher. Am Beispiel des Patientendatenmanagements soll abschließend beispielhaft die Organisationsstruktur aber auch die Komplexität des Klinikmanagements als bereichsübergreifendes Informationssystem dargestellt werden (Abb. 7).

Vernetzte Kommunikation sowie schnellster Daten- und damit Informationsfluß bei minimaler administrativ bzw. verwaltungstechnischer Belastung bestimmen die Qualität und den Unternehmenserfolg.

Die so im Klinikum Bernburg geschaffene Infrastruktur wurde allen aktuellen Erfordernissen angepaßt, in der auch weiterhin eine qualitativ hochwertige und indikationsgerechte Versorgung des Patienten die Zentralstellung einnimmt.

Zukünftige Strukturen und Management im Krankenhaus –
aus der Sicht des Marburger Bundes

F. U. Montgomery

Marburger Bund, Riehler Straße 6, 50668 Köln

Future Structure of Medical Management in Hospitals – From the Viewpoint
of a Physicians Association

Summary. Modern management structures reshape the role and standing of consultants and senior registrars in hospitals. Physicians should remain what they are – physicians! Over-expanded profiles of managing doctors, who spend more time and energy "managing" than working in the field they were trained for, help nobody. Instead of playing the role of manager, doctors should be trained to communicate and cooperate with managing personnel. If doctors are held responsible for budgets, they have to be granted the means, facilities and rights to steer the budgets as well. However, the steering of budgets must never be reduced to mere economic considerations.

Key words: Management – Budget responsibility – Managing physicians

Zusammenfassung. Im modernen Kankenhausmanagement werden oft umfassende Ansprüche an die Management- und Leitungsfähigkeiten eines Arztes gestellt. Dabei entstehen überfrachtete Berufsbilder, bei denen die eigentlich erlernte ärztliche Berufsausübung zu kurz kommt. Kritisch müssen auch die An- bzw. Abreizsysteme gesehen werden, mit denen die Einhaltung der Budgets erzwungen werden soll. Auf der einen Seite kann nur Verantwortung für das Ergebnis gefordert werden, wenn auch Kompetenz und Verantwortung für die Steuerung gewährt werden, auf der anderen Seite sollten sich Ärzte davor hüten, Steuerungsentscheidungen im Leistungsgeschehen auf rein materielle Kenngrößen zu reduzieren.

Schlüsselwörter: Krankenhausmanagement – Budgetverantwortung – Rolle des Leitenden Arztes

Meine sehr verehrten Damen und Herren,

Sie werden wahrscheinlich glauben, daß ich Ihnen jetzt die mir zugestandenen zwölf Minuten lang das Hohelied eines hierarchiefreien und teamgeleiteten Krankenhauses als Modell der Zukunft singen werde. Ich bin in der Tat davon überzeugt, daß dies eine sehr zukunftsweisende Organisationsform für ein Krankenhaus wäre – aber ich möchte mich heute mehr mit den Personen auseinandersetzen, deren Teamfähigkeit, Kompetenz und Leistungsfähigkeit zukünftiges Krankenhausmanagement entscheidend beeinflussen werden.

Seit Jahren schon kann man eine merkwürdige Dichotomie in den Ansprüchen gegenüber Leitenden Ärzten, seien sie nun Chef- oder Oberärzte betrachten, die nachdenklich stimmen sollte. Ausgewählt werden die Kolleginnen oder Kollegen – letztere ja noch immer in der Mehrzahl – vor allem auf der Basis ihrer ärztlichen Qualifikationen.

Sie werden dann, mit einem schlechten Gehalt und vielen guten Wünschen ausgestattet, in die Realität ihrer neuen Arbeitsstätten entlassen. Dort stellen sie recht schnell fest, daß sie eigentlich kaum zu der von ihnen erlernten Tätigkeit kommen, andauernd werden sie mit Verwaltungsaufgaben konfrontiert oder behelligt – je nach Naturell –, sollen Probleme lösen oder Lösungen verantworten, für die sie weder aus- noch weitergebildet sind.

Plötzlich sind sie mit der harten Realität ihrer Doppelrolle als Arzt und verantwortlicher Manager konfrontiert. Zugleich stellen sie fest, daß ihr Grundgehalt sie oftmals schlechter stellt, als sie es in der zuvor ausgeübten Oberarztposition waren, wo sie wenigstens über Überstunden und Bereitschaftsdienste ein vernünftiges Gesamteinkommen erzielen konnten.

Da es sich in der Regel um intelligente Menschen handelt, beginnen sie nun, sich wirtschaftlich rational zu verhalten. Zuerst einmal im Sektor der Behandlung von Privatpatienten.

Dort bedeutet **Mehr** durchaus mehr…

Und dann sollen sie sich als Verantwortlicher einer Abteilung wirtschaftlich verhalten, das aber heißt oft: **Weniger** ist mehr…

Nun bedarf es wahrscheinlich keines Studiums der Betriebs- oder Volkswirtschaft um diesen Konflikt zu erkennen, aber bei der Lösung haben uns die vielen Volks- und Betriebswirte, die heutzutage das Gesundheitswesen mit ihren klugen Ratschlägen befruchten, auch nicht viel weiter geholfen. Im Gegenteil, das Problem hat sich in der letzten Zeit eher noch verstärkt. Betrachten wir die Gesetzgebung der letzten Jahre:

- Ein Zauberwort heißt Transparenz, wir erzeugen heute soviel Transparenz, daß schließlich keiner mehr etwas durchschaut. Der Transparenzbegriff hat sich längst verselbständigt, mit den dabei erzeugten hochtransparenten Datenfriedhöfen weiß schließlich keiner etwas anzufangen, denken Sie zum Beispiel nur an die zentrale Auswertung der Pflegeberichte nach der PPR.
- Oder aber die Dokumentationsanforderungen nach der neuen Bundespflegesatzverordnung. Diese Maßnahme hat sich zum größten Arbeitsbeschaffungsprogramm für notleidende Verwaltungsangestellte entwickelt. Dagegen wäre ja grundsätzlich nichts einzuwenden, wären die Zeiten nur besser, müßten wir nicht diese Zunahme an Verwaltung letztlich durch Abstriche an der Patientenversorgung finanzieren.

Neben vielen anderen mußte dies zwangsläufig auch Auswirkungen auf die Rolle der Ärzte und insbesondere der leitenden Ärzte in unseren Krankenhäusern haben.

Schaut man sich die Stellenausschreibungen für Chefärzte sowie die zahlreiche Literatur zum Thema Krankenhausmanagement an, fällt eines sofort ins Auge: die unisono und weitgehend ungeprüft übernommene Forderung nach dem Arzt als Manager. Dessen Managementfunktion stellt sich je nach Autor in einer Vielfältigkeit dar, die ohnegleichen ist.

Der Arzt wird definiert

- als Wirtschaftlichkeitsmanager,
- als Organisationsmanager,
- als Qualitätsmanager.

Von Eiff spricht

- vom Manager der Versorgungskaskade,
- vom Standardisierungsmanager und
- vom Manager des Verschwendungsmanagements.

Auf einer der letzten Generalversammlungen des Weltärztebundes, die sich „medical manpower" zum Thema gesetzt hatte, propagierte der Vertreter der Weltgesundheitsorganisation gar den Fünf-Sterne-Doktor, eine Person, die seiner Meinung nach als

- Entscheider,
- Kommunikator,
- community leader,
- Manager und **zu guter Letzt** auch noch
- als qualifizierter Arzt der Zukunft tätig sein soll.

Von der schlichten Forderung, die der Urvater der Medizin, Hippokrates, vor etlichen hundert Jahren aufstellte, daß Ärzte nämlich vor allem *„anständig und sauber gekleidet sein, sich diskret parfümieren und immer Herr ihrer selbst bleiben sollten"*, bis zu dem eingangs beschriebenen Multimanager besteht eine erhebliche Spannbreite, und wir müssen uns ernsthaft mit der Frage auseinandersetzen, ob wir hier nicht von Ökonomen und Verwaltungsfachleuten mit einem Anforderungsprofil konfrontiert werden, daß – sollte es ernsthaft umgesetzt werden – den bisherigen Halbgott in Weiß zum Zeus im Nadelstreifenanzug mutieren läßt.

Dieser Überperson müßte man dann eigentlich noch ein Wort Winston Churchills mit – sozusagen als Präambel – in den Arbeitsvertrag schreiben: *„Ein kluger Mann macht nicht alle Fehler selber; er gibt auch anderen eine Chance".*

Entkleiden wir diesen Anforderungswust von seinen neumodischen Strömungen, dann bleibt aus meiner Sicht **eine** Forderung zurecht bestehen: Der Arzt – der Chefarzt zumal – muß willens und in der Lage sein, nach den Regeln der ärztlichen Kunst optimale Qualität zu erbringen. Er muß dies aber tun: *unter Beachtung der Regeln der wirtschaftlichen Kunst.* Wie weit das geht, was man ihm da abverlangen kann oder können sollte, darum sollten wir im weiteren diskutieren.

Der in diesem Zusammenhang oft gehörte Hinweis auf Praktiken der Industrie, die es nun auch im Krankenhausbereich einzuführen gelte, kann meines Erachtens nicht überzeugen. Dem liegt ein fundamentaler Denkfehler zugrunde: Es ist ein Irrweg zu glauben, daß die Forderung nach mehr Wirtschaftlichkeit im Krankenhaus – deren Berechtigung ja gar nicht angezweifelt werden soll – eine unausweichliche Verpflichtung nach Übernahme sämtlicher Denk- und Verhaltensweisen in der Industrie nach sich zöge.

Die tägliche Auseinandersetzung mit dem Leiden Schwerstkranker, die Verpflichtung auch in extremen Lebenssituationen bis hin zum Sterben, ärztlich und menschlich vorbildlich zu handeln, entzieht sich den profanen Rationalisierungs- und Effizienzsteigerungsbemühungen eines Kaizen oder „Kontinuierlicher Verbesserungsprozeß" genannten Verfahrens.

Es ist daher besonders betrüblich, wenn gerade die Krankenhausträger sich an die Spitze dieser Bewegung stellen. Im Gegenteil sollte es unser aller Interesse sein, Krankenhäuser als das zu definieren und vor allem in der Öffentlichkeit darzustellen, was sie aus Tradition sind und auch in Zukunft sein sollten, nämlich ein wesentlicher Teil der Sozial- und Dienstleistungskultur in unserer Gesellschaft. Deshalb muß ein anderes, auf die Sensibilitäten und Besonderheiten dieser Kultur abgestimmtes **Kultur**instrumentarium geschaffen werden.

Dies gilt in besonderem Maße in Zusammenhang mit den oft schon diskutierten Fragen der Budgetverantwortung und der Anreize zur Einhaltung dieser Budgets. Rein betriebswirtschaftlich gesehen mag die Frage nach der Einbeziehung von Chefärzten in die finanzielle, sprich Budgetverantwortung, relativ einfach mit ja zu beantworten sein. Aus ärztlicher Sicht gibt es dagegen eine ganze Reihe von Hürden, die es zu überspringen bzw. aus dem Wege zu räumen gilt, ehe wir zu einem uneingeschränkten „Ja" in dieser Frage kommen können.

Budgetverantwortung im Sinne einer Planung, Steuerung und Überwachung **ohne** entsprechende ärztliche Entscheidungskompetenzen und **ohne** sachgerechte Hilfsmittel der Information und Kommunikation kann es nicht geben. Betrachtet man die Möglichkeiten und Grenzen, die die Methodik der Krankenhausfinanzierung uns setzten, oder auch nur die EDV- und IT-Technologie unserer Krankenhäuser, so fällt auf: Der gern und immer häufiger angeführte Vergleich des Chefarztes mit dem Manager in der Industrie hinkt ja an vielen Stellen – was selbst den Propheten dieser Idee nicht entgangen sein dürfte.

Ich wünschte mir daher manchmal, ich könnte es mir im Umgang mit diesen Propheten so leicht machen wie Sir Peter Ustinov, der einmal gesagt hat: *„Mit Propheten unterhält man sich am besten drei Jahre später."*

Der Chefarzt hat eben keine Kompetenz für Einstellungen und Entlassungen sämtlicher Mitarbeiter seiner Abteilung. Er hat keine Investitionskompetenz und er hat keine Möglichkeiten, etwa über Mengenausweitungen (daran hindert ihn die Budgetierung) oder über ein anderes Leistungs- bzw. Patientenprofil (daran hindert ihn der Versorgungsauftrag) zusätzliche Einnahmen zu generieren und damit mindestens die eine Seite seiner Bilanz zu verbessern.

Im Umkehrschluß muß ich natürlich genau diese Kompetenzen für ihn einfordern, wenn er wirklich Budgetverantwortung mit allen Konsequenzen übernehmen soll.

Bleibt die Frage, ob es besonderer Anreize oder Sanktionsmechanismen bedarf, um Ärzte zur Einhaltung der Budgets zu veranlassen. Es muß aber auch die Frage gestellt werden dürfen, wie legitim, ja wie gerecht sind die in der Diskussion befindlichen Modelle.

Dabei stehen im wesentlichen sogenannte **Bonus-Malus-Modelle** zur Diskussion.

Allen Modellen gemeinsam ist die Grundüberzeugung, daß allein finanzielle Anreize Verhaltensänderungen bewirken. Dieses soll erreicht werden durch eine enge Kopplung von individuellen Chefarzteinkünften an die entsprechenden Abteilungsbudgets bzw. das Gesamtergebnis des Krankenhauses.

Auch hier fehlt der Hinweis auf Praktiken in der Industrie, die es nun zu übernehmen gelte, nicht. Eine detaillierte Betrachtung dieser Modelle wirft jedoch eine Reihe grundsätzlicher wie praktischer Fragen auf.

Wer auf diese Weise Anreize setzen will, sollte die Regeln der Motivationstheorie kennen und beachten. Demnach sind Anreize – ähnlich wie Arzneimittel – nur unter bestimmten Voraussetzungen wirksam:

1. Sie müssen in ausreichender Menge verabreicht werden,
2. sie sind dauerhaft anzuwenden und
3. aufgrund des Gewöhnungseffektes müssen sie letztendlich in immer größeren Dosierungen gegeben werden.

Was aber bedeutet dies für die medizinische Versorgung im Krankenhaus und von welchem Budgetbegriff gehen wir überhaupt aus?

Was passiert, wenn die von den Chefärzten sorgfältig und gewissenhaft geplanten Budgetansätze in den Budgetverhandlungen mit den Krankenkassen nicht durchsetzbar sind und prozentuale Kürzungen der internen Budgets vorgesehen werden müssen?

Was passiert, wenn der Arzt sein Budget im Jahre X tatsächlich unterschritten hat? Werden wir ihm im neuen Jahr sein ursprüngliches Budgetniveau wieder zugestehen oder nicht eher das reduzierte Budget als Ausgangsbasis für neue Planungen machen?

Ein derartiges System setzt also einen permanenten Wettbewerb um Unterschreitung von Abteilungsbudgets in Gang. Am früher einmal selber mitgeplanten Budget zu sparen, heißt aber, entweder die Planung ad absurdum zu führen oder ohne Rücksicht auf Patienteninteressen und ärztliche Ethik

• Risikominimierung zu betreiben,
• Leistungen zu reduzieren und
• Mitarbeiterinteressen zu ignorieren.

Statt dessen muß es darum gehen, im permanenten Dialog mit den Chefärzten eines Hauses und in gemeinsamer Planung die Richtung vorzugeben, die Ziele des Hauses und einzelner Abteilungen zu definieren und zu diskutieren und den Ärzten geeignete Informations- und Kommunikationsmittel an die Hand zu geben, um Leistungsbudgets für ihre Abteilung auch wirklich erstellen und steuern zu können. Dann kann man von jedem Chefarzt erwarten, daß er auch ohne finanzielle zusätzliche Anreize oder Bestrafungsandrohungen bemüht sein wird, das von ihm selbst Geplante auch wirklich einzuhalten.

Fassen wir also zusammen:
Der Krankenhausarzt der Zukunft wird sich in einem erheblich stärkeren Maße als bisher mit den Grundzusammenhängen von Ökonomie und Medizin vertraut machen, moderne Managementmethoden anwenden und das Wirtschaftlichkeitsgebot beachten müssen. Aber auch hier gilt es, das Notwendige und Ausreichende nicht zu überschreiten.

Ein aufgeblähtes Anforderungsprofil für Chefärzte nützt niemandem.

Es ist weder ökonomisch sinnvoll noch liegt es im Interesse von Patienten und Krankenhausträgern, zuerst in einem aufwendigen Bewerbungsverfahren lange Zeit nach **dem** hochqualifizierten Medizinexperten zu suchen (möglichst Professor, mindestens aber habilitiert) und dessen eigentliche Fähigkeiten dann nur zu 40 oder 50% zu nutzen und ihn in der restlichen Zeit mit Verwaltungs- und Managementaufgaben zu belasten.

Sinnvoll ist es dagegen, den mit Ökonomie, Wirtschaftlichkeit und Management primär unvertrauten Arzt mindestens in den Grundlagen zu schulen und ihn bei der Detailarbeit soweit wie möglich zu unterstützen bzw. ihn gänzlich davon zu entlasten.

Warum folgen wir hier nicht einmal den Beispielen aus den USA und Großbritannien, wo mindestens der Ärztliche Direktor, immer häufiger aber auch mehrere Chefärzte verwandter Abteilungen hauptamtliche betriebswirtschaftliche Assistenten oder Direktoren an die Seite gestellt bekommen, die ihnen helfen, Informationen zu sammeln, Daten zu erheben, Prozesse zu steuern und ökonomische Ergebnisse zu kontrollieren?

Patientenorientiert handeln heißt hier also: Den qualifiziertesten Mediziner zu haben, ihn fit zu machen für die Bereiche Qualitätsmanagement und Wirtschaftlichkeit und ihm alle nur denkbare Unterstützung in allen sonstigen Bereichen zu geben.

Nachdenken müssen wir in diesem Zusammenhang aber auch über die grundsätzlichen Strukturen des Managements eines Krankenhauses. So gibt es bekanntlich auch heute noch Universitätskliniken (die, an der ich tätig bin, gehörte bis vor einigen Jahren auch noch dazu), die von einem Ärztlichen Direktor im Nebenamt, einem Verwaltungsdirektor der Besoldungsgruppe A16 und einer Krankenschwester geleitet werden. Diese Dreifaltigkeit verantwortet dann Etats, die – Krankenversorgung, Forschung und Lehre zusammengenommen – leicht in die Nähe einer Milliarde DM gehen können. Das wäre etwa so, als wolle man die Lufthansa gesetzlich verpflichten, das Unternehmen von einem Piloten, einer Bodenstewardess und einem Mechaniker leiten zu lassen. Kein vernünftiger Mensch käme auf eine derart absurde Idee!

Meine Damen und Herren, die Tatsache, daß wir in Zukunft möglicherweise gezwungen werden, medizinisch Mögliches wegen Budgetgrenzen oder aus anderen ökonomischen Gründen zu unterlassen, ist schlimm genug. Daß wir auch noch – und zwar ohne eigentliche Not – dazu übergehen wollen, pekuniären Eigennutzen zur allgegenwärtigen Leitmaxime ärztlichen Handelns im Krankenhaus zu erklären, ist aus meiner Sicht unverantwortlich. Wir zwingen damit die Ärzte immer stärker in den Konflikt zwischen Ethik und Monetik, der letztlich uns allen schaden wird.

Eugen Roth hat dies schon vor langer Zeit vorausgeahnt und aphoristisch formuliert:

Der Kranke traut nur widerwillig,
dem Arzt, der's schmerzlos macht und billig.
Drum Arzt, laß nie den alten Grundsatz rosten,
es muß a) wehtun, b) was kosten!

Zukünftige Strukturen und Management im Krankenhaus

F. Knieps

AOK-Bundesverband, PSF 20 03 44, 53170 Bonn

Future Structures and Managements in Hospitals

Summary. The Health Reform of 2000 has clearly improved the limit conditions for an evidence-based in-patient care system with security of supply. In the context of the rulings on new forms of care incorporating broad and flexible space for variation there are new and substantial chances are also offered to hospitals. At all levels of in-patient care a great deal can be done to improve both efficacy and efficiency of care. The health insurance companies will expect to implement the promised thorough-going modernization of this sector and its connection with the sectors that come before and after it, and will put all this into practice step by step by way of new types of contracts.

Key words: Health reform 2000 – Increased flexibility – Integrated care

Zusammenfassung. Die Gesundheitsreform 2000 hat die Rahmenbedingungen für ene evidenzbasierende und gesicherte statinäre Versorgung deutlich verbessert. Im Rahmen der mit weitem Flexibilisierungsspielräumen ausgestatteten Regelungen für neue Versorgungsformen bieten sich auch Krankenhäusern erhebliche Chancen. In der stationären Versorgung lässt sich auf allen Ebenen sehr viel tun, um die Effektivität und die Effizienz der Versorgung zu verbessern. Die Krankenkassen werden die durchgreifende Modernisierung dieses Sektors und die Verzahnung mit vor- und nachgelagerten Sektoren einfordern und über neue Vertragstypen schrittweise in die Praxis umsetzen.

Schlüsselwörter: Gesundheitsreform 2000 – Flexibilisierung – integrierte Versorgung – DRGs

Auch wenn es der Politik im letzten Jahr nicht gelungen ist, im Rahmen der Gesundheitsreform 2000 den stationären Sektor – wie ursprünglich geplant – grundlegend zu reformieren, werden sich Strukturen und Management im Krankenhaus in den nächsten Jahren grundlegend ändern. Der sozio-ökonomische Wandel in der Arbeits- und Lebenswelt, der medizinisch-technologische Fortschritt und der anhaltende Finanzdruck auf alle Kostenträger werden die Krankenhäuser vor enorme Herausforderungen stellen. Dabei wird der Schutzwall, den eine „große Koalition" aus Ländern und Kommunen, Kirchen und Gewerkschaften, Lobbyisten und Chefärzten zur Zementierung des Status Quo errichtet hat, an vielen Stellen durchbrochen werden.
    Mit der vorgesehenen Einführung eines durchgängigen leistungsbezogenen Fallpauschalensystems als einheitliche Entgeltform für im Krankenhaus erbrachte Leistungen hat der Gesetz-

geber eine gewaltige Bresche in diesen Wall geschlagen. Mit diesem Vergütungssystem soll endlich die erforderliche Transparenz sowie mehr Leistungsgerechtigkeit und mehr Wirtschaftlichkeit in der Krankenhausversorgung erreicht werden. Die Grundsteine für das neue Entgeltsystem, das sich an das US-amerikanische DRG-System (Diagnoses Related Groups) orientiert, wird derzeit in den Verhandlungen zwischen den Spitzenverbänden der Krankenkassen und der Deutschen Krankenhausgesellschaft gelegt. Bis Mitte des Jahres sollen die Grundstrukturen der Fallpauschalen, die Verfahrensweise zur Ermittlung der Bewertungsrelationen und die Grundsätze für die Weiterentwicklung und Pflege des Systems festgelegt werden. Dabei sind natürlich die Vorgaben des Krankenhausfinanzierungsgesetzes zu beachten. So sind Begleiterkrankungen und Schwere der Erkrankungen in jedem Fall zu berücksichtigen.

Wichtig ist hierbei allerdings, dass hier nicht hausindividuelle Preise vereinbart werden, sondern ein Wettbewerb auf der Basis „Gleiches Geld für gleiche Leistungen" initiiert wird. Dann werden sich insbesondere die Häuser anstrengen müssen, die mit ihren Kosten oberhalb des Durchschnitts liegen. Von den Fallpauschalen werden die Einrichtungen profitieren, die ihre internen Prozesse rechtzeitig optimieren und gleichzeitig qualitativ hochwertige Leistungen anbieten. Dies wird weitreichende Folgen für die externe Ausrichtung und die interne Organisation im Krankenhaus haben. Das tradierte Chefarztsystem, das in vielen Punkten noch an die preußische Heeresverfassung erinnert, wird zugunsten von optimierten Workflowprozessen zurückgedrängt. Auch die im internationalen Vergleich hervorstechende Arztzentrierung wird auf den Prüfstand von Effektivität und Effizienz gestellt werden. Unternehmerische Denk- und Handlungsweisen werden neben die humanitäre und soziale Zielsetzung treten. Konzentrations- und Spezialisierungsprozesse werden die Krankenhauslandschaft nachhaltig verändern.

Eine stringentere betriebswirtschaftliche Orientierung der Krankenhausversorgung bietet sowohl Chancen als auch Gefahren. Als Hauptchance ist die durchgehende Modernisierung dieses noch immer in tradierten Strukturen verharrenden Versorgungszweiges anzusehen. Man darf aber auch nicht verschweigen, dass Gefahren der Risikoselektion und der Patientenverschiebung und damit der Unterversorgung unattraktiver Patienten bestehen. Um dies zu vermeiden, bedarf es einer Intensivierung des Qualitätsmanagements. Die Gesundheitsreform 2000 hat die Rahmenbedingungen für eine evidenzbasierte und qualitätsgesicherte stationäre Versorgung deutlich verbessert. Ein Bundesausschuss Krankenkassen/Krankenhäuser, ein Koordinierungsausschuss zur Korrektur von Über-, Unter- und Fehlversorgung, die Einführung eines systematischen Health-Technology-Assessments und die stringente Förderung einer leitlinienorientierten Medizin bieten gute Chancen, positive Akzente für die Gesundheitsversorgung in Deutschland zu setzen, auch wenn in der Startphase mit erheblichen Widerständen gegenüber diesen Neuerungen zu rechnen ist. Solche Widerstände speisen sich zum einen aus der hohen Komplexität des gesundheitlichen Versorgungssystems. Zum anderen spielt das Beharren auf etablierten Besitzständen eine maßgebliche Rolle. Wer allerdings zu lange an diesen Besitzständen klebt, wird schon bald zu den Verlierern des Wandlungsprozesses zählen.

Dies kann man exemplarisch am Problem der Verzahnung von ambulanter und stationärer Versorgung aufzeigen. Die Strukturbrüche zwischen den Versorgungsbereichen, die sich in diskontinuierlichen Diagnose- und Behandlungsprozessen niederschlagen, sind zentrale Mängel unseres Gesundheitssystems. Deshalb ist es logisch, dass aus medizinischen wie ökonomischen Gründen die stärkere Integration der Versorgung angestrebt wird. Im Rahmen der mit weiten Flexibilisierungsspielräumen ausgestatteten Regelungen für neue Versorgungsformen bieten sich auch Krankenhäusern erhebliche Chancen. Schließlich ist das Know how der Krankenhäuser nicht nur in der spezial-ärztlichen Versorgung vorhanden. Warum sollte also nicht ein Krankenhaus das Management eines ambulanten Versorgungsnetzes übernehmen? Es könnte als Leitstelle die Kommunikation zwischen Netzärzten institutionalisieren und standardisieren. Es hätte die Möglichkeit eines telefonischen oder persönlichen Konsiliums, um die Behandlung entlang einer Prozesskette zu planen und zu fördern. Es könnte den Informationsaustausch mit den Netzärzten intensivieren, um aufwendige Doppeluntersuchungen zu vermeiden und Wechseltherapien zu unterbinden. Nicht nur Spezialkliniken könnten für chronische Erkrankungen und für schwierige Erkrankungsverläufe Diseasemanagementkonzepte entwickeln und mit den niedergelassenen Ärzten wie den Reha- und Pflegeeinrichtungen abstimmen. Der gesundheits- und unternehmenspolitischen Phantasie sind hier kaum Grenzen gesetzt. Es mehren sich die Anzeichen, dass in den Planungsabteilungen großer Krankenhausketten längst an der Realisierung entsprechender Konzepte gearbeitet wird.

Die Gesundheitsreform 2000 hat aus Sicht der AOK zwar Fortschritte in der Flexibilisierung der Rahmenbedingungen für die Gesundheitsversorgung gebracht, sie hat aber zwei grundlegende Probleme im stationären Sektor nicht lösen können. Gerade in Berlin ist zu konstatieren, dass Überkapazitäten und überlange Verweildauern der medizinischen Versorgung Geld in Milliardenhöhe entzieht. Ein Vergleich mit anderen Städten, mit anderen Bundesländern oder gar mit anderen Industriestaaten zeigt, dass Bettenzahlen je Einwohner, indikationsspezifische Verweildauern oder Fallkosten erheblich differieren. Medizinisch lassen sich die erheblichen Unterschiede jedenfalls nicht allein klären. Obwohl nahezu alle Akteure im Gesundheitswesen Fakten der Überversorgung nicht bestreiten wollen und können, nimmt der Widerstand gegen Umstrukturierungsprozesse zum Teil groteske Formen an.

Der Abbau von Über-, Unter- und Fehlversorgung wird vor allem durch die duale Krankenhausfinanzierung erschwert. Solange Planungs-, Entscheidungs- und Finanzierungsverantwortung in verschiedenen Händen liegen, ist die betriebliche Autonomie und das eigenständige wirtschaftliche Handeln sowohl für Krankenhäuser als auch für Krankenkassen eingeschränkt. Deshalb wird die Reform von der Krankenhausplanung und -finanzierung auf der Tagesordnung der Politik bleiben. Dem letzten Reformschritt werden weitere folgen. Als größten Ausgabenblock bleibt die stationäre Versorgung im Visier der Reformer.

Fazit: In der Stationären Versorgung lässt sich auf allen Ebenen sehr viel tun, um die Effektivität und die Effizienz der Versorgung zu verbessern. Die Krankenkassen werden immer wieder die durchgreifende Modernisierung dieses Sektors und die Verzahnung mit vor- und nachgelagerten Sektoren einfordern und über neue Vertragstypen schrittweise in die Praxis umsetzen. Der Wettlauf um die besten Konzepte dafür hat begonnen.

Zukünftige Strukturen und Management im Krankenhaus

K. W. Lauterbach und M. Lüngen

Institut für Gesundheitsökonomie und Klinische Epidemiologie der Universität zu Köln, Gleueler Straße 176–178, 50935 Köln

Future Structures and Management in the Hospital

Summary. The DRG (Diagnosis Related Groups) – based reimbursement sets the incentive for efficient supply of inpatient care. The quality of care can be assured by the intensified use of guidelines. These offer the hospital the possibility of considering effectiveness and efficiency at the same time. It is to be expected that DRG will lead to intensified privatization, stronger quality competition and to more intensive cooperation between the ambulatory and stationary sector.

Key words: DRG (Diagnosis Related Groups) – Hospital financing – Quality assurance – Guidelines

Zusammenfassung. Die DRG (Diagnosis Related Groups) basierte Vergütung bietet den Anreiz zur effizienten Bereitstellung von Leistungen. Die Qualität der Behandlung kann durch die verstärkte Nutzung von Leitlinien gesichert werden. Diese bieten dem Krankenhaus zudem die Möglichkeit, Effektivität und Effizienz der Behandlung gleichzeitig zu berücksichtigen. Es ist zu erwarten, daß DRG zu verstärkter Privatisierung, stärkerem Qualitätswettbewerb und zu einer intensiveren Verzahnung von ambulanten und stationärem Sektor führen.

Schlüsselwörter: DRG (Diagnosis Related Groups) – Krankenhausfinanzierung – Qualitätssicherung – Leitlinien

1. Entwicklung des stationären Sektors

Die Einführung der pauschalierten Vergütung über ein DRG (Diagnosis Related Groups) basiertes System bedeutet eine Richtungsänderung für die Entwicklung des stationären Sektors. Hintergrund für die wiederholten Eingriffe des Gesetzgebers in der Vergangenheit sind die wachsenden Ausgaben (Abb. 1) bei sinkender Bettenzahl (Abb. 2) und steigenden Fallzahlen (Abb. 3).

Ursache für diese Entwicklung sind zum einen demografische Tendenzen mit einer relativen und absoluten Zunahme der älteren, behandlungsintensiven Bevölkerungsgruppen (Abb. 4), sowie Anreize, die sich aus der Krankenhausvergütung ergeben.

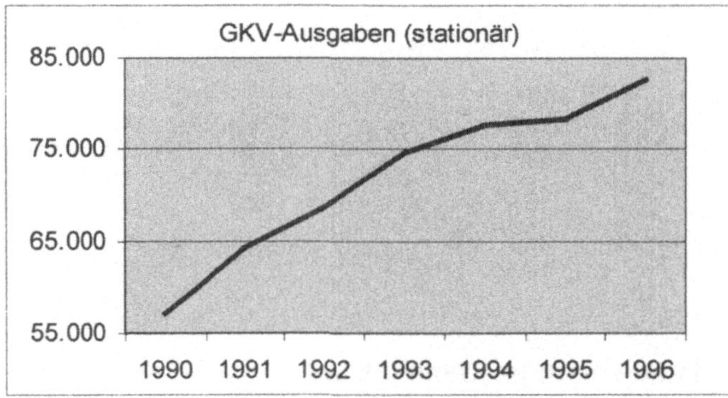

Abb. 1. Entwicklung der Ausgaben für stationäre Versorgung durch die gesetzliche Krankenversicherung 1990 bis 1996 in Deutschland. **Quelle:** Zahlen, Daten, Fakten 98. Deutsche Krankenhausgesellschaft

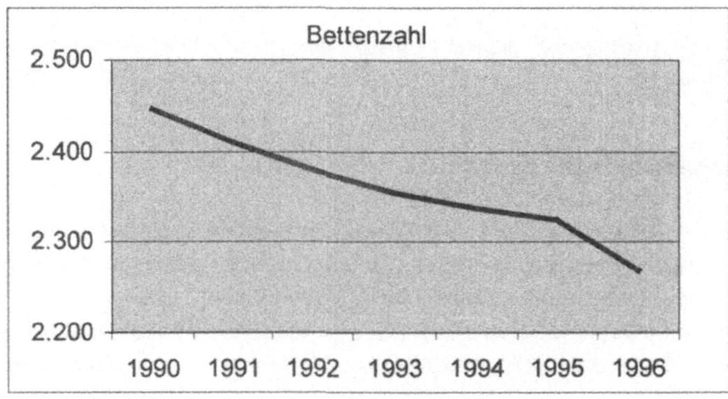

Abb. 2. Entwicklung der Bettenzahl 1990 bis 1996 in Deutschland. **Quelle:** Zahlen, Daten, Fakten 98. Deutsche Krankenhausgesellschaft

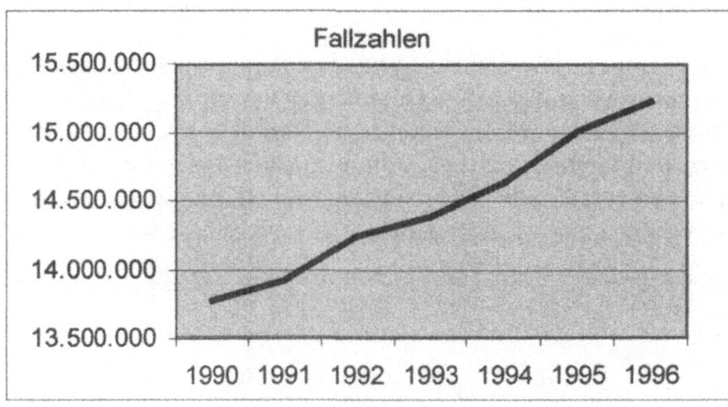

Abb. 3. Entwicklung der Fallzahl 1990 bis 1996 in Deutschland. **Quelle:** Zahlen, Daten, Fakten 98. Deutsche Krankenhausgesellschaft

2. Anreize der Krankenhausvergütung

Die Einführung der DRG-basierten Vergütung stellt einen Übergang von einem primär prozedurenbasierten Fallpauschalsystem zu einem auch diagnosebasierten System dar. Aus dieser geänderten Gruppierungssystematik ergeben sich unterschiedliche Anreize [1].

Unter einem prozedurenorientierten Vergütungssystem kann von übergeordneter Stelle leichter und genauer eine Planung des Leistungsgeschehens vorgenommen werden. Es besteht der Anreiz für das einzelne Krankenhaus, technisch aufwendige Verfahren zu entwickeln, deren anschließende Aufnahme in den (erweiterbaren) Leistungskatalog angestrebt wird. Daher sind

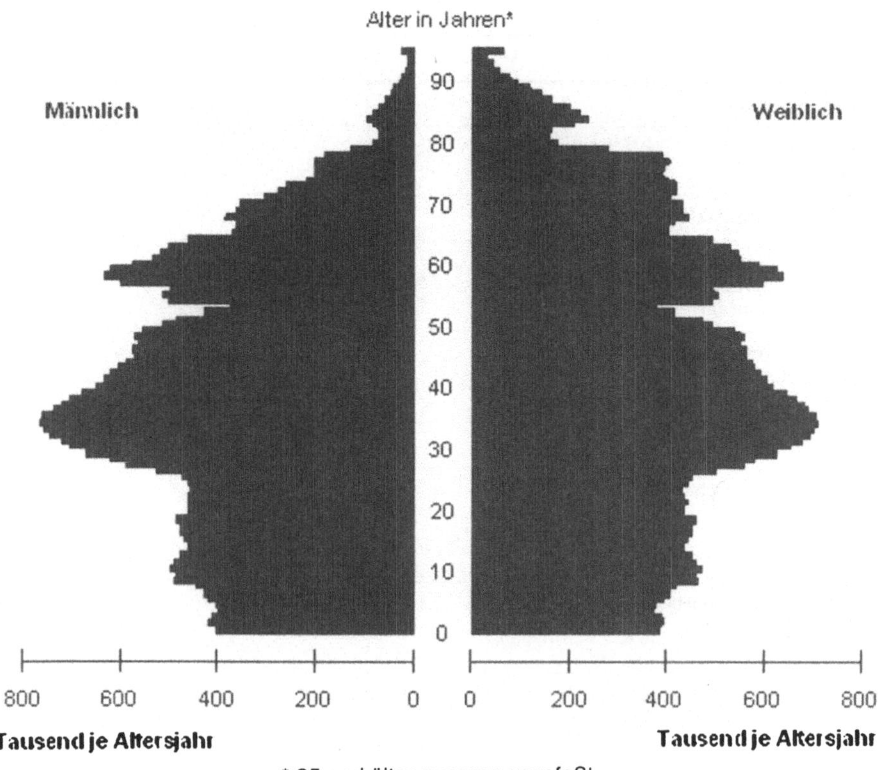

Abb. 4. Aufbau der Alterspyramide in Deutschland (Stand 31.12.1998). **Quelle:** Statistisches Bundesamt (http://www.statistik-bund.de/basis/d/bevoe/bevoegra2.htm; Abfrage Mai 2000)

hier Wirksamkeitsstudien bevorzugtes Forschungsziel. Falls das prozedurenorientierte Vergütungssystem die parallele Abrechnung von Leistungen gestattet, wäre zudem ein verstärktes Interesse an leichten Fallgruppen aus den Anreizen ableitbar, da diese leichte Fallgruppe ohne Gefahr medizinischer Komplikationen mit möglichst hohem Aufwand (additiven Prozeduren) behandelt werden kann.

Bei einem diagnoseorientierten System behält das Krankenhaus eine größere Flexibilität bei der Wahl der Therapie und es besteht der Anreiz, insbesondere Verfahren mit guter Kosten-Nutzen-Relation aus betriebswirtschaftlicher Sicht zu entwickeln und einzusetzen. Da meist keine parallele Abrechnung verschiedener Diagnosen möglich sind, wird ein Anreiz zur Behandlung schwerer Fallgruppen (mit hohen Abrechnungsbeträgen) gesetzt, die mit möglichst geringem Ressourcenverbrauch behandelt werden kann.

Auf jeden Fall löst die Einführung von DRG einen Anreiz zur Kostensenkung aus, wobei im Rahmen der amerikanischen Medicare-Versicherung gezeigt wurde, daß höhere Anteile an pauschal vergüteten Leistungen am Gesamtbudget eines Krankenhauses auch größere Kosteneinsparungen bewirkt. Daraus folgten steigende Gewinne für die Krankenhäuser in der ersten Zeit nach Einführung der pauschalierten Vergütung [2]. Bei Betrachtung einzelner Krankenhausgruppen erscheinen insbesondere Lehrkrankenhäuser mit nachteiligen Kostenstrukturen versehen zu sein, wobei die abweichende Zusammensetzung der Patientenfälle (der Case-Mix) nur 25% der Unterschiede erklärt [3], was auch durch eine genauere Betrachtung der Patientencharakteristika und medizinischen Fallschwere nicht verbessert werden kann [4]. Offen bleibt, ob die höheren Kosten der Lehrkrankenhäuser auf ineffizienten inneren Organisationsstrukturen

Tabelle 1. Übersicht über DRG-Systeme

	HCFA-DRG	AP-DRG	RDRG	APR-DRG	IAP-DRG
Reichweite des DRG-Systems					
Gruppierung aufgrund repräsentativer Daten	–	+	–	+	+
Technische Ausgestaltung des DRG-Systems					
Berücksichtigung der Fallschwere	–	0	0/+	+	0/+
Begrenzte Anzahl von Fallgruppen	+	0	–	–	–
Aufwand für Einbeziehung neuer Patientengruppen	0	0	–	–	–
Datengrundlage für Dokumentation	+	+	+	0	+
Resistenz gegen Codierungsmanipulation	0	0	0	+	0
Technische Varianzreduktion	–	0	0	+	0
Verfügbarkeit des DRG-Systems					
Erfolgte Übertragung auf deutsche Gegebenheiten	+	+	–	–	–
Gemeinfreie Verfügbarkeit	+	–	–	–	–
Internationale Vergleichbarkeit	0	0	–	–	–

Anmerkung: +   Wird gut gelöst
             0   Wird gelöst
             –   Wird nicht gelöst

Quelle: Lauterbach & Lüngen. DRG-Fallpauschalen: eine Einführung; Stuttgart: Schattauer, 2000

oder aber extern vorgegebenen Rahmenbedingungen beruht, die vom Krankenhaus nicht beeinflußt werden können.

Eine wichtige Entscheidung bei der Festlegung des konkreten DRG-Systems ist daher, welcher Grad der (ökonomischen) Fallschweremessung bei der Festlegung des konkreten DRG-Systems als ausreichend angesehen wird. Je genauer die Kostenauswirkungen steigender Behandlungskomplexität von einem DRG-System abgebildet werden, desto geringer ist die Gefahr, daß gesellschaftlich unerwünschte Anreize, wie beispielsweise Patientenselektion, auftreten werden. Vereinfacht ausgedrückt berücksichtigen DRG-Systeme die ökonomische Fallschwere um so genauer, je mehr Fallgruppen das System aufweist. Hinzu kommt die Komplexität der Entscheidungsbäume, mit deren Hilfe dem einzelnen Patientenfall eine DRG zugeordnet wird. Eine Übersicht bietet Tabelle 1.

3. Qualitätsanreize

Ein differenziertes DRG-System kann die Anreize zur Patientenselektion mildern, es bietet jedoch keinen Schutz vor der mangelhaften Erbringung von Leistungen oder der medizinisch nicht indizierten Selektion von Leistungen (Unterversorgung). Um dem Krankenhaus einen Rahmen für die Leistungserstellung aufzuzeigen, sind Leitlinien ein geeignetes Instrument. Je nach Zielrichtung der Leitlinie können sie die Wirksamkeit einer Therapie in den Vordergrund stellen (efficacy) und so einem individuellen Patienten die bestmögliche Versorgung ermöglichen. Alternativ haben Leitlinien ein Effektivitätsziel (effectiveness) und verfolgen so ein patientenüberindividuelles Ziel der Versorgung aller Patienten unter Alltagsbedingungen. Betrachtet eine Leitlinie die Effizienz, wird neben der medizinischen Wirksamkeit der Aufwand zur Erreichung dieses Zieles parallel betrachtet. Dadurch wird eine Abwägung zwischen Behandlungsalternativen unter Berücksichtigung der Kosten (Kosten-Effektivität) für den Mediziner unterstützt.

Da DRG-basierte Vergütung die zur Verfügung stehenden Ressourcen pauschaliert vergibt, kann ein Krankenhaus nicht jeden Patientenfall kostendeckend behandeln. Um so wichtiger wird es, auf Aussagen zur Kosten-Effektivität in Form von Leitlinien zurückgreifen zu können, um so Ineffizienzen zu vermeiden und ein über aggregierte Patientenfälle ausgeglichenes Budget zu erreichen.

4. Ausblick

Die DRG-basierte Vergütung wird durch die Sichtweise der Kosteneffektivität die Verbreitung von entsprechenden Leitlinien befördern. Darüber hinaus werden Potentiale für die Einsparung von Kosten erschlossen, was insbesondere durch eine stärkere Privatisierung von Leistungen (Outsourcing) oder Institutionen (Rechtsform und Trägerschaft) geschehen kann. Eine Orientierung an Strukturen und Organisationsformen der Privatwirtschaft wird daher zunehmen.

Darüber hinaus bieten DRG-basierte Vergütungen durch die pauschalierten Erlöshöhen die Chance, Qualitätsgesichtspunkte als Wettbewerbsparameter in den Vordergrund zu stellen. Da der Preis einer Leistung fixiert ist, wird die Qualität der Leistung verstärkt das Entscheidungskriterium darstellen.

Dies führt wiederum dazu, daß vom Leistungserbringer eine Spezialisierung angestrebt wird, um dem Patienten Kompetenz zu signalisieren. Hinzu kommt der Effekt der Kosteneinsparung, der sich aus der Spezialisierung ergeben kann.

Als weiterer Punkt kann den Patienten das Angebot einer umfassenden Behandlung über die Sektoren des Gesundheitssystems hinweg als attraktiv erscheinen. In welcher organisatorischen und rechtlichen Ausgestaltung diese sektorübergreifende Versorgung Erfolg hat, wird letztendlich von der Zufriedenheit des Patienten bei der Versorgung seiner gesundheitlichen Probleme abhängen.

Literatur

1. Lauterbach & Lüngen (2000) DRG-Fallpauschalen: eine Einführung. Stuttgart: Schattauer
2. Feder J, Hadley J, Zuckerman S (1987) How did Medicare's prospective payment system affect hospitals? N Engl J Med, Oct 1, 17(14): 867–873
3. Frick AP, Martin SG, Shwartz M (1985) Case-mix and cost differences between teaching and nonteaching hospitals. Med Care, Apr, 23(4): 283–295
4. Iezzoni LI, Shwartz M, Moskowitz MA, Ash AS, Sawitz E, Burnside S (1990) Illness severity and costs of admissions at teaching and nonteaching hospitals. JAMA, Sep 19, 264(11): 1426–1431

Zukünftige Strukturen und Management im Krankenhaus

W. Pföhler

Kliniken Mannheim gGmbH, Theodor-Kutzer-Ufer, 68167 Mannheim

Future Structures and Management in Hospitals

Summary. Progress in medicine, demographic changes and persistent financing problems of the statutory health system have sharpened the pressures of efficiency on German hospitals. They must define themselves more than in the past, as business enterprises and intensify their activities of marketing, controlling and personnel development. Hospitals will continue to be the avant-garde of quality assurance. Reserves for more efficiency still can be found in the boundaries between outpatient and hospital care. The concept of the integrated health care centre – with the hospital in the middle – aims to improve the coordination between the sectors. Hospitals must put more energy into opening themselves up for new business ideas.

Key words: Hospitals – Management – Quality assurance – Coordination

Zusammenfassung. Der medizinische Fortschritt, die demographische Entwicklung und anhaltende Finanzierungsprobleme der gesetzlichen Krankenversicherung haben den Leistungsdruck auf die deutschen Krankenhäuser erhöht. Stärker als bisher müssen sie sich als Wirtschaftsunternehmen begreifen und ihre Aktivitäten in Marketing, Controlling und Personalentwicklung intensivieren. Die Krankenhäuser werden weiterhin Vorreiter in der Qualitätssicherung sein. Rationalisierungsreserven sind an den Schnittstellen zwischen ambulanter und stationärer Versorgung vorhanden. Die Leistungsangebote mit dem Krankenhaus als integriertem Dienstleistungszentrum. Die Krankenhäuser müssen verstärkt neue Geschäftsfelder erschließen.

Schlüsselwörter: Krankenhäuser – Management – Qualitätssicherung – Koordinierung

1. Rahmenbedingungen

In den letzten Jahren hat sich die Krankenhauslandschaft verändert; sie wird dies in Zukunft wohl noch stärker tun. Die Richtung ist vorgegeben: Die Kliniken werden nicht mehr „nur" als Krankenanstalten begriffen; sie entwickeln sich vielmehr zu modernen Wirtschaftsunternehmen. Für diese Entwicklung gibt es eine Reihe von Gründen: Die Patienten sind kritischer geworden, und ihre Ansprüche sind gewachsen. Die Forderung nach einer Behandlung gemäß den neuesten medizinischen Erkenntnissen ist selbstverständlich. Auch das Patientenspektrum hat sich gewandelt. Bekannte Stichworte sind hier Multimorbidität und Zunahme chronischer Erkrankungen. Schon diese Entwicklungen stellen wachsende Anforderungen an das Krankenhausmanagement,

z. B. hinsichtlich der Patientenorientierung des Personals, bei der Qualitätssicherung und beim Steuern des Patienten durch die Versorgungskette.

Auf der anderen Seite werden die finanziellen Spielräume für die Krankenhäuser immer enger. Die Einschnitte der letzten Jahre, zuletzt durch die GKV-Gesundheitsreform 2000, waren gravierend und gehen nicht selten schon an die Substanz der Kliniken. Das gilt insbesondere für das Festhalten, ja für die Verschärfung der Budgetierung. Gleichzeitig führen die Krankenhäuser zudem in hoher Geschwindigkeit ein völlig neues Entgeltsystem ein. Das heißt: Die Existenz der Krankenhäuser hängt in Zukunft vor allem vom wirtschaftlichen Erfolg ab.

2. Künftiges Management

Richtig verstandenes Marketing wird für die Krankenhäuser immer wichtiger. Dies gilt insbesondere für die erste Kontaktaufnahme zwischen Kunden/Patienten und Krankenhaus. Bereits hier ist eine konsequente Patientenorientierung notwendig: Fragt der potentielle Patient Informationen über das Haus nach, müssen diese zeitnah erbracht werden sowie individuell, verständlich und vertrauensschaffend sein und ihn über Rechte wie Pflichten aufklären. In den Bereichen – Telefonservice und Patientenbroschüren – existiert bei vielen Krankenhäusern also noch erhebliches Potential zur Verbesserung der Präsenz am Markt, das die Hausleitung auch konsequent nutzen sollte.

Ziel der Marketing-Strategien werden künftig nicht nur die Patienten als traditionelle Kunden sein, sondern auch einweisende Ärzte, besuchende Angehörige und nicht zuletzt die Krankenkassen als Kostenträger.

Auch die Präsenz der Krankenhäuser im Internet wird zunehmend und zu einer stärkeren Transparenz über die Leistungsfähigkeit der Häuser beitragen.

Die zentrale Ressource des Krankenhauses ist und bleibt das Personal.

So kann beispielsweise von der Übereinstimmung von Kompetenz und Verantwortung eine verbesserte Identifikation der Mitarbeiter mit den Zielen des Krankenhauses erwartet werden. Dies bedeutet auch, daß die Mitarbeiter in die wirtschaftliche Mitverantwortung einbezogen werden müssen. Das von der DKG entwickelte Tantiemenmodell ist dabei eine Möglichkeit, die Mitverantwortung für die Chefärzte zu realisieren. Darüber hinaus sollten auch Abteilungsleiter und andere Prozeßverantwortliche einbezogen werden. Möglich ist dies u. a. durch die Einführung interner Budgets.

Die Häuser selbst müssen die Arbeitsmotivation fördern: Da die Mitarbeiter vor Ort meist am besten wissen, wie Arbeits- und Behandlungsprozesse optimiert werden können, sollten auch Krankenhäuser das innerbetriebliche Vorschlagswesen etablieren. Mittels Prämien werden dabei Anreize für Verbesserungsvorschläge in Aussicht gestellt, und die Mitarbeiter erhalten die Möglichkeit, von den ansonsten oft hierarchischen Informationsstrukturen, die unter Umständen eher veränderungshemmend wirken, abzuweichen.

Zusätzliche Ressourcen beim Personal werden auch erschlossen, indem Konflikte oder Konfliktpotentiale innerhalb des Hauses verhindert werden: So kann ein Unternehmens-Leitbild eine Grundlage einer vertrauensvollen Zusammenarbeit der unterschiedlichen Berufsgruppen sein. Auch eine von gegenseitiger Akzeptanz und Verständnis getragene Zusammenarbeit mit der Personalvertretung kann hier positiv wirken.

Neue Konzepte liegen natürlich nicht nur zur Erhöhung der Arbeitsmotivation und -zufriedenheit des Personals vor. So lassen sich Effektivität und Effizienz der Krankenhausbehandlung auch durch eine Verbesserung der Prozeßabläufe erhöhen. In der Krankenhauspraxis gibt es hierfür zahllose Beispiele; auch hier können deshalb nur einige wenige angeführt werden.

Zu nennen sind zunächst mögliche Veränderungen bei Organisation und Ablauf der medizinischen Behandlung. Die hier häufig noch typischen organisatorischen und baulichen Strukturen bringen oft lange Patienten und Versorgungswege mit sich, die eine schnelle und qualitativ hochwertige Leistungserbringung erschweren. Nicht selten kommt es so zu eigentlich unnötigen Wartezeiten vor Untersuchungen und Operationen. Neue Konzepte nehmen demgegenüber auf solche Probleme Rücksicht und zielen auf eine möglichst unmittelbare Leistungserbringung am Patienten. Durch bessere Einsatzmöglichkeiten für Personal und Logistik ersparen sie aber gleichzeitig Zeit und damit auch Kosten. Voraussetzung ist allerdings, daß Behandlungs- und Versorgungsprozesse durch eine entsprechende Aufbau- und Ablauforganisation unterstützt werden.

Ein mögliches Konzept zur Verbesserung des Behandlungsablaufs ist die Zentrumslösung. Dieses kann freilich oft nur mittelfristig realisiert werden, denn hier erfolgt eine räumliche Zusammenfassung von Stationen mehrerer, bisher meist eigenständiger Fachabteilungen. Die Patienten werden dann in Gruppen mit ähnlichem Diagnostik- und Therapiebedarf eingeordnet und entsprechend plaziert. Die Zentren umfassen deshalb Betten verschiedener Fachabteilungen, die sich durch Gemeinsamkeiten in der Leistungserbringung, wie z. B. operative Eingriffe, auszeichnen. Die Vorteile dieser Lösung: Da die häufig genutzten Funktions- und Infrastrukturbereiche direkt zum Zentrum gehören, können viele Leistungen direkt am Patienten erbracht werden.

Verbesserungen sind auch durch eine Abstimmung und Optimierung der unterschiedlichen Logistikprozesse möglich. Denn: Für logistische Tätigkeiten muß das Pflegepersonal oft erhebliche Teile seiner Arbeitszeit aufwenden. So können Engpässe bei den Transportkapazitäten dadurch vermindert werden, daß alle nichtpatientengebundenen Transporte, d. h. Material-, Versorgungs- und Entsorgungstransporte in die Randzeiten verlegt werden. Durch Einführung dezentraler Bettendepots auf jeder Etage kann der Umfang der Bettentransporte zwischen den Stationen und der zentralen Bettenreinigung in den Stoßzeiten auf ein Minimum reduziert werden. Weitere Verbesserungen in der Logistik sind im Bereich der Arzneimittelversorgung, z. B. durch Einführung eines standardisierten Versorgungsschranksystems, denkbar.

Als Konzept zur internen Optimierung der Krankenhausorganisation kann schließlich auch das Qualitätsmanagement verstanden werden. Damit läßt sich die Qualität der Krankenhausleistungen bei gleichem Aufwand erhöhen – ein wichtiger Aspekt, wenn der Wettbewerb der Anbieter zunimmt. Auch deshalb werden die Krankenhäuser die mit GKV-Gesundheitsreform 2000 eingeführte obligatorische Vorgabe eines internen Qualitätsmanagementsystems aktiv aufgreifen. Ganz neu ist dieses Konzept für den stationären Sektor aber nicht. Im Gegenteil: Gerade die Krankenhäuser waren hier in der Vergangenheit Vorreiter der Entwicklung; ihre Anstrengungen waren sogar beispielgebend für die Qualitätsorientierung anderer Leistungserbringer.

Ziel solcher Maßnahmen ist es, einen kontinuierlichen Verbesserungsprozeß zu ermöglichen. Unter dem Stichwort „Total Quality Management" werden bereits in vielen Krankenhäusern Ziele definiert, unter denen die zum Teil schon seit Jahren etablierten unterschiedlichen Qualitätssicherungsaktivitäten wie Patientenbefragungen und Qualitätszirkel zu einem geschlossenen Konzept zusammengefaßt werden. Wenn es gelingt, das Krankenhaus so zu einer „lernenden Organisation" zu machen, können sich daraus zahlreiche Möglichkeiten ergeben, interne Ressourcen zu erschließen und Arbeits- wie Behandlungsabläufe zu optimieren.

3. Neue Geschäftsfelder

Das Erschließen neuer Geschäftsfelder wird für die Krankenhäuser im Kontext knapper finanzieller Ressourcen immer wichtiger. Es setzt freilich eine individuelle Analyse der Stärken und Schwächen des einzelnen Krankenhauses voraus, und dies vor dem Hintergrund der regionalen Marktstruktur.

Wenn es um neue Tätigkeitsfelder für die Krankenhäuser geht, ist an erster Stelle der medizinische Bereich zu nennen. Positiv sollte hier z. B. an die Möglichkeit zur Umsetzung neuer Behandlungsformen im Krankenhaus herangegangen werden. Angesprochen ist dabei insbesondere das ambulante Operieren sowie die vor- und nachstationäre Behandlung.

Weitere neue Geschäftsfelder im medizinischen Bereich eröffnen sich bei der Versorgung ausländischer Patienten, die mit dem Ziel der Krankenhausbehandlung nach Deutschland einreisen.

Für die Krankenhäuser ist das finanziell interessant, denn es besteht seit einiger Zeit ja die Möglichkeit, die Behandlung solcher Patienten außerhalb des Budgets zu vergüten.

Neue Konzepte in Form neuer Tätigkeitsfelder für die Krankenhäuser ergeben sich aber nicht nur im medizinischen und im Pflegebereich, sondern auch in der Hotellerie und im kaufmännischen und technischen Bereich.

So ist es für Krankenhäuser der Maximalversorgung möglich, sich durch den Aufbau eines Catering-Services neue Einnahmequellen zu erschließen. Damit könnten z. B. umliegende Alten- und Pflegeheime, aber auch Betriebe versorgt werden. Bestehen außerdem noch entsprechende räumliche Kapazitäten, könnten diese für Konferenzen oder Veranstaltungen extern vermietet und durch den Catering-Service versorgt werden. Denkbar ist auch die Ansiedlung eines Einkaufszentrums am oder im Krankenhaus. All dies wären übrigens Alternativen zum bislang dominierenden Outsourcing solcher Dienstleistungen – die allerdings nur nach einer eindeutig ausfallenden Analyse von Aufwand und Ertrag in Frage kommen.

Ähnlich innovative Vorstellungen gibt es für den Verwaltungsbereich. Insbesondere über das Personalwesen und die Finanzbuchhaltung können hier neue Geschäftsfelder erschlossen werden. So hat z. B. das Klinikum Mannheim seit 1999 die Finanzbuchhaltung für das Kinder- und Jugendheim der Wespin-Stiftung übernommen.

Weitere mögliche Geschäftsfelder von Krankenhäusern können sein:

- Das Anbieten von Consulting-Leistungen für andere Krankenhäuser,
- die Energieversorgung für externe Einrichtungen,
- die Vermietung von OP-Sälen,
- die Vermietung von Krankenhausräumen, z. B. an eine Arztpraxis im Krankenhaus,
- das Öffnen des hauseigenen Schwimmbads für externe Nutzer.

Bei diesen Erwägungen darf die Kernaufgabe des Krankenhauses allerdings nie aus dem Blickfeld geraten: Zentral bleibt immer die hochwertige Versorgung stationär behandlungsbedürftiger Patienten.

4. Künftige Strukturen

Kooperationen zwischen den Leistungsanbietern im Gesundheitswesen bieten enorme Vorteile – sowohl im Sinne einer stärker an den Bedürfnissen der Patienten orientierten Behandlung als auch im Sinne der Mobilisierung von Wirtschaftlichkeitsreserven. Die bislang existierenden gesetzlichen Regelungen haben allerdings noch wenig zu einer verbesserten Zusammenarbeit zwischen den Leistungserbringern beigetragen. Modellvorhaben (§§ 63 bis 65 SGB V) und Strukturverträge (§ 73 a SGB V) lassen die Krankenhäuser vielmehr i. d. R. außen vor. Oft richten sie sich sogar gegen die Krankenhäuser, um zu deren Lasten Einsparungserfolge zu erzielen.

Neue Chancen für Kooperationen bieten sich nun allerdings durch die im Rahmen der GKV-Gesundheitsreform 2000 eingeführte Integrierte Versorgung (§§ 140 a–h SGB V). Damit strebt der Gesetzgeber den Aufbau kooperativer Versorgungsstrukturen zwischen dem ambulanten Bereich, den Krankenhäusern sowie Rehabilitation und Pflege an. Ermöglicht wird damit aber auch die weitere Öffnung von Krankenhäusern für die ambulante Versorgung. In jedem Fall kann es so gelingen, die Behandlung stärker an den Bedürfnissen der Patienten auszurichten.

Aus Sicht der DKG ist das Krankenhausmanagement gut beraten, die Suche nach neuen Formen der Kooperation und Integration auf diesem Weg aktiv zu betreiben. Denn: Die Krankenhäuser verfügen über erhebliche Vorteile in der Management-Kompetenz und beim Investitionspotential. Für das einzelne Haus ergibt sich dadurch zudem die Möglichkeit einer besseren Positionierung am Markt. Und nicht zuletzt können die Einweiser in solchen Versorgungsformen stärker an das Haus gebunden werden – ein zentraler Punkt, wenn es um die langfristige Sicherung des Standorts geht. Auf diese Weise können sich die einzelnen Krankenhäuser Zug um Zug zu integrierten Dienstleistungszentren entwickeln, die neben der klassischen stationären Versorgung weitere Dienstleistungen entweder selbst anbieten oder deren Erbringung durch andere, vertraglich angebundene Leistungsanbieter gewährleisten und koordinieren. Die DKG empfiehlt deshalb in ihrem Mitgliedsbereich, die Initiative zur Schaffung integrierter Versorgungsformen zu ergreifen. Sie wird den einzelnen Krankenhäusern auch die dafür notwendigen Handreichungen zur Verfügung stellen.

Schlußbemerkung

Die Kliniken sind längst auf dem Weg, sich von Krankenhäusern der herkömmlichen Art zu patienten-, qualitäts- und mitarbeiterorientierten modernen Dienstleistungsbetrieben im Gesundheitsmarkt zu entwickeln. Sie können sich dabei einer großen Vielfalt möglicher Konzepte bedienen.

Literatur beim Verfasser.

Seminare für Pflegekräfte und medizinisches Fachpersonal

Körperbildveränderungen – Funktionsverluste

A. Sensmeyer

Neuer Weg 11, 69118 Heidelberg

Altered Body Image – Loss of Body Function

Summary. Nurses are experts in health and illness. A patient may feel that his body has failed him, and he no longer has the worth he once had within society. Patients require much support in reaching a healthy acceptance of their altered body image. The nurse is in a key position to provide consistent and sensitive care, emphasizing realistic and attainable goals along the route to recovery.

Key words: Body image – Coping – Beauty

Zusammenfassung. Pflegende sind Experten für Gesundheit und Krankheit, der Patient ist Experte seines Erlebens. Krankheit und Therapie haben oft Auswirkungen auf das Körpergefühl, die geschlechtliche Identität und das Spiegelbild. Erörtert werden
- Was macht die Therapie mit dem Körper?
- Befürchtungen um Körperbildveränderungen
- Der Lebensalltag mit verändertem Körper und -funktionen

Schlüsselwörter: Körperbild – Schönheit – Bewältigung

Zum Einstieg eine Patientenaussage:
„Prostatakrebs ist das männliche Gegenstück zum Brustkrebs – die Zahlen sind fast identisch –, und dennoch wird ihm wesentlich weniger Beachtung geschenkt. Weibliche Fotomodelle werden in Designer-T-Shirts mit einer Zielscheibe auf der Brust abgelichtet, um auf die Gefahren des Brustkrebses hinzuweisen, aber für Männer gibt es keine entsprechenden Kampagnen. (...) Der Prostatakrebs bleibt, fast wie die Prostata selbst, unsichtbar. (...) Die Behandlung von Prostatakrebs bringt, gleich in welcher Form fast unausweichlich die weithin bekannten Gefahren von Harninkontinenz mit sich, die das Selbstbild und den Stolz eines jeden Mannes erschüttern, seine Lebensfreude beeinträchtigen und die – das liegt in der Natur der Sache – dazu beitragen, daß Männer nicht über das Thema sprechen. Gerade dieses Schweigen macht den Prostatakrebs zu einer tödlichen, lautlosen Geißel. Frauen sprechen miteinander über ihren Körper; Männer tun dies nicht, schon gar nicht, wenn ihre Fähigkeiten zum Geschlechtsverkehr gefährdet sind. (Korda 1997, S. 13–14).

Es werden folgende Aspekte zur Sprache kommen:

- Was macht die Therapie mit dem Körper
  Informationen zu verschiedenen Operationsverfahren
- Befürchtungen um Körperbildveränderungen
  Klärung von Begriffen wie Körperbewußtsein, Körpererleben (Körperdiskurs)
  Kennenlernen von psychologischen Überlegungen
- Lebensalltag mit verändertem Körper und -funktionen
  Sensibilisierung für das Körpererleben
  Anregung zum Erfahrensaustausch
  Auseinandersetzung mit Patientenreaktionen

1. Krankheit und Auswirkungen auf das Körperbild und Körpererleben

Krebserkrankungen unterscheiden sich sowohl durch ihre biologische Vielfalt als auch hinsichtlich des therapeutischen Vorgehens. Ein weiteres Kennzeichen von **Krebstherapien** ist, daß sie teilweise lebenslange Spuren am Körper zeigen.

Aussagen von Mitpatienten, wenn der Betroffene das Zimmer verlassen hat:

„Bin ich froh, daß ich mit einem Stoma davon komme. Ein Bein zu verlieren, damit würde ich nicht weiterleben wollen."

Nie möchte ich meinen Stuhlgang am Bauch vor mich hertragen, lieber bin ich mit meiner Krücke langsamer als sonst unterwegs.„

Patienten suchen sich aus den schlimmen Vorstellungen zu sichtbaren Körperveränderungen die heraus, die – wohl zum Glück – auch nicht zur Bewältigung anstehen Das eigene Leid wird aber nicht leichter durch die Erkenntnis, es könnte noch viel schlimmer kommen.

Worum geht es nun im Rahmen der chirurgischen Tumortherapie:

- um Sicherheitsabstände, also die vollständige Entfernung des Tumors
- um Rekanalisierung oder eine Passageumgehung
- um Wegnahme des Tumors aus dem Blickfeld
- um die Funktionswiederherstellung
- um kosmetische Aspekte des Spiegelbildes
- um die Erhaltung von Gelenk- und Muskelfunktionen

Ein zentraler Aspekt der Tumorchirurgie ist immer die Frage der Radikalität versus Lebensqualität. Daneben gilt es zu berücksichtigen, welche metabolischen Funktionen eines Organes als Folge der Resektion oder Entfernung unersetzbar oder teilweise verloren gegangen sind. Hinsichtlich Resorption, Digestion, Durchmischung können mit chirurgischen Rekonstruktionsverfahren nicht alle physiologischen und angeborenen Fähigkeiten wiederhergestellt werden.

Die tumorchirurgischen Auswirkungen auf die Lebensaktivitäten Essen, Trinken, Ausscheiden, Bewegen, Kommunikation, Geschlechtsidentität stellen den Schwerpunkt der Ausführungen dar.

2. DIN-Norm des Körpers

Lewalter (1994) fragt: „Haben Sie einen Sinn für die Schönheit, schade, denn Sie sollten fünf haben. Schönheit ist etwas zutiefst Sinnliches. Trotzdem zählt nur der Augensinn. Wer gut aussieht, ist schön. Ist also Schönheit nur etwas Äußerliches? Nein. Schönheit kann man hören, riechen, fühlen, schmecken. Es macht einen großen Unterschied, ob man ein Gesicht nur sieht, oder ob man es auch streichelt, den Duft der Haare riecht" (S. 139).

Dazu die Frage: Wie kann die Stimme einer Patientin trösten, obwohl der Anblick ihres Körpers eher abschreckt. Wann, warum und wie machen wir uns ein Bild von einem Menschen? Die

Dramatik des Krankheitsgeschehens, die Vorhersage von Freunden, Verwandten, Mitpatienten und Zeitungsartikeln sind im Pflegegespräch wichtiges Thema, wenn wir die Patienten nach ihren Körpervorstellungen als Therapiefolge befragen.

Redler (1994) sagt:

„Schönheit und körperliche Attraktivität sind heute mehr denn je zu Symbolen für Erfolg und Leistungsfähigkeit, zu Mitteln der individuellen Sehnsucht und Identitätsfindung geworden (...) Welche Chancen birgt das Thema Schönheit, sich kritisch mit gesellschaftlichen Normen und Werten auseinanderzusetzen, mit denen Behinderte und kranke Menschen ausgegrenzt und diskriminiert werden. (...) Jeder Mensch hat nur den einen Körper, in dem oder gegen den er sein Leben lebt" (S. 7–11).

Warum hängt das Wohlbefinden vieler Menschen so extrem von ihrem Körperbild ab? Wie wurde der Körper zum Schlachtfeld der Mode- und Kosmetikindustrie? Die öffentliche Nacktheit hat viele Körpervorstellungen revolutioniert. Die Attribute, muskulös, schlank und fit werden oft mit einer solchen Unerbittlichkeit propagiert, daß eine Versöhnung mit einer Narbe ziemlich undenkbar scheint.

Generell also die Frage an uns alle: Wieviel Zeit verbringen wir vor dem Spiegel? Lauern nach einer Krebserkrankung im Spiegel Gespenster, und zwar Gespenster der aussichtslosen Perfektion, der auf immer ausgeträumten Körperideale, Tatsachen der Erkenntnis, wie fremd das Selbstbild im Spiegel ist?

Schon im Vorschulalter lernen Kinder, wie bestimmte körperliche Makel in der Gesellschaft bewertet werden. Sie bekommen Märchen erzählt, in denen das wunderschöne Aschenputtel den gut aussehenden Prinzen erobert, die häßliche Stiefschwester leer ausgeht. Schön, stark, anmutig sind Attribute, die zum Körperwortschaft gehören.

Barbiepuppen, Ritterfiguren –, sie haben keinen Bauch, keine Glatze, keine dicken Oberschenkel, keine Prothesen, keine Narben.

Welche Körperbilder haben Patienten bei ihren Krankheitsbildern im Kopf? Für den Arzt besteht das Krankheitsbild höchstwahrscheinlich in erster Linie aus Ct- und Ultraschallbildern, graphischen Kurven zur Schließmuskelfunktion. Was sieht der Patient? Einen schwarzen Punkt aus Filzstiftfarbe, der später als Stoma zu rosaroter Schleimhaut wird? Was würde ein Patient malen, wenn er das Wort Krankheitsbild wörtlich nimmt?

Wie können wir – als therapeutisches Team – vorbereitet sein auf die Gespräche über die Körperveränderungen?

Körperwahrnehmung

Sie geschieht mit dem Spiegelbild, mit den Händen, mit den Ohren und der Nase. Es gibt dabei immer eine Art Sichtweise vom eigenen Normalzustand, von Empfindungen des Wohlbefindens und von Einschätzungen, wie wir auf andere wirken, wie uns die anderen sehen. Aus psychologischer Sicht haben Menschen nicht nur einen Körper, sie sind auch vielmehr ihr Körper. Unser Äußeres, die Selbstwahrnehmung sind ein wichtiger Faktor in der Begegnung mit anderen. Unsere Körperwahrnehmung wird u. a. geprägt durch unsere Kultur, die Medien, Familienvorbilder, die Erziehung. Sie ist ein lebenslanges Geschehen. Es gibt Lebensabschnitte, in denen wir uns gefallen. Zeichen des Alterns und zunehmende Gebrechlichkeit bestimmen ebenfalls ganz wesentlich die Körperzufriedenheit. Unser Körper stellt uns quasi selbstverständlich zur Verfügung. Oft sind wir uns unseres Körpers nicht in allen Einzelheiten bewußt. Schmerzen sind u. a. eine Art Botschafter in Sachen Körperwahrnehmung.

Körperrealität

Dies ist das Erscheinungsbild des Menschen: Größe, Gewicht, Frisur, Hautzustand, Geschlecht, Alter.

Was macht die Krankheit mit dem Körper? Erinnern Sie sich an Patientenphotos auf dem Nachttisch? Sie sehen die Patientin mit Dauerwelle, festlicher Kleidung, rosigen Wangen, Rundungen auf den Hüften. Nun pflegen Sie denselben Menschen, mit über 25 Kilo Gewichtsabnahme, verbinden die PEG, leeren die Nierenschalen, die mit Cola gefüllt sind, um wenigstens zur Munderfrischung noch den Geschmack auf der Zunge zu haben, der vor der stenosierenden Ösophaguserkrankung zum Trinken gehörte. Der Körper ist oft nicht nur durch die Erkrankung **gezeichnet**, er kann die **gewohnte Leistung** nicht mehr vollbringen.

Körperideal

Die Idealvorstellungen, die wir von unserem Körper haben, begleiten uns bei jeder Auseinandersetzung mit der Körperrealität. Wir haben dabei Normen und Vorbilder im Kopf, die Maßstäbe setzen.

Wie führe ich mit dem Patienten ein Gespräch über sein Körperideal? Was mache ich aus der Aussage: „Ich war sowieso schon immer zu dick. Die Kilos, die jetzt während des dauernden Hungerns durch die vielen Untersuchungen runter gehen, sind mir gerade recht."

Frau P. über ihren Mann: „Als er mich nach der ersten Operation zum ersten mal wieder nackt gesehen hat, hat er gesagt: ‚An dir ist nichts mehr dran. Wenn du das nächste Mal aus dem Krankenhaus kommst, sollen die dich ja besser aufpäppeln'."

Körperpräsentation

Dies ist unter anderem die Art, wie wir uns kleiden, unseren Körper zeigen. Wir können damit unsere Wirkung auf andere kontrollieren und reflektieren oder – wahrscheinlich auch vielfach unbewußt – sehr viele Signale setzen.

Körperbild

Dies ist laut mehrerer soziologischer und psychologischer Körperforscher eine Überschrift oder eine zusammenfassende Sicht von Körperwahrnehmung, -realität, -ideal und -präsentation. Eine andere Umschreibung könnte sein: Es ist eine Mischung aus Erfahrung, Verhalten und Gefühlen gegenüber dem Körper.

Die Gespräche über den veränderten Körper beginnen bereits in der präoperativen Zeit. Hinweise auf eine zu erwartende Veränderung geben bereits die Einverständniserklärung. Die anatomische Skizze auf der Rückseite hat so gar nichts mit dem Schreckensbild zu tun, das der Patient von seiner postoperativen Zeit hat. Den Körper so umgestalten zu können, damit leben, essen zu können, kann sich meist kein Patient vorstellen. Je nach Lebensalter sind es unterschiedliche Befürchtungen, die ein Patient nach dem Aufklärungsgespräch äußert. Fast jeder kennt jemanden aus der Nachbarschaft, bei dem das „hinterher auch nicht funktioniert hat". Von den Erfolgen wird ja auch meistens im Dorfgespräch beim Metzger nicht berichtet!!!

Abführmaßnahmen, die Rasur, das Einüben einer Mobilisation mit Unterarmgehhilfen, der Blick auf das Stoma oder das Gesäß des Mitpatienten, der den gleichen Eingriff bereits hinter sich hat, all dies sind Eindrücke, die zur Auseinandersetzung um das Körperbild gehören. Welche Fragen beschäftigen einen Patienten, der im Rahmen der Rektumchirurgie die Auswirkungen wie Potenz- und Blasenentleerungsstörungen mit unterschreibt? Sie stehen in der gleichen Reihe wie Blutungen, Pneumonie, Aids…

Wie früh weiß ein Patient um diese Auswirkungen? So rechtzeitig wie Michael Korda (1997), der sich in der Zeit vor der Krankenhausaufnahme durch Ratgeber auf seine Operation vorbereitet hat!

„Ich mußte unwillkürlich daran denken, daß ich diesen vertrauten Akt, der seit der Puber-
tät eine so große Rolle in meinem Leben spielte und der mir oft als der Mittelpunkt in meinem
Leben vorgekommen war, als der einzige Teil, der einen Sinn ergab, heute vielleicht zum letzten
Mal vollzog. Zumindest würde er nie wieder so sein, das wußte ich. Ich würde nie wieder die
vertraute Erregung bei der Ejakulation spüren, das Herausspritzen des Samens, den tiefen Frieden, der sich mit dem Orgasmus einstellt mit dem Gefühl für die eigenen Körperflüssigkeiten"
(S. 199).

Eine Aufnahme dieser genannten Begriffe in die Dokumentationsvorgaben zum pflegerischen
Erstgespräch kann wertvolle Hinweise geben, mit welchen Körpergedanken ein Patient in die Klinik kommt. Manche Befürchtungen können relativiert werden. Andere stehen erst in der postoperativen Zeit zur Bewältigung an. Dazu gehören Gedanken um die Reaktionen des Partners, der
Nachbarschaft. Meist kommen gemeinsame Aktivitäten mit diesen Menschen auf den Prüfstand.
Oft geht es um Saunabesuche, Grillabende, Restaurantbesuche, Spielstunden mit den Enkelkin-
dern, Arbeiten auf der nachbarschaftlichen Baustelle.

Zum Abschluß dieser theoretischen Betrachtung noch ein Aspekt aus früheren Zeiten: Im
Mittelalter mußte ein Maler mit dem Tod rechnen, wenn er die Portraitrealität abbildete.

3. Nicht nur die Augen als TÜV, sondern den Körper erleben, begreifen und erfahren

Die Tumorchirurgie hat in den jeweiligen medizinischen Fachbereichen in unterschiedlichem
Ausmaß Auswirkungen auf eine Vielzahl von Lebensaktivitäten.

Welches Magazin zeigt Menschen – außer zur Provokation für die Titelgeschichte mit der
Schlagzeile – „Heute noch wunderschön – morgen wird sie an Krebs operiert?" oder „Noch schön
aber schon krank…" Ein Mittelpunkt von Pflege sind Erleben, Bedeutung und Interpretation
von Gesundheit und Krankheit. Auf der Grundlage des subjektiven Körpererlebens entwickelt
jeder Mensch Vorstellungen über seinen Körper.

Beeinflussen wir die Menschen in ihrer Körperwahrnehmung durch unser Verhalten? Mi-
schen sich die Patientenbefürchtungen mit unseren Ängsten? Dazu eine These:

Es gibt bereits eine sogenannte präoperative Rehabilitation und zwar die vor dem Spiegel.
Dabei geht es sowohl den Blick in das Möbelstück als auch um den Blick in unser Gesicht, den
Blick auf unsere Körpersprache. Mit beidem signalisieren wir jeweils unsere situationsspezifi-
sche Einstellung:

Die Körperpräsentation einer Patientin – hautenge Kleidung, perfektes Make-up, lange Ba-
dezimmerzeiten – fallen allen auf. Diese Patientin wird mit Sicherheit ein zeitweises Ileostoma
bekommen. Bei der Übergabe kann mit dieser gestellten Indikation schon ein: „Na, wie die Patientin das wohl hinkriegen wird?" vorhersagen. Und genau mit der Skepsis im Gesicht geht dann
wohl der Spätdienst zur präoperativen Vorbereitung.

Eine gute Übung ist die Auseinandersetzung mit der Frage: Wie wünsche ich mir den anderen, wenn ich krank bin? UND Kann ich selbst so sein, in meinem Beruf, wie ich mir den anderen wünsche? Wie finden wir Worte für unsere Körpergefühle, die, das besagt das Wort schon,
eben nur gefühlt werden können? Wie nah kommt man dem Empfinden in der Sprache – und
dann auch in der Klinik über diese Körpergefühle ins Gespräch? Wenn Patienten sagen, sie fühlen
sich so leer, meinen sie bestimmt nicht nur ihr fehlendes Colon?!

Ein weiterer Aspekt der Lebensaktivität – kommunizieren –, ist die Sprechfähigkeit. Sie ist
beeinträchtigt durch z. B. eine Dysarthrie, also durch eine Artikulationsstörung als Folge einer
Rekonstruktion der Zunge. Zum Stimmenverlust kommt es nach einer Laryngektomie.

Zur Erinnerung: Wir unterscheiden nach Sprache, Stimme, Sprechen
   Sprache: Wortbildung im Gehirn
   Sprechen: Artikulation
   Stimme: Lautbildung

Mit welchen Gedanken, welcher Trauer, Panik hören Patienten das letzte Mal ihre Stimme? Es kann hilfreich sein, bereits in den Tagen vor der Laryngektomie die stimmlose Verständigung mit dem Patienten vorzubereiten. Legen Sie Gesten fest, die die lautlose Verständigung sichern können und die als eine Art Vokabelheft hinterlegt sind. Meint eine Handbewegung von der Magenhöhe nach oben, daß der Patient erbrechen muß oder daß er abgesaugt werden will? Kann die Station bewährte Handbewegungen vorschlagen, oder kreiert der Patient lieber selbst welche? Eine weitere Aufmerksamkeit besteht hinsichtlich der Nutzung von geschriebener Kommunikation. Wir lesen die entstehenden Worte mit und versuchen (vielleicht aus Zeitnot) nach den ersten Buchstaben die Wünsche zu erraten. Wird aus ab…: absaugen, Abendbrot, abreiben, abwachen, abwischen? Sind wir uns bewußt, wie wir dem Patienten mit unserem Erraten eigentlich ins Wort fallen? Außer durch heftiges Kopfschütteln kann er uns seinen Unmut zunächst nicht mitteilen.

Ganz besonders belastend empfinden Patienten die Tatsache, daß sie immer Blickkontakt zur betreuenden Person brauchen, um Wünsche zu äußern. Einer Pflegenden, die das Zimmer verläßt, können sie nur durch Gegenstandskrach, trommeln mitteilen, daß sie sich nochmals herumdreht und aufmerksam wird. Die Bitte „ach Schwester, ich habe da noch eine Frage" kann der Patient nur über den Umweg formulieren. Zuwendung, eine verlängerte Verweildauer im Zimmer, was immer auch für Gründe vorliegen, Höflichkeit ist durch diese Art der Ansprache kaum möglich und vielleicht fühlen wir uns deshalb auch oft vom Patienten genötigt, ins Zimmer zurückzukehren und übersehen dabei die Demütigung, der er ausgesetzt ist, sich nur noch so bemerkbar machen zu können.

Welche psychosozialen Auswirkungen können körperliche Veränderungen haben?

SICH BEWEGEN

Bei einer Extremitätenamputation wird ein Körperteil abgetrennt. Dieser Verlust wird ebenfalls verbunden mit:

- einer Einschränkung der körperlichen Leistungsfähigkeit: eine Prothese kann die ehemalige Geschicklichkeit und Muskelkraft nicht wiederherstellen
- Verlust von Rollen und Beziehungen: ganz extrem beim Wanderverein, Fußballtrainer

Der Wunsch nach Selbständigkeit und Unabhängigkeit läßt aber auch viele Patienten kreativ werden. Ich erinnere mich an eine Patientin, die recht bald mit den Zähnen die Funktion der anderen Hand zu ersetzen versuchte und die andererseits in ihrer Unabhängigkeit gleichzeitig – eigentlich unzumutbar – gebremst wurde, weil ihr auf Rezept zusätzliche Hilfsmittel nicht zur Verfügung standen. Denn die Krankenkassenregelung sieht vor, daß erst mit der Aufnahme in eine Rehaabteilung, wo auch gleichzeitig die Prothesenanpassung erfolgt – wenn die Wundheilung abgeschlossen ist –, die Gegenstände, wie Klemmbrett zum Brot richten – verordnungsfähig sind.

ESSEN UND TRINKEN

Leben, um zu essen, essen, um zu Leben. Das Sprichwort: Essen und Trinken hält Leib und Seele zusammen wird für jeden Patienten nach langer Nahrungskarenz durch Anastomosenschutzvorgaben zu einem wichtigen Genesungsziel. Eine parenterale Ernährung wird nicht immer sofort als gleichwertiger Ersatz gesehen. Immer mal wieder fragen sich Patienten, wie sie denn wieder zu Kräften kommen sollen, wenn doch der Arzt noch lange nicht an einen Kostaufbau denkt. Pflegerische Informations- und Beratungsgespräche umfassen in dieser postoperativen Zeit folgende Aspekte:

- Gespräche zur Geduldsbefindlichkeit = vom Nachbarbett steigen zu jeder Mahlzeit Essensdüfte in die Nase
- Gewährleistung des schrittweisen Aufbaus je nach Lokalisation, Anzahl chirurgisch-intestinaler Anastomosen
  - im Vordergrund steht dabei der Übergang von Getränken auf Nahrung
  - die Getränkeart = Tee ist auch eine Droge = welche Tees sind verträglich ohne Nahrung dazu

- die Anpassung der Nahrung an die Transport-, Resorptions-, Verdauungs- und Ausscheidungsleistung
- der neuen intestinalen Situation

Bei diesen genannten Problemen kommt es m. E. darauf an, daß der Patient in seinem Maß der Selbstverantwortung ernst genommen wird. Ich vermeide in jedem Fall in Beratungsgesprächen immer ein: SIE MÜSSEN oder den scheinbar höflicheren Satz: Das müssen sie selbst wissen!

Wie gehen wir mit dieser Art von Expertentum um? In mancher, eigentlich geplanten Beratungssituation schleicht sich sicher manchmal eine Zeigefingermentalität ein! Denn nicht selten sind die abdominellen Beschwerden so ausgeprägt und andauernd, daß eine erneute Karenz und Infusionszeit die Folge sind. Zwar bessert sich die Situation auch rasch wieder ab, aber der Patient hat auch ein erhebliches Vertrauen verloren, was seinen Körper angeht. Es kommen in diesem Zusammenhang Fragen wie: „Meinen Sie, daß ich beim nächsten Zeltfest wirklich keine zwei Bier mehr trinken kann?" „Wir haben bald im Ort Schlachtfest, was soll ich denn den Leuten sagen, wenn ich nur vor meiner trockenen Semmel sitze?"

Wie zufrieden sind die Patienten mit den Vorgaben des Kostaufbaus? Welche Anordnungsrituale bestehen?

Ein traditionelles Angebot besteht aus: Tee, Suppe, Schleim.

Oder auch machbar? Getränk nach Wahl, Reiswaffeln, weiße cremige Reisflockensuppe, Buchstabensuppe, Biskuitkekse, Gemüsebrühe, Dinkelkräcker, Reis, Nudeln, Früchtebreigläser aus der Säuglingsernährung.

Wie kreativ ist darüber die Nahrungsmittelindustrie? Könnte sie auf den Zwieback „gute Besserung" einbrennen lassen? Läßt sich auch Krankenaufbaukost so garnieren, wie die leicht verzogene Creme fraiche Dekoration in einer Tomatensuppe?

Darf ich denn…, so fängt oft die Wunschliste von Patienten an. Diätetische Kenntnisse über die Physiologie von Verdauung, Magenpassagezeit, Wirkung auf intestinale Schleimhäute, Darmmotilität sind eine Voraussetzung, um dem Patienten den einen oder anderen Wunsch erfüllen zu können oder ihn über die Folgen bestimmter Nahrungsinhaltsstoffe zu informieren.

Dazu eine Patientenrückmeldung: „Während ich bedächtig meine Cornflakes mampfte, las ich mit liebevoller Aufmerksamkeit die Speisekarte für den Tag. Daß der Gartensalatteller meist aus welkem Eisbergsalat bestand, mit einem Plastikbeutel italienischem Dressing daneben, was spielte das für eine Rolle? Ich kreuzte diese Spalte an, glücklich, daß ich wählen konnte. Und daß der Rinderbraten aus der Dose kam, wen kümmerte das? Wenigstens war hier etwas, das eine Entscheidung verlangte. Etwas Normales – und was konnte normaler sein, als aus einer Speisekarte auszuwählen? Ich mochte keine Kontrolle über meinen Darm haben, der nach wie vor verstöpselt war, oder über meinen Urin, der herauströpfelte, sowie ich aufstand, aber ich konnte mich für Rinderbraten entscheiden und wußte, daß er auf meinem Tablett serviert wurde, auch wenn es schlaffe grüne Bohnen und klebrigen Kartoffelbrei dazu gab. Die Speisekarte war für mich eine Art Verbindung zum Leben, und obwohl ich nicht im geringsten hungrig war, so hätte ich dem Küchenchef doch mit Freuden meine Komplimente ausrichten lassen" (Korda 1997, S. 233).

4. Balanceakt: Zwischen Selbstmitleid und Zukunftsgedanken

Wie kann Pflege trösten, ernst nehmen, Hoffnung machen?

In Situationen der Verzweiflung und Mutlosigkeit, in denen Patienten die Abhängigkeit von Betreuern erleben, liegt uns sicher oft der Satz auf den Lippen: Nun haben Sie noch etwas Geduld. Das braucht alles seine Zeit.

Aber seien wir doch ganz ehrlich: Wenn wir diese Sätze auch oft aussprechen, weil wir aus Erfahrung diese Art von Zukunft voraussagen können, können wir tatsächlich nur die Lebensfreude und den Lebensmut beeinflussen, den ein Patient hat, den er nur im Moment selbst noch nicht wahrnehmen kann.

Ich könnte z. B. an die Aussage eines Patienten anknüpfen, wenn er sagt: „Andere können das vielleicht, Schwester, aber ich nicht!"

Der Dialog geht dann weiter mit: „Was bräuchten Sie denn, um es doch zu können?" Er sagt dann: „ein Wunder, mehr Zeit, einen neuen Lebenspartner, den Ekel überwinden, mehr Kraft in den Armen, einen neuen Körper...

Sind wir dann hilfreiche Helfer, wenn wir eigentlich hilflos den Patienten in seiner Krise gewähren lassen?

In der psychosozialen Fachsprache wird diese Fähigkeit Counselling genannt. Damit ist ein ganzer Handlungskomplex gemeint. Es geht dabei darum, daß wir keine Ratschläge geben, sondern mit dem Patienten herausfinden, welche Möglichkeiten er jetzt hat. Wir hören vielleicht auch erst mal nur hin, bei seinen Fragen an sich und zu seiner neuen Lebenssituation.

Auf körperliche Krisen ist der Klinikalltag durch eine Vielzahl von Konsilen und Spezialisten eingestellt. Ein Konsil zur Körperbildbewältigung ist wahrscheinlich noch nicht so verbreitet.

Welche Fragen hätte ein Patient, wenn er die Zeilen von Korda (1997) kennt: „Ich schob meinen Infusionsständer den Flur hinunter und pinkelte zum letzten Mal, wohl für viele, viele Monate" (Korda 1997, S. 206).

Oder: „Zu meinem Entsetzen war mein Katheter nicht ganz dicht. (...) Das störte mich nicht, solange ich im Bett lag, aber wenn ich aufstand und ging, hinterließ ich eine Spur aus blutigem Urin auf dem Boden. Dem Pflegepersonal machte das anscheinend nichts aus. Schließlich waren wir in der Urologie, und blutiger Urin auf dem Boden war ganz normal. Mir hingegen machte es sehr wohl etwas aus. Es beleidigte meinen Sinn für Reinlichkeit, und von dem konnte ich mich nicht so ohne weiteres trennen. Irgendwie fühlte ich mich beschämt, gedemütigt, besudelt, nicht mehr wie ein erwachsener Mensch, der seine Körperfunktionen unter Kontrolle hat. (...) Ich gewann den deprimierenden Eindruck, daß jedes Bemühen um Sauberkeit in den nächsten Wochen oder gar Monaten von vornherein aussichtslos war. Ekel vor dem engen Kontakt mit den eigenen Ausscheidungen ist normal und gesund. Uns allen ist das im Verlauf der Sauberkeitserziehung eingebleut worden, so daß es fest in unserem Unterbewußtsein verankert ist. Was auch immer geschehen mochte, eines war klar: Ich würde in einen engen Kontakt mit meinem Urin kommen wie seit meiner frühen Kindheit nicht mehr" (Korda 1997, S. 231–232).

Das Beispiel läßt sich übertragen auf den unkontrollierten Stuhlverlust oder das Abhusten beim Tracheostoma, wenn beim Hustenstoß noch immer gewohnt die Hand vor den Mund und nicht vor den Hals gehalten wird und der Schleim beim Gegenüber landet.

Fühlt sich ein Patient noch unwürdiger mit seiner Stuhlinkontinenz, wenn wir ihm noch Windeln und Netzhöschen reinbringen wollen und nicht von Einmalunterhosen und Einlagen sprechen?

Eine weitere Form des wohl meist ungeschickten Krisenmanagements sind Aussagen wie: „Das ist ein schönes Stoma, oder die Narbe ist schön verheilt."

Seien Sie aufmerksam für diese Floskeln: Wenn ein Patient wirklich genau hinhört, was da gesagt wird, könnte er zurückfragen nach dem Motto:

„Ach, hätte es auch häßlich aussehen können? Hatte das Operationsteam einen besonders guten Tag?"

„Lobt Sie sonst keiner, wenn es schon mein Bauch tun muß?"

Anstelle einer Zusammenfassung:
„Der Mensch hat drei Wege, klug zu handeln:
Durch Nachdenken, das ist der edelste Weg
Durch Nachahmen, das ist der leichteste Weg
durch Erfahrung, das ist der bitterste Weg" (Konfuzius).

Letzteren Weg gehen auch oft Patienten und Pflegende.

Literatur

Korda M (1997) Von Mann zu Mann. Bastei Lübbe, Bergisch Gladbach

„Wundversorgung – Thema für einen nationalen Standard?"

H. François-Kettner

Universitätsklinikum Benjamin Franklin Berlin, Hindenburgdamm 30, 12200 Berlin

Wound Treatment: Should There Be a National Standard?

Am 24. Februar 2000 wurde in Osnabrück vom Lenkungsausschuß des Deutschen Netzwerks für Qualitätssicherung in der Pflege die 1. Konsensus-Konferenz für einen nationalen Standard zur Dekubitusprophylaxe durchgeführt. Die Konferenz fand beträchtliche Beachtung in der Fachöf-

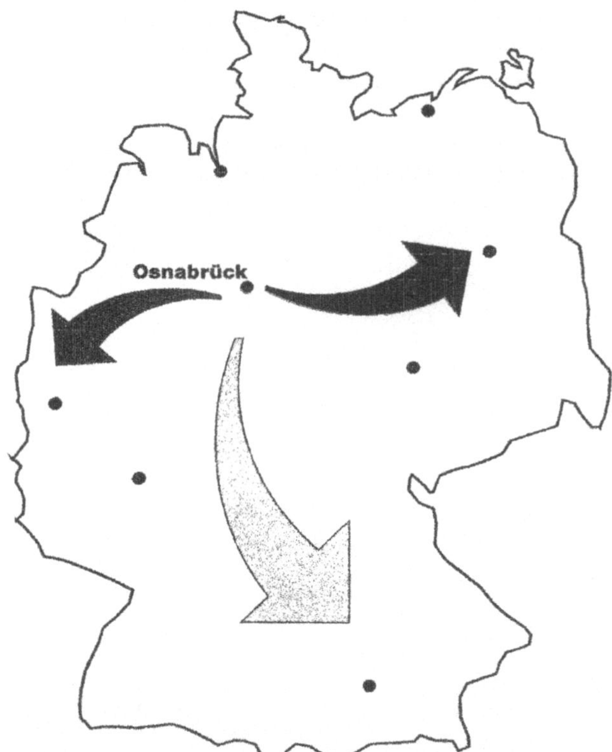

Abb. 1. Dt. Netzwerk für Qualitätssicherung in der Pflege. Fr. Prof. Schiemann, Fachhochschule Osnabrück, Caprivistr. 300, 49076 Osnabrück

> **Weltgesundheitsorganisation (WHO):**
>
> Der Pflegestandard ist eine allgemeine Aussage über ein akzeptierbares, professionell abgestimmtes Niveau der Pflegeleistung.
>
> Pflegestandards schließen Kriterien zur Erfolgskontrolle ein.

Abb. 2

fentlichkeit. Zahlreiche Fachgesellschaften, Verbände und politische Instanzen der Bundesrepublik waren anwesend und gaben anschließend ihre Statements ab (Abb. 1).

Bei der Entwicklung des Standards stellten die Experten die enorme Vielfalt veröffentlichter Literatur (national und international) zum Thema fest, fehlende evidenzbasierte Ergebnisse erschwerten jedoch einige konkrete Forderungen.

Die Anwendung dieses Standards, der ab Mitte des Jahres in ausgewählten Einrichtungen zur Implementierung und Evaluation kommt, wird auch für die Wundversorgung nicht ohne Ergebnisse bleiben (Abb. 2).

Die Aufforderung der 72. Gesundheitsministerkonferenz am 9. und 10. Juni 1999 in Trier zu den umzusetzenden Zielen einer einheitlichen Qualitätsstrategie im deutschen Gesundheitswesen sind unmißverständlich: „Bis zum 1.1.2005 sind ärztliche Leitlinien und Pflegestandards in der Diagnostik und Behandlung von 10 prioritären Krankheiten von den Spitzenorganisationen anzuerkennen" (GMK Entschließung 1999).

Der Themenkomplex Wundversorgung wäre durchaus ein prioritäres Feld, wenngleich die Komplexität und Vielfalt nicht einfach zu händeln sein dürfte. Auf jeden Fall werden wir ebenfalls umfangreiches Material auszuwerten haben. Die Orientierung an international bewährter Struktur eines zu entwickelnden Standards wäre selbstverständlich eine wichtige Voraussetzung (Abb. 3).

Da die Versorgung der Patientinnen und Patienten berufsgruppen- und sektorenübergreifend stattfindet, wäre eine interdisziplinäre Auseinandersetzung nach Festlegung unbedingt wünschenswert.

> **Qualitätsdefinition nach Donabedian**
>
> Qualität ist der Grad der Übereinstimmung zwischen zuvor formulierten Kriterien und der tatsächlich geleisteten Pflege.
>
> Struktur-, Prozess- und Ergebniskriterien bilden die messbaren Elemente des Pflegestandards.
>
> **Standardstatement – generelle Zielsetzung**
>
> Struktur – Bau, Aufbau, Infrastruktur, innere Gliederung, personelle, sächl. Ausstattung, Qualifikationsprofil
>
> Prozess – Vorgang, Ablauf, Hergang, Entwicklung
>
> Ergebnis – Wirksamkeit, Zufriedenheit, Veränderung im Krankheits-Zustand, Evidenz, Validität

Abb. 3. Donabedran 1990: The Definitions of Quality and Approaches. Assessment, Vol. I, Ann Arbor

> **Weltgesundheitsorganisation (WHO):**
>
> Der Pflegestandard ist eine allgemeine Aussage über ein akzeptierbares, professionell abgestimmtes Niveau der Pflegeleistung.
>
> Pflegestandards schließen Kriterien zur Erfolgskontrolle ein.

Abb. 4. World Health Organization, Preparation of Guidelines for Standards of Nurcing Practice: Report on a WHO Working Group, Brussels 1984

Im Vortrag wird nicht so sehr das Thema „Wundversorgung" inhaltlich vorgestellt als vielmehr die notwendigen Strukturen zur Entwicklung eines nationalen Standards erörtert und mit den Teilnehmerinnen und Teilnehmern diskutiert (Abb. 4).

Zur Person:
Hedwig François-Kettner ist seit 17 Jahren Pflegedirektorin am Universitätsklinikum Benjamin Franklin Berlin.

In ihrer bisherigen Funktion hat sie zahlreiche innovative Projekte im Pflege- und Funktionsdienst durchgeführt. Seit 1993 wird ein Qualitätsprogramm im Klinikum umgesetzt, wofür sie sich 10 Jahre Zeit gesetzt hat.

Fr. F. unterrichtet in pflegerischen Studiengängen und Leitungslehrgängen. Sie ist

- Mitglied im Deutschen Berufsverband für Pflegeberufe (DBfK)
- Mitglied und stellvertr. Vorsitzende in der Arbeitsgemeinschaft der Pflegedienstleiterinnen und Pflegedienstleiter Berlins (ALK)
- Mitglied der Bundesarbeitsgemeinschaft leitender Pflegekräfte (BALK)
- Mitglied des Vereins der Pflegedirektorinnen und Pflegedirektoren der Universitätskliniken Deutschlands (VPU), sowie
- Europas (ENDA)
- Mitglied im Deutschen Lenkungsausschuß für Qualitätssicherung in der Pflege
- Mitglied im Deutschen Netzwerk für Qualitätssicherung in der Pflege
- Leiterin des regionalen Arbeitskreises für Qualität in Berlin (im Auftrag der ALK)
- Sachverständige, Seminarleiterin und Referentin für pflegefachbezogene Fragen und Themenstellungen bei Behörden, Fach- und Hochschuleinrichtungen

Die praeoperative Pflegevisite

I. Wiedner-Heil

Fachweiterbildung für den Operationsdienst, St.-Vincenz-Hospital GmbH, Südring 41, 48653 Coesfeld

The Preoperative Nursing Visit

Summary. The purpose of the preoperative nursing visit is to make plain that the nursing of the patient does not stop in front of the operating-theatre door, but continuous in the theatre. Theatre nurses often have the experience of not getting important information about the patient. This is, of course, negative for the patient, if, for example, they remain longer in narcosis because certain materials are missing or not prepared. The preoperative nursing visit offers the opportunity to obtain more data about the patient, which is potentially important for the operation. This opportunity of continuing the nursing process in the operating-theatre proves also that theatre nurses are patient-orientated, and that the patient is the focus of interest.

Key words: Nursing visit, Preoperative

Zusammenfassung. Der Sinn der praeoperativen Pflegevisite ist es, zu verdeutlichen, daß die Pflege des Patienten nicht vor der Einschleuse aufhört, sondern im OP fortgeführt werden kann. Häufig erleben die Pflegenden im Operationsbereich, daß ihnen wichtige Informationen über den Patienten nicht bekannt sind, was sich dann nachteilig auf den Patienten auswirkt, wenn dieser beispielsweise auf nicht vorbereitete bzw. nicht vorhandene Materialien länger als nötig in Narkose sein muß, oder anderen Risiken ausgesetzt ist. Die praeoperative Pflegevisite bietet hier eine Möglichkeit, OP-relevante Daten, die den Patienten betreffen, zu erfassen. Diese Möglichkeit der Fortführung des Pflegeprozesses im Operationsbereich beweist, daß auch das Pflegepersonal dort patientenorientiert und der Patient im Mittelpunkt steht.

Schlüsselwörter: Pflegevisite

Die praeoperative Pflegevisite – Voraussetzungen und Umsetzungsmöglichkeiten

Sicher werden sich jetzt einige von Ihnen fragen, welche Bedeutung dieses Thema für unseren täglichen Arbeitsalltag in der Operationsabteilung hat. Hier die Antwort dazu: Im Rahmen des Pflegeprozesses hört Pflege nicht vor oder in der Patienteneinschleuse auf, sondern geht weiter! Ist es Ihnen nicht auch schon einmal im OP-Saal so ergangen, daß Ihnen wichtige Informationen erst sehr spät – ja beinahe schon zu spät – mitgeteilt wurden? Aus vielen praktischen Begleitungen, die ich im Laufe meiner Tätigkeit als Leitung einer Weiterbildungsstätte für den Operationsdienst erlebt habe, zeige ich Ihnen hier nur drei prägnante Beispiele kurz auf.

Das erste Beispiel:
Ein Patient zur Sprunggelenksosteosynthese hat schon die Intubationsnarkose erhalten, da stellt die WBT anhand der Patientendokumentation fest, daß hier eine Nickelallergie vorliegt, die im OP aber niemandem bekannt war. So schnell es ging, wurde mit einem Nachbarkrankenhaus Kontakt aufgenommen und Titanosteosynthesematerial ausgeliehen. Das alles dauerte 50 Minuten, der Patient befand sich weiterhin in Narkose, ehe mit der Operation angefangen werden konnte.

Das zweite Beispiel:
Kurz vor Narkosebeginn sagt ein Patient zur OP-Schwester: Denken Sie an meinen Herzschrittmacher, den habe ich schließlich schon seit 15 Jahren – und auch hier wußte keiner der Anwesenden etwas davon.

Zu guter Letzt ein drittes Beispiel:
Eine Patientin, die zur primären Sectio caesarea in den OP kommt, auf der Patientendokumentation ist ein Pflasterstreifen geklebt, auf dem geschrieben steht: „Cave-Latexallergie", und auch hier wußte im OP hierüber niemand Bescheid. Sicherlich könnte der eine oder andere von Ihnen hier auch noch ein gutes Beispiel bringen! Aber das ist nicht unser Thema – sondern es geht hier darum, wie wir solche negativen Vorfälle einschränken beziehungsweise vermeiden können. Hierzu sehen wir uns die Weiterbildungs- und Prüfungsverordnung des Landes NRW, die seit dem 11. April 1995 in Kraft getreten ist, näher an, und zwar den § 1, Absatz 2, in dem es heißt:
„Zu den Aufgaben der Pflegekräfte für den Operationsdienst zählen insbesondere:

1. fach- und sachkundige, umfassend geplante Fachpflege des Patienten".

Nun stellt sich hier natürlich die Frage: Wie können wir, die im OP natürlich auch mit der Pflege des Patienten beschäftigt sind, dieses Ziel, die sach- und fachkundige, umfassend geplante Pflege des Patienten erreichen?

Nach vielen Überlegungen bleibt da nur eine Möglichkeit: Praeoperativ müssen wir die wichtigsten, OP-relevanten Daten des Patienten erfassen und anschließend für den Operationstag entsprechend ein- bzw. umsetzen.

Um diesen Schritt jedoch durchführen zu können, muß im Vorfeld einiges geleistet werden. Das heißt, wir benötigen an erster Stelle ein theoretisches Gerüst, welches hier nur ein Pflegemodell sein kann – denn ohne Modell ist keine Planung möglich!

In der Fachweiterbildung am St.-Vincenz-Hospital Coesfeld benutzen wir hierfür das Pflegemodell von Monika Krohwinkel, welches ein erweitertes Pflegemodell von Nancy Rooper (Stichwort ATL) darstellt. Frau Krohwinkel spricht in Ihrem Pflegemodell von den Aktivitäten und existentiellen Erfahrungen des Lebens – kurz AEDL genannt. Hier eine Übersicht dieser AEDL (Abb. 1, Seite 988).

Nachdem dieses Pflegemodell mit den Weiterbildungsteilnehmern ausführlich besprochen war, folgte die Darstellung des Regelkreises des Pflegeprozesses (Abb. 2, Seite 988).

Dieser Regelkreis gilt nicht nur für den stationären Bereich, sondern ist auch auf den OP übertragbar und umsetzbar, ich werde Ihnen nachfolgend anhand der Folie die einzelnen Schritte, bezogen auf den OP, näher erläutern:

1. **Informationssammlung:**
    Zunächst werden Informationen durch Einsicht in die Patientendokumentation, Patientenstammblatt und Gespräch mit dem Pflegepersonal eingeholt. Anschließend wird eine praeoperative Visite durchgeführt, das heißt, ein ausgewählter Patient wird am Vortrag der geplanten Operation vom OP-Personal besucht, über den Sinn dieser Visite informiert und die

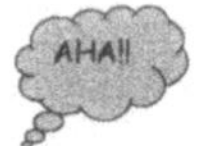

AEDL nach Monika Krohwinkel:

Kommunizieren

Sich bewegen

Vitale Funktionen des Leben aufrecht erhalten

Sich pflegen

Essen und trinken

Ausscheiden

Sich kleiden

Ruhen und schlafen

Sich beschäftigen

Sich als Mann oder Frau fühlen und verhalten

Für eine sichere Umgebung sorgen

Soziale Bereiche des Lebens sichern

Mit existentiellen Erfahrungen des Lebens umgehen

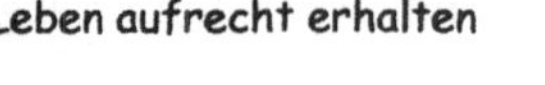

Abb. 1. AEDL nach Monika Krohwinkel

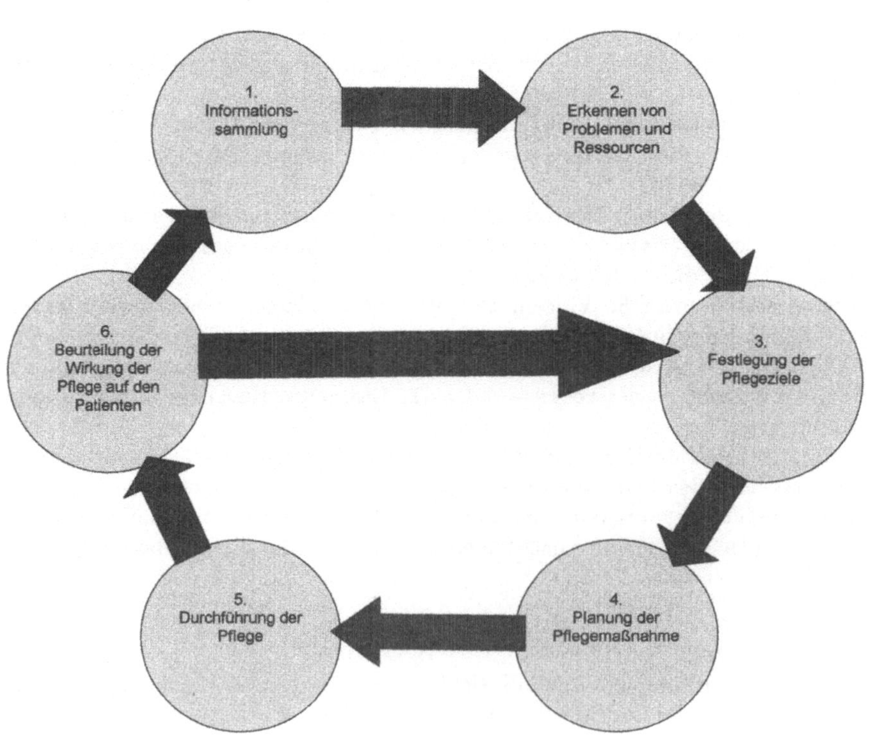

Abb. 2

St.-Vincenz-Hospital GmbH
Coesfeld
staatl. anerkannte Weiterbildungsstätte
für den Operationsdienst

Praeoperative Visite

Körpergröße: _____________ -gewicht: _________

Diagnose(n): _______________________

Patientenaufkleber

geplante OP: _______________________

Narkoseart: _______________________

Medikamente: _______________________

Allergien: _______________________

1. **Kommunizieren**

   Hilfsmittel: _______________________________________

   Verständigungsschwierigkeiten / Sprachstörungen / Dolmetscher: _____________

   Bemerkungen: _______________________________________

2. **Sich bewegen**

   Bewegungseinschränkungen: _______________________

   Bemerkungen: _______________________________________

3. **Vitale Funktionen des Lebens aufrechterhalten**

   Atmung: _______________ Bemerkungen: _______________

   Puls / RR: _______________ Bemerkungen: _______________

   Herzschrittmacher: _______________ Bemerkungen: _______________

   Körpertemperatur: _______________ Bemerkungen: _______________

Abb. 3a. Protokoll, Seite 1

wichtigsten Daten des Patienten werden auf einem Protokoll erfaßt. Dieses Protokoll beinhaltet:

2. **Probleme und Ressourcen:**
   Diese werden schriftlich festgehalten, wichtig hierbei ist es, daß diese nicht an den Haaren herbeigezogen werden, also: wo kein Problem ist, soll auch keines künstlich geschaffen werden! Dann erfolgt die

3. **Festlegung der Pflegeziele:**
   Hierbei ist es wichtig, daß die Ziele vom Patienten aus formuliert werden, und zwar realistisch, individuell, überprüfbar und sie sollen vor allem auch umsetzbar sein. Hiernach kommen wir zur

4. **Planung der Pflegemaßnahmen**, das heißt:
   Was ist für diesen Patienten (und nicht für diese Operation!) speziell im OP zu tun? Hier können wir am OP-Tag selber sehr viel Zeit einsparen, dadurch, daß, um die zu Beginn des Vortrages genannten Beispiele wieder aufzugreifen, Titanimplantate schon vorhanden sind, für eine Latexfreie Narkose gesorgt wurde und die Bipolare Koagulation zur Verfügung steht. Der fünfte Punkt ist die

<table>
<tr><td>

b

Praeoperative Visite

St.-Vincenz-Hospital GmbH
Coesfeld
Staatl. anerkannte Weiterbildungsstätte
für den Operationsdienst

4. <u>**Essen und Trinken**</u>

    Stoffwechselstörung: _______________________

    Bemerkungen: _______________________

5. <u>**Sich pflegen**</u>

    Hautzustand: _______________________

    starke Körperbehaarung: _______________________

    Bemerkungen: _______________________

6. <u>**Ausscheiden**</u>

    Hilfsmittel: _______________________

    Bemerkungen: _______________________

7. <u>**Sich kleiden**</u>

    Besonderheiten: _______________________

8. <u>**Ruhen und Schlafen**</u>

    Bemerkungen: _______________________

9. <u>**Sich beschäftigen**</u>

    Patientenwünsche: _______________________

10. <u>**Sich als Mann / Frau fühlen und verhalten**</u>

    Bemerkungen: _______________________

</td></tr>
</table>

Abb. 3 b. Protokoll, Seite 2

5. Durchführung der Maßnahme:
Hier wird, soweit möglich, das Geplante angewendet,

6. Die Beurteilung der Wirkung der Pflege:
Dies ist der letzte Punkt im Regelkreis, hier sollte evaluiert werden, wie die Pflege tatsächlich gewirkt hat, wurden zum Beispiel Maßnahmen zur Dekubitusprophylaxe angewendet, muß, wenn der Patient den OP wieder verläßt, auch geprüft werden, ob diese Prophylaxe auch ihr Ziel erreicht hat.

Nachdem diese Dinge alle in der Theorie ausführlich besprochen wurden, muß noch die Umsetzung in die Praxis erfolgen, die wiederum gut vorbereitet sein muß:

1. Es muß ein Protokoll für diese praeoperative Visite entworfen, ausprobiert und ggf. verbessert, vielleicht auch völlig geändert werden.
2. Die Pflegedienstleitung, die Stationen und die Ärzte müssen informiert und einbezogen werden.
3. Es muß die patientenorientierte Gesprächsführung eingeübt werden, zum Beispiel in Form von Rollenspielen, gerade auch unter dem Aspekt der praeoperativen Angst, die für den Patienten eine sehr große Belastung darstellt.

Ein Beispiel dafür, wie ein solches Protokoll aussehen könnte ist auf den Seiten 989-991 zu sehen (Abb. 3 a–c).

---

c

Praeoperative Visite

St.-Vincenz-Hospital GmbH
Coesfeld
Staatl. anerkannte Weiterbildungsstätte
für den Operationsdienst

11. <u>Für eine sichere Umgebung sorgen</u>

Bewußtseinszustand: _______________________________

Infektionsrisiko durch: _______________________________

12. <u>Soziale Bereiche des Lebens sichern</u>

Angehörige im OP: _______________________________

Bemerkungen: _______________________________

13. <u>Mit existentiellen Erfahrungen des Lebens umgehen</u>

Religion: _______________________________

Bemerkungen: _______________________________

Datum: _______________   Handzeichen: _______________

Im Rahmen der Fachweiterbildung führt jeder Weiterbildungsteilnehmer mindestens drei praeoperative Pflegevisiten durch, die Mehrzahl häufiger, da diese Visite dann als Grundlage für den gesetzlich geforderten Praxisbericht genutzt wird. Die Reaktionen auf den Besuch durch das OP-Personal von Seiten der Patienten waren durchaus positiv: Patienten, die sehr dankbar waren, daß sich jemand aus der Operationsabteilung die Zeit genommen hat, mit Ihnen über den Ablauf der pflegerischen Tätigkeiten (z. B. Einschleuse) zu sprechen, aber es auch als sehr angenehm empfunden haben, im Operationsbereich eine Bezugsperson zu haben. Es werden mehr emotionale Regungen als sonst bemerkt, und der ein- oder andere Patient schrieb anschließend sogar einen Brief oder eine Karte an die Operationsabteilung, in denen sie sich für die freundliche Betreuung während ihres Aufenthaltes im OP bedankten. Die praeoperative Visite eignet sich außerdem auch hervorragend zur Außendarstellung und zur Öffentlichkeitsarbeit, was einen Teil der professionellen Pflege ausmacht.

Klar werden sollte uns hierbei auf jeden Fall:
Mit dieser Umsetzung – besser: Fortführung des Pflegeprozesses innerhalb der Operationsabteilung, können wir haut- bzw. patientennah beweisen, daß der Patient auch im OP nach wie vor im Mittelpunkt steht. Verehrte Gäste, es heißt:

Beharrlichkeit in kleinen Schritten führt zum Ziel.

So muß auch die praeoperative Pflegevisite in kleinen Schritten vorbereitet und eingeführt werden. Wichtig ist es hierbei, sich nicht durch Hilfskräfte ersetzen zu lassen, sondern die professionelle Pflege auch im OP immer wieder durch das dort tätige Pflegepersonal zu thematisieren! Versuchen Sie es auch einmal mit der praeoperativen Pflegevisite, Sie werden sicherlich positiv überrascht sein! Haben Sie den Mut, etwas auszuprobieren, was dem Patienten nutzt! Hier lautet die Devise:

Nicht passiv verharren, sondern aktiv gestalten!

Vielen Dank für Ihre Aufmerksamkeit.

Föderation

Invasive Therapie lumbaler Wurzelkompressionssyndrome

D.-K. Böker und H. Arnold

Neurochirurgische Klinik, Universität Gießen, Klinikstraße 29, 35385 Gießen

Invasive Therapy of Lumbar Nerve Root Compression

Summary. Open discectomy and microdiscectomy are the oldest and best-established operative methods in the treatment of lumbar nerve root compression. New therapeutic modalities, so called "minimally-invasive" procedures have emerged, such as chemonucleolysis, automated percutaneous lumbar discectomy and laser discectomy. The effectiveness of these minimally-invasive procedures has not yet been clearly evaluated. Open discectomy is the most effective, but also the most invasive procedure. Chemonucleolysis is less invasive, but also less effective. Laser-discectomy and automated percutaneous lumbar discectomy are still considered as experimental, unless more hard data on their effectiveness is forthcoming.

Key words: Lumbar nerve root compression – Discectomy – Chemonucleolysis – Percutaneous nucleotomy

Zusammenfassung. Die offene Diskektomie und die mikrochirurgische Diskektomie sind die ältesten und am besten etablierten operativen Verfahren in der Behandlung lumbaler Nervenwurzelkompressionssyndrome. In der letzten Zeit entwickeln sich zunehmend sogenannte „minimal invasive Verfahren", die mit den etablierten Methoden konkurrieren, so die Chemonukleolyse, automatisierte perkutane lumbale Diskektomie oder Laser-Diskektomie. Die Datenlage reicht bisher zur abschließenden Wertung der Effektivität der minimal invasiven Verfahren nicht aus. So bleiben die Diskektomie und mikrochirurgische Diskektomie zwar die am ausgeprägtesten invasiven aber auch die effektivsten Verfahren. Die Chemonukleolyse ist weniger invasiv, aber auch weniger effektiv. Nach der bisherigen Datenlage müssen automatisierte perkutane lumbale Diskektomie und Laser-Diskektomie noch als experimentell angesehen werden.

Schlüsselwörter: Nervenwurzelkompression – Diskektomie – Chemonukleolyse – Perkutane Nukleotomie

Rückenschmerzen sind die häufigste und zugleich teuerste Ursache chronischer Arbeitsunfähigkeit bei Erwachsenen unter 45 Jahren geworden und zugleich einer der häufigsten Gründe für vorzeitige Berentung in den Industrieländern. Näherungsweise kann man davon ausgehen, dass allein wegen Rückenschmerzen in Deutschland 80 Millionen Arbeitstage versäumt werden. 10 Prozent der Patienten nehmen mehr als 80 Prozent der Ausgaben zur Behandlung von Wirbelsäulenbeschwerden in Anspruch. Das eine Prozent der Patienten, das operativ behandelt wird,

Tabelle 1

„Konventionelle Verfahren"
– offene Diskektomie
– offene mikrochirurgische Diskektomie
„Minimal invasive Verfahren"
– Chemonucleolyse
– automatisierte percutane Nucleotomie („APLD")
– Laserdiskektomie

Tabelle 2. „Mikrotherapeutische" Verfahren

– „Nadel-"-Diskektomie
– epidurale Katheterverfahren
– NaCl-Injektionen
– Enzyme
– Cortison periradikulär
– analgetische/antiphlogistische Medikamente

stellt die teuerste Gruppe dar. Trotz der Tatsache, dass 30 Prozent der Behandlungskosten spinaler Erkrankungen für praeoperative Diagnostik und operative Therapie ausgegeben werden, sind die meisten operativen Prozeduren wissenschaftlich nicht in ihrer Wertigkeit abgeklärt.

Ziel einer jeglichen chirurgischen Behandlung von Bandscheibenvorfällen ist die Nervenwurzelkompression durch herniiertes Bandscheibenmaterial zu beseitigen. Der zu diesem Zweck am häufigsten durchgeführte Eingriff ist die offene Diskektomie, sei es als mikrochirurgischer Eingriff unter Verwendung des Operationsmikroskops oder unter Verzicht auf dieses Hilfsmittel. Für diese Verfahren ist ein Unterschied hinsichtlich Komplikationen oder Ergebnissen nicht belegt. Die Diskektomie stellt zugleich das älteste operative Verfahren dar. Die zu erwartende postoperative Dauer der Arbeitsunfähigkeit von ca. 10 Wochen und die langdauernde Einschränkung der Belastungsfähigkeit lässt die Entwicklung von operativen Verfahren, die eine schnellere Restitution erlauben, wünschenswert erscheinen. Da einerseits die im Rahmen der offenen Operation notwendige Ablösung der Rückenstreckermuskulatur von zwei Wirbelhalbbögen, andererseits die zur Vermeidung eines Rezidivvorfalls meist geübte Aushöhlung der Bandscheibe mit möglichst weitgehender Entfernung des Nucleus pulposus als Ursache für die lange Rekonvaleszenzdauer angesehen werden, liegt es nahe, weniger invasive Operationsmethoden zu entwickeln. Neue operative Verfahren müssen sich in ihren Ergebnissen an der mikrochirurgischen Diskektomie, die den operativen Standard darstellt, messen lassen.

In den letzten Jahren ist eine große Zahl von neuen, weniger invasiven Verfahren entwickelt worden. Tabelle 1 gibt eine Auswahl der alternativen „minimal invasiven operativen" Verfahren, ohne Anspruch auf Vollständigkeit zu erheben.

Daneben ist eine Vielzahl von Verfahren propagiert worden, die auch mit dem Schlagwort „minimal invasiv" oder auch „mikrotherapeutisch" belegt worden sind. Diese Begriffe sollen die im Vergleich zu den „klassischen" Verfahren geringe Gewebetraumatisierung charakterisieren. Eine Auswahl dieser Verfahren wird in Tabelle 2 wiedergegeben. Auf den ersten Blick suggerieren diese Verfahren einleuchtende Wirkungsweisen, die allerdings bei genauerer Betrachtung doch zweifelhaft sind, so z. B. die Injektionen von NaCl-Lösung, sei es als physiologische Kochsalzlösung, sei es als hyperosmolare Lösung zum „Weichmachen" bzw. zur „Schrumpfung" des Bandscheibenvorfalls.

Ein erheblicher Teil der neuen „minimal invasiven" Verfahren ist wissenschaftlich nicht im Geringsten evaluiert und damit nicht beurteilbar. Nichtsdestotrotz finden diese Verfahren in den Medien eine große Resonanz, wobei allein schon das Schlagwort „Minimal invasiv" geradezu Zauberkraft zu besitzen scheint. In den einschlägigen Medien wird nichts über die Ergebnisse solcher Therapien berichtet. Wichtig ist allein die kurze stationäre Behandlungsdauer oder die ambulante Durchführbarkeit.

Einige dieser Verfahren müssen schlichtweg als Scharlatanerie bezeichnet werden. Ein Beispiel dafür ist die Absaugung von Gas aus dem Spinalkanal. Im Rahmen chronischer Bandscheibendegenerationen kann es zu sogenannten „Gaseinschlüssen" in den Bandscheiben kommen. Dabei können „Gasblasen" auch im Spinalkanal vorkommen. Wenn diese dann für radikuläre Syndrome verantwortlich gemacht werden und die Absaugung dieser „Gasblasen" über peridurale Katheter vorgenommen wird, hat dies mit seriöser Medizin nichts mehr zu tun.

Hinsichtlich der für den Patienten möglichst nutzbringenden Anwendung der zahlreichen operativen Verfahren wäre es wünschenswert, die Wertigkeit der einzelnen Therapieverfahren bei unterschiedlichen Formen von Bandscheibenvorfällen zu beschreiben. Wir stellen die These auf, dass z. B. die perkutane Diskektomie oder die Chemonucleolyse bei sequestrierten Bandscheibenvorfällen ungeeignete Verfahren sind, dagegen bei Bandscheibenprotrusionen wirksam sein können, dass aber in der letzteren Situation auch eine konsequente konservative Therapie zum Ziel führt. Harte Kriterien für die sinnvolle Anwendung der Chemonucleolyse oder automatisierten perkutanen Diskektomie fehlen bislang jedoch. Die kritiklose Anwendung von therapeutischen Verfahren, die diese überfordert, muss sie diskreditieren. Dies wiederum schadet der wissenschaftlichen Auseinandersetzung mit den neuen Verfahren und ihrer objektiven Beurteilung.

In der Literatur liegen mehrere nicht-systematische Übersichten vor, die den relativen Nutzen der „Mikro-Diskektomie" (sozusagen als Steigerungsform der „mikrochirurgischen" Diskektomie) und der automatisierten perkutanen Diskektomie beschreiben. Für beide Verfahren wird in Anspruch genommen, dass kleinere Wunden schnellere Erholung des Patienten bei kürzerem Krankenhausaufenthalt bedingen. Dennoch gibt es keine klaren Erkenntnisse über den tatsächlichen Nutzen dieser Verfahren gegenüber der „herkömmlichen Diskektomie". In einer methodologisch unzulänglichen Untersuchung (Choy 1992) wurden 78% „gute Ergebnisse" nach Laserdiskektomie beschrieben, es gab in dieser Untersuchung keine Kontrollgruppe und die Outcomeerhebung war nicht geblindet. Andere Untersuchungen erbrachten weit schlechtere Ergebnisse.

Sicherheit, Effektivität und Kosten-Vorteil der „minimal invasiven" Verfahren müssen an den etablierten Verfahren gemessen werden. Entsprechende randomisierte Studien fehlen bislang. Es sind in keiner Studie, die Ergebnisse „minimal invasiver" Eingriffe beschrieben, strikte Eingangskriterien definiert worden noch ist eine randomisierte Zuweisung der Patienten zu unterschiedlichen Therapiearmen erfolgt. Eine Verblindung der Untersucher, die das Therapieergebnis beurteilen, hat gleichfalls in keiner Untersuchung stattgefunden. Eine Beurteilung des Werts etwa der perkutanen automatisierten Diskektomie oder der Laserdiskektomie ist damit nicht möglich. Umso erstaunlicher ist es, dass die Kostenträger Therapiekosten dieser Verfahren übernehmen, die oft über denen der mikrochirurgischen Diskektomie liegen, diese teilweise sogar um ein Mehrfaches übertreffen können.

Nach einer gründlichen Literaturrecherche muss man festhalten, dass die „automatisierte perkutane Diskektomie" und die „Laserdiskektomie" noch als experimentell anzusehen sind, weil wissenschaftliche Daten, die ihre Effektivität belegen, bis heute fehlen. Darüber hinaus sind für die Laserdiskektomie tierexperimentell nicht unbeträchtliche Risiken durch thermische Schäden an den Grundplatten beschrieben worden. Mehrfach sind auch Kausalgien als Folge der Laserdiskektomie berichtet worden. Die Chemonucleolyse birgt ein Risiko allergischer Reaktionen gegen Chymopapain. Die anderen, überwiegend in der Regenbogenpresse vorgestellten Verfahren haben im Grunde nicht einmal das Stadium einer ernsthaften Auseinandersetzung mit einem Problem erreicht.

Soviel kann wohl festgehalten werden:
Die Chemonucleolyse ist effektiver als eine Placebobehandlung. Sie ist weniger invasiv, aber auch weniger effektiv als die Diskektomie. Für akute radikuläre Schmerzen sind periradikuläre Corticoidinjektionen effektiv, für chronische Schmerzen ist ihr Nutzen nicht belegt. Die operative Nervenwurzeldekompression bringt schneller Beschwerdebesserung als die konservative Behandlung.

Die innovativen Verfahren zur Behandlung lumbaler Wurzelkompressionssyndrome stellen zur Zeit noch keinen Fortschritt dar.

Literatur

1. Choy DS, Ascher PW, Saddekni S, et al (1992) Percutaneous laser disc decompression. A new therapeutic modality. Spine 17: 949–956
2. Gibson JNA, Grant IC, Waddell G (2000) Surgery for lumbar disc prolapse (Cochrane Review). In: The Cochrane Library, Issue 1. Oxford: Update Software
3. Mayer HM, Brock M (1993) Percutaneous endoscopic discectomy: surgical technique and preliminary results compared to microsurgical discectomy. J Neurosurg 78: 216–225
4. Revel M, Payan C, Vallee C, et al (1993) Automated percutaneous lumbar discectomy versus chemonucleolysis in the treatment of sciatica. A randomized multicenter trial. Spine 18: 1–7
5. Striffeler H, Groger U, Reulen HJ (1991) „Standard" microsurgical lumbar discectomy vs „conservative" microsurgical discectomy. A preliminary study. Acta Neurochir 112: 62–64
6. Weber H (1983) Lumbar disc herniation. A controlled, prospective study with ten years of observation. Spine 8: 131–140

Sachverzeichnis